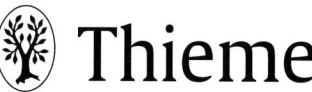

Leitlinien für Diagnostik und Therapie in der Neurologie

Herausgegeben von der Kommission
„Leitlinien der Deutschen Gesellschaft für Neurologie"

H. C. Diener, N. Putzki, P. Berlit
W. Hacke, A. Hufnagel, A. Hufschmidt, H. Mattle,
U. Meier, W.H. Oertel, H. Reichmann, P. Rieckmann,
E. Schmutzhard, C.-W. Wallesch, M. Weller

unter Mitarbeit der Expertengruppen mit den federführenden Autoren

H. Ackermann	G. Hamann	G. Mayer	V. Schuchardt
G. Arendt	W. Hermann	H.-M. Meinck	St. Schwab
R. Baron	A. Hetzel	A. Melms	M. Sitzer
D. Bengel	D. Heuss	W. Müllges	C. Sommer
P. Berlit	H.C. Hopf	R. Nau	H. Steinmetz
Ch. Bischoff	A. Hufnagel	G. Nelles	A. Straube
Th. Brandt	W. Jost	J. Noth	M Strupp
O. Busse	R. Kaiser	W.H. Oertel	A. Thron
G. Deuschl	A. Kampfl	W. Paulus	R. Töpper
R. R. Diehl	O. Kastrup	H.-W. Pfister	H. Topka
H. C. Diener	M. Keidel	D. Pongratz	K. Toyka
M. Dieterich	Th. Klockgether	H. Prange	C. Trenkwalder
V. Dietz	Ch. Klötzsch	M. Prosiegel	A. Villringer
Ch. Elger	S. Koeppen	S. Rauer	J. Volkmann
St. Förderreuther	C. Kornblum	P. Rieckmann	R. Voltz
Ch. Gerloff	M. Kurthen	M. Riepe	M. Weller
M. Gerwig	Ch. Lang	U. Schlegel	D. Woitalla
N. Goebels	R. Lindemuth	K. Schmidtke	I. Zerr
R. Haberl	A. Ludolph	E. Schmutzhard	H. Zeumer
W. Hacke	A. May	Ch. Schneider-Gold	W. Ziegler

3., überarbeitete Auflage

24 Abbildungen
176 Tabellen

Georg Thieme Verlag
Stuttgart · New York

Bibliographische Information

Die Deutsche Bibliothek verzeichnet diese Publikation in der Deutschen National-bibliographie; detaillierte bibliographische Daten sind im Internet über http://dnb.ddb.de abrufbar

1. Auflage 2002
2. Auflage 2003

Wichtiger Hinweis: Wie jede Wissenschaft ist die Medizin ständigen Entwicklungen unterworfen. Forschung und klinische Erfahrung erweitern unsere Erkenntnisse, insbesondere was Behandlung und medikamentöse Therapie anbelangt. Soweit in diesem Werk eine Dosierung oder eine Applikation erwähnt wird, darf der Leser zwar darauf vertrauen, dass Autoren, Herausgeber und Verlag große Sorgfalt darauf verwandt haben, dass diese Angabe **dem Wissensstand bei Fertigstellung des Werkes** entspricht.

Für Angaben über Dosierungsanweisungen und Applikationsformen kann vom Verlag jedoch keine Gewähr übernommen werden. **Jeder Benutzer ist angehalten**, durch sorgfältige Prüfung der Beipackzettel der verwendeten Präparate und gegebenenfalls nach Konsultation eines Spezialisten festzustellen, ob die dort gegebene Empfehlung für Dosierungen oder die Beachtung von Kontraindikationen gegenüber der Angabe in diesem Buch abweicht. Eine solche Prüfung ist besonders wichtig bei selten verwendeten Präparaten oder solchen, die neu auf den Markt gebracht worden sind. **Jede Dosierung oder Applikation erfolgt auf eigene Gefahr des Benutzers.** Autoren und Verlag appellieren an jeden Benutzer, ihm etwa auffallende Ungenauigkeiten dem Verlag mitzuteilen.

© 2005 Georg Thieme Verlag KG
Rüdigerstraße 14
D- 70469 Stuttgart
Telefon: + 49/ 0711/ 8931-0
Unsere Homepage: http://www.thieme.de

Printed in Germany

Umschlaggestaltung: Thieme Verlagsgruppe
Umschlaggrafik: Martina Berge, Erbach
Zeichnungen: Joachim Hormann, Stuttgart
Satz: Primustype Hurler, Notzingen
Gesetzt auf UltraXML
Druck: Druckhaus Götz, Ludwigsburg

ISBN 3-13-132413-9   1 2 3 4 5 6

Geschützte Warennamen (Warenzeichen) werden **nicht** besonders kenntlich gemacht. Aus dem Fehlen eines solchen Hinweises kann also nicht geschlossen werden, dass es sich um einen freien Warennamen handelt.

Das Werk, einschließlich aller seiner Teile, ist urheberrechtlich geschützt. Jede Verwertung außerhalb der engen Grenzen des Urheberrechtsgesetzes ist ohne Zustimmung des Verlages unzulässig und strafbar. Das gilt insbesondere für Vervielfältigungen, Übersetzungen, Mikro-verfilmungen und die Einspeicherung und Verarbeitung in elektronischen Systemen.

Autoren

PD Dr. med. Hermann Ackermann
Zentrum für Neurologie - Abt. Allgemeine Neurologie
Hertie-Institut für klinische Hirnforschung
Universität Tübingen
Hoppe-Seyler-Straße 3
72076 Tübingen

Prof. Dr. med. Gabriele Arendt
Neurologische Klinik des Universitätsklinikums
Düsseldorf
Moorenstraße 5
40225 Düsseldorf

Prof. Dr. med. Ralf Baron
Sektion Neurologische Schmerzforschung und
Therapie
Klinik für Neurologie
Universitätsklinikum Schleswig-Holstein -
Campus Kiel
Schittenhelmstraße 10
24105 Kiel

PD Dr. med. Dietmar Bengel
Oberschwabenklinik St. Elisabeth
Elisabethenstraße 15
88212 Ravensburg

Prof. Dr. med. Peter Berlit
Alfried Krupp Krankenhaus
Abteilung für Neurologie
Alfried-Krupp-Straße 21
45131 Essen

Prof. Dr. med. Christian Bischoff
Neurologische Gemeinschaftspraxis
Burgstraße 7
80331 München

Prof. Dr. med. Thomas Brandt
Ludwig-Maximilians-Universität München
Neurologische Univ.-Klinik
Klinikum Großhadern
Marchioninistraße 15
81377 München

Prof. Dr. med. Otto Busse
Deutsche Gesellschaft für Neurologie
Postfach 2265
32379 Minden

Prof. Dr. med. Günther Deuschl
Universitätsklinikum Kiel
Klinik für Neurologie
Schittenhelmstraße 10
24105 Kiel

PD Dr. Rolf R. Diehl
Neurologische Klinik
Alfried-Krupp-Krankenhaus
Alfried-Krupp-Straße 21
45117 Essen

Prof. Dr. med. Hans-Christoph Diener
Neurologische Universitätsklinik Essen
Hufelandstraße 55
45122 Essen

Prof. Dr. med. Marianne Dieterich
Klinik und Poliklinik für Neurologie der Johannes-
Gutenberg Universität Mainz
Langenbeckstraße 1
55101 Mainz

Prof. Dr. med. Volker Dietz
Paraplegikerzentrum
Universitätsklinik Balgrist
Forchstrasse 340
8008 Zürich
SCHWEIZ

Prof. Dr. med. Christian E. Elger
Klinik für Epileptologie
Universitätsklinikum Bonn
Sigmund-Freud-Straße 25
53127 Bonn

Dr. med. Stefanie Förderreuther
Neurologische Klinik und Poliklinik der Ludwig-
Maximillians-Universität
Neurologischer Konsiliardienst
Ziemssenstraße 1
80366 München

PD Dr. med. Christian Gerloff
Neurologische Universitätsklinik
Hoppe-Seyler-Straße 3
72076 Tübingen

Dr. med. Marcus Gerwig
Neurologische Universitätsklinik
Hufelandstraße 55
45122 Essen

Prof. Dr.med. Norbert Goebels
Universitäts-Spital Zürich
Neurologische Klinik und Poliklinik
Klinische Neuroimmunologie
Frauenklinikstrasse 26
8091 Zürich
SCHWEIZ

Prof. Dr. med. Roman Haberl
Städt. Krankenhaus München-Harlaching
Abteilung Neurologie
Sanatoriumsplatz 2
81545 München

Prof. Dr. med. Werner Hacke
Neurologische Universitätsklinik Heidelberg
Im Neuenheimer Feld 400
69120 Heidelberg

Prof. Dr. med. Gerhard F. Hamann
Neurologische Klinik Dr. Horst Schmidt Klinik GmbH
Ludwig-Erhard-Straße 100
65199 Wiesbaden

PD Dr. med. Wieland Hermann
Abteilung Neurologie
Paracelsus - Klinik Zwickau
Werdauer Straße 68
08060 Zwickau

PD Dr. Andreas Hetzel
Neurologische Universitätsklinik
Neurozentrum
Breisacher Straße 64
79106 Freiburg

Prof. Dr. med. Dieter F. Heuss
Zentrum für neuromuskuläre Erkrankungen
Neurologische Klinik mit Poliklinik der Universität
Erlangen
Schwabachanlage 6
91054 Erlangen

Prof. Dr. med. Hanns Christian Hopf
Klinik und Poliklinik für Neurologie
Langenbeckstraße 1
55131 Mainz

Prof. Dr. med. Andreas Hufnagel
Neurologische Universitätsklinik
Hufelandstraße 55
45122 Essen

Prof. Dr. med. Wolfgang H. Jost
Deutsche Klinik für Diagnostik
Fachbereich Neurologie und
Klinische Neurophysiologie
Aukammallee 33
65191 Wiesbaden

Prof. Dr. Reinhard Kaiser
Klinikum Pforzheim GmbH
Neurologische Klinik
Kanzlerstraße 2-6
75175 Pforzheim

Prim.Univ.-Prof. Dr. med. Andreas Kampfl
Krankenhaus der barmherzigen Schwestern Ried
Abteilung für Neurologie
4910 Ried
ÖSTERREICH

Dr. med. Oliver Kastrup
Klinik und Poliklinik für Neurologie
Universitätsklinikum Essen
Hufelandstraße 55
45122 Essen

Prof. Dr. med. Dipl.-Psych. Matthias Keidel
Kliniken für Neurologie und Neurolog. Rehabilitation
Bezirkskrankenhaus Bayreuth
Nordring 2
95445 Bayreuth

Prof. Dr. med. Thomas Klockgether
Klinik für Neurologie
Universitätsklinikum Bonn
Sigmund-Freud-Straße 25
53105 Bonn

PD Dr. med. Christof Klötzsch
Kliniken Schmieder Allensbach
und des Hegau-Klinikums Singen
Neurologische Akutabteilung
Zum Tafelholz 8
78476 Allensbach

Dr. med. Susanne Koeppen
Klinik u. Poliklinik für Neurologie
Universitätsklinikum Essen
Hufelandstraße 55
45122 Essen

Dr. med. Cornelia Kornblum
Klinik für Neurologie
Universitätsklinikum Bonn
Sigmund-Freud-Straße 25
53105 Bonn

Prof. Dr. med. Martin Kurthen
Schweizerisches Epilepsiezentrum
Bleulerstrasse 60
8008 Zürich
SCHWEIZ

Prof. Dr. med. Dipl.-Psych. Christoph J.G. Lang
Neurologische Klinik mit Poliklinik
der Universität Erlangen- Nürnberg
Schwabachanlage 6
91054 Erlangen

Dr. med. Rainer Lindemuth
Neurologisch-psychiatrische Gemeinschaftspraxis
Obergraben 23
57072 Siegen

Prof. Dr. med. Albert C. Ludolph
Universitätsklinikum Ulm
Klinik für Neurologie
Oberer Eselsberg 45
89081 Ulm

PD Dr. med. Arne May
Neurozentrum
Universitätsklinikum Hamburg-Eppendorf
Martinistraße 52
20246 Hamburg

Prof. Dr. med. Gert Mayer
Neurologische Klinik Hephata
34613 Schwalmstadt-Treysa

Prof. Dr. med. Hans-Michael Meinck
Neurologische Universitätsklinik
Sekt. Klin. Neurophysiologie
Im Neuenheimer Feld 400
69120 Heidelberg

Prof. Dr. med. Arthur Melms
Neurologische Universitätsklinik
Hertie-Institut für Klinische Hirnforschung
Hoppe-Seyler-Straße 3
72076 Tübingen

PD Dr. med. Wolfgang Müllges
Neurologische Klinik
Julius-Maximilians-Universität
Josef-Schneider-Straße 11
97080 Würzburg

Prof. Dr. med. Roland Nau
Klinikum der Universität
Zentrum Neurolog. Medizin
Robert-Koch-Straße 40
37075 Göttingen

PD Dr. med. Gereon Nelles
Neurologie Heilig Geist-Krankenhaus
Haselnusshof 1
50767 Köln

Prof. Dr. med. Johannes Noth
Universitätsklinikum Aachen
Klinik für Neurologie
Pauwelsstraße 30
52057 Aachen

Prof. Dr. med. Wolfgang H. Oertel
Neurologische Klinik mit Poliklinik
Zentrum für Nervenheilkunde
Philipps-Universität Marburg
Rudolf-Bultmann-Straße 8
35033 Marburg

Professor Dr. med. Walter Paulus
Universitätsklinikum Göttingen
Abt. Klin. Neurophysiologie
Robert-Koch-Straße 40
37075 Göttingen

Prof. Dr. med. Hans-Walter Pfister
Neurologische Universitätsklinik
Klinikum Großhadern
Marchioninistraße 15
81377 München

Prof. Dr. med. Dieter Pongratz
Friedrich-Baur-Institut
Klinikum Innenstadt d. LMU
Ziemssenstraße 1
80336 München

Prof. Dr. med. Hilmar Prange
Klinikum der Georg-August-Universität
Zentrum für Neurologische Medizin
Neurologische Klinik
Robert-Koch-Straße 40
37075 Göttingen

Dr. med. Mario Prosiegel
Neurologisches Krankenhaus München
Tristanstraße 20
80804 München

Dr. med Norman Putzki
Neurologische Univ.-Klinik Essen
Hufelandstraße 55
45122 Essen

Prof. Dr. med. S. Rauer
Neurologische Universitätsklinik
Breisacher Straße 64
79106 Freiburg

Prof. Dr. med. Peter Rieckmann
Neurologische Universitätsklinik Würzburg
Josef-Schneider-Straße 11
97080 Würzburg

Prof. Dr. Matthias Riepe
Abt. für Psychiatrie
Gerontopsychiatrie
Universitätsklinikum Charité
Eschenallee 3
14050 Berlin

Prof. Dr. med. Uwe Schlegel
Neurologische Universitätsklinik am Knappschaftskrankenhaus Bochum-Langendreer
In der Schornau 23–25
44892 Bochum

Prof. Dr. med. Klaus Schmidtke
Zentrum für Geriatrie und Gerontologie
Universitätsklinikum Freiburg
Lehener Straße 88
79106 Freiburg

Univ.-Prof. Dr. med. Erich Schmutzhard
Neurologische Universitätsklinik
Anichstraße 35
6020 Innsbruck
ÖSTERREICH

PD Dr. Christiane Schneider-Gold
Abteilung Neurologie
Georg-August-Universität Göttingen
Robert-Koch-Straße 40
37077 Göttingen

Prof. Dr. med. Volker Schuchardt
Klinikum Lahr
Neurologische Klinik
Klostenstraße 19
77933 Lahr

Prof. Dr. med. Stefan Schwab
Neurologische Universitätsklinik
Im Neuenheimer Feld 400
69120 Heidelberg

PD Dr. med. Matthias Sitzer
Klinik dür Neurologie
Zentrum der Neurologie und Neurochirurgie
Klinikum der Johann Wolfgang Goethe-Universität
Schleusenweg 2-16
60528 Frankfurt a.M

Prof. Dr. med. Claudia Sommer
Neurologische Klinik der Universität
Josef-Schneider-Straße 11
97080 Würzburg

Prof. Dr. med. Helmuth Steinmetz
Klinik für Neurologie
Zentrum der Neurologie und Neurochirurgie
Klinikum der Johann Wolfgang Goethe-Universität
Schleusenweg 2-16
60528 Frankfurt/Main

Prof. Dr. med. Andreas Straube
Ludwig-Maximilians-Universität München
Neurologische Universitätsklinik
Klinikum Großhadern
Marchioninistraße 15
81377 München

Prof. Dr. med. Michael Strupp
Neurologische Klinik der Universität München
Klinikum Großhadern
Marchioninistraße 15
81377 München

Prof. Dr. med. Armin Thron
Universitätsklinikum der RWTH
Abteilung Neuroradiologie
Pauwelsstraße 30
52057 Aachen

Prof. Dr. med. Rudolf F. Töpper
Neurologische Klinik
Allg. Krankenhaus Harburg
Eissendorfer Pferdeweg 52
21075 Hamburg

Prof. Dr. med. Helge Topka
Krankenhaus München-Bogenhausen
Abteilung für Neurologie
Englschalkingerstraße 77
81925 München

Prof. Dr. Klaus Toyka
Neurologische Universitätsklinik Würzburg
Josef-Schneider-Straße 11
97080 Würzburg

Prof. Dr. med. Claudia Trenkwalder
Universität Göttingen
Paracelsus-Elena-Klinik
Klinikstraße 16
34128 Kassel

Prof. Dr. med. Arno Villringer
Campus Charité Mitte
Univ.-Klinikum der Humboldt-Univ. zu Berlin
Klinik und Poliklinik für Neurologie
Schumannnstraße 20-21
10117 Berlin

PD Dr. med. Jens Volkmann
Neurologische Universitätsklinik Kiel
Schittenhelmstr. 10
24105 Kiel

Prof. Dr. med. Raymond Voltz
Klinik u. Poliklinik für Palliativmedizin
Kerpener Straße 62
50924 Köln

Prof. Dr. med. Claus-Werner Wallesch
Klinik und Poliklinik für Neurologie
Otto-von-Guericke-Universität
Leipziger Straße 44
39120 Magdeburg

Prof. Dr. med. Michael Weller
Neurologische Klinik
der Universität Tübingen
Hoppe-Seyler-Straße 3
72076 Tübingen

Dr. med. Dirk Woitalla
Neurologische Universitätsklinik im St. Josef Hospital
Ruhr-Universität Bochum
Gudrunstraße 56
44791 Bochum

Prof. Dr. med. Inga Zerr
Neurologische Universitätsklinik Göttingen
Robert-Koch-Straße 40
37075 Göttingen

Prof. Dr. med. Hermann Zeumer
Zentrum für Radiologie
Klinik und Poliklinik für Neuroradiologie
Universitätsklinikum Hamburg-Eppendorf
Martinistraße 52
20246 Hamburg

PD Dr. rer. nat. Wolfram Ziegler
EKN - Abteilung Neuropsychologie
Städtisches Krankenhaus Bogenhausen
Dachauer Straße 164
80992 München

Vorwort zur 3. Auflage

Der medizinische Fortschritt in der Neurologie ist so rasant, dass die Leitlinien der DGN bereits zwei Jahre nach der 2. Auflage neu überarbeitet werden mussten. Für das Gremium der Herausgeber konnte ich noch Herrn Professor Mattle aus Bern gewinnen, so dass mit ihm und Herrn Schmutzhard aus Innsbruck auch die Schweiz und Österreich repräsentiert sind.

In dieser Auflage wurden die Leitlinien formal neu gestaltet. Jede Leitlinie beginnt mit einem Abschnitt „Was gibt es Neues?", gefolgt von den wichtigsten Empfehlungen. Neben den bereits in den Vorauflagen verwendeten Symbolen zur wissenschaftlichen Evidenz haben wir in der Neuauflage zusätzlich die Evidenzstärke mit den Buchstaben **A**, **B** und **C** kodiert (siehe Tabelle). Mein Dank als Herausgeber gilt den Mitgliedern der Kommission Leitlinien, die alle Leitlinien durchkorrigiert haben und ihr Feedback an die Autorengruppen zurückgegeben haben. Mein Dank gilt auch den Arbeitsgruppen, die jeweils die einzelnen Leitlinien erstellt haben. Herr Putzki aus meiner Klinik hat mir diesmal den Löwenanteil der organisatorischen Tätigkeit abgenommen.

Herrn Hufschmidt konnten wir gewinnen, Clinical Pathways für die wichtigsten Krankheitsbilder zu erstellen. Damit berücksichtigen wir auch die neuen und zu Recht gestellten Forderungen im Rahmen der Qualitätssicherung. Herr Hufschmidt ist auch Mitglied der Kommission Leitlinien der Deutschen Gesellschaft für Neurologie. Nicht zuletzt geht mein Dank an die Mitarbeiterinnen des Thieme-Verlags, hier insbesondere Frau U. Biehl-Vatter und Frau M. Ueckert, die die Herausgabe des Leitlinien-Bandes betreut haben. Auf einige Dinge haben wir im Rahmen dieses Bandes verzichtet. Die Leitlinien zur Begutachtung in der Neurologie erscheinen in der „Aktuellen Neurologie". Leitlinien zur Diagnostik sollen in Zukunft in einem getrennten Band erscheinen.

Essen, im Mai 2005

H. C. Diener, Essen

Vorwort zur 1. Auflage

Leitlinien sind Handlungsanleitungen für die Diagnostik und Therapie einer Erkrankung oder eines Symptomkomplexes. In Zeiten Evidenz-basierter Medizin sowohl im Bereich Diagnostik wie im Bereich Therapie werden sie im klinischen Alltag immer wichtiger. Die Deutsche Gesellschaft für Neurologie hat daher eine Kommission berufen, die bis Ende 2001 insgesamt 27 Leitlinien der Entwicklungsstufe 2 entwickelt hatte und die auf den Web-Seiten der Arbeitsgemeinschaft der wissenschaftlich-medizinischen Fachgesellschaften (AWMF) nachzulesen sind. Der Kommission gehörten bis zu diesem Zeitpunkt an: P. Berlit, Essen, V. Hömberg, Düsseldorf, H. Ch. Hopf, Mainz, Th. Klockgether, Bonn, C. H. Lücking, Freiburg, U. Meier, Grevenbroich, H. Prange, Göttingen und A. Straube, München. Federführend war Prof. Dr. med. Klaus Kunze, ehem. Direktor der Neurologischen Universitätsklinik Hamburg-Eppendorf. Diese Kommission hatte selbst alle Leitlinien verfasst. Angesichts der Fülle neuer Entwicklungen entschloss sich der Vorstand der DGN Ende 2001, das Verfahren zu ändern und eine neue Leitlinienkommission einzurichten, deren Aufgabe es ist, die einzelnen Leitlinien an Experten-Gruppen zu vergeben und die eingegangenen Leitlinien dann kritisch zu korrigieren und zur Veröffentlichung vorzubereiten.

Die neue Kommission setzt sich zusammen aus H.C. Diener, Essen (Vorsitz), W. Hacke, Heidelberg, W. Oertel, Marburg P. Rieckmann, Würzburg, A. Hufnagel, H. Reichmann, Dresden, W. Prange, Göttingen, C.-W. Wallesch, Magdeburg, M. Weller, Tübingen, P. Berlit, Essen (für die leitenden Krankenhausärzte) und U. Meier, Grevenbroich (für den Berufsverband).

Wir sind diesmal wie folgt vorgegangen:
1. Zunächst wurden alle Ordinarien für Neurologie, die Chefärzte für Neurologie und der Berufsverband der Neurologen angesprochen und gebeten, Vorschläge zu machen, welche Krankheitsbilder im Rahmen von neurologischen Leitlinien behandelt werden sollten. Auf diese Art kamen 91 Vorschläge zusammen.
2. In einem nächsten Schritt wurde derselbe Personenkreis erneut angesprochen mit der Bitte, Personen zu benennen, die für die Mitarbeit an einer Leitlinie gewonnen werden könnten. Aus dem Kreis der genannten Personen wurde dann durch die Kommission Leitlinien der Deutschen Gesellschaft für Neurologie der oder die jeweils Federführende für die entsprechende Thematik benannt.
3. Im Herbst 2001 wurden die 91 Federführenden von ihrem Auftrag, eine Leitlinie zu entwickeln, benachrichtigt und gebeten, eine S2-Leitlinie mit Evidenz-Basierung bis zum Mai 2002 zu entwickeln.
4. Jeder der Leitlinienentwürfe wurde von der Kommission korrigiert und überarbeitet und anschließend dem Vorstand der DGN zur Verabschiedung vorgelegt.
5. Einige Leitlinien, bei denen es Überschneidungen mit Nachbargebieten gibt, wurden die entsprechenden Fachgesellschaften wie beispielsweise die Deutsche Gesellschaft für Neurochirurgie, die Deutsche Gesellschaft für Neuroradiologie oder die Deutsche Gesellschaft für Psychiatrie angeschrieben und gebeten, aus ihrem Kreise Personen zu benennen, die an der Leitlinien-Entwicklung teilnehmen. Auf diese Weise konnten wir erreichen, dass ein Teil der Leitlinien mit den Nachbardisziplinen abgestimmt ist.

Die neueste Version der Leitlinien, bei denen es schon bei der Entwicklung der entsprechenden Leitlinie deutliche Kontroversen gab, haben wir in vorläufiger Form in den Zeitschriften *Aktuelle Neurologie, Nervenarzt, Stroke News* oder *Kopfschmerz News* publiziert, um aus dem Kreis der Leser dieser Zeitschriften Feedback zur Verbesserung der entsprechenden Leitlinien zu erhalten.

Die aktuellen Versionen der Leitlinien sollen zeitgleich im September 2002 auf der web-page der Deutschen Gesellschaft für Neurologie (www.dgn.org) und auf der web-page der AWMF bekannt gemacht werden. Zur selben Zeit erscheinen die Leitlinien, die fertiggestellt sind, in einem Sonderband der Referenzreihe Neurologie im Thieme-Verlag. Wir werden in Zukunft alle 2 Jahre die Leitlinien in überarbeiteter Form in beiden Medien, in Druckform und Internet zur Verfügung stellen. Veränderungen gegenüber der jeweiligen Vorauflage werden in Zukunft farblich gekennzeichnet sein, so dass ein rasches Erkennen der Dinge, die sich geändert haben, möglich ist.

Die Kommission ist sich bewusst, dass Leitlinien diagnostische und therapeutische Frage nur prototypisch vorgeben können. Für viele Situationen liegt keine ausreichende Evidenz vor. Die Autoren der Leitlinien haben das Evidenzniveau der Kernaussagen jeweils bewertet. Die Kommission betont, dass Leitlinien nicht mit verbindlichen Richtlinien, deren Einhaltung dann auch justiziabel ist, verwechselt werden dürfen.

Es muss offen bleiben, ob Gerichte der Kommission in der Bewertung der Leitlinien stets folgen. Ärztliches Handeln und Unterlassen muss in jedem Fall begründet werden können, das gilt auch für das Befolgen oder Nichtbefolgen von Leitlinien wie den hier vorgestellten.

Für das Jahr 2003 ist geplant, große Themen wie Demenz, Migräne, Epilepsie, Schlaganfall, Multiple Sklerose, Idiopathisches Parkinsonsyndrom zu S3-Linien weiterzuentwickeln. Dies erfolgt dann in Absprache mit den entsprechenden Fachgesellschaften wie der Deutschen MS-Gesellschaft, der Deutschen Parkinson-Gesellschaft, der Deutschen Schlaganfall-Gesellschaft und der NOA.

Essen und Heidelberg, im Juni 2002

H. C. Diener	W. Hacke
Vorsitzender der Leitlinien Kommission der DGN	1. Vorsitzender der DGN

Klassifikation der Evidenzklassen und Empfehlungsstärken

⇑⇑⇑ Aussage zur Wirksamkeit wird gestützt durch mehrere adäquate, valide klinische Studien (z.B. randomisierte klinische Studien) bzw. durch eine oder mehrere valide Metaanalysen oder systematische Reviews. Positive Aussage gut belegt.

⇑ Aussage zur Wirksamkeit wird gestützt durch zumindest eine adäqute, valide klinische Studie (z.B. randomisierte klinische Studie). Positive Aussage belegt.

⇓⇓ Negative Aussage zur Wirksamkeit wird gestützt durch eine oder mehrere adäqute, valide klinische Studien (z.B. randomisierte klinische Studie), durch eine oder mehrere Metaanalysen bzw. systematische Reviews. Negative Aussage gut belegt.

⇔ Es liegen kein sicheren Studienergebnisse vor, die eine günstige oder ungünstige Wirkung belegen. Dies kann bedingt sein durch das Fehlen adäquater Studien, aber auch durch das Vorliegen mehrerer, aber widersprüchlicher Studienergebnisse.

Empfehlungsstärken

A Hohe Empfehlungsstärke aufgrund starker Evidenz oder bei schwächerer Evidenz aufgrund besonders hoher Versorgungsrelevanz

B Mittlere Empfehlungsstärke aufgrund mittlerer Evidenz oder bei schwacher Evidenz mit hoher Versorgungsrelevanz oder bei starker Evidenz und Einschränkungen der Versorgungsrelevanz

C Niedrige Empfehlungsstärke aufgrund schwächerer Evidenz oder bei höherer Evidenz mit Einschränkungen der Versorgungsrelevanz

Die Einstufung der Empfehlungsstärke kann neben der Evidenzstärke die Größe des Effekts, die Abwägung von bekannten und möglichen Risiken, Aufwand, Verhältnismäßigkeit, Wirtschaftlichkeit oder ethische Gesichtspunkte berücksichtigen.

Hinweis zur Benutzung der Clinical Pathways

Die Tabelle entspricht einem Flussdiagramm und wird von links nach rechts gelesen.
Wenn „Hinweise" angekreuzt wird, wird die Zeile weiter verfolgt.
Es können / müssen oft mehrere Zeilen parallel verfolgt werden.
Diagnosen sind hellgrau, Therapiemaßnahmen dunkelgrau unterlegt.
❍ Befunde/Entscheidungskriterien
❑ Diagnostische/therapeutische Maßnahmen

Inhaltsverzeichnis

Anfälle und andere Bewusstseinsstörungen ... 1

Erstmaliger epileptischer Anfall ... 2
Epilepsie im Erwachsenenalter ... 8
Status epilepticus im Erwachsenenalter ... 20
Myoklonien ... 28
Narkolepsie ... 31
Neurogene Synkopen ... 35
Transiente globale Amnesie ... 42

Extrapyramidal-motorische Erkrankungen ... 47

Parkinson-Syndrome ... 48
Chorea ... 72
Dystonie ... 76
Restless Legs Syndrom (RLS) und Periodic Limb Movement Disorder (PLMD) ... 82
Tics ... 94
Tremor ... 98
Morbus Wilson ... 121

Degenerative Erkrankungen ... 129

Diagnostik degenerativer Demenzen ... 130
Neurodegenerative Demenzen ... 144
Amyotrophe Lateralsklerose (Motoneuronerkrankungen) ... 153
Ataxien ... 158
Mitochondriale Erkrankungen ... 165
Häufige mitochondriale Erkrankungen des Erwachsenenalters ... 168

Vaskuläre Erkrankungen ... 175

Ischämischer Schlaganfall: Akuttherapie ... 176
Primär- und Sekundärprävention der zerebralen Ischämie ... 192
Dissektionen hirnversorgender Arterien ... 215
Nichtrupturierte intrakranielle Aneurysmen ... 226
Subarachnoidalblutung (SAB) ... 231
Subarachnoidalblutung (SAB) ohne Aneurysmanachweis ... 240
Zerebrale arteriovenöse Malformationen (zAVM) ... 243
Intrazerebrale Blutung ... 247
Spinale Gefäßmalformationen ... 253
Hirnvenen- und Sinusthrombose ... 256
Arteriitis cranialis ... 263
Zerebrale Vaskulitis ... 268
Vaskuläre Demenzen ... 284

Entzündliche und erregerbedingte Erkrankungen des zentralen und peripheren Nervensystems ... 291

Diagnostische Liquorpunktion ... 292
Diagnostik und Therapie der Multiplen Sklerose ... 298
Creutzfeldt-Jakob-Krankheit ... 317
Bakterielle (eitrige) Meningoenzephalitis ... 322
Virale Meningoenzephalitis ... 331
Atypische erregerbedingte Meningoenzephalitiden ... 342
Frühsommer-Meningoenzephalitis (FSME) ... 346
Hirnabszess ... 352
Neuroborreliose ... 359
HIV-1-assoziierter Erkrankungen ... 368
Neurosyphilis ... 376
Neuritis: Chronische immunvermittelte Polyneuritis, infektiöse Neuritis ... 383
Diagnostik und Therapie der vaskulitischen Neuropathien und Neuropathien bei Kollagenosen ... 392

Erkrankungen peripherer Nerven ... 405

Diagnostik bei Polyneuropathien ... 406
Karpaltunnelsyndrom (KTS) ... 414
Läsion des N. peronaeus ... 420
Diagnostik und Therapie der chronischen Ulnarisneuropathie am Ellenbogen ... 422

Hirnnervenläsionen ... 427

Benigner peripherer paroxysmaler Lagerungsschwindel (BPPV) ... 428
Periphere Fazialisparese ... 432
Periphere Augenmuskel- und -nervenparesen ... 438
Neuritis vestibularis ... 441

Intensivmedizin ... 447

Alkoholdelir ... 448
Hirndruck ... 456
Tetanus ... 464
Botulismus ... 469

Kopfschmerzen und andere Schmerzen ... 475

Diagnostik und apparative Zusatzuntersuchungen bei Kopfschmerzen ... 476
Anhaltender idiopathischer Gesichtsschmerz ... 480

Cluster-Kopfschmerz und trigeminoautonome
Kopfschmerzen 485
Diagnostik und Therapie des Liquorunterdruck-
Syndroms 490
Therapie der Migräneattacke und
Migräneprophylaxe 494
Pseudotumor-cerebri-Syndrom/Idio-
pathische intrakranielle Hypertension (IIH) 509
Therapie des episodischen und chronischen
Spannungskopfschmerzes und anderer chronischer
täglicher Kopfschmerzen 513
Trigeminusneuralgie 522
Diagnostik und Therapie neuropathischer
Schmerzen 531

Erkrankung der Muskulatur und der motorischen Endplatte 545

Diagnostik von Myopathien 546
Crampi/Muskelkrampf 552
Myotone Dystrophien und
nichtdystrophe Myotonien 555
Myalgie, insbesondere Polymyalgia rheumatica
(arteriitica) 565
Myasthenia gravis 568
Diagnostik und Therapie der Myositiden 583
Stiff-man-Syndrom (SMS; Synonym:
Stiff-person-Syndrom) 590

Neurotraumatologie, degenerative Erkrankungen des Myelons, der Wirbelsäule und der Bandscheiben 595

Spastik 596
Querschnittlähmung 604
Leichtes Schädel-Hirn-Trauma 611
Schweres Schädel-Hirn-Trauma 616

Beschleunigungstrauma der Halswirbelsäule 623
Zervikale spondylotische Myelopathie 629
Zervikale Radikulopathie 634
Lumbale Radikulopathie 639

Rehabilitation 645

Rehabilitation aphasischer Störungen nach
Schlaganfall 646
Motorische Rehabilitation
nach Schlaganfall 653

Tumoren 661

Gliome 662
Hirnmetastasen 678
Meningeosis neoplastica 684
Zerebrale Lymphome 689
Paraneoplastische Syndrome 695

Verschiedenes 703

Normaldruckhydrozephalus 704
Insomnie 713
Schlafbezogene Atmungsstörungen (SBAS)
bei neurologischen Erkrankungen 716
Schwindel 720
Lagerungsschwindel 732
Diagnostik und Therapie
der erektilen Dysfunktion 738
Neurogene Dysphagien 746
Therapie neurogener Sprech- und Stimm-
störungen (Dysarthrie/Dysarthrophonie) 757

Sachverzeichnis 763

Anfälle und andere Bewusstseinsstörungen

Erstmaliger epileptischer Anfall

Was gibt es Neues?

- Entsprechend einer nordamerikanischen Analyse der verfügbaren Studien zu neuen Antikonvulsiva werden für die Monotherapie der neu aufgetretenen Epilepsie im jugendlichen und Erwachsenenalter bei fokalen oder gemischten Epilepsien Gabapentin, Lamotrigin, Topiramat und Oxcarbazepin als effektiv angesehen (⇑⇑⇑) (French et al. 2004). Lamotrigin wird zusätzlich als effektiv bei neu aufgetretenen Absenzen im Kindesalter eingeschätzt (⇑). Demgegenüber ergibt sich nicht genügend Evidenz für eine Wirksamkeit der neuen Antikonvulsiva bei anderen generalisierten Epilepsiesyndromen (⇔).
- Topiramat ist in der Monotherapie ab 50 mg/Tag wirksam. 100 mg Topiramat pro Tag sind gleich gut wirksam wie 1.250 mg Valproinsäure/Tag und 600 mg Carbamazepin/Tag (⇑⇑⇑).
- Lamotrigin ist in der Schwangerschaft nicht kontraindiziert. Sein Spiegel kann während der Schwangerschaft relevant absinken.
- Bei Einnahme der oralen Kontrazeptiva (Ethinylestradiol/Levonorgestrel) kann es zu einer Erhöhung der Clearance von Lamotrigin (LTG) bis auf das 2fache kommen, so dass ein reduzierter antikonvulsiver Schutz angenommen werden kann (Sabers et al. 2003) (⇑).
- Umgekehrt können auch die Serumspiegel der Kontrazeptiva (Ethinylestradiol/Levenorgestrel) unter LTG-Therapie abgesenkt werden, so dass ein verminderter kontrazeptiver Schutz nicht ausgeschlossen werden kann (Fachinfo Hersteller GlaxoSmithKline).

Die wichtigsten Empfehlungen auf einen Blick

- Ein erster epileptischer Anfall muss stets umfassend abgeklärt werden (**A**).
- Anamnese, Fremdanamnese, EEG und MRT sind die wichtigsten diagnostischen Methoden (**A**).
- Für die Ersteinstellung fokaler Epilepsien werden Carbamazepin, Gabapentin, Lamotrigin, Oxcarbazepin, Topiramat und Valproinsäure empfohlen (**A**).
- Für die Ersteinstellung idiopathisch generalisierter Epilepsien werden Lamotrigin, Topiramat und Valproinsäure empfohlen (**A**).
- Es bestehen keine signifikanten Unterschiede bezüglich der Wirksamkeit der Mittel der ersten Wahl ⇑⇑⇑.
- Die Wahl des Medikaments richtet sich zunächst nach dem epileptischen Syndrom (fokal vs. idiopathisch generalisiert) und im Weiteren nach den Kriterien: Alter und Geschlecht, Komorbidität, zu erwartendes Nebenwirkungsspektrum des Medikaments, Komedikation, Kontrazeption, Kinderwunsch oder Schwangerschaft und Patientenwunsch (**A**).

Definition

Erstmaliges fokales oder generalisiertes epileptisches Anfallsereignis, basierend auf einer paroxysmalen, transitorischen, regional begrenzten oder generalisierten zerebralen Hyperexzitabilität.

Klinische Diagnosekriterien

Diese richten sich nach Anamnese und Fremdanamnese. Vom Patienten und/oder einem Augenzeugen des Anfalls sind zu erfragen:
- Die direkte Anfallsschilderung (jeweils Art, Dauer und Reihenfolge der Phänomene):
  Prodromi, Aura, Ausmaß der Bewusstseinsstörung, Amnesie, sensorische, motorische oder autonome Entäußerungen, dabei betroffene Körperregionen, postiktale Zeichen wie Lähmungen, Sprachstörungen, Desorientiertheit, Anfallsdauer, Anfallsbegleitzeichen wie lateraler Zungenbiss, Einnässen oder Einkoten, Verletzungen, Muskelkater oder petechiale Blutungen.

Hinweis Es müssen sorgfältig „kleine" stereotype vorauseilende Ereignisse in der längeren Vorgeschichte erfragt werden (in diesem Fall liegt dann bereits eine Epilepsie vor), da häufig der erst angegebene Anfall ein Grand-mal oder ein anderer mehr eindrücklicher Anfall ist.

- Übrige anfallsrelevante Anamnese, insbesondere Provokationsmechanismen.
  Typische Provokationsmechanismen sind: Schlafentzug, Alkoholexzesse oder -entzug, Drogenkonsum, Medikamentennebenwirkung, Exposition gegenüber toxischen Substanzen, Computerspiele. Ferner erfragen: Tageszeit des Auftretens, Gehirnerkrankungen in der

Vorgeschichte, Epilepsie in der Familie, internistische Erkrankung mit Gehirnaffektion (Niere, Leber, Schilddrüse, metabole Erkrankungen, insbesondere Hypoglykämie).

Diagnostik

Obligat sind die Erhebung eines klinisch-neurologischen und psychiatrischen Befundes, Kernspintomographie oder Computertomographie des Kopfes sowie eines EEGs. Die Kernspintomographie ist hierbei vorzuziehen, da sie z. B. bei der Darstellung von kortikalen Missbildungen oder der hippokampalen Sklerose der Computertomographie überlegen ist. Bei Verdacht auf eine symptomatische Genese des Anfalls sind u. U. zusätzlich erforderlich: Analyse des Liquor cerebrospinalis, laborchemische Untersuchungen (Blutbild, harnpflichtige Substanzen, Lebertransaminasen, spezifische Untersuchungen bei Verdacht auf metabolische Syndrome), Drogen- und Medikamentenscreening.

Weiterführende Diagnostik inklusive Schlafentzug-EEG oder 24-Stunden-EEG/Video-Monitoring ist nur erforderlich, wenn dies differenzialdiagnostisch relevant ist.

Differenzialdiagnose (Tabelle 1)

Ambulant oder stationär?

Eine stationäre Aufnahme ist bei unklarer Ätiologie oder in der postiktalen Umdämmerungsphase fast regelmäßig notwendig, um behandelbare Ursachen zu erkennen und die Betreuung und Überwachung des Patienten zu gewährleisten. Auch bei nicht eindeutiger differenzialdiagnostischer Zuordnung, z. B. gegenüber Synkopen, kann die stationäre Aufnahme erforderlich sein.

Tabelle 1 Differenzialdiagnosen

Häufig	kardiovaskuläre Synkopen psychogene (dissoziative) Anfälle transitorisch-ischämische Attacken im Kindesalter: respiratorische Affektkrämpfe, Pavor nocturnus
Selten	Narkolepsie-/Kataplexie-Syndrom Migräne drop-attacks

Tabelle 2 Fahrerlaubnis für Führerschein der Gruppe 1

Anfallcharakteristika	Fahrerlaubnis
Einmaliger Gelegenheitsanfall (z. B. provoziert durch Alkohol und Schlafmangel) ohne Hinweis auf eine strukturelle Hirnverletzung bzw. beginnende Epilepsie	Fahrerlaubnis nach 3- bis 6-monatiger anfallsfreier Beobachtungszeit. Die anfallprovozierende Bedingung darf nicht mehr gegeben sein oder muss vermieden werden können. Bei Alkoholismus ist eine zusätzliche Begutachtung erforderlich.
Einmaliger Anfall oder einzelne Anfälle während einer akuten Gehirnerkrankung, z. B. Trauma, Schlaganfall, Meningitis	Anfälle, die nur zum Zeitpunkt der akuten Gehirnerkrankung bis etwa 2 Wochen nach Beendigung aufgetreten sind, gelten als Symptom dieser Erkrankung. Eine Fahrerlaubnis kann nach ärztlicher Erwägung und einer anfallsfreien Beobachtungszeit von 3-6 Monaten erteilt werden.
Einmaliger Anfall ohne Provokation und ohne Hinweise auf strukturelle Gehirnveränderungen bzw. Hinweise auf eine beginnende Epilepsie	Hier müssen neurologischer Befund, psychiatrischer Befund, das EEG und die Kernspintomographie des Kopfes normal sein. Eine Fahrerlaubnis kann nach anfallsfreier Beobachtungszeit von 3-6 Monaten erteilt werden.
Anfälle im Rahmen von Gehirnoperationen (bzw. Verletzungen)	Sind Anfälle nur in der akuten Heilungsphase bis etwa 2 Wochen nach der Gehirnoperation aufgetreten, so ist nach 6-monatiger anfallsfreier Beobachtungszeit die Fahrerlaubnis gegeben.
Einfach-fokale Anfälle Es handelt sich um Anfälle ohne Bewusstseinsstörung, ohne Beeinträchtigung der Körperbeweglichkeit oder des Körpergefühls und ohne Beeinträchtigung der Denkfähigkeit, die außerdem keinen Übergang in größere Anfälle mit Bewusstseinsstörungen wie z. B. komplex-fokale Anfälle oder generalisierte Anfälle zeigen.	Eine Fahrerlaubnis ist nach mindestens 1-jähriger Verlaufsbeobachtung gegeben.
Ausschließlich schlafgebundene Anfälle	Die Fahrerlaubnis ist nach 3-jähriger Beobachtungszeit gegeben.
Neu aufgetretene Epilepsie, deren Therapieresistenzen nicht erwiesen sind	Fahrerlaubnis nach 1-jähriger Anfallsfreiheit, da kein wesentliches Rückfallrisiko anzunehmen ist.
Langjährige therapieresistente Epilepsie	Fahrerlaubnis nach 2-jähriger anfallsfreier Beobachtungszeit
Anfall bei Absetzen der antiepileptischen Medikation	Hier wird eine Fahrunterbrechung von 6 Monaten empfohlen.
Beendigung der antiepileptischen medikamentösen Behandlung	Hier wird eine Fahrunterbrechung während der Herabsetzung der Medikation und bis etwa 3 Monate nach deren vollständigem Absetzen empfohlen.

Tabelle 3 Fahrerlaubnis für Führerschein der Gruppe 2

Anfallcharakteristika	Fahrerlaubnis
Gelegenheitsanfall	Fahrerlaubnis nach 6-monatiger Beobachtungszeit und bei gleichzeitigem Vermeiden der anfallauslösenden Bedingungen
Nach einmaligem Anzeichen ohne Hinweise auf eine beginnende Epilepsie oder hirnorganische Erkrankung	Fahrerlaubnis nach mindestens 2-jähriger anfallsfreier Beobachtungszeit
Nach mehr als 2 epileptischen Anfällen	Keine Fahrerlaubnis, es sei denn, es besteht 5-jährige Anfallsfreiheit ohne antiepileptische Medikation.

Tabelle 4 Gründe für eine bereits initiale antikonvulsive Behandlung

- Diagnose eines epileptischen Syndroms mit hoher Rezidivwahrscheinlichkeit
- Große oder multiple intrazerebrale Läsionen
- Hohe Frequenz epileptiformer Potenziale im EEG
- Positive Familienanamnese für Epilepsie
- Psychosoziale Exponiertheit des Patienten
- Subjektives Sicherheitsbedürfnis

Ist der postiktale Zustand abgeklungen, Bewusstseinslage und Orientierung vollständig und der neurologische Befund normal, kann die initiale Abklärung auch ambulant erfolgen, insofern dies unverzüglich möglich ist.

Therapie

Diese besteht aus 1. der Beratung über die zu erwartende Prognose durch das Anfallsereignis und die zu Grunde liegende Erkrankung, und 2. der Indikationsstellung zur antiepileptischen Therapie und ggf. deren Einleitung.

Beratung

Insofern sich das Anfallsereignis als zweifelsfrei epileptisch einordnen lässt, soll zunächst eine symptomatische Genese ausgeschlossen werden. Es folgt eine ausführliche Beratung über die Natur des Anfallsereignisses, mögliche Vermeidung von Anfallsereignissen (ausreichend Schlaf, Reduktion von Alkoholkonsum, Weglassen von anfallbegünstigender Medikation, Vermeidung spezifischer Auslöser bei Reflexepilepsien) und Vorsichtsmaßnahmen (Vermeidung gefährlicher Situationen in Freizeit und am Arbeitsplatz sowie Kraftfahrtauglichkeit). Bei Fehlen eines klaren Provokationsmechanismus ist die Wahrscheinlichkeit des Anfallsrezidivs mit ca. 40% innerhalb von 3 Jahren anzugeben, wobei über 50% der Anfallsrezidive sich innerhalb der ersten 6 Monate manifestieren.

Ein wichtiger Punkt der Beratung ist die Beurteilung der Fahrtauglichkeit. Hier wird zwischen zwei Führerscheingruppen unterschieden. Führerschein der Gruppe 1 beinhaltet im Wesentlichen Motorräder und PKW. Genauer gesagt sind hierin enthalten die Führerscheinklassen: A, B, B+E, A1, B1, ML und T (**Tabelle 2**). In der Führerscheingruppe 2 sind die Führerscheinklassen C, C+E, D, D+E, C1, C1+E, D1, D1+E sowie die Fahrerlaubnis zur Fahrgastbeförderung beinhaltet. Also vereinfacht gesagt Lastkraftwagen und Fahrgastbeförderung (**Tabelle 3**).

Ob eine Fahrerlaubnis besteht, hängt von vielen Faktoren ab. Am bedeutsamsten hierunter sind, ob es sich um einen einmaligen Anfall, eine neu entstandene behandelbare Epilepsie oder eine langjährig therapieresistente Epilepsie handelt. Des Weiteren sind der Anfallstyp (mit oder ohne Bewusstseinsstörung), die tageszeitliche Verteilung und die medikamentöse Behandlung wichtig.

Für eine Fahrerlaubnis der Gruppe 2 bestehen drastisch schärfere Bestimmungen als für Fahrerlaubnis der Führerscheingruppe 1. Die wichtigsten Bestimmungen sind den folgenden Tabellen zu entnehmen.

Indikation zur medikamentösen Behandlung

Bei einem ersten epileptischen Anfall muss nicht antikonvulsiv behandelt werden (⇑) (**B**). Die Indikationsstellung zur antikonvulsiven Behandlung ist vielschichtig und bindet medizinische Kriterien wie auch die Bedürfnisse des Patienten mit ein. Der Patient sollte darüber informiert werden, dass die verfügbaren Antiepileptika zwar geeignet sind, Anfälle zu unterdrücken, dass diese aber aller Wahrscheinlichkeit nach nicht die Langzeitprognose verändern, d. h. nicht antiepileptogen sind. Die Indikationsstellung zur antikonvulsiven Behandlung ist multifaktoriell. **Tabelle 4** gibt eine Übersicht über Faktoren, die für eine unmittelbare antikonvulsive Behandlung nach dem ersten Anfall sprechen (⇑).

Antikonvulsive Therapie

Wird die Indikation zur antikonvulsiven Therapie gestellt, so soll zunächst auf ein Antikonvulsivum der ersten Wahl in einer mittleren Dosierung eingestellt werden (**A**). Handelt es sich um eine Epilepsie fokalen Ursprungs, so sind die in **Tabelle 5** gelisteten Mittel Antikonvulsiva der ersten Wahl (Dosierungen gelten für den normalgewichtigen Erwachsenen, Reihenfolge alphabetisch).

Entsprechend einer nordamerikanischen Analyse der verfügbaren Studien zu neuen Antikonvulsiva werden für die Monotherapie der neu aufgetretenen Epilepsie im jugendlichen und Erwachsenenalter bei fokalen oder gemischten Epilepsien Gabapentin, Lamotrigin, Topiramat und Oxcarbazepin als effektiv angesehen (⇑⇑⇑) (French et al. 2004). Lamotrigin wird zusätzlich als effektiv bei neu aufgetretenen Absencen im Kindesalter eingeschätzt (⇑).

Demgegenüber ergibt sich nicht genügend Evidenz für eine Wirksamkeit der neuen Antikonvulsiva bei anderen generalisierten Epilepsiesyndromen (⇔). Beim Vergleich der neuen mit den klassischen Antikonvulsiva wird Oxcarbazepin als gleich wirksam, aber besser verträglich als Carbamazepin und Phenytoin eingestuft (⇑). Im Vergleich mit Valproinsäure wird Oxcarbazepin als gleich wirksam und gleich verträglich eingeschätzt (⇑). Topiramat wird mit Tagesdosierungen von 100 und 200 mg als gleich wirksam und gleich sicher wie 600 mg Carbamazepin oder 1.250 mg/d Valproinsäure eingeschätzt (⇑). Lamotrigin wird als gleich wirksam wie Carbamazepin und Phenytoin, aber als besser verträglich als Carbamazepin eingeschätzt (⇑). Gabapentin wird mit 900–1.800 mg Tagesdosis als effektiv in der Monotherapie und als gleich wirksam wie 600 mg Carbamazepin eingestuft. (⇑)

Handelt es sich um eine idiopathisch generalisierte Epilepsie, so sind die in **Tabelle 6** gelisteten Mittel Antikonvulsiva der ersten Wahl (Dosierungen gelten für den normalgewichtigen Erwachsenen, Reihenfolge alphabetisch).

Wahl des Medikaments

Die Wahl des Medikaments (**Tabelle 7**) richtet sich zunächst nach dem epileptischen Syndrom (fokal vs. idiopathisch generalisiert) und im Weiteren nach den Kriterien Alter und Geschlecht, zu erwartendes Nebenwirkungsspektrum des Medikaments, Komorbidität, Komedikation, Kontrazeption, Kinderwunsch oder Schwangerschaft und Patientenwunsch (**A**).

Tabelle 5 Mittel der ersten Wahl zur Behandlung von Epilepsien fokalen Ursprungs (⇑⇑⇑)

Carbamazepin	200-1200 mg/d
Gabapentin	900-2400 mg/d
Lamotrigin	100-300 mg/d
Oxcarbazepin	300-2400 mg/d
Topiramat	50-200 mg/d
Valproinsäure	600-1500 mg/d

Tabelle 6 Mittel der ersten Wahl zur Behandlung idiopathisch generalisierter Epilepsien (⇑⇑⇑)

Lamotrigin	100-300 mg/d
Topiramat	50-200 mg/d
Valproinsäure	600-1500 mg/d

Bei Unverträglichkeit oder Kontraindikation kann hier Phenobarbital (50-200 mg/d) verwendet werden.

Tabelle 7 Die wichtigsten spezifischen Nebenwirkungen der für die Monotherapie zugelassenen Antikonvulsiva

Substanz	Nebenwirkungen
Carbamazepin (⇑⇑⇑)	häufig: allergisches Exanthem, Hyponatriämie, Leukopenie, Thrombozytopenie, depressive Verstimmung, Akne, Sehstörungen, bei längerer Anwendung gastrointestinale Unverträglichkeit selten: Kopfschmerzen, Obstipation, Haarausfall, Lymphadenopathie, Osteopathie, Immunglobulinmangel, Lyell-Syndrom, Lupus erythematodes, Reizleitungs- und Herzrhythmusstörungen, Teratogenität
Gabapentin (⇑⇑⇑)	häufig: Müdigkeit, Benommenheit, Schwindel selten: Ataxie, gastrointestinale Störungen, Diplopie
Lamotrigin (⇑⇑⇑)	bei langsamer Eindosierung selten, sonst häufig: allergisches Exanthem Selten: Insomnie, Übelkeit, Erbrechen, Tremor, Ataxie, Kopfschmerzen, Lyell-Syndrom oder Stevens-Johnson-Syndrom (< 1%)
Oxcarbazepin (⇑⇑⇑)	ähnlich Carbamazepin nur seltener Allergien, Hyponatriämie, extrapyramidale Bewegungsstörungen, Appetitlosigkeit, Schwindel, Übelkeit, Erbrechen, Ataxie, Dysarthrie, mildere kognitive Beeinträchtigung im subtoxischen Bereich
Phenobarbital (⇑⇑⇑)	häufig: Müdigkeit, Sedierung, Depression, Wesensänderung mit Agitiertheit, psychomotorische Verlangsamung oder Irritabilität oder aggressive Wesensänderung, Obstipation, Allergie selten, nach langjähriger Anwendung: Fibromatose mit Palmar- und Plantarfibrosen oder schmerzhafter Schultersteife, megaloblastäre Anämie, Akne, Osteopathie
Phenytoin (⇑⇑⇑)	häufig: allergisches Exanthem, Gingivahyperplasie, Virilisierung mit Hirsutismus, Vergröberung der Gesichtszüge, Akne selten: Osteopathie, Kleinhirnatrophie, Lymphadenopathie, extrapyramidale Hyperkinesen, Reizleitungs- und Herzrhythmusstörungen
Primidon	wie bei Phenobarbital
Topiramat (⇑⇑⇑)	häufig: Müdigkeit, Parästhesien, Gewichtsabnahme, Schwindel selten: kognitive Beeinträchtigungen, Nierensteinbildung (< 1,5%)
Valproinsäure (⇑⇑⇑)	häufig: gastrointestinale Unverträglichkeit, reversibler Haarausfall, Gewichtszunahme, Gerinnungsstörungen, Ödeme, Tremor selten: Pankreatitis, im Kindesalter Leberzerfallkoma mit letalem Ausgang, Teratogenität

Behandlung während der Schwangerschaft

Die Anwendung von Antikonvulsiva während der Schwangerschaft sollte unter genauer Beachtung von Nutzen und Risiken erfolgen (**A**). Falls möglich soll auf eine antikonvulsive Behandlung verzichtet werden (**A**). Während der Schwangerschaft besteht keine Kontraindikation für Lamotrigin (⇑). Die Gabe von 2,5–5 mg Folsäure wird empfohlen (⇔) (**C**).

Beendigung der antikonvulsiven Behandlung

Die antikonvulsive Therapie ist zunächst für 6–12 Monate durchzuführen, wenn das Anfallsereignis auf eine akute symptomatische Genese zurückzuführen war, die ausgeheilt oder abgeklungen ist. Bei ungeklärter Ätiologie und Normalbefunden in der klinisch-neurologischen Untersuchung, Kernspintomographie/Computertomographie und EEG soll zunächst für 6–12 Monate behandelt werden. Bei Hinweisen auf Erstmanifestation eines epileptischen Syndroms mit hoher Rezidivwahrscheinlichkeit soll zumindest 24 Monate antikonvulsiv behandelt werden (⇑).

Verfahren zur Konsensbildung

Leitlinie erstellt im modifizierten Delphiverfahren.

Expertengruppe

Prof. Dr. med A. Hufnagel, Neurologische Universitätsklinik Essen
Prof. Dr. med. H. Stefan, Neurologische Universitätsklinik Erlangen/Nürnberg
Prof. Dr. med. B. J. Steinhoff, Epilepsiezentrum Kork
Prof. Dr. med. B. Pohlmann-Eden, Epilepsiezentrum Bethel, Krankenhaus Mara gGmbH
Federführend: *Prof. Dr. A. Hufnagel, Ltd. Oberarzt der Neurologischen Universitätsklinik Essen*
e-mail: a.hufnagel@uni-essen.de

Literatur

Berg, A. T., S. Shinnar, S. R. Levy, F. M. Testa, S. Smith-Rapaport, B. Beckerman (2000): How well can epilepsy syndromes be identified at diagnosis? A reassessment 2 years after initial diagnosis. Epilepsia 41, 1269–1275.

Daoud, A. S., S. Ajloni, K. El-Salem, K. Horani, S. Otoom, T. Daradkeh (2004): Risk of seizure recurrence after a first unprovoked seizure: a prospective study among Jordanian children. Seizure 13(2), 99–103.

French, J. A., A. M. Kanner, J. Bautista et al. (2004): Efficacy and tolerability of the new antiepileptic drugs I: treatment of new onset epilepsy. Report of the therapeutics and technology assessment subcommittee and quality standards subcommittee of the American Academy of Neurology and the American Epilepsy Society. Neurology 62, 1252–1260.

Gilliam, F. G. et al. (2003): A dose-comparison trial of topiramate as monotherapy in recently diagnosed partial epilepsy. Neurology 60, 196–202.

King, M. A., M. R. Newton, M. D. Jackson, G. J. Fitt et al. (1998): Epileptology of the first seizure presentation. Lancet 352, 1007–1011.

Kwan, P., M. J. Brodie (2001): Effectiveness of first antiepileptic drug. Epilepsia 42(10), 1255–1260.

Lindsten, H., L. Nystrom, L. Forsgren (2000): Mortality risk in an adult cohort with a newly diagnosed unprovoked epileptic seizure: a population-based study. Epilepsia 41(11), 1469–1473.

Mac Donald, B. K., A. L. Johnson, D. M. Goodridge, O. C. Cockerell, J. W. Sander, S. D. Shorvon (2000): Factors predicting prognosis of epilepsy after presentation with seizures. Ann. Neurol. 48(6), 833–841.

Neufeld, M. Y., V. Chistik, T. H. Vishne, A. D. Korczyn (2000): The diagnostic aid of routine EEG findings in patients presenting with a presumed first-ever unprovoked seizure. Epilepsy Res. 42(2–3), 197–202.

Pohlmann-Eden, B., J. Bruckmeir (1997): Predictors and dynamics of posttraumatic epilepsy. Acta Neurol. Scand. 95(5), 257–262.

Pohlmann-Eden, B., A. Schreiner (1998): Epileptology of the first-seizure presentation. Lancet 5; 352(9143), 1855–1956.

Pohlmann-Eden, B. (2001): Erster epileptischer Anfall im Erwachsenenalter – Überblick zu einem kontroversen Thema. Aktuelle Neurologie 28, 333–339.

Privitera, M. D. et al. (2003): Topiramate, carbamazepine and valproate monotherapy: double-blind comparison in newly diagnosed epilepsy. Acta Neurol. Scand. 107, 165–175.

Sabers, A., I. Ohman, J. Christensen, T. Tomson (2003): Oral contraceptives reduce lamotrigine plasma levels. Neurology 61(4), 570–571.

Shinnar, S., C. O'Dell, R. Mitnick, A. T. Berg, S. L. Moshe (2001): Neuroimaging abnormalities in children with an apparent first unprovoked seizure. Epilepsy Res. 43(3), 261–269.

Sidenvall, R., J. Heijbel, H. K. Blomquist, L. Nystrom, L. Forsgren (2001): An incident case-control study of first unprovoked afebrile seizures in children: a population-based study of pre- and perinatal risk factors. Epilepsia 42(10), 1261–1265.

Clinical Pathway – Erstmaliger epileptischer Anfall

Erstmaliger epileptischer Anfall — 7

Hinweis zur Benutzung:
Die Tabelle entspricht einem Flussdiagramm und wird links nach rechts gelesen. Wenn „Hinweise" angekreuzt wird, wird die Zeile weiter verfolgt. Es können/müssen oft mehrere Zeilen parallel verfolgt werden. Diagnosen sind hellgrau, Therapiemaßnahmen dunkelgrau unterlegt.
○ Befunde/Entscheidungskriterien
☐ Diagnostische/therapeutische Maßnahmen

V.a. epileptischen Anfall:
○ Anfallsbeschreibung:
  ○ Prodromi/Aura
  ○ Bewusstseinsstörung
  ○ Amnesie
  ○ Motorische/sensorische/autonome Entäußerungen
  ○ Dauer
  ○ Zungenbiß
  ○ Urin-/Stuhlabgang
  ○ Verletzungen
○ Postiktale Symptome:
  ○ Dämmerzustand
  ○ Muskelkater
  ○ petechiale Blutungen
○ Provokationsmomente:
  ○ Schlafentzug
  ○ Alkoholentzug
  ○ Medikamente/Drogen
  ○ Hypoglykämie
○ Disponierende Faktoren:
  ○ Schädelhirntrauma oder andere Hirnerkrankung in der Anamnese
  ○ familiäre Belastung

○ kein Hinweis auf symptomatische Genese:
  ○ keine postiktalen Auffälligkeiten
  ○ kein V.a. symptomatischen Anfall
→ ☐ Ambulante Abklärung

○ Epileptischer Anfall selbst beobachtet oder eindeutig fremdanamnestisch berichtet

○ Keine eindeutige Diagnose aufgrund der Anamnese möglich
→ ☐ Schlafentzugs-EEG, evtl. LZ-EEG
☐ Synkopen-Abklärung

○ Hinweise auf symptomatische Genese:
  ○ anhaltende Bewusstseinsstörung
  ○ anhaltende psychische Auffälligkeiten
  ○ fokale neurologische Ausfälle
→ ☐ Stationäre Aufnahme
☐ Neurologischer Status
☐ EEG
☐ MRT oder CT mit KM

Diagnostische Entscheidung

Diagnostische Entscheidung

○ Epileptischer Anfall:
  ○ Eindeutige Anamnese
  ○ Epilepsietypische Veränderungen im EEG
  ○ Potentiell epileptogene morphologische Veränderungen in der Bildgebung

☐ Beratung:
  ☐ Anfallsprovozierende Faktoren (Schlafentzug, Alkohol, Medikamente)
  ☐ Vorsichtsmaßregeln (Aufenthalt an absturzgefährdeten Stellen, Schwimmen)
  ☐ Rezidivwahrscheinlichkeit
  ☐ Möglichkeit der antikonvulsiven Therapie
  ☐ Fahrtauglichkeit

○ Indikation zur medikamentösen Behandlung bei erstmaligem Anfall:
  ○ Epileptisches Syndrom mit hoher Rezidivwahrscheinlichkeit
  ○ Cerebrale Läsion(en) als vermutlicher Anfallsauslöser
  ○ Hohe Frequenz epileptiformer Potentiale im EEG
  ○ Positive Familienanamnese für Epilepsie
  ○ Psychosoziale Exponiertheit des Patienten
  ○ Wunsch nach Wiedererlangung der Fahrtauglichkeit nach 1 Jahr
  ○ Subjektives Sicherheitsbedürfnis

Mittel der 1. Wahl bei fokaler bzw. sekundär generalisierter Epilepsie:
■ Carbamazepin
■ Gabapentin
■ Lamotrigin
■ Topiramat
■ Valproinsäure

Mittel der 1. Wahl bei idiopathischer Epilepsie:
■ Lamotrigin
■ Topiramat
■ Valproinsäure

○ Keine ausreichenden Hinweise für epileptischen Anfall

☐ Abklärung der DD:
  ☐ Konvulsive Synkope
  ☐ Sonstige Synkope
  ☐ Psychogener Anfall

☐ Beratung über Fahrtauglichkeit

Epilepsie im Erwachsenenalter

Was gibt es Neues?

Medikamentöse Erstbehandlung (Monotherapie)

Aus der Gruppe der sog. neueren Antiepileptika stehen zur Monotherapie bzw. Erstbehandlung inzwischen Gabapentin, Lamotrigin, Oxcarbazepin und Topiramat zur Verfügung (⇑⇑⇑). Lamotrigin und Topiramat können auch zur Behandlung generalisierter Epilepsien empfohlen werden (⇑). Die neueren Antiepileptika sind zur Behandlung fokaler Epilepsien mindestens gleich wirksam wie die klassischen Wirkstoffe Carbamazepin, Valproinsäure, Phenytoin und Phenobarbital bei vermutlich besserer Verträglichkeit und damit besserer Effektivität (⇑), jedoch geringerer Erfahrung und Arzneimittelsicherheit. Daher sollten nach individueller Abwägung bezüglich Epilepsiesyndrom und spezifischem Nebenwirkungsprofil bei manchen Patienten zur Ersteinstellung durchaus neuere Antiepileptika eingesetzt werden.

Behandlung pharmakoresistenter Epilepsien

Als neuestes Antiepileptikum wurde Pregabalin zur Kombinationstherapie fokaler Epilepsien zugelassen (⇑).

Bei therapierefraktären Epilepsien kann mit dem Ziel einer geringen Anfallsfrequenz eine alternative Monotherapie statt einer (weiteren) Polytherapie erwogen werden (⇑).

Bei therapierefraktären fokalen Epilepsien bleibt die Epilepsiechirurgie nach sorgfältiger Indikationsstellung die Therapie der Wahl für die hierzu geeigneten Patienten (⇑).

Die wichtigsten Empfehlungen auf einen Blick

Bei der Ersteinstellung einer Epilepsie ist der antiepileptische Wirkstoff aus den Gruppen der klassischen oder neueren Antiepileptika individuell nach zu erwartender Wirksamkeit, speziellem Nebenwirkungsprofil sowie zu erwartenden – erwünschten oder unerwünschten – Interaktionen mit Begleitmedikamenten und Gesundheitsrisiken (z. B. Osteoporose) auszuwählen. Für fokale Epilepsien kommen Carbamazepin, Gabapentin, Lamotrigin, Oxcarbazepin, Phenobarbital, Phenytoin, Topiramat und Valproinsäure in Frage, für generalisierte Epilepsien insbesondere Valproinsäure, aber auch Lamotrigin, Phenobarbital und Topiramat sowie Ethosuximid zur Behandlung von Absenzen (**A**).

Bei erfolgloser Erstbehandlung kann eine alternative Monotherapie oder – wahrscheinlich gleichwertig – eine Kombinationstherapie angestrebt werden. Die Wirkstoffauswahl erfolgt wiederum individuell unter zusätzlicher Berücksichtigung der mutmaßlichen Interaktionen zwischen den Wirkstoffen. Zur Kombinationstherapie sind zusätzlich zu den o.g. Wirkstoffen zu erwägen: Levetiracetam, Pregabalin, Tiagabin, in fernerer Wahl Benzodiazepine (**B**).

Bei fokalen Epilepsien mit nachgewiesener Pharmakoresistenz (mindestens zwei konsequente, aber nicht erfolgreiche medikamentöse Therapien) sollte eine prächirurgische Abklärung mit der Frage einer operativen Therapieoption möglichst frühzeitig erfolgen, da der epilepsiechirurgische Eingriff bei gegebener Indikation die Therapie der Wahl darstellt (**A**).

Definition

Epilepsie ist ein chronischer Zustand des Gehirns, der charakterisiert ist durch eine abnorm erhöhte Neigung, epileptische Anfälle hervorzubringen. Die Diagnose einer Epilepsie erfordert das Auftreten mindestens eines epileptischen Anfalls, bei unzureichenden Hinweisen auf das Vorliegen des chronisch zu Anfällen disponierenden Zustandes ist das Auftreten mehrerer Anfälle zur Diagnosestellung erforderlich (Fisher et al. 2005). **Epileptische Anfälle** sind plötzlich auftretende Verhaltens- und/oder Befindensstörungen mit dem zerebralen elektrophysiologischen Korrelat abnormer exzessiver oder synchroner Entladungen ausreichend großer Neuronengruppen. Diese elektrophysiologischen Veränderungen sind bei den meisten Anfällen auch im Oberflächen-EEG nachweisbar. Da Anfälle aber nur sehr selten und meist zufällig während EEG-Untersuchungen auftreten, wird die Diagnose epileptischer Anfälle in der Regel hauptsächlich auf der Grundlage der Anfallsanamnese gestellt. Typische iktale hirnelektrische Muster *ohne* begleitende klinische Symptomatik können wie der Nachweis interiktaler epilepsietypischer Potenziale allgemein die Diagnose des

Epilepsiesyndroms erleichtern und speziell in Entscheidungsfindungsprozessen der prächirurgischen Epilepsiediagnostik relevant werden. Zielgröße der antikonvulsiven Behandlung sind jedoch die obligat *klinischen* epileptischen Anfälle (im Folgenden nur noch als „epileptische Anfälle" bezeichnet).

Die Diagnose „Epilepsie" ergibt sich nach dem Auftreten mehrerer epileptischer Anfälle oder nach dem Auftreten eines epileptischen Anfalls bei gleichzeitigem Nachweis einer erhöhten Neigung, epileptische Anfälle hervorzubringen (s.o.). Dabei ist v.a. an Erstanfälle mit hohem Wiederholungsrisiko zu denken, beispielsweise generalisiert tonisch-klonische Anfälle mit bilateral synchronen spike-waves im EEG oder an fokale Anfälle bei entsprechender MR-tomographisch nachweisbarer kortikaler Läsion. Hier kann in Zusammenschau mit den interiktalen EEG-Befunden und der Anamnese u.U. schon nach dem ersten Anfall die Diagnose „Epilepsie" gestellt werden. Demgegenüber erlaubt das Auftreten einzelner, auch wiederholter epileptischer Anfälle mit akuter symptomatischer Verursachung bzw. Auslösung durch identifizierbare unspezifische anfallfördernde Bedingungen, wie z.B. Schlafentzug, nicht die Diagnose einer Epilepsie. Solche sog. Gelegenheitsanfälle sind nicht Gegenstand dieser Leitlinie (siehe Leitlinie „Erstmaliger epileptischer Anfall").

Ätiologie und Klassifikation

Ätiologisch sind **symptomatische** (Epilepsie als Ausdruck einer identifizierbaren strukturellen Grunderkrankung), **kryptogene** (mutmaßlich symptomatische Epilepsie ohne Nachweis der Grunderkrankung) und **idiopathische** (Epilepsie aus vermuteter oder nachgewiesener genetischer Disposition) Epilepsien zu unterscheiden. Mit Verbesserung der Diagnostik durch die bildgebenden Verfahren, vor allem die Magnetresonanztomographie (MRT), werden vormals kryptogene Epilepsien zunehmend als symptomatische erkannt. Häufige Ursachen symptomatischer Epilepsien sind kortikale Entwicklungsstörungen, Tumoren, Enzephalitiden, Schädel-Hirn-Traumata, zerebrovaskuläre Prozesse, metabolische Erkrankungen, perinatale Schäden, immunologische Erkrankungen, seltener sind Vaskulitiden sowie Intoxikationen.

Gängige **Klassifikationen** in der Epileptologie beziehen sich auf Anfallstypen oder Epilepsiesyndrome; therapeutisch relevant ist neben der Berücksichtigung der Ätiologie (idiopathisch vs. symptomatisch/kryptogen) v.a. die Anfallklassifikation nach **fokalen** und **generalisierten Anfällen**. Epilepsien mit fokal eingeleiteten, sekundär generalisierten Anfällen gehören klassifikatorisch zu den fokalen Epilepsien. In der Therapie bestimmt der Anfallstyp wesentlich die Auswahl der Antikonvulsiva, die Ätiologie der Epilepsie die Behandlungsprognose (s.u.).

Fokale idiopathische Epilepsien und symptomatische generalisierte Epilepsien sind im Erwachsenenalter selten, so dass im Folgenden der Schwerpunkt bei den symptomatisch/kryptogenen fokalen Epilepsien sowie den idiopathischen Epilepsien mit generalisierten Anfällen liegen wird. Bestimmte epileptische Syndrome wie die progredienten Myoklonusepilepsien und vor allem manche Epilepsien des Kindesalters sind wegen ihrer Besonderheiten einzeln zu betrachten und können in dieser Leitlinie nicht abgehandelt werden.

Ziele und Anwendungsbereich

Definition der Ziele der Leitlinie

Ziel dieser Leitlinie ist eine Optimierung der Behandlung der verschiedenen Formen der Epilepsie im Erwachsenenalter. Die Leitlinie ist evidenzbasiert und stellt eine Fortentwicklung der entsprechenden Leitlinie der DGN von 2002 dar.

Definition des Anwendungsbereiches (Zielgruppe)

Diese Leitlinie wendet sich an Ärzte aller Fachrichtungen, die in unterschiedlichsten klinischen Kontexten mit der Behandlung von Patienten mit Epilepsie befasst sind.

Therapie

(Zur Akutbehandlung siehe Leitlinien „Erstmaliger epileptischer Anfall" und „Status epilepticus".)

Indikation zur Behandlung

Ist die Diagnose einer Epilepsie gestellt, wird dem Patienten eine antikonvulsive Therapie zur Vermeidung weiterer Anfälle angeboten. Dabei sollte, sofern möglich, auch die Ursache der Epilepsie behandelt werden.

Bei chronischer symptomatischer Epilepsie ist zudem die Behandlung der Grunderkrankung anzustreben.

Eine Therapie wird in der Regel erst nach dem zweiten oder gar dritten epileptischen Anfall initiiert werden, wenn Hinweise auf das Vorliegen eines chronischen epileptischen Zustands fehlen. Allerdings ist eine medikamentöse Behandlung schon nach dem ersten Anfall, insbesondere bei folgenden Bedingungen, in Betracht zu ziehen:

- Hinweise auf eine idiopathische Epilepsie (EEG-Befund, genetische Belastung, Auftreten der Anfälle in den ersten zwei Stunden nach dem Aufwachen [Aufwach-Grand-mal]).
- Erster Anfall bei identifizierter, mutmaßlich epileptogener zerebraler Läsion (Zustand nach SHT, Zustand nach Enzephalitis, Hirntumor, Gefäßmalformation).
- Anfall bei fokalen epilepsietypischen Potenzialen im interiktalen EEG und Behandlungswunsch seitens des Patienten, u.a. wegen erheblicher sozialer Konsequenzen bei weiteren Anfällen (private Kraftfahreignung,

besondere Arbeitsplatzsituation, öffentliche Tätigkeiten etc.).
- Erster Anfall im höheren Lebensalter (ab 65–70 Jahren) wegen allgemein höherer Systemvulnerabilität (z. B. Knochenfragilität bei Stürzen), hoher Rezidivquoten und der Problematik postiktaler Verwirrtheit bei oft alleine lebenden Patienten.

Eine Behandlung kann hingegen auch dann *nicht* zwingend indiziert sein, wenn sehr selten Anfälle auftreten (seltener als ein- bis zweimal pro Jahr = Oligoepilepsie), oder wenn die Anfälle wenig belastend sind (einfach-fokale Anfälle, ausschließlich nächtliche Anfälle), oder wenn eine Behandlung wenig Compliance erwarten lässt oder vom Patienten nicht gewünscht wird.

Therapieziele

Anfallfreiheit ist das primäre Therapieziel. Es ist bei etwa der Hälfte aller Patienten mit Epilepsien medikamentös erreichbar. Kann dieses Ziel nicht erreicht werden, muss eine tolerabel niedrige Anfallfrequenz angestrebt werden. Nach konsequenter, jedoch erfolgloser Behandlung mit 2 adäquaten Antikonvulsiva ist eine Prüfung der Operabilität der Epilepsie indiziert (s. u.). Zweites Therapieziel ist die Vermeidung von beeinträchtigenden Nebenwirkungen. Dazu gehören vor allem kognitive Nebenwirkungen, aber auch Gewichtszunahme, andere kosmetische Probleme wie Hirsutismus oder Gingivahyperplasie. Auch gilt es, das Auftreten der durch permanente hepatische Enzyminduktion oder -inhibition mit bedingten metabolisch-hormonellen Folgezuständen (z. B. Osteoporose, sexuelle Störungen) zu vermeiden.

Hinweise zur Lebensführung

- Anpassen der Lebensführung: regelmäßiger Schlafrhythmus mit Variation der Einschlaf- und Aufwachzeiten um möglichst nicht mehr als je 2 Stunden bei Epilepsiesyndromen mit entsprechendem Anfallrisiko (insbesondere idiopathische Epilepsien); Meiden potenziell gefährdender Situationen (Baden, Rauchen im Bett); Meiden beruflicher Gefährdungssituationen mit über das Alltagsrisiko hinausgehenden Gefährdungen; Meiden anamnestisch identifizierter oder individuell anfallauslösender Situationen und Reize (Reflexepilepsien); regelmäßige Einnahme der Antikonvulsiva.
- Dennoch weitgehend „normale Lebensführung" ohne sozialen Rückzug (die u. U. seltenen Anfälle dürfen nicht zum Lebensmittelpunkt werden). Vermeidung zu starken sekundären Krankheitsgewinns mit konsekutiver „Angst vor Anfallfreiheit".

Therapie der symptomatischen und kryptogenen fokalen Epilepsien

Zusammenfassung der Empfehlungen

Die Erstbehandlung der Epilepsie erfolgt mit einer Monotherapie, für die in Abhängigkeit vom Epilepsiesyndrom, von spezifischen Nebenwirkungsprofilen, möglichen Langzeiteffekten und individuellen Aspekten des betreffenden Patienten auszuwählen ist zwischen (alphabetisch) Carbamazepin, Gabapentin, Lamotrigin, Oxcarbazepin, Phenobarbital, Phenytoin, Primidon, Topiramat und Valproinsäure (**A**).

Bei Versagen der Ersttherapie kann – ebenfalls nach individuellen Gesichtspunkten – auf eine alternative Monotherapie mit einer anderen der o. g. Substanzen oder zu einer Kombinationstherapie gewechselt werden. Als Kombinationsmedikamente stehen dann zusätzlich zu den o. g. in erster Linie Levetiracetam, Pregabalin und Tiagabin zur Verfügung (**A**).

Nach Versagen der Zweittherapie ist eine alternative Monotherapie, eine alternative Zweifachtherapie oder auch eine Polytherapie aus drei und – in Ausnahmefällen – mehr Wirkstoffen möglich. Zusätzlich ist zu diesem Zeitpunkt in einer Spezialklinik die Diagnose des Epilepsiesyndroms und ggf. die Indikation zu einem operativen Vorgehen zu überprüfen. Bei sorgfältiger Indikationsstellung ist ab diesem Zeitpunkt des Krankheitsverlaufs die oft kurative Operation als Therapie der Wahl anzusehen (**A**).

Bei medikamentös-therapierefraktären, inoperablen Epilepsien stellt die Implantation eines Vagusnervstimulators eine sinnvolle Behandlungsalternative dar, insbesondere bei Patienten, die unter Medikamentennebenwirkungen leiden (**B**).

Medikamentöse Epilepsietherapie

Medikamentöse Ersttherapie

Für die medikamentöse Epilepsietherapie steht eine zunehmende Zahl von Medikamenten zur Verfügung, die in die sog. klassischen und neuen Medikamente unterteilt werden. Zu den klassischen Medikamenten gehören (alphabetisch) Carbamazepin (CBZ), Phenobarbital (PB), Phenytoin (PHT), Primidon (PRM) und Valproinsäure (VPA). Zu den neuen Medikamenten gehören Gabapentin (GBP), Lamotrigin (LTG), Levetiracetam (LEV), Oxcarbazepin (OXC), Pregabalin (PGB), Tiagabin (TGB) und Topiramat (TPM). Aus dieser Gruppe sind LEV, PGB und TGB nicht zur Monotherapie zugelassen. Weiterhin werden Benzodiazepine in der Therapie der chronischen Epilepsie eingesetzt, bevorzugt wird hier das Clobazam (CLB). Auch Sultiam (ST) wird eingesetzt. Für nur noch selten einzusetzende Antikonvulsiva der ferneren Wahl (s. u.) wie Azetazolamid, Benzodiazepine wie Diazepam und Clonazepam, Brom, Felbamat, Mesuximid, Vigabatrin bestehen enge Indikationsgrenzen, und es werden teils aufwändige Verlaufskontrollen bezüglich spezifischer Nebenwirkungen gefordert; Einzelheiten hierzu können in dieser Leitlinie nicht dargestellt werden.

Bei der Entscheidung, welches Medikament in der Ersttherapie eingesetzt wird, spielen verschiedene Gesichtspunkte eine Rolle. Die klassischen Antiepileptika sind alle zur Monotherapie zugelassen, von den neueren Medikamenten sind es derzeit Gabapentin, Lamotrigin, Oxcarbazepin und Topiramat. Bei fokalen Epilepsien lassen alle bisherigen Studien nur erkennen, dass keine deutlichen Unterschiede in der durchweg guten Wirksamkeit vorhanden sind (⇈⇈). Die Entscheidung, welches Medikament in der Ersttherapie eingesetzt wird, richtet sich nach dem Syndrom und nach den Bedürfnissen des Patienten. Zunehmend spielen auch Kostenfaktoren eine Rolle. Dies mag dazu beitragen, dass Carbamazepin für fokale Epilepsien und Valproinsäure für primär generalisierte Epilepsien weiterhin als die bevorzugten Medikamente der ersten Wahl angesehen werden. Aus ärztlicher Sicht sind aber bei der Wahl des Wirkstoffs auch die z. T. erheblichen unerwünschten Nebenwirkungen und Langzeitfolgen (z. B. Osteoporose) und die u. U. ungünstige Pharmakokinetik von VPA und CBZ zu berücksichtigen. Die Wahl des Erstmedikaments sollte daher all diese Aspekte berücksichtigen und vor allem individuell auf den jeweiligen Patienten zugeschnitten sein; eine dogmatische Festlegung auf eine Ersttherapie mit CBZ bzw. VPA ist nicht sinnvoll.

Die **Dosierungen** der Antikonvulsiva (**Tabelle 1**) sind bezüglich Eindosierungstempo und Enddosis sehr individuell zu gestalten, ein Dosierungsrahmen ist jeweils den Produktinformationen zu entnehmen. Gemäß einer gängigen Regel sollte jedes Antikonvulsivum bis zur Nebenwirkungsgrenze eindosiert werden; allerdings muss damit gerechnet werden, dass die letzten Aufdosierungsschritte von mittleren zu individuell höchstmöglichen Dosen nur noch eine geringe Zunahme der Wirksamkeit zeigen. Die Nebenwirkungsgrenze kann bei Kombinationstherapien deutlich niedriger liegen als bei Monotherapien. Die Dosisanpassung sollte primär anhand der individuellen Wirksamkeit

Tabelle 1 Dosierungen und Serumkonzentrationen der wichtigsten Antikonvulsiva

Substanz (Abkürzung)	Eindosierungstempo (orientierend)	Zieldosis (mg) (orientierend)	Anzahl der Tagesdosen	Therapeutische Serumkonzentrationen (µg/ml) (orientierend) = irrelevant	Wirkungen auf Serumkonzentrationen anderer Antikonvulsiva = irrelevant
Carbamazepin (CBZ)	200 mg alle 3 Tage	400-2.000	2 (retard) 3 (nicht-retard)	3-12	LTG (⇓) VPA (⇓)
Clobazam (CLB)	5 mg pro Tag	10-40	2	*	*
Gabapentin (GBP)	300 mg alle 1-3 Tage	1.200-3.600	3	*	*
Lamotrigin (LTG)**	Monotherapie: 25 mg für 2 Wo., dann 50 mg für 2 Wo., dann 50 mg pro Woche	100-600	2	2-15	*
Levetiracetam (LEV)	250-500 mg alle 1-3 Tage	1.000-3.000	2	*	*
Oxcarbazepin (OXC)	300 mg alle 1-5 Tage	900-2.400	2-3	7,5-30	(vor allem bei hoher OXC Dosis LTG ⇓)
Phenobarbital (PB)	25-50 mg alle 3-5 Tage	50-200	1-2	10-40	CBZ (⇓) LTG (⇓) VPA (⇓)
Pregabalin (PGB)	75-150 mg pro Woche	300-600	2	*	*
Phenytoin (PHT)	50-100 mg alle 3-5 Tage, gegen Ende in 25-mg-Schritten	200-500	2-3	5-25	CBZ (⇓) LTG (⇓) OXC (⇓)
Primidon (PRM)	62,5-250 mg alle 7 Tage	500-1.000	3	5-15	wie PB
Tiagabin (TGB)	5 mg alle 5-7 Tage	30-50	1	*	*
Topiramat (TPM)	25 mg pro 1-2 Woche(n), ab 100 mg: 50 mg pro Woche	50-400	2	7-20	*
Valproinsäure (VPA)	300-600 mg alle 3-5 Tage	600-3.000	1-2 (retard) 2-3 (nicht retard)	40-120	CBZ-Epoxid (⇑) LTG (⇑) PB (⇑) PHT (frei) (⇑)

**bei Kombination mit enzyminduzierenden bzw. -hemmenden Antikonvulsiva u. U. deutlich zu modifizierende Enddosen und/oder Eindosierungstempi

und der klinischen Verträglichkeit, nicht anhand von Serumspiegeln erfolgen. Laborchemisch überhöht erscheinende Serumspiegel begründen bei guter Verträglichkeit und Anfallkontrolle keine Dosisreduktion.

Medikamentöse Zweittherapie

In der Regel sollte der ersten Monotherapie eine zweite Monotherapie oder eine Kombinationstherapie zweier Wirkstoffe folgen (⇑⇑⇑). Eine zweite Monotherapie ist vor allem dann erfolgreich, wenn die erste Monotherapie nebenwirkungsbedingt nicht hochdosiert erfolgen konnte. Die Umsetzung von der ersten auf die zweite Monotherapie kann bei manchen Medikamenten infolge der Interaktionen zwischen den Medikamenten durch Nebenwirkungen oder Anfallzunahme kompliziert werden. Generell sind Antikonvulsiva leichter zu kombinieren, wenn es nicht zu störenden medikamentösen Wechselwirkungen kommt. So ist z. B. eine Umstellung von Carbamazepin auf Phenytoin schwieriger zu handhaben als eine Umstellung von Lamotrigin auf Oxcarbazepin. Ähnlich schwierig kann die Umsetzung von Valproinsäure auf Lamotrigin sein, da es zu nebenwirkungsreichen Interaktionen kommen kann. Es empfiehlt sich, von vornherein die Behandlungsstrategie schriftlich zu fixieren, damit bei den folgenden Besuchen die grundsätzliche Strategie nicht aus den Augen verloren wird. Dabei gilt, dass läsionelle Epilepsien in der Regel schwerer therapierbar sind. Hier ist eine Kombinationstherapie von vornherein zu erwarten, so dass Medikamente, die sich gut kombinieren lassen (d. h. moderne Medikamente ohne Enzyminduktion und ohne Interaktionspotenzial), frühzeitig eingesetzt werden. Bevorzugt in der Kombination werden Medikamente wie Gabapentin, Lamotrigin, Levetiracetam, Pregabalin und Topiramat. Eine sinnvolle Kombinationstherapie setzt die detaillierte Kenntnis der Pharmakokinetik und der Pharmakodynamik voraus.

Die für die Wahl des Ersttherapeutikums wichtigen Charakteristika der einzelnen Medikamente sind stichwortartig im Anschluss dargestellt. Detaillierte Informationen müssen dem Beipackzettel und der Produktinformation entnommen werden.

Vorgehen bei Versagen der Zweittherapie

Ist eine Therapie auch mit dem zweiten Medikament oder gar der ersten Kombination nicht erfolgreich, sind eine Diagnoseüberprüfung und eine intensive Prüfung der therapeutischen Alternativen dringend angezeigt. Zur Diagnoseüberprüfung gehört der Ausschluss zusätzlicher oder ausschließlich auftretender dissoziativer (psychogener) Anfälle oder der anderen oben aufgeführten Differenzialdiagnosen. Spätestens zu diesem Zeitpunkt sollte eine Zuweisung zu einer Spezialklinik erfolgen, die mit Methoden der modernen Diagnostik (Video-EEG-Doppelbildaufzeichnung u. a.) die Frage der Operabilität der Epilepsie prüft und Differenzialdiagnosen ausschließt.

Antikonvulsiva zur Erst- bzw. Mono- und Kombinationstherapie im Erwachsenenalter (⇑⇑⇑)

- **Carbamazepin:**
  pro: breite Erfahrungsgrundlage, gute Verträglichkeit,
  contra: wegen Enzyminduktion teils ungünstige Interaktionen in Kombinationen sowie mit exogen zugeführten oder körpereigenen Hormonen, mögliche kognitive Beeinträchtigungen (im Alter zunehmend), allergische Exantheme bei 5–8%, selten Leukopenie.

- **Valproinsäure:**
  pro: breite Erfahrungsgrundlage, keine Sedierung, auch bei eventuell nicht erkannter idiopathischer generalisierter Epilepsie hochwirksam, auch i.v. Gabe möglich,
  contra: selten inakzeptable NW vor allem bei Frauen (PCOS, Gewichtszunahme, Haarausfall), sehr selten Leberversagen (meist im Kleinkindesalter), Enzephalopathie, Interaktionen durch Verdrängung aus der Eiweißbindung, Enzyminhibition.

- **Lamotrigin:**
  pro: gut verträglich, positiv psychotrop,
  contra: selten gravierende allergische Reaktionen, niedriges Eindosierungstempo, teils problematische Interaktionen durch Enzyminduktion (**cave**: Anfallsrezidive unter oraler Antikonzeption und Nachlassen der kontrazeptiven Wirkung).

- **Gabapentin:**
  pro: sehr gut verträglich auch im Senium, praktisch keine Interaktionen, keine hepatische Metabolisierung, hohes Eindosierungstempo,
  contra: gelegentlich sedativ, dreimal täglich Gabe erforderlich; bei niedriger glomerulärer Filtrationsrate verringerte Dosis verordnen.

- **Oxcarbazepin:**
  pro: gute Verträglichkeit, Erfahrungen von Carbamazepin wahrscheinlich z. T. übertragbar,
  contra: selten ausgeprägte Hyponatriämien, kognitive Nebenwirkungen im Alter zunehmend.

- **Phenytoin:**
  pro: breite Erfahrungsgrundlage, nicht sedierend, unproblematische Umstellung auf i.v. Gabe,
  contra: geringe therapeutische Breite, teils problematische Interaktionen, teils intolerable NW (Gingivahyperplasie, Hirsutismus), allergische Exantheme, zerebellare Schäden bei Intoxikation oder dauerhafter hochdosierter Therapie, kardial arrhythmogen, eventuell problematisch bei psychiatrischer Komorbidität, Enzyminduktion.

- **Topiramat:**
  pro: wenig Interaktionen, Gewichtsreduktion als eventuell gewünschter Nebeneffekt,
  contra: relativ niedriges Eindosierungstempo, teils zu ausgeprägter Gewichtsverlust, kognitive Beeinträchtigungen, selten Nephrolithiasis.

- **Phenobarbital/Primidon:**
  pro: breite Erfahrungsgrundlage, auch bei eventuell nicht erkannter idiopathischer generalisierter Epilepsie hochwirksam, unproblematische Umstellung auf i. v. Gabe,
  contra: Sedierung, kognitive Beeinträchtigung, teils problematische Interaktionen, eventuell ungünstig bei psychiatrischer Komorbidität, Dupuytren-Kontraktur.

Antikonvulsiva zur Kombinationstherapie (⇑⇑⇑)

- **Levetiracetam:**
  pro: gute Verträglichkeit, schnelle Eindosierung, wenig Interaktionen,
  contra: noch wenig klinische Erfahrungen, psychische Nebenwirkungen v.a. bei Patienten mit psychiatrischen Vorerkrankungen, eventuell Toleranzentwicklung.
- **Tiagabin:**
  pro: gute Verträglichkeit,
  contra: selten nonkonvulsive Status provozierend.
- **Clobazam:**
  pro: wenig Interaktionen, gute Verträglichkeit,
  contra: oft Wirkverlust, Sedierung und/oder kognitive Beeinträchtigung bei höheren Dosen.
- **Pregabalin:**
  pro: gute Verträglichkeit, wenig Interaktionen,
  contra: noch wenig klinische Erfahrungen, Nebenwirkung Gewichtszunahme.

Antikonvulsiva der ferneren Wahl (Auswahl)

- **Vigabatrin** zur add-on-Therapie bei ansonsten therapieresistenten fokalen Epilepsien, ferner bei West-Syndrom; Nebenwirkungen: irreversible konzentrische **GF-Störungen in über 40%** der Fälle, psychiatrische Neuerkrankungen unter Vigabatrin, siehe aktuelle Fach- und Gebrauchsinformationen.
- **Felbamat** beim Lennox-Gastaut-Syndrom; NW: aplastische Anämie, Leberversagen!; siehe aktuelle Fach- und Gebrauchsinformationen.
- **Bromid** bei therapieresistenten Epilepsien mit generalisiert tonisch-klonischen Anfällen; NW: Sedation, Bromakne.
- **Benzodiazepine** Clonazepam, Diazepam, Lorazepam bei therapieresistenten fokalen und generalisierten Anfällen; NW: Sedation, Wirkverlust, Abhängigkeit.
- **Sultiam** bei therapieresistenten fokalen Epilepsien; NW: Hyperventilation, Parästhesien, dosisabhängig Gewichtsabnahme.
- **Azetazolamid** bei therapieresistenten Absenzen und fokalen Anfällen sowie progressiver Myoklonusepilepsie; NW: Verwirrtheit, kardiale Arrhythmien.

Epilepsiechirurgie (⇑)

Eine Indikation zur **Diagnostik bezüglich epilepsiechirurgischer Behandlungsmöglichkeiten** besteht prinzipiell bei jedem Patienten mit pharmakoresistenter fokaler Epilepsie. Dabei ist „Therapieresistenz" definiert als das Nichterreichen der o.g. Therapieziele trotz konsequenter Medikation. Konkret: bei hochdosierter, hinreichend langer Therapie (bei relativ niedriger Anfallfrequenz: mindestens 5Faches des gegebenen Durchschnittsintervalls zwischen zwei Anfällen) mit nacheinander mindestens zwei Antikonvulsiva erster Wahl oder einem Antikonvulsivum erster Wahl und einer Kombinationstherapie erster Wahl dennoch intolerable Anfallfrequenz und/oder intolerable Nebenwirkungen und/oder intolerable Einschränkungen der Lebensqualität.

Aus dieser Gruppe (ca. 20–30% aller Epilepsiepatienten) sind etwa 10–20%, also 2–3% aller Epilepsiepatienten, epilepsiechirurgische Kandidaten. Das moderne epilepsiechirurgische Konzept befürwortet, dass die **Epilepsiechirurgie** weit früher eingesetzt werden sollte als dies bisher geschehen ist. Dies bedeutet nicht, dass sie eine Alternative zur medikamentösen Therapie ist, aber in Abhängigkeit von den voraussichtlichen Erfolgschancen und dem mutmaßlichen Komplikationsrisiko der operativen Therapie wesentlich früher in das therapeutische Konzept eingebunden werden sollte. So ist zum Beispiel ein Patient mit einer mesialen Temporallappenepilepsie mit MR-tomographischen Zeichen einer Hippocampussklerose ein epilepsiechirurgischer Kandidat mit exzellenten Erfolgsaussichten, der hingegen meist nicht entscheidend von einer antikonvulsiven medikamentösen Behandlung profitiert. Die antikonvulsive Therapie muss zumindest in den ersten Jahren nach der Operation weitergeführt werden. Bei einem Patienten ohne MR-tomographisch identifizierbare epileptogene Läsion ist die Wahrscheinlichkeit der postoperativen Anfallfreiheit maximal bei etwa 50% anzusetzen. Hier sollte eine ausführlichere Therapieresistenzprüfung erfolgen. Jeder Therapeut ist angehalten, die epilepsiechirurgische Behandlungsmöglichkeit mit in sein Therapiekonzept zum frühestmöglichen Zeitpunkt einzubeziehen und dem Patienten zu erläutern. Hierzu ist es entscheidend, den Patienten mit Hilfe der diagnostischen Vorbefunde zunächst in einem Kontinuum einzuordnen, welches von Kandidaten mit exzellenten Erfolgsaussichten bis zu Patienten mit geringen Aussichten auf postoperative Anfallfreiheit reicht. Diese Zuordnung wie auch die Indikation zum epilepsiechirurgischen Eingriff kann nur in speziellen Zentren mit großer Erfahrung in der Epilepsiechirurgie gestellt werden, daher sollte die Zuführung des Patienten in solche Einrichtungen bei Versagen der medikamentösen Therapie rechtzeitig geplant werden.

Details der sog. **prächirurgischen Diagnostik**, die jedem epilepsiechirurgischen Eingriff vorauslaufen sollte und die aus einer ausführlichen MRT-, EEG- und neuropsychologischen Diagnostik sowie ggf. weiteren bildgebenden Untersuchungen besteht, sind den entspreden Lehrbüchern zu entnehmen, ebenso die Einzelheiten zu den individuell zu wählenden operativen Eingriffen (Engel u. Pedley 1997). Im nichtspezialisierten Krankenhaus und beim niedergelassenen Neurologen sollte ein qualitativ hochwertiges MRT als erster Schritt für die Konzeptbildung durchgeführt werden. Weitere Untersuchungen, wie die Durchführung eines PETs oder SPECTs, sollten Spezialkliniken vorbehalten werden, da für sie spezielle Indikationen bestehen.

Patienten mit **multifokalen Epilepsien** sind in der Regel keine geeigneten Kandidaten für epilepsiechirurgische Eingriffe. Lediglich Patienten, bei denen Sturzanfälle oder schwere Grand-mal-Anfallsserien das Bild dominieren, können als Kandidaten für eine palliative Callosotomie in Betracht gezogen werden.

Medikamentöse Therapie bei epilepsiechirurgischen Patienten

Präoperativ bei kurativen Eingriffen möglichst Einstellung auf antikonvulsive Monotherapie. Bei palliativen Eingriffen präoperativ individuell möglichst optimale Medikation (meist Kombinationstherapie). Nach einem erfolgreichen epilepsiechirurgischen Eingriff kann die antiepileptische Medikation frühestens nach einem Jahr allmählich ausgeschlichen werden. Angesichts nennenswerter Rückfallquoten von etwa 30% im Langzeitverlauf nach epilepsiechirurgischen Eingriffen ist auch eine postoperative medikamentöse Langzeitbehandlung zumindest bei solchen Patienten zu erwägen, deren Krankheitsgeschichte mutmaßliche Prädiktoren eines erhöhten Rückfallrisikos erkennen lässt (z. B. fehlender histologischer Nachweis einer epileptogenen Läsion, präoperative Epilepsiedauer > 20 Jahre; siehe im Einzelnen McIntosh et al. 2004, Yoon et al. 2003, Schmidt et al. 2004b). Änderungen der medikamentösen Behandlung sollten nur in Rücksprache mit dem Patienten und dem behandelnden Zentrum erfolgen. Anfallsrezidive nach Absetzen der Antikonvulsiva können meist durch die vorherige medikamentöse Behandlung kupiert werden.

Vagusnervstimulator (⇑)

Der Vagusnervstimulator ist ein im Brustbereich implantiertes Stimulationsgerät von der Größe eines Herzschrittmachers, das über eine Reizelektrode in der Regel mit dem linken N. vagus verknüpft ist. Er stimuliert im Regelfall alle fünf Minuten für dreißig Sekunden. Nach bisher vorliegenden Daten und Patientenerfahrungen (ca. 20 000 Patienten) liegt die Wirksamkeit des Vagusnervstimulators in der Größenordnung der Wirksamkeit eines neuen Antiepileptikums, ohne aber dessen Nebenwirkungen zu haben. Nebenwirkungen der Vagusnervstimulation sind Heiserkeit, u. U. Kribbelparästhesien im Halsbereich, die entweder nach kurzer Zeit vom Patienten toleriert oder aber nach einer gewissen Zeit nicht mehr bemerkt werden. Hauptproblem der Vagusnervstimulation ist, dass sich die Wirksamkeit erst im Laufe der Zeit, meist erst nach 6 Monaten, entwickelt. Oft kann die Wirksamkeit erst ein Jahr nach Implantation beurteilt werden. Nach jetzigem Kenntnisstand sind gute oder weniger geeignete Kandidaten bisher nicht zu differenzieren, so dass lediglich der Erfolg retrospektiv den Einsatz dieser Therapiemethode rechtfertigt. Kosten-Nutzen-Studien in Schweden und Belgien zeigen, dass nach 3–4 Jahren ein eindeutiger „Kostenvorteil" besteht. Die Indikation zur Implantation eines Vagusnervstimulators zur palliativen Therapie ist bei Patienten gegeben, deren Anfälle pharmakoresistent sind und die nicht einer resektiven epilepsiechirurgischen Behandlung zugeführt werden können. Die streckenweise auftretenden positiv psychotropen Effekte der Vagusnervstimulation werden von vielen Patienten dankbar wahrgenommen. Prinzipiell sollte bei erfolgreicher Vagusnervstimulation auch eine Vereinfachung des meist polytherapeutischen medikamentösen Regimes überlegt werden (Schmidt et al. 1999). Die Implantation und die aufwändige Nachbetreuung sollten nur in spezialisierten Epilepsiezentren vorgenommen werden.

Vorgehen

Nach Indikationsstellung und Ausschluss seltener Kontraindikationen (ausgeprägte Lungenfunktionsstörung, Z.n. Vagotomie) chirurgische Implantation des Stimulators, postoperativ ambulante Nachsorge mit Einstellung der Reizparameter (Stromstärke, Reizdauer, Intervall zwischen Stimulationen), individuell angepasste medikamentöse antikonvulsive Therapie.

Therapie der idiopathischen Epilepsien

Zusammenfassung der Empfehlungen

Valproinsäure bleibt Medikament der ersten Wahl zur Behandlung idiopathischer Epilepsien mit generalisierten Anfällen (**A**); gegen isolierte Absenzen bleibt auch Ethosuximid Medikament der ersten Wahl. Nach individueller Abschätzung der speziellen Nebenwirkungsprofile kann bei manchen Syndromen auch die initiale Gabe von Lamotrigin oder Topiramat erwogen werden (**B**). Als Reservepräparate bei Therapieresistenz stehen Phenobarbital und Benzodiazepine sowie in Zukunft möglicherweise auch Levetiracetam (noch keine diesbezügliche Zulassung!) zur Verfügung (**B**).

Fokale idiopathische Epilepsien des Erwachsenenalters wie die autosomal-dominant vererbte nächtliche Frontallappenepilepsie (ADNFLE) oder die familiäre Temporallappenepilepsie (FTLE; s. u.) können wie andere fokale Epilepsien behandelt werden (**B**).

Therapie der idiopathischen Epilepsien mit fokalen Anfällen (⇑)

ADNFLE (autosomal-dominant vererbte Frontallappenepilepsie) und FTLE (familiäre Temporallappenepilepsie):

Carbamazepin-Monotherapie, bei Therapieversagen weiter wie unter „medikamentöser Epilepsietherapie" beschrieben.

Therapie der idiopathischen Epilepsien mit (auch) generalisierten Anfällen
Ersttherapie (⇧⇧⇧)
- Monotherapie mit Valproinsäure, bei Absenzen als einziger Anfallart alternativ Monotherapie mit Ethosuximid.
- Alternativ: Monotherapie mit Lamotrigin oder Topiramat.

Bei Versagen der Ersttherapie (⇧)
- Persistenz von Absenzen: Valproinsäure plus Ethosuximid/Mesuximid oder Valproinsäure plus Lamotrigin oder Valproinsäure plus Clobazam.
- Persistenz von generalisiert tonisch-klonischen Anfällen: Valproinsäure plus Lamotrigin oder Valproinsäure plus Phenobarbital/Primidon oder Monotherapie Lamotrigin oder Komedikation Topiramat oder Levetiracetam oder Clobazam.
- Persistenz von myoklonisch-impulsiven Anfällen: Komedikation mit Phenobarbital/Primidon oder Clobazam, Topiramat, Levetiracetam.
- Ein Wechsel auf eine Valproinsäure-Monotherapie ist bei idiopathischen Epilepsien vorzunehmen, wenn die Ersttherapie mit einem anderen Wirkstoff erfolgt war.

Bei Versagen der Zweittherapie (⇔)
Andere klinisch und rational sinnvolle Zweifach- oder Mehrfach-Kombinationen der o. g. Wirkstoffe. Überprüfung der Diagnose (s. o.).

Bei Versagen sämtlicher medikamentöser Therapien
- Möglichst Vereinfachung einer Polytherapie zur Zweifach- oder Monotherapie.
- Gegebenenfalls Vagusstimulator.

Spezielle Syndrome (Beispiele stichwortartig)

Progressive Myoklonusepilepsie (⇧)
- Hochdosiert Piracetam oral (bis 40 g/Tag), ggf. nach einleitend intravenöser Therapie,
- Valproinsäure,
- bei Versagen Monotherapiewechsel auf oder Kombination mit Clobazam, Lamotrigin, eventuell als Komedikation,
- bei Versagen Levetiracetam,
- bei Versagen Versuch mit Zonisamid (in Deutschland nicht zugelassen), Azetazolamid.

Reflexepilepsien (⇔)
- 1. Wahl Valproinsäure-Monotherapie,
- 2. Wahl Clobazam oder Lamotrigin.

Unklassifizierbare Anfälle bzw. Syndrome (⇔)
- 1. Wahl Valproinsäure,
- 2. Wahl Carbamazepin oder Lamotrigin oder Clobazam, ggf. in Zweierkombinationen.

Schwer zu behandelnde Epilepsien

Trotz des Einsatzes aller Behandlungen medikamentöser und chirurgischer Art verbleibt eine Gruppe von Patienten, deren Erkrankung chirurgisch nicht angehbar ist und die auch mit einer Polytherapie mit oder ohne Vagusnervstimulator unbefriedigend eingestellt sind. Gerade bei dieser Patientengruppe muss überlegt werden, ob es nicht noch Therapiealternativen gibt. Dazu gehört beispielsweise die Hormontherapie bei katamenialen Anfällen. Ein weiteres Therapieziel diesseits der Anfallsfreiheit kann sein, eine relativ nebenwirkungsarme Therapie anzustreben. Die Reduktion auf eine Mono- oder Zweiertherapie wird häufig vom Patienten positiv aufgenommen. Hier sollten vor allem Medikamente zum Einsatz kommen, die positiv psychotrop sind (Lamotrigin), und die Reduktion auf rein nächtliche Anfälle kann auch eine wesentliche Therapieerleichterung für den Patienten darstellen. Verbindliche Regeln für die Behandlung dieser Patienten gibt es nicht. Hier muss immer wieder versucht werden, die Behandlungssituation im Sinne des Patienten zu optimieren und auch neu zugelassene Medikamente einzusetzen.

Beendigung der Behandlung

- **Allgemein:** Sehr individuell unter Berücksichtigung von Anfallsituation, Nebenwirkungen und sozialer Situation des Patienten zu entscheiden. Rezidivrisiko durchschnittlich nicht unter 30%, in Abhängigkeit von Prädiktoren persistierender Epileptogenität individuell auch sehr viel höher (z. B. bei MR-tomographisch nachweisbarer typischerweise epileptogener Läsion oder bei Diagnose bestimmter idiopathischer Epilepsien wie der juvenilen myoklonischen Epilepsie mit einem Rückfallrisiko bis zu 90%).
- **Voraussetzung:** Anfallfreiheit (Ausnahme: Patientenwunsch nach Absetzen bei intolerablen Nebenwirkungen trotz Wirkstoffwechsel bei Epilepsie mit ohnehin nur relativer Behandlungsindikation, z. B. Oligoepilepsie).
- **Anfallfreies Intervall** bei chronischer Epilepsie vor Absetzversuch: Minimum 24 Monate, abhängig von individueller Konstellation diverser Prädiktoren. Nach-

gewiesene oder vermutete Prädiktoren eines geringen Rezidivrisikos: normaler neurologischer Befund, zuletzt normales EEG (nur bei idiopathischen Epilepsien), Anfallfreiheit unter Ersttherapie, Erkrankungsbeginn in der Jugend, nur ein Anfalltyp, länger dauernde Anfallfreiheit vor Absetzversuch, kein Vorliegen einer juvenilen myoklonischen Epilepsie, keine fortbestehende ZNS-Erkrankung (z. B. inoperabler Resttumor), keine sekundär generalisiert tonisch-klonischen Anfälle. Bei Häufung negativer Prädiktoren kann auch eine langjährige Fortsetzung einer Monotherapie trotz Anfallfreiheit sinnvoll sein, insbesondere bei idiopathischen Epilepsien.

- **Tempo der Abdosierung** des letzten in wirksamer Dosierung eingesetzten Monotherapeutikums: Ausschleichen über ca. 6 Monate bis zum vollständigen Absetzen, nach individueller Abwägung auch schnellere Abdosierung, z. B. um jeweils 25% der Tagesdosis je 2 Wochen, also über insgesamt 8 Wochen. Minderung des Rezidivrisikos durch langsamere Abdosierung nicht sicher belegt. **Cave**: Entzugserscheinungen, z. B. bei Benzodiazepin-Abdosierung, ggf. gegen Ende der Abdosierungsphase niedrigeres Reduktionstempo.
- **Bei Anfallrezidiv**: Wiedereinsetzen der zuletzt gegebenen Monotherapie ist in etwa der Hälfte der Fälle sofort wirksam, es kann aber in Einzelfällen Jahre dauern, bis wieder Anfallfreiheit erreicht wird. Etwa 10–20% der Patienten sind auch nach mehrjähriger Behandlung nicht anfallfrei (Schmidt u. Löscher 2005).

Ergänzende Kommentare zur aktuellen Evidenz

Erstbehandlung mit „klassischen" vs. „neueren" Antiepileptika:

Bei Patienten mit fokalen Anfällen sind die zur Erstbehandlung zugelassenen neueren Antiepileptika (GBP, LTG, OXC, TPM) nach doppeltblinden kontrollierten Vergleichsstudien ähnlich wirksam wie klassische Wirkstoffe (CBZ, VPA, PHT) bei in manchen Studien besserer Verträglichkeit (Übersichten bei Kwan u. Brodie 2003, Vazquez 2004, French et al. 2004 a, b, Schmidt et al. 2005). Bei idiopathischen Epilepsien mit generalisierten Anfällen sind Topiramat (Biton et al. 1999) und Lamotrigin (zumindest bei Kindern mit Absenzen; siehe Frank et al. 1999) zwar in placebokontrollierten Studien wirksam, kontrollierte Studien zum Vergleich mit VPA in der Ersttherapie liegen aber nicht vor. Eine neuere retrospektive Studie legt eine Überlegenheit von VPA gegenüber LTG in der Erstbehandlung nahe (Nicolson et al. 2004). Die Evidenz reicht nicht aus, um zur Wirksamkeit neuerer vs. klassischer Antiepileptika bei verschiedenen Syndromen von idiopathischen Epilepsien mit generalisierten Anfällen verbindlich Stellung zu nehmen. So kranken viele Studien zu generalisiert tonisch-klonischen Anfällen an einer mangelnden Differenzierung von idiopathischen und nichtidiopathischen Ätiologien (Übersicht in Faught 2003); dies mag erklären, warum zwar VPA und LTG, aber u. U. auch CBZ und PHT als gut wirksam für diese Anfälle befunden werden.

Mono- vs. Kombinationstherapie mit (u. a.) neueren Antiepileptika nach gescheiterter Ersttherapie:

Es bleibt angesichts des weitgehenden Fehlens randomisierter Studien umstritten, ob eine Kombinationstherapie einer alternativen Monotherapie als Zweitbehandlung überlegen ist (Übersicht in Beghi et al. 2003). Eine neuere randomisierte, prospektive, aber offene Studie ergab keine wesentliche Differenz zwischen diesen beiden Regimes (Beghi et al. 2003). Aktuell muss diese Therapieentscheidung weiterhin nach individuellen patientenbezogenen Gesichtspunkten gefällt werden.

GBP, LEV, LTG, OXC, TGB und TPM sind als add-on-Medikamente bei therapierefraktären fokalen Epilepsien wirksam, LEV, LTG und OXC auch als Monotherapeutika (Übersicht in French et al. 2004b). Für therapierefraktäre generalisierte Epilepsien bei Erwachsenen kann bei der derzeitigen, naturgemäß schwachen Evidenzlage allenfalls TPM, mit Abstrichen auch LTG empfohlen werden (French et al. 2004b).

Vagusnervstimulation:

Die meisten vorliegenden Studien sind retrospektiv angelegt und vergleichen allenfalls Gruppen mit hohen vs. niedrigen (mutmaßlich subtherapeutischen) Reizstärken, da „placebokontrollierte" Untersuchungen bei diesem Verfahren prinzipiell nicht möglich sind. Die Überlegenheit der Therapie mit höheren Reizstärken ist gesichert. Insgesamt erreichen 30% oder mehr der Patienten eine Reduktion der Anfallfrequenz um mehr als 50%, der Anteil der anfallfreien Patienten liegt deutlich unter 10%. Ein Therapieeffekt stellt sich bei manchen Patienten erst im zweiten Behandlungsjahr ein (Binnie 2000, Privitera et al. 2002, Amar et al. 2004, Vonck et al. 2004, Scherrmann et al. 2001, Spanaki et al. 2004).

Epilepsiechirurgie:

Weltweit wird aus epilepsiechirurgischen Zentren übereinstimmend berichtet, dass Eingriffe nach sorgfältiger Indikationsstellung bei etwa zwei Dritteln der Patienten zu dauerhafter Anfallfreiheit führen (Engel u. Pedley 1997, Cascino 2004, Schmidt et al. 2004 a, b). Dennoch liegt, vor allem aufgrund nahe liegender medizinethischer Fallstricke, bislang nur eine randomisierte Studie vor, die klinisch-epileptologisch vergleichbare, schon therapierefraktäre Patienten hinsichtlich des Therapieerfolgs chirurgischer vs. medikamentöser Behandlung untersuchte – mit dem erwarteten Ergebnis, dass das operative Vorgehen hochsignifikant erfolgreicher war (Wiebe et al. 2001). Diese Studie betraf ausschließlich Temporallappenepilepsien, für andere fokale Epilepsien kann weiterhin „nur" der absolute Therapieerfolg ohne Vergleich mit adäquaten Kontrollgruppen herangezogen werden (Tonini et al. 2004). Der Temporallappenchirurgie vergleichbare Erfolgsquoten können zumindest bei läsionellen extratemporalen Epilepsien erzielt werden (Übersicht in Grunwald et al. 2000).

Zum Langzeitverlauf nach Epilepsiechirurgie liegen nur wenige Studien vor, sämtlich retrospektiv und die Temporallappenchirurgie betreffend. Der Anteil anfallfreier Patienten liegt nach zehn Jahren immer noch zwischen 40 und 60% (Salanova et al. 1999, McIntosh et al. 2004) oder gar bei 75% (Eliashiv et al. 1997). Das späte postoperative Absetzen erhöht die Rückfallrate (Schiller et al. 2000, Schmidt et al. 2004 a, b); dieser Effekt kann verschwinden, wenn die Antiepileptika bevorzugt bei vermeintlichen „Niedrig-Risiko-Patienten" abgesetzt werden (McIntosh et al. 2004).

Verfahren zur Konsensbildung

Überarbeitet von der Expertengruppe unter Berücksichtigung der Rückmeldungen zur vorherigen, publizierten Version von 2002. Korrigiert durch die Kommission Leitlinien der DGN. Endgültig verabschiedet durch die Expertengruppe am 1. 11. 2004.

Kooperationspartner und Sponsoren

Diese Leitlinie entstand ohne Einflussnahme oder Unterstützung durch die Industrie.

Expertengruppe

Prof. Dr. J. Bauer, Klinik für Epileptologie, Universitätsklinikum Bonn
Prof. Dr. R. W. C. Janzen, Neurologische Klinik, Krankenhaus Nordwest, Frankfurt a. M.
Prof. Dr. M. Kurthen, Klinik für Epileptologie, Universitätsklinikum Bonn
PD Dr. H. Lerche, Klinik für Neurologie, Universität Ulm
Prof. Dr. D. Schmidt, Arbeitsgruppe Epilepsieforschung, Berlin
Prof. Dr. H. Stefan, Neurologische Klinik mit Poliklinik, Zentrum Epilepsie Erlangen, Universität Erlangen-Nürnberg
Federführend: *Prof. Dr. C. E. Elger, Klinik für Epileptologie, Universitätsklinikum Bonn, Sigmund-Freud-Str. 25, 53105 Bonn*
e-mail: Christian.Elger@ukb.uni-bonn.de

Literatur

Amar, A. P., M. L. Apuzzo, C. Y. Liu (2004): Vagus nerve stimulation therapy after failed cranial surgery for intractable epilepsy: results from the VNS therapy patient outcome registry. Neurosurgery 55, 1086–1093.
Arroyo, S., H. Anhut, A. R. Kugler et al. (2004): Pregabalin add-on treatment: a randomized, double-blind, placebo-controlled, dose-response study in adults with partial seizures. Epilepsia 45, 20–27.
Bauer, J. (1998): Antiepileptische Kombinationstherapie: Rationale Konzepte versus reelle Effektivität. Fortschr. Neurol. Psychiatr. 66, 414–426.
Beghi, E., G. Gatti, C. Tonini et al. (2003): Adjunctive therapy versus alternative monotherapy in patients with partial epilepsy failing on a single drug: a multicentre, randomised, pragmatic controlled trial. Epilepsy Research 57, 1–13.
Beyenburg, S., J. Bauer, M. Reuber (2004): New drugs for the treatment of epilepsy: a practical approach. Postgrad. Med. J. 80, 581–587.
Bialer, M., S. I. Johannessen, H. J. Kupferberg et al. (2001): Progress report on new antiepileptic drugs: a summary of the Fifth Eilat Conference (EILAT V). Epilepsy Research 43, 11–58.
Bialer, M., S. I. Johannessen, H. J. Kupferberg et al. (2002): Progress report on new antiepileptic drugs: a summary of the Sixth Eilat Conference (EILAT VI). Epilepsy Research 51, 31–71.
Binnie, C. D. (2000): Vagus nerve stimulation for epilepsy: a review. Seizure 9, 161–169.
Biton, V., G. D. Montouris, F. Ritter et al. (1999): A randomized, placebo-controlled study of topiramate in primary generalized tonic-clonic seizures. Neurology 52, 1330–1337.
Bourgeois, B. F. (2003): Chronic management of seizures in the syndromes of idiopathic generalized epilepsy. Epilepsia 44 (suppl 2), 27–32.
Cascino, G. D. (2004): Surgical treatment for epilepsy. Epilepsy Research 60, 179–186.
Eliashiv, S. D., S. Dewar, I. Wainwright, J. Jr. Engel, I. Fried (1997): Long-term follow-up after temporal lobe resection for lesions associated with chronic seizures. Neurology 48, 621–626.
Engel, J., T. A. Pedley, eds. (1997): Epilepsy: a comprehensive textbook, Vol. I-III. Lippincott-Raven, New York 1997.
Faught, E. (2003): Clinical trials for treatment of primary generalized epilepsies. Epilepsia 44 (suppl 7), 44–50.
Fisher, R. S., W. Emde Boas, W. Blume et al (2005): Epileptic seizures and epilepsy: definitions proposed by the International League Against Epilepsy. Epilepsia (in press)
Frank, L. M., T. Enlow, G. L. Holmes et al. (1999): Lamictal monotherapy for typical absence seizures in children. Epilepsia 40, 973–979.
French, J. A., A. R. Kugler, J. L. Robbins et al. (2003): Dose-response trial of pregabalin adjunctive therapy in patients with partial seizures. Neurology 60, 1631–1637.
French, J. A., A. M. Kanner, J. Bautista et al. (2004a): Efficacy and tolerability of the new antiepileptic drugs I: Treatment of new onset epilepsy. Neurology 62, 1252–1260.
French, J. A., A. M. Kanner, J. Bautista et al. (2004b): Efficacy and tolerability of the new antiepileptic drugs II: Treatment of refractory epilepsy. Neurology 62, 1261–1273.
Fröscher, W., G. Krämer, D. Schmidt et al. (2001): Empfehlungen zur medikamentösen Epilepsietherapie bei Jugendlichen und Erwachsenen. Akt. Neurol. 28, 460–467.
Grunwald, T., M. Kurthen, C. E. Elger (2000): Predicting surgical outcome in epilepsy: how good are we? In: Schmidt, D., S. C. Schachter (eds): Epilepsy. Problem solving in clinical practice. Martin Dunitz, London, 399–410.
Kwan, P., M. J. Brodie (2003): Clinical trials of antiepileptic medications in newly diagnosed patients with epilepsy. Neurology 60 (suppl 4), 2–12.
McIntosh, A. M., R. M. Kalnins, L. A. Mitchell et al. (2004): Temporal lobectomy: long-term seizure outcome, late recurrence and risks for seizure recurrence. Brain 127, 2018–2030.
Nicolson, A., R. E. Appleton, D. W. Chadwick, D. F. Smith (2004): The relationship between treatment with valproate, lamotrigine and topiramate and the prognosis of the idiopathic generalized epilepsies. J. Neurol. Neurosurg. Psychiat. 75, 74–79.
Privitera, M. D., T. E. Welty, D. M. Ficker, J. Welge (2002): Vagus nerve stimulation for partial seizures. Cochrane Database Syst. Rev. CD002896
Salanova, V., O. Markand, R. Worth (1999): Longitudinal follow-up in 145 patients with medically refractory temporal lobe epilepsy treated surgically between 1984 and 1995. Epilepsia 40, 1417–1423.
Scherrmann, J., C. Hoppe, T. Kral, J. Schramm, C. E. Elger (2001): Vagus nerve stimulation: clinical experience in a large patient series. J. Clin. Neurophysiol. 18, 408–414.
Schiller, Y., G. D. Cascino, E. L. So, W. R. Marsh (2000): Discontinuation of antiepileptic drugs after successful epilepsy surgery. Neurology. 54, 346–349.

Schmidt, D. (1999): Neuere Antiepileptika. Internist. 40, 567–573.

Schmidt, D., C. E. Elger, H. Stefan et al. (1999): Der Stellenwert der Vagus-Nerv-Stimulation in der Epilepsietherapie. Nervenheilkunde 18, 558–561.

Schmidt, D., C. E. Elger (2002): Praktische Epilepsiebehandlung, 2. überarbeitete Aufl. Thieme, Stuttgart.

Schmidt, D., C. Baumgartner, W. Löscher (2004a): The chance of cure following surgery for drug-resistant temporal lobe epilepsy. Epilepsy Research 60, 187–201.

Schmidt, D., C. Baumgartner, W. Löscher (2004b): Seizure recurrence after planned discontinuation of antiepileptic drugs in seizure free patients after epilepsy surgery: a review of current clinical experience. Epilepsia 45, 179–186.

Schmidt, D., W. Löscher (2005): Uncontrolled epilepsy following discontinuation of antiepileptic drugs in seizure free patients: a review of current clinical experience. Acta Neurol. Scand. 111, 291–300.

Spanaki, M. V., L. S. Allen, W. M. Mueller, G. L. Morris (2004): Vagus nerve stimulation therapy: 5-year or greater outcome at a university-based epilepsy center. 3rd edition. Seizure 13, 587–590.

Stefan, H. (1999): Epilepsien. Diagnose und Behandlung. Thieme, Stuttgart.

Stefan, H. et al. (2000): Pre-surgical evaluation for epilepsy surgery – European Standards. European Journal of Neurology 7, 119–122.

Tonini, C., E. Beghi, A. T. Berg et al. (2004): Predictors of epilepsy surgery outcome: a meta-analysis. Epilepsy Res. 62, 75–87.

Vazquez, B. (2004): Monotherapy in epilepsy. Role of the newer antiepileptic drugs. Arch. Neurol. 61, 1361–1365.

Vonck, K., V. Thadani, K. Gilbert et al. (2004): Vagus nerve stimulation for refractory epilepsy: a transatlantic experience. J. Clin. Neurophysiol. 21, 283–289.

Wiebe, S., W. T. Blume, J. P. Girvin, M. Eliasziw (2001): A randomized, controlled trial of surgery for temporal-lobe epilepsy. N. Engl. J. Med. 345, 311–318.

Yoon, H. H., H. L. Kwon, R. Mattson, D. D. Spencer, S. S. Spencer (2003): Long-term seizure outcome in patients initially seizure-free after respective epilepsy surgery. Neurology 61, 445–450.

Clinical pathway – Epilepsie im Erwachsenenalter

(Abkürzungen siehe Tabelle 1)

☐ Beratung zur Lebensführung: ☐ regelmäßiger Schlafrhythmus (v.a. bei idiopathischen Epilepsien) ☐ Meiden potentiell gefährdender Situationen (Baden, Rauchen im Bett) ☐ Meiden beruflicher Gefährdungssituationen ☐ Meiden anamnestisch identifizierter oder individuell anfallsauslösender Situationen und Reize ☐ regelmäßige Einnahme der Antikonvulsiva	☐ Kriterium für Behandlung nach dem 2. oder 3. Anfall: ☐ Keine Hinweise auf chronische Epilepsie ☐ Keine Kriterien für Behandlung nach dem 1. Anfall	○ Idiopathische Epilepsie mit Absenzen ohne GM	☐ 1. Wahl: VPA oder ETX	○ Persistenz von Absencen	☐ VPA + ETX oder ☐ VPA + LTG oder ☐ VPA + CLB	○ Persistenz von Anfällen	**Möglichkeiten:** ☐ Vereinfachung der Therapie (2-fach oder Monotherapie) ☐ Vagusnervstimulator
		○ Idiopathische Epilepsie mit generalisierten Anfällen	☐ 1. Wahl: VPA ☐ 2. Wahl: LTG, TPM ☐ 3. Wahl: PB, Benzodiazepine	○ Persistenz von generalisierten tonisch-klonischen Anfällen	☐ VPA + LTG oder ☐ LTG oder ☐ LTG + ☐ TPM oder ☐ LEV oder ☐ CLB		
				○ Persistenz von myoklonisch-impulsiven Anfällen	☐ VPA + ☐ PB oder ☐ PRM oder ☐ CLB oder ☐ TPX oder ☐ LEV		
	☐ Medikamentöse Ersttherapie: Monotherapie	○ Idiopathische Epilepsie mit fokalen Anfällen	☐ Sultiam ☐ VPA ☐ CBZ	☐ Weiter wie bei symptomatischer Epilepsie			
	☐ Kriterien für Behandlung nach erstem Anfall: ☐ Hinweis auf idiopathische Epilepsie ☐ bekannte mutmaßlich epileptogene zerebrale Läsion ☐ fokale epilepsietypische Potentiale im interiktalen EEG ☐ Behandlungswunsch seitens des Patienten	○ Symptomatische Epilepsie mit generalisierten Anfällen oder fokalen Anfällen oder kryptogene Epilepsie	☐ CBZ oder ☐ VPA oder ☐ LTG oder ☐ GBP oder ☐ OXC oder ☐ PHT oder ☐ TPX oder ☐ PB / PRM oder ☐ PGB oder ☐ LEV	○ Persistenz von Anfällen	Zweite Monotherapie oder Kombinationstherapie	○ Persistenz von Anfällen	☐ Überprüfung der Diagnose: ☐ psychogene Anfälle ☐ weitere DD ☐ Spezialklinik ☐ Video-EEG ☐ Operabilität klären ☐ Vagusnervstimulator
		○ Progressive Myoklonusepilepsie	☐ Piracetam oder ☐ VPA oder ☐ LEV	○ Persistenz von Anfällen	Zweite Monotherapie oder Kombination mit ☐ CLB oder ☐ LTG oder	○ Persistenz von Anfällen	☐ LEV ☐ Vagusnervstimulator
		○ Reflexepilepsie	☐ VPA	○ Persistenz von Anfällen	☐ CLB oder ☐ LTG		
		○ Unklassifizierbare Anfälle	☐ VPA ☐ LTG ☐ TPM	○ Persistenz von Anfällen	☐ CBZ oder ☐ LTG oder ☐ CLB	○ Persistenz von Anfällen	☐ Alle Medikamente oder ☐ Zweierkombination aus CBZ, LTG, CLB oder ☐ Vagusnervstimulator
☐ Kriterien für Verzicht auf Behandlung: ○ sehr seltene Anfälle (< 1-2/J) ○ wenig belastende Anfälle ○ wenig Compliance zu erwarten (Alkoholiker) ○ Behandlung vom Patienten nicht gewünscht							

Status epilepticus im Erwachsenenalter

Was gibt es Neues?

Status generalisierter tonisch-klonischer Anfälle (SGTKA)

- Benzodiazepine bleiben Medikamente der ersten Wahl (⇑). Lorazepam i.v. ist anderen Benzodiazepinen zur Erstbehandlung des SGTKA vorzuziehen (⇑), weil ein Wiederauftreten des Status unter Lorazepam weniger wahrscheinlich ist. Phenytoin ist – in Kombination oder nach erfolgloser Benzodiazepingabe – Wirkstoff der ersten Wahl in dieser Situation (⇑).
- Für Valproat liegen noch keine ausreichende Evidenz und keine Zulassung vor, es kann als i.v. Medikament bei therapieresistenten SGTKA eingesetzt werden (⇔).

Andere Status

- Benzodiazepine bleiben Medikamente der ersten Wahl (⇑). Im Unterschied zum SGTKA kann bei manchen Patienten zur definitiven Behandlung eine andere als die intravenöse Darreichungsform erwogen werden. Die Verwendung von z. B. bukkalem Lorazepam, bukkalem Midazolam oder intranasalem Midazolam ist aber noch nicht ausreichend evidenzbasiert, wenn auch speziell die bukkale Lorazepamgabe sich in der klinischen Praxis schon weitgehend etabliert hat.
- Für den Absence-Status gilt neben Benzodiazepinen auch Valproat i.v. als Therapie der Wahl, obwohl keine Zulassung und keine Daten der Evidenzklasse I vorliegen.

Die wichtigsten Empfehlungen auf einen Blick

- **SGTKA**: Der SGTKA als lebensbedrohlicher akuter neurologischer Notfall verlangt neben den Allgemeinmaßnahmen eine sofort einsetzende i.v. Therapie, vor Eintreffen des Arztes ist eine rektale Benzodiazepingabe durch Laien sinnvoll (**A**).
  In den ersten Minuten werden i.v. Benzodiazepine (Lorazepam, in zweiter Wahl Diazepam oder Clonazepam) eingesetzt, bei ausbleibendem unmittelbaren Erfolg (bzw. bei Nichtverwenden von Lorazepam obligatorisch nach ca. 10 Minuten) wird zusätzlich Phenytoin i.v. appliziert (**A**).
  Beim dann noch therapieresistenten SGTKA kommen Valproat, Barbiturate, Propofol und schließlich Medikamente der ferneren Wahl zum Einsatz (**B**).
- **Andere Status**: Fokale Status sind nicht lebensbedrohlich, die Unterbrechung des Status erfolgt hier mit den Zielen der Wiederherstellung der Handlungskontrolle und dem Vermeiden von möglichen chronischen Folgeschäden. Auch hier sind Benzodiazepine i.v. (**A**) oder (bei Nichtverfügbarkeit eines i.v. Zugangs und/oder individuell geringerem Zeitdruck) bukkal oder oral als Medikamente der ersten Wahl anzusehen (**C**).
  Bei ausbleibendem Erfolg kommen je nach Art des Status i.v. Gaben von Phenytoin, Valproat oder Phenobarbital zur Anwendung (**B**).

Definition des Status epilepticus

Ein Status epilepticus (SE) ist (a) ein epileptischer Anfall, dessen Dauer eine konventional festgelegte Grenze von 5 Minuten bei generalisierten tonisch-klonischen Anfällen und von 20–30 Minuten bei fokalen Anfällen oder Absenzen überschreitet, oder (b) eine Sequenz mit gleicher Mindestdauer von einzelnen epileptischen Anfällen in kurzen Abständen, zwischen denen klinisch oder elektroenzephalographisch keine vollständige Restitution erfolgt.

Klassifikation und klinisches Erscheinungsbild

Jeglicher Typ fokaler und generalisierter Anfälle kann einen Status epilepticus ausbilden. Die hier vorliegende Leitlinie geht ebenso wenig auf einige seltenere Statusformen ein (z. B. Status generalisierter tonischer Anfälle, Status myoklonischer Anfälle, Status myoklonisch-astatischer Anfälle) wie auf Status, die speziell bei Kindern und Jugendlichen auftreten. Im Folgenden werden vier SE-Typen abgehandelt:

Status generalisierter tonisch-klonischer Anfälle (SGTKA)

Der SGTKA ist der häufigste und schwerstwiegende SE mit einer stark von der Grunderkrankung abhängigen Mortalität von durchschnittlich ca. 20% und der Gefahr einer progredienten zerebralen Schädigung mit Hirnödem und hypoxischen Schädigungen (selten) sowie als möglichen Folgestörungen metabolischer Azidose, Rhabdomyolyse (selten), Nierenversagen (selten) und Lungenödem. Ätiologisch liegen dem SGTKA am häufigsten zugrunde: Absinken des Antikonvulsivaspiegels bei bekannter Epilepsie, insgesamt häufiger symptomatische Ursachen wie zerebrovaskuläre Erkrankungen, metabolische Erkrankungen, zerebrale Hypoxie, Alkohol, Tumoren, Enzephalitiden, Schädel-Hirn-Traumen.

Konvulsiver oder nonkonvulsiver Status einfach- oder komplex-fokaler Anfälle

Ein andauernder komplex-fokaler Anfall – also fokaler Anfall mit partieller Bewusstseinsstörung – mit resp. ohne fokale Myoklonien, der vor allem beim nonkonvulsiven Erscheinungsbild klinisch oft mit fluktuierender psychomotorischer Verlangsamung, Desorientiertheit, anderen kognitiven Defiziten und motorischen Automatismen imponiert. Nonkonvulsive fokale SE können auch als einfach-fokale Status ohne Bewusstseinsstörung imponieren, etwa mit isolierten sensorischen, dysphasischen oder autonomen Phänomenen.

Absence-Status (nonkonvulsiver generalisierter SE)

Status epilepticus mit Bewusstseinstrübung und fakultativ subtilen motorischen Phänomenen bei – typischerweise – generalisierter bilateraler spike-wave-Aktivität im EEG. Eine Abgrenzung gegenüber dem nonkonvulsiven komplex-fokalen SE ist oft nur mittels EEG möglich.

So genannter „subtle status epilepticus" (subtiler Status epilepticus)

Ein prognostisch ungünstiger, meist generalisierter Status epilepticus, der akut bei schweren Hirnschädigungen oder als Endstadium eines therapieresistenten SGTKA auftreten kann mit nur subtilen bzw. weitgehend erschöpften oder ganz fehlenden Konvulsionen bei fortlaufender iktaler hirnelektrischer Aktivität und persistierender Bewusstseinstrübung bis zum Koma, letzteres oft durch die Grunderkrankung mit verursacht (Treiman 2000). Es bestehen wahrscheinlich fließende Übergänge zu nonkonvulsiven SE bei akut schwer Hirnerkrankten.

Ziele und Anwendungsbereich

Definition der Ziele der Leitlinie

Ziel dieser Leitlinie ist eine Optimierung der Behandlung der verschiedenen Formen des Status epilepticus im Erwachsenenalter. Die Leitlinie ist evidenzbasiert und stellt eine Fortentwicklung der entsprechenden Leitlinie der DGN von 2002 dar.

Definition des Anwendungsbereiches (Zielgruppe)

Diese Leitlinie wendet sich an Ärzte aller Fachrichtungen, die in unterschiedlichen klinischen Kontexten mit der Erst- und/oder Folgeversorgung von Patienten mit Status epileptici befasst sind.

Allgemeine klinische Grundregeln zum Vorgehen

- Der Status epilepticus ist immer ein akut behandlungsbedürftiger Zustand, so dass eine adäquate Versorgung mit schnellstmöglicher stationärer Aufnahme unverzüglich einzusetzen hat. Die medikamentöse Unterbrechung des Status und das Verhindern von Folgeschäden sind vorrangige Therapieziele.
- Der SGTKA ist ein allein klinisch zu diagnostizierender, lebensbedrohlicher akuter neurologischer Notfall und verlangt ein entsprechendes Management (S. u. Therapie) mit geeigneter Intensivüberwachungsmöglichkeit (jederzeitige Intubations- und Beatmungsmöglichkeit), möglichst neurologische Intensivstation (EEG-Überwachung, Bildgebung).
- Fokale und Absence-Status sind nicht lebensbedrohlich, die Unterbrechung des Status erfolgt hier mit den Zielen der Wiederherstellung der Handlungskontrolle und dem Vermeiden von möglichen akuten (z. B. Verletzungen durch unwillkürliche Bewegungen) und chronischen Folgeschäden, v. a. kognitiven Einbußen durch lang dauernde epileptische Aktivität. Die sichere Diagnose und Therapiekontrolle ist nur unter Zuhilfenahme des EEG möglich, hierzu sind nach individueller Abwägung des Schweregrades zeitliche Verzögerungen des Behandlungsbeginns in Kauf zu nehmen. Bei fehlenden Möglichkeiten der EEG-Diagnostik muss bei hinreichendem klinischen Verdacht jedoch ebenfalls zügig die medikamentöse Behandlung eingeleitet werden, im Zweifelsfall unter der Annahme eines Absence-Status.
- Auch die Diagnose und Therapie des „subtle status epilepticus" sind unter EEG-Monitoring vorzunehmen; aufgrund der Vergesellschaftung mit Bewusstseinsstörung und/oder akuter symptomatischer Verursachung befinden sich diese Patienten meist ohnehin unter Intensivüberwachung.

- Für alle SE gilt, dass im Falle einer symptomatischen Verursachung (besonders häufig beim SGTKA und beim „subtle status epilepticus") unverzüglich auch die akute fachspezifische Erstbehandlung der Grunderkrankung einzusetzen hat.

Status generalisierter tonisch-klonischer Anfälle (SGTKA)

Zusammenfassung der Empfehlungen

Zur Erstbehandlung des SGTKA sind Benzodiazepine einzusetzen. Lorazepam, Diazepam und Clonazepam sind im Wesentlichen gleich wirksam (**A**), die Lorazepam-Wirkung hält aber länger an, weshalb ein Status nachhaltig besser mit Lorazepam durchbrochen werden kann (**A**).

Bei akuter Nichtwirksamkeit von Benzodiazepinen ist in der Mehrzahl der Fälle eine i.v. Schnellaufsättigung mit Phenytoin geeignet, den Status zu unterbrechen (**A**). Bei fortbestehender Therapierefraktarität kommen – dann schon unter den Versorgungsbedingungen der Intensivmedizin – Barbiturate (Phenobarbital, Thiopental), Midazolam oder Propofol zur Anwendung (**B**). Alternativ kann Valproat eingesetzt werden, es ist für diese Indikation in Deutschland jedoch nicht zugelassen, und die Evidenz ist noch unzureichend (**B**).

Bei fortbestehender Therapieresistenz stehen schließlich Medikamente der ferneren Wahl wie Isofluran, Lidocain oder Chloralhydrat zur Verfügung (**C**).

Initiale Einschätzung und ätiologische Abklärung

Akutdiagnose nur durch Verhaltensbeobachtung der typischen klinischen Symptome bzw. orientierende klinische Untersuchung, dann
- bei bekannter Epilepsie
  unmittelbare Therapieeinleitung (s. u.); mit Legen des i.v. Zugangs, möglichst vor Medikamentengabe noch Blutentnahme, u. a. zur Serumspiegelbestimmung der Antikonvulsiva, weitere Diagnostik (S. u.) kontextabhängig.
- bei Erstmanifestation bzw. nicht bekannter Epilepsie
  – mit Therapieeinleitung (s. u.) Blutentnahme zur Routine-Labordiagnostik (sofortige Bestimmung von BSG, BB, Diff.-BB, CRP, BZ initial mit Glukose-Schnelltest, Elektrolyte, Leberenzyme, CK; nachfolgend routinemäßige Bestimmung von Lipase, Schilddrüsenhormonen, Kreatinin, Lipase, fakultativ Vitamin B1, B6, B12, Folsäure, NH3, Harnstoff, Blutgasen; auch Toxikologie-Screening und Äthanol),
  – nach Therapieeinleitung sobald wie möglich Erheben einer neurologisch-epileptologischen und internistischen Fremdanamnese,
  – CCT bzw. so bald wie möglich MRT, zum Ausschluss akuter symptomatischer Verursachung,
  – EEG bei Therapieversagen zur Differenzialdiagnose (z. B. Ausschluss eines Grand-Mal-imitierenden dissoziativen Status) oder als Monitoring zur Therapiekontrolle (z. B. Ausschluss eines sich entwickelnden „subtle status epilepticus"),
  – weitere neurologische (z. B. Lumbalpunktion) und internistische Diagnostik in Abhängigkeit von Verlauf und differenzialdiagnostischen Erfordernissen.

Therapie

Allgemeine Maßnahmen

Lagerung mit den Zielen Schutz vor Selbstgefährdung und Freihalten der Atemwege, wenn möglich sofortige Entfernung von Zahnersatz (Applikation jeglicher Gegenstände im Mundraum kontraindiziert), Überwachung von Herzaktion und Atmung. Nach Ankunft des Notarztes Legen mindestens eines i.v. Zugangs, 0,9%-NaCl-Lösung, Pulsoxymetrie, RR-Überwachung.

Gabe von Thiamin 100 mg i.v. bei V. a. auf äthanolassoziierten SGTKA, Glukose 25% 2 ml/kg nur bei V. a. (insulininduzierte) Hypoglykämie oder im Stix nachgewiesener Hypoglykämie, O2-Insufflation bei Zyanose, symptomatische Temperatursenkung bei Hyperthermie über 39° C rektal.

Medikamentöse antikonvulsive i.v. Therapie
Initial (⇑⇑)
- Lorazepam 0,1 mg/kg i.v. (2 mg/min, ggf. wiederholen, max. 10 mg oder (falls fehlende individuelle Erfahrung des Erstbehandelnden mit Lorazepam)
- Diazepam 0,25 mg/kg i.v. (5 mg/min, ggf. wiederholen, max. 30 mg) oder
- Clonazepam 1–2 mg i.v. (0,5 mg/min, ggf. wiederholen, max. ca. 6 mg). Bei initialer Gabe von Diazepam und Clonazepam, nicht obligatorisch bei Lorazepam, möglichst schon innerhalb von 10 Minuten nach Erstgabe Phenytoin-Aufdosierung über getrennten i.v. Zugang.
- Lorazepam muss bis zur Verwendung gekühlt aufbewahrt und zur Injektion verdünnt werden (s. Produktinformation).

Danach, ggf. parallel über den separaten i.v. Zugang Phenytoin Infusionskonzentrat 15–20 mg/kg i.v. (50 mg/min über ca. 5 Minuten, Rest über 20–30 Minuten, maximal 30 mg/kg; wird Phenytoin als initialer Wirkstoff gewählt, werden bei fehlendem Erfolg zunächst, also vor einer Phenobarbitaltherapie, Benzodiazepine wie oben angegeben eingesetzt).

Ferner ist zu beachten:
- Bei initialer Nichtverfügbarkeit eines i.v. Zugangs: Diazepam 10–20 mg Rektiole rektal auch durch erstbe-

handelnde Laien, wiederholen bei Fortdauer des Status, in der Klinik zentralvenöser Zugang.
- Akute hochdosierte i.v. Phenytoin-Gabe, immer unter Monitoring von RR und EKG. Keine Phenytoingabe über Magensonde (mangelnde Resorption). Der Sicherheit des i.v. Zugangs kommt bei Phenytoin wegen der Gefahr von Gewebenekrosen bei Extravasation besondere Bedeutung zu.

Bei Therapieversagen nach Benzodiazepin- und Phenytoingabe (⇑)
Phenobarbital 20 mg/kg i.v. (100 mg/min, höhere Gesamtdosen möglich unter Intensivmonitoring).

Bei Therapieversagen von Phenobarbital (⇑)
Thiopental 4–7 mg/kg als Bolus, dann 500 mg/h EEG-gesteuert bis zum burst-suppression-Muster ohne epilepsietypische Potenziale für 24 h oder
- Propofol 1–2 mg/kg i.v. als Bolus, dann 2–10 mg/kg/h EEG-gesteuert oder
- Midazolam 0,2 mg/kg i.v. als Bolus, dann 0,8–1 µg/kg/min EEG-gesteuert oder
- Valproat 10–20 mg/kg als Bolus, ggf. wiederholen, dann max. 6 mg/kg/h.

Cave Markanter Anstieg des Phenobarbitalspiegels möglich!

Medikamente fernerer Wahl (⇔)
Lidocain, Isofluran, Enfluran, Chloralhydrat, Paraldehyd.

Chirurgische Therapie (⇔)

Der epilepsiechirurgische Eingriff aus einer Notfallindikation heraus kann in verzweifelten Fällen als Ultima Ratio eindeutig läsionell bedingter Status erwogen werden. Bisher nur Einzelfallberichte (z. B. Duane et al. 2004).

Langfristige Therapie

- Bei Erstmanifestation einer Epilepsie mit einem SGTKA Dauereinstellung auf antikonvulsive Monotherapie (siehe Leitlinie „Epilepsie im Erwachsenenalter").
- Bei vorbekannter Epilepsie Umstellung der Dauermedikation nach der Akutbehandlung (siehe Leitlinie „Epilepsie im Erwachsenenalter").

Cave In der hochdosierten i.v. Behandlung mit Thiopental, Propofol, Isofluran oder Midazolam sollte parallel ein Antikonvulsivum i.v. oder per Magensonde zur Dauertherapie aufdosiert werden, um Rückfälle unter Ausschleichen der i.v. Therapie zu vermeiden.

- Generell: Vermeiden prokonvulsiver Zusatzmedikation. Wenn möglich, weitere Behandlung einer Grunderkrankung.

Andere Status epileptici

Zusammenfassung der Empfehlungen

Fokale und Absence-Status sind nicht lebensbedrohlich, die Unterbrechung des Status erfolgt hier mit den Zielen der Wiederherstellung der Handlungskontrolle und des Vermeidens von möglichen Folgeschäden. Auch hier sind Benzodiazepine i.v. (**A**) oder (bei Nichtverfügbarkeit eines i.v. Zugangs und/oder individuell geringerem Zeitdruck) bukkal oder oral (**C**) als Medikamente der ersten Wahl anzusehen (beim Absence-Status auch Valproat, es ist für diese Indikation in Deutschland jedoch nicht zugelassen, und die Evidenz ist noch unzureichend; **B**).

Bei ausbleibendem Erfolg kommen je nach Art des Status i.v. Gaben von Phenytoin, Valproat oder Phenobarbital zur Anwendung (**B**).

Konvulsiver oder nonkonvulsiver Status einfach- oder komplex-fokaler Anfälle

Initiale Einschätzung und ätiologische Abklärung

Akutdiagnose, soweit möglich, durch Verhaltensbeobachtung der typischen Symptomatik, z. B. bei einfach-fokalen motorischen Anfällen. Bei dominierenden sensorischen Elementen und/oder unspezifischen und mehrdeutigen Verhaltenszeichen obligatorisch EEG und medikamentöse Ersttherapie während der EEG-Ableitung zur Therapiekontrolle (Durchbrechen des iktalen EEG-Musters durch Antikonvulsiva) und wegen differenzialdiagnostischer Relevanz. Im EEG meist fokale oder regionale rhythmische spike- oder spike-wave-Aktivität, eventuell auch nur rhythmische langsame oder sogar Alpha-Aktivität ohne spikes, bei sehr umschriebenen SE ausnahmsweise auch fehlende EEG-Veränderungen. Selten diffuse Verlangsamung ohne spikes und ohne eindeutigen Fokus.

Ätiologische Abklärung wie bei generalisiert tonisch-klonischem Status (s. o.). Bei Erstmanifestation bzw. nicht vorbekannter Epilepsie immer vollständige Abklärung symptomatischer Ursachen.

Zusätzliche Differenzialdiagnosen v. a.: nichtepileptische Myoklonien, dissoziative Anfälle, auch dissoziativer Stupor, depressive Pseudodemenz, amnestische Episode, Demenz, Mutismus, psychotische Episode, Hirninfarkt (z. B. A.-cerebri-anterior-Infarkt, beidseitiger A.-cerebri-posterior-Infarkt, insbesondere beidseitige Thalamusinfarkte).

Therapie

Bei den nachfolgend aufgeführten Medikamenten gelten im Wesentlichen die gleichen Regeln für Auswahl und Dosierungen wie für den SGTKA o.g., unter Berücksichtigung der Tatsache, dass diese anderen Statusformen nicht akut lebensbedrohlich sind und somit bei der Behandlung Nebenwirkungen wie Sedierung, Atemdepression, eventuell Herzrhythmusstörungen etc. stärker berücksichtigt werden müssen.

Initial (⇑)
- Lorazepam 2 mg i.v. oder 2,5 mg bukkal (expidet) oder
- Diazepam 10–20 mg i.v. oder rektal oder
- Clonazepam 1–2 mg i.v. oder oral oder
- Clobazam 10 mg oral

Bei Nichtwirksamkeit höhere Dosen (s. SGTKA) unter Berücksichtigung von Sedierung und Atemdepression.

Bei Versagen der Initialtherapie (⇔)
- Phenytoin i.v., bei ausbleibendem Erfolg ggf.
- Valproat i.v. (Dosierungen wie beim SGTKA)

Begleitend bei fehlender antikonvulsiver Vorbehandlung
Etablieren einer Dauermedikation mit für den Anfalltyp adäquatem Antikonvulsivum.

Bei fortbestehender Therapieresistenz
Weitere medikamentöse Therapie wie bei Therapieversagen bei SGTKA aufgeführt, falls aus klinischen Gründen erforderlich, insbesondere bei drohenden Sekundärkomplikationen.

Absence-Status (generalisierter nonkonvulsiver Status epilepticus)

Initiale Einschätzung und ätiologische Abklärung

Im Wesentlichen wie bei den fokalen SE (s.o., speziell bei atypischen Absence-Status kann auch eine symptomatische Epilepsie zugrunde liegen), im Einzelfall sind EEG (mit generalisierten epilepsietypischen Potenzialen) und Verhaltenszeichen (mit deutlicherer Bewusstseinsstörung) weniger vieldeutig als bei jenen SE. Bei Erstmanifestation speziell bei Älteren Auslösung durch Missbrauch oder Entzug von Medikamenten in Betracht ziehen.

Therapie

Initial (⇔)
- Lorazepam 2 mg i.v. oder 2,5 mg oral (expidet) oder
- Diazepam 10 mg i.v. oder rektal oder
- Clonazepam 1–2 mg i.v. oder oral oder
- Clobazam 10 mg oral

Bei Nichtwirksamkeit höhere Dosen (s. SGTKA) unter Berücksichtigung von Sedierung und Atemdepression oder initial

- Valproat i.v. (zur maximalen Dosierung s.o. SGTKA) oder begleitende orale Schnellaufsättigung (Ladedosis am 1. Tag: 20–25 mg/kg KG) von Valproat. Bei Auslösung des Status durch Nichteinnahme von als Dauertherapie angesetztem VPA ist VPA i.v. das Akuttherapeutikum der ersten Wahl.

Zum Ausschluss von Status-Rezidiv: EEG-Kontrolle innerhalb 24h nach Erstbehandlung.

Langfristig
Valproat und/oder Lamotrigin oder Topiramat zur SE-Prophylaxe bei Patienten mit bekannter idiopathischer generalisierter Epilepsie, bei isolierten Absenzen ggf. Ethosuximid.

„Subtle status epilepticus"

Initiale Einschätzung und ätiologische Abklärung

Auftreten meist bei bereits schwer akut hirngeschädigten, u. U. komatösen Patienten. Verhaltenszeichen wenig eindrucksvoll bei Bewusstseinsstörung unterschiedlichen Grades, fakultativ gering ausgeprägte Kloni (auch Minimyoklonien) beider Arme oder des Gesichts. Diagnosesicherung mittels EEG, das iktale Muster unterschiedlicher Ausprägung von Allgemeinveränderungen mit häufigen, aber nicht streng rhythmischen spikes bis hin zu generalisierten rhythmischen spike-waves aufweist. Ein „subtle status epilepticus" ist insbesondere bei Nachweis der subtilen motorischen Zeichen und bei Ausbleiben einer ansonsten erwarteten Besserung der Bewusstseinslage abzuklären.

Therapie (⇔)

Intensivmedizinische Behandlung entsprechend der Grunderkrankung.
Medikamentöse Therapie im Wesentlichen **wie beim SGTKA**, möglichst unter kontinuierlichem EEG-Monitoring, ansonsten zumindest häufige EEG-Verlaufskontrollen. Therapieresistente Verläufe sind häufiger als beim

SGTKA (Treiman et al. 1998), Unterschiede in der Wirksamkeit von Lorazepam, Diazepam (plus Phenytoin), Phenytoin und Phenobarbital konnten nicht gezeigt werden.

Ergänzende Kommentare zur Evidenz

Bukkale Lorazepam-Gabe: Die orale Gabe von Lorazepam als konventionelle Tablette und schnell lösliche bukkale Darreichungsform (expidet) zur Behandlung des nicht generalisiert tonisch-klonischen Status epilepticus stellt einen off-label-use dar, ebenso der Einsatz von Lorazepam zur Behandlung epileptischer Anfälle überhaupt. Evidenz zur Wirksamkeit im Status epilepticus bei erwachsenen Epilepsiepatienten fehlt trotz verbreiteter guter klinischer Erfahrung. Insbesondere nicht belegt ist der vermutete Vorzug im Wirkungseintritt bei der expidet-Form, bei welcher der Wirkstoff offenbar ganz überwiegend nicht über die Mundschleimhaut resorbiert wird (Wilson et al. 1987). Pharmakokinetische Untersuchungen an Gesunden ergaben allerdings Hinweise auf eine im Mittel schnellere Absorption der expidet-Form im Vergleich zur konventionellen oralen Tablettengabe (Caillé et al. 1983, Camu et al. 1988). Für rektale Diazepamapplikation ist hingegen eine schnelle Absorption bei allerdings im Vergleich zur intravenösen Gabe deutlich reduzierten Bioverfügbarkeit zumindest in kleineren Gruppen von erwachsenen Epilepsiepatienten belegt worden (Magnussen et al. 1979). Die bukkale Lorazepamgabe ist also vor allem in Situationen indiziert, in denen Diazepamrektiolen nicht zur Verfügung stehen und ein statusbedingter Kooperationsverlust seitens des Patienten die bukkale Gabe vorteilhaft erscheinen lässt.

Lorazepam i.v. vs. Diazepam i.v. beim SGTKA: In einer randomisierten doppelblinden Studie (Alldredge et al. 2001) wirkten LZP und DZP signifikant besser als Placebo, LZP wiederum tendenziell besser als DZP. In einer weiteren, allerdings retrospektiven offenen Studie (Cock et al. 2002) zeigten sich ebenfalls beide Wirkstoffe initial gut wirksam, Rückfälle waren aber unter LZP signifikant seltener, vermutlich wegen der langsameren Rückverteilung. Insgesamt legt die Literatur die Empfehlung nahe, LZP zur Initialbehandlung des SGTKA zu verwenden.

Refraktärer SGTKA: Bei länger andauernden SGTKA, die durch zwei oder drei Wirkstoffe nicht unterbrochen werden konnten, sind gemäß offenen prospektiven oder retrospektiven Studien oft noch Midazolam, Propofol oder Isofluran geeignet, den Status zu unterbrechen (Ulvi et al. 2002, Rossetti et al. 2004, Mirsattari et al. 2004, Prasad et al. 2001). Begleitmedikationen und Rückfälle bei Ausschleichen der Medikation werden nicht systematisch berichtet; in einer älteren Studie zu Isofluran wurden aber z.B. Rückfälle bei acht von elf Patienten beobachtet (Kofke et al. 1989). Beim Propofol scheint die Mortalität etwas höher zu liegen als bei Barbituraten und Midazolam (Niermeijer et al. 2003); das von Kindern bekannte Propofol-Infusionssyndrom kann mit letalem Ausgang auch bei Erwachsenen vorkommen (Ernest u. French 2003).

Valproinsäure im SGTKA: In einer offenen Studie mit 70 Patienten mit Status epilepticus konnte i.v. VPA etwa 80% der SGTKA unterbrechen, nachdem zuvor meist die Gabe eines Benzodiazepins erfolglos geblieben war (Pohlmann-Eden u. Peters 2001, siehe auch Berg Olsen et al. 2004). Zur besseren Einschätzung der Wertigkeit dieser Therapie sind prospektive, randomisiert-vergleichende Studien notwendig. Die Verträglichkeit einer schnellen i.v. Aufsättigung mit Valproat ist gut (Wheless et al. 2004). Valproinsäure ist in intravenöser Darreichung zwar zur Behandlung epileptischer Anfälle, nicht aber zur Behandlung des Status epilepticus zugelassen. Das Medikament kann aufgrund von Daten der Evidenzklasse III/IV im „off-label"-Einsatz als i.v. Medikament z.B. nach erfolgloser Benzodiazepingabe eingesetzt werden.

Verfahren zur Konsensbildung

Überarbeitet von der Expertengruppe unter Berücksichtigung der Rückmeldungen zur vorherigen, publizierten Version von 2002. Korrigiert durch die Kommission Leitlinien der DGN. Endgültig verabschiedet durch die Expertengruppe am 1.11.2004.

Kooperationspartner und Sponsoren

Diese Leitlinie entstand ohne Einflussnahme oder Unterstützung durch die Industrie.

Expertengruppe

Prof. Dr. J. Bauer, Klinik für Epileptologie, Universitätsklinikum Bonn
Prof. Dr. R. W. C. Janzen, Neurologische Klinik, Krankenhaus Nordwest, Frankfurt a. M.
PD Dr. H. Lerche, Klinik für Neurologie, Universität Ulm
Prof. Dr. D. Schmidt, Arbeitsgruppe Epilepsieforschung, Berlin
Prof. Dr. H. Stefan, Neurologische Klinik mit Poliklinik, Zentrum Epilepsie Erlangen
Federführend: *Prof. Dr. M. Kurthen, Schweizerisches Epilepsiezentrum, Bleulerstrasse 60, 8008 Zürich, Schweiz*
e-mail: martin.kurthen@swissepi.ch

Literatur

Alldredge, B. K., A. M. Gelb, S. Marshal Isaacs et al. (2001): A comparison of lorazepam, diazepam, and placebo for the treatment of out-of-hospital status epilepticus. New England Journal of Medicine 345, 631–637.

Bauer, J., M. J. Hilz, U. Sappke, H. Stefan (1992): Klinische Symptomatologie und Therapie der Status epileptici. Fortschr. Neurol. Psychiat. 60, 181–205.

Berg Olsen, K., E. Tauboll, L. Gjerstad (2004): Intravenous valproate (VPA) in status epilepticus. Eur. J. Neurol. 11 (Suppl. 2), 221–222.

Beyenburg, S., J. Bauer, C. E. Elger (2000): Therapie des generalisierten tonisch-klonischen Status epilepticus im Erwachsenenalter. Nervenarzt 71, 65–77.

Caillé, G., J. Spénard, Y. Lacasse, J. Brennan (1983): Pharmacokinetics of two lorazepam formulations, oral and sublingual, after multiple doses. Biopharmaceutics & Drug Disposition 4, 31–42.

Camu, F., V. Maes, A. van de Velde, C. Sevens (1988): Lorazepam fast-dissolving drug formulation (FDDF) and intravenous administrations as anaesthetic premedicants: a pharmacokinetic analysis. European Journal of Anaesthesiology 5, 262–268.

Cock, H. R., A. H. Schapira (2002): A comparison of lorazepam and diazepam as initial therapy in convulsive status epilepticus. QJM 95, 225–231.

Duane, D. C., Y. T. Ng, H. L. Rekate et al. (2004): Treatment of refractory status epilepticus with hemispherectomy. Epilepsia 45, 1001–1004.

Ernest, D., C. French (2003): Propofol infusion syndrome – report of an adult fatality. Anaesth. Intensive Care 31, 316–319.

Kofke, W. A., R. S. Young, P. Davis et al. (1989): Isoflurane for refractory status epilepticus: a clinical series. Anaesthesiology 71, 653–659.

Magnussen, I., H. R. Oxlund, K. E. Alsbirk, E. Arnold (1979): Absorption of diazepam in man following rectal and parental administration. Acta Pharmacol. Toxicol. (Copenh.) 45, 87–90.

Mirsattari, S. M., M. D. Sharpe, G. B. Young (2004): Treatment of refractory status epilepticus with inhalational anaesthetic agents isoflurane and desflurane. Arch. Neurol. 61, 1254–1259.

Niermeijer, J. M., C. S. Uiterwaal, C. A. van Donselaar (2003): Propofol in status epilepticus: little evidence, many dangers? J. Neurol. 250, 1237–1240.

Pohlmann-Eden, B., C. N. A. Peters (2001): Stellenwert von intravenösem Valproat beim Status epilepticus. Akt. Neurol. 28, 480–486.

Prasad, A., B. B. Worrall, E. H. Bertram, T. P. Bleck (2001): Propofol and midazolam in the treatment of refractory status epilepticus. Epilepsia 42, 380–386.

Prasad, K., K. Al-Roomi, P. R. Krishnan, R. Sequeira (2005, in press): Anticonvulsant therapy for status epilepticus. Cochrane Review.

Rossetti, A. O., M. D. Reichhart, M. D. Schaller, P. A. Despland, J. Bogousslavsky (2004): Propofol treatment of refractory status epilepticus: a study of 31 episodes. Epilepsia 45, 757–763.

Schwarz, S., S. Schwab, W. Hacke (1999): Status epilepticus. Rationelle Diagnostik und aktuelle Therapiekonzepte. Anästhesist. 48, 455–464.

Stefan, H., F. Erbguth (2004): Zerebrale Krämpfe und Status epilepticus. In: Burchardi, H. et al., eds., Intensivmedizin, 9. Auflage. Springer, Berlin.

Treiman, D. M., P. D. Meyers, N. Y. Walton et al. (1998): A comparison of four treatments for generalized convulsive status epilepticus. N. Engl. J. Med. 339, 792–798.

Treiman, D. M. (2000): Effective treatment for status epilepticus. In: Schmidt, D., S. C. Schachter, eds., Epilepsy. Problem solving in clinical practice. Martin Dunitz, London, 253–265.

Ulvi, H., T. Yoldas, B. Mungen, R. Yigiter (2002): Continuous infusion of midazolam in the treatment of refractory generalized convulsive status epilepticus. Neurol. Sci. 23, 177–182.

Wheless, J. W., B. R. Vazques, A. M. Kanner et al. (2004): Rapid infusion with valproate sodium is well tolerated in patients with epilepsy. Neurology 63, 1507–1508.

Wilson, C. G., N. Washington, J. Peach et al. (1987): The behavior of a fast-dissolving dosage form (Expidet) followed by gamma-scintigraphy. International Journal of Pharmaceutics 40, 119–123.

Status epilepticus im Erwachsenenalter

Clinical Pathway – Status generalisiert tonisch-klonischer Anfälle (SGTKA)

Basismaßnahmen

- Lagerung (Schutz vor Selbstgefährdung und Freihalten der Atemwege)
- Entfernung von Zahnersatz (wenn möglich)
- Überwachung:
  - Puls
  - Atmung
  - i.v.-Zugang mit 0,9 %-NaCl-Lösung
  - Pulsoxymetrie
  - RR-Überwachung
  - Diagnostik: s. u.

Allgemeintherapie

- Hinweise auf Hypoglykämie
- Hinweise auf äthanol-assoziierten SGTKA
- Zyanose
- Hyperthermie über 39 °C rektal
- Glucose 25 % 2 ml/kg
- Thiamin 100 mg
- O₂-Insufflation
- Symptomatische Temperatursenkung

Antikonvulsive Therapie

Stufen	Stufe 1 – Dauer: ca. 10 Minuten	Stufe 2 – Dauer: ca. 30–60 Minuten	Stufe 3 – Dauer: mehrere Stunden	Stufe 4 – Dauer: mehrere Stunden
i.v. Zugang verfügbar	□ Lorazepam 0,1 mg/kg i.v., d.h. 50 kg KG → 5 mg 70 kg KG → 7 mg 100 kg KG → 10 mg (2 mg/min, ggf. nach 5 Minuten wiederholen, max. ca. 10 mg) oder □ Diazepam 0,25 mg/kg i.v., d.h. 50 kg KG → 12,5 mg 70 kg KG → 17,5 mg 100 kg KG → 25 mg 5 mg/min, ggf.. nach 5 Minuten wiederholen, max. ca. 30 mg) oder □ Clonazepam 1–2 mg i.v. (0,5 mg/min, ggf. nach 5 Minuten wiederholen, max. ca. 4 mg)	□ Phenytoin Infusionskonzentrat 15–20 mg/kg i.v. d.h. 50 kg KG → 750–1000 mg 70 kg KG → 1050–1400 mg 100 kg KG → 1500–2000 mg (50 mg/min über ca. 5 min, Rest über 20–30 min, maximal ca. 30 mg/kg, d.h. 50 kg KG → 1500 mg 70 kg KG → 2100 mg 100 kg KG → 3000 mg) und □ Monitoring von RR und EKG	□ Phenobarbital 20 mg/kg i.v. d.h. 50 kg KG → 1000 mg 70 kg KG → 1400 mg 100 kg KG → 2000 mg (100 mg/min, höhere Gesamtdosen möglich unter Intensivmonitoring)	□ Valproat 10–20 mg/kg i.v. als Bolus, d.h. 50 kg KG → 500–1000 mg 70 kg KG → 700–1400 mg 100 kg KG → 1000–2000 mg ggf. wiederholen, danach maximal ca. 6 mg/kg/h, d.h. 50 kg KG → 300 mg/h 70 kg KG → 420 mg/h 100 kg KG → 600 mg/h oder □ Thiopental 4–7 mg/kg, d.h. 50 kg KG → 200–350 mg 70 kg KG → 280–490 mg 100 kg KG → 400–700 mg als Bolus, dann 500 mg/h EEG-gesteuert bis zum burst-suppression-Muster für 24h oder □ Propofol 1–2 mg/kg i.v. als Bolus, d.h. 50 kg KG → 50–100 mg 70 kg KG → 70–140 mg 100 kg KG v 100–200 mg dann 2–10 mg/kg/h EEG-gesteuert, d.h. 50 kg KG → 100–500 mg/h 70 kg KG → 140–700 mg/h 100 kg KG → 200–1000 mg/h oder □ Midazolam 0,2 mg/kg i.v. als Bolus, d.h. 50 kg KG → 10 mg 70 kg KG → 14 mg 100 kg KG → 20 mg dann 0,8–1 μg/kg/min EEG-gesteuert, d.h. 50 kg KG → 2.4–3 mg/h 70 kg KG → 3.4–4.2 mg/h 100 kg KG → 4.8–6 mg/h
i.v. Zugang nicht verfügbar	□ Diazepam 10–20 mg Rektiole rektal auch durch erstbehandelnde Laien, wiederholen bei Fortdauer des Status			

- Epilepsie bekannt
  - □ Serumspiegel-Bestimmung der Antikonvulsiva möglichst vor Medikamentengabe
- Epilepsie nicht bekannt
  - □ Labor (sofort): BSG, BB, Diff.-BB, CRP, BZ, Elektrolyte, Leberenzyme, CK
  - □ Labor (Routine): Schilddrüsenhormone, Kreatinin, Lipase
  - □ Labor (fakultativ): Vitamin B1, B6, B12, Folsäure, NH3, Harnstoff, Blutgase, Toxikologie-Screening, Äthanol
  - □ CCT oder MRT
  - □ EEG

Myoklonien

Was gibt es Neues?

Die Klassifikation und Therapie von Myoklonien bleibt weiterhin schwierig. Neue Erkenntnisse beziehen sich meist auf die genetischen Grundlagen seltener hereditärer Erkrankungen, die mit Myoklonien einhergehen. Ein durchgängiges pathophysiologisches Konzept, das eine rationale Differenzialtherapie erlaubt, fehlt weiterhin.

Die wichtigsten Empfehlungen auf einen Blick

- Myoklonien sind in der klinischen Praxis häufiger ein Symptom als eine eigene Krankheitsentität. Wichtig sind die Klärung der Ätiologie und die Abgrenzung epileptischer Syndrome, die mit Myoklonien einhergehen können.
- Phänomenologisch lassen sich Myoklonien mit Hilfe klinischer Kriterien in physiologische, essentielle, epileptische und symptomatische Formen einteilen. Die häufigsten symptomatischen Myoklonien treten in Zusammenhang mit posthypoxischen und toxisch-metabolischen Erkrankungen, seltener bei Speichererkrankungen oder bei neurodegenerativen Erkrankungen auf.
- Die erfolgversprechendste kausale Therapie symptomatischer Myoklonien besteht in der Behandlung der Grunderkrankung. Ist dies nicht möglich oder liegt eine essentielle Myoklonieform vor, können Antikonvulsiva (Valproat, Clonazepam, Levetiracetam) oder bei hypoxischen Myoklonien L5-Hydroxytryptophan oder Piracetam eingesetzt werden. Auch andere Myoklonieformen kortikalen Ursprungs sollen sich durch Piracetam behandeln lassen.

Klinik

Myoklonien sind plötzlich auftretende unwillkürliche, kurzdauernde Muskelkontraktionen (meist < 100–200 ms), die entweder als positiver Myoklonus mit Bewegungseffekt (u. U. klinisch manifest als Faszikulationen oder Tremor) imponieren oder als kurze Inhibition tonischer Muskelaktivität (negativer Myoklonus, Asterixis) auftreten. Der Terminus Myoklonien beschreibt die klinischen Folgen einer Übererregung umschriebener Nervenzellpopulationen. Myoklonien können dabei als eines von vielen Symptomen neurologischer Erkrankungen auftreten oder aber als Teil von Krankheitssyndromen (z. B. Myoklonusepilepsie) im Vordergrund stehen (Caviness u. Brown, 2004).

Phänomenologisch können Myoklonien klassifiziert werden unter Berücksichtigung ihres vermutlichen Entstehungsortes (kortikal, retikulär, spinal), der Topographie (fokal, multifokal, generalisiert), ihres Rekrutierungsmusters (kraniokaudal, retikulospinal, intraspinal), des elektromyographischen Musters (Antagonistenverhalten, negativer Myoklonus, Entladungsdauer), ihrer Provokationsmechanismen (spontan, aktionsinduziert, reflektorisch) sowie ihrer Dauer und Rhythmizität.

Einschlaf- oder Lidmyoklonien gehören wie der kurz dauernde Singultus zu den physiologischen Myoklonieformen und haben keinen Krankheitswert.

Myoklonien lassen sich klinisch von anderen Bewegungsstörungen unterscheiden, können aber zusammen mit anderen unwillkürlichen Bewegungsformen auftreten (z. B. Myoklonus-Dystonie, Kortikobasale Degeneration und andere akinetisch-rigide Syndrome). Sie unterscheiden sich von Dystonien durch ihre sehr kurze Dauer und die häufig nur einzelne Gelenke betreffenden Bewegungen. Myorhythmien sind rhythmisch und meist über längere Zeit anhaltend. Ballistische Bewegungen dauern länger, betreffen vorwiegend proximale Muskeln, führen zu schleudernden Bewegungen der betroffenen Extremitäten und werden durch Willkürbewegungen meist deutlich fazilitiert. Die Startle-Erkrankung beruht auf einer pathologisch gesteigerten Erregbarkeit physiologischer (Schreck-) Reflexe. Diese Schreckmyoklonien treten mit kürzerer Latenz als physiologische Schreckreaktionen auf. Einschießende Spasmen (z. B. bei der Spastik) sind in der Regel reflektorisch auslösbar, weisen eine längere Dauer auf, führen zu komplexen Bewegungsmustern und sind oft schmerzhaft.

Ätiologie, Differenzialdiagnose und Pathophysiologie

Myoklonien beruhen bis auf seltene Ausnahmen (traumatische periphere Läsionen) auf einer Störung im Bereich des zentralen Nervensystems (ZNS). In den meisten Fällen ist der motorische Kortex an der Entstehung der Myoklonien beteiligt. Allerdings sind sie, sowohl hinsichtlich ihrer Topologie als auch der Ätiologie unspezifisch und können bei einer großen Zahl erworbener oder hereditärer Erkrankungen auftreten. Praktisch relevant ist in erster Linie das Erkennen physiologischer (familiäre, benigne, nächtliche oder Einschlaf-Myoklonien) und symptomatischer Myoklonieformen (metabolisch, hypoxisch, toxisch, medikamentös), in gewissem Maß auch die Unterscheidung zwischen epileptischen und nicht-epileptischen Myoklonien.

Die Differenzialdiagnose symptomatischer Myoklonieformen ist breit, aber wegen der Häufigkeit einer symptomatischen Genese sehr wichtig. Myoklonien können im Rahmen verschiedener neurologischer Erkrankungen auftreten, z.B. bei zerebralen Speichererkrankungen, Infektionen (z.B. Reflexmyoklonien bei Creutzfeldt-Jakob-Erkrankung), Intoxikationen, Neoplasien (v.a. im Rahmen eines Opsoklonus-Myoklonus-Syndroms), Enzephalopathien (v.a. posthypoxisch), aber auch bei metabolischen Erkrankungen (v.a. Hepato- und Nephropathien), umschriebenen Läsionen des ZNS oder bei neurodegenerativen Erkrankungen (z.B. kortikobasaler Degeneration). Sehr wichtig ist eine genaue Anamnese bezüglich Medikamenteneinnahme oder Substanzabusus. Zu den Medikamenten, die Myoklonien auslösen können, gehören u.a. Levodopa und trizyklische Antidepressiva (Jimenez-Jimenez et al. 2004). Negative Myoklonien (Asterixis) können metabolische Ursachen haben (z.B. hepatische Enzephalopathie), aber auch durch eine Vielzahl von Medikamenten ausgelöst werden, insbesondere durch Carbamazepin und andere Antikonvulsiva. Für einige wenige genetisch determinierte, nicht primär-epileptische Erkrankungen, bei denen Myoklonien zu den führenden klinischen Symptomen gehören, sind krankheitsspezifische Mutationen nachgewiesen, z.B. familiäre Hyperekplexie (Startle-Erkrankung, gesteigerte Schreckmyoklonien) mit einer Mutation im Gen für die α1-Untereinheit des Glyzinreceptors (GLRA1).

Untersuchungen

Notwendig:
- Neurologischer Status,
- genaue Anamnese bezüglich Medikamenteneinnahme, Substanzabusus,
- genaue Beschreibung von Art, Rhythmus, Provokationsmechanismen, Häufigkeit und Verteilung der Myoklonien,
- Elektroenzephalographie mit EMG-Spur,
- somatosensibel-evozierte Potenziale (Riesen-SSEP?),
- Labor mit Blutbild, Entzündungsparametern, Elektrolyten, Leber- und Nierenwerten, Ammoniak, CK, Immunpathologie (Lupus-assoziierte Antikörper), Kupfer und Coeruloplasmin, Laktat,
- kraniale, bei entsprechenden klinischen Hinweisen spinale MR-Tomographie.

Im Einzelfall erforderlich (insbesondere bei nicht eindeutiger symptomatischer Genese):
- Liquorstatus,
- Videodokumentation (u.U. mit begleitender EMG-EEG-Ableitung),
- erweiterte elektrophysiologische Basisdiagnostik (Hirnstammreflexe, transkranielle Magnetstimulation, Elektromyographie, Elektroneurographie),
- EMG-Polygraphie mit Oberflächenelektroden (Dauer und Verteilung der Myoklonien?),
- Back-Averaging (Myoklonus-getriggerte Mittelung des Elektroenzephalogramms),
- C-Reflexe, Long-loop-Reflexe, Magnetenzephalographie,
- erweiterte Labordiagnostik (Liquor 14-3-3 Protein und neuronenspezifische Enolase bei klinischem V.a. Creutzfeldt-Jakob-E., anti-Gliadin-Ak, Tu-Marker, insbesondere anti-Hu, anti-Ro, anti-Ri, Virusserologie, v.a. HIV, HSV, CMV, Arboviren, Masern; Malaria-Serologie, bei V.a. Speichererkrankungen lysosomale Enzyme, insbesondere Alpha-N-Acetyl-Neuroaminidase in Leukozyten, Oligosaccharide im Urin, genetische Diagnostik, Achselhautbiopsie),
- spinale Bildgebung (MR-Tomographie),
- Untersuchung von Blutsverwandten.

Therapie (in Abhängigkeit vom Schweregrad)

- Keine medikamentöse Therapie bei benignen Myoklonien.
- Bei sekundären Formen Behandlung der Grundkrankheit.
- Insbesondere bei Asterixis ggf. Beendigung einer verantwortlichen medikamentösen Therapie (z.B. Carbamazepin, Gabapentin).
- Bei Myoklonien im Rahmen einer Epilepsie Behandlung entsprechend des Epilepsiesyndroms (siehe Leitlinie „Epilepsie").
- Symptomatische Therapie. Die Erstellung von Therapieempfehlungen ist bei Myoklonien besonders schwierig, da es sich um eine sehr heterogene Gruppe von Krankheiten handelt. Aktuelle Therapieempfehlungen basieren mit wenigen Ausnahmen auf Beobachtungen bei sehr kleinen Gruppen von Patienten, häufig mit sehr unterschiedlicher Genese der Myoklonien. Größere kontrollierte Studien fehlen bislang ($\Leftrightarrow$). Ganz überwiegend kommen antiepileptisch wirksame Substanzen zum Einsatz (**B**). Die folgenden Therapieempfehlungen sind bis auf Ausnahmen empirisch. Die Reihung der Empfehlungen be-

rücksichtigt die Anzahl der Berichte und das Nebenwirkungsprofil.
- Monotherapie mit Piracetam, Beginn 3,2 g/d, maximal 20 (bis 40) g/d (⇑), vor allem bei kortikalen Myoklonien (Genton et al. 1999).
- Monotherapie mit Valproinsäure (Beginn 300 mg/d, max. bis 4000 mg/d) (⇑); bei kortikalen und subkortikalen Myoklonien, insbesondere bei Myoklonien in Verbindung mit anderen epileptischen Symptomen.
- Monotherapie mit Clonazepam (Beginn 2 x 0,5 mg/d; max. 6–10 mg/d) (⇑) wie Valproinsäure).
- Monotherapie mit Primidon (einschleichend max. 500–700 mg/d) (⇔).
- Kombinationstherapien sind in Einzelfällen vorgeschlagen worden. Empfehlungen können aus der Datenlage nicht abgeleitet werden (**C**).
- Bei Kindern eventuell Ethosuximid oder Lamotrigin (Dosisanpassung, Zulassung beachten).
- Levetiracetam scheint insbesondere bei posthypoxischen Myoklonien wirksam zu sein, während die Wirkung bei anderen Myoklonieformen vermutlich nur sehr gering ist (⇓) (Lim u. Ahmed, 2005).

Besonderheiten bei einzelnen Entitäten:
- Myoklonusepilepsie Unverricht-Lundborg: Levetiracetam 2000–4000 mg/d (⇑) (Magaudda et al. 2004).
- Progressive Myoklonusepilepsie und kortikale Myoklonien anderen Ursprungs: Piracetam Beginn 3,2 g/d, maximal 20 g/d (⇑) (Fedi et al. 2001).
- Posthypoxische Myoklonien:
  - 5-Hydroxytryptophan (Beginn 4 x 100 mg/d; max. 3000 mg/d) (⇑) oder
  - Piracetam (max. bis 16 g/d) (⇑),
  - alternativ Levetiracetam (Beginn 2 x 500 mg/d; max. 3000 mg/d) (⇑).
- Immununologisch vermittelte Erkrankungen (parainfekt. Opsoklonus-Myoklonus-Syndrom, Hashimoto-Enzephalitis): Kortikosteroide können versucht werden (**C**). Studien, die eine rationale Basis für Dosierungen und Therapiedauer darstellen, fehlen. Bei Hashimoto-Enzephalopathien mit Steroidresistenz sind i.v. Immunglobuline oder eine Plasmapherese vorgeschlagen worden (**C**).
- Anhaltender Singultus: Gabapentin (Beginn 3 x 300 mg/d; max. 2.400 mg/d) (⇑).
- Palataler Myoklonus: Lamotrigin (⇔), Botulinumtoxin (⇔).
- Negativer Myoklonus bei Persistenz nach Behandlung der Grunderkrankung: Levetiracetam bis 2000 mg/d, Carbamazepin und andere Antiepileptika in antikonvulsiver Dosierung.

Ambulant/stationär

In der Regel stationär, da häufig sekundär und relevante Grunderkrankung.

Ambulant nur bei langjähriger Anamnese und bekanntem Auslöser, zur Therapiekontrolle oder bei klinisch eindeutigen benignen Myoklonien.

Verfahren zur Konsensbildung

Korrigiert durch die Kommission Leitlinien der DGN und den Vorstand der DGN. Endgültig verabschiedet 2005.

Kooperationspartner und Sponsoren

Diese Leitlinie entstand ohne Einflussnahme oder Unterstützung durch die Industrie. Die Kosten wurden von der DGN getragen.

Mögliche Interessenkonflikte sind in einer zentralen Datei der Webpage der Deutschen Gesellschaft für Neurologie www.dgn.org abzurufen.

Expertengruppe

H. Topka, Neurologie und Klinische Neurophysiologie, Krankenhaus München-Bogenhausen
H.-M. Meinck, Neurologische Universitätsklinik Heidelberg
S. Noachtar, Neurologische Universitätsklinik der LMU München
K. Wehrhahn, Neurologische Universitätsklinik Mainz
Federführend: *Prof. Dr. H. Topka, Abt. für Neurologie und Klinische Neurophysiologie, Städt. Klinikum München GmbH, Krankenhaus München-Bogenhausen, Englschalkinger Str. 77, 81925 München*
e-mail: topka@extern.lrz-muenchen.de

Literatur

Agarwal, P., S. J. Frucht (2003): Myoclonus. Curr. Opin. Neurol. 16, 515–521.
Caviness, J. N., P. Brown (2004): Myoclonus: current concepts and recent advances. Lancet Neurol. 3, 598–607.
Fedi, M., D. Reutens, F. Dubeau, E. Andermann, D. D'Agostino, F. Andermann (2001): Long-term efficacy and safety of piracetam in the treatment of progressive myoclonus epilepsy. Arch. Neurol. 58, 781–786.
Genton, P., R. Guerrini, C. Remy (1999): Piracetam in the treatment of cortical myoclonus. Pharmacopsychiatry 32, 49–53.
Jimenez-Jimenez, F. J., I. Puertas, M. de Toledo-Heras (2004): Drug-induced myoclonus: frequency, mechanisms and management. CNS Drugs 18, 93–104.
Lim, L. L., A. Ahmed (2005): Limited efficacy of levetiracetam on myoclonus of different etiologies. Parkinsonsim Relat. Disord. 11, 135–137.
Magaudda, A., P. Gelisse, P. Genton (2004): Antimyoclonic effect of levetiracetam in 13 patients with Unverricht-Lundborg's disease: clinical observations. Epilepsia 45, 678–681.

Narkolepsie

Was gibt es Neues?

- Bei Patienten mit residueller exzessiver Schläfrigkeit im späteren Tagesverlauf ist eine zusätzliche Dosis von 200 mg Modafinil mittags (zu 400 mg Modafinil morgens) wirksam (**B**).
- Die Umstellung von Methylphenidat auf Modafinil ist bei 95% der Patienten problemlos möglich (**B**).
- Neue Daten belegen die Effizienz von GHB (Gamma-Hydroxybuttersäure) in der Therapie der Kataplexie und der Tagesschläfrigkeit bei Narkolepsie. Unter Berücksichtigung der möglichen Nebenwirkungen und Vorsichtsmaßnahmen kommt GHB nach Antidepressiva wie Venlaflaxin, Clomipramin, Fluoxetin und Reboxetin als Therapie der ersten Wahl in Frage. Es ist in den USA zur Behandlung von Kataplexien zugelassen und kann über die internationale Apotheke bestellt werden (**C**).
- Eine Behandlung mit intravenösen Immunglobulinen (1 g/kg KG/Tag für 2 Tage), gefolgt von Prednisolon (1,3 mg/kg/Tag für 3 Wochen), verringerte in der Frühphase der Narkolepsie (5 Monate nach Symptombeginn) bei einem 10-jährigen Jungen die Anzahl der Kataplexien und reduzierte die Tagesschläfrigkeit (Lecendreux et al. 2003; **C**).

Die wichtigsten Empfehlungen auf einen Blick

- Modafinil (200–400 mg/d, in Einzelfällen max. 600–800 mg/d) ist wirksam in der Therapie der Tagesschläfrigkeit (**A**).
- Als Alternativen zu Modafinil kommen Methylphenidat (**B**) und Pemolin (**B**) in Frage.
- Verhaltensmodifizierende Maßnahmen wie individuell angepasste Tagschlafepisoden können bei einigen Patienten mit oder ohne Medikamente hilfreich sein, werden aber nicht generell empfohlen, sondern nur bei residueller Tagesschläfrigkeit (**B**).
- Kataplexien, Schlaflähmungen, hypnagoge Halluzinationen werden mit Antidepressiva behandelt. Empfohlen werden Venlafaxin 37,5–300 mg/d (**B**), Clomipramin 10–150 mg/d (**B**), Fluoxetin 20–60 mg/d (**B**), Reboxetin 4–12 mg/d (**B**), Citalopram 20–40 mg/d (**C**). Die Stärke der Kataplexie-Suppression ist abhängig von der noradrenergen Wiederaufnahmehemmung (**B**). GHB (Dosis 6–9 g pro Nacht, aufgeteilt in zwei Dosen, z. B. 3–4,5 g zur Bettzeit und erneut 3–4,5 g nach 2–4 Stunden). GHB hat den Vorteil, keinen Rebound von Kataplexien zu verursachen (**A**).

Einführung

Die Narkolepsie gehört zu den intrinsischen Dyssomnien. Diagnostische Schemata, wie die Internationale Klassifikation der Schlafstörungen (ICSD 1990, deutsche Version: Schramm u. Riemann 1995) und das DSM-IV (1994) verwenden als übergeordneten Begriff „unerholsamer Schlaf". Er erlaubt eine Überwindung alter Einteilungsschemata in Insomnie versus Hypersomnie; es gibt nosologische Krankheitsentitäten, die sich sowohl in Insomnie oder Hypersomnie oder beidem gleichzeitig manifestieren. Dies gilt auch für die Narkolepsie. Eine wissenschaftlich exakte Definition, wie viel Schlaf quantitativ notwendig ist, existiert nicht. Unerholsamer Schlaf kann die Schweregrade leicht, mittelschwer und schwer haben. Die Krankheitswertigkeit ergibt sich aus seinen Konsequenzen (zur Übersicht siehe Fischer et al. 2001, Leitlinie „S2" Nichterholsamer Schlaf). Die neue ICSD 2 ist der ICD-10-CM-Klassifikation angepasst und unterscheidet Narkolepsie mit Kataplexie („klassische Narkolepsie"), Narkolepsie ohne Kataplexie (syn. monosymptomatische Narkolepsie) und sekundäre Narkolepsie (symptomatisch z. B. bei strukturellen Läsionen des Hypothalamus oder des oberen Hirnstamms infolge Ischämie, Tumor, Neurosarkoidose).

Definition

Die Narkolepsie ist eine Schlaf-Wach-Störung mit REM- (= Rapid-Eye Movement) und Non-REM-Schlafstadien assoziierten Symptomen wie länger als 6 Monate bestehende Tagesschläfrigkeit, Kataplexie, fraktionierter Nachtschlaf und automatisches Verhalten. Polysomnographisch treten verkürzte Einschlaflatenzen und vorzeitiger REM-Schlaf (Sleep-Onset-REM = SOREM) auf.

Epidemiologie

- Prävalenz: ca. 26–50/100000 (Hublin et al. 1994b; Ohayon et al. 1996)
- Hohe Dunkelziffer
- Erstmanifestation (EM) vorwiegend in der 2. Dekade (2. kleinerer Gipfel 4. Dekade; ca. 20% der EM in den ersten 10 Lebensjahren (Guilleminault u. Pelayo 1998)

Pathophysiologie

- Ursache ungeklärt; in wenigen Fällen symptomatisch (z. B. Hirnstamm- oder diencephale Läsionen; Übersicht bei Dauvilliers et al. 2003).
- Multifaktoriell mit Störungen im cholinergen und noradrenergen (NA) System sowie in der Verminderung hypocretinhaltiger (= Hcrt) Neurone im dorsolateralen Hypothalamus (Lin et al. 1999). Die Reduktion von Hcrt im Liquor unter die Nachweisgrenze ist ein hochsensitiver und -spezifischer Befund für die Narkolepsie (Nishino et al. 2000; Ripley et al. 2001; Bassetti et al. 2003). In 5–10% der Fälle, v.a. bei hereditären/familiären Formen der Krankheit, können allerdings auch bei „klassischer Narkolepsie" die Hypocretinwerte im Normbereich liegen (Khatami et al. 2004).
- Krankheit mit der höchsten HLA-Assoziation: 98% der kaukasischen Narkolepsiepatienten haben den HLA DRB1*1501, DQB1*0602 Typ; hohe Sensitivität dieses HLA-Typs: 95%; geringe Spezifität, da nachweisbar bei 25–35% der Normalbevölkerung (Guilleminault et al. 1988; Mignot et al. 1994 und 1999; Poirier et al. 1986); Angehörige ersten Grades von HLA DQB1*0602-positiven Narkolepsiepatienten haben ein 38- bis 40fach erhöhtes Risiko, an Narkolepsie zu erkranken (Mayer 2000).

Klinische Symptome

- Tagesschläfrigkeit mit Tagschlafepisoden, praktisch obligat (meist Erstmanifest-Symptom)
- Kataplexie (gilt nahezu als beweisend) in 80–90% der Fälle (meist 2. Symptom)
- Schlaflähmung ca. 50%
- Hypnagoge Halluzinationen ca. 50%
- Gestörter Nachtschlaf ca. 50%
- Automatisches Verhalten

Begleiterscheinungen sind Kopfschmerzen, Gedächtnis- und Konzentrationsstörungen, einschlafbedingte Unfälle, Depression, Potenzstörungen, Persönlichkeitsveränderungen (systematische Analyse des klinischen Spektrums siehe Sturzenegger u. Bassetti 2004).

Typische Befunde in Polysomnographie und Multiple-Sleep-Latency-Test (MSLT)

Nächtlicher Schlaf

- Kurze Einschlaf- und REM-Latenz
- Gestörte Schlafkontinuität

Untersuchung am Tag (Multiple-Sleep-Latency-Test = MSLT)

Verkürzte Einschlaflatenz (< 8 min) mit Auftreten von verfrühtem REM ($\geq$ 2 SOREM bei 5 MSLT-Durchgängen).

Differenzialdiagnose

Bei Kataplexie

- Kataplexieähnliche Zustände bei Gesunden
- Kataplexieähnliche Episoden bei neurodegenerativen Erkrankungen (z. B. Norrie-Syndrom, Niemann-Pick Typ C, Coffin-Lowry-Syndrom)
- Epilepsie mit atonischen/astatischen Anfällen ohne Bewusstseinsverlust
- Gelastische Anfälle
- Dissoziative Anfälle
- Myoklonien (insbesondere negativer Myoklonus; **Anmerkung**: In der Kataplexie kann es zu kurzer willkürlicher Muskeltonuserhöhung kommen)
- Neuromuskuläre Erkrankungen (z. B. periodische Lähmungen)
- Orthostatische Dysregulation
- Synkopen (z. B. kardiogen, vestibulär)
- Transitorische ischämische Attacke (TIA; v. a. vertebrobasilär)

Bei Tagesschläfrigkeit

- Chronische Schlafdeprivation
- Störungen des zirkadianen Rhythmus, angeboren oder erworben (z. B. Schichtarbeit, „Jetlag")
- Medikamente oder Drogen (z. B. Tranquilizer, Antidepressiva, Neuroleptika, Dopaminergika, Betablocker, Antihistaminika, Antiepileptika)
- Idiopathische Hypersomnie (Bassetti u. Aldrich, 1997)
- Andere Schlafstörungen (z. B. Schlaf-Apnoe-Syndrom [SAS], Restless-Legs-Syndrom [RLS], Insomnie)
- Neurodegenerative Erkrankungen wie Parkinson-Syndrom, Chorea Huntington, myotone Dystrophie, Zustand nach Schlaganfall oder Schädel-Hirn-Trauma
- Epilepsie mit häufigen nächtlichen Anfällen
- Postvirale Zustände/chronische Infekte (z. B. Mononukleose, Borreliose)
- Depression

Bei hypnagogen/hypnopompen Halluzinationen

- Physiologisch (bei Gesunden, v.a. bei Kindern)
- Medikamentös-toxisch bedingte Delir-Formen (z. B. Alkohol, Dopamin, LSD)
- Bei neurodegenerativen Erkrankungen (z. B. Demenz mit diffusen Lewy-Körperchen)
- Als iktuale Phänomene bei Epilepsie
- Bei Migräne
- Bei schwerem akuten Visusabfall (Charles-Bonnet-Syndrom)
- Bei fokalen Hirnläsionen (z. B. pedunkuläre Halluzinose)

Bei Schlaflähmungen

- Familiäre Schlaflähmung ohne weitere Symptome
- Sporadische Schlafparalyse (auch bei Gesunden)
- Pseudo-Schlafparalyse bei Depression (exzessive morgendliche „Startschwierigkeiten")

Untersuchungen

Notwendig bei Erstdiagnostik

1. Gezielte Anamnese der Kernsymptome Tagesschläfrigkeit und Kataplexie; Familienanamnese
2. Dokumentation durch Schlaffragebögen und Schlaftagebücher: Epworth-Sleepiness-Score (ESS), Abend- und Morgenprotokolle, Stanford Narcolepsy Questionnaire (Anic-Labat et al. 1999), Ullanlinna Narcolepsy Score (UNS) (Hublin et al. 1994a), Sleep-Propensity-during-Active-Situations-Score (SPAS; Sturzenegger u. Bassetti 2004)
3. Polysomnographie/MSLT (MSLT zeigt bei ca. 20 % der Patienten keine zweimaligen SOREM = „falsch negativ")

Im Einzelfall erforderlich

4. Bestimmung des Hypocretin- (Orexin-)Spiegels im Liquor (bei Narkolepsie ohne Kataplexie allerdings meist normal)
5. HLA-Klasse-II-Typisierung
6. Zerebrale Bildgebung (nur bei Verdacht auf sekundäre Narkolepsie)

Die unter 4. und 5. genannten diagnostischen Maßnahmen werden empfohlen, wenn differenzialdiagnostische Unsicherheiten bestehen bei (a) Patienten mit SOREM, aber ohne eindeutige Kataplexie oder mit seltener oder atypischer Kataplexie, (b) Komorbidität mit anderen Schlafstörungen wie schlafbezogenen Atmungsstörungen (SBAS), (c) (Klein-) Kindern (keine validierten MSLT-Kriterien, Kataplexie schwer zu evaluieren), (d) atypischen elektrophysiologischen Befunden, (e) prominenten psychiatrischen Symptomen oder (f) zwingender Dauermedikation mit Substanzen, bei denen eine Beeinträchtigung der Validität des MSLT nicht auszuschließen ist (z. B. Antikonvulsiva).

Ambulant

1, 2, 5, 6

Stationär

3 und 4

Therapie

Nichtmedikamentös

Verhaltensmodifizierende Maßnahmen (⇔) (α)
- Verbesserung von Copingstrategien
- Schlafhygiene
- Individuell angepasste Tagschlafepisoden

Medikamentös

Tagesschläfrigkeit
Tagesschläfrigkeit wird mit Stimulanzien behandelt (Mitler u. Hajdukovic 1991).

Gute und große Studien (einschließlich Evaluation von Lebensqualität) gibt es nur für Modafinil (Beusterien et al. 1999). Große, vergleichende Studien zwischen den unterschiedlichen Substanzen existieren nicht (Übersicht bei Mayer 2004).

Therapie der 1. Wahl
- Modafinil (⇑⇑⇑) (**A**): 200–400 mg/d (UMiNMS Group 2000), bei 70–80 % der Patienten wirksam; die Erhöhung auf 400 mg morgens plus 200 mg mittags ist wirksam gegen residuelle exzessive Schläfrigkeit im späteren Tagesverlauf (⇑) (**B**)
- Methylphenidat (⇑) (**B**): 10–60 mg/d
- Pemolin (⇑) (**B**): 20–100 mg/d

Therapie der 2. Wahl
- Ephedrin (⇔) (**C**): 25–75 mg/d bis max. 250 mg/d
- Dextroamphetamin (Metamphetamin) (⇑) (**C**): 40–60 mg/d (Mitler 1994)
- MAO-Hemmer (⇑) (**C**): nur bei refraktärer Therapie, z. B. Selegelin ab 30 mg/d

Meist Dauertherapie erforderlich, häufig mit Medikamenten, die dem Betäubungsmittelgesetz (BtMG) unterliegen (Modafinil, Methylphenidat). Regelmäßige ambulante Kontrollen notwendig.

Cave Toleranzentwicklung, selten Abhängigkeit; kardiovaskuläre Nebenwirkungen; Hepatotoxizität; bei fehlendem Ansprechen ggf. Plasmaspiegel bestimmen.

Kataplexien, Schlaflähmungen, hypnagoge Halluzinationen

Kataplexien, Schlaflähmungen, hypnagoge Halluzinationen werden mit Antidepressiva behandelt. Eine Alternative ist Gamma-Hydroxybuttersäure (GHB).

- Selektive Serotonin-Wiederaufnahme-Hemmer (SSRI), noradrenerg wirksame Präparate und deren Kombination (⇔) (**B**), z. B. Fluoxetin 20–60 mg/d, Reboxetin 4–12 mg/d, Venlafaxin 37,5–300 mg/d
- Clomipramin (⇔) (**B**): 10–150 mg/d
- Tri-/Tetrazyklische Antidepressiva oder MAO-Hemmer (⇔) (**C**)
- GHB (Gamma-Hydroxybuttersäure) (⇑⇑⇑) (**C**); U.S. Xyrem Multicenter Study Group 2003). Es ist in den USA unter dem Handelsnamen Xyrem zur Behandlung von Kataplexien zugelassen und kann über die internationale Apotheke bestellt werden. Die Zulassung in Europa ist 2005/06 zu erwarten.

Verlauf und Prognose

- Lebenslang andauernde Erkrankung
- Variable Intensität der Symptome im Verlauf
- Keine erhöhte Mortalität

Expertengruppe

Prof. Dr. Claudio Bassetti, Neurologische Klinik und Poliklinik, Universitätsklinik Zürich
PD Dr. Christian Gerloff, Universitätsklinik Tübingen, Abteilung Allgemeine Neurologie
Prof. Dr. Geert Mayer, Neurologische Klinik Hephata, Treysa
Prof. Dr. Thomas Pollmächer, Klinikum Ingolstadt, Psychiatrie und Psychotherapie
Federführend: *PD Dr. Christian Gerloff, Universitätsklinik Tübingen, Abteilung Allgemeine Neurologie, Hoppe-Seyler-Str. 3, 72076 Tübingen*
e-mail: christian.gerloff@uni-tuebingen.de

Literatur

Anic-Labat, S., C. Guilleminault, H. C. Kraemer, J. Meehan, J. Arrigoni, E. Mignot (1999): Validation of a cataplexy questionnaire in 983 sleep-disorders patients. Sleep 22, 77–87.
Bassetti, C., M. S. Aldrich (1997): Idiopathic hypersomnia. A series of 42 patients. Brain 120, 1423–1435.
Bassetti, C., M. Gugger, M. Bischof, J. Mathis, C. Sturzenegger, E. Werth, B. Radanov, B. Ripley, S.
Beusterien, K. M., A. E. Rogers, J. A. Walsleben, H. A. Emsellem, J. A. Reblando, L. Wang et al. (1999): Health-related quality of life effects of modafinil for treatment of narcolepsy. Sleep 22, 757–765.
Dauvilliers, Y., C. Baumann, F. Maly, M. Billiard, C. Bassetti (2003): CSF hypocretin-1 levels in narcolepsy, Kleine Levin syndrome, other hypersomnias and neurological conditions. J. Neurol. Neurosurg. and Psychiatry 74, 1667–1673.
DSM-IV (Diagnostic and statistical manual of mental disorders, 4th ed.). American Psychiatric Association, Washington DC, 1994.
Fischer, J., G. Mayer, J. H. Peter, D. Riemann, H. Sitter (2001): Leitlinie „S2" Nichterholsamer Schlaf. Somnologie 5, Suppl. 3.
Guilleminault, C., M. Partinen, M. A. Quera-Salva, B. Hayes, W. C. Dement, G. Nino-Murcia (1988): Determinants of daytime sleepiness in obstructive sleep apnea. Chest. 94, 32–37.
Guilleminault, C., R. Pelayo (1998): Narcolepsy in prepubertal children. Ann. Neurol. 43, 135–142.
Hublin, C., J. Kaprio, M. Partinen, M. Koskenvuo, K. Heikkila (1994a): The Ullanlinna Narcolepsy Scale: validation of a measure of symptoms in the narcoleptic syndrome. J. Sleep Res. 3, 52–59.
Hublin, C., M. Partinen, J. Kaprio, M. Koskenvuo, C. Guilleminault (1994b): Epidemiology of narcolepsy. Sleep 17, 7–12.
Khatami, R. Y., S. Maret, E. Werth, J. Rétey, D. Schmid, F. Maly, C. Bassetti (2004): A monozygotic twin pair concordant for narcolepsy-cataplexy without any detectable abnormality in the hypocretin (orexin) pathway. Lancet 363, 1199–1200.
Lecendreux, M., S. Maret, C. Bassetti, M. C. Mouren, M. Tafti (2003): Clinical efficacy of high-dose intravenous immunoglobulins near the onset of narcolepsy in a 10-year-old boy. J. Sleep Res. 12, 347–348.
Lin, L., J. Faraco, R. Li, H. Kadotani, W. Rogers, X. Lin et al. (1999): The sleep disorder canine narcolepsy is caused by a mutation in the hypocretin (orexin) receptor 2 gene. Cell. 98, 365–376.
Mayer, G. (2000): Narkolepsie. Blackwell, Berlin.
Mignot, E., C. Guilleminault, S. Bowersox, A. Rappaport, W. C. Dement (1988): Effect of alpha 1-adrenoceptors blockade with prazosin in canine narcolepsy. Brain Res. 444, 184–188.
Mignot, E., X. Lin, J. Arrigoni et al. (1994): DQB1*0602 and DQA1*0102 (DQ1) are better markers than DR2 for narcolepsy in Caucasian and black Americans. Sleep 17 (8 Suppl.), 60–67.
Mignot, E., T. Young, L. Lin, L. Finn (1999): Nocturnal sleep and daytime sleepiness in normal subjects with HLA-DQB1*0602. Sleep 22, 347–352.
Mitler, M. M. Hajdukovic R. (1991): Relative efficacy of drugs for the treatment of sleepiness in narcolepsy. Sleep 14. 218–220.
Mitler, M. M. (1994): Evaluation of treatment with stimulants in narcolepsy. Sleep 17, 103–106.
Nishino, S., B. Ripley, S. Overeem, G. J. Lammers, E. Mignot (2000): Hypocretin (orexin) deficiency in human narcolepsy. Lancet 355, 39–40.
Ohayon, M. M., R. G. Priest, M. Caulet, C. Guilleminault (1996): Hypnagogic and hypnopompic hallucinations: pathological phenomena? Br. J. Psychiatry 169, 459–467.
Poirier, G., J. Montplaisir, F. Decary, D. Momege, A. Lebrun (1986): HLA antigens in narcolepsy and idiopathic central nervous system hypersomnolence. Sleep 9, 153–158.
Ripley, B., S. Overeem, N. Fujiki et al. (2001): CSF hypocretin/orexin levels in narcolepsy and other neurological conditions. Neurology 57, 2253–2258.
Schramm, E., Riemann D. ICSD – Internationale Klassifikation der Schlafstörungen. PVU-Beltz, Weinheim, 1995.
Sturzenegger, C., C. Bassetti (2004): The clinical spectrum of narcolepsy with cataplexy: A reappraisal. J. Sleep Res. 13, 1–13.
UMiNMS Group (2000): Randomized trial of modafinil as a treatment for the excessive daytime somnolence of narcolepsy: US Modafinil in Narcolepsy Multicenter Study Group. Neurology 54, 1166–1175.
US Modafinil in Narcolepsy Multicenter Study Group (1998): Randomized trial of modafinil for the treatment of pathological somnolence in narcolepsy. Ann. Neurol. 43, 88–97.
U.S. Xyrem Multicenter Study Group (2003): A 12-month, open-label, multicenter extension trial of orally administered sodium oxybate for the treatment of narcolepsy. Sleep 26, 31–35.

Neurogene Synkopen

Was gibt es Neues?

- Bei Patienten mit rezidivierenden neurokardiogenen Synkopen verbessert Midodrin die orthostatische Toleranz auf dem Kipptisch signifikant mehr als Placebo (Kaufmann et al. 2002) (⇑).
- Bei Patienten mit neurokardiogenen Synkopen verbessert Stehtraining (tägliches gegen eine Wand gelehntes Stehen für 30 Minuten) die orthostatische Toleranz auf dem Kipptisch signifikant gegenüber einer medikamentösen (Propranolol, Disopyramid) Therapie (Abe et al. 2003) (⇑).
- Zweikammer-(DDD-)Schrittmacher bringen keinen signifikanten Vorteil bei der Verhinderung neurokardiogener Synkopen. Patienten mit rezidivierenden neurokardiogenen Synkopen und aktivem DDD-Schrittmacher zeigen im Vergleich zu solchen mit ausgeschaltetem Schrittmacher keine signifikante Senkung der Inzidenz von Rezidivsynkopen (Connolly et al. 2003) (⇓).
- β-Blocker (Propranolol, Nadolol) sind nicht wirksamer als Placebo bei der Verhinderung neurokardiogener Rezidivsynkopen (Flevari et al. 2002) (⇓).

Die wichtigsten Empfehlungen auf einen Blick

- Die orthostatische Hypotension und das posturale Tachykardiesyndrom können mittels Schellongtest oder Kipptischtest (5-minütige Standphase) diagnostiziert werden (**A**).
- Der Nachweis einer neurokardiogenen Synkope erfordert einen Kipptischtest mit einer maximalen Standzeit von 45 Minuten (**A**). Die Sensitivität des Kipptischtests ist moderat bei guter Spezifität. Zusätzliche Provokationsreize (z. B. Isoprenalin, lower-body-negative-pressure") erhöhen die Sensitivität bei deutlicher Reduktion der Spezifität.
- Die Wirksamkeit physikalischer Maßnahmen zur Erhöhung des Blutvolumens oder Verminderung des venösen Pooling ist für alle Formen orthostatischer Präsynkopen/Synkopen belegt (**A**).
- Die Wirksamkeit des α1-Agonisten Midodrin (maximale Tagesdosis von 30 mg in 3–4 Einzeldosen) ist bei neurokardiogenen Synkopen und bei der hypoadrenergen orthostatischen Hypotension gut belegt. Midodrin ist wahrscheinlich auch beim posturalen Tachykardiesyndrom wirksam (**A**). Die Gefahr eines Hypertonus im Liegen begrenzt den Einsatz von Midodrin.
- Die Wirksamkeit des Mineralokortikoids Fludrocortison (0,1–0,2 mg/d) ist für die hypoadrenerge orthostatische Hypotension belegt (**A**). Fludrocortison ist vermutlich auch beim posturalen Tachykardiesyndrom wirksam (**A**).
- Paroxetin (20 mg/d) kann bei sonst therapierefraktären neurokardiogenen Synkopen eingesetzt werden (**A**).
- Die Indikation zum Herzschrittmacher bei neurokardiogenen Synkopen sollte bei nicht ausreichend belegter Wirksamkeit sehr zurückhaltend gestellt werden (**C**).

Definition

Synkope: Bewusstseinsverlust durch globale Hirnperfusionsminderung mit – in aller Regel – spontaner Erholung nach maximal einigen Minuten. Abzugrenzen sind hiervon andere Ursachen für Bewusstseinsverlust: Hirnstammischämien, epileptische Anfälle, metabolische Ursachen, psychogene Pseudosynkopen.

Neurogene Synkope: Synkope, die auf eine Dysregulation im Bereich des peripheren und/oder zentralen autonomen Nervensystems zurückzuführen ist. Abzugrenzen sind hiervon die kardiogenen Synkopen, die mechanisch bedingten Synkopen und die Hyperventilationssynkopen. Die Gruppe der neurogenen Synkopen gliedert sich in die Untergruppen: Reflexsynkopen (u. a. neurokardiogene Synkopen, vasovagale Synkopen), hypoadrenerge orthostatische Hypotension und posturales Tachykardiesyndrom.

Präsynkope: Prodromalstadium einer Synkope mit Benommenheitsgefühl und ggf. Schwitzen, Sehstörungen, Übelkeit, Leisehören, Palpitationen oder Hyperventilation. Muss nicht in eine Synkope einmünden.

Die Empfehlungen in dieser Leitlinie konzentrieren sich auf die Gruppe der **neurogenen Synkopen**. **Kardiogene Synkopen** werden hier deshalb nur ausschlussdiagnostisch berücksichtigt. Wir verweisen diesbezüglich auf die entsprechenden kardiologischen Leitlinien. Um Verwirrungen wegen der Nomenklatur zu vermeiden, soll hier noch einmal klar gemacht werden, dass der Begriff neurogene Synkopen als Oberbegriff dient und dass die **neurokardiogene Synkope** eine Unterform der neurogenen Synkopen darstellt und **nicht** zu den **kardiogenen Synkopen** zählt.

Unterformen neurogener Synkopen

Reflexsynkopen

Neurokardiogene Synkope: (Prä-)Synkope mit Hypotension und ggf. Bradykardie nach längerem Stehen (auf Kipptisch)

Vasovagale Synkope: (Prä-)Synkope mit Hypotension und ggf. Bradykardie durch spezielle emotionale Reize, insbesondere bei plötzlichem Schmerz oder bei Konfrontation mit Blut oder Verletzungen
  Hypersensitiver Karotissinus:
1. Asystolie von mindestens 3 Sekunden bei Karotisdruck,
2. systolischer Blutdruckabfall um mehr als 50 mmHg (oder 30 mmHg und präsynkopale Symptome),
3. Bradykardie und Blutdruckabfall.

Sonstige Reflex- oder Situationssynkopen: Normalbefunde bei Provokationstests; anamnestisch (Prä-)Synkopen bei Miktion, Schlucken, Husten, Defäkation, Niesen

Hypoadrenerge orthostatische Hypotension

Rasch Hypotension im Stehen, geringe Herzfrequenzreaktion, übermäßige Hypotension bei Valsalva, pathologische Befunde in anderen autonomen Tests, oft neurologische oder internistische Grunderkrankung (z. B. Diabetes mellitus, Multisystematrophie), Blutdruckabfall binnen 3 Minuten nach Aufstehen systolisch über 20 mmHg und/oder diastolisch über 10 mmHg.

Posturales Tachykardiesyndrom (POTS)

Zunehmende präsynkopale Symptome im Stehen mit orthostatischer Tachykardie (> 30 Schläge/min Anstieg oder maximale Herzfrequenz >120 Schläge/min innerhalb von 5 min), übermäßigem zerebralen Blutflussabfall bei fehlender oder nur geringer Hypotension.

Konvulsive Synkopen

Synkope mit kurzen, nicht synchronen tonisch-klonischen Entäußerungen, mitunter schwierig von epileptischem Anfall abzugrenzen; kann unabhängig von der Synkopenätiologie auftreten (also bei allen neurogenen und kardiogenen Synkopenformen)

Untersuchungen

Bei anamnestisch eindeutigen vasovagalen oder Situationssynkopen ohne erkennbare Komorbidität ist eine weitergehende diagnostische Abklärung nicht erforderlich. Für andere Verdachtsdiagnosen ergeben sich die folgenden Empfehlungen.

Notwendige Untersuchungen

- Sorgfältige Anamnese (Grunderkrankungen, Synkopenauslöser, Synkopenablauf)
- Internistische und neurologische Untersuchung
- Labor
- EKG
- Schellongtest

Im Einzelfall nützliche Untersuchungen

Ausschlussdiagnostik:
- kardiologische Ausschlussdiagnostik (24-Stunden-EKG, Echokardiographie, Loop-Recorder, elektrophysiologische Untersuchung),
- neurologische Ausschlussdiagnostik (EEG, kraniale Bildgebung, zerebrovaskuläre Diagnostik, eventuell Video-Doppelmonitoring),
- metabolische Ausschlussdiagnostik,
- psychiatrische Ausschlussdiagnostik.

Provokationstests (jeweils mit Ableitung von Herzfrequenz, Blutdruck und ggf. EEG sowie transkraniellem Doppler):
- **Kipptischtest** (60–80° Neigung) mit 5 Minuten Stehzeit. Bei der Verdachtsdiagnose „neurokardiogene Synkopen" ist eine verlängerte Stehzeit von 45 Minuten oder bei kürzerer Stehzeit die Kombination von Kippung mit zusätzlichen Provokationsreizen (Unterdruck um Becken/Beine oder Isoprenalin, Nitroglyzerin) erforderlich.
- Karotisdruckversuch nach Duplex-Sonographie der Karotiden

> *Cave* Plaque-Mobilisation

- **Valsalvamanöver** (ggf. während raschem Aufstehen aus der Hocke) mit mindestens 40 mmHg exspiratorischem Druck über 15 sec
- **Emotionale Reize** (z. B. Venenpunktion, Konfrontation mit Blut oder Verletzungen)

Die Tests gelten als positiv, wenn die oben beschriebenen typischen Blutdruck-, Herzfrequenzveränderungen in Verbindung mit einer Synkope oder Präsynkope induziert werden können. Die transkranielle Dopplersonographie zeigt dabei ein zunehmendes Widerstandsprofil und das

Neurogene Synkopen

Tabelle 1 Wichtige phänomenologische Unterschiede zwischen Synkopen und Grands-maux

Beobachtung	Synkope	Grand mal
Sehstörung vor Bewusstseinsverlust	häufig milchig oder schwarz sehen	ungewöhnlich
Dauer der Bewusstseinsstörung	meist <1 Minute	meist >1 Minute
Dauer der Konvulsionen	meist < 20 Sekunden	meist > 1 Minute
Nach der Attacke	rasche Reorientierung, keine Amnesie	Umdämmerung, Amnesie möglich
Muskelkater	nein	möglich
Lateraler Zungenbiss	selten	häufig
Spezielle Auslöser (langes Stehen, Blut sehen)	häufig	selten
Falls Konvulsionen	asynchron	synchron

EEG eine deutliche Verlangsamung des Grundrhythmus. Positive Testergebnisse dienen als Hinweis und sind nicht beweisend für den pathogenetischen Mechanismus der abzuklärenden Bewusstseinsverluste.

Außerdem ist bei der Abklärung von Synkopen durch Provokationstests eine hohe Rate falsch-negativer Testergebnisse zu erwarten. Der Anamnese und Ausschlussdiagnostik kommt deshalb bei der Diagnosefindung eine herausragende Rolle zu. Insbesondere die Diagnose der verschiedenen Reflexsynkopen kann bei entsprechender kardiologischer Ausschlussdiagnostik alleine auf den anamnestischen Nachweis der typischen Auslöser (z.B. Konfrontation mit Blut bei der vasovagalen Synkope) sowie die synkopentypische Symptomschilderung gestützt werden.

Weitergehende autonome, neurophysiologische und neurovaskuläre Testung (z.B. Herzfrequenzvariabilität, sympathische Hautantwort, quantitativer sudomotorischer Axonreflex-Test, Sphinkter ani-EMG, Dopplersonographie der hirnversorgenden Arterien)

Hinweise für die Abgrenzung von Synkope und epileptischem Anfall

Neuromonitoring unter Provokation

Eine sichere Unterscheidung zwischen Grands-maux und konvulsiven Synkopen ist nur durch das Neuromonitoring eines Anfalls möglich. Während einer Synkope finden sich keine epilepsietypischen Potenziale, sondern ein Theta/Delta-dominiertes EEG. Während der synkopen-bezogenen Konvulsionen erlischt die EEG-Aktivität. In der transkraniellen Dopplersonographie zeigt sich bei konvulsiver Synkope ein Flussabfall auf unter 30% des Ausgangswertes, während beim Grand-mal sogar Flussanstiege zu erwarten sind. Oft besteht während der Konvulsionen eine Asystolie, die bis zu einer Minute dauern kann. Iktal induzierte Asystolien sind dagegen eine Seltenheit.

Laborauffälligkeiten

Serum-Prolaktin-Werte sind nach Anfall, eventuell aber auch nach Synkope erhöht. Eine bessere Differenzierung ist durch den sensitiven Nachweis einer Serum-Kreatin-Kinase-Erhöhung nach Anfall möglich (Blutentnahme innerhalb 3 Stunden postiktal).

Anamnestische Hinweise und Fremdbeobachtung eines Anfalls

Die Tabelle führt phänomenologische Unterschiede zwischen Synkopen (bzw. konvulsiven Synkopen) und Grandmal-Anfällen auf. Andere Phänomene wie tageszeitliche Bindung der Attacken oder Einnässen sind nicht von ausreichender Trennschärfe (**Tabelle 1**).

Therapie

Neurokardiogene Synkope

- Stehtraining in sicherer Umgebung (täglich 30 Minuten; s.o. unter „Was gibt es Neues?") (⇑); in Umgebungen mit Verletzungsgefahr bei Sturz sollte aber längeres Stehen vermieden werden.
- Krafttraining und Konditionssportarten sollten nicht zu exzessiv betrieben werden; in moderater Form dürfte sich Sport aber günstig auf die Synkopenneigung auswirken, und der Patient sollte dazu ermutigt werden.
- Physikalische Maßnahmen (Kompressionsstrümpfe und -anzüge, ausreichend Flüssigkeit und NaCl, (⇑), Trinken von Wasser, (⇑)
- Medikamentöse Maßnahmen wie anticholinerg wirksame Substanzen, Serotonin-Wiederaufnahmehemmer (⇑) z.B. Paroxetin (20 mg, z.B. Tagonis), Betablocker (Metoprolol, 50–100 mg, 2x/d, z.B. Beloc-Zok, (⇔), Midodrin (2,5–10 mg, 3x/d, z.B. Gutron-Tropfen 1%, (⇑)
- Herzschrittmacher sollten bei unzureichend nachgewiesener Wirksamkeit nur bei sonst therapierefraktä-

ren Synkopen mit initial bradykarder Symptomatik erwogen werden (⇔).

Die Therapieentscheidung bei neurokardiogenen Synkopen sollte auf der Grundlage der Synkopenanamnese erfolgen und im Falle von positiven Kipptischbefunden die Charakteristika der dokumentierten Synkope (z. B. Nachweis einer längeren Asystolie) berücksichtigen. Folgende Punkte sind insbesondere zu klären:

- Gibt es immer eine präsynkopale Phase, die der Patient zur Prävention der Synkope (z. B. durch Hinsetzen) nutzen kann?
- Sind (Prä-)Synkopen bislang nur selten (d. h. mit langjährigen Abständen) aufgetreten?
- Sind die Synkopen bislang ohne Verletzungen abgelaufen?

Bei seltenen Synkopen, die eine präsynkopale Vorlaufphase haben und nicht zu Verletzungen führten, ist eine medikamentöse Therapie nicht unbedingt erforderlich und die Empfehlung ausreichender Trinkmengen und Kochsalzzufuhr ausreichend. Insbesondere nach einer erstmalig aufgetretenen neurokardiogenen Synkope sollte vor Erwägung einer medikamentösen Therapie der Spontanverlauf beobachtet werden.

Bei häufiger auftretenden Synkopen und bei stattgehabten gefährlichen Stürzen kann zunächst ein Therapieversuch mit physikalischen Maßnahmen erfolgen. Im Falle weiterer Rezidive ist eine medikamentöse Prophylaxe geboten. Im Falle von Midodrin sollte vor Wechsel auf ein anderes Präparat die Höchstdosis von 10 mg 3x/d erprobt werden. Entscheidend für die Therapiebeurteilung ist die Verhinderung spontan auftretender Synkopen; eine Therapiekontrolle mittels Kipptisch ist nicht aussagekräftig genug.

Die Indikation für einen Schrittmacher sollte erst nach Versagen aller medikamentösen Therapiemöglichkeiten und bei nachgewiesener ausgeprägter kardioinhibitorischer Komponente im Synkopenablauf erwogen werden.

Hypoadrenerge orthostatische Hypotension

- Behandlung der Grunderkrankung
- Physikalische Maßnahmen (⇑), z. B. Stützstrümpfe, ausreichend Flüssigkeit und NaCl
- Fludrocortison (0,1–0,2 mg, z. B. Astonin H) (⇑), Midodrin (2,5–10 mg, 3x/d, z. B. Gutron-Tropfen 1%) (⇑), eventuell Indometacin (z. B. Indomet ratiopharm) oder Ibuprofen (z. B. Aktren)
- Gegenregulierende physikalische Manöver (⇑), z. B. Vorwärtsbeugen, Kompression der Bauchmuskulatur, Überkreuzen der Beine, Hinhocken, Aktivieren der Muskelpumpe der Waden

Posturales Tachykardiesyndrom (POTS)

- Ausreichend Flüssigkeit und NaCl (⇑)
- Midodrin (2,5–10 mg, 3x/d, z. B. Gutron-Tropfen 1%)
- Fludrocortison (0,1–0,2 mg, z. B. Astonin-H) (⇑)
- Paroxetin (z. B. Tagonis)
- Betablocker (z. B. Metoprolol oder Belok-Zok)
- Ausdauertraining (⇑)

Im Falle einer medikamentösen Therapie des POTS sollte trotz Fehlen einer suffizienten Therapiestudie dem Midodrin aufgrund seines günstigeren Nebenwirkungsspektrums vor dem Fludrocortison der Vorzug gegeben werden. Die mutmaßliche therapeutische Wirkung von Paroxetin stützt sich auf kleine Fallzahlen. Bei der nicht seltenen Kombination von POTS mit einer Panikstörung sollte Paroxetin erwogen werden.

Ambulant/stationär

In der Regel können neurogene Synkopen ambulant abgeklärt werden. Auch die oben genannten Provokationstests können alle ambulant durchgeführt werden. Im Falle einer provozierten Synkope soll der Patient aber noch für 30 Minuten beobachtet werden, bevor er entlassen wird. Bei häufigen Synkopenrezidiven oder bei erforderlicher umfangreicher Zusatzdiagnostik und Ausschlussdiagnostik ist die stationäre Aufnahme meist sinnvoll.

Expertengruppe

PD Dr. Rolf R. Diehl, Neurologie, Krupp Krankenhaus Essen
Dr. Brigitte Stemper, Neurologie, Universitätsklinikum Erlangen
Dr. Susanne Koeppen, Neurologie, Universitätsklinikum Essen
Prof. Dr. Max J. Hilz, Neurologie, Universitätsklinikum Erlangen
Federführend: *PD Dr. Rolf R. Diehl, Klinik für Neurologie mit Klinischer Neurophysiologie, Alfried Krupp Krankenhaus, Alfried-Krupp-Str. 21, 45117 Essen*
email: rolf.diehl@krupp-krankenhaus.de

Literatur

Abe, H., M. Sumiyoshi, K. Kohshi, Y. Nakashima (2003): Effects of orthostatic self-training on head-up tilt testing for the prevention of tilt-induced neurocardiogenic syncope: comparison of pharmacologic therapy. Clin. Exp. Hypertens. 25, 191–198.

Connolly, S. J., R. Sheldon, K. E. Thorpe et al. (2003): Pacemaker therapy for prevention of syncope in patients with recurrent severe vasovagal syncope: Second Vasovagal Pacemaker Study (VPS II): a randomized trial. JAMA 289, 2224–2229.

Diehl, R. R., D. Linden (1999): Differentialdiagnose der orthostatischen Dysregulationen. Nervenarzt 70, 1044–1051.

Flevari, P., E. G. Livanis, G. N. Theodorakis et al. (2002): Vasovagal syncope: a prospective, randomized, crossover evaluation of the effect of propranolol, nadolol and placebo on syncope recurrence and patients' well-beeing. J. Am. Coll. Cardiol. 40, 499–504.

Hilz, M. J.; H. Marthol, B. Neundörfer (2002): Synkopen – eine systematische Übersicht zur Klassifikation, Pathogenese, Diagnostik und Therapie. Fortschr. Neurol. Psychiat. 70, 95–107.

Kapoor, W. N. (2000): Syncope. N. Engl. J. Med. 343, 1856–1862.

Kaufmann, H., D. Saadia, A. Voustianiouk (2002): Midodrine in neurally mediated syncope: a double-blind, randomized, crossover study. Ann. Neurol. 52, 342–345.

Mathias, C. J., J. R. Kimber (1999): Postural hypotension: causes, clinical features, investigation and management. Annu. Rev. Med. 50, 317–336.

Neurogene Synkopen

Clinical Pathway – Neurogene Synkopen

Basisprogramm:
- ☐ EKG
- ☐ Labor: BZ, Na+, K+, BB, CRP
- ☐ Langzeit-EKG
- ☐ Schellong-Test

Hinweise / Anamnese	Befund	Diagnose	Therapie / Weiteres

○ Krampferscheinungen	○ Hinweise auf konvulsive Synkope:
	  ○ Kurze tonisch-klonische Entäußerungen
	  ○ Rasche Re-Orientierung
		○ Routine-EEG
		 ☐ Schlafentzugs-EEG
		 ○ keine epilepsietypischen Veränderungen
			Konvulsive Synkope (unabhängig von der Ätiologie)	☐ Ätiologische Abklärung (s.u.)

	○ Hinweise auf epileptischen Anfall:
	  ○ lange Bewußtlosigkeit
	  ○ langsame Reorientierung
	  ○ Aurasymptome
	  ○ Zungenbiß
	  ○ frühere Anfälle
		○ Routine-EEG
		 ☐ Schlafentzugs-EEG
		 ☐ Evtl. Video-EEG-Simultan-Aufzeichnung
		 ○ epilepsietypische Potentiale oder
		 ○ postiktaler CK-Anstieg
			Epileptischer Anfall	Weitere Abklärung siehe LL „Erster epileptischer Anfall"

○ Hinweise auf orthostatische Auslösung: ○ nur im Stehen ○ bei nächtlichem Toilettengang ○ Prodromi (Schwarzwerden vor Augen, Übelkeit, Schwitzen etc.)	○ Schellong: Pulsanstieg bei 5 Min Stehen ○ um > 30/Min oder ○ auf > 120/Min	Posturales Tachykardie-Syndrom (POTS)	☐ Ausreichende Zufuhr von Flüssigkeit und NaCl ☐ Midodrin (2-4 x 2,5-10 mg/Tag) ☐ Ausdauertraining ☐ Beta-Blocker	

	○ Schellong: Blutdruck-Abfall bei 3 Min Stehen um
	 ○ > 20 mm Hg syst oder
	 ○ > 10 mm Hg diast
		Dysautonome Synkope bei hypo-adrenerger orthostatischer Hypotension	☐ Ursachensuche:
			  ○ Hypovolämie
			  ■ Medikamente (Antihypertensiva, Neuroleptika etc.)
			  ■ Diabetes
			  ■ M. Parkinson, MSA
				☐ Behandlung der Grunderkrankung
				 ☐ Allgemeinmaßnahmen: Kompressionsstrümpfe, Zufuhr von Flüssigkeit und NaCl
				 ☐ Gegenregulierende physikalische Manöver
				 ☐ Medikamentöse Behandlung:
				  ☐ Fludrocortison (0,1-0,2 mg/Tag)
				  ☐ Midodrin 3 x 2,5-10 mg/Tag

	○ Schellong normal	○ Kipptisch-Untersuchung (45 Minuten) pathologisch	Neurokardiogene Synkope	Weiter siehe Unter-Diagramm
○ Hinweise auf emotionale Auslöser: ○ Schmerz ○ Angst ○ Blutabnahme	(keine weitere Diagnostik)		Emotional induzierte vasovagale Synkope	
○ Hinweise auf kardiovaskuläre Ursache: ○ Auftreten bei Belastung ○ Zyanose ○ Blässe	☐ Herzecho ☐ Belastungs-EKG ☐ CT Thorax (LE?)	Mögliche Diagnosen: ■ Lungenembolie ■ Rhythmusstörungen ■ KHK ■ Klappenvitien u.a.		
○ Hinweise auf cerebrovaskuläre Ursache	☐ Gefäßdiagnostik ☐ Bildgebung	Mögliche Diagnosen: ■ Hirnstamm-TIA ■ Basilaristhrombose		
○ Hinweise auf spezifische Auslösesituationen: ○ Schlucken ○ Husten, Niesen ○ Miktion, Defäkation ○ Valsalva	(keine weitere Diagnostik)	Diagnose: Reflexsynkope		
○ Hinweise auf Carotissinus-Syndrom: Auftreten bei ○ Kopfreklination ○ Rasieren	☐ Duplex-Sonographie: keine relevanten Plaques	☐ Carotis-Druck-Versuch positiv: ☐ Asystolie >= 3 s oder ☐ RR-Abfall > 50 mm Hg oder ☐ RR-Abfall 30 mm Hg + Präsynkope oder ☐ Bradykardie + RR-Abfall	Diagnose: Carotissinus-Syndrom	

Therapie neurokardiogener Synkopen

Neurokardio-gene Synkope	☐ Physikalische Maßnahmen: 　☐ Stehtraining 　☐ Kompressionsstrümpfe 　☐ Zufuhr von Flüssigkeit und NaCl	○ Therapieresistenz (weitere Synkopen)	☐ Medikamentöse Behandlung:: 　☐ Paroxetin 20 mg/Tag 　☐ Midodrin 3 x 2,5-10 mg/Tag 　☐ B-Blocker, z.B. Metoprolol 2 x 50-100 mg/Tag	○ Argumente für Schrittmacherversorgung : 　○ Nachweis einer kardioinhibitorischen Reaktion (Kipptisch) 　○ Versagen der medikamentösen Therapie 　○ Fehlen einer präsynkopalen Phase (keine Zeit zum Hinsetzen) 　○ Kurze Abstände zwischen den Synkopen 　○ Verletzungen im Rahmen der Synkopen	☐ Schrittmacherversorgung

Neurogene Synkopen

Transiente globale Amnesie (= Amnestische Episode)

Was gibt es Neues?

- Sedlaczek et al. (2004) berichten über den Nachweis weniger Millimeter großer MRT-Diffusionsstörungen im lateralen Anteil des Hippokampus, die sich nicht in der Akutphase, wohl aber innerhalb von 48 Stunden nach Beginn der Symptome bei TGA-Patienten nachweisen ließen.
- Differenzierte neuropsychologische Testbatterien können entgegen der eigentlichen TGA-Definition, die eine völlige Restitution innerhalb von 24 Stunden fordert, bei vielen Patienten noch Tage nach dem Ereignis signifikante Einschränkungen des nonverbalen Langzeitgedächtnisses nachweisen (Kessler et al. 2001).

Die wichtigsten Empfehlungen auf einen Blick

- Bei eindeutigem klinischen Bild kann auf weiterführende Diagnostik verzichtet werden (**B**).
- Falls nach Prüfung der diagnostischen Kriterien Zweifel bestehen bleiben, ist die Bildgebung (cMRT, bei Kontraindikationen CCT) erster Schritt zur erweiterten Diagnostik (**A**).
- Das EEG erleichtert die Abgrenzung gegenüber amnestischen epileptischen Attacken (**A**).
- Wenn die klinische Diagnose sicher ist und der Patient unter Aufsicht einer Bezugsperson bleibt, ist eine ambulante Führung des Patienten ohne spezifische Therapie im Einzelfall möglich (**C**).
- Bei unsicherer Abgrenzung gegenüber einer transienten epileptischen Amnesie sowie bei fehlender Überwachungsmöglichkeit innerhalb der häuslichen Umgebung sollte eine stationäre Überwachung für mindestens 24 Stunden bzw. bis zur Rückbildung der Symptome erfolgen (**A**).
- Da der Pathomechanismus der TGA nicht bekannt ist, können keine Empfehlungen hinsichtlich einer Prophylaxe gegeben werden (**A**).

Definition und Klinik

Die transiente globale Amnesie (TGA) ist durch eine akut einsetzende Störung aller Gedächtnisinhalte (visuell, taktil, verbal) für einen Zeitraum von 1 bis maximal 24 Stunden, bei im Mittel 6–8 Stunden gekennzeichnet. Während der Attacke ist die Behaltensspanne für neue Informationen auf 30–180 Sekunden reduziert (anterograde Amnesie), d. h. die Patienten sind nicht in der Lage neue Gedächtnisinhalte zu speichern. Sie sind deshalb zu Zeit und Situation häufig nicht, zur Person jedoch immer orientiert. Es besteht keine Vigilanzminderung, die Patienten sind wach, kontaktfähig und zur Person orientiert. Sie erscheinen ratlos und beunruhigt und stellen wiederholt Fragen nach der Zeit, nach situativen Umständen und Gegenständen, die sich in der eigenen Umgebung in der unmittelbaren Vergangenheit verändert haben. Parallel dazu ist auch der Zugriff auf alte, vor der TGA erworbene Gedächtnisinhalte (retrograde Amnesie) gestört. Dies betrifft vor allem Ereignisse aus der jüngeren Vergangenheit, z. B. Reisen. Die retrograde Amnesie führt auch zu Desorientiertheit, da die Betroffenen die Ereignisse der vorausgehenden Stunden und Tage nicht oder nur unvollständig rekonstruieren können. Während sie nicht in der Lage sind, die Gedächtnisstörung wahrzunehmen, sind sie sehr wohl fähig, auch komplexe zuvor erlernte Tätigkeiten auszuführen, wie z. B. PKW lenken in bekannter Umgebung, Kochen, Kartenspielen.

Bei Fehlen von weiteren neurologischen Defiziten klagen einige Betroffene über unspezifische Begleitsymptome wie Übelkeit, Schwindel oder Kopfschmerzen. Migränetypischer Kopfschmerz oder Aurasymptome werden hingegen nicht beschrieben. Etwa die Hälfte der TGAs tritt augenscheinlich spontan auf; in den übrigen Fällen gehen der Symptomatik Situationen voraus (z. B. Joggen, emotionale Belastungen, Zahnarztbesuch, Geschlechtsverkehr), die als „Auslöser" in Frage kommen. Nach Abklingen der TGA bleibt eine mnestische Lücke von mehreren Stunden nach Beginn der Symptomatik zurück, eine retrograde Amnesie von 0,5–8 Stunden kann ebenfalls persistieren. Die Inzidenz der TGA, die bei Männern und Frauen ungefähr gleich häufig auftritt, beträgt 5–10/100 000 Einwohner/Jahr, 75 % der Attacken ereignen sich zwischen dem 50.–70. Lebensjahr, nur wenige Fälle treten vor dem 40. Lebensjahr auf. Bis zu 18 % der Betroffenen erleiden mehr als eine TGA (Gandolfo et al. 1996).

Die Diagnose der TGA stützt sich auf die neurologische und orientierende neuropsychologische Untersuchung und den Ausschluss in Frage kommender Differenzialdiagnosen (s. u.) und kann in aller Regel sowohl im Akut-

stadium als auch danach anhand der Kriterien von Caplan (1985) sowie Hodges und Warlow (1990a) rein klinisch gestellt werden:
- akut beginnende und ausgeprägte Neugedächtnisstörung,
- Dauer mindestens 1 Stunde, Rückbildung innerhalb von 24 Stunden,
- Fehlen fokal-neurologischer Symptome und zusätzlicher kognitiver Defizite,
- Bewusstseinsstörung, Desorientierung zur Person,
- kein vorangehendes Trauma oder Epilepsie.

Klinische Symptome, die über die Gedächtnisstörung und leichte vegetative Beschwerden hinausgehen, d. h. Somnolenz, starke Kopfschmerzen, Erbrechen, Verwirrtheit oder eine inkomplette Rückbildung nach mehr als 24 Stunden sprechen gegen eine TGA.

Pathophysiologie

Die Ursache der transienten globalen Amnesie ist unbekannt. Aufgrund des klinischen Bildes wird von einer passageren Funktionsstörung mediobasaler Temporallappenanteile unter Einschluss der beiden Hippocampi ausgegangen, da diese Strukturen sowohl in die Gedächtniskonsolidierung als auch den Abruf von Gedächtnisinhalten involviert sind (Kritchevsky u. Squire 1989). Eine Assoziation mit vaskulären Erkrankungen besteht nicht.

Aufgrund einer Reihe klinischer Parallelen (Auslösung durch äußere Faktoren, reversible Symptomatik) wurde von mehreren Autoren (Caplan et al. 1981, Olesen u. Jorgensen 1986) ein Zusammenhang zwischen TGA und Migräne vermutet. Interessanterweise weisen 12–30% der TGA-Patienten eine positive Migräneanamnese auf (Caplan et al. 1981, Hodges u. Warlow 1990b). Bei ca. 10% der TGA-Patienten kommt es während oder unmittelbar nach der Attacke zu Kopfschmerzen. Mehrere Fallkontrollstudien ergaben eine erhöhte Migräneprävalenz bei TGA-Patienten. Gegen eine Interpretation der TGA als Migräneäquivalent spricht, dass immerhin 23% aller Menschen mindestens eine klassische Migräneattacke in ihrem Leben erleiden (Green 1977) und dass die Migräne im Alter an Ausprägung und Häufigkeit abnimmt, während die TGA ihren Häufigkeitsgipfel im höheren Lebensalter erreicht.

Als gemeinsames pathophysiologisches Korrelat von Migräne und TGA wurde die sog. „Spreading depression" (Leao 1944) vermutet, bei der eine über den Kortex wandernde Depolarisationsfront zu einem passageren neurologischen Defizit führt. Allerdings ist die SD bis heute lediglich bei Nagetieren und noch nie überzeugend beim Menschen nachgewiesen worden (Röther 2000). Auch hält sich die SD nicht an Gefäßterritorien und kann damit nicht erklären, warum bei einer TGA keine weiteren neurologischen Defizite auftreten. Während die SD beim Nagetier zur ADC-Erniedrigung im diffusionsgewichteten MRT führt, konnten diese Veränderungen noch nie im Rahmen von Migräne- oder TGA-Attacken beim Menschen nachgewiesen werden.

Von anderen Autoren (Fisher 1982; Mumenthaler u. Treig 1984; Klötzsch et al. 1996) wurde auf die Häufigkeit von Situationen vor der TGA hingewiesen, die mit einem valsalvaähnlichen Atemmuster einhergehen (27–47%). So hat sich z. B. im angelsächsischen Sprachraum der Begriff der „Amnesia by the seaside" für eine TGA nach einem Sprung in kaltes Wasser etabliert. Basierend auf diesen Beobachtungen stellte Lewis (1998) die Hypothese auf, dass es durch den erhöhten intrathorakalen Druck (kurzfristig bis 300 mmHg) zu einem reduzierten venösen Rückstrom zum Herzen und einer gleichzeitigen intrakraniellen venösen Hypertension kommt. Dieser Mechanismus könnte mit einer konsekutiven passageren venösen Ischämie gedächtnisrelevanter Areale assoziiert sein. Sander et al. (2000) und Maalikjy et al. (2003) konnten farbduplexsonographisch nachweisen, dass bei 73% der TGA-Patienten inkompetente Venenklappen der V. jugularis interna mit einem Reflux nachweisbar sind, was eine passagere venöse Kongestion begünstigen könnte.

Auch die Möglichkeit paradoxer Hirnembolien, die – durch Valsalvamanöver begünstigt – eine TGA auslösen, wurde diskutiert (Klötzsch et al. 1996). Obwohl mit einer Prävalenz von 55% deutlich häufiger als in der Gesamtbevölkerung (25%) Vorhofseptumdefekte nachgewiesen werden konnten, erscheint es wenig plausibel, dass paradoxe Embolien ein solch monomorphes und immer passageres neurologisches Defizit auslösen können.

Weitere Erklärungsversuche berücksichtigen die Beobachtung, dass gelegentlich einer TGA ein emotional belastendes Ereignis (z. B. Tod einer nahe stehenden Person) vorausgeht (Inzitari et al. 1997).

Differenzialdiagnose

Im Wesentlichen muss eine TGA klinisch von amnestischen epileptischen Attacken (Palmini et al. 1992) abgegrenzt werden. Diese zeichnen sich durch eine Dauer von weniger als 1 Stunde, mehr als 2 Attacken/6 Monaten und typischerweise dem Auftreten unmittelbar nach dem Erwachen aus dem Schlaf aus. Die Betroffenen sind ebenfalls in der Lage, komplexe Tätigkeiten (z. B. Schreiben, Telefonieren) auszuüben, sie stellen jedoch keine repetitiven, ängstlichen Fragen. Das interiktale EEG ist zumeist auffällig, immer finden sich in der Anamnese auch Hinweise für klassische komplex-partielle Anfälle.

Weitere Differenzialdiagnosen, die zu akut einsetzenden Gedächtnisstörungen führen und sich in der Regel ohne weiteres klinisch und anamnestisch abgrenzen lassen:
- Commotio cerebri (Hinweise für Trauma, Prellmarken, vorausgehende Bewusstlosigkeit),
- Amnesie nach zerebraler Angiographie, insbesondere im Vertebralisstromgebiet (Versorgung der hinteren Abschnitte des Hippocampus aus der A. cerebri posterior),

- Intoxikationen (Anamnese, Somnolenz, α-EEG, toxikologisches Screening),
- Initialstadium einer Herpesenzephalitis (Fieber, subakutes Einsetzen, begleitende Sprachstörung, weitere fokal-neurologische Auffälligkeiten),
- Blutung/Ischämie im Bereich von Hippocampus und Thalamus (Somnolenz, weitere kognitive und fokal-neurologische Defizite),
- psychogene Gedächtnisstörungen (jüngere Personen bei emotionalem Trauma, meist nur retrograde Amnesie).

Zusatzuntersuchungen

Notwendig

Bei eindeutigem klinischen Bild ist keine Diagnostik erforderlich (**B**).

Im Einzelfall erforderlich

cMRT (bei Kontraindikationen CCT)

Falls nach Prüfung der diagnostischen Kriterien (s. o.) Zweifel bestehen bleiben, ist die Bildgebung meist erster Schritt zur erweiterten Diagnostik (**A**).

EEG

Die Betroffenen haben ein unauffälliges oder nur unspezifisch verändertes EEG, gelegentlich finden sich Theta- und Deltawellen in den temporalen Ableitungen. Das Verfahren erleichtert die Abgrenzung gegenüber amnestischen epileptischen Attacken (Jacome 1989) (**A**).

Wertigkeit unklar

99mTC-SPECT

Mit dieser Methode wurden uneinheitlich während der TGA, aber auch teilweise nach Abklingen der klinischen Symptomatik Perfusionsstörungen im Thalamus (Nardone et al. 2004), mediotemporal beidseits (Stillhard et al. 1990) und auch frontal nachgewiesen.

PET

Kasuistisch wurde mit der PET mehrere Tage nach einer TGA ein reduzierter zerebraler Blutfluss im Hippocampus (Eustache et al.1997), im frontalen Kortex und im Thalamus (Guillery et al. 2002) nachgewiesen.

Diffusionsgewichtetes MRT

MRT-Untersuchungen von TGA-Patienten haben uneinheitliche Ergebnisse erbracht. Während Gass et al. (1999) in der DWI-Wichtung keine Signalveränderungen beobachteten, berichten Sedlaczek et al. (2004) über wenige Millimeter große Diffusionsstörungen im lateralen Anteil des Hippocampus, die sich nicht in der Akutphase, wohl aber innerhalb von 48 Stunden nach Beginn der Symptome bei 26 von 31 Patienten nachweisen ließen.

Extra- und transkranielle Doppler- bzw. Farbduplexsonographie

Bis heute konnte nicht überzeugend nachgewiesen werden, dass nach den strikten Diagnosekriterien von Caplan eine TGA auch Folge einer arterioarteriellen oder kardialen Embolie sein kann. Auch haben Patienten nach einer TGA kein erhöhtes Schlaganfallrisiko (Hodges u. Warlow 1990a). Es ist jedoch aus Einzelfallbeschreibungen (Ott u. Saver 1993) bekannt, dass ischämische Ereignisse im vertebrobasilären Stromgebiet in Kombination mit anderen klinischen Defiziten auch mnestische Störungen verursachen können. Wenn ein Patient erst nach Abklingen einer mnestischen Störung einen Neurologen aufsucht und auch durch fremdanamnestische Angaben begleitende Hirnstammsymptome nicht sicher ausgeschlossen werden können, ist eine Gefäßdiagnostik des vertebrobasilären Stromgebietes erforderlich (**B**).

Neuropsychologische Testung

Differenzierte neuropsychologische Testbatterien können entgegen der eigentlichen TGA-Definition, die eine völlige Restitution innerhalb von 24 Stunden fordert, bei vielen Patienten noch Tage nach dem Ereignis signifikante Einschränkungen des nonverbalen Langzeitgedächtnisses nachweisen (Kessler et al. 2001).

Therapie

Ambulant

Wenn die klinische Diagnose sicher ist und der Patient unter Aufsicht einer Bezugsperson bleibt, ist eine ambulante Führung des Patienten ohne spezifische Therapie im Einzelfall möglich (**C**).

Stationär

Bei differenzialdiagnostischen Erwägungen und klinisch bzw. anamnestisch unsicherer Abgrenzung gegenüber einer transienten epileptischen Amnesie sowie bei fehlender Überwachungsmöglichkeit innerhalb der häusli-

Umgebung sollte eine stationäre Überwachung für mindestens 24 Stunden erfolgen (**A**).

Prophylaxe

18 % der Betroffenen erleiden mindestens eine weitere TGA, was trotz der „Gutartigkeit" des Krankheitsbildes sowohl von den Patienten als auch von Angehörigen als dramatisch empfunden wird. Da jedoch der Pathomechanismus der TGA nicht bekannt ist und auch empirische Daten dazu fehlen, können keine Empfehlungen hinsichtlich einer Prophylaxe gegeben werden. Eine solche ist aufgrund der Gutartigkeit des Krankheitsbildes auch nicht notwendig (**A**).

Expertengruppe

Prof. Dr. med. C. Klötzsch, Allensbach
Prof. Dr. med. D. Sander, München
Federführend: *Prof. Dr. Christof Klötzsch, Kliniken Schmieder Allensbach und Hegau-Klinikum Singen, Neurologische Akutabteilung, Zum Tafelholz 8, 78476 Allensbach*
e-mail: c.kloetzsch@kliniken-schmieder.de

Literatur

Bender, M. (1956): Syndrome of isolated episode of confusion with amnesia. J. Hillside Hosp. 5, 212–215.
Caplan, L., F. Chedru, F. Lhermitte, C. Mayman (1981): Transient global amnesia and migraine. Neurology 31, 1167–1170.
Caplan, L. (1985): Transient global amnesia. In: Vinken, P. J., G. W. Bruyn. H. L. Klawans, eds., Handbook of Clinical Neurology, Volume 45. Elsevier, Amsterdam, 205–218.
Eustache, F., B. Desgranges, M. C. Petit-Taboue, V. de la Sayette, V. Piot, C. Sable, G. Marchal, J. C. Baron (1997): Transient global amnesia: implicit/explicit memory dissociation and PET assessment of brain perfusion and oxygen metabolism in the acute stage. J. Neurol. Neurosurg. Psychiatry 63, 357–367.
Fisher, C. M., R. D. Adams (1958): Transient global amnesia. Transactions of the American Neurological Association 83, 143–146.
Fisher, C. M. (1982): Transient global amnesia. Precipitating activities and other observations. Arch. Neurol. 39, 605–608.
Gandolfo, C., C. Caponnetto, M. Conti, N. Dagnino, M. Del Sette, A. Primavera (1992): Prognosis of transient global amnesia: a long-term follow-up study. Eur. Neurol. 32, 52–57.
Gass, A., J. Gaa, J. Hirsch, A. Schwartz, M. G. Hennerici (1999): Lack of evidence of acute ischemic tissue change in transient global amnesia on single-shot echo-planar diffusion-weighted MRI. Stroke 30, 2070–2072.
Green, J. E. (1977): A survey of migraine in England 1975–1976. Headache 17, 67–68.
Guillery, B., B. Desgranges, V. de la Sayette, B. Landeau, F. Eustache, J. C. Baron (2002): Transient global amnesia: concomitant episodic memory and positron emission tomography assessment in two additional patients. Neurosci. Lett. 325, 62–66.
Hodges, J. R., C. P. Warlow (1990a): The aetiology of transient global amnesia. A case-control study of 114 cases with prospective follow-up. Brain 113, 639–657.
Hodges, J. R., C. P. Warlow (1990b): Syndromes of transient amnesia: Towards a classification. A study of 153 cases. J. Neurol. Neurosurg. Psychiatry 53, 834–843.
Inzitari, D., L. Pantoni, M. Lamassa, S. Pallanti, G. Pracucci, P. Marini (1997): Emotional arousal and phobia in transient global amnesia. Arch. Neurol. 54, 866–873.
Jacome, D. E. (1989): EEG features in transient global amnesia. Clin. Electroencephalogr. 20, 183–192.
Kessler, J., H. J. Markowitsch, J. Rudolf, W. D. Heiss (2001): Continuing cognitive impairment after isolated transient global amnesia. Int. J. Neurosci. 106, 159–168.
Klötzsch, C., U. Sliwka, P. Berlit (1996): An increased frequency of patent foramen ovale in patients with transient global amnesia. Arch. Neurol. 53, 504–508.
Kritchevsky, M., L. Squire (1989): Transient global amnesia. Evidence for extensive, temporally graded retrograde amnesia. Neurology 39, 213–218.
Leao, A. A. P. (1944): Spreading depression of activity in the cerebral cortex. J. Neurophysiol. 7, 359–391.
Lewis, S. L. (1998): Aetiology of transient global amnesia. Lancet. 352, 397–399.
Maalikjy Akkawi, N., C. Agosti, G. P. Anzola, B. Borroni, M. Magoni, A. Pezzini, L. Rozzini, L. A. Vignolo, A. Padovani (2003): Transient global amnesia: a clinical and sonographic study. Eur. Neurol. 49, 67–71.
Mumenthaler, M., T. Treig (1984): Amnestic episodes. Analysis of 111 personal cases. Schweiz. Med. Wochenschr. 114, 1163–1170.
Olesen, J., M. Jorgensen (1986): Leao's spreading depression in the hippocampus explains transient global amnesia. A hypothesis. Acta Neurol. Scand. 73, 219–220.
Ott, B. R., J. L. Saver (1993): Unilateral amnesic stroke. Six new cases and a review of the literature. Stroke 24, 1033–1042.
Palmini, A. L., P. Gloor, M. Jones-Gotman (1992): Pure amnestic seizures in temporal lobe epilepsy. Definition, clinical symptomatology and functional anatomical considerations. Brain 115, 749–769.
Röther, J. (2000): „Spreading depression" und Periinfarktdepolarisationen. Der Nervenarzt 71, 84–90.
Sander, D., K. Winbeck, T. Etgen, R. Knapp, J. Klingelhofer, B. Conrad (2000): Disturbance of venous flow patterns in patients with transient global amnesia. Lancet 356, 1982–1984.
Sedlaczek, O., J. G. Hirsch, E. Grips, C. N. Peters, A. Gass, J. Wohrle, M. Hennerici (2004): Detection of delayed focal MR changes in the lateral hippocampus in transient global amnesia. Neurology 62, 2165–2170.
Stillhard, G., T. Landis, R. Schiess, M. Regard, G. Sialer (1990): Bitemporal hypoperfusion in transient global amnesia: 99m-Tc-HMPAO SPECT and neuropsychological findings during and after an attack. J. Neurol. Neurosurg. Psychiatry 53, 339–342.
Tardone, R., E. C. Buffone, M. F. Matullo, F. Tezzon (2004): Motor cortex excitability in transient global amnesia. J. Neurol. 251, 42–46.

Extrapyramidal-motorische Erkrankungen

Parkinson-Syndrome

Was gibt es Neues?

Unter der Dauereinnahme von Pergolid wurden z.T. schwerwiegende Herzklappenfibrosen beschrieben. Einzelfallberichte über ähnliche Herzklappenveränderungen unter der Therapie mit Bromocriptin und Cabergolin lassen an einen Effekt der Substanzklasse der Ergot-Dopamin-Agonisten denken. Unklar bleibt jedoch, ob dies eine für alle Dopamin-Agonisten gemeinsame Komplikation darstellt. Sowohl Inzidenz, Prävalenz, Pathogenese als auch Dosis- oder Einnahmedauerabhängigkeit und Reversibilität dieser Veränderungen sind bislang nicht geklärt. Im Abschnitt „Medikamentöse Behandlung" finden sich die Empfehlungen zur Vorgehensweise beim Einsatz von Dopamin-Agonisten.

Untersuchungen der Lebensqualität haben gezeigt, dass Schlafstörungen, Schmerzen und Depressionen wichtige Faktoren sind. Nach vorläufigen Studien spielen Dyskinesien für die Lebensqualität von Parkinson-Patienten in den ersten 4 Krankheitsjahren keine Rolle. Ob sich dies für spätere Krankheitsstadien ändert, bleibt offen.

Die tiefe Hirnstimulation ist fester Bestandteil der Therapie und zählt zu einer der potentesten Behandlungsmethoden der Parkinson-Krankheit im fortgeschrittenen Stadium. Erste Studien über 5 Jahre zeigen eine anhaltende Wirkung auf motorische Symptome im Beobachtungszeitraum für die Stimulation des Nucleus subthalamicus.

Die bereits in einigen offenen Studien nachgewiesene Wirksamkeit des Cholinesterasehemmers Rivastigmin auf kognitive Funktionen bei Parkinson-Patienten konnte in einer 24-wöchigen randomisierten, doppelblinden und placebokontrollierten Multizenterstudie belegt werden.

Im Verlauf des Jahres 2005 wird der MAO-B-Hemmer Rasagilin auf dem deutschen Markt eingeführt. Vorliegende Daten zeigen einen milden symptomatischen Effekt.

Mit der Kombinationstherapie von Levodopa + Carbidopa + Entacapon in einer Tablette steht ein für die Tabletteneinnahme vereinfachtes Therapieregime bei fluktuierenden Parkinson-Patienten zur Verfügung.

Tolcapone ist 2005 unter Einschränkungen für die Behandlung des fortgeschrittenen Stadiums der Parkinson-Krankheit wieder zugelassen.

Die wichtigsten Empfehlungen auf einen Blick

- Die Diagnose der Parkinson-Krankheit wird klinisch gestellt (**A**). Mindestens einmal sollte eine strukturelle zerebrale Bildgebung (CT oder MRT) im Rahmen der Basisdiagnostik erfolgen (**B**). Neue Zusatzuntersuchungen erlauben eine präzisere Abgrenzung von den nichtidiopathischen Erkrankungen.
- Parkinson-Patienten unter 70 Jahre ohne wesentliche Komorbidität: Therapieeinleitung der ersten Wahl ist die Monotherapie mit einem Dopamin-Agonisten (**A**). Bei unzureichender Wirkung einer Monotherapie mit Dopamin-Agonisten oder Unverträglichkeit, bevor eine ausreichend wirksame Dosis erreicht wurde, wird zur weitergeführten Agonistentherapie eine Kombinationstherapie mit L-Dopa eingeleitet (**A**).
- Parkinson-Patienten über 70 Jahre oder multimorbide Patienten: Therapieeinleitung der ersten Wahl ist die Monotherapie mit Levodopa (**A**). Bei älteren und multimorbiden Patienten sollte eine Monotherapie mit L-Dopa fortgesetzt werden, solange keine Wirkungsfluktuationen oder andere Therapiekomplikationen auftreten (**A**).
- Bei Patienten, die neu auf eine Therapie mit einem Ergot-Dopamin-Agonisten eingestellt werden, ist eine kardiovaskuläre Untersuchung durch einen Kardiologen, einschließlich transthorakaler Echokardiographie, durchzuführen. Hierdurch soll eine bereits vorbestehende Herzklappenerkrankung ausgeschlossen werden (**A**).
- Patienten unter einer Therapie mit Ergot-Dopamin-Agonisten sollten halbjährlich einer körperlichen Untersuchung mit Auskultation des Herzens und der Lunge, sowie jährlich einer transthorakalen Echokardiographie unterzogen werden (**B**).

Einführung

Das idiopathische Parkinson-Syndrom ist mit einer Prävalenz von 100–200/100000 Einwohnern in Deutschland eine der häufigsten neurologischen Erkrankungen. Bei den über 65-Jährigen liegt die Prävalenz bei 1800/100000. Mit der Veränderung der Altersstruktur der Bevölkerung ist in Zukunft mit einer weiter steigenden Zahl von Patienten zu rechnen.

Die immer vielfältiger werdenden Möglichkeiten der Diagnostik und Therapie des Parkinson-Syndroms erfordern einen zuverlässigen, an den aktuellen wissenschaftlichen Erkenntnissen orientierten Standard für die Versorgung der Patienten. Zudem sind in den letzten Jahren Therapiestrategien entwickelt worden, die das Auftreten von Spätkomplikationen, die einen großen Teil der Krankheitskosten und der Morbidität verursachen, zumindest zum Teil zeitlich aufschieben können. Insofern bedarf es auch aus „präventiven" Gesichtspunkten einer rationalen, evidenzbasierten Behandlungsrichtlinie.

Ziele und Anwendungsbereich

Die vorliegende Leitlinie ist eine **nationale** Leitlinie. Sie soll eine **Entscheidungshilfe** für die Betreuung, Diagnostik und Therapie von Parkinson-Patienten im **ambulanten** und **stationären nervenärztlichen/neurologischen** Bereich geben.

Diese Leitlinie richtet sich vorwiegend an Neurologen und Nervenärzte, da Diagnostik und Therapie von Parkinson-Syndromen fachspezifisch sind. Diese Leitlinie wird mit der Selbsthilfeorganisation von Patienten und Angehörigen abgestimmt. Sie wird als Grundlage für ärztliche Fortbildungsmaßnahmen und Patienteninformationen dienen. Eine Differenzierung zwischen „label"- und „off label"-Gebrauch von Medikamenten wird nicht vorgenommen.

Im Zentrum der Parkinson-Syndrome steht das **Idiopathische Parkinson-Syndrom** (IPS) oder der „Morbus Parkinson". Daher konzentriert sich die vorliegende Version im Wesentlichen auf dieses Krankheitsbild. Andere Parkinson-Syndrome (PS) werden insoweit berücksichtigt, als dies für die Differenzialdiagnose zum IPS notwendig ist. Anmerkungen zu diesen Krankheitsbildern finden sich im Anhang. Die Leitlinien behandeln nicht die diagnostischen und therapeutischen Aspekte der Betreuung von multimorbiden Parkinson-Patienten, z.B. von Patienten mit einer Komorbidität wie z.B. einer zerebrovaskulären Erkrankung und eines IPS.

Verantwortlichkeit
Das Kompetenznetz Parkinson (KNP) wurde von der Deutschen Gesellschaft für Neurologie (DGN) als der zuständigen Fachgesellschaft innerhalb der Arbeitsgemeinschaft der Wissenschaftlichen Medizinischen Fachgesellschaften (AWMF) mit der Entwicklung der Leitlinien für die Parkinson-Syndrome beauftragt. Das KNP ist ein vom Bundesministerium für Bildung und Forschung (BMBF) gefördertes Projekt, dessen Ziel es ist, wissenschaftliche und klinische Forschung sowie die klinische Praxis auf allen Versorgungsebenen bundesweit zu vernetzen. Die Leitlinienerstellung ist eine explizite Forderung des Drittmittelgebers an das KNP. Die Deutsche Parkinson-Gesellschaft (DPG) wurde an der Konsensusbildung beteiligt. Ebenso wurden die Leitlinien der Patientenselbsthilfegruppe Deutsche Parkinson-Vereinigung e.V. (dPV) vorgelegt. Der Bund Deutscher Neurologen (BDN) und der Bundesverband Deutscher Nervenärzte (BVDN) wurde an der Konsensus-Bildung beteiligt. Die Deutsche Gesellschaft für Neurochirurgie ist im chirurgischen Abschnitt beteiligt worden.

Definition

Diese Klassifikation trennt zwischen dem Parkinson-Syndrom als syndromatischem Oberbegriff und den verschiedenen Ätiologien (idiopathisches, nichtidiopathisches Parkinson-Syndrom).

Parkinson-Syndrome (PS) sind definiert durch das Vorliegen einer **Akinese** und eines der folgenden, in unterschiedlicher Gewichtung auftretenden **Kardinalsymptomen**:
- Rigor,
- Ruhetremor,
- posturale Instabilität.

Fakultative Begleitsymptome sind:
- sensorische Symptome (Dysästhesien und Schmerzen),
- vegetative Symptome (Störungen von Blutdruck, Temperaturregulation, Harnblasenfunktion und sexuellen Funktionen),
- psychische Symptome (vor allem Depression),
- kognitive Symptome (frontale Störungen, in fortgeschrittenen Stadien Demenz).

Klassifikation

Parkinson-Syndrome werden in 4 Gruppen klassifiziert:
1. Das familiäre Parkinson-Syndrom (PARK 1 bis PARK 8, PARK 10, 11)
2. Das **idiopathische** Parkinson-Syndrom (IPS, Parkinson-Krankheit; ca. 75% aller PS) wird hinsichtlich der klinischen Symptome eingeteilt in folgende Verlaufsformen:
   - akinetisch-rigider Typ,
   - Äquivalenz-Typ,
   - Tremordominanz-Typ,
   - monosymptomatischer Ruhetremor (seltene Variante),
   - Demenz vom Lewy-Körper-Typ (DLB) – siehe Anhang, „Andere degenerative Erkrankungen", S. 67.
3. **Symptomatische** (sekundäre) Parkinson-Syndrome und häufigere **Differenzialdiagnosen**:
   - vaskulär (subkortikale vaskuläre Enzephalopathie),
   - Normaldruckhydrozephalus,
   - medikamenteninduziert:
     – klassische Neuroleptika, Antiemetika, Reserpin,
     – Lithium,
     – Kalziumantagonisten: Cinnarizin, Flunarizin,
     – Valproinsäure,
   - tumorbedingt,
   - posttraumatisch,
   - toxininduziert (z.B. Kohlenmonoxid, Mangan),
   - entzündlich (AIDS-Enzephalopathie oder seltene Enzephalitiden),

- metabolisch (z. B. Morbus Wilson, Hypoparathyreoidismus),
- Depression,
- essentieller Tremor.
4. Parkinson-Syndrome im Rahmen anderer **neurodegenerativer** Erkrankungen (atypische Parkinson-Syndrome):
- Multisystematrophie (MSA), Parkinson-Typ (MSA-P) oder zerebellärer Typ (MSA-C),
- progressive supranukleäre Blickparese (PSP),
- kortikobasale Degeneration (CBD),
- spinozerebelläre Atrophien (einige Subtypen),
- Demenz vom Lewy-Körper-Typ (DLB; Variante des IPS). Die DLB ist höchstwahrscheinlich eine weitere Verlaufsform des IPS (siehe Anhang, „Andere degenerative Erkrankungen", S. 67).

Diagnostik

Diagnostische Kriterien

Die klinische Diagnose eines IPS erfolgt in **4** Schritten:
1. Es wird das Vorliegen eines Parkinson-Syndroms (PS) nachgewiesen.
2. Es wird das Vorliegen eines symptomatischen PS oder häufiger Differenzialdiagnosen ausgeschlossen.
3. Es werden typische Warnsymptome für das Vorliegen einer nichtidiopathischen Erkrankung beachtet.
4. Im weiteren Verlauf der Erkrankung wird das idiopathische PS, soweit möglich, durch ergänzende Kriterien bestätigt.

1. Schritt: Diagnose eines Parkinson-Syndroms
Akinese (Verlangsamung bei der Initiierung und Durchführung willkürlicher Bewegungen, progressive Verlangsamung und Abnahme der Amplitude bei repetitiven Bewegungen) *und mindestens eines der folgenden Symptome:*
- muskulärer **Rigor,**
- **Ruhetremor** (4–6, selten 9 Hz; Auftreten in Ruhe, Abnahme bei Bewegungen),
- **posturale Instabilität**, die nicht primär durch visuelle, vestibuläre, zerebelläre oder propriozeptive Störungen erklärbar ist.

2. Schritt: Anamnestische Kriterien, die auf ein symptomatisches PS oder häufige DD hinweisen können:
- Behandlung mit Neuroleptika oder anderen Dopaminrezeptorblockern, mit Valproinsäure zum Zeitpunkt der Erstmanifestation der Parkinson-Symptome,
- Nachweis eines zerebralen Tumors oder Hydrocephalus communicans im CCT,
- wiederholte zerebrale ischämische Insulte, die mit einer stufenweisen Verschlechterung der Parkinson-Symptomatik assoziiert waren,
- rezidivierende Schädel-Hirn-Traumen in der Vorgeschichte,
- diagnostisch gesicherte Enzephalitis in der Vorgeschichte,
- seltene Intoxikationen,
- Remissionen über längere Perioden (bei den extrem seltenen psychogenen Parkinson-Symptomen).

3. Schritt: Warnsymptome, die auf ein atypisches PS hinweisen können:
- Nichtansprechen auf hohe Dosen L-DOPA (1000 mg/d) nach Ausschluss einer Malresorption (z. B. im Dünndarmbereich),
- frühzeitig im Verlauf auftretende schwere Störungen des autonomen Nervensystems (orthostatische Hypotension, Synkopen, Impotenz oder verringerte genitale Empfindlichkeit, Urininkontinenz oder -retention, Anhidrose),
- supranukleäre vertikale Blickparese,
- zerebelläre Zeichen,
- okulogyre Krisen,
- frühe posturale Instabilität und Stürze,
- positives Zeichen nach Babinski, soweit nicht anderweitig erklärt (z. B. Schlaganfall),
- innerhalb des 1. Jahres auftretende Demenz mit Sprach- und Gedächtnisstörungen,
- innerhalb des 1. Jahres auftretende fluktuierende visuelle Halluzinationen,
- Apraxie,
- Somnolenzphasen, spontan oder nach Neuroleptikagebrauch,
- ausgeprägter Antecollis,
- deutliche Dysarthrie,
- deutliche Dysphagie.

4. Schritt: Unterstützende Kriterien für ein idiopathisches Parkinson-Syndrom
Wenn mindestens drei der folgenden Symptome gegeben sind, spricht dies für ein sicheres idiopathisches Parkinson-Syndrom:
- einseitiger Beginn und/oder persistierende Asymmetrie im Krankheitsverlauf (einschließlich L-Dopa-induzierter Dyskinesien),
- Ruhetremor (s. o.),
- eindeutig positives Ansprechen (> 30% Verbesserung) auf L-DOPA (ohne dass das Symptom Ruhetremor ansprechen muss),
- nicht durch Zusatzsymptome (Systemüberschreitung) komplizierter klinischer Verlauf von 10 oder mehr Jahren.

Klinische und apparative Untersuchungen

Basisdiagnostik

Komplette klinisch-neurologische Untersuchung
Die Diagnose der Parkinson-Krankheit wird klinisch gestellt. Zusatzuntersuchungen helfen beim Ausschluss von nichtidiopathischen Parkinson-Syndromen. Zu den notwendigen klinischen Untersuchungen gehören:

Komplette neurologische Untersuchung mit besonderer Aufmerksamkeit auf:
- anamnestische Angaben zu Beginn, Dauer, autonomen Funktionen, Familienanamnese,
- Akinese, Rigor, Tremor, Standstörungen (siehe auch Unified Parkinson's Disease Rating Scale),
- Okulomotorikstörungen: Sakkadengeschwindigkeit, vertikale Blickparese, VOR, Fixationssuppression des VOR,
- frontale Zeichen wie Primitivreflexe oder motorische Perseverationen,
- zerebelläre Zeichen,
- Pyramidenbahnzeichen,
- Symptome einer Demenz,
- Symptome einer Apraxie,
- Schellong-Test,
- Symptome einer psychiatrischen Störung (insbesondere Hinweise auf eine Depression und/oder frühe – spontane – fluktuierende visuelle Halluzinationen).

Staging
- Hoehn & Yahr
- Unified Parkinson's Disease Rating Scale (UPDRS)

Zerebrale strukturelle Bildgebung
Eine Reihe von Differenzialdiagnosen können ohne Bildgebung nicht ausgeschlossen werden. Dennoch besteht kein Konsens, ob auch bei klassischem klinischen Bild eines PS ohne offensichtliche Zusatzsymptome eine Bildgebung erforderlich ist. Die überwiegende Mehrheit der in der Konsensusbildung beteiligten Personen empfiehlt mindestens einmal eine Bildgebung im Rahmen der Diagnostik. Mit der Computertomographie (CT) des Gehirns können folgende Differenzialdiagnosen ausgeschlossen bzw. unwahrscheinlich gemacht werden:
- (frontale) Raumforderung (CT),
- Normaldruckhydrocephalus (CT),
- Mikrogefäßerkrankung oder ischämische Läsionen (CT/MRT).

Für die Bestätigung einiger nichtidiopathischer Parkinson-Syndrome gibt es fakultative Befunde in der Kernspintomographie, die daher bei begründetem Verdacht den Einsatz der Methode rechtfertigen.
Zeichen für eine **MSA** (MRT):
- Signalabschwächung in den dorsolateralen Anteilen des Putamens in T2-gewichteten Sequenzen,
- hyperintenses Band an der Grenze zwischen lateralem Putamen und Capsula externa in T2-gewichteten Sequenzen,
- Cross-bun sign (Kreuzungszeichen, „Semmel"-Zeichen) in der Pons,
- Kleinhirnatrophie,
- hyperdense Darstellung des Linsenkerns in der DWI (Diffusion Weighted Imaging)-Gewichtung.

Zeichen für eine **PSP** (MRT):
- Verschmächtigung der Mittelhirnschenkel (sog. „Mickey-Mouse"-Zeichen),
- verminderter a.-p. Durchmesser des Mittelhirns < 15 mm.

Zeichen für eine **kortikobasale Degeneration**:
- fokale, zu Beginn meist uni-hemisphärisch betonte parietale Atrophie.

Bei Hinweisen auf Komplikationen (z. B. kognitive Störungen) oder besondere Risikofaktoren (Gefäßerkrankungen) **erweiterte Diagnostik** mit
- quantitativer neuropsychologischer Untersuchung,
- Elektroenzephalogramm,
- Doppler- und Duplexsonographie der zerebralen Arterien, extra- und intrakraniell,
- kardiale Diagnostik (EKG vor und unter Pharmakotherapie).

Verlaufsuntersuchungen

Klinisch-neurologische Untersuchung
- Mindestens halbjährlich
- oder bei besonderen Therapieproblemen (s. u.).

Staging
- Hoehn & Yahr (jährlich)
- UPDRS (jährlich)

Spezielle diagnostische Methoden, die bei Erkrankungsbeginn vor dem 50. Lebensjahr notwendig werden können.
Bestimmung von Kupfer und Coeruloplasmin im Serum und Bestimmung der Ausscheidung von Kupfer im 24-Stunden-Sammelurin (Ausschluss von Morbus Wilson).

L-Dopa-Test

Das Ansprechen auf L-Dopa gehört zu den bestätigenden diagnostischen Kriterien für ein idiopathisches Parkinson-Syndrom. Dies kann durch optimale Einstellung auf L-Dopa innerhalb weniger Tage oder durch den L-Dopa-Test geprüft werden. Der L-Dopa-Test (oder der seltener durchgeführte Apomorphin-Test) werden als spezielle neurologische Funktionstests bei Parkinson-Patienten eingesetzt, um festzustellen, ob ein Symptom L-Dopa-sensitiv ist und daher auf die nigrostriatale Funktionsstörung zurückgeht. Er kann zur Frühdiagnose und in jedem Stadium der Erkrankung indiziert sein, wenn unklare oder atypische Symptome auftreten.
Durchführung des L-Dopa-Tests (oder des Apomorphin-Tests):
- Gegebenenfalls Vorbehandlung mit Domperidon 3 x 20 mg (nicht Metoclopramid) über 24 Stunden (mindestens aber 30 mg ca. 1 Stunde vor der L-Dopa-Gabe).
- Gabe der 1,5-fachen Morgendosis L-Dopa plus DDCI (Dopa-Decarboxylase-Inhibitor) p.o., bei De-novo-Patienten Gabe von 100 mg oder 200 mg L-Dopa/DDCI.
- Alternativ ist die Gabe von Apomorphin möglich (50 µg/kg KG s.c.). Dieser Test setzt wegen z.T. erheblicher

Nebenwirkungen besondere Erfahrungen des Arztes voraus.

Bewertung des L-Dopa-Tests oder des Apomorphin-Tests:
Als Messparameter wird Teil III der „Unified Parkinson's Disease Rating Scale" (UPDRS) vor und ½ Std. nach Medikamenteneinnahme (am besten zum Zeitpunkt des besten „ON" (nach Meinung von Patient und Arzt) herangezogen.

Hinweise zur Interpretation:
- Ein positiver Test (> 30% Verbesserung der UPDRS-III-Scores) stützt, beweist jedoch nicht die klinische Diagnose eines IPS, sondern die Dopa-Sensitivität eines bestimmten Zielsymptoms. Bei sehr ausgeprägter Verbesserung (> 50%iger Verbesserung) ist mit größter Wahrscheinlichkeit von einem idiopathischen Parkinson-Syndrom auszugehen.
- Das Symptom Tremor muss nicht auf den L-Dopa-Test ansprechen, obwohl ein IPS vorliegen kann.
- Trotz eines negativen Tests kann sich bei einem Teil zuvor unbehandelter Parkinson-Patienten eine L-Dopa-Langzeitbehandlung als effektiv erweisen.

Funktionelle bildgebende Verfahren: SPECT

Der Einsatz der prä- (FP-CIT-) und postsynaptischen (IBZM-) SPECT-Techniken kann eine ätiologische Zuordnung eines PS im Frühstadium erleichtern. Während das FP-CIT-SPECT den Zustand der präsynaptischen nigrostriatalen Dichte der Dopamintransporter im Striatum nachweist, dient das IBZM-SPECT der Darstellung der Dichte von postsynaptischen Dopamin-2-Rezeptoren auf den striatalen Neuronen. Diese Techniken können bei besonderen diagnostischen Problemen und/oder nach Durchführung eines L-Dopa-Tests indiziert sein und sollten von Neurologen veranlasst werden, die in der Diagnostik von Bewegungserkrankungen erfahren sind.

Mögliche Einsatzgebiete für ein FP-CIT-SPECT sind 1. die Differenzialdiagnose eines atypischen isolierten Tremors, 2. das Vorliegen sehr diskreter Parkinson-Symptome, die die eindeutige klinische Diagnose eines PS noch nicht erlauben, 3. ein neurologischer Normalbefund unter ausreichend angesehener Parkinson-Pharmakotherapie und der glaubhaften Aussage des Patienten, die Medikamente „wirken überhaupt nicht" – die alternative Maßnahme ist das Absetzen der Medikation, 4. das Vorliegen eines Mischbildes eines Parkinson-Syndroms, eines Normaldruckhydrozephalus und/oder einer subkortikalen vaskulären Enzephalopathie.

Autonome Testung

Bei Verdacht auf MSA oder klinischen Symptomen, die für eine autonome Störung sprechen, ist die Durchführung spezieller Tests indiziert.
- Posturale Hypotension: Nachweis mit dem Schellong-Test (Blutdruckmessung im Stehen und Liegen). Pathologisch ist ein systolischer Blutdruckabfall von mehr als 20 mmHg im Stehen. Bei speziellen Problemen kann eine Untersuchung mit dem Kipptisch sinnvoll sein.
- Urodynamische Untersuchung: Indiziert bei klinisch manifesten Blasenstörungen bei Parkinson-Syndromen.

Fakultative Zusatzdiagnostik

Eine Reihe fakultativer Tests sind bei besonderen differenzialdiagnostischen Fragestellungen indiziert:
- Riechtest. Quantitative Riechtests zeigen bei Patienten mit idiopathischem Parkinson-Syndrom in 80–100% der Fälle pathologische Ergebnisse (Anosmie ca. 51%, schwere Riechstörung ca. 35%, mittelgradige Riechstörung ca. 14%). Im Gegensatz dazu weisen Patienten mit einer MSA zunächst eine normale Riechfunktion auf, bevor sie im weiteren Verlauf der Erkrankung ebenfalls hyposmisch werden. Patienten mit PSP und CBD und essentiellem Tremor weisen auch im Verlauf der Erkrankung eine normale Riechfunktion auf. Auch andere neurodegenerative Erkrankungen wie der Morbus Alzheimer haben Riechstörungen. Zur Durchführung der Untersuchungen sind exakt quantifizierende Verfahren erforderlich, wobei mittels standardisierten „sniffin sticks" die olfaktorische Schwelle, Identifikation und Diskrimination untersucht werden.
- Sonographie. Bei der idiopathischen Parkinson-Krankheit zeigt sich im transkraniellen Ultraschall-B-Bild eine Hyperechogenität der substantia nigra, die sich bei den nichtidiopathischen Parkinson-Syndromen mit Ausnahme der CBD nicht findet. Die Anwendung der Untersuchungsmethode erfordert spezielle Ultraschallkenntnisse und -gerätetypen und ist nur in der Hand des Erfahrenen zuverlässig.
- Sphinkter-EMG. Häufig chronisch neurogene Schädigung (Degeneration spezialisierter Vorderhornneurone, die die gestreifte Muskulatur der externen Blasen- und Rektumsphinkteren versorgen). Kommt am häufigsten bei der MSA und der PSP vor. Indikation und Durchführung erfordern spezielle Erfahrung.
- Quantitative Tremormessung. Mit der quantitativen Tremormessung lassen sich verschiedene Tremortypen objektivieren. Diese Informationen können diagnostisch verwertet werden.
- Habituation des Blink-Reflexes. Die Untersuchung ist bei der Abgrenzung nicht idiopathischer Parkinson-Syndrome nützlich.
- Long-latency-Reflexe der Handmuskulatur. Die Untersuchung ist bei der differenzialdiagnostischen Abgrenzung nichtidiopathischer Parkinson-Syndrome nützlich.
- Sympathische Hautantwort und Blutdruckuntersuchung mit Kipptischprovokation. Beide Tests dienen der Feststellung einer Beteiligung des sympathischen Nervensystems.

Therapie

Therapieziele

Die Therapie der Parkinson-Krankheit sollte rechtzeitig, altersgerecht und effizient beginnen. Je nach Alter, Erkrankungsdauer, sozialer Situation können folgende Therapieziele relevant werden:
- Therapie von motorischen, autonomen, kognitiven und kommunikativen sowie psychiatrischen Symptomen der Erkrankung (Impairment),
- Erhaltung der Selbstständigkeit in den Aktivitäten des täglichen Lebens (ADL),
- Verhinderung/Verminderung von Pflegebedürftigkeit,
- Erhaltung der Selbstständigkeit in Familie und Gesellschaft (soziale Kompetenz),
- Erhaltung der Berufsfähigkeit,
- Erhalt/Wiedergewinnen der gesundheitsbezogenen Lebensqualität,
- Vermeidung von sekundären orthopädischen und internistischen Begleiterkrankungen,
- Verhinderung/Behandlung von motorischen und nichtmotorischen Komplikationen,
- Vermeidung von dopaminergen Nebenwirkungen.

Medikamentöse Behandlung

Für die medikamentöse Behandlung des IPS stehen zahlreiche Medikamente zur Verfügung.

L-Dopa

L-Dopa (immer in fester Kombination mit einem Decarboxylase-Inhibitor) ist das wirksamste Medikament für die Behandlung des IPS. Diese Aussage ist durch jahrelange klinische Erfahrung und durch mehrere Vergleichsstudien zwischen L-Dopa und Dopamin-Agonisten belegt (⇑⇑⇑).

L-Dopa ist als Monotherapie auch anderen Parkinson-Medikamenten (Amantadin, Anticholinergika, Dopamin-Agonisten) in seiner symptomatischen Wirkung überlegen (⇑). L-Dopa verzögert jedoch nach heutigem Kenntnisstand nicht die Krankheitsprogression und trägt möglicherweise zur Entstehung von Therapiekomplikationen (insbesondere Dyskinesien) bei. Andererseits gilt als gesichert, dass durch die Einführung der L-Dopa-Therapie die Lebenserwartung von Parkinson-Patienten durch die Vermeidung krankheitsbedingter Komplikationen deutlich gestiegen ist.

Dopamin-Agonisten

Derzeit stehen in Deutschland 8 Dopamin-Agonisten (5 Ergot- und 3 Non-ergot-Derivate) für die Behandlung des IPS zur Verfügung (**Tabelle 1**). Die Wirksamkeit in der symptomatischen Monotherapie ist in methodisch ausreichenden placebokontrollierten Studien zumindest für die neueren Präparate gezeigt (⇑⇑⇑). Auch eine Wirksamkeit in der **frühen** Kombinationstherapie mit L-Dopa bei gleichzeitigem L-Dopa-sparendem Effekt und eine Besse-

Tabelle 1 Pharmakologische Charakteristika von Dopamin-Agonisten (aus: Oertel u. Schulz, 2003)

Substanz	Gruppe	HWZ (h)	Elimination
Apomorphin	Non-Ergot	0,5	
Bromocriptin	Ergot	6	hepatisch
Cabergolin	Ergot	65	hepatisch
α-Dihydroergocriptin	Ergot	15	hepatisch
Lisurid	Ergot	2–3	hepatisch/renal
Pergolid	Ergot	7–16	hepatisch/renal
Pramipexol	Non-Ergot	8–12	renal
Ropinirol	Non-Ergot	6	renal

rung von L-Dopa-assoziierten Fluktuationen bei der späten Kombinationstherapie ist durch Studien zumindest für einige der Präparate belegt (⇑⇑⇑). Außerdem konnte gezeigt werden, dass eine initiale Behandlung mit Dopamin-Agonisten im Vergleich zu einer L-Dopa-Monotherapie zu geringeren Dyskinesien im Verlauf von maximal 5 Jahren führt (⇑⇑⇑). Nach vorläufigen Studien spielen allerdings Dyskinesien für die Lebensqualität von Parkinson-Patienten in den ersten 4 Krankheitsjahren keine Rolle. Ob sich dies für spätere Krankheitsstadien ändert, bleibt offen.

Für eine Verlangsamung des Krankheitsverlaufs durch eine Agonistentherapie gibt es zwar erste mögliche Hinweise, aber keine ausreichenden Belege (⇔).

Nebenwirkungen wie Übelkeit, orthostatische Dysregulation und Psychose sind allen Dopamin-Agonisten gemeinsam. Beinödeme können bei Ergot- wie bei Non-Ex-Derivaten limitierend sein. Ein Wechsel zu einem Präparat aus der jeweils anderen Gruppe kann sinnvoll sein.

In der Therapie mit Dopamin-Agonisten ergeben sich prinzipiell zwei sicherheitsrelevante Aspekte:
1. vermehrte Tagesmüdigkeit und verkürzte Einschlaflatenz sowie
2. Fibrosen.

Vermehrte Tagesmüdigkeit

Schlafstörungen können einen Teil der Symptomatik bei der Parkinson-Krankheit darstellen. Medikamenten-Krankheits-Interaktionen mit Dopamin-Agonisten können zu diesen Schlafstörungen beitragen. Alle Dopamin-Agonisten sind mit unterschiedlichem Grad mit Tagesmüdigkeit in Zusammenhang gebracht worden. Bei einigen Patienten ist dieses Phänomen sehr ausgeprägt. Eine Kombination von Dopamin-Agonisten mit anderen Anti-Parkinson-Medikamenten kann diese Nebenwirkung verschlechtern. Daher müssen Patienten vor Einleitung einer und unter Dopamin-Agonisten-Therapie besonders auf das Auftreten von vermehrter Tagesmüdigkeit und rasch auftretenden Einschlafphasen hingewiesen werden. Dies gilt insbesondere, sofern sie ein Kraftfahrzeug führen.

Nach derzeitiger Datenlage und unter Berücksichtigung der Verbreitung der einzelnen Dopamin-Agonisten in den einzelnen Märkten und der Möglichkeit der Unter- bzw. Überanzeige dieser Nebenwirkungen besteht derzeit der Eindruck, dass die Nebenwirkungsreaktionen häufiger mit den Medikamenten Ropinirol, Pramipexol und möglicherweise auch Cabergolin beobachtet werden. Im Prinzip gilt aber, dass vermehrte Tagesmüdigkeit und rasch auftretende Einschlafphasen bei den meisten Dopamin-Agonisten und anderen Dopamimetika (z. B. L-Dopa) beschrieben werden. Die Aufklärung erfolgt nicht nur bei Therapiebeginn, sondern auch bei Dosiserhöhung, da Berichte über eine dosisabhängige Tagesmüdigkeit vorliegen. Während die Tagesmüdigkeit primär ein Verträglichkeitsproblem darstellt, ergibt sich hieraus beim Führen eines Kraftfahrzeugs und den berichteten Autounfällen ein Sicherheitsproblem. Patienten, die über Somnolenz und/oder plötzliches Einschlafen berichten, müssen angewiesen werden, kein Kraftfahrzeug zu führen. Diese Maßnahmen gelten, bis die wiederkehrenden Schlafereignisse nicht mehr vorkommen. Bei Auftreten von Tagesmüdigkeit kann ein Wechsel zu einem Präparat aus der jeweils anderen Gruppe erwogen werden.

Fibrosen

Raynaud-Phänomene, pleuropulmonale und retroperitoneale Fibrosen sind bekannte, wenn auch seltene Komplikationen einer Langzeittherapie mit Ergot-Derivaten einschließlich Ergot-Dopamin-Agonisten. Berichte über das Auftreten von Herzklappenfibrosen bei Parkinson-Patienten unter Pergolid-Therapie lösten eine intensive Diskussion über die Sicherheit einer Behandlung mit Dopamin-Agonisten aus. Weitere Einzelfallberichte über ähnliche Herzklappenveränderungen unter der Therapie mit Bromocriptin und Cabergolin lassen an einen Effekt der Substanzklasse der Ergot-Dopamin-Agonisten denken.

Unklar bleibt jedoch, ob das Auftreten fibrotischer Reaktionen, insbesondere der Herzklappenfibrosen, eine pergolidspezifische Komplikation, einen Ergot-Agonisten-Effekt oder eine für alle Dopamin-Agonisten gemeinsame Komplikation darstellt. Sowohl Inzidenz, Prävalenz, Pathogenese als auch Dosis- oder Einnahmedauerabhängigkeit und Reversibilität dieser Veränderungen sind bislang nicht geklärt.

Die bisher vorliegenden Daten zum Auftreten von Fibrosen in Form einer Herzklappenfibrose, pleuropulmonalen oder retroperitonealen Fibrose bei Parkinson-Patienten unter Ergot-Dopamin-Agonisten-Therapie sind sehr begrenzt. Wissenschaftliche Empfehlungen sind nicht möglich. Aus klinischer Erfahrung und Sicherheitsüberlegungen schlagen wir in Übereinstimmung mit der Deutschen Gesellschaft für Kardiologie folgende Vorgehensweise vor (Diese Empfehlungen gelten maximal 2 Jahre. Bei neuer Datenlage werden wir informieren):

1. Alle Patienten, die eine Therapie mit einem Ergot-Dopamin-Agonisten erhalten, müssen hinsichtlich der Möglichkeit einer Fibrose in Form einer Herzklappenfibrose, einer pleuropulmonalen und retroperitonealen Fibrose aufgeklärt werden.
2. Patienten, die an einer Herzklappenerkrankung beliebiger Ätiologie leiden, sollten keine Ergot-Dopamin-Agonisten erhalten.
3. Patienten, die in der Vorgeschichte unter einer Therapie mit Ergotamin-Präparaten eine Fibrose in Form einer Herzklappenfibrose, einer pleuropulmonalen und retroperitonealen Fibrose erlitten haben, sollten keine Ergot-Dopamin-Agonisten erhalten.
4. Bei Patienten, die neu auf eine Therapie mit einem Ergot-Dopamin-Agonisten eingestellt werden, sollte eine kardiovaskuläre Untersuchung durch einen Kardiologen, einschließlich transthorakaler Echokardiographie, durchgeführt werden. Hierdurch soll eine bereits vorbestehende Herzklappenerkrankung ausgeschlossen werden.
5. Patienten unter einer Therapie mit Ergot-Dopamin-Agonisten sollten halbjährlich einer körperlichen Untersuchung mit Auskultation des Herzens und der Lunge, sowie jährlich einer transthorakalen Echokardiographie unterzogen werden. Bei der körperlichen Untersuchung sollte speziell auf folgende Symptome geachtet werden:
   – Herzgeräusche oder Zeichen einer Herzinsuffizienz,
   – Symptome wie Dyspnoe, Kurzatmigkeit, persistierender Husten, Brustschmerz,
   – Schmerzen in der Lendengegend, abdominale Gewebeverhärtungen, Fieber oder BSG-Erhöhung ungeklärter Ätiologie, Ödeme der unteren Extremitäten.
6. Tritt bei Patienten unter einer Dopamin-Agonisten-Therapie eines der oben genannten Symptome auf, muss eine weiterführende Diagnostik (z. B. Laboruntersuchung inklusive Blutkörperchensenkungsgeschwindigkeit, Röntgenaufnahmen, transthorakaler Echokardiographie oder Computertomographie) durchgeführt werden. Bestätigt sich der Verdacht auf eine Fibrose, müssen Dopamin-Agonisten sofort abgesetzt werden.
7. Es ist bisher unklar, ob die fibrotische Herzklappenveränderung einen Ergot-Agonisten-Effekt oder eine für alle Dopamin-Agonisten gemeinsame Komplikation darstellt. Daher sehen wir keinen Grund – bei unauffälligem echokardiographischen Befund – die Therapie mit einem Ergot-Dopamin-Agonisten auf eine Behandlung mit einem Non-Ergot-Dopamin-Agonisten umzustellen. Umstellungen lange „eingefahrener" Therapien bei Parkinson-Patienten können langwierig und unangenehm für den Patienten sein.
8. Aufgrund der vermuteten Dosis-Wirkungs-Beziehung des Auftretens fibrotischer Veränderungen sollte jede Dosiserhöhung (auch innerhalb des empfohlenen Dosisrahmens) einer Nutzen-Risiko-Bewertung unterliegen.
9. Bis weitere Erfahrungen vorliegen, sollten im Falle des Absetzens der Ergot-Dopamin-Agonisten weitere Kontrollen im Abstand von 2 Jahren erfolgen.

COMT-Inhibitoren

In Deutschland sind derzeit die COMT-Inhibitor Entacapon und Tolcapon erhältlich. Die Wirksamkeit dieser Medikamente in der Behandlung von Fluktuationen ist durch Studien belegt (⇑). Eine Verhütung oder eine Verzögerung des Auftretens von Wirkungsfluktuationen durch Behandlung von Patienten mit stabiler L-Dopa-Antwort mit COMT-Hemmern ist bislang nicht gezeigt. Diesbezügliche

Studien werden derzeit durchgeführt (vgl. „Hypokinetische Wirkungsfluktuationen, S. 59)).

Seit Ende 2003 ist die feste Kombination von L-Dopa, Carbidopa und Entacapon auf dem deutschen Markt erhältlich. Die Kombination besteht aus L-Dopa und Carbidopa in einem festen Verhältnis von 1:4 (50 mg L-Dopa + 12,5 mg Carbidopa/100 mg L-Dopa + 25 mg Carbidopa/150 mg L-Dopa + 37,5 mg Carbidopa) sowie jeweils 200 mg Entacapon (die maximal zulässige Entacapon-Menge ist 2000 mg/d). Diese feste Kombination vereinfacht die Medikamentengabe bei Parkinson-Patienten mit Wirkungsfluktuationen gemäß Indikation zur Entacapon-Therapie.

Die Wiederzulassung von Tolcapone ist nach erfolgter Evaluierung unter Berücksichtigung von Effektivität und Sicherheit Anfang 2005 in Deutschland für das fortgeschrittene Stadium des IPS erfolgt. Tolcapone verlängert bei Patienten mit Wirkungsfluktuationen die ON-Zeiten um 10–30% bei entsprechender Verkürzung der OFF-Zeiten (⇑⇑⇑). Aufgrund der potenziellen Hepatotoxizität müssen in den ersten 12 Monaten einer Tolcapon-Therapie die Leberwerte (Transaminasen) alle 2 Wochen, für weitere 6 Monate alle 4 Wochen und danach alle 8 Wochen kontrolliert werden.

MAO-B-Hemmer

MAO-B-Hemmer sind wirksam in der symptomatischen Therapie des IPS im frühen Stadium (⇑), allerdings ist der Effekt gering. Zur Wirksamkeit von MAO-B-Hemmern in der Kombinationstherapie mit L-Dopa oder in der Behandlung von motorischen Fluktuationen liegen keine ausreichenden kontrollierten Studien vor. Allerdings spricht die klinische Erfahrung für einen milden positiven Effekt (⇔).

Im Verlauf des Jahres 2005 wird der MAO-B-Hemmer Rasagilin auf dem deutschen Markt wahrscheinlich eingeführt. Vorliegende Daten zeigen einen milden symptomatischen Effekt, so dass grundsätzlich die gleichen Empfehlungen wie für Selegilin zu geben sind (⇑).

Selegilin liegt neben der konventionellen Tablettenform auch als Schmelztablette vor. Unter Umgehung des First-Pass-Effekts wird Selegilin prägastral resorbiert, wodurch Schwankungen der Bioverfügbarkeit um das 25-fache und der Abbau zu Amphetamin-Metaboliten um ca. 90 % reduziert werden können. Auch Rasagilin wird nicht zu Amphetamin-Derivaten metabolisiert. Hierdurch könnten mögliche Nebenwirkungen (Blutdruck- und Pulssteigerung) wie unter der konventionellen Tablettenform von Selegilin vermieden werden.

NMDA-Antagonisten

Amantadin

Die Wirksamkeit des NMDA-Antagonisten Amantadin in der symptomatischen Behandlung des IPS sowohl als Monotherapie als auch in der Kombination mit anderen Medikamenten ist durch Studien belegt (⇑). Amantadin reduziert (zumindest kurzfristig) L-Dopa-assoziierte Dyskinesien (⇑).

Amantadin wird zu über 90% unverändert renal eliminiert. Bei Patienten mit eingeschränkter Nierenfunktion kann es zur Akkumulation und zu vermehrten Nebenwirkungen kommen. Amantadin-HCl wird rascher resorbiert und erreicht höhere Spitzenkonzentrationen als Amantadinsulfat, das verzögert aufgenommen wird. Entsprechend unterscheiden sich die Dosierungsempfehlungen (siehe „Therapieeinleitung", S. 58). Siehe auch „Akinetische Krise", S. 60 – Akinetische Krise – Amantadin i.v. Gabe.

Budipin

Das neben anderen Effekten auf monoaminerge Systeme ebenfalls NMDA-antagonistisch wirkende Budipin besitzt einen günstigen Effekt in der Behandlung des Tremors. Die Nebenwirkung der QT-Zeit-Verlängerung beinhaltet jedoch die Gefahr lebensgefährlicher Herzrhythmusstörungen und erfordert engmaschig dokumentierte kardiologische Kontrollen (siehe „Pharmakotherapie des Tremors", S. 60).

Anticholinergika

Die Anticholinergika sind die ältesten Parkinson-Medikamente. Daher liegen gut kontrollierte Studien nicht vor. Trotz fehlender Studien sind Anticholinergika insbesondere bei vorherrschendem Ruhetremor als klinisch nützlich einzustufen, wobei jedoch zentrale und periphere anticholinerge Nebenwirkungen die Anwendbarkeit beschränken. Der Ruhetremor kann in der Regel auch durch die unten dargestellte dopaminerge Standardtherapie ausreichend behandelt werden. Nur wenn dies nicht der Fall ist, sollten Anticholinergika unter Beachtung ihres besonderen Nebenwirkungsprofils eingesetzt werden (siehe „Pharmakotherapie des Tremors", S. 60).

Operative Behandlungsverfahren

Die tiefe Hirnstimulation (tHS) hat die funktionelle neurochirurgische Behandlung von Bewegungsstörungen revolutioniert. Läsionelle Verfahren sind zwar schon lange bekannt. Sie können aber in der Regel nur einseitig und hauptsächlich gegen das Symptom Tremor eingesetzt werden. Operative Komplikationen und Nebenwirkungen, vor allem die Sprechstörung, sind häufiger als bei der tiefen Hirnstimulation und vor allem irreversibel. Seit Einführung der tiefen Hirnstimulation werden die läsionellen Verfahren nur noch für Sonderindikationen durchgeführt.

Bei der tiefen Hirnstimulation werden Elektroden stereotaktisch implantiert, die mit einem unter dem Schlüsselbein implantierten Stimulator zur reversiblen und individuell anpassbaren elektrischen Stimulation verbunden werden. Alle vier motorischen Kernsymptome der Parkinson-Krankheit (IPS) können durch die tiefe Hirnstimulation (tHS) beeinflusst werden.

Es handelt sich um eine potente Behandlungsmethode des fortgeschrittenen Stadiums der Parkinson-Krankheit. Das Ausmaß der Besserung der OFF-Symptome liegt bei etwa 50–70% und erreicht die Wirkungsstärke von L-Dopa. Der Hauptvorzug liegt darin, dass die Wirkung über 24 Stunden anhält. Die Wirkungsfluktuationen lassen unter der Behandlung nach oder verschwinden. Einzelsymptome wie ein Freezing oder eine Parkinson-Dysarthrie sprechen manchmal schlechter an. Das Verfahren ist für die Behandlung der Parkinson-Krankheit zugelassen. Erste 5-Jahres-Studien zeigen eine anhaltende Wirkung im Beobachtungszeitraum für die Stimulation des Nucleus subthalamicus. Wie häufig bei chirurgischen Behandlungsverfahren gibt es bisher keine doppelblinden Vergleichsstudien mit der konservativen Behandlung. Eine erste randomisierte Studie wird 2005 beendet sein. Stimulationsort ist meist der Nucleus subthalamicus. Der Stimulationsort Globus pallidus internus oder Nucleus ventralis intermedius des Thalamus wird nur bei besonderen Fällen empfohlen und ist durch die speziellen Zentren zu indizieren.

Die Letalität oder bleibende schwere Morbidität der Operation liegt zentrumsspezifisch zwischen 0,5–3%. Perioperative reversible **Komplikationen** liegen unter 5%. Psychiatrische, in der Regel passagere Nebenwirkungen kommen vor, psychosoziale Anpassungsstörungen in der postoperativen Periode ebenfalls.

Indikationen für die Behandlung mit der tHS sind gegeben vor allem bei Patienten mit idiopathischem Parkinson-Syndrom und
- mit anders nicht behandelbaren hypokinetischen oder hyperkinetischen Fluktuationen,
- mit medikamentös nicht einstellbarem Tremor oder
- bei Patienten, die wegen Psychosegefahr nicht ausreichend mit Dopaminergika behandelt werden können.

Die bislang geringen Erfahrungen bei Patienten mit nicht-idiopathischen Parkinson-Syndromen (MSA, PSP etc.) sind negativ, weshalb diese Patientengruppen ausgeschlossen werden.

Voraussetzungen für die Operation sind:
- Die Zielsymptome müssen nachgewiesenermaßen Dopa-sensitiv sein (formaler, ggf. wiederholter L-Dopa-Test erforderlich).
- Es muss eine schwere und objektive Beeinträchtigung bestehen.
- Schwere Allgemeinerkrankungen, eine ausgeprägte Depression und eine Demenz müssen ausgeschlossen sein.
- Neurochirurgische Kontraindikationen (ausgeprägte Hirnatrophie, Blutungsneigung) müssen ausgeschlossen werden.
- Durch Dopaminergika induzierte Psychosen sind keine Kontraindikation (nach Ausschluss einer Demenz vom Lewy-Körper-Typ).

Die Stellung der OP-Indikation und die nachfolgende Beratung des Patienten und des unmittelbar betreuenden Neurologen ist eine verantwortungsvolle interdisziplinäre neurologisch-neurochirurgische Aufgabe, die stationär erfolgen muss und spezieller Erfahrung bedarf. Mit (ggf. mehrfachen) L-Dopa-Tests kann festgestellt werden, ob die für den individuellen Patienten störendsten Symptome L-Dopa-sensitiv sind. Nur die Symptome werden gebessert, die auch auf L-Dopa ansprechen. Das perioperativ betreuende Team aus Neurologen und Neurochirurgen muss den Patienten und seine wichtigsten Symptome genau kennen, um über die beste Elektrodenplatzierung entscheiden und die Ersteinstellung vornehmen zu können.

Nichtmedikamentöse Therapie

Die Empfehlungen zum Einsatz nichtmedikamentöser Therapiemaßnahmen sind durch Studienergebnisse nur schlecht belegt. Sie gründen sich überwiegend auf empirische Erfahrungswerte und auf einzelne, meist nicht kontrollierte Studien.

Diätetische Maßnahmen
L-Dopa konkurriert bei der Aufnahme ins Blut und ins ZNS mit neutralen Aminosäuren um aktive Transportmechanismen in der Darmwand und der Blut-Hirn-Schranke. Proteinreiche Nahrung kann zu verminderten Plasmaspiegeln von L-Dopa und einer verminderten zerebralen Verfügbarkeit führen. L-Dopa sollte daher immer zeitlich versetzt von der Mahlzeit (d.h. ½–1 h davor oder 1½–2 h danach) eingenommen werden. Gegebenenfalls ist eine proteinarme Diät indiziert.

Ergänzend kann bei gestörter Motilität versucht werden, eine Verbesserung der Resorption über eine Steigerung der gastrointestinalen Motilität mit Domperidon zu erreichen.

Krankengymnastik
Krankengymnastik ist ein wichtiger Bestandteil der Behandlung des Parkinson-Syndroms. Offene Studien weisen darauf hin, dass ein früher Beginn krankengymnastischer Übungsbehandlungen die Dosierungen der benötigten medikamentösen Therapie reduzieren kann.

Physikalische Therapie fördert die Beweglichkeit und beugt bei Patienten mit fortgeschrittenem Stadium Gelenkkontrakturen vor. Die Therapie soll weiterhin dazu dienen, krankheitsspezifische Störungen der Bewegungsinitiierung und -ausführung sowie der Haltungsreflexe zu kompensieren.

Laufbandtraining mit partieller Gewichtsabnahme unter einer Ganggeschwindigkeit zwischen 0,5 und 3 km/h fördert Flüssigkeit und Schrittlänge des Gangbildes. Die Patienten können durch die Nutzung externer rhythmischer, akustischer Stimuli (lautes Zählen, Metronom) oder optischer Stimuli (aufgeklebte Leuchtstreifen) lernen, in **freezing**-Perioden das Gehen zu initiieren. Repetitives Training korrektiver Stützreaktionen mittels Posturographie sowie protektiver Reaktionen (z. B. Ausfallschritt) kann einen positiven Effekt auf die posturale Stabilität erzielen. Weiterhin kann eine Gruppentherapie den Ausgleich für reduzierte soziale Kontakte fördern.

Logopädie
Die Logopädie stellt eine Therapiemaßnahme zur Verbesserung der Sprechstörung bei Parkinson-Syndromen dar. Zu den charakteristischen Sprechstörungen zählen: ungenaue Artikulation, reduzierte und fehlende Modulation der Lautstärke sowie gestörte Sprechgeschwindigkeit. Ziel der Logopädie ist, die Muskeln für das Stimmvolumen, die Atemtechnik und die Artikulation zu trainieren. Bewusstes Wiedererlernen von Zeitabläufen während der Sprachproduktion und die besondere Beachtung der Arti-

Tabelle 2 Dosierungsrichtlinien für die orale Therapie mit Dopamin-Agonisten. Im Einzelfall kann nach Abwägung von Wirksamkeit und potenziellen Nebenwirkungen und unter Berücksichtigung von Begleiterkrankungen die vom Hersteller vorgesehene Maximaldosis von Dopamin-Agonisten, insbesondere bei jüngeren Patienten, überschritten werden.

Substanz	Beginn	Wöchentliche Steigerung	Erhaltungsdosis	= Gesamtdosis	Erfahrungen bis
Bromocriptin	1,25 mg	1,25–5 mg	3 x 2,5–10 mg	7,5–30 mg	50–60 mg
Cabergolin	0,5–1 mg morgens	1 mg	1 x 3–6 mg	3–6 mg	6–16 mg
α-Dihydroergocriptin	2 x 5 mg	5 mg	3 x 20–40 mg	60–120 mg	60–120 mg
Lisurid	0,1 mg abends	0,1–0,2 mg	3 x 0,4–1 mg	1,2–3 mg	5 mg
Pergolid	0,05 mg abends	0,05 mg ab 0,75 mg: 0,25 mg	3 x 0,5–1,5 mg	1,5–5 mg	5–16 mg
Pramipexol	3 x 0,088 mg	2. Woche: 3 x 0,18 mg 3. Woche: 3 x 0,35 mg weiter wöchentlich um 3 x 0,18 mg	3 x 0,35–0,7 mg	1,05–2,1 mg	3,5–5 mg
Ropinirol	1 mg morgens	1 mg ab 6 mg: 1,5–3 mg	3 x 3–8 mg	9–24 mg	16–40 mg

kulationsschärfe sind in diesen Therapien enthalten. Logopädie fördert daher die verbale Kommunikation der Patienten, welche Voraussetzung für die Erhaltung der sozialen Kontakte ist.

Das „Lee Silverman Voice Treatment" stellt ein auf die Stimme fokussiertes, intensives Trainingsprogramm dar. Das Sprechen wird nach einer Übungshierarchie bis hin zur Ebene freier Konversation trainiert. Eine Verbesserung der Verständlichkeit wird allein über Erhöhen der Sprechlautstärke („think loud/shout") erzielt. Die jeweiligen Therapieinhalte werden schrittweise in die alltäglichen Sprechsituationen des Patienten übertragen.

Praktische Therapie

Indikation zur medikamentösen Therapie

Eine symptomatische dopaminerge Therapie sollte dann eingeleitet werden, wenn sich aus der motorischen Symptomatik Folgendes ergibt:
- eine signifikante Beeinträchtigung im Beruf oder in den wesentlichen Aktivitäten des täglichen Lebens (ADL) oder
- soziale Einschränkungen oder
- eine signifikante Minderung der Lebensqualität.

Es gibt keine zuverlässigen Daten, die beweisen, dass ein späterer Behandlungsbeginn die Entwicklung von Behandlungskomplikationen hinauszögert. Die Expertengruppe empfiehlt daher die frühe Therapieeinleitung.

Wenn die grundsätzliche Entscheidung zur Therapieeinleitung getroffen ist, so muss die Wahl der Therapiestrategie in jedem Fall individuell unter Berücksichtigung von Alter und Komorbidität getroffen werden. Für eine initiale Behandlung mit Dopamin-Agonisten bei jüngeren Patienten spricht die verminderte Häufigkeit und Schwere von motorischen Spätkomplikationen im Verlauf im Vergleich zu einer L-Dopa-Therapie. Andererseits besitzen Agonisten jedoch ein ungünstigeres Nebenwirkungsprofil als L-Dopa, insbesondere bei älteren und multimorbiden Patienten und sind weniger wirksam als L-Dopa. Wichtige Faktoren für die Lebensqualität sind Schlafstörungen, Schmerzen und Depressionen. Nach vorläufigen Studien spielen allerdings Dyskinesien für die Lebensqualität von Parkinson-Patienten in den ersten 4 Krankheitsjahren keine Rolle. Ob sich dies für spätere Krankheitsstadien ändert, bleibt offen.

Initiale Therapie bei Patienten unter 70 Jahre[*] ohne wesentliche Komorbidität

Therapieeinleitung
a) Standardtherapie: Monotherapie mit einem Dopamin-Agonisten

Die Monotherapie mit einem Dopamin-Agonisten ist die Therapie der ersten Wahl. Auf die Frage, welcher Dopamin-Agonist eingesetzt werden soll, kann keine verbindliche Antwort gegeben werden. Wirksamkeit und Verträglichkeit können interindividuell stark variieren. Praktische Gesichtspunkte, wie die Möglichkeit zur 1x täglichen Gabe bei jungen berufstätigen Patienten oder die Wahl eines Agonisten mit kürzerer Halbwertzeit mit dem Ziel der besseren Steuerbarkeit bei älteren Patienten können ausschlaggebend sein (vgl. **Tabelle 1**).

Hinsichtlich Nebenwirkungen und sicherheitsrelevanten Aspekten siehe „Dopamin-Agonisten", S. 53.

Zu Dosierungsrichtlinien und Äquivalenzdosen siehe **Tabelle 2** und **Tabelle 3**.

Im Einzelfall kann nach Abwägung von Wirksamkeit und potenziellen Nebenwirkungen und unter Berücksichtigung von Begleiterkrankungen die vom Hersteller vorgesehene Maximaldosis von Dopamin-Agonisten, insbesondere bei jüngeren Patienten, überschritten werden.

---
[*] Gemeint ist das „biologische" Alter, das durchaus vom kalendarischen Alter abweichen kann.

Tabelle 3 Äquivalenzdosen
Die angegebenen Äquivalenzdosen beruhen auf klinischer Erfahrung und sind als grober Anhaltspunkt zu verstehen.

Äquivalenzdosen (klinische Erfahrung)	Einzeldosis
L-Dopa	100 mg
Apomorphin	3–5 mg (40–50 µg/kg)
Bromocriptin	10–15 mg
Cabergolin	2 mg
α-Dihydroergocriptin	20–40 mg
Lisurid	1 mg
Pergolid	1 mg
Pramipexol	0,7–1 mg (freie Base)
Ropinirol	3–5 mg

Die angegebenen Äquivalenzdosen beruhen auf klinischer Erfahrung und sind als grober Anhaltspunkt zu verstehen; sie können im Einzelfall erheblich von den angegebenen Dosen abweichen. Außerdem ist zu beachten, dass die Dosis-Wirkung-Beziehung nicht über den gesamten Dosierungsbereich linear ist.

b) Alternativtherapie, wenn ein besonders schneller Therapieeffekt benötigt wird

Wird ein besonders rascher Therapieeffekt benötigt, (z. B. bei Gefahr des Arbeitsplatzverlustes), so kann die Behandlung im Einzelfall auch mit L-Dopa begonnen werden (Durchführung siehe „Initiale Therapie bei Patienten über 70 Jahre", S. 58).

Nach maximal 4–6 Wochen Beginn einer zusätzlichen Dopamin-Agonisten-Therapie und Reduktion der L-Dopa auf minimal benötigte Dosierung.

c) Alternativtherapie bei milder Symptomatik

Bei geringgradig ausgeprägten Symptomen kann der Beginn einer dopamimetischen Therapie häufig hinausgezögert werden durch:
- Monotherapie mit Amantadin 100 mg morgens.
  Steigerung: 100 mg alle 3 Tage.
  Gesamtdosis: bis 400 mg (Amantadin-HCl) oder bis 600 mg (Amantadinsulfat).
  Die letzte Amantadindosis sollte nicht nach 16 Uhr eingenommen werden.
- Monotherapie mit Selegilin 5 mg morgens als Einzeldosis.

Bei mangelnder Wirksamkeit einer dopaminergen Therapie sollte immer die Diagnose nochmals überprüft und ein atypisches Parkinson-Syndrom (meist MSA oder PSP) nach Möglichkeit ausgeschlossen werden.

Erhaltungstherapie
a) Dopamin-Agonisten-Monotherapie: Eine Monotherapie mit Dopamin-Agonisten kann im günstigen Fall in einer Minderheit über Jahre zufriedenstellend sein. Ausreichende Dosierungen (siehe **Tabelle 2**) müssen erzielt werden.

b) Kombinationstherapie: Bei unzureichender Wirkung einer Monotherapie mit Dopamin-Agonisten oder Unverträglichkeit, bevor eine ausreichende Dosis erreicht wurde, wird zur weitergeführten Agonistentherapie eine Kombinationstherapie mit L-Dopa eingeleitet (Eindosierung siehe „Initiale Therapie bei Patienten über 70 Jahre", S. 58). Ziel ist die ausreichende symptomatische Behandlung bei niedriger, aber wirksamer L-Dopa-Dosis.

Ob und in welchem Umfang zu dieser dopaminergen Basis-Kombinationstherapie im Stadium einer stabilen Therapieantwort ohne Fluktuationen weitere Medikamente zur Behandlung der motorischen Parkinson-Symptomatik hinzugefügt werden sollen, muss im Einzelfall entschieden werden. Eine Polypharmakotherapie sollte nach Möglichkeit vermieden werden.

Initiale Therapie bei Patienten über 70 Jahre* oder multimorbiden Patienten jeder Altersgruppe

Therapieeinleitung
a) Standardtherapie: L-Dopa-Monotherapie
Beginn: 50 mg L-Dopa morgens
Steigerung: 50 mg alle 3 Tage
Gesamtdosis: 3–4 x 100–200 mg
Die Dosis sollte üblicherweise 600 mg nicht überschreiten.

b) Alternativtherapie bei milder Symptomatik
Bei geringgradig ausgeprägten Symptomen kann der Beginn einer dopamimetischen Therapie manchmal hinausgezögert werden durch die nachfolgenden Medikamente:
- Monotherapie mit **Amantadin**
  100 mg morgens
  Steigerung: 100 mg alle 3 Tage
  Gesamtdosis: bis 400 mg (Amantadin-HCl) oder bis 600 mg (Amantadinsulfat)
  Die letzte Amantadindosis sollte nicht nach 16 Uhr eingenommen werden.
- Monotherapie mit **Selegilin**
  5 mg morgens als Einzeldosis

Besonders bei multimorbiden Patienten ist das nicht unerhebliche Nebenwirkungspotenzial beider Medikamente zu beachten.

> **Hinweis** Bei mangelnder Wirksamkeit einer dopaminergen Therapie sollte immer die Diagnose nochmals überprüft und ein atypisches Parkinson-Syndrom (meist MSA oder PSP) nach Möglichkeit ausgeschlossen werden.

Erhaltungstherapie
Bei älteren und multimorbiden Patienten sollte eine Monotherapie mit L-Dopa fortgesetzt werden, solange keine

---
* Gemeint ist das „biologische" Alter, das durchaus vom kalendarischen Alter abweichen kann.

Wirkungsfluktuationen oder andere Therapiekomplikationen auftreten (s. u.).

Hinweis In allen Therapiesituationen obsolet sind:
L-Dopa ohne Decarboxylase-Hemmer,
COMT-Hemmer als Monotherapie,
Anticholinergika bei alten oder kognitiv eingeschränkten Patienten.

Therapie bei Auftreten von Wirkungsfluktuationen

Hypokinetische Wirkungsfluktuationen
a) Definition der hypokinetischen Wirkungsfluktuationen
Wearing off/End-of-dose-Akinese: Die häufigste und im Verlauf am frühesten auftretende Form der Wirkungsschwankungen ist ein Nachlassen der Medikamentenwirkung ca. 4–6 Stunden nach Einnahme ("wearing-off/end-of-dose-Effekt"). Dieses Phänomen manifestiert sich am häufigsten als:
- nächtliche Akinese,
- frühmorgendliche Akinese vor der ersten Medikamenteneinnahme,
- nachmittägliche Akinese.

Im weiteren Krankheitsverlauf können andere Formen der Fluktuation der Beweglichkeit auftreten:

"on-off": Darunter versteht man einen sehr raschen Wirkungsverlust (mit oder ohne zeitlichen Bezug zur Medikamenteneinnahme), der akzentuiert werden kann durch Resorptionsprobleme bei Nahrungsaufnahme. Die Beweglichkeit kann ähnlich schnell wieder eintreten.

Freezing: Plötzliche Blockade des Gehens (häufig beim Passieren von Engstellen) oder Unfähigkeit der Ganginitiierung.

b) Therapie der hypokinetischen Wirkungsfluktuationen
Wearing-off/End-of-dose-Akinese
Folgende Maßnahmen sind einzeln oder in Kombination möglich:
- Medikamenteneinnahme 30-60 Minuten vor dem Essen zur Verbesserung der Resorption.
- Zusätzliche Gabe eines Dopamin-Agonisten (bei L-Dopa-Monotherapie) oder Erhöhung der Dopamin-Agonisten-Dosis (ggf. bei gleichzeitiger Reduktion der L-Dopa-Dosis).
- Zusätzliche Gabe eines COMT-Hemmers.
- Erhöhung der Zahl der Tagesdosen bei gleichzeitiger Reduktion der Einzeldosis.
- Zusätzliche Gabe von Selegilin.
- Umstellung auf L-Dopa-Retardpräparationen.

Cave Variable Resorption am Tage (Mahlzeiten), daher schlechte Steuerbarkeit!

- Bei frühmorgendlicher oder nachmittäglicher Akinese: lösliches L-Dopa.
- Tagsüber proteinarme Kost.
- Bei weiterer Therapieresistenz und schwerer Behinderung tiefe Hirnstimulation.

Paroxysmale "On-off"-Fluktuationen
Zusätzlich zu o.g. Maßnahmen:
- Weniger, dafür höher dosierte L-Dopa-Einzeldosen (können in dieser Krankheitsphase günstiger sein, da jetzt der Effekt einer hohen Einzeldosis für den Patienten wesentlich besser voraussagbar ist).
- Gabe von Apomorphin subkutan injiziert (intermittierende Injektionen oder kontinuierliche Infusion).
- Auch diese Fluktuationen sprechen auf die Tiefenhirnstimulation an.
- Intraduodenale L-Dopa-Infusion.

Freezing
- Behandlungsstrategien wie bei Wearing-off-/End-of-dose-Akinesien.
- Physikalische Therapie: Gangschulung, Nutzung externer Stimuli (musikalische Taktgeber, Antifreezing-Stock).
- Beim seltenen „On-Freezing" ist es wichtig, keine weitere Steigerung der dopaminergen Stimulation vorzunehmen, sondern gelegentlich sogar eine Reduktion der Medikamente.
- Die tiefe Hirnstimulation bessert nur die Freezing-Formen, die auch auf (höhere) Dosen von L-Dopa ansprechen.

Hyperkinetische Fluktuationen (dopaminerg induzierte Dyskinesien)
a) Definition der hyperkinetischen Wirkungsfluktuationen
On-Dyskinesien treten bei relativ guter Beweglichkeit auf. Meist choreatische, nicht schmerzhafte Dyskinesien:
- "Peak-dose-Dyskinesien"
- "Plateau-Dyskinesien" (im On, sistieren mit Beginn der Off-Phase)

Off-Dyskinesien: Treten bei niedriger dopaminerger Stimulation im Off auf. Meist schmerzhafte Dystonien.
- „Early-morning"-Dystonie (häufigste Form, in den frühen Morgenstunden).

Biphasische Dyskinesien: Treten zu Beginn und/oder am Ende der On-Phase in Zeiten intermediärer Beweglichkeit und wechselnder dopaminerger Stimulation auf.
Oft dystone, seltener ballistische Dyskinesien oder repetitive Bewegungen der Beine oder Arme, die als sehr unangenehm empfunden werden.

b) Therapie der hyperkinetischen Wirkungsfluktuationen
Choreatische „Peak-dose"- und „Plateau"-Dyskinesien
Manche Patienten ziehen es vor, längere Zeit im "on" zu verbringen, damit aber gleichzeitig vermehrt dyskinetisch zu sein. Diese Form der Dyskinesien spricht meist auf eine Reduktion der dopaminergen Stimulation an, was aber wegen verstärkter Akinese oft nicht toleriert wird.

Wenn darüber hinaus eine Therapie der Dyskinesien erforderlich ist:
- Dosisreduktion, soweit möglich,
- zusätzliche Gabe von Amantadin,
- zusätzliche Gabe eines COMT-Hemmers (z. B. Entacapon 200 mg zu jeder L-Dopa Dosis),
- zusätzliche Gabe eines Dopamin-Agonisten, gleichzeitige Reduktion der L-Dopa-Dosis,

> *Cave* Initial kann es zunächst zu einer Verstärkung der Dyskinesien kommen. Erst bei (mittleren bis) hohen Dopamin-Agonisten-Dosen stellt sich im Verlauf eine Abnahme der Dyskinesien ein.

- falls gegeben, Reduktion oder Absetzen von Selegilin,
- bei therapierefraktären On-Fuß-Dystonien: Botulinumtoxin,
- bei weiterer Therapieresistenz und schwerer Behinderung tiefe Hirnstimulation,
- Apomorphin-Pumpe s.c.,
- duodenale L-Dopa-Infusion.

Off-Dystonien
Ziel ist es, die dopaminerge Stimulation zu steigern:
- Dopaminagonist mit längerer Wirkdauer,
- Dopaminagonist zur Nacht,
- zusätzliche Gabe eines COMT-Hemmers (z. B. Entacapon 200 mg zu jeder L-Dopa Dosis),
- lösliches L-Dopa in der Akutsituation (Die Bewegungsstörung sistiert typischerweise, sobald der Patient im "On" ist.),
- Apomorphin s.c.,
- L-Dopa-Retardpräparation zur Nacht,
- Amantadin,
- Anticholinergika.

Gegebenenfalls erwägen:
- Baclofen (5-40 mg/d),
- lokale Injektion von Botulinumtoxin (besonders bei Off-Fuß-Dystonien, aber auch gelegentlich bei Torticollis, Blepharospasmus oder anderen Dystonien),
- bei weiterer Therapieresistenz und schwerer Behinderung tiefe Hirnstimulation.

Biphasische Dyskinesien
Die dopaminerge Stimulation sollte hier relativ hoch und vor allem gleichmäßig sein, was oft durch dann hinzutretende On-Dyskinesien begrenzt wird.
- Höhere dopaminerge Gesamtdosis (fraktioniertes L-Dopa oder Dopamin-Agonisten)
- Zusätzliche Gabe eines COMT-Hemmers
- Lösliches L-Dopa oder Apomorphin s. c., um die Dauer der biphasischen Dyskinesien kurz zu halten.
- Bei weiterer Therapieresistenz und schwerer Behinderung tiefe Hirnstimulation.

Spezielle Behandlungsprobleme

Pharmakotherapie des Tremors
Zunächst Basistherapie, wie oben beschrieben, bis die Symptome Akinese und Rigor ausreichend gebessert sind. Wenn dann noch ein therapiebedürftiger Tremor besteht, werden folgende Therapiemaßnahmen empfohlen:

Ruhetremor
Anticholinergika
- Biperiden 3 x 2-4 mg
- Bornaprin 3 x 2-4 mg
- Metixen 3 x 2,5-5 (-10) mg
- Trihexyphenidyl 3 x 2-5 mg

> *Cave* Anticholinerge Nebenwirkungen, besonders kognitive Störungen bei älteren Patienten.

NMDA-Antagonist
- Budipin 3 x 10 bis 3 x 30 mg

> *Cave* Wegen möglicher QT-Zeit-Verlängerung mit der Folge von lebensbedrohlichen ventrikulären Herzrhythmusstörungen sind eine kardiologische Mitbehandlung und eine regelmäßige Kontrolle des EKG erforderlich. Budipin ist nur über kontrollierte Verschreibung verfügbar und wird deswegen als Reservemedikament angesehen.

Falls Emotion oder psychologische Belastung den Ruhetremor deutlich verstärken, zusätzliche Gabe von
- Beta-Blocker (Propranolol 3 x 20-80 mg)
- Trizyklische Antidepressiva, soweit auch eine antidepressive Behandlung erforderlich ist.

Bei weiterer Therapieresistenz
- Clozapin 12,5-75 mg

(Reservemedikament! Einzelheiten siehe S. 61, medikamentös induzierte, dopamimetische Psychose)

> *Cave* Wegen möglicher reversibler Agranulozytose ist eine regelmäßige wöchentliche Kontrolle des Blutbildes notwendig.

Bei weiterer Therapieresistenz und schwerer Behinderung
- tiefe Hirnstimulation

Ruhe- und Haltetremor
- Beta-Blocker
- Propranolol 3 x 20-80 mg
- Primidon 25-250 mg/d, meist genügt abendliche Einnahme

Weitere Details der Tremorbehandlung werden in den Therapieleitlinien zum Tremor abgehandelt.

Akinetische Krise
Identifizierung des Auslösers:
- Dehydrierung,
- Infekt,
- Einnahmefehler,
- Gabe von Neuroleptika,
- Störungen der Resorption,
- Ileus, Diarrhö, Gastroenteritis,
- Antibiotikagabe.

Allgemeine Maßnahmen:
- Flüssigkeits- und Elektrolytausgleich,
- ausreichende Kalorienzufuhr,
- Thromboseprophylaxe,
- Pneumonieprophylaxe,
- Dekubitusprophylaxe,
- Behandlung internistischer Grunderkrankungen und Komplikationen,
- Fiebersenkung.

Durchbrechung der akinetischen Krise
- Amantadin i.v.
  Dosis: 1–2 x 200 mg (über je 3 Stunden)
  Maximal: 3 x 200 mg/d

- L-Dopa per nasoduodenaler Sonde, wobei sich die tägliche Dosis an der vorherigen oralen Dosis orientiert. Auch bei Gaben über die Magensonde auf Interaktion mit Sondenkost achten.

Zusätzliche Option unter intensivmedizinischen Bedingungen:
- Apomorphin s. c.
  Einmalige Bolusinjektion 2–10 mg
  Wirkungseintritt: 10–15 min
  Wirkungsdauer: 30–60 min
  Weiterführung mit s. c. Dauerinfusion
  Initiale Dosierung: 1–2 mg/h; ggf. 8–12 h Pause in der Nacht
  Steigerung: 0,5–1 mg/h alle 12 h
  Maximale Raten: 10 mg/h (=160–240 mg/d)
  Gleichzeitige Gabe von Domperidon: nicht notwendig wenn dopaminerge Langzeittherapie.

Medikamentös induzierte Psychose
Eine exogene, medikamenteninduzierte Psychose kann grundsätzlich durch alle Parkinson-Medikamente verursacht werden. Etwa 10-30 % aller Patienten mit einem Parkinson-Syndrom entwickeln visuelle Verkennungen bis Halluzinationen oder seltener auftretende paranoide Störungen während der Langzeittherapie. Psychotische Symptome kommen bei Patienten mit nichtidiopathischem Parkinson-Syndrom häufiger vor als bei Patienten mit IPS. Verwirrtheitszustände mit Desorientiertheit sind vornehmlich bei Vorliegen einer Demenz oder unter Therapie mit Anticholinergika zu beobachten.
Psychotische Symptome treten in der Regel in der unten genannten zeitlichen Abfolge auf.

Schweregrade medikamentös induzierter psychotischer Erscheinungen:
1. Unruhiger Schlaf, lebhafte Träume
2. Illusionäre Verkennungen
3. Halluzinationen
4. Paranoide Symptome
5. Verwirrtheitszustände

Bereits beim Auftreten lebhafter Träume muss an eine beginnende medikamentös induzierte Psychose gedacht werden und kurzfristig eine sorgfältige Verlaufsbeobachtung erfolgen. Das Auftreten von illusionären Verkennungen/Pseudohalluzinationen erfordert die sofortige Einleitung folgender differenzierter Therapiemaßnahmen.

Allgemeine Maßnahmen:
- Suche nach akuter Zweiterkrankung,
- Hydratation und Elektrolyte des Patienten überprüfen, ggf. orale bzw. parenterale Gabe von Flüssigkeiten,
- frühzeitige antibiotische Behandlung bei febrilen Temperaturen und Verdacht auf bakteriellen Infekt.

Spezifische Maßnahmen:
In jedem Fall muss eine individuelle Risikoabschätzung des therapeutischen Potenzials der Parkinson-Medikation gegenüber dem Psychoserisiko erfolgen. In der Regel ist eine partielle Verschlechterung der Motorik eher zu tolerieren als eine manifest psychotische Symptomatik.

Reduktion von Anti-Parkinson-Medikamenten
Tritt eine Psychose erstmals im Rahmen einer Medikationsänderung auf, sollte zunächst die letzte Änderung der Medikation zurückgenommen werden.

Tritt die Psychose ohne vorherige Medikationsänderung auf, sollte eine Änderung der Medikation in der folgenden Reihenfolge durchgeführt werden:
1. Absetzen von Anticholinergika und trizyklischen Antidepressiva
2. Absetzen oder Reduktion von Selegilin, Amantadin, Budipin
3. Absetzen oder Reduktion von Dopamin-Agonisten
4. Absetzen oder Reduktion von COMT-Hemmern
5. Als letzte Maßnahme Reduktion von L-Dopa auf die niedrigstmögliche Dosierung

> **Cave** Warnung: Die abrupte Beendigung der o.g. Medikationen (besonders Anticholinergika, Amantadin oder trizyklische Antidepressiva mit einer anticholinergen Komponente) können in Einzelfällen zu einem Entzugssyndrom und zur Verschlechterung der Verwirrtheit führen. Bei plötzlichem Absetzen der Dopaminergika kann es zu einer starken Verschlechterung der Motorik kommen.

Therapie mit antipsychotischen Medikamenten
Antipsychotische Medikamente werden immer dann eingesetzt, wenn die Psychose durch Absetzen/Reduktion der Parkinson-Medikamente nicht hinreichend gebessert werden kann oder wenn es zu einer nicht tolerablen Verschlechterung der Motorik kommt. Zum Einsatz kommen bevorzugt atypische Neuroleptika.

Mehrheitlich wird derzeit Clozapin als Mittel der ersten Wahl zur Therapie medikamentös induzierter Psychosen bei Parkinson-Patienten empfohlen. Die gute Wirksamkeit von Clozapin ist durch mehrere Studien belegt, gleichzeitig kommt es nur in Ausnahmefällen zu einer Verschlechterung der Motorik. Die Tagesdosen liegen mit 12,5–100 mg/Tag für die Behandlung medikamentös induzierter Psychosen deutlich niedriger als die Dosen für die Behandlung der Schizophrenie. Clozapin ist wegen des Agranulozytoserisikos nur zur kontrollierten Verschreibung zugelassen.

Wegen der Restriktionen beim Einsatz von Clozapin, insbesondere wegen des Agranulozytoserisikos wird in jüngerer Zeit aus pragmatischen Gründen z.T. Quetiapin als Alternative eingesetzt. Zur Wirksamkeit und Verträglichkeit von Quetiapin bei medikamentös induzierten Psychosen existieren derzeit nur Daten aus Pilotstudien. Diese Studienergebnisse und die bislang vorliegenden klinischen Erfahrungen sind allerdings vielversprechend.

In einer 12-wöchigen open-label-Studie an 45 Parkinson-Patienten mit dopaminerg induzierter Psychose, die randomisiert Clozapin oder Quetiapin erhalten haben, zeigten sich keine Unterschiede in der Wirksamkeit. Die mittlere Dosis von Quetiapin war 91 mg, von Clozapin 26 mg.

Die Verwendung von anderen sog. atypischen Antipsychotika wie Olanzapin, Risperidon, Sulpirid, Thioridazin oder auch Melperon und ähnlichen niederpotenten Neuroleptika wird nicht empfohlen, da diese Medikamente ausgeprägte akinetisch rigide Symptome, auch in niedrigen Dosen, hervorrufen können.

Praktisches Vorgehen:
- Clozapin: Initiierung von 6,25–12,5 mg zur Nacht, wenn notwendig Dosissteigerung bis zu 100 (125) mg /d; 2/3 der Dosis zur Nacht, 1/3 über den Tag verteilt (⇑).
- Quetiapin: 25–50 mg Quetiapin zur Nacht, Dosiserhöhung um 25 mg jeden 2.-3. Tag bis zu einem Maximum von 2 x 125 mg/d, unter EKG-Kontrolle.
- Bei ungenügender Wirkung oder Auftreten eines akinetisch-rigiden Syndroms: Umstellung auf Clozapin.
- Bei ausgeprägter Psychose, insbesondere bei ausgeprägter Halluzinose, Verwirrtheit oder delirantem Syndrom kann kurzfristig Clomethiazol gegeben werden.
- Zur reinen Sedierung kann vorübergehend Lorazepam 0,5–1,0 mg verabreicht werden, das Risiko gelegentlich auftretender paradoxer Reaktionen ist zu beachten.

Kontraindiziert sind alle hochpotenten klassischen Neuroleptika, da diese bereits in geringen Dosen die akinetisch-rigiden Beschwerden erheblich verstärken können.

Depression
Die Häufigkeit depressiver Symptome liegt bei 20–40% aller Patienten. Es besteht keine klare Korrelation zwischen dem Grad der motorischen Behinderung und der Ausprägung der depressiven Symptomatik. Die depressive Symptomatik kann somit auch nach Einleiten einer erfolgreichen dopamimetischen Therapie fortbestehen. Häufig wird deshalb eine zusätzliche antidepressive Therapie notwendig.

Antidepressive Eigenschaften werden z.T. auch dopaminergen Substanzen, wie L-Dopa, Pramipexol oder Selegilin, zugeschrieben, ohne dass diese bislang in ausreichend kontrollierten Studien an Parkinson-Patienten belegt wurden. Zur Wirksamkeit von Antidepressiva liegen kontrollierte Studien kaum vor, so dass sich die Empfehlungen zum Einsatz von Antidepressiva überwiegend auf klinische Erfahrung gründen. Verwendet werden Antidepressiva aus den folgenden verschiedenen Substanzgruppen.

Trizyklische Antidepressiva (⇑):
- Amitriptylin (75.-max. 150 mg/d)
- Doxepin (75.-max. 150 mg/d)
- Desipramin (bis 100 mg/d)
- Nortriptylin (bis 150 mg/d)

Cave Trizyklische Antidepressiva können wegen anticholinerger Nebenwirkungen mit Psychoserisiko schlecht verträglich sein.

SSRIs (⇔):
- Paroxetin (bis 40 mg/d)
- Sertralin (bis 50 mg/d)

Anmerkung: SSRIs besitzen keine anticholinergen Nebenwirkungen.

Cave: SSRIs dürfen nicht zusammen mit MAO-B-Hemmern gegeben werden.

MAO-A-Hemmer (⇑):
- Moclobemid (600 mg/d)

Cave Moclobemid (600 mg/d) darf nicht zusammen mit MAO-B-Hemmern gegeben werden.

Andere (⇔):
- Mirtazapin (15–30 mg/d, in niedriger Dosierung schlafanstoßende Wirkung)
- Venlafaxin (bis 150 mg/d)
- Reboxetin (bis 12 mg/d)

Cave Venlafaxin darf nicht zusammen mit MAO-B-Hemmern gegeben werden.

Kontraindiziert sind wie in der Psychosetherapie alle herkömmlichen Neuroleptika, da diese bereits in geringen Dosen die akinetisch-rigiden Beschwerden verstärken können. Auch Lithium kann zu einer derartigen Verschlechterung führen.

Demenz
Circa 30–40% der Parkinson-Patienten entwickeln im Krankheitsverlauf eine Demenz. Das Erscheinungsbild der Demenz bei Parkinson-Patienten überschneidet sich mit den kognitiven Defiziten der Demenz vom Lewy-Körper-Typ (DLB; siehe „Demenz vom Lewy-Körper-Typ", S. 67). Im Vordergrund der Parkinson-Demenz stehen Aufmerksamkeitsdefizite sowie Einschränkungen in den Exe-

kutiv- und visuospatialen Funktionen. Gedächtnisstörungen beziehen sich meist weniger auf das Speichern als vielmehr auf den Abruf von Inhalten.

Im Gegensatz zur DLB existieren für die Demenz bei der Parkinson-Krankheit keine formalen klinischen Diagnosekriterien. Obwohl die klinische Differenzialdiagnose zwischen den beiden Demenzentwicklungen kontrovers diskutiert wird, richtet sich die Differenzierung häufig nach einer „1-Jahres-Regel". Dabei wird für die DLB gefordert, dass die dementielle Entwicklung spätestens innerhalb des ersten Jahres nach Beginn des Parkinson-Syndroms auftritt (DLB-Diagnosekriterien siehe „Demenz vom Lewy-Körper-Typ", S. 67).

Die bereits in einigen offenen Studien nachgewiesene Wirksamkeit des Cholinesterase-Hemmers Rivastigmin (3–12 mg) auf kognitive Funktionen bei Parkinson-Patienten konnte in einer 24-wöchigen randomisierten, doppelblinden und placebokontrollierten Multizenterstudie bestätigt werden (⇑), ohne dass es zu einer signifikanten Verschlechterung der UPDRS-Werte kam. Nur kleine placebokontrollierte oder offene Studien liegen zur Wirksamkeit der Cholinesterase-Hemmer Tacrin, Donepezil und Galantamin vor.

> **Cave** Bei Parkinson-Patienten mit Demenz sollten Medikamente mit anticholinerger Wirkung vermieden werden. Anticholinergika können zu einem akuten deliranten Syndrom führen. Weiterhin steigt das Risiko einer dopaminerg induzierten Psychose bei Vorliegen eines dementiellen Syndroms.

Autonome Funktionsstörungen
Schwere autonome Störungen, die zu Beginn oder in einem frühen Erkrankungsstadium auftreten, sprechen gegen die Diagnose eines IPS und für eine MSA. Störende vegetative Symptome können sich jedoch auch bei Patienten mit IPS entwickeln, dann meist erst im Erkrankungsverlauf.

Orthostatische Hypotension
Eine orthostatische Hypotonie tritt häufig erst bei der Eindosierung von L-Dopa oder einem Dopamin-Agonisten erstmals auf. Bis zur Entwicklung einer Toleranz gegenüber der dopamimetischen Therapie werden folgende Maßnahmen empfohlen:
- Domperidon 3 x 10–20 mg/d
- Tragen von Kompressionsstrümpfen
- Salzreiche Diät
- Schlafen mit angehobenem Oberkörper in der Nacht
- Vorsichtiges und langsames Aufstehen aus dem Liegen bzw. Sitzen

Bei Persistenz der Beschwerden oder Versagen der oben genannten Maßnahmen empfehlen wir Fludrokortison (0,05–0,3 mg zur Nacht).

Therapien mit Ephedrin, Midodrin, Octreotid und Yohimbin zeigen keine konstant positiven Behandlungseffekte.

Blasenfunktion
Circa 60% der Patienten mit IPS leiden unter Blasenstörungen. Alters- und geschlechtsspezifische Ursachen müssen ebenfalls berücksichtigt werden. Zu den Blasensymptomen beim IPS zählen Harndrang, eine erhöhte Miktionsfrequenz sowie Nykturie. Die häufigste Form der Blasenstörung ist eine Detrusorhyperaktivität, die klinisch als Dranginkontinenz ohne Restharnbildung imponiert. Detrusorhypoaktivität ist bei Parkinson-Patienten selten und dann meist medikamentös durch Anticholinergika oder trizyklische Antidepressiva hervorgerufen. Eine ausgeprägte Inkontinenz bei IPS findet sich ebenfalls nur selten und ist allenfalls ein Symptom im deutlich fortgeschrittenen Stadium oder auf die Akinese zurückzuführen.

Therapie der Detrusorhyperaktivität:
Oxybutynin 2 x 2,5–5 mg/d (unter Kontrolle des Restharns).

> **Cave** Aufgrund der anticholinergen Wirkung von Oxybutynin kann es in Einzelfällen zu psychotischen Erscheinungen kommen.

Therapie der Detrusorhypoaktivität:
Ob Cholinergika, wie Carbachol oder Azetylcholinesterase-Inhibitoren (Galantamin, Donezepil, Rivastigmin) bei Einsatz für dieses Symptom zu einer Verschlechterung der Parkinson-Symptome führen, wurde bisher nicht detailliert untersucht. Daher sollte die Anwendung dieser Medikamente mit Vorsicht erfolgen.

Bei ausgeprägter Restharnbildung (> 150 ml) Selbstkatheterisierung. In einem fortgeschrittenen Stadium kann ein Dauerkatheter oder besser ein suprapubischer Katheter notwendig werden.

Männliche Sexualfunktion
Häufig stellen Medikamente (Anticholinergika, trizyklische Antidepressiva, Beta-Blocker) die Ursache einer Störung der männlichen Sexualfunktion dar, sie tritt aber auch spontan auf. Eine früh im Verlauf auftretende Impotenz sollte allerdings den Verdacht auf eine Multisystematrophie lenken. Die häufigsten Beschwerden der männlichen Sexualfunktion sind Erektionsstörungen. Gelegentlich berichten Patienten über Besserung unter Therapie mit L-Dopa oder Dopamin-Agonisten. Diese Medikamente führen bei einem Teil der Patienten zu einer gesteigerten Libido.

Therapie der erektilen Dysfunktion:
- Yohimbin 2 mg eine Stunde vor Geschlechtsverkehr
- Sildenafil 50 mg eine Stunde vor Geschlechtsverkehr
- Tadalafil 10 mg 1/2–12 Stunden vor dem Geschlechtsverkehr
- Intrakavernosale Injektion von Papaverin
- Penis-Implantat
- Gegebenenfalls Versuch mit Apomorphin sublingual oder als subkutane Injektion

Gastrointestinale Funktionsstörungen
Neben Schluckstörungen ist die Entleerung des Magens bei Patienten mit IPS häufig verzögert. Eine Therapie mit L-

Dopa, Dopamin-Agonisten, Anticholinergika, trizyklischen Antidepressiva, Amantadin und Antihistaminika kann dieses Symptom verstärken und zu verminderter Bioverfügbarkeit der Medikamente führen. Domperidon (3 x 10–20 mg/d) besitzt hierbei eine motilitätssteigernde Wirkung.

Circa 1/3 der unter 60-Jährigen und 2/3 der über 60-Jährigen sind von Erkrankungen der intestinalen Funktion, besonders Obstipationen, betroffen. Diese nehmen mit steigendem Alter zu. Anticholinergika und Amantadin verstärken Häufigkeit und Intensität der Obstipation.

Therapie der Obstipation:
- Steigerung der Einnahme von Flüssigkeiten und Ballaststoffen
- Steigerung der körperlichen Aktivität
- Polyethylenglykol (Macrogol), Beginn mit 1–3 Beuteln/d. Nach einigen Wochen Reduktion auf 1/2–1 Beutel/d

Sialorrhoe
Patienten mit IPS klagen häufig über Sialorrhoe, die durch die Akinese beim Schlucken hervorgerufen wird. Zur Besserung der Beschwerden empfehlen wir folgende Maßnahmen:
- Optimierung der dopamimetischen Therapie, da L-Dopa und Dopamin-Agonisten die Sialorrhoe durch Behandlung der Akinese verbessern.
- Einsatz von Anticholinergika (z. B. Biperiden 2 mg/d) oder peripher wirksamer Anticholinergika wie Atropin-Derivate (Scopolamin-Plaster), da sie die Speichelproduktion reduzieren.

> **Cave** Die Speichelproduktion ist beim Parkinson-Patienten an sich reduziert.

Bei Persistenz der Beschwerden: Bestrahlung der Speicheldrüsen oder lokale Injektionen von Botulinum-Toxin.

Anhang

Der folgende Abschnitt behandelt neurodegenerative Erkrankungen, die ein Parkinson-Syndrom als Teilsymptomenkomplex führen.

Andere degenerative Erkrankungen

Die nachfolgend aufgelisteten Krankheitsbilder stellen eigenständige Entitäten mit akinetisch-rigider Störung dar, bei denen zusätzliche, über ein PS hinausgehende, neurologische Symptome vorliegen:
- Multisystem-Atrophien (MSA),
- progressive supranukleäre Blickparese („progressive supranuclear palsy", PSP),
- kortikobasale Degeneration (CBD),
- Demenz vom Lewy-Körper-Typ („diffuse Lewy body disease", DLB), siehe Klassifikation, S. 67.

Sämtliche unten angegebenen Therapieempfehlungen beruhen auf Ergebnissen von Pilotstudien, die weder placebokontrolliert noch randomisiert noch prospektiv durchgeführt worden sind, sowie auf empirischen Erfahrungswerten.

Da die medikamentöse Behandlung bei allen Krankheiten häufig nur eine geringe Wirksamkeit zeigt, sollten auf jeden Fall ergänzende Maßnahmen wie Physiotherapie, Ergotherapie, Logotherapie und psychosoziale Maßnahmen ergriffen werden.

Multisystematrophie, Parkinson-Typ (MSA-P) oder zerebellärer Typ (MSA-C)

Diagnosekriterien

Die **Tabellen 4** und **5** zeigen die nach einer Internationalen Konsensuskonferenz von Gilman u. Mitarb. 1999 publizierten Diagnosekriterien.

Tabelle 4 Klinische Bereiche (I-IV), Symptome (A) und Kriterien (B) bei der Diagnose MSA (frei übersetzt)

I. Autonome und Blasendysfunktion
A. Autonome und Blasensymptome
1. Orthostatische Hypotonie ($\geq$ 20 mm Hg systolisch oder $\geq$ 10 mm Hg diastolisch)
2. Blaseninkontinenz oder unvollständige Blasenentleerung
B. Kriterium für autonomes Versagen oder Blasendysfunktion bei MSA
Orthostatischer Abfall des Blutdrucks ($\geq$ 30 mm Hg systolisch oder $\geq$ 15 mm Hg diastolisch) oder Blaseninkontinenz (persistierende unwillkürliche inkomplette oder komplette Blasenentleerung, begleitet von einer erektilen Dysfunktion bei Männern) oder beides.
II. Parkinsonismus
A. Parkinson-Symptome
1. Bradykinese (Verlangsamung von Willkürbewegungen mit fortschreitender Abnahme der Geschwindigkeit und der Amplitude bei repetitiven Bewegungen)
2. Rigor
3. Posturale Instabilität (nicht verursacht durch primär visuelle, vestibuläre, zerebelläre oder propriozeptive Dysfunktion)
4. Tremor (Haltetremor, Ruhetremor oder beides)
B. Kriterium für Parkinsonismus bei MSA
Bradykinese plus zumindest ein Symptom von 2.-4.
III. Zerebelläre Dysfunktion
A. Zerebelläre Symptome
1. Gangataxie (breitbasiger Stand mit Schritten unregelmäßiger Länge und Richtung)
2. Zerebelläre Dysarthrie
3. Extremitätenataxie
4. Anhaltender Blickrichtungsnystagmus
B. Kriterium für zerebelläre Dysfunktion bei MSA
1. Gangataxie plus zumindest ein Symptom von 2.-4.
IV. Pyramidenbahndysfunktion
A. Pyramidenbahnzeichen
1. Zeichen nach Babinski mit Reflexsteigerung
B. Kriterium für Pyramidenbahndysfunktion bei MSA
Pyramidenbahnzeichen werden nicht für die Kategorisierung der Diagnose MSA verwendet.

Tabelle 5 Diagnostische Kategorien der MSA (frei übersetzt)

Diagnose	Symptome und Kriterien
Mögliche MSA	1 erfülltes Kriterium **plus** 2 Symptome aus anderen klinischen Bereichen*
Wahrscheinliche MSA	Kriterium für autonomes Versagen oder Blasendysfunktion erfüllt **plus** Parkinsonismus mit fehlendem/geringem Ansprechen auf L-Dopa oder zerebelläre Dysfunktion
Definitive MSA	pathologischer Nachweis einer hohen Dichte an glialen zytoplasmatischen Einschlüssen in Verbindung mit einer Kombination degenerativer Veränderungen im nigrostriatalen und olivopontozerebellären System

*Falls das Kriterium Parkinsonismus erfüllt ist, kann ein fehlendes/geringes Ansprechen auf L-Dopa eines der noch erforderlichen zwei Symptome darstellen.

Medikamentöse Therapie

Eine eigenständige medikamentöse Behandlung ist nicht bekannt. Bei einem Teil der Patienten verbessern aber, vor allem in der Initialphase, L-Dopa und Dopamin-Agonisten sowie Amantadin die extrapyramidalmotorische Symptomatik in begrenztem Umfang. Es existieren keine spezifischen Behandlungsverfahren für die Kleinhirnfunktionsstörungen und die Pyramidenbahnbeteiligung im Rahmen der MSA.

Im Gegensatz zu Patienten mit der Parkinson-Krankheit reagieren etwa zwei Drittel der MSA-Patienten nicht oder nur sehr gering auf eine Behandlung mit L-Dopa. Ein geringer Effekt ist in der Regel besser zu erkennen, wenn die Substanz abgesetzt wird. Das restliche Drittel zeigt eine mittlere bis gute Antwort auf L-Dopa. Etwa 10% aller Patienten mit MSA berichten über eine Besserung der Symptome, wie sie sonst nur bei der Parkinson-Krankheit beobachtet wird. Jede Art von Reaktion auf L-Dopa nimmt in der Regel jedoch über 1–2 Jahre ab. Die Tatsache, dass bis zu einem Drittel aller Patienten mit MSA-P auf L-Dopa ansprechen, rechtfertigt es, in jedem Fall einen Therapieversuch mit einer ausreichenden Tagesdosis (bis 1000 mg) vorzunehmen. In sehr seltenen Fällen können MSA-Patienten, die auf eine adäquate Dosis von L-Dopa nicht reagieren, eine Besserung auf die Gabe von Dopamin-Agonisten erfahren. Um eine Verschlechterung der orthostatischen Hypotonie zu vermeiden, sollte das Eindosieren von L-Dopa oder Dopamin-Agonisten unter Domperidon-Schutz geschehen. Reagiert der Patient weder auf L-Dopa noch auf Dopamin-Agonisten, kann Amantadin versucht werden. Bezüglich des Einsatzes anderer Antiparkinson-Mittel gibt es keine empirische Grundlage.

Cave Alle Parkinson-Medikamente können die autonomen Funktionen verschlechtern.

Dopaminerg
- L-Dopa, bis zu 1000 mg/d
  Beginn: 50 mg L-Dopa morgens
  Steigerung: 50 mg alle 3 Tage
- Ggf. zusätzlich Dopamin-Agonist (s.o.)

Wenn ≥ 6 Monate unwirksam, sollte Therapie abgebrochen werden.

- Amantadin
  Amantadin 3 x 100–200 mg/d
  Möglicherweise günstige Wirkung auf Ataxie
  Als Monotherapie oder Kombination mit L-Dopa oder Dopamin-Agonisten

Weitere Maßnahmen
Blepharospasmus
- Botulinumtoxin A

Inspiratorischer Stridor
- Botulinumtoxin A (in Einzelfällen)
- Tracheostomie (bei ≤ 5% aller MSA-Patienten erforderlich)
- Perkutane endoskopische Gastrektomie (PEG)

Symptomatische orthostatische Hypotension
- Stützstrümpfe
- Erhöhte Salzzufuhr
- Schlafen mit erhöhtem Oberkörper
- Langsames Aufstehen
- Fludrocortison 1–3 x 0,1 mg/d
- Midodrin 15–30 mg

Dranginkontinenz
- Oxbutynin 2–3 x 2,5–5 mg/d
- Regelmäßige Restharnkontrolle obligat.

Progressive supranukleäre Blickparese

Diagnosekriterien

Folgende Diagnosekriterien wurden nach einer internationalen Konsensuskonferenz 1996 publiziert (Litvan et al. 1996; **Tabellen 6** und **7**). Nach Williams et al. (2005) lassen sich klinisch zwei Phänotypen der PSP unterscheiden: Richardson's-Syndrom (RS) und PSP-Parkinson-Syndrom (PSP-P). Das letztere Syndrom ist durch einen asymmetrischen Beginn, Tremor und eine initial mäßige therapeutische Antwort auf L-Dopa-Gabe charakterisiert.

Tabelle 6 Obligate Diagnosekriterien der PSP (frei übersetzt)

Mögliche PSP	allmählich progressive Erkrankung mit Beginn nach dem 40. Lebensjahr **entweder** vertikale supranukleäre Blickparese (nach oben oder unten) **oder** Verlangsamung der vertikalen Sakkaden und prominente posturale Instabilität mit Stürzen im ersten Jahr nach Krankheitsbeginn kein Hinweis auf eine andere Krankheit als Erklärung für die vorgenannten Symptome
Wahrscheinliche PSP	allmählich progressive Erkrankung mit Beginn nach dem 40. Lebensjahr vertikale supranukleäre Blickparese (nach oben oder unten) und prominente posturale Instabilität mit Stürzen im ersten Jahr nach Krankheitsbeginn kein Hinweis auf eine andere Krankheit als Erklärung für die vorgenannten Symptome
Definitive PSP	klinisch mögliche oder wahrscheinliche PSP und histopathologische Zeichen einer typischen PSP

Tabelle 7 Supportive Diagnosekriterien der PSP (frei übersetzt)

- Symmetrische Akinese oder Rigidität, proximal mehr als distal
- Abnormale Kopf- bzw. Nackenhaltung, insbesondere Retrocollis
- Kaum oder nur geringes Ansprechen des Parkinsonismus auf eine L-Dopa-Therapie
- Frühe Dysphagie und Dysarthrie
- Früher Beginn einer kognitiven Beeinträchtigung mit dem Vorliegen von zumindest zwei der folgenden Symptome: Apathie, Beeinträchtigung des abstrakten Denkens, reduzierte verbale Flüssigkeit, Gebrauchs- oder Imitierungsverhalten, Frontalhirnzeichen

Medikamentöse Therapie

Maximal 10% der Patienten mit PSP (vermutlich PSP-P-Typ nach Williams et al. 2005) profitieren von einer Behandlung mit L-Dopa oder Dopamin-Agonisten. Der Effekt ist in der Regel gering und nicht lange andauernd. Ähnlich ernüchternd sind die Ergebnisse mit Anticholinergika. In Einzelfällen wird eine leichte Abnahme der Beschwerden unter Amantadingabe beobachtet. Initial leichte bis mittelgradige Verbesserungen werden auch bei einem Teil der Patienten mit Amitriptylin beobachtet. Die Veränderungen können entweder nur einzelne klinische Symptome, wie die Okulomotorikstörung, andererseits aber das Gesamtbild betreffen. In jedem Fall erscheint diese Substanz für die Therapie der Affektinkontinenz und der psychomotorischen Verlangsamung geeignet.

> **Cave** Dopaminergika und Amantadin beinhalten ein erhebliches Psychoserisiko.

Dopaminerg
- L-Dopa, bis zu 1000 mg/d
  Beginn: 50 mg L-Dopa morgens
  Steigerung: 50 mg alle 3 Tage
- Ggf. zusätzlich Dopamin-Agonist (s. o.)

Wenn ≥ 6 Monate unwirksam, sollte Therapie abgebrochen werden.

- Amantadin
  Amantadin 3 x 100–200 mg/d: als Monotherapie oder Kombination mit L-Dopa oder Dopamin-Agonisten
  Antidepressiva
- Amitriptylin 75-max. 150 mg/d
- ggf. SSRIs (Therapieempfehlung siehe „Depression", S. 62)

Weitere Maßnahmen
Blepharospasmus
- Botulinumtoxin A

Schwere Dysphagie: Ernährung über gastroduodenale Sonde

Kortikobasale Degeneration

Diagnosekriterien

Bislang sind noch keine allgemein akzeptierten Diagnosekriterien definiert worden. Die CBD ist durch ein nicht auf L-Dopa ansprechendes PS mit zusätzlichen atypischen Symptomen gekennzeichnet (alien-limb-Phänomen, fokale Dystonien, Myoklonie, irregulärer Halte- und Aktionstremor).

Medikamentöse Therapie

Kontrollierte Studien zur Therapie der CBD sind bislang noch nicht durchgeführt worden. Die Krankheit kann in ihrem Verlauf nicht aufgehalten werden. Dennoch sollte versucht werden, einzelne Aspekte der Erkrankung symptomatisch zu behandeln. Als effektivstes Medikament stellte sich L-Dopa in Verbindung mit einem Decarboxylase-Hemmer heraus. Bei der Beurteilung des Therapieeffekts ist allerdings auf eine ausreichend hohe Dosierung von L-Dopa zu achten. Der Einsatz von Dopamin-Agonisten erscheint in der Therapie der CBD derzeit nicht gerechtfertigt.

Der Myoklonus besserte sich in etwa 23% der Fälle auf die Gabe von Benzodiazepinen, d.h. üblicherweise von Clonazepam. Betablocker wie Propranolol können den Aktions-/Haltetremor im Frühstadium leicht bessern, ihre Wirkung nimmt jedoch mit fortschreitender Erkrankung ab, insbesondere wenn der Tremor durch einen Myoklonus überlagert wird.

Dopaminerg
- L-Dopa, bis zu 1000 mg/d
  Beginn: 50 mg L-Dopa morgens
  Steigerung: 50 mg alle 3 Tage
  Wenn ≥ 6 Monate unwirksam, sollte Therapie abgebrochen werden.

Benzodiazepine bei Myokloni
- Clonazepam-Versuch 2–6 mg/d

Betablocker bei Aktions-/Haltetremor
- Propranolol-Versuch 80–120 mg/d, Maximaldosis 320 mg/d

Dystonie
- Botulinumtoxin A (bei schmerzhaften Arm- und Handdystonien effizient)
- Baclofen-Versuch 40 mg/d (Senkung des Muskeltonus)

Demenz vom Lewy-Körper-Typ (DLB)

Hinsichtlich ausführlicher Informationen zu Diagnose und Therapie der Demenz vom Lewy-Körper-Typ verweisen wir weiterhin auf die Leitlinie „Diagnose und Therapie der Alzheimer-Demenz und der Demenz mit Lewy-Körperchen".

Diagnosekriterien

Obwohl die klinische Differenzialdiagnose gegenüber der Parkinson-Krankheit mit Demenzentwicklung kontrovers diskutiert wird (siehe „Demenz", S. 62), gelten weiterhin die 1996 nach einer Internationalen Konsensuskonferenz publizierten Diagnosekriterien (McKeith et al., 1996).

A. Progressive kognitive Einbuße, die mit der normalen sozialen oder beruflichen Funktion interferiert:
Eine prominente oder persistierende Gedächtnisstörung muss in den frühen Stadien der Erkrankung nicht vorhanden sein, tritt aber bei Fortschreiten der Erkrankung meist auf.
Defizite sind besonders bei Tests der Aufmerksamkeit, der frontalen subkortikalen Fähigkeiten und der räumlich-visuellen Fähigkeit nachzuweisen.

B. Zwei der folgenden Hauptsymptome sind wesentlich für die Diagnose einer wahrscheinlichen DLB (ein Hauptsymptom ist notwendig für die Diagnose einer möglichen DLB):

- fluktuierende Bewusstseinslage (Aufmerksamkeit und Wachheit),
- wiederkehrende visuelle Halluzinationen, die typischerweise geformt und detailliert sind,
- spontane Parkinson-Symptomatik.

C. Befunde, die die Diagnose unterstützen:
- häufige Stürze,
- Synkope,
- transienter Bewusstseinsverlust,
- Empfindlichkeit auf Neuroleptika,
- Wahn,
- Halluzinationen in anderen Modalitäten.

D. Befunde, die die Diagnose wenig wahrscheinlich machen:
- Schlaganfall,
- andere medizinische oder neurologische Erkrankungen.

Medikamentöse Therapie

Die motorische Beschwerdesymptomatik im Rahmen des Parkinson-Syndroms spricht meist initial gut auf dopaminerge Therapie an. Kontrollierte Studien zur Wirksamkeit dopaminerger Substanzen liegen derzeit nicht vor. Aufgrund der Gefahr des Auftretens bzw. der Entgleisung der psychotischen Symptomatik sollte L-Dopa in möglichst niedriger Dosierung (ggf. in Kombination mit einem COMT-Hemmer) den Dopamin-Agonisten immer vorgezogen werden.

Kognitive Funktionen und Halluzinationen können sich bei der DLB unter Cholinesterase-Hemmern bessern. Eine doppelblinde placebokontrollierte Multizenterstudie zur Wirksamkeit von Cholinesterase-Hemmern bei DLB-Patienten liegt allerdings nur für Rivastigmin (⇑) vor. Zur Behandlung der Halluzinationen stehen atypische Neuroleptika zur Verfügung. Konventionelle Neuroleptika dürfen bei Patienten mit DLB aufgrund der Gefahr extrapyramidaler Krisen nicht eingesetzt werden.

Motorik
Dopaminerg
- L-Dopa:
  Beginn: 50 mg L-Dopa morgens
  Steigerung: 50 mg alle 3 Tage
  Gesamtdosis: 3–4 x 100–200 mg
- Gegebenenfalls in Kombination mit einem COMT-Hemmer (z.B. Entacapon 200 mg zu jeder L-Dopa Dosis)
- Dopamin-Agonisten vermeiden (können Auftreten von Halluzinationen fördern)

Demenz/Halluzinationen
Cholinesterase-Hemmer
- Rivastigmin: 3–12 mg/d (⇑)
- Donezepil: 5–10 mg/d
- Galantamin: 8–16 mg/d

Halluzinationen

Atypische Neuroleptika
- Clozapin: 6,25–50 mg/d
- Quetiapin: 25–150 mg/d

 Andere Neuroleptika verstärken oft die akinetisch-rigide Symptomatik dramatisch.

Verfahren zur Konsensbildung

Die Leitlinie ist in der vorliegenden Version eine Leitlinie der 2. Stufe, d. h. sie ist einer formalen Konsensusfindung im Rahmen mehrerer Konsensuskonferenzen des Kompetenznetzes Parkinson und folgender Organisationen (DPG, BDN) entsprungen.

Es wird angestrebt, dass in der nächsten Auflage alle wesentlichen Elemente einer systematischen Leitlinienentwicklung (3. Stufe; evidenzbasierte Begründungen, Entscheidungsanalysen etc.) enthalten sind.

Diese Leitlinie gilt für 2 Jahre oder bis zur Revision dieser Leitlinie.

Expertengruppe

Dr. K. M. Eggert, Klinik für Neurologie, Philipps-Universität Marburg
Prof. Dr. G. Deuschl, Klinik für Neurologie, Christian-Albrechts-Universität Kiel
Prof. Dr. T. Gasser, Hertie-Institut für klinische Hirnforschung, Neurologische Klinik, Eberhard-Karls-Universität Tübingen
Prof. Dr. W. H. Oertel, Klinik für Neurologie, Philipps-Universität Marburg
PD Dr. G. Arnold, Städtisches Krankenhaus Sindelfingen
PD Dr. H. Baas, Klinik für Neurologie, Klinikum Stadt Hanau
PD Dr. R. Dodel, Klinik für Neurologie, Rheinische Friedrich Wilhelms Universität Bonn
Prof. Dr. H. M. Mehdorn, Klinik für Neurochirurgie, Universitätsklinikum Schleswig Holstein, Campus Kiel
Prof. Dr. H. Przuntek, Klinik für Neurologie, Ruhr Universität Bochum
Prof. Dr. H. Reichmann, Klinik für Neurologie, Carl-Gustav-Carus-Universität Dresden
Prof. Dr. P. Riederer, Klinik für Psychiatrie und Psychotherapie, Klinische Neurochemie, Bayerische Julius Maximilians Universität Würzburg
PD Dr. S. Spieker, Neurologische Klinik, Städtisches Klinikum Dessau
Prof. Dr. C. Trenkwalder, Paracelsus Elena Klinik Kassel
Federführend: *Prof. Dr. W. H. Oertel, Sprecher des Kompetenznetzes Parkinson, Klinik für Neurologie der Philipps-Universität Marburg, Rudolf-Bultmann-Str. 8, 35039 Marburg, Tel. 06421 28-65272*
e-mail: oertelw@med.uni-marburg.de

Literatur

Burn D. J., McKeith I. G. (2003): Current treatment of dementia with Lewy bodies and dementia associated with Parkinson's disease. Mov Disord 20, Sep 18 Suppl 6, 72–79.

Deuschl, G., J. Volkmann, P. Krack (2002): Deep brain stimulation for Movement Disorders. Movement Disorders, Vol. 17, Suppl. 3, 1–211.

Eggert, K., P. Odin, T. Gasser, T. Meinertz, R. H. Strasser, A. Osterspey, G. Deuschl, W. H. Oertel (2005): Herzklappenerkrankungen und andere fibrotische Reaktionen als Nebenwirkung von Dopamin-Agonisten: Klinische Konsequenzen beim jetzigen Stand (8/2004) der Erkenntnisse. DÄB, Jg. 102, 1–2, 10. Januar.

Emre, M., D. Aarsland, A. Albanese et al. (2004): Rivastigmine for dementia associated with Parkinson's disease. N. Engl. J. Med. 351, 2509–2518.

Gerlach, M., H. Reichmann, P. Riederer (2003): Die Parkinson-Krankheit. Grundlagen, Klinik, Therapie, Springer Verlag, Wien, 2. Auflage, 1–298.

Gilman, S., P. A. Low, N. Quinn et al. (1999): Consensus statement on the diagnosis of multiple system atrophy. J. Neurol. Sci. 163, 94–98.

Goetz, C. G., Poewe W., Rascol O., Sampaio C. (2005): Evidence-based medical review update: pharmacological and surgical treatments of Parkinson's disease: 2001 to 2004. Movement Disorders, Vol. 20, Suppl. 5, 523–539.

Goetz, C. G., W. C. Koller, W. Poewe, O. Rascol, C. Sampaio, M. F. Brin, A. J. Lees, A. Lozano, Y. Mizuno, J. Nutt, W. H. Oertel, C. W. Olanow, E. Tolosa (2002): Management of Parkinson's disease. An evidence based review. Movement Disorders, Vol. 17, Suppl. 4, 1–166.

Halloway, R. G., I. Shoulson, S. Fahn et al. (2004): Pramipexole vs levodopa as initial treatment for Parkinson disease: a 4-year randomized controlled trial. Arch. Neurol. 61, 1044–1053.

Litvan, I., Bhatia KP, Burn D. J., Goetz C. G., Lang A. E., McKeith I., Quinn N., Sethi K. D., Shults C., Wenning G. K. (2003): Movement Disorders Society Scientific Issues Committee report: SIC Task Force appraisal of clinical diagnostic criteria for Parkinsonian disorders. Mov Disord 2003, 18, 467–86.

Litvan, I., Y. Agid, D. Calne et al. (1996): Clinical Research Criteria for the diagnosis of progressive supranuclear palsy (Steele-Richardson-Olszewski syndrome). Report of the NINDS-SPSP International Workshop. Neurology 47, 1–9.

McKeith I, Del Ser T., Spano P., Emre M., Wesnes K., Anand R., Cicin-Sain A., Ferrara R., Spiegel R. (2000): Efficacy of rivastigmine in dementia with Lewy bodies: a randomised, double-blind, placebo-controlled, international study. Lancet 356 (9247), 2031–2036.

McKeith I. G., Galasko D., Kosaka K., Perry E. K., Dickson D. W., Hansen L. A., Salmon D. P., Lowe J., Mirra S. S., Byrne EJ, Lennox G., Quinn N. P., Edwardson J. A., Ince P. G., Bergeron C., Burns A., Miller B. L., Lovestone S., Collerton D., Jansen E. N., Ballard C., de Vos R. A., Wilcock G. K., Jellinger K. A., Perry R. H. (1996): Consensus guidelines for the clinical and pathologic diagnosis of dementia with Lewy bodies (DLB): report of the consortium on DLB international workshop. Neurology 47, 1113–1124.

Oertel, W. H., J. Schulz (2003): Parkinson-Syndrome. In: Brandt, T., J. Dichgans, H. C. Diener (Hrsg.): Therapie und Verlauf neurologischer Erkrankungen. Kapitel H 2, 4. Auflage. Kohlhammer, Stuttgart. 847–880.

Rascol, O., C. Goetz, W. Koller, W. Poewe, C. Sampaio (2002): Treatment interventions for Parkinson's disease: An evidence based assessment. Lancet 359 (9317), 1589–1598.

Williams, D. R., De Silva, R., Paviour, D. C., Pittmann, A., Watt, H. C., Kilford, L., Holton, J. L., Revesz, T., Lees, A. J. (2005) Characteristics of two distinct clinical phenotypes in pathologically proven progressive supranuclear palsy: Richardson's syndrome and PSP-parkinsonism. Brain 128, 1247–1258.

Clinical pathway – Parkinson-Syndrome

Diagnostik

Parkinson-Syndrome

Kardinalsymptome ○ Akinese ○ und mindestens eines der folgenden Symptome: ○ Rigor ○ Ruhetremor ○ Posturale Instabilität	○ Unklare oder atypische Symptome (allgemein) oder ○ Nichtansprechen auf hohe Dosen L-DOPA	☐ L-Dopa-Test	☐ FP-CIT- und IBZM-SPECT
	○ Hinweise auf medikamentös induziertes Parkinson-Syndrom: zum Zeitpunkt der Erstmanifestation Behandlung mit ○ Neuroleptika / Reserpin ○ Kalziumantagonisten ○ Valproinsäure		
	○ Hydrocephalus communicans, klinische Zeichen oder/und Hinweis im CCT	☐ Siehe LL „Normaldruckhydrocephalus"	
	○ Hinweise auf vaskulären Parkinsonismus: ○ ischämische Insulte mit ○ stufenweiser Verschlechterung der Parkinson-Symptomatik	☐ Doppler- und Duplexsonographie der cerebralen Arterien, extra- und intracraniell ☐ Kardiale Diagnostik	
	○ Hinweise auf posttraumatischen Parkinsonismus: Rezidivierende Schädelhirntraumen		
Fakultative Symptome ○ Sensorisch ○ Vegetativ ○ Psychisch ○ Kognitiv	○ Hinweise auf postencephalitischen Parkinsonismus: ○ Enzephalitis in der Vorgeschichte ○ Okulogyre Krisen		
	○ Intoxikationen		
Symptome, die gegen das Vorliegen eines idiopathischen Parkinson-Syndroms sprechen ○ siehe Spalte 2	○ Hinweise auf psychogenes Parkinson-Syndrom: Remissionen über längere Perioden, klinische Symptomatik variabel	☐ Schellong-Test ☐ Kipptisch ☐ Urodynamische Untersuchung ☐ Sphinkter-EMG	
Unterstützende Kriterien ○ Einseitiger Beginn und/oder persistierende Asymmetrie ○ Ruhetremor Ansprechen (> 30 %) auf L-DOPA = Kardinalsymptom für IPS ○ nicht durch Zusatzsymptome komplizierter klinischer Verlauf von ≥ 10 Jahren	○ Hinweise auf Multisystematrophie (MSA): ○ Frühzeitig auftretende autonome Störungen: ○ orthostatische Hypotension ○ Synkopen ○ Impotenz oder verringerte genitale Empfindlichkeit ○ Urininkontinenz oder -retention ○ Anhidrose ○ Zerebelläre Zeichen ○ Positives Babinski-Zeichen	☐ MRT ☐ IBZM	○ Hinweise auf MSA im MRT: ○ Signalabschwächung in den dorsolateralen Anteilen des Putamens in T2-gewichteten Sequenzen ○ hyperintenses Band an der Grenze zwischen lateralem Putamen und Capsula externa in T2-gewichteten Sequenzen ○ Cross-bun sign (Kreuzungszeichen, „Semmel"-Zeichen) in der Pons ○ Kleinhirnatrophie ○ Hyperdense Darstellung des Linsenkernes in der DWI (Diffusion Weighted Imaging)-Gewichtung ○ IBZM: verringertes Signal
	○ Hinweise auf progressive supranukleäre Blickparese (PSP): ○ Supranukleäre vertikale Blickparese ○ Frühe posturale Instabilität und Stürze ○ Axialer Rigor	☐ MRT ☐ IBZM	○ Verschmächtigung der Mittelhirnschenkel (sog. „Mickey-Mouse"-Zeichen) ○ Verminderter a.p.-Durchmesser Mittelhirn (< 15 mm) ○ IBZM: verringertes Signal
Basisdiagnostik ☐ CT / MRT: ☐ (frontale) Raumforderung? ☐ Normaldruckhydrocephalus? ☐ Mikrogefäßerkrankung oder ischämische Läsionen?	○ Hinweise auf cortikobasale Degeneration: ○ Positives Babinski-Zeichen, Alien Limb Phänomen ○ Apraxie	☐ CT/MRT	○ Einseitig betonte parietale Atrophie
	○ Hinweise auf Demenz vom Lewy-Körper-Typ (DLB): ○ innerhalb des ersten Jahres Demenz mit Sprach- und Gedächtnisstörungen ○ innerhalb des ersten Jahres fluktuierende visuelle Halluzinationen		
	○ Hinweise auf M. Wilson: ○ Erkrankungsbeginn vor dem 50. Lebensjahr ○ Hepatopathie	☐ Kupfer und Coeruloplasmin im Serum ☐ Ausscheidung von Kupfer im 24-Stunden-Sammelurin	○ Weiter siehe LL „M. Wilson"

Therapieeinleitung

○ Patient < 70 Jahre (biologisches Alter) und ○ Keine wesentliche Komorbidität	○ Standard	☐ Monotherapie mit einem Dopamin-Agonisten		○ Wirksamkeit ausreichend	☐ Erhaltungstherapie: ☐ Monotherapie mit einem Dopamin-Agonisten oder ☐ Kombinationstherapie L-Dopa + Dopamin-Agonist
	○ Schneller Therapieeffekt erwünscht	☐ Beginn mit L-Dopa-Therapie	*(Nach 4–6 Wochen)* ☐ Beginn mit einem Dopamin-Agonisten ☐ + Reduktion der L-Dopa-Dosis	○ Wirksamkeit unzureichend	☐ Überprüfung der Diagnose
	○ Sehr milde Symptomatik	☐ Monotherapie mit Amantadin (oder niedrige Evidenz) ☐ Monotherapie mit Selegilin (niedrige Evidenz)	☐ Überprüfung der Wirksamkeit		
○ Patient > 70 Jahre (biologisches Alter) oder ○ Multimorbidität	○ Standard	☐ Monotherapie mit L-Dopa		○ Wirksamkeit ausreichend	☐ Erhaltungstherapie: Monotherapie mit L-Dopa
	○ Sehr milde Symptomatik	☐ Monotherapie mit Amantadin (oder niedrige Evidenz) ☐ Monotherapie mit Selegilin Cave: NW bei multimorbiden Patienten (niedrige Evidenz)	☐ Überprüfung der Wirksamkeit	○ Wirksamkeit unzureichend	☐ Überprüfung der Diagnose

Therapie von Wirkfluktuationen

	Symptom	Maßnahmen	Bei Therapieresistenz

Hypokinetische Fluktuationen	○ Wearing off / End-of-dose Akinesie:
	  ◦ nächtliche Akinese
	  ◦ frühmorgendliche Akinese
	  ◦ nachmittägliche Akinese
		☐ Medikamenteneinnahme 30–60 min vor dem Essen
		 ☐ zusätzlich Dopamin-Agonisten oder Erhöhung der Dopamin-Agonisten-Dosis
		 ☐ zusätzlich COMT-Hemmer
		 ☐ Erhöhung der Zahl der Tagesdosen bei Reduktion der Einzeldosis
		 ☐ zusätzlich Selegilin
		 ☐ L-Dopa Retardpräparationen
		 ☐ frühmorgendliche oder nachmittägliche Akinese: lösliches L-Dopa
		 ☐ proteinarme Kost tagsüber
			○ Therapieresistenz und schwere Behinderung	☐ Tiefe Hirnstimulation
				 ☐ Apomorphinpumpe s.c.
				 ☐ (Intraduodenale L-Dopa-Infusion)

	○ On-off: rasche Wirkungsverlust
	  ◦ mit oder
	  ◦ ohne zeitlichen Bezug zur Medikamenteneinnahme
		☐ Behandlung wie bei Wearing-off/End-of-dose-Akinesien, weniger, dafür höher dosierte L-Dopa-Einzeldosen
		 ☐ Apomorphin subkutan
			○ Therapieresistenz und schwere Behinderung	☐ Tiefe Hirnstimulation
				 ☐ Apomorphinpumpe s.c.
				 ☐ (Intraduodenale L-Dopa-Infusion)

	○ Freezing:
	  ◦ plötzliche Blockade des Gehens oder
	  ◦ Unfähigkeit der Ganginitiierung
		☐ Physikalische Therapie:
		 ☐ Gangschulung
		 ☐ Nutzung externer Stimuli
			○ Therapieresistenz und Ansprechen auf (höhere) Dosen von L-Dopa	☐ Tiefe Hirnstimulation
				 ☐ Apomorphinpumpe s.c.
				 ☐ (Intraduodenale L-Dopa-Infusion)

	○ „On-Freezing"	☐ keine weitere Steigerung der dopaminergen Stimulation ☐ evtl. Reduktion der Medikamente		

Hyperkinetische Fluktuationen	○ On-Dyskinesien:
	  ◦ Choreatisch, nicht schmerzhaft
	  ◦ „Peak dose-Dyskinesien"
	  ◦ „Plateau-Dyskinesien"
		Ziel: Reduktion der dopaminergen Stimulation
		 ☐ Dosisreduktion
		 ☐ Zusätzlich Amantadin
		 ☐ Zusätzlich COMT-Hemmer
		 ☐ Zusätzlich Dopamin-Agonisten und gleichzeitige Reduktion der L-Dopa-Dosis
		 ☐ Reduktion oder Absetzen von Selegilin (falls gegeben)
		 ☐ therapierefraktäre On-Fußdystonien: Botulinumtoxin
			○ Therapieresistenz und schwere Behinderung	☐ Tiefe Hirnstimulation
				 ☐ Apomorphinpumpe s.c.
				 ☐ (Intraduodenale L-Dopa-Infusion)

	○ Off-Dyskinesien: meist schmerzhaft ◦ „Early-morning"-Dystonie	Ziel: Steigerung der dopaminergen Stimulation ☐ Dopaminagonist mit längerer Wirkdauer ☐ Dopaminagonist zur Nacht ☐ Zusätzlich COMT-Hemmer ☐ Lösliches L-Dopa in der Akutsituation ☐ Apomorphin s.c. ☐ L-Dopa Retardpräparation zur Nacht ☐ Amantadin ☐ Anticholinergika ☐ Ggf. erwägen: ☐ Baclofen (5–40 mg/Tag) ☐ Lokale Injektion von Botulinumtoxin (Fußdystonien)	○ Therapieresistenz und schwere Behinderung	☐ Tiefe Hirnstimulation ☐ Apomorphinpumpe s.c. ☐ (Intraduodenale L-Dopa-Infusion)

	○ Biphasische Dyskinesien:
	  ◦ zu Beginn und/oder am Ende der On-Phase
	  ◦ oft dystone, seltener ballistische Dyskinesien oder repetitive Bewegungen
	  ◦ sehr unangenehm
		Ziel: hohe und gleichmäßige dopaminerge Stimulation
		 ☐ Höhere dopaminerge Gesamtdosis
		 ☐ Zusätzlich COMT-Hemmer
		 ☐ Lösliches L-Dopa
		 ☐ Apomorphin s.c.
			○ Therapieresistenz und schwere Behinderung	☐ Tiefe Hirnstimulation
				 ☐ Apomorphinpumpe s.c.
				 ☐ (Intraduodenale L-Dopa-Infusion)

Chorea

Was gibt es Neues?

2003 und 2004 erschienen mehrere Studien zur Neuroprotektion bei der Huntington-Erkrankung, ohne dass für die untersuchten Substanzen (u. a. Coenzym Q10, Remacemid) signifikante Effekte auf die Krankheitsprogression nachgewiesen werden konnten. Mit der Publikation von Ergebnissen aus randomisierten, doppelblinden Studien zu Riluzol (EHDI-Trial) und zu der mehrfach ungesättigten Fettsäure Ethyl-Icosapent ist Ende 2005 zu rechnen.

Zur symptomatischen Therapie der Bewegungsstörung und der kognitiven Symptome wurden mehrere Untersuchungen mit bewährten, für andere Indikationen zugelassenen Substanzen publiziert. Ferner erschien ein erster Bericht zur Wirksamkeit der tiefen Hirnstimulation auf die Hyperkinesen.

Die wichtigsten Empfehlungen auf einen Blick

Diagnostik

Bei Patienten mit choreatischer Bewegungsstörung bislang ungeklärter Ätiologie ist folgende diagnostische Abklärung notwendig:

Neurologischer und neuropsychologischer Status, psychiatrische Untersuchung, Familienanamnese, molekulargenetische Untersuchung (CAG-Erhöhung im Huntingtin-Gen), zerebrale Bildgebung (CCT, MRT). Wenn nach der molekulargenetischen Testung keine Huntington-Erkrankung vorliegt, sollten umfangreiche Laborddiagnostik inklusive Liquoruntersuchung sowie neurophysiologische Diagnostik erfolgen.

Therapie

Bislang ist keine neuroprotektive Therapie der Huntington-Erkrankung in Deutschland zugelassen. Empfehlungen zur symptomatischen Therapie beruhen auf offenen Studien, Kasuistiken und Expertenwissen.

Behandlung der Hyperkinesen

Hyperkinesen werden gebessert durch Antihyperkinetika (z. B. Tiaprid), klassische Neuroleptika und atypische Neuroleptika. Aufgrund der Nebenwirkungen ist ein sparsamer Einsatz aller Substanzen dringend zu empfehlen.

Behandlung von Verhaltensstörungen und psychiatrischen Symptomen

- **Depression**: selektive Serotonin-Reuptake-Hemmer; Sulpirid,
- **Psychosen**: Hochpotente Neuroleptika (z. B. Haloperidol), wobei eine längere Therapiedauer aufgrund der möglichen Spätdyskinesien vermieden werden sollte; atypische Neuroleptika,
- **Angst/Schlafstörungen**: Pflanzliche Mittel, Benzodiazepine, Benzodiazepinrezeptor-Agonisten.

Ziel der Leitlinie

Notwendige diagnostische Schritte und therapeutische Möglichkeiten bei Patienten mit choreatischen Syndromen.

Definition

Bei einer Chorea bzw. einer choreatischen Bewegungsstörung handelt es sich um unwillkürliche, plötzliche, rasche, unregelmäßige und nicht vorhersehbare Bewegungen der Extremitäten, des Gesichts, des Halses und des Rumpfes. Die Bewegungen können sowohl in Ruhe als auch während willkürlicher Bewegungen auftreten. Sie nehmen in der Regel an Intensität durch Stress zu und sistieren weitgehend in tiefen Schlafstadien. Andere unwillkürliche Hyperkinesen, die von der Chorea unterschieden werden, sind die **Athetose**, bei der der Patient für Augenblicke in einer eingenommenen Körperposition verharrt, der **Ballismus**, der durch großamplitudige Bewegungen charakterisiert ist, und der **Myoklonus**, bei dem zumeist nur einzelne Muskeln betroffen sind.

Die choreatische Bewegungsstörung ist zunächst als Symptom zu betrachten, das verschiedene Ursachen haben kann: Degenerative Erkrankungen (Huntington-Erkrankung), Neuroakanthozytose-Syndrome (McLeod-Syndrom, Chorea-Akanthozytose), benigne hereditäre Chorea, metabolische Störungen (Hyperthyreose), infektiöse Ursachen (z. B. Chorea minor als Post-Streptokokken-Erkrankung), Kollagenosen (z. B. systemischer Lupus erythematodes), Schwangerschaft (Chorea gravidarum), Morbus Wilson und Medikamentennebenwirkung.

Untersuchungen

Notwendig:
- Anamnese unter besonderer Berücksichtigung der Familienanamnese (ggf. Erstellung eines Stammbaums), einer möglichen Vorgeschichte von psychiatrischen Problemen, des Vorliegens anderer relevanter Erkrankungen (s. o.) und einer Medikamentenanamnese (insbesondere Fragen nach Neuroleptika, Antiemetika, L-Dopa, Dopamin-Agonisten, Antidepressiva, orale Kontrazeptiva, Antiepileptika, Antimalaria-Mittel, Kalzium-Antagonisten) (**A**)
- Neurologischer Status mit besonderer Berücksichtigung des motorischen Systems und des Verteilungsmusters unwillkürlicher Bewegungen (**A**)
- Neuropsychologischer Status unter Berücksichtigung folgender Defizite: psychomotorische Verlangsamung, frontal-exekutive Störungen, Gedächtnisstörungen, Abnahme des Sprachflusses, räumlich-visuelle Störungen (**B**)
Eine besonders zur Objektivierung des individuellen Krankheitsverlaufs geeignete Untersuchung der motorischen und neuropsychologischen Auffälligkeiten bietet die „Unified Huntington's disease Rating scale" (UHDRS).
- Psychiatrische Untersuchung mit besonderer Berücksichtigung des Vorliegens von Persönlichkeitsveränderungen, Antriebsstörungen, Aggressivität, Depression, Suizidalität, Halluzinationen und Sexualstörungen (**A**)
- Bestimmung des Caeruloplasminspiegels im Serum (Ausschluss Morbus Wilson) (**A**)
- Schilddrüsenwerte (Ausschluss Hyperthyreose)
- Kollagenosediagnostik (Ausschluss systemischer Lupus erythematodes)
- Zum Ausschluss einer Neuroakanthozytose: Akanthozyten im Blutausstrich (3 unabhängige Wiederholungen) und Bestimmung der CK
- Untersuchung der Genmutation (Bestimmung der CAG-Triplet-Wiederholungen im Huntington-Gen) nach Aufklärungsgespräch und schriftlicher Einwilligung. Bei klinisch asymptomatischen Risikopatienten sind die Aufklärungsrichtlinien der International Huntington Association zu berücksichtigen (Guidelines for the molecular genetics predictive test in Huntington's disease. International Huntington Association [IHA] and the World Federation of Neurology [WFN] Research Group on Huntington's Chorea (1994) Neurology 44, 1533–1536) (**A**).
Kann bei einer molekulargenetischen Untersuchung keine CAG-Repeat-Erhöhung nachgewiesen werden, sollte auch an andere hereditäre neurodegenerative Erkrankungen, die mit choreatischen Symptomen einhergehen, gedacht werden (z. B. Dentatorubropallidoluysiale Atrophie [DRPLA], SCA3 und SCA17). Ferner wurden in den letzten Jahren einzelne Familien beschrieben, bei denen keine Mutation im Huntington-Gen gefunden werden konnte, obwohl klinische und neuropathologische Befunde mit einer Huntington-Erkrankung vereinbar waren.

Im Einzelfall erforderlich:
- Zerebrale Bildgebung (CCT oder MRT) zum Ausschluss fokaler Läsionen und zum Nachweis einer Kaudatum- und/oder Kortex-Atrophie bei Huntington-Erkrankung (**B**)
- Positronen-Emissionstomographie (Hypometabolismus in Kaudatum bei Huntington-Erkrankung) zur Evaluation der Basalganglien in Therapiestudien. Die Kosten der Untersuchung werden z. Zt. nicht von den gesetzlichen Krankenkassen übernommen (**C**).
- Neurophysiologische Untersuchungen (SEP, Blinkreflex, Elektronystagmographie mit Bestimmung der maximalen Sakkadengeschwindigkeit) (**B**)
- Liquor mit serologischen Untersuchungen (neurotrope Viren, HIV, Borrelien), wenn eine Huntington-Erkrankung nach genetischer Testung nicht vorliegt (**A**)
- Schwermetallbestimmung (Quecksilber, Magnesium, Thallium) im Serum und/oder Urin (**B**)

Therapie bei choreatischen Syndromen

Bei symptomatischer Chorea

Behandlung der Grunderkrankung (z. B. thyreostatische Therapie bei Hyperthyreose, Kortisontherapie bei systemischem Lupus erythematodes)

Bei Huntington-Erkrankung

Präventive Maßnahmen:
Zur Zeit ist keine Substanz zur neuroprotektiven Therapie zugelassen.

Eine Reihe von Substanzen wurde in randomisierten klinischen Studien untersucht. Valide negative Studienergebnisse liegen vor für Baclofen, Alpha-Tocopherol (Vitamin E), Idobenone, Lamotrigin, Coenzym Q10 und Remacemid (⇓).

Dabei zeigte eine posthoc-Analyse einen leichten signifikanten Effekt mit Alpha-Tocopherol bei Patienten in frühem Erkrankungsstadium. Coenzym Q10 (600 mg/d) zeigte einen positiven, jedoch nicht signifikanten Trend in mehreren unterschiedlichen Beobachtungsskalen (⇔).

Zwei weitere prospektive, randomisierte, doppelblinde Studien zur Neuroprotektion bei Huntington-Erkrankung sind bereits abgeschlossen, jedoch bei Redaktionsschluss noch nicht publiziert. Bei der einen Studie wurde der

Glutamat-Antagonist Riluzol über einen Zeitraum von 3 Jahren getestet (EHDI-Trial), bei der anderen Studie die mehrfach ungesättigte Fettsäure Ethyl-Icosapent über 1 Jahr. Eine Therapieempfehlung ist derzeit noch nicht möglich (⇔).

Symptomatische Therapie

Insgesamt sind zu keiner Fragestellung der symptomatischen Therapie aussagekräftige kontrollierte Studien verfügbar. Die folgende Aufstellung enthält daher lediglich Empfehlungen, die auf Kasuistiken und Expertenwissen beruhen. Eine evidenzbasierte Therapie gibt es bislang für keines der im Folgenden aufgeführten Symptome (⇔).

Hyperkinesen

Eingesetzt werden Substanzen mit bevorzugtem Antagonismus an D2-Rezeptoren, v. a. Tiaprid (Tiapridex 3 x 100 mg bis 4 x 300 mg pro Tag). Wegen ungünstiger Effekte auf häufig bestehende Hypokinese und Bradykinese sowie aufgrund der Verstärkung depressiver Symptome sollten Antihyperkinetika einschließlich klassischer Neuroleptika nur sparsam bei subjektiv behindernden Hyperkinesen eingesetzt werden. Bei unzureichender Wirkung oder in Ergänzung zu Tiaprid können alternativ monoamindepletierende Substanzen wie Tetrabenazin (Nitoman 3 x 25 mg bis 3 x 75 mg pro Tag, muss über die Internationale Apotheke bestellt werden, wobei Krankenkassen zunehmend die Bezahlung des Medikaments erst nach ausführlicher Begründung übernehmen) oder atypische Neuroleptika (am besten untersucht Olanzapin, bis 30 mg/d) Anwendung finden. Clozapin scheint zur Behandlung von Hyperkinesen bei Huntington-Erkrankung nicht wirkungsvoll zu sein.

Eine erste Kasuistik, die eine Besserung der Hyperkinesen nach bilateraler Stimulation des Globus pallidus internus beschrieb, erschien 2004. Die tiefe Hirnstimulation ist jedoch bei der Huntington-Erkrankung noch ein experimentelles Verfahren und kann bis zur Veröffentlichung weiterer Ergebnisse nicht empfohlen werden.

Depressionen

Depressionen sind häufig und schwerwiegend. Hervorzuheben ist die hohe Suizidrate. Die Behandlung erfolgt bevorzugt mit Sulpirid (Dogmatil 400–600 mg/d; nahezu selektiver D2-Antagonist, bessert daher auch Hyperkinesen) oder SSRIs. Der Einsatz von trizyklischen Antidepressiva ist kritisch, da diese aufgrund des anticholinergen Wirkprofils die Hyperkinesen häufig verschlechtern.

Angst/Unruhe/Schlafstörungen

Bei leichteren Formen können pflanzliche Mittel, Anxiolytika wie Buspiron, Hydroxycin, nicht-trizyklische Antidepressiva und sedierende Neuroleptika mit geringem anticholinergem Nebenwirkungsprofil eingesetzt werden. Beim im Rahmen einer Nutzen-Risiko-Abwägung therapeutisch gerechtfertigten Einsatz von Benzodiazepinen oder Benzodiazepinrezeptoragonisten (Zolpidem, Zopiclon) kann deren Abhängigkeitsrisiko bei der chronisch-progredient verlaufenden Erkrankung vernachlässigt werden.

Aggressivität ist häufig ein Problem in der Versorgung von Patienten, die an Huntington-Erkrankung leiden. Verbesserungen wurden in Einzelfällen unter Risperidon und Olanzapin berichtet.

Psychosen

Hochpotente Neuroleptika (z. B. Haloperidol in symptomorientierter Dosierung, 5–10 mg/d) sollten sparsam eingesetzt werden, da bei längerer Anwendung die mögliche Überlagerung der Chorea durch Spätdyskinesien zu beachten ist. Eine Alternative stellt die Behandlung mit atypischen Neuroleptika (insbesondere Olanzapin) dar. Eine gute Verträglichkeit und eine dem Clozapin vergleichbare Wirksamkeit besitzt auch Amisulprid (100–200 mg/d).

Demenz

Bislang sind keine ausreichend validen Therapieempfehlungen möglich. In offenen Studien hat sich Akatinol-Memantine bezüglich der neuropsychologischen Defizite als progressionsverlangsamend erwiesen.

Inkontinenz

Gelegentlich kommt es bei Patienten mit der Huntington-Erkrankung zum Auftreten von sog. „precipitate micturitions", d. h. einem plötzlichen Urinabgang ohne Vorwarnung und einer Unfähigkeit, die Blasenentleerung zu stoppen, bevor die Blase völlig entleert ist. Anticholinergika sind hier unwirksam, Carbamazepin (200 mg/d) hingegen ist häufig wirksam.

Gewichtsverlust

Patienten mit Huntington-Erkrankung sind katabol und bedürfen daher auch, unabhängig von einer eventuell zusätzlich bestehenden Schluckstörung, einer hochkalorischen Diät, ggf. bis zu 6–8 Mahlzeiten pro Tag. Leichtes Übergewicht verbessert häufig die Chorea.

Psychosoziale Betreuung

Die symptomatische Behandlung sollte neben der Pharmakotherapie auch psychologische, psychosoziale, krankengymnastische, ergotherapeutische und logopädische Maßnahmen beinhalten. Auf Selbsthilfegruppen sollte verwiesen werden (Deutsche Huntington Hilfe, www.dhh-ev.de; Huntington's Disease Society of America, www.hdsa.org).

Ambulant/stationär

- Aufgrund der schwerwiegenden Implikationen sollte die Diagnosestellung der Huntington-Erkrankung stationär erfolgen.
- Verlaufskontrollen ambulant

Verfahren zur Konsensbildung

Der Leitlinientext der vorherigen Auflage wurde an die Expertengruppe und über Herrn Dose an die Mitglieder des wissenschaftlichen Beirats der Deutschen Huntington-Hilfe per E-Mail verteilt. Die von den Autoren vorgenommenen Änderungen und Ergänzungen wurden in einem zweiten Durchgang wiederum mit der Möglichkeit des Feedbacks an die Expertengruppe versandt. Eine abschließende Korrektur erfolgte durch die Kommission Leitlinien der DGN.

Expertengruppe

Matthias Dose, Psychiatrische Abteilung, Bezirkskrankenhaus Taufkirchen (für den wissenschaftlichen Beirat der Deutschen Huntington-Hilfe)
Christoph Kosinski, Neurologische Universitätsklinik Aachen
Bernhard Landwehrmeyer, Neurologische Universitätsklinik Ulm
Hartmut Meierkord, Neurologische Universitätsklinik Charité Berlin
Rudolf Töpper, Neurologische Abteilung, AK Harburg, Hamburg
Gregor Wenning, Neurologische Universitätsklinik Innsbruck
Federführend: *Prof. Dr. Rudolf Töpper, Neurologische Klinik, Allg. Krankenhaus Harburg, Eißendorfer Pferdeweg 52, 21075 Hamburg*
e-mail: rudolf.toepper@ak-harburg.lbk-hh.de

Literatur

Berardelli, A., J. Noth, P. D. Thompson et al. (1999): Pathophysiology of chorea and bradykinesia in Huntington's disease. Mov. Disord. 14, 398–403.

Bonelli, R. M., G. K. Wenning, H. P. Kapfhammer (2004): Huntington's disease: present treatments and future therapeutic modalities. Int. Clin. Psychopharmacol. 19, 51–62.

Dose, M., W. Lange (2000): The benzamide tiapride: treatment of extrapyramidal motor and other clinical syndromes. Pharmacopsychiatry 33, 19–27.

Huntington Study Group (1996): Unified Huntington's Disease Rating Scale: reliability and consistency. Mov. Disord. 11, 136–142.

Kosinski, C. M., J. H. Cha, A. B. Young, M. Schwarz (1999): Tiermodelle eröffnen neue Hypothesen zu Pathophysiologie und Therapie. Nervenarzt 70, 878–888.

Leroi, I., M. Michalon (1998): Treatment of the psychiatric manifestations of Huntington's disease: a review of the literature. Can. J. Psychiatry 43, 933–940.

Naarding, P., H. P. Kremer, F. G. Zitman (2001): Huntington's disease: a review of the literature on prevalence and treatment of neuropsychiatric phenomena. Eur. Psychiatry 16, 439–445.

Quinn, N., A. Schrag (1998): Huntington's disease and other choreas. J. Neurol. 245, 709–716.

Töpper, R., M. Schwarz, J. Noth (1999): Klinik, Pathophysiologie und klinische Neurophysiologie der Chorea. Klin. Neurophysiol. 30, 81–89.

Dystonie

Die wichtigsten Empfehlungen auf einen Blick

Therapie der Wahl bei fokalen Dystonien (Blepharospasmus, zervikale Dystonie u. a.) ist die selektive periphere Denervierung mittels Botulinumtoxin A oder B (**A**).

Bei generalisierten Dystonien mit Beginn im Kindes- oder Jugendalter sollte das Ansprechen auf L-Dopa in einem chronischen L-Dopa-Test untersucht werden (**B**)

Für das Anticholinergikum Trihexyphenidyl ist die Wirksamkeit bei idiopathischen generalisierten Dystonien gut belegt (**A**), die Effekte bei fokalen Dystonien sind jedoch schwächer und der Behandlung mit Botulinumtoxin unterlegen (**B**).

Bei schweren, medikamentös therapierefraktären Dystonien sollten operative Behandlungsmöglichkeiten (intrathekale Baclofengabe, selektive periphere Denervierung, tiefe Hirnstimulation) in einem Zentrum geprüft werden, das spezielle Erfahrung in der interventionellen Therapie von Bewegungsstörungen besitzt (**C**).

Klassifikation

Der Begriff Dystonie bezeichnet eine Bewegungsstörung mit länger anhaltenden unwillkürlichen Kontraktionen der quergestreiften Muskulatur, die häufig zu verzerrenden und repetitiven Bewegungen, abnormen Haltungen oder bizarren Fehlstellungen von Körperteilen führen. Er steht synonym für eine eigenständige Krankheitsentität (idiopathische Torsionsdystonie und Varianten), ein klinisches Syndrom im Rahmen anderer Grunderkrankungen (symptomatische Dystonie) oder ein Krankheitssymptom (z. B. „Off"-Dystonie bei Morbus Parkinson). Die klinische Klassifikation der Dystonien erfolgt nach ätiologischen und phänomenologischen Kriterien. Nach Ätiologie und Pathogenese werden primäre (idiopathische), heredodegenerative (z. B. Hallervorden-Spatz-Krankheit, panthotenkinase-assoziierte Neurodystrophie, PKAN) und sekundäre (symptomatische) Dystonien unterschieden. Das wichtigste phänomenologische Kriterium der klinischen Dystonie-Klassifikation ist die topische Verteilung der unwillkürlichen Bewegungen (fokal, segmental, multifokal, generalisiert oder Hemidystonie), hinzu kommen Bewegungsart und Aktivierungsmodus.

Mit dem Begriff der idiopathischen fokalen oder segmentalen Dystonien des Erwachsenenalters wird eine klinisch und möglicherweise auch genetisch heterogene Gruppe von dystonen Syndromen zusammengefasst, denen eine Erstmanifestation im mittleren Erwachsenenalter (zumeist zwischen dem 30. und 50. Lebensjahr), ein relativ gutartiger Verlauf ohne wesentliche Progressionsneigung sowie ein häufig gutes Ansprechen auf eine lokale Botulinumtoxin-Therapie gemeinsam ist. In der Summe machen die idiopathischen fokalen und segmentalen Dystonien des Erwachsenenalters den größten Anteil der primären Dystonie-Syndrome aus.

Grundlagen

Bislang fehlen ausreichende Daten zur Epidemiologie der Dystonien. Schätzungen gehen von einer Mindestprävalenz von 40/100000 aus. Für eine wachsende Zahl dystoner Syndrome konnte in den letzten Jahren eine genetische Basis gefunden werden. Zunächst gelang dies für die idiopathische generalisierte Dystonie mit Beginn im Kindesalter (idiopathische Torsionsdystonie), die mit der erstmals von Oppenheim 1911 beschriebenen autosomal-dominant erblichen Dystonia musculorum deformans identisch ist. Der verantwortliche Genort liegt auf dem langen Arm von Chromosom 9 und wird mit DYT1 bezeichnet. Daneben sind andere Formen mit späterem Beginn und langsamerer Generalisierungstendenz nach fokalem Beginn im Erwachsenenalter beschrieben worden, bei denen ein autosomal dominanter Erbgang mit Kopplung an einen Genort auf dem Chromosom 18 festgestellt wurde. Diese Beobachtung legt die Vermutung nahe, dass auch ein Teil der idiopathischen fokalen oder segmentalen Dystonien des Erwachsenenalters genetisch bedingt sein könnte. Eine allen Dystonien gemeinsame biochemische Funktionsstörung konnte bislang nicht nachgewiesen werden. Die häufige Assoziation sekundärer Dystonien zu Läsionen im Bereich der Basalganglien und die Beeinflussung des dopaminergen Systems durch Medikamente, die eine Dystonie auslösen können, lassen jedoch vermuten, dass auch bei idiopathischen Formen eine Funktionsstörung im Bereich der Basalganglien ursächlich ist.

Diagnostik

Den Ausschlag für die Diagnose eines dystonen Syndroms gibt das Erkennen von bestimmten, typischen Bewegungsmustern. Zusätzliche neurologische Symptome wie Paresen, Pyramidenbahnzeichen, Ataxie oder kognitive Leistungseinbußen schließen die Diagnose einer idiopathischen Dystonie aus. Bei der Differenzialdiagnose kommt der Anamnese eine zentrale Bedeutung zu. Insbesondere sind die Frage nach dem Lebensalter bei Symptombeginn, dem Geburtsverlauf, der frühkindlichen motorischen Entwicklung, den vorangegangenen Hirntraumen oder -entzündungen, der familiären Häufung von Bewegungsstörungen sowie die Medikamentenanamnese zu klären. Bei klinischen oder anamnestischen Hinweisen auf eine symptomatische Form oder bei Beginn im Kindes- oder Jugendalter ist eine aufwändigere Diagnostik erforderlich, da eine Reihe von Stoffwechselstörungen ausgeschlossen werden muss, deren Behandlung möglicherweise sekundäre Folgeschäden verhindern kann. **Tabelle 1** gibt eine Übersicht über sinnvolle Untersuchungen bei dystonen Syndromen in Abhängigkeit vom Zeitpunkt der Erstmanifestation und der Klinik.

Therapie

Unter den idiopathischen Dystonien ist nur die L-Dopa-sensitive Dystonie (Segawa-Syndrom) einer ursächlichen Behandlung zugänglich. Sie beruht auf einer autosomal-rezessiv vererbten Störung der 6-Pyrvoyl-Tetrahydrobiopterin-Synthese, die den Dopaminstoffwechsel beeinträchtigt. Unter lebenslanger Substitution von L-Dopa mit einem Dopadecarboxylaseinhibitor können die betroffenen Patienten praktisch symptomfrei werden. Da sich auch einige sekundäre Dystonien in geringerem Maße auf L-Dopa bessern, sollte bei allen Dystonien mit Beginn im Kindes- und Jugendalter ein L-Dopa-Versuch am Beginn der Behandlung stehen (⇔). Die Dosierung erfolgt einschleichend bis zu einer maximalen Tagesdosis von 3 x 200 mg L-Dopa täglich über einen Zeitraum von 8 Wochen. Patienten mit Segawa-Syndrom sprechen in aller Regel bereits auf kleinste Mengen L-Dopa (< 3 x 100 mg täglich) dramatisch an (⇔). Bei Beginn einer fokalen Dystonie im Erwachsenenalter lohnt sich ein solch langwieriger L-Dopa-Therapieversuch kaum, es sei denn, es handelt sich um eine sekundäre Dystonie, etwa bei einem Parkinson-Syndrom.

Die symptomatische Behandlung der Dystonien richtet sich in erster Linie nach dem Verteilungsmuster der betroffenen Körperregionen. Bei fokalen Dystonien ist die selektive periphere Denervierung der betroffenen Muskelgruppen durch lokale Injektion von Botulinumtoxin heute in der Regel Methode der ersten Wahl (Brans et al. 1996, Bressman u. Greene 2000, Ceballos-Baumann 2001, Cole et al. 1995, Jost u. Kohl 2001, Lew u. Brashear 2000). Bei Betroffensein ausgedehnter Muskelpartien im Rahmen segmentaler oder generalisierter Dystonien treten medikamentöse Behandlungsstrategien in den Vordergrund, während die Botulinumtoxin-Therapie der Behandlung besonders störender Fokalsymptome vorbehalten bleibt. Chirurgische Behandlungsverfahren können bei konservativ therapierefraktären Fällen mit schwerer Behinderung indiziert sein.

Tabelle 1 Untersuchungen bei dystonen Syndromen

	Idiopathische Dystonie (keine unvereinbaren Hinweise in Befund und Anamnese)		Verdacht auf sekundäre Dystonie
	Beginn im Kindes-, Jugendalter	Beginn im Erwachsenenalter	
Kraniale Kernspintomographie	+	+	+
EEG	+		+
Augenärztliche Spaltlampenuntersuchung	+	+*	+
Blut:			
BB, BSG, Leber-, Nierenwerte, Gerinnung	+	+	+
Coeruloplasmin	+	+*	+
Kupfer	+	+*	+
Luesserologie	+	+	+
Antinukleäre Antikörper (AK)	+		+
Schilddrüsen AK	+		+
Immunelektrophorese			+
Aminosäuren			+
Lysosomale Enzyme			+
Langkettige Fettsäuren			+
Alpha-Fetoprotein			+
Blutausstrich (Akanthozyten)			+
Liquor	+		+
Urin:			
Kupferausscheidung	+	+*	+
Aminosäuren			+
Oligosaccharide			+
Mukopolysaccharide			+
Biopsien:			
Muskel			+
Genetische Untersuchung (DYT1)	+		

* Bei Erwachsenen unter 50 Jahren sollte ein Morbus Wilson mit diesen Screeninguntersuchungen ausgeschlossen werden.

Allgemeine Bemerkungen zur Botulinumtoxin-Therapie

Botulinumtoxin A ist das Exotoxin von Clostridium botulinum, einem grampositiven anaeroben Sporenbildner. Immunologisch kann man sieben Typen (A, B, C1, C2, D, E, F) von Botulinumtoxin unterscheiden. In Deutschland sind Botulinumtoxin A (Dysport und BOTOX) und B (Neurobloc) zur Behandlung einiger Formen der fokalen Dystonie zugelassen. Proteinbestandteile des synaptischen Andockungs- und Fusionskomplexes für azetylcholinspeichernde Vesikel werden durch Botulinumtoxin A und B in der Synapse funktionslos, wodurch die Freisetzung von Acetylcholin aus der Nervenendigung verhindert wird. Diese Störung der neuromuskulären Übertragung bewirkt eine Schwäche der Muskulatur, die je nach Applikationsweise und Dosierung des Toxins nach wenigen Tagen eintritt. Im Tierversuch kommt es zu einer polyneuronalen Reinnervation von Muskelfasern, d. h. eine Muskelfaser wird von mehreren Nervenendigungen innerviert. Innerhalb weniger Wochen nach Botulinumtoxin-Applikation kommt es zum passageren kollateralen Aussprossen von Axonen und schließlich zur Restitution der neuromuskulären Synapse, wodurch der Muskel seine Funktion graduell wiedererlangt. Diese Phänomene entsprechen dem Zeitverlauf des Einsetzens und allmählichen Nachlassens des Effekts bei der klinischen Anwendung von Botulinumtoxin (Moore u. Naumann 2003).

Die Behandlung mit Botulinumtoxin erfordert Erfahrung in Diagnose und Therapie von Bewegungsstörungen, Beherrschung der Injektionstechnik und lokaler Anatomie sowie Kenntnis von Pharmakologie der Toxindarreichungsformen. Eine Ausbildung in der Injektionstechnik ist Voraussetzung.

Bei Verwendung höherer Dosen als bei der zervikalen Dystonie erhöhen kurzfristige Reinjektionen („Booster"-Injektionen) zur Wirkungsoptimierung das Risiko der Antikörperentwicklung gegen das Toxin. Patienten werden in diesem Fall therapierefraktär. Idealerweise sollten die Zeitabstände zwischen den Injektionen daher mindestens 8 Wochen, besser jedoch 3 Monate oder länger betragen. Im Falle eines sekundären Therapieversagens unter Botulinumtoxin-Behandlung sollten allerdings zunächst andere Gründe für das Nachlassen der positiven Wirkung (unzureichende Dosis, falsche Injektionspunkte, unrealistische Erwartungen des Patienten) ausgeschlossen werden, bevor ein Antikörper-Syndrom angenommen wird. Bei der zervikalen Dystonie entwickeln nach längerer Behandlungsdauer 3–10% der Patienten neutralisierende Antikörper. Dies lässt sich an einer ausbleibenden Atrophie des injizierten Muskels erkennen. Therapeutisch ist in diesen Fällen ein Wechsel auf den jeweils anderen Typ von Botulinumtoxin möglich (Lew u. Brashear 2000).

Allgemeine Bemerkungen zur medikamentösen Therapie

Eine medikamentöse Therapie der Dystonie ist indiziert bei generalisierten und multifokalen Dystonien mit Beginn im Kindes- und Jugendalter sowie bei fokalen und segmentalen Dystonien, die mit Botulinumtoxin-Therapie nicht befriedigend zu behandeln sind. Die Medikamenten-Studien sind fast ausnahmslos vor der Botulinumtoxin-Ära durchgeführt worden und müssen daher heute vorsichtig beurteilt werden.

Anticholinergika

Trihexyphenidyl ist das Anticholinergikum, mit dem man die meiste Erfahrung bei Dystonie gewonnen hat (Brans et al. 1996, Bressman u. Greene 2000; Burke et al. 1986). Für die Torsionsdystonie konnte ein positiver Effekt in einer prospektiven doppelblinden Studie nachgewiesen werden (Burke et al. 1986) (⇑). Auch bei der zervikalen Dystonie konnten moderate Effekte nachgewiesen werden (Nutt et al. 1984) (⇑), die allerdings in einer Vergleichsstudie der selektiven Denervierung durch Botulinumtoxin unterlegen waren (Brans et al. 1996) (⇑).

Man kann auch andere Anticholinergika wie Biperiden versuchen, die annähernd dosisäquivalent sind. Die Dosierung des Trihexyphenidyl erfolgt einschleichend (1–2 mg pro Woche steigern) unter Anpassung an die Verträglichkeit. Dosen bis zu 100 mg werden von jungen Patienten vertragen, wenn die Aufdosierung sehr langsam erfolgt. Insbesondere bei Schulkindern sollte eine Psychometrie vor und nach dem Einsatz von Anticholinergika durchgeführt werden, um den Einfluss auf kognitive Funktionen zu monitoren. Es kann zu Erhöhung der Transaminasen unter hoch dosierten Anticholinergika kommen, weshalb eine regelmäßige Bestimmung der Leberwerte sinnvoll ist. Hoch dosierte Anticholinergika sind besonders bei jugendlichen Patienten mit generalisierter idiopathischer Dystonie zu erwägen. Die unerwünschten Wirkungen wie verschwommen sehen, trockener Mund, Obstipation, Harnverhalt, kognitive Leistungseinbußen, Vergesslichkeit, Psychosyndrom, Chorea sind bei jugendlichen Dystonikern in der Regel weniger therapielimitierend als bei Erwachsenen. Der positive Effekt der Therapie ist neben vielen offenen Studien auch in einer Doppelblindstudie erwiesen worden.

Ein plötzliches Absetzen von hoch dosierten Anticholinergika ist zu vermeiden, da es zu einer Verschlechterung der Dystonie und einem Delir kommen kann.

Weitere Medikamente und Kombinationstherapie

Falls Anticholinergika keinen Erfolg zeigen, können von Spezialisten in Einzelfällen weitere Medikamente wie Antiepileptika (⇔), Baclofen (Greene 1992) (⇔), Benzodiazepine (⇔), Dopamin-Speicher-Entleerer (Jankovic 1982)

(⇑), Clozapin (⇔) einzeln oder in Kombination empirisch versucht werden (Bressman u. Greene 2000). Antiepileptika sind praktisch nur bei den seltenen paroxysmalen kinesiogenen Dystonien effektiv. Benzodiazepine wirken unspezifisch, sind bei bestimmten Patienten trotz der Gewöhnungsproblematik aber zu vertreten. Für Patienten mit myokloniformen Aktivierungsmustern stellt Clonazepam mit eine Alternative dar. Typische Neuroleptika lindern wohl die Symptomatik über eine Dämpfung der affektiven Verstärkungsmomente und über die Auslösung eines Parkinsonoids, sind jedoch **kontraindiziert**, da hier das Risiko besteht, neben der Dystonie nun iatrogen ein zusätzliches tardives Dyskinesie-Syndrom zu induzieren.

Vorwiegend bei symptomatischen Dystonien kann es zu dystonen Krisen kommen, welche die Atmung einschränken und eine Relaxation und apparative Beatmung des Patienten erforderlich machen (⇔).

Allgemeine Bemerkungen zur operativen Therapie

Chirurgische Behandlungsverfahren sind Patienten vorbehalten, deren Dystonie nicht ausreichend auf die medikamentöse Behandlung anspricht und zu einer erheblichen Beeinträchtigung der Lebensqualität, sekundären Gesundheitsschäden (z. B. einer progredienten zervikalen Myelopathie bei zervikaler Dystonie) oder einer vitalen Bedrohung führt (z. B. im Rahmen einer dystonen Krise). Die Indikationsstellung sollte im Einzelfall neurologischen Zentren vorbehalten bleiben, die ein interdisziplinäres Programm zur operativen Behandlung von Bewegungsstörungen mit spezialisierten, funktionellen Neurochirurgen anbieten.

Peripher denervierende Verfahren

Bei zervikalen Dystonien, die ein sekundäres Therapieversagen unter Botulinumtoxin-Behandlung zeigen und nicht ausreichend auf medikamentöse Therapie ansprechen, kann die selektive periphere Denervierung indiziert sein (⇔), bei der die motorischen Nervenäste zu den betroffenen Muskeln (unter Aussparung der nichtbetroffenen Muskeln) operativ aufgesucht und durchtrennt werden (Bertrand 1993, Munchau et al. 2001). Obsolet ist die früher durchgeführte Rhizotomie C1-C3, ebenso wie Myotomien oder Dekompressionen des M. sternocleidomastoideus. Die selektive Denervierung kann bei ausgewählten, entsprechend aufgeklärten Patienten mit zervikaler Dystonie eine sichere Therapiealternative mit Erfolgsaussichten von etwa 70% darstellen. Prospektive Langzeitergebnisse (> 12 Monate) fehlen. Degenerative HWS-Veränderungen und präoperativ bestehende Dysphagien stellen relative Kontraindikationen dar.

Intrathekale Baclofengabe

Die intrathekale Applikation von Baclofen über einen lumbalen Katheter und eine abdominell, subkutan implantierte Pumpe ist in mehreren Einzelfallberichten und retrospektiven Studien als palliative Behandlungsmaßnahme bei schweren generalisierten Dystonien mit vorwiegend axialer oder beinbetonter Manifestation beschrieben worden (Ford et al. 1996, Walker et al. 2000, Albright et al. 2001) (⇔). In einer einzelnen, doppelblinden Studie zeigte sich ein besonders günstiger Effekt bei Patientinnen mit einer Dystonie auf dem Boden eines komplex-regionalen Schmerzsyndroms (van Hilten et al. 2000). Die Langzeitergebnisse sind aber insgesamt ernüchternd: Nur etwa 20–30% der Patienten profitieren langfristig von einer intrathekalen Baclofentherapie im Sinne einer funktionellen motorischen Verbesserung, wenngleich signifikante Verbesserungen von Schmerzen, Pflege- und Lebensqualität besonders bei Patienten mit Zerebralparese erreicht werden konnten. Diesem Ergebnis ist eine hohe Zahl chirurgischer und technischer postoperativer Komplikationen (Infektionen, Katheterbruch, Diskonnektion, Dislokation) gegenüberzustellen, so dass diese Therapiestrategie derzeit spezialisierten Zentren in ausgewählten Einzelfällen vorbehalten bleiben sollte.

Stereotaktische Operationsverfahren

Generalisierte Dystonien sind einer medikamentösen Behandlung meist nur sehr eingeschränkt zugänglich. Stereotaktische Hirnoperationen werden aus dieser Indikation daher bereits seit den 70er Jahren angewandt (Krack u. Vercueil 2001). Unglücklicherweise ist die Dokumentation der behandelten Fälle meist unzureichend, und es liegen keine prospektiven Untersuchungen zur Wirksamkeit vor. Retrospektiv erhobene Langzeitresultate nach Thalamotomie zeigen bei 25% der Patienten gute, bei 45% moderate Erfolge. 20% der Patienten hatten allerdings teilweise schwerwiegende Komplikationen (⇔). Aufgrund des guten Ansprechens dystoner Symptome bei der Parkinson-Krankheit nach Eingriffen im internen Pallidum (GPi) und der zentralen Rolle dieses Kerngebiets in den derzeitigen pathophysiologischen Modellen von Basalganglienerkrankungen wird heute der GPi als Zielgebiet für stereotaktische Operationen bei Dystonien bevorzugt. Für die Pallidotomie liegen vorrangig anekdotische Berichte vor, die ein gutes, zumindest mittelfristiges Ansprechen bei symptomatischen Hemidystonien und idiopathischen generalisierten Dystonien (insbesondere DYT1-positiven) nahe legen (⇔). Wegen der Häufigkeit von neurologischen Komplikationen bei läsionellen Verfahren bietet sich heute alternativ die tiefe Hirnstimulation (DBS, Deep-Brain-Stimulation) an, bei der vermutlich eine reversible Blockade der Nervenzellaktivität im jeweiligen Kerngebiet durch die hochfrequente elektrische Reizung über chronisch implantierte Hirnelektroden erfolgt, die subkutan mit einem Schrittmachersystem verbunden sind.

Bislang liegen auch zu der chronischen Hochfrequenzstimulation des Globus pallidus internus lediglich Fallberichte und kleine Sammelkasuistiken vor, die allerdings einhellig über einen deutlichen Effekt von durchschnittlich etwa 80% Symptomlinderung auf der Burk-Fahn-Marsden-Dystonia-Rating-Scale (BFMDRS) bei generalisierten idiopathischen Dystonien berichten (⇔). In den meisten Berichten wird beschrieben, dass die vollen Effekte der Pallidumstimulation erst nach Monaten auftreten, obgleich eine inkomplette Besserung insbesondere der „phasischen" Bewegungsmuster der Dystonie häufig bereits wenige Stunden bis Tage nach Beginn der Stimulation beobachtet werden kann. Bei sekundär generalisierten Dystonien sind die therapeutischen Ergebnisse der Pallidumstimulation bislang sehr variabel, von exzellent bis fehlend, aber die berichteten Fallzahlen sind zu klein, um eine Aussage hinsichtlich prädiktiver Faktoren machen zu können. Zusammenfassend ist die Pallidumstimulation ein vielversprechendes, experimentelles und grundsätzlich reversibles Verfahren, dessen Wirksamkeit und Langzeitergebnisse derzeit in prospektiven Studien untersucht werden.

Spezielle Therapie

Die Mehrzahl der klinisch anerkannten Therapieverfahren bei dystonen Bewegungsstörungen sind nicht oder nur unzureichend durch kontrollierte klinische Studien belegt. Die Heterogenität dystoner Bewegungsstörungen und die häufig nur kleinen Fallzahlen bei einzelnen dystonen Syndromen tragen hierzu ungünstig bei.

Die folgende Auflistung gibt Empfehlungen für die Behandlung der einzelnen dystonen Syndrome.

Fokale Dystonien

Blepharospasmus
1. Botulinumtoxin (⇑⇑⇑)
2. Anticholinergika (⇔)

Oromandibuläre Dystonie
1. Botulinumtoxin (⇔)
2. Anticholinergika (⇔)
3. Tetrabenazin* (⇔)
4. medikamentöse Kombinationstherapie (⇔)

Zervikale Dystonie (Torticollis spasmodicus)
1. Botulinumtoxin (⇑⇑⇑)
2. Anticholinergika (⇑)
3. Tetrabenazin* (⇔)
4. medikamentöse Kombinationstherapie (⇔)
5. selektive periphere Denervierung (⇔)
6. tiefe Hirnstimulation (⇔)

Schreibkrampf (Graphospasmus)
1. ergotherapeutische Beratung (⇔)
2. Botulinumtoxin (⇑)
3. Anticholinergika (⇔)

Laryngeale Dystonie (spasmodische Dysphonie)
Botulinumtoxin (⇑)

Segmentale, multifokale und generalisierte Dystonien

Idiopathisch generalisierte Dystonien des Kinder- und Jugendalters
1. L-Dopa-Test (⇔)
2. Anticholinergika (⇑)
3. Baclofen (⇔)
4. Tetrabenazin* (⇑)
5. Benzodiazepine (⇔)
6. medikamentöse Kombinationstherapie (⇔)
7. Botulinumtoxin bei störenden Fokalsymptomen (⇔)
8. tiefe Hirnstimulation (⇔)

Idiopathisch generalisierte Dystonien des Erwachsenenalters
1. Anticholinergika (⇑)
2. Baclofen (⇔)
3. Tetrabenazin* (⇑)
4. Benzodiazepine (⇔)
5. medikamentöse Kombinationstherapie (⇔)
6. Botulinumtoxin bei störenden Fokalsymptomen (⇔)
7. tiefe Hirnstimulation (⇔)

Tardive Dystonien
1. Clozapin (⇔)
2. Anticholinergika (⇔)

 Exazerbation einer vorbestehenden Psychose

3. Baclofen (⇔)

 Exazerbation einer vorbestehenden Psychose

4. Tetrabenazin* (⇔)
5. Benzodiazepine (⇔)
6. medikamentöse Kombinationstherapie (⇔)
7. Botulinumtoxin bei störenden Fokalsymptomen (⇔)
8. tiefe Hirnstimulation (⇔)

Andere sekundäre Dystonien
1. Anticholinergika (⇔)
2. Baclofen (⇔)
3. Tetrabenazin* (⇔)
4. Benzodiazepine (⇔)
5. medikamentöse Kombinationstherapie (⇔)
6. Botulinumtoxin bei störenden Fokalsymptomen (⇔)
7. tiefe Hirnstimulation (⇔)

---

*Xenazine ist über die internationale Apotheke zu erhalten aus Großbritannien. Dieses Medikament ist in Deutschland nicht zugelassen!

Ambulant/stationär

In der Regel ist eine ambulante Abklärung und Therapie ausreichend. Bei schweren Verlaufsformen und breiter Differenzialdiagnose kann eine stationäre Aufnahme sinnvoll sein. Die Abklärung einer möglichen operativen Behandlung erfolgt in der Regel stationär wegen der notwendigen umfangreichen Zusatzdiagnostik.

Expertengruppe

Prof. Dr. med. Andres Ceballos-Baumann, Neurologisches Krankenhaus München

Prof. Dr. med. Andreas Kupsch, Neurologische Klinik der Charité Berlin

Prof. Dr. med. Markus Naumann, Neurologische Klinik des Städt. Krankenhauses Augsburg

Prof. Dr. med. Volker Tronnier, Neurochirurgische Klinik des UKSH Campus Lübeck

PD Dr. med. Jens Volkmann, Neurologische Klinik der Christian-Albrechts-Universität zu Kiel

Federführend: *PD Dr. med. Jens Volkmann, Neurologische Klinik der Christian-Albrechts-Universität, Schittenhelmstr. 10, 24105 Kiel*

e-mail: j.volkmann@neurologie.uni-kiel.de

Literatur

Albright, A. L., M. J. Barry, D. H. Shafron, S. S. Ferson (2001): Intrathecal baclofen for generalized dystonia. Dev. Med. Child. Neurol. 43, 652–657.

Bertrand, C. M. (1993): Selective peripheral denervation for spasmodic torticollis: surgical technique, results, and observations in 260 cases. Surg. Neurol. 40(2), 96–103.

Brans, J. W., R. Lindeboom, J. W. Snoek et al. (1996): Botulinum toxin versus trihexyphenidyl in cervical dystonia: a prospective, randomized, double-blind controlled trial. Neurology 46(4), 1066–1072.

Bressman, S. B., P. E. Greene (2000): Dystonia. Curr. Treat Options Neurol. 2(3), 275–285.

Burke, R. E., S. Fahn, C. D. Marsden (1986): Torsion dystonia: a double-blind, prospective trial of high-dosage trihexyphenidyl. Neurology 36(2), 160–164.

Ceballos-Baumann, A. O. (2001): Evidence-based medicine in botulinum toxin therapy for cervical dystonia. J. Neurol. 248, Suppl 1, 14–20.

Cole, R., M. Hallett, L. G. Cohen (1995): Double-blind trial of botulinum toxin for treatment of focal hand dystonia. Mov. Disord. 10(4), 466–471.

Ford, B., P. Greene, E. D. Louis et al. (1996): Use of intrathecal baclofen in the treatment of patients with dystonia. Arch. Neurol. 53(12), 1241–1246.

Greene, P. (1992): Baclofen in the treatment of dystonia. Clin. Neuropharmacol. 15(4), 276–288.

van Hilten, B. J., W. J. van de Beek, J. Hopf, J. H. C. Voormolen, E. M. Deelhas (2000): Intrathecal baclofen for the treatment of dystonia in patients with reflex sympathetic dystrophy. N. Engl. J. Med. 343, 625–630.

Jankovic, J. (1982): Treatment of hyperkinetic movement disorders with tetrabenazine: a double-blind crossover study. Ann. Neurol. 11(1), 41–47.

Jost, W. H., A. Kohl (2001): Botulinum toxin: evidence-based medicine criteria in blepharospasm and hemifacial spasm. J. Neurol. 248, Suppl 1, 21–24.

Krack, P., L. Vercueil (2001): Review of the functional surgical treatment of dystonia. Eur. J. Neurol. 8(5), 389–399.

Lew, M. F., A. Brashear, S. Factor (2000): The safety and efficacy of botulinum toxin type B in the treatment of patients with cervical dystonia: summary of three controlled clinical trials. Neurology 55(12), 29–35.

Moore, P., M. Naumann, eds. (2003): Handbook of botulinum toxin treatment, 2. Auflage. Blackwell Science, Oxford.

Munchau, A., J. D. Palmer, D. Dressler et al. (2001): Prospective study of selective peripheral denervation for botulinum-toxin resistant patients with cervical dystonia. Brain 124(Pt 4), 769–783.

Nutt, J. G., J. P. Hammerstad, P. de Garmo, J. Carter (1984): Cranial dystonia: double-blind crossover study of anticholinergics. Neurology 34, 215–217.

Walker, R. H., F. O. Danisi, D. M. Swope et al. (2000): Intrathecal baclofen for dystonia: benefits and complications during six years of experience. Mov. Disord. 15(6), 1242–1247.

Restless Legs Syndrom (RLS) und Periodic Limb Movement Disorder (PLMD)

Was gibt es Neues?

Diagnose/Zusatzuntersuchungen:
- Die Minimalkriterien zur Diagnose RLS wurden in einer Konsensus-Konferenz des National Institute of Health revidiert und als „essentielle Kriterien" publiziert (Allen et al. 2003).
- Unter den Zusatzkriterien wurde erstmals ein positives Ansprechen auf eine dopaminerge Therapie als diagnostisch bestätigendes Kriterium eingefügt.
- L-Dopa-Test: Ansprechen auf L-Dopa (100 mg abends oder nach Einsetzen der Symptome am Tag) erhärtet die Diagnose, ein negatives Response schließt ein RLS jedoch nicht aus.

Genetik:
Inzwischen sind mindestens 3 unabhängige chromosomale Loci bekannt, die auf eine erhöhte Suszeptibilität bei RLS hinweisen. Die Genloci befinden sich auf Chromosom 12 (kanadische AG, Montreal), Chromosom 14 (italienische AG, Mailand), Chromosom 9 (US-amerikanische AG, Houston und deutsche AG, München). Ein Gen konnte noch nicht identifiziert werden.

Therapie:
- Die dopaminerge Therapie ist die Behandlung erster Wahl bei RLS. Abhängig von der Schwere der Symptomatik, der zeitlichen Verteilung der Beschwerden und bereits bestehender Nebenwirkungen (z. B. Augmentation) bei Vorbehandlungen ist zwischen einer Therapie mit L-DOPA und Dopamin-Agonisten (DA) abzuwägen.
- Zahlreiche neue Therapiestudien zur Behandlung des RLS mit Dopamin-Agonisten zeigen eine signifikante Wirkung von DA im Vergleich zu Placebo auf subjektive RLS-Symptome (erhoben mit der validierten Schweregradskala der International RLS Study Group = IRLS; siehe **Tabelle 1**) wie auch auf motorische Symptome (PLMS) im Schlaflabor. Die umfangreichsten Studiendaten liegen derzeit zu Ropinirol, Pergolid und Cabergolin vor. Die europäische Zulassung von Ropinirol zur Indikation RLS ist eingereicht und liegt in Frankreich bereits vor, sie wird in Deutschland für 2006 erwartet.
- Vergleichende Studien zur Wirksamkeit von L-DOPA und Dopamin-Agonisten sind in Vorbereitung.

Die wichtigsten Empfehlungen auf einen Blick

- Die Diagnose „Restless Legs Syndrom" ist eine klinische und wird anhand der klinischen Symptome gestellt. Die vier essentiellen Kriterien beinhalten einen **Bewegungsdrang der Beine, assoziiert mit sensiblen Störungen** unterschiedlicher Qualität oder Schmerzen, **der ausschließlich in Ruhe und Entspannung auftritt** und durch **Bewegung gebessert** wird oder sistiert. Eine **zirkadiane Rhythmik** mit Überwiegen aller Symptome am Abend und in der Nacht ist Teil der Erkrankung.
- Neben idiopathischen Formen mit häufigen familiären Formen sind unter den symptomatischen Restless Legs Syndromen besonders Störungen des Eisenspeichers (niedriges Ferritin!) oder ein RLS bei Urämie sowie RLS während der Schwangerschaft zu beachten.
- Polysomnographische Untersuchungen mit Nachweis der bei 80% der Patienten auftretenden Periodic Limb Movements (PLMS) im Schlaf und einem gestörten Schlafprofil unterstützen die Diagnose.
- So genannte „Mimics" von RLS können differenzialdiagnostische Schwierigkeiten bereiten, und RLS sollte zu Polyneuropathien, nächtlichen Muskelkrämpfen und psychischen Erkrankungen abgegrenzt werden (Lesage u. Hening 2004).
- Therapie erster Wahl ist die Behandlung mit L-Dopa (**A**) und Dopamin-Agonisten. Restex ist bisher in Deutschland das einzig zugelassene Präparat. Kontrollierte Studien haben die Wirksamkeit von Ropinirol (**A**) an einer ausreichend großen Patientenpopulation weltweit gezeigt, andere Dopamin-Agonisten wie Pergolid (**A**), Pramipexol (**B**), Cabergolin (**A**) und Rotigotin (**B**) konnten ebenfalls Wirksamkeit und Verträglichkeit bei RLS nachweisen. Für Rotigotin und Pramipexol sind kontrollierte Studien mit ausreichend großen Patientenpopulationen bisher nur als Abstracts verfügbar. (Stand Februar 2005)
- Augmentation ist die wichtigste zu beachtende Nebenwirkung dopaminerger Therapie bei RLS und tritt vor allem unter L-Dopa-Therapie auf. Augmentation führt zu einer Zunahme der RLS-Symptome tagsüber bei Einnahme von L-Dopa oder Dopamin-Agonisten abends und ist eine ernst zu nehmende Nebenwirkung, die meist zum Absetzen des Medikaments führt.

Definition und Symptomatik

Das Restless Legs Syndrom (RLS) zählt mit einer altersabhängigen Prävalenz von 5–10% der Bevölkerung zu den häufigsten neurologischen Erkrankungen. Es ist charakterisiert durch einen erheblichen Bewegungsdrang, der gewöhnlich begleitet ist oder verursacht wird durch unangenehme, oft quälende Dys- oder Parästhesien der Beine, seltener auch der Arme, die ausschließlich in Ruhesituationen auftreten, ganz besonders ausgeprägt in den Abend- und Nachtstunden. Die Beschwerden können einseitig, beidseitig oder alternierend auftreten und sind typischerweise durch Bewegung oder Aktivität zu lindern bzw. zu beseitigen, zumindest solange die Bewegung anhält.

Die Ausprägung der Symptomatik folgt einer zirkadianen Rhythmik, die sich umgekehrt proportional zur Körpertemperaturkurve verhält und somit eine Zunahme der Beschwerden am Abend bis kurz nach Mitternacht bedingt. Dies führt bei über 90% der Betroffenen zu erheblichen Ein- und Durchschlafstörungen mit resultierender Tagesmüdigkeit und Erschöpfung, die nicht selten der Grund für die erste Konsultation eines Arztes sind. Das Schlafprofil eines RLS-Patienten zeigt eine verlängerte Einschlaflatenz, häufigere Wachphasen und Arousals, eine Verringerung der Tiefschlaf- und REM-Phasen sowie der Schlafeffizienz im Vergleich zu gesunden Kontrollpersonen. Außerdem lassen sich bei ca. 80–90% der RLS-Patienten polysomnographisch oder aktimetrisch sog. periodische Beinbewegungen (PLM = periodic leg movements) im Schlaf (PLMS) und im Wachzustand (PLMW) nachweisen. PLM sind definiert als mindestens 4 aufeinander folgende Bewegungen von 0,5–5 sec Dauer in Intervallen von 5–90 sec, sie können uni- oder bilateral, simultan oder alternierend auftreten und sind häufig mit einer Dorsalflexion des Sprunggelenks bzw. der Großzehe verbunden.

Verbindliche Diagnosekriterien wurden von der International Restless Legs Syndrome Study Group aufgestellt (revidiert, Allen et al. 2003).

Obligate Diagnosekriterien eines Restless Legs Syndroms

Essentielle Kriterien

1. Bewegungsdrang der Beine, gewöhnlich begleitet von oder verursacht durch unbehagliche und unangenehme Empfindungen in den Beinen. (Manchmal besteht der Bewegungsdrang ohne die unangenehmen Empfindungen, und manchmal sind zusätzlich zu den Beinen auch die Arme oder andere Körperregionen betroffen.)
2. Der Bewegungsdrang bzw. die unangenehmen Empfindungen beginnen oder verschlechtern sich während Ruhezeiten oder bei Inaktivität wie Sitzen oder Liegen.
3. Der Bewegungsdrang bzw. die unangenehmen Empfindungen werden durch Bewegung wie Laufen oder Dehnen teilweise oder vollständig gebessert. Die Besserung hält zumindest so lange an, wie diese Aktivität ausgeführt wird.
4. Der Drang, sich zu bewegen, bzw. die unangenehmen Empfindungen sind abends oder nachts schlimmer als während des Tages oder treten ausschließlich am Abend oder in der Nacht auf. (Wenn die Symptome sehr stark sind, kann es sein, dass die Verschlechterung in der Nacht nicht mehr bemerkbar ist, aber sie muss früher einmal bestanden haben.)

Supportive Kriterien für die Diagnose eines Restless Legs Syndroms

Familienanamnese

Die Prävalenz des idiopathischen RLS ist unter Angehörigen ersten Grades von RLS-Patienten drei- bis fünfmal so hoch wie bei Personen ohne RLS. Oder: Mehr als 50% der Patienten mit einem idiopathischen RLS haben eine positive Familiengeschichte.

Ansprechen auf dopaminerge Therapie

Nahezu alle RLS-Patienten zeigen einen zumindest initial positiven therapeutischen Effekt nach Gabe von L-Dopa oder niedrigen Dosen von Dopamin-Agonisten. Der initiale Effekt bleibt jedoch nicht immer konstant.

Periodische Beinbewegungen (im Wachzustand oder im Schlaf)

Periodische Beinbewegungen im Schlaf (Periodic Leg Movements in Sleep = PLMS > 5/h) treten bei mindestens 85% der erwachsenen RLS-Patienten auf. PLMS können jedoch auch im Rahmen anderer Erkrankungen oder in höherem Lebensalter vorkommen. Bei Kindern sind PLMS nicht so häufig wie bei Erwachsenen.

Assoziierte Charakteristika des RLS

Klinischer Verlauf

Der Verlauf der Erkrankung kann erheblich variieren. Bei Auftreten der Symptome vor dem 50. Lebensjahr ist der Verlauf in der Regel schleichend. Treten die Symptome erstmalig nach dem 50. Lebensjahr auf, zeigt der Verlauf häufig eine schnellere Progredienz. Bei manchen Patienten, insbesondere mit mildem Schweregrad, kann das RLS intermittierend auftreten oder für mehrere Jahre spontan remittieren. Sekundäre Formen des RLS können unter spezifischer Therapie (z. B. Eisensubstitution, Nierentransplantation) oder auch spontan (Schwangerschaft) abklingen.

Schlafstörungen

Ein- und Durchschlafstörungen bedürfen als wichtiges Begleitsymptom des RLS spezieller Aufmerksamkeit in der Behandlung. Meistens sind sie der Grund, dass Patienten ärztliche Hilfe in Anspruch nehmen.

Körperliche Untersuchung

Die körperliche, vor allem neurologische Untersuchung ist meistens unauffällig und trägt zur Diagnosestellung nicht bei, mit Ausnahme der Erkennung sekundärer Formen des RLS. Die Untersuchung des Eisenspeichers (Ferritin = Eisenspeicherprotein) ist dringend zu empfehlen, da ein Eisenmangel als möglicher Auslöser eines RLS leicht zu behandeln ist. Periphere Neuropathien oder Radikulopathien, die möglicherweise mit einem RLS in einer derzeit nicht bekannten Weise assoziiert sein können, sollten eruiert werden, da diese einer spezifischen Behandlung bedürfen.

Beim **idiopathischen RLS** kann keine auslösende Grunderkrankung diagnostiziert werden, die Häufigkeit einer genetischen Prädisposition wird bei dieser Form mit 40–80% vermutet, der Vererbungsgang wird als autosomal-dominant angegeben.

Ein RLS kann bereits bei Kindern und Jugendlichen auftreten, wobei die RLS-Symptomatik in dieser Altersgruppe möglicherweise in vielen Fällen häufig als „Hyperaktivitätssyndrom" oder „Wachstumsschmerzen" verkannt wird. Zu den häufigsten symptomatischen Formen gehören das RLS bei Urämie, bei Eisenmangelanämie und bei niedrigen Ferritinwerten ohne Eisenmangelanämie, in der Schwangerschaft und bei diversen neurologischen Erkrankungen (Polyneuropathien, Myelopathien, Morbus Parkinson). Ein pharmakogen induziertes RLS wurde überwiegend bei dopaminantagonistisch wirkenden Substanzen wie den klassischen Neuroleptika, aber auch Metoclopramid, den tri- und tetrazyklischen Antidepressiva, Serotonin-Wiederaufnahmehemmern und gelegentlich auch bei sog. „atypischen" Neuroleptika wie Olanzapin beobachtet.

Das RLS verläuft in der Regel chronisch-progredient, kann jedoch (besonders zu Beginn der Erkrankung) von wochen- bis monatelangen weitgehend symptomfreien Intervallen unterbrochen sein. Der durchschnittliche Beginn der Beschwerden wird bei Patienten mit familiärem RLS häufig vor dem 30. Lebensjahr angegeben, die Progredienz der Symptomatik führt meist zu einer Therapiebedürftigkeit zwischen dem 50.-60. Lebensjahr.

Die Schwere der Ausprägung des RLS kann anhand einer von der Internationalen Restless Legs Syndrome Study Group validierten Schweregradskala (IRLS; Walters et al. IRLSSG 2003) quantifiziert werden (IRLS-Gesamtscore: 0 = kein RLS, 1–10 = gering, 11–20 = mäßig, 21–30 = stark, 31–40 = sehr stark, siehe **Tabelle 1**).

Tabelle 1 IRLS

Beurteilungsbogen zum Restless Legs Syndrom
International RLS Severity Scale (IRLS)
(Untersucher-Version)
Bitte lassen Sie den Patienten/die Patientin in den folgenden zehn Fragen den Schweregrad seiner/ihrer Beschwerden einschätzen. Die Beurteilung sollte der Patient/die Patientin vornehmen und nicht der Untersucher, aber der Untersucher sollte für Erklärungen zur Verfügung stehen, falls dem Patienten/der Patientin etwas unklar ist. Der Untersucher kreuzt die Antworten des Patienten/der Patientin auf dem Fragebogen an.

In der letzten Woche...

(1) Wie stark würden Sie die RLS-Beschwerden in Ihren Beinen oder Armen einschätzen?
☐ sehr
☐ ziemlich
☐ mäßig
☐ leicht
☐ nicht vorhanden

(2) Wie stark würden Sie Ihren Drang einschätzen, sich wegen Ihrer RLS-Beschwerden bewegen zu müssen?
☐ sehr
☐ ziemlich
☐ mäßig
☐ leicht
☐ nicht vorhanden

(3) Wie sehr wurden die RLS-Beschwerden in Ihren Beinen oder Armen durch Bewegung gelindert?
☐ überhaupt nicht
☐ ein wenig
☐ mäßig
☐ vollständig oder fast vollständig
Es mussten keine RLS-Beschwerden gelindert werden.

Tabelle 1 IRLS (Fortsetzung)

In der letzten Woche...

(4) Wie sehr wurde Ihr Schlaf durch Ihre RLS-Beschwerden gestört?
- [ ] sehr
- [ ] ziemlich
- [ ] mäßig
- [ ] leicht
- [ ] überhaupt nicht

(5) Wie müde oder schläfrig waren Sie tagsüber wegen Ihrer RLS-Beschwerden?
- [ ] sehr
- [ ] ziemlich
- [ ] mäßig
- [ ] ein wenig
- [ ] überhaupt nicht

(6) Wie stark waren Ihre RLS-Beschwerden insgesamt?
- [ ] sehr
- [ ] ziemlich
- [ ] mäßig
- [ ] leicht
- [ ] nicht vorhanden

(7) Wie oft sind Ihre RLS-Beschwerden aufgetreten?
- [ ] sehr oft (das heißt an 6–7 Tagen in der Woche)
- [ ] oft (das heißt an 4–5 Tagen in der Woche)
- [ ] manchmal (das heit an 2–3 Tagen in der Woche)
- [ ] selten (das heißt an 1 Tag in der Woche)
- [ ] überhaupt nicht

In der letzten Woche...

(8) Wenn Sie RLS-Beschwerden hatten, wie stark waren diese durchschnittlich?
- [ ] sehr (das heißt an 8 Stunden oder mehr an einem 24-Stunden-Tag)
- [ ] ziemlich (das heißt an 3–8 Stunden an einem 24-Stunden-Tag)
- [ ] mäßig (das heißt an 1–3 Stunden an einem 24-Stunden-Tag)
- [ ] leicht (das heißt an weniger als 1 Stunde an einem 24-Stunden-Tag)
- [ ] nicht vorhanden

(9) Wie sehr haben sich Ihre RLS-Beschwerden auf Ihre Fähigkeit ausgewirkt, Ihren Alltagstätigkeiten nachzugehen, z. B. ein zufriedenstellendes Familien-, Privat-, Schul- oder Arbeitsleben zu führen?
- [ ] sehr
- [ ] ziemlich
- [ ] mäßig
- [ ] leicht
- [ ] überhaupt nicht

(10) Wie stark haben Ihre RLS-Beschwerden Ihre Stimmung beeinträchtigt, waren Sie z. B. wütend, niedergeschlagen, traurig, ängstlich oder gereizt?
- [ ] sehr
- [ ] ziemlich
- [ ] mäßig
- [ ] leicht
- [ ] überhaupt nicht

Periodic Limb Movement Disorder (PLMD)

Bei einer Schlafableitung (Polysomnographie) können periodische Bewegungen von Beinen und/oder Armen im Schlaf (PLMS) oder im Wachen (PLMW) auch ohne die typische RLS-Symptomatik (insbesondere Bewegungsdrang) beobachtet werden. Sie stellen ein zwar sehr häufig mit RLS-Symptomatik assoziiertes, insgesamt jedoch unspezifisches Phänomen dar.

Inwieweit PLM eine pathogenetische Bedeutung beim RLS haben bzw. auf einen gemeinsamen ätiologischen Zusammenhang hindeuten, ist bislang noch ungeklärt. PLMS und gleichzeitig bestehende Schlafstörungen und/oder Tagesmüdigkeit werden in der International Classification of Sleep Disorders 2005 „Periodic Limb Movement Disorder" definiert.

Während die Häufigkeit von PLM mit dem Alter zunimmt und bei ca. 30% der über 50-Jährigen beobachtet werden kann, wird die diagnostische Bedeutung bzw.

klinische Relevanz und ggf. vorhandene Therapiebedürftigkeit dieser Phänomene ausschließlich durch die klinischen Beschwerden bestimmt. Dabei können betroffene Patienten über unterschiedlich stark ausgeprägte Schlafstörungen bzw. eine erhöhte Tagesmüdigkeit klagen, zwischen der Anzahl der PLMS und dem Auftreten klinisch relevanter Schlafstörungen scheint allerdings keine direkte Korrelation zu bestehen. Es existieren keine Normwerte für PLM, PLMS oder PLMW für verschiedene Altersgruppen. Allgemein akzeptiert gilt ein PLMS-Index > 5 Stunden Schlafzeit als pathologisch und stellt neben den Schlafstörungen ein Kernsymptom der PLMD dar. Dem Auftreten von PLMS ohne weitere klinische Beschwerden wird keine pathologische Wertigkeit zugeschrieben, PLM in den Wachphasen gelten als pathologisch.

PLM können sowohl (idiopathisch) ohne weitere Grunderkrankung als auch in Verbindung mit anderen spezifischen Schlafstörungen (Narkolepsie, obstruktives Schlafapnoe-Syndrom, REM-Schlaf-Verhaltensstörung) und diversen neurologischen Erkrankungen (Parkinson-Syndrom, MSA, ADHD, MS und andere Erkrankungen mit spinalen Läsionen) auftreten. Beim obstruktiven Schlaf-Apnoe-Syndrom lassen sich apnoeassoziierte PLM von atemunabhängigen PLM unterscheiden. Dementsprechend zeigen sich unterschiedliche Tendenzen der PLM-Ausprägung nach erfolgreicher nCPAP-Therapie: Bei einem Teil der behandelten Patienten sind die PLM deutlich rückläufig, bei anderen wieder kann die Häufigkeit von PLM unter der Therapie signifikant zunehmen bzw. überhaupt erst aufgedeckt werden, so dass von zusätzlich bestehenden PLM auszugehen ist.

Obwohl die PLMD eine reine polysomnographische (Labor-) Diagnose darstellt, sollten PLM differenzialdiagnostisch von anderen nächtlichen Bewegungsstörungen abgegrenzt werden:
- Einschlafmyoklonien,
- fragmentarischer Myoklonus,
- REM-Schlaf-Verhaltensstörung,
- nächtliche paroxysmale Dystonie,
- nächtliche epileptische Anfälle.

Die Indikation zur Therapie des PLMD ergibt sich nach der differenzialdiagnostischen Abklärung im Schlaflabor aus der subjektiven Beeinträchtigung durch Schlafstörungen und ihre Konsequenzen für die Tagesbefindlichkeit. Kontrollierte Studien zur Wirkung einzelner Substanzen sind nicht publiziert, nach den vorliegenden Therapiestudien zum RLS wird auch für das PLMD eine dopaminerge Behandlung empfohlen.

Diagnostik

Anamnese

Die Diagnose des Restless Legs Syndroms (RLS) wird anhand der **klinischen Symptome** gestellt. Die essentiellen Kriterien, die obligatorisch vorhanden sein müssen, wurden 1995 von der International Restless Legs Syndrome Study Group aufgestellt und 2003 anhand der zunehmenden klinischen Erfahrung revidiert (The International Restless Legs Syndrome Study Group 1995, Allen et al. 2003). Ergänzende Untersuchungen (z. B. Ferritin-Wert) können ein sekundäres von einem primären/idiopathischen RLS abgrenzen.

Der neurologische Befund ist beim idiopathischen RLS in der Regel unauffällig.

Der psychopathologische Befund ist bei Patienten mit einem RLS meistens unauffällig. Patienten, die infolge der Restless-Legs-Beschwerden unter erheblichen Schlafstörungen leiden, berichten jedoch häufig über verminderte Leistungsfähigkeit, Erschöpfung und niedergedrückte Stimmung, gelegentlich auch über morgendliche Antriebsstörung, Freudlosigkeit und Grübelneigung, d. h. über Symptome, die für eine Depression typisch sind. Neuere Studien zeigen aber auch ein vermehrtes Auftreten von Depression und Angststörung bei Patienten mit idiopathischem RLS (Winkelmann et al. 2005).

Die Lebensqualität von behandlungsbedürftigen und unbehandelten RLS-Patienten ist deutlich vermindert.

Zusatzuntersuchungen

Elektromyographie und Elektroneurographie

Die Elektromyographie und die Elektroneurographie sollten zur differenzialdiagnostischen Abgrenzung von Polyneuropathien durchgeführt werden. Beim idiopathischen RLS finden sich fast immer altersentsprechende Nervenleitgeschwindigkeiten und elektromyographische Befunde.

Klinisches Labor

Zum Ausschluss sekundärer RLS-Formen sollten folgende Werte bestimmt werden:
- Blutbild, Ferritin und Serumeisen (erniedrigt),
- Nierenretentionswerte (erhöht),
- TSH, ggf. Schilddrüsenhormone (erhöht oder erniedrigt),
- Vitamin B12 und Folsäure bei klinischem Verdacht auf Vitaminmangel (erniedrigt).

Als wichtigster Parameter zur Bestimmung eines sekundären RLS hat sich Ferritin gezeigt.

Polysomnographie

Die Durchführung einer Polysomnographie kann bei einigen Patienten erforderlich sein (siehe Konsensus der Arbeitsgruppe „Motorik und Schlaf" der Deutschen Gesellschaft für Schlafforschung und Schlafmedizin; Hornyak et al. 2001). Diese sind:

1. Patienten mit einem „atypischen" RLS (z. B. keine Response auf dopaminerge Therapie) oder anhaltender Schlafstörung unter Therapie,
2. Patienten mit Tagesmüdigkeit als Leitsymptom und gering ausgeprägter RLS-Symptomatik,
3. junge Patienten mit einem schweren RLS vor Beginn einer Dauertherapie mit dopaminergen Substanzen oder Opiaten,
4. Patienten mit RLS und zusätzlichen schlafbezogenen Atmungsstörungen,
5. Patienten, bei denen eine gutachterliche Stellungnahme erfolgen soll.

Die polysomnographische Untersuchung (PSG) kann die Ausprägung der Schlafstörung feststellen und weitere schlafbezogene Erkrankungen, die Tagesmüdigkeit verursachen können, ausschließen (vor allem ein Schlaf-Apnoe-Syndrom). Eine RLS-spezifische PSG-Befundkonstellation gibt es nicht, am häufigsten findet man ein fragmentiertes Schlafprofil mit häufigen Stadienwechseln, häufigen Wachphasen, vermehrtem Anteil an Stadium 1 und verlängerter Schlaflatenz. Der Nachweis von PLMS trägt zur Unterstützung der Diagnose bei, insbesondere wenn ein Bezug zu Arousals ersichtlich wird. PLMS sind aber nicht obligat, da ca. 20% der RLS-Patienten PLMS-Werte im Normbereich aufweisen (Montplaisir et al. 1997).

Aktigraphie und Immobilisationstests

Als Alternativen zu dem technisch aufwendigen Verfahren der Polysomnographie kann eine Aktigraphie (Kazenwadel et al. 1995, Littner et al. 2003) durchgeführt werden. Nachteil dieses Verfahrens ist, dass es den Bezug der Beinbewegungen zu den Schlafstadien sowie zu Arousals nicht erfasst. Eine andere Alternative zu der Polysomnographie sind die Immobilisationstests (PLM-Messung im Wachen; Montplaisir et al. 1998).

L-Dopa-Test

Das Ansprechen auf L-Dopa wird in der klinischen Praxis gelegentlich zum diagnostischen Nachweis eines RLS verwendet, insbesondere wenn eine dopaminerge Therapie bisher nicht erfolgte bzw. der initiale Therapieeffekt nicht eindeutig eruierbar ist.

Eine einmalige Gabe von 100 mg L-Dopa wird nach Einsetzen der Beschwerden verabreicht, danach das Ansprechen anhand von visuellen Schweregradskalen bestimmt. Durch den Test kann in der Mehrzahl der Patienten eine korrekte Diagnose gestellt werden. Systematische Untersuchungen werden derzeit noch durchgeführt.

Eine negative Response (d. h. < 50% Besserung mit L-Dopa) schließt ein RLS jedoch nicht aus.

Pathophysiologie

Die Pathophysiologie des RLS ist bisher noch unbekannt, jedoch haben neurophysiologische, zirkadiane, pharmakologische und bildgebende Studien zum Verständnis der Erkrankung beigetragen.

Aufgrund der guten therapeutischen Wirksamkeit von dopaminergen und opioidergen Substanzen geht man von einer Beteiligung der entsprechenden Neurotransmittersysteme aus. Es sind bisher bei RLS-Patienten keine strukturellen Veränderungen des zentralen Nervensystems beschrieben worden. In bildgebenden Untersuchungen mittels SPECT sowie PET-Technik fanden sich vereinzelt grenzwertig erniedrigte dopaminerge striatale Rezeptorbindungen, die auf eine Funktionsstörung im striatalen dopaminergen System hinweisen. Es könnte sich hierbei auch um sekundäre Phnomene handeln. In Untersuchungen mittels funktioneller Kernspintomographie zeigten sich Hinweise für eine Beteiligung von Hirnstamm- und Kleinhirnstrukturen beim Auftreten von motorischen RLS-Symptomen. Neurophysiologische Befunde sprechen für eine Disinhibition bzw. Sensibilisierung/Übererregbarkeit spinaler Bahnen mit Beteiligung des nozizeptiven Systems. Auch eine Beteiligung des peripheren Nervensystems wird diskutiert. Inwieweit diese Strukturen an dem primären Auslösemechanismus – falls es diesen überhaupt gibt – beteiligt sind oder jeweils einen unterschiedlichen Beitrag bei der Entstehung der sensorischen und motorischen Komponente der Erkrankung haben, ist noch unklar.

Bei der Entstehung der sekundären oder symptomatischen Formen des RLS scheinen Eisenmangel mit erniedrigten Ferritin-Werten, hormonelle oder Stoffwechselstörungen, insbesondere die Niereninsuffizienz beteiligt zu sein. Das Auftreten in Assoziation mit peripheren Polyneuropathien weist darauf hin, dass eine veränderte periphere neurale Perzeption möglicherweise das Auftreten der motorischen und sensorischen Aktivität des RLS induziert.

Bei über 40–80% der Patienten mit einem idiopathischen RLS liegt eine positive Familienanamnese vor. Man geht davon aus, dass die Erkrankung bei Familien mit einem frühen Erkrankungsalter autosomal dominant vererbt wird. Bisher sind drei Loci für das RLS auf Chromosom 12q, 9p und 14q kartiert worden, ein Gen ist bisher nicht bekannt.

Differenzialdiagnose

Die häufigste und wichtigste Differenzialdiagnose des RLS ist die Polyneuropathie (PNP). Erschwerend kann bei der Abgrenzung sein, dass einige Patienten sowohl eine PNP- als auch eine eindeutige RLS-Symptomatik aufweisen.

Überwiegend sensible bzw. Schmerzsymptome und/oder Bewegungsstörung

- Polyneuropathien, Radikulopathien
- Venöse Erkrankungen der Beine
- "Painful legs and moving toes"-Syndrom
- Chronische Schmerzsyndrome anderer Ätiologie
- Benigne Muskel-/Wadenkrämpfe
- Einschlafmyoklonien
- Akathisie
- Generalisierte innere Unruhe, z. B. im Rahmen einer psychischen Erkrankung
- Myelopathien

Überwiegend Schlafstörung und/oder Tagesmüdigkeit

- Schlaf-Apnoe-Syndrom
- PLMD (Periodic Limb Movement Disorder) ohne subjektive RLS-Symptomatik

Therapie

Die Indikation zur Therapie stellt sich aus dem subjektiven Leidensdruck, insbesondere dem Ausmaß des Bewegungsdrangs und der Schlafstörungen. Anamnestisch ist zuvor zu klären, ob Substanzen eingenommen werden, die ein RLS verstärken oder auslösen können, diese sind nach Möglichkeit abzusetzen. Bei symptomatischem RLS kann die Behandlung des Grundleidens zu einer Beschwerdereduktion führen (z. B. orale Eisensubstitution bei Eisenmangel, Nierentransplantation bei urämischem RLS).

Für alle Behandlungen gilt generell: Die Einstellung der Dosis ist für jeden Patienten individuell zu optimieren. L-Dopa in Kombination mit Benserazid in der Standard- und Retardform ist derzeit in Deutschland (und der Schweiz) als einzige Substanz für die Behandlung des RLS zugelassen (Restex und Restex retard). Dopamin-Agonisten stellen eine alternative, effektive und insgesamt gut verträgliche Behandlungsmöglichkeit dar, die klinischen Studien von Ropinirol bei RLS sind abgeschlossen, die Substanz wird derzeit als off-label-Therapie für RLS eingesetzt (Zulassung von Ropinirol für die Indikation RLS in Deutschland vermutlich 2006). Bei unzureichendem Ansprechen auf Dopaminergika können Opioide versucht werden. Kontrollierte Erfahrungen liegen bisher nur mit Oxycodon vor. Alternativ können Carbamazepin oder Gabapentin (bis 1800 mg) verabreicht werden. Kurz- bis mittellang wirksame Benzodiazepine oder strukturverwandte Substanzen können in Einzelfällen in Kombinationstherapie indiziert sein, wenn unter dopaminerger Therapie nachts eine eher aktivierende Wirkung bei gleichzeitiger Reduktion der RLS-Beschwerden auftritt. Kombinationen von Medikamenten aus verschiedenen Wirkstoffklassen sind bislang wissenschaftlich nicht untersucht.

"Augmentation" gilt als wichtige Komplikation insbesondere dopaminerger Therapien (Allen u. Earley 1996). Sie wurde vor allem für L-Dopa, aber auch für Dopamin-Agonisten beschrieben. Augmentation bezeichnet einen frühen Beginn der Symptomatik im 24-Stunden-Verlauf, ein schnelleres Einsetzen der Beschwerden, wenn sich die Patienten in Ruhe befinden, und/oder ein Ausdehnen der Beschwerden auf andere Körperbereiche unter stabiler Therapie. Eine Wiederzunahme der Intensität der Beschwerden gilt als weiteres Symptom der Augmentation, kann aber auch ein Nachlassen der Wirksamkeit der aktuellen Dosierung des verabreichten Medikaments sein (Toleranz). Ergebnisse über die Häufigkeit von Augmentation aus doppelblinden Untersuchungen liegen derzeit noch nicht vor. Übereinstimmend wird berichtet, dass das Augmentationsrisiko bei L-Dopa-Dosierungen ≥ 400 mg/d ansteigt. Bei schwerer Augmentation ist eine Umstellung der Therapie die Methode der Wahl.

RLS mit Einschlafstörungen

L-Dopa plus Decarboxylase-Hemmer 100/25 mg-200/50 mg etwa eine Stunde vor dem Schlafengehen.

RLS mit Durchschlafstörungen

Retardiertes L-Dopa plus Decarboxylase-Hemmer 100/25–200/50 mg zusätzlich zur Abenddosis des nichtretardierten L-Dopa-Präparates, wenn darunter weiterhin Durchschlafstörungen bestehen.

 Die Tagesdosis von L-Dopa sollte 400 mg nicht überschreiten.

RLS mit Beschwerden auch tagsüber (z. B. während der Dialyse)

- Bei intermittierenden Beschwerden: 1 schnell anflutende, lösliche Tablette (Madopar LT), z. B. bei Einsetzen der Beschwerden oder eine halbe Stunde vor Dialysebeginn.
- Bei täglichen Beschwerden tagsüber: Primäre Therapie mit einem Dopamin-Agonisten.

In schweren Fällen, z. B. früherer Beginn bzw. Verstärkung der RLS-Symptomatik tagsüber unter L-Dopa oder DA ("Augmentation" bzw. Überschreiten der L-Dopa-Maximaldosis von 400 mg).

- Umstellung auf einen Dopamin-Agonisten, bevorzugt Einmalgabe abends, einschleichend dosieren.
- Eventuell zusätzlich Domperidon (3 x 20 mg) in der Initialphase, um periphere dopaminerge Nebenwirkungen zu minimieren (**Tabelle 2**).

Tabelle 2 Dosierung von Dopamin-Agonisten bei RLS

Dopamin-Agonist	Halbwertszeit (Stunden)	Empfohlene Dosierung
α-Dihydroergocriptin (⇑)	10–15	10–40 mg
Bromocriptin (⇑⇑⇑)	3–4	5–20 mg
Cabergolin (⇑⇑⇑)	> 65	0,5–3 mg
Lisurid** (⇑)	2–3	0,1–0,4 mg
Pergolid (⇑⇑⇑)	7–16	0,05 oder 0,125 mg–1,0 mg
Pramipexol (⇑⇑⇑)	8–12	0,088–0,7 mg
Ropinirol (⇑⇑⇑)	5	0,25–4 mg
Rotigotin-Pflaster* (⇑⇑⇑)	5*	0,125–6,75 mg

* konstante Plasmaspiegel aufgrund transkutaner Applikation
** Lisurid wird derzeit ebenfalls als Pflaster in klinischen Studien erprobt.

Basierend auf zwei Übersichtsartikeln (Hening et al. 1999, Chesson et al. 1999) sowie einer Literaturrecherche in Naps (New Abstracts and Paper in Sleep; www.sleephomepages.org; 1990 bis 2004) wurden ausschließlich pharmakologische Studien erfasst, die randomisiert und kontrolliert (RCT = randomized clinical trials) die Wirksamkeit von Medikamenten auf die Symptomatik bei Patienten mit RLS erfassten. Die endgültige Analyse beschränkte sich auf Studien, die eine mindestens 10-tägige Behandlungsdauer hatten. Mit diesem Verfahren wurden insgesamt 19 Studien erfasst.

Die Ergebnisse dieser Analyse sind hinsichtlich der Zielparameter als subjektive RLS-Beschwerden, polysomnographisch gemessene Schlafeffizienz und polysomnographisch erfasster PLMS-Index dargestellt.

In der Tabelle wurden die Studien für jede Substanz gewichtet zusammengefasst. Dabei wurden für die oben genannten Zielparameter jeweils in der Verum-Gruppe die prozentualen Verbesserungen im Vergleich zu Placebo berechnet. Hinsichtlich der vom Patienten subjektiv wahrgenommenen RLS-Beschwerden zeigen sich die deutlichsten Effekte bei den Dopamin-Agonisten Pergolid, Pramipexol und Cabergolin. Die stärksten Verbesserungen der polysomnographisch gemessenen Schlafeffizienz waren unter Oxycodon, Pergolid und Propoxyphen nachweisbar. Hinsichtlich des PLMS-Indexes ergaben sich die deutlichsten Verbesserungen mit Oxycodon, Pergolid sowie Pramipexol.

Beim klinischen Einsatz ist neben der Wirkung auf die Symptomatik auch noch das Nebenwirkungsprofil zu erwägen und natürlich auch zu prüfen, auf welche Datenbasis sich die erhobenen Ergebnisse stützen. Dies war jedoch noch nicht Gegenstand dieser Übersicht.

Die meisten klinischen Studiendaten sind derzeit mit Ropinirol publiziert. Insgesamt wurden über 900 Patienten mit RLS in klinischen Studien untersucht, der Großteil der Daten ist bereits publiziert. Die Europäische Ropinirol-Studie zeigt eine subjektive Verbesserung der Schwere des RLS nach 12 Wochen in einer mittleren Dosis von 2 mg. Die im Vergleich zu Pergolid relativ geringere Responserate der IRLS ist wahrscheinlich auf eine hohe Placeborate bei einer sehr heterogenen, nicht polysomnographisch selektierten Patientenpopulation zurückzuführen.

Die **Nebenwirkungen** sämtlicher Dopamin-Agonisten sind wie bekannt überwiegend Übelkeit, Benommenheit, Blutdruckstörungen. Spezifische Nebenwirkungen der Ergot-Agonisten müssen beachtet werden. Herzklappenfibrosen unter Pergolid, wie bei Parkinson-Patienten beschrieben, sind bei RLS-Patienten bisher nicht dokumentiert worden.

Weitere Dopamin-Agonisten wie Pramipexol befinden sich für die Indikation RLS noch in der klinischen Prüfung, obwohl die publizierten klinischen Studien bereits eine Effizienz bei RLS zeigen. Cabergolin ist ebenfalls eine wirksame Therapie bei RLS, eine Augmentation scheint hier besonders gering aufzutreten. Bei ausgeprägtem RLS mit Symptomen tagsüber und/oder schweren Durchschlafstörungen scheinen nach klinischer Erfahrung Präparate mit einer längeren Wirkungsdauer wie Cabergolin vorteilhafter zu sein, möglicherweise auch die derzeit in Studien untersuchten Pflasterzubereitungen mit kontinuierlicher Freisetzung des Wirkstoffes über 24 Stunden. Vergleichende Studien der DA liegen nicht vor.

Langzeitstudien von mehr als einem Jahr zu Nebenwirkungen liegen für keinen DA bei RLS vor.

Zusammenfassend muss bei der Therapie mit Dopamin-Agonisten bei RLS betont werden, dass eine individuelle Titration und Dosisanpassung und ggf. auch zeitliches Splitting der Dosis notwendig sein kann, um eine optimale Beschwerdelinderung zu erreichen. Ein derartiges Therapieregime bildet sich in den derzeitigen Therapiestudien nicht ab (**Tabelle 3**).

Individuelle Präferenz

Heike Beneš: Bei vorwiegend abendlicher/nächtlicher Symptomatik Beginn mit L-Dopa, bei Zeichen eines Wirkverlustes/Augmentation oder Dosierungen > 400 mg L-Dopa/d und bei Tagessymptomatik primäre Einstellung bzw. Umstellung auf Cabergolin 0,5–3 mg/d anzuraten, bei Kontraindikationen, Unverträglichkeiten, ungenügendem oder nachlassendem Effekt bzw. Zusatzsymptomatik (besonders schmerzhafter Dysästhesien) zusätzlich bedarfsgerecht Opiate.

Magdolna Hornyak: Bei intermittierendem RLS: L-Dopa. Bei nur nächtlichen Beschwerden: Beginn einer Dauertherapie mit niedriger Dosis L-Dopa, mit möglichst langsamer Dosissteigerung. Bei Anzeichen einer Augmentation: frühzeitiges Umstellen auf einen DA, je nach Symptomatik mit kürzerer oder längerer Halbwertszeit. Bei schwerer Symptomatik: Beginn der Medikation mit DA, bei multimorbiden Patienten oder internistischer Kontraindikation auch mit niedrigpotenten Opiaten. Bei schwerem RLS: Umstellung auf Opiate.

Tabelle 3 RCT[1]'s bei idiopathischer RLS: % Besserungen in Relation zu Placebo

Substanz	N =	RLS subjektiv	PSG-Schlafeffizienz	PLMS Index
BROMOCRIPTIN Walters et al. 1988 (↑↑↑)	6	Ø	+ 18,2%	- 75%
CABERGOLIN Stiasny-Kolster et al. 2004 (↑↑↑)	85	- 40,6%	Ø	Ø
CARBAMAZEPIN Lundvall et al. 1983 (↑↑↑) Larsen et al. 1985	180	- 12,6%	Ø	Ø
CLONAZEPAM Boghen et al. 1986 (↑↑↑)	6	- 22,5%	Ø	Ø
CLONIDIN Wagner et al. 1996 (↑↑↑)	10	- 52,2%	- 1,4%	+ 33,2%
L-DOPA Brodeur et al. 1988 (↑↑↑) Kaplan et al. 1993 (↑) Trenkwalder et al. 1995 (↑↑↑) Staedt et al. 1997 (↑↑↑) Benes et al. 1999 (↑↑↑)	72	- 34,8%	+ 10,6%	- 47,6%
OXYCODON Walters et al. 1993 (↑↑↑)	11	- 52,9%	+ 47,3%	- 88,9%
PERGOLID Earley et al. 1998 (↑↑↑) Wetter et al. 1999 (↑↑↑) Staedt et al. 1997 (↑↑↑) Trenkwalder et al. 2004 (↑↑↑)	155	- 55,2%	+ 15,3%	- 65,4%
PROPOXYPHEN Kaplan et al. 1993 (↑)	6	Ø	+ 21,5%	- 56,9%
PRAMIPEXOL Montplaisir et al. 1999 (↑↑↑)	10	- 62,0%	Ø	-72,7%
ROPINIROL Trenkwalder et al. 2004 (↑↑↑)	284	- 12,3%	Ø	Ø
	Σ 825			

Ø = keine Angabe
[1]RCT = Randomized Clinical Trial

Karin Stiasny-Kolster: Bei intermittierendem und mildem RLS: L-Dopa, auch bei Schlafstörungen, bei täglich auftretendem RLS: Restex (manchmal beginnend mit 50 mg) eventuell kombiniert mit Restex retard, falls Ein- und Durchschlafstörungen ausreichend behandelt werden können, ansonsten länger wirksame Dopamin-Agonisten. Auswahl der Dopamin-Agonisten je nach individueller Verträglichkeit, Pergolid als DA zweiter Wahl wegen fibrotischer Nebenwirkungen bei Parkinson-Patienten und relativ schlechter Verträglichkeit. Selten Umstellung auf Opiate bei sehr stark ausgeprägten Beschwerden und unzureichendem Ansprechen auf DA.

Claudia Trenkwalder: Bei intermittierendem und mildem RLS: L-Dopa, auch bei Schlafstörungen; bei täglich auftretendem RLS: L-Dopa, wenn ausschließlich Einschlafstörungen dominieren, ansonsten Dopamin-Agonisten. Auswahl der Dopamin-Agonisten je nach individueller Verträglichkeit, Pergolid als DA zweiter Wahl wegen fibrotischer Nebenwirkungen. Bei Augmentation oder Unverträglichkeiten frühzeitig zusätzliche Gabe von DA oder Umstellung auf Opiate. Bei Schwierigkeiten der Therapie, komorbiden Patienten oder Nebenwirkungen der dopaminergen Therapie grundsätzlich Umstellung auf Opiate.

Juliane Winkelmann: Bei intermittierendem RLS und vor sog. „Provokationssituationen" (z.B. langes Stillsitzen): L-Dopa. Bei täglichen Beschwerden Dopamin-Agonisten. Je nachdem wie viele Stunden am Tage RLS-Beschwerden auftreten und nach individueller Verträglichkeit: Dopamin-Agonisten mit kürzerer oder langer Halbwertszeit. Bei sehr schweren RLS oder Augmentation unter Dopamin-Agonisten mit langer Halbwertszeit Umstellung auf Opiate; bei sehr schweren RLS Fentanylpflaster.

Verfahren zur Konsensbildung

Korrigiert durch die Kommission Leitlinien der DGN und den Vorstand der DGN. Endgültig verabschiedet in einer e-mail-Konsensusbildung bis zum 12.2.2005. Die einzelnen Paragraphen der Leitlinie wurden unter den Mitgliedern der Gruppe aufgeteilt, die endgültige Leitlinie wurde von allen Mitgliedern gelesen und kommentiert und stellt einen Konsensus der Mitglieder dar.

Expertengruppe

Dr. med. Heike Beneš, Institut für Schlafmedizin „Somnibene" Schwerin

Dr. med. Magdolna Hornyak, Psychiatrische Universitätsklinik Freiburg

Prof. Dr. med. Dieter Riemann, Psychiatrische Universitätsklinik Freiburg

Dr. med. Karin Stiasny-Kolster, Neurologische Universitätsklinik Marburg

Prof. Dr. med. Claudia Trenkwalder, Abteilung Klinische Neurophysiologie, Universität Göttingen und Paracelsus-Elena-Klinik, Kassel

Dr. med. Juliane Winkelmann, Max-Planck-Institut für Psychiatrie München und Institut für Humangenetik München
Federführend: *Prof. Dr. med. Claudia Trenkwalder, Paracelsus-Elena-Klinik, Klinikstr. 16, 34128 Kassel*
e-mail: ctrenkw@gwdg.de

Selbsthilfegruppen

Deutsche RLS-Vereinigung, RLS e.V.
http://www.restless-legs.org
RLSF (RLS Foundation, USA)
http://www.rls.org

Literatur

Allen, R. P., C. J. Earley (1996): Augmentation of the restless legs syndrome with carbidopa/levodopa Sleep, 19, 205–213.

Allen, R. P., D. Picchietti, W. A. Hening, C. Trenkwalder, A. S. Walters, J. Montplaisir (2003): Restless legs syndrome: diagnostic criteria, special considerations, and epidemiology. A report from the restless legs syndrome diagnosis and epidemiology workshop at the National Institutes of Health Sleep Medicine 4, 101–119.

Benes, H., B. Kurella, J. Kummer, J. Kazenwadel, R. Selzer, R. Kohnen (1999): Rapid onset of action of levodopa in restless legs syndrome: A double-blind, randomized, multicenter, crossover trial. Sleep 22, 1073–1081.

Boghen, D., L. Lamothe, R. Elie, R. Godbout, J. Montplaisir (1986): The treatment of the restless legs syndrome with clonazepam: A prospective controlled study. Canadian Journal of Neurological Sciences 13, 245–247.

Brodeur, C., J. Montplaisir, R. Godbout, R. Marinier (1988): Treatment of restless legs syndrome and periodic movements during sleep with L-dopa: A double-blind, controlled study. Neurology 38, 1845–1848.

Chesson, A. L., M. Wise, D. Davilla, S. Johnson, M. Littner, M. Anderson, K. Hartse, J. Rafecas (1999): Practice parameters for the treatment of restless legs syndrome and periodic limb movement disorder. Sleep 22, 961–968.

Earley, C. K., K. B. Yaffee, R. P. Allen (1998): Randomized doubleblind, placebo-controlled trial of pergolide in restless legs syndrome. Neurology 51, 1599–1602.

Hening, W. A., R. Allen, C. Earley, C. Kushida, D. Picchietti (1999): The treatment of restless legs syndrome and periodic limb movement disorder. Sleep 22, 970–995.

Hornyak, M., A. Kotterba, C. Trenkwalder and members of the study group "motor disorders" of the German Sleep Society (2001): Indications for performing polysomnography in the diagnosis and treatment of restless legs syndrome. Somnologie 5, 159–162.

International Classification of Sleep Disorders (1997).

The International Restless Legs Syndrome Study Group (IRLSSG), Walters, A. S. (1995): Towards a better definition of the restless legs syndrome. Movement Disorders 10, 634–642.

Kaplan, P. W., R. P. Allen, D. W. Buchholz, J. K. Walters (1993): A double-blind, placebo-controlled study of the treatment of periodic limb movements in sleep using carbidopa/levodopa and propoxyphene. Sleep 16, 717–723.

Kazenwadel, J., T. Pollmacher, C. Trenkwalder, W. H. Oertel, R. Kohnen, M. Künzel, H. P. Krüger (1995): New actigraphic assessment method for periodic leg movements (PLM). Sleep 18, 689–697.

Larsen, S., W. Telstad, Ø. Sørensen, E. Thom, P. Stensrud, R. Nyberg-Hansen (1985): Carbamazepine therapy in restless legs. Acta Medica Scandinavica 218, 224–227.

Lesage, S., W. A. Hening (2004): The restless legs syndrome and periodic limb movement disorder: a review of management. Semin. Neurol. Sept. 24(3), 249–259.

Littner, M., C. A. Kushida, W. M. Anderson, D. Bailey, R. B. Berry, D. G. Davila, M. Hirshkowitz, S. Kapen, M. Kramer, D. Loube, M. Wise, S. F. Johnson (2003): Practice parameters for the role of actigraphy in the study of sleep and circadian rhythms: an update for 2002. Sleep 26, 337–341.

Lundvall, O., P.-E. Abom, R. Holm (1983): Carbamazepine in restless legs. European Journal of Clinical Pharmacology 25, 323–324.

Montplaisir, J., S. Boucher, G. Poirier, G. Lavigne, O. Lapierre, P. Lesperance. Clinical, polysomnographic, and genetic characteristics of restless legs syndrome: a study of 133 patients diagnosed with new standard criteria. Mov Disord 1997;12(1):61–5.

Montplaisir, J., S. Boucher, A. Nicolas (1998): Immobilization tests and periodic leg movements in sleep for the diagnosis of restless leg syndrome. Movement Disorder 13, 324–329.

Montplaisir, J., A. Nicolas, R. Denesle, B. Gomez-Mancilla (1999): Restless legs syndrome improved by pramipexole – A doubleblind randomized trial. Neurology 52, 938–943.

Staedt, J., F. Waßmuth, U. Ziemann, G. Hajak, E. Rüther, G. Stoppe (1997): Pergolide: Treatment of choice in restless legs syndrome (RLS) and nocturnal myoclonus syndrome (NMS). A double-blind randomized crossover trial of pergolide versus L-dopa. Journal of Neural Transmission 104, 461–468.

Stiasny-Kolster, K., H. Benes, I. Peglau, M. Hornyak, B. Holinka, K. Wessel, W. Emser, M. Leroux, R. Kohnen, W. H. Oertel (2004): Effective cabergoline treatment in idiopathic restless legs syndrome (RLS). Neurology 63, 2272–2279.

Trenkwalder, C., K. Stiasny, Th. Pollmächer, Th. Wetter, J. Schwarz, R. Kohnen, J. Kazenwadel, H. P. Krüger, S. Ramm, M. Künzel, W. H. Oertel (1995): L-dopa therapy of uremic and idiopathic restless legs syndrome: A double-blind, crossover trial. Sleep 18, 681–688.

Trenkwalder, C., D. Garcia-Borreguero, P. Montagna, E. Lainey, A. W. de Weerd, P. Tidswell, G. Saletu-Zyhlarz, W. Telstad, L. Ferini-Stranbi (2004a): Ropinirole in the treatment of restless legs syndrome: Results from the TREAT RLS 1 study, a 12 week, randomised, placebo controlled study in 10 European countries. Journal of Neurology, Neurosurgery and Psychiatry 75, 92–97.

Trenkwalder, C., H.-P. Hundemer, A. Lledo, J. Swieca, O. Polo, T. C. Wetter, L. Ferini-Strambi, H. de Groen (2004b): Efficacy of pergolide in treatment of restless legs syndrome – The Pearls Study. Neurology 62, 1391–1397.

Wagner, M. L., A. S. Walters, R. G. Coleman, W. A. Hening, K. Grasing, S. Chokroverty (1996): Randomized, double-blind, placebo-controlled study of clonidine in restless legs syndrome. Sleep 19, 52–58.

Walters, A. S., W. A. Hening, N. Kavey, S. Chokroverty, S. Gidro-Frank (1988): A double-blind randomized crossover trial of bromocriptine and placebo in restless legs syndrome. Annals of Neurology 24, 455–458.

Walters, A. S., M. L. Wagner, W. A. Hening, K. Grasing, R. Mills, S. Chokroverty, N. Kavey (1993): Successful treatment of the idiopathic restless legs syndrome in a randomized double-blind trial of oxycodone versus placebo. Sleep 16, 327–332.

Walters, A. S., W. A. Hening, N. Kavey, S. Chokroverty, S. Gidro-Frank. A double-blind randomized crossover trial of bromocriptine and placebo in restless legs syndrome. Ann Neurol 1988;24(3):455–8)

Walters, A. S., C. LeBrocq, A. Dhar, W. Hening, R. Rosen, R. P. Allen, C. Trenkwalder, International Restless Legs Syndrome Study Group (2003): Validation of the International Restless Legs Syndrome Study Group rating scale for restless legs syndrome. Sleep Med. 4,121–132.

Wetter, T. C., K. Stiasny, J. Winkelmann, A. Buhlinger, U. Brandenburg, T. Penzel, R. Medori, M. Rubin, W. H. Oertel, C. Trenkwalder (1999): A randomized controlled study of pergolide in patients with restless legs syndrome. Neurology 52, 944–950.

Winkelmann, J., M. Prager, R. Lieb, H. Pfister, B. Spiegel, H. U. Wittchen, F. Holsboer, C. Trenkwalder, A. Strohle (2005): „Anxietas tibiarum". Depression and anxiety disorders in patients with restless legs syndrome. J. Neurol. Jan. 252(1), 67–71.

Restless Legs Syndrom (RLS) und Periodic Limb Movement Disorder (PLMD)

Clinical pathway – Restless legs-Syndrom

Diagnosekriterien

Essentielle Kriterien
- Missempfindungen in den Beinen mit Bewegungsdrang
- Beginn oder Verschlechterung während Ruhezeiten oder bei Inaktivität
- durch Bewegung teilweise oder vollständig gebessert
- abends oder nachts schlimmer

Supportive Kriterien
- Familienanamnese
- Ansprechen auf dopaminerge Therapie
- Periodische Beinbewegungen (im Wachzustand oder im Schlaf)

Diagnostik zum Ausschluß sekundärer RLS-Formen
- Elektroneurographie
- Elektromyographie
- Blutbild, Ferritin, Serumeisen, Nierenfunktionswerte
- TSH, ggf. Schilddrüsenhormone
- Vitamin B12 und Folsäure bei klinischem Verdacht

- Indikation zur Polysomnographie
  - keine Response auf dopaminerge Therapie
  - anhaltende Schlafstörung unter Therapie
- Tagesmüdigkeit als Leitsymptom und gering ausgeprägter RLS-Symptomatik
- junge Patienten mit schwerem RLS vor Dauertherapie mit dopaminergen Substanzen oder Opiaten
- zusätzliche schlafbezogene Atmungsstörungen
- gutachterliche Fragestellung

- Keine Indikation zur Polysomnographie

- Polysomnographie
- Alternativen:
  - Aktigraphie
  - Immobilisations-tests
  - L-DOPA-Test

□ Therapie

- RLS mit Einschlafstörungen
  - L-DOPA plus DopaDdecarboxylasehemmerinhibitor 100/25 mg – 200/50 mg bis 1 Tablette (maximal 2) ca. 1 h vor dem Schlafengehen

- RLS mit Durchschlafstörungen
  - Retardiertes L-DOPA-Präparat + nicht-retardiertes L-DOPA-Präparat 100/25 – 200/50 mg
  - Dopaminagonisten

- RLS mit Beschwerden auch tagsüber
  - intermittierende Beschwerden
    - schnell anflutendes, lösliches L-DOPA-Präparat (Madopar LT)
  - tägliche Beschwerden oder
    - primär Dopaminagonisten

- Augmentation (Komplikation dopaminerger Therapie):
  - früherer Beginn
  - Verstärkung der RLS-Symptomatik tagsüber unter L-DOPA oder DA
  - Überschreiten der L-Dopa-Maximaldosis von 400 mg

  - Dopaminagonisten, bevorzugt Einmalgabe abends
  - zusätzlich Opiate oder Opiatmonotherapie

Tics

Was gibt es Neues?

- Epidemiologische Untersuchungen schätzen die Häufigkeit von Tics, insbesondere im Kindesalter, höher ein als bisher angenommen. Für das Tourette-Syndrom wird in verschiedenen Studien eine Prävalenz von 26–150/10000 Einwohner angegeben. Für alle Tic-Formen wird eine Prävalenz von bis zu 660/10000 Einwohnern angenommen.
- Linkage-Untersuchungen stärken die Annahme eines genetischen Hintergrunds, ein einzelner verantwortlicher Genort konnte aber bisher nicht identifiziert werden.
- Wenn eine medikamentöse Therapie als notwendig und sinnvoll angesehen wird, spricht die aktuelle Datenlage eher für den Einsatz von Sulpirid oder Risperidon als von Pimozid (⇑) oder Haloperidol. Nur Risperidon und Pimozid sind bislang direkt verglichen worden. Die Eignung von Amisulprid und anderen neueren Neuroleptika kann noch nicht ausreichend beurteilt werden.

Die wichtigsten Empfehlungen auf einen Blick

- Tics sind nur sehr selten symptomatischer Genese. Es sollte aber insbesondere bei Kindern an die Möglichkeit medikamentös induzierter Tics gedacht werden, z.B. im Rahmen einer Therapie mit Lamotrigin oder Carbamazepin.
- Nur bei einem Teil der Patienten handelt es sich um eine chronische Tic-Erkrankung oder ein Tourette-Syndrom. Da keine kausale Therapiemöglichkeit besteht, sollte bei geringer Symptomatik oder bei Verdacht auf eine transiente Tic-Erkrankung auf eine Medikation zugunsten einer eingehenden Aufklärung oder einer Verhaltenstherapie verzichtet werden.
- Medikamentöse Therapieformen (Neuroleptika, Clonidin) stehen zur Verfügung und sind in Grenzen hilfreich.

Definition und Klinik

Tics sind kurz dauernde, abrupt einsetzende, nichtrhythmische, in Art, Intensität, Häufigkeit und Lokalisation über die Zeit wechselnd auftretende, unwillkürliche, kurzzeitig unterdrückbare Bewegungen (motorische Tics), die nicht zweckgebunden sind (Pringsheim et al. 2003). Im Schlaf kommen Tics selten vor. Sind pharyngeale, laryngeale oder orale Muskelabschnitte betroffen, kann es zu Lautäußerungen kommen (vokale Tics). Zu unterscheiden sind einfache Tics, die einzelne Muskelgruppen betreffen (Naserümpfen, Blinzeln, Schulterzucken, Räuspern etc.), von komplexen Tics mit Beteiligung mehrerer Muskelgruppen und Auftreten scheinbar sinnvoller Bewegungsabläufe (z.B. Rumpfbeugen, Fingergesten). Im Gegensatz zu anderen hyperkinetischen Bewegungsstörungen geht Tics häufig ein sensomotorisches Phänomen (z.B. Muskelanspannung, Kribbelgefühl, innerer Drang) voraus (Kwak et al. 2003, Banaschewski et al. 2003). Patienten sind meist in der Lage, unwillkürliche Bewegungen zumindest für eine gewisse Zeit zu unterdrücken. Bei fast allen erwachsenen Patienten sind Tics bereits im Kindesalter zumindest zeitweilig aufgetreten. Das erstmalige Auftreten im Erwachsenenalter ist sehr selten. Die Diagnose wird aufgrund des typischen klinischen Bildes gestellt. Computer- oder MR-Tomographie sind in der Regel wie Laboruntersuchungen nicht wegweisend.

Als **Tourette-Syndrom** (auch Gilles-de-la-Tourette-Syndrom) wird eine Erkrankung bezeichnet, bei der multiple motorische und vokale Tics bestehen, die bereits in Kindheit oder jungem Erwachsenenalter beginnen (nach DSM IV vor dem 18. Lebensjahr) und länger als ein Jahr persistieren. Häufig ist das Tourette-Syndrom von Zwangssymptomen und einer Aufmerksamkeitsdefizit-Hyperaktivitätsstörung (ADHS) begleitet, die den Grad der psychosozialen Beeinträchtigung wesentlich mitbestimmen. Neben den genannten Kriterien wird nach der DSM-IV-Klassifikation für die Diagnose des Tourette-Syndroms der Ausschluss einer symptomatischen Genese der Tics gefordert. Etwa 10% der Tourette-Patienten leiden auch unter einem Restless-legs-Syndrom. Eine familiäre Häufung ist bekannt, der genetische Hintergrund ist aber noch nicht aufgeklärt. Als Kandidat gilt Chromosom 17 (Paschou et al. 2004), vermutlich existieren aber mehrere Suszeptibilitätsallele.

Verlauf

Für therapeutische Entscheidungen ist die Unterscheidung transienter *(verschwinden innerhalb eines Jahres vollständig)* von chronischen Tic-Erkrankungen von Bedeutung. Die überwiegende Mehrzahl kindlicher Tics ist transient und bedarf keiner medikamentösen Therapie. Das Wiederauftreten im Erwachsenenalter ist aber möglich. Patienten mit einem Tourette-Syndrom weisen in der Regel bereits in der Kindheit Tics auf. Eine Besserung ist während oder nach der Adoleszenz möglich (Pappert et al. 2003, Leckman 2002).

Ätiologie und Pathophysiologie

In den meisten Fällen bleibt die Ätiologie unklar (primäre, idiopathische Tics). Pathophysiologisch wird eine Störung im Bereich kortikostriataler-thalamisch-kortikaler Verbindungen angenommen. Ein EEG-Bereitschaftspotenzial vor einfachen Tics kann im Gegensatz zu Willkürbewegungen fehlen. Eine Beteiligung der Basalganglien ist wahrscheinlich. SPECT-Untersuchungen weisen auf eine pathologische Dopamin-Transporter-Bindung in Kaudatum und Putamen hin. Studien mit transkranieller Magnetstimulation deuten auf eine erhöhte Exzitabilität des gesamten motorischen Regelkreises bei Patienten mit Tics (Berardelli et al. 2003, Ziemann et al. 1997, Moll et al. 2001).

Sekundäre Tics

Sehr selten treten Tics als sekundäre Erkrankung auf. In Betracht kommen medikamentös induzierte, postenzephalitische oder posttraumatische Tics. Gelegentlich finden sich Tics auch nach Kohlenmonoxydvergiftungen, Tumoren oder bei der Neuroakanthozytose. Wichtig ist, an die Möglichkeit medikamentös induzierter Tics zu denken. Insbesondere bei Kindern kann die antiepileptische Therapie mit Lamotrigin (Sotero de Menezes et al. 2000) oder Carbamazepin (Robertson et al. 1993) zum Auftreten von Tics führen.

Als Hinweis auf eine entzündliche Genese lassen sich sehr selten antineuronale Antikörper (nach Streptokokken-Infektion), insbesondere Serumantikörper gegen Basalganglien (ABGA) nachweisen (Edwards et al. 2004). Die pathogenetische Bedeutung der Antikörper ist aber noch nicht ausreichend geklärt, so dass zumindest bei Kindern von einer routinemäßigen serologischen Untersuchung von Tic-Patienten oder gar einer antimikrobiellen Therapie abgeraten wird. Inwieweit die genannten Antikörper bei Erwachsenen von Bedeutung sind, ist gegenwärtig ebenfalls unklar.

Untersuchungen

Notwendig:
- Neurologischer Status,
- Beschreibung von Art, Häufigkeit, Intensität und Verteilung der unwillkürlichen Bewegungen (aktuell und anamnestisch) sowie funktioneller Zusammenhänge (z. B. Stress),
- detaillierte Anamnese, insbesondere bzgl. Medikamenten, Infektionen,
- orientierende Abklärung assoziierter Störungen (ADHS, Zwangssymptome),
- Basislabor mit Blutbild, Entzündungsparametern, Kreatinkinase,
- kraniale Computer- oder MR-Tomographie (falls differenzialdiagnostische Zweifel bestehen).

Im Einzelfall erforderlich (vorrangig wegen der Differenzialdiagnose):
- Elektroenzephalographie,
- Videodokumentation,
- Lumbalpunktion,
- Orbicularis-oculi-Reflex,
- Ableitung von EEG-Bereitschaftspotenzialen,
- Backward-Averaging bei uniformen Bewegungen,
- Positronen-Emissionstomographie, HMPAO-SPECT,
- psychiatrische Untersuchung, insbesondere hinsichtlich Zwangssymptomen und ADHS,
- neuropsychologische Untersuchung,
- Suche nach antineuronalen Antikörpern im Serum (bei postrheumatischer Chorea), Antistreptolysin-Titer, Antiphospholipid-Antikörper.

Therapie

Diese Therapie ist abhängig von der psychosozialen Beeinträchtigung (Roessner et al. 2004).

Primäre Formen

- Aufklärung und Beratung (ggf. auch der Eltern) ohne weitere Medikation (**A**)
- Aufklärung und Einleitung einer Verhaltenstherapie (**A**)
- Medikamentöse Therapie in der Regel nur bei chronischen Tics (Dauer > 1 Jahr) (**B**), Therapieempfehlungen basieren zumeist auf offenen oder randomisierten Studien mit geringer Patientenzahl. Eine eindeutige Therapieempfehlung lässt sich aus den verfügbaren Daten nicht ableiten, insbesondere direkte Vergleiche der einzelnen Substanzen fehlen weitgehend. Risperidon scheint gleich wirksam wie Pimozid, weist aber ein günstigeres Nebenwirkungsprofil auf (⇑) Bruggeman et al. 2001). Bei der Entscheidung zur Therapie sollte der oft benigne Charakter der Erkrankung und mögliche Nebenwirkungen der Therapie berücksichtigt

werden. Im Einzelfall können therapeutisch eingesetzt werden:
- Sulpirid 3 (-6) x 200 mg/d (⇑⇑⇑)
- Risperidon (2 x 1 mg/d, 4 mg/d; (⇑⇑⇑)
- Tiaprid (bei Kindern 5–10 mg/kgKG, Erwachsene 3 x 100–3 x 200 mg/d; (⇑⇑⇑). Allerdings bei Kindern keine Zulassung.
- Clonidin (bei Erwachsenen 2 x 0,075 mg/d; max. 3 x 0,3 mg/d (⇑)
- Pimozid (1 x 1 mg/d, 6 mg/d; (⇑)

Cave: Kombination mit Makroliden kann zu fataler QT-Verlängerung führen.

- Ziprasidon (5,0–40 mg/d; (⇑)
- Quetiapin (50–100 mg Tagesdosis; (⇑)
- Olanzapin (2 x 5 mg/d, max. 20 mg/d; (⇑)
- Haloperidol (3 x 1 mg/d, max. 3 x 4 mg/d; (⇑)

Erfolge wurden in kleinen offenen Studien auch für Ropinirol berichtet. In Einzelfällen ist eine Besserung von Tics und Verhaltensauffälligkeiten nach tiefer Hirnstimulation (bithalamisch) beschrieben. Stimulantien, die zur Behandlung eines Aufmerksamkeitsdefizit-Hyperaktivitätssyndroms (ADHS) gegeben werden, scheinen Intensität und Häufigkeit von Tics nicht zu verschlechtern. Stehen beim Tourette-Syndrom die Zwangssymptome im Vordergrund, kommen selektive Serotonin-Reuptake-Hemmer in Betracht. Bei einzelnen Patienten kann auch eine Therapie mit lokaler Injektion von Botulinumtoxin erwogen werden (**B**). Die Injektionstherapie vermindert die Häufigkeit und Intensität der Tics, scheint aber subjektiv zu keiner wesentlichen Besserung zu führen.

Sekundäre Formen

Behandlung der Grundkrankheit (**A**)

Bei Patienten mit gesicherten Post-Streptokokken-Erkrankungen wurde eine Besserung der Tics durch die Gabe intravenöser Immunglobuline (IV IgG) beobachtet. In einer kontrollierten Studie mit unselektiertem Patientengut hat sich diese Therapie aber wirkungslos gezeigt (⇓⇓).

Ambulant/stationär

- Bei typischer Anamnese einer primären Tic-Erkrankung (einschließlich Tourette-Syndrom) ambulant.
- Bei Hinweisen auf sekundäre Tic-Erkrankung oder in der Erstdiagnostik eines Tourette-Syndroms in ausgewählten Fällen (z. B. sehr schwere Ausprägung, assoziierte Störungen) stationär.

Verfahren zur Konsensbildung

Korrigiert durch die Kommission Leitlinien der DGN und den Vorstand der DGN. Endgültig verabschiedet August 2005.

Kooperationspartner und Sponsoren

Diese Leitlinie entstand ohne Einflussnahme oder Unterstützung durch die Industrie. Die Kosten wurden von der DGN getragen.

Erklärung der Unabhängigkeit und Darlegung der Sponsoren. Mögliche Interessenkonflikte sind in einer zentralen Datei der Webpage der Deutschen Gesellschaft für Neurologie www.dgn.org abzurufen.

Expertengruppe

H. Topka, Neurologie und Klinische Neurophysiologie, Krankenhaus München Bogenhausen
H.-M. Meinck, Neurologische Universitätsklinik Heidelberg
A. Rothenberger, Kinder- und Jugendpsychiatrie, Universität Göttingen
K. Wehrhahn, Neurologische Universitätsklinik Mainz
Federführend: *Prof. Dr. H. Topka, Abt. für Neurologie und Klinische Neurophysiologie, Städt. Klinikum München GmbH, Krankenhaus München Bogenhausen, Englschalkinger Str. 77, 81925 München*
e-mail: topka@extern.lrz-muenchen.de

Literatur

Banaschewski, T., W. Woerner, A. Rothenberger (2003): Premonitory sensory phenomena and suppressibility of tics in Tourette Syndrome – developmental aspects in children. Developmental Medicine and Child Neurology 45, 700–703.

Berardelli, A., A. Curra, G. Fabbrini, F. Gilio, M. Manfredi (2003): Pathophysiology of tics and Tourette syndrome. J. Neurol. 250, 781–787.

Bruggeman, R., C. van der Linden, J. K. Buitelaar, G. S. Gericke, S. M. Hawkridge, J. A. Temlett (2001): Risperidone versus pimozide in Tourette's disorder: a comparative double-blind parallel-group study. J. Clin. Psychiatry 62, 50–56.

Edwards, M. J., E. Trikouli, D. Martino, M. Bozi, R. C. Dale, A. J. Church, A. Schrag, A. J. Lees, N. P. Quinn, G. Giovannoni, K. P. Bhatia (2004): Anti-basal ganglia antibodies in patients with atypical dystonia and tics: a prospective study. Neurology 63, 156–158.

Kwak, C., K. Dat Vuong, J. Jankovic (2003): Premonitory sensory phenomenon in Tourette's syndrome. Mov. Disord. 18, 1530–1533.

Leckman, J. F. (2002): „Tourette's syndrome." Lancet 360 (9345), 1577–1586.

Moll, G. H., H. Heinrich, G. E. Trott, S. Wirth, N. Bock, A. Rothenberger (2001): Children with comorbid attention-deficit hyperactivity disorder and tic disorder: evidence for additive inhibitory deficits within the motor system. Annals of Neurology 49, 393–396.

Pappert, E. J., C. G. Goetz, E. D. Louis, L. Blasucci, S. Leurgans (2003): Objective assessments of longitudinal outcome in Gilles de la Tourette's syndrome. Neurology 61, 936–940.

Paschou, P., Y. Feng, A. J. Pakstis, W. C. Speed, M. M. DeMille, J. R. Kidd, B. Jaghori, R. Kurlan, D. L. Pauls, P. Sandor, C. L. Barr, K. K. Kidd

(2004): Indications of linkage and association of Gilles de la Tourette syndrome in two independent family samples: 17q25 is a putative susceptibility region. Am. J. Hum. Genet. 75, 545–560.

Pringsheim, T., W. J. Davenport, A. Lang (2003): Tics. Curr. Opin. Neurol. 16, 523–527.

Robertson, P. L., E. A. Garofalo, F. S. Silverstein, M. A. Komarynski (1993): Carbamazepine-induced tics. Epilepsia 34, 965–968.

Roessner, V., T. Banaschewski, A. Rothenberger (2004): Therapie der Tic-Störungen. Zeitschrift für Kinder- und Jugendpsychiatrie und Psychotherapie 4, 245–263.

Sotero de Menezes, M. A., J. M. Tho, P. Murphy, S. Cheyette (2000): Lamotrigine-induced tic disorder: report of five pediattric cases. Epilepsia 41, 862–867.

Ziemann, U., W. Paulus, A. Rothenberger (1997): Decreased motor inhibition in Tourette's disorder: Evidence from transcranial magnetic stimulation. American Journal of Psychiatry 154, 1277–1284.

Tremor

Was gibt es Neues?

Neue Tremorursachen

Einige neue und diagnostizierbare Tremorursachen sind entdeckt worden, beispielsweise das fragile X-assoziierte Tremor-Ataxie-Syndrom (FXTAS). Bei Männern, selten auch bei Frauen, kann hier eine Kombination von Tremor und Ataxie auftreten. Ebenso kommt ein Tremor mit Ataxie bei drei neu entdeckten spinozerebellären Ataxien (SCA 12, 16, 21) vor. Der thalamische Tremor wurde als Entität nach dorsolateralen Thalamusläsionen präziser definiert.

Essentieller Tremor

Klinische Befunde, apparative Untersuchungen von Hand-, Augen- und Gangbewegungen und kernspinspektroskopische Befunde weisen darauf hin, dass beim essentiellen Tremor im fortgeschrittenen Stadium eine zerebelläre Störung vorliegt.

Die Eindosierung von Primidon kann zur Vermeidung von Nebenwirkungen mit minimalen Dosen als Saft erleichtert werden. Der Betablocker Arotinolol und das Antiepileptikum Topiramat wurden beim essentiellen Tremor in kleinen Studien als wirksam befunden. Für die tiefe Hirnstimulation liegen weitere Studien vor, die Effizienz, Sicherheit und Langzeitwirksamkeit von uni- oder bilateraler Thalamusstimulation beim essentiellen Tremor belegen.

Parkinson-Tremor

Zur Wirksamkeit und Sicherheit eines Dopamin-Agonisten (Pramipexol) liegt eine doppelblinde Studie vor. Eine Langzeitstudie zur tiefen Hirnstimulation des Nucleus subthalamicus hat eine anhaltende Wirkung über 5 Jahre auch für den Parkinson-Tremor dokumentiert.

Aufgabenspezifische Tremores

Neben Botulinumtoxin und Propranolol als Therapie wurden erste Berichte publiziert, die mit Immobilisierung und anschließendem motorischen oder sensorischen Training den Schreibtremor bessern.

Orthostatischer Tremor

Gabapentin wird zunehmend als potentes und verträgliches Mittel zur Behandlung des orthostatischen Tremors erkannt.

Zerebellärer Tremor

Topiramat wurde in einer kleinen Serie als wirksam beurteilt. Studien zur Thalamotomie und Thalamusstimulation mit positivem Ergebnis wurden publiziert. Die Kriterien für die Indikation zur operativen Behandlung sind noch nicht präzise definiert.

Holmes-Tremor

Medikamentöse Behandlungen umfassen L-Dopa, Anticholinergika und Clozapin. Erste Einzelfallberichte über erfolgreiche Behandlungen mit der tiefen Hirnstimulation (Vim und STN) liegen vor.

Neuropathischer Tremor

Bei sehr schwer ausgeprägtem neuropathischen Tremor wurde eine tiefe Hirnstimulation (Vim) erfolgreich durchgeführt.

Die wichtigsten Empfehlungen auf einen Blick

Der **verstärkte physiologische Tremor** ist häufig. Seine Ursache sollte geklärt werden.

Die Behandlung des **essentiellen Tremors** sollte mit Primidon oder Propranolol oder der Kombination erfolgen (**A**). Wirkung und Nebenwirkungen limitieren den Einsatz. Es gibt eine Reihe von Ersatzmedikamenten: Gabapentin, Topiramat, Clonazepam und Botulinumtoxin stehen als Reservepräparate zur Verfügung (**C**). Die tiefe Hirnstimulation ist bei Therapieresistenz und schwer ausgeprägter Symptomatik sinnvoll (**A**). Beim Kopftremor und beim Stimmtremor wird Botulinumtoxin eingesetzt (**A**).

Zur Behandlung des **Parkinson-Tremors** sollte zunächst die Akinese und der Rigor medikamentös eingestellt werden (**A**). Wenn dann noch ein Tremor verbleibt, kann mit Anticholinergika (**B**), Steigerung der Dopamin-Agonisten (**B**) oder Clozapin (**B**) behandelt werden. Budipin, Propranolol oder Amantadin sind Reservepräparate (**B**). Die tiefe Hirnstimulation (STN, selten Vim) ist wirksam und bei entsprechender Beschwerdeausprägung gerechtfertigt (**A**).

Eine etablierte Pharmakotherapie des **zerebellären Tremors** gibt es nicht. Die tiefe Hirnstimulation kann bei entsprechender Vorauswahl erwogen werden (**B**).

Beim **orthostatischen Tremor** werden Gabapentin (**B**), Clonazepam (**C**) und Primidon (**C**) eingesetzt.

Beim **dystonen Tremor** wird in Analogie zur Behandlung fokaler Dystonien mit Botulinumtoxin behandelt. Dies gilt vor allem für den Kopf- und Stimmtremor (**B**). Bei dystonem Tremor im Rahmen generalisierter Dystonien werden die Medikamente eingesetzt, die auch zur Behandlung der Dystonie herangezogen werden. Hier wird auch die tiefe Hirnstimulation des Globus pallidum internum eingesetzt (**C**).

Dopaminergika, Anticholinergika und Clozapin und die tiefe Hirnstimulation waren in Einzelfällen beim **Holmes-Tremor** wirksam (**C**).

Je nach Symptomen kann der **Gaumensegeltremor** mit Botulinumtoxin (**C**) behandelt werden.

Behandlung der Grundkrankheit steht beim **neuropathischen Tremor** im Vordergrund. Falls dann ein Tremor verbleibt, wurde mit Primidon und Propanolol behandelt (**C**). Bei schwerster Ausprägung bleibt die tiefe Hirnstimulation als Option (**C**).

Es gibt keine etablierte Behandlung des **psychogenen Tremors**.

Einführung

Tremor ist definiert als unwillkürliche rhythmische Oszillation eines oder mehrerer Körperabschnitte. Der Tremor ist ein Symptom und ätiologisch heterogen. Für die Klassifikation ergeben sich daraus besondere Schwierigkeiten. Es lassen sich einerseits bestimmte häufige Krankheiten und andererseits bestimmte ätiologisch heterogene Symptomkonstellationen abgrenzen, die beide zusammen in die Klassifikation aufgenommen wurden. Die Tremorformen werden nach einem Klassifikationsvorschlag der Movement Disorder Society eingeteilt, die auch Grundlage dieser Zusammenstellung ist (Deuschl et al. 1998a).

Man unterscheidet die verschiedenen Tremorformen unter Zuhilfenahme folgender Kriterien:

- Aktivierungsbedingung (Ruhe, Aktion, Halten, ungerichtete Bewegung, Zielbewegung),
- Frequenz (niederfrequent: 2–4 Hz, mittelfrequent: 4–7 Hz, hochfrequent: > 7 Hz),
- Dauer der Erkrankung,
- Erblichkeit,
- sonstige Symptome und anamnestische Angaben, die zur Aufklärung der Ätiologie der Grunderkrankung nützlich sind (extrapyramidale Symptome wie Rigor oder Akinese oder Polyneuropathien etc.).

Die Semiologie des Tremors wird hier aus Platzgründen nicht besprochen (Deuschl u. Volkmann 2002).

Tremorsyndrome

Die Tremorsemiologie, die sonstigen Befunde und anamnestischen Angaben lassen sich zu spezifischen Tremorsyndromen kombinieren. In erster Linie werden dazu die Aktivierungsbedingungen durch Ruhe-, Halte- und Zielbewegungen und die Frequenz des Tremors herangezogen (Übersicht siehe **Abbildung 1**).

Verstärkter physiologischer Tremor

Dieses Tremorsyndrom ist definiert durch
- Sichtbarkeit des Tremors, besonders bei Haltebedingungen (im Gegensatz zum physiologischen Tremor),
- eine hohe Frequenz (über 6 Hz),
- fehlenden Hinweis auf eine zugrunde liegende neurologische Erkrankung,
- eine meist reversible Ursache des Tremors.

Kommentar: Diese Definition umfasst viele Tremorursachen (**Tabelle 1**). Typisch sind die Tremores durch Medikamente, endogene oder exogene Intoxikationen. Unilaterale Tremores kommen bei fokalen Läsionen unterschiedlicher Ätiologie vor. In jedem Falle muss mit der Diagnose eines verstärkten physiologischen Tremors die Ursache herausgefunden werden. Im Einzelfall muss ein erheblicher diagnostischer Aufwand betrieben werden.

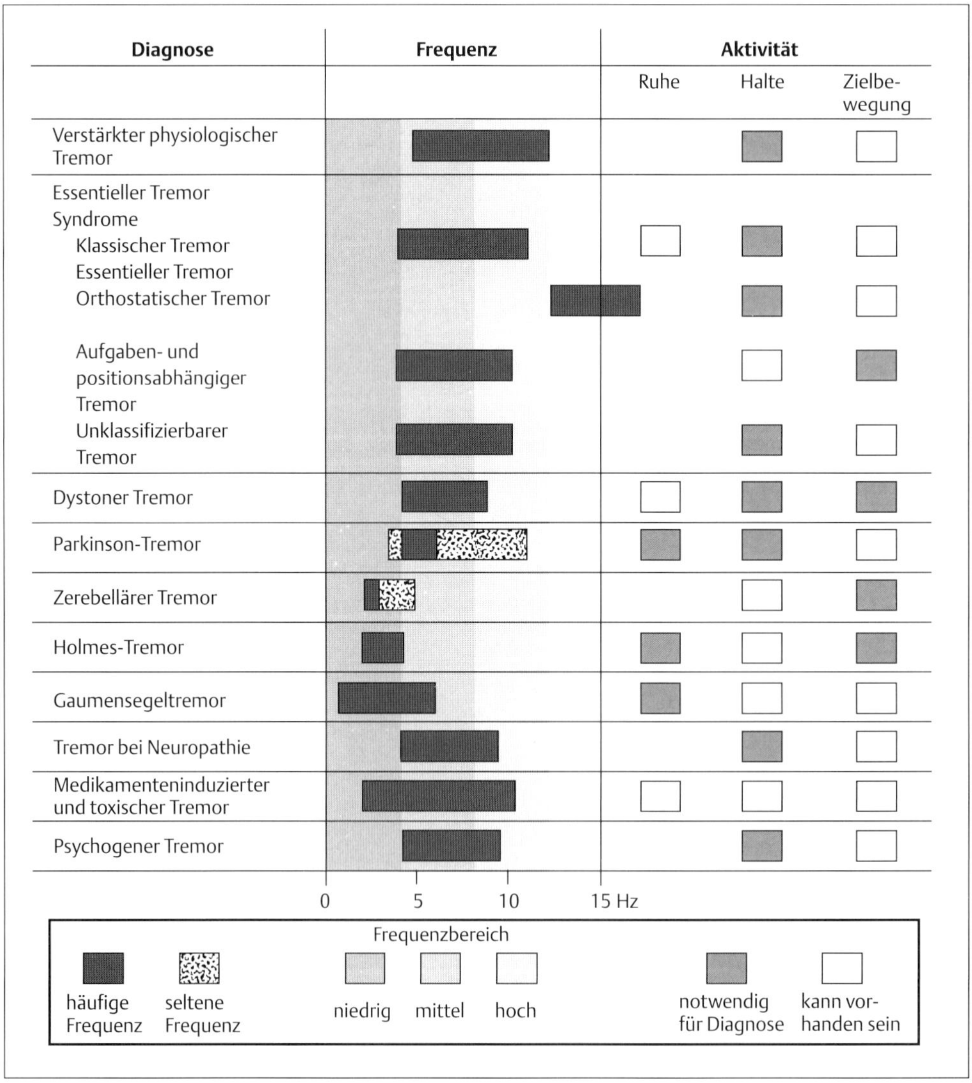

Diagnose	Frequenz	Aktivität		
		Ruhe	Halte	Zielbewegung
Verstärkter physiologischer Tremor			notwendig	kann vorhanden sein
Essentieller Tremor Syndrome				
Klassischer Tremor Essentieller Tremor		kann vorhanden sein	notwendig	kann vorhanden sein
Orthostatischer Tremor			notwendig	kann vorhanden sein
Aufgaben- und positionsabhängiger Tremor			kann vorhanden sein	notwendig
Unklassifizierbarer Tremor			notwendig	kann vorhanden sein
Dystoner Tremor		kann vorhanden sein	notwendig	kann vorhanden sein
Parkinson-Tremor		notwendig	notwendig	kann vorhanden sein
Zerebellärer Tremor		kann vorhanden sein	kann vorhanden sein	notwendig
Holmes-Tremor		notwendig	kann vorhanden sein	notwendig
Gaumensegeltremor		notwendig	kann vorhanden sein	kann vorhanden sein
Tremor bei Neuropathie		kann vorhanden sein	notwendig	kann vorhanden sein
Medikamenteninduzierter und toxischer Tremor		kann vorhanden sein	notwendig	kann vorhanden sein
Psychogener Tremor		notwendig	notwendig	kann vorhanden sein

Frequenzbereich: häufige Frequenz, seltene Frequenz, niedrig, mittel, hoch — notwendig für Diagnose, kann vorhanden sein

Abbildung 1 Syndromatische Klassifikation des Tremors.

Diagnostik

Notwendig:
- Neurologische Anamnese (insbesondere Medikamentenanamnese)
- Neurologischer Status
- Laboruntersuchungen (Leberwerte, Nierenwerte, TSH, T3, T4, Elektrolyte)
- Elektromyogramm (Nachweis oder Ausschluss einer Asterixis)

Im Einzelfall erforderlich:
- Erweiterte Laboruntersuchungen (Kupfer in 24-Stunden-Urin, Coeruloplasmin, Hormone etc., je nach klinischem Verdacht)
- Internistische Untersuchungen
- Lokalisationsdiagnostik (bei Verdacht: CT, MRT)
- Lumbalpunktion (bei Verdacht)?
- Weitere Untersuchungen je nach Verdachtsdiagnose (siehe **Tabelle 1**)

Pathophysiologie

Der verstärkte physiologische Tremor entsteht durch Reflexverstärkung der gedämpften Oszillationen des physiologischen Tremors oder durch Aktivierung eines zentralen Oszillators (Elble u. Deuschl 2002).

Tabelle 1 Ursachen des verstärkten physiologischen Tremors

• Medikamente (besonders Antidepressiva, Lithium, Antiepileptika)
• Hyperthyreose
• Medikamenten- und Drogenentzug
• Elektrolytstörungen, Leber-/Nierenerkrankungen
• Alkoholerkrankung
• Kälte
• Zentrale Läsionen (unilateral)

Therapie

- Sofern Ursache bekannt: kausale Therapie
- Unspezifische Behandlung mit Betablockern möglich
- Propranolol: 30–320 mg Tagesdosis (⇑) (Humayun et al. 1997)

Falls Propranolol relativ kontraindiziert, hat sich bei Tremor aufgrund einer Hyperthyreose als wirksam gezeigt (Feely u. Peden 1984):
- Atenolol < 200 mg Tagesdosis (⇑)
- Metoprolol < 200 mg Tagesdosis (⇑)
- Acebutolol < 400 mg Tagesdosis (⇑)
- Oxprenolol < 160 mg Tagesdosis (⇑)
- Nadolol < 80 mg Tagesdosis (⇑)
- Timolol < 20 mg Tagesdosis (⇑)

Essentielle Tremorsyndrome

Unter dem essentiellen Tremor wird erstens ein Tremorsyndrom verstanden, das durch einen häufig erblichen, monosymptomatischen Tremor charakterisiert ist. Diese Form wird hier als klassischer essentieller Tremor definiert. Andererseits wird eine ganze Reihe von Tremorformen unbekannter Ursache als „essentiell" bezeichnet, obwohl sie klinisch eindeutig vom klassischen essentiellen Tremor abgrenzbar sind. Diese Tremorformen werden jeweils als spezifische Untergruppen geführt.

Klassischer essentieller Tremor

Der klassische essentielle Tremor ist eine oft langsam, manchmal aber auch rasch progrediente Erkrankung mit vorwiegendem Halte- und Aktionstremor. Obwohl der Haltetremor in der Regel das dominierende Symptom ist, haben mehr als 20% der Patienten einen Intentionstremor mit teilweise schwerer Behinderung. Sehr selten kommen auch Ruhetremorformen vor. Die Prävalenz des klassischen essentiellen Tremors liegt zwischen 0,4–5,6% der über 40-Jährigen, je nach geographischer Region. Die Störung kann in der Jugendzeit oder erst im Alter beginnen (mittleres Erkrankungsalter ca. 40 Jahre). Bei 60% ergeben sich Hinweise für eine autosomal dominante Vererbung. Das oder die verursachenden Gene sind noch nicht identifiziert. 50–70% der Patienten stellen eine Reduktion der Tremorstärke nach Alkoholeinnahme fest. Die unterschiedlichen Körperregionen sind verschieden häufig betroffen: Hände 94%, Kopf 33%, Stimme 16%, Gesicht 3%, Beine 12% und Rumpf 3%. Manchmal bleibt der Tremor auf eine Region begrenzt (Prototyp: isolierter Kopf- oder Stimmtremor). Fast alle Patienten sind sozial eingeschränkt. Bis zu 25% der Patienten müssen tremorbedingt ihren Beruf wechseln oder sich berenten lassen (Louis 2001).

Der klassische essentielle Tremor ist folgendermaßen definiert (modifiziert nach Deuschl et al. 1998a, Bain et al. 2000):
- Bilateraler, meist symmetrischer Tremor unter Halte- und Aktionsbedingungen; sehr selten kommt ein Ruhetremor vor (Cohen et al. 2003).
- Ein zusätzlicher oder isolierter Kopftremor kann vorkommen, jedoch ohne abnormale Kopfposition.
- Der übrige neurologische Befund ist regelrecht.

Unterstützend für die Diagnose eines essentiellen Tremors sind folgende Kriterien:
- langer Verlauf,
- positive Familienanamnese,
- Besserung der Tremoramplitude nach Alkoholgenuss.

Folgende Ausschlusskriterien müssen beachtet werden:

- Ausschluss anderer neurologischer Erkrankungen, speziell der Dystonie,
- Ausschluss von bekannten Ursachen eines verstärkten physiologischen Tremors, einschließlich tremorogener Medikamente oder eines Entzugssyndroms,
- anamnestische oder klinische Hinweise für einen psychogenen Tremor,
- plötzlicher Beginn oder schrittweise Verschlechterung des Tremors,
- primärer orthostatischer Tremor,
- isolierter Positions- oder aufgabenspezifischer Tremor,
- isolierter Zungen- oder Kinntremor,
- isolierter Beintremor.

Kommentar: Diese Definition schließt den isolierten Kopftremor ein. Die Bilateralität des Tremors wird gefordert, aber eine Asymmetrie in der Tremorausprägung kann vorkommen. Falls eine sehr deutliche Seitenbetonung vorliegt, müssen jedoch durch Zusatzuntersuchungen andere Ursachen ausgeschlossen werden. Ein Intentionstremor kommt häufig vor, ein Ruhetremor selten. Neben dem Tremor gibt es bei diesen Patienten leichte ataktische Störungen, besonders eine Gangstörung.

Diagnostik

Notwendig:
- Neurologische Anamnese (insbesondere Medikamentenanamnese)
- Neurologischer Status
- Laboruntersuchungen (Leberwerte, Nierenwerte, TSH, T3, T4, Elektrolyte)

Im Einzelfall erforderlich:
- Quantitative Tremoranalyse mit elektrophysiologischen Methoden
- Bildgebung (CT, MRI) bei starker Asymmetrie oder differenzialdiagnostischen Problemen
- Erweiterte Laboruntersuchungen (nach klinischem Verdacht)
- Bei Verdacht genetische Untersuchungen zum Ausschluss anderer Erkrankungen
- Bei ungewöhnlichen differenzialdiagnostischen Fragestellungen kann eine stationäre Diagnostik erforderlich sein

Pathophysiologie

Es handelt sich um einen zentralen Tremor, der wahrscheinlich im Bereich der unteren Olive oder des Kleinhirns entsteht. Offenbar kommt es zumindest im fortgeschrittenen Stadium der Erkrankung zu einer Störung von Kleinhirnfunktionen, die sowohl die Steuerung von

Hand-, Bein- und Augenbewegungen betreffen (Deuschl et al. 2000, Stolze et al. 2001, Helmchen et al. 2003). Kernspinspektroskopische Untersuchungen zeigen degenerationstypische Veränderungen der metabolischen Parameter (Louis et al. 2002, Pagan et al. 2003), was neuerdings zur Diskussion um eine mögliche Neurodegeneration beim essentiellen Tremor geführt hat.

Therapie

- Propranolol: 30–320 mg Tagesdosis (⇑⇑⇑) (Teravainen et al. 1976, McAllister et al. 1977, Jefferson et al. 1979, Marsden et al. 1982, Koller 1985, Findley et al. 1986, Koller et al. 1986)
- Arotinolol: 10–30 mg (⇑) (Lee et al. 2003)
- Primidon: 30–500 mg Tagesdosis (⇑⇑⇑) (Findley et al. 1985, Koller u. Royse 1986, Dietrichson u. Espen 1987, Saso et al. 1988, Koller u. Vetere-Overfield 1989, Sasso et al. 1990, Sasso et al. 1991, O'Suilleabhain u. Dewey 2002)
- Kombination: Propranolol + Primidon mit maximaler tolerierter Dosis (⇑⇑⇑)
- Tiefenhirnstimulation im Thalamus (Nucleus ventrointermediolateralis des Thalamus, Vim (⇑⇑⇑) Limousin et al. 1999, Schuurman et al. 2000)
- Thalamotomie (nur unilateral möglich (⇑)
- Gabapentin: 1800–2400 mg Tagesdosis (⇑⇑⇑) Pahwa et al. 1998, Gironell et al. 1999, Ondo et al. 2000)
- Topiramat: 400–800 mg Tagesdosis (⇑) Connor 2002, Gatto et al. 2003)
- Clonazepam: 0,75–6 mg (⇔) Thompson et al. 1984)
- Botulinumtoxin bei Kopftremor (⇑) Pahwa et al. 1995)
- Botulinumtoxin bei Stimmtremor (⇑) Hertegard et al. 2000, Warrick et al. 2000)
- Clozapin: Anfangstestdosis 12,5 mg, bei Wirksamkeit Dosierung 12,5–50 mg/d (⇔) Pakkenberg u. Pakkenberg 1986, Ceravolo et al. 1999, Gatto et al. 2003)

Propranolol und Primidon alleine und in Kombination sind Mittel erster Wahl. Bei der Eindosierung von Primidon kommt es oft zu Nebenwirkungen mit Übelkeit, Schwindel, Müdigkeit, die durch Verwendung von Primidon-Saft vermieden werden können (O'Suilleabhain u. Dewey 2002). Gabapentin ist nur gelegentlich nützlich trotz vorhandener Doppelblindstudien. Zu Topiramat liegt erst eine relativ kleine aber doppelblinde und vielversprechende Studie vor (Connor 2002). Mit Arotinolol wurde erstmals ein neuer Betablocker für wirksam befunden (Lee et al. 2003). Clonazepam soll vor allem bei essentiellem Tremor mit Intentionstremor helfen.

Primärer orthostatischer Tremor

Der orthostatische Tremor ist durch folgende Kriterien eindeutig definiert:
- Eine subjektive Standunsicherheit, die selten auch beim Gehen auftritt. Gelegentlich können Patienten aus dem Stand hinfallen. Die Patienten haben aber keine Probleme beim Sitzen oder Liegen.
- Der klinische Befund ist nahezu unauffällig bis auf die Standunsicherheit und ein gelegentlich sicht- oder tastbares hochfrequentes Zittern der Beinmuskeln.
- Nachweis eines 14–18 Hz-Musters durch elektromyographische Ableitung der Beinmuskeln im Stehen, synchron in beiden Beinen.

Kommentar: Verschiedene Tremores können zu Problemen beim Stehen führen (zerebellärer Tremor, essentieller Tremor, Parkinson-Tremor). In diesen Fällen liegt aber immer eine niedrigere Tremorfrequenz vor. Entscheidend ist daher der elektromyographische Nachweis der hohen Tremorfrequenz. Bei 20–50 % der Patienten finden sich zusätzliche Bewegungsstörungen (Morbus Parkinson, Restless legs; Gerschlager et al. 2004).

Diagnostik

Notwendig:
- Neurologische Anamnese und Status (insbesondere Medikamentenanamnese)
- Quantitative Tremoranalyse mit elektrophysiologischen Methoden (Nachweis des 14–18 Hz-Tremormusters im EMG)

Im Einzelfall erforderlich:
- Erweiterte Laboruntersuchungen (nach klinischem Verdacht)
- Bildgebung (CT, MRI) bei differenzialdiagnostischen Problemen
- Bei ungewöhnlichen differenzialdiagnostischen Fragestellungen kann eine stationäre Diagnostik erforderlich sein.

Pathophysiologie

Es handelt sich um einen zentralen Tremor. Der Oszillator liegt wahrscheinlich im Hirnstamm (Deuschl et al. 2001).

Therapie

Es gibt nur offene Studien, da die Erkrankung selten ist. Die Empfehlungen erreichen daher nur einen niedrigen Evidenzgrad. Von einigen Spezialisten wird aber Gabapentin als Mittel erster Wahl betrachtet. Erste Studien wurden auf Kongressen vorgestellt, die sogar eine Besserung der Lebensqualität berichten. Soweit nicht gesondert ausgewiesen nur Einzelfallbeschreibungen.

- Gabapentin: 1200–2400 mg Tagesdosis (⇑) (Evidente et al. 1998, Onofrj et al. 1998)
- Clonazepam: 1,5–6 mg Tagesdosis (⇔)
- Primidon: 62,5–500 mg Tagesdosis (⇔)
- L-Dopa: 187–750 mg Tagesdosis (⇔) (Wills et al. 1999, Katzenschlager et al. 2003a)

Aufgaben- und positionsspezifische Tremores

Aufgaben- oder positionsspezifische Tremores treten besonders bei professionellen Musikern oder Sportlern auf. Gemeinsam ist den Betroffenen die hochspezialisierte motorische Beanspruchung, die die Grenze der Koordinationsfähigkeit erreicht. Der Tremor kommt typischerweise nur bei der spezialisierten, übertrainierten Tätigkeit vor, nicht aber bei anderen motorischen Aufgaben. Das Schreiben und Sprechen gehört ebenfalls zu den hochspezialisierten motorischen Tätigkeiten. Es werden hier nur die beiden häufigsten aufgabenspezifischen Tremores besprochen. Bei einer zweiten Gruppe von Patienten tritt der Tremor nur bei bestimmten Haltungen einer oder mehrerer Extremitäten auf. Man spricht dann vom positionsspezifischen Tremor.

Primärer Schreibtremor

Der primäre Schreibtremor ist dadurch charakterisiert, dass er nur beim Schreiben auftritt, aber nicht bei anderen Aufgaben mit der dominanten Hand.

Kommentar: Nach der Erstbeschreibung (Rothwell et al. 1979) wurde dieser Tremor ausführlich studiert, und es wurden zwei Formen beschrieben (Bain et al. 1995). Im ersten Fall tritt der Tremor nur beim Schreiben auf (Typ A), während er im zweiten Fall bereits vorkommt, wenn die Hand eine Schreibposition einnimmt, möglicherweise sogar ohne Kugelschreiber oder Bleistift (Typ B).

Isolierter Stimmtremor

Beim isolierten Stimmtremor ist lediglich die Vokalisation tremorartig moduliert, während sonst keine weiteren Körperteile einen Tremor aufweisen.

Kommentar: Stimmtremor im Rahmen eines generalisierten Tremorsyndroms (z. B. bei zerebellärem Tremor oder beim essentiellen Tremor) kommt häufiger vor als der isolierte Stimmtremor. Ein dystoner Stimmtremor ist wahrscheinlich, wenn der Tremor bei emotionaler Sprachproduktion, beim Singen oder bei Veränderungen der Stimmhöhe sistiert. Beim essentiellen Tremor kommt dies nicht vor. Ein eigentlicher Stimmtremor muss von Modulationen der Vokalisation aufgrund weitergeleiteter Pertubationen bei Tremor an anderen Körperteilen, z. B. am Rumpf, unterschieden werden.

Diagnostik

Notwendig:
- Neurologische Anamnese (insbesondere Medikamentenanamnese)
- Neurologischer Status
- Laboruntersuchungen (Leberwerte, Nierenwerte, TSH, T3, T4, Elektrolyte)

Im Einzelfall erforderlich:
- Erweiterte Laboruntersuchungen (nach klinischem Verdacht)
- Bildgebung bei unklarem klinischen Befund

Pathophysiologie

Es wird diskutiert, ob der Schreibtremor und der Stimmtremor als dystoner Tremor oder als fokale Form des klassischen essentiellen Tremors zu betrachten sind (Munchau et al. 2001, Deuschl 2003, McAuley u. Rothwell 2004). Wahrscheinlich kommen beide Varianten vor.

Therapie

Die pharmakologische Behandlung der aufgabenspezifischen Tremores ist unbefriedigend. Selten ist Propranolol oder Primidon beim Schreibtremor wirksam (⇔). Botulinumtoxin ist bei etwa der Hälfte der Patienten wirksam (⇔). Ein kombiniertes Verfahren mit Ruhigstellung der Extremität und anschließendem sensorischen oder motorischen Training wurde jüngst mit Erfolg eingesetzt (⇔) (Zeuner et al. 2002, Zeuner u. Hallett 2003, Zeuner et al. 2004). Der Stimmtremor wird nach einem Propranolol-Versuch am besten mit Botulinumtoxin behandelt (⇧) (Ludlow 1990, Blitzer et al. 1992). Behandlungsvorschläge für den positionsspezifischen Tremor gibt es nicht.

Dystoner Tremor

Folgende Kriterien müssen erfüllt sein:
- Tremor in einer Extremität oder einem Körperteil, das zumindest minimale Zeichen einer Dystonie aufweist,
- Tremor, der meist fokal beginnt, häufig irreguläre Amplituden oder eine variable Frequenz unter 7 Hz aufweist,
- in der Regel Halte- und Aktionstremor, der üblicherweise nicht in Ruhe beobachtet wird.

Kommentar: Diese Tremorform wurde erst kürzlich formal klassifiziert (Deuschl et al. 1998a). Das typische Beispiel eines dystonen Tremors ist der dystone Kopftremor (oder der tremorartige spasmodische Torticollis). Der dystone Tremor kann auftreten, bevor manifeste Dystoniesymptome nachgewiesen werden können. Dies macht die Diagnose sehr schwierig und umstritten.

Diagnostik

Notwendig:
- Neurologische Anamnese (insbesondere Familien- und Medikamentenanamnese)
- Neurologischer Status
- Laboruntersuchungen (Leberwerte, Nierenwerte, TSH, T3, T4, Elektrolyte)

Im Einzelfall erforderlich:
- Erweiterte Laboruntersuchungen zur Klärung der Ursache der Dystonie
- Bildgebung bei unklarem klinischen Befund

Pathophysiologie

Unklar.

Therapie

Eine etablierte orale pharmakologische Therapie des dystonen Tremors der Extremitäten gibt es nicht. Die nachfolgenden Empfehlungen basieren auf Expertenmeinung:
- Trihexyphenidyl: 3–15 mg Tagesdosis (⇔)
- Propranolol: 120–240 mg Tagesdosis (⇔)
- Lioresal: 15–60 mg Tagesdosis (⇔)
- Tetrabenazin 25–75 mg Tagesdosis (⇔)
- Clonazepam 2–6 mg Tagesdosis (⇔)

Unterstellt man, dass die dystonen Tremores und die fokalen Dystonien ähnliche Ursachen haben, so kann man in Analogie die Untersuchungsergebnisse für tonische und tremorartige Bewegungsstörungen bei fokalen Dystonien heranziehen und mit der dort erarbeiteten Evidenz mit Botulinumtoxin behandeln.
- Dystoner Kopftremor: Botulinumtoxin (⇑) (Jankovic et al. 1991, Pahwa et al. 1995)
- Dystoner Handtremor: Botulinumtoxin (⇑) (Trosch u. Pullman 1994, Wissel u. Poewe 1995, Jankovic et al. 1996, Brin et al. 2001)
- Dystoner Stimmtremor: Botulinumtoxin (⇑) (Ludlow 1990, Blitzer et al. 1992, Hertegard et al. 2000, Warrick et al. 2000)

Wenngleich die Wirksamkeit von Botulinumtoxin für den Handtremor bestätigt ist, sind die Effekte nur schwach und häufig von Nebenwirkungen überschattet. Der dystone Kopftremor ist dagegen sehr gut behandelbar und der Stimmtremor wird in erfahrenen Zentren ebenfalls erfolgreich behandelt.

Wenn der dystone Tremor im Rahmen einer generalisierten Dystonie auftritt, kommt bei entsprechend schwerer Ausprägung der Dystonie eine tiefe Hirnstimulation in Frage (⇑) (Vercueil et al. 2001, Volkmann u. Benecke 2002, Cif et al. 2003).

Tremor bei Parkinson-Syndromen

Ein Tremor bei Parkinson-Syndromen wird angenommen, wenn
1. der Patient eine Parkinson-Erkrankung entsprechend den Hirnbankkriterien hat (Hughes et al. 1992),
2. der Patient irgendeine Form eines pathologischen Tremors hat.

Kommentar: Siehe zum Parkinson-Tremor auch „Leitlinie Parkinson-Syndrome".

Bei der Parkinson-Erkrankung treten verschiedene, klinische Manifestationsformen des Tremors auf. Man hat sich deshalb geeinigt, die Diagnose des Parkinson-Syndroms als wichtigstes Kriterium für den Parkinson-Tremor einzuführen. Unabhängig davon ist aber allgemein akzeptiert, dass der Ruhetremor ein typisches Zeichen der Parkinson-Erkrankung ist (Jankovic et al. 1999). Er kommt sonst fast nur noch beim Holmes-Tremor vor. Das Vorliegen eines klassischen Ruhetremors ist in der Tat eines der zuverlässigsten Kriterien für die Diagnose des Morbus Parkinson und hat eine diagnostische Trefferquote von über 90%.

Die verschiedenen Varianten des Tremors werden wie im Folgenden unterteilt (Deuschl et al. 1998a).

Typ I, klassischer Parkinson-Tremor

Es handelt sich dabei um einen Ruhetremor und der Patient kann zusätzlich einen posturalen oder kinetischen Tremor haben. Entscheidend ist, dass beide Tremorformen dieselbe Frequenz haben.

Kommentar: Ein reiner Ruhetremor ist häufig. Die Frequenz des reinen Ruhetremors liegt oberhalb von 4 Hz. In früheren Stadien können aber auch höhere Tremorfrequenzen bis 9 Hz nachgewiesen werden (Koller et al. 1989b). Die Frequenz von Ruhetremor und posturalem Tremor wird als gleich betrachtet, wenn sie nicht um mehr als 1,5 Hz differiert. Typisch für das Vorliegen eines Typ-I-Tremors ist das Vorkommen einer Tremorsuppression beim Übergang von Ruhe zu Halte- oder Aktionsbewegungen.

Typ II, Ruhe- und Haltetremor unterschiedlicher Frequenz

Bei dieser Tremorform liegt neben dem Ruhetremor ein zweiter Tremortyp vor mit einem Frequenzunterschied von mehr als 1,5 Hz.

Kommentar: Eine leichte Form eines kinetischen Tremors ist bei fast jedem Parkinson-Patienten vorhanden. Einige Patienten haben aber eine deutliche und klinische behindernde Tremorausprägung. Vielleicht handelt es sich dabei um die Kombination eines essentiellen Tremors mit einem Parkinson-Tremor. Diese Variante ist selten (unter 10% der Patienten).

Typ III, reiner Halte- und Aktionstremor

Einige Patienten haben einen reinen Halte- und Aktionstremor mit meist höherer Frequenz oberhalb von 5 Hz.

Kommentar: Diese Tremorformen sind bei der akinetisch rigiden Variante der Parkinson-Erkrankung häufiger. Die Patienten werden durch diese Form des Tremors meist nicht wesentlich beeinträchtigt.

Monosymptomatischer Ruhetremor

Die folgende Definition charakterisiert einen Tremor, der oft diagnostische Probleme bereitet:
1. Reiner oder vorwiegender Ruhetremor (Phänomenologie identisch mit dem klassischen Parkinson-Tremor),
2. die sonstigen klinischen Symptome (Bradykinesie, Rigor oder Standstabilität) reichen nicht aus, um eine Parkinson-Erkrankung zu diagnostizieren,
3. Tremordauer von mindestens 2 Jahren.

Kommentar: Die klinischen Symptome sprechen bei diesem Tremor für einen Parkinson-Tremor. Es fehlen aber die Zusatzsymptome Bradykinese und Rigor. Nach PET-Untersuchungen haben diese Patienten ein dopaminerges Defizit (Brooks et al. 1992). Die Latenz bis zum Auftreten klassischer Parkinson-Syndrome kann aber über 10 Jahre betragen. Von einigen Autoren wird diese Unterform der

Tabelle 2 Dopaminerge Medikamente zur Behandlung aller Kardinalsymptome des Morbus Parkinson

Substanz	Steigerung (mg/Woche)	Zieldosis (mg/Tag)
L-Dopa + Benserazid	62,5	750 (⇑)
L-Dopa + Carbidopa	50	600 (⇑)
Bromocriptin	5	15 (⇑)
Pergolid	1,0	1,5–3 (⇑)
Lisurid	0,3	0,6–1,2 (⇑)
alpha-Dihydroergocriptin	30	30–90 (⇑)
Ropinirol	3	1,5–15 (⇑)
Pramipexol	1,5	2,5–4,5 (Pogarell et al. 2002) (⇑⇑⇑)
Cabergolin	2	1,0–6,0 (⇑)

Tabelle 3 Nichtdopaminerge Medikamente mit Wirkung auf den Parkinson-Tremor

	Maximaldosis (mg/d)	Bemerkungen
Biperiden	6–12 (⇔)	
Bornaprine	6–12 (⇑)	
Metixen	30–60 (⇔)	
Trihexyphenidyl	6–10 (⇔)	
Budipin	60–90 (⇑)	Die Wirksamkeit des Medikaments ist sehr gut dokumentiert (Spieker et al. 1999). Es kann aber schwere Herzrhythmusstörungen auslösen und wird daher nur noch als Reservemedikament empfohlen.
Clozapin	12,5–75 (⇑)	Wirksamkeit in mehreren offenen und DB-Studien belegt (Fischer et al. 1990, Bonuccelli et al. 1997, Friedman et al. 1997). **Cave:** Agranulozytose!
Amantadin	300–500 (⇔)	Schlecht dokumentiert. Manchmal leichter Antitremor-Effekt.
Propranolol	30–320 (⇑)	Signifikanter Effekt in DB-Studie gegen Placebo, Primidon und Clonazepam (Koller u. Herbster 1987).

Parkinson-Krankheit auch als „benigner tremor-dominanter Morbus Parkinson" bezeichnet. In Anbetracht der oft sehr schlechten Therapierbarkeit des Tremors bei diesen Patienten wurde der oben genannte Terminus gewählt.

Diagnostik

Notwendig:
- Neurologische Anamnese (insbesondere Medikamentenanamnese)
- Neurologischer Status
- Bildgebung (CT/MRT)
- Nachweis, dass die Akinese und der Rigor, meist auch der Tremor, auf dopaminerge Substanzen ansprechen

Im Einzelfall erforderlich:
- Quantitative Tremoranalyse
- Erweiterte Laboruntersuchungen (nach klinischem Verdacht)
- EEG

Pathophysiologie

Es handelt sich bei allen Parkinson-Tremores um zentrale Tremores, die wahrscheinlich in den Basalganglien entstehen.

Therapie

Sofern eine dopaminerge Behandlung erforderlich ist, wird empfohlen, bei der Einstellung von Parkinson-Patienten zunächst die Symptome Akinese und Rigor als Zielsymptome für die Dosierung der dopaminergen Medikation zu benutzen (**Tabelle 2**). Erst wenn diese gut eingestellt sind und dennoch ein relevanter Tremor verbleibt, sollten die in den **Tabellen 3 und 4** angeführten Medikamente eingeführt werden. Die Wirksamkeit der dopaminergen Medikamente auf den Tremor kann nach den vorliegenden Phase-III-Studien als gegeben angenommen werden. Ausnahmslos alle in **Tabelle 2** genannten Medikamente zeigen in den Tremoritems der Webster-Skala (für die alten Dopamin-Agonisten) oder auf der UPDRS (neue Dopaminagonisten) eine gute Wirksamkeit. Am schlechtesten ist die wirksamste und älteste Substanz geprüft worden (L-Dopa mit Decarboxylase-Hemmer). Es gibt allerdings mit einer Ausnahme (Pogarell et al. 2002) keine Substanz, für die eine doppelblinde Studie mit dem primären Zielkriterium Tremor besteht. Dies muss aber nicht bedeuten, dass andere, nicht untersuchte Dopamin-Agonisten weniger wirksam sind. Für die Anticholinergika kann man nach einer jüngeren Cochrane-Analyse ebenfalls Wirksamkeit annehmen (Katzenschlager et al. 2003b). Clozapin gehört zu den wirksamsten Medikamenten in der Therapie des Parkinson-Tremors, obwohl die Substanz für diese Indikation nicht zugelassen ist.

Die tiefe Hirnstimulation gehört zu den wirksamsten Behandlungen des Parkinson-Tremors und ist bei sonst therapieresistenten Parkinson-Tremores indiziert (Tasker 1998, Schuurman et al. 2000, Volkmann 2004). Dabei hat sich die Stimulation des Nucleus subthalamicus weitgehend durchgesetzt, weil damit auch Akinese und Rigor

Tabelle 4 Therapieempfehlung in Abhängigkeit von der klinischen Symptomatik

Tremortyp	1. Schritt	2. Schritt	3. Schritt	4. Schritt
Klassischer Parkinson-Tremor oder monosymptomatischer Ruhetremor	Einstellung von Akinese und Rigor mit Dopaminergika oder anderen Parkinson-Mitteln. Wenn diese Kernsymptome befriedigend eingestellt sind, werden vor Erhöhung von L-Dopa und Agonisten die folgenden Schritte empfohlen.	Anticholinergika	Amantadin Propranolol Clozapin	tiefe Hirnstimulation
Ruhe- und Haltetremor unterschiedlicher Frequenz		Propranolol, Primidon	Anticholinergika, Clozapin	tiefe Hirnstimulation
Isolierter Aktionstremor		Propranolol Anticholinergika	Amantadin	

behandelt werden (Krack et al. 2003). In seltenen Fällen bei reiner Tremordominanz im höheren Lebensalter wird noch die Vim-Stimulation eingesetzt, weil die Patienten nach Vim-Stimulation einen rascheren und komplikationsärmeren Wirkungseintritt haben und bei sehr langsamer Progression im hohen Alter die Spätstadien nicht mehr erleben. Die Thalamotomie sollte mit dieser Indikation nicht mehr eingesetzt werden.

Die Therapiereihenfolge in **Tabelle 4** stellt eine unter den Autoren und mit dem Kompetenznetz Parkinson (siehe Leitlinie „Parkinson-Syndrome") konsentierte Empfehlung dar.

Zerebelläre Tremorsyndrome

Der Begriff des zerebellären Tremors wird meist identisch mit Intentionstremor verwendet und wie folgt definiert:
1. Reiner oder überwiegender uni- oder bilateraler Intentionstremor,
2. Tremorfrequenz unter 5 Hz,
3. posturaler Tremor kann vorkommen, aber kein Ruhetremor.

Kommentar: Der Intentionstremor ist sicherlich die häufigste Form des zerebellären Tremors. Es kommen bei zerebellären Funktionsstörungen auch andere Tremorformen (posturaler Tremor, Standtremor etc.) vor. Diese werden aber nur dann als zerebellärer Tremor akzeptiert, wenn auch andere Zeichen einer zerebellären Fehlfunktion nachweisbar sind.

Der niederfrequente proximale Wackeltremor (Titubation) ist eine weitere Tremorform, die wahrscheinlich auf eine Funktionsstörung des Kleinhirns zurückgeht. Kopf und/oder Rumpf sind meist beteiligt.

Der zerebelläre Tremor ist ein symptomatischer Tremor. Zur Verwechslung führt praktisch nur der zerebellär imponierende Intentionstremor bei fortgeschrittenem essentiellem Tremor. Eine Ursachenabklärung ist daher immer notwendig. Die häufigste Ursache ist die Multiple Sklerose.

Diagnostik

Notwendig:
- Neurologische Anamnese (insbesondere Medikamentenanamnese)
- Neurologischer Status
- Laboruntersuchungen (Leberwerte, Nierenwerte, TSH, T3, T4, Elektrolyte)
- Ursachenklärung mit allen erforderlichen neurologischen Untersuchungsmethoden (stationär oder ambulant, je nach Einzelfall)

Im Einzelfall erforderlich:
   Erweiterte Laboruntersuchungen einschließlich genetischer Untersuchungen (SCA, nach klinischem Verdacht).

Pathophysiologie

Der zerebelläre Tremor ist wahrscheinlich nicht auf die Enthemmung eines zentralen Oszillators, sondern auf die Störung einer ausgedehnten zentralmotorischen Regelschleife zurückzuführen. Entsprechend vielfältig sind die beteiligten Transmittersysteme.

Therapie

Es gibt keine etablierte Pharmakotherapie des zerebellären Tremors. Dies mag auch auf die komplexe Pathophysiologie zurückzuführen sein. Dennoch lohnt sich der Versuch einer medikamentösen Behandlung, da einzelne Patienten gut ansprechen.

Gelegentlich werden mit Clonazepam klinisch relevante Erfolge erzielt (⇔). Eine kontrollierte Studie mit Carbamazepin (400–600 mg/d) erbrachte eine klinisch messbare Besserung (⇔) (Sechi et al. 1989), obwohl andere Arbeitsgruppen diesen Effekt nicht bestätigen konnten. Propranolol führt im Rahmen der Behandlung des Reflexanteils der Tremorentstehung fast immer zu einer leichten Besserung der Tremorintensität. Ein zeitlich limitierter Behandlungsversuch ist gerechtfertigt, obwohl eine doppelblinde, placebokontrollierte Studie kein positives Resultat zeigte (Koller 1984). Die Behandlung mit INH wurde wieder verlassen. Kontrollierte Untersuchungen konnten die anfänglich guten Ergebnisse nicht reproduzieren und die Behandlung ist nicht ohne Nebenwirkungen. Ondansetron, ein 5-HT3-Antagonist, soll den zerebellären Tremor klinisch relevant bessern (⇔) (Rice et al. 1997). Eine ebenfalls offene Studie an immerhin 14 Patienten konnte diesen Effekt aber nicht bestätigen (Gbadamosi et al. 2001). Topiramat (25–100 mg Tagesdosis) wurde in einer kleinen Gruppe von Patienten offen mit gutem Erfolg eingesetzt (Sechi et al. 2003).

Die Erfolge der stereotaktischen Behandlung des zerebellären Tremors sind schlechter als bei anderen Tremorformen, aber dennoch viel erfolgreicher als die pharmakologischen Behandlungsansätze. Die Hochfrequenzstimulation setzt sich als wichtigste Behandlungsform durch, obwohl die Thalamotomie bei dieser Indikation vielleicht noch eine therapeutische Nische behalten wird (Schuurman et al. 2000). Für die Indikationsstellung zur stereotaktischen Behandlung kommen besonders Patienten in Frage, die einen reinen Intentionstremor haben ohne wesentliche weitere Behinderung durch zerebelläre Funktionsstörungen. Diese Abgrenzung ist im Einzelfall schwierig. In einer prospektiven Studie hatten Patienten die besten Erfolge, deren Tremor über 3 Hz lag und besonders regelmäßig bei der quantitativen Frequenzanalyse war, und die keine wesentlichen zuzstzlichen Störungen (Spastik, Parese) in der Hand hatten, die behandelt wurde (Alusi et al. 2001). Bei Aktions- und Intentionstremor wurde die Fixierung von Gewichten an den distalen Extremitäten empfohlen. Die Langzeitwirkung dieser Methode wird durch Gewöhnungseffekte limitiert. Krankengymnastische Behandlung kann jedoch zu einer gewissen Symptomkontrolle führen.

Als pragmatischen Behandlungsansatz kann man pharmakologische Erprobungen mit Propranolol (30–180 mg/d) (⇔), Carbamazepin (400–600 mg/d) (⇔) und Clonazepam (1,5–6 mg/d) (⇔) empfehlen. Falls damit keine Besserung erzielt werden kann und das Ausmaß des zerebellären Tremors schwer genug ist, sollte man einen funktionell-neurochirurgischen Eingriff erwägen.

Holmes-Tremor

Folgende Kriterien charakterisieren diese Tremorform:
1. Ruhe- und Intentionstremor. Ein posturaler Tremor kann vorkommen. Der Tremor ist oft nicht so rhythmisch wie andere Zitterformen.
2. Langsame Tremorfrequenz, meist unter 4,5 Hz.
3. Wenn eine umschriebene Hirnläsion identifiziert werden kann (z. B. Hirnstamminsult), dann findet sich zwischen der Läsion und dem Auftreten des Tremors typischerweise eine Latenz (4 Wochen bis 2 Jahre).

Kommentar: Diese besondere Tremorform geht immer auf eine Läsion oder Degeneration des ZNS zurück. Früher wurde sie unter den Namen Ruber-Tremor, Mittelhirntremor, Myorhythmie, Bendikt-Syndrom geführt. Der thalamische Tremor tritt nach Läsionen des dorsolateralen Thalamus auf (Mossuto et al. 1993, Ohye et al. 1993, Martinez Perez-Balsa et al. 1998, Soler et al. 1999, Krystkowiak et al. 2000, Kim 2001, Lehericy et al. 2001, O'Sullivan et al. 2001). Klinisch handelt es sich um eine wechselnd ausgeprägte Kombination aus Ruhe-, Halte-, Intentionstremor und Dystonie. Manchmal ist er ununterscheidbar von Holmes-Tremor, und nur die Bildgebung erlaubt die Differenzialdiagnose.

Diagnostik

Notwendig:
- Neurologische Anamnese (insbesondere Medikamentenanamnese)
- Neurologischer Status
- Laboruntersuchungen (Leberwerte, Nierenwerte, TSH, T3, T4, Elektrolyte)
- Ursachenklärung mit allen erforderlichen neurologischen Untersuchungsmethoden (stationär oder ambulant, je nach Einzelfall)

Im Einzelfall erforderlich:
    Erweiterte Laboruntersuchungen (nach klinischem Verdacht)

Pathophysiologie

Mit unterschiedlichen, methodischen Ansätzen konnte nachgewiesen werden, dass bei dieser Tremorform sowohl das nigrostriatale dopaminerge als auch das zerebellothalamische System gestört sein muss (Friedman 1992, Remy et al. 1995, Deuschl et al. 1999, Deuschl et al. 2001).

Therapie

Erfolge der Pharmakotherapie sind auch bei dieser Tremorform selten, aber doch immer noch häufiger als beim zerebellären Tremor. Kontrollierte Studien gibt es nicht, sondern nur Einzelfallberichte. Dopamimetika führen manchmal zu einer Besserung. Dabei müssen hohe Dosen L-Dopa (< 1200 mg) (⇔) eingesetzt werden, um ein eventuelles Ansprechen zu beweisen. Für die Langzeittherapie empfiehlt sich dann eine Kombination mit Dopamin-Agonisten, um die L-Dopa-Dosis wieder reduzieren zu können. Bei Einzelfällen wurde auch mit Trihexyphenidyl (2–12 mg) (⇔), mit Clonazepam (0,5–4 mg) (⇔) und mit Clozapin (< 75 mg) (⇔) eine klinisch relevante Besserung erzielt (Govaerts et al. 1998, Deuschl et al. 1999, Kalita et al. 1999, Leung et al. 1999, Weng et al. 2000, Lehericy et al. 2001, Teive et al. 2002).

Falls die medikamentöse Therapie nicht zum Erfolg führt und eine entsprechend schwere Behinderung besteht, empfiehlt sich ein stereotaktischer Behandlungsversuch (Vim-Stimulation oder Thalamotomie). Auch hier gibt es nur Einzelfallberichte (Miyagi et al. 1999, Kim et al. 2002, Pahwa et al. 2002, Samadani et al. 2003, Nikkhah et al. 2004). Eine Doppelstimulation im Thalamus und Nucleus subthalamicus ist beschrieben (Romanelli et al. 2003). Die Behandlung des thalamischen Tremors mit der tiefen Hirnstimulation ist besonders schwierig, da der Vim meist in der lädierten Region liegt.

Gaumensegeltremor

Der Gaumensegeltremor wird in 2 Formen unterschieden (Deuschl et al. 1994).

Symptomatischer Gaumensegeltremor (SGT)

Er ist charakterisiert durch rhythmische Gaumensegelbewegungen und häufig anderer Muskeln im Hirnnervenbereich (ein Pendelnystagmus ist häufig) oder der Extremitäten. Die Gaumensegelbewegung entsteht durch rhythmische Aktivität des Levator veli palatini. Es liegt fast immer eine Läsion oder Degeneration im Hirnstamm oder Zerebellum mit nachfolgender olivärer Pseudohypertrophie zugrunde, die im MRI als T2-Hyperintensität nachgewiesen werden kann. Heute ist der Nachweis dieser typischen morphologischen olivären Veränderung ein wichtiges Zusatzkriterium.

Essentieller Gaumensegeltremor (EGT)

Es liegt eine rhythmische Bewegung des weichen Gaumens mit Aktivität des M. tensor veli palatini vor. Die **Präsentierbeschwerde** der Patienten ist der Ohrklick. Andere Muskeln im Rachen können auch beteiligt sein. Extremitäten oder Augenmuskeln sind nicht beteiligt. Eine vorangehende Hirnläsion ist nicht nachweisbar und eine oliväre Pseudohypertrophie lässt sich mit MRI nicht nachweisen.

Kommentar: Die beiden Gaumensegeltremorformen haben unterschiedliche Symptome und sind eindeutig voneinander zu trennen.

Diagnostik

Notwendig:
- Neurologische Anamnese (insbesondere Medikamentenanamnese)
- Neurologischer Status
- MRT
- Ursachenklärung mit allen erforderlichen neurologischen Untersuchungsmethoden (stationär oder ambulant, je nach Einzelfall)

Im Einzelfall erforderlich:
Erweiterte Laboruntersuchungen (nach klinischem Verdacht?)

Therapie

Die Beschwerden beim SGT entstehen in aller Regel durch die zerebelläre Funktionsstörung dieser Patienten und nicht durch die rhythmische Hyperkinese. Nur die Oszillopsien oder ein begleitender Extremitätentremor sind zu behandeln. Die Oszillopsien können durch lokale Botulinumtoxin-Injektionen in die Augenmuskeln gemildert werden (Leigh et al. 1992). Der begleitende Tremor entspricht meist einem Holmes-Tremor (Behandlungsmöglichkeiten siehe dort).

Beim EGT ist der Ohrklick oft quälendes Symptom für die Patienten. Phenytoin, Carbamazepin, 5-HTP und neuerdings Sumatriptan (Gambardella u. Quattrone 1998, Pakiam u. Lang 1999) wurden mit mäßigem und vor allem nur kurzfristigem Erfolg gegeben. Bei schwer beeinträchtigten Patienten ist die Behandlung mit Botulinumtoxin-Injektion in den M. tensor veli palatini mittlerweile in einigen Zentren erprobt und stellt wohl die bislang wirksamste Behandlung dar. Schluckstörungen sind dabei oft nicht zu vermeiden.

Medikamenten- und toxininduzierte Tremorsyndrome

Ein Tremor wird dann als medikamenteninduziert bezeichnet, wenn er in einem plausiblen zeitlichen Zusammenhang mit der Einnahme tremorogener Medikamente auftritt. Toxische Tremorformen kommen nach einer Intoxikation vor.

Kommentar: Medikamenteninduzierte Tremores können eine ganz unterschiedliche Phänomenologie annehmen. Die klinische Ausprägung hängt von der Medikamentengruppe und den individuellen Dispositionen des Patienten ab. Die häufigste Form ist der verstärkte physiologische Tremor, der z. B. nach Einnahme von Sympathomimetika oder Antidepressiva vorkommt. Eine andere, häufige Tremorform ist ein klassischer Parkinson-Tremor nach Einnahme von Neuroleptika oder anderen Dopamin-Rezeptorblockern. Zerebelläre Tremorformen können nach Intoxikation mit Lithium oder anderen Substanzen auftreten.

Der Tremor nach Entzug von Alkohol oder anderen Drogen wurde als verstärkter physiologischer Tremor charakterisiert. Dieser Entzugstremor muss jedoch vom Intentionstremor des chronischen Alkoholikers unterschieden werden, der auf eine zerebelläre Schädigung durch chronischen Alkoholgenuss zurückgeht. Letzterer ist oft begleitet von einem 3-Hz-Standtremor, der auf eine Lobus-anterior-Schädigung des Kleinhirns zurückgeführt wird. Die verschiedenen Ätiologien der medikamenteninduzierten und toxischen Tremores sind in **Tabelle 5** aufgelistet. Bei toxischen Tremores finden sich fast immer auch noch andere klinische Zeichen einer ZNS-Intoxikation.

Eine spezielle Variante ist der tardive Tremor nach Langzeitbehandlung mit Neuroleptika. Die Frequenz dieses Tremors liegt bei 3–5 Hz, und er tritt besonders stark bei Halteinnervation auf, kann jedoch auch in Ruhe oder sogar bei Zielbewegungen vorkommen.

Diagnostik

Notwendig:
- Neurologische Anamnese (insbesondere Medikamentenanamnese)
- Neurologischer Status
- Laboruntersuchungen (Leberwerte, Nierenwerte, TSH, T3, T4, Elektrolyte)

Im Einzelfall erforderlich:
- Erweiterte Laboruntersuchungen (nach klinischem Verdacht)
- Ursachenklärung mit allen erforderlichen neurologischen Untersuchungsmethoden (stationär oder ambulant, je nach Einzelfall)

Therapie

Generell sind auch hier die klinischen Charakteristika des Tremors entscheidender für die Auswahl der Medikamente als die Ätiologie. Bei überwiegendem Haltetremor ist, unabhängig von der Ätiologie, ein Behandlungsversuch mit Propranolol (30–120 mg) (⇔) gerechtfertigt. Einzelempfehlungen lassen sich nur für wenige Tremorur-

Tabelle 5 Medikamente, die Tremor auslösen können (unvollständig)
R = Ruhetremor,
P = posturaler Tremor,
I = Intensionstremor

Zentral wirksame Substanzen	
Neuroleptika	R, P
Reserpin	R, P
Tetrabenazin	R, P
Metoclopramid	R, P
Antidepressiva (vor allem trizyklische A.)	P
Lithium	R, P, I
Kokain	P
Alkohol	P, I
Sympathikomimetika	P, I
Bronchodilatatoren (β_2-Agonisten)	P, I
Theophyllin	P
Koffein	P
Dopamin	P
Steroide	
Progesteron	R, P
Antiöstrogene (Tamoxifen)	P
Adrenokortikosteroide	P
Verschiedene	
Valproat	P
Perhexilin	R, P
Antiarrhythmika (Amiodaron)	P
Mexiletin, Procainamid	P
Calcitonin	P
Schilddrüsenhormone	P
Zytostatika (Vincristin, Adriablastin)	P
Cytosinarabinoside, Ifosfamid	P, I
Immunsuppressiva (Cyclosporin A)	P

sachen geben. In einer offenen Studie bei Patienten mit valproatinduziertem Tremor wurde ein guter Effekt von Acetazolamid (100–150 mg Tagesdosis) und Propranolol beschrieben (Perucca 2002). Bei Haltetremor im Rahmen einer Lithium-Intoxikation werden Betablocker und Primidon empfohlen.

Bei Tremor im Rahmen eines medikamentös induzierten Parkinsonoid werden Anticholinergika eingesetzt. Für den zerebellären Tremor nach schwersten Lithium-Intoxikationen gibt es keine Therapieempfehlungen. Nach eigenen Erfahrungen kann man Clonazepam versuchen.

Für den tardiven Tremor wird Tetrabenazine empfohlen. Nach eigenen Erfahrungen ist auch ein Behandlungsversuch mit einer Kombination aus Propranolol und Trihexyphenidyl gerechtfertigt.

Tremor bei peripherer Neuropathie

Diese Entität wird angenommen, wenn ein Tremor bei einem Patienten mit einer schweren peripheren Neuropathie auftritt.

Kommentar: Diese Tremorform ist sehr selten und tritt vor allem bei demyelinisierenden Neuropathien auf, besonders bei Gammopathien und der chronischen inflammatorischen Neuropathie (CIDP; Dalakas et al. 1984, Smith 1994). Der Tremor tritt nicht gleich zu Beginn der Neuropathie auf. Selbst nach erfolgreicher Behandlung kommt es nicht notwendig auch zu einer Besserung des Tremors. Es handelt sich meist um posturale und kinetische Tremores. Die Frequenz in Handmuskeln kann niedriger als in proximalen Armmuskeln sein (Bain et al. 1996). Es wird angenommen, dass dieser Tremor auf einer gestörten Interaktion zwischen peripheren und zentralen Strukturen beruht. Daneben sind Fälle mit behindernden Tremorformen bei spinalen Muskelatrophien oder überwiegend axonalen Neuropathien diagnostiziert worden. Weitere sorgfältige Untersuchungen sind erforderlich, da die Koexistenz einer peripheren Neuropathie und eines essentiellen Tremors natürlich möglich ist.

Diagnostik

Notwendig:
- Neurologische Anamnese (insbesondere Medikamentenanamnese)
- Neurologischer Status
- Elektromyographie und Neurographie
- Laboruntersuchungen (Leberwerte, Nierenwerte, TSH, T3, T4, Elektrolyte)

Im Einzelfall erforderlich:
- Stationäre Abklärung mit:
- Erweiterte Laboruntersuchungen (nach klinischem Verdacht)
- Nerven- (und) Muskelbiopsie
- Spezielle, ggf. umfangreiche Zusatzuntersuchungen zur Ermittlung der Polyneuropathie-Ursache

Therapie

Mit der immunologischen Behandlung der Dysgammaglobulinämie wird der Tremor manchmal gebessert. Daher kann man im Einzelfall bei den sog. benignen Gammopathien mit Polyneuropathie auch mit dem Zielsymptom Tremor intervenieren (Immunglobuline, Plasmapherese). Der Einsatz von Propranolol kann in Einzelfällen zu einer Erleichterung führen.

Bei der HMSN Typ I wurden Besserungen unter Propranolol und Alkohol berichtet. Der Einsatz von Benzodiazepinen bei neuropathischem Tremor bringt nur in seltenen Fällen Besserung. Ein Patient mit Gammopathie wurde mit einer tiefen Hirnstimulation erfolgreich behandelt (Ruzicka et al. 2003).

Psychogener Tremor

Der psychogene Tremor hat verschiedene klinische Präsentationen (Kretschmer 1918, Koller et al. 1989a, Deuschl et al. 1998b, Kim et al. 1999, Raethjen et al. 2004). Die folgenden Kriterien sprechen für einen psychogenen Tremor:

1. plötzlicher Beginn oder plötzliche Remissionen,
2. unübliche klinische Kombinationen von Ruhe-, Halte- und Intentionstremores,
3. Sistieren bei Ablenkung,
4. Abnahme der Tremoramplitude oder Veränderung der Frequenz bei Ablenkung oder bei repetitiven Willkürbewegungen der kontralateralen Hand,
5. Koaktivierungszeichen des psychogenen Tremors,
6. anamnestische Hinweise für eine Somatisierung.

Kommentar: Die Diagnose des psychogenen Tremors ist keine Ausschlussdiagnose, sondern eine positive neurologische Diagnose, basierend auf anamnestischen Daten und klinischen Befunden. Sieht man einmal vom willkürlich imitierten Tremor der Hände oder des Rumpfes ab, so beruhen die schwierig diagnostizierbaren psychogenen Tremores darauf, dass die Patienten durch Kokontraktion antagonistischer Muskeln den Klonusmechanismus der Extremitäten ausnutzen (Deuschl et al. 1998b, Raethjen et al. 2004). Deshalb kommt dem Nachweis des Koaktivierungszeichens beim psychogenen Tremor besondere Bedeutung zu. Es wird geprüft, indem während des Zitterns der Tonus durch Rigorprüfung getestet wird. Beim psychogenen Tremor fällt dann bei der passiven Gelenkbewegung auf, dass die antagonistischen Muskeln gleichzeitig angespannt sind.

Diagnostik

Notwendig:
- Neurologische Anamnese (insbesondere Medikamentenanamnese)
- Neurologischer Status
- Laboruntersuchungen (Leberwerte, Nierenwerte, TSH, T3, T4, Elektrolyte)

Im Einzelfall erforderlich:
- Erweiterte Laboruntersuchungen (nach klinischem Verdacht)
- Gegebenenfalls stationäre neurologische stationäre Beobachtung und neurologische oder psychiatrische Behandlung

Therapie

Es ist bemerkenswert, dass Behandlungsempfehlungen in der neurologischen Literatur praktisch nicht zu finden sind. Die Kriegszitterer des Ersten Weltkriegs haben die Nervenärzte der ersten Hälfte des 20. Jahrhunderts überwiegend mit Hypnose behandelt. Heute ist dieser therapeutische Zugang nicht mehr ausreichend. Die psychiatrische Grundstörung ist nur im Ausnahmefall einer hysterischen Struktur zuzuordnen und die Berentung führt keineswegs zu einer Besserung der Tremorbeschwerde, so dass die Annahme einer Rentenneurose dem Problem ebenso wenig gerecht wird.

Psychiatrische Behandlungsmaßnahmen sollten eigentlich im Vordergrund stehen. Sie werden aber nur selten von dieser Patientengruppe angenommen. Früher wurden diese Patienten mit Hypnose behandelt. Zusätzlich kann man den Patienten einen motorischen Umlernprozess anbieten. Dabei muss die Krankengymnastik systematische dekontrahierende Maßnahmen einsetzen. Zusätzlich kann die zeitweise Betablocker-Behandlung (Propranolol 30–180 mg Tagesdosis) zur Reduktion des Klonusmechanismus nützlich sein. Auf diesem Gebiet sind systematische Therapiestudien dringend erforderlich.

Expertengruppe

Prof. Dr. G. Deuschl, Neurologische Klinik der Christian-Albrechts-Universität Kiel
Prof. Dr. J.B. Schulz, Neurologische Klinik der Universität Göttingen
Privatdozentin Dr. S. Spieker, Neurologische Klinik, Städtisches Klinikum Dessau
Federführend: Prof. Dr. G. Deuschl, Neurologische Klinik der Christian-Albrechts-Universität Kiel, Schittenhelmstr. 10, 24105 Kiel
e-mail: g.deuschl@neurologie.uni-kiel.de

Selbsthilfegruppen

Parkinson-Krankheit: www://dpv.de
Essentieller Tremor: www://tremor.org.de

Literatur

Alusi, S. H., T. Z. Aziz, S. Glickman, M. Jahanshahi, J. F. Stein, P. G. Bain (2001): Stereotactic lesional surgery for the treatment of tremor in multiple sclerosis: a prospective case-controlled study. Brain 124, 1576–1589.

Bain, P. G., L. J. Findley, T. C. Britton, J. C. Rothwell, M. A. Gresty, P. D. Thompson et al. (1995): Primary writing tremor. Brain 116, 203–209.

Bain, P. G., T. C. Britton, I. H. Jenkins, P. D. Thompson, J. C. Rothwell, P. K. Thomas et al. (1996): Tremor associated with benign IgM paraproteinaemic neuropathy. Brain 119, 789–799.

Bain, P., M. Brin, G. Deuschl, R. Elble, J. Jankovic, L. Findley et al. (2000): Criteria for the diagnosis of essential tremor. Neurology 54, 7.

Blitzer, A., M. F. Brin, C. Stewart, J. E. Aviv, S. Fahn (1992): Abductor laryngeal dystonia: a series treated with botulinum toxin. Laryngoscope 102, 163–167.

Bonuccelli, U., R. Ceravolo, S. Salvetti, C. D'Avino, D. P. Del, G. Rossi et al. (1997): Clozapine in Parkinson's disease tremor. Effects of acute and chronic administration. Neurology 49, 1587–1590.

Brin, M. F., K. E. Lyons, J. Doucette, C. H Adler, J. N. Caviness, C. L. Comella et al. (2001): A randomized, double masked, controlled trial of botulinum toxin type A in essential hand tremor. Neurology 56, 1523–1528.

Brooks, D. J., E. D. Playford, V. Ibanez, G. V. Sawle, P. D. Thompson, L. J. Findley et al. (1992): Isolated tremor and disruption of the nigrostriatal dopaminergic system: an 18F-dopa PET study [see comments]. Neurology 42, 1554–1560.

Ceravolo, R., S. Salvetti, P. Piccini, C. Lucetti, G. Gambaccini, U. Bonuccelli (1999): Acute and chronic effects of clozapine in essential tremor. Mov. Disord. 14, 468–472.

Cif, L., H. El Fertit, N. Vayssiere, S. Hemm, E. Hardouin, A. Gannau et al. (2003): Treatment of dystonic syndromes by chronic electrical stimulation of the internal globus pallidus. J. Neurosurg. Sci. 47, 52–55.

Cohen, O., S. Pullman, E. Jurewicz, D. Watner, E. D. Louis (2003): Rest tremor in patients with essential tremor: prevalence, clinical correlates, and electrophysiologic characteristics. Arch. Neurol. 60, 405–410.

Connor, G. S. (2002): A double-blind placebo-controlled trial of topiramate treatment for essential tremor. Neurology 59, 132–134.

Dalakas, M. C., H. Teravainen, W. K. Engel (1984): Tremor as a feature of chronic relapsing and dysgammaglobulinemic polyneuropathies. Incidence and management. Archives of Neurology 41, 711–714.

Deuschl, G., C. Toro, S. J. Valls, T. Zeffiro, D. S. Zee, M. Hallett (1994): Symptomatic and essential palatal tremor. 1. Clinical, physiological and MRI analysis. Brain 117, 775–788.

Deuschl, G., P. Bain, M. Brin, Adhoc-Scientific-Committee (1998a): Consensus statement of the Movement Disorder Society on Tremor. Mov. Disord. 13, 2–23.

Deuschl, G., B. Koster, C. H. Lucking, C. Scheidt (1998b): Diagnostic and pathophysiological aspects of psychogenic tremors. Mov. Disord. 13, 294–302.

Deuschl, G., H. Wilms, P. Krack, M. Wurker, W. D. Heiss (1999): Function of the cerebellum in Parkinsonian rest tremor and Holmes' tremor. Ann. Neurol. 46, 126–128.

Deuschl, G., R. Wenzelburger, K. Loffler, J. Raethjen, H. Stolze (2000): Essential tremor and cerebellar dysfunction clinical and kinematic analysis of intention tremor. Brain 123, 1568–1580.

Deuschl, G., J. Raethjen, M. Lindemann, P. Krack (2001): The pathophysiology of tremor. Muscle Nerve 24, 716–735.

Deuschl, G., J. Volkmann (2002): Tremors: Differential diagnosis, Pathophysiology and Therapy. In: Jancovic, J. and E. Tolosa, editors: Parkinson's Disease and Movement Disorders. Lippicott & Wiliams, Philadelphia, 240–255.

Deuschl, G. (2003): Dystonic tremor. Rev. Neurol. (Paris) 159, 900–905.

Dietrichson, P., E. Espen (1987): Primidone and propranolol in essential tremor: a study based on quantitative tremor recording and plasma anticonvulsant levels. Acta Neurologica Scandinavica 75, 332–340.

Elble, R., G. Deuschl (2002): Tremor. In: Brown, W. F., C. F. Bolton and M. J. Aminoff, editors: Neuromuscular Function and Disease, Vol. II. W. B. Saunders Comp., Philadelphia, 1759–1780.

Evidente, V. G., C. H. Adler, J. N. Caviness, K. A. Gwinn (1998): Effective treatment of orthostatic tremor with gabapentin. Mov. Disord. 13, 829–831.

Feely, J., N. Peden (1984): Use of beta-adrenoceptor blocking drugs in hyperthyroidism. Drugs 27, 425–446.

Findley, L. J., L. Cleeves, S. Calzetti (1985): Primidone in essential tremor of the hands and head: a double blind controlled clinical study. Journal of Neurology, Neurosurgery & Psychiatry 48, 911–915.

Findley, L. J., L. Cleeves, S. Calzetti (1986): Long-term use of propranolol in essential tremor. In: Marsden, C. D. C. B, R. Benecke, editors: Motor disorders I. Academic Press, London.

Fischer, P. A., H. Baas, R. Hefner (1990): Treatment of parkinsonian tremor with clozapine. Journal of Neural Transmission 2, 233–238.

Friedman, J. H. (1992): „Rubral" tremor induced by a neuroleptic drug. Movement Disorders 7, 281–282.

Friedman, J. H., W. C. Koller, M. C. Lannon, K. Busenbark, E. Swanson-Hyland, D. Smith (1997): Benztropine versus clozapine for the treatment of tremor in Parkinson's disease. Neurology 48, 1077–1081.

Gambardella, A., A. Quattrone (1998): Treatment of palatal myoclonus with sumatriptan [letter]. Mov. Disord. 13, 195.

Gatto, E. M., M. C. Roca, G. Raina, F. Micheli (2003): Low doses of topiramate are effective in essential tremor: a report of three cases. Clin. Neuropharmacol. 26, 294–296.

Gbadamosi, J., C. Buhmann, A. Moench, C. Heesen (2001): Failure of ondansetron in treating cerebellar tremor in MS patients - an open-label pilot study. Acta Neurol. Scand. 104, 308–311.

Gerschlager, W., A. Munchau, R. Katzenschlager, P. Brown, J. C. Rothwell, N. Quinn et al. (2004): Natural history and syndromic associations of orthostatic tremor: A review of 41 patients. Mov. Disord. 19, 788–795.

Gironell, A., J. Kulisevsky, M. Barbanoj, D. Lopez-Villegas, G. Hernandez, B. Pascual-Sedano (1999): A randomized placebo-controlled comparative trial of gabapentin and propranolol in essential tremor. Arch. Neurol. 56, 475–480.

Govaerts, A., M. van Zandijcke, I. Dehaene (1998): Posthypoxic midbrain tremor. Mov. Disord. 13, 359–361.

Helmchen, C., A. Hagenow, J. Miesner, A. Sprenger, H. Rambold, R. Wenzelburger et al. (2003): Eye movement abnormalities in essential tremor may indicate cerebellar dysfunction. Brain 126, 1319–1332.

Hertegard, S., S. Granqvist, P. A. Lindestad (2000): Botulinum toxin injections for essential voice tremor. Ann. Otol. Rhinol. Laryngol. 109, 204–209.

Hughes, A. J., S. E. Daniel, L. Kilford, A. J. Lees (1992): Accuracy of clinical diagnosis of idiopathic Parkinson's disease: a clinicopathological study of 100 cases. J. Neurol. Neurosurg. Psychiatry 55, 181–184.

Humayun, M. U., R. S. Rader, D. J. Pieramici, C. C. Awh, E. de Juan (1997): Quantitative measurement of the effects of caffeine and propranolol on surgeon hand tremor. Arch. Ophthalmol. 115, 371–374.

Jankovic, J., S. Leder, D. Warner, K. Schwartz (1991): Cervical dystonia: clinical findings and associated movement disorders. Neurology 41, 1088–1091.

Jankovic, J., K. Schwartz, W. Clemence, A. Aswad, J. Mordrunt (1996): A randomized double-blind, placebo-controlled study to evaluate botulinum toxin type A in essential hand tremor. Mov. Disord. 11, 250–256.

Jankovic, J., K. S. Schwartz, W. Ondo (1999): Re-emergent tremor of Parkinson's disease. J. Neurol. Neurosurg. Psychiatry 67, 646–650.

Jefferson, D., P. Jenner, C. D. Marsden (1979): Relationship between plasma propranolol concentration and relief of essential tremor. J. Neurol. Neurosurg. Psychiatry 42, 831–837.

Kalita, J., R. Bansal, A. Ayagiri, U. K. Misra (1999): Midbrain infarction: a rare presentation of cryptococcal meningitis. Clin. Neurol. Neurosurg. 101, 23–25.

Katzenschlager, R., D. Costa, W. Gerschlager, J. O'Sullivan, J. Zijlmans, S. Gacinovic et al. (2003a): [123I]-FP-CIT-SPECT demonstrates dopaminergic deficit in orthostatic tremor. Ann. Neurol. 53, 489–496.

Katzenschlager, R., C. Sampaio, J. Costa, A. Lees (2003b): Anticholinergics for symptomatic management of Parkinson's disease. Cochrane Database Syst. Rev. CD003735.

Kim, J. S. (2001): Delayed onset mixed involuntary movements after thalamic stroke: clinical, radiological and pathophysiological findings. Brain 124, 299–309.

Kim, M. C., B. C. Son, Y. Miyagi, J. K. Kang (2002): Vim thalamotomy for Holmes' tremor secondary to midbrain tumour. J. Neurol. Neurosurg. Psychiatry 73, 453–455.

Kim, Y. J., A. S. Pakiam, A. E. Lang (1999): Historical and clinical features of psychogenic tremor: a review of 70 cases. Can. J. Neurol. Sci. 26, 190–195.

Koller, W., N. Biary, S. Cone (1986): Disability in essential tremor: effect of treatment. Neurology 36, 1001–1004.

Koller, W., A. Lang, O. B. Vetere, L. Findley, L. Cleeves, S. Factor et al. (1989a): Psychogenic tremors. Neurology 39, 1094–1099.

Koller, W. C. (1984): Pharmacologic trials in the treatment of cerebellar tremor. Archives of Neurology 41, 280–281.

Koller, W. C. (1985): Long-acting propranolol in essential tremor. Neurology 35, 108–110.

Koller, W. C., V. L. Royse (1986): Efficacy of primidone in essential tremor. Neurology 36, 121–124.

Koller, W. C., G. Herbster (1987): Adjuvant therapy of parkinsonian tremor. Archives of Neurology 44, 921–923.

Koller, W. C., B. Vetere-Overfield (1989): Acute and chronic effects of propranolol and primidone in essential tremor. Neurology 39, 1587–1588.

Koller, W. C., O. B. Vetere, R. Barter (1989b): Tremors in early Parkinson's disease. Clinical Neuropharmacology 12, 293–297.

Krack, P., A. Batir, N. van Blercom, S. Chabardes, V. Fraix, C. Ardouin et al. (2003): Five-year follow-up of bilateral stimulation of the subthalamic nucleus in advanced Parkinson's disease. N. Engl. J. Med. 349, 1925–1934.

Kretschmer, E. (1918): Die Gesetze der willkürlichen Reflexverstärkung in ihrer Bedeutung für das Hysterie- und Simulationsproblem. Zsch. ges. Neurol. und Psychiat. 41, 354–385.

Krystkowiak, P., P. Martinat, F. Cassim, J. P. Pruvo, D. Leys, J. D. Guieu et al. (2000): Thalamic tremor: correlations with three-dimensional magnetic resonance imaging data and pathophysiological mechanisms. Mov. Disord. 15, 911–918.

Lee, K. S., J. S. Kim, J. W. Kim, W. Y. Lee, B. S. Jeon, D. Kim (2003): A multicenter randomized crossover multiple-dose comparison study of arotinolol and propranolol in essential tremor. Parkinsonism Relat. Disord. 9, 341–347.

Lehericy, S., S. Grand, P. Pollak, F. Poupon, J. F. Le Bas, P. Limousin et al. (2001): Clinical characteristics and topography of lesions in movement disorders due to thalamic lesions. Neurology 57, 1055–1066.

Leigh, R. J., R. L. Tomsak, M. P. Grant, B. F. Remler, S. S. Yaniglos, L. Lystad et al. (1992). Effectiveness of botulinum toxin administered to abolish acquired nystagmus. Annals of Neurology 32, 633–642.

Leung, G. K., Y. W. Fan, S. L. Ho (1999): Rubral tremor associated with cavernous angioma of the midbrain. Mov. Disord. 14, 191–193.

Limousin, P., J. D. Speelman, F. Gielen, M. Janssens (1999): Multicentre European study of thalamic stimulation in parkinsonian and essential tremor. J. Neurol. Neurosurg. Psychiatry 66, 289–296.

Louis, E. D. (2001): Clinical practice. Essential tremor. N. Engl. J. Med. 345, 887–891.

Louis, E. D., D. C. Shungu, S. Chan, X. Mao, E. C. Jurewicz, D. Watner (2002): Metabolic abnormality in the cerebellum in patients with essential tremor: a proton magnetic resonance spectroscopic imaging study. Neurosci. Lett. 333, 17–20.

Ludlow, C. L. (1990): Treatment of speech and voice disorders with botulinum toxin. Jama 264, 2671–2675.

McAllister jr., R. G., W. R. Markesbery, R. W. Ware, S. M. Howell (1977): Suppression of essential tremor by propranolol: correlation of effect with drug plasma levels and intensity of beta-adrenergic blockade. Ann. Neurol. 1, 160–166.

McAuley, J., J. Rothwell (2004): Identification of psychogenic, dystonic, and other organic tremors by a coherence entrainment test. Mov. Disord. 19, 253–267.

Marsden, C. D., D. Jefferson, N. Leigh, P. Jenner (1982): Plasma propranolol in essential tremor. Ann. Neurol. 11, 107.

Martinez Perez-Balsa, A., J. F. Marti-Masso, A. Lopez de Munain, M. Ruibal, J. Ruiz (1998): ['Rubral' tremor after vascular thalamic lesions]. Rev. Neurol. 26, 80–84.

Miyagi, Y., F. Shima, K. Ishido, M. Moriguchi, K. Kamikaseda (1999): Posteroventral pallidotomy for midbrain tremor after a pontine hemorrhage. Case report. J. Neurosurg. 91, 885–888.

Mossuto, A. L., G. Puccetti, A. E. Castellano (1993): „Rubral" tremor after thalamic haemorrhage. Journal of Neurology 241, 27–30.

Munchau, A., A. Schrag, C. Chuang, C. D. MacKinnon, K. P. Bhatia, N. P. Quinn et al. (2001): Arm tremor in cervical dystonia differs from essential tremor and can be classified by onset age and spread of symptoms. Brain 124, 1765–1776.

Nikkhah, G., T. Prokop, B. Hellwig, C. H. Lucking, C. B. Ostertag (2004): Deep brain stimulation of the nucleus ventralis intermedius for Holmes (rubral) tremor and associated dystonia caused by upper brainstem lesions. Report of two cases. J. Neurosurg. 100, 1079–1083.

Ohye, C., T. Shibazaki, T. Hirai, Y. Kawashima, M. Hirato, M. Matsumura (1993): Tremor-mediating thalamic zone studied in humans and in monkeys. Stereotactic & Functional Neurosurgery 60, 136–145.

Ondo, W., C. Hunter, K. D. Vuong, K. Schwartz, J. Jankovic (2000): Gabapentin for essential tremor: a multiple-dose, double-blind, placebo-controlled trial. Mov. Disord. 15, 678–682.

Onofrj, M., A. Thomas, C. Paci, G. D'Andreamatteo (1998): Gabapentin in orthostatic tremor: results of a double-blind crossover with placebo in four patients. Neurology 51, 880–882.

O'Suilleabhain, P., R. B. Dewey jr. (2002): Randomized trial comparing primidone initiation schedules for treating essential tremor. Mov. Disord. 17, 382–386.

O'Sullivan, J. D., P. Brown, A. J. Lees (2001): Unusual tremor associated with a posterolateral thalamic lesion in a drummer. Mov. Disord. 16, 174–176.

Pagan, F. L., J. A. Butman, J. M. Dambrosia, M. Hallett (2003): Evaluation of essential tremor with multi-voxel magnetic resonance spectroscopy. Neurology 60, 1344–1347.

Pahwa, R., K. Busenbark, H. E. Swanson, R. M. Dubinsky, J. P. Hubble, C. Gray et al. (1995): Botulinum toxin treatment of essential head tremor. Neurology 45, 822–824.

Pahwa, R., K. Lyons, J. P. Hubble, K. Busenbark, J. D. Rienerth, A. Pahwa et al. (1998): Double-blind controlled trial of gabapentin in essential tremor. Mov. Disord. 13, 465–467.

Pahwa, R., K. E. Lyons, L. Kempf, S. B. Wilkinson, W. C. Koller (2002): Thalamic stimulation for midbrain tremor after partial hemangioma resection. Mov. Disord. 17, 404–407.

Pakiam, A. S., A. E. Lang (1999): Essential palatal tremor: evidence of heterogeneity based on clinical features and response to Sumatriptan. Mov. Disord. 14, 179–180.

Pakkenberg, H., B. Pakkenberg (1986): Clozapine in the treatment of tremor. Acta Neurologica Scandinavica 73, 295–297.

Perucca, E. (2002): Pharmacological and therapeutic properties of valproate: a summary after 35 years of clinical experience. CNS Drugs 16, 695–714.

Pogarell, O., T. Gasser, J. J. van Hilten, S. Spieker, S. Pollentier, D. Meier et al. (2002): Pramipexole in patients with Parkinson's disease and marked drug resistant tremor: a randomised, double blind, placebo controlled multicentre study. J. Neurol. Neurosurg. Psychiatry 72, 713–720.

Raethjen, J., F. Kopper, R. B. Govindan, J. Volkmann, G. Deuschl (2004): Two different pathogenetic mechanisms in psychogenic tremor. Neurology 63, 812–815.

Remy, P., A. de Recondo, G. Defer, C. Loch, P. Amarenco, V. Plante-Bordeneuve et al. (1995): Peduncular 'rubral' tremor and dopaminergic denervation: a PET study [see comments]. Neurology 45, 472–477.

Rice, G. P., J. Lesaux, P. Vandervoort, L. Macewan, G. C. Ebers (1997): Ondansetron, a 5-HT3 antagonist, improves cerebellar tremor. J. Neurol. Neurosurg. Psychiatry 62, 282–284.

Romanelli, P., H. Bronte-Stewart, T. Courtney, G. Heit (2003): Possible necessity for deep brain stimulation of both the ventralis intermedius and subthalamic nuclei to resolve Holmes tremor. Case report. J. Neurosurg. 99, 566–571.

Rothwell, J. C., M. M. Traub, C. D. Marsden (1979): Primary writing tremor. Journal of Neurology, Neurosurgery & Psychiatry 42, 1106–1114.

Ruzicka, E., R. Jech, K. Zarubova, J. Roth, D. Urgosik (2003): VIM thalamic stimulation for tremor in a patient with IgM paraproteinaemic demyelinating neuropathy. Mov. Disord. 18, 1192–1195.

Samadani, U., A. Umemura, J. L. Jaggi, A. Colcher, E. L. Zager, G. H. Baltuch (2003): Thalamic deep brain stimulation for disabling tremor after excision of a midbrain cavernous angioma. Case report. J. Neurosurg. 98, 888–890.

Sasso, E., E. Perucca, S. Calzetti (1988): Double-blind comparison of primidone and phenobarbital in essential tremor. Neurology 38, 808–810.

Sasso, E., E. Perucca, R. Fava, S. Calzetti (1990): Primidone in the long-term treatment of essential tremor: a prospective study with computerized quantitative analysis. Clin. Neuropharmacol. 13, 67–76.

Sasso, E., E. Perucca, R. Fava, S. Calzetti (1991): Quantitative comparison of barbiturates in essential hand and head tremor. Movement Disorders 6, 65–68.

Schuurman, P. R., D. A. Bosch, P. M. Bossuyt, G. J. Bonsel, E. J. van Someren, R. M. de Bie et al. (2000): A comparison of continuous thalamic stimulation and thalamotomy for suppression of severe tremor [see comments]. N. Engl. J. Med. 342, 461–468.

Sechi, G. P., M. Zuddas, M. Piredda, V. Agnetti, G. Sau, M. L. Piras et al. (1989): Treatment of cerebellar tremors with carbamazepine: a controlled trial with long-term follow-up. Neurology 39, 1113–1115.

Sechi, G., V. Agnetti, F. M. Sulas, G. Sau, D. Corda, M. G. Pitzolu et al. (2003): Effects of topiramate in patients with cerebellar tremor. Prog. Neuropsychopharmacol. Biol. Psychiatry 27, 1023–1027.

Smith, I. S. (1994): The natural history of chronic demyelinating neuropathy associated with benign IgM paraproteinaemia. A clinical and neurophysiological study. Brain 117, 949–957.

Soler, R., F. Vivancos, J. J. Munoz-Torrero, J. Arpa, P. Barreiro (1999): Postural Tremor after Thalamic Infarction. Eur. Neurol. 42, 180–181.

Spieker, S., R. Eisebitt, S. Breit, H. Przuntek, D. Muller, T. Klockgether et al. (1999): Tremorlytic activity of budipine in Parkinson's disease. Clin. Neuropharmacol. 22, 115–119.

Stolze, H., G. Petersen, J. Raethjen, R. Wenzelburger, G. Deuschl (2001): The gait disorder of advanced essential tremor. Brain 124, 2278–2286.

Tasker, R. R. (1998): Deep brain stimulation is preferable to thalamotomy for tremor suppression. Surg. Neurol. 49, 145–153; discussion 153–154.

Teive, H. A., A. Zanatta, F. M. Germiniani, S. M. Almeida, L. C. Werneck (2002): Holmes' tremor and neuroparacoccidioidomycosis: A case report. Mov. Disord. 17, 1392–1394.

Teravainen, H., R. Fogelholm, A. Larsen (1976): Effect of propranolol on essential tremor. Neurology 26, 27–30.

Thompson, C., A. Lang, J. D. Parkes, C. D. Marsden (1984): A double-blind trial of clonazepam in benign essential tremor. Clin. Neuropharmacol. 7, 83–88.

Trosch, R. M., S. L. Pullman (1994): Botulinum toxin A injections for the treatment of hand tremors. Mov. Disord. 9, 601–609.

Vercueil, L., P. Pollak, V. Fraix, E. Caputo, E. Moro, A. Benazzouz et al. (2001): Deep brain stimulation in the treatment of severe dystonia. J. Neurol. 248, 695–700.

Volkmann, J., R. Benecke (2002): Deep brain stimulation for dystonia: patient selection and evaluation. Mov. Disord. 17, 112–115.

Volkmann, J. (2004): Deep brain stimulation for the treatment of Parkinson's disease. J. Clin. Neurophysiol. 21, 6–17.

Warrick, P., C. Dromey, J. C. Irish, L. Durkin, A. Pakiam, A. Lang (2000): Botulinum toxin for essential tremor of the voice with multiple anatomical sites of tremor: a crossover design study of unilateral versus bilateral injection. Laryngoscope 110, 1366–1374.

Weng, Y. H., P. F. Kao, C. H. Tsai, T. C. Yen, C. S. Lu (2000): Dopamine deficiency in rubral tremor caused by midbrain hemangioma: case report. Changgeng Yi Xue Za Zhi 23, 485–491.

Wills, A. J., L. Brusa, H. C. Wang, P. Brown, C. D. Marsden (1999): Levodopa may improve orthostatic tremor: case report and trial of treatment. J. Neurol. Neurosurg. Psychiatry 66, 681–684.

Wissel, J., W. Poewe (1995): Electromyography for identification of dystonic muscles. In: Moore, P., editor: Handbook of Botulinum Toxin Treatment. Blackwell Science Ltd., Oxford, 54–67.

Zeuner, K. E., W. Bara-Jimenez, P. S. Noguchi, S. R. Goldstein, J. M. Dambrosia, M. Hallett (2002): Sensory training for patients with focal hand dystonia. Ann. Neurol. 51, 593–598.

Zeuner, K. E., M. Hallett (2003): Sensory training as treatment for focal hand dystonia: a 1-year follow-up. Mov. Disord. 18, 1044–1047.

Zeuner, K. E., H. A. Shill, Y. H. Sohn, F. M. Molloy, B. C. Thornton, J. M. Dambrosia et al. (2004): Motor training as treatment in focal hand dystonia. Mov. Disord. 2004.

Morbus Wilson

Was gibt es Neues?

Pathogenese

- Gegenwärtig sind mehr als 200 Mutationen im Wilson-Gen bekannt, eine Genotyp-Phänotyp-Korrelation wurde nicht gefunden.
- Die ATPase7B fungiert als intrazellulärer Kupfertransporter mit kupferspiegelabhängiger Modifikation seiner Aktivität.

Verlaufskontrolle

Bildgebende (cMRT, FDG-PET, beta-CIT- und IBZM-SPECT) und elektrophysiologische Diagnostik (evozierte Potenziale, EEG) sollte mit in die Verlaufskontrolle einbezogen werden (⇑).

Therapie

- Tetrathiomolybdat, ein Hemmer der intestinalen Kupferresorption und Chelatbildner, kann Bedeutung zur Initialtherapie erlangen. Eine Zulassung steht noch aus.
- Tetrathiomolybdat zeigt geringe Nebenwirkungen, kann aber eine toxische Knochenmarkdepression auslösen. Deswegen besteht Kontraindikation bei Kindern.
- Bei fulminantem Leberversagen wurde die Albumindialyse mit dem MARS-System eingesetzt (⇔) (**B**).

Die wichtigsten Empfehlungen auf einen Blick

- Jede unklare nichtinfektiöse Lebersymptomatik im Kindesalter und jede unklare extrapyramidale Bewegungsstörung bis zum 45. Lebensjahr sollten zum differenzialdiagnostischen Ausschluss eines Morbus Wilson veranlassen (**A**).
- Frühzeitiger Therapiebeginn und lebenslange Kontrolle (ca.1½-jährlich) sind erforderlich (**A**).
- Ein Familien-Screening eines diagnostizierten Wilson-Patienten ist notwendig und betrifft alle Geschwister und Kinder (**A**).
- Ab einem Alter von 4–5 Jahren kann die Diagnostik bei Verdacht bzw. positiver Familienanamnese erfolgen (**A**).
- Keine Therapieunterbrechung in der Schwangerschaft und Stillperiode (**A**).
- Idealerweise vor geplanter Schwangerschaft Umstellung auf eine Zinkmedikation (**B**).
- DPA ist das Mittel der Wahl zur Initialtherapie bei hepatisch und neurologisch symptomatischen Patienten, bei Unverträglichkeit Trien (**B**).
- Eine Pyridoxinsubstitution (20 mg pro Tag) ist bei DPA-Medikation zu ergänzen (**A**).
- Präsymptomatische Patienten können von Beginn an eine Zinkmedikation erhalten (**B**).

Definition

Der Morbus Wilson (Synonyme: hepatolentikuläre Degeneration, Pseudosklerose Westphal) ist eine autosomal-rezessive Störung des hepatischen Kupferstoffwechsels, die zu einer gestörten biliären Kupferexkretion und einem verminderten Einbau von Kupfer in Coeruloplasmin führt. Samuel A. K. Wilson gebührt das Verdienst, erstmals klinische und pathoanatomische Befunde am Linsenkern als Krankheitsentität einer „progressiven lentikulären Degeneration" beschrieben zu haben. Infolge toxischer Kupferakkumulation, vorrangig in Leber und Gehirn, geht die Erkrankung mit einer hepatischen und/oder extrapyramidalen Symptomatik einher und verläuft unbehandelt tödlich. Mit den zur Verfügung stehenden Medikamenten ist eine effiziente symptomatische Therapie der Stoffwechselstörung möglich, die aber einer ständigen Verlaufskontrolle bedarf.

Klinische Symptomatik

Manifestationen

Die Krankheit zeigt eine große Heterogenität bezüglich des Schweregrades und der Ausbildung verschiedener Symptome. Das Manifestationsalter wird zwischen dem 5. und 45. Lebensjahr mit einem Häufigkeitsgipfel zwi-

Tabelle 1 Klinische Symptome des Morbus Wilson

Organsystem	Symptomatik
Leber	asymptomatische Hepatomegalie und Transaminasenanstieg isolierte Splenomegalie, Hepatosplenomegalie, Abdominalschmerz chronische Transaminasenerhöhung Fettleber akute Hepatitis chronisch-aktive Hepatitis Leberzirrhose, Aszites, Ikterus fulminantes Leberversagen
Nervensystem	Tremor, Ataxie, Koordinationsstörung flapping Tremor Schreibstörung, Feinmotorikstörung Dysarthrie, Dysphagie Dyskinesie, Bradykinese, Rigidität, Dystonie Gangstörung Hypersalivation selten Spastik selten epileptische Anfälle
Psyche	Persönlichkeitsstörung kognitive Störung soziale Störung Depression Psychose
Nieren	renal tubuläre Azidose proximale und/oder distale tubuläre Dysfunktion (Aminoazidurie, Hyperphosphaturie, Hyperkalzurie, Glukosurie, K-Verlust, Urikosurie, Bicarbonatmangel) Urolithiasis Peptidurie, Proteinurie
Augen	Kayser-Fleischer-Kornealring Hemeralopie selten Sonnenblumenkatarakt
Herz	EKG-Veränderungen Arrhythmie Kardiomyopathie autonome Dysfunktion
Gastrointestinal	exokrine Pankreasinsuffizienz, Pankreatitis Cholelithiasis spontane bakterielle Peritonitis
Muskel/Skelett	kupferinduzierte Rhabdomyolyse hypokaliämische Muskelschwäche Osteoporose/Osteomalazie Osteochondritis dissecans Vitamin-D-resistente Rachitis Arthritis/Arthralgie degenerative Wirbelsäulenveränderungen
Endokrinium	Amenorrhoe, testikuläre Dysfunktion selten Hypoparathyreoidismus Fehlgeburt
Hämatologisch	Sekundärschäden der Lebererkrankung (Koagulopathie), des Hypersplenismus (Leukopenie, Thrombozytopenie) Coombs negative Hämolyse, Anämie
Haut	selten azurblaue Lunulae Acanthosis nigrans Hyperpigmentation Spider Naevi

schen dem 13. und 24. Lebensjahr angegeben (Lößner et al. 1990, Roberts u. Cox 1998). In **Tabelle 1** sind die möglichen klinischen Manifestationen an den Organsystemen mit Prädilektion von Leber und Basalganglien zusammengefasst.

Häufig tritt zwischen dem 5. und 10. Lebensjahr eine transiente Lebersymptomatik mit Transaminasenanstieg, diskretem Ikterus, Leistungsminderung und Abgeschlagenheit auf. Das Ausmaß der Leberschädigung ist sehr variabel, auch ein plötzlich einsetzendes Leberversagen ist möglich (**Tabelle 1**). Der Verlauf wird entscheidend durch eine rechtzeitige und konsequente lebenslange Therapie beeinflusst. Sowohl Verhinderung des Symptomausbruchs, der Progredienz als auch partielle Reversibilität sind möglich. Als Restzustand bleibt ein Leberstrukturumbau im Sinne einer Leberzirrhose mit leichter bis mäßiger Leberfunktionsminderung zurück. Unzureichende oder fehlende Behandlung führt zu progredienter Leberzirrhose.

Erst später, meistens ab der Pubertät, kommt es zur neurologischen Manifestation. Die vorrangig extrapyramidalmotorische Symptomatik ist von basalganglionären und zerebellären Befunden gekennzeichnet (**Tabelle 1**).

Verlaufstypen

Der Krankheitsverlauf kann in ein präklinisches (asymptomatisches) und klinisches (symptomatisches) Stadium unterteilt werden (Deiss et al. 1971). Als episodische Frühmanifestationen treten hämolytische und hepatisch-ikterische Schübe sowie eine unklare Anämie, Leukopenie oder Thrombozytopenie auf (Stremmel et al. 1990). Frühsymptome seitens des Zentralnervensystems sind psychische Abweichungen und passagere neurologische Symptome wie Tremor, Schreib-, Schluck- und Sprechstörungen.

Hinsichtlich der klinischen Manifestation wird zwischen einer nichtneurologischen (klinisch asymptomatischer sowie hepatischer Verlaufstyp) und neurologischen Verlaufsform unterschieden. Die Ursache für das Vorliegen einer bestimmten Verlaufsform mit jeweils vorwiegend internistischer, neurologischer oder psychiatrischer bzw. kombinierter Symptomatik ist bislang ungeklärt. Eine gesicherte Genotyp-/Phänotyp-Korrelation wurde bisher nicht gefunden (Hermann et al. 2002a).

Bei Manifestation bis zur Pubertät überwiegt die hepatische Symptomatik, z.T. mit einer leichten Hämolyse, nach der Pubertät die zentralnervöse Störung mit dysarthrischen, extrapyramidalen und seltener psychischen Erscheinungsformen (Scheinberg u. Sternlieb 1984, Saito 1987). Primär neurologische Manifestationen des Morbus Wilson treten als Parkinson-Syndrom, Dyskinesie/Dystonie und/oder zerebelläres Syndrom in Erscheinung, so dass drei neurologische Prägnanztypen abgrenzbar sind: Pseudoparkinsontyp (tremorös-rigide), Pseudosklerosetyp (tremorös) und Mischtyp mit arrhythmisch-hyperkinetischer (choreoathetoider und dystoner sowie hypokinetisch-rigider) Symptomatik (Konovalov 1960). Pyramidenbahnzeichen werden selten gefunden, sensible Störungen nie.

Psychiatrische Symptome sind sehr variabel und umfassen Persönlichkeitsveränderungen, kognitive Störungen und Depression bis zur Schizophrenie. Sie korrelieren mehr mit dem Auftreten neurologischer als mit dem Vorliegen hepatischer Symptome. In fast 10% der Fälle manifestiert sich der Morbus Wilson mit psychiatrischen Symptomen (Marsden 1987, Hefter 1994).

Komplikationen

Mit dem Überschreiten der Speicherkapazität der Leber wird „freies Kupfer" meist allmählich abgegeben. Kommt es zu einer raschen Freisetzung infolge massiven Hepatozytenuntergangs, entspricht das klinische Bild einem akut verlaufenden Morbus Wilson mit chronisch aktiver virusnegativer Hepatitis und akuter (Coombs negativer) Hämolyse. In diesem Stadium kann ein fulminantes Leberversagen auftreten. Im Verlauf bildet sich bei langsamer Umverteilung eine Leberzirrhose heraus, die durch eine portale Hypertension mit Ösophagusvarizenblutung und Aszites kompliziert werden kann.

Nur selten wird eine Kardiomyopathie mit Herzrhythmusstörungen beobachtet (Kuan 1987).

Einerseits durch Kupferablagerung und andererseits auch infolge der Nebenwirkung einer D-Penicillamin-Therapie entsteht über eine tubuläre Dysfunktion eine Niereninsuffizienz bzw. eine Immunkomplexnephritis mit Proteinurie.

Diagnostik

Diagnosestellung

Die auf der klinischen Symptomatik einer unklaren hepatischen Erkrankung mit bzw. ohne extrapyramidalmotorische Störungen und eines Kayser-Fleischer-Kornealrings beruhende **Verdachtsdiagnose** eines Morbus Wilson erfordert die **biochemische Analyse** zur Diagnosesicherung (Gollan u. Gollan 1998, Steindl et al. 1997, Roberts u. Schilsky 2003). Weiterhin muss bei jedem Patienten unter 50 Jahren mit einer unklaren Bewegungsstörung auch an einen Morbus Wilson gedacht werden, insbesondere wenn sensorische Symptome fehlen.

Das Vorliegen eines Kornealrings wird von einigen Autoren, insbesondere in Verbindung mit neurologischen Auffälligkeiten, als nahezu pathognomonisch gewertet, sein Fehlen schließt die Diagnose jedoch nicht aus (Stremmel et al. 1990, Maier-Dobersberger 1999).

Zur laborchemischen Befundkonstellation gehören eine erhöhte Harnkupferausscheidung (> 80 µg/24h), ein erniedrigter Serumcoeruloplasminspiegel (<20 mg/dl), ein erniedrigtes Serumkupfer (< 60 µg/dl), ein erhöhtes freies Serumkupfer (>10 µg/dl, entspricht mehr als 10% des Gesamtserumkupfers) und ein erhöhter Kupfergehalt im Leberbiopsat (> 250 µg/g Trockengewicht; Ferenci 2004). Der D-Penicillaminbelastungstest kann ein hilfreicher diagnostischer Zusatztest sein. Es werden 500 mg D-Penicillamin unmittelbar vor und 12 Stunden nach Beginn einer 24-stündigen Urinsammlung verabreicht. Bei Kindern gilt eine renale Kupferausscheidung von mehr als 1600 µg/24h (> 25 µmol/24h) als pathologisch, bei Erwachsenen deutet der mehr als 20fache Anstieg der Kupferausscheidung gegenüber dem Ausgangswert (basales Urinkupfer) auf eine Kupferstoffwechselstörung hin (Roberts u. Cox 1998, Herrmann et al. 1999). Dieser Test ist jedoch nicht standardisiert und vom Krankheitsstadium abhängig.

Steigende Cholestaseparameter, Bilirubin- und γ-GT-Werte, bei erniedrigter alkalischer Phosphatase sind ebenfalls richtungsweisend (Kenngott u. Bilzer 1998).

Die klinische Verdachtsdiagnose eines Morbus Wilson kann gestellt werden, wenn folgende Befundkonstellation vorliegt (Gitlin 1998, Gitlin 2003, Sternlieb 1990):
- Kayser-Fleischer Kornealring,
- typische hepatische und/oder neurologische Symptome,
- erhöhtes Harnkupfer,
- erhöhtes Leberkupfer,
- erniedrigter Serumcoeruloplasminspiegel,
- erniedrigtes Serumkupfer.

Jedoch ist die Befundkonstellation selten so eindeutig. Der **intravenöse Radiokupfertest** (^{64}Cu-Kinetik) ermöglicht ab einem Alter von 4–6 Jahren die Diagnosestellung auch bei unklaren Laborparametern (Roberts u. Cox 1998, Sternlieb 1979). Zusätzlich ermöglicht dieser Test eine Differenzierung zwischen homozygoten und heterozygoten Merkmalsträgern (Biesold u. Günther 1972), ist jedoch an die Verfügbarkeit radioaktiven Kupfers und der erforderlichen Laborausstattung gebunden.

Vollständige **molekulargenetische Tests** sind aufgrund der Vielzahl der vorkommenden Mutationen gegenwärtig nicht praktikabel. Die Rationale zum jetzigen Zeitpunkt sind einerseits Stammbaumanalysen mittels Haplotypanalysen. Andererseits erfolgt eine sinnvolle direkte Mutationsanalyse nur bei Mutationen, die in einer ausreichend großen Häufigkeit – wie die H1069Q-Mutation in der europäischen Kohorte – vorkommen (Ferenci 2004, Maier-Dobersberger 1999). Nur bei Vorliegen dieser Mutation auf beiden Chromosomen ist die Diagnose gesichert, die meisten Patienten sind jedoch „compound heterozygot" mit einer anderen Mutation auf dem 2. Allel. Dies zieht eine bislang aufwendige Sequenzierung der 21 Exons nach sich (Maier-Dobersberger 1999).

Das **Familien-Screening** eines diagnostizierten Wilson-Patienten ist zwingend erforderlich und betrifft alle Geschwister und Kinder. Sehr zuverlässig bei gesicherter Diagnose eines Morbus Wilson innerhalb der Familie ist die Durchführung der Haplotypenanalyse, um bislang asymptomatische Verwandte zu identifizieren. Zusätzlich kann mit der DNA-Strip-Technologie nach den häufigsten Mutationen (H1069Q, 3400delC) gefahndet werden.

Therapiekontrolle

Der entscheidende Monitoringparameter ist die Bestimmung der Ausscheidung von **Kupfer im 24-Stunden-Sammelurin**. Zunächst wird nach einer zweitägigen Medikamentenpause die basale Kupferausscheidung bestimmt, gefolgt von einer Bestimmung unter Medikation. Die therapeutischen Zielwerte sind den Wirkstoffen zugeordnet (siehe „Medikamentöse kupferdetoxifizierende Therapie", S. 125). Daran ist die Effizienz der jeweiligen Medikation erkennbar und kann durch Dosisanpassung bzw. Umstellung korrigiert werden. Im Verlauf einer erfolgreichen Therapie sinken die Urinkupferwerte entsprechend einer Auswaschkurve.

Die Überprüfung der Lebersymptomatik (Labor und Sonographie), der Thrombozyten, der Nierenwerte (Proteinurie) sowie des neurologischen Befundes (mittels Score) erfolgt ebenfalls in einem 1- bis 2-jährigen Intervall. Bis zu einem etwa 2-jährigen Therapieintervall nach Behandlungsbeginn kann eine Besserung der extrapyramidalmotorischen Symptome erreicht werden. Sie können sich unter Therapie vollständig normalisieren. Neurologische Befunde nach zwei Jahren Therapie persistieren infolge degenerativer Läsionen basalganglionärer und zerebellärer Bahnen. Auch die Leberfunktionsstörungen (asymptomatische Transaminasenerhöhungen) normalisieren sich im Frühstadium. Danach gilt es, eine erneute Progredienz zu verhindern. Eine Leberzirrhose mit Splenomegalie ist irreversibel.

Sowohl die Befunde der **bildgebenden** (kraniales MRT, CCT, beta-CIT- und IBZM-SPECT, FDG-PET) als auch **elektrophysiologischen Diagnostik** (sensibel und motorisch evozierte Potenziale, EEG) sind nicht spezifisch für das Vorliegen eines Morbus Wilson (Hermann et al. 2003, Jaspert et al. 1994). Sie können sich aber unter suffizienter Therapie bessern bzw. bei Versagen das Voranschreiten der Erkrankung zum Teil vor klinischer Manifestation belegen. Neben der Verlaufskontrolle dienen diese Untersuchungen auch dem differenzialdiagnostischen Aspekt (Hermann et al. 2003).

Epidemiologie und Genetik

Die weltweite Prävalenz manifest Erkrankter wird mit etwa 1:30000 angegeben bei einer Inzidenz von 15–30 pro 1 Million (Maier-Dobersberger 1999). Entsprechend einer Genfrequenz zwischen 0,3 und 0,7 % wird die Häufigkeit der heterozygoten Merkmalsträger auf 1:90 bis 1:180 geschätzt (Gollan u. Gollan 1998).

1993 wurde das Wilson-Gen (Synonyme: ATP7B, Wilson's disease gene, WND gene) kloniert. Es zeigt eine hohe Homologie zum Morbus-Menkes-Gen (Synonyme: MNK, ATP7A) mit 56 % Übereinstimmung der Aminosäuresequenz des Transkriptionsproduktes (Bull et al. 1993).

Das Wilson-Gen ist etwa 7,5 Kilobasen lang und besteht aus 21 Exons. Es kodiert 1411 Aminosäuren einer kupfertransportierenden ATPase vom P-Typ (Bezeichnung ATP7B), die besonders in Leber und Niere, aber in geringerem Ausmaß auch in Gehirn, Lunge, Plazenta, Skelettmuskel und Pankreas gebildet wird (Tanzi et al. 1993, Cox 1996).

Über 200 verschiedene Mutationen des Wilson-Gens, meist Punktmutationen, sind bis heute identifiziert.

Der häufigste Defekt in Europa mit einer Frequenz von 30–60 % ist die 1069Q-Punktmutation (Cox 1996, Ferenci 1999, Caca et al. 2001). Sie resultiert aus einer Cytosin- versus Adeninnucleinsäurebasentransversion im Exon 14 (13q143) und führt zu einem Auswechseln von Histidin gegen Glutamin an der Aminosäureposition 1069. Die übrigen Mutationen sind über weitere 21 Exons verteilt.

Pathogenese

Von dem täglich 2–4 mg alimentär aufgenommenen Kupfer werden 0,5–1,2 mg im oberen Dünndarm resorbiert, der Rest verlässt den Organismus direkt enteral. Ein geringer Teil des resorbierten Kupfers ist notwendig als integraler Bestandteil von Metalloproteinen, der überschüssige potenziell toxische Anteil wird hepatobiliär eliminiert.

Hierbei fungiert die hepatozelluläre ATPase 7B als intrazellulärer Kupfertransporter mit spiegelabhängiger Modifikation ihrer Aktivität. Sie erfüllt dabei zwei Funktionen, den Kupfereinbau in Apocoeruloplasmin bei niedrigem Kupferspiegel und die biliäre Exkretion bei erhöhtem Spiegel zum Erhalt der Kupferhomöostase (Roelofsen et al. 2000).

Infolge Mutation des ATP 7B-Proteins kommt es zu dessen Funktionsverlust mit Coeruloplasminsyntheseerung und der krankheitsentscheidenden verminderten biliären Kupferexkretion. Nach einer individuell unterschiedlich langen Phase der Kompensation durch Bindung an hepatisches Metallothionin führt der erhöhte intrazelluläre Kupfergehalt über oxidativen Stress wahrscheinlich zur Induktion der Apoptose der Hepatozyten. Konsekutiv wird vermehrt „freies (toxisches, nur locker an Proteine gebundenes) Kupfer" in die Blutbahn abgegeben, welches sich in anderen Organen – bevorzugt in den Basalganglien – ablagert.

Therapie

Therapieprinzipien

Infolge einer fehlenden kausalen Therapie ist es das Ziel der medikamentösen Behandlung, eine normale Kupferhomöostase zu erreichen und zu bewahren. Auf metabolischer Ebene bedeutet dies, den Stoffwechsel durch erhöhte renale Elimination und durch verminderte enterale Resorption zunächst in eine negative Kupferbilanz zu führen (Initialtherapie) und später auszugleichen (Erhaltungstherapie). Chelatbildner ermöglichen die Mobilisierung der Kupferdepots durch Bildung eines nierengängigen Kupferchelatkomplexes, während Zink die Induktion der Metallothioninsynthese in den Enterozyten stimuliert,

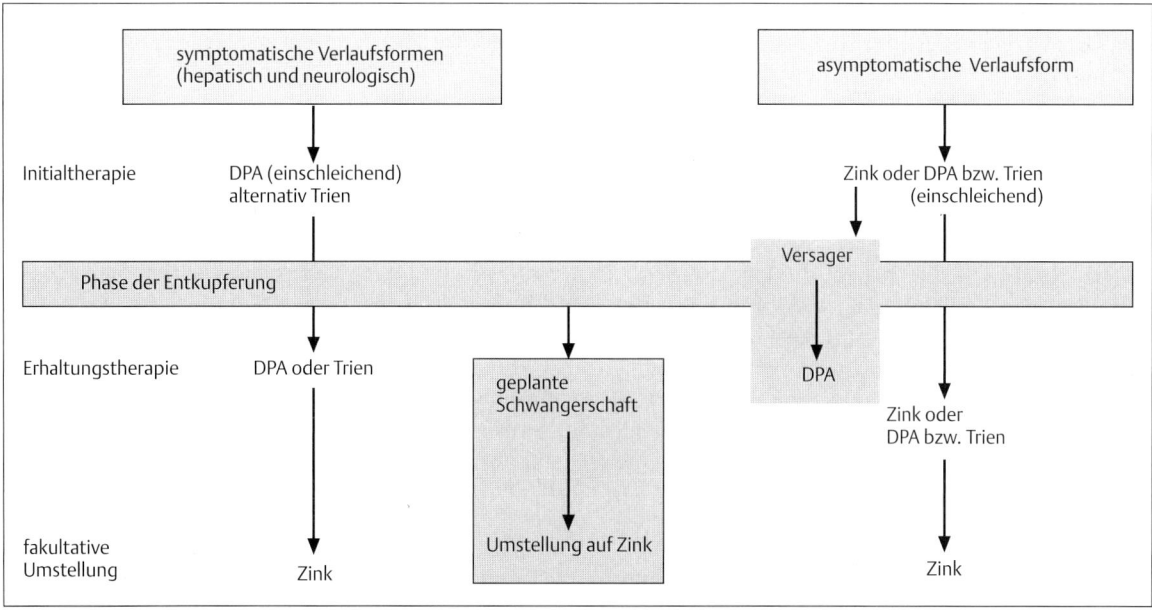

Abbildung 1 Therapieablauf Morbus Wilson.

das die enterale Resorption reduziert. Im Therapieverlauf sind basale Urinkupferwerte (nach 2-tägiger Medikamentenpause) von < 80 µg/d (< 1,0 µmol im 24-Stunden-Sammelurin) anzustreben. Für die Initialtherapie hepatischer und neurologischer Verlaufsformen ist der einschleichende Beginn mit Chelatbildnern Mittel der Wahl (⇑⇑⇑) (**A**). Dies begründet sich in einem raschen Wirkungseintritt und effizienter Kupferelimination. Das Einschleichen ist erforderlich, um durch zu rasche Mobilisation der Kupferdepots eine neurologische Verschlechterung zu vermeiden. Nach mehreren Jahren Entkupferung kann die Therapie auf eine Zinkmedikation als Erhaltungstherapie umgestellt werden (⇑) (**B**). Manche Autoren propagieren auch die Kombinationsbehandlung (tageszeitlich versetzt) mit Chelatbildnern und Zinksalzen (⇔) (**C**).

Präsymptomatische Patienten können von Beginn an mit einer Zinkmedikation vor dem Ausbruch der Erkrankung geschützt werden (⇑) (**A**).

Von besonderer Bedeutung ist ein möglichst frühzeitiger Behandlungsbeginn manifest Erkrankter, aber auch präsymptomatischer Patienten (⇑⇑⇑) (**A**). Bei rechtzeitiger und lebenslanger Behandlung ist die Lebenserwartung nicht verkürzt (Stremmel et al. 1991). Unbehandelt verläuft die Erkrankung progredient und endet nach 4–8 Jahren mit dekompensierter Leberzirrhose und schwerer neurologischer Behinderung tödlich. Die Therapie darf nie für einen längeren Zeitraum unterbrochen werden, da die Gefahr der Kupferreakkumulation mit fulminantem Leberversagen droht. Dies gilt auch für Schwangerschaft und Stillperiode. Nach aktueller Datenlage wird sowohl eine Therapie mit Chelatbildnern als auch mit Zink von der Mutter und vom Ungeborenen sehr gut toleriert. Zinkpräparate sind ohne erhöhte Inzidenz fetaler Schäden, für DPA werden ein 5%iges und für Trien ein geringes teratogenes Risiko beschrieben (Glatt u. Oesch 1985, Brewer 2001). Wegen des Übertritts von DPA in die Muttermilch ist vom Stillen unter DPA-Therapie abzuraten. Zum Ende der Schwangerschaft kann die Dosis der Chelatbildner auf 2/3 reduziert werden, damit ausreichend Kupfer für den Fetus zur Verfügung steht (⇔) (**C**). Idealerweise sollte jedoch vor einer geplanten Schwangerschaft die Entkupferung des Organismus erreicht sein und eine Umstellung auf eine Zinkmedikation erfolgen (**Abbildung 1**).

Medikamentöse (kupferdetoxifizierende) Therapie

Chelatbildner

D-Penicillamin (D-ß, ß-Dimethylcystein, DPA)
 [Metalcaptase 150/300 mg; Trolovol 300 mg]

Wirkmechanismus: DPA erhöht die renale Kupferausscheidung durch Bildung eines wasserlöslichen Komplexes und induziert Metallothionin in der Leber (Walshe 1956).

Dosierung: Der Therapiebeginn erfolgt einschleichend mit einer Dosis von 150 mg pro Tag. Alle drei Tage kann die Dosis bei Verträglichkeit um 150 mg erhöht werden. Idealerweise ist die orale Einnahme ca. 30 Minuten vor den Mahlzeiten vorzunehmen. Die tägliche Erhaltungsdosis wird individuell angepasst und liegt zwischen 600 und 1500 mg (maximal 2400 mg) pro Tag (Kinder 450–900 mg pro Tag) verteilt auf zwei bis drei Einzeldosen (⇑⇑⇑) (**A**). Ihre Höhe orientiert sich an der renalen Kupferausscheidung pro Tag, die unter fortgeführter DPA-Therapie > 500 µg (> 7,5 µmol im 24-Stunden-Sammelurin) betragen sollte. Aufgrund seiner Wirkung als Pyridoxinantimetabolit ist die Kombination von DPA mit 20 (-40) mg Pyridoxin pro Tag erforderlich (⇑⇑⇑) (**A**).

Nebenwirkungen: DPA ist sehr effektiv in der Initialtherapie, jedoch limitieren Nebenwirkungen bei bis zu 20% der Patienten seinen Einsatz (Cuthbert 1998, Lößner et al. 1985). Bei zu schneller Eindosierung kann es initial zu einer Verschlechterung der extrapyramidalmotorischen Symptome kommen. Neben leichteren beherrschbaren Störungen, verursacht durch eine dosisabhängige Toxizität (Erythem, Blutbildveränderungen, leichte Proteinurie), treten im Verlauf auch schwere immunologisch vermittelte Reaktionen auf (Hautallergie, Pemphigus, Immunkomplexnephritis, Tubulopathie, nephrotisches Syndrom, Lupus erythematodes, Knochenmarkdepression u. a.), die dann das Absetzen erfordern. In Bezug auf die früh zu beobachtenden Nebenwirkungen wird eine Dosisreduktion und eine vorübergehende Steroidtherapie empfohlen (⇑) (**B**). Die späten Nebenwirkungen der DPA-Therapie verlangen ein Umsetzen der Therapie auf Trien oder Zink.

Indikation: DPA gilt als Mittel der ersten Wahl für die Initialtherapie besonders hepatisch und neurologisch symptomatischer Patienten (⇑⇑⇑) (**A**). Darüber herrscht jedoch kein Konsens in der Literatur, einige favorisieren aufgrund des Nebenwirkungsrisikos die alleinige Zinktherapie (Hoogenraad 1988) bzw. andere Chelatbildner (Trien, Tetrathiomolybdat; Brewer 2001). Bei Verträglichkeit ist eine Dauertherapie mit DPA möglich, alternativ kann nach mehrjähriger Entkupferung eine Umstellung auf ein Zinkpräparat erfolgen.

Triethylentetramin-Dihydrochlorid (Trien)
[Trientine 300 mg; Cuprid 250 mg]

Wirkmechanismus: Trien wirkt nicht nur als Chelatbildner, sondern es hemmt über die Metallothioneininduktion zusätzlich die intestinale Kupferresorption und besitzt damit eine Doppelwirkung (Walshe 1982, Siegemund et al. 1988). Trotz etwas schwächerer chelatbildender Wirkung ist der therapeutische Effekt mit dem von DPA vergleichbar.

Dosierung: Die Therapie beginnt mit einer einschleichenden Dosierung von zunächst 300 mg pro Tag, gefolgt von einer schrittweisen Steigerung auf 1200–2400 mg pro Tag (Kinder 600–900 mg pro Tag; ⇑⇑⇑) (**A**). Jeweils in 2–3 Einzeldosen vor den Mahlzeiten wird diese Erhaltungsdosis als Dauertherapie verabreicht. Zur Kontrolle der Wirksamkeit sollte die induzierte renale Kupferausscheidung über 200 µg pro Tag (> 3,1 µmol im 24-Stunden-Sammelurin) betragen und ggf. durch Dosissteigerung erreicht werden.

Nebenwirkungen: Es sind Hypersensitivitätsreaktionen und ein leichter Eisenmangel bei Langzeittherapie beschrieben, sonst wurde bisher über keine Nebenwirkungen berichtet.

Indikation: Trien ist in allen Stadien der Krankheit ein hochwirksames Medikament und eignet sich sehr gut zur Langzeittherapie (⇑⇑⇑) (**A**).

Zinksalze

Zinkacetat , -sulfat

Zinkomed: 220 mg Zinksulfat entspricht 50 mg Zn^{2+},

Wilzin 50 mg: 167,84 mg Zinkacetat-Dihydrat entspricht 50 mg Zn^{2+}

Wilzin 25 mg: 83,92 mg Zinkacetat-Dihydrat entspricht 25 mg Zn^{2+}

Wirkmechanismus: Zink wirkt über eine Induktion von Metallothionein in der Darmmukosa und verhindert so vorrangig die intestinale Resorption. Zusätzlich kann in der Leber toxisches Kupfer durch dort induziertes hepatisches Metallothionein gebunden werden (Roberts u. Cox 1998, Stremmel et al. 1990). Darüber hinaus wurde eine leichte kupruretische Wirkung beobachtet. Nachteilig ist, dass bis zur maximalen Zinkwirkung mindestens 2 Wochen vergehen und es wegen der nur geringen negativen Kupferbilanz 3–4 Monate dauern kann, bis der Spiegel an freiem Kupfer subtoxisch wird.

Dosierung: Die Tagesdosis beträgt 150 mg (Kinder 75–150 mg) elementares Zink und wird auf drei Einzeldosen verteilt und jeweils eine Stunde vor oder zwei Stunden nach den Mahlzeiten eingenommen. Hinsichtlich der renalen Kupferausscheidung ist ein Wert unter 80 µg pro Tag (< 1,0 µmol im 24-Stunden-Sammelurin) anzustreben. Die gleichzeitige Einnahme von Chelatbildnern mit Zink ist zu vermeiden, da sonst beide Medikamente wirkungslos werden könnten.

Nebenwirkungen: Eine harmlose Magenunverträglichkeit mit Übelkeit und Brechreiz tritt oft bei Therapiebeginn auf, bessert sich aber meist nach einigen Wochen. Zinkacetat scheint die bessere Verträglichkeit zu haben.

Indikation: Zink ist ideal für die Erhaltungstherapie eines entkupferten Patienten (⇑⇑⇑) (**A**). Zur Initialtherapie kommt es vor allem bei asymptomatischen Patienten in Frage (⇑) (**C**).

Tetrathiomolybdat

Wirkmechanismus: Zur Verbesserung der Initialtherapie neurologischer Patienten führte Walshe 1986 das **Ammoniumtetrathiomolybdat** ein, oral oder intravenös applizierbar. Einerseits verhindert es nach oraler Gabe im Gegensatz zu Zink sofort die enterale Resorption durch Bindung von Kupfer im Gastrointestinaltrakt, andererseits bildet resorbiertes oder intravenös gegebenes Tetrathiomolybdat als Chelatbildner zusammen mit Kupfer und Albumin einen Komplex, so dass Kupfer unverfügbar für die intrazelluläre Aufnahme ist. Sowohl die neurologische als auch hepatische Symptomatik zeigen konform zum

Rückgang des freien Kupfers im Serum eine rasche Besserung ohne initiale Verschlechterung, so dass es sich für die Initialtherapie bei primär neurologischer Symptomatik anbietet (Brewer 2001).

Dosierung: Nach Brewer wird eine Gabe von 6 x 20 mg pro Tag (3 x mit den und 3 x zwischen den Mahlzeiten) für 8 Wochen als Initialtherapie vorgeschlagen. Zink kann sofort parallel oder 2 Wochen vor Absetzen von Tetrathiomolybdat komediziert werden. Alternativ beginnt die Erhaltungstherapie mit Trien wenige Tage vor Beendigung von Tetrathiomolybdat (Brewer 2001).

Nebenwirkungen: Trotz wenig toxischer Reaktionen kann es zu reversiblen Knochenmarkdepressionen und zur Epiphysenschädigung kommen, so dass es bei Kindern und Jugendlichen kontraindiziert ist.

Indikation: Obwohl Tetrathiomolybdat in klinischen Studien besonders beim Einsatz zur Initialtherapie gute Wirkungen zeigte, ist es noch nicht als Standardtherapeutikum etabliert. In Deutschland ist es bislang noch nicht zugelassen.

Obsolete Medikationen

Der erste Behandlungsversuch erfolgte 1951 mit **2,3-Dimercaptopropanol** (British-Anti-Lewisit – BAL), das als Chelatbildner mit Kupfer reagiert. Es wurde aber wegen der schmerzhaften intramuskulären Injektion bei nur mäßigem Erfolg mit der Einführung des DPA wieder verlassen.

Auch **Kaliumsulfid** wurde einige Zeit adjuvant zur Therapie eingesetzt, wegen seiner nur unzureichenden enteralen Hemmwirkung der Kupferresorption und belastendem Foetor ex ore aber wieder aufgegeben.

Antioxidantien

Wirkmechanismus: Der Einsatz von **Antioxidantien** (Radikalfängern) basiert auf der Beobachtung, dass freies Kupfer über die Induktion freier Sauerstoffradikale den Zellmetabolismus schädigt (Roberts u. Cox 1998). Die unterschiedliche individuelle Fähigkeit, auf solche Stressoren reagieren zu können, wird angeschuldigt, mitverantwortlich für die klinische Variabilität des Morbus Wilson zu sein. Aufgrund gefundener erniedrigter Vitamin-E-Spiegel im Serum kommt so der oralen Tokopherolgabe als Zytoprotektor eine adjuvante Bedeutung zu.

Dosierung: Mit der Einnahme von 200–400 IE Vitamin E wird der antioxidative Pool kompensiert.

Nebenwirkungen: Es sind keine relevanten Nebenwirkungen bekannt.

Indikation: Der Wert der Vitamin-E-Gabe liegt im adjuvanten Therapiekonzept, kontrollierte Studien fehlen (⇔) (**C**).

Symptomatische Therapie der neurologisch-psychiatrischen Symptome

Während eine klinische Verbesserung nach medikamentösem Therapiebeginn innerhalb von 6–24 Monaten zu erwarten ist, kommt für persistierende Symptome nach etwa 2 Jahren ein **symptomatisches Therapiekonzept** in Betracht. Es orientiert sich an Kernsymptomen, die durch L-Dopa, Clonazepam, Tiaprid, Antidepressiva, Antipsychotika u. a. teilweise beeinflussbar sind.

Kupferarme Diät

Die Einhaltung einer **kupferarmen Diät** kann die medikamentöse Therapie unterstützen, genügt aber allein nicht zur Kompensation der gestörten Kupferbilanz (Gitlin 1998, Herrmann et al. 1999, Stremmel et al. 1990). Auf kupferreiche Nahrungsmittel wie Innereien, Krustentiere, Nüsse, Kakao und Rosinen sollte verzichtet werden.

Notfalltherapie

Bei fulminantem Leberversagen ist die einzige Therapieoption eine Lebertransplantation. Zum Überbrücken der Wartezeit bis zur Transplantation erfolgt eine Notfalltherapie. Sie dient dem raschen Abfangen exzessiv erhöhter freier Kupferspiegel im Serum. Durch Albumininfusion kann freies Kupfer zunächst gebunden werden, während durch Peritonealdialyse mit Albumin, Austauschtransfusion, Plasmaaustausch oder Hämofiltration Serumkupfer eliminiert wird. Bei wenigen Patienten mit fulminantem Leberversagen wurde die Albumindialyse mit dem MARS-System (molecular adsorbent recycling system) erfolgreich eingesetzt (Manz et al. 2003, Sen et al. 2002) (⇔) (**B**). Die Datenlage ist aber noch unsicher.

Lebertransplantation

Nach einer erfolgreichen **Lebertransplantation** (erstmals durch Starzl 1963) kann der Morbus Wilson klinisch als geheilt gelten, so dass eine weitere medikamentöse Therapie des Kupferstoffwechsels nicht notwendig ist. Als Indikationen gelten das fulminante Wilson-Leberversagen und die dekompensierte Leberzirrhose mit portaler Hypertension (Ösophagusvarizen, Aszites, Splenomegalie; Schilsky et al. 1994) (⇑) (**A**). Weniger definitiv ist die Indikation zur Lebertransplantation bei ausgeprägter neurologischer Symptomatik und normaler Leberfunktion. Nach Einzelfallberichten können auch Patienten mit therapieresistenten schweren neurologischen Symptomen von einer Lebertransplantation profitieren (Hermann et al. 2002 b (⇔) (**C**).

Expertengruppe

PD Wieland Hermann, Abteilung Neurologie, Paracelsus Klinik Zwickau, Werdauer Straße 68, 08060 Zwickau

Dr. rer. nat. Hans-Jürgen Kühn, Institut für Laboratoriumsmedizin, Klinische Chemie und Molekulare Diagnostik, Universität Leipzig

Dr. med. Uta Merle, Universitätsklinikum Heidelberg, Abteilung IV

Prof. Dr. Wolfgang Stremmel, Universitätsklinikum Heidelberg, Abteilung IV

Federführend: PD Wieland Hermann, Abteilung Neurologie, Paracelsus Klinik Zwickau, Werdauer Straße 68, 08060 Zwickau

e-mail: Dr.Wieland.Hermann@pk-mx.de

Literatur

Biesold, D., K. Günther (1972): Improved method for investigation of copper metabolism in patients with Wilson's disease using 64Cu. Clin Chim Acta. 42, 353–359.

Brewer, G. J. (2001): Wilson's disease: A clinician's guide to recognition, diagnosis, and management. Kluwer Academic Publishers, Boston.

Bull, P. C., G. R. Thomas, J. M. Rommens, J. R. Forbes, D. W. Cox (1993): The Wilson disease gene is a putative copper transporting P-Type ATPase similar to the Menkes gene. Nature Genetics 5, 327–337.

Caca, K., P. Ferenci, H. J. Kühn, C. Polli, H. Willgerodt, B. Kunath, W. Hermann, J. Mößner, F. Berr (2001): High prevalence of the H106Q mutation in East German patients with Wilson disease: rapid detection of mutations by limited sequencing and phenotype-genotype analysis. J. Hepatol. 35, 575–581.

Cox, D. W. (1996): Molecular advances in Wilson Disease. Prog. Liver Dis. 14, 245–264.

Cuthbert, J. A. (1998): Wilson's disease. Update of a systematic disorder with protean manifestations. Gastroenterology Clinics of North America 27, 655–681.

Deiss, A., R. E. Lynch, G. R. Lee, G. E. Cartwright (1971): Longterm therapy of Wilson's disease. Ann. Intern. Med. 57, 57–65.

Ferenci, P. (1999): Wilson's disease. Ital. J. Gastroenterol. Hepatol. 31, 416–425.

Ferenci, P. (2004): Diagnosis and current therapy of Wilson's disease. Aliment. Pharmacol. Ther. 19, 157–165.

Gitlin, N. (1998): Wilson's disease: the scourge of copper. Journal of Hepatology 28. 734–739.

Gitlin, N. (2003): Wilson disease. Gastroenterology 125, 1868–1877.

Glatt, H., F. Oesch (1985): Mutagenicity of cysteine and penicillamineand its enantiomeric selectivity. Biochem. Pharmacol. 34, 3725–3728.

Gollan, J. L., T. J. Gollan (1998): Wilson disease in 1998: genetic, diagnostic and therapeutic aspects. Journal of Hepatology 28, 28–36.

Hefter, H. (1994): Wilson's disease. Review of pathophysiology, clinical features and drug treatment. CNS Drugs 2, 26–39.

Hermann, W., K. Caca, B. Eggers, T. Villmann, D. Clark, F. Berr, A. Wagner (2002a): Genotype correlation with fine motor symptoms in patients with Wilson's disease. Eur. Neurol. 48, 97–101.

Hermann, W., B. Eggers, A. Wagner (2002b): The Indication for liver transplant to improve neurological symptoms in a patient with Wilson's disease. Journal of Neurology 249, 1733–1734.

Hermann, W., T. Villmann, A. Wagner (2003): Elektrophysiologisches Schädigungsprofil von Patienten mit einem Morbus Wilson. Der Nervenarzt 10, 881–887.

Herrmann, T., C. Smolarek, S.Gehrke, M. Schäfer, W. Stremmel (1999): Hämochromatose und Morbus Wilson. Internist 40, 513–521.

Hoogenraad, T. U., J. van Hattum (1988): Zinc therapy as the initial treatment for Wilson's disease. Arch. Neurol. 45, 373–374.

Jaspert, A., D. Claus, C. Lang, P. Kolominsky, B. Neundörfer (1994): Klinik, neurologische Diagnostik und Therapie des M. Wilson. In: Extrapyramidalmotorische Erkrankungen. Huffmann, G., H. J. Braune, K. H. Henn (Hrsg.). Einhorn-Presse Verlag, Reinbek, 551–555.

Kenngott, S., M. Bilzer (1998): Inverse correlation of serum bilirubin and alkaline phosphatase in fulminant Wilson's disease. J. Hepatol. 29, 683.

Konovalov, N. V. (1960): Gepato-tserebralnaya distrofia. Moskva Medgiz.

Kuan, P. (1987): Cardiac Wilson's disease. Chest. 91, 579–583.

Lößner, J., J. Zotter, H. J. Kühn, R. Siegemund, B. Terhaag, H. Bachmann, W. Storch (1985): Neue therapeutische Möglichkeiten zur Kupferelimination bei der Wilsonschen Erkrankung (hepatozerebrale Degeneration). Z. Klein. Med. 40, 1879–1883.

Lößner, J., H. Bachmann, R. Siegemund, H. J. Kühn, K. Günther (1990): Wilsonsche Erkrankung in der DDR: Rückblick und Ausblick – eine Bilanz. Psychiatr. Neurol. Med. Psychol. 42, 585–600.

Maier-Dobersberger, T. (1999): Morbus Wilson. Diagnosestellung mit konventionellen und molekularbiologischen Methoden. Dtsch. Med. Wschr. 124, 493–496.

Manz, T., A. Ochs, E. Bisse, C. Strey, W. Grotz (2003): Liver support – a task for nephrologists? Extracoporeal treatment of a patient with fulminant Wilson crisis. Blood Purif. 41, 232–236.

Marsden, C. D. (1987): Wilson's disease. Q. J. Med. 65, 959–966.

Roberts, E. A., D. W. Cox (1998): Wilson disease. Bailliere's Clinical Gastroenterology 12, 237–256.

Roberts, E. A., M. Schilsky (2003): A practice guideline on Wilson disease. Hepatology 37, 1475–1492.

Roelofsen, H., H. Wolters, M. J. A. van Luyn, N. Miura, F. Kuipers, R. J. Vonk (2000): Copper-induced apical trafficking of ATP 7B in polarized hepatoma cells provides a mechanism of biliary copper excretion. Gastroenterology 119, 782–793.

Saito, T. (1987): Presenting symptoms and natural history of Wilson disease. Eur. J. Pediatr. 146, 261–265.

Scheinberg, M., I. Sternlieb (1984): Wilson's disease, Volume XXIII. W. B. Saunders Company, Philadelphia 4–8.

Schilsky, M. L., I. H. Scheinberg, I. Sternlieb (1994): Liver transplantation for Wilson's disease: indications and outcome. Hepatology 19, 583–587.

Sen, S., S.D. Felldin, C. Steiner, B. Larsson, G. T. Gillett, M. Olausson, R. Williams, R. Jalan (2002): Albumin dialysis and molecular adsorbents recirculating system (MARS) for acute Wilson's disease. Liver Transpl. 8, 962–967.

Siegemund, R., K. Günther, H. J. Kühn, J. Lössner (1988): Medikamentöse Beeinflussung der Bioverfügbarkeit von Kupfer. Zentbl. Pharm. Pharmakother. Labdiagn. 127, 239–240.

Steindl, P., P. Ferenci, H. P. Dienes, G. Grimm, P. Pabinger, C. Madl, T. Maier-Dobersberger, A. Herneth, B. Dragosics, S. Meryn, P. Knoflach, G. Granditsch, A. Gangl (1997): Wilson's disease in patients presenting with liver disease: a diagnostic challenge. Gastroenterology 113, 212–218.

Sternlieb, I., I. H. Scheinberg (1979): The role of radiocopper in the diagnosis of Wilson's disease. Gastroenterology 77, 138–142.

Sternlieb, I. (1990): Perspectives on Wilson's disease. Hepatology 12, 1234–1239.

Stremmel, W., C. Niederau, G. Strohmeyer (1990): Genetisch determinierte Lebererkrankungen, Teil II: Morbus Wilson. DIA-GM 10, 953–957.

Stremmel, W., K. W. Meyerrose, C. Niederau, H. Hefter, G. Kreuzpaintner, G. Strohmeyer (1991): Wilson Disease: Clinical Presentation, Treatment, and Survival. Ann. Int. Med. 115, 720–726.

Tanzi, R. E., K. Petrukhin, I. Chernov, J. L. Pellequer, W. Wasco, B. Ross, D. M. Romano, E. Parano, L. Pavone, L. M. Brzustowicz, M. Devoto, J. Peppercorn, A. I. Bush, M. Sternlieb, M. Pirastu, J. F. Gusella, O. Evgrafov, G. K. Penchaszadeh, B. Honig, I. S. Edelman, M. B. Soares, I. H. Scheinberg, T. C. Gilliam (1993): The Wilson disease gene is a copper transporting ATPase with homology to the Menkes disease gene. Nature Genetics 5, 343–350.

Walshe, J. M. (1956): Penicillamine, a new oral therapy for Wilson's disease. Am. J. Med. 21:, 487–495.

Walshe, J. M. (1982): Treatment of Wilson's disease with Trientine (Triethylene Tertamine) Dihydrochloride. Lancet 1, 643–647.

Degenerative Erkrankungen

Diagnostik degenerativer Demenzen (Morbus Alzheimer, Frontotemporale Demenz, Lewy-Körperchen-Demenz)

Was gibt es Neues?

- Die Liquordiagnostik der Alzheimer-Erkrankung (AD) anhand von Amyloid- und Tauproteinen, deren Subspezies und deren relativen Konzentrationen wurde weiter verbessert. Die Genauigkeit dieser Methodik nähert sich derjenigen der klinischen Diagnostik an.
- Das Perfusions-SPECT ist für die Diagnose von lobaren Atrophien (Frontotemporale Demenz; FTD) und der AD geeignet. Ein ventromedialer und basaler frontaler Hypometabolismus sind für die FTD besonders charakteristisch. Voraussetzung ist ein hoher technischer Stand in der Bildakquisition und -auswertung. Der Stellenwert der Methode ist noch nicht abschließend zu beurteilen.
- Die nosologische Trennung zwischen Lewy-Körperchen-Erkrankung (LBD) und Morbus Parkinson mit Demenz wird zunehmend angezweifelt. Parasomnien und Depression wurden als Zweitrangkriterien für die LBD aufgenommen. Die Positronenemissionstomographie erreicht eine hohe Sensitivität in der Abgrenzung von LBD vs. AD.
- Die posteriore kortikale Atrophie wird als die häufigste und vermutlich biologisch abgrenzbare Sonderform der AD angesehen.

Die wichtigsten Empfehlungen auf einen Blick

- Demenzen werden klinisch diagnostiziert. Die Demenzdiagnostik kann und soll in der Regel ambulant erfolgen. Vorteile liegen in der Kostenersparnis und, bei schwerer Kranken, in der Vermeidung von Verwirrtheitszuständen durch den Umgebungswechsel. Eine stationäre Aufnahme ist bei komplizierteren Fällen, jüngeren Patienten, unklaren neurologischen Symptomen und Liquorpunktion empfehlenswert.
- Die Differenzialdiagnose und die Bestimmung der medikamentösen Therapie sind fachärztliche Aufgaben. Sie erfordern Kenntnisse auf den Gebieten der Neurologie, Psychiatrie, Neuropsychologie und Neuroradiologie.
- Wesentlich ist der Ausschluss von behandelbaren intrakraniellen und internistischen Erkrankungen.
- Die Basis der Diagnostik ist
  - die genaue Anamnese, wobei der Fremdanamnese besondere Bedeutung zukommt,
  - der neurologische und psychiatrische Befund,
  - die neuropsychologische Untersuchung mit einem Screening-Test und/oder einer standardisierten Testserie,
  - die zerebrale Bildgebung (wenn die übrigen Befunde nahelegen, dass tatsächlich eine organische Erkrankung vorliegt).
- Viele Demenzerkrankungen weisen körperlich-neurologische Symptome oder psychiatrische Begleitsymptome auf. Diesen muss besondere Aufmerksamkeit zukommen.
- Nichtorganische Störungen sind häufige Ursachen kognitiver Störungen im Alltag. Sie können oft schon durch das Fehlen objektiver kognitiver Defizite wahrscheinlich gemacht werden. Vor eventuellen apparativen Untersuchungen sollte immer eine neuropsychologische Untersuchung stehen.
- Verlaufsuntersuchungen nach 6–12 Monaten sind stets erforderlich, um Diagnosen und Therapien zu überprüfen.

Einführung

Demenzerkrankungen nehmen aufgrund der Altersentwicklung kontinuierlich zu; ihre Prävalenz wird sich bis 2050 voraussichtlich verdoppeln.

Demenzen sind schwerwiegende Erkrankungen. Eine mögliche oder offenkundige Demenz muss diagnostisch stets geklärt werden. Die genaue Diagnose ist die Grundlage der richtig indizierten und ökonomischen Behandlung, der Betreuung und der Beratung.

Ein wichtiges Ziel der **Frühdiagnose** ist der Nachweis oder Ausschluss einer behandelbaren Erkrankung. Eine Progressionsverzögerung degenerativer Demenzerkrankungen durch frühzeitige Pharmakotherapie ist nicht belegt. Es gibt Hinweise dafür, dass eine frühe Behandlung von Alzheimer-Patienten mit Acetylcholinesterase-Hemmern den klinischen Verlauf günstig beeinflusst.

Die Alzheimer-Erkrankung ist die häufigste Demenzerkrankung (ca. 60%); es folgen vaskuläre Formen und die Lewy-Körperchen-Erkrankung (10–15%) sowie die Frontotemporale Demenz (ca. 5%).

Aufgaben von Haus- und Facharzt

- Die zunehmende Inzidenz und Prävalenz von Demenzerkrankungen erfordert eine strukturierte Zusammenarbeit von Hausärzten, Fachärzten, Spezialambulanzen, Kliniken, Beratungs- und Hilfseinrichtungen.
- Der Verdacht einer Demenz wird in der Regel vom Hausarzt gestellt. Der Hausarzt sollte Befürchtungen von Patienten und Beobachtungen von nahestehenden Personen aufgreifen und ihnen nachgehen (Patterson et al. 1999): geistige Leistungseinschränkungen, insbesondere Gedächtnisstörungen, Wesens- und Verhaltensänderungen (z.B. Rückzug von anspruchsvolleren und sozialen Aktivitäten, Antriebsschwäche, Desinteresse, mangelnde soziale Bewusstheit).
- Der Hausarzt soll bei entsprechendem Verdacht eine Überweisung zu einem Facharzt vornehmen (Neurologe oder Psychiater). Alternativ kann er zunächst einen neuropsychologischen Screening-Test durchführen (siehe Abschnitt „Diagnostik", S. 132) und eine Überweisung vom Ergebnis des Tests abhängig machen.
- Bildgebende und andere apparative Untersuchungen soll in der Regel der Facharzt veranlassen. Zur Objektivierung subjektiver Defizite sollte zuvor jedoch eine neuropsychologische Untersuchung erfolgen.
- Die Beurteilung standardisierter Testserien erfordert spezielle fachärztliche Kenntnisse. Ein auf dem Gebiet der Demenzerkrankungen erfahrener Neuropsychologe kann diese Aufgabe ebenfalls übernehmen. Die Einbeziehung einer Spezialambulanz oder Schwerpunktpraxis in der Demenzdiagnostik bei unklaren oder atypischen Fällen ist empfehlenswert.
- Die endgültige Stellung einer Demenzdiagnose ist Aufgabe eines Facharztes, ebenso die Indikationsstellung für Antidementiva und Psychopharmaka. Die Weiterbehandlung kann durch den Hausarzt erfolgen. Komplikationen bedürfen einer erneuten fachärztlichen Abklärung.

Definition

- **Demenz** (nach ICD-10): Erworbene Störung des Gedächtnisses und des Denkvermögens, die so ausgeprägt ist, dass dadurch (berufliche und private) Alltagsaktivitäten beeinträchtigt sind. Die Störung muss seit mindestens sechs Monaten und nicht nur im Rahmen eines Delirs bestehen.
  Kritik an dieser Definition: 1. Bei manchen Demenzkrankheiten steht zu Beginn eine Wesensänderung anstatt einer kognitiven Störung im Vordergrund. 2. Eine Gedächtnisstörung ist ein sehr häufiges, dem Wesen nach aber kein unabdingbares Symptom von Demenzen. 3. Eine Demenz kann sofort nach einmaliger Schädigung auftreten. 4. Eine Demenz kann nach weniger als sechs Monaten zum Tode führen (Morbus Creutzfeldt-Jakob).
- **Demenzerkrankung**: Demenz bei prozesshaft voranschreitender Gehirnerkrankung (im Gegensatz zu symptomatischer Demenz bei einmaligen Schädigungen, wie z.B. Trauma, Insult, und bei sonstigen zerebralen oder extrazerebralen Erkrankungen, wie z.B. Multiple Sklerose, Morbus Wilson).
- **Familiäre gehäufte Demenzerkrankung**: ≥ drei Fälle in zwei oder drei Generationen (keine genau festgelegte Definition). Familiär bedeutet nicht erblich. Familiäre Fälle ohne definierten Erbgang sind sporadische Fälle.
- **Leichte kognitive Störung (MCI)**: Unscharf definierter Begriff. Erworbenes organisches kognitives Defizit, das – im Gegensatz zu einer Demenz – nicht oder nur in geringem Maß zu einer Alltagsbeeinträchtigung führt. Häufig, aber nicht immer Vorstadium einer Demenzerkrankung. Bei MCI als Vorstadium einer AD steht die Gedächtnisstörung im Vordergrund. Andere Typen von MCI sind nicht genau beschrieben.
- **Kortikale Demenz**: Klinischer Subtyp von Demenzen bei Läsion v.a. der Hirnrinde, geht typischerweise mit „Werkzeugstörungen" umschriebene geistige Leistungen einher (z.B. Sprache, räumliches Denken, visuelle Gnosis, Praxis), während basale Leistungen wie Aufmerksamkeit zunächst gut erhalten sind (wichtigster Vertreter: Morbus Alzheimer).
- **Frontale Demenz**: Klinischer Subtyp von Demenzen bei umschriebener präfrontaler Schädigung (Kortex und/oder Marklager und/oder verknüpfte subkortikale Kerngebiete). Sehr variables Bild mit Störungen von exekutiven Leistungen und/oder Wesensänderung und/oder Antriebsstörung.
- **Subkortikale Demenz**: Klinischer Subtyp von Demenzen bei Läsion des Marklagers und/oder der tiefen Kerne. Im Vordergrund stehen Verlangsamung, Aufmerksamkeits- und Antriebsstörung (Beispiele: subkortikale arteriosklerotische Enzephalopathie, Multiple Sklerose, progressive supranukleäre Parese).

Diagnostik

Intra vitam ist eine sichere Artdiagnose einer Demenz oft nicht möglich (Ausnahmen: symptomatische Demenzformen und Erkrankungen mit nachweisbarer Genmutation, z.B. Morbus Huntington, CADASIL, seltene Formen von Morbus Alzheimer und Frontotemporaler Demenz). Biopsien kommen in der Regel nicht in Betracht. Spezialisierte Einrichtungen erzielen eine diagnostische Sicherheit von 80–90 %.

Unverzichtbar sind
1. genaue Anamnese und Fremdanamnese,
2. kompetente neurologische und psychiatrische Beurteilung,
3. differenzierte neuropsychologische Diagnostik,
4. Labor-Ausschlussdiagnostik,
5. zerebrale Bildgebung (**A**).

Ergänzend möglich, aber in der klinischen Routine nicht regelmäßig indiziert:
6. EEG,
7. vertiefte Labordiagnostik,
8. Liquordiagnostik,
9. Perfusions-SPECT,
10. Glukose-PET,
11. genetische Diagnostik,
12. Dopplersonographie.

Anamnese und Fremdanamnese (A)

- Initiale und spätere Defizite, Progressionsmodus
- Alltagsbewältigung für basale und anspruchsvolle Aktivitäten
- Neurologische Symptome (z. B. Gang-, Miktions-, Riech-, Sehstörung, sonstige motorische und koordinative Störungen, unspezifische Symptome wie Orthostaseschwindel, Schlafstörung, Erschöpfbarkeit, Gewichtsverlust, sonstige Gesundheits- und Befindlichkeitsstörungen)
- Defizite von Orientierung, Gedächtnis (für Gesprächsinhalte und Ereignisse), räumlichem Denken (Ablesen, Zeichnen, Zusammensetzen, Einräumen), Sprache (u. a. Wortfindung, Flüssigkeit, Verständnis), Praxis, Geschwindigkeit des Denkens, Handelns und Sprechens
- Grundgestimmtheit, Antrieb, Sprachantrieb, Wesensänderung
- Psychiatrische Symptome (z. B. Paranoia, Wahnsymptome, Schlafstörung, Affektlabilität)
- Krankheitsbewusstsein
- Medikamente
- Familienanamnese

Eine strukturierte Angehörigenbefragung (IQCODE) kann zur Diagnosesicherung beitragen (Jorm et al. 1996).

Neurologische und psychiatrische Beurteilung (A)

Es soll ein vollständiger Befund erhoben werden, mit besonderer Aufmerksamkeit auf bestimmte Symptome, die bei Demenzerkrankungen auftreten können. Beispiele:

Neurologisch: Anosmie, Myoklonien (Morbus Alzheimer/AD, Lewy-Körperchen-Erkrankung/LBD), Augenbewegungsstörung (Korsakoff-Syndrom, progressive supranukleäre Parese), Dysarthrie, Dysphagie, Miktionsstörung (subkortikale arteriosklerotische Enzephalopathie/SAE), Gangapraxie (Normaldruckhydrozephalus, SAE), latente Hemisymptomatik (kortikobasale Degeneration/CBD), Kopfschmerzen (Vaskulitis), Muskel-Atrophie (ALS mit Frontotemporaler Demenz/FTD), Neuroleptika-Hypersensitivität, Orthostase, Parkinson-Symptome (LBD, FTD mit Parkinson-Syndrom) (Schmidtke 2005).

Sonstig körperlich: Asthmoide Beschwerden (Churg-Strauss-Vaskulitis), Diarrhoe (Pellagra, Morbus Whipple), Fieber (Vaskulitis), Gewichtsabnahme (Malignom), Hautsymptome (Pellagra, Vaskulitis), Kachexie (Korsakoff-Syndrom), Myxödem, Schwitzen, Tachykardie (Schilddrüsenfunktionsstörung).

Psychisch: Affektverflachung, Antriebsstörung, Apathie, Disinhibition, Hyperoralität, Parathymie, Sprachantriebsstörung, Unruhe (FTD), Alien-limb-Zeichen (CBD), Apraxie, Orientierungsstörung, Danebenreden (AD), Verlangsamung (SAE, LBD).

Neuropsychologische Diagnostik (A)

Ziele: Nachweis einer kognitiven Störung, Differenzialdiagnose, Schweregradeinteilung, Verlaufsbeurteilung ohne oder mit Intervention. Neben der Testuntersuchung ist auch die Verhaltensbeobachtung wichtig, in Bezug auf die o.g. möglichen psychischen Symptome sowie in Bezug auf Auffälligkeiten bei der Testbearbeitung (erschwertes Instruktionsverständnis, Vergessen von Aufforderungen, emotionale Reaktionen, emotionale Indifferenz, Selbstentwertung, Perseveration, Regelbrüche, Manipulieren von Gegenständen, Hinweise für Aggravation und Simulation). Screening-Tests dienen dem Nachweis und/oder der Schweregrad-Einteilung: Mini-Mental-Status-Test (MMST; Folstein et al. 1983), DemTect (Kalbe et al. 2004), TFDD (Ihl et al. 2000). Standardisierte Tests und Testserien dienen der Erstellung eines Defizit-Profils und damit der Differenzialdiagnose: CERAD-Testserie (Satzger et al. 2001), Tests aus dem Nürnberger Altersinventar (z. B. Zahlenverbindungstest ZVT-G für ältere Personen; Oswald u. Fleischmann 1985), Trail Making Test A und B, Tests aus dem Hamburg-Wechsler Intelligenztest für Erwachsene (Tewes 1991).

Labor-Ausschlussdiagnostik

Basisprogramm, immer durchzuführen (**A**): Blutbild, CRP oder Blutsenkung (Hinweise für entzündliche/vaskulitische Erkrankungen), TSH (Hypothyreose), GOT, CK, LDH, Harnstoff, Glukose (schwere internistische Erkrankungen), B12- und Folatspiegel, Lues-Suchtest (nach Ermessen; Knopman et al. 2001). Siehe auch unten „Vertiefte Labordiagnostik".

Zerebrale Bildgebung (A)

Unverzichtbar in der Basisdiagnostik (Knopman et al. 2001). Die Auswertung soll durch einen neuroradiologisch erfahrenen Arzt erfolgen. Dies gilt insbesondere für die Einschätzung von vaskulären Veränderungen und Atrophiegrad. Jeder Facharzt sollte jedes CCT/NMR selbst mitbeurteilen.

Wegen der Strahlenexposition durch die CCT ist die Kernspintomographie (MRT) zu bevorzugen. Sie wird aufgrund der höheren Aussagekraft z.T. generell als Methode der ersten Wahl in der Primärdiagnostik von unklaren, neu aufgetretenen kognitiven Störungen und Demenz empfohlen (Braffman et al. 2000, Knopman et al. 2001). Die MRT zeigt entzündliche, tumoröse, metabolische, vaskuläre und degenerative Veränderungen wesentlich genauer als die CCT (**A**). Kontrastmittelgabe nur bei gezielter Fragestellung. Mit quantitativen MRT-Verfahren können Gesamt- und Teilvolumina (z. B. Hippocampus) sowie Atrophieraten (Prozent pro Jahr) bestimmt werden. Es liegt jedoch keine ausreichende Evidenz für den Einsatz dieser Maße in der klinischen Routine vor (Knopman et al. 2001) (**C**).

Das CCT ohne Kontrast ist aus diagnostischer Sicht ausreichend, wenn nicht primär Hinweise auf eine entzündliche, tumoröse oder metabolische Erkrankung bestehen. Insbesondere genügt ein CCT für den Nachweis oder Ausschluss wichtiger symptomatischer Demenzursachen (Raumforderung, subdurales Hämatom, vaskuläre Läsionen, Hydrozephalus, subkortikale arteriosklerotische Enzephalopathie) und typischer Atrophiekonstellationen (globale Atrophie [extern/intern/gemischt], fokale Atrophie [lobar/temporomedial/Nucleus caudatus]).

EEG

Das EEG ist als Methode zur Differenzialdiagnose nicht valide, jedoch sensitiv für einige organische Erkrankungen (Rosen 1997), insbesondere Morbus Alzheimer jenseits des Frühstadiums (Verlangsamung), andere diffuse organische Läsionen und fokale Läsionen. Das EEG ist dagegen typischerweise normal bei Frontotemporaler Demenz und nichtorganischen Störungen (**B**).

Vertiefte Labordiagnostik

Zum Teil nur bei begründetem Verdacht sinnvoll: Lues (sofern nicht bereits durchgeführt), Differenzialblutbild, HIV- und Borrelien-Serologie, Kalzium, Phosphat (Hypoparathyreoidismus), immunologisches Screening einschließlich Schilddrüsen-Antikörpern, Drogen- und Schwermetall-Screening (Blei, Quecksilber), HbA1c (Diabetes), Kupfer-Clearance im 24-Stunden-Urin (Morbus Wilson), Vitamin- und Hormonspiegel (B1, B6, Niacin, Kortisol, Parathormon), ggf. Selen/Wismut bei Einnahme entsprechender Präparate.

Liquordiagnostik

Ziel: Nachweis von entzündlichen Veränderungen (akute/chronische Infektion, Multiple Sklerose, Vaskulitis, limbische Enzephalitis), Diagnostik und Differenzialdiagnose von Morbus Alzheimer (Amyloid-Peptide, Tau-Proteine; siehe dort), Nachweis von Proteinen 14-3-3, Tau, S100 und NSE bei V.a. Morbus Creutzfeldt-Jakob (siehe gesonderte Leitlinie). Probatorische Entlastungspunktion bei V. a. NPH (siehe gesonderte Leitlinie).

Perfusions-SPECT

Ziel: Nachweis typischer Hypoperfusions-Muster bei degenerativen Erkrankungen. Das Verfahren ist für die Diagnose von lobaren Atrophien (Frontotemporale Demenzformen) und Morbus Alzheimer geeignet (Jobst et al. 1998, Lobotesis et al. 2001; Dougall et al. 2004). Voraussetzung ist ein hoher technischer Stand in der Bildakquisition und -auswertung. Der Stellenwert des SPECT ist wegen des Fehlens von populationsbasierten Studien, die eine Abschätzung der positiven und negativen prädiktiven Werte erlauben würden, nicht abschließend zu beurteilen. Nachteil: Strahlenexposition (**B**).

Positronenemissionstomographie (Glukose-PET)

Ziel: Nachweis typischer Hypometabolismus-Muster bei degenerativen Erkrankungen, Suche nach Hinweisen für entzündliche Veränderungen (z. B. bei V.a. limbische Enzephalitis). Weitere Verfahren sind an einzelnen Zentren verfügbar, jedoch nicht in der klinischen Diagnostik etabliert (z. B. Quantifizierung von L-Dopa-Metabolismus, Acetylcholinesterase-Aktivität, Amyloidbeladung, Nikotin-Rezeptoren; Herholz 2003). Bei gleichem klinischen Einsatzbereich ist PET der SPECT im direkten Vergleich überlegen (Herholz et al. 2002). Für den klinischen Alltag ist ein genereller Zusatznutzen des PET über andere diagnostische Verfahren hinaus nicht belegt und eher fraglich (Gill et al. 2003). Nachteil: Hohe Kosten, keine Erstattung im ambulanten Bereich, Strahlenexposition (**C**).

Genetische Diagnostik

Ziel: Nachweis von Genmutationen, nur bei konkretem Verdacht auf erbliche Erkrankung, nur mit humangenetischer Beratung und mit schriftlichem Einverständnis (**C**).

Dopplersonographie

Nur dann indiziert, wenn aus der Anamnese oder der Bildgebung zusätzliche vaskulär-ischämische Ereignisse oder Läsionen bekannt sind (**C**).

Bei unklarer Diagnose

Wiederholungsuntersuchungen können zur Sicherung der Diagnose erforderlich sein (Patterson et al. 1999). Gegebenenfalls stationäre Aufnahme zur Beobachtung von Art und Ausmaß kognitiver und psychiatrischer Symptome, insbesondere bei präseniler Demenz und bei somatischen oder psychiatrischen Begleitsymptomen.

Morbus Alzheimer (Alzheimer Disease, AD)

Definition nach DSM-IV

(sinngemäß verkürzt; Saß et al. 2003)

Gedächtnisstörung plus mindestens eines dieser Symptome: Aphasie, Apraxie, Agnosie, Störungen der Exekutivfunktionen. Erworbene, bedeutsame Beeinträchtigung der Alltagsfunktion. Schleichender Beginn, konstantes Vorliegen, progredienter Verlauf. Ausschluss relevanter anderer zerebraler, extrazerebraler, substanzinduzierter und psychiatrischer Erkrankungen (!).

Klinische Diagnose

in Anlehnung an McKhann et al. (1984)

Klinisch mögliche AD:
- Dementielles Syndrom ohne alternative Ursache, aber mit Abweichen vom typischen klinischen Bild der AD
- Vorliegen einer alternativen Ursache, die aber die Demenz nicht hinreichend erklärt.

Klinisch wahrscheinliche AD:
- Progredientes kognitives Defizit,
- aktuell Demenz mit Gedächtnisstörung plus Defizit in ≥ einem anderen kognitiven Bereich,
- Ausschluss alternativer Ursachen,
- Unterstützung der Diagnose durch progredientes Defizit speziell von Sprache, Praxis und visueller Gnosis; Defizit von Alltagsaktivitäten, Verhaltensänderungen, positive Familienanamnese, normaler Standard-Liquorbefund, normales oder unspezifisch allgemeinverändertes EEG, Hirnatrophie.

Sichere AD:
- Histologisch (Autopsie oder Biopsie),
- im Falle autosomal-dominanter Vererbung: durch Mutationsanalyse.

Die wichtigste **Variante der AD** ist die **posteriore kortikale Atrophie**, eine meist **präsenile** Demenzform (durchschnittliches Erkrankungsalter: 58 Jahre) mit führender parieto-occipitaler Atrophie, Störung des visuell-räumlichen Denkens, der visuellen Gnosis und einer zunächst nur leichten Gedächtnisstörung (Mackenzie Ross et al. 1996, Galton et al. 2000, Tang-Wei et al. 2004, Schmidtke et al. 2005).

Bei Personen mit **Down-Syndrom** besteht im mittleren und fortgeschrittenen Lebensalter ein hohes Risiko, an AD zu erkranken (Patterson et al. 1999).

Diagnostik

Es existieren keine sicheren diagnostischen Marker, mit Ausnahme seltener autosomal-dominant vererbter Fälle, bei denen eine Mutation des Amyloid-Präkursor-Proteins (APP) oder der Gamma-Sekretase (Präsenilin) nachgewiesen werden kann. Die Diagnose ergibt sich aus der Summe klinischer und apparativer Befunde und wird durch den Ausschluss relevanter Differenzialdiagnosen unterstützt. Die Genauigkeit einer fundierten klinischen Diagnostik ist höher als die einzelner apparativer Verfahren (Villareal u. Morris 1999). Zur Diagnose einer „wahrscheinlichen AD" genügen in unkomplizierten Fällen die genaue Anamnese und die **Basisdiagnostik** (siehe oben, „Diagnoseverfahren", Punkte 1–5).

Typisches Profil:
- Neuropsychologisch: Allmähliche Progredienz. Im Vorstadium: Störung von Gedächtnis, **insbesondere verzögerter Abruf**, und von anspruchsvollen Aktivitäten. Im frühen Stadium: **kortikales Demenzprofil** mit Störung von Gedächtnis, Wortfindung und visuell-räumlichem Denken, keine deutliche Verlangsamung oder Wesensänderung (**A**). Später auch Apraxie und visuelle Agnosie. Bei weitgehend isolierter Gedächtnisstörung kann eine leichte kognitive Störung (MCI), aber keine AD diagnostiziert werden.
- Neurologisch: Als einziges Frühsymptom ist eine Hyposmie nicht selten (**C**). Im späteren Verlauf sind Gangunsicherheit, Hypokinese, Miktionsstörung, Myoklonien und Anfälle möglich. Frühe Parkinson-Symptome und andere frühe körperlich-neurologische Defizite sprechen stark gegen eine AD.
- Neuropsychiatrisch: Vorausgehende oder begleitende Depression ist möglich. Im Verlauf sind Wahnsymptome (v.a. paranoid getönt), Angst, Erregung, Unruhe, „Wandertrieb", Schlafstörung etc. möglich (**C**).
- CCT: Im Frühstadium mögliche Atrophie von Hippocampus und Gyrus parahippocampalis mit Erweiterung des Seitenventrikel-Unterhorns (geringe diagnostische Sicherheit). Im Verlauf progrediente globale Atrophie (**B**).

Mögliche erweiterte Diagnostik bei unklaren Fällen

- MRT: Das konventionelle MRT bietet gegenüber dem CCT einen geringen Vorteil (bessere Visualisierung der Atrophie von Hippocampus und Gyrus parahippocampalis in der koronaren Darstellung) (**B**). Die Hippocampus-Volumetrie erzielt in der Diagnose AD im Vergleich mit gesunden Personen eine der klinischen Diagnostik entsprechende Genauigkeit (Kantarci u. Jack 2003) (**C**). Ein reduziertes Hippocampus-Volumen hat bei Patienten mit leichter kognitiver Störung keinen hohen prädiktiven Wert für eine spätere AD (Wolf et al. 2003).

- EEG: Zunehmende Allgemeinveränderung und erhöhte Power langsamer Wellen (sensitiver, aber nicht spezifischer Befund; Rosen 1997) (**C**).
- Perfusions-SPECT: Typische parietotemporale Hypoperfusion, z.T. asymmetrisch. Hohe Sensitivität (89%) und Spezifität (80%) in einer autoptisch kontrollierten Fallserie (Jobst et al. 1998). In einer Metaanalyse hohe Spezifität der Diagnose „AD" gegenüber allen anderen Demenzformen (91%). Die Sensitivität und Spezifität für die Diagnose AD vs. Frontotemporale Demenz war 72% bzw. 78%, und für die Diagnose AD vs. „vaskuläre Demenz" 71% bzw. 76% (Dougall et al. 2004) (**B**).
- FDG-PET: Fokal akzentuierter Hypometabolismus im Assoziationskortex, v.a. parietotemporal und im posterioren Gyrus cinguli, auch präfrontal. Eine Metaanalyse von 15 Studien zeigte eine Sensitivität und Spezifität von je 86% für die Diagnose von AD vs. Kontrollpersonen (Patwardhan et al. 2004). Eine Multizenterstudie mit voxelbasierter quantitativer Auswertung erzielte eine Sensitivität von 84% und Spezifität von 93% bei leichter AD (MMST ≥ 24) vs. Kontrollpersonen (Herholz et al. 2002). Das PET erzielt eine hohe Sensitivität in der Abgrenzung der Lewy-Körperchen-Demenz von AD (Minoshima et al. 2001, Kantarci u. Jack 2003). Diese Zahlen gelten nur unter den Bedingungen dieser Studien (**B**).
- Liquordiagnostik: Erniedrigung von Amyloid-Peptid $Aß_{1-42}$, Erhöhung von $Aß_{1-40}$ sowie von phosphoryliertem und Gesamt-Tauprotein. Verbesserte diagnostische Genauigkeit durch Bestimmung von Indizes: $Aß_{1-42}/Aß_{1-40}$; Phospho-Tau/$Aß_{1-42}$ (Maddalena et al. 2003). Die Bestimmung von Phospho-Tau (181) und (231) eignet sich zur differenzialdiagnostischen Abgrenzung gegen andere Demenzerkrankungen, insbesondere Frontotemporale Demenz (Hampel u. Teipel 2004). Vielversprechender Ansatz, aber noch keine Vergleichsstudien zu anderen diagnostischen Verfahren, daher keine generelle Empfehlung (Knopman et al. 2001) (**C**).
- APO-E-Gentypisierung wird für die klinische Routine nicht empfohlen (Knopman et al. 2001). Ein APO-ε4-Allel erhöht zwar das Risiko für die sporadische AD um das Zwei- bis Dreifache, lässt aber im Einzelfall keine Rückschlüsse zu (**C**).
- Genetische Untersuchungen werden für die klinische Routine nicht empfohlen (Knopman et al. 2001). Sie kommen in Betracht, wenn ein autosomal-dominantes Vererbungsmuster vorliegt (**C**).

Differenzialdiagnose

AD/vaskuläre Demenzformen

Diese DD stellt sich bei Nachweis wesentlicher vaskulärer Läsionen. Eine mögliche Überlagerung durch eine AD muss bei vaskulären Läsionen stets erwogen werden! Mischdemenzen werden bei der Alzheimer-Demenz klassifiziert (Schaub u. Freyberger 2005).

Bei **subkortikaler arteriosklerotischer Enzephalopathie** (SAE; mit oder ohne multiple Lakunen der tiefen Kerne) sprechen folgende Zeichen für eine überlagerte AD: kortikales Demenzprofil mit ausgeprägter Gedächtnisstörung und Störung der visuell-räumlichen Verarbeitung (Abzeichnen, Uhrenzeichnen, Uhrenlesen; Schmidtke u. Hüll 2002), Fehlen eines SAE-typischen subkortikalen Demenzprofils, Fehlen SAE-typischer körperlich-neurologischer Symptome (Gangapraxie, Pseudobulbärparese, imperativer Harndrang).

Bei **solitären oder multiplen Insulten** sprechen für eine überlagerte AD: geringes Gesamtvolumen der Insulte, keine Läsion „strategischer" Areale, kein klarer zeitlicher Zusammenhang von Insult und Demenz, kontinuierliche Progredienz, ausgeprägte Gedächtnisstörung, visuell-räumliche Störung ohne parietale Läsionen. Eine Demenz nach einzelnen/kleinen Insulten ist sehr ungewöhnlich.

Differenzialdiagnose AD/Frontotemporale Demenz, Lewy-Körperchen-Demenz: siehe dort.

Frontotemporale Demenz (FTD)

Definition

FTD und „Stirnhirndemenz" sind begrifflich gleichwertig. Fälle ohne und mit Pick-Einschlusskörperchen sind klinisch nicht unterscheidbar. Der pathologische Prozess und die Klinik sind **sehr variabel**. Die Pathologie kann vornehmlich den frontalen oder den temporalen Kortex oder aber beide betreffen. Sie kann asymmetrisch ausgeprägt sein. Die Insel ist fast immer beteiligt. Subkortikale Strukturen können beteiligt sein (u. a. Nucleus caudatus, Substantia nigra, Pallidum, Amygdala). Ein Teil der Fälle ist familiär. Eine kleine Teilgruppe hiervon sind Fälle mit Parkinson-Syndrom bei Mutation des Tau-Proteins auf Chromosom 17 (FTDP-17, variabler Phänotyp: Goedert et al. 2000). Klinisch und pathologisch bestehen Überschneidungen zwischen FTD und kortikobasaler Degeneration, progressiver supranukleärer Parese (Tauopathien; Kertesz 2003). Der Krankheitsbeginn liegt meist vor dem 65., selten nach dem 75. Lebensjahr. Die FTD wird in **drei klinisch definierte Prägnanztypen** unterteilt, die vor allem im Frühstadium unterscheidbar sind. Sie gehen im Verlauf, z.T. auch schon von Beginn an, ineinander über:
1. frontale/frontotemporale Verlaufsform (Haupttyp),
2. primär progressive Aphasie (führende Aphasie und linkstemporale Atrophie),
3. semantische Demenz (führende bitemporale Atrophie; Defizit des Wissens über Wortbedeutungen, Defizit des „Weltwissens" zu allgemeinen Fakten, visuell-gnostische Störung).

Klinisch-diagnostische Konsensuskriterien

Klinisch-diagnostische Konsensuskriterien nach Neary et al. (1998):

1. Frontale/Frontotemporale Verlaufsform:
I. Grundlegende klinische Merkmale (alle zu erfüllen)
- A. Schleichender Beginn und allmähliche Progredienz
- B. Frühauftretendes Defizit im zwischenmenschlichen Sozialkontakt
- C. Frühauftretende Verhaltensauffälligkeit
- D. Frühauftretende emotionale Indifferenz
- E. Frühauftretender Verlust der Krankheitseinsicht

II. Unterstützende Merkmale
- A. Verhaltensauffälligkeiten
  1. Vernachlässigung der Körperpflege und Hygiene
  2. Geistige Unflexibilität
  3. Ablenkbarkeit und fehlende Ausdauer
  4. Hyperoralität und Veränderung der Essgewohnheiten
  5. Perseveratives und stereotypes Verhalten
  6. Unaufgeforderte Manipulation von Gegenständen (utilization behaviour)
- B. Sprache und Sprechen
  1. Veränderte Sprachproduktion
     a) Sprachantriebsstörung, Wortkargheit
     b) Logorrhoe
  2. Sprachliche Stereotypien
  3. Echolalie
  4. Perseveration
  5. Mutismus
- C. Somatische Symptome
  1. Primitivreflexe
  2. Inkontinenz
  3. Akinese, Rigor, Tremor
  4. Erniedrigter, labiler Blutdruck
- D. Zusatzuntersuchungen
  1. Neuropsychologie: Defizite in Testverfahren „frontaler" Funktionen, bei Fehlen von schwerer Gedächtnisstörung, Aphasie oder visuell-räumlicher Störung
  2. Konventionelles EEG: Normal trotz klinisch deutlicher Demenz
  3. Zerebrale Bildgebung (strukturell und/oder funktionell): Vorherrschende frontale und/oder temporale Pathologie

2. Primär-progressive (nichtflüssige) Aphasie:
I. Grundlegende klinische Merkmale (beide zu erfüllen)
- A. Schleichender Beginn und allmähliche Progredienz
- B. Nichtflüssige Aphasie mit ≥ einem dieser Symptome: Agrammatismus, Paraphasien, Benennstörung

II. Unterstützende Merkmale
- A. Sprache und Sprechen
  1. Stottern oder Sprechapraxie
  2. Störung des Nachsprechens
  3. Alexie, Agraphie
  4. Im frühen Stadium erhaltenes Sprachverständnis auf Wortebene
  5. Im späten Stadium Mutismus
- B. Verhaltensauffälligkeiten
  1. Im frühen Stadium intaktes Sozialverhalten
  2. Im späten Stadium Verhaltensauffälligkeiten ähnlich wie bei frontaler/frontotemporaler Verlaufsform

3. Semantische Demenz (verkürzte Wiedergabe):
I. Grundlegende klinische Merkmale
- A. Schleichender Beginn und allmähliche Progredienz
- B. Sprachstörung
  1. Inhaltsarme flüssige Spontansprache
  2. Verlust des Wissens über Wortbedeutungen, die sich beim Benennen **und** im Sprachverständnis zu erkennen gibt
  3. Semantische Paraphasien

  und/oder visuelle Agnosie mit
  1. Prosopagnosie (Störung des Erkennens von Gesichtern) und/oder
  2. Objektagnosie
- C. bis E. Erhaltene Fähigkeit, Objekte anhand ihrer Gestalt zuzuordnen (ohne sie notwendigerweise zu erkennen) und Zeichnungen zu kopieren, Einzelworte nachzusprechen, laut zu lesen und Worte orthographisch korrekt nach Diktat zu schreiben.

Ergänzende Hinweise zur Diagnostik der FTD; frontale/frontotemporale Verlaufsform

- Neurologie: Inkontinenz und hypokinetisch-rigides Syndrom können schon früh auftreten. Eine ALS ist in wenigen Prozent der Fälle mit einer FTD assoziiert, und vice versa.
- CCT/MRT: Im Frühstadium oft nicht sicher pathologisch, im Verlauf Atrophie, oft mit Atrophie des unterliegenden Marklagers und Ventrikelerweiterung, z.T. deutlich asymmetrisch, im Temporallappen v.a. anterior/polar, z.T. auch mediobasal (Hippocampus) (**B**). Leichte parietale Atrophie ist möglich. Intakt bleiben Zentralregion, Occipitallappen und obere Temporallappenwindung (v.a. hinteres Drittel = Wernicke-Areal).
- SPECT/PET: Früher Nachweis von Hypoperfusion/Hypometabolismus frontal, frontotemporal oder temporal (Diehl et al. 2004) (**B**).
- Neuropsychologie: Störung v.a. „exekutiver" Leistungen wie Wortflüssigkeit, Tempo, Interferenzunterdrückung (Stroop-Test), freier Gedächtnisabruf, planendes, analytisches und zielgerichtetes Denken (**C**). Typische, aber nicht obligate Verhaltensauffälligkeiten (**B**) sind: **Antriebsstörung** (Aufgaben werden nur mit kontinuierlicher Aufforderung bearbeitet), **Sprachantriebsstörung** (knappe Äußerungen, fast nur auf direkte Fragen), oder aber **Logorrhoe** und **Witzelsucht** (scherzhafte, situativ inadäquate Bemerkungen), **emotionale Indifferenz** (gegenüber Krankheitssymptomen und

Testleistungen), **inadäquater Affekt** (z. B. flach-euphorisch, misstrauisch-verstimmt), **Perseveration** (Wiederholung von Antworten und Handlungen, obwohl die Anforderung zwischenzeitlich gewechselt hat), **Regelbrüche** (Testinstruktionen werden nicht beachtet; inadäquate Reaktionen), **Manipulation** (utilization behaviour; Gegenstände werden unaufgefordert betastet), **Konkretismus** (Haften an äußerlichen Merkmalen bei der Testbearbeitung), **gestörte Interferenzunterdrückung** (zahlreiche Fehler im Stroop-Farbe-Wort-Interferenz-Test), **Echolalie** (Äußerungen anderer werden nachgesprochen), **Hyperoralität** (zum Mund führen nicht essbarer Dinge, Heißhunger z. B. auf Süßigkeiten), **bizarre oder zwanghafte Verhaltensweisen** (Rituale, Horten, Stereotypien, z. B. Handbewegungen, Umhergehen, Summen).
- Genetik: Eine humangenetische Untersuchung kann – nach entsprechender Aufklärung – bei begründetem Verdacht auf Mutation vom Typ FTDP-17 erfolgen (**C**).

Differenzialdiagnose zur AD

Je niedriger das Erkrankungsalter, desto höher ist die a-priori-Wahrscheinlichkeit einer FTD (**B**). Ein frühes Auftreten von Inkontinenz und hypokinetisch-rigidem Syndrom spricht gegen AD; Myoklonien und Anfälle gegen FTD.

Die NINCDS-ARDRA-Kriterien für die AD (McKhann et al. 1984) können nicht zwischen AD und FTD unterscheiden (Varma et al. 1999) (**C**).

Frühe Verhaltensauffälligkeiten haben einen hohen prädiktiven Wert für die Diagnose FTD, u. a. Fehlen von Krankheitseinsicht, Hyperoralität, stereotypes und perseveratives Verhalten, Sprachverarmung (Miller et al. 1997). AD-Patienten erzielen wesentlich niedrigere Summenwerte in strukturierten FTD-Verhaltensinventaren (Kertesz et al. 1997) (**A**).

Eine Differenzialdiagnose anhand spezieller neuropsychologischer Untersuchungen ist möglich (Perry u. Hodges 2000). Die Aussagekraft von Verhaltensinventaren ist höher als die von neuropsychologischen Testuntersuchungen (Kertesz et al. 2003).

SPECT: Mäßige Sensitivität (72%) und Spezifität (76%) in der Diskrimination von AD vs. FTD (Dougall et al. 2004) (**B**).

PET: Hypometabolismus bei FTD frontal und/oder anterior temporal, bei AD v.a. parietotemporal. Ein ventromedialer und basaler frontaler Hypometabolismus ist für die FTD besonders charakteristisch (Salmon et al. 2003, Ibach et al. 2004) (**C**).

Die Sprachstörung bei der AD unterscheidet sich von der bei der primär progressiven Aphasie (PPA): Bei AD relativ gut erhaltene Sprachflüssigkeit, Phonologie und Grammatik, erhaltene Sprachmelodie, stärker gestörtes Sprachverständnis. Die AD kann sich ausnahmsweise ähnlich wie eine PPA präsentieren (Karbe et al. 1993). Bei AD zusätzliche Defizite der visuell-räumlichen Verarbeitung und des Gedächtnisses.

Die Sprachstörung bei semantischer Demenz zeigt – anders als bei der AD – einen Verlust des Wissens über Wortbedeutungen (beim Verstehen gesprochener und geschriebener Sprache; Snowden et al. 1992).

Lewy-Körperchen-Demenz (LBD)

Definition

Demenzerkrankung mit zahlreichen Lewy-Körperchen in Neuronen des Neokortex, limbischen Kortex, Hirnstamms und Nucleus basalis Meynert (cholinerge Deafferentierung des Kortex). Phänomenologisch ist die LBD ein gemischt kortikales/subkortikales Demenzsyndrom. Übersicht siehe bei McKeith et al. 2004.

Auftreten eines **Parkinson-Syndroms** schon zu Beginn, erst im Verlauf oder gar nicht (!). Fälle, in denen die Demenz > ein Jahr nach dem Parkinson-Syndrom auftritt, werden unter „Morbus Parkinson mit Demenz" klassifiziert, obwohl diese Abgrenzung willkürlich ist und vermutlich in einem Teil dieser Fälle klinisch und pathogenetisch dieselbe Erkrankung vorliegt.

Untergruppierung der LBD in „reine" Fälle und solche mit begleitender Alzheimer-Pathologie (Fibrillenbündel und neuritische Plaques in einem Umfang, der die Diagnose AD rechtfertigt; del Ser et al. 2001). Letztere Form wird auch als „AD mit Lewy-Körperchen-Pathologie" bezeichnet. Auch bei der „reinen" Form der LBD können diffuse Amyloid-Plaques, wenige neuritische Plaques und wenige Fibrillenbündel vorliegen. Klinisch können beide Formen nicht unterschieden werden.

Diagnostik

Klinisch-diagnostische Konsensuskriterien nach McKeith et al. 2004 (**A**):
- Progrediente Demenz (ggf. ohne besondere Gedächtnisstörung)
- Zwei der folgenden Kriterien sprechen für eine „wahrscheinliche", nur ein Kriterium für eine „mögliche" Demenz mit Lewy-Körperchen:
  - Fluktuationen, besonders von Aufmerksamkeit und Wachheit,
  - wiederkehrende, ausgestaltete visuelle Halluzinationen,
  - Parkinson-Symptome (wenn vorhanden, dann binnen eines Jahres vor oder nach dem Auftreten der Demenz).
- Darüber hinaus gibt es folgende unterstützende Zweitrangkriterien:
  - häufige Stürze,
  - Synkopen,
  - vorübergehende Bewusstseinsstörung,
  - Neuroleptika-Überempfindlichkeit,

- Wahnbildung,
- nichtvisuelle Halluzinationen,
- Schlafstörung mit motorischem Ausagieren im REM-Schlaf,
- Depression.
- Gegen LBD sprechen folgende Kriterien:
  - vaskuläre Läsionen oder Symptome,
  - andere Erkrankung, die das klinische Bild zureichend erklären kann.

Ergänzende Hinweise zur Diagnostik der LBD

- Neurologie:
  - Parkinson-Syndrom ist hypokinetisch-rigid, Tremor in Minderzahl der Fälle, wenig Dopa-responsiv. Stürze durch plötzlichen Tonusverlust.
  - Weitere häufige Symptome: orthostatische Dysregulation, frühes Auftreten von imperativem Harndrang/Urininkontinenz, REM-Schlaf-Störung mit motorischem Ausagieren, z.T. schon im Vorstadium (Boeve et al. 2004).
- Psychiatrisch: Visuelle Halluzinationen sind wiederkehrend, können szenisch und detailreich sein, werden oft genau erinnert, treten tags oder nachts auf (z.B. Tiere, Personen, Figuren an den Wänden), werden indifferent oder angstvoll erlebt, manchmal mit Reaktionen wie Ansprechen, Schreien oder Schlagen. Zum Teil Provokation durch L-Dopa oder Dopamin-Agonisten in relativ niedrigen Dosen. Gutes Ansprechen auf Acetylcholinesterase-Hemmer ist diagnostisch verwertbar. DD: Visuelle Verkennungen, z.B. bei AD, hohe Dosen dopaminerger Medikamente.
- Neuropsychologie: Von Beginn an Verlangsamung, Konzentrations- und Aufmerksamkeitsstörung (gemischt subkortikales und kortikales Bild).
- SPECT/PET: Kortikaler Hypometabolismus, betont parieto-occipital einschließlich des visuellen Primärkortex (Albin et al. 1996; Colloby et al. 2004). Das FDG-PET ist der ^{123}I-Amphetamin-Perfusions-SPECT überlegen (Ishii et al. 2004).
- CCT/MRT: Relativ geringe Atrophie, im Einzelfall diagnostisch nicht verwertbar.

Differenzialdiagnose zur AD

Unzureichende Sensitivität und Spezifität der DD LBD/AD (Lang u. Bergmann 2002), v.a. solange ein deutliches Parkinson-Syndrom fehlt.

- Im frühen Stadium sprechen gegen AD: Alle Kernsymptome und unterstützenden Symptome der LBD (s.o.). Gegen LBD sprechen: Ganz im Vordergrund stehende Gedächtnisstörung, Fehlen von Verlangsamung und verminderter Vigilanz, Fehlen von Parkinson-Syndrom > ein Jahr nach Krankheitsbeginn. In einer Studie mit pathologischer Verifikation Sensitivität 82% und Spezifität 96% gegenüber AD, wenn ≥ 2 bzw. < 2 dieser Kriterien erfüllt waren: akuter/subakuter Beginn, frühe Inkontinenz, frühes Parkinson-Syndrom, frühe Halluzinationen (Del Ser et al. 2001) (**B**).
- Fluktuationen: Bei drei von vier der folgenden Symptome wurde in einer Studie ein positiver prädiktiver Wert von 83% gegenüber der DD „AD" erzielt: 1. Schläfrigkeit/Lethargie am Tage, 2. ≥ zwei Stunden Schlaf am Tag, 3. lang anhaltendes regloses „Starren", 4. Episoden verwirrten Sprechens (Ferman et al. 2004) (**C**).
- PET (**B**): Nur bei LBD auch occipitaler Hypometabolismus (Colloby et al. 2004). Sensitivität des PET für die DD AD/LBD ist höher als die Sensitivität von klinischen Kriterien (Kantarci u. Jack 2003). Nur bei LBD Reduktion des striatalen Dopa-Transporters (^{18}F-Dopa-Aufnahme; Hu et al. 2000). Auch in der FP-CIT-SPECT vergleichsweise niedrigere striatale Aufnahme bei LBD als bei AD (Walker et al. 2002). Diese Befunde beziehen sich auf Studienbedingungen.
- CCT/MRT: Bei AD stärkere globale und temporomedial betonte Atrophie (im Einzelfall geringe Aussagekraft) (**C**).

Differenzialdiagnose gegenüber symptomatischen Demenzformen

- Vaskuläre Läsionen und Mischdemenz → gesonderte Leitlinie „Vaskuläre Demenz", sowie oben Differenzialdiagnose AD/vaskuläre Demenzformen.
- Andere umschriebene zerebrale Läsionen: Tumor, Hämatom, Hydrozephalus, Radiatio etc. → CCT/NMR s.a. → gesonderte Leitlinie „Normaldruckhydrozephalus".
- Funktionelle Störungen bei chronischer psychosozialer Stressbelastung, Depression, Angsterkrankungen (häufig).
- Residualsyndrom bei Psychosen.
- Pseudodemenz bei Depression → Beck-Depressionsinventar oder Fremdbeurteilungsskala (z.B. Hamilton-Skala) empfohlen (Knopman et al. 2001). Bei Depression entsprechender Affekt, Verzagtheit, Selbstentwertung, Schlafstörung, aber keine gravierenden Werkzeugstörungen (Abzeichnen, Benennen, Wiedererkennen von Lernmaterialien). Eine im Alter erstmals auftretende Depression, v.a. ohne im Vordergrund stehende Traurigkeit, aber mit Antriebs-, Aktivitäts- und Interesseverlust, ist auch ein Risikofaktor für eine organische Demenzerkrankung (Gerlings et al. 2000). Eine neuropsychologische Untersuchung sollte nach Abklingen der depressiven Symptomatik erfolgen.
- Vorschädigung des Gehirns, die im Verein mit Alterung oder leichter sonstiger Schädigung zu einer Demenz führt (z.B. alter Insult, Trauma, Multiple Sklerose, Lösungsmittel-Enzephalopathie, Hydrozephalus, frühkindliche Hirnschädigung, Residualsyndrome bei Psychosen, Radiatio, Tumor, Enzephalitis).

- Stoffwechselerkrankungen: Hypothyreose/Hyperthyreose (→ TSH), Nebennierenerkrankung (Addison, Cushing), Nebenschilddrüsenerkrankung (Hyper-, Hypoparathyreoidismus [Stoerenburg et al. 1996] → Ca, Ph, eventuell Parathormon), Hypophysenerkrankungen, Elektrolytstörungen (Lang 2005), Morbus Wilson (→ Cu-Clearance) u. a. m.
- Enzephalopathie bei Hashimoto-Thyreoiditis (Chong et al. 2003) → TSH, Schilddrüsen-Antikörper.
- Spätmanifestierende erbliche Stoffwechselerkrankungen: kognitive und/oder psychiatrische und/oder körperlich-neurologische Symptome bei jüngeren Erwachsenen (Coker 1991; Swanson 1995).
- Infektionskrankheiten: Lues, AIDS, opportunistische Erreger → Lueserologie bei Risikogruppen, jüngeren Patienten, hypomanen und unklaren Psychosyndromen. Bei auch nur vagem Verdacht: HIV-Serologie, MRT. Sehr selten PML, ZNS-Beteiligung bei Morbus Whipple (Louis et al. 1996).
- Morbus Creutzfeldt-Jakob: unspezifisches Vorstadium, körperlich-neurologische Symptome, rasche Progredienz. Diagnostik → gesonderte Leitlinie.
- Zerebrale Vaskulitis: Kopfschmerz, multiple neurologische Symptome, kognitive Störungen. Diagnostik → gesonderte Leitlinie.
- Anfallsleiden: Temporallappenepilepsie ohne klinisch eindeutige Anfallsaktivität → EEG, Spezialambulanz.
- Neuroakanthozytose: Kognitives Defizit mit Dystonie oder Hyperkinesie, weiteren neurologischen und/oder psychiatrischen Symptomen (Rampoldi et al. 2002) → MRT (Caudatus-, Putamenatrophie), im roten Blutbild > 4% Akanthocyten nach 1:1-Verdünnung mit 0,9%iger NaCl-Lösung.
- Vitaminmangelzustände → s.o., Basis- und vertiefte Labordiagnostik.
- Organerkrankungen: Diabetes, Hepatopathie, Urämie, Anämie, Hypoxie → s.o., Basis- und vertiefte Labordiagnostik.
- Alkoholkrankheit: eher leichte Demenz bei hochgradigem Abusus (selten) → Fremdanamnese, internistische Diagnostik. Das **Wernicke-Korsakoff-Syndrom** mit Demenz bei Malnutrition/atrophischer Gastritis/Kachexie tritt nicht selten ohne fassbare Wernicke-Krise ein → MRT (Schmidtke 2002).
- Intoxikationen/Medikamentenwirkungen: Anticholinergika, Antikonvulsiva, Kumulation sedierender Medikamente, wismuthaltige Magenpräparate, Vitamin D, Dialyse-Enzephalopathie → Fremdanamnese, Drogen- und Substanz-Screening.
- Paraneoplastisch: limbische Enzephalitis (Bakheit et al. 1990) → Antikörperbestimmung (siehe gesonderte Leitlinie), MRT, Liquor, PET.

Verfahren zur Konsensbildung

Diese Leitlinie entstand ohne Sponsoring oder inhaltliche Einflussnahme durch Dritte. Es bestanden keine Interessenkonflikte. Die Leitlinie enthält keine Aussagen zu Wirksamkeit und Evidenzgrad von Therapien.

Expertengruppe

Für die DGN

H. Förstl, Klinik und Poliklinik für Psychiatrie und Psychotherapie, Technische Universität München
K. Herholz, Neurologische Universitätsklinik und Max-Planck-Institut für Neurologische Forschung Köln
C. Lang, Neurologische Universitätsklinik Erlangen
H. Przuntek, Neurologische Klinik der Ruhr Universität Bochum im St. Josefs Spital
C. W. Wallesch, Klinik für Neurologie der Universität Magdeburg

Für den BDN

J. Bohlken, Berlin

Federführend: K. Schmidtke, Neurogeriatrie- und Memory-Ambulanz, Zentrum für Geriatrie und Gerontologie Freiburg, Universitätsklinikum Freiburg, Lehener Str. 88, 79106 Freiburg
e-mail: klaus.schmidtke@uniklinik-freiburg.de

Literatur

Albin, R. L., S. Minoshima, C. J. D'Amato, K. A. Frey, D. A. Kuhl, A. A: Sima (1996): Fluoro-deoxyglucose positron emission tomography in diffuse Lewy body disease. Neurology 47, 462–446.
Bakheit, A. M., P. G. Kennedy, P. O. Behan (1990): Paraneoplastic limbic encephalitis: clinico-pathological correlations. J. Neurol. Neurosurg. Psychiatry 53, 1084–1088.
Boeve, B. F., M. H. Silber, T. J. Ferman (2004): REM sleep behavior disorder in Parkinson's disease and dementia with Lewy bodies. J. Geriatr. Psychiatry Neurol. 17, 146–157.
Braffman, B., B. P. Drayer, R. E. Anderson et al. (2000): ACR Appropriateness Criteria for dementia. Radiology 215 Suppl., 525–533.
Chong, J. Y., L. P. Rowland, R. D. Utiger (2003): Hashimoto encephalopathy: syndrome or myth? Arch. Neurol. 60, 164–171.
Coker, S. B. (1991 und 1992): The diagnosis of childhood neurodegenerative disorders presenting as dementia in adults. Neurology 41, 794–798; Neurology 42, 1431–1432.
Colloby, S., J. O'Brien (2004): Functional imaging in Parkinson's disease and dementia with Lewy bodies. J. Geriatr. Psychiatry Neurol. 17, 158–163.
Del Ser, T., V. Hachinski, H. Merskey, D. G. Munoz (2001): Clinical and pathological features of two groups of patients with dementia with Lewy Bodies: effect of coexisting Alzheimer-type lesion load. Alzheimer Disease and Associated Disorders 15, 31–44.
Diehl, J., T. Grimmer, A. Drzezga, M. Riemenschneider, H. Förstl, A. Kurz (2004): Cerebral metabolic patterns at early stages of frontotemporal dementia and semantic dementia. A PET study. Neurobiol. Aging 25, 1051–1056.
Dougall, N. J., S. Bruggink, K. P. Ebmeier (2004): Systematic review of the diagnostic accuracy of 99mTc-HMPAO-SPECT in dementia. Am. J. Geriatr. Psychiatry 12, 554–570.
Ferman, T. J., G. E. Smith, B. F. Boeve, R. J. Ivnik, R. C. Petersen, D. Knopman, N. Graff-Radford, J. Parisi, D. W. Dickson (2004): DLB fluctuations: specific features that reliably differentiate DLB from AD and normal aging. Neurology 62, 181–187.
Folstein, M. F., L. N. Robins, J. E. Helzer (1983): The Mini-Mental State Examination. Arch. Gen. Psychiatry 40, 812.
Galton, C. J., K. Patterson, J. H. Xuereb, J. R. Hodges (2000): Atypical and typical presentations of Alzheimer's Disease: a clinical, neuropsychological, neuroimaging and pathological study of 13 cases. Brain 123, 484–498.

Gerlings, M. I., R. A. Schoevers, A. T. Beekman et al. (2000): Depression and risk of cognitive decline and Alzheimer's disease. Results of two prospective community-based studies in The Netherlands. Br. J. Psychiatry 176, 568–575.

Gill, S. S., P. A. Rochon, M. Guttman, A. Laupacis (2003): The value of positron emission tomography in the clinical evaluation of dementia. J. Am. Geriatr. Soc. 51, 258–264.

Goedert, M., B. Ghetti, M. G. Spillantini (2000): Tau gene mutations in frontotemporal dementia and parkinsonism linked to chromosome 17 (FTDP-17). Their relevance for understanding the neurogenerative process. Ann. N. Y. Acad. Sci. 920, 74–83.

Hampel, H., S. J. Teipel (2004): Total and phosphorylated tau proteins: evaluation as core biomarker candidates in frontotemporal dementia. Dement. Geriatr. Cogn. Disord. 17, 350–354.

Herholz, K., E. Salmon, D. Perani, J. C. Baron, V. Holthoff, L. Frölich, P. Schönknecht, K. Ito, R. Mielke, E. Kalbe, G. Zundorf, X. Delbeuck, O. Pelati, D. Anchisi, F. Fazio, N. Kerrouche, B. Desgranges, F. Eustache, B. Beuthien-Baumann, C. Menzel, J. Schröder, T. Kato, Y. Arahata, M. Henze, W. D. Heiss (2002): Discrimination between Alzheimer dementia and controls by automated analysis of multicenter FDG PET. Neuroimage 17, 302–316.

Herholz, K. (2003): PET studies in dementia. Ann. Nucl. Med. 17, 79–89.

Hu, X. S., N. Okamura, H. Arai, M. Higuchi, T. Matsui, M. Tashiro, M. Shinkawa, M. Itoh, T. Ido, H. Sasaki (2000): 18F-fluorodopa PET study of striatal dopamine uptake in the diagnosis of dementia with Lewy bodies. Neurology 55, 1575–1577.

Ibach, B., S. Poljansky, J. Marienhagen, M. Sommer, P. Manner, G. Hajak (2004): Contrasting metabolic impairment in frontotemporal degeneration and early onset Alzheimer's disease. Neuroimage 23, 739–743.

Ihl, R., B. Grass-Kapanke, P. Lahrem, J. Brinkmeyer, S. Fischer, N. Gaab, C. Kaupmannsennecke (2000): Entwicklung und Validierung eines Tests zur Früherkennung von Demenz mit Depressionsabgrenzung (TFDD). Fortschr. Neurol. Psychiat. 68, 413–422.

Ishii, K., K. Hosaka, T. Mori, E. Mori (2004): Comparison of FDG-PET and IMP-SPECT in patients with dementia with Lewy bodies. Ann. Nucl. Med. 18, 447–451.

Jobst, K. A., L. P. Barnetson, B. J. Shepstone (1998): Accurate prediction of histologically confirmed Alzheimer's disease and the differential diagnosis of dementia: the use of NINCDS-ADRDA and DSM-III-R criteria, SPECT, X-ray CT, and Apo E4 in medial temporal lobe dementias. Oxford Project to Investigate Memory and Aging. Int. Psychogeriatr. 10, 271–302.

Jorm, A. F., P. A. Jacomb (1989): The Informant Questionnaire on Cognitive Decline in the Elderly (IQCODE): socio-demographic correlates, reliability, validity, and some norms. Psychol. Med. 19: 1015–1022

Kalbe, E, J. Kessler, P. Calabrese, R. Smith, A. P. Passmore, M. Brand, R. Bullock (2004): DemTect: a new, sensitive cognitive screening test to support the diagnosis of mild cognitive impairment and early dementia. Int. J. Geriatr. Psychiatry 19, 136–143.

Kantarci, K., C. R. Jack Jr. (2003): Neuroimaging in Alzheimer disease: an evidence-based review. Neuroimaging Clin. N. Am. 13, 197–209.

Karbe, H., A. Kertesz, M. Polk (1993): Profiles of language impairment in primary progressive aphasia. Arch. Neurol. 50, 193–201.

Kertesz, A., W. Davidson, H. Fox (1997): Frontal behavioral inventory: diagnostic criteria for frontal lobe dementia. Can. J. Neurol. Sci. 24, 29–36.

Kertesz, A. (2003): Pick Complex: an integrative approach to frontotemporal dementia: primary progressive aphasia, corticobasal degeneration, and progressive supranuclear palsy. Neurologist 9, 311–117.

Kertesz, A., W. Davidson, P. McCabe, D. Munoz (2003): Behavioral quantitation is more sensitive than cognitive testing in frontotemporal dementia. Alzheimer Dis. Assoc. Disord. 17, 223–229.

Knopman, D. S., S. T. de Kosky, J. L. Cummings et al. (2001): Practice parameter: Diagnosis of dementia (an evidence based review). Neurology 56, 1143–1153.

Lang, C. J., M. Bergmann (2002): Demenz mit Lewy-Körperchen. Fortschr. Neurol. Psychiatr. 70, 476–494.

Lang, C. J. G. (2005): Symptomatische Demenzen. In: Wallesch, C. W., H. Förstl (Hrsg.): Demenzen. Thieme, Stuttgart.

Lobotesis, K., J. D. Fenwick, A. Phipps et al. (2001): Occipital hypoperfusion on SPECT in dementia with Lewy bodies but not AD. Neurology 56, 643–649.

Louis, E., T. Lynch, P. Kaufmann, S. Fahn, J. Odel (1996): Diagnostic guidelines in central nervous system Whipple's disease. Ann. Neurol. 40, 561–568.

McKeith, I., J. Mintzer, D. Aarsland, D. Burn, H. Chiu, J. Cohen-Mansfield et al. (2004): Dementia with Lewy bodies. The Lancet Neurology 3, 19–28.

Mackenzie Ross, S. J., N. Graham, L. Stuart-Green, M. Prins, J. Xuareb, K. Patterson, J. R. Hodges (1996): Progressive biparietal atrophy: an atypical presentation of Alzheimer's disease. Journal of Neurology, Neurosurgery and Psychiatry 61, 388–395.

McKhann, G., D. Drachman, M. Folstein, R. Katzman, D. Price, E. M. Stadlan (1984): Clinical diagnosis of Alzheimer's disease: report of the NINCDS-ADRDA Work Group under the auspices of Department of Health and Human Services Task Force on Alzheimer's Disease. Neurology 34. 939–944.

Maddalena, A., A. Papassotiropoulos, B. Müller-Tillmanns, H. H. Jung, T. Hegi, R. M. Nitsch, C. Hock (2003): Biochemical diagnosis of Alzheimer disease by measuring the cerebrospinal fluid ratio of phosphorylated tau protein to beta-amyloid peptide42. Arch. Neurol. 60, 1202–1206.

Miller. B-L-, B. S. Ikonte, M. Ponton, M. Levy, K. Boone, A. Darby, N. Berman, I. Mena, J. L. Cummings (1997): A study of the Lund-Manchester research criteria for frontotemporal dementia; Clinical and single-photon emission CT correlates. Neurology 48, 937–942.

Minoshima, S., N. L. Foster, A. A. Sima (2001): Alzheimer's disease versus dementia with Lewy bodies: cerebral metabolic distinction with autopsy confirmation. Ann. Neurol. 50, 358–365.

Neary, D., J. S. Snowden, L. Gustafson, U. Passant, D. Stuss, S. Black, M. Freedman, A. Kertesz, P. H. Robert, M. Albert, K. Boone, B. L. Miller, J. Cummings, D. F. Benson (1998): Frontotemporal lobar degeneration: a consensus on clinical diagnostic criteria. Neurology 51, 1546–1554.

Oswald, W. D., U. M. Fleischmann (1985): Psychometrics in aging and dementia: advances in geropsychological assessments. Arch. Gerontol. Geriatr. 4, 299–309.

Patterson, C. J. S., S. Gauthier, H. Bergman et al. (1999): The recognition, assessment and management of dementing disorders: conclusions from the Canadian Consensus Conference on Dementia. CMAJ 160, Suppl.12, S1-S15.

Patwardhan, M. B., McCrory D. C., Matchar D. B., Samsa G. P., Rutschmann O. T. (2004). Alzheimer disease: operating characteristics of PET – a meta-analysis. Radiology 231: 73–80

Perry, R. J., J. R. Hodges (2000): Differentiating frontal and temporal variant frontotemporal dementia from Alzheimer's disease. Neurology 54, 2277–2284.

Rampoldi, L., A. Danek, A. P. Monaco (2002): Clinical features and molecular bases of neuroacanthocytosis. J. Mol. Med. 80, 475–491.

Rosen, I. (1997): Electroencephalography as a diagnostic tool in dementia. Dement. Geriatr. Cogn. Disord. 8, 110–116.

Salmon, E., G. Garraux, X. Delbeuck, F. Collette, E. Kalbe, G. Zuendorf, D. Perani, F. Fazio, K. Herholz (2003): Predominant ventromedial frontopolar metabolic impairment in frontotemporal dementia. Neuroimage 20, 435–440.

Saß, H., H. U. Wittchen, M. Zaudig, I. Houben (2003): Diagnostisches und Statistisches Manual Psychischer Störungen – Textvevision – DSM-IV-TR. Hogrefe, Göttingen.

Satzger, W., H. Hampel, F. Padberg, K. Bürger, T. Nolde, G. Ingrassia, R. R. Engel (2001): Zur praktischen Anwendung der CERAD-Testbatterie als neuropsychologisches Demenzscreening. Nervenarzt 73, 196–203.

Schaub, R. T., H. J. Freyberger (2005): Diagnostik und Klassifikation der Demenzen. In: Wallesch, C. W., H. Förstl (Hrsg.): Demenzen. Thieme, Stuttgart.

Schmidtke, K. (2002): Alkohol-induzierte kognitive Defizite. In: Beyreuther, K., K. Einhäupl, H. Förstl, A. Kurz (Hrsg.): Demenzen. Thieme, Stuttgart, 354–364.

Schmidtke, K., M. Hüll (2002): Neuropsychological differentiation of Small Vessel Disease, Alzheimer's Disease and Mixed Dementia. Journal of the Neurological Sciences 9, 419–429.

Schmidtke, K. (2005): Demenzen. In: Wallesch, C. W. (Hrsg.): Neurologie. Urban & Fischer, München.

Schmidtke, K., M. Hüll, J. Talazko (2005): Posterior Cortical Atrophy: variant of Alzheimer's Disease? A case series with PET findings. Journal of Neurology 252, 27–35.

Shulman, K. I. (2000): Clock-drawing: is it the ideal cognitive screening test? Int. J. Geriatr. Psychiatry 1, 548–561.

Snowden, J. S., D. Neary, D. M. Mann, P. J. Goulding, H. J. Testa (1992): Progressive language disorder due to lobar atrophy. Ann. Neurol. 31, 174–183.

Stoerenburg, H. J., H. C. Hansen, A. Thie, K. Kunze (1996): Reversible dementia in idiopathic hypoparathyroidism associated with normocalcemia. Neurology 47, 474–476.

Swanson, P. D. (1995): Diagnosis of inherited metabolic disorders affecting the nervous system. J. Neurol. Neurosurg. Psychiatry 59, 460–470.

Tang-Wai, D. F., N. R. Graff-Radford, B. F. Boeve, D. W. Dickson, J. E. Parisi, R. Crook, R. J. Caselli, D. S. Knopman, R. C. Petersen (2004): Clinical, genetic, and neuropathologic characteristics of posterior cortical atrophy. Neurology 63; 1168–1174.

Tewes, U. (1991): Hamburg-Wechsler Intelligenztest für Erwachsene. Revision 1991. Huber, Bern.

Varma, A. R., J. S. Snowden, J. J. Lloyd, P. R. Talbot, D. M. Mann, D. Neary (1999): Evaluation of the NINCDS-ARDRA criteria in the differentiation of Alzheimer's Disease and frontotemporal dementia. J. Neurol. Neurosurg. Psychiatry 66, 184–188.

Villareal, D. T., J. C. Morris (1999): The diagnosis of Alzheimer's disease. J. Alzheimers Dis. 1, 249–263.

Walker, Z., D. C. Costa, R. W. Walker, K. Shaw, S. Gacinovic, T. Stevens, G. Livingston, P. Ince, I. G. McKeith, C. L. Katona (2002): Differentiation of dementia with Lewy bodies from Alzheimer's disease using a dopaminergic presynaptic ligand. J. Neurol. Neurosurg. Psychiatry. 73, 134–140.

Clinical pathway – Diagnostik degenerativer Demenzen

Hinweise auf Demenzerkrankung ☐ Progrediente kognitive Defizite oder Wesensänderung ☐ Beeinträchtigung von Leistung und Selbständigkeit in Beruf und Alltagsleben ☐ Klage über Gedächtnisstörung **Screening-Tests** ☐ Mini-Mental State ☐ DemTect ☐ TFDD (Test zur Früherkennung von Demenzen mit Depressionsabgrenzung)	**Neuropsychologische Diagnostik:** ☐ Demenz-spezifische Anamnese ☐ Psychischer Befund, Verhaltensbeobachtung ☐ Serie normalisierter Tests (CERAD) ☐ weitere gezielte Testverfahren nach Erfordernis (Abzeichnen, Trail Making Test, Uhrenlesen …) **Suche nach symptomatischen Formen** ☐ Anamnese und körperlicher Befund ☐ jedwede neurologische, internistische oder allgemeine Symptome ☐ Psychopharmaka, v.a. anticholinerg wirksame Medikamente ☐ Vorschädigung durch Trauma, Alkohol etc ☐ temporärer Verwirrtheitszustand/Delir ☐ CT oder MRT (SDH? NPH? Tumor? Insult? SAE?) ☐ Labor: Suche nach ☐ Entzündung/Vaskulitis (Blutbild, CRP oder BSG) ☐ Hypo- oder Hyperthyreose (TSH) ☐ Schweren internistischen Erkrankungen (GOT, CK, LDH, Harnstoff, Glucose) ☐ Vitamin B12-/Folsäure-Mangel ☐ Lues (nach Ermessen) **Psychiatrische Ursachen** ☐ Schizophrenie ☐ Depression, ☐ Residualsyndrom ☐ Grenzbegabung **Vertiefte Labordiagnostik (bei Verdacht):** ☐ Lues-Serologie ☐ Differential-BB ☐ HIV-, Borrelien-Serologie ☐ Ca++, Phosphat ☐ Immunologisches Screening	☐ Hinweise auf M. Alzheimer: ○ im Vorstadium isolierte Gedächtnisstörung ○ charakteristische Trias aus Gedächtnisstörung, Wortfindungsstörung, Störung des visuell-räumlichen Denkens ○ schleichende Progression; im Verlauf auch Apraxie, visuell-gnostische Störung, „inhaltsarme Sprache" ○ zunächst unauffällig: Persönlichkeit, Gemütslage, zwischenmenschlicher Rapport, Tempo („gute Fassade") in Ordnung ☐ Hinweise auf Frontotemporale Demenz (M. Pick): ○ sehr variable Präsentation mit Wesensänderung und/oder Sprachstörung ○ Neurologische Befunde: fakultativ in relativ frühem Stadium Urininkontinenz, Parkinson-Syndrom, selten ALS ○ Frontaler/Frontotemporaler Prägnanztyp: ○ initial Verhaltensauffälligkeiten im zwischenmenschlichen Kontakt, zum Beispiel Disinhibition, Taktlosigkeit, Gleichgültigkeit ○ „exekutive" Störung des planenden, analytischen, zielgerichteten, strukturierten Denkens und Handelns ○ Verschiebung der Affektlage, z.B. flach-euthym, unbewegt, subeuphorisch, mürrisch-verstimmt, „pseudodepressiv" ○ progrediente Minderung von Antrieb und Sprachantrieb, oder auch planlose Umtriebigkeit. Logorrhoe ○ Temporale Prägnanztypen: Präsentation mit Sprachstörung bei führender links- oder bitemporaler Atrophie, aber im Verlauf, oder schon zu Beginn, Wesensänderung und schließlich Übergang in Demenz: ○ linkstemporale lobare Atrophie mit zunächst isolierter „Primär Progressiver Aphasie" (nicht-flüssig, Agrammatismus, Benennstörung, Paraphasien); später oder schon zu Beginn auch Zeichen einer frontalen Beteiligung mit Wesensänderung ○ bitemporale Atrophie mit „Semantischer Demenz": flüssige inhaltsarme Sprache, Wortfindungsstörungen, Sprachverständnisstörung, Verlust des Wissens über Wortbedeutungen, über Funktion und Aussehen von Objekten, auch Störung des Erkennens von Gegenständen und Gesichtern ☐ Hinweise auf Lewy-Körperchen-Demenz: ○ gemischt kortikales und subcortikales Demenzsyndrom (Störung von Gedächtnis, visuell-räumlichem Denken, sowie Aufmerksamkeitsstörung und Verlangsamung) ○ markante Fluktuationen von Wachheit, Aufmerksamkeit und geistiger Leistung (u.a. auch Symptome wie „regloses Starren", Synkopen, temporäre Unansprechbarkeit) ○ Visuelle Halluzinationen ○ Parkinson-Syndrom (v.a. hypokinetisch-rigid) ○ Stützende Befunde: Stürze, Synkopen, Überempfindlichkeit gegen Neuroleptika, Wahn, nicht-visuelle Halluzinationen, Schlafstörung mit motorischem Ausagieren im REM-Schlaf, Depression, frühe Urininkontinenz ☐ Hinweise auf vaskuläre Demenzform: ○ ausreichende vaskuläre Läsionen in der Bildgebung: Subcortikale Arteriosklerotische Enzephalopathie (SAE mit multiplen Lakunen der tiefen Kerne oder ausgeprägten Marklagerläsionen), oder große bzw. multiple bzw. „strategische" Territorialinfarkte ○ Bei SAE: Blutdruck langfristig stark erhöht ○ typische körperliche Symptome (bei SAE: Ganggrapraxie, imperativer Harndrang, Pseudobulbärparese) ☐ Hinweise auf CADASIL: ○ Positive Familienanamnese ○ Klinik und Bildgebung: Zeichen der ausgeprägten cerebralen Mikroangiopathie (lakunär und diffus, auch Balken und temporales Marklager) ○ Migräne-ähnliche Symptomatik (ohne und mit Aura)	☐ CCT/MRT: charaktistische Dilatation der Seitenventrikel-Unterhörner, unspezifische innere und äußere Atrophie ☐ Perfusions-SPECT: Hypoperfusion parieto-temporal ☐ CCT/MRT: charakteristische Atrophie frontal und/oder temporal, oft asymmetrisch, Dilatation von Seitenventrikel-Vorderhorn und -Unterhorn ☐ SPECT/PET: Hypoperfusion/Hypometabolismus frontal, frontotemporal oder temporal ☐ SPECT/PET: Hypoperfusion / Hypometabolismus parieto-temporo-occipital ☐ MRT: überdeutliche Darstellung vaskulärer Läsionen, cave Überinterpretation, cave häufige Mischdemenz (vaskulär plus AD) ☐ Hautbiopsie oder ☐ genetische Diagnostik

Differenzialdiagnose gegenüber symptomatischen Demenzformen

☐ Drogen-Screening ☐ Schwermetall-Screening ☐ HbA1c ☐ Cu^{++}-Clearance im 24-h-Urin ☐ Schilddrüsenantikörper	○ Hinweise auf Prion-Erkrankung: 　○ Rasche Progredienz 　○ Demenz und körperliche Symptome 　○ Myoklonien, extrapyramidale Störungen 　○ Nachweis von Protein 14-3-3 im Liquor	○ Hinweise auf sporadische CJK: 　○ EEG-Veränderungen (periodische sharp-wave-Komplexe) 　○ Sehstörungen 　○ Pyramidenbahnstörungen 　○ Cerebelläre Störungen ○ Hinweise auf neue Variante der CJK: 　○ Frühe psychiatrische Symptome 　○ Persistierende schmerzhafte Dysästhesien 　○ MRT: Signalanhebung im posterioren Thalamus

Neurodegenerative Demenzen

Was gibt es Neues?

- Dauerhafte Behandlung mit Acetylcholinesterase-Hemmstoffen ist evidenzbasierte Therapie der ersten Wahl bei Patienten mit leichter bis mittelschwerer Alzheimer-Erkrankung (Mini-Mental Status Test 10–24), Memantine ist evidenzbasierte Therapie der mittelschweren bis schweren Alzheimer-Erkrankung (Mini-Mental Status Test 3–14). Die NNT (numbers needed to treat), damit ein Patient eine globale Antwort zeigt, liegt bei etwa 12.
- Therapiekontrollen am einzelnen Patienten sind aufgrund der Variabilität des Krankheitsverlaufs nicht durchführbar – ergibt die klinische Verlaufskontrolle eine sehr rasche oder sprunghafte Verschlechterung, sollte das Vorliegen interkurrenter Erkrankungen überprüft und diese therapiert werden. Die Therapie der Grunderkrankung mit Acetylcholinesterase-Hemmstoffen oder Memantine wird beibehalten.
- Die Kombinationsbehandlung von Acetylcholinesterase-Hemmstoffen und Memantine scheint insbesondere für jüngere und mittelschwer bis schwer kranke Patienten einen deutlich stabilisierenden Effekt zu bringen, ist aber aufgrund der derzeit fehlenden Studienlagen noch nicht generell zu empfehlen.
- Cholinerge Therapie geht bei Patienten mit Alzheimer Erkrankung einer antidepressiven oder neuroleptischen Therapie voraus.
- Die Therapie frontotemporaler Demenzen ist symptomatisch durch Neuroleptika, Antidepressiva, Anxiolytika. Möglicherweise sind SSRIs auch gegen die Antriebsstörung bei FTD wirksam.

Die wichtigsten Empfehlungen auf einen Blick

Prophylaxe

- Körperliche Aktivität bei Personen ohne kognitive Einschränkungen kann das Risiko des Auftretens eines dementiellen Syndroms signifikant senken (**A**).
- Geistige Aktivität bei Personen ohne kognitive Einschränkungen kann das Risiko des Auftretens eines dementiellen Syndroms signifikant senken (**A**).
- Kardio- bzw. zerebrovaskuläre Risikofaktoren sollten konsequent vermieden bzw. behandelt werden (**A**).

Symptomatische Therapie

- Acetylcholinesterase-Hemmstoffe (in alphabetischer Reihenfolge: Donepezil, Galantamin, Rivastigmin) sind evidenzbasierte Therapie der leichten bis mittelschweren Alzheimer-Demenz (**A**).
- Memantine ist evidenzbasierte Therapie der mittelschweren bis schweren Alzheimer-Demenz (**A**).
- Kommt es bei schweren Stadien der Erkrankung zu einer stufenartigen Symptomprogression und findet sich keine interkurrente Erkrankung als Erklärung, sollte ein Wechsel innerhalb der Substanzklasse, ggf. zwischen den Substanzklassen erwogen werden (**B**).
- Der Nutzen der Therapie mit Acetylcholinesterase-Hemmstoffen ist um so größer, je früher die Therapie beginnt, und dosisabhängig (**A**). Jeder Patient sollte auf die maximal vertragene Dosis eingestellt werden (**B**).
- Bei der mittelschweren bis schweren Demenz auftretende depressive und psychotische Symptome sind einer medikamentösen Therapie mit Acetylcholinesterase-Hemmstoffen zugänglich und sparen Antidepressiva und Neuroleptika ein (**B**).
- Bei der Demenz mit Symptomen der Lewy-Körper-Erkrankung sind Acetylcholinesterase-Hemmstoffe erfolgreich (**B**). Bei Demenz bei Parkinson-Erkrankung ist Rivastigmin evidenzbasierte Therapie (**A**).
- Bei der frontotemporalen Demenz sind nur symptomatische Therapien in Form von Neuroleptika und Antidepressiva verfügbar (**A**).
- Nootropika sind in der Basistherapie der Alzheimer-Erkrankung obsolet (**B**), bei Vorliegen von Kontraindikationen gegen die Basistherapie oder anderer Ätiologie der dementiellen Erkrankung ist die Indikation für den Einzelfall zu prüfen (**C**).
- Kardio- bzw. zerebrovaskuläre Risikofaktoren sollten konsequent vermieden bzw. behandelt werden (**A**).

Neuroprotektive und sonstige Therapien bei Alzheimer-Krankheit

- Vitamin E zeigt einen leichten neuroprotektiven Effekt bei Patienten mit diagnostizierter Alzheimer Erkrankung und sollte adjuvant zur Therapie mit Acetylcholinesterase-Hemmstoffen in einer Dosierung von 2000 I.E. eingesetzt werden (**B**), die Anwendung von Selegiline bedarf weiterer Untersuchungen und kann derzeit nicht generell empfohlen werden (**B**).

- Statine können zum jetzigen Zeitpunkt weder zur Prophylaxe degenerativer dementieller Erkrankungen bei Gesunden empfohlen werden, noch bei Patienten, die bereits an der Alzheimer-Erkrankung erkrankt sind (**A**).
- Antientzündliche Substanzen (nichtsteroidale Antiphlogistika, Kortison) sind nach bisheriger Studienlage nicht wirksam (**A**).
- Eine Therapie mit Östrogenpräparaten bedarf weiterer Studien und kann derzeit nicht generell empfohlen werden (**B**).

Nichtmedikamentöse Therapie

Die medikamentöse Therapie neurodegenerativer Demenzen sollte durch nichtmedikamentöse Therapieverfahren in Abhängigkeit von der Schwere der Erkrankung ergänzt werden (**A**).

Einführung

Definition des therapeutischen Problems

Primäre dementielle Syndrome neurodegenerativen Typs sind Erkrankungen mit steigender Prävalenz im höheren Lebensalter (Erkinjuntti et al, 1997). Es ist die Regel, dass bei den betroffenen Patienten auch andere Erkrankungen – metabolische und insbesondere vaskuläre – vorliegen (Neuropathology Group of the Medical Research Council Cognitive Function and Ageing Study, MRC CFAS (2001). Die Diagnose einer vaskulären Erkrankung schließt die Diagnose einer gleichzeitig bestehenden neurodegenerativen Erkrankung nicht aus (Neuropathology Group of the Medical Research Council Cognitive Function and Ageing Study, MRC CFAS (2001) und sollte die Therapie dieser neurodegenerativen Begleitsymptomatik nicht verhindern. **Wichtig**: Dementielle Syndrome neurodegenerativer Ursache folgen einem klar strukturierten topischen Ablauf. Bei der Alzheimer-Erkrankung steht funktionell zu Beginn der Erkrankung das episodische Gedächtnis und die räumliche Orientierung im Vordergrund der kognitiven Defizite (anatomisch: Temporallappen) und erst im weiteren Verlauf das Vollbild eines dementiellen Syndroms. Bei frontotemporalen Demenzen steht zu Beginn häufig eine Verhaltensänderung, und aphasische Symptome und die Gedächtnisstörungen sind vergleichsweise mild ausgeprägt und überwiegend Abrufstörungen (siehe Leitlinien „Diagnostik degenerativer Demenzen"). Therapieerfolge der medikamentösen Behandlung dementieller Syndrome können temporäre Besserungen sein (nicht zu verwechseln mit temporärer Wirksamkeit!). Temporäre Besserung bedeutet einen vorübergehenden Rückgewinn verloren gegangener Fähigkeiten. Aufgrund der Progredienz der Grunderkrankung kommt es zwangsläufig im weiteren Verlauf der Erkrankung zu einer langsamen Verschlechterung – in jedem beliebigen Zeitraum profitieren die behandelten gegenüber unbehandelten Patienten. Bei einem größeren Teil der Patienten stellt sich zumindest eine Stabilisierung ein. Nur bei einem kleinen Teil erfolgt ein ungebremster Verlust an Fähigkeiten.

Die Indikation zur Behandlung soll von einem in der Demenzdiagnostik erfahrenen Facharzt (in der Regel einem Neurologen oder Psychiater) gestellt werden. Vor Verordnung soll eine Baseline von kognitiven, globalen und Verhaltens- sowie ADL-Funktionen erhoben werden. Die Ergebnisse der neuropsychologischen Testung und klinischen Globalskalen hängen auch von der Tagesform ab (z. B. schwer zu kontrollierende Störgrößen wie Müdigkeit). In der Verlaufseinschätzung kann daher eine im Rahmen der Erwartung liegende Verschlechterung der klinischen Symptomatik auch unter „Therapie aggraviert" erscheinen, in Abhängigkeit von diesen nicht im Einzelnen und der Gänze für die Untersuchungssituation überprüfbaren Faktoren wie z. B. Müdigkeit, Aufmerksamkeit, Verschlechterung von Begleiterkrankungen (z. B. diabetische Stoffwechsellage) oder hinzukommenden neuen Erkrankungen.

Die Erfordernis zur Therapieüberprüfung ergibt sich ganz selbstverständlich bei hinzugekommenen relativen oder absoluten Kontraindikationen der Demenztherapie (Bradykardie, gastrointestinale Ulcera). Des weiteren muss bei einer Verschlechterung der klinischen Symptomatik des Patienten an das Hinzukommen einer weiteren Erkrankung gedacht werden, die die Behandlung dieser interkurrenten Erkrankung erfordert, nicht unbedingt jedoch eine Änderung der Therapie der Hauptdiagnose. Gründe einer schlagartigen oder sehr raschen Verschlechterung, die Anlass zu erneuter Diagnostik geben sollten, sind u. a. die bei älteren Menschen häufig zu beobachtende Exsikkose, aber z. B. auch das Auftreten eines interkurrenten Infekts (z. B. Zystitis) oder ein Subduralhämatom oder eine Tumorerkrankung. Findet sich keine solche Erklärung, sollte die primäre Diagnose überprüft werden, z. B. im Sinne anderer Ursachen dementieller Erkrankungen wie der vaskulären Demenz oder der Creutzfeldt-Jakob-Erkrankung. Die Compliance des Patienten ist meist unter Einbezug pflegender Angehöriger oder von Sozialstationen sicherzustellen. Eine regelmäßige, ca. halbjährliche klinische Verlaufskontrolle soll auch nach Findung der Zieldosis erfolgen.

Epidemiologie

Dementielle Erkrankungen sind die häufigsten Gehirnerkrankungen des fortgeschrittenen Lebensalters und zeigen eine altersabhängige Zunahme der Prävalenz und Inzidenz (Erkinjuntti et al., 1997). Unzweifelhaft ist, dass insbesondere die wohl größte Gruppe der Demenzen, die Demenz vom Alzheimer-Typ, eine altersabhängige Zunahme der Inzidenz zeigt. Die Inzidenz dementieller Syndrome steigt exponentiell bis in die 90er Lebensjahre an (Jorm und Jolley 1998).

Definition der Ziele der Leitlinie

Ziel dieser Leitlinie ist eine Optimierung der Prophylaxe und Behandlung von Patienten mit dementiellen Syndromen neurodegenerativer Ursache sowohl in Bezug auf die dementielle Symptomatik selbst als auch auf die Begleiterkrankungen. Die Leitlinie ist evidenzbasiert und eine Fortentwicklung der folgenden Leitlinien:
- Leitlinie der DGN 2003,
- Empfehlungen der Arzneimittelkommission der Deutschen Ärzteschaft,
- Practice Parameters der American Academy of Neurology,
- Leitlinie der DGPPN 2003,
- Practice Parameter der APA 1997,
- Medline-Recherche zu den Stichworten Alzheimer, dementia, frontotemporal dementia, therapy.

Definition des Anwendungsbereiches

Diese Leitlinie wendet sich überwiegend an Ärzte und Psychologen, die im ambulanten oder Klinikbereich ältere Patienten betreuen und diesen Menschen Hinweise zur Prophylaxe geben können. Außerdem wendet sich die Leitlinie an Ärzte und Psychologen, die Patienten mit manifester dementieller Symptomatik neurodegenerativer Ursache betreuen.

Zusammenfassung der Empfehlungen

Diagnostik

Siehe Leitlinie „Diagnostik degenerativer Demenzen"

Prophylaxe dementieller Syndrome

Die nachfolgenden Empfehlungen richten sich ausdrücklich an Patienten, bei denen keine dementielle Erkrankung besteht. Zur begleitenden nichtmedikamentösen Therapie im Verlauf der dementiellen Erkrankung siehe unten.

In mehreren Studien wurde nachgewiesen, dass eine vermehrte körperliche Aktivität das Risiko des Auftretens einer dementiellen Erkrankung, auch der Demenz vom Alzheimer-Typ, um mehr als ein Drittel senken kann (Laurin et al., 2001; Lindsay et al., 2002). In ähnlichem Maß sinkt das Risiko, von einer dementiellen Erkrankung betroffen zu werden, durch Steigerung der geistigen Aktivität (Wilson et al., 2002). Obwohl spezielle Programme der geistigen und körperlichen Aktivierung vorgeschlagen wurden (Oswald et al., 1996) ist bei Sichtung der bisherigen Ergebnisse festzustellen, dass es vor allem auf die Kontinuität der Maßnahmen ankommt und daher im Vordergrund eher die Abwechslung und der emotional aktivierende Charakter der Tätigkeiten entscheidend sind als ein spezifischer Trainingsinhalt (Fratiglioni et al., 2004; Verghese et al., 2003).

Zusätzlich zu den körperlichen und geistigen Trainingsprogrammen wurde gezeigt, dass Antioxidantien wie Vitamin C und Vitamin E einen protektiven Effekt haben können (Engelhart et al., 2002; Morris et al., 2002). Anders als in Bezug auf die Therapie der manifesten Alzheimer-Erkrankung sind die Ergebnisse jedoch zur Zeit noch nicht so, dass eine generelle prophylaktische Therapie hiermit bei jedem älteren Patienten empfohlen wird. Auch für einzelne Nahrungsmittel/Diäten wurde eine Risikoreduktion beobachtet, z. B. für Fisch (Kalmijn et al., 1997) und mediterrane Diät (Panza et al., 2004). Insgesamt ist auch diesbezüglich die Evidenz nicht so stark, dass diese Maßnahmen zur Prophylaxe generell zu empfehlen sind (Luchsinger und Mayeux 2004).

Für anti-inflammatorische Substanzen (McGeer et al., 1996; Tabet und Feldmand 2003), Alkohol (Ruitenberg et al., 2002), Statine (Scott und Laake 2001) wurde in einzelnen Studien eine Risikoreduktion beobachtet. Die Evidenz ist für keines dieser Medikamente bisher jedoch so unumstritten nachgewiesen worden, dass eine generelle Behandlungsempfehlung zur Zeit ausgesprochen werden kann.

Wie bei vielen Erkrankungen ist das Meiden von kardio bzw. zerebrovaskulären Risikofaktoren von Bedeutung (Esiri et al., 1999; Forette et al., 2002) und sollte auch zur prophylaktischen Behandlung beachtet werden.

Ein Vorstadium dementieller Erkrankungen ist die milde kognitive Beeinträchtigung (siehe Leitlinie „Diagnostik degenerativer Demenzen"). Hierbei handelt es sich um einen heterogen beschriebenen Funktionszustand (Ritchie und Touchon 2000). Auch wenn ein erhöhtes Risiko des Übergangs in eine manifeste dementielle Erkrankung zum jetzigen Zeitpunkt zweifelsfrei ist, besteht auf dem Boden der derzeitigen Studienlage keine generelle Behandlungsempfehlung über die oben genannten Maßnahmen hinaus.

Dementielle Syndrome vom Alzheimer-Typ

Medikamentöse Therapie

Acetylcholinesterase-Hemmstoffe

Cholinesterase-Hemmstoffe sind bei Patienten mit leichter bis mittelschwerer Demenz wirksam (Doody et al., 2001; Lanctot et al., 2003). Für jede der heute zur Verfügung stehende Substanz wurde auch durch unabhängige Gruppen wie die Cochrane Collaboration eine Wirksamkeit bestätigt (Birks et al., 2000; Birks und Harvey 2003; Loy und Schneider 2004). Kosten-Nutzen-Bewertungen der ChE-Inhibitoren sind uneinheitlich. Ein Vergleich der Dosierungen und verwendeten Substanzen findet sich in **Tabelle 1**. Tacrin wird aufgrund der möglichen

Hepatotoxizität heute nicht mehr verwandt. Die Wirksamkeit bezieht sich auf den Nachweis verbesserter kognitiver Leistungen, verminderter Verhaltensauffälligkeiten, eines besseren klinischen Globalurteils, sowie einer Verminderung der Belastung pflegender Angehöriger. Die Nebenwirkungen sind abhängig von der Geschwindigkeit der Aufdosierung und können bei sehr langsamem Aufdosieren in aller Regel für sämtliche Substanzen gut kontrolliert werden. Dosierungsschritte sollten erfolgen von 5 mg für Donepezil nach 4–6 Wochen Therapie, von 4 mg Galantamin nach jeweils 2 Wochen Therapie und von 1,5 mg Rivastigmin nach jeweils 2 Wochen Therapie. Die häufigsten Nebenwirkungen für alle Substanzen sind Übelkeit, Erbrechen und Durchfall, teils auch Benommenheit, Kopfschmerz, Gewichtsverlust und Muskelkrämpfe.

Die NNT (numbers needed to treat), damit ein Patient eine globale Antwort zeigt, liegt bei etwa 12 (Lanctot et al., 2003; Livingston und Katona 2000) im Vergleich zu 29–86 für die Verhinderung eines größeren Ereignisses bei arterieller Hypertonie (Herzinfarkt, Schlaganfall, Tod; (Pearce et al., 1998).

Für fortgeschrittene Stadien der Erkrankung wurde zwar in klinischen Studien ein Nutzen einer cholinergen Medikation nachgewiesen (Tariot et al., 2001), allerdings besteht hierfür in Deutschland keine Zulassung zur Behandlung der Alzheimer-Erkrankung. Durch cholinerge Medikation kann die sonst in diesen Krankheitsstadien häufig erforderliche adjuvante psychotrope Medikation in Form von Antidepressiva, Neuroleptika und Anxiolytika vermindert werden (Small et al., 1998).

Fehler bei der Behandlung mit Acetylcholinesterase-Hemmstoffen ist eine zu niedrige Dosierung, da für sämtliche Substanzen ein dosisabhängiger Effekt beschrieben wurde (**Tabelle 1**). Bei Nichtbeachten und weiteren Fehlern, wie z.B. Therapiepausen (Cummings 2003), erscheint eine fehlende Wirksamkeit an Globalendpunkten irrig, wie die Einweisung in ein Pflegeheim (AD2000 Collaborative Group 2004). Wenn allerdings diese Fehler vermieden werden, besteht ein Nutzen der Medikamente auch in den Endpunkten der erstmaligen oder dauerhaften Einweisung in ein Pflegeheim (Geldmacher et al., 2003).

Tabelle 1 Behandlungseffekte mit Acetylcholinesterase-Hemmstoffen (nach Scarpini et al.(Scarpini et al., 2003)

Substanz	Dosis	ADAScog-Differenz (95% CI)
Donepezil	5 mg	-1,85 (-2,6, -1,11)
	10 mg	-2,90 (-3,65, -2,15)
Galantamin	8 mg	-1,30 (-2,75, -0,02)
	16 mg	-3,10 (-4,12, -2,07)
Rivastigmin	1–4 mg	-0,84 (-1,48, -0,19)
	6–12 mg	-2,09 (-2,65, -1,54)

ADAScog, mittlere gewichtete Differenz gegen Placebo nach 6-monatiger Behandlungsdauer

Vergleich der Acetylcholinesterase-Inhibitoren

Kontrollierte head-to-head-Studien an großen Patientenzahlen liegen zur Zeit nicht vor. Im Vergleich der Änderungen in kognitiven Skalen, insbesondere ADAScog, zeigen sich für alle Substanzen dosisabhängige Effekte, aber für keine der Substanzen gegenüber einer anderen in Bezug auf die Wirksamkeit entscheidende Vorteile (Scarpini et al. 2003; **Tabelle 2**). Die Auswahl richtet sich auch nach den möglichen Nebenwirkungen und den pharmakodynamischen/pharmakokinetischen Eigenschaften (**Tabelle 2**) der Medikamente. Im Einzelfall kann von Vorteil sein die Möglichkeit zur Einmalgabe (Donepezil, Galantamin), die Zubereitung als Lösung (Galantamin, Rivastigmin) oder die geringe Interaktion mit anderen Medikamenten (Rivastigmin).

Tabelle 2 Pharmakologische Eigenschaften der vier in Deutschland zur Behandlung der Alzheimer-Erkrankung zugelassenen Medikamente

	Donepezil	Galantamin	Rivastigmin	Memantine
Wirkung	10 mg/d	16–24 mg/d	6–12 mg/d	20 mg/d
Dosierungen/Tag	1	2 slow release 16 mg: 1	2	2
Mechanismus	AchEi	AchEi; nAchR	AchEi; BuChEi	NMDA-Antag.
Nahrung beeinflusst Absorption	nein	ja	ja	nein
Serumhalbwertszeit	70–80 h	5–7 h	2 h	60–80 h
Proteinbindung (%)	96	10–20	40	40%
Metabolisierung/Ausscheidung	Leber	50% Leber, 50% Niere	Suizidsubstrat/Niere	Niere
Cytochrom P450-System	ja	ja	nein	nein

Umsetzen auf ein anderes Medikament

Evidenz, welcher Patient in Bezug auf welches der Medikamente am besten ansprechen wird, liegt zur Zeit nicht vor. Es hat sich allerdings gezeigt, dass bei fehlender Wirksamkeit (d. h. ungebremster Funktionsverlust im Vergleich zur Zeit vor Beginn der Medikation) oder Wirkverlust im Verlauf der Therapie ein Wechsel des Präparats Aussicht auf Erfolg bringt (Emre 2002; Gauthier et al., 2003).

Absetzen

Evidenz dazu, wann Acetylcholinesterasehemmstoffe abgesetzt werden sollen, liegen zur Zeit nicht vor. Üblicherweise erfolgt bei sprunghafter Verschlechterung der Symptomatik ein Wechsel des Präparates (s.o.) oder der Substanzgruppe.

Antiglutamaterge Therapie

Für mittelschwere bis schwere Stadien der Alzheimer-Erkrankung ist Memantine zur Behandlung zugelassen, fußend vor allem auf zwei Studien (Reisberg et al., 2003; Winblad und Poritis 1999). Da bei diesen Studien aufgrund des fortgeschrittenen Erkrankungsstadiums der Patienten nicht die gleichen Messinstrumente eingesetzt werden können wie bei leichteren Stadien der Erkrankung, ist der relative Nutzen der Therapie im Vergleich zum Nutzen der cholinergen Medikamente bei leichteren Krankheitsstadien nicht einzuschätzen. Die Behandlung von mittelschweren bis schweren Stadien der Alzheimer-Erkrankung entspricht jedoch der höchsten Güteklasse der Evidenz.

Kombinationsbehandlung von antiglutamaterger Therapie und Acetylcholinesterase-Inhibitoren

Eine Zulassung liegt in Deutschland zur Zeit nicht vor, auch wenn in Studien an fortgeschritten Erkrankten ein zusätzlicher Nutzen festgestellt wurde (Tariot et al., 2004). Eine generelle Empfehlung kann aufgrund der eingeschränkten Studienlage zur Zeit jedoch nicht ausgesprochen werden.

Antidepressive Therapie

Selektive Serotoninwiederaufnahme-Hemmer sind die Mittel der ersten Wahl zur Behandlung depressiver Syndrome bei der Alzheimer-Erkrankung (Doody et al., 2001) und können unter Beachtung der Nebenwirkungsprofile zur Behandlung einer Depression bei dementen Patienten verordnet werden (Doody et al., 2001). Klassische tri- oder tetrazyklische Antidepressiva sollten bei AD aufgrund ihrer anticholinergen Nebenwirkung in aller Regel nicht gegeben werden.

Aufgrund des im Zuge der Krankheitsprogression sich möglicherweise einstellenden Symptomwandels sollte das Fortbestehen der Indikation zur Behandlung mit Antidepressiva monatlich überprüft werden.

Neuroleptische Therapie

Neuroleptika können in niedriger Dosierung zur Behandlung von Agitiertheit, Aggressivität oder psychotischen Symptomen gegeben werden, wenn Veränderungen von Umweltbedingungen keine Verbesserung ergeben. Zunächst sollten jedoch die Umweltbedingungen auf mögliche Auslöser überprüft werden (Doody et al., 2001). Eine gewisse Vorsicht des Einsatzes dieser Medikamente ergibt sich dadurch, dass eine Erhöhung des Risikos des Auftretens zerebrovaskulärer Ereignisse unter der Behandlung mit Risperidon und unter Olanzapin beobachtet wurde (Wooltorton 2002). In der Regel sollte die Behandlung mit atypischen Neuroleptika erfolgen (Doody et al., 2001), weil keine Änderung des Risikos gegenüber typischen Neuroleptika besteht (Herrmann et al., 2004). Da in Deutschland zur Zeit in der Indikation bei geriatrischen dementen Patienten für Risperidon als einzigem Medikament eine formale Zulassung besteht, ist diese Substanz als Mittel der ersten Wahl anzusehen.

Aufgrund des im Zuge der Krankheitsprogression sich möglicherweise einstellenden Symptomwandels sollte das Fortbestehen der Indikation zur Behandlung mit Neuroleptika wöchentlich überprüft werden.

Neuroprotektive Therapie

Antioxidantien. Als bisher einzig etablierte antioxidative Therapie bei der Alzheimer-Erkrankung ist die Therapie mit Vitamin E bekannt. In einer randomisierten, placebokontrollierten Studie mit Vitamin E und Selegilin wurden beide Substanzen einzeln und in der Kombination untersucht. Beide Einzelsubstanzen hatten einen positiven Effekt in Bezug auf die Verzögerung des primären Endpunktes Einweisung in ein Pflegeheim – kognitive Parameter waren nicht erhoben worden (Sano et al., 1997). Die gleichzeitige Applikation beider Substanzen ergab einen eher geringeren Effekt. Es muss daher davor gewarnt werden, Antioxidantien in beliebiger Kombination und Dosierung anzuwenden. In der Kombination mit Acetylcholinesterase-Hemmstoffen bleibt die protektive Wirkung von Vitamin E erhalten (Klatte et al., 2003). Allerdings ist die Wirkung in Meta-Analysen nicht eindeutig bestätigt worden (Tabet et al., 2000). In einer großen Meta-Analyse von Studien aus anderen Indikationsgebieten ergab sich sogar eine erhöhte Gesamtmortalität ohne eine bestimmte Todesursachenzuordnung unter Dosen von > 400 mg/Tag Vitamin E (Miller, III et al., 2005).

Anti-entzündliche Substanzen

Zumindest im Verlauf der Alzheimer-Erkrankung finden sich entzündliche Veränderungen und Mikrogliaaktivierung (Cagnin et al., 2001). Bisherige Therapietrials mit Prednison (Aisen et al., 2000), Diclofenac (Scharf et al., 1999), Indomethacin (Tabet und Feldman 2002), Ibuprofen (Tabet und Feldmand 2003) und Rofecoxib (Aisen et al., 2003) waren jedoch negativ.

Substanzen mit unklarem oder breitem Wirkmechanismus

Östrogene können derzeit weder zur Prävention noch zur Behandlung der AD empfohlen werden (Doody et al., 2001). Statine können derzeit weder zur Prävention noch zur Behandlung empfohlen werden. Unter Umständen verschlechtern sie sogar die Symptomatik bei Patienten mit Alzheimer-Erkrankung (Algotsson und Winblad 2004). In einer kürzlich erstellten Übersichtsarbeit wurden 48 Substanzen, insbesondere auch solche pflanzlicher Herkunft, untersucht, deren Effektivität allerdings nicht bestätigt werden konnte (Doody et al., 2001). Zur Wirksamkeit von Pirazetam, Nicergolin, Hydergin liegen für Kollektive dementer Patienten ohne differenzialdiagnostische Zuordnung positive Ergebnisse vor, eine Übertragung auf spezifische Erkrankungen, z. B. die Alzheimer-Erkrankung, ist jedoch nicht möglich – bis zum Vorliegen entsprechender Studien sind angesichts der vorliegenden Evidenz für andere Medikamente die o.g. Substanzen als obsolet zu bewerten. Die Behandlung mit Gingko-Präparaten zeigt im Vergleich zu den cholinergen und antiglutamatergen Standardtherapeutika einen wesentlich uneindeutigeren Effekt (Birks et al., 2002; Le Bars et al., 1997).

Nichtmedikamentöse Therapie

Soweit wie möglich sollten neue Umgebungen vermieden werden und die Bezugspersonen gleich bleiben. Eine Strukturierung des Tages mit regelmäßigen Eckpunkten wird als positiv empfunden. Soweit noch möglich sollten die Erkrankten dazu angehalten werden, Aufgaben zu übernehmen; allerdings muss darauf geachtet werden, fortgesetzte Frustrationen durch dauerhafte Konfrontation mit kognitiven Defiziten zu vermeiden. Bei der Kommunikation ist darauf zu achten, dass ablenkende Einflüsse (Radio, Fernsehen, Lärm) reduziert werden. Bei nächtlicher Unruhe beruhigender Zuspruch durch vertraute Personen; nachts kleine Lampe im Zimmer brennen lassen. Primär sollen Verhaltensmodifikation, feste Toilettenzeitpunkte und Miktionsanbahnung zur Reduktion der Urininkontinenz angewendet werden (Doody et al., 2001). In mittelschweren und fortgeschrittenen Stadien der Erkrankung können z. B. Therapieverfahren wie basale Stimulation, Validationstherapie und Biographiearbeit, Musik- und Ergotherapie zur Anwendung kommen.

Adjuvante Therapien

In der Behandlung der Alzheimer Erkrankung kann die Behandlung von Begleiterkrankungen nicht unterschätzt werden. Hierzu gehören insbesondere auch entzündliche Erkrankungen verschiedener Genese (z. B. Pneumonie und Zystitis) aber auch Vitaminmangel und Wunden sonstiger Genese. Allein z. B. die Therapie vaskulärer Risikofaktoren kann einen entscheidenden Einfluss auf den Verlauf der Alzheimer-Erkrankung haben (Esiri et al., 1999).

Unabhängig von der spezifischen Diagnose, die dem dementiellen Syndrom zu Grunde liegt, gibt es einige allgemeine medikamentöse und nichtmedikamentöse Maßnahmen, die das subjektive Wohlbefinden der Patienten verbessern und die Pflege erleichtern können. Je weiter das dementielle Syndrom fortschreitet, desto wichtiger wird neben den neuen Ansätzen einer spezifischen medikamentösen Therapie die Gestaltung des Umfeldes des Erkrankten.

Therapie der Begleitperson

Der behandelnde Arzt soll auf Belastungen der Angehörigen und ihre Bewältigungsstrategien eingehen, soziale Unterstützungsmaßnahmen anbieten, die körperliche und seelische Gesundheit beachten und über Hilfsangebote informieren. Langfristige Unterstützungsprogramme für pflegende Angehörige verzögern die Einweisung in Pflegeeinrichtungen (Doody et al., 2001). Eine Kooperation mit Angehörigen-Vereinigungen (z. B. regionale Alzheimer-Gesellschaften) ist sinnvoll und ratsam.

Sonstige alltagsrelevante Probleme

Das Führen von Fahrzeugen ist abhängig von der Aufmerksamkeitskapazität, visuell-räumlichen und exekutiven Funktionen. Engmaschige Kontrolluntersuchungen sind daher bei Alzheimer-Kranken erforderlich. Eine entsprechende Beratung von Patient und Angehörigen sollte dokumentiert werden. Patienten sollten bei erhaltener Geschäftsfähigkeit über die Möglichkeiten von Vorsorgeverfügungen und Bevollmächtigungen informiert werden. In fortgeschrittenen Stadien der Erkrankung ist häufig eine gesetzliche Betreuung erforderlich.

Dementielle Syndrome vom frontotemporalen Typ

Das klinische Bild der frontotemporalen Demenz ist gekennzeichnet durch Störungen des Verhaltens, der Persönlichkeit und des Affekts. Hierzu gehören die Apathie, Inflexibilität, Enthemmung, sozial unangepasstes Verhalten, Perseverationen, Ablenkbarkeit und Verlust an Abstraktionsfähigkeit und die Minderung der sprachlichen

Ausdrucksfähigkeit bis hin zur Verstummung. Es gibt Erscheinungsbilder, die einem depressiven Syndrom ähneln und solche, die einem psychotischen Syndrom ähneln. Hierzu gehören die primär progressive Aphasie, die semantische Demenz und die kortikobasale Degeneration. Anders als bei fortgeschrittenen Alzheimer-Erkrankungen gibt es jedoch selten akustische Halluzinationen. Bei bis zu 50% der Patienten mit frontotemporaler Demenz liegt eine Störung des Sozialverhaltens vor (Miller et al., 1997). Die Enthemmung scheint am ausgeprägtesten zu sein bei asymmetrischem Befall rechts, Sprachsymptome am ausgeprägtesten bei asymmetrisch linkem Befall und dysexekutive Syndrome bei beidseitigem Befall (Lindau et al., 2000). Ein Teil der Patienten entwickelt einen zwanghaften Drang, bestimmte Tätigkeiten auszuführen. Als Nebenbefund zeigt sich bei mehr als der Hälfte der Patienten eine deutliche Gewichtszunahme durch Änderungen der Nahrungsaufnahme. Dies kann sowohl die Quantität der Nahrungsaufnahme betreffen als auch die Qualität. Gelegentlich entwickelt sich ein Bild mit fast ausschließlichem Verzehr bestimmter Nahrungsmittel. Zum Teil steigt der Alkoholkonsum so drastisch, dass fälschlicherweise die Diagnose einer alkoholischen Demenz gestellt wird (Näheres siehe Leitlinie „Diagnostik degenerativer Demenzen").

Beim Pick-Komplex besteht kein ausgeprägtes kortikales cholinerges Defizit. Die Medikamente, die bei der Alzheimer Erkrankung wirksam sind, wie z.B. die Cholinesterase-Hemmer, haben daher in bisherigen vorläufigen Untersuchungen keinen (Chow und Mendez 2002) oder nur einen schwachen (Moretti et al., 2004) Effekt. Größere systematische pharmakologische Studien zur Behandlung des Pick-Komplexes wurden bisher nicht durchgeführt. Einzelbeobachtungen zufolge kann eine Antriebsstörung durch die Gabe selektiver Serotonin-Wiederaufnahme-Hemmer positiv beeinflusst werden (Ikeda et al., 2004; Swartz et al., 1997). Insgesamt sind die auftretenden Symptome symptomatisch zu behandeln.

Demenz bei Lewy-Körperchen-Erkrankung

Das dementielle Syndrom mit Vorliegen von diffusen kortikalen Lewy-Körpern ist eine strittige Diagnose und es ist unklar, ob diese Erkrankung von der Parkinson-Erkrankung (Litvan et al., 1998) oder der Alzheimer-Erkrankung (Minoshima et al., 2001) abzugrenzen ist. Manche Zentren ordnen entsprechend den diagnostischen Kriterien eine große Zahl von Patienten in diese Gruppe ein, von der überwiegenden Zahl der Zentren jedoch wird nur ein kleiner Teil der Patienten dieser Gruppe zugeordnet. Die aktuell gültigen Konsensuskriterien für eine Lewy-Body-Erkrankung (McKeith et al., 1996) besagen, dass mindestens zwei der folgenden drei Symptome vorliegen müssen:

- fluktuierende kognitive Defizite (besonders Aufmerksamkeit),
- wiederholte detaillierte visuelle Halluzinationen,
- extrapyramidalmotorische Störungen.

Als unterstützend für die Diagnose einer „Lewy-body-Erkrankung" wird das Vorliegen folgender zusätzlicher Symptome angesehen: wiederholte Stürze, Synkopen, vorübergehende Bewusstseinsstörungen, Überempfindlichkeit gegen Neuroleptika, Wahrnehmungsstörungen, Halluzinationen. Als abschwächend werden vorliegende vaskuläre Veränderungen gesehen und andere Befunde, die die Symptomatik erklären können. Explizit ist hinzugefügt, dass die Diagnose einer dementiellen Entwicklung mit Lewy-Körperchen die Diagnose einer anderen Demenzform, z.B. der Alzheimer-Erkrankung, nicht ausschließt (Näheres siehe Leitlinien „Diagnostik degenerativer Demenzen")

Die cholinergen Defizite sind sehr ausgeprägt, und es gibt Berichte über vergleichsweise gute Erfolge mit Acetylcholinesterase-Hemmstoffen (Edwards et al., 2004; McKeith et al., 2000). Allerdings tritt u. U. eine Verschlechterung der extrapyramidalmotorischen Symptomatik auf (Rozzini et al., 2004).

Eine besondere Herausforderung stellen die psychotischen Symptome dar. Patienten mit der oben genannten Symptomkonstellation sind überempfindlich gegen Neuroleptika (Byrne et al., 1992; McKeith et al., 1995). Allerdings ist die Behandlung mit atypischen Neuroleptika oft nicht zu umgehen und bietet im Vergleich mit typischen Neuroleptika auch ein vertretbares Risiko (McKeith et al., 2004).

In einer randomisierten klinischen Studie an Patienten mit Demenz bei Parkinson-Erkrankung zeigt sich ein moderater signifikanter Effekt von Rivastigmin. Die Wirksamkeit bezieht sich auf den Nachweis verbesserter kognitiver Leistungen und ein besseres klinisches Globalurteil (Emre et al., 2004).

Verfahren zur Konsensbildung

Korrigiert durch die Kommission Leitlinien der DGN und den Vorstand der DGN. Entwurf als Ergebnis von Zirkulation und Ergänzungen des Entwurfs im Rundlauf via e-mail. Erstellungsdatum 15.05.2005. Gültigkeitsdauer 12/2006.

Kooperationspartner und Sponsoren

Diese Leitlinie entstand ohne Einflussnahme oder Unterstützung durch die Industrie. Die Kosten wurden von der DGN getragen.

Mögliche Interessenkonflikte: Verschiedene Mitarbeiter haben von folgenden Firmen finanzielle Unterstützung für Forschungsprojekte oder Honorare für Vorträge erhalten: Eisai, Johnson & Johnson, Lundbeck, Merz, Novartis, Pfizer, Schwabe Arzneimittel.

Expertengruppe

G. Benesch, Berlin
L. Frölich, Mannheim
M. W. Riepe, Berlin
Federführend: Prof. Dr. Matthias W. Riepe, Berlin
e-mail: matthias.riepe@charite.de

Literatur

AD2000 (2004): Collaborative Group Long-term donepezil treatment in 565 patients with Alzheimer's disease (AD2000): randomised double-blind trial. Lancet 363, 2105–2115.

Aisen, P. S. et al. (2000): A randomized controlled trial of prednisone in Alzheimer's disease. Alzheimer's Disease Cooperative Study. Neurology 54, 588–593.

Aisen, P. S. et al. (2003): Effects of rofecoxib or naproxen vs placebo on Alzheimer disease progression: a randomized controlled trial. JAMA 289, 2819–2826.

Algotsson, A., B. Winblad (2004): Patients with Alzheimer's disease may be particularly susceptible to adverse effects of statins. Dement. Geriatr. Cogn. Disord. 17, 109–116.

Birks, J. et al. (2000): Rivastigmine for Alzheimer's disease. Cochrane Database Syst. Rev. CD001191.

Birks, J., E. V. Grimley, M. Van Dongen (2002): Ginkgo biloba for cognitive impairment and dementia. Cochrane Database Syst. Rev. CD003120.

Birks, J. S., R. Harvey (2003): Donepezil for dementia due to Alzheimer's disease. Cochrane Database Syst. Rev. CD001190.

Byrne, E. J., A. Burns, J. Waite (1992): Neuroleptic sensitivity in dementia with cortical Lewy bodies. BMJ 305, 1158–1159.

Cagnin, A. et al. (2001): In-vivo measurement of activated microglia in dementia. Lancet 358, 461–467.

Chow, T. W., M. F. Mendez (2002): Goals in symptomatic pharmacologic management of frontotemporal lobar degeneration. Am. J. Alzheimers Dis. Other Demen. 17, 267–272.

Cummings, J. L. (2003): Use of cholinesterase inhibitors in clinical practice: evidence-based recommendations. Am. J. Geriatr. Psychiatry 11, 131–145.

Doody, R. S. et al. (2001): Practice parameter: management of dementia (an evidence-based review). Report of the Quality Standards Subcommittee of the American Academy of Neurology. Neurology 56, 1154–1166.

Edwards, K. R. et al. (2004): Efficacy and safety of galantamine in patients with dementia with Lewy bodies: a 12-week interim analysis. Dement. Geriatr. Cogn. Disord. 17 Suppl. 1, 40–48.

Emre, M. (2002): Switching cholinesterase inhibitors in patients with Alzheimer's disease. Int. J. Clin. Pract. Suppl., 64–72.

Emre, M. et al. (2004): Rivastigmine for dementia associated with Parkinson's disease. N. Engl. J. Med. 351, 2509–2518.

Engelhart, M. J. et al. (2002): Dietary intake of antioxidants and risk of Alzheimer disease. JAMA 287, 3223–3229.

Erkinjuntti, T. et al. (1997): The effect of different diagnostic criteria on the prevalence of dementia. N. Engl. J. Med. 337, 1667–1674.

Esiri, M. M. et al. (1999): Cerebrovascular disease and threshold for dementia in the early stages of Alzheimer's disease [letter]. Lancet 354, 919–920.

Forette, F. et al. (2002): The prevention of dementia with antihypertensive treatment: new evidence from the systolic hypertension in europe (syst-eur) study. Arch. Intern. Med. 162, 2046–2052.

Fratiglioni, L., S. Paillard-Borg, B. Winblad (2004): An active and socially integrated lifestyle in late life might protect against dementia. Lancet Neurol. 3, 343–353.

Gauthier, S. et al. (2003): Strategies for continued successful treatment of Alzheimer's disease: switching cholinesterase inhibitors. Curr. Med. Res. Opin. 19, 707–714.

Geldmacher, D. S. et al. (2003): Donepezil is associated with delayed nursing home placement in patients with Alzheimer's disease. J. Am. Geriatr. Soc. 51, 937–944.

Herrmann, N., M. Mamdani, K. L. Lanctot (2004): Atypical antipsychotics and risk of cerebrovascular accidents. Am. J. Psychiatry 161, 1113–1115.

Ikeda, M. et al. (2004): Efficacy of fluvoxamine as a treatment for behavioral symptoms in frontotemporal lobar degeneration patients. Dement. Geriatr. Cogn. Disord. 17, 117–121.

Jorm, A. F., D. Jolley (1998): The incidence of dementia: a meta-analysis. Neurology 51, 728–733.

Kalmijn, S. et al. (1997): Dietary fat intake and the risk of incident dementia in the Rotterdam Study. Ann. Neurol. 42, 776–782.

Klatte, E. T. et al. (2003): Combination therapy of donepezil and vitamin E in Alzheimer disease. Alzheimer Dis. Assoc. Disord. 17, 113–116.

Lanctot, K. L. et al. (2003): Efficacy and safety of cholinesterase inhibitors in Alzheimer's disease: a meta-analysis. CMAJ 169, 557–564.

Laurin, D. et al. (2001): Physical activity and risk of cognitive impairment and dementia in elderly persons. Arch. Neurol. 58, 498–504.

Le Bars, P. L. et al. (1997): A placebo-controlled, double-blind, randomized trial of an extract of Ginkgo biloba for dementia. North American EGb Study Group. JAMA 278, 1327–1332.

Lindau, M. et al. (2000): First symptoms – frontotemporal dementia versus Alzheimer's disease. Dement. Geriatr. Cogn. Disord. 11, 286–293.

Lindsay, J. et al. (2002): Risk factors for Alzheimer's disease: a prospective analysis from the Canadian Study of Health and Aging. Am. J. Epidemiol. 156, 445–453.

Litvan, I. et al. (1998): Accuracy of the clinical diagnoses of Lewy body disease, Parkinson disease, and dementia with Lewy bodies: a clinicopathologic study. Arch. Neurol. 55, 969–978.

Livingston, G., C. Katona (2000): How useful are cholinesterase inhibitors in the treatment of Alzheimer's disease? A number needed to treat analysis. Int. J. Geriatr. Psychiatry 15, 203–207.

Loy, C., L. Schneider (2004): Galantamine for Alzheimer's disease. Cochrane Database Syst. Rev. CD001747.

Luchsinger, J. A., R. Mayeux (2004): Dietary factors and Alzheimer's disease. Lancet Neurol. 3, 579–587.

McGeer, P. L., M. Schulzer, E. G. McGeer (1996): Arthritis and anti-inflammatory agents as possible protective factors for Alzheimer's disease: a review of 17 epidemiologic studies. Neurology 47, 425–432.

McKeith, I. G., C. G. Ballard, R. W. Harrison (1995): Neuroleptic sensitivity to risperidone in Lewy body dementia. Lancet 346, 699.

McKeith, I. G. et al. (1996): Consensus guidelines for the clinical and pathological diagnosis of dementia with Lewy bodies (DLB): report of the consortium on DLB international workshop. Neurology 47, 1113–1124.

McKeith, I. et al. (2000): Efficacy of rivastigmine in dementia with Lewy bodies: a randomised, double-blind, placebo-controlled international study. Lancet 356, 2031–2036.

McKeith, I. et al. (2004): Dementia with Lewy bodies. Lancet Neurol. 3, 19–28.

Miller, B. L. et al. (1997): Aggressive, socially disruptive and antisocial behaviour associated with fronto-temporal dementia. Br. J. Psychiatry 170, 150–154.

Miller, E. R., III et al. (2005): Meta-analysis: high-dosage vitamin E supplementation may increase all-cause mortality. Ann. Intern. Med. 142, 37–46.

Minoshima, S. et al. (2001): Alzheimer's disease versus dementia with Lewy bodies: cerebral metabolic distinction with autopsy confirmation. Ann. Neurol. 50, 358–365.

Moretti, R. et al. (2004): Rivastigmine in frontotemporal dementia: an open-label study. Drugs Aging 21, 931–937.

Morris, M. C. et al. (2002): Dietary intake of antioxidant nutrients and the risk of incident Alzheimer disease in a biracial community study. JAMA 287, 3230–3237.

Neuropathology Group of the Medical Research Council Cognitive Function and Ageing Study (MRC CFAS; 2001): Pathological correlates of late-onset dementia in a multicentre, community-based population in England and Wales. Lancet 357, 169–175.

Oswald, W. D. et al. (1996): The SIMA-project: effects of 1 year cognitive and psychomotor training on cognitive abilities of the elderly. Behav. Brain Res. 78, 67–72.

Panza, F. et al. (2004): Mediterranean diet and cognitive decline. Public Health Nutr. 7, 959–963.

Pearce, K. A. et al. (1998): Cost-minimization and the number needed to treat in uncomplicated hypertension. Am. J. Hypertens. 11, 618–629.

Reisberg, B. et al. (2003): Memantine in moderate-to-severe Alzheimer's disease. N. Engl. J. Med. 348, 1333–1341.

Ritchie, K., J. Touchon (2000): Mild cognitive impairment: conceptual basis and current nosological status. Lancet 355, 225–228.

Rozzini, L. et al. (2004): Severe worsening of parkinsonism in Lewy body dementia due to donepezil . Neurology 63, 1543–1544.

Ruitenberg, A. et al. (2002): Alcohol consumption and risk of dementia: the Rotterdam Study. Lancet 359, 281–286.

Sano, M. et al. (1997): A controlled trial of selegiline, alpha-tocopherol, or both as treatment for Alzheimer's disease. The Alzheimer's Disease Cooperative Study. N. Engl. J. Med. 336, 1216–1222.

Scarpini, E., P. Scheltens, H. Feldman (2003): Treatment of Alzheimer's disease: current status and new perspectives. Lancet Neurol. 2, 539–547.

Scharf, S. et al. (1999): A double-blind, placebo-controlled trial of diclofenac/misoprostol in Alzheimer's disease. Neurology 53, 197–201.

Scott, H. D., K. Laake (2001): Statins for the reduction of risk of Alzheimer's disease. Cochrane Database Syst. Rev. CD003160.

Small, G. W., J. A. Donohue, R. L. Brooks (1998): An economic evaluation of donepezil in the treatment of Alzheimer's disease. Clin. Ther. 20, 838–850.

Swartz, J. R. et al. (1997): Frontotemporal dementia: treatment responose to serotonin selective reuptake inhibitors. J. Clin. Psychiatry 58, 212–216.

Tabet, N., J. Birks, E. J. Grimley (2000): Vitamin E for Alzheimer's disease. Cochrane Database Syst. Rev. CD002854.

Tabet, N., H. Feldman (2002). Indomethacin for the treatment of Alzheimer's disease patients. Cochrane Database Syst. Rev. CD003673.

Tabet, N., H. Feldman (2003): Ibuprofen for Alzheimer's disease. Cochrane Database Syst. Rev. CD004031.

Tariot, P. N. et al. (2001): A randomized, double-blind, placebo-controlled study of the efficacy and safety of donepezil in patients with Alzheimer's disease in the nursing home setting. J. Am. Geriatr. Soc. 49, 1590–1599.

Tariot, P. N. et al. (2004): Memantine treatment in patients with moderate to severe Alzheimer disease already receiving donepezil: a randomized controlled trial. JAMA 291, 317–324.

Verghese, J. et al. (2003): Leisure activities and the risk of dementia in the elderly. N. Engl. J. Med. 348, 2508–2516.

Wilson, R. S. et al. (2002): Participation in cognitively stimulating activities and risk of incident Alzheimer's disease. JAMA 287, 742–748.

Winblad, B., N. Poritis (1999): Memantine in severe dementia: results of the 9M-Best Study (Benefit and efficacy in severely demented patients during treatment with memantine). Int. J. Geriatr. Psychiatry 14, 135–146.

Wooltorton, E. (2002): Risperidone (Risperdal): increased rate of cerebrovascular events in dementia trials. CMAJ 167, 1269–1270.

Amyotrophe Lateralsklerose (Motoneuronerkrankungen)

Was gibt es Neues?

- Hohe Dosen Vitamin E (5000 mg) sind nicht wirksam (⇓⇓).
- Kreatin ist nicht wirksam (⇓⇓).
- Nichtinvasive Heimbeatmung ist wirksam (⇑).

Die wichtigsten Empfehlungen auf einen Blick

- Rilutek (2 x 50 mg) verzögert den Krankheitsprozess (**A**).
- Die Prinzipien der symptomatischen (palliativen) Therapie sind der Erhalt der Autonomie der Patienten, eine frühzeitige Aufklärung und die Erstellung einer Patientenverfügung, unter Wahrnehmung der ärztlichen Fürsorgepflicht (**A**).
- Nach frühzeitiger Aufklärung der Patienten und ihrer Angehörigen Möglichkeit der nichtinvasiven Heimbeatmung (**A**).
- Pneumonieprophylaxe (physikalische Therapie, Antibiose; **A**)
- Nach frühzeitiger Aufklärung der Patienten und ihrer Angehörigen Möglichkeit der perkutanen endoskopischen Gastrostomie (PEG) (**A**).
- Symptomatische Therapie der Dysarthrie und Schmerzbehandlung (**A**)

Klassifikation

Die amyotrophe Lateralsklerose (ALS) ist im 19. Jahrhundert als ein charakteristisches klinisches Syndrom definiert worden, das sich neuropathologisch in einer Läsion des kortikospinalen Trakts, der Vorderhornzellen und der bulbären motorischen Hirnnervenkerne äußert. Klinisch finden sich korrespondierend dazu fokal beginnende amyotrophe Paresen und Zeichen der Läsion der Pyramidenbahn, die im Verlauf generalisieren und nach 3–5 Jahren in die respiratorische Insuffizienz führen. Die ALS wird nach klinischen Kriterien in die Gruppe der motorischen Systemdegenerationen eingeordnet, zwischen den rein motorischen Neuropathien, den spinalen Muskelatrophien und den – seltenen – ganz überwiegenden Erkrankungen des ersten motorischen Neurons, den primären Lateralsklerosen. Es ist nicht überraschend, dass die moderne molekulargenetische Forschung die klinischen Grenzen zwischen diesen Krankheitsbildern neu definiert und gleichzeitig zeigt, dass die klinischen Syndrome ätiologisch heterogen sind. Dies gilt vor allem für die ALS, bei der bisher nur drei ätiologische Faktoren identifiziert sind: die für etwa 1% der Erkrankungen verantwortlichen Mutationen im Gen der zytosolischen Cu/Zn-Superoxiddismutase (Cu/Zn-SOD; Rosen et al. 1993), die kürzlich beschriebenen Mutationen im Dynactin-Gen (Münch et al. 2004) und die extrem seltenen Mutationen im Alsin-Gen (ALS-2-Gen; Hadano et al. 2001). Neuere Untersuchungen haben gezeigt, dass etwa 5% aller ALS-Kranken eine klinisch deutliche frontale Demenz entwickeln; ansonsten sind die häufig nachweisbaren subtilen Defizite in neuropsychologischen Testungen, die frontale Funktionen widerspiegeln, nicht oder kaum progredient (Schreiber et al. 2005).

Pathophysiologie

Die Kenntnisse zur Pathophysiologie und -biochemie der Erkrankung stützen sich vor allem auf Untersuchungen des derzeit besten Tiermodells für die Erkrankung, transgenen Mäusen, die Mutationen im menschlichen Cu/Zn-SOD-Gen tragen (Ludolph 2000). Diese Tiere entwickeln fokale periphere Paresen und sterben – wie der Mensch – an einer respiratorischen Insuffizienz. Das erste ultrastrukturelle Merkmal der kranken Motoneurone ist eine Vakuolisierung des Zellsomas, der Dendriten und proximalen Axone, die von den Mitochondrien ausgeht. Erste Verluste der Muskelkraft treten gleichzeitig mit dieser Schädigung der Mitochondrien auf; später im Verlauf kommt es zu einer Mikrogliaaktivierung, einem Verlust der Motoneurone, ohne dass apparente klinische Defizite auftreten, einer reaktiven Astrogliose, und schließlich, nach Verlust von 30–50% der Neurone, zum Auftreten von Paresen. Erste Ergebnisse deuten auch bei der sporadischen Erkrankung des Menschen auf eine sekundäre Schädigung der Mitochondrien hin. Die Bedeutung dieser Modellvorstellungen liegt in der Ableitbarkeit therapeutischer Strategien, wie antiexzitotoxischer Prinzipien, dem Einsatz von Antioxidanzien und Substraten des Energiestoffwechsels, aber auch antiapoptotischer Substanzen (Ludolph 2000).

Elektrophysiologische Untersuchungen des peripheren Nervensystems des Menschen haben schon früh die Bedeutung der Denervierung der Muskulatur gezeigt und auf ein sekundäres myasthenes Syndrom hingewiesen, das allerdings nur geringfügig ausgeprägt ist. Die Schädigung des kortikospinalen Trakts ist wie die des peripheren motorischen Nervs als Läsion der Axone, nicht der Myelinscheiden, anzusehen.

Bildgebende Untersuchungen spielen zwar eine Rolle in der Differenzialdiagnose, haben aber derzeit keine wesentliche diagnostische Bedeutung. Der kernspintomographische Nachweis von Veränderungen des Gyrus praecentralis und der Pyramidenbahnen ist oft möglich; zudem nehmen diese Veränderungen im Verlauf zu (Hecht et al. 2001). Der hohen Sensitivität steht jedoch bisher eine geringere Spezifität gegenüber. Die Protonenspektroskopie kann eine Reduktion der N-Acetylaspartat-Konzentrationen im motorischen Kortex nachweisen; dieser Befund ist aufgrund seiner Variabilität jedoch für die individuelle Diagnose einer Kortexaffektion nicht nützlich. Untersuchungen mit Hilfe des 3 T MRT erbringen derzeit keine Vorteile im Vergleich zum 1,5 T MRT (Ethofer et al. 2003). Die Positronenemissionstomographie zeigt einen reduzierten Glukosemetabolismus auch in anderen Regionen als dem Motorkortex (Ludolph et al. 1991) sowie eine individuell variable FluorDopa-Aufnahme (Borasio et al. 1998).

Klinisch-neurochemische Auffälligkeiten bleiben unspezifisch; es gibt aber kaum eine neurogene Läsion, die so konstant mit einer leicht erhöhten Kreatinkinase assoziiert ist. Das Liquoreiweiß ist wie das Liquortau bei den meisten ALS-Patienten in Abhängigkeit von der Aggressivität des Krankheitsprozesses erhöht.

Ziele und Anwendungsbereich

Definition der Ziele der Leitlinie

Ziel dieser Leitlinie ist die Darstellung des diagnostischen und differenzialdiagnostischen Vorgehens bei Motoneuronerkrankungen, speziell der amyotrophen Lateralsklerose (ALS). Wenngleich bei dieser vergleichsweise seltenen Erkrankung (in Bezug auf die Prävalenzen) auf vielen Gebieten auf evidenzbasierte Informationen verzichtet werden muss, so sind diese Leitlinien jedoch in hohem Maße versorgungsrelevant, da es gerade ein Charakteristikum eines Großteils der Erkrankungen ist, dass die häufig aufwendige versorgungsrelevante Therapie der Symptomatik der Progredienz der Erkrankung hinterherläuft. Diese Leitlinie ist eine Fortentwicklung der Leitlinie der DGN 2003 und nimmt die Practice Parameter der American Academy of Neurology (Miller et al. 1999) auf. Die Leitlinie wurde im November 2004 von der unten genannten Arbeitsgruppe aktualisiert.

Definition des Anwendungsbereichs (Zielgruppe)

Diese Leitlinie wendet sich an alle Ärzte, aber auch an andere Berufsgruppen (Psychologen, Sozialarbeiter, Krankengymnasten, Logopäden, Ergotherapeuten), die Patienten mit Motoneuronerkrankungen betreuen.

Diagnostik

Obligat

- Klinisch-neurologische Untersuchung
- Klinisch-neuropsychologische Befunderhebung
- Elektromyographie und -neurographie (mit Leitungsblockdiagnostik bei ausschließlicher Erkrankung des zweiten Motoneurons)
- Falls ausschließlich Zeichen des 2. Motoneurons: Immunelektrophorese, Liquordiagnostik

Fakultativ

- Liquoruntersuchung (Eiweiß, oligoklonale Banden)
- Muskelbiopsie (vor allem zur Differenzialdiagnose Polymyositis, Inclusion Body Myositis/Myopathie)
- Eingehende neuropsychologische Testung, falls klinischer Demenzverdacht
- Bei Demenz: VLCFA (very long chain fatty acids) im Serum, Arylsulfatase A im Serum
- Magnetstimulation des motorischen Kortex
- Spinales und kraniales MRT
- Neurochemisches Profil (Kreatinkinase, CRP, Blutbild, Differenzialblutbild, Immunelektrophorese, Schilddrüsendiagnostik)
- Vitalkapazität, ggf. Blutgase, Lungenfunktionsprüfung
- Untersuchung der Schluckfunktionen (ggf. Videofluoroskopie)
- HNO Konzil (bei ausschließlich bulbärer und pseudobulbärer Manifestation, Differenzialdiagnose von Sprech- und Schluckstörungen)

Fakultative genetische Diagnostik:
SOD1-Gen (nach Richtlinien der Deutschen Gesellschaft für Humangenetik; Humangenetik in Gießen und Ulm; Neurologie Ulm),

Androgenrezeptorgen bei entsprechendem klinischen Verdacht auf Kennedy-Syndrom (Befall ausschließlich des 2. Motoneurons, männlicher Patient, endokrine Auffälligkeiten; Humangenetik in Würzburg und Ulm).

Bei signifikanter Eiweißerhöhung im Liquor:
Großes Differenzialblutbild, Immunelektrophorese, ggf. Knochenmarkspunktion, Bence-Jones-Protein

Bei Zugehörigkeit zu Risikogruppen:
HIV Diagnostik, Lues-Serologie

Therapie

Prinzipiell ist zwischen kausal orientierter pharmakologischer Therapie und palliativer Behandlung zu unterscheiden, die auch symptomatische Therapieansätze mit einschließt.

Pharmakologische Therapie

Die neuroprotektiven Therapieansätze sind nur im Falle des Riluzols in doppelblind placebokontrollierten Studien belegt. Riluzol erhöht die Wahrscheinlichkeit, das erste Therapiejahr zu überleben, um 6,4–12,1 % (je nach Studie). Eine retrospektive Studie hat gezeigt, dass ein früherer Einsatz des Medikaments zu einem langsameren Verfall der motorischen Funktionen führt (Riviere et al. 1998). Es gibt zahlreiche erfolgreiche neuroprotektive Strategien beim Tier (Cu/Zn-SOD-Modell), von denen keine beim Menschen ausreichend belegt erscheint, auch nicht die pragmatische Therapie mit Antioxidanzien (Vitamin E). Die in der letzten Leitlinie angegebene pragmatische Therapie mit Kreatin hat sich in einer Phase-II-Studie inzwischen als unwirksam erwiesen (Groeneveld et al. 2003); das gleiche gilt für die häufig diskutierte Therapie mit sehr hohen Dosen (5000 mg) Vitamin E (Graf et al. 2005), wobei die 18-monatige Studie keine erhöhte Häufigkeit von unerwünschten Nebenwirkungen dieser Dosierung gezeigt hat.

Rilutek: 2 x 50 mg (⇑⇑⇑) (**A**)

Prinzipien der symptomatischen (palliativen) Therapie

- Erhalt der Autonomie des Patienten unter Wahrnehmung der ärztlichen Fürsorgepflicht
- Frühzeitige Aufklärung des Patienten nach Diagnosesicherung, auch im Beisein der Angehörigen
- Patientenverfügung (Diskussion alle 6 Monate) und Vorsorgevollmacht, falls vom Patienten erwünscht

Krankengymnastik und Ergotherapie

Indikation: Individuelle Indikationsstellung, leichte, mittelschwere bis schwerste Paresen

Krankengymnastische Therapie, um Restfunktion zu fördern und sinnvoll einzusetzen und um Immobilisationsfolgen zu vermeiden (kein Krafttraining) (⇒) (**A**)

Ergotherapie, um Restfunktionen sinnvoll einzusetzen und zu nutzen (⇔) (**A**).

Therapie der chronischen respiratorischen Insuffizienz

Indikation: Typische Beschwerden der chronischen Hypoventilation (Dyspnoe, Schlafstörungen, Unruhe, morgendlicher Kopfschmerz), klinisch und laborchemische Objektivierung (Blutgase); ggf. durch nächtliche Oxymetrie gestützt.
- Voraussetzung: Aufklärung des Patienten und seiner Angehörigen (**A**)
- Nichtinvasive Heimbeatmung (Butz et al. 2003) (⇑) (**A**)
- Bei zäher Verschleimung: Mucolytika, ausreichende Flüssigkeitszufuhr (eventuell Gastrostoma, parenterale Zufuhr), eventuell Euphyllin bei obstruktiver Komponente (⇔) (**A**)
- Achtung: invasive Beatmungstechniken (Tracheostoma) nur nach ausführlichen Gesprächen mit dem Patienten und seinen Angehörigen
- Notfallintubationen ohne Aufklärung und Einwilligung sollten vermieden werden.

Therapie der Dyspnoe

Indikation: Praktisch immer notwendig
- Frühzeitige Aufklärung über friedlichen Tod als Regelfall bei ALS-Patienten (kein „Ersticken" zu erwarten)
- Bekämpfung der Ursache (z. B. Antibiose bei Bronchopneumonie), in der Terminalphase je nach Wunsch des Patienten ggf. rein symptomatische Therapie
- Morphin, beginnend mit 2,5–5 mg alle 4 Stunden p.o. oder 1–2 mg s.c./i.v. (⇔) (**B**)
- Dosissteigerung möglich; ggf. Lorazepam/Midazolam als Anxiolytikum. Bei vorsichtiger Dosierung der Medikationsdosis gegen die Symptomatik ist keine signifikante Atemdepression zu erwarten (⇔) (**B**).
- Bei Hyperventilation im Rahmen von Panikattacken 1 mg Lorazepam sublingual (⇔) (**B**)

Pneumonieprophylaxe

Indikation: Praktisch immer in mittleren und späten Stadien der Erkrankung notwendig
- Physikalische Therapie (Atemgymnastik, Klopfmassagen (⇔) (**A**)
- Reduktion der Produktion von hochviskösem Schleim unter Flüssigkeitszufuhr (ggf. Gastrostoma (⇔) (**A**)
- Therapie der Hypersalivation (⇔) (**A**)

Hypersalivation

Indikation: Leidensdruck, auch Pneumonieprophylaxe
TTS Scopoderm (alle 1–3 Tage), alternativ Amitriptylin (25–50 mg; bis zu 3 x täglich), Atropintropfen 1 % sublingual, 1–2 Tropfen bis zu 3 x täglich, auch Botulinumtoxin; bei Verwendung von Botulinumtoxin A 15–40 MU (Botox)

je Glandula parotidea, 10–15 MU (Botox) je Glandula submandibularia (⇔) (**A**)

> **Cave:** Individuelle Dosierung!

Die früher durchgeführte Bestrahlung der Speicheldrüsen (Einzeldosis 7–8 Gy) wird durch diese Therapie in der ganz überwiegenden Mehrzahl der Fälle überflüssig.

Schluckstörungen

Indikation: Leidensdruck, Gewichtsabnahme, Dehydratation, Aspirationsgefahr
- Voraussetzung: (rechtzeitige) Aufklärung des Patienten und seiner Angehörigen
- Therapie: perkutane endoskopische Gastrostomie (PEG) (⇔) (**A**)
- **Achtung**: Bei zu später Entscheidung (Vitalkapazität < 50%) ist die Komplikationsrate des Eingriffs höher. In diesem Fall Durchführung unter Maskenbeatmung ratsam.

Dysarthrie

Indikation: Leidensdruck
- Logopädie, um Restfunktionen sinnvoll einzusetzen und zu nutzen (⇔) (**B**)
- Alphabettafel, Kommunikator (früher Einsatz) (⇔) (**A**)

Orthopädische Hilfsmittelversorgung

Indikation: je nach Defizit
- Je nach Behinderung; frühzeitige Besprechung und Verordnung
- Zum Beispiel Peronäusschiene, Rollstuhl, Halskrawatte (⇔) (**A**)

Depression

Indikation: Leidensdruck
- Antidepressiva (z. B. Amitryptilin, Serotoninaufnahme-Hemmer) (⇔) (**B**)
- Psychotherapie (⇔) (**B**)

Affektstörungen bei Pseudobulbärparalyse

Indikation: Leidensdruck des Patienten (in Einzelfällen auch der Angehörigen)
Amitriptylin, eventuell Serotoninaufnahme-Hemmer, z. B. Citalopram, Fluvoxamin (⇔) (**B**)

Schmerztherapie

Indikation: Leidensdruck, große Anzahl von Patienten
- Nicht narkotisch wirkende Analgetika, nichtsteroidale Antiphlogistika als Initialbehandlung (⇔) (**A**)
- Opioide (ggf. subkutan, transdermal) nach WHO-Richtlinien (⇔) (**A**)

Muskelkrämpfe/Faszikulationen

Indikation: Leidensdruck (individuell vorgehen)
- Magnesium, Chininsulfat (Limptar), Carbamazepin (⇔) (**C**)
- Gabapentin hat keinen Effekt (⇓⇓) (**B**)

Angst

Indikation: Leidensdruck
Lorazepam, Diazepam, auch als Supp. (⇔) (**B**)

> **Cave:** Atemdepression

Psychosoziale Betreuung

Indikation: Wunsch des Patienten (sekundär der Angehörigen)
- Selbsthilfegruppe: Deutsche Gesellschaft für Muskelkranke
- Mitbetreuung der Angehörigen ist von großer Bedeutung
- Nach dem Tod des Patienten: Angebote zur Trauerbegleitung vermitteln

Ambulant/stationär

Ambulant

Diagnostik bei unkomplizierter Situation ist auch ambulant möglich.

Stationär

Stationär bei schwieriger Differenzialdiagnose, assoziierten reaktiven psychischen Störungen, Suizidalität, akuter (Pneumonie) und chronischer (alveoläre Hypoventilation) respiratorischer Insuffizienz, schweren Schluckstörungen (Gastrostoma)

Terminal: eventuell Hospiz, spezialisierte Pflegeeinrichtung

Besonderheiten

Die Schwere der Erkrankung rechtfertigt in der Regel das Einholen einer zweiten Meinung.

Verfahren zur Konsensbildung

Unter Vorlage der vorherigen Leitlinien schriftliche und mündliche Konsensbildung nach mehrfacher Verteilung und Korrektur durch die Autoren.

Kooperationspartner und Sponsoren

Diese Leitlinie entstand ohne Einflussnahme oder Unterstützung durch die Industrie.

Expertengruppe

Prof. Borasio, Neurologie, LMU München
Prof. Bufler, Neurologie, MHH Hannover
Prof. Dengler, Neurologie, MHH Hannover
PD Dr. Hecht, Neurologie, Universitätsklinik Erlangen
Prof. Ludolph, Neurologie, Universitätsklinik Ulm
PD Dr. Meyer, Neurologie, Humboldtuniversität Berlin
Federführend: *Prof. Dr. Albert Ludolph, Universitätsklinik für Neurologie, Oberer Eselsberg 45, 89081 Ulm*
e-mail: albert.ludolph@rku.de

Literatur

Borasio, G. D., J. Schwarz, V. Schlamp, A. Abel, P. D. Mozley, H. F. Kung, K. Tatsch (1998): Dopaminergic deficit in amyotrophic lateral sclerosis assessed with [I-123] IPT-SPECT. J. Neurol. Neurosurg. Psychiatry 65, 263–265.

Borasio, G. D., R. Voltz, R. G. Miller (2001): Palliative Care in Amyotrophic Lateral Sclerosis. In: Palliative Care, A. Carver and K. Foley, eds. Neurol. Clin. 19, 829–847.

Bradley, W. G., F. Anderson, M. Bromberg et al. and the ALS CARE Study Group (2001): Current management of ALS. Comparison of the ALS CARE database and the AAN Practice parameter. Neurology 57, 500–504.

Butz, M., K. H. Wollinsky, U. Wiedemuth-Catrinescu, A. Sperfeld, S. Winter, H. H. Mehrkens, A. C. Ludolph, H. Schreiber (2003): Longitudinal effects of noninvasive positive-pressure ventilation in patients with ALS. J. Phys. Med. Rehab. 82 (8), 597–604.

Ethofer, T., I. Mader, U. Seger, G. Helms, M. Erb, W. Grodd, A. C. Ludolph, U. Klose (2003): Comparison of longitudinal metabolite relaxation times in different regions of the human brain at 1,5 and 3 Tesla. Magn. Res. Med. 50, 1296–1301.

Gaigalat T., U. Wiedemuth-Catrinescu, M. Graf, I. Uttner, R. Muche, A. C. Ludolph, H. Schreiber (2005): Cognitive function in bulbar- and spinal-onset amyotrophic lateral sclerosis. A longitudinal study in 52 patients. J Neurol. 2005 Jul;252(7):772–81. Epub 2005 Mar 8. PMID: 15742104(PubMed – in process)

Graf, M., D. Ecker, R. Horowski, B. Kramer, P. Riederer, M. Gerlach, C. Haber, A. C. Ludolph et al. (2005): High dose vitamin E therapy in amyotrophic lateral sclerosis as add-on therapy to riluzole: results of a placebo-controlled double-blind study, J. Neurol Transm., 112(5):649–660.

Groeneveld, G., J. Veldink, I. van der Tweel, S. Kalmijn, C. Beijer, M. de Visser, J. Wokke, H. Franssen, L. van den Berg (2003): A randomized sequential trial of creatine in amyotrophic lateral sclerosis. Ann. Neurol. 53, 437–445.

Hadano, S., C. K. Hand, H. Osuga et al. (2001): A gene encoding a putative GTPase regulator is mutated in familial amyotrophic lateral sclerosis type 2. Nat. Gen. 29, 66–173.

Hecht, M. J., F. Fellner, C. Fellner et al. (2001): MRI-FLAIR images of the head show corticospinal tract alterations in ALS patients more frequently than T2-, T1 and proton density weighted images. J. Neurol. Sci. 186, 37–44.

Ludolph, A. C., K. J. Langen, Regard M., Herzog H., Kemper B., Kuwert T., Böttger I. G., L. Feinendegen, (1992): Frontal Lobe Function in Amyotrophic Lateral Sclerosis – a Neuropsychologic and Positron Emission Tomography Study. Acta Neurol. Scand. 85, 81–89.

Ludolph, A. C. (2000): Treatment of amyotrophic lateral sclerosis – what is the next step? J. Neurol. 247 (Suppl. 6), 13–18.

Miller, R. G., D. Moore, L. A. Young, C. Armon, R. J. Barohn, M. B. Bromberg, W. W. Bryan, D. F. Gelinas, M. C. Mendoza, H. E. Neville, G. J. Parry, J. H. Petajan, J. M. Ravits, S. P. Ringel, M. A. Ross (1996): Placebo-controlled trial of gabapentin in patients with amyotrophic lateral sclerosis. WALS Study Group. Western Amyotrophic Lateral Sclerosis Study Group. Neurology 47(6), 1383–1388.

Miller, R. G., J. A. Rosenberg, D. F. Gelinas et al. (1999): Practice parameter: the care of the patient with amyotrophic lateral sclerosis (an evidence-based review). Report of the Quality Standards Subcommittee of the American Academy of Neurology. Neurology 52, 1311–1323.

Miller, R. G., J. D. Mitchell, D. H. Moore (2001): Riluzole for amyotrophic lateral sclerosis (ALS)/motor neuron disease (MND). The Cochrane Library. Issue 3.

Münch, C., R. Sedlmeier, T. Meyer, V. Homberg, A. D. Sperfeld, A. Kurt, J. Prudlo, G. Peraus, C. O. Hanemann, G. Stumm, A. C. Ludolph (2004): Point mutations of the p150 subunit of dynactin (DCTN1) gene in amyotrophic lateral sclerosis. Neurology 63, 724–726.

Riviere, M., V. Meininger, P. Zeisser, T. Munsat (1998): An Analysis of Extended Survival in Patients With Amyotrophic Lateral Sclerosis Treated With Riluzole. Arch. Neurol. 55, 526–528.

Rosen, D. R., T. Siddique, D. Patterson et al. (1993): Mutations in Cu/Zn superoxide dismutase gene are associated with familial amyotrophic lateral sclerosis. Nature 362, 59–62.

Schreiber, H., T. Gaigalat, U. Wiedemuth-Catrinescu, M. Graf, I. Uttner, R. Mucke, A. C. Ludolph (2005); Cognitive function in bulbar- and spinal-onset amyotrophic lateral sclerosis – a longitudinal study in 52 patients. Journal of Neurology Mar 8 (Epub).

Ataxien

Was gibt es Neues?

- Idebenone (5 mg/kg/d) reduzierte in einer kontrollierten Studie an 29 Patienten die echokardiographisch gemessene Myokard-Hypertrophie, beeinflusste aber nicht die neurologische Symptomatik.
- 4-Aminopyridin (3 x 5 mg pro Tag) verhinderte bei drei Patienten mit episodischer Ataxie Typ 2 (EA-2) das Auftreten von Attacken.
- Die ursächlichen Genmutationen mehrerer rezessiver und dominanter Ataxien wurden gefunden. Das fragile X-Tremor-Ataxie-Syndrom (FXTAS) wurde als neue Krankheitsentität etabliert.

Die wichtigsten Empfehlungen auf einen Blick

- Obwohl Idebenone bei der Friedreich-Ataxie die echokardiographisch gemessene Myokard-Hypertrophie reduziert, lässt sich hieraus keine generelle Empfehlung zur Verordnung von Idebenone bei der Friedreich-Ataxie ableiten. Bei einzelnen Patienten mit Kardiomyopathie kann die Gabe jedoch erwogen werden (**C**).
- Für mehrere seltene rezessive Ataxien sind rationale Therapien etabliert, die auf der Kenntnis des zugrunde liegenden biochemischen Defekts beruhen und deren Wirksamkeit in Einzelfällen belegt ist (**B**).
- Einzelfallbeobachtungen belegen, dass Acetazolamid und 4-Aminopyridin Attacken bei episodischer Ataxie verhindern (**C**).
- Einzelne neurologische Zusatzsymptome bei spinozerebellären Ataxien (SCA) und Multisystematrophie (MSA) sind mit medikamentösen und nichtmedikamentösen Maßnahmen behandelbar.
- Bei alkoholischer Kleinhirndegeneration sind Alkoholabstinenz und Behandlung der Alkoholkrankheit dringend indiziert (**B**). Außerdem wird eine Vitaminsubstitution empfohlen (**B**).
- Eine symptomatische medikamentöse Behandlung der Ataxien ist nicht möglich. Von entsprechenden Therapieversuchen wird daher abgeraten.

Einführung

Als Ataxien werden nichtfokale Erkrankungen des Kleinhirns und seiner Verbindungen bezeichnet, deren Leitsymptom chronische Ataxie ist. Die Ataxien werden unterteilt in
- erbliche Ataxien,
- nichterbliche degenerative Ataxien,
- erworbene symptomatische Ataxien.

Zum Ausschluss fokaler Erkrankungen des Kleinhirns und von Polyneuropathien sind eine Magnetresonanztomographie des Schädels, Liquoruntersuchung und elektrophysiologische Untersuchungen (Neurographie, ggf. Elektromyographie) notwendig. Zur weiteren Abklärung und Unterscheidung der einzelnen Formen von Ataxie ist ein nach Erkrankungsalter, Begleitsymptomen und Familienanamnese differenziertes Vorgehen erforderlich, in dem Labordiagnostik mit molekulargenetischen Tests eine wesentliche Rolle spielt.

Friedreich-Ataxie

Definition

Die Friedreich-Ataxie (FRDA) wird autosomal rezessiv vererbt. Zu den klassischen klinischen Zeichen gehören:
- progressive, anders nicht erklärte Ataxie,
- Erkrankungsbeginn vor dem 25. Lebensjahr,
- Areflexie der unteren Extremitäten,
- Babinski-Zeichen,
- Dysarthrie innerhalb von 5 Jahren nach Erkrankungsbeginn.

Diese klinischen Zeichen haben eine Spezifität von mehr als 90% und eine Sensitivität von etwa 70%. Etwa 30% aller FRDA-Patienten haben einen Erkrankungsbeginn nach dem 25. Lebensjahr oder erhaltene Muskeleigenreflexe. Die häufigsten zusätzlichen Symptome sind distale atrophische Paresen, Störungen der Tiefensensibilität und der Okulomotorik, Seh- und Hörstörungen, Skelettdeformitäten, hypertrophische Kardiomyopathie und Diabetes mellitus.

Mehr als 95% aller FRDA-Patienten sind homozygot für eine GAA-Repeat-Expansion im ersten Intron des Frataxin-Gens, die übrigen sind compound-heterozygot mit einer Repeat-Expansion auf einem Allel und einer Punktmutation auf dem anderen Allel.

Diagnostik

- Basislabor, zusätzlich Serum-Glukose im Tagesverlauf, HbA1C; in diagnostisch unklaren Fällen Labordiagnostik zum Ausschluss anderer Ataxien (siehe "Andere rezessive Ataxien")
- Molekulargenetische Untersuchung
- Magnetresonanztomographie des Schädels und des oberen Halsmarks
- Neurographie
- Kardiologische Untersuchung mit EKG und Echokardiographie

Therapie

Physiotherapie, Logopädie.

Idebenone (5 mg/kg/d) reduzierte in einer kontrollierten Studie an 29 Patienten die echokardiographisch gemessene Myokard-Hypertrophie, beeinflusste aber nicht die neurologische Symptomatik (⇑) (Mariotti et al. 2003). Die Substanz ist in Deutschland nicht als Arzneimittel zugelassen. Für andere Substanzen liegen keine kontrollierten Studien vor.

Ataxie-Teleangiektasie

Definition

Ataxie-Teleangiektasie (AT) ist eine autosomal rezessiv vererbte Multisystemerkrankung, die meist in der frühen Kindheit beginnt und zu schwerer Behinderung und vorzeitigem Tod führt. Ursache sind Punktmutationen des ATM-Gens. Die neurologischen Hauptsymptome sind progressive Ataxie, Bewegungsstörungen und okulomotorische Apraxie. Zusätzliche Krankheitsmanifestationen sind okulokutane Teleangiektasien, erhöhte Radiosensitivität, gestörte Immunabwehr und eine erhöhte Neigung zu malignen Tumoren.

Diagnostik

Notwendig:
- Basislabor, zusätzlich CRP, Differenzialblutbild, quantitative Bestimmung der Immunglobuline, Immunelektrophorese, α-Fetoprotein, in-vitro-Radiosensitivitätsassay
- Magnetresonanztomographie des Schädels (keine Röntgendiagnostik wegen Radiosensitivität)
- Neurographie

Im Einzelfall erforderlich:
Molekulargenetische Diagnostik (wegen der Vielzahl der beschriebenen Mutationen ist eine Routinediagnostik nicht möglich).

Therapie

Physiotherapie, Logopädie.

Frühzeitige und intensive Behandlung von Infekten, u. a. mit Antibiotika.

Bei einzelnen Patienten mit rezidivierenden Infekten: Gabe von Immunglobulinen.

Cave: Erhöhtes Risiko allergischer Reaktionen bei Patienten mit IgA-Mangel.

Bei Patienten mit malignen Tumoren Chemotherapie auf individueller Basis; Radiotherapie ist kontraindiziert.

Andere rezessive Ataxien

Definition

Neben der Friedreich-Ataxie (FRDA) und der Ataxie-Teleangiektasie (AT) gibt es andere autosomal rezessiv vererbte Ataxien, die in der Regel vor dem 20. Lebensjahr beginnen.

Bei einigen autosomal rezessiven Ataxien sind die Genmutation und der daraus resultierende biochemische Defekt bekannt. Autosomal rezessiv vererbte Ataxien ohne bekannten genetischen oder biochemischen Defekt werden als früh beginnende zerebelläre Ataxie bezeichnet. Das aktuelle Wissen über die Genetik und Pathobiochemie der autosomal rezessiven Ataxien ist in **Tabelle 1** zusammengefasst.

Diagnostik

Berücksichtigung von Zusatzsymptomen: Spastik (ARSACS), Neuropathie (AOA1, AOA2, AVED, Refsum-Krankheit), okulomotorische Apraxie (AOA1, AOA2), Sehstörungen (Retinadegeneration bei Refsum-Krankheit und Abetalipoproteinämie, Optikusatrophie bei autosomal rezessiver Ataxie mit Hörminderung und Optikusatrophie, Katarakt bei zerebrotendinöser Xanthomatose), Schwerhörigkeit (Refsum-Krankheit, SCABD), Durchfälle (Abetalipoproteinämie), Ichthyosis (Refsum-Krankheit), Xanthome und Sehnenschwellungen (zerebrotendinöse Xanthomatose), kardiale Arrhythmien (Refsum-Krankheit).

Basislabor, zusätzlich: siehe **Tabelle 1**.

Molekulargenetische Diagnostik zur Zeit nur im Rahmen von Forschungsprojekten möglich.

Magnetresonanztomographie des Schädels

Neurographie

Tabelle 1 Autosomal rezessive Ataxien

Erkrankung	Gen	Labortest
Erkrankungen mit bekanntem Gendefekt		
Autosomal rezessive Ataxie mit okulomotorischer Apraxie Typ 1 (AOA)	Aprataxin	Albumin ↓
Autosomal rezessive Ataxie mit okulomotorischer Apraxie Typ 2 (AOA2)	Senataxin	α-Fetoprotein ↑
Autosomal rezessive spastische Ataxie Charlevoix-Saguenay (ARSACS)	Sacsin	unbekannt
Ataxie mit isoliertem Vitamin-E-Defizit (AVED)	α-Tocopherol-Transferprotein	Vitamin E ↓
Abetalipoproteinämie	mikrosomales Triglycerid-Transferprotein	VLDL ↓, LDL ↓, Vitamin E ↓ Akanthozytose
Refsum-Krankheit	Phytanoyl-CoA-Hydroxylase	Phytansäure ↑
Zerebrotendinöse Xanthomatose	Sterol-27-Hydroxylase	Cholestanol ↑
Erkrankung mit bekanntem Genlokus		
Autosomal rezessive spinozerebelläre Ataxie mit Erblindung und Taubheit (SCABD)	unbekanntes Gen auf Chromosom 6q	unbekannt
Spinozerebelläre Ataxie mit infantilem Beginn (IOSCA)	unbekanntes Gen auf Chromosom 10q	unbekannt
Erkrankungen ohne bekannten Gendefekt und Genlokus		
Früh beginnende zerebelläre Ataxie	unbekannt	unbekannt

EKG
Augenärztliche Untersuchung

Therapie

Physiotherapie, Logopädie.

Für Abetalipoproteinämie, AVED, Refsum-Krankheit und zerebrotendinöse Xanthomatose sind rationale Therapien etabliert, die auf der Kenntnis des zugrunde liegenden biochemischen Defekts beruhen und deren Wirksamkeit in Einzelfällen belegt ist. Formale Studien, die die Wirksamkeit der Therapien belegen, sind wegen der Seltenheit der Erkrankungen nicht durchgeführt worden.

Abetalipoproteinämie

Die Behandlung der Abetalipoproteinämie besteht aus einer Diät mit reduzierter Fettzufuhr und Vitamingabe. Die Aufnahme von Fett über die Nahrung sollte auf 25% der Kalorienzufuhr reduziert werden. Ein Drittel des täglichen Fetts sollte aus der Nahrung stammen, zwei Drittel sollten in Form mittellangkettiger Triglyceride gegeben werden. Zusätzlich erhalten die Patienten eine ausreichende Menge essenzieller Fettsäuren. Vitamin E wird substituiert (50–100 mg/kg/d p.o.). Zusätzlich werden Vitamin A (200–400 IU/kg/d) und Vitamin K (5 mg alle 2 Wochen) gegeben. Die Serumspiegel von Vitamin A und Vitamin E sollten engmaschig kontrolliert werden (⇔) (Kohlschütter 2000).

AVED

Die Behandlung erfolgt mit Vitamin E (800–2000 mg/d p.o.). Die Serumspiegel von Vitamin E sollten engmaschig kontrolliert werden (⇔) (Martinello et al. 1998).

Refsum-Krankheit

Die Refsum-Krankheit wird durch diätetische Beschränkung der Phytansäure-Zufuhr von 50–100 mg auf weniger als 10 mg/Tag behandelt. Die Diät sollte ausreichende Kalorienzufuhr gewährleisten, um eine Mobilisierung von Phytansäure aus Fettgewebe zu verhindern. Mit guter diätetischer Behandlung können sich Ataxie und Neuropathie verbessern. Im Gegensatz dazu lassen sich Seh- und Hörverlust nicht verhindern (⇔) (Gibberd et al. 1985). Bei akuten Exazerbationen sind Plasmapheresen (4 Sitzungen über 7–21 Tage) effektiv. Plasmapherese kann auch bei Patienten, bei denen die diätetische Einstellung nicht ausreichend ist, erwogen werden (⇔) (Harari et al. 1991).

Zerebrotendinöse Xanthomatose

Die zerebrotendinöse Xanthomatose wird mit Chenodeoxycholat (750 mg/d p.o.) (⇔) (Berginer et al. 1984) und einem Statin, z.B. Simvastatin oder Lovastatin (⇔) (Peynet et al. 1991) behandelt. Durch diese Behandlung kommt es zu einem deutlichen Abfall der Serumspiegel von Cholestanol. Die weitere Progression der neurologischen Symptome, nicht jedoch von Katarakt und Sehnenschwellungen, kann so verhindert werden.

Fragiles X-Tremor-Ataxie-Syndrom (FXTAS)

Definition

Das fragile X-Tremor-Ataxie-Syndrom (FXTAS) ist eine bei älteren männlichen Trägern einer FMR1-Prämutation auftretende neurologische Störung, die durch ausgeprägten Aktionstremor und zerebelläre Ataxie gekennzeichnet ist. Zur Häufigkeit und Penetranz der FMR1-Pämutation gibt es widersprüchliche Studienergebnisse. Nach den vorliegenden wenigen Daten ist eine FMR1-Prämutation nur in Einzelfällen für eine im Erwachsenenalter beginnende Ataxie verantwortlich.

Diagnostik

- Magnetresonanztomographie des Schädels
- Molekulargenetische Untersuchung

Therapie

Zur Therapie des FXTAS gibt es keine Studienergebnisse. Da der Tremor dem essenziellen Tremor ähnelt, kann eine symptomatische Therapie des Tremors wie beim essenziellen Tremor versucht werden.

Dominante Ataxien/ Spinozerebelläre Ataxien

Definition

Die autosomal dominant vererbten zerebellären Ataxien (ADCA) werden nach genetischer Nomenklatur als spinozerebelläre Ataxien (SCA) bezeichnet. In den letzten Jahren wurden mehr als 20 genetische Subtypen nachgewiesen. Derzeit ist eine genetische Routinediagnostik bei SCA1–3, 6, 7 und 17 möglich und sinnvoll (**Tabelle 2**). Neben den SCAs kommen dominant vererbte Ataxien im Rahmen der dentato-rubralen-pallido-luysianen Atrophie (DRPLA) und autosomal dominant vererbter Prion-Krankheiten vor.

Dominante Ataxien können auch bei leerer Familienanamnese vorliegen. Dies gilt insbesondere für die spät beginnenden Formen wie die SCA6.

Diagnostik

Notwendig:
- Magnetresonanztomographie des Schädels
- Molekulargenetische Untersuchung
- Elektrophysiologische Diagnostik, Okulographie und Neuropsychologie zur Krankheitscharakterisierung und Verlaufsbeurteilung

Im Einzelfall erforderlich:
Augenärztliche Untersuchung

Therapie

Physiotherapie, Logopädie.
Eine medikamentöse Therapie der Ataxie ist nicht möglich.

Tabelle 2 Spinozerebelläre Ataxien

	Mutation	Genprodukt	Klinischer Phänotyp
SCA1	translatierte CAG-Repeat-Expansion	Ataxin-1	Ataxie, Pyramidenbahnzeichen, Neuropathie, Dysphagie
SCA2	translatierte CAG-Repeat-Expansion	Ataxin-2	Ataxie, langsame Sakkaden, Tremor, Neuropathie
SCA3	translatierte CAG-Repeat-Expansion	Ataxin-3	Ataxie, Pyramidenbahnzeichen, Ophtalmoplegie, Neuropathie, Dystonie, Restless-legs-Syndrom
SCA6	translatierte CAG-Repeat-Expansion	Kalziumkanal-Untereinheit (CACNA1A)	nahezu rein zerebelläre Ataxie
SCA7	translatierte CAG-Repeat-Expansion	Ataxin-7	Ataxie, Retinadegeneration mit Visusminderung und Nachtblindheit
SCA17	translatierte CAG-Repeat-Expansion	TATA-bindendes Protein	Ataxie, Chorea, Dystonie, Spastik, Parkinson-Syndrom, Demenz

Symptomatische Therapie von Spastik, Basalganglien-Symptomatik, Krampi, Dysästhesien, Restless-legs-Syndrom.

Episodische Ataxien

Definition

Die episodischen Ataxien sind autosomal dominant vererbte Erkrankungen, die durch kurze Episoden von Ataxie charakterisiert sind. Die episodische Ataxie Typ 1 (EA-1) ist auf Mutationen in einem Kaliumkanal-Gen zurückzuführen. Sie ist durch Episoden mit einer Dauer von Sekunden bis Minuten gekennzeichnet, die durch Schreck oder körperliche Anstrengung provozierbar sind und im Laufe des Lebens an Häufigkeit abnehmen. Zwischen den Attacken können Myokymien der Gesichts- und Handmuskulatur auftreten. Ursache der episodischen Ataxie Typ 2 (EA-2) sind Mutationen in einem Gen für einen Kalziumkanal. Die EA-2 zeichnet sich durch längere ataktische Perioden von 15 Minuten bis zu mehreren Tagen aus. Auslöser sind Stress und körperliche Betätigung. Häufig werden die Attacken von Schwindel, Übelkeit und Erbrechen begleitet. Bei etwa der Hälfte der Patienten besteht zusätzlich eine Migräne, in wenigen Fällen eine Epilepsie. Zwischen den Attacken findet sich häufig bei älteren Patienten ein leichtes, langsam progredientes zerebelläres Syndrom.

Diagnostik

Molekulargenetische Diagnostik ist zur Zeit nur im Rahmen von Forschungsprojekten möglich.
Oberflächen-EMG der Handmuskulatur (spontane repetitive Entladungen bei EA-1)

Therapie

Vermeidung von Provokationsfaktoren, Alkohol und Nikotin, eventuell Stressmanagement und Entspannungstechniken.

Belegt durch überzeugende Einzelfallbeobachtungen und aufgrund der Kenntnis der zugrunde liegenden Pathophysiologie wird eine Behandlung mit Acetazolamid (62,5–700 mg pro Tag) empfohlen (⇔) (Griggs et al. 1978). Acetazolamid ist bei EA-2 deutlich wirksamer als bei EA-1. Formale Studien, die die Wirksamkeit von Acetazolamid belegen, sind wegen der Seltenheit der Erkrankungen nicht durchgeführt worden. Bei drei Patienten mit EA-2 verhinderte 4-Aminopyridin (3 × 5 mg pro Tag) das Auftreten von Attacken (⇔) (Strupp et al. 2004). Die Substanz ist in Deutschland nicht als Arzneimittel zugelassen.

Sporadische degenerative Ataxien des Erwachsenenalters und Multisystematrophie (MSA)

Definition

Sporadische degenerative Ataxien des Erwachsenenalters sind Erkrankungen unklarer Ätiologie, die durch progressive Ataxie und einen Krankheitsbeginn im Erwachsenenalter gekennzeichnet sind. Einem Teil der sporadischen Ataxien liegt eine Multisystematrophie (MSA) zugrunde. Die Diagnose einer sporadischen degenerativen Ataxie lässt sich nur nach sorgfältigem Ausschluss hereditärer und erworbener Ataxien sowie einer sporadischen Prion-Krankheit stellen. Bis zu 15% aller Patienten mit sporadischer Ataxie mit Beginn im Erwachsenenalter und negativer, informativer Familienanamnese haben SCA-Mutationen, am häufigsten SCA6. Bei den sporadischen Ataxien, die auf eine MSA zurückzuführen sind, sind neben der Ataxie schweres autonomes Versagen und/oder ein Parkinson-Syndrom vorhanden (siehe Leitlinie „Parkinson-Syndrome").

Diagnostik

- Schellong-Test, Restharnbestimmung mittels Ultraschall
- Basislabor
- Magnetresonanztomographie des Schädels

Therapie

Physiotherapie, Logopädie.
Eine medikamentöse Therapie der Ataxie ist nicht möglich. Die Symptome des autonomen Versagens und ein Parkinson-Syndrom im Rahmen einer MSA sind teilweise einer symptomatischen medikamentösen Therapie zugänglich. Dazu wird auf die Leitlinie „Parkinson-Syndrome" verwiesen.

Alkoholische Kleinhirndegeneration

Definition

Die alkoholische Kleinhirndegeneration ist eine Folge von chronischer Alkoholkrankheit. Klinisch stehen eine sich innerhalb weniger Wochen oder Monate entwickelnde Stand- und Gangataxie im Vordergrund. Neben der toxischen Wirkung von Alkohol werden Folgen einer begleitenden Fehlernährung, insbesondere Vitamin-B1/Thiamin-Mangel als Ursachen diskutiert. Nach Alkoholabstinenz stabilisiert oder bessert sich das Krankheitsbild.

Diagnostik

Notwendig:
- Basislabor, zusätzlich: B-Vitamine einschließlich Vitamin B1, Erythrozytenenzym Transketolase, CDT (carbohydrate deficient transferrin)
- Magnetresonanztomographie des Schädels
- Neurographie

Im Einzelfall erforderlich:
Weitergehende Untersuchungen zur Abklärung anderer Alkohol-Organschäden.

Therapie

- Alkoholabstinenz und Behandlung der Alkoholkrankheit
- Unter der Annahme, dass ein Vitamin-B1/Thiamin-Mangel pathogenetisch eine wesentliche Rolle spielt, initial unverzügliche Substitution von Vitamin B1/Thiamin (initial 50 mg i.v. und 50 mg i.m., gefolgt von 50 mg i.m./d, bis der Patient eine normale Kost zu sich nimmt, danach 100 mg/d p.o. und Multivitaminpräparat). Kontrollierte Studien an einem größeren Patientenkollektiv zu optimaler Dosierung und Zufuhrweg, zu Therapiedauer und Wirksamkeit der Vitamin-B1/Thiamin-Therapie liegen nicht vor.
- Ausgewogene Ernährung
- Physiotherapie

Paraneoplastische Kleinhirndegeneration

Definition

Bei der paraneoplastischen Kleinhirndegeneration (PCD) handelt es sich um eine Autoimmunerkrankung, die v.a. beim kleinzelligen Bronchialkarzinom, beim Ovarialkarzinom, seltener beim Mammakarzinom oder Lymphomen auftritt. Im Gegensatz zur PCD betrifft die paraneoplastische Enzephalomyelitis/sensorische Neuronopathie (PEM/SN) multiple Regionen des Zentralnervensystems, die Hinterwurzelganglien und das autonome Nervensystem. Bei 20% der Patienten mit PEM/SN ist Ataxie das Hauptsymptom. Bei mehr als 50% aller Patienten mit PCD können in Serum und Liquor Antikörper nachgewiesen werden, die mit vom Nervensystem und vom Tumor exprimierten Antigenen reagieren. Anti-Hu-Antikörper finden sich beim kleinzelligen Bronchialkarzinom, anti-Yo bei gynäkologischen Tumoren, anti-Ri beim kleinzelligen Bronchialkarzinom und gynäkologischen Tumoren und anti-Tr beim Morbus Hodgkin. Fehlen der Antikörper schließt eine PCD oder PEM/SN nicht aus.

Die sich meist subakut entwickelnde Erkrankung ist durch eine Stand-, Gang- und Extremitätenataxie, häufig auch durch Dysarthrie und Okulomotorikstörungen gekennzeichnet. In etwa 60% der Fälle tritt die neurologische Symptomatik vor Entdeckung des Tumors auf. Eine Kleinhirnatrophie entwickelt sich meist verzögert und ist bei Auftreten der neurologischen Symptomatik noch nicht vorhanden. Die neurologische Symptomatik ist meist schwer und persistierend.

Diagnostik

Notwendig:
- Magnetresonanztomographie
- Basislabor, zusätzlich onkoneuronale Antikörper im Serum
- Liquoruntersuchung
- Tumorsuche mit Thorax- und Abdomen-CT, gynäkologischer Untersuchung mit Mammographie bei Frauen, urologischer Untersuchung bei Männern.
- Bei unauffälligen Befunden und weiterhin bestehendem Verdacht auf eine paraneoplastische Genese der Symptomatik Wiederholung der Tumorsuche in halbjährlichem Abstand über mindestens 3 Jahre.

Im Einzelfall nützlich:
- Erweiterte Tumorsuche mit endoskopischer Untersuchung des Magen-Darm-Trakts, Knochenmarkbiopsie, Ganzkörper-FDG-PET.
- Bei Frauen mit anti-Yo-Antikörpern ohne Tumornachweis explorative Laparoskopie.

Therapie

Behandlung der zugrunde liegenden Tumorerkrankung; eine Besserung des paraneoplastischen Syndroms ist mit Behandlung der Tumorerkrankung nicht zu erwarten.

Über Erfolge frühzeitig eingeleiteter Behandlungen mit intravenösen Immunglobulinen, Plasmapherese, Steroiden oder Immunsuppressiva ist anekdotisch berichtet worden; wissenschaftliche Evidenz für die Wirksamkeit gibt es nicht.

Physiotherapie, Logopädie.

Expertengruppe

Thomas Klockgether, Klinik für Neurologie, Universitätsklinikum Bonn
Michael Abele, Klinik für Neurologie, Universitätsklinikum Bonn
Georg Auburger, Neurologische Universitätsklinik Frankfurt
Katrin Bürk, Neurologische Klinik, Universitätsklinikum Ulm
Ludger Schöls, Zentrum für Neurologie, Universitätsklinikum Tübingen
Jörg Schulz, Neurologische Universitätsklinik Göttingen
Dagmar Timmann-Braun, Universitätsklinik für Neurologie Essen
Federführend: *Prof. Dr. Thomas Klockgether, Klinik für Neurologie, Universitätsklinikum Bonn, Sigmund-Freud-Straße 25, 53105 Bonn*
e.mail: <klockgether@uni-bonn.de>

Literatur

Berginer, V. M., G. Salen, S. Shefer (1984): Long-term treatment of cerebrotendinous xanthomatosis with chenodeoxycholic acid. N. Engl. J. Med. 311, 1649–1652.

Gibberd, F. B., J. D. Billimoria, J. M. Goldman et al. (1985): Heredopathia atactica polyneuritiformis: Refsum's disease. Acta Neurol. Scand. 72, 1–17.

Griggs, R. C., R. T. Moxley, R. A. Lafrance, J. McQuillen (1978): Hereditary paroxysmal ataxia: response to acetazolamide. Neurology 28, 1259–1264.

Harari, D., F. B. Gibberd, J. P. Dick, M. C. Sidey (1991): Plasma exchange in the treatment of Refsum's disease (heredopathia atactica polyneuritiformis). J. Neurol. Neurosurg. Psychiatry 54, 614–617.

Kohlschütter, A. (2000): Abetalipoproteinemia. In: Klockgether, T. (Hrsg.): Handbook of Ataxia Disorders. M. Dekker, New York, 205–221.

Mariotti, C., A. Solari, D. Torta, L. Marano, C. Fiorentini, S. Di Donato (2003): Idebenone treatment in Friedreich patients: one-year-long randomized placebo-controlled trial. Neurology 60, 1676–1679.

Martinello, F., P. Fardin, M. Ottina et al. (1998): Supplemental therapy in isolated vitamin E deficiency improves the peripheral neuropathy and prevents the progression of ataxia. J. Neurol. Sci. 156, 177–179.

Peynet, J., A. Laurent, P. De Liege et al. (1991): Cerebrotendinous xanthomatosis: treatments with simvastatin, lovastatin, and chenodeoxycholic acid in 3 siblings. Neurology 41, 434–436.

Strupp, M., R. Kalla, M. Dichgans, T. Freilinger, S. Glasauer, T. Brandt (2004): Treatment of episodic ataxia type 2 with the potassium channel blocker 4-aminopyridine. Neurology 62, 1623–1625.

Mitochondriale Erkrankungen

Was gibt es Neues?

- Mitochondriale Erkrankungen sind häufiger als bisher angenommen (Prävalenz ca. 11,8/100000).
- Im Verständnis biochemischer und molekulargenetischer Grundlagen ist ein erheblicher Fortschritt zu verzeichnen.
- Bislang existiert keine kausale kurative Therapie, so dass der Behandlungsschwerpunkt weiter auf der Prävention von Komplikationen (v.a. kardial) und symptomatischen Maßnahmen liegt (Ausnahme: primärer Coenzym-Q10-Mangel).
- Zahlreiche experimentelle Ansätze einer Gentherapie sind klinisch noch nicht relevant.
- Humangenetische Beratung und Pränataldiagnostik gewinnen bei nukleären Mutationen an Bedeutung, sind bei Mutationen der mitochondrialen DNA jedoch weiterhin limitiert.

Die wichtigsten Empfehlungen auf einen Blick

- In der diagnostischen Abklärung ist bis auf wenige Ausnahmen (z.B. hereditäre Leber-Optikus-Neuropathie) eine Muskelbiopsie zur Diagnosesicherung und für die weitere Aufarbeitung (Biochemie, Genetik) notwendig (**A**).
- Bei klinischem Verdacht auf eine mitochondriale Erkrankung sollten auch bei histologisch unauffälligem oder unspezifisch-pathologischem Befund in der Muskelbiopsie biochemische und molekularbiologische Zusatzuntersuchungen erfolgen (**B**).
- Die Diagnostik sollte möglichst in spezialisierten Muskelzentren durchgeführt werden (**B**).

Einführung

Mitochondriale Zytopathien sind klinisch, biochemisch und genetisch heterogene Erkrankungen, die sich klinisch häufig mit neurologischer Symptomatik präsentieren. Aufgrund des immensen Wissenszuwachses auf dem Gebiet der molekulargenetischen Charakterisierung der Erkrankungen der mitochondrialen Energieproduktion sollte sich der Terminus „mitochondriale Erkrankung" heutzutage auf die klinischen Syndrome beschränken, die mit einer Störung der oxidativen Phosphorylierung (OXPHOS) verbunden sind.

Jüngste epidemiologische Daten zeigen, dass mitochondriale Erkrankungen eine erheblich höhere Inzidenz und Prävalenz haben als bislang angenommen. So geht man bei OXPHOS-Erkrankungen von einer minimalen Prävalenz von 11,8/100000 (Chinnery u. Turnbull 2001) bis 13,1/100000 aus (Skladal et al. 2003). Das Spektrum der klinischen Symptomatik reicht von milden Verläufen mit gewebsspezifischer Beteiligung im Erwachsenenalter bis zu schweren Multiorganaffektionen im frühesten Kindesalter. Erwachsene zeigen meist Zeichen einer Myopathie, oft assoziiert mit einer Beteiligung des ZNS. Die häufigsten Symptome bei Kindern sind eine generalisierte Muskelhypotonie („floppy infant"), psychomotorische Entwicklungsverzögerung, Laktatazidose und kardiopulmonales Versagen (Zeviani u. Carelli 2003). Gewebe mit besonderer Abhängigkeit von der mitochondrialen Energieproduktion und hohem Energiebedarf, wie z.B. das visuelle System, Innenohr, ZNS und peripheres Nervensystem, Herz- und Skelettmuskulatur, Pankreas, Niere und Leber sind häufig am stärksten betroffen.

Die Vielschichtigkeit der klinischen Bilder und molekulargenetischen Ursachen verdeutlicht die Schwierigkeiten hinsichtlich einer nach allen Seiten befriedigenden klinischen, biochemischen und genetischen Klassifikation mitochondrialer Erkrankungen. Neben generellen Ausführungen zu Grundlagen, Diagnostik und Therapie wurde für die Leitlinien eine gezielte Auswahl der wichtigsten Krankheitsbilder des Erwachsenenalters getroffen.

Biochemische und genetische Grundlagen

Die mitochondriale DNA (mtDNA) besteht aus einem zirkulären DNA-Molekül aus 16569 Basenpaaren und kodiert für 13 Proteine der Atmungskette, 2 rRNAs und 22 tRNAs. Alle übrigen mitochondrialen Proteine sind nukleär kodiert. Die in der inneren Mitochondrienmembran lokalisierte Atmungskette umfasst die Enzymkomplexe I-IV, deren strukturelle und funktionelle Integrität sowohl der Kontrolle des nukleären als auch des mitochondrialen Genoms unterliegt. Das mitochondriale Genom wird nahezu ausschließlich maternal vererbt, obwohl in seltenen Einzelfällen auch paternale mtDNA nachweisbar sein kann (Schwartz u. Vissing 2002, Kraytsberg et al. 2004).

Ursache mitochondrialer Funktionsstörungen können Defekte in nukleären Genen oder Mutationen der mtDNA sein. Am häufigsten treten singuläre mtDNA-Deletionen und mtDNA-tRNA-Punktmutationen auf. Als morphologisches Korrelat der mitochondrialen Funktionsstörung lassen sich bei einem Teil der Erkrankungen charakteristische Befunde in der Skelettmuskelbiopsie darstellen. Typisch ist hier der Nachweis von sog. ragged red Fasern (RRF), die durch eine abnorme Proliferation von Mitochondrien entstehen, sowie die Darstellung Cytochrom C-Oxidase (COX)-negativer Fasern, die durch eine Enzymaktivitätsminderung von Komplex IV bedingt sind. Diese histologischen Skelettmuskelveränderungen können allerdings bei bestimmten mitochondrialen Zytopathien (z.B. LHON, NARP), bei Kindern oder im frühen Verlauf der Erkrankung fehlen.

Trotz aller neuen molekulargenetischen Erkenntnisse bleibt der verantwortliche Gendefekt bei ca. 50% der Erwachsenen und bei bis zu 60–70% der Kinder mit klinisch, biochemisch und histologisch gesicherter mitochondrialer Zytopathie unentdeckt. Diese genetisch noch nicht charakterisierten Erkrankungen sind wahrscheinlich auf noch unbekannte nukleäre Defekte zurückzuführen (Zeviani u. Di Donato 2004).

Besonderheiten der mtDNA-Mutationen

Eukaryontische Zellen enthalten je nach Gewebetyp eine variable Anzahl von Mitochondrien, die jeweils Träger von mehreren Kopien des mitochondrialen Genoms sind (Polyploidie). Ein Individuum bzw. eine Zelle gelten als homoplasmisch, wenn alle mtDNA-Kopien identisch sind. Liegen in einer Zelle Wildtyp und mutierte mtDNA in Koexistenz vor, wird dies als Heteroplasmie bezeichnet, wobei der Heteroplasmiegrad den prozentualen Anteil mutierter mtDNA in einem untersuchten Gewebe beschreibt. Während der Mitose werden Wildtyp und mutierte mtDNA zufällig auf die Tochterzellen verteilt (replikative Segregation), so dass es gewebsabhängig zu einer unterschiedlichen quantitativen Verteilung der mtDNA-Mutationen kommen kann. Durch unterschiedliche Replikationsraten von Wildtyp und mutierter mtDNA kann es im Laufe der Zeit zu einer Veränderung des Heteroplasmiegrades kommen. Darüber hinaus akkumulieren mtDNA-Mutationen im Alter durch eine höhere Mutationsrate und weniger effiziente DNA-Reparaturmechanismen im Vergleich zum nukleären Genom. Somit kann der intraindividuelle Heteroplasmiegrad in Abhängigkeit von Gewebe und Alter erheblich variieren. Überschreitet der Anteil von mutierter mtDNA einen gewissen Prozentsatz (Schwellenhypothese), kommt es zu einem kritischen Abfall der Energieproduktion der Zelle und Auftreten von klinischen Symptomen.

MtDNA-Mutationen werden in Rearrangements (z.B. Deletionen oder Duplikationen) und Punktmutationen unterteilt. Während mtDNA-Punktmutationen meist maternal vererbt werden und heteroplasmisch oder seltener homoplasmisch vorliegen, sind Rearrangements zwingend heteroplasmisch. Singuläre Deletionen der mtDNA treten meist sporadisch auf. Neueste Untersuchungen zeigen jedoch, dass klinisch betroffene Mütter mit mtDNA-Deletion ein 4%iges Risiko tragen, die Mutation ihren Nachkommen zu vererben (Chinnery et al. 2004). Multiple Deletionen der mtDNA werden autosomal vererbt (sowohl rezessiv als auch dominant) und sind durch Defekte in nukleären Genen bedingt, die an der Stabilisierung der mtDNA beteiligt sind.

Für den Nachweis von mtDNA-Deletionen (Southern blot), aber auch Punktmutationen (PCR/RFLP) ist in der Regel nur Skelettmuskel-DNA geeignet. Die Identifikation von seltenen oder neuen mtDNA-Mutationen gelingt nur über eine Sequenzierung des mitochondrialen Genoms.

Besonderheiten nukleärer Mutationen

Das nukleäre Genom kodiert für die nicht mitochondrial kodierten Untereinheiten der Atmungskettenkomplexe, zahlreiche Struktur- und sog. „assembly"-Proteine sowie Stabilitäts- und Funktionsregulatoren der Atmungskette. Darüber hinaus sind für die intergenomische Kommunikation, mitochondriale Transkription, Replikation und Translation notwendige Faktoren nukleär kodiert und werden aus dem Zytoplasma in die Mitochondrien importiert. Es gibt auch nukleäre Mutationen, die mit multiplen mtDNA-Deletionen oder einer mtDNA-Depletion assoziiert sind. Die Anzahl der bekannten, für mitochondriale Erkrankungen verantwortlichen nukleären Mutationen hat in den letzten Jahren stark zugenommen. Dennoch ist die überwiegende Zahl der nukleär vermittelten Erkrankungen, die sich klinisch meist bereits im Kindesalter manifestieren, weiterhin einer genetischen Routinediagnostik nicht zugänglich.

Allgemeine Diagnostik bei klinischem Verdacht auf eine mitochondriale Erkrankung

An den Ablauf und Umfang der Untersuchungen sind bestimmte Forderungen zu stellen, dennoch muss das diagnostische Procedere im Einzelfall häufig modifiziert werden (nicht bei jedem Patienten sind alle unten aufgelisteten Untersuchungen notwendig). Bei Kindern ist das Anlegen einer Fibroblastenkultur (biochemische Untersuchungen) sinnvoll, da die Muskelhistologie oft nicht aussagekräftig ist. Die Diagnostik mitochondrialer Erkrankungen erfordert eine enge Zusammenarbeit von Klinikern, Biochemikern und Molekularbiologen. Spezielle diagnostische Maßnahmen und therapeutische Überlegungen werden bei den einzelnen Krankheitsbildern besprochen.

Basisuntersuchungen:
- Neurologischer Status
- Familienanamnese (maternaler Erbgang? Oligosymptomatische Familienmitglieder?)
- Routinelabor, zusätzlich CK, CK-MB, LDH, Ruhe-Laktat und Pyruvat im Serum
- Fahrradbelastungstest (pathologischer Laktatanstieg?)
- Elektromyographie
- Liquordiagnostik (erhöhtes Gesamteiweiß/Laktat?)
- CCT/MRT Schädel (Basalganglienverkalkung? Fokale Substanzdefekte/Ischämiezeichen? White matter lesions? Globale Hirnatrophie?)

Muskelbiopsie:
- Histologische und enzymhistochemische Analytik (einschließlich mod. Gomori-Trichrom-Färbung: RRF? Succinatdehydrogenase (SDH-) und COX-Färbung: COX-negative/SDH-positive Fasern?)
- Immunhistochemische Untersuchungen (Antikörper gegen Untereinheiten der Atmungskettenkomplexe)
- Biochemische Analytik (Bestimmung der isolierten Aktivitäten von Komplex I, III und IV sowie Bestimmung der Citratsynthase, eventuell zusätzlich Bestimmung der kombinierten Aktivitäten von Komplex I-III und II-III bei V.a. primären Coenzym-Q10-Mangel? Eventuell Coenzym-Q10-Bestimmung).

Molekulargenetische Diagnostik:
- DNA-Analyse aus Skelettmuskelgewebe zum Nachweis der häufigsten mtDNA-Mutationen, insbesondere Deletionen der mtDNA, Punktmutation A3243G (nur in Einzelfällen primäre DNA-Analyse aus Leukozyten sinnvoll).
- Bei negativem Befund im Einzelfall erweitertes Mutationsscreening (z.B. durch Sequenzierung des mitochondrialen Genoms).
- Bei V.a. eine nukleäre Mutation eventuell Untersuchung der nukleären DNA in spezialisierten Zentren.

Allgemeine Zusatzuntersuchungen nach Diagnosestellung einer mitochondrialen Erkrankung

- Kardiologische Untersuchung mit 24-h-EKG, Herzultraschall (Kardiomyopathie? Reizleitungsstörung?)
- Ophthalmologischer Status mit Fundoskopie (Pigmentdegeneration der Retina? Optikusatrophie?)
- Hals-Nasen-Ohren-ärztliche Untersuchung (sensorineurale Schwerhörigkeit?) mit Videofluoroskopie und Ösophagomanometrie bei Dysphagie (cricopharyngeale Achalasie? Motilitätsstörung?)
- Endokrinologische Untersuchungen (Diabetes mellitus?)

Häufige mitochondriale Erkrankungen des Erwachsenenalters

Chronisch-progressive externe Ophthalmoplegie (CPEO)

Patienten mit CPEO und „Ophthalmoplegia plus (CPEO plus)" zeigen als Leitsymptom eine meist bilaterale Ptosis und progrediente Lähmung der äußeren Augenmuskeln (häufig ohne Angabe von Doppelbildern). Bei der CPEO plus finden sich weitere Symptome wie muskuläre Belastungsintoleranz, proximal betonte Extremitätenparesen, Beteiligung der fazialen und pharyngealen Muskulatur mit Dysphagie, kardiale Reizleitungsstörungen, endokrine Störungen mit diabetischer Stoffwechsellage, Kleinwuchs, verzögerter Pubertät, sensorineurale Schwerhörigkeit, Polyneuropathie (meist axonal), neuropsychologische Auffälligkeiten bis zur dementiellen Entwicklung, Pigmentretinopathie, zerebelläre Ataxie. Hier besteht ein klinisches Kontinuum zum meist schwerer verlaufenden Kearns-Sayre-Syndrom (KSS). Die Mehrzahl der CPEO-plus-Patienten (ca. 50%) sind sporadische Erkrankungsfälle auf der genetischen Basis von singulären, ca. 2–8 kb großen mtDNA-Deletionen (Holt et al. 1988) oder sehr selten Duplikationen. Seltener finden sich verschiedene maternal vererbte Punktmutationen der mtDNA, wobei sich die Mutation A3243G am häufigsten nachweisen lässt. Darüber hinaus treten autosomale Erbgänge (autosomal-dominante CPEO/adPEO, selten autosomal-rezessive Fälle) auf dem Boden nukleärer Genveränderungen auf, die zu multiplen mtDNA-Deletionen führen (Zeviani et al. 1989). Mutationen im Adenin-Nukleotid-Translokator 1 (*ANT1*)-, *Twinkle*- und Polymerase-Gamma- (*POLG1*)-Gen bilden einen Teil der autosomal dominant vererbten Fälle, *POLG1*-Mutationen können auch einen autosomal-rezessiven Erbgang aufweisen (Deschauer u. Zierz 2002, Hirano u. DiMauro 2001).

Spezielle Zusatzdiagnostik

- Endokrinologische Untersuchung der Schilddrüse, Hypothalamus/Hypophysen-Achse
- Elektroneurographie
- Neuropsychologische Testung
- Molekulargenetik nur aus Skelettmuskel-DNA: singuläre oder multiple mtDNA-Deletionen, mtDNA-Punktmutation A3243G.
  Beim Nachweis von multiplen Deletionen bzw. autosomalem Erbgang Mutationssuche in nukleären Genen: *Twinkle*, *ANT1*, *POLG1*.

Kearns-Sayre-Syndrom (KSS)

Für die Diagnosestellung eines KSS wird das Vorliegen einer externen Ophthalmoplegie mit Ptosis, Pigmentdegeneration der Retina und ein Beginn der Symptomatik vor dem 20. Lebensjahr gefordert. Zusätzlich liegt mindestens eines der folgenden Symptome vor: kardiale Reizleitungsstörungen, zerebelläre Ataxie und/oder Liquoreiweißerhöhung von mindestens 100 mg/dl (Lestienne u. Ponsot 1988). Typische Begleitsymptome sind sensorineurale Schwerhörigkeit, Kleinwuchs, Kachexie, neuropsychologische Auffälligkeiten bis zur dementiellen Entwicklung, endokrinologische Störungen (Diabetes mellitus, Hypothyreose, verzögerte Pubertät), Dysphagie, axonale Polyneuropathie. Das MRT des Schädels zeigt häufig Signalanhebungen im subkortikalen Marklager, Thalamus, Globus pallidus und Hirnstamm. Das KSS tritt fast ausschließlich sporadisch auf und ist genetisch in ca. 80% der Fälle auf singuläre mtDNA-Deletionen, seltener Duplikationen zurückzuführen, wobei relativ häufig eine 4977 bp große Deletion typischer Lokalisation nachzuweisen ist, die sog. „common deletion" (Holt et al. 1988).

Spezielle Zusatzdiagnostik

- Endokrinologische Untersuchung der Schilddrüse, Hypothalamus/Hypophysen-Achse
- Elektroneurographie
- Neuropsychologische Testung
- Molekulargenetik nur aus Skelettmuskel-DNA: singuläre mtDNA-Deletionen

Mitochondriale Enzephalomyopathie, Laktatazidose und schlaganfallähnliche Episoden (MELAS)

Die charakteristische Befundkonstellation beim MELAS-Syndrom ist das wiederholte Auftreten von schlaganfallähnlichen Episoden vor dem 40. Lebensjahr, der muskelbioptische Nachweis einer mitochondrialen Myopathie mit RRF sowie der laborchemische Nachweis einer Laktatazidose im Blut. Die mitochondriale Enzephalopathie kann sich weiterhin durch migräneartige Kopfschmerzen mit Erbrechen, passagere Bewusstseinsstörungen, epileptische Anfälle und eine Demenzentwicklung manifestieren. Sehstörungen im Sinne einer kortikalen Blindheit oder Hemianopsie sind häufig die ersten fokal neurologischen Ausfälle im Rahmen der schlaganfallähnlichen Episoden. Weitere typische Begleitsymptome sind sensorineurale Schwerhörigkeit, Pigmentdegeneration der Retina, Kardiomyopathie, Kleinwuchs und Diabetes mellitus. Das MRT des Schädels zeigt häufig fokale Substanzdefekte v.a. parieto-occipital. Das klassische MELAS-Syndrom manifestiert sich typischerweise in der ersten bis zweiten Lebensdekade, Spätmanifestationen werden jedoch beschrieben. MELAS wird durch Mutationen der mtDNA verursacht, wobei die Mehrzahl der Erkrankungsfälle einen maternalen Erbgang aufweist. Bei mehr als 80% der Patienten lässt sich eine heteroplasmische A > G tRNA$^{Leu(UUR)}$-Punktmutation an Position 3243 der mtDNA nachweisen (Goto et al. 1990). Im tRNA$^{Leu(UUR)}$-Gen liegen weitere seltene MELAS-Mutationen, insbesondere die Mutation T3271C, die sich bei 7–15% der MELAS-Fälle fand (Tarnopolsky et al. 1998). Darüber hinaus sind aber auch seltene Mutationen in anderen tRNA-Genen und Strukturgenen beschrieben.

Spezielle Zusatzdiagnostik

- Endokrinologische Untersuchung der Schilddrüse, Hypothalamus/Hypophysen-Achse
- EEG, 24-h-EEG (epilepsietypische Potenziale?)
- Neuropsychologische Testung
- Muskelbiopsie oft mit Nachweis COX-positiver RRF
- Molekulargenetik vorzugsweise aus Skelettmuskel-DNA: A3243G, T3271C, bei negativem Befund zunächst Untersuchung weiterer mtDNA-tRNA-Gene.

Myoklonusepilepsie mit RRF (MERRF)

Die charakteristische Befundkonstellation bei MERRF ist eine Myoklonusepilepsie (Myoklonien, fokale und generalisierte Anfälle), überwiegend mit Nachweis von RRF in der Muskelbiopsie. Weitere typische Befunde sind zerebelläre Ataxie, sensorineurale Schwerhörigkeit, Polyneuropathie, Kleinwuchs, Optikusatrophie, Demenzentwicklung und kutane Lipome. MERRF manifestiert sich typischerweise in der zweiten bis dritten Lebensdekade und zeigt interindividuell eine hohe Variabilität in Bezug auf die Schwere der Erkrankung. Ursächlich liegen der Erkrankung Mutationen des mitochondrialen Genoms zu Grunde. Bei ca. 80% der Patienten liegt eine heteroplasmische A > G tRNA^{Lys}-Punktmutation an Position 8344 der mtDNA vor (Wallace et al. 1988b). Neben weiteren MERRF-assoziierten Punktmutationen im tRNA^{Lys}-Gen (T8356C, G8363A, G8361A) wurden selten Punktmutationen im tRNA$^{Ser(UCN)}$-Gen beschrieben, die zu einem MERRF/MELAS-Overlap-Syndrom führen können, dem aber auch die Punktmutation A3243G zugrunde liegen kann.

Spezielle Zusatzdiagnostik

- Elektroneurographie
- Endokrinologische Untersuchung der Hypothalamus/Hypophysen-Achse
- EEG, 24-h-EEG (epilepsietypische Potenziale?)
- Neuropsychologische Testung
- Muskelbiopsie mit Nachweis COX-negativer RRF
- Molekulargenetik, vorzugsweise aus Skelettmuskel-DNA: A8344G, T8356C, G8363A, G8361A

Spezielle therapeutische Maßnahmen

Antiepileptische Medikation, vorzugsweise mit Levetiracetam, Carbamazepin, Topiramat.

Hereditäre Leber-Optikus-Neuropathie (LHON)

Die charakteristische Symptomatik bei LHON besteht aus einer zunächst unilateralen, im Verlauf von Wochen bis Monaten bilateralen, progressiven schmerzlosen und initial die zentralen Gesichtsfelder betreffenden Visusminderung. LHON manifestiert sich vorwiegend bei jungen Männern im frühen Erwachsenenalter. In der Mehrzahl der Fälle resultiert die Erkrankung in einer permanenten ausgeprägten Visusminderung, in einigen Fällen (4–40%) kommt es, abhängig von der vorliegenden Mutation, im späteren Krankheitsverlauf zu einer Partialremission. So zeigt die Punktmutation T14484C (ND 6, Komplex I) einen vergleichsweise günstigen klinischen Verlauf. Selten finden sich bei LHON-Patienten weitere neurologische Auffälligkeiten, insbesondere Bewegungsstörungen wie Ataxie und Dystonie. Bei 9% der Fälle treten kardiale Arrhythmien auf, v.a. Präexzitationssyndrome (Schmiedel et al. 2003). Neben Erkrankungsfällen mit maternalem Erbmodus findet sich häufig auch sporadisches Auftreten. Drei mtDNA-Punktmutationen, die alle in Komplex-I-Strukturgenen liegen, verursachen 96% aller LHON-Erkrankungen, die häufigste befindet sich an Position 11778 (ND4, Komplex I) der mtDNA (Wallace et al. 1988a), seltener sind die Mutationen T14484C und G3460A. Die Mutationen treten meist homoplasmisch auf, selten finden sie sich heteroplasmisch in asymptomatischen Familienmitgliedern. LHON zeichnet sich durch eine variable Expression und inkomplette Penetranz aus (bei Männern ca. 50%, bei Frauen nur 10%), so dass sekundäre Faktoren für eine Krankheitsmanifestation (Umwelteinflüsse, genetischer „background"?) postuliert werden.

Spezielle Zusatzdiagnostik

- MRT Schädel mit besonderer Darstellung der Orbita
- Ophthalmologische Untersuchung mit Fundoskopie (Papillenschwellung? Optikusatrophie?), eventuell Fluoreszenzangiographie
- Labor mit Schilddrüsen- und Vaskulitisparametern
- Doppler-/Duplexsonographie der Karotiden
- Lumbalpunktion mit Liquordruckmessung (Ausschluss Neuritis N. optici/Pseudotumor cerebri/Meningeosis neoplastica)
- Visuell evozierte Potenziale
- Molekulargenetik primär aus Leukozyten-DNA (keine Muskelbiopsie): G11778A, T14484A, G3460A, bei negativem Befund ggf. Suche nach weiteren seltenen LHON-Mutationen. Differenzialdiagnostisch ist immer eine autosomal dominant vererbte Optikusatrophie (Mutationen im OPA-1-Gen auf Chromosom 3q28) zu erwägen.

Spezielle therapeutische Maßnahmen

Alkohol- und Nikotinkarenz (auch bei symptomfreien Anlageträgern).

Neuropathie, Ataxie und Retinitis pigmentosa (NARP)

Namensgebend für dieses seltene mitochondriale Krankheitsbild ist die Befundkonstellation aus axonaler Neuropathie, Ataxie und Pigmentretinopathie. Als Begleitsymptome können Entwicklungsverzögerungen, epileptische Anfälle, kognitive Einbußen bis zur Demenz und eine proximale Muskelschwäche auftreten. Die durch einen maternalen Erbgang gekennzeichnete Erkrankung manifestiert sich in der Regel im frühen Erwachsenenalter. Als Ursache findet sich bei den meisten Patienten eine heteroplasmische mtDNA-Punktmutation (T8993G/C) in einer mitochondrial kodierten Untereinheit der ATPase 6 (Holt et al. 1990). Der Heteroplasmiegrad korreliert mit der Schwere der Erkrankung, so dass Individuen mit einem Heteroplasmiegrad von < 70% klinisch oft asymptomatisch sind, bei einer Mutationslast von > 90% dagegen ein Leigh-Syndrom auftritt („maternally inherited Leigh syndrome/MILS"). Patienten mit MILS werden meist bereits im frühen Kindesalter symptomatisch und zeigen schwere Krankheitsverläufe mit Entwicklungsverzögerung, respiratorischer Dysfunktion (perinatale Asphyxie), Ataxie, generalisierter Muskelschwäche („floppy infant") und Laktatazidose. Das MRT vom Schädel kann bei NARP eine Kleinhirnatrophie zeigen, beim MILS sieht man häufig bilaterale Läsionen von Hirnstamm, Stammganglien und Kleinhirn.

Spezielle Zusatzdiagnostik

- Elektroneurographie
- EEG, 24-h-EEG (epilepsietypische Potenziale?)
- Neuropsychologische Testung
- Molekulargenetik primär aus Leukozyten-DNA: T8993G, T8993C mit Bestimmung des Heteroplasmiegrades (70–90% NARP, > 90% MILS), bei negativem Befund T9176C (ATPase 6 Gen)

Spezielle therapeutische Maßnahmen

Bei neuropathischen Schmerzen/epileptischen Anfällen: Gabapentin/Carbamazepin.

Mitochondriale neurogastrointestinale Enzephalomyopathie (MNGIE)

MNGIE ist durch eine Befundkonstellation aus viszeraler Neuropathie mit gastrointestinaler Motilitätsstörung, externer Ophthalmoplegie mit Ptosis und Leukenzephalopathie gekennzeichnet (Hirano et al. 1994). Die viszerale Symptomatik ist durch wechselnde Phasen mit Diarrhöen, Obstipation, intestinaler Pseudoobstruktion und Gastroparese charakterisiert, die zu chronischer Malnutrition und Kachexie führen. Typische Begleitsymptome sind eine sensomotorische Polyneuropathie und Myopathie. MNGIE manifestiert sich bei mehr als 3/4 aller Patienten in der ersten und zweiten Lebensdekade. Die Erkrankung wird autosomal-rezessiv (oder selten -dominant) vererbt und beruht auf nukleären Mutationen im Thymidin-Phosphorylase- (*TP*)-Gen auf Chromosom 22q (Nishino et al. 1999). Da MNGIE-Patienten meist eine Depletion bzw. multiple Deletionen der mtDNA aufweisen, vermutet man, dass Störungen im mitochondrialen Nukleotidpool einen direkten Einfluss auf die Replikation oder Stabilität des mitochondrialen Genoms haben.

Spezielle Zusatzdiagnostik

- MRT vom Schädel (Signalanhebungen des Marklagers in T2-Sequenzen)
- Gastroenterologischer Status mit Gastro-, Duodeno- und Koloskopie
- Elektroneurographie
- Bestimmung der TP-Aktivität in Leukozyten (z. B. im Muskellabor der Klinik und Poliklinik für Neurologie der Martin-Luther-Universität Halle – Leukozyten vor Ort isolieren und auf Trockeneis verschicken – oder bei Prof. Hirano, Columbia University, New York; TP-Akti-

vität in Leukozyten < 5 %), Thymidin-Spiegel i. S. erhöht (Größenfaktor 20)
- Molekulargenetik aus Skelettmuskel-DNA: Southern Blot Analyse mit Nachweis multipler mtDNA-Deletionen oder mtDNA-Depletion, molekulargenetische Untersuchung des *TP*-Gens.

Spezielle therapeutische Maßnahmen

- Ausreichende Flüssigkeits- und Kalorienzufuhr sichern.
- Medikamentöse Intervention bei schweren Diarrhöen oder ausgeprägter Obstipation.

Therapie mitochondrialer Erkrankungen

Bislang steht keine kurative Behandlung zur Verfügung. Zahlreiche experimentelle Ansätze einer Gentherapie sind derzeit noch nicht klinisch relevant. In erster Linie zielt eine Therapie daher auf Prävention und symptomatische Behandlung typischer Komplikationen. Jedem Patienten sollte ein Notfallpass für Muskelkranke (Deutsche Gesellschaft für Muskelkranke, Freiburg) ausgestellt werden.

Allgemeine Maßnahmen und supportive Therapie

Die Patienten bedürfen einer allgemeinen Beratung im Hinblick auf Ernährung, Reisen, Sport- und Freizeitverhalten sowie Vermeidung von Komplikationen (Medikamente, Narkosen, Infekte). Eine humangenetische Beratung und ggf. Pränataldiagnostik gewinnt bei nukleären Mutationen zunehmend an Bedeutung, ist bei mtDNA-Mutationen durch die genetischen Besonderheiten bis auf wenige Ausnahmen jedoch weiterhin limitiert. In Bezug auf die Ernährung wird eine kalorienreiche Kost empfohlen, bestehend aus mehreren kleinen, kohlenhydratreichen Mahlzeiten pro Tag. Starke Hitze- bzw. Kälteeinwirkungen sollten ebenso wie Aufenthalte in großen Höhen (Sinken des Sauerstoffpartialdrucks) vermieden werden. Es empfiehlt sich eine leichte, warme Kleidung und adäquates Schuhwerk (z. B. „High-tech"-Gewebe/Outdoorausrüster). Prinzipiell muskelschädigende Medikamente wie Statine oder Resochin sollten vermieden werden.

Körperliches Training: Regelmäßiges, leichtes aerobes Ausdauertraining (kardiales Monitoring!) ohne Ausreizen der Belastungsgrenze, z. B. 1- bis 2 x/Woche Fahrradergometrie (⇑ bei mtDNA-Mutationen: Taivassalo et al. 1998, Taivassalo et al. 2001), allerdings hierdurch Erhöhung des Heteroplasmiegrades der Skelettmuskulatur möglich; regelmäßige angeleitete Physiotherapie.

Fieberhafte Infekte: Gefahr der krisenhaften Verschlechterung, daher rasche Fiebersenkung und ggf. antibiotische Behandlung, adäquate Flüssigkeitszufuhr, bevorzugtes Antipyretikum: Paracetamol, Ibuprofen.

Narkosen: Vorlage des Muskelpasses, Vorsicht mit Anästhetika, besondere Überwachung (Morgan et al. 2002, Shipton u. Prosser 2004).

Korrektur einer episodischen schweren Laktatazidose: Bicarbonat, Dialyse, Dichloroacetat

Kardiale Komplikationen: Frühzeitige Herzschrittmacher-Implantation, konventionelle Therapie, selten Herztransplantation bei monosymptomatischen Erkrankungen v.a. im Kindesalter.

Gastroenterologische Komplikationen: Bei Malnutrition und Dysphagie durch ösophageale Motilitätsstörung PEG-Anlage oft unumgänglich, bei cricopharyngealer Achalasie ggf. cricopharyngeale Myotomie (Kornblum et al. 2001), parenterale Ernährung.

Endokrinologische Komplikationen: Konventionelle Behandlung eines Diabetes mellitus, ggf. Hormonersatztherapien (Thyroxin, GH, etc.).

Ophthalmologische Komplikationen: Prismenbrillen, Oberlidsuspension-OP durch spezialisierte Ophthalmologen, Kataraktchirurgie.

Innenohrschwerhörigkeit: Verordnung von Hörgeräten, ggf. Cochlea-Implantat (Sinnathuray et al. 2003) (⇑).

Epileptische Anfälle: Konventionelle Therapie möglichst unter Vermeidung von Valproat, wegen sekundärer L-Carnitin-Defizienz ggf. orale Substitution bei Valproat-Gabe (DiMauro et al. 2004). Am häufigsten kommen Carbamazepin, Lamotrigin, Levetiracetam, Gabapentin zur Anwendung (Chinnery u. Bindoff 2003).

Medikamente, die möglichst vermieden werden sollten: Vorsicht mit Triptanen bei MELAS (Chinnery u. Bindoff 2003), Vorsicht mit Barbituraten bei LHON, Aminoglykosid-Antibiotika (Ototoxizität), Chloramphenicol und Tetracycline (Hemmung der mitochondrialen Proteinbiosynthese), Ringer-Laktat-Infusionen (Laktatazidose), Valproat (Inhibition ß-Oxidation, Lebertoxizität, sekundäre L-Carnitin-Defizienz; DiMauro et al. 2004, Krahenbühl et al. 2000)

Pharmakotherapie

Eine Vielzahl verschiedener Präparate, hierunter antioxidative Substanzen, Vitamine und Kofaktoren der Atmungskettenenzyme, wurden in der pharmakologischen Therapie mitochondrialer Erkrankungen angewendet. Bis auf positive Effekte in Einzelfallbeobachtungen und kleinen Fallserien konnte jedoch bei keiner Substanz ein signifikanter Effekt nachgewiesen werden, nicht zuletzt, da die Datenlage bezüglich großer kontrollierter Doppelblind-Studien äußerst begrenzt ist und der Spontanverlauf mitochondrialer Erkrankungen Fluktuationen aufweist und so die Beurteilbarkeit eines Therapieeffekts erschwert. Letztlich bleibt die Therapieentscheidung immer eine Einzelfallentscheidung, die von der individuellen Befundkonstellation abhängt. Bei den Präparaten sollte zunächst ein Behandlungsversuch über 6 Monate erfolgen, bei Ineffektivität kann die Medikation danach abgesetzt werden.

Unten erfolgt eine Aufstellung der am häufigsten verwendeten Substanzen. Darüber hinaus kommen **Thiamin** (Vitamin B1, 100–500 mg/d) (⇔), **Vitamin E** (200–400 IE/d) (⇔), **Succinat** bei Komplex-I-Defizienz (6 g/d) (⇔), **Folsäure** (v.a. bei KSS) (⇔), **Nicotinamid** (50–75 mg/kg/d) (⇔) und **Alpha-Liponsäure** (200–600 mg/d) (⇔) zur Anwendung. **Dichloroacetat** (Dosis: 25 mg/kg/d oral, NW: periphere schmerzhafte Neuropathie) kann in Episoden einer schweren Laktatazidose eingesetzt werden (⇔) (De Stefano et al. 1995; Stacpoole et al. 1992 und 1997). Eine doppelblinde, placebokontrollierte Studie zum Einsatz von Dichloroacetat bei MELAS-Patienten läuft (DiMauro et al. 2004), eine offene Studie zur längerfristigen Anwendung bei verschiedenen mitochondrialen Erkrankungen zeigte in einigen Fällen positive Effekte (Barshop et al. 2004).

Coenzym Q10 (Ubiquinon)

Wirkmechanismus: mobiler Elektronencarrier (Komplex I/II zu Komplex III), antioxidative Eigenschaften.

Indikation: Coenzym-Q-Defizienz; alle mitochondrialen Erkrankungen.

Dosis: 50–300 mg/d oral (aufgeteilt auf Einzeldosen), Nebenwirkungen: keine.

Wissenschaftliche Evidenz: primäre Coenzym-Q-Defizienz (⇑⇑⇑) (**A**) (Rotig et al. 2000, Sobreira et al. 1997); mitochondriale Zytopathien (⇔) (**B**) (Barbiroli et al. 1999, Bresolin et al. 1990, Chan et al. 1998, Chen et al. 1997, Hanisch u. Zierz 2003).

Idebenon

Wirkmechanismus: analog zu Coenzym Q10 (Quinonderivat).

Indikation: verschiedene mitochondriale Erkrankungen (v.a. LHON); Kardiomyopathie.

Dosis: 90–270 mg/d oral, Nebenwirkungen: keine.

Wissenschaftliche Evidenz: (⇔) (**C**) (Lerman-Sagie et al. 2001, Mashima et al. 1992).

Riboflavin (Vitamin B2)

Wirkmechanismus: Vorläufer von Flavinmononukleotid und Flavinadenindinukleotid (Kofaktoren von Komplex I/II), Stabilisation von Komplex I.

Indikation: Komplex I (und II)-Defizienz.

Dosis: 10–100 mg/d oral, Nebenwirkungen: keine.

Wissenschaftliche Evidenz: (⇔) (**B**) (Arts et al. 1983, Ichiki et al. 1988).

Kreatin-Monohydrat

Wirkmechanismus: Energiepufferung, Stimulation der OXPHOS, muskuläre Proteinsynthesesteigerung, Schutz vor Apoptose/Zellnekrose/oxidativem Streß?

Indikation: Skelettmuskelbeteiligung; Kinder; kein Effekt bei CPEO.

Dosis: 80–150 mg/kg/d oral, Nebenwirkungen: leichte Gewichtszunahme, leichte gastrointestinale Beschwerden.

Kontraindikationen: Nierenerkrankungen.

Wissenschaftliche Evidenz: (⇔) (**B**) (Tarnopolsky et al. 1997, Klopstock et al. 2000, Komura et al. 2003, Kornblum et al. 2005).

L-Carnitin

Wirkmechanismus: Transport langkettiger Fettsäuren durch die innere mitochondriale Membran, Regulation der intrazellulären Acyl-CoA-Homöostase, Stabilisation der mitochondrialen Membran.

Indikation: primärer und sekundärer Carnitinmangel; Kardiomyopathie.

Dosis: 2–4 g/d in 3 Einzeldosen oral; 2–4 g/d i.v., Nebenwirkungen: Übelkeit, Diarrhoen.

Wissenschaftliche Evidenz: primärer Carnitinmangel, Defekte der ß-Oxidation: (⇑) (**A**) (Stanley et al. 1991); mitochondriale Zytopathien (mit sekundärem Carnitinmangel): (⇔) (**B**) (Campos et al. 1993, Hsu et al. 1995, DiMauro et al. 2004).

Expertengruppe

PD Dr. med. M. Deschauer, Klinik und Poliklinik für Neurologie, Klinikum der Medizinischen Fakultät, Martin-Luther-Universität Halle
PD Dr. med. M. Jaksch, z.Zt. Freiburg Medical Laboratory (Universitätsklinikum Freiburg), Dubai, VAE
Dr. med. C. Kornblum, Klinik und Poliklinik für Neurologie, Universitätsklinikum Bonn
Prof. Dr. W. S. Kunz, Klinik für Epileptologie, Universitätsklinikum Bonn
Dr. med. J. Schmiedel, Klinik und Poliklinik für Neurologie, Technische Universität Dresden
PD Dr. med. R. Schröder, Klinik und Poliklinik für Neurologie, Universitätsklinikum Bonn
Federführend: Dr. med. Cornelia Kornblum, Klinik und Poliklinik für Neurologie, Universitätsklinikum Bonn, Sigmund-Freud Str. 25, 53105 Bonn, Tel.: 0228/287-5712
e-mail: cornelia.kornblum@ukb.uni-bonn.de

Neuromuskuläre Zentren mit einer Spezialisierung auf mitochondriale Erkrankungen

Leitung der Muskelsprechstunde: PD Dr. R. Schröder, Muskelzentrum Nordrhein, Klinik und Poliklinik für Neurologie, Rheinische Friedrich-Wilhelms-Universität Bonn, Sigmund-Freud-Str. 25, 53105 Bonn, Tel.: 0228/287-5714
Spezialambulanz für mitochondriale Erkrankungen: Dr. Kornblum
Leitung der Muskelsprechstunde: Dr. Schäfer, Dr. Reuner, Zentrum für neuromuskuläre Erkrankungen an der Medizinischen Fakultät „Carl Gustav Carus" der TU Dresden, Universitätsklinikum und Poliklinik für Neurologie, Fetscherstr. 74, 01307 Dresden, Tel.: 0351/458-3132
Leitung der Muskelsprechstunde: Prof. Dr. S. Zierz, Muskelzentrum Halle, Direktor der Neurologischen Klinik und Poliklinik, Martin-Luther-Universität Halle-Wittenberg, Ernst-Grube-Str. 40, 06097 Halle/S., Tel.: 0345/557-2858
Leitung der Muskelsprechstunde: Prof. Dr. D. Pongratz, Muskelzentrum München, Friedrich-Baur-Institut der Medizinischen Fakultät an der Neurologischen Klinik, Klinikum der Universität München-Innenstadt, Ziemssenstr. 1a, 80336 München, Tel.: 089/5160-7400
Zusätzliche neurologische Muskelsprechstunde des Muskelzentrums München: PD Dr. Th. Klopstock, Neurologische Klinik, Klinikum Großhadern der Universität München, Marchioninistr. 15, 81377 München, Tel.: 089/7095-3690
(Quelle: Deutsche Gesellschaft für Muskelkranke)

Literatur

Arts, W. F., H. R. Scholte, J. M. Bogaard et al. (1983): NADH-CoQ reductase deficient myopathy: successful treatment with riboflavin. Lancet 2, 581–582.
Barbiroli, B., S. Iotti, R. Lodi (1999): Improved brain and muscle mitochondrial respiration with CoQ. An in vivo study by 31P-MR spectroscopy in patients with mitochondrial cytopathies. Biofactors 9, 253–260.
Barshop, B. A., R. K. Naviaux, K. A. McGowan et al. (2004): Chronic treatment of mitochondrial disease patients with dichloroacetate. Mol. Genet. Metab. 83, 138–149.
Bresolin, N., C. Doriguzzi, C. Ponzetto et al. (1990): Ubidecarenone in the treatment of mitochondrial myopathies: a multi-center double-blind trial. J. Neurol. Sci. 100, 70–78.
Campos, Y., R. Huertas, G. Lorenzo et al. (1993): Plasma carnitine insufficiency and effectiveness of L-carnitine therapy in patients with mitochondrial myopathy. Muscle Nerve 16, 150–153.
Chan, A., H. Reichmann, A. Kogel et al. (1998): Metabolic changes in patients with mitochondrial myopathies and effects of coenzyme Q10 therapy. J. Neurol. 245, 681–685.
Chen, R. S., C. C. Huang, N. S. Chu (1997): Coenzyme Q10 treatment in mitochondrial encephalomyopathies. Short-term double-blind, crossover study. Eur. Neurol. 37, 212–218.
Chinnery, P. F., D. M. Turnbull (2001): Epidemiology and treatment of mitochondrial disorders. Am. J. Med. Genet. 106, 94–101.
Chinnery, P. F., L. A. Bindoff (2003): 116th ENMC international workshop: the treatment of mitochondrial disorders, 14th-16th March 2003, Naarden, The Netherlands. Neuromuscular Disorders 13, 757–764.
Chinnery, P. F., S. DiMauro, S. Shanske et al. (2004): Risk of developing a mitochondrial DNA deletion disorder. Lancet 364, 592–596.
Deschauer, M., S. Zierz (2002): Defekte der intergenomischen Kommunikation: Mutationen der Kern-DNA und multiple Deletionen der mitochondrialen DNA bei chronisch progressiver externer Ophthalmoplegie. Aktuelle Neurologie 30, 103–106.
De Stefano, N., P. M. Matthews, B. Ford et al. (1995): Short-term dichloroacetat treatment improves indices of cerebral metabolism in patients with mitochondrial disorders. Neurology 45, 1193–1198.
DiMauro, S., M. Mancuso, A. Naini (2004): Mitochondrial encephalomyopathies. Therapeutic Approach. Ann. N.Y. Acad. Sci. 1011, 232–245.
Goto, Y., I. Nonaka, A. Horai (1990): A mutation in tRNA[Leu(UUR)] gene associated with the MELAS subgroup of mitochondrial encephalomyopathies. Nature 348, 651–653.
Hanisch, F., S. Zierz (2003): Only transient increase of serum CoQ subset 10 during long-term CoQ10 therapy in mitochondrial ophthalmoplegia. Eur. J. Med. Res. 8, 485–491.
Hirano, M., G. Silvestri, D. M. Blake et al. (1994): Mitochondrial neurogastrointestinal encephalomyopathy (MNGIE): clinical, biochemical, and genetic features of an autosomal recessive mitochondrial disorder. Neurology 44, 721–727.
Hirano, M., S. DiMauro (2001): *ANT1, Twinkle, POLG*, and *TP*. New genes open our eyes to ophthalmoplegia. Neurology 57, 2163–2165.
Holt, I. J., A. E. Harding, J. A. Morgan-Hughes (1988): Deletions of muscle mitochondrial DNA in patients with mitochondrial myopathies. Nature 331, 717–719.
Holt, I. J., A. E. Harding, R. H. K. Petty et al. (1990): A new mitochondrial disease associated with mitochondrial DNA heteroplasmy. Am. J. Hum. Genet. 46, 428–433.
Hsu, C. C., Y. H. Chuang, J. L. Tsai et al. (1995): CPEO and carnitine deficiency overlapping in MELAS syndrome. Acta Neurol. Scand. 92, 252–255.
Ichiki, T., M. Tanaka, M. Nishikimi et al. (1988): Deficiency of subunits of Complex I and mitochondrial encephalomyopathy. Ann. Neurol. 23, 287–294.
Klopstock, T., V. Querner, F. Schmidt et al. (2000): A placebo-controlled crossover trial of creatine in mitochondrial diseases. Neurology 55, 1748–1751.
Komura, K., E. Hobbiebrunken, E. K. Wilichowski et al. (2003): Effectiveness of creatine monohydrate in mitochondrial encephalomyopathies. Pediatric Neurology 28, 53–58.
Kornblum, C., R. Broicher, E. Walther et al. (2001): Cricopharyngeal achalasia is a common cause of dysphagia in patients with mtDNA deletions. Neurology 56, 1409–1412.
Kornblum, C., R. Schröder, K. Müller et al. (2005): Creatine has no beneficial effect on skeletal muscle energy metabolism in pa-

tients with single mitochondrial DNA deletions. Eur. J. Neurol. 12(4), 300–309

Krahenbühl, S., S. Brandner, S. Kleinle et al. (2000): Mitochondrial cytopathies represent a risk factor for valproate-induced fulminant liver failure. Liver 20, 346–348.

Kraytsberg, Y., M. Schwartz, T. A. Brown et al. (2004): Recombination of human mitochondrial DNA. Science 304, 981.

Lerman-Sagie, T., P. Rustin, D. Lev et al. (2001): Dramatic improvement in mitochondrial cardiomyopathy following treatment with idebenone. J. Inherit Metab. Dis. 24, 28–34.

Lestienne, P., G. Ponsot (1988): Kearns-Sayre syndrome with muscle mitochondrial DNA deletion. Lancet 1, 885.

Mashima, Y., Y. Hiida, Y. Oguchi (1992): Remission of Leber's hereditary optic neuropathy with idebenone. Lancet 340, 368–369.

Morgan, P. G., C. L. Hoppel, M. M. Sedensky (2002): Mitochondrial defects and anaesthetic sensitivity. Anaesthesiology 96, 1268–1270.

Nishino, I., A. Spinazolla, M. Hirano (1999): Thymidine phosphorylase gene mutations in MNGIE, a human mitochondrial disorder. Science 283, 689–692.

Rotig, A., E. L. Appelkvist, V. Geromel et al. (2000): Quinone-responsive multiple respiratory-chain dysfunction due to widespread coenzyme Q10 deficiency. Lancet 356, 391–395.

Schmiedel, J., S. Jackson, J. Schäfer et al. (2003): Mitochondrial Cytopathies. J. Neurol. 250, 267–277.

Schwartz, M., J. Vissing (2002): Paternal inheritance of mitochondrial DNA. N. Engl. J. Med. 347, 576–580.

Shipton, E. A., D. O. Prosser (2004): Mitochondrial myopathies and anaesthesia. Eur. J. Anaesthesiol. 21, 173–178.

Sinnathuray, A. R., V. Raut, A. Awa et al. (2003): A review of cochlear implantation in mitochondrial sensorineural hearing loss. Otol. Neurotol. 24, 418–426.

Skladal, D., J. Halliday, D. R. Thorburn (2003): Minimum birth prevalence of mitochondrial respiratory chain disorders in children. Brain 126, 1905–1912.

Sobreira, C., M. Hirano, S. Shanske et al. (1997): Mitochondrial encephalomyopathy with coenzyme Q10 deficiency. Neurology 48, 1238–1243.

Stacpoole, P. W., E. C. Wright, T. G. Baumgartner et al. (1992): A controlled clinical trial of dichloroacetate for treatment of lactic acidosis in adults. The Dichloroacetate-Lactic Acidosis Study Group. N. Engl. J. Med. 327, 1564–1569.

Stacpoole, P. W., C. L. Barnes, M. D. Hurbanis et al. (1997): Treatment of congenital lactic acidosis with dichloroacetate. Arch. Dis. Child. 77, 535–541.

Stanley, C. A., S. De Leeuw, P. M. Coates et al. (1991): Chronic cardiomyopathy and weakness or acute coma in children with a defect in carnitine uptake. Ann. Neurol. 30, 709–716.

Taivassalo, T., N. De Stefano, Z. Argov et al. (1998): Effects of aerobic training in patients with mitochondrial myopathies. Neurology 50, 1055–1060.

Taivassalo, T., E. A. Shoubridge, J. Chen et al. (2001): Aerobic conditioning in patients with mitochondrial myopathies: physiological, biochemical, and genetic effects. Ann. Neurol. 50, 133–141.

Tarnopolsky, M. A., B. D. Roy, J. R. MacDonald (1997): A randomized, controlled trial of creatine monohydrate in patients with mitochondrial cytopathies. Muscle Nerve 20, 1502–1509.

Tarnopolsky, M. A., J. Maguire, T. Myint et al. (1998): Clinical, physiological, and histological features in a kindred with the T3271C melas mutation. Muscle Nerve 21, 25–33.

Thorburn, D. R., H. H. Dahl (2001): Mitochondrial disorders: genetics, counseling, prenatal diagnosis and reproductive options. Am. J. Med. Genet. 106, 102–114.

Wallace, D. C., G. Singh, M. T. Lott et al. (1988a): Mitochondrial DNA mutation associated with Leber's hereditary optic neuropathy. Science 242, 1427–1430.

Wallace, D. C., X. X. Zheng, M. T. Lott et al. (1988b): Familial mitochondrial encephalomyopathy (MERRF). genetic, pathophysiological, and biochemical characterization of a mitochondrial DNA disease. Cell 55, 601–610.

Zeviani, M., S. Servidei, C. Gellera et al. (1989): An autosomal dominant disorder with multiple deletions of mitochondrial DNA starting at the D-loop region. Nature 339, 309–311.

Zeviani, M., V. Carelli (2003): Mitochondrial disorders. Curr. Opin. Neurol. 16, 585–594.

Zeviani, M., S. Di Donato (2004): Mitochondrial disorders. Brain 127, 2153–2172.

Weiterführende Literatur und Internetseiten

Übersichtsartikel: Zeviani u. Di Donato 2004, Chinnery u. Bindoff 2003, Schmiedel et al. 2003

Übersichtsartikel Epidemiologie: Skladal et al. 2003, Chinnery u. Turnbull 2001

Übersichtsartikel genetische Beratung und pränatale Diagnostik: Thorburn u. Dahl 2001

www.kms.mhn.de/mitonet/
www.mitomap.org
http://www.neuro.wustl.edu/neuromuscular/index.html
www.dgm.org

Vaskuläre Erkrankungen

Ischämischer Schlaganfall: Akuttherapie

Was gibt es Neues?

- Im Jahr 2003 wurden neue Empfehlungen der European Stroke Initiative (EUSI) zur Schlaganfallbehandlung publiziert.
- Die Erfahrungen mit der Durchführung und Interpretation der Magnetresonanztomographie (MRT) in der Schlaganfallakutphase haben deutlich zugenommen. Erste Studien bestätigen die Möglichkeit der Selektion einer Patientengruppe mit besonders hohem Lysebenefit. Auch wurde gezeigt, dass die MRT in der Lage ist, sicher zwischen Ischämie und intrazerebraler Blutung zu differenzieren.
- Die klassische Differenzierung von transitorisch ischämischen Attacken (TIA) und vollendeten ischämischen Schlaganfällen gilt als überholt.
- Die Eingruppierung von Schlaganfällen nach der Dauer der Symptome wird zunehmend durch eine pathophysiologische Einteilung ersetzt, nachdem gezeigt werden konnte, dass auch bei vielen Patienten mit flüchtiger Symptomatik morphologische Hirnschäden nachweisbar sind und sich die Rezidivrate von Patienten mit persistierender Symptomatik nicht unterscheidet. Deshalb wird in dieser Leitlinie der Begriff „ischämischer Schlaganfall" für alle Formen der akuten fokalen zerebralen Ischämie benutzt.
- Eine gemeinsame Analyse der randomisierten Studien zur Schlaganfallakuttherapie mit intravenösem rtPA bestätigt die Wirksamkeit dieser Therapie bis zu 4,5 Stunden nach Symptombeginn.
- Eine große randomisierte Studie zum Einsatz von Magnesium beim akuten Schlaganfall erbrachte kein positives Ergebnis.

Die wichtigsten Empfehlungen auf einen Blick

- Der Schlaganfall ist als medizinischer Notfall anzusehen. Schlaganfallpatienten sollten in Schlaganfallstationen behandelt werden (**A**).
- Die kraniale Computertomographie (CCT) ist die wichtigste apparative Untersuchung bei Schlaganfallpatienten. Sie muss unverzüglich durchgeführt werden (**A**). Die MRT kann die CCT ersetzen, wenn sie rasch zur Verfügung steht und eine geeignete Sequenz zum Blutungsausschluss durchgeführt wird (z. B. T2*-Aufnahme) (**B**).
- Der neurologische Status und die Vitalfunktionen von Schlaganfallpatienten sollten überwacht werden (**A**). Die Behandlung entgleister physiologischer Parameter ist die Basis der Schlaganfallbehandlung.
- Die intravenöse Behandlung mit rtPA wird innerhalb eines 3-Stunden-Fensters zur Behandlung ischämischer Schlaganfälle an in dieser Therapie erfahrenen Zentren empfohlen (**A**).
- Die Verabreichung von Aspirin (100–300 mg/d) in der Frühphase nach einem ischämischen Schlaganfall kann empfohlen werden (**A**).
- Die Frühmobilisation hilft bei der Vermeidung zahlreicher Komplikationen inklusive Aspirationspneumonie, tiefer Beinvenenthrombose und Dekubitalgeschwüren (**A**).

Ziele und Anwendungsbereich

Ziel dieser Leitlinie ist die Verbesserung der Behandlung von Patienten mit akutem ischämischen Schlaganfall. Sie richtet sich an alle Berufsgruppen, die an der Akutbehandlung von Schlaganfallpatienten beteiligt sind. Neben ambulant wie klinisch tätigen Ärzten verschiedener Fachdisziplinen sind dies auch Rettungssanitäter und Pflegepersonal von Notambulanzen und Stroke-Units.

Diese Leitlinie ist evidenzbasiert und basiert auf der Leitlinie der DGN von 2002 und auf den 2003 veröffentlichten Empfehlungen der European Stroke Initiative (EUSI).

Nomenklatur, Definition und Klinik

Als ischämischer Schlaganfall wird ein akutes fokales neurologisches Defizit aufgrund einer umschriebenen Durchblutungsstörung des Gehirns bezeichnet. Synonym wird der Begriff „Hirninsult" (engl. Stroke) verwendet, die Bezeichnungen „Apoplex" oder „Hirnschlag" sind veraltet.

Mit „Hirninfarkt" wird das morphologische Korrelat der Hirnparenchymnekrose beschrieben, das heute durch bildgebende Verfahren auch intravital nachgewiesen werden kann.

Dem **ischämischen** Schlaganfall liegt ein Sistieren der Blut- und damit Sauerstoffversorgung im Gehirngewebe zu Grunde. Dies führt zu einem Funktionsverlust und schließlich Absterben von Hirngewebe. Bedingt durch die große Anzahl möglicherweise betroffener Hirnareale gibt es eine Vielzahl klinischer Erscheinungsformen. Die Ursachen ischämischer Schlaganfälle schließen thromboembolische, mikroangiopathische und hämodynamische Mechanismen ein. Auch der zeitliche Verlauf ist sehr variabel. Die Symptome können nur Minuten oder Stunden andauern (sog. transitorisch-ischämische Attacke, TIA) oder dauerhaft anhalten (vollendeter Schlaganfall). Verschiedene Studien haben gezeigt, dass Prognose und Schlaganfallrezidivrisiko unabhängig von der Symptomdauer sind, besonders wenn bei einer TIA in der Bildgebung (CCT, MRT mit diffusionsgewichteten Sequenzen) bereits Ischämiezonen demarkiert sind (Daffertshofer et al. 2004). Von daher ist eine TIA ebenfalls ein Schlaganfall, der eine identische Diagnostik und Rezidivprävention erfordert.

Verschiedene europäische Empfehlungen und Konsenspapiere sind in den letzten Jahren veröffentlicht worden, dazu gehören Berichte des Pan European Consensus Meeting on Stroke Management (Aboderin u. Venables 1996), der European Ad Hoc Consensus Group (1996), der Task Force on Acute Neurological Stroke Care of the European Federation of Neurological Societies (Brainin et al. 2000) und der European Stroke Initiative (EUSI 2003). Nordamerikanische Therapieempfehlungen der American Academy of Neurology existieren für die Akutbehandlung (Adams et al. 2003, Albers et al. 2004), die Sekundärprophylaxe (Albers et al. 2004) und die Behandlung von TIAs (Albers et al. 1999).

In dieser Leitlinie werden die diagnostischen und therapeutischen Maßnahmen behandelt, die in der Akutphase des ischämischen Schlaganfalls durchzuführen sind. Die Behandlungsmaßnahmen der Akutphase gehen übergangslos in die Sekundärprävention über, die in einer eigenen Leitlinie behandelt wird. Die Dauer der Akutphase ist individuell sehr unterschiedlich.

Epidemiologie

Der Schlaganfall zählt zu den häufigsten Erkrankungen in Deutschland, in der deutschen Todesursachenstatistik belegt er mit 9,5% Platz 3 (Statistisches Bundesamt 2003).

Die Inzidenz flüchtiger Durchblutungsstörungen beträgt in Deutschland ca. 50/100000 Einwohner pro Jahr, für ischämische Schlaganfälle liegt sie bei 160–240/100000 Einwohner. Die Inzidenz nimmt mit steigendem Lebensalter zu, etwa die Hälfte der Schlaganfallpatienten ist über 70 Jahre alt. Männer sind in fast allen Altersstufen etwa 30% häufiger betroffen, nur in der Altersgruppe über 85 Jahre erkranken und sterben mehr Frauen am Schlaganfall und seinen Folgen. Die Prävalenz zerebrovaskulärer Krankheiten wird auf 700–800/100000 Einwohner geschätzt. Die Mortalität nach einem Jahr liegt bei durchschnittlich 25%, wobei die unterschiedlichen Schlaganfallarten und -subtypen erhebliche Unterschiede in der Mortalität aufweisen. Insgesamt ist die Inzidenz der Schlaganfälle trotz steigender Lebenserwartung noch stabil, die Prävalenz steigt allerdings aufgrund sinkender Mortalitätsraten.

Schon heute ist der Schlaganfall die häufigste Ursache dauerhafter Behinderung und in Industrieländern die teuerste Krankheit überhaupt (Wolf 1992). Aufgrund der Häufigkeit stellen die Kosten für Akutbehandlung, Rehabilitation und Folgekosten für die Therapie bedeutsame Ausgaben im Gesundheitswesen dar. Etwa die Hälfte der Folgekosten sind indirekte Kosten durch den Ausfall der Produktivität der Betroffenen (Berger 2001).

Organisation der Behandlung des Patienten mit akuter zerebraler Ischämie

Empfehlungen

- Schlaganfallpatienten sollten in Schlaganfallstationen behandelt werden, um Tod und Behinderung zu minimieren (**A**). Auch Patienten mit Schlaganfallverdacht sollten ohne Verzögerung in ein Zentrum transportiert werden, das eine Stroke Unit aufweist.
- Der Schlaganfall ist als medizinischer Notfall anzusehen. Ein für Notfälle ausgelegtes Versorgungs- und Behandlungsnetzwerk sowie regelmäßige öffentliche Aufklärung sind erforderlich (**A**).
- Bei Auftreten eines Schlaganfalls ist unverzüglich der medizinische Notfalldienst zu verständigen und eine Einweisung in ein qualifiziertes Zentrum zu veranlassen (**B**).

Der Schlaganfall ist wie der Herzinfarkt oder die Lungenembolie als medizinischer Notfall zu behandeln. In der präklinischen Behandlungsphase ist eine sichere Differenzierung zwischen den einzelnen Schlaganfallsubtypen (Ischämie oder Blutung) nicht möglich. Die Mehrheit der Schlaganfallpatienten erhält keine adäquate Therapie, weil sie nicht rasch genug das Krankenhaus erreichen (Barber et al. 2001). Beim Verdacht auf einen Schlaganfall jedes Schweregrades soll der Rettungsdienst, bei schwerem Schlaganfall mit Bewusstseinsstörung der Notarzt gerufen werden.

Die erfolgreiche Versorgung akuter Schlaganfallpatienten beruht auf einer viergliedrigen Kette:
1. Rasches Erkennen von und Reagieren auf die Schlaganfallsymptome.
2. Umgehende Information der Rettungsdienste.
3. Bevorzugter Transport mit Voranmeldung am Zielkrankenhaus.
4. Rasche und zielgerichtete Diagnose im Krankenhaus.

Das Konzept des „time is brain" sollte allen Mitgliedern der Schlaganfallversorgungskette verinnerlicht sein. Die fehlende Wahrnehmung der Schlaganfallsymptome und das Hinzuziehen des Hausarztes verzögern die Aufnahme in das Krankenhaus (Harraf et al. 2002). Wenn die Symptome richtig erkannt wurden, sollten die Patienten oder deren Verwandte den Rettungsdienst alarmieren. Der Transport mit einem Rettungswagen verkürzt die Zeit bis zum Eintreffen im Krankenhaus. Hubschraubertransporte spielen besonders in ländlichen Gegenden mit langen Transportwegen eine zunehmende Rolle und sollten frühzeitiger hinzugezogen werden (⇑). Die Mitarbeiter der Rettungsleitstelle sollten in der Lage sein, aus der Beschreibung am Telefon Schlaganfallsymptome zu erkennen. Die Verwendung eines standardisierten Fragebogens erhöht die diagnostische Qualität bei dem Telefoninterview (Camerlingo et al. 2001). Schlaganfallpatienten sollten in Kliniken aufgenommen werden, die über eine Schlaganfallstation (Stroke Unit) verfügen (⇑⇑⇑), wobei ggf. ein weiterer Anfahrtsweg in Kauf genommen werden kann.

Die Struktur und die Prozesse von Stroke Units wurden gemeinsam von der DGN und DSG definiert und sollten im Rahmen eines Zertifizierungsverfahrens überprüft werden. Schlaganfallstationen sind ausschließlich spezialisiert auf die Behandlung von Schlaganfällen und charakterisiert durch multidisziplinäre Teamarbeit, die aus ärztlicher und pflegerischer Versorgung, Physio- und Ergotherapie sowie Logopädie und Sozialarbeit besteht. Solche Stationen verfügen neben spezialisiertem Fachpflegepersonal durchgehend über einen in der Schlaganfallbehandlung erfahrenen Neurologen, über die Möglichkeit zur sofortigen Durchführung einer kranialen Computertomographie oder Magnetresonanztomographie vor Ort sowie einer kompetenten neurosonologischen Diagnostik. Darüber hinaus steht in Kliniken mit Stroke Unit auch eine digitale Subtraktionsangiographie oder eine vergleichbar aussagekräftige angiographische Methode zur Verfügung. Aufgrund der Differenzialdiagnose einer intrazerebralen Blutung (ICB) oder einer Subarachnoidalblutung (SAB) sind in Schlaganfallzentren in der Regel auch neurochirurgische und neuroradiologische Fachabteilungen vorhanden.

Die Behandlung auf einer Schlaganfallstation, verglichen mit der in einer allgemeinen Klinik, ist sehr effektiv und reduziert die Mortalität um 18–46 %, Tod oder Abhängigkeit um 29 % und die Notwendigkeit einer Weiterbetreuung in einem Pflegeheim oder einer vollständigen häuslichen Pflege um ca. 25 %. Dieser Effekt ist unabhängig von Geschlecht und Alter der Patienten sowie vom Typ des Schlaganfalls (⇑⇑⇑) (Langhorne 1997).

Gemäß dem „time is brain"-Konzept sollten für die ersten Stunden nach Beginn der Ischämie die Abläufe in der Klinik so effektiv organisiert werden, dass die folgenden Zeitvorgaben als Anhaltspunkte erreichbar sind (NINDS 1996):
- Innerhalb von 10 Minuten nach Eintreffen in der Klinik sollte der Patient von einem Arzt gesehen werden.
- Die CT-Untersuchung sollte innerhalb von 25 Minuten nach Eintreffen beginnen, das Ergebnis sollte 20 Minuten später vorliegen.
- Die Behandlung sollte innerhalb von 60 Minuten nach Eintreffen beginnen („door-to-needle-Zeit").
- Der Patient sollte innerhalb von 3 Stunden nach Eintreffen einer Monitorüberwachung zugeführt werden.

Diagnostik bei Verdacht auf akuten Schlaganfall

Empfehlungen

- Die CCT ist die wichtigste apparative Untersuchung bei Schlaganfallpatienten, die unverzüglich durchgeführt werden sollte (**A**).
- Die Erhebung von Routinelaborparametern sowie EKG, Pulsoxymetrie gehört zu den Basisuntersuchungen und sollte bei jedem Schlaganfallpatienten durchgeführt werden (**B**).
- Ultraschalluntersuchungen der extra- und intrakraniellen Gefäße und des Herzens dienen der Ursachenfindung des Schlaganfalls und sollten so früh wie möglich nach Symptombeginn durchgeführt werden, ohne allgemeine oder spezifische Therapiemaßnahmen zu verzögern (**B**).
- Die MRT kann die CCT ersetzen, wenn sie rasch zur Verfügung steht und eine geeignete Sequenz zum Blutungsausschluss durchgeführt wird (z. B. T2*-Aufnahme (**B**).
- Diffusions- und perfusionsgewichtete MRT-Aufnahmen können zusätzliche Informationen zur Risiko-Nutzen-Abschätzung einer revaskularisierenden Therapie liefern (**B**).

Zeit ist der wichtigste Faktor in der Behandlung des akuten Schlaganfalls, vor allem die ersten Stunden nach Auftreten der ersten Symptome. Schlaganfallpatienten sind immer als medizinischer Notfall zu betrachten, auch wenn die Symptomatik nur mild ausgeprägt ist. Sie sollten unverzüglich in eine Stroke Unit gebracht werden, dort sollten sie vorrangig als potenziell lebensbedrohlich erkrankt behandelt werden. Nur wenige Schlaganfallpatienten kommen mit akut lebensbedrohlichen Veränderungen zur Aufnahme. Sehr viele Schlaganfallpatienten zeigen zum Teil deutliche Normabweichungen physiologischer Parameter. Es gilt, vor allem frühzeitig Anzeichen drohender Komplikationen wie Hirndruckentwicklung, frühzeitiges Rezidiv, Blutdruckkrisen, zusätzlicher Herzinfarkt, Aspirationspneumonie und Nierenversagen durch entsprechende Untersuchungen festzustellen. Die frühzeitige Erkennung der Schlaganfallursache, basierend auf den klinischen und apparativen Untersuchungen, ist notwendig für die richtige Einschätzung der Verschlechterungs- und Rezidivgefahr.

Obligate Diagnostik

Mittels kranialer Computertomographie (CCT) kann sicher zwischen hämorrhagischen und ischämischen Schlaganfällen unterschieden werden. Bereits zwei Stunden nach einem ischämischen Infarktereignis ist es möglich, in der CCT Infarktzeichen zu erkennen (von Kummer et al. 1997). Infarktfrühzeichen (verstrichene Sulci, Hypodensität im Parenchym, verminderte Abgrenzbarkeit der Basalganglien, hyperdenses Mediazeichen) in den ersten sechs Stunden nach dem Schlaganfall können auf eine bereits eingetretene Infarzierung hinweisen, was je nach Typ und Ausprägung mit einem entsprechend höheren Risiko einer sekundären Hämorrhagie oder Ödementwicklung einhergehen kann. Hirnblutungen sind unmittelbar nach Auftreten in der CCT festzustellen, können aber im weiteren Verlauf an Größe zunehmen, so dass eine Kontroll-CCT erforderlich werden kann. Ein Großteil der Subarachnoidalblutungen kann ebenfalls mit Hilfe der CCT diagnostiziert werden. Die CT-Angiographie (CTA) gibt zudem Informationen über die großen extra- und intrakraniellen Arterien und venösen Blutleiter.

Neurosonologische Methoden (extra- und intrakranielle Duplexsonographie und Dopplersonographie) dienen der Ursachenfindung des Schlaganfalls, z.B. Gefäßverschluss oder Gefäßstenose der großen Hals- und Gehirnarterien und deren Verlauf (z.B. Rekanalisation), sowie der Darstellung der aktuellen arteriellen Versorgungssituation des Gehirns (Kollateralisation). Die neurosonologische Diagnostik sollte so früh wie möglich (innerhalb von 24 h) nach Symptombeginn durchgeführt werden.

Das EKG gehört zu den Standarduntersuchungen in der Notfallsituation und dient zur Diagnostik von Herzrhythmusstörungen und ischämischen Veränderungen des Myokards. Transthorakale oder transösophageale Echokardiographie-Untersuchungen dienen der Detektion kardialer Emboliequellen. Der Nachweis solcher Emboliequellen gelingt am häufigsten in den ersten 24 Stunden nach Symptombeginn.

Die initialen Laboruntersuchungen beinhalten Parameter des Blutbildes und der Gerinnung sowie Blutzucker, Elektrolyte und Nierenwerte. Die erste Blutzuckerbestimmung soll bereits durch den erstversorgenden Rettungsdienst per Stix erfolgen.

Fakultative Diagnostik

Die Magnetresonanztomographie (MRT) stellt unter Verwendung von diffusions- und perfusionsgewichteten Sequenzen die im Vergleich zur CT sensitivere Methode zur Erfassung frischerer ischämischer Hirnparenchymläsionen dar (⇑). Perfusionsgestörtes, aber noch nicht diffusionsgestörtes Hirngewebe wird im Sinne des sog. Mismatch-Konzeptes als noch nicht irreversibel geschädigt angesehen. So können Patienten identifiziert werden, die zu einem späteren Zeitpunkt (mehr als drei Stunden) von einer rekanalisierenden Therapie profitieren können (Röther et al. 2002). Das Mismatch-Konzept ist jedoch für die ersten drei Stunden nach Symptombeginn noch nicht bewiesen. In diesem Zeitfenster stellt ein fehlendes Mismatch keine Lysekontraindikation dar.

Bei ischämischen Läsionen in der hinteren Schädelgrube ist die MRT der CT eindeutig überlegen. Ebenso ist mit der MRT der sichere Nachweis intrazerebraler Blutungen möglich (⇑) (Fiebach et al. 2004a). Selbst subarachnoidales Blut wird bei geeigneten Untersuchungssequenzen mit ausreichender Sicherheit nachgewiesen (Fiebach et al. 2004b). Allerdings kann diese Technik aus logistischen und ökonomischen Gründen nicht überall zur Primärdiagnostik des Schlaganfalls eingesetzt werden.

In der MR-Angiographie können extra- und intrakranielle Gefäßläsionen inzwischen soweit identifiziert werden, dass damit in der Regel eine ausreichende Aussage für die Akutphase möglich ist.

Akute Schlaganfallbehandlung

Die medizinische Behandlung des Patienten mit akutem Schlaganfall setzt sich aus fünf Bestandteilen zusammen:
- Monitoring und Behandlung vitaler Parameter wie Blutdruck, Körpertemperatur, Herzfrequenz, Atemfrequenz, O_2-Sättigung, Blutzucker, Elektrolyte u.a.,
- spezifische Behandlung, z.B. rekanalisierende Therapie,
- frühe Sekundärprophylaxe,
- Vorbeugung und Behandlung von Komplikationen,
- Unterstützung dieser Maßnahmen durch frühe rehabilitative Therapien.

Allgemeinmedizinische Behandlung

Empfehlungen

- Neurologischer Status und die Vitalfunktionen sollen überwacht werden (**A**).
- Bei Patienten mit schweren Schlaganfällen sind die Atemwege freizuhalten und eine zusätzliche Oxygenierung ist anzustreben (**B**).
- Hypertensive Blutdruckwerte bei Patienten mit Schlaganfällen sollten in der Akutphase nicht behandelt werden, solange keine kritischen Blutdruckgrenzen überschritten werden (**B**).
- Der Blutdruck sollte in den ersten Tagen nach dem Schlaganfall im leicht hypertensiven Bereich gehalten werden. In Abhängigkeit von der Schlaganfallursache kann mit einer Blutdrucknormalisierung nach wenigen Tagen begonnen werden (**B**).
- Zu vermeiden ist der Einsatz von Nifedipin, Nimodipin und aller Maßnahmen, die zu einem drastischen RR-Abfall führen (**B**).
- Eine arterielle Hypotonie sollte vermieden und durch die Gabe geeigneter Flüssigkeiten und/oder Katecholaminen (außer Dopamin) behandelt werden (**B**).

- Regelmäßige Blutzuckerkontrollen sind zu empfehlen, Serumglukosespiegel von z. B. > 200 mg/dl sollten mit Insulingaben behandelt werden (**B**).
- Die Körpertemperatur sollte regelmäßig kontrolliert und Erhöhungen über 37,5° sollten behandelt werden (**C**).
- Der Elektrolytstatus sollte kontrolliert und ausgeglichen werden (**C**).

Bei den meisten Schlaganfallpatienten stehen die akuten neurologischen Symptome im Vordergrund, Behandlung und Prognose werden zudem von den Begleiterkrankungen des Patienten mitbestimmt. Das Schlagwort „allgemeine Behandlung" bedeutet, optimale physiologische Parameter zu schaffen, um mit den spezifischen Behandlungen beginnen zu können. Die meisten Autoren sind sich darüber einig, dass die adäquate Behandlung und Erhaltung der Vitalfunktionen die Basis aller therapeutischen Maßnahmen ist. Es besteht Übereinstimmung darüber, dass die Behandlung entgleister physiologischer Parameter die Basis der Schlaganfallbehandlung ist (⇑). Diese Behandlung umfasst die respiratorische und kardiale Therapie, den Ausgleich des Flüssigkeits- und Elektrolythaushalts, Blutdruckkontrolle und -behandlung sowie die Behandlung erhöhten intrakraniellen Drucks. Bei der Bewertung der Einzelmaßnahmen muss man bedenken, dass es keine prospektiven Studien zur Wirksamkeit dieser Basismaßnahmen gibt. Dennoch machen sie pathophysiologisch Sinn. Durch das Fehlen randomisierter Interventionsstudien besteht für diese Maßnahmen oft nur ein niedriges Evidenzniveau. Bei hoher praktischer Relevanz in der täglichen Patientenversorgung resultiert dennoch eine hohe Empfehlungsstärke, wie z. B. für die Behandlung des erhöhten Blutdrucks oder des erhöhten Blutzuckers.

Respiratorische Funktion und Atemwegshygiene

Anzustreben ist eine adäquate Oxygenierung des arteriellen Blutes, die für den Metabolismus des kritisch perfundierten Hirngewebes in der Randzone des Infarkts, der sog. Penumbra, von entscheidender Bedeutung sein kann. Obwohl hierüber keine gesicherten Daten aus prospektiven klinischen Studien vorliegen, ist bei ausgeprägten Symptomen die Gabe von O_2 (2–4 l/O_2/min) über eine Nasensonde zu empfehlen (⇔). Eine generelle Empfehlung zur routinemäßigen Versorgung aller Infarktpatienten mit Sauerstoff kann nicht gegeben werden (Ronning u. Guldvog 1997).

In Fällen mit einem pathologischen Atemmuster, z. B. infolge von Hirnstamm- und Hemisphäreninfarkten oder bei Patienten mit dem Risiko der Entwicklung einer Aspirationspneumonie, ist eine frühe endotracheale Intubation anzustreben. Die Überlebensrate intubierter Schlaganfallpatienten ist etwa 33% nach einem Jahr und damit besser, als man aufgrund der schweren Krankheitsverläufe annehmen würde (Steiner et al 1997).

Kardiale Behandlung

Kardiale Arrhythmien und Endstreckenveränderungen im EKG mit den Kriterien eines akuten Myokardinfarkts sind nach Schlaganfällen keine Seltenheit. Auch können nach einem Schlaganfall die Herzmuskelenzyme erhöht sein. Gelegentlich kann es nach Schlaganfällen zu akuten Myokardinfarkten kommen, die klinisch kaum in Erscheinung treten und daher schwierig zu diagnostizieren sind. Ein EKG ist aus diesen Gründen unverzichtbarer Bestandteil der Routinediagnostik bei Schlaganfallpatienten. Bestandteil der Schlaganfallgrundversorgung ist weiterhin die Optimierung der kardialen Auswurfleistung bei hochnormalen systemischen Blutdruckwerten. Der zentrale Venendruck sollte bei etwa 8–10 cm H_2O liegen und gilt als wichtiger Bilanzierungsparameter für Volumenüberlastungen oder -defizienz, die beide ungünstige Effekte auf die zerebrale Perfusion haben. Das intravasale Volumen ist stabil zu halten. Mit Hilfe positiv-inotroper Substanzen, wie z. B. Dobutamin, ist ggf. eine Verbesserung der kardialen Auswurfleistung zu erreichen, die zu einer erhöhten zerebralen Perfusion in Hirnarealen mit aufgehobener Autoregulation führen kann. Die längerfristige Anwendung solcher Substanzen erfordert einen ZVK.

Die Behandlung von Herzrhythmusstörungen durch Medikamente, Kardioversion oder Herzschrittmacher erfolgt in Zusammenarbeit mit Internisten oder Kardiologen.

Blutdruckbehandlung

Da die Autoregulation des zerebralen Blutflusses in Arealen mit sich entwickelnden Infarkten aufgehoben sein und somit direkt vom systemischen Blutdruck abhängen kann, sind Blutdruckabfälle in der Akutphase unbedingt zu vermeiden. Zahlreiche Schlaganfallpatienten haben in der Akutphase einen hohen Blutdruck (Leonardi-Bee et al. 2002). Einige Daten sprechen für die Senkung erhöhter Blutdruckwerte in der Schlaganfallakutphase, jedoch gibt es auch Studien, die dieser Behandlung widersprechen. Eames und Mitarbeiter zeigten, dass die Durchblutung der Penumbra vom mittleren arteriellen Druck abhängig ist (Eames et al. 2002). Daher sollten starke Blutdruckschwankungen unbedingt vermieden werden (⇔). Entgleisungen in beide Richtungen sollten konsequent behandelt werden (Carlberg et al. 1991). Für gewöhnlich sinkt der Blutdruck innerhalb der ersten Tage nach dem Ereignis spontan wieder ab (Britton et al. 1986, Broderick et al. 1993, Harper et al. 1994, Jansen et al. 1987). Ein Zielwert von 180 mmHg systolisch und 100–105 mmHg diastolisch wird für Patienten mit vorbestehendem Bluthochdruck empfohlen (Adams et al. 2003). Patienten, die keinen Bluthochdruck in der Anamnese aufweisen, sollten auf niedrigere Werte eingestellt werden (160–180/90–100 mmHg). Systolische Werte über 220 mmHg und diastolische Werte über 120 mmHg sollten in jedem Fall langsam gesenkt werden (in einigen Zentren, vor allem in

Nordamerika, werden Werte bis 240/130 mmHg toleriert). Nur wenige Indikationen erfordern eine sofortige Blutdrucksenkung. Dazu gehört zum Beispiel der akute Myokardinfarkt (obwohl eine drastische Blutdrucksenkung auch für Herzinfarktpatienten schädlich ist), Herzinsuffizienz, akutes Nierenversagen, Aortenaneurysma. Patienten, die eine Lysetherapie erhalten oder antikoaguliert werden, sollten aufgrund der Blutungsgefahr systolische Blutdruckwerte von 180 mmHg nicht überschreiten. Eine Lysetherapie sollte nicht durchgeführt werden, wenn der Blutdruck nicht unter diesen Wert gesenkt werden kann. Stets sollte der eventuelle Nutzen einer Lyse gegen mögliche nachteilige Effekte der Blutdrucksenkung abgewogen werden.

Die medikamentöse Normalisierung des Blutdrucks kann nach drei Tagen begonnen werden, falls keine raumfordernde Wirkung des Schlaganfalls zu erwarten ist (⇔). Allerdings ist zu berücksichtigen, dass sich erhöhte Blutdruckwerte nach Schlaganfällen oftmals spontan in den ersten Wochen zurückbilden. Eine Überprüfung der antihypertensiven Dauerbehandlungsindikation sollte dementsprechend nach vier Wochen erfolgen. Die Indikation für eine Blutdrucksenkung in der Akutphase der zerebralen Ischämie besteht vor allem bei interkurrierenden Erkrankungen wie beim akuten Myokardinfarkt, bei der Herzinsuffizienz, beim akuten Nierenversagen oder bei der akuten hypertensiven Enzephalopathie. Hypertensive Entgleisungen (systolisch über 220 mmHg, diastolisch über 120 mmHg) sollten jedoch medikamentös behandelt werden, wobei darauf zu achten ist, dass keine zu drastische Blutdrucksenkung vorgenommen wird.

Der Blutdruck sollte in den ersten Tagen nach dem Infarkt im leicht hypertensiven Bereich gehalten werden. In Abhängigkeit von der Schlaganfallursache kann mit einer Blutdrucknormalisierung nach wenigen Tagen begonnen werden. Dies gilt zum Beispiel für embolische oder lakunäre Infarkte, während bei hämodynamischen Infarkten die Blutdrucksenkung vorsichtiger erfolgen soll (⇔).

Parenteral können Clonidin (150 mg s.c. oder i.v.) oder Urapidil (5–25 mg i.v.) zur Anwendung kommen. Dabei sind in der Akutphase häufige Gaben kleiner Dosen zu bevorzugen, um ein zu rasches und tiefes Absinken des Blutdrucks zu vermeiden. Falls eine parenterale Langzeittherapie notwendig ist, eignen sich hierfür vor allem Urapidil, Dihydralazin und Metoprolol; letzteres in Kombination, da sich so die herzfrequenzrelevanten Nebenwirkungen aufheben. Die individuelle Medikamentenauswahl richtet sich nach den Begleiterkrankungen (**Tabelle 1**). Zur oralen Akuttherapie stehen ACE-Hemmer wie Enalapril (5 mg) oder Kalzium-Antagonisten wie Nitrendipin (5 mg) zur Verfügung. Zu vermeiden ist der Einsatz von Nifedipin und Nimodipin, da diese zu einem drastischen RR-Abfall führen können (⇓⇓).

Bei hypotonen Blutdruckwerten sollten zuerst mögliche Ursachen (z. B. Herzrhythmusstörungen, reduzierte kardiale Auswurfleistung) abgeklärt werden. Eine Hypovolämie kann zunächst mit kristallinen Lösungen (500–1000 ml Elektrolytlösung) ausgeglichen werden,

Tabelle 1 Empfohlene antihypertensive Therapie beim akuten ischämischen Schlaganfall (modifiziert nach Brott et al. 1994 und Ringleb et al. 1998; die Verfügbarkeit der Substanzen kann zwischen einzelnen Ländern variieren)

Umstand	Therapie
Systolischer Blutdruck 180–220 mmHg und/oder diastolischer Blutdruck 105–120 mmHg	keine Therapie
Systolischer Blutdruck ≥ 220 mmHg und/oder diastolischer Blutdruck 120–140 mmHg bei wiederholten Messungen	Captopril 6,25–12,5 mg p.o./i.m. Labetalol 5–20 mg i.v.* Urapidil 10–50 mg i.v., anschließend 4–8 mg/h i.v Clonidin 0,15–0,3 mg i.v./s.c. Dihydralazin 5 mg i.v. plus Metoprolol 10 mg
Diastolischer Blutdruck ≥ 140 mmHg	Nitroglycerin 5 mg i.v., gefolgt von 1–4 mg/h i.v. Natriumnitroprussid 1–2 mg

* Labetalol ist bei Patienten mit Asthma, Herzinsuffizienz, Erregungsleitungsstörungen oder Bradykardie zu vermeiden.

bei fehlender Wirkung können kolloidale Lösungen (500 ml Haes 6% oder 10% über 30–60 min) versucht werden. Vor einer Volumenersatztherapie sollte eine Röntgen-Thorax-Aufnahme erfolgen, um eine kardiopulmonale Stauung auszuschließen. Bei größeren Volumengaben ist eine Bilanzierung zu empfehlen, um die Gefahr einer Überwässerung zu reduzieren. Katecholamine sollten erst nach Ausgleich eines möglichen Volumenmangels (ZVD) eingesetzt werden. Hier können Dobutamin (5–50 mg/h) und Noradrenalin (0,1–0,5 mg/h) in Betracht kommen. Der kontinuierliche Einsatz von Katecholaminen erfordert einen ZVK und eine arterielle Blutdruckmessung (⇔).

Glukose-Stoffwechsel

Viele Schlaganfallpatienten sind Diabetiker. Eine bereits vorbestehende diabetische Stoffwechsellage kann sich während eines Schlaganfalls massiv verschlechtern und eine vorübergehende Insulinbehandlung erforderlich machen. Ein grundsätzlicher Unterschied zwischen Diabetikern und Nicht-Diabetikern besteht hierbei nicht. Diese Behandlung sollte ab einem Blutglukosespiegel von über 200 mg/dl konsequent durchgeführt werden, da es Hinweise dafür gibt, dass eine Hyperglykämie den Infarkt vergrößert und ungünstig für die weitere Prognose des Krankheitsverlaufs ist (Capes et al. 2001, Pulsinelli et al. 1983, Toni et al. 1994). Das Senken des Blutzuckerspiegels sollte mit Altinsulin s.c. durchgeführt werden (z. B. 4–6 IE bei BZ > 200 mg/dl, 6–8 IE bei BZ > 250 mg/dl, 8–12 IE bei BZ > 300 mg/dl). Die kontinuierliche Insulingabe mittels Perfusor (1–4 IE/h) ist in der Akutphase nur selten notwendig und sollte dann angewendet werden, wenn mehr als 6 Bolusgaben pro Tag notwendig sind. Bei Anwendung eines Insulinperfusors sollte der Blutzuckerspiegel alle 1–2 Stunden kontrolliert werden.

Bis der Blutzucker bestimmt ist, dürfen einem Schlaganfallpatienten keine kohlenhydratreichen Lösungen infundiert werden.

Eine Hypoglykämie sollte bei wachen Patienten durch die Gabe von Traubenzucker oder gezuckertem Tee ausgeglichen werden. Bei Bewusstseinsminderung, schwerer Schluckstörung oder Erbrechen sollte der Ausgleich durch Infusion einer 10–20%igen Glukoselösung erfolgen, am besten über einen zentralvenösen Zugang.

Körpertemperatur

Erhöhte Körpertemperatur vergrößert in experimentellen Studien das Infarktareal und ist bei Schlaganfallpatienten mit einer schlechteren Prognose verbunden (Hajat et al. 2000). Infektionen selber sind als Risikofaktor für einen Schlaganfall evaluiert und treten gehäuft bei akuten Schlaganfallpatienten auf (Grau et al. 1999). Obwohl bislang keine kontrollierten klinischen Studien vorliegen, sollten Körpertemperaturen über 37,5° C bei Schlaganfallpatienten mit antipyretischen Substanzen wie Paracetamol behandelt werden (⇑).

Kontrolle des Flüssigkeits- und Elektrolythaushalts

Obwohl massive Elektrolytentgleisungen nach ischämischen Infarkten selten sind, sollte für einen ausgeglichenen Elektrolyt- und Flüssigkeitshaushalt gesorgt werden, der für eine normale Rheologie des Blutes erforderlich ist. Viele Schlaganfallpatienten sind aus unterschiedlichen Gründen exsikiert, was thrombotische Prozesse begünstigt. Ein intravenöser Zugang ist zur regelmäßigen Blutkontrolle und zur Flüssigkeitszufuhr ebenfalls erforderlich. Die Elektrolyte sollten täglich kontrolliert und bei Bedarf entsprechend substituiert werden (⇔). Die Zufuhr von größeren Flüssigkeitsmengen oder hochosmolaren Flüssigkeiten erfordert in der Regel einen zentralvenösen Zugang.

Rekanalisierende Therapie

Empfehlungen

- Die intravenöse Behandlung mit rtPA wird innerhalb eines 3-Stunden-Fensters zur Behandlung ischämischer Hirninfarkte an in dieser Therapie erfahrenen Zentren empfohlen (0,9 mg/kg/KG, Maximum von 90 mg, 10% der Gesamtdosis als Bolus, die restlichen 90% im Anschluss als Infusion über 60 Minuten) (**A**).
- Mit geringerem Behandlungseffekt ist die intravenöse Lysebehandlung wahrscheinlich auch in einem 4,5-Stunden-Zeitfenster wirksam. Die Lysetherapie zwischen 3–4,5 Stunden ist, wie die MRT-basierte Patientenauswahl, aber nicht zugelassen.
- Die intraarterielle Behandlung proximaler Verschlüsse der A. cerebri media mit einem Plasminogenaktivator führt innerhalb eines 6-Stunden-Zeitfensters zu einer signifikanten Verbesserung des Outcome und kann als individueller Heilversuch durchgeführt werden (**B**).
- Akute Basilarisverschlüsse sollten in darauf spezialisierten Zentren mit intraarterieller Applikation von Urokinase, rtPA oder mechanischer Rekanalisation behandelt werden (**B**).

Die intravenöse thrombolytische Therapie mit *recombinant tissue plasminogen activator* (rtPA, 0,9 mg/kg/KG innerhalb eines 3-Stunden-Fensters) führt zu einem signifikant verbesserten Outcome nach einem ischämischen Schlaganfall (⇑⇑⇑) (Marler et al. 1995, Hacke et al. 1999). Darüber hinaus gibt es Hinweise, dass diese Therapieform bis zu 4,5 Stunden nach Symptombeginn für eine Untergruppe von Schlaganfallpatienten von Nutzen sein kann (Hacke et al. 2004; **Abbildung 1**).

Für eine Untergruppe von Schlaganfallpatienten kann bei geeigneter Patientenauswahl mittels MRT-basierter Selektionskriterien sogar ein individuell größeres Zeit-

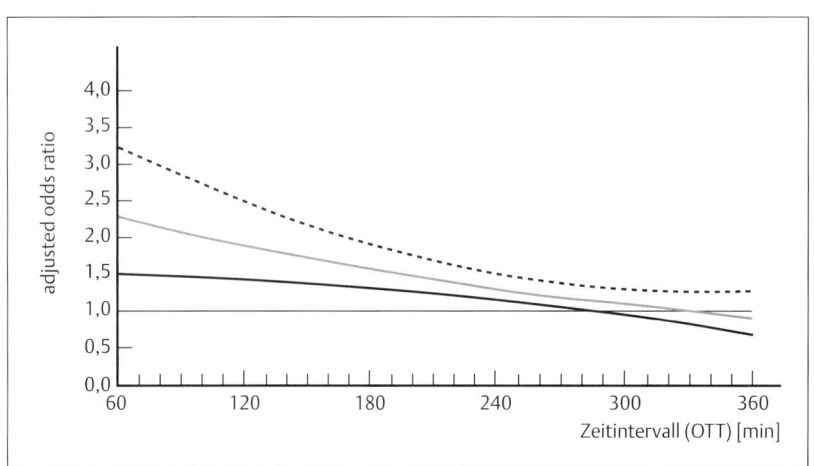

Abbildung 1
Gemeinsame Analyse von ECASS I und II, Atlantis und NINDS. Globales Outcome (mRS 0–1, Barthel Index 95–100, NIHSS 0–1) an Tag 90, adjustierte Odds Ratio mit 95% Konfidenzintervall; N = 2799 (nach Hacke et al. 2004).

fenster bestehen (Röther et al. 2002). Zugelassen ist die Lysetherapie mit rtPA in Nordamerika, in Europa und auch in der Bundesrepublik Deutschland für die Behandlung des ischämischen Schlaganfalls nur innerhalb eines 3-Stunden-Fensters. In einem späteren Zeitfenster kann sie nur als individueller Heilversuch durchgeführt werden. Bei Patienten mit sehr schweren Infarkten (NIH Stroke Scale Score > 25) und mit ausgedehnten Infarktfrühzeichen ist die Lysebehandlung wegen des Risikos von Sekundärblutungen kontraindiziert. Bei Patienten mit nicht kontrollierbarer Hypertonie (RR > 180/110 mmHg trotz mehrfacher Therapieversuche) sollte von der Lysetherapie Abstand genommen werden.

Nach den deutschen Zulassungskriterien darf die Behandlung nur von einem in der neurologischen Intensivmedizin ausgebildeten und erfahrenen Arzt durchgeführt werden. Weitere Zulassungsbeschränkungen in Deutschland betreffen Patienten mit Schlaganfall in der Anamnese und begleitendem Diabetes und Blutglukosespiegel unter 50 mg/dl und über 400 mg/dl. In der Gebrauchsinformation ist als zusätzlicher Warnhinweis formuliert, dass Patienten über 80 Jahre nicht mit intravenösem rtPA behandelt werden sollten. Diese Beschränkungen sind durch die Studienlage nicht hinreichend gestützt (Vorstand der DGN 2001). Die Gabe von ASS oder intravenösem Heparin innerhalb der ersten 24 Stunden nach der Lysetherapie sollte unterbleiben. Sofern Heparin wegen anderer Indikationen indiziert erscheint, ist eine Dosis von bis zu 10 000 IE täglich subkutan zulässig.

Die intraarterielle thrombolytische Behandlung mit pro-Urokinase führte bei Patienten mit Verschlüssen der proximalen A. cerebri media innerhalb von 6 Stunden nach Symptombeginn in einer randomisierten Studie zu einer signifikanten Verbesserung des Outcome (⇑). Diese Therapie ist aber an interventionelle angiographische Techniken gebunden und somit spezialisierten Zentren vorbehalten (Furlan et al. 1999). Die intraarterielle Behandlung von Basilarisverschlüssen mit Urokinase oder rtPA wird ebenfalls mit Erfolg an spezialisierten, interventionell-angiographisch tätigen Zentren eingesetzt (⇑). Bei fluktuierendem Beginn kann das Zeitfenster für die intraarterielle Lysetherapie bis zu 12 Stunden betragen, nach einer Komadauer von mehr als 4 Stunden ist in der Regel kein günstiges Outcome zu erwarten (Brandt et al. 1996).

Neue mechanische Verfahren der Gefäßwiedereröffnung mit speziellen Thrombektomiekathetern oder Laserinstrumenten werden zur Zeit in einzelnen Zentren erprobt, sind aber noch experimentell.

Frühe Sekundärprophylaxe

Empfehlungen

- Die Verabreichung von Aspirin (100–300 mg/d) in der Frühphase nach einem Schlaganfall kann empfohlen werden (**A**).
- ASS sollte nicht gegeben werden, wenn eine Thrombolysetherapie geplant ist und in den ersten 24 Stunden nach einer Lysetherapie (**A**).
- Andere Thrombozytenaggregation-Hemmer sollten nicht zur frühen Sekundärprophylaxe eingesetzt werden (**B**).
- Die Heparinisierung in PTT-relevanter Dosierung oder die entsprechende Gabe niedermolekularer Heparine ist in unausgewählten Patientenkollektiven nicht wirksam (**B**).
- Eine Vollheparinisierung kann jedoch bei bestimmten Fällen, in denen eine Emboliequelle mit erhöhtem Rezidivrisiko vorliegt, indiziert sein (**C**).

Die Ergebnisse zweier großer randomisierter Behandlungsstudien (IST, CAST) zeigen, dass innerhalb von 48 Stunden nach Symptombeginn gegebenes ASS die Mortalität und die Rezidivrate von Schlaganfällen minimal aber signifikant mit einer NNT von 111 reduziert (⇑⇑⇑) (International-Stroke-Trial-Collobarative-Group 1997). In diesen Studien wurden Dosierungen von 160 respektive 300 mg untersucht. Weitere Thrombozytenaggregation-Hemmer sind in dieser Indikation bisher nicht untersucht worden.

Bezüglich der frühen Antikoagulation mit Heparin verweisen wir auf die entsprechenden Abschnitte der Leitlinie „Primär- und Sekundärprävention der zerebralen Ischämie".

Vorbeugung und Behandlung von Komplikationen

Empfehlungen

- Frühmobilisation hilft bei der Vermeidung zahlreicher Komplikationen inklusive Aspirationspneumonie, tiefer Beinvenenthrombose und Dekubitalgeschwüren (**A**).
- Aspirationspneumonien können durch transnasale Magensonden nicht verhindert werden (**A**).
- Bakterielle Infektionen nach einem Schlaganfall sollten gezielt antibiotisch behandelt werden (**B**).
- Die Häufigkeit venöser Thrombosen kann durch frühzeitige Hydratation und Mobilisation und individuell angepasste Kompressionsstrümpfe reduziert werden (**A**).
- Niedrig dosiertes subkutanes unfraktioniertes Heparin oder niedermolekulares Heparin sollte bei Patienten mit hohem Risiko für tiefe Beinvenenthrombosen oder Lungenembolie angewandt werden (**A**).
- Nach dem Auftreten eines epileptischen Anfalls infolge des Insults wird die Gabe von Antiepileptika zur Vermeidung wiederholter Krampfanfälle empfohlen. Die prophylaktische Gabe von Antiepileptika an Schlaganfallpatienten ohne bisherigen Krampfanfall ist nicht zu empfehlen (**B**).

Ein akuter Schlaganfall prädisponiert für zahlreiche medizinische Komplikationen wie Pneumonie, Harnwegsinfekt, Fehlernährung oder Volumenmangel. Schlaganfallpatienten können des Weiteren tiefe Beinvenenthrombosen (TVT) oder Lungenembolien (LE) entwickeln. Frühe Krankengymnastik, Stützstrümpfe und niedrig dosierte Heparine sowie die Beobachtung physiologischer Parameter können vor solchen Komplikationen schützen. Dies wird am besten auf einer Stroke Unit mit erfahrenem Personal und speziellen Lagerungstechniken und früher Mobilisation gewährleistet. Falsche Lagerung und Immobilität können zu Infektionen, Kontrakturen und Dekubitalgeschwüren führen.

Aspirationspneumonie

Die bakterielle Pneumonie ist eine der häufigsten Komplikationen bei Schlaganfallpatienten, die Mehrzahl wird durch Aspiration verursacht. Eine Aspirationsneigung kann in bis zu 50% der Patienten während der ersten Krankheitstage nachgewiesen werden (Weimar et al. 2002). Eine Aspiration wird häufig sowohl bei Patienten mit Vigilanzstörungen gefunden als auch mit einer Schluckstörung, die vor allem initial bei vielen Schlaganfallpatienten auftritt. Die orale Nahrungszufuhr soll unterbrochen werden, bis der Patient nachweislich kleine Portionen Wasser sicher schlucken und auf Kommando husten kann. Die transnasale Magensonde ist ausreichend für eine kurzfristige Ernährung, eine perkutane Gastrostomie (PEG) sollte appliziert werden, wenn eine längerfristige Ernährung per Sonde notwendig ist. Als Daumenregel kann hierfür eine Ernährungsdauer von einem Monat angesehen werden. Beide Möglichkeiten reduzieren das Aspirationsrisiko, schützen aber nicht vollständig davor. Andere Risikofaktoren für die Entwicklung einer Pneumonie sind Sekretverhalt, reduzierter Hustenstoß und Immobilisation. Häufiges Umlagern bettlägeriger Patienten und Atemgymnastik können auch hier präventiv wirken.

Harnwegsinfekt

Harnwegsinfekte (HWI) können bei bis zu 40% der Patienten nachgewiesen werden, die an einem Schlaganfall versterben (Silver et al. 1984). Urinretention ist in der Schlaganfallakutphase häufig und kann eine mehrfache Katheterisierung und ausnahmsweise das Legen eines Blasenkatheters notwendig machen. Andere Möglichkeiten der Inkontinenzversorgung sind Urinalkondome bei Männern oder seltener auch Windeln. Die Mehrzahl der intrahospital erworbenen HWI steht in Zusammenhang mit dem Legen von Blasenkathetern. Für Nichtschlaganfallpatienten konnte ein niedrigeres Infektionsrisiko bei Verwendung von suprapubischen Kathetern gezeigt werden, wohingegen für die intermittierende Katheterisierung keine Reduktion des Infektionsrisikos gezeigt werden konnte. Wenn ein HWI diagnostiziert wurde, sollte er adäquat antibiotisch behandelt werden. Eine prophylaktische Antibiotikagabe sollte wegen der Gefahr der Resistenzinduktion nicht durchgeführt werden.

Lungenembolie und tiefe Beinvenenthrombose

Bis zu 25% der Todesfälle bei Schlaganfällen sind durch eine Lungenembolie (LE) verursacht. Dennoch wird die Inzidenz symptomatischer LE und tiefer Beinvenenthrombosen (TVT) nunmehr auf unter 5% geschätzt, vermutlich bedingt durch moderne Prophylaxemaßnahmen auf Stroke Units. Das Risiko für LE und TVT kann durch frühzeitige Hydratation und Mobilisation reduziert werden. Bei bettlägerigen Patienten kann das Thromboserisiko durch physiotherapeutische Maßnahmen reduziert werden. Auch wenn der positive Effekt individuell angepasster Kompressionsstrümpfe bei chirurgischen Patienten gezeigt werden konnte, ist dieser Effekt für Schlaganfallpatienten bisher unbewiesen. Subkutanes unfraktioniertes Heparin oder niedermolekulare Heparine reduzieren das Risiko venöser Thromboembolien, allerdings wird dieser positive Effekt durch eine erhöhte Rate von hämorrhagischen Schlaganfällen wieder partiell ausgeglichen (⇑⇑⇑). Dennoch ist die Prophylaxe mit subkutanem unfraktionierten Heparin (2 x 5000 IE) oder niedermolekularen Heparinen bei bettlägerigen Patienten sinnvoll.

Dekubitalgeschwüre

Häufiger Lagewechsel immobiler Patienten ist sinnvoll zur Vermeidung von Dekubitalgeschwüren. Die Haut bettlägeriger Patienten muss trocken gehalten werden. Für Patienten mit einem besonders erhöhten Risiko sollten luft- oder flüssigkeitsgefüllte Matratzen verwendet werden. Falls Dekubitalgeschwüre nicht auf konservative Behandlungsmaßnahmen ansprechen, kann eine Antibiotikatherapie für einige Tage vor der definitiven chirurgischen Therapie gerechtfertigt sein.

Krampfanfälle

Fokale oder sekundär generalisierte Krampfanfälle können in der Schlaganfallakutphase auftreten, bei 3–4% der Patienten entwickelt sich eine symptomatische Epilepsie (Olsen 2001). In der Regel sollten Standard-Antiepileptika in üblicher Dosierung zur Anwendung kommen. Die Therapie wird bei Anfallsfreiheit für 3–6 Monate empfohlen. Es gibt keine Evidenz der Wirksamkeit einer prophylaktischen antiepileptischen Therapie bei Patienten ohne vorangegangene Anfälle.

Agitation/Unruhe

Unruhe und Verwirrtheit sind selten direkte Folge des Schlaganfalls, häufiger Symptom sekundärer Komplikationen wie Fieber, Infektion oder Exsikkose. Die adäquate Behandlung solcher Ursachen sollte jeder sedierenden oder antipsychotischen Therapie vorangehen.

Spezielle intensivmedizinische Probleme

Empfehlungen

- Die Osmotherapie ist indiziert bei Patienten, die klinische Symptome oder neuroradiologische Zeichen infolge erhöhten intrakraniellen Drucks sowie Herniationszeichen entwickeln (**C**).
- Die Dekompressionsbehandlung wird bei raumfordernden zerebellären Infarkten mit drohender Hirnstammkompression empfohlen (**B**).
- Die Dekompressionsbehandlung maligner Mediainfarkte bei jüngeren Patienten (z. B. 50–60 Jahre) reduziert die Letalität (**B**).
- Die moderate Hypothermie (32–33°) kann die Mortalität nach ausgedehnten Hemisphäreninfarkten reduzieren, ist aber spezialisierten Zentren vorbehalten (**C**).

Erhöhter intrakranieller Druck (ICP) und Hirnödem

Bezüglich der Behandlung des erhöhten intrakraniellen Drucks sei auch auf die Leitlinie zu diesem Thema verwiesen. Die Entwicklung eines Hirnödems beginnt 24–78 Stunden nach einem Schlaganfall und kompliziert häufig den weiteren Krankheitsverlauf (Davalos et al. 1999). Besonders jüngere Patienten mit kompletten Mediainfarkten erleiden häufig massive Hirnschwellungen, begleitet von intrakraniellen Druckanstiegen, die nach 2–4 Tagen zur Einklemmung und nachfolgend zum Tod führen können. Die Prognose dieser Patientengruppe ist bei konservativer Therapie mit einer Mortalität bis 80% als sehr ungünstig einzuschätzen (Rieke et al. 1995).

Konservative Therapie

Zur Grundversorgung von Patienten mit erhöhtem intrakraniellen Druck (ICP) gehören die Oberkörperhochlagerung (30°), eine ausreichende Schmerzbehandlung sowie die Normalisierung der Körpertemperatur. Entwickelt sich unter diesen Maßnahmen eine Hirndrucksymptomatik, besteht der nächste Schritt in einer intravenösen Osmotherapie mit Glycerol (4 x 125–250 ml Glycerol 10% über 30–60 min), Mannitol (25–50 g Mannitol alle 3–6 h), oder Hyper-HAES (über ZVK, 100 ml alle 3–6 h). Auf hypotone und glukosehaltige Lösungen sollte in diesem Stadium als Flüssigkeitsersatz verzichtet werden. Weitere Behandlungsmöglichkeiten bestehen im Einsatz von kurz wirksamen Barbituraten wie Thiopental, die, bei hohem ICP als Bolus verabreicht, schnell und effektiv den Hirndruck senken können. Hierbei ist allerdings zu beachten, dass eine Barbituratbehandlung ein Hirndruck- und EEG-Monitoring erfordert, da die Bolusbehandlung nicht selten deutliche Blutdruckabfälle induziert. Alternativ zur Barbituratbehandlung können Tris-(hydroxymethyl)aminomethan-Pufferlösungen verwendet werden (nur über ZVK zu geben), die allerdings nephrotoxische Nebenwirkungen haben. Veränderungen des Beatmungsregimes mit Hyperventilation haben meist nur einen kurzfristigen Effekt, außerdem kann durch die Verschiebung des Säure-Basen-Haushalts das ischämische Ödem zusätzlich verschlechtert werden (Steiner et al. 2001). Kortikosteroide sind zur Behandlung des postischämischen Hirnödems nicht wirksam (Qizilbash et al. 2002).

Dekompressive Kraniektomie

Die dekompressive Kraniektomie wird als Therapiemethode der Wahl bei raumfordernden Kleinhirninfarkten angesehen, obwohl keine Daten aus kontrollierten und randomisierten Studien verfügbar sind. Sie reduziert bei komatösen Patienten mit raumfordernden Kleinhirninfarkten nicht nur die Letalität von 80% auf 30% (Krieger et al. 1993), sondern vielfach verbleibt trotz der initial hochgradigen Vigilanzstörung eine relativ geringe Behinderung (⇑). Die Gesamtprognose wird vor allem durch das Ausmaß einer eventuell begleitenden Hirnstammläsion bestimmt.

Bei raumfordernden Hemisphäreninfarkten reduziert die dekompressive Kraniektomie die Letalität ebenfalls von 80% auf 40%, ohne den Anteil schwer behinderter Überlebender zu erhöhen (Gupta et al. 2004). Die großzügig anzulegende Trepanationslücke (Durchmesser 12–14 cm) einschließlich einer großen Duraplastik führt zu einer Druckentlastung von geschwollenem Hirngewebe und verbessert die zerebrale Perfusion durch Entfaltung von kollateralen Gefäßkreisläufen.

Kontrovers wird die Indikation zur osteoklastischen Trepanation über der dominanten Hemisphäre diskutiert. Bei Patienten mit erhaltener Restfunktion, z. B. inkomplette Aphasie mit teilweisem Sprachverständnis, sollte sie durchaus Anwendung finden. Zur Zeit kann keine eindeutige Altersgrenze als Kontraindikation zur dekompressiven Therapie formuliert werden, mit zunehmendem Alter ist jedoch mit einer schlechteren Prognose zu rechnen (Uhl et al. 2004).

Bei Patienten mit klinischen Zeichen der transtentoriellen Einklemmung und komatöser Bewusstseinslage kommt diese osteoklastische Trepanation in der Regel zu spät und sollte nicht mehr durchgeführt werden.

Hypothermie

Es wurde gezeigt, dass die Hypothermie nach Herzstillstand neuroprotektiv wirkt. Milde Hypothermie (z. B. Hirntemperatur zwischen 32–33° C) kann die Schwere der Auswirkungen großer Mediaterritorialinfarkte reduzieren. Die Anzahl so behandelter Patienten ist nach wie vor zu klein, um endgültige Schlussfolgerungen zu ziehen, aber das Verfahren ist durchführbar und wird prospektiv untersucht werden (Schwab et al. 2001). Eines der Probleme ist der reboundhafte ICP-Anstieg, der meistens während der Wiedererwärmung auftritt. Außerdem zeigte die Hypothermie in einer vergleichenden Untersuchung mit der dekompressiven Chirurgie bei Patienten mit malignem Mediainfarkt ein erhöhtes Maß an schwerwiegenden Komplikationen. Die intravasale Kühlung ohne Notwendigkeit der Allgemeinanästhesie wird derzeit evaluiert.

Unwirksame Therapien

Empfehlungen

- Die intravenöse Gabe von Streptokinase erhöht Blutungsrate und Mortalität und ist für Patienten mit akuter Ischämie nicht indiziert (**A**).
- Ancrod ist für die Behandlung von Patienten mit akuter Ischämie nicht indiziert (**B**).
- Eine routinemäßige Hämodilutionsbehandlung und die Neuroprotektion inkl. Magnesium nach Schlaganfällen können zum jetzigen Zeitpunkt nicht empfohlen werden (**A**).
- Eine Steroidbehandlung ist nicht indiziert (**A**).

Lysetherapie mit Streptokinase

Streptokinase sollte als intravenöses Lysetherapeutikum nicht mehr verwendet werden, da dieses mit einem deutlich erhöhten Blutungsrisiko sowie blutungsassoziierten Todesfällen vergesellschaftet war (⇓⇓).

Defibrinogenisierende Enzyme

Ancrod ist ein defibrinogenisierendes Enzym, das innerhalb des 3-Stunden-Zeitfensters und über einen Zeitraum von 5 Tagen gegeben das Outcome von Schlaganfallpatienten verbessern kann. Die europäische Studie, die Ancrod in einem 6-Stunden-Zeitfenster testete, konnte die amerikanischen Ergebnisse nicht bestätigen und wurde abgebrochen (⇓⇓).

Hämodilution

Es gibt keine Hinweise für eine Verbesserung des weiteren Krankheitsverlaufs nach routinemäßiger Hämodilutionsbehandlung bei Schlaganfallpatienten (⇓⇓).

Neuroprotektion

Bis heute konnte für kein Neuroprotektivum ein günstiger Effekt auf den menschlichen Schlaganfall nachgewiesen werden (⇓⇓). Dies gilt auch für Magnesium (Muir et al. 2004).

Steroide

Bisher konnte kein positiver Effekt von Kortikosteroiden in der Behandlung bei Patienten mit akutem ischämischen Schlaganfall nachgewiesen werden (⇓⇓). Sie erhöhen das Risiko für gastrointestinale Blutungen, Infekte und Blutzuckerentgleisungen (Qizilbash et al. 2002). Die Anwendung zur akuten Schlaganfalltherapie wird nicht empfohlen. Seltene Ausnahmen stellen Patienten mit einer Vaskulitis dar, auf die entsprechende Leitlinie wird verwiesen.

Verfahren zur Konsensbildung

Diese Leitlinie entstand ausgehend von der Version aus dem Jahr 2002 unter Berücksichtigung der 2003 herausgegebenen EUSI-Empfehlungen. H. C. Diener, M. Hennerici und W. Hacke waren auch an der Erstellung der EUSI-Empfehlungen beteiligt. Im Umlaufverfahren wurden diese ergänzt. Die Endfassung wurde von allen Mitgliedern der Autorengruppe auf einer Sitzung am 10.12. 2004 verabschiedet.

Kooperationspartner und Sponsoren

Diese Leitlinie entstand ohne direkte Einflussnahme oder Unterstützung durch die Industrie. Die Kosten wurden von der DGN getragen.

Expertengruppe

Prof. Dr. med. Christoph Bode, Kardiologie und Angiologie – Universitätsklinik Freiburg
Prof. Dr. med. Otto Busse, DGN Minden
Prof. Dr. med. H. C. Diener, Neurologische Universitätsklinik Essen
Prof. Dr. med. Armin Grau, Neurologische Klinik, Klinikum der Stadt Ludwigshafen
PD Dr. med. Martin Grond, Neurologische Klinik, Kreiskrankenhaus Siegen

*Prof. Dr. med. Gerhard Hamann, HSK Dr. Horst Schmidt
Klinik Wiesbaden
Prof. Dr. med. Michael Hennerici, Neurologische Klinik,
Universitätsklinikum Mannheim
Prof. Dr. med. Werner Hacke, Abt. Neuroradiologie, Neurologische Universitätsklinik Heidelberg
PD Dr. med. Andreas Hufschmidt,
Abteilung für Neurologie, Elisabeth-Krankenhaus Wittlich
Prof. Dr. med. E. Bernd Ringelstein, Klinik + Poliklinik für
Neurologie Universitätsklinikum Münster
Dr. med. Peter Ringleb, Abt. Neuroradiologie
Neurologische Universitätsklinik Heidelberg
Prof. Dr. med. Michael Heller, Neurologische Klinik der
Universität Tübingen
European Stroke Initiative (2003)
European Stroke Initiative Recommendations
for Stroke Management-Update 2003
Cerebnovasc. Dis. 16:311–337*
Federführend: *Prof. Dr. Werner Hacke, Neurologische Universitätsklinik Heidelberg, Im Neuenheimer Feld 400, 69120
Heidelberg
e-mail: Neurologie@med.uni-heidelberg.de*

Literatur

Aboderin, I., G. Venables (1996): Stroke management in Europe. Pan. European Consensus Meeting on Stroke Management. J. Intern. Med. 240(4), 173–180.

Adams, H. P., R. J. Adams, T. Brott et al. (2003): Guidelines for the early management of patients with ischemic stroke: A scientific statement from the Stroke Council of the American Stroke Association. Stroke 34, 1056–1083.

Albers, G. W., R. G. Hart, H. L. Lutsep et al. (1999): AHA Scientific Statement. Supplement to the guidelines for the management of transient ischemic attacks: A statement from the Ad Hoc Committee on Guidelines for the Management of Transient Ischemic Attacks, Stroke Council, American Heart Association. Stroke 30, 2502–2511.

Albers, G. W., P. Amarenco, J. D. Easton et al. (2004): Antithrombotic and Thrombolytic Therapy for Ischemic Stroke. The Seventh ACCP Conference on Antithrombotic und Thrombolytic Therapy. Chest 126, 483S-512S.

Barber, P. A., J. Zhang, A. M. Demchuk et al. (2001): Why are stroke patients excluded from TPA therapy? An analysis of patient eligibility. Neurology 56, 1015–1020.

Bath, P. M., E. Lindenstrom, G. Boysen et al. (2001): Tinzaparin in acute ischaemic stroke (TAIST): a randomised aspirin-controlled trial. Lancet 358(9283), 702–710.

Berger, K. (2001): Epidemiologie zerebrovaskulärer Erkrankungen. In: Hartmann, A., W. D. Heiss: Der Schlaganfall. Steinkopff Verlag, Darmstadt.

Brainin, M., N. Bornstein, G. Boysen, V. Demarin (2000): Acute neurological stroke care in Europe: results of the European Stroke Care Inventory. Eur. J. Neurol. 7, 5–10.

Britton, M., A. Carlsson, U. de Faire (1986): Blood pressure course in patients with acute stroke and matched controls. Stroke 17(5), 861–864.

Broderick, J., T. Brott, W. Barsan et al. (1993): Blood pressure during the first minutes of focal cerebral ischemia. Ann. Emerg. Med. 22(9), 1438–1443.

Brott, T., C. Fieschi, W. Hacke (1994): General Therapy of Acute Ischemic Stroke. In: Hacke, W. et al., Editors: Neurocritical Care. Springer, Berlin, Heidelberg, New York, 553–577.

Camerlingo, M., L. Casto, B. Censori et al. (2001): Experience with a questionnaire administered by emergency medical service for pre-hospital identification of patients with acute stroke. Neurol. Sci. 22, 357–361.

Capes, S. E., D. Hunt, K. Malmberg et al. (2001): Stress hyperglycemia and prognosis of stroke in nondiabetic and diabetic patients: a systematic overview. Stroke 32(10), 2426–2432.

Carlberg, B., K. Asplund, E. Hagg (1991): Factors influencing admission blood pressure levels in patients with acute stroke. Stroke 22(4), 527–530.

Daffertshofer, M., O. Mielke, A. Pullwitt et al. (2004): Transient ischemic attacks are more than „ministrokes". Stroke Nov, 35(11), 2453–2458.

Davalos, A., D. Toni, F. Iweins et al. (1999): Neurological deterioration in acute ischemic stroke: potential predictors and associated factors in the European cooperative acute stroke study (ECASS) I. Stroke 30, 2631–2636.

Diener, H. C., E. B. Ringelstein, R. von Kummer et al. (2001):Treatment of acute ischemic stroke with the low-molecular-weight heparin certoparin: results of the TOPAS trial. Therapy of Patients With Acute Stroke (TOPAS) Investigators. Stroke 32(1), 22–29.

Eames, P. J., M. J. Blake, S. L. Dawson et al. (2002): Dynamic cerebral autoregulation and beat to beat blood pressure control are impaired in acute ischaemic stroke. J. Neurol. Neurosurg. Psychiatry 72(4), 467–472.

European Ad Hoc Consensus Group (1996): European strategies for early intervention in stroke. Cerebrosvasc. Dis. 6, 315–324.

European Stroke Initiative (2003): European Stroke Initiative Recommendations for Stroke Management-Update 2003 Cerebrovasc. Dis. 16:311–337.

Fiebach, J. B., P. D. Schellinger, A. Gass (2004a): Stroke magnetic resonance imaging is accurate in hyperacute intracerebral hemorrhage: a multicenter study on the validity of stroke imaging. Stroke 35, 502–506.

Fiebach, J. B., P. D. Schellinger, K. Geletneky et al. (2004b): MRI in acute subarachnoid haemorrhage; findings with a standardised stroke protocol. Neuroradiology 46, 44–48.

Furlan, A., R. Higashida, L. Wechsler et al. (1999): Intra-arterial prourokinase for acute ischemic stroke. The PROACT II study: a randomized controlled trial. Prolyse in Acute Cerebral Thromboembolism. Jama 282, 2003–2011.

Grau, A. J., F. Buggle, P. Schnitzler et al. (1999): Fever and infection early after ischemic stroke. J. Neurol. Sci. 171(2), 115–120.

Gupta, R., E. S. Connolly, S. Mayer et al. (2004): Hemicraniectomy for massive middle cerebral artery territory infarction: a systematic review. Stroke 35(2), 539–543.

Hacke, W., T. Brott, L. Caplan et al. (1999): Thrombolysis in acute ischemic stroke: controlled trials and clinical experience. Neurology 53, S3-14.

Hacke, W., G. Donnan, C. Fieschi et al. (2004):Association of outcome with early stroke treatment: Pooled analysis of atlantis, ecass, and ninds rt-pa stroke trials. Lancet 363, 768–774.

Hajat, C., S. Hajat, P. Sharma (2000): Effects of poststroke pyrexia on stroke outcome: a meta-analysis of studies in patients. Stroke 31(2), 410–414.

Harper, G., C. M. Castleden, J. F. Potter (1994): Factors affecting changes in blood pressure after acute stroke. Stroke 25(9), 1726–1729.

Harraf, F., A. K. Sharma, M. M. Brown et al. (2002): A multicentre observational study of presentation and early assessment of acute stroke. BMJ 325, 17–22.

International-Stroke-Trial-Collaborative-Group (1997): The International Stroke Trial (IST): a randomised trial if aspirin, subcutaneous heparin, both, or neither among 19435 patients with acute ischaemic stroke. Lancet 349, 1569–1581.

Jansen, P. A., B. P. Schulte, E. F. Poels, F. W. Gribnau (1987): Course of blood pressure after cerebral infarction and transient ischemic attack. Clin. Neurol. Neurosurg. 89(4), 243–246.

Jorgensen, H., H. Nakayama, H. Raaschou, T. Olsen (1997): Acute Stroke Care and Rehabilitation: An Analysis of the Direct Cost an its Clinical and Social Determinants. Stroke 28(6), 1138–1141.

Kay, R., K. S. Wong, Y. L. Yu et al. (1995): Low-molecular-weight heparin for the treatment of acute ischemic stroke. N. Engl. J. Med. 333(24), 1588–1593.

Krieger, D., H. P. Adams, K. Rieke et al. (1993): Monitoring therapeutic efficacy of decompressive craniotomy in space occupying cerebellar infarcts using brain-stem auditory evoked potentials. Electroencephalogr. Clin. Neurophysiol. 88, 261–270.

von Kummer, R.; K. L. Allen, R. Holle et al. (1997): Acute stroke: usefulness of early CT findings before thrombolytic therapy. Radiology 205, 327–333.

Langhorne, P. (1997): How do stroke units improve patient outcomes? Stroke 28, 2139–2144.

Leonardi-Bee, J., P. M. Bath, S. J. Phillips, P. A. Sandercock (2002): Blood pressure and clinical outcomes in the International Stroke Trial. Stroke 33(5), 1315–1320.

Marler, J. R. (1995): For the ninds-study group: Tissue plasminogen activator for acute ischemic stroke. N. Engl. J. Med. 333, 1581–1587.

Muir, K. W., K. R. Lees, I. Ford et al. (2004): Magnesium for acute stroke (Intravenous Magnesium Efficacy in Stroke trial): Randomised controlled trial. Lancet 363, 439–445.

National Institute of Neurological Disorders and Stroke (NINDS; 1996): Proceedings of a National Symposium on Rapid Identification and Treatment of Acute Stroke. http://www.ninds.nih.gov/news_and_events/proceedings/stroke_proceedings/recs-acute.htm. Zugriff am 10.12.2004.

Olsen, T. S. (2001): Post-stroke epilepsy. Curr. Atheroscler. Rep. 3, 340–344.

Pulsinelli, W. A., D. E. Levy, B. Sigsbee et al. (1983): Increased damage after ischemic stroke in patients with hyperglycemia with or without established diabetes mellitus. Am. J. Med. 74(4), 540–544.

Qizilbash, N., S. L. Lewington, J. M. Lopez-Arrieta (2002): Corticosteroids for acute ischaemic stroke. Cochrane Database Syst. Rev.

Reith, J., H. S. Jorgensen, P. M. Pedersen et al. (1996): Body temperature in acute stroke: relation to stroke severity, infarct size, mortality, and outcome. Lancet 347, 422–425.

Rieke, K., S. Schwab, D. Krieger et al. (1995): Decompressive surgery in space-occupying hemispheric infarction: results of an open, prospective trial. Crit. Care Med. 23, 1576–1587.

Ringleb, P. A., M. Bertram, E. Keller, W. Hacke (1998): Hypertension in patients with cerebrovascular accident. To treat or not to treat? Nephrol. Dial Transplant. 13(9), 2179–2181.

Ronning, O. M., B. Guldvog (1997): Stroke Unit Versus General Medical Wards, II: Neurological Deficits and Activities of Daily Living. Stroke 29, 586–590.

Röther, J., P. D. Schellinger, A. Gass et al. (2002): Effect of intravenous thrombolysis on MRI parameters and functional outcome in acute stroke < 6 hours. Stroke 33(10), 2438–2445.

Schwab, S., K. Rieke, D. Krieger et al. (1995): Craniectomy in space-occupying middle cerebral artery infarcts. Nervenarzt 66, 430–437.

Schwab, S., S. Schwarz, M. Spranger et al. (1998): Moderate hypothermia in the treatment of patients with severe middle cerebral artery infarction. Stroke 29, 2461–2466.

Schwab, S., D. Georgiadis, J. Borrouschot, P. D. Schellinger, C. Graffagnino, S. A. Mayer (2001) Feasibility and Safety of Moderate Hypothermia After Massive Hemispheric Infarction. Stroke 32:2033–2035.

Silver, F. L., J. W. Norris, A. J. Lewis et al. (1984): Early mortality following stroke: a prospective review. Stroke 15, 492–496.

Statistisches Bundesamt Wiesbaden (2003): Statistisches Jahrbuch.

Steiner, T., G. Mendoza, M. De Georgia et al. (1997): Prognosis of stroke patients requiring mechanical ventilation in a neurological critical care unit. Stroke 28, 711–715.

Steiner, T., P. Ringleb, W. Hacke (2001): Treatment options for large hemispheric stroke. Neurology 57 (Suppl 2), S61–68.

Stroke Unit Trialists' Collaboration (2004): Organized Inpatient (Stroke Unit) Care for Stroke (Cochrane-Review); in: The Cochrane Library, Issue 2. Chichester, UK: John Wiley & Sons, Ltd. (Analysis by Don Hess & Peter Langhorne).

The European Stroke Initiative Executive Committee and the EUSI Writing Committee. European stroke initiative recommendations for stroke management – Update 2003. Cerebrovascular Disease 16, 311–337.

The Publications Committee for the Trial of ORG 10172 in Acute Stroke Treatment (TOAST) Investigators (1998): Low molecular weight heparinoid, ORG 10172 (danaparoid), and outcome after acute ischemic stroke: a randomized controlled trial. Jama 279 (16), 1265–1272.

Toni, D., M. De Michele, M. Fiorelli et al. (1994): Influence of hyperglycaemia on infarct size and clinical outcome of acute ischemic stroke patients with intracranial arterial occlusion. J. Neurol. Sci. 123 (1–2), 129–133.

Uhl, E., F. W. Kreth, B. Elias et al. (2004): Outcome and prognostic factors of hemicraniectomy for space occupying cerebral infarction. JNNP 75, 270–274.

Vorstand und Kommission Schlaganfallstationen und akute Schlaganfallbehandlung in der Deutschen Gesellschaft für Neurologie (2001): Stellungnahme der Deutschen Gesellschaft für Neurologie (DGN) zur eingeschränkten Zulassung von rt-pa in der Behandlung des akuten ischämischen Schlaganfalles. Nervenarzt 6, 477–478.

Weimar, C., M. P. Roth, G. Zillessen et al. (2002): Complications following acute ischemic stroke. Eur. Neurol. 48, 133–140.

WHO Task Force. (1989): Recommendations on stroke prevention, diagnosis, and therapy. Report of the WHO Task Force on Stroke and other Cerebrovascular Disorders. Stroke 20, 1407–1431.

Wolf, P. A., J. L. Cobb, R. B. D'Agostino (1992): Epidemiology of stroke. In: Barnett, H. J. M., J. P. Mohr, B. M. Stein, F. M. Yatsu: Stroke: Pathophysiology, Diagnosis and Management. Churchill Livingston, New York, 3–27.

Clinical pathway – Ischämischer Schlaganfall: Akuttherapie

Akutbehandlung

Basisdiagnostik:			
☐ Puls, Blutdruck	○ Schwere Symptome		☐ O2-Gabe 2-4 l/Minute über Nasensonde
☐ Temperatur	○ Zentrale Atemstörung oder		☐ Endotracheale Intubation und Beatmung
☐ Pulsoxymetrie	○ Aspirationspneumonie		
☐ Labor (BZ, Blutbild, Elektrolyte, Quick, PTT, Kreatinin, CK, CK-MB)	○ Kardiale Arrhythmie oder		☐ Therapie in Zusammenarbeit mit Kardiologen
☐ EKG	○ Endstreckenveränderungen		
☐ Dopplersonographie	○ keine systemische Thrombolyse geplant	○ RR$_{syst}$ ≥ 220 mm Hg und/oder	☐ Blutdrucksenkende Therapie (Möglichkeiten):
☐ Schädel-CT		○ RR$_{diast}$ ≥ 120-140 mm Hg	☐ Captopril 6.25-12.5 mg p.o./i.v.
	○ systemische Thrombolyse geplant	○ RR$_{syst}$ ≥ 180 mm Hg	☐ Labetolol 5-20 mg i.v.
Fakultative Diagnostik:			☐ Urapidil 10-50 mg i.v., anschließend 4-8 mg/h i.v.
☐ MRT mit diffusions- und perfusionsgewichteten Sequenzen			☐ Clonidin 0.15-0.3 mg i.v. oder s.c.
☐ MR-Angiographie			☐ Dihydralazin 5 mg i.v. + Metoprolol 10 mg
	○ Hypotonie		☐ Rö Thorax: Ausschluß Lungenstauung
Monitoring:			☐ Stufentherapie:
☐ Vitalfunktionen (Puls, Blutdruck)			1. Elektrolytlösung 500-1000 ml
☐ Neurostatus			2. HAES 6 % oder 10 % 500 ml über 30-60 Minuten
☐ Blutzucker			3. Dobutamin 5-50 mg/h oder Noradrenalin 0.1-0.5 mg/h, Kontrolle über ZVK
☐ Temperatur			
☐ Elektrolyte (tägliche Kontrolle)	○ BZ > 200 mg/dl		☐ Insulin-Gabe
	○ Temperatur > 37.5°		☐ Fiebersenkung, z.B. Paracetamol
Basistherapie:			
☐ ASS 100-300 mg/Tag (Ausnahme: geplante Thrombolyse)	○ Hirndrucksteigerung		☐ Konservative Hirndrucktherapie:
☐ Frühe Mobilisation			☐ Oberkörperhochlagerung (30°)
☐ Antibiose bei Infekten			☐ Osmotherapie
☐ Kompressionsstrümpfe			☐ Thiopental (unter EEG-Monitoring)
☐ low-dose Heparin			
	○ Hinweise auf malignen Mediainfarkt:		☐ Intensivüberwachung
	○ Subtotaler oder kompletter Mediainfarkt		☐ Neurochirurgie: OP-Indikation und OP-Zeitpunkt klären (Früh-OP?)
	○ Diffusionsstörung in 2/3 des Mediastromgebietes		☐ Indikation für rekanalisierende Therapie prüfen (s.u.)
	○ Mittellinienverlagerung um > 5 mm/24 Stunden		☐ Dekompressions-Kraniektomie
	○ Wenig Atrophie (geringe Reserveräume)		

Rekanalisierende Therapie

○ Voraussetzungen für i.v. Lyse gegeben: 　○ Eindeutiges fokales Defizit 　○ + Ereignis so kurz zurückliegend, dass Lyse im 3-Stunden-Fenster möglich 　○ + CT oB oder frühe Infarktzeichen in < 1/3 Mediastromgebiet 　○ + NIHSS <= 22 　○ + RRsyst < 180 mm Hg	☐ NIHSS erheben ☐ Voraussetzungen und Kontraindikationen anhand Checkliste prüfen ☐ Einwilligung einholen	☐ i.v.-Lyse mit rTPA (0.9 mg/kg KG, maximal 90 mg, davon 10 % als Bolus, Rest über 1 Stunde)
○ Mediainfarkt im Zeitfenster 3-6 Stunden	☐ MRT: Perfusions- und diffusionsgewichtete Sequenzen ☐ CT-Angiographie und CT-Perfusion	☐ i.v. Lyse nach MRT-/CT-Kriterien erwägen
○ Hinweise auf großen Mediainfarkt: 　○ Schwere Hemiparese 　○ Aphasie 　○ Blickdeviation 　○ Neglect 　○ + Ereignis so kurz zurückliegend, dass Lyse im 6-Stunden-Fenster möglich	○ Dopplersonographie: V.a. proximalen Verschluß der A. cerebri media	☐ I.v.-Lyse nach MR-Kriterien erwägen ☐ i.a.-Lyse erwägen (rtPA, 20-40 mg) ☐ Merci-Receiver erwägen
	○ Angiographie: proximaler Verschluß der A. cerebri media	
○ Hinweise auf Basilaristhrombose: 　○ Fluktuierende Vigilanzstörung 　○ Hirnnervenausfälle + Vigilanzstörung 　○ Bilaterale Pyramidenbahnzeichen	○ Keine Kontraindikationen gegen lokale Lyse der A. basilaris: 　○ Kein Koma > 4 Stunden 　○ + CT: keine Blutung 　○ + CT: kein größerer Infarkt im hinteren Stromgebiet	○ Angiographie 　○ + ggf. lokale Lyse der A. basilaris 　○ + ggf. STENT-Versorgung der Rest-Stenose

Vorgehen bei Hinweisen auf spezielle Ätiologie

Hinweise	Vorgehen	Therapie
Hinweise auf Endokarditis: ○ Fieber ○ Tachykardie ○ Herzgeräusch ○ Petechiale Blutungen	❏ Echokardiographie ❏ Blutkulturen im Abstand von 6-8 Stunden ❏ Keine Antikoagulation (Blutungsrisiko)	❏ Spezifische Therapie
Hinweise auf Myokardinfarkt: ○ Thoraxschmerz ○ EKG-Veränderungen ○ CK-Erhöhung ○ Positiver Troponin-Test		❏ Intensivüberwachung ❏ Spezifische Therapie
Hinweise auf Aortendissektion: ○ Thoraxschmerz ○ Schock ○ Verschlüsse weiterer supraaortaler Gefäße	❏ Thorax-CT mit KM	❏ Intensivüberwachung ❏ Spezifische Therapie

Hinweise auf Carotis- bzw. Vertebralisdissektion:
○ Schmerzen (Hals bzw. Nacken)
○ Vorangehendes direktes Hals-Trauma bzw. HWS-Distorsion oder chiropraktisches Manöver
○ Horner-Syndrom
	❏ Dopplersonographie oder
	❏ MR-Angiographie
	  ▫ falls pathologisch: axiale Darstellung der Halsweichteile mit fettsupprimierten T1-Dünnschichten (Wandhämatom)
	  ▫ konventionelle Angiographie nur selten notwendig
		❏ Frühzeitige Antikoagulation, falls keine Kontraindikation wegen Infarktgröße
		Weiter siehe gesonderte Leitlinie

Hinweise auf Sinusthrombose:
○ Lokalisiertes oder generalisiertes Hirnödem
○ Nicht-territorial gebundene Ischämie im CT
○ Frühe hämorrhagische Infarkttransformation
	○ Bestätigung durch MRT
	  ▫ fehlende Signalauslöschung im Sinus in sagittalen T1 und T2-Bildern
	  ▫ evtl. Signalanhebung durch Methämoglobin
	  ▫ Aussparung bei KM-Gabe
		Weiter siehe gesonderte Leitlinie

Hinweise auf Meningitis: ○ Septische Allgemeinerkrankung ○ Meningeale Zeichen		Weiter siehe gesonderte Leitlinie
Hinweise auf Migräne-Aura: ○ Migräne-Anamnese ○ Abfolge verschiedener fokaler Defizite nacheinander mit anschließenden Kopfschmerzen und Übelkeit/Erbrechen		❏ Ggf. diffusionsgewichtetes MRT zur Ausschlußdiagnostik

Primär- und Sekundärprävention der zerebralen Ischämie

Gemeinsame Leitlinie der DGN und der Deutschen Schlaganfallgesellschaft (DSG)

Was gibt es Neues?

- Bei Patienten mit asymptomatischen hochgradigen Karotisstenosen (> 60% nach doppler- oder duplexsonographischen Kriterien) ist die Endarteriektomie in den Händen eines erfahrenen Gefäßchirurgen in der Lage, das Schlaganfallrisiko zu reduzieren (**A**). Der Benefit ist bei Frauen deutlich geringer als bei Männern. Die number needed to treat (NNT) beträgt 40 für die Verhütung schwerer Schlaganfälle inklusive der perioperativen Mortalität (bezogen auf 5 Jahre).
- Für den präventiven Effekt der Karotisendarteriektomie in der Sekundärprävention des Schlaganfalls bei symptomatischen Karotisstenosen ist der Zeitpunkt der Operation kritisch. Wird die Operation später als 14 Tage nach dem initialen Ereignis vorgenommen, ist sie nicht mehr präventiv wirksam (**B**).
- Vor, während und nach der Karotisoperation sollte die Prophylaxe mit ASS fortgeführt werden (**C**).
- Acetylsalicylsäure ist in der Primärprävention des Schlaganfalls bei Männern nicht wirksam (**A**). Bei Frauen mit vaskulären Risikofaktoren im Alter > 45 Jahre werden Schlaganfälle, aber nicht Myokardinfarkte verhindert (**B**).
- Die Kombination von Clopidogrel und Acetylsalicylsäure in der Sekundärprävention des Schlaganfalls ist nicht wirksamer als eine Clopidogrel-Monotherapie, führt aber zu einer signifikanten Zunahme lebensbedrohlicher und schwerer Blutungskomplikationen (⇑).
- GP-IIb/IIIa-Antagonisten sind in der Sekundärprävention des Schlaganfalls nicht wirksamer als Acetylsalicylsäure, führen aber zu einer signifikanten Zunahme der Blutungskomplikationen (⇓⇓).

Die wichtigsten Empfehlungen auf einen Blick

Primärprävention – Risikofaktoren

- Zur Primärprävention des Schlaganfalls gehört ein „gesunder Lebensstil" mit mindestens 30 min Sport dreimal pro Woche und einer obst- und gemüsereichen Kost bzw. mediterranen Kost (**A**). Kardiovaskuläre Risikofaktoren (Blutdruck, Blutzucker, Fettstoffwechselstörung) sollten regelmäßig kontrolliert und dann behandelt werden (**B**).
- Patienten mit arterieller Hypertonie (RR systolisch > 140 mm Hg, diastolisch > 90 mm Hg, Diabetiker: RR systolisch > 130 mm Hg, diastolisch > 85 mm Hg) müssen mit Diät (DASH-Diät, kochsalzarme Kost), Ausdauersport und/oder Antihypertensiva behandelt werden (**A**). Hierbei ist der präventive Effekt der Antihypertensiva um so ausgeprägter, je stärker der Blutdruck reduziert wird (**A**). Die einzelnen Antihypertensiva unterscheiden sich nur geringfügig in ihrer schlaganfallpräventiven Wirkung (**A**). Alphablocker sind weniger wirksam als andere Antihypertensiva (**B**).
- Raucher sollen den Nikotinkonsum einstellen. In ihrer Wirksamkeit belegt sind pharmakologische (Nikotinpflaster, Nikotinkaugummi, selektive Serotoninwiederaufnahme-Hemmer oder Buproprion) oder nicht pharmakologische Hilfen (Verhaltenstherapie, Gruppenarbeit; **B**).
- Patienten mit einer koronaren Herzerkrankung oder Zustand nach Herzinfarkt und einem LDL > 100 mg % sollen mit einem Statin behandelt werden (**A**). Bei Personen ohne KHK und keinem oder einem vaskulären Risikofaktor soll ein Statin gegeben werden bei LDL-Werten > 160 mg %, bei mittlerem Risiko und LDL > 130 mg % und > 100 mg % und mehreren vaskulären Risikofaktoren. Die Datenlage ist am besten für Simvastatin, Pravastatin und Atorvastatin.
- Diabetiker sollen mit Diät, regelmäßiger Bewegung, Antidiabetika und bei Bedarf Insulin behandelt werden (**B**). Normoglykämische Werte sollten angestrebt werden. Bei Diabetikern ist die Bedeutung der antihypertensiven Behandlung mit ACE-Hemmern oder Sartanen und der Gabe von Statinen bezüglich der Schlaganfallprävention von besonderer Bedeutung (**B**).

Primärprävention – Vorhofflimmern

- Patienten mit persistierendem oder paroxysmalem Vorhofflimmern und begleitenden vaskulären Risikofaktoren (Hypertonie, koronare Herzerkrankung, Herzinsuffizienz, Alter über 75 Jahre) sollen oral antikoaguliert werden mit einer Ziel-INR von 2,0–3,0 (**A**). Bei Patienten im Alter über 75 Jahren sollte eine INR um 2,0 angestrebt werden. Bei der seltenen sog. lone atrial fibrillation, d. h. Vorhofflimmern, Alter unter 65 Jahren und fehlenden vaskulären Risikofaktoren ist keine Antikoagulation oder Thrombozytenfunktionshemmung notwendig. Bei Patienten ohne vaskuläre Risikofakto-

ren im Alter über 65 Jahren und Vorhofflimmern wird Acetylsalicylsäure (100–300 mg) empfohlen. ASS wird ebenfalls eingesetzt bei Patienten mit Kontraindikationen für orale Antikoagulanzien wie zerebrale Mikroangiopathie, beginnender Demenz und erhöhter Sturzgefahr.
- Orale Antikoagulation zur Schlaganfallprävention über mehr als 3 Monate nach Ersatz einer Herzklappe mit einer Bioprothese ist nicht notwendig.
- Ein asymptomatisches offenes Foramen ovale mit oder ohne Vorhofseptumaneurysma (ASA) ist nicht behandlungsbedürftig (**A**).

Primärprävention – Thrombozytenfunktionshemmer

Acetylsalicylsäure ist in der Primärprävention des Schlaganfalls bei Männern nicht wirksam (**A**). Bei Frauen mit vaskulären Risikofaktoren im Alter > 45 Jahre werden Schlaganfälle, aber nicht Myokardanfälle verhindert (**B**).

Primärprävention – Hochgradige Abgangsstenose der A. carotis interna

Die Operation einer asymptomatischen Karotisstenose mit einem Stenosegrad von > 60% nach doppler- oder duplexsonographischen Kriterien reduziert signifikant das Schlaganfallrisiko. Dies gilt aber nur, wenn die kombinierte Mortalität und Morbidität des Eingriffs innerhalb von 30 Tagen unter 3% liegen (**A**) (⇑⇑⇑). Die Lebenserwartung sollte > 5 Jahre sein.

Sekundärprävention des Schlaganfalls – Risikofaktoren

- Die konsequente Behandlung einer arteriellen Hypertonie reduziert das Schlaganfallrisiko (⇑⇑⇑) (**A**). Die Kombination von Perindopril plus Indapamid ist signifikant wirksamer als Placebo (⇑), und Eprosartan ist signifikant wirksamer als der Kalzium-Antagonist Nitrendipin (⇑). Ramipril reduziert bei Patienten nach Schlaganfall vaskuläre Endpunkte, aber nicht das Schlaganfallrisiko.
- Wahrscheinlich sind aber alle Antihypertensiva in der Sekundärprävention des Schlaganfalls wirksam (**B**).
- Die Behandlung des Diabetes mellitus reduziert das Schlaganfallrisiko (**C**), wobei dies aber in prospektiven Studien bisher nicht gut untersucht ist.
- Bei Patienten mit fokaler zerebraler Ischämie **und** KHK sollten unabhängig vom Ausgangswert des LDL-Cholesterins Statine eingesetzt werden (⇑⇑⇑) (**A**). Zielwerte für LDL sollten zwischen 70 und 100 mg% liegen.
- Bei Patienten mit fokaler zerebraler Ischämie **ohne** KHK kann Simvastatin (40 mg) gegeben werden. Damit wird aber überwiegend das allgemeine vaskuläre Risiko gemindert (⇑) (**B**). Wahrscheinlich sind auch die anderen Statine wirksam (**C**).

- Die Behandlung der Hyperhomozysteinämie mit Vitamin B_6, B_{12} und Folsäure ist in der Sekundärprävention des Schlaganfalls nicht wirksam (⇓⇓) (**B**).
- Eine Hormonsubstitution nach der Menopause ist in der Sekundärprävention des Schlaganfalls nicht wirksam (⇓⇓) (**B**).

Sekundärprävention – Thrombozytenfunktionshemmer

- Bei Patienten mit fokaler Ischämie sind Thrombozytenfunktionshemmer in der Sekundärprävention wirksam (⇑⇑⇑) (**A**). Dies gilt für ASS (50–150 mg), ASS (2 x 25 mg) plus Dipyridamol (2 x 200 mg) und Clopidogrel (75 mg) (**A**).
- Bei Patienten nach TIA und ischämischem Insult und geringem Rezidivrisiko (< 4%/Jahr) wird die tägliche Gabe von 50–150 mg Acetylsalicylsäure empfohlen (**B**).
- Bei Patienten mit einem hohen Rezidivrisiko (≥ 4% pro Jahr) wird die zweimal tägliche Gabe der fixen Kombination aus 25 mg Acetylsalicylsäure plus 200 mg retardiertem Dipyridamol empfohlen (**B**).
- Bei Patienten mit hohem Rezidivrisiko (≥ 4%/Jahr) und zusätzlicher pAVK wird Clopidogrel 75 mg empfohlen (**C**).
- Bei Patienten mit Kontraindikation gegen oder Unverträglichkeit von ASS wird Clopidogrel empfohlen (**A**).
- Bei Patienten, die unter ASS-Prophylaxe ein Magen- oder Duodenalulkus entwickeln, wird nach einer Karenzzeit die Fortsetzung der ASS-Gabe in Kombination mit einem Protonenpumpen-Hemmer empfohlen (**B**).
- ASS in Dosierungen > 150 mg führt zu einem erhöhten Risiko von Blutungskomplikationen (⇑).
- Die Kombination von Clopidogrel plus ASS hat keine bessere Wirksamkeit als eine Clopidogrel-Monotherapie, führt aber zu vermehrten Blutungskomplikationen (⇑⇑⇑).
- Die Dauer einer Behandlung mit Thrombozytenfunktionshemmern wurde bisher jenseits des 4. Jahres nach dem initialen Ereignis nicht untersucht. Theoretisch sollte die Prophylaxe, wenn toleriert, lebenslang erfolgen (**C**).
- Kommt es unter ASS zu einem erneuten ischämischen Ereignis, sollten Pathophysiologie und Rezidivrisiko erneut evaluiert werden. Ergibt sich eine kardiale Emboliequelle, erfolgt eine orale Antikoagulation. Wenn sich das Rezidivrisiko nicht verändert hat (< 4%/Jahr), wird die Prophylaxe mit ASS fortgesetzt (**C**). Ansonsten siehe oben.
- Patienten mit einer TIA oder einem Schlaganfall und akutem Koronarsyndrom sollten mit der Kombination von 75 mg Clopidogrel und 75 mg ASS über einen Zeitraum von 3 Monaten behandelt werden (⇑) (**C**).
- GP-IIb/IIIa-Antagonisten sollten nicht zur Sekundärprävention des Schlaganfalls eingesetzt werden (**A**) (⇓⇓). Sie sind nicht besser wirksam als Acetylsalicylsäure, ihr Einsatz geht aber mit einem signifikant erhöhten Blutungsrisiko einher.

Sekundärprävention – Vorhofflimmern

- Bei Patienten mit kardialer Emboliequelle, insbesondere mit Vorhofflimmern, wird eine orale Antikoagulation mit INR-Werten von 3,0 empfohlen (⇑) (**A**).
- Nach TIA und leichtem ischämischen Insult und Vorhofflimmern kann die orale Antikoagulation innerhalb von 3–5 Tagen begonnen werden (**C**).
- Ximelagatran, ein oraler direkter Thrombin-Antagonist, hat in der Sekundärprävention des Schlaganfalls bei Vorhofflimmern dieselbe Wirksamkeit wie Warfarin und eine identische Rate an schwerwiegenden Blutungskomplikationen (⇑⇑⇑).
- Bei Patienten mit mechanischen Herzklappen wird die Antikoagulation mit INR-Werten zwischen 2,0 und 3,5 fortgeführt (⇔) (**C**).
- Bei Patienten mit biologischer Klappe und zerebraler Ischämie wird eine temporäre Antikoagulation für 3 Monate empfohlen (⇔) (**C**).

Sekundärprävention – Offenes Foramen ovale

- Bei Patienten mit alleinigem PFO, gleich welcher Größe, und erstem zerebralen ischämischen Ereignis erfolgt eine Prophylaxe mit ASS (100–300 mg) (**B**).
- Kommt es zu einem Rezidiv unter ASS oder besteht ein PFO mit ASA (Vorhofseptumaneurysma) erfolgt eine orale Antikoagulation mit einer INR von 2,0–3,0 (für mindestens 2 Jahre) (**C**).
- Kommt es zu einem weiteren Rezidiv oder bestehen Kontraindikationen für eine orale Antikoagulation, erfolgt ein interventioneller PFO-Verschluss (Schirmverschluss) (**C**).

Sekundärprävention – Hochgradige Karotisstenose

- Bei hochgradigen symptomatischen Karotisstenosen sollte eine Endarteriektomie durchgeführt werden (⇑⇑⇑) (**A**). Der Nutzen der Operation nimmt mit dem Stenosegrad von 70–95 % zu. Der Nutzen der Operation ist geringer bei einem Stenosegrad zwischen 50 % und 70 %, bei subtotalen Stenosen, bei Frauen und wenn die Operation jenseits der 2. Woche nach dem Indexereignis durchgeführt wird (⇑) (**B**).
- Der Nutzen der Operation geht bei einer Komplikationsrate von > 6 % verloren (⇑⇑⇑).
- Der Zeitraum zwischen Ereignis und Operation sollte mit Thrombozytenfunktionshemmern überbrückt werden. ASS soll vor, während und nach der Operation weiter gegeben werden (**B**). Clopidogrel sollte spätestens 5 Tage vor der Operation durch ASS ersetzt werden (**C**).
- Zur Diagnosesicherung der Karotisstenose sind neurosonologische Verfahren, MR- oder CT- Angiographie ausreichend (**A**). Eine DSA ist in der Regel nicht erforderlich (**B**).
- Die Karotisangioplastie mit Stenting ist im Moment noch kein Routineverfahren. Ein Stenting kommt in Betracht bei Patienten mit Rezidivstenosen nach TEA, hochgradigen Stenosen nach Strahlentherapie oder hochsitzenden und einer chirurgischen Intervention schwer zugänglichen Stenosen (**C**). Isolierte Angioplastie ohne Stenting sollte angesichts der hohen Restenoserate nicht mehr durchgeführt werden (**C**).
- Vor, während und nach Stenting erfolgt eine Prophylaxe mit Clopidogrel (75 mg) plus ASS (100 mg) für 1–3 Monate.

Intrakranielle Stenosen

- Bei Patienten mit hochgradigen intrakraniellen Stenosen oder Verschlüssen ist eine Antikoagulation mit einer INR von 3,0 nicht wirksamer als die Gabe von 1300 mg ASS (⇓⇓), führt aber zu vermehrten Blutungskomplikationen und kann daher nicht empfohlen werden (**B**). Angesichts der schlechten Verträglichkeit von 1300 mg ASS empfehlen wir eine Prophylaxe mit 100–300 mg ASS (**C**).
- Bei Rezidivereignissen kann eine Stentimplantation erwogen werden (**C**). Anschließend erfolgt die Gabe von 75 mg Clopidogrel und 100 mg ASS über einen Zeitraum von 1–3 Monaten (**C**).

Antikoagulation – Frühe Sekundärprophylaxe

- Die PTT-wirksame Heparinisierung ist zur Behandlung des Schlaganfalls nicht indiziert (⇓⇓) (**A**).
- Dies gilt auch für Patienten mit nichtrheumatischem Vorhofflimmern (⇓) (**A**).
- Bei speziellen Indikationen müssen Risiko und Nutzen abgewogen werden.
- Heparin in niedriger Dosis und niedermolekulare Heparine reduzieren das Risiko von tiefen Beinvenenthrombosen bei Schlaganfallpatienten mit paretischem Bein und bei Bettlägerigkeit (⇑⇑⇑) (**B**). Belegt ist dies für Fraxiparin, Tinzaparin und Certoparin (⇑).

Primäre Prävention

Ziele

Das Ziel der primären Prävention ist die Vermeidung von zerebralen Ischämien oder transitorischen ischämischen Attacken (TIAs) bei Patienten ohne bisherige zerebrovaskuläre Erkrankungen. Hierbei können vier Untergruppen von Patienten unterschieden werden:
- völlig gesunde Personen,
- Personen ohne wesentliche Vorerkrankungen, aber mit vaskulären Risikofaktoren,
- Personen mit asymptomatischen Stenosen oder Verschlüssen der hirnversorgenden Arterien,
- Patienten mit vaskulären Erkrankungen in anderen Gefäßgebieten (Herzinfarkte, KHK oder pAVK).

Grundsätzlich sollte eine aufsteigende Risikogefährdung in den vier Gruppen angenommen werden, welche die Strategien der Prävention beeinflussen sollte. Leider bestehen keine vergleichenden Untersuchungen zu dem Effekt der primären Schlaganfallprävention zwischen den unterschiedlichen Patientenkollektiven.

Epidemiologie

Je nach geographischer Einteilung rechnet man mit 100–700 Schlaganfällen pro 100000 Menschen und Jahr. Derzeit finden sich die höchsten Inzidenzen in den osteuropäischen Ländern und relativ niedrige Raten in den westeuropäischen Ländern, Skandinavien und Nordamerika (Khaw 1996).

Untersuchungen

Notwendig:
Erfassung der vaskulären Risikofaktoren (Blutdruck, Blutzucker, Cholesterin, ggf. Untersuchung von LDL und HDL), EKG, neurologische und internistische Untersuchung.

Im Einzelfall erforderlich:
Ultraschall der extrakraniellen Arterien, Echokardiographie, CT zum Ausschluss klinisch stummer Ischämien oder einer subkortikalen vaskulären Enzephalopathie bei langjähriger arterieller Hypertonie.

Therapie

Empfohlene Behandlung

- Zur Primärprävention des Schlaganfalls gehört ein „gesunder Lebensstil" mit mindestens 30 min Sport dreimal pro Woche und einer obst- und gemüsereichen Kost bzw. mediterraner Kost (**A**). Kardiovaskuläre Risikofaktoren sollten regelmäßig kontrolliert (Blutdruck, Blutzucker, Fettstoffwechselstörung) und dann behandelt werden (**B**).
- Patienten mit arterieller Hypertonie (RR systolisch > 140 mm Hg, diastolisch > 90 mm Hg, Diabetiker: RR systolisch > 130 mm Hg, diastolisch > 85 mm Hg) müssen mit Diät (DASH-Diät, kochsalzarme Kost), Ausdauersport und/oder Antihypertensiva behandelt werden (**A**). Hierbei ist der präventive Effekt der Antihypertensiva um so ausgeprägter, je stärker der Blutdruck reduziert wird. Die einzelnen Antihypertensiva unterscheiden sich nur geringfügig in ihrer schlaganfallpräventiven Wirkung (**A**). Alphablocker sind weniger wirksam als andere Antihypertensiva (**B**).
- Raucher sollen den Nikotinkonsum einstellen. In ihrer Wirksamkeit belegt sind pharmakologische (Nikotinpflaster, Nikotinkaugummi, selektive Serotoninwiederaufnahme-Hemmer oder Buprorion) oder nichtpharmakologische Hilfen (Verhaltenstherapie, Gruppenarbeit) (**B**).
- Patienten mit einer koronaren Herzerkrankung oder Zustand nach Herzinfarkt und einem LDL > 100 mg % sollen mit einem Statin behandelt werden (**A**). Bei Personen ohne KHK und keinem oder einem vaskulären Risikofaktor soll ein Statin gegeben werden bei LDL-Werten > 160 mg %, bei mittlerem Risiko und LDL > 130 mg % und > 100 mg % und mehreren vaskulären Risikofaktoren. Die Datenlage ist am besten für Simvastatin, Pravastatin und Atorvastatin.
- Diabetiker sollen mit Diät, regelmäßiger Bewegung, Antidiabetika und bei Bedarf Insulin behandelt werden (**B**). Normoglykämische Werte sollten angestrebt werden. Bei Diabetikern ist die Bedeutung der antihypertensiven Behandlung mit ACE-Hemmern oder Sartanen und der Gabe von Statinen bezüglich der Schlaganfallprävention von besonderer Bedeutung (**B**).
- Patienten mit persistierendem oder paroxysmalem Vorhofflimmern und begleitenden vaskulären Risikofaktoren (Hypertonie, koronare Herzerkrankung, Herzinsuffizienz, Alter über 75 Jahre) sollen oral antikoaguliert werden mit einer Ziel-INR von 2,0–3,0 (**A**). Bei Patienten im Alter über 75 Jahre sollte eine INR um 2,0 angestrebt werden. Bei der seltenen sog. lone atrial fibrillation, d. h. Vorhofflimmern, Alter unter 65 Jahren und fehlenden vaskulären Risikofaktoren ist keine Antikoagulation oder Thrombozytenfunktionshemmung notwendig. Bei Patienten ohne vaskuläre Risikofaktoren im Alter über 65 Jahren und Vorhofflimmern wird Acetylsalicylsäure (100–300 mg) empfohlen. ASS wird ebenfalls eingesetzt bei Patienten mit Kontraindikationen für orale Antikoagulantien wie zerebrale Mikroangiopathie, beginnender Demenz und erhöhter Sturzgefahr.
- Orale Antikoagulation zur Schlaganfallprävention über mehr als 3 Monate nach einem Ersatz einer Herzklappe mit einer Bioprothese ist nicht notwendig.
- Ein asymptomatisches offenes Foramen ovale mit oder ohne ASA ist nicht behandlungsbedürftig (**A**).
- Acetylsalicylsäure ist in der Primärprävention des Schlaganfalls bei Männern nicht wirksam (**A**). Bei

Frauen mit vaskulären Risikofaktoren im Alter > 45 Jahre werden Schlaganfälle, aber nicht Myokardinfarkte verhindert (**B**).
- Die Operation einer asymptomatischen Karotisstenose mit einem Stenosegrad von > 60% nach Doppler- und duplexsonographischen Kriterien reduziert signifikant das Schlaganfallrisiko. Dies gilt aber nur, wenn die kombinierte Mortalität und Morbidität des Eingriffs innerhalb von 30 Tagen unter 3% liegt (⇑⇑⇑) (**A**). Die Lebenserwartung sollte > 5 Jahre sein.

Nichtempfohlene Behandlung

- Alkohol sollte nicht zur Primärprophylaxe getrunken werden (**C**).
- Eine Hormonsubstitution nach der Menopause erhöht das Schlaganfallrisiko (⇑⇑⇑) (**A**).
- Vitamine, insbesondere Vitamin E, A und C, sind primärprophylaktisch nicht wirksam (**A**).
- Knoblauchpräparate und sog. Nootropika sind zur Prophylaxe des Schlaganfalls nicht wirksam (**B**).
- Polypragmatische Therapien mit Kombination von Vitaminen, ASS, Statinen, Folsäure, Spurenelementen werden nicht empfohlen (**B**). Es gibt umgekehrt Berichte, dass Antioxidantien (Vitamin E und C) die Wirkung von Statinen negativ beeinflussen können.
- Thrombozytenfunktionshemmer wie Clopidogrel, Ticlopidin oder die Kombination von ASS plus Dipyridamol sollten nicht zur Primärprophylaxe eingesetzt werden (**B**).
- ASS und orale Antikoagulation sollten nicht kombiniert eingesetzt werden. Die Kombination von 325 mg ASS/Tag und eine Antikoagulation mit einer INR von 1,2–1,5 bietet keinen Vorteil bei Patienten mit Vorhofflimmern (**B**).
- Operation einer asymptomatischen Karotisstenose bei Operateuren mit einer Komplikationsrate von > 3% (**B**).
- Es gibt derzeit keine ausreichend validen Daten, dass Patienten mit asymptomatischen Karotisstenosen von der PTA oder Stenteinlage profitieren (**C**).
- Die Antikoagulation bei Patienten mit Mitralklappenprolapssyndrom ist nicht indiziert (**A**).
- Eine Behandlung erhöhter Homozysteinwerte mit B-Vitaminen und Folsäure wird nicht empfohlen (**B**).

Identifikation und Behandlung vaskulärer Risikofaktoren

Arterielle Hypertonie

Die Behandlung der arteriellen Hypertonie besitzt den höchsten Stellenwert in der Primärprävention des Schlaganfalls. Gemäß zahlreicher, qualitativ hochwertiger Studien führt die Behandlung des Bluthochdrucks zu einer ausgeprägten Risikoreduktion sowohl von ischämischen als auch von hämorrhagischen Insulten. Bereits eine geringe und leicht erreichbare Senkung des systolischen

Tabelle 1 Faktoren, die das Risikoprofil von Patienten mit arterieller Hypertonie beeinflussen. Zur Risikostratifizierung gemäß WHO werden die Kategorien I, II und III herangezogen

Kategorie	Beschreibung
I. Vaskuläre Risikofaktoren zur Stratifizierung	<ul><li>positive Familienanamnese für vaskuläre Krankheiten (nur Verwandte 1. Grades)</li><li>Männer > 55 J., Frauen > 65 J.</li><li>Rauchen</li><li>Hyperlipidämie</li><li>Diabetes mellitus</li></ul>
II. Endorganschäden	<ul><li>Linksherzhypertrophie</li><li>Nephropathie: Mikroalbuminurie, Proteinurie oder leichte Kreatininerhöhung</li><li>hypertensive Retinopathie</li><li>Nachweis arteriosklerotischer Plaques in den großen Arterien (z. B. Karotisarterien)</li></ul>
III. Folge-, Begleitkrankheiten	<ul><li>ischämischer Hirninsult</li><li>KHK, Myokardinfarkt, ACVB-OP</li><li>PAVK</li></ul>

KHK = koronare Herzkrankheit, pAVK = periphere arterielle Verschlusskrankheit, ACVB-OP = aortokoronare venöse Bypass-Operation

Blutdrucks um 5–6 mm Hg bzw. des diastolischen Blutdrucks um 2–3 mm Hg führt zu einer etwa 40-%igen relativen Risikoreduktion (Collins et al. 1990). Die absolute RR beträgt etwa 0,5% jährlich (NNT = 200), so dass 200 Patienten mit Hypertonie behandelt werden müssen, um ein Schlaganfallereignis zu verhindern. Dieser Effekt wird für sämtliche Altersklassen und Hypertonieformen beobachtet, auch für > 80-Jährige und solche mit isolierter systolischer Hypertonie (Staessen et al. 2000, Staessen et al. 2001). Ab wann eine antihypertensive Behandlung erfolgen sollte, ist abhängig von anderen Risikofaktoren, Endorganschäden und Folge-/Begleitkrankheiten gemäß einer Empfehlung der WHO und der Deutschen Hochdruckliga. **Tabelle 1** gibt einen Überblick über die vaskulären Risikofaktoren, die Grundlage der Therapieempfehlungen sind.

Auch der Zielbereich, bis zu dem der Blutdruck gesenkt werden sollte, ist abhängig vom Risikoprofil und liegt bei Diabetikern grundsätzlich niedriger. Als Minimalziele gelten Obergrenzen von systolisch < 140 mm Hg und diastolisch < 90 mm Hg. Grundsätzlich nimmt die präventive Wirkung linear mit dem Ausmaß der Blutdrucksenkung zu, so dass bei guter Toleranz eine Senkung bis in den optimalen Blutdruckbereich (< 120/80 mm Hg) zu empfehlen ist.

Auf jeden Fall sollten jedem Patienten vor Beginn einer medikamentösen Therapie die Bedeutung nichtmedikamentöser Maßnahmen veranschaulicht werden. Letztere sollten immer in die Therapie einbezogen werden und sind v.a. bei jüngeren Menschen sehr wirksam. Hinsicht-

lich der medikamentösen antihypertensiven Therapie bestehen keine gesicherten Differenzen zwischen den folgenden 5 Substanzklassen:
1. Angiotensin-Converting-Enzym- (ACE)-Hemmer,
2. Angiotensinrezeptor- (AT)-Blocker,
3. Betablocker,
4. Kalzium-Antagonisten,
5. Diuretika (Droste et al. 2003, Group 2003, International Society of Hypertension Writing Group 2003) (⇑⇑).

Der Vergleich der sog. konventionellen Blutdrucksenker (Atenolol, Metoprolol, Pindolol, Hydrochlorothiazid plus Amilorid) mit neueren Medikamenten (Enalapril, Lisonopril, Felodipin, Iradipine) ergab keine signifikanten Unterschiede der Schlaganfallrate bei älteren Menschen (Hansson et al. 1999). Daher können Vertreter dieser Substanzklassen sämtlich als Medikamente der 1. Wahl angesehen werden. Es zeigte sich ein Trend hinsichtlich einer geringfügigen Überlegenheit in der Prävention zerebrovaskulärer Ereignisse für AT-Blocker und Kalzium-Antagonisten gegenüber den anderen Substanzklassen (Staessen et al. 2001). Losartan ist wirksamer als Atenolol (Dahlof et al. 2002, Lindholm et al. 2002). Allerdings bestanden bislang keine überzeugenden Differenzen für die Gesamtmortalität sowie für kardiovaskuläre Ereignisse. Dagegen ist die präventive Wirksamkeit von Alpha-Rezeptorenblockern eindeutig schlechter, so dass diese Substanzklasse nicht als Therapieoption der 1. Wahl anzusehen ist (The ALLHAT Officers and Coordinators for the ALLHAT Collaborative Research Group 2000) (⇑). Gemäß aktueller Empfehlungen ist eine primäre Kombinationstherapie (z.B. ACE-Hemmer oder ß-Blocker plus Diuretikum) der Stufentherapie (Beginn Monotherapie ⇒ andere Monotherapie) gleichwertig.

Diätetische Maßnahmen (kochsalzarme Kost und eine Diät mit vielen Früchten, Gemüse, fettarmer Milch, Geflügel, Fisch und Getreide) können effizient den Blutdruck senken, wie die DASH-Studie (Sacks et al. 2001) zeigen konnte. Hier kam es unter der speziellen DASH-Diät und Kochsalzreduktion zu einer mittleren RR-Senkung von rund 11 mm Hg. Eine entsprechende primärpräventive Auswirkung auf kardiovaskuläre und zerebrovaskuläre Ereignisse wurde in dieser Studie nicht nachgewiesen (allerdings waren die Fallzahlen nicht groß genug).

Nikotinabstinenz

Rauchen erhöht das Schlaganfallrisiko um den Faktor 1,8 (Goldstein et al. 2001). Randomisierte Studien zum Effekt des Einstellens des Rauchens fehlen. Epidemiologische Studien zeigen, dass durch Nikotinabstinenz das erhöhte Insultrisiko eindeutig reduziert werden kann. Bemerkenswerterweise wird bereits nach 12-monatiger Abstinenz ein auf die Hälfte reduziertes vaskuläres Risiko beobachtet, nach weiteren 5 Jahren liegt das vaskuläre Risikoprofil nur knapp oberhalb eines Nichtrauchers (Kawachi et al. 1993, Wilson et al. 1985, Wilson et al. 1997). Umfragen haben ergeben, dass etwa 70% aller Raucher gerne abstinent werden würden, 30% schon mindestens einen erfolglosen Versuch unternommen haben, aber nur die Wenigsten dies erreichen. Aus alleiniger Willensanstrengung heraus gelingt nur etwa 3% der Raucher eine dauerhafte Abstinenz. Diese Erfolgsquote kann durch professionelle Hilfe gesteigert werden. Ein kurzes ärztliches Aufklärungsgespräch inklusive Empfehlung, das Rauchen einzustellen, führt statistisch nur bei 5% zur Abstinenz, durch ausführliches Informationsmaterial und Beratung durch einen Spezialisten kann diese Rate auf 10% erhöht werden. Neben begleitenden Verhaltensmaßnahmen führt eine Nikotinersatztherapie jeweils zu einer weiteren Verdoppelung dieser Erfolgsrate und sollte bei suffizienter Motivation und bereits gescheiterten Abstinenzversuchen erwogen werden. Nikotinersatztherapie kann in Form von Pflastern, Nasenspray oder Kaugummi erfolgen. Nikotinabstinenz ist ein kostengünstiges und effektives Instrument zur Primärprävention, führt zu einer signifikanten Risikoreduktion und sollte jedem Raucher nahe gelegt werden (⇑). Bei suffizienter Motivation sollte eine Nikotinersatztherapie erwogen werden.

Statintherapie der Hypercholesterinämie

In vaskulären Primärpräventionsstudien konnte durch Statintherapie eine Reduktion der Mortalität und der Myokardinfarktrate um 30–40% und eine Reduktion der Schlaganfallrate um 11–30% erzielt werden. In der ALL-HAT-Studie wurde mit Pravastatin versus Placebo eine nichtsignifikante Schlaganfallreduktion von 11% erzielt (The ALLHAT Officers and Coordinators for the ALLHAT Collaborative Research Group 2002). In der Heart Protection Study wurde eine signifikante 25%ige Risikoreduktion nachgewiesen (Heart Protection Study Collaborative Group 2002). Eine aktualisierte Übersicht beziffert die durchschnittliche RR für Schlaganfälle durch Statintherapie auf 21% (Amarenco et al. 2004). Die Ergebnisse von Studien zur Behandlung der Hypercholesterinämie, die exklusiv auf die Primärprävention des Schlaganfalls ausgerichtet sind, stehen allerdings noch aus. In der CARDS-Studie wurden 2838 Diabetiker entweder mit Atorvastatin 10 mg oder Placebo behandelt. Bezogen auf die Schlaganfälle betrug die Risikoreduktion 48%, wobei die absoluten Zahlen 39 Schlaganfälle in der Placebogruppe und 21 in der Atorvastatingruppe betrugen (Colhoun et al. 2004). Gemäß aktueller Leitlinien wird eine medikamentöse Lipidsenkung vom LDL-Wert und dem individuellen Risikoprofil abhängig gemacht. Bei fehlenden zusätzlichen Risikoindikatoren sollte ein LDL-Wert von < 130 mg/dl vorliegen oder ggf. therapeutisch erzielt werden. Bei Vorliegen eines Diabetes mellitus (Colhoun et al. 2004), eines hohen vaskulären Risikoprofils oder einer KHK sollte der LDL-Wert < 100 mg/dl liegen. Es kann mittlerweile als gesichert angesehen werden, dass die Statinwirkung auch auf cholesterinunabhängigen Effekten beruht. So wurden antiinflammatorische, plaquesstabilisierende, vasodilatatorische und blutdrucksenkende Effekte beschrieben.

Antidiabetische Therapie

Obwohl der Diabetes mellitus ein relevanter und unabhängiger Risikofaktor für Schlaganfälle ist, konnte bislang in keiner Primärpräventionsstudie ein signifikant reduziertes Risiko für Schlaganfälle oder andere makrovaskuläre Komplikationen durch eine strikte antidiabetische Therapie belegt werden. In der UKPDS-Studie, der aktuellsten randomisierten Studie zu dieser Thematik, fand sich in der Therapiegruppe dagegen eine 25%ige Risikoreduktion für mikrovaskuläre Folgekrankheiten (Stratton et al. 2000). In der Steno-2-Studie führt eine intensivierte antidiabetische Behandlung gegenüber der konventionellen leitlinienorientierten Therapie zu einer 50%igen Reduktion kardiovaskulärer Komplikationen (Gaede et al. 2003). Auch durch Senkung des antihypertensiven Zielbereichs kann das Schlaganfallrisiko, unabhängig von der antidiabetischen Therapie, nahezu halbiert werden. Allgemein wird eine Blutdruckkontrolle auf Werte < 130/85 mm Hg empfohlen. Dabei sollte bei Diabetikern eine Beeinflussung des Renin-Angiotensin-Aldosteron-Systems (RAAS) erfolgen, so dass ACE-Hemmer und AT_1-Blocker zu bevorzugen sind.

Gewichtsreduktion

Die Reduktion der Adipositas besitzt einen intermediären Effekt auf das Schlaganfallrisiko durch positive Beeinflussung anderer Risikofaktoren wie arterielle Hypertonie, Hypercholesterinämie und Diabetes mellitus (⇔). Ergebnisse aus randomisierten Studien liegen hierzu aber nicht vor.

Sportliche Aktivität

Sportliche Betätigung besitzt, ähnlich wie die Beseitigung der Adipositas, v.a indirekte Effekte auf das Schlaganfallrisiko durch Modifikation anderer Risikofaktoren wie z.B. arterielle Hypertonie, Hypercholesterinämie und Diabetes mellitus. Zusätzlich wurden günstige Wirkungen auf die Blutrheologie und die Thrombozytenreaktivität beschrieben. In mehreren Studien fand sich geschlechtsunabhängig eine relative Risikoreduktion um etwa 40–60% durch regelmäßige körperliche Aktivität (Abbott et al. 1994, Kiely et al. 1994, Lee et al. 1999). Voraussetzung dieser Aktivität war, dass sie entweder zu Herzschlagbeschleunigung oder zu vermehrter Schweißproduktion führte. Es wurde sowohl das Risiko für ischämische Insulte als auch für Hirnblutungen reduziert, was v.a. der damit verbundenen Blutdruckreduktion zuzuschreiben ist. Bemerkenswert ist, dass offensichtlich keine lineare Dosis-Wirkung-Beziehung, sondern eher ein konstanter Klasseneffekt vorliegt. So war die Risikoreduktion in der Physicians Health Study und der Framingham Study für 1x wöchentliche bzw. geringe sportliche Betätigung ähnlich effektiv wie mehrmals wöchentliche oder starke Aktivitäten.

Vitamintherapie bei Hyperhomozysteinämie

In zahlreichen Studien konnte gezeigt werden, dass durch Modifikation der Ernährung mit Erhöhung der Zufuhr von Vitamin B6, B12 und Folsäure oder durch deren direkte Zufuhr die Serum-Homozystein-Spiegel gesenkt werden können. In einer groß angelegten Untersuchung zeigte sich, dass durch Anreicherung von Müsliprodukten mit Folsäure der Serum-Folsäure-Spiegel um 60% gesteigert und der Homozystein-Spiegel um 10–15% gesenkt werden konnte. Hingegen steht weiterhin der Beweis aus, dass durch Senkung des Homozystein-Serum-Spiegels auch das zerebro- oder kardiovaskuläre Risiko reduziert werden kann.

Andere Risikofaktoren

Weibliche **Geschlechtshormone**, sei es zur Kontrazeption oder zur postmenopausalen Hormonersatztherapie (HRT) erhöhen das Risiko vaskulärer Ereignisse inklusive Schlaganfall. Dies gilt auch für eine Östrogensubstitution bei hysterektomierten Frauen. Die HRT hat keinen protektiven Effekt auf die kardiovaskuläre und zerebrovaskuläre Morbidität und Mortalität (⇑⇑⇑) (Anderson et al. 2004, Burry 2002, Grady et al. 2002). **Migräne** ist ein Risikofaktor für den Schlaganfall (Diener et al. 2004, Merikangas et al. 1997). Allerdings ist das Risiko nur für Frauen erhöht, die unter einer Migräne mit Aura und Hypertonie leiden sowie rauchen und die Pille nehmen. Prospektive Prophylaxestudien gibt es nicht. Risikopatientinnen müssen aber ihre Risikofaktoren behandeln. Zu folgenden, noch nicht abgesicherten Risikofaktoren liegen keine Daten zur Primärprävention des Schlaganfalls vor: obstruktives Schlaf-Apnoe-Syndrom, chronische Infektion, chronische Inflammation und Depression.

Thrombozytenfunktionshemmer

In zwei großen Untersuchungen wurde der primärprophylaktische Einsatz von Aspirin untersucht (Peto et al. 1988, The Steering Committee of the Physicians' Health Study Research Group 1988). Es konnte eine signifikante Risikoreduktion für Herzinfarkte, aber keine Risikoreduktion für Hirninfarkte gezeigt werden (⇑⇑⇑). Intrakranielle Blutungen waren unter ASS häufiger. Die Nurses Health Study konnte auch an Frauen keinen Vorteil für ASS in der Schlaganfallprävention zeigen (Iso et al. 1999). In der Womens Health Study ergab sich allerdings ein Nutzen von Acetylsalicylsäure in der Primärprävention bei Frauen im Alter > 45 Jahre (RRR = 17%) (Ridtker et al. 2005). Eine große Metaanalyse mit über 250000 Personen aus fünf Studien (Hart et al. 2000) konnte mit 75–650 mg ASS/Tag keinen Vorteil für ASS finden, da das jährliche Schlaganfallrisiko in diesen Studien sehr gering (0,3%) war und eine relative Risikoerhöhung von 8% für intrazerebrale Blutungen auftrat. In der Primary Prevention Project Studie hatten Diabetiker keinen Benefit von einer prophylaktischen Gabe von ASS (Collaborative Group of the Primary Prevention Project, PPP, 2001).

Vorhofflimmern (AF)

In einer Metaanalyse aus fünf randomisierten Studien zur Primärprävention bei AF konnte durch eine orale Antikoagulation mit einem Ziel-INR von 2,0–3,0 eine 70%ige RR gegenüber Plazebobehandlung erzielt werden (⇑⇑⇑) (Hart et al. 1999). Die absolute RR durch eine effektive Antikoagulation beträgt etwa 3%/Jahr, was einer NNT von 33 entspricht. Eine geringfügige Antikoagulation mit Ziel-INR von 1,5–1,9 (sog. "Marcumar light") besitzt nahezu keinen Nutzen. Auch eine stärkere Antikoagulation mit Ziel-INR von 3,0–3,9 führte aufgrund der erhöhten Rate von Hirnblutungen nur zu einer ca. 40%igen Reduktion aller Schlaganfallsyndrome. Eine exponentieller Anstieg des Hirnblutungsrisikos ist ab einer INR > 4,5 zu beobachten: jede INR-Erhöhung ab diesem Wert um ~ 0,5 Punkte (also auf 5,0–5,5 etc.) erzeugt ein nahezu verdoppeltes Hirnblutungsrisiko. ASS, das in den Studien in einer Dosierung von 75 oder 325 mg/Tag verabreicht wurde, besitzt ebenfalls einen insultprotektiven Effekt, die Risikoreduktion beträgt jedoch nur etwa 20% (Hart et al. 1999).

Da das Insultrisiko jedoch stark vom AF-Typ und dem vaskulären Risikoprofil abhängig ist, wird eine differenzierte Primärprävention empfohlen (siehe **Tabelle 2**). Bei Patienten < 65 Jahre ohne weitere RF besteht ein geringes Schlaganfallrisiko, so dass keine gesicherte Indikation für eine antihämostatische Therapie besteht, optional kann eine ASS-Therapie erfolgen. Patienten < 65 mit Risikofaktoren und solche im Alter von 65–75 Jahren ohne Risikofaktoren besitzen ein intermediäres Risiko und sollten zumindest mit ASS behandelt werden. Patienten mit hohem Thrombemboliersiko dagegen sollten dauerhaft und konsequent oral antikoaguliert werden. Derzeit ist unklar, wie Patienten im Alter > 80 Jahren mit AF und weiteren Risikofaktoren behandelt werden sollen. Das Dilemma ist, dass diese Patienten einerseits ein erhöhtes Thrombembolierisiko aufweisen (was eine konsequente Antikoagulation erfordert), gleichzeitig aber ein erhöhtes Hirnblutungsrisiko besitzen (was eine relative Kontraindikation der Antikoagulation darstellt). Aus Angst vor der höheren Blutungsrate wird bei älteren Patienten häufig keine Antikoagulation durchgeführt. Hart und Halperin (2001) empfehlen bei Patienten bis 75 Jahre eine Antikoagulation mit einer Ziel-INR von 2–3 und ab dem 75. Lebensjahr nur noch mit 2,0. Moderne Thrombin-Antagonisten wie Melagatran haben eine vergleichbare Wirksamkeit wie Vitamin-K-Antagonisten und eine geringere Rate an leichten Blutungskomplikationen (⇑) (Albers et al. 2005). Schwerwiegende Blutungskomplikationen sind gleich häufig. Der Vorteil dieser Substanzklasse ist der Wegfall von Gerinnungskontrollen und die fixe orale Dosis (2 x 36 mg). Während der Behandlung mit Melagatran kommt es bei ca. 6% der Patienten zu einem Anstieg der GPT. Daher müssen in den ersten 12 Monaten der Behandlung die Leberwerte kontrolliert werden.

Tabelle 2 Risikostratifizierung von Patienten mit AF (Fuster et al. 2001). Für die Einstufung in die Gruppe mit intermediärem oder hohem Risiko genügt das Vorhandensein eines der aufgeführten Faktoren. Für die Einstufung in die Niedrigrisikogruppe müssen beide Voraussetzungen erfüllt sein

Hohes Risiko	Intermediäres Risiko	Geringes Risiko
(Ein Faktor ausreichend)	(ein Faktor ausreichend)	(beide Faktoren obligat)
Alter > 75	Alter 65–75	Alter < 65
Linksventrikuläre Dysfunktion	Diabetes mellitus	keine Risikofaktoren
Schlecht eingestellte Hypertonie	gut eingestellte Hypertonie	
> 2 intermediäre Risikofaktoren	KHK	
	Hyperthyreose	

Primärprävention bei anderen kardialen Erkrankungen

Patienten mit angeborenem oder erworbenem **Klappenfehler** oder mit mechanischen Kunstklappen haben einen präventiven Effekt durch orale Antikoagulation (Cannegieter et al. 1995, Salem et al. 1998). Das jährliche Schlaganfallrisiko beträgt 1–4% bei mechanischen und 0,2–2,9% bei Bioprothesen. Empfohlen wird eine INR von 2,5–3,5, ein empirisch guter Kompromiss zwischen möglichst effektiver Thromboseprophylaxe und Vermeidung von Blutungskomplikationen. Patienten mit Bioklappen in Mitralposition werden für 3 Monate antikoaguliert und danach mit ASS behandelt. Schlaganfälle beim akuten Herzinfarkt werden in ca. 2,5% der Fälle in den ersten 6 Wochen registriert. Eine dauerhafte Antikoagulation sollte bei Herzinfarktpatienten mit schlechter Ventrikelfunktion und begleitendem Vorhofflimmern durchgeführt werden (Hardman u. Cowie 1999).

Die Relevanz des **PFO** (persistierendes offenes Foramen ovale), das bei 20–25% aller Menschen vorhanden ist, ist derzeit noch nicht endgültig geklärt. Das Schlaganfallrisiko ist bei Patienten mit isoliertem PFO nicht erhöht. Ein erhöhtes Schlaganfallrisiko besteht nur bei einem septalen Aneurysma. Eine routinemäßige Antikoagulation ist in der Primärprävention genauso abzulehnen wie jegliche operative oder interventionelle (Schirmverschluss) Therapien. Einzige Ausnahmen wären große Defekte mit Beeinträchtigung der kardialen Hämodynamik. Hier erfolgt eine Korrektur aber aus kardiologischer und nicht zerebrovaskulär-präventiver Indikation. Patienten mit Mitralklappenprolaps haben kein erhöhtes Schlaganfallrisiko und benötigen daher keine medikamentöse Prophylaxe (⇑) (Gilon et al. 1999).

Tabelle 3 Übersicht über Evidenzlage und Wirksamkeit von empfohlenen Maßnahmen in der Primärprävention des Schlaganfalls

Art der Intervention	Grad der Empfehlung	Prävalenz i. d. Bevölkerung	Relative RR	Absolute RR	NNT	Bemerkungen
Antihypertensive Therapie	A	20–40%	30–40%	0,5%	200	wichtigste präventive Maßnahme
Vorhofflimmern		1%				
• Antikoagulation	A		70%	3%	33	gesichert bei hohem Risiko
• ASS-Therapie	A		20%	1%	100	bei geringem bis intermediärem Risiko
Statintherapie bei Hypercholesterinämie	A	5–10%	20%	1%	100	nur für Hochrisikopatienten Prävention v.a. von Atherothrombose
Operation asymptomatischer Karotisstenosen (> 60%)	A	5%	30–40%	0,5–1%	40/5 Jahre	nur bei sehr geringem OP-Risiko (< 2–3%) wirksam nur bei hohem vaskulären Risikoprofil zu empfehlen
Nikotinabstinenz	B	20%	?	?	?	nach 10 Jahren fast Normalisierung des vaskulären Risikos
Gewichtsnormalisierung	B	20%	?	?	?	mehrdimensionaler Effekt
Sportliche Aktivität	B	-	-	-	-	mindestens 1 x pro Woche
Antidiabetische Therapie	C	3–5%	1?	?	?	Reduktion von Schlaganfällen nicht belegt Prävention von mikrovaskulären Komplikationen belegt
Antikoagulation bei anderen Herzerkankungen	C	< 0,1%	?	?	?	empfohlen bei künstlichen Herzklappen, schwerer linksventrikulärer Dysfunktion, Klappenvegetation

Operation einer asymptomatischen Karotisstenose

Anfang der 90er Jahre wurden kleinere randomisierte prospektive Studien zur Operation asymptomatischer Karotisstenosen publiziert (Hobson et al. 1993, Mayo Asymptomatic Carotid Endarterectomy Study Group 1992, The Casanova Study Group 1991), die keinen Nutzen der Intervention aufzeigten. Die beiden bislang größten Studien zu dieser Thematik, ACAS (Asymptomatic Carotid Atherosclerosis Study) aus Nordamerika mit 1600 Patienten (Executive Committee for the Asymptomatic Carotid Atherosclerosis Study 1995) und ACST (Asymptomatic Carotid Surgery Trial) aus Europa mit 3100 Patienten (Halliday et al. 2004), konnten jedoch übereinstimmend einen primärprophylaktischen Effekt nachweisen. Die absolute RR beträgt – auf einen Zeitraum von 5 Jahren extrapoliert – etwa 5%, was einer jährlichen Risikoreduktion von 1% entspricht (NNT = 40/5 Jahre). Folgende Patienten-Subgruppen profitierten in der größeren ACST-Studie besonders von der Operation:
- Männer (absolute RR über 5 Jahre 8,2%),
- jüngere Patienten < 65 Jahre (7,8%),
- Patienten mit nur mäßigen Stenosen von 60–80% (7,4%),
- Patienten mit stark erhöhtem Serum-Cholesterin > 250 mg/dl (11,4%).

Keine Unterschiede ergaben sich dagegen für den Blutdruck der Patienten oder die Ultraschallmorphologie der stenosierenden Plaques. Einschränkend ist festzustellen, dass die Operateure in beiden Studien anhand strikter Kriterien ausgewählt wurden. In der ACAS-Studie wurden aufgrund zu hoher Komplikationsraten etwa 40% aller Antragsteller als Operateure der Studie abgelehnt (Moore et al. 1991). Dieser Selektionsprozess führte zu sehr geringen perioperativen Komplikationsraten von 2,7% (ACAS) und 3,1% (ACST). Es muss bezweifelt werden, dass diese Zahlen als repräsentativ für die Gesamtheit aller Operateure angesehen werden können. Vielmehr muss angenommen werden, dass die Komplikationsraten bei unselektierten Operateuren um den Faktor 2–3 höher liegen (Bond et al. 2003, Bond et al. 2004). Letzteres bewirkt, dass die Karotisoperation dann entweder keinen Nutzen (ab > 4% Komplikationen) besitzt oder sogar schädlich ist (ab > 6% Komplikationen). Für die stentgestützte Ballonangioplastie liegen bislang keine prospektiven randomisierten Studien vor. Fallserien deuten jedoch darauf hin, dass deren periprozedurale Komplikationsrate ähnlich hoch liegt wie bei der Operation. Es gibt gegenwärtig keine Evidenz, dass die endovaskuläre Behandlung asymptomatischer Karotisstenosen eine Reduktion des Schlaganfallrisikos bewirkt (**Tabelle 3**).

Sekundäre Prävention

Das Ziel einer sekundären Prävention ist die Vermeidung einer erneuten zerebralen Ischämie (TIA oder Schlaganfall) nach einem ersten solchen Ereignis. Daten zur Vermeidung weiterer Ereignisse (sog. tertiäre Prävention) werden meist rückwirkend aus Ergebnissen zur Sekundärprävention geschlossen, eigene Studien hierzu liegen nicht vor.

Epidemiologie

Einen ersten Schlaganfall überleben ca. 80–85% der Patienten in der Akutphase (Grau et al. 2001, Wolf et al. 1992). Von diesen Patienten erleiden 8–15% im ersten Jahr ein Zweitereignis. Hierbei ist das Risiko in den ersten Wochen am höchsten und fällt mit zunehmender Zeit zum Indexereignis immer weiter ab (Hill et al. 2004, Johnston et al. 2000, Lovett et al. 2004, Weimar et al. 2002). Besonders gefährdet sind Patienten mit multiplen vaskulären Risikofaktoren oder solche mit begleitender KHK oder pAVK. Bei TIAs sind v.a. Patienten mit zerebralen Symptomen gegenüber jenen mit retinalen Symptomen (Amaurosis fugax) gefährdet sowie Patienten über 60 Jahre mit Symptomdauer länger als 10 min und Symptomen mit Lähmungen oder Sprachstörungen. Das größte Risiko besteht in den ersten drei Tagen nach einer TIA.

Untersuchungen

Obligat

Neurologische und internistische Untersuchung, CT oder MR (DD Ischämie, Blutung, SAB etc.), Ultraschalluntersuchung der hirnversorgenden Gefäße, (wenn Befund unklar: CTA oder MRA), Labor, EKG, Echokardiographie (bei Territorialinfarkt).

Fakultativ

Langzeit-EKG, Langzeit-Blutdruckmessung, spezielles Labor (Ausschluss Vaskulitis, Gerinnungsstörung).

Behandlung der Risikofaktoren

- Die konsequente Behandlung einer arteriellen Hypertonie reduziert das Schlaganfallrisiko (⇑⇑⇑) (**A**). Die Kombination von Perindopril plus Indapamid ist signifikant wirksamer als Placebo (⇑) und Eprosartan ist signifikant wirksamer als der Kalzium-Antagonist Nitrendipin (⇑). Ramipril reduziert bei Patienten nach Schlaganfall vaskuläre Endpunkte.
- Wahrscheinlich sind aber alle Antihypertensiva in der Sekundärprävention des Schlaganfalls wirksam (**B**).
- Die Behandlung des Diabetes mellitus reduziert das Schlaganfallrisiko (**C**), wobei dies aber in prospektiven Studien bisher nicht gut untersucht ist.
- Bei Patienten mit fokaler zerebraler Ischämie und KHK sollten unabhängig vom Ausgangswert des LDL-Cholesterins Statine eingesetzt werden (⇑⇑⇑) (**A**). Zielwerte für LDL sollten zwischen 70 und 100 mg% liegen.
- Bei Patienten mit fokaler zerebraler Ischämie ohne KHK kann Simvastatin (40 mg) gegeben werden. Damit wird aber überwiegend das allgemeine vaskuläre Herzinfarktrisiko gemindert (⇑) (**B**). Wahrscheinlich sind auch die anderen Statine wirksam (**C**).
- Die Behandlung der Hyperhomozysteinämie mit Vitamin B6, B12 und Folsäure ist in der Sekundärprävention des Schlaganfalls nicht wirksam (⇓⇓) (**B**).
- Eine Hormonsubstitution nach der Menopause ist in der Sekundärprävention des Schlaganfalls nicht wirksam (⇓⇓) (**B**).

Hypertonie

Die erste große randomisierte Studie zur Behandlung mit Antihypertensiva in der Sekundärprävention war die PROGRESS-Studie (Progress Collaborative Group 2001). In dieser Studie wurden 6105 Patienten entweder mit dem ACE-Hemmer Perindopril und Indapamid oder Placebo (Beginn ca. 2 Monate) nach einem Schlaganfall oder einer TIA behandelt. Nach einer vierjährigen Beobachtungszeit fand sich unter der blutdrucksenkenden Behandlung eine Reduktion des Blutdrucks um 9/4 mm Hg. Die absolute Risikoreduktion, einen Schlaganfall zu erleiden, betrug 4% (10 vs. 14%), was sich in einer signifikanten relativen Risikoreduktion von 28% ausdrückte (p < 0,0001). Auch die Rate vaskulärer Ereignisse konnte um 26% gesenkt werden. Interessanterweise profitierten hypertensive und nichthypertensive Patienten gleichermaßen von der Behandlung (wobei kritisch anzumerken ist, dass die Grenze für hypertensiv und nichthypertensiv auf ungewöhnlich hohe 160/90 mm Hg gesetzt wurde). Die Kombination von ACE-Hemmer und Diuretikum reduzierte den Blutdruck um 12/5 mm Hg und die Schlaganfallrate um 43%. Perindopril allein war allerdings nicht wirksam. Aus dieser Studie kann abgeleitet werden, dass alle Patienten nach einem zerebrovaskulären Ereignis (auch bei Normotonie) von der Gabe von Perindopril in Kombination mit dem Diuretikum Indapamid profitieren. Eine vorherige Metaanalyse (Gueyffler et al. 1999, The INDANA Project Collaborators 1997) bei 6772 Patienten und einem mittleren Follow-up von 1,8 Jahren hatte einen geringeren Effekt (237 vs. 270 Schlaganfälle) der antihypertensiven Behandlung als bei der Primärprävention gefunden. Es ist allerdings weiterhin unklar, ob es nur auf die Blutdrucksenkung ankommt oder auf die spezifische Therapie mit einem ACE-Hemmer und einem Diuretikum. Die MOSES-Studie zeigte, dass eine antihypertensive Therapie mit dem Angiotensinrezeptorblocker Eprosartan bei Schlaganfallpatienten signifikant wirksamer ist als der Kalzium-Antagonist Nitrendipin (Schrader et al. 2005).

Mit beiden Substanzen wurde eine identische Blutdrucksenkung erzielt, so dass zu unterstellen ist, dass Sartane möglicherweise zusätzliche pleiotrope Eigenschaften besitzen. Eine ähnliche Tendenz hatte sich in der ACCESS-Studie gezeigt, in der Candesartan zu einer deutlicheren Reduktion von vaskulären Ereignissen als Placebo führte (Schrader et al. 2003).

Hypercholesterinämie

Statine wurden in der Heart Protection Study (Heart Protection Study Collaborative Group 2002) untersucht. Dabei zeigte sich in einer Gruppe von 20536 Hochrisikopatienten eine 25%ige Risikoreduktion für Schlaganfälle unter einer Behandlung mit 40 mg Simvastatin im Vergleich zu Placebo (⇑). Der präventive Effekt war unabhängig vom initialen Cholesterinwert und vom Ausmaß der Senkung des Cholesterinspiegels. Zur Zeit läuft eine große Multizenterstudie mit Atorvastatin (SPARCL) zur Sekundärprävention bei zerebrovaskulären Ereignissen. Ergebnisse sind nicht vor Ende 2005 zu erwarten. Derzeit kann eine routinemäßige Sekundärprophylaxe mit Statinen bei Patienten mit zerebrovaskulären Erkrankungen und vaskulären Risikofaktoren auch bei normalem Serumcholesterin empfohlen werden. Eine euphorische Haltung zum Einsatz von Fettsenkern in der Schlaganfallprävention sollte derzeit trotz vielversprechender Ansätze nicht eingenommen werden, zumal eine sekundärpräventive Studie mit dem Fibrat Gemfibrozil zwar eine Reduktion der Herzinfarktrate, aber nicht der Schlaganfallhäufigkeit zeigte (Rubins et al. 1999).

Diabetes mellitus

Ergebnisse zur Diabetesbehandlung liegen in der Sekundärprävention nicht vor.

Andere Therapien

Derzeit sind einige prospektive Untersuchungen zum Einsatz von Vitaminen (E, B6 und Folsäure) noch nicht abgeschlossen (Hankey u. Eikelboom 1999). Die VISP-Studie ergab bei Schlaganfallpatienten mit erhöhtem Homozystein keinen Nutzen einer Therapie mit B-Vitaminen und Folsäure (Toole et al. 2004). Eine zweite Studie mit längerer Beobachtungszeit läuft noch. Die Vorstellung, dass eine postmenopausale Hormonersatztherapie (HRT) kardiovaskulär protektiv wirkt, kann in der Sekundärprophylaxe zerebrovaskulärer Erkrankungen verlassen werden. Eine Studie von Viscoli et al. (2001) zeigte, dass Patientinnen durch die HRT eine Zunahme von tödlichen Schlaganfällen erleiden und eine schlechtere Prognose bezüglich der Behinderung ihres nichttödlichen Schlaganfalls haben. Die Autoren folgern, dass eine HRT nach Schlaganfall nicht nur nicht hilfreich, sondern aufgrund der negativen Ergebnisse kontraindiziert ist.

Thrombozytenfunktionshemmer

- Bei Patienten mit fokaler Ischämie sind Thrombozytenfunktionshemmer in der Sekundärprävention wirksam (⇑⇑⇑) (**A**). Dies gilt für ASS (50–150 mg), ASS plus Dipyridamol und Clopidogrel (75 mg) (**A**).
- Bei Patienten nach TIA und ischämischem Insult und geringem Rezidivrisiko (< 4%/Jahr) wird die tägliche Gabe von 50–150 mg Acetylsalicylsäure empfohlen (**B**).
- Bei Patienten mit einem hohen Rezidivrisiko (≥ 4% pro Jahr) wird die zweimal tägliche Gabe der fixen Kombination aus 25 mg Acetylsalicylsäure plus 200 mg retardiertem Dipyridamol empfohlen (**B**).
- Bei Patienten mit hohem Rezidivrisiko nach TIA und Schlaganfall (≥ 4% pro Jahr) und zusätzlicher pAVK wird Clopidogrel 75 mg empfohlen (**C**).
- Bei Patienten mit Kontraindikation gegen oder Unverträglichkeit von ASS wird Clopidogrel empfohlen (**A**).
- Bei Patienten, die unter ASS-Prophylaxe ein Magen- oder Duodenalulkus entwickeln, wird nach einer Karenzzeit die Fortsetzung der ASS-Gabe in Kombination mit einem Protonenpumpen-Hemmer empfohlen (**B**).
- ASS in Dosierungen > 150 mg führt zu einem erhöhten Risiko von Blutungskomplikationen (⇑).
- Die Kombination von 75 mg ASS und 75 mg Clopidogrel ist nicht wirksamer als die Monotherapie mit Clopidogrel, führt aber zu vermehrten Blutungskomplikationen (⇑⇑⇑).
- Die Dauer einer Behandlung mit Thrombozytenfunktionshemmern wurde bisher jenseits des 4. Jahres nach dem initialen Ereignis nicht untersucht. Theoretisch sollte die Prophylaxe, wenn toleriert, lebenslang erfolgen (**C**).
- Kommt es unter ASS zu einem erneuten ischämischen Ereignis, sollten Pathophysiologie und Rezidivrisiko erneut evaluiert werden. Ergibt sich eine kardiale Emboliequelle, erfolgt eine orale Antikoagulation. Wenn sich das Rezidivrisiko nicht verändert hat (≤ 4 %/Jahr), wird die Prophylaxe mit ASS fortgesetzt (**C**). Ansonsten siehe oben.
- Patienten mit einer TIA oder einem Schlaganfall und akutem Koronarsyndrominstabiler Angina pectoris oder einem non-Q-wave-Herzinfarkt sollten mit der Kombination von 75 mg Clopidogrel und 75 mg ASS über einen Zeitraum von 3 Monaten behandelt werden (⇑) (**C**).

Der Schwerpunkt der bisherigen Sekundärprävention des Schlaganfalls wurde durch die Thrombozytenfunktionshemmer gebildet. Durch mehrere Metaanalysen wurde gezeigt, dass Thrombozytenfunktionshemmer einen wesentlichen Beitrag zur Schlaganfallvermeidung darstellen (Antiplatelet Trialists Collaboration 1994, Antithrombotic Trialists' Collaboration 2002, Patrono et al. 1998). Unklarheit herrscht lediglich darüber, welche Medikamente in welcher Dosierung zum Einsatz kommen sollen. Metaanalysen zeigen, dass bei Patienten nach einer TIA oder einem Schlaganfall durch Thrombozytenfunktionshemmer das Risiko eines nichttödlichen Schlaganfalls um 23 % (von 10,8 % auf 8,3 % über 3 Jahre) reduziert wird (Antithrombotic Trialists' Collaboration 2002). Der kombinierte vaskuläre Endpunkt (Schlaganfall, Myokardinfarkt, vaskulärer Tod) wird um 17 % reduziert (von 21,4 % auf 17,8 % über 29 Monate; ⇧⇧⇧). Der wirkliche Nutzen einer Thrombozytenfunktionshemmung könnte aber noch höher liegen, da in die älteren, in die Metaanalyse eingehenden Schlaganfallstudien Patienten mit völlig unterschiedlicher Ursache aufgenommen wurden, z. B. Vorhofflimmern und Karotisstenosen, die von anderen Formen der Sekundärprävention stärker profitieren.

Insgesamt elf placebokontrollierte Studien zu ASS in der Sekundärprävention nach TIA oder Schlaganfall wurden durchgeführt. Eine Metaanalyse ergab eine relative Risikoreduktion um 13 % (95 % Konfidenzintervall 6–19 %) für einen kombinierten vaskulären Endpunkt (vaskulärer Tod, Schlaganfall, Herzinfarkt; Algra u. van Gijn 1999). Verschiedene Metaanalysen fanden keinen Unterschied zwischen den verschiedenen Dosisbereichen (Algra u. van Gijn, 1999, Antithrombotic Trialists' Collaboration 2002, Diener 1998). Die FDA legte fest, dass jegliche Dosis zwischen 50 und 325 mg Aspirin empfohlen werden kann (Department of Health and Human Services und Food and Drug Administration 1998). Derzeit hat sich in Deutschland, wie in den meisten europäischen Ländern, eine Therapie mit 100 mg ASS pro Tag durchgesetzt. Wichtig ist hierbei zu wissen, dass sowohl die subjektiven gastrointestinalen Nebenwirkungen (wie Übelkeit, Dyspepsie etc.) dosisabhängig sind als auch die Blutungskomplikationen (Topol et al. 2003, Yusuf et al. 2001). Bei ASS-Dosierungen von > 150 mg/Tag steigt das Risiko von Blutungskomplikationen signifikant (Topol et al. 2003). Bei Patienten, die unter ASS Nebenwirkungen entwickeln, kann Clopidogrel gegeben werden (siehe unten). Kommt es unter ASS zu einem Magen- oder Duodenalulkus, führt eine nach einer Karenzzeit fortgeführte Prophylaxe mit ASS in Kombination mit einem Protonenpumpen-Hemmer zu weniger Blutungskomplikationen als eine Prophylaxe mit Clopidogrel (Chan et al. 2005) (⇧).

Ein weiterer Thrombozytenfunktionshemmer ist Clopidogrel. Dieser wurde bezüglich seiner prophylaktischen Wirksamkeit nach Schlaganfall nur in der CAPRIE-Studie untersucht. Es handelte sich hier um eine Studie an fast 20 000 Patienten, bei denen 75 mg Clopidogrel mit 325 mg ASS doppelblind, randomisiert verglichen wurden (CAPRIE Steering Committee 1996). Qualifizierende Erkrankungen waren Schlaganfall, Myokardinfarkt oder symptomatische pAVK. Primärer Endpunkt war ein erneutes vaskuläres Ereignis (Myokardinfarkt, Schlaganfall oder vaskulärer Tod). Clopidogrel senkte diesen kombinierten Endpunkt um 8,7 % relativ (p < 0,043). Die absolute jährliche Risikoreduktion betrug 0,51 %. Die drei Patientenuntergruppen der Studie (Herzinfarkt, Schlaganfall und periphere Verschlusskrankheit) profitierten unterschiedlich. So hatten mit Clopidogrel behandelte Patienten mit pAVK (23,8 %) bzw. mit pAVK plus Schlaganfall plus Myokardinfarkt (22,7 %) eine stärkere Risikoreduktion. Die Sicherheit von Clopidogrel ist gut. So finden sich nur 0,1 % schwere Neutropenien. Es sind auch Fälle mit thrombotisch-thrombopenischer Purpura beschrieben worden (Bennett et al. 2000). Deren Inzidenz entspricht dem spontanen Vorkommen einer TTP in der Normalbevölkerung. Die Rate gastrointestinaler Blutungen war in der Clopidogrel-Gruppe signifikant geringer als in der ASS-Gruppe (1,99 vs. 2,66 %). Gastrointestinale Nebenwirkungen fanden sich bei Einnahme von Clopidogrel signifikant seltener als unter ASS (15 % vs. 17,6 %).

In der kürzlich publizierten MATCH-Studie wurde die prophylaktische Wirksamkeit von Clopidogrel gegenüber der Kombination von 75 mg Clopidogrel plus 75 mg ASS bei Hochrisikopatienten mit vorangegangener TIA oder ischämischem Schlaganfall verglichen. Primärer Endpunkt war das Auftreten eines Myokardinfarkts, Schlaganfalls oder eines vaskulären Todes bzw. eine Krankenhausaufnahme aufgrund eines erneuten vaskulären Ereignisses. Während der 18-monatigen Beobachtungszeit ergab sich kein statistisch signifikanter Unterschied bezüglich dieses Endpunktes. Signifikant unterschiedlich war jedoch die Blutungskomplikationsrate, lebensbedrohliche Blutungskomplikationen waren unter der Kombination signifikant häufiger (2,6 % vs. 1,3 %; Diener et al. 2004).

Dipyridamol ist die dritte klinisch relevante thrombozytenfunktionshemmende Substanz. Eine erste placebokontrollierte europäische Studie (ESPS1) veröffentlichte 1987 Ergebnisse mit 2500 Patienten, die einen Schlaganfall oder eine TIA erlitten hatten (The ESPS Group 1987). Es gab eine Gruppe von Patienten, die 990 mg ASS pro Tag und 225 mg Dipyridamol erhielten, sowie eine Gruppe von Patienten, die Placebo erhielten. Der primäre Endpunkt war Schlaganfall oder Tod jedweder Ursache. Dieser Endpunkt wurde in zwei Jahren um 33 % in der Verumgruppe gesenkt. Vier weitere Studien mit kleinerer Fallzahl und nichtretardiertem Dipyridamol waren negativ (American-Canadian Co-operative Study Group 1985, Bousser et al. 1983, Guiraud-Chaumeil et al. 1982). Die bisher größte Studie war die ESPS-2 mit 6602 Patienten (Diener et al. 1996, Diener et al. 1997). Es gab in dieser Studie vier Arme: ASS (2 x 25 mg/Tag), retardiertes Dipyridamol (2 x 200 mg/Tag), ASS plus retardiertes Dipyridamol (2 x 25 mg + 2 x 200 mg) und Placebo. Qualifizierendes Ereignis war Schlaganfall oder TIA. Primärer Endpunkt war Schlaganfall und/oder Tod innerhalb von 2 Jahren. Die Kombinationsbehandlung ergab bezüglich des Endpunktes „erneuter Schlaganfall" gegenüber ASS eine relative Risikoreduktion von 23 % (3 % absolut), gegenüber Placebo eine 37 % relative Risikoreduktion (5,8 % absolut), während ASS alleine zu einer Schlaganfallrisikoreduktion von 18 % (2,9 % absolut) und Dipyridamol alleine von 16 % (2,6 % absolut) führte. Bezüglich des Endpunktes „Schlaganfall und Tod" betrugen die Risikoreduktionen 13 % (2,6 %), 24 % (5,6 %), 13 % (3 %) sowie 15 % (3,5 %). Wesentliche Blutungskomplikationen jeglicher Art traten in 8,7 % bei der Kombination auf bzw. in 8,2 % bei ASS alleine, hingegen bei Dipyridamol in 4,7 % und bei Placebo in 4,5 %. Kopfschmerzen waren bei Patienten unter der Kombinationstherapie mit 8,1 % an Therapieabbrüchen schuld, in 8 % bei Dipyridamol alleine, in 1,9 % bei ASS alleine und in 2,4 % bei Placebo. Kardiale Ereignisse waren in den Dipyridamol-

Tabelle 4 Aufstellung verschiedener Maßnahmen zur sekundären Schlaganfallprävention und das Kosten-Nutzen-Verhältnis

Art der Intervention	Grad der Empfehlung	Relative RR	Absolute RR	NNT/Jahre	Bemerkungen
ASS 50–150 mg bei TIA oder ischämischem Insult	A	18–22%	2%	40/2	ASS-Dosierungen > 150 mg = erhöhtes Blutungsrisiko
ASS 50 mg + Dipyridamol 400 bei hohem Rezidivrisiko	B	37%		33/2	Kombination auch signifikant wirksamer als Monotherapie mit ASS
Clopidogrel bei hohem Rezidivrisiko + pAVK*	C	8%	0,5%	125/2	basierend auf Subgruppenanalysen der CAPRIE-Studie
Clopidogrel bei Hochrisikopatienten*	C	?	?	?	
Clopidogrel bei ASS-Unverträglichkeit	A	8%	0,7%	110/2	
Operation einer hochgradigen Karotisstenose	A	65%		8/2	Maßnahme nur wirksam, wenn Eingriff innerhalb von 2 Wochen nach dem Ereignis
ASS bei hochgradiger intrakranieller Stenose	A	?	?	?	nur Vergleich gegen Warfarin untersucht
Orale Antikoagulation bei kardialer Emboliequelle (AF) INR 3,0	A	70%	?	12/1	bisher nur in einer Studie untersucht
ASS bei kardialer Emboliequelle	A	21%		40/1	bei Kontraindikationen für orale Antikoagulation
Antihypertensive Therapie	A	30–40%	0,5%	200/1	belegt für Perindopril plus Indapamid, Candesartan und Eprosartan
Statine nach TIA und Insult	A	25%	?	150/1	bisher belegt für Simvastatin

NNT = number needed to treat/Jahre, * = im Vergleich zu ASS

Tabelle 5 Modell zur Risikoabschätzung eines Rezidivinsultes nach einem ersten ischämischen Ereignis, basierend auf der CAPRIE-Studie

Risikofaktor	Punkte
< 65 Jahre	0
65–75 Jahre	1
> 75 Jahre	2
Arterielle Hypertonie	1
Diabetes mellitus	1
Myokardinfarkt	1
Andere kardiovaskuläre Ereignisse (außer Myokardinfarkt und Vorhofflimmern)	1
PAVK	1
Raucher	1
Zusätzliche TIA oder Insult zum qualifizierenden Ereignis	1

gruppen nicht häufiger als in den Gruppen, die mit ASS behandelt wurden (Diener et al. 2001). Die fixe Kombination aus 25 mg ASS plus 200 mg retardiertem Dipyridamol ist zugelassen.

Direkte Vergleiche zwischen Clopidogrel und der Kombination aus ASS plus Dipyridamol liegen nicht vor, werden derzeit aber durchgeführt (PRoFESS). Bezüglich der relativen und absoluten Risikoreduktionen siehe **Tabelle 4**.

Risikomodell, um Patienten mit hohem Reinsultrisiko zu identifizieren

Basierend auf einer Post-hoc-Subgruppenanalyse der CAPRIE-Studie (Ringleb et al. 2004) wurden in einer logistischen Regressionsanalyse die Risikofaktoren und Begleiterkrankungen identifiziert, die ein Schlaganfallrezidiv voraussagen. Aus diesen Faktoren wurde in Essen ein prädiktives Modell entwickelt. **Tabelle 5** zeigt die einzelnen Faktoren und ihre Gewichtung. Die maximal erreichbare Punktzahl ist 10. Bis zu einer Punktzahl von 7 kommt es zu einem linearen Anstieg der Häufigkeit von Rezidivinsulten. Die Gesamtpopulation der Patienten mit Schlaganfall in der CAPRIE-Studie und in ESPPS-2-Studie kann bei einem Rezidivrisiko von 4%/Jahr unterteilt werden. In der Patientengruppe mit niedrigem Rezidivrisiko (0–2 Punkte) besteht kein Wirksamkeitsunterschied zwischen ASS und Clopidogrel. Bei den Patienten mit hohem Risiko (3–6 Punkte) ist Clopidogrel signifikant wirksamer als ASS

(Diener et al. 2005b). Die Zahl der Patienten mit einem Punktwert > 6 ist gering und dies führt zu weiten Konfidenzintervallen. Eine Post-hoc-Analyse der ESPS-2-Studie mit dem Essener Risk Score zeigt ab einem Risikoscore von 3 Punkten eine eindeutige Überlegenheit der Kombinationstherapie von ASS plus Dipyridamol gegenüber der ASS-Monotherapie (Diener et al. 2005 a). Diese Analyse zeigt, dass eine Sekundärprävention, die sich am Rezidivrisiko orientiert, sinnvoll ist. Die Berechnungen müssen allerdings noch in einer prospektiven Studie validiert werden.

GP-IIb/IIIa-Antagonisten

GP-IIb/IIIa-Antagonisten sollten nicht zur Sekundärprävention des Schlaganfalls eingesetzt werden (**A**) (⇓⇓). Sie sind nicht besser wirksam als Acetylsalicylsäure, ihr Einsatz geht aber mit einem signifikant erhöhten Blutungsrisiko einher.

Glycoprotein-IIb/IIIa-Rezeptoren gehören in die Familie der Plasmamembranrezeptoren (Integrine). Sie befinden sich lediglich an den Thrombozyten und deren Präkursoren. Hemmung dieser Rezeptoren verhindert die Bildung von Fibrinogenbrücken und die Plättchenaggregation. Drei intravenöse GP-IIb/IIIa-Antagonisten stehen zur Verfügung: Abciximab, Eptifibatide und Tirofiban. Bei akuten Koronarsyndromen sind sie effektiv und reduzieren die Frühmortalität (Topol et al. 1999). Beim Schlaganfall hat Abciximab erste Daten für eine sichere Anwendung gezeigt (Burton 2003), ebenso Tirofiban (Burton 2003, Junghans et al. 2001, Seitz et al. 2003) auch in Kombination mit rtPA (Seitz et al. 2003) mit möglicher Effektivität – weitere Studien laufen (SATIS).

Alle Studien, die orale Glycoprotein-IIb/IIIa-Hemmer beim Schlaganfall untersucht haben, mussten wegen einer erhöhten Blutungsrate abgebrochen werden (BRAVO; Topol et al. 2003). Als Konsequenz gibt es derzeit keine weiteren Studien in der Sekundärprophylaxe des Schlaganfalls.

Antikoagulation

Frühe Sekundärprophylaxe

- Bei Patienten mit TIA oder ischämischem Insult ist die PTT-wirksame Heparinisierung zur Behandlung des Schlaganfalls nicht indiziert (**A**) (⇓⇓).
- Dies gilt auch für Patienten mit nichtrheumatischem Vorhofflimmern (⇓) (**A**).
- Bei speziellen Indikationen (siehe unten) müssen Risiko und Nutzen abgewogen werden.

Verschiedene antithrombotische Substanzen sind in der Frühphase des ischämischen Schlaganfalls empfohlen worden, insbesondere wenn eine Lysetherapie nicht möglich ist. Sie sollen 1. die Progredienz des akuten thromboembolischen Ereignisses bzw. wiederholte thromboembolische Ereignisse verhindern, und 2. venöse thromboembolische Komplikationen (Lungenembolie/tiefe Venenthrombose) minimieren. Ältere Studien zu diesem Themenkomplex mit widersprüchlichen Befunden sind nicht aussagekräftig, u.a. wegen eines oft mangelhaften Designs, zu kleiner Fallzahlen und fehlender Strategien, zwischen verschiedenen Schlaganfalltypen mit unterschiedlichem Risiko zu differenzieren. Eine große Metaanalyse hat gezeigt, dass eine frühe Antikoagulation bei Patienten mit ischämischen Infarkten als Sekundärprophylaxe nicht effektiv ist. Trotzdem erfreut sich die akute Antikoagulation mit Heparin/Heparinoiden in unterschiedlicher Dosierung in Nordamerika (Adams 2002) und in Deutschland (Daffertshofer et al. 2003) noch immer großer Beliebtheit. Verschiedene Kontroversen haben allerdings zu einer Reduktion des Einsatzes in den meisten deutschen Kliniken geführt (Daffertshofer et al. 2003, Grips et al. 2003, Hamann u. Diener 2001). Von Seiten einer evidenzbasierten Medizin gibt es keine Indikationen für die akute PPT-gesteuerte Vollheparinisierung. Auch für eine subkutane Heparin/Heparinoidgabe – innerhalb der ersten 48 Stunden verabreicht – ergibt sich keine sichere Indikation: IST (1997) hat weder für 5000 U noch für 12500 I (2 x tgl.) unfraktioniertes Heparin gegenüber Placebo bzw. Aspirin 300 mg einen protektiven Effekt gezeigt, auch wenn beide Dosierungsarme zusammen analysiert wurden: Eine 14 Tage nach Therapiebeginn beobachtete signifikante Reduktion der Schlaganfallrezidive (von 3,8% auf 2,9%) gegenüber Placebo wurde neutralisiert durch eine signifikante Zunahme hämorrhagischer Schlaganfälle (von 0,4 auf 1,2%; International Stroke Trial Collaborative Group 1997). Gleiches fand sich für eine Subgruppe von Patienten mit nichtvavulärem Vorhofflimmern als Ischämieursache (Saxena et al. 2001). Heparinoide in TOAST (The Publications Committee for the Trial ORG 10172 in Acute Stroke Treatment [TOAST] Investigators 1998) zeigten bei 7 von 628 Patienten mit einem Zweitereignis innerhalb von 7 Tagen eine Rate von 1,1%/Woche gegenüber nur 0,6% Zweitschlaganfälle pro Woche in CAST (Chinese Acute Stroke Trial Collaborative Group 1997) aber 2,2% in der Kontrollgruppe des IST. Ein geringer Effekt ist also aus der vergleichenden Einzelbetrachtung der Studien denkbar, was sich aber weder in den Studien selbst noch in einer systematischen Metaanalyse belegen lässt. Nach einer für Heparin eher positiven Schätzung mit ca. 50% Effektivität der Heparinbehandlung für die Verhütung von Schlaganfällen kommt Swanson zu der Feststellung, dass man 100 Patienten 1 Woche behandeln muss, um einen Schlaganfall zu verhindern (Swanson 1999). Allerdings kommt derselbe Autor zu der nachvollziehbaren Stellungnahme, dass die Komplikationen der Heparintherapie (1,93% schwere Blutungen unter Heparin vs. 0,44% bei Kontrollen) bedeuten, dass Heparin nicht nach akuten Schlaganfällen verabreicht werden sollte. Interessanterweise wurde kürzlich eine skandinavische Studie veröffentlicht, die zeigte, dass Aspirin einer Heparingabe (15000 IE LMWH subkutan) bei akuten kardioembolischen Hirninfarkten ebenbürtig ist, was weitere Zweifel am Nutzen einer Heparintherapie

schüren dürfte (Berge et al. 2000). Pragmatische Indikationen, die immer wieder gesehen aber nichtweder gut untersucht sind, umfassen: noch konsentiert sind, beinhalten:
- gesicherte Koagulopathie
- kardialer Thrombusnachweis (z. B. durch TEE),
- flotierender Thrombusnachweis im Aortenbogen oder in den hirnversorgenden Gefäßen,
- Direktes Karotistrauma (z. B. Autounfall, Handkantenschläge gegen den Hals oder Strangulationen) mit Dissektion
- Dissektion der A. carotis interna oder A. vertebralis (siehe Leitlinie „Dissektion"),
- rezidivierende TIAs trotz Gabe von Thrombozytenfunktionshemmern
- mechanische Herzklappen.

Prophylaxe der Lungenembolie (LE)/tiefen Venenthrombose (TVT)

Heparin in niedriger Dosis und niedermolekulare Heparine reduzieren das Risiko von tiefen Beinvenenthrombosen bei Schlaganfallpatienten mit paretischem Bein und bei Bettlägerigkeit (⇑⇑) (**B**). Belegt ist dies für Fraxiparin, Tinzaparinnidin und Certoparin (⇑).

TVT und LE sind bekannte Komplikationen beim Schlaganfall mit einer Mortalität bis zu 5% (Antiplatelet Trialists 1994), die Wirkung einer antithrombotischen Prophylaxe ist aber weniger gut, als bei anderen Erkrankungen untersucht. Sandercock et al. (1993) haben in einer Metaanalyse zehn Studien verglichen und beschrieben eine Reduktion der TVT um 80% und der LE um 58%. Auch die IST fand eine signifikante Reduktion der LE von 0,8 auf 0,5% bei Therapie mit s.c. Heparin (p < 0,05), während ASS nicht wirksam war (International Stroke Trial Collaborative Group 1997). Eine jüngere Metaanalyse von Bath et al. (2003) belegte allerdings, dass der signifikanten Reduktion von TVT und PE eine signifikante Zunahme von Blutungskomplikationen gegenüberstand (Bath et al. 2000). Trotz dieser Datenlage empfiehlt die ACCP 2004 bei Schlaganfallpatienten mit eingeschränkter Mobilität eine niedrig dosierte s.c. Heparin oder Heparinoidgabe neben ASS bei Patienten ohne Lysetherapie (ggf. 24 Stunden aussetzen) – bei Schlaganfallpatienten mit ICH initial Kompressionsstrümpfe, und s.c. Heparin/Heparinoide ab dem zweiten Tag (**C**).

Antikoagulation nichtkardiogener zerebraler Ischämien

Eine orale Antikoagulation nach einem ischämischen Schlaganfall ist nicht besser wirksam als die Gabe von ASS und, führt zu einer erhöhten Rate an Blutungskomplikationen und kann daher nicht empfohlen werden (**A**) (⇓⇓).

Neue Daten belegen die fehlende Wirksamkeit einer oralen Antikoagulation in der Prävention von Sekundärereignissen bei vaskulären thromboembolischen Ursachen. Die SPIRIT-Studie untersuchte eine hoch dosierte Antikoagulation mit einer INR von 3–4,5 mit 30 mg ASS pro Tag (The Stroke Prevention in Reversible Ischemia Trial [SPIRIT] Study Group 1997) bei Patienten ohne kardioembolische Schlaganfallursache. Die Studie wurde wegen einer erhöhten Blutungsrate unter oraler Antikoagulation gestoppt. Danach war vielfach die Meinung vertreten worden, dass eine orale Antikoagulation bei nichtkardialer Genese eines Schlaganfalls nicht indiziert sei. Die WARSS-Studie zeigte eine gleiche Rate von ischämischen Ereignissen und von Blutungen unter ASS wie oraler Antikoagulation (INR 1,4–2,8) bei Patienten nach ischämischem Insult und Ausschluss einer kardialen Emboliequelle (Mohr et al. 2001). Erklärlich ist diese Differenz durch die unterschiedliche Intensität der Antikoagulation. Wird scharf antikoaguliert, wie in SPIRIT, dann treten deutlich mehr Blutungen auf, wird eine INR um 2 gewählt, sind die Blutungsraten denen unter ASS vergleichbar. Zusätzlich ist festzustellen, dass unter ASS in der WARSS-Studie 1,5% ernste Blutungskomplikationen beobachtet wurden. Subgruppenanalysen (PFO, Antiphospholipid-Antikörper-Syndrom oder Ischämien der hinteren Zirkulation) ergaben keinen Nutzen der Antikoagulation gegenüber ASS (Homma et al. 2002).

Die vorsichtige Antikoagulation bei nichtkardialer Genese des Schlaganfalls wird durch eine kürzlich veröffentlichte Arbeit aus Holland bestätigt, hier wurde bei einer Ziel-INR von 2,5–3,5 bei Schlaganfällen mit vermutlich arterieller Genese v.a. bei älteren Patienten und frühem Therapiebeginn eine erhöhte Blutungsgefahr gesehen (Torn et al. 2001). Die Blutungsrate war in dieser retrospektiven Auswertung mit 3,9% hoch und der hohen Blutungsrate im SPIRIT-Trial vergleichbar. Wichtig ist, dass durch eine spezielle Antikoagulationsschulung und -überwachung eine deutliche Reduktion der schweren Komplikationen erreicht werden kann (Ansell et al. 2001). Genaue Richtlinien für die Handhabung einer Antikoagulation und der jeweiligen Probleme sind kürzlich in „CHEST" veröffentlicht worden und können empfohlen werden (Singer et al. 2004). Bei der Aufklärung von Patienten sollte von ca. 2% ernsten Blutungskomplikationen (einschließlich intrazerebraler Blutungen) und 0,5% antikoagulationsbedingten Todesfällen pro Jahr ausgegangen werden. Die WASID-Studie vergleicht ASS 1300 mg mit oraler Antikoagulation (INR 2–3) bei symptomatischen intrakraniellen Stenosen – es ergab sich kein signifikanter Unterschied beider Behandlungsarme (Chimowitz et al. 2005). Die European-Australian Stroke Prevention Trial vergleicht Antikoagulation (INR 2–3) mit Aspirin (30–325 mg) oder Aspirin plus Dipyridamol (Algra et al. 2003).

Antikoagulation bei kardiogenen thromboembolischen Ereignissen

- Bei Patienten mit kardialer Emboliequelle, insbesondere mit Vorhofflimmern, wird eine orale Antikoagulation mit INR-Werten von 3,0 empfohlen (⇑) (**A**).

- Nach TIA und leichtem ischämischen Insult und Vorhofflimmern kann die orale Antikoagulation innerhalb von 3–5 Tagen begonnen werden (**C**).
- Ximelagatran, ein oraler direkter Thrombin-Antagonist, hat in der Sekundärprävention des Schlaganfalls bei Vorhofflimmern dieselbe Wirksamkeit wie Warfarin und eine identische Rate an schwerwiegenden Blutungskomplikationen (⇑⇑⇑).
- Bei Patienten mit mechanischen Herzklappen wird die erfolgt eine Antikoagulation mit INR-Werten zwischen 2,0 und 3,5 fortgeführt (⇔) (**C**).
- >Bei Patienten mit biologischer Klappe wird eine temporäre Antikoagulation für 3 Monate empfohlen (⇔) (**C**).

Die Datenlage zur oralen Antikoagulation ist sicherer, allerdings weniger eindeutig als für die Primärprävention in dieser Situation. 1993 untersuchte der European Atrial Fibrillation Trial (1993) in einer kleinen randomisierten Studie die Wirksamkeit der oralen Antikoagulation (INR 3,0–4,5) bei Patienten nach Schlaganfall bei Vorhofflimmern. Durch orale Antikoagulation konnte eine 70 %ige Risikoreduktion gegenüber 15 % unter ASS für einen erneuten Schlaganfall erzielt werden, allerdings erfolgte der Einschluss der meisten Patienten erst Wochen (bis zu 3 Monaten) nach dem qualifizierenden Ereignis. Eine Metaanalyse von 21 Studien mit früher Antikoagulation bei über 23 000 Patienten ergab keinen zusätzlichen Nutzen (Hart et al. 2002). Die Daten zeigen, dass 80 Schlaganfälle bei 1000 behandelten Patienten vermieden werden – die Blutungskomplikationsrate liegt bei 20/1000. Die ATRIA-Studie bestätigt diese Zahlen (Go et al. 2000). Bei Kontraindikationen gegen eine orale Antikoagulation kann in Analogie zur Primärprävention ASS (Dosis 100–300 mg) empfohlen werden (**B**). Risikostratifizierungen sind sinnvoll. Post-hoc-Analysen ergaben, dass das beste Verhältnis zwischen Reduktion von ischämischen Ereignissen und der Verhinderung von Blutungskomplikationen bei einer INR von 3,0 erreicht wird (Gorter for the Stroke Prevention in Reversible Ischemia Trial [SPIRIT] and European Atrial Fibrillation Trial [EAFT] Study Groups 1999).

In der Sekundärprävention nach TIA und Schlaganfall bei Vorhofflimmern sind 2 x 36 mg Melagatran genau so wirksam wie eine orale Antikoagulation mit Warfarin mit einer INR von 2,0–3,0 (⇑⇑⇑). Auch die Blutungskomplikationen sind identisch (Albers et al. 2005, Executive Steering Committee on behalf of the SPORTIF III Investigators 2003).

Karotis-TEA und Stent

- Bei hochgradigen symptomatischen Karotisstenosen sollte eine Endarteriektomie durchgeführt werden (⇑⇑⇑) (**A**). Der Nutzen der Operation nimmt mit dem Stenosegrad zwischen 70 und 95 % zu. Der Nutzen der Operation ist geringer bei einem Stenosegrad von 50-70 %, reduziert bei subtotalen über 99 %igen Stenosen, bei Frauen und wenn die Operation jenseits der 2. Woche nach dem Indexereignis durchgeführt wird (⇑) (**B**).
- Der Nutzen der Operation geht bei einer Komplikationsrate von > 6 % verloren (⇑⇑⇑).
- Der Zeitraum zwischen Ereignis und Operation sollte mit Thrombozytenfunktionshemmern überbrückt werden. ASS sollte vor, während und nach der Operation weiter gegeben werden (**B**). Clopidogrel sollte spätestens 5 Tage vor der Operation durch ASS ersetzt werden (**C**).
- Zur Diagnosesicherung der Karotisstenose sind neurosonologische Verfahren, MR- oder CT-Angiographie ausreichend (⇑). Eine DSA ist in der Regel nicht erforderlich (**B**).
- Die CARESS-Studie fand eine signifikante Reduktion asymptomatischer Mikroembolien bei hochgradigen symptomatischen Carotisstenosen durch die Kombination von Clopidogrel plus ASS.
- Die Karotisangioplastie mit Stenting ist im Moment noch kein Routineverfahren. Ein Stenting kommt in Betracht bei Patienten mit Rezidivstenosen nach TEA, hochgradigen Stenosen nach Strahlentherapie oder hoch sitzenden und einer chirurgischen Intervention schwer zugänglichen Stenosen (**C**). Isolierte Angioplastie ohne Stenting sollte angesichts der hohen Restenoseraten nicht mehr durchgeführt werden (**C**).
- Nach Einlage eines Stents wird die Gabe von Clopidogrel (75 mg) plus ASS (100 mg) für 1–3 Monate empfohlen (**B**).

Zwei große randomisierte Meilensteinstudien haben Klarheit in der Indikation für die Operation von symptomatischen Karotisstenosen gebracht (Barnett et al. 1998, European Carotid Surgery Trialists' Collaborative Group 1991 und 1998, Ferguson et al. 1999, Rothwell et al. 1999). Nimmt man beide Studien zusammen, kam es zu einer relativen Risikoreduktion von 60–80 % durch die Operation, verglichen mit alleiniger medizinischer Therapie für Patienten mit über 70 %igen symptomatischen Karotisstenosen. Patienten mit unter 50 %igen Karotisstenosen profitieren nicht von einer Operation. Bei 50–69 %igen Stenosen ist der Vorteil der Operation sehr klein und betrifft nur Männer. Die perioperativen Komplikationen sollten unter 5,8–7 % liegen (30-Tage-Komplikationsrate). Niedrigere ASS-Dosen (81 oder 325 mg) sind postoperativ den in Nordamerika üblichen höheren Dosen (650 oder 1300 mg) vorzuziehen (Taylor et al. 1999). Perioperativ sollte die Prophylaxe mit ASS fortgesetzt werden. Der Nutzen der Operation geht verloren, wenn der Eingriff später als 14 Tage nach dem initialen Ereignis durchgeführt wird (Rothwell et al. 2004). Die CARESS-Studie fand eine signifikante Reduktion asymptomatischer Mikroembolien bei hochgradigen symptomatischen Karotisstenosen durch die Kombination von Clopidogrel plus ASS (Markus et al. 2005).

Die Daten zum Stenten mit oder ohne Ballondilatation der Karotisstenose sind derzeit noch nicht abgesichert. Erste Ergebnisse weisen darauf hin, dass ähnliche Ergebnisse, wie durch die Operation erreichbar, zu erzielen sind

(CAVATAS Investigators 2001, Yadav et al. 2004). Langzeitverläufe sind noch nicht untersucht. Deshalb sollten Patienten mit hochgradigen Stenosen bevorzugt in die SPACE-Studie randomisiert werden. Der Nutzen von Protektionssystemen beim Stenting ist bisher nicht erwiesen. Alle Daten hierzu stammen aus nichtrandomisierten Studien.

Intrakranielle Stenosen

Bei Patienten mit hochgradigen intrakraniellen Stenosen oder Verschlüssen ist eine Antikoagulation mit einer INR von 3,0 nicht wirksamer als die Gabe von 1300 mg ASS (⇑), führt aber zu vermehrten Blutungskomplikationen und kann daher nicht empfohlen werden. Angesichts der schlechten Verträglichkeit von 1300 mg ASS empfehlen wir eine Prophylaxe mit 100–300 mg ASS (**C**).

Bei Rezidivereignissen kann eine Stentimplantation erwogen werden (**C**). Anschließend erfolgt die Gabe von 75 mg Clopidogrel und 100 mg ASS über einen Zeitraum von 1–3 Monaten (**C**).

In die WASID-II-Studie wurden 569 Patienten mit intrakraniellen Stenosen eingeschlossen und entweder mit 1300 mg ASS oder mit oraler Antikoagulation (INR 2–3) behandelt. Die Studie wurde wegen der erhöhten Blutungsrate im Therapiearm mit Warfarin abgebrochen (Chimowitz et al. 2005). Daher sollte die Prophylaxe mit ASS erfolgen. Angesichts der Rate an Unverträglichkeiten mit einer Dosis von 1300 mg ASS empfehlen wir eher eine niedrigere Dosis. Prädiktoren für ein erneutes ischämisches Ereignis waren das Ausmaß der Stenose, Stenosen im vertebrobasilären Bereich und weibliches Geschlecht. Entgegen den Erwartungen nützte es nichts, den Blutdruck > 140/90 mm Hg zu halten. Kommt es unter der Gabe von ASS zu weiteren ischämischen Ereignissen, kann eine Stentimplantation erwogen werden.

Offenes Foramen ovale (PFO)

Patienten mit kryptogenem Schlaganfall und PFO mit oder ohne Vorhofseptumaneurysma.
- Bei Patienten mit alleinigem PFO, gleich welcher Größe, und erstem zerebralem ischämischen Ereignis erfolgt eine Prophylaxe mit ASS (100–300 mg/Tag) (**B**).
- Kommt es zu einem Rezidiv unter ASS oder besteht ein PFO mit ASA (Vorhofseptumaneurysma), erfolgt eine orale Antikoagulation mit einer INR von 2,0–3,0 (für mindestens 2 Jahren) (**C**).
- Kommt es zu einem weiteren ischämischen Ereignis oder bestehen Kontraindikationen für eine orale Antikoagulation, erfolgt ein interventioneller PFO-Verschluss (Schirmverschluss) (**C**).

Vor allem bei jüngeren Schlaganfallpatienten stellt sich häufig die Frage der Behandlung eines offenen Foramen ovale (PFO). Hierzu liegen derzeit nur wenige veröffentlichte evidenzbasierte Daten vor. Eine große europäische Multizenterstudie ergab in der Sekundärprävention unter ASS (325 mg) ein sehr geringes Rezidivrisiko, was einen operativen Eingriff oder die Platzierung eines Schirmchens nicht rechtfertigt (Mas et al. 2001). Eine kürzliche Praxisempfehlung der American Academy of Neurology (Messe et al. 2004) stellte fest, dass ein PFO nicht mit einem erhöhten Risiko für Tod oder Schlaganfall assoziiert ist (⇑). Nur Patienten mit einem zusätzlichen intraseptalen Aneurysma (ASA) hatten ein erhöhtes Schlaganfallrisiko. Die europäische Multizenterstudie zur natürlichen Rezidivrate unter ASS (325 mg/Tag) ergab mit 0,6% pro Jahr eine niedrige Rezidivrate bei reinem PFO (Mas et al. 2001) und bei PFO und ASA ein Risiko von 6% pro Jahr. Wir empfehlen eine ASS-Dosierung von 100–300 mg/Tag. In der PICSS-Studie ergab sich kein Unterschied bezüglich Rezidivschlaganfällen zwischen einer Antikoagulation mit Warfarin und der Gabe von 325 mg ASS (Homma et al. 2002).

In vielen kardiologischen Zentren wird die Implantation von sog. PFO-Schirmen bei Patienten mit kryptogenem Schlaganfall propagiert. Diese technisch elegante Art des mechanischen PFO-Verschlusses muss nicht nur in Anbetracht der niedrigen natürlichen Rezidivrate unter ASS kritisch gesehen werden, sondern auch, weil nach ersten Veröffentlichungen (Windecker et al. 2000) mit ca. 3,4% Rezidiven pro Jahr eine erstaunlich hohe Wiederholungsrate besteht. Ein Review von 16 veröffentlichten Studien ergab ein Risiko von 1,5–7,9% für Komplikationen durch den Schirmverschluss bei einer Jahresrezidivrate für Schlaganfälle von 0–4,9%, während das 1-Jahr-Schlaganfallrezidivrisiko unter konservativer Therapie bei 3,8–12% lag (Khairy et al. 2003). Der Vergleich wird dadurch kompliziert, dass in dem Review als Rezidive global TIA, minor und major stroke gezählt wurden, während die Komplikationen in schwere (Tod, schwere Blutungen, herzchirurgische Revision und Lungenembolie – 1,5%) und leichtere (Arrhythmien, Schirmbrüche, Schirmembolisationen, Schirmthrombose und Luftembolie – 7,9%) getrennt wurden. Hier erscheinen auch die leichteren Komplikationen durchaus bedrohlich. Eine italienische Publikation berichtet bei niedriger Rezidivrate unter dem Schirmverschluss von 22% (1 Monat) bis 9% (12 Monate) nachweisbarem Rechts-Links-Shunt, 8% Vorhofflimmern und Sehstörungen durch eine Nickeltoxizität bei 6% der Patienten (Anzola et al. 2004). Die einzige Gruppe von Patienten mit einem eindeutig erhöhten Schlaganfallrisiko sind solche mit einem PFO und einem intraseptalen Aneurysma (Messe et al. 2004). Mehrere Multizenterstudien sollen den Schirmverschluss mit der konservativen Therapie vergleichen. Erst nach deren Vorliegen kann eine gesicherte Therapieempfehlung gegeben werden.

Weitere Therapieempfehlungen

Unwirksame Therapien

- Extra-intrakranieller Bypass (⇓⇓; außer in seltenen Spezialindikationen, wie beidseitiger Karotisverschluss mit insuffizienter Kollateralisierung oder bei Moya-Moya-Syndrom)
- Kombination von Antikoagulation und Thrombozytenfunktionshemmung (⇓⇓)
- Antikoagulation mit einer INR von > 3,5 nach einem Schlaganfall
- Karotischirurgie oder Stent bei unter 50%igen Stenosen
- Karotis-TEA bei Patienten ohne prophylaktisches Potenzial mit schweren, zur Behinderung führenden Schlaganfällen, unkontrollierbarer Hypertonie oder kurzer Lebenserwartung

Verfahren zur Konsensbildung

Modifiziertes Delphi-Verfahren.

Diskutiert und verabschiedet auf einer Sitzung der Konsensusgruppe am 21.12.2004 in Frankfurt. Überarbeitet durch die Leitlinienkommission der DGN.

Kooperationspartner und Sponsoren

Bei dieser Leitlinie handelt es sich um eine gemeinsame Leitlinie der Deutschen Gesellschaft für Neurologie (DGN) und der Deutschen Schlaganfallgesellschaft (DSG). Diese Leitlinie entstand ohne Unterstützung oder Einflussnahme durch die Industrie. Die Kosten wurden von der Deutschen Gesellschaft für Neurologie getragen.

Expertengruppe

H. C. Diener, Universitätsklinik für Neurologie Essen
J.-R. Allenberg, Gefäßchirurgie, Universität Heidelberg
C. Bode, Kardiologie, Universität Freiburg
O. Busse, Neurologische Klinik Minden
F. Forsting, Neuroradiologie, Universitätsklinikum Essen
A. J. Grau, Neurologische Klinik, Klinikum der Stadt Ludwigshafen
R. L. Haberl, Neurologische Klinik München-Harlaching
W. Hacke, Universitätsklinik für Neurologie Heidelberg
G. F. Hamann, Neurologie, Dr. Horst Schmidt Klinik Wiesbaden
M. Hennerici, Universitätsklinik für Neurologie, Universität Heidelberg, Fakultät Mannheim
M. Grond, Neurologische Klinik Siegen
B. Ringelstein, Universitätsklinik für Neurologie Münster
P. A. Ringleb, Neurologische Universitätsklinik Heidelberg
Federführend: Prof. Dr. Hans-Christoph Diener, Universitätsklinik für Neurologie, Universitätsklinikum Essen, Hufelandstr. 55, 45147 Essen
e-mail: h.diener@uni-essen.de

Literatur

Abbott, R. D., B. L. Rodriguez, C. M. Burchfiel et al. (1994): Physical activity in older middle-aged men and reduced risk of stroke: the Honolulu Heart Program. Am. J. Epidemiol. 139(9), 881–893.

Adams, H. P. (2002): Emergent use of anticoagulation for treatment of patients with ischemic stroke. Stroke 33, 856–861.

Albers G., Diener H.-C., Frison L., Grind M., Nevinson M., Partridge S., Halperin J., Horrow J., Olsson S., Petersen P., Vahanian A., SPORTIF Executive Steering Committee for the SPORTIF V Investigators

Albers, G., H. C. Diener, L. Frison et al. (2005): Ximelagatran vs warfarin for stroke prevention in patients with nonvavular atrial fibrillation. JAMA 293, 690–698.

Algra, A., J. van Gijn (1999): Cumulative meta-analysis of aspirin efficacy after cerebral ischaemia of arterial origin. J. Neurol. Neurosurg. Psychiatry 65, 255.

Algra, A., E. L. De Schryver, J. van Gijn et al. (2003): Oral anticoagulants versus antiplatelet therapy for preventing further vascular events after transient ischemic attack or minor stroke of presumed arterial origin. Stroke 34(1), 234–235.

Amarenco, P., J. Labreuche, P. Lavallee et al. (2004): Statins in stroke prevention and carotid atherosclerosis: systematic review and up-to-date meta-analysis. Stroke 35(12), 2902–2909.

American-Canadian Co-operative Study Group (1985): Persantinaspirin in cerebral ischemia, part II: endpoint results. Stroke 16, 406–415.

Anderson, G., M. Limacher, A. Assaf et al. (2004): Effects of conjugated equine estrogen in postmenopausal women with hysterectomy: the Women's Health Initiative randomized controlled trial. JAMA 291, 1701–1712.

Ansell, J., J. Hirsh, J. Dalen et al. (2001): Managing oral anticoagulant therapy. Chest 119 (Suppl. 1), 22S-38S.

Antiplatelet Trialists Collaboration (1994a): Collaborative overview of randomised trials of antiplatelet therapy - I: Prevention of death, myocardial infarction, and stroke by prolonged antiplatelet therapy in various categories of patients. Brit. Med. J. 308, 81–106.

Antiplatelet Trialists C. (1994b): Collaborative overview of randomised trials of antiplatelet therapy - III: Reduction in venous thrombosis and pulmonary embolism by antiplatelet prophylaxis among surgical and medical patients. Brit. Med. J. 308, 235–246.

Antithrombotic Trialists' Collaboration (2002): Collaborative meta-analysis of randomised trials of antiplatelet therapy for prevention of death, myocardial infarction, and stroke in high risk patients. BMJ 524, 71–86.

Anzola, G., E. Morandi, F. Casilli et al. (2004): Does transcatheter closure of patent foramen ovale really „shut the door?"- A prospective study with transcranial doppler. Stroke 35, 2140–2144.

Barnett, H. J., D. W. Taylor, M. Eliasziw et al. (1998): Benefit of carotid endarterectomy in patients with symptomatic moderate or severe stenosis. N. Engl. J. Med. 339, 1415–1425.

Bath, P. M. W., R.Iddenden, F. J. Bath (2000): Low-molecular-weight heparins and heparinoids in acute ischemic stroke: A meta-analysis of randomised controlled trials. Stroke 31, 1770–1778.

Bennett, C. L., J. M. Connors, J. M. Carwile et al. (2000): Thrombotic thrombocytopenic purpura associated with clopidogrel. N. Engl. J. Med. 342, 1773–1777.

Berge, E., M. Abdelnoor, P. H. Nakstad et al. (2000): Low molecular-weight heparin versus aspirin in patients with acute ischaemic stroke and atrial fibrillation: a double-blind randomised study. Lancet 355, 1205–1210.

Bond, R., K. Rerkasem, P. M. Rothwell (2003): Systematic review of the risks of carotid endarterectomy in relation to the clinical indication for and timing of surgery. Stroke 34, 2290–2303.

Bond, R., K. Rerkasem, C. P. Shearman et al. (2004): Time trends in the published risks of stroke and death due to endarterectomy for symptomatic carotid stenosis. Cerebrovasc. Dis. 18, 37–46.

Bousser, M. G., E. Eschwege, M. Haguenau et al. (1983): „A.I.C.L.A." controlled trial of aspirin and dipyridamole in the secondary prevention of atherothrombotic cerebral ischemia. Stroke 13, 5–14.

Burry, K. (2002): Risks and benefits of estrogen plus progestin in healthy postmenopausal women. Principal results from the Women's Health Initiative randomized controlled trial. Curr. Womens Health Rep. 2(5), 331–332.

Burton, A. (2003): Abciximab extends treatment window for stroke. Lancet Neurology 2, 390.

Cannegieter, S., F. Rosendaal, A. Wintzen et al. (1995): Optimal oral anticoagulant therapy in patients with mechanical heart valves. N. Engl. J. Med. 333, 11–17.

CAPRIE Steering Committee (1996): A randomised, blinded, trial of clopidogrel versus aspirin in patients at risk of ischaemic events (CAPRIE). Lancet 348, 1329–1339.

CAST (Chinese Acute Stroke Trial) Collaborative Group (1997): CAST: randomized placebo-controlled trial of early aspirin use in 20 000 patients with acute ischaemic stroke. Lancet 349, 1641–1649.

CAVATAS Investigators (2001): Endovascular versus surgical treatment in patients with carotid stenosis in the Carotid and Vertebral Artery Transluminal Angioplasty Study (CAVATAS): a randomized trial. Lancet 357, 1729–1737.

Chan, F., J. Ching, L. Hung et al. (2005): Clopidogrel versus aspirin and esomeprazole to prevent recurrent ulcer bleeding. N. Engl. J. Med. 352(3), 238–244.

Chimowitz M. I., Lynn M. J., Howlett-Smith H., Stern B. J. Hertzberg V. S., Frankel M. R., Levine S. R., Chaturvedi S., Kasner S. E., Benesch C. G., Sila C. A., Jovin T. G., Romano J. G., Comparision of warfarin and aspirin for symptomatic intracranial arterial stenosis. N Engl J Med 2005;352(13):1305-16.

Chimowitz, M., J. Kokkinos, J. Strong et al. (1995): The warfarin-aspirin symptomatic intracranial disease study. Neurology 45, 1488–1493.

Colhoun H. M., Betteridge D. J., Durrington P. N., Hitman G. A., Neil H. A., Livingstone S. J., Thomason M. J., Mackness M. I., Charlton-Meyns V., Fuller J. H., on Behalf of the CARDS investigator. Primary prevention of cardiovascular disease with atorvastatin in type 2 diabetes in the Collaborative Atorvastatin Diabetes Study (CARDS): multicentre randomised placebo-controlled trial. Lancet 2004;364;685-696.

Colhoun, H. M., D. J. Betteridge, P. N. Durrington et al. (2004): Primary prevention of cardiovascular disease with atorvastatin in type 2 diabetes in the Collaborative Atorvastatin Diabetes Study (CARDS): multicentre randomised placebo-controlled trial. Lancet 364, 685–696.

Collaborative Group of the Primary Prevention Project (PPP) (2001): Low-dose aspirin and vitamin E in people at cardiovascular risk: a randomised trial in general practice. Lancet 357, 89–95.

Collins, R., R. Peto, S. MacMahon et al. (1990): Blood pressure, stroke and coronary heart disease. Part 2, short-term reductions in blood pressure: overview of randomized drug trials in their epidemiological context. Lancet 335, 827–838.

Daffertshofer, M., E. Grips, C. Dempfle et al. (2003): Heparin during acute ischemic stroke. Present data and clinical situation. Nervenarzt 74, 307–319.

Dahlof, B., R. B. Devereux, S. E. Kjeldsen et al. (2002): Cardiovascular morbidity and mortality in the losartan intervention for endpoint reduction in hypertension study (LIFE): a randomised trial against atenolol. Lancet 359, 995–1003.

Department of Health and Human Services, Food and Drug Administration (1998): Internal analgesic, antipyretic, and antirheumatic drug products for over-the counter human use. Final rule for professional labeling of aspirin, buffered aspirin and aspirin in combination with antacid drug products. Federal register 63, 56802–56819.

Diener, H. C., L. Cuhna, C. Forbes et al. (1996): European Stroke Prevention Study 2. Dipyridamole and acetylsalicylic acid in the secondary prevention of stroke. J. Neurol. Sci. 143,1–13.

Diener, H. C., C. Forbes, P. J. Riekkinen et al. (1997): European Stroke Prevention Study 2: Efficacy and safety data. J. Neurol. Sci. 151 (Suppl.), S1-S77.

Diener, H. C. (1998): Sekundärprävention des ischämischen Schlaganfalls: Thrombozytenfunktionshemmer und Heparin. Akt. Neurol. 25, 227–233

Diener, H. C., H. Darius, J. M. Bertrand-Hardy et al. (2001): Cardiac safety in the European stroke prevention study 2 (ESPS2). Int. J. Clin. Pract. 55, 162–163.

Diener H. C. Modified-release dipyridamole combined with aspirin for secondary stroke prevention. Aging Health 2005a; 1, 19–26.

Diener, H. C., Ringleb P. A., Savi P. Clopidogrel for secondary prevention of stroke. Expert Opin Pharmacother 2005b;6:755-764.

Diener, H., K. Welch, J. Mohr (2004a): Migraine and stroke. In: Mohr, J., D. Choi, J. Grotta, B. W., P. A. Wolf, editors: Stroke. Pathophysiology, diagnosis and management. Churchill Livingstone, Philadelphia, 629–640.

Diener, H., J. Bogousslavsky, L. Brass et al. (2004b): Acetylsalicylic acid on a background of clopidogrel in high-risk patients randomised after recent ischaemic stroke or transient ischaemic attack: The MATCH trial results. Lancet 364, 331–334.

Droste, D., M. Ritter, R. Dittrich et al. (2003): Arterial hypertension and ischaemic stroke. Acta Neurol. Scand. 107, 241–251.

European Atrial Fibrillation Trial (EAFT) Study Group (1993): Secondary prevention in non-rheumatic atrial fibrillation after transient ischaemic attack or minor stroke. Lancet 342, 1255–1262.

European Carotid Surgery Trialists' Collaborative Group (1991): MRC European carotid surgery trial: interim results for symptomatic patients with severe carotid stenosis and with mild carotid stenosis. Lancet 337, 1235–1243.

European Carotid Surgery Trialists' Collaborative Group (1998): Randomised trial of endarterectomy for recently symptomatic carotid stenosis: final results of the MRC European Carotid Surgery Trial (ECST). Lancet 351, 1379–1387.

Executive Committee for the Asymptomatic Carotid Atherosclerosis Study (1995): Endarterectomy for asymptomatic carotid artery stenosis. JAMA 273, 1421–1428.

Executive Steering Committee on behalf of the SPORTIF III Investiagtors (2003): Stroke prevention with the oral direct thrombin inhibitor ximelagatran compared with warfarin in patients with non-valvular atrial fibrillation (SPORTIF III): randomised controlled trial. Lancet 362, 1691–1698.

Ferguson, G. G., M. Eliasziw, H. W. K. Barr et al. (1999): The North American symptomatic carotid endarterectomy trial: surgical result in 1415 patients. Stroke 30, 1751–1758.

Fuster, V., L. E. Ryden, R. W. Asinger et al. (2001): ACC/AHA/ESC guidelines for the management of patients with atrial fibrillation: executive summary. A Report of the American College of Cardiology/American Heart Association Task Force on Practice Guidelines and the European Society of Cardiology Committee for Practice Guidelines and Policy Conferences (Committee to Develop Guidelines for the Management of Patients With Atrial Fibrillation): developed in Collaboration With the North American Society of Pacing and Electrophysiology. J. Am. Coll. Cardiol. 38(4),1231–1266.

Gaede, P., P. Vedel, N. Larsen et al. (2003): Multifactorial intervention and cardiovascular disease in patients with type 2 diabetes. N. Engl. J. Med. 348(5), 383–433.

Gilon, D., F. S. Bounanno, M. M. Joffe et al. (1999): Lack of evidence of an association between mitral-valve prolapse and stroke in young patients. N. Engl. J. Med. 341, 8–13.

Go, A. S., E. M. Hylek, K. A. Phillips et al. (2000): Implications of stroke risk criteria on the anticoagulation decision in nonvalvular atrial fibrillation the anticoagulation and risk factors in atrial fibrillation (ATRIA) study. Circulation 102, 11–13.

Goldstein, L. B., R. Adams, K. J. Becker et al. (2001): Primary prevention of ischemic stroke: A statement for healthcare professionals from the Stroke Council of the American Heart Association. Stroke 32, 280–299.

Gorter, J. W., for the Stroke Prevention in Reversible Ischemia Trial (SPIRIT) and European Atrial Fibrillation Trial (EAFT) Study Groups. (1999): Major bleeding during anticoagulation after cerebral ischemia. Neurology 53,1319–1327.

Grady, D., D. Herrington, V. Bittner et al. (2002): Cardiovascular disease outcomes during 6–8 years of hormone therapy: Heart and Estrogen/progestin Replacement Study follow-up (HERS II). JAMA 288, 99–101.

Grau, A. J., C. Weimar, F. Buggle et al. (2001): Risk factors, outcome, and treatment in subtypes of ischemic stroke: the German stroke data bank. Stroke 32, 2559–2566.

Grips, E., M. Daffertshofer, M. Hennerici (2003): Banning anticoagulation in stroke or consequence of poor study design. Stroke 34, 307–319.

Group ISoHW. International Society of Hypertension (ISH; 2003): Statement on the Management of Blood Pressure in Acute Stroke. Journal of Hypertension 21, 665–672.

Gueyffler, F., C. Bulpitt, J.-P. Boissel et al. (1999): Antihypertensive drugs in very old people: a subgroup meta-analysis of randomised controlled trials. Lancet 353, 793–796.

Guiraud-Chaumeil, B., A. Rascol, J. David et al. (1982): Prevention des recidives des accidents vasculaires cerebraux ischemiques par les anti-agregants plaquettaires. Rev. Neurol. (Paris) 138, 367–385.

Halliday, A., A. Mansfield, J. Marro et al. (2004): Prevention of disabling and fatal strokes by successful carotid endarterectomy in patients without recent neurological symptoms: randomised controlled trial. Lancet 363, 1491–1502.

Hamann, G. F., H. C. Diener (2001): Intravenöse Heparintherapie beim akuten ischämischen Hirninfarkt. Akt. Neurol. 28:, 122–127.

Hankey, G. J., J. W. Eikelboom (1999): Homocysteine and vascular disease. Lancet 354, 407–413.

Hansson, L., L. H. Lindholm, T. Ekbom et al. (1999): Randomised trial of old and new antihypertensive drugs in elderly patients: cardiovascular mortality and morbidity the Swedish Trial in old patients with hypertension-2 study. Lancet 354, 1751–1756.

Hardman, S. M. C., M. R. Cowie (1999): Anticoagulation in heart disease. BMJ 318, 238–244.

Hart, R., O. Benavente, R. McBride et al. (1999): Antithrombotic therapy to prevent stroke in patients with atrial fibrillation: a meta-analysis. Ann. Intern. Med. 131, 492–501.

Hart, R. G., J. L. Halperin, R. McBride et al. (2000): Aspirin for the primary prevention of stroke and other major vascular events. Meta-analysis and hypotheses. Arch. Neurol. 57, 326–332.

Hart, R. G., J. L. Halperin (2001): Atrial fibrillation and stroke: concepts and controversies. Stroke 32, 803–808.

Hart, R. G., S. Palacio, L. A. Pearce (2002): Atrial fibrillation, stroke, and acute antithrombotic therapy: analysis of randomized clinical trials. Stroke 33, 2722–2727.

Heart Protection Study Collaborative Group (2002): MRC/BHF Heart Protection Study of cholesterol lowering with simvastatin in 20536 high-risk individuals: a randomised placebo-controlled trial. Lancet 360, 7–22.

Hill, M. D., N. Yiannakoulias, T. Jeerakathil et al. (2004): The high risk of stroke immediately after transient ischemic attack: a population-based study. Neurology 62, 2015–2020.

Hobson, R. W., D. G. Weiss, W. S. Fields et al. (1993): Efficacy of carotid endarterectomy for asymptomatic carotid stenosis. N. Engl. J. Med. 328, 221–227.

Homma, S., R. L. Sacco, M. R. Di Tullio et al. (2002): Effect of medical treatment in stroke patients with patent foramen ovale: patent foramen ovale in Cryptogenic Stroke Study. Circulation 105(22), 2625–2631.

International Society of Hypertension Writing Group. International Society of Hypertension (ISH; 2003): Statement on the management of blood pressure in acute stroke. J. Hypertension 21, 665–672.

International Stroke Trial Collaborative Group. The International Stroke Trial (IST; 1997): A randomised trial of aspirin, subcutaneous heparin, both or neither among 19435 patients with acute ischaemic stroke. Lancet 349, 1569–1581.

Iso, H., C. H. Hennekens, M. J. Stampfer et al. (1999): Prospective study of aspirin use and risk of stroke in women. Stroke 30, 1764–1771.

Johnston, S. C., D. R. Gress, W. S. Browner et al. (2000): Short-term prognosis after emergency department diagnosis of TIA. JAMA 284, 2901–2906.

Junghans, U., R. J. Seitz, A. Aulich et al. (2001): Bleeding risk of tirofiban, a nonpeptide GPIIb/IIIa platelet receptor antagonist in progressive stroke: An open pilot study. Cerebrovasc. Dis. 12, 308–312.

Kawachi, I., G. A. Colditz, M. J. Stampfer et al. (1993): Smoking cessation and decreased risk of stroke in women. JAMA 269, 232–236.

Khairy, P., C. P. O'Donnell, M. J. Landzberg (2003): Transcatheter closure versus medical therapy of patent foramen ovale and presumed paradoxical thromboemboli: a systematic review. Ann. Intern. Med. 139(9), 753–760.

Khaw, K. T. (1996): Epidemiology of stroke. J. Neurol. Neurosurg. Psychiatry 61, 333–338.

Kiely, D. K., P. A. Wolf, L. A. Cupples et al. (1994): Physical activity and stroke risk: the Framingham Study. Am. J. Epidemiol. 140(7), 608–620.

Lee, I. M., C. H. Hennekens, K. Berger et al. (1999): Exercise and risk of stroke in male physicians. Stroke 30, 1–6.

Lindholm, L. H., H. Ibsen, B. Dahlof et al. (2002): Cardiovascular morbidity and mortality in patients with diabetes in the losartan intervention for endpoint reduction in hypertension study (LIFE): a randomised trial against atenolol. Lancet 359, 1004–1010.

Lovett, J., A. Coull, P. Rothwell (2004): Early risk of recurrence by subtype of ischemic stroke in population-based incidence studies. Neurology 62, 569–573.

Markus H. S., Droste D. W., Kaps M., Larrue V., Lees K. R., Siebler M., Ringelstein E. B., Dual antiplatelet therapy with clopidogrel and aspirin in symptomatic carotid stenosis evaluated using doppler embolic signal detection: the Clopidogrel and Aspirin for Reduction of Emboli in Symptomatic Carotid Stenosis (CARESS) trial. Circulation 2005;111 (17): 2233-40.

Mas, J. L., C. Arquizan, C. Lamy et al. (2001): Recurrent cerebrovascular events associated with patent foramen ovale, atrial septal aneurysm, or both. N. Engl. J. Med. 345, 1740–1746.

Mayo Asymptomatic Carotid Endarterectomy Study Group (1992): Results of a randomized controlled trial of carotid endarterectomy for asymptomatic carotid stenosis. Mayo. Clin. Proc. 67, 513–518.

Merikangas, K. R., B. T. Fenton, S. H. Cheng et al. (1997): Association between migraine and stroke in a large-scale epidemiological study of the United States. Arch. Neurol. 54, 362–368.

Messe, S., I. Silverman, J. Kizer et al. (2004): Practice parameter: recurrent stroke with patent foramen ovale and atrial septal aneurysm: report of the Quality Standards Subcommittee of the American Academy of Neurology. Neurology 62, 1042–1050.

Mohr, J. P., J. L. Thompson, R. M. Lazar et al. (2001): A comparison of warfarin and aspirin for the prevention of recurrent ischemic stroke. N. Engl. J. Med. 345, 1444–1451.

Moore, W. S., C. L. Vescera, J. T. Robertson et al. (1991): Selection process for surgeons in the asymptomatic carotid atherosclerosis study. Stroke 22, 1353–1357.

Patrono, C., B. Coller, J. E. Dalen et al. (1998): Platelet-active drugs. The relationships among dose, effectiveness, and side effects. Chest 114 (Suppl), 470S-488S.

Peto, R., R. Gray, R. Collins et al. (1988): Randomised trial of prophylactic daily aspirin in British male doctors. Brit. Med. J. 296, 313–316.

Progress Collaborative Group (2001): Randomised trial of a perindopril-based blood-pressure lowering regimen among 6105 individuals with previous stroke or transient ischaemic attack. Lancet 358, 1033–1041.

Ridker P. M., Cook N. R., Lee I. M., Gordon D., Gaziano J. M., Manson J. E., Hennekens C. H., Buring J. E. A randomized trial of low-dose aspirin in the primary prevention of cardiovascular disease in women. N Engl J Med 2005;352(13):1293-304.

Ringleb, P., D. Bhatt, A. Hirsch et al. (2004): Benefit of clopidogrel over aspirin is amplified in patients with a history of ischemic events. Stroke 35, 528–532.

Rothwell, P. M., C. P. Warlow, on behalf of the European Carotid Surgery Trialists' Collaborative Group (1999): Prediction of benefit from carotid endarterectomy in individual patients: a risk-modelling study. Lancet 353, 2105–2110.

Rothwell, P., M. Eliasziw, S. Gutnikov et al. (2004): Endarterectomy for symptomatic carotid stenosis in relation to clinical subgroups and timing of surgery. Lancet 363, 915–924.

Rubins, H. B., S. J. Robins, D. Collins et al. (1999): Gemfibrozil for the secondary prevention of coronary heart disease in men with low levels of high-density lipoprotein cholesterol. N. Engl. J. Med. 341, 410–418.

Sacks, F. M., L. P. Svetkey, W. M. Vollmer et al. (2001): Effects on blood pressure of reduced dietary sodium and the dietary approaches to stop hypertension (DASH) diet. N. Engl. J. Med. 344, 3–10.

Salem, D. N., H. J. Levine, S. G. Pauker et al. (1998): Antithrombotic therapy in valvular heart disease. Chest 114 Suppl., 590S-601S.

Sandercock, P. A., A. G. M. Van Den Belt, R. I. Lindley et al. (1993): Antithrombotic therapy in acute ischaemic stroke: an overview of the completed randomised, trials. J. Neurol. Neurosurg. Psychiatry 56, 17–25.

Saxena, R., S. Lewis, E. Berge et al. (2001): Risk of early death and recurrent stroke and effect of heparin in 3169 patients with acute ischemic stroke and atrial fibrillation in the international stroke trial. Stroke 32, 2333–2337.

Schrader J., Luders S., Kulschewski A., Hammersen F., Plate K., Berger J., Zidek W., Dominiak P., Diener H.C. Morbidity and mortality after stroke eprosartan compared with nitrendipine for secondary prevention: principal results of a prospective randomsized controlled study (MOSES). Stroke 2005;36(6):1218-26

Schrader, J., S. Lüders, A. Kulschewski et al. (2003): The ACCESS Study: evaluation of acute candesartan cilexetil therapy in stroke survivors. Stroke 34, 1699–1703.

Seitz, R., M. Hamzavi, U. Junghans et al. (2003): Thrombolysis with recombinant tissue plasminogen activator and tirofiban in stroke: preliminary observations. Stroke 34, 1932–1935.

Singer, D. E., G. W. Albers, J. E. Dalen et al. (2004): Antithrombotic therapy in atrial fibrillation: the Seventh ACCP Conference on Antithrombotic and Thrombolytic Therapy. Chest 126(3 Suppl.), 429S-456S.

Staessen, J. A., J. Gasowski, J. G. Wang et al. (2000): Risks of untreated and treated isolated systolic hypertension in the elderly: meta-analysis of outcome trials. Lancet 355, 865–872.

Staessen, J. A., J. G. Wang, L. Thijs (2001): Cardiovascular protection and blood pressure reduction: a meta-analysis. The Lancet 358, 1305–1315.

Stratton, I. M., A. I. Adler, H. A. W. Neil et al. (2000): Association of glycaemia with macrovascular and microvascular complications of type 2 diabetes (UKPDS 35): prospective observational study. BJM 321, 405–412.

Swanson, R. A. (1999): Intravenous heparin for acute stroke - What can we learn from the megatrials? Neurology 52, 1746–1750.

Taylor, D. W., H. J. M. Barnett, R. B. Haynes et al. (1999): Low-dose and high-dose acetylsalicylic acid for patients undergoing carotid endarterectomy: a randomised controlled trial. Lancet 353, 2179–2184.

The ALLHAT Officers and Coordinators for the ALLHAT Collaborative Research Group (2000): Major cardiovascular events in hypertensive patients randomized to doxazosin versus chlorthalidone. The antihypertensive and lipid-lowering treatment to prevent heart attack trial (ALLHAT). JAMA 283, 1967–1975.

The ALLHAT Officers and Coordinators for the ALLHAT Collaborative Research Group (2002): Major outcomes in moderately hypercholesterolemic, hypertensive patients randomized to pravastatin vs usual care: The Antihypertensive and Lipid-Lowering Treatment to Prevent Heart Attack Trial (ALLHAT-LLT). JAMA 288, 2998–3007.

The Casanova Study Group (1991): Carotid surgery versus medical therapy in asymptomatic carotid stenosis. Stroke 22, 1229–1235.

The ESPS Group. The European Stroke Prevention Study (ESPS; 1987): Principal end-points. Lancet ii, 1351–1354.

The INDANA Project Collaborators (1997): Effect of antihypertensive treatment in patients having already suffered from stroke. Gathering the evidence. Stroke 28, 2557–2562.

The Publications Committee for the Trial ORG 10172 in Acute Stroke Treatment (TOAST) Investigators (1998): Low molecular weight heparinoid, ORG 10172 (Danaparoid), and outcome after acute ischemic stroke. JAMA 279, 1265–1272.

The Steering Committee of the Physicians' Health Study Research Group (1988): Aspirin for the primary prevention of myocardial infarction. N. Engl. J. Med. 318, 245–264.

The Stroke Prevention in Reversible Ischemia Trial (SPIRIT) Study Group (1997): A randomized trial of anticoagulants versus aspirin after cerebral ischemia of presumed arterial origin. Ann. Neurol. 42, 857–865.

Toole, J., M. Malinow, L. Chambless et al. (2004): Lowering homocysteine in patients with ischemic stroke to prevent recurrent stroke, myocardial infarction, and death: the Vitamin Intervention for Stroke Prevention (VISP) randomized controlled trial. JAMA 291, 565–575.

Topol, E. J., T. V. Byzova, E. F. Plow (1999): Platelet GPIIb-IIIa blockers. Lancet 353, 227–231.

Topol, E., D. Easton, R. Harrington et al. (2003): Randomized, double-blind, placebo-controlled, international trial of the oral IIb/IIIa antagonist lotrafiban in coronary and cerebrovascular disease. Circulation 108, 16–23.

Torn, M., A. Algra, F. R. Rosendaal (2001): Oral anticoagulation for cerebral ischemia of arterial origin: High initial bleeding risk. Neurology 57, 1993–1999.

Viscoli, C. M., L. M. Brass, W. N. Kernan et al. (2001): A clinical trial of estrogen-replacement therapy after ischemic stroke. N. Engl. J. Med. 345, 1243–1249.

Weimar, C., M. P. Roth, G. Zillessen et al. (2002): Complications following acute ischemic stroke. Eur. Neurol. 48, 133–140.

Wilson, P. W., R. J. Garrison, W. P. Castelli (1985): Postmenopausal estrogen use, cigarette smoking, and cardiovascular morbidity in women over 50. The Framingham Study. N. Engl. J. Med. 313(17), 1038–1043.

Wilson, P. W. F., J. M. Hoeg, R. B. D'Agostino et al. (1997): Cumultative effects of high cholesterol levels, high blood pressure, and cigarette smoking on carotid stenosis. N. Engl. J. Med. 337, 516–522.

Windecker, S., A. Wahl, T. Chatterjee et al. (2000): Percutaneous closure of patent foramen ovale in patients with paradoxical embolism: long-term risk of recurrent thromboembolic events. Circulation 101, 893–898.

Wolf, P. A., J. L. Cobb, R. B. D'Agostino (1992): Epidemiology of stroke. In: Barnett, H. J. M., J. P. Mohr, B. M. Stein, F. M. Yatsu, editors: Stroke: pathophysiology, diagnosis and management. Churchill Livingston, New York, 3–27.

Yadav, J. S., M. H. Wholey, R. E. Kuntz et al. (2004): Protected carotid-artery stenting versus endarterectomy in high-risk patients. N. Engl. J. Med. 351, 1493–1501.

Yusuf, S., F. Zhao, S. R. Mehta et al. (2001): Effects of clopidogrel in addition to aspirin in patients with acute coronary syndromes without ST-segment elevation. N. Engl. J. Med. 345, 494–502.

Sekundäre Prävention

Clinical pathway – Primär- und Sekundärprävention der zerebralen Ischämie

Primärprävention

	Prävalenz	Maßnahme	Grad der Empfehlung	Relative RR
Arterielle Hypertonie	20–40 %	Medikamentöse Therapie: □ ACE-Hemmer □ AT-Blocker □ β-Blocker □ Ca²⁺-Antagonisten □ Diuretika Nicht-medikamentöse Therapie: □ Kochsalzarme Kost □ Diät	A	Senkung des RR_{syst} um 5–6 mm Hg bzw. RR_{diast} um 2–3 mm Hg → Risikoreduktion um 40 %
Rauchen	20 %	Nikotinabstinenz	B	Nach 12 Monaten 50 % Nach 6 Jahren auf knapp über Ausgangsrisiko
Hypercholesterinämie	5–10 %	Statin-Therapie · Keine zusätzlichen RF		
		Ziel: LDL < 130 mg/dl	A	20 %
		Zusätzliche RF: ○ Hypertonie ○ Diabetes mellitus ○ KHK Ziel: LDL < 100 mg/dl		
Diabetes mellitus	3–5 %	Antidiabetische Therapie	C	25–50 %
		Blutdruckeinstellung auf < 130/85 mm Hg		50 %
Inaktivität		Ausdauersport	B	40–60 %
Hyperhomozystinämie		Zufuhr von Vitamin B6, B12 und Folsäure		?
Vorhofflimmern (VHF)	1 %	Geringes Risiko: ○ Alter < 65 Jahr ○ + keine Risikofaktoren ASS (optional)	A	20 %
		Intermediäres Risiko (1 Faktor ausreichend): ○ Alter 65–75 Jahre ○ Diabetes mellitus ○ Gut eingestellte Hypertonie ○ KHK ○ Hyperthyreose ASS	A	
		Hohes Risiko (1 Faktor ausreichend): ○ Alter > 75 Jahre ○ Linksventrikuläre Dysfunktion ○ Schlecht eingestellte Hypertonie ○ 2 intermediäre Risikofaktoren Antikoagulation auf Dauer, INR 2–3 □ < 75 J.: INR 2–3 □ > 75 J.: INR 2	A	70 %
Herzerkrankungen		Angeborener Klappenfehler oder Mechanische Kunstklappe · Antikoagulation auf Dauer, INR 2.5–3.5	A	
		Bioprothese der Mitralklappe · Antikoagulation für 3 Monate danach ASS	A	
		Herzinfarkt + schlechte linksventrikuläre Funktion + VHF · Antikoagulation auf Dauer	A	
Offenes Foramen ovale (PFO)	20 %	Schlaganfallrisiko nicht erhöht · Keine Prophylaxe	B	
Stenose der A. carotis interna	5 %	○ Stenosegrad > 60 % und ○ Eingriffsmorbidität und -mortalität < 30 % in 30 Tagen und ○ Lebenserwartung > 5 Jahre Karotis-TEA	A	30–40 %

Sekundärprävention

Basisdiagnostik
- ☐ Bildgebung (CT oder MRT)
- ☐ Ultraschalluntersuchung der hirnversorgenden Gefäße
- ☐ Labor
- ☐ EKG

Spezielle Diagnostik
- ☐ Langzeit-Blutdruckmessung
- ☐ Spezielles Labor
- ☐ Echokardiographie
- ☐ Langzeit-EKG
- ☐ Ermittelung Risiko-Score

○ Hypertonie		☐ Antihypertensive Therapie (A)	
○ Diabetes mellitus		☐ Antidiabetische Therapie	
○ Begleitende KHK		☐ Statine (Ziel: LDL 70-100 mg/dl)	
○ Hypercholesterinämie		☐ Simvastatin 40 mg	
○ Risiko-Score	○ Risiko-Score < 3 = geringes Rezidivrisiko (< 4 %/J)	☐ ASS 50-100 mg/d	☐ Unverträglichkeit oder Kontraindikation(en) gegen ASS → ☐ Clopidogrel
	○ Risiko-Score 3-6 = hohes Rezidivrisiko (≥ 4 %/J)	☐ 2x/d ASS 25 mg + Dipyridamol 200 mg	☐ Erneute Ereignisse unter ASS → Re-Evaluation: ☐ Pathophysiologie ☐ Rezidivrisiko
○ Zusätzliche pAVK		☐ Clopidogrel 75 mg/Tag	
○ Akutes Koronarsyndrom		☐ Clopidogrel 75 mg + ASS 75 mg für 3 Monate	
○ Kardiogen-embolisches Ereignis	○ Hohes Embolierisiko: ☐ Kardialer Thrombusnachweis ☐ Flottierender Thrombus im Aortenbogen oder in hirnversorgenden Gefäßen ☐ Dissektion der A. carotis interna oder der A. vertebralis ☐ Mechanische Herzklappe	☐ Frühe Antikoagulation mit Heparin unter Nutzen/Risiko-Abwägung möglich	☐ Danach orale Antikoagulation INR 2-3
	○ Vorhofflimmern	☐ Orale Antikoagulation , Ziel-INR 2-3, Beginn nach 3-5 Tagen, bei großen Infarkten später	
	○ Mechanische Herzklappen	☐ Orale Antikoagulation , Ziel-INR 2-3,5, Beginn nach 3-5 Tagen	
	○ Biologische Herzklappen	☐ Orale Antikoagulation , Ziel-INR 2-3 für 3-12 Monate, Beginn nach 3-5 Tagen	
○ Hochgradige symptomatische Carotis-Stenose		☐ Überbrückende Gabe von Thrombozytenfunktionshemmern; Zeitpunkt der OP < 2 Wochen	☐ Carotis-TEA ☐ Carotisangioplastie mit STENTing im Rahmen der SPACE-Studie → ☐ ASS 50-100 mg/d
		☐ Überbrückende Gabe von Thrombozytenfunktionshemmern	☐ STENT ○ Rezidiv ☐ STENT-Implantation → ☐ Clopidogrel 75 mg/d + ASS 100 mg/d für 1-3 Monate
○ Intrakranielle Stenose	○ Keine Rezidivstenose und Keine Stenose nach Strahlentherapie	☐ ASS 100-300 mg/d	○ Rezidiv
	○ Rezidivstenose oder Stenose nach Strahlentherapie		
○ Offenes foramen ovale (PFO)	○ Kryptogener Schlaganfall (1. Ereignis)	☐ Prophylaxe mit ASS 100-300 mg/d	
○ PFO mit ASA oder ○ Rezidiv unter ASS	○ Keine Kontraindikation gegen Antikoagulation	☐ Antikoagulation (INR 2-3) für ≥ 2 Jahre	☐ Interventioneller PFO-Verschluß
	○ Kontraindikation gegen Antikoagulation		

Dissektionen hirnversorgender Arterien

Die wichtigsten Empfehlungen auf einen Blick

Diagnostik

- Die definitive Diagnose einer Dissektion mit dem positiven Nachweis eines intramuralen Hämatoms kann in den meisten Fällen nichtinvasiv mittels T1-gewichteter MRT-Bilder des betroffenen Gefäßsegments gestellt werden. Die Lokalisation des betroffenen Gefäßsegments erfolgt am zuverlässigsten mit der MR-Angiographie (⇑) (**B**).
- Verlaufsuntersuchungen erfolgen zuverlässig mittels Ultraschall oder MR-Angiographie (⇑) (**B**).

Akuttherapie

- Die Dissektion eines hirnversorgenden Gefäßes als Ursache einer zerebralen Ischämie schränkt die Akuttherapie derselben (v.a. Thrombolyse) **nicht** ein (⇔) (**A**).
- In Einzelfällen kann die endovaskuläre oder offen-chirurgische Rekonstruktion des betroffenen Gefäßes gerechtfertigt und erfolgreich sein.

Sekundärprophylaxe

- Die initiale Antikoagulation mittels unfraktioniertem Heparin (PTT 2–3 fach verlängert) und die nachfolgende Umsetzung auf eine orale Antikoagulation mit Phenprocoumon oder Warfarin (INR 2–3) wird als Sekundärprophylaxe empfohlen; die Dauer der Antikoagulation richtet sich nach dem lokalen Gefäßbefund (⇔) (**A**).
- Chirurgische oder endovaskuläre Therapien bleiben speziellen Situationen vorbehalten.

Einführung

Dissektionen der zervikalen hirnversorgenden Arterien stellen die zweithäufigste Ursache ischämischer Schlaganfälle bei jungen Patienten dar (Lisovoski u. Rousseaux 1991, Bogousslavsky 1992). Bei Schlaganfallpatienten < 45 Jahre beträgt die Häufigkeit einer Dissektion als Ursache für den Schlaganfall ca. 10- 20% (Schievink et al. 1994b, Brandt et al. 1998). Die tatsächliche Inzidenz von Dissektionen hirnversorgender Arterien kann nur geschätzt werden. Aus den Ergebnissen einer nordamerikanischen epidemiologischen Studie wird die Inzidenz auf 2,6/100000/Jahr geschätzt (Schievink et al. 1993). Die Inzidenz betrug in einer populationsbasierten französischen Studie 2,9/100000/Jahr (Giroud et al. 1994). Dissektionen im Verlauf des Karotissystems sind ca. dreifach häufiger als die im Bereich des Vertebralissystems (Caplan et al. 1985, Hinse et al. 1991, Bassetti et al. 1996). Dissektionen im Bereich der extrakraniellen Strombahnen sind deutlich häufiger als im intrakraniellen Bereich und treten im letzten Fall vornehmlich im V_4-Segment der A. vertebralis auf (Caplan et al. 1988). Spontandissektionen hirnversorgender Arterien zeigen einen Häufigkeitsgipfel in der 5. Dekade (Schievink et al. 1994b, Bassetti et al. 1996, Schievink et al. 1994c, Leys et al. 1995).

Die Gründe für die Leitlinien-Erstellung bezüglich Diagnostik, akuter Therapie und Sekundärprävention bei Dissektion hirnversorgender Arterien beziehen sich im Wesentlichen darauf, dass diese Gefäßpathologie häufige Ursache von Schlaganfällen im jungen Erwachsenenalter ist. Somit ergibt sich aufgrund der damit verbundenen Mortalität und Langzeitmorbidität eine große sozialmedizinische Bedeutung. Darüber hinaus haben sich im Verlauf der letzten Jahre die diagnostischen Möglichkeiten stark verändert, so dass nichtinvasive Techniken in den allermeisten Fällen zur Diagnosestellung führen können. Ein weiterer Grund für die Erstellung einer Leitlinie ist das Fehlen prospektiver, randomisierter Therapiestudien sowohl für die Akuttherapie als auch für die langfristige Sekundärprophylaxe, so dass es den Autoren sinnvoll erscheint, die in der Literatur zur Verfügung stehende Evidenz mit der persönlichen Erfahrung zu einer Behandlungsempfehlung zusammenzuführen. Weiterhin ist davon auszugehen, dass die Rate an positiven Diagnosen stark zwischen einzelnen medizinischen Versorgungseinrichtungen schwankt, da nicht überall hochwertige nichtinvasive Diagnostikmethoden zur Verfügung stehen und vielfach eine Angiographie nicht standardmäßig zur Klärung der Ätiopathogenese beim akuten Schlaganfall eingesetzt wird.

Ziele der Leitlinie

Die Ziele dieser Leitlinie gehen im Wesentlichen in drei Richtungen:
- Entwicklung eines allgemein gültigen Diagnosealgorithmus, der vorrangig die Diagnose einer Dissektion mittels nichtinvasiver Verfahren ermöglicht,
- Empfehlungen zur Akuttherapie bzw. Aussagen darüber, ob aktuelle Therapieverfahren des akuten Schlaganfalls (z. B. Thrombolyse) auch bei Patienten mit Gefäßdissektionen angewendet werden können,
- Entwicklung eines Algorithmus zur Sekundärprävention.

Definition

Patienten-Zielgruppe

Patienten, die von dieser Leitlinie profitieren sollen, sind Patienten mit einer Dissektion zumindest einer hirnversorgenden Arterie, die sich entweder mit den Zeichen einer akuten zerebralen Ischämie und/oder anderen klinischen Zeichen (s. u.) einer Dissektion in medizinische Behandlung begeben.

Ärztliche Zielgruppe

Diese Leitlinie richtet sich an klinisch tätige Neurologen, Neuroradiologen, Traumatologen, Angiologen und Gefäßchirurgen.

Diagnostik

Ultraschallbasierte Verfahren

Seit Mitte der 80er Jahre des vergangenen Jahrhunderts mehren sich die Arbeiten, die die diagnostische Wertigkeit ultrasonographiebasierter Diagnostiken in Bezug auf Dissektionen hirnversorgender Arterien untersucht haben. Alle Arbeiten aus dieser Zeit beziehen die diagnostische Wertigkeit der unterschiedlichen ultrasonographischen Diagnoseverfahren auf den damals definierten Gold-Standard der Kontrastmittelarteriographie.

In der nachfolgenden **Tabelle 1** sind die wesentlichen ultrasonographischen Kriterien für die Diagnose einer extrakraniellen Dissektion der A. carotis interna und die zugehörigen Prävalenzen aus der Literatur zusammengetragen. Es zeigt sich, dass erst die Kombination sowohl hämodynamischer als auch morphologischer Kriterien mit hoher Wahrscheinlichkeit zu einem eindeutig pathologischen Befund führt, der den Verdacht auf eine Dissektion lenkt.

Einzelne Fallbeschreibungen zeigen allerdings auch, dass das Schwapp-Phänomen keinesfalls spezifisch für Dissektionen ist (Cals et al. 2001), ebenso können bei emboligenen Verschlüssen der A. carotis interna absolut vergleichbare Signale gefunden werden, die eine Dissektion suggerieren. Auch der vielfach herangeführte fehlende Nachweis atherosklerotischer Veränderungen ist sicherlich nicht als hinreichendes sonographisches Kriterium zu werten, um den positiven Nachweis einer Dissektion zu führen.

Wahrscheinlich ist die diagnostische Sicherheit des Ultraschalls im vertebrobasilären Stromgebiet schlechter. Sturzenegger et al. berichteten aus dem Jahr 1993 immerhin über eine diagnostische Wertigkeit von ca. 86%, wobei sich die Sensitivität auf 64% erniedrigt, wenn ausschließlich die Beurteilung direkt abgeleiteter Befunde zugrunde gelegt wird und indirekte Zeichen vernachläs-

Tabelle 1 Ultrasonographische Kriterien für die Diagnose einer extrakraniellen Dissektion der A. carotis interna

Diagnostische Modalität	Diagnostische Kriterien	Prävalenzen	Referenzen
Dopplersonographie	• „Schwapp-Phänomen"* • Strömungsbeschleunigung • Verschluss plus „Schwapp"	0,68–0,96	Hennerici et al. 1989, de Bray et al. 1994, Steinke et al. 1994, Sturzenegger et al. 1995
B-Mode	• echoarme, helikale Gefäßwandstruktur** • spitz zulaufende(r) Stenose oder Verschluss • intraluminale Membran • lokale Ektasie	0,72–0,79	de Bray et al. 1994, Sturzenegger et al. 1995
(Farbkodierte) Duplexsonographie	Kombination sowohl hämodynamischer als auch morphologischer Kriterien (s.o.)	0,80–0,95	Sturzenegger 1995, de Bray et al. 1994, Sturzenegger et al. 1995, Eljamel et al. 1990

* bidirektionales Signal durch alternierenden Fluss mit einem geringgradig orthograden oder Netto-Nullfluss
** „helikal": zwischen sondennah und -fern im proximal-distalen Verlauf wechselnd

sigt werden (Sturzenegger et al. 1993). In der A. vertebralis gilt als weiteres diagnostisches Kriterium der abrupte Kalibersprung mit einer pathologischen Erweiterung des Kalibers im Verhältnis zu sicherlich nicht affizierten Segmenten (de Bray et al. 1997, Touboul et al. 1988). Ein eindeutiges Schwapp-Signal wird in der Regel nur abgeleitet, wenn es zu einer hochgradigen Stenose oder zu einem Verschluss des Gefäßes gekommen ist.

Zusammenfassend kann man sagen, dass weder für den Karotis- noch für den Vertebraliskreislauf hochwertige diagnostische Arbeiten vorliegen (Level I oder II), die die exakte Wertigkeit der ultrasonographischen Verfahren in Bezug auf die Prädiktion einer Dissektion anhand des Gold-Standards vorhersagen. Außerdem liegen keine Arbeiten zur Interobserver- oder Retestreliabilität vor. Somit ist die aktuelle Datenlage nicht ausreichend, die Ultrasonographie als alleiniges Verfahren zur definitiven Diagnose einer Dissektion im extra- bzw. intrakraniellen Bereich heranzuziehen (**Abbildung 1**).

Bezüglich der Verlaufskontrolle eines dissezierten Gefäßes zeigt die Arbeit von Steinke et al. (1994), dass der Ultraschall bestens geeignet ist, über Rekanalisationsraten, verbleibende Reststenosen und möglicherweise auch über Gefäßwandunregelmäßigkeiten Auskunft geben zu können. Somit ist der Ultraschall im Rahmen der Nachsorge gut geeignet, über entsprechende Gefäßdynamiken Auskunft zu geben, und kann bei Dissektionen im extrakraniellen Karotis- und im gesamten Vertebralissystem als optimales Verfahren zur Verlaufsuntersuchung dienen. Da Dissektionen im petrösen Abschnitt der A. carotis interna nur indirekt dargestellt werden können, eignet sich ein abbildendes Verfahren (z. B. MRA, s. u.) dafür besser.

Intraarterielle Angiographie

Bis Anfang der neunziger Jahre des vergangenen Jahrhunderts wurde als wesentliches neuroradiologisches Verfahren zur Diagnose von Dissektionen hirnversorgender Arterien die arterielle Angiographie verwendet. Typische angiographische Befunde sind insbesondere die hochgradige Stenose oder der Verschluss mit zipfligem Verlauf und nachfolgend kollabiertem distalen Gefäßlumen (sog. „string sign"), darüber hinaus der direkte Nachweis des Intimaeinrisses (selten) oder die Ausbildung eines sog. Pseudoaneurysmas (Fisher et al. 1978, Houser et al. 1984, Mokri et al. 1986, Mokri et al. 1988). Allerdings wurde auch darauf hingewiesen, dass diese angiographischen Zeichen keineswegs spezifisch für eine Dissektion sind (Mullges et al. 1992, Rother et al. 1995). So kann z. B. auch ein atherosklerotischer Gefäßverschluss zipflig zulaufen und einen Dissektionsverschluss imitieren. Ebenso können emboligene Verschlüsse, z. B. auf dem Boden eines großen kardiogenen Thrombus, ein gleiches angiographisches Bild machen, sogar mit „string sign". Auch die atherosklerotische Pseudo-Okklusion kann sich angiographisch sehr ähnlich darstellen (Zuber et al. 1994, Furst et al. 1999). Hinweise auf eine erhöhte angiographische Komplikationsrate sind nicht belegt (**Abbildung 1**).

Schnittbildbasierte Techniken

Es besteht ein breiter Konsens, dass die MRT und die MRA die konventionelle Angiographie in der Diagnostik der Dissektion weitgehend ersetzen können (Levy et al. 1994, Sturzenegger 1995, Oelerich et al. 1999). Soweit bei den kleinen Fallzahlen und den häufig fehlenden Kontrollkollektiven überhaupt diagnostische Kennzahlen angegeben werden können, ergibt sich für die Vorhersage einer Dissektion der A. carotis interna eine hohe Sensitivität und Spezifität der MR-Angiographie und der MR-Schnittbildgebung in einem Bereich zwischen 84 und 100% (Levy et al. 1994, Kirsch et al. 1998). Für die Genauigkeit einer Vorhersage einer Dissektion der A. vertebralis scheint es eine deutlich höhere Streubreite zwischen 29% und 94% zu geben (Auer et al. 1998). Als Untersuchungstechniken werden in der Regel „Time of flight

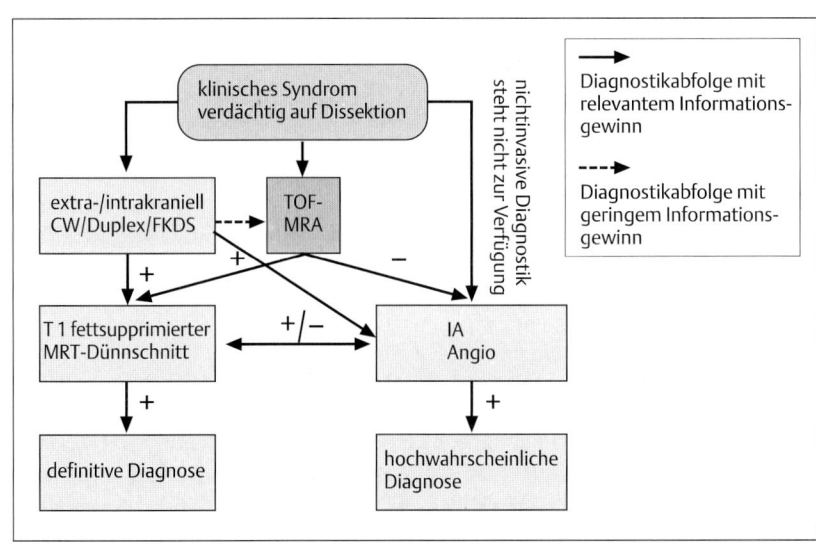

Abbildung 1 Diagnostikalgorithmus Dissektionen hirnversorgender Arterien.

CW	= continuous wave Dopplersonographie
FKDS	= farbkodierte Duplexsonographie
MRT	= Magnetresonanztomographie
TOF-MRA	= „time-of-flight" Magnetresonanzangiographie
IA Angio	= intraarterielle Angiographie
+	= Befunde vereinbar mit Dissektion (siehe Text)
–	= Befunde nicht (eindeutig) vereinbar mit Dissektion

(TOF)" MR-Angiographie-Sequenzen in Kombination mit T1- und T2-gewichteten Schnittbildern durch die Region des Dissekats eingesetzt. Die Rekonstruktionen der MR-Angiographie-Aufnahmen zeigen dabei die für die konventionelle Angiographie bereits beschriebenen diagnostischen Zeichen, während Quellbilder oder besser noch hoch auflösende T1-gewichtete Aufnahmen den direkten Nachweis des der Dissektion zugrunde liegenden Wandhämatoms ermöglichen (Goldberg et al. 1986, Mullges et al. 1992, Kirsch et al. 1998). Das Hämatom stellt sich ab dem 2.-3. Tag und für mehrere Wochen nach der Dissektion in den axialen Aufnahmen als hyperintense Sichel in der Gefäßwand dar, wobei T1-gewichtete Aufnahmesequenzen mit Unterdrückung des Fettsignals den besten Kontrast gegenüber der Umgebung des Gefäßes bieten (Fiebach et al. 1999). Entscheidende Voraussetzung für die spezifische Durchführung solcher Sequenzen ist die vorherige Kenntnis des in Frage kommenden Gefäßsegments, das jedoch in der Regel u. a. dopplersonographisch oder MR-angiographisch identifiziert werden kann (**Abbildung 1**). In den ersten zwei Tagen kann das Hämatom noch die gleiche Signalintensität wie Weichteilgewebe zeigen und damit schlechter abgrenzbar sein.

Die kontrastmittelunterstützte MR-Angiographie ermöglicht eine gegenüber der konventionellen Technik verbesserte und homogene Darstellung des Blutflusses und damit auch eine exaktere Abbildung des Gefäßlumens und der angiographischen Zeichen der Dissektion (Hosoya et al. 1999, Phan et al. 2001). Der spezifische Nachweis des Wandhämatoms kann jedoch nach einer Kontrastmittelgabe erschwert sein, wenn durch langsamen Fluss das Restlumen gegenüber dem Wandhämatom isointens wird.

Kontrastmittelunterstützte MR-Angiographie-Techniken sind jedoch der normalen MRA in der Einschätzung stenosierender oder aneurysmatischer Wandveränderungen nach Dissektion überlegen, so dass sie unter Umständen für Verlaufsuntersuchungen sinnvoll sind (Leclerc et al. 1999, Djouhri et al. 2000). In der Mehrzahl der Fälle lässt sich hiermit die Rückbildung der dissektionsbedingten Befunde dokumentieren (Kasner et al. 1997). Die CT-Angiographie erlaubt ebenfalls die Darstellung der angiographischen Zeichen der Dissektion (Egelhof et al. 1996), jedoch nicht die kontrastreiche Abgrenzung von Wandhämatomen und deren Unterscheidung von atheromatösen Plaques.

In der Mehrzahl der Fälle kann die Diagnostik mit der MRT abgeschlossen werden. Eine konventionelle Angiographie ist nur erforderlich, wenn der kernspintomographische Befund nicht eindeutig ist. Dies ist an der A. vertebralis, wo sich die Differenzialdiagnose zur Hypoplasie stellt, häufiger der Fall als an der weniger variantenreichen A. carotis (Mascalchi et al. 1997, Auer et al. 1998). Der Nachweis der bereits oben erwähnten „spezifischen" Dissektionszeichen („string sign", Pseudoaneurysma, zipfliger Verschluss, Intimaeinriss) führen dann zur höchstwahrscheinlichen Diagnose einer Dissektion auch ohne den positiven Nachweis eines Wandhämatoms (**Abbildung 1**).

Steht eine hoch auflösende MR-Diagnostik nicht zur Verfügung, kann in Einrichtungen mit entsprechender Geräteausstattung eine CT-Angiographie zur Bestätigung der Verdachtsdiagnose erfolgen (Zuber et al. 1994). Falls leistungsfähige Geräte für die Schnittbilddiagnostik fehlen oder kein eindeutiger Befund vorliegt, ist in jedem Fall die intraarterielle Angiographie durchzuführen.

Für die Verlaufsbeurteilung der Gefäßmorphologie nach initial stattgehabter Dissektion bietet sich neben den Ultraschallverfahren die MR-Angiographie insbesondere für Gefäßsegmente an, die dopplersonographisch nicht optimal einsehbar sind (s.o.). Die MR-Angiographie sollte hier möglichst mit kontrastmittelunterstützten MRA-Techniken erfolgen. Von Bedeutung ist einerseits die Rekanalisationsrate, die Integrität und Wiederherstellung eines laminaren Flusses im betroffenen Segment sowie die mögliche Ausbildung eines Pseudoaneurysmas. Bezüglich dieser drei Fragestellungen erscheint die MR-Angiographie ausreichend zuverlässig, um sie als nichtinvasives, nicht strahlenbelastendes Untersuchungsverfahren bei Patienten im Follow-up alternativ zur Dopplersonographie anzubieten (Guillon et al. 1999, Djouhri et al. 2000). Konventionelle Angiographien sind nur im Rahmen von Interventionen sinnvoll.

Pathophysiologie und auslösende Faktoren von Dissektionen

Bei der arteriellen Dissektion kommt es zu einem Gefäßwandhämatom, dem prinzipiell zwei Pathomechanismen zugrunde liegen können:
1. Einriss der Tunica intima vascularis, wodurch Blut aus dem Gefäßlumen in das subintimale Gewebe eindringt und dadurch das Gefäßlumen komprimiert.
2. Ruptur eines Vas vasorum der Gefäßwand, so dass die Blutung sich in der Tunica muscularis (auch hier mit der Folge einer Lumenobstruktion) oder in der Tunica adventitia (mit der Ausbildung eines Pseudoaneurysma) ausbreitet (Saver et al. 1992, Bertram et al. 1999, Muller et al. 2000, Schievink 2001).

Letzterer Pathomechanismus ist wahrscheinlich der häufigere.

Nach Passage der hirnversorgenden Arterien durch die Dura mater sind kaum mehr Vasa vasorum ausgebildet. Weiterhin sind sowohl Tunica muscularis und Tunica adventitia als auch die Lamina elastica externa intradural wesentlich schwächer als extradural. Dies hat zur Folge, dass intradurale Dissektionen – trotz primär subintimalem Hämatom – Ursache für die Ausbildung von Pseudoaneurysmen mit konsekutiver Subarachnoidalblutung sein können (Caplan et al. 1988).

Der genaue Pathomechanismus ist bei spontanen Dissektionen ohne Trauma-Anamnese und ohne klinischen Anhalt für das Vorliegen hereditärer Bindegewebserkrankungen in den meisten Fällen nach wie vor unbekannt (Karacagil et al. 1996, Leys et al. 1997). Bislang existieren lediglich Vermutungen über zugrunde liegende Strukturanomalien der Gefäßwände. Die hohe Prävalenz spontaner Dissektionen bei Patienten mit sog. fibromuskulärer Dysplasie (FMD) oder hereditären Bindegewebserkrankungen wie dem Ehlers-Danlos-Syndrom (EDS) stützen die Hypothese ursächlich zugrunde liegender Gefäßwandveränderungen, die zu Dissektionen prädisponieren (Schievink et al. 1990, North et al. 1995). Allerdings finden sich nur bei einer Minderheit der Patienten klinische Stigmata mit Haut- oder Gelenkveränderungen, die für hereditäre Bindegewebserkrankungen charakteristisch sind (Saver et al. 1992).

Dissektionen extrakranieller Arterien haben durch das entstandene Wandhämatom zumeist eine erhebliche Lumenobstruktion bis hin zum Gefäßverschluss zur Folge. Der zum ischämischen Hirninfarkt führende Pathomechanismus ist jedoch in aller Regel embolisch (Benninger et al. 2004). Je nach Größe des abgeschwemmten Embolus können dabei auch proximale intrakranielle Gefäße wie die A. cerebri media bei Karotisdissektion oder die A. basilaris bei Vertebralisdissektion verschlossen werden (Sturzenegger 1995, Steinke et al. 1996, Bertram et al. 1999, Benninger et al. 2004). Nur in Ausnahmefällen mit schlechter intrakranieller Kollateralisierung oder Mehrgefäßdissektionen liegt dem Hirninfarkt ein hämodynamischer Pathomechanismus zugrunde (Steinke et al. 1996, Benninger et al. 2004).

Die bisherigen histopathologischen Befunde sowie die bislang verdächtigten Risiko- und Pathogenesefaktoren werden im Folgenden besprochen.

Ein deutliches Trauma mit Weichteil- und/oder Knochenverletzungen im Verlauf der hirnversorgenden Arterien („adäquates Trauma") ist nur bei der Minderzahl der Patienten festzustellen (< 10%; Haldeman et al. 1999). Die Anzahl von Gefäßdissektionen hirnversorgender Arterien bei Patienten mit Schädel-Hirn-Trauma ist gering (0,3–0,9%; Laitt et al. 1996, Alimi et al. 1998). Unter den Begriff des „Bagatell"- oder „Trivial"-Traumas fallen alltägliche Krafteinwirkungen, beispielsweise längere Extension des Nackens bei Streichen der Decke, heftiges Schnäuzen oder Hustenattacken, heftige Kopfbewegungen beim Tanzen oder eine Rotation des Halses beim Golfspielen (Jackson et al. 1983). Forensisch von besonderer Bedeutung sind Fälle von Gefäßdissektionen nach Überstreckung des Halses zur Intubation oder Maskenbeatmung, im Rahmen von chiropraktischen Manipulationen sowie peripartale Dissektionen bei Gebärenden (Gould u. Cunningham 1994, Bruninx et al. 1996).

Eine sog. fibromuskuläre Dysplasie wird in etwa 15–20% der Dissektionsfälle festgestellt, woraus im Analogieschluss die Hypothese einer präexistenten Arteriopathie abgeleitet wurde (Saver et al. 1992). Die FMD ist eine Gefäßpathologie unbekannter Ätiologie mit Ausdünnung der Tunica muscularis, segmental unterbrochen durch murale kleine Aneurysmen im Wechsel mit segmentalen Stenosierungen; seltener liegt eine echte Hyperplasie der Media oder Intima durch eine Zunahme des intramuralen Bindegewebes vor (Bellot et al. 1985). Wahrscheinlich handelt es sich bei der FMD um einen unspezifischen Phänotyp, der auf verschiedene Pathomechanismen bzw. Genotypen zurückzuführen ist.

Innerhalb der bekannten hereditären Bindegewebserkrankungen aus dem Ehlers-Danlos-Formenkreis wurde vor allem bei EDS Typ IV ein gehäuftes Auftreten vaskulärer Komplikationen durch Dissektionen und Aneurysmen beschrieben (Schievink et al. 1990, North et al. 1995, Pepin et al. 2000). Koinzidenzen von Dissektionen und Aneurysmen sind beschrieben, entweder ohne oder mit nur sehr milden äußeren Stigmata eines Marfan-Syndroms oder einer Osteogenesis imperfecta mit entsprechenden genetischen Defekten auf Chromosom 15 (FBN1-Gen) bzw. auf den Chromosomen 17 und 7 (COL1A1-Gen; Schievink et al. 1994a, Mayer et al. 1996).

Der Nachweis von Bindegewebsanomalien bei der Mehrzahl der Dissektionspatienten bestätigte die Hypothese einer zugrunde liegenden Bindegewebsstörung (Schievink et al. 1994c, Brandt et al. 1998, Brandt et al. 2001). Durch den Nachweis dermaler Bindegewebsanomalien auch bei klinisch nicht betroffenen Familienmitgliedern 1. Grades von Dissektionspatienten konnte die Heredität der gefundenen Bindegewebsstörung zumindest für eine Subgruppe von Patienten gezeigt werden (Grond-Ginsbach et al. 2002).

Klinische Symptome

Anamnestische Angaben über ein vorhergehendes Trauma finden sich in ca. 50% der Fälle, dies können banale Traumen (Husten, Niesen, Pressen) oder typische Halstraumen wie Handkantenschlag, Autounfall mit Sicherheitsgurtverletzung oder chirotherapeutische Behandlung sein (Saver et al. 1992). Initialsymptome sind bei Karotisdissektionen ipsilaterale Hals- (Karotidodynie) oder Kopfschmerzen (häufig retroorbitale) mit ipsilateralem Hornersyndrom (30%) oder ipsilateralem Hirnnervenausfall (20% aller Patienten; vor allem Dysgeusie durch Schädigung der Chorda tympani, Schädigung der Nn. lingualis, facialis, accessorius oder hypoglossus bei extrakraniellen Dissektionen der A. carotis interna oder Hirnnervenbeteiligung bei intrakavernösen Dissektionen mit eventueller Karotis-Sinus-cavernosus-Fistel (Saver et al. 1992). Ein pulsatiler Tinnitus kann auftreten (3%). Bei Vertebralisdissektion finden sich initial meist Nacken- oder okzipitale Kopfschmerzen.

Rund 25% der Patienten mit Karotis-, aber nur ca. 3% der Patienten mit Vertebralisdissektionen zeigen initial keine Hinweise auf eine zerebrale Ischämie (TIA oder Infarkt; Saver et al. 1992). Bezüglich der konsekutiven zerebralen Ischämie präsentieren sich ca. 20% der Dissektionspatienten mit einer transitorisch-ischämischen Attacke. Hirninfarkte treten als arterio-arteriell-embolische Infarkte auf oder wesentlich seltener als hämodynamische Infarkte mit Grenzzonenbeteiligung (s.o.). An Komplikationen können bei Karotisdissektionen mit intrakavernöser Beteiligung Sinus-cavernosus-Fisteln und bei Vertebralisdissektionen im sog. V_4-Segment Subarachnoidalblutungen auftreten (Saver et al. 1992). Selten können dissezierende Pseudoaneurysmen als „Tumoren" direkt am Hals auffallen (Saver et al. 1992).

Akuttherapie

Grundsätzlich sollte die dissektionsinduzierte zerebrale Ischämie wie jede andere zerebrale Ischämie behandelt werden. Somit bestehen die Möglichkeiten einer rekanalisierenden medikamentösen (Thrombolyse) oder interventionellen Therapie, der Stroke-Unit-Behandlung sowie der antithrombotischen Therapie. Wurde früher die arterielle Dissektion als mögliche Kontraindikation einer Thrombolyse aufgrund der Verstärkung eines Wandhämatoms angesehen, konnte zumindest bei Karotisdissektionen gezeigt werden, dass die intravenöse Lyse in Serien kleiner Fallzahlen sicher und ohne Verstärkung der Wandveränderungen durchgeführt werden konnte (Rudolf et al. 1999, Arnold et al. 2002). Ebenso ist es möglich, ein disseziiertes Gefäß mit einem Mikrokatheter zu passieren und distale thrombembolische Verschlüsse von hirnversorgenden Arterien lokal intraarteriell zu lysieren. Ob thrombolytische Therapien auch bei Dissektionen im vertebrobasilären Gefäßterritorium mit der gleichen Sicherheit angewendet werden können, muss offen bleiben. Ebenso kann aktuell nicht die Frage nach der Effektivität einer thrombolytischen Therapie bei dissektionsinduzierten zerebralen Ischämien beantwortet werden.

Kontrollierte Studien zur Operation oder Stentversorgung eines durch akute Dissektion verschlossenen Gefäßes liegen nicht vor. Allerdings existieren zumindest Einzelfallberichte über den erfolgreichen Einsatz chirurgischer Interventionen in der Akutphase (Miyamoto et al. 1984, Muller et al. 2000). Den Autoren sind hingegen aus der täglichen Praxis auch Fälle bekannt, bei denen eine operative Akutintervention weder zu einer Wiedereröffnung des Gefäßes noch zu einer klinischen Verbesserung geführt hat, so dass hier keine Empfehlung ausgesprochen werden kann. Bezüglich des Einsatzes endovaskulärer Techniken in der Akutphase existieren lediglich Einzelfallberichte, die die technische Durchführbarkeit derartiger Interventionen ohne schwerwiegende Komplikationen belegen (Malek et al. 2000, Lylyk et al. 2001). Da keine Daten mit einem hohen Evidenzniveau vorliegen, sollte die Indikation auf unter konservativer Therapie rezidivierend symptomatische Patienten oder Fälle mit erheblicher hämodynamischer Beeinträchtigung – etwa bei multiplen Dissektionen – beschränkt werden.

Für den Sonderfall eines symptomatischen disseziierenden Aneurysmas mit begleitender SAB, die meist im V_4-Segment einer Vertebralarterie lokalisiert sind, bietet sich bei ausreichender Kollateralversorgung von der Gegenseite die endovaskuläre Embolisation mit Spiralen an. Dabei wird das Trägergefäß in der Regel mitverschlossen (Manabe et al. 2000). Die endovaskuläre Trägergefäßokklusion mit Ballons oder Spiralen ist auch in anderen Lokalisationen eine Therapieoption, wenn eine Rekonstruktion des Lumens nicht erfolgversprechend erscheint (Halbach et al. 1993). Voraussetzung ist immer eine adäquate Kollateralversorgung des entsprechenden Gefäßterritoriums, die ggf. durch eine Testokklusion zu prüfen ist.

Spontanverlauf

Das Langzeitrisiko weiterer zerebraler Ischämien nach erstmaliger Dissektion ist niedrig: Leys et al. (1995) fand 2 neue Schlaganfälle und 3 TIAs in einer Gruppe von 104 Dissektionspatienten in einem mittleren Beobachtungszeitraum von 35 Monaten. Die weiteren ischämischen Symptome traten überwiegend innerhalb der ersten 3 Monate nach dem Initialereignis auf (Leys et al. 1995). Die Mortalitätsrate nach Dissektion ist ebenfalls sehr niedrig: Schievink et al. (1994b) berichteten über 6 Todesfälle bei 200 Patienten mit Dissektionen während einer mittleren Nachbeobachtungszeit von 8,6 Jahren, von denen nur 2 auf eine erneute zerebrale Ischämie zurückzuführen waren. Das Risiko einer erneuten Dissektion im gleichen Gefäß erscheint ebenfalls sehr niedrig. Schievink et al. (1994b) fand keine neuerliche Dissektion innerhalb des beobachteten Zeitraumes von 8,6 Jahren bei 200 Patienten. Allerdings traten immerhin 16 neue Dissektionen in anderen hirnversorgenden Arterien auf, offensichtlich scheint eine positive Familienanamnese für Dissektionen, der Nachweis einer FMD oder anderer Strukturanomalien ein Risikofaktor für das neuerliche Auftreten einer Dissektion zu sein (Bassetti et al. 1996, Schievink et al. 1996, Leys et al. 1997). Etwas anders stellt sich die Situation bei intrakraniellen Dissektionen dar, die mit einer SAB symptomatisch geworden sind. Hierbei fand sich allerdings in vergleichsweise kleinen Stichproben ein hohes Risiko einer Re-Blutung von ca. 30 %, so dass dies vergleichbar ist mit dem Re-Blutungsrisiko vormals rupturierter primärer intrakranieller Aneurysmen (Aoki u. Sakai 1990).

Eine Gefäßrekanalisation ist in ca. 55–80 % der Fälle innerhalb von 6 Wochen nach dem Akutereignis zu erwarten (Mokri 1990, Steinke et al. 1994, Leys et al. 1995, Sturzenegger et al. 1995). Es existieren keine Daten bezüglich der Frage, ob eine persistierende Gefäßwandpathologie mit einem erhöhten Risiko einer erneuten zerebralen Ischämie assoziiert ist. Die Ausbildung eines sog. Pseudoaneurysmas kann in ca. 5–40 % der Fälle auftreten (Houser et al. 1984, Levy et al. 1994, Leclerc et al. 1996, Treiman et al. 1996). Allerdings scheint das Risiko erneuter thrombembolischer Komplikationen aus diesen Aneurysmen niedrig zu sein (Guillon et al. 1999).

Therapie und Prophylaxe

Pharmakologische Sekundärprophylaxe

Empfehlungen zur Sekundärprophylaxe müssen den Spontanverlauf berücksichtigen, allerdings existieren diesbezüglich keinerlei hochwertige Studien. Der Empirie folgend wird empfohlen, einen Patienten mit einer Dissektion so früh, wie es die Ausdehnung bzw. die Art der zerebralen Ischämie zulässt, zu antikoagulieren. Hierbei sollte mit einer gut steuerbaren Gabe von i.v. Heparin begonnen werden, bis die partielle Thrombinzeit (PTT) auf das 2–3fache des Ausgangswertes verlängert ist. Alter-

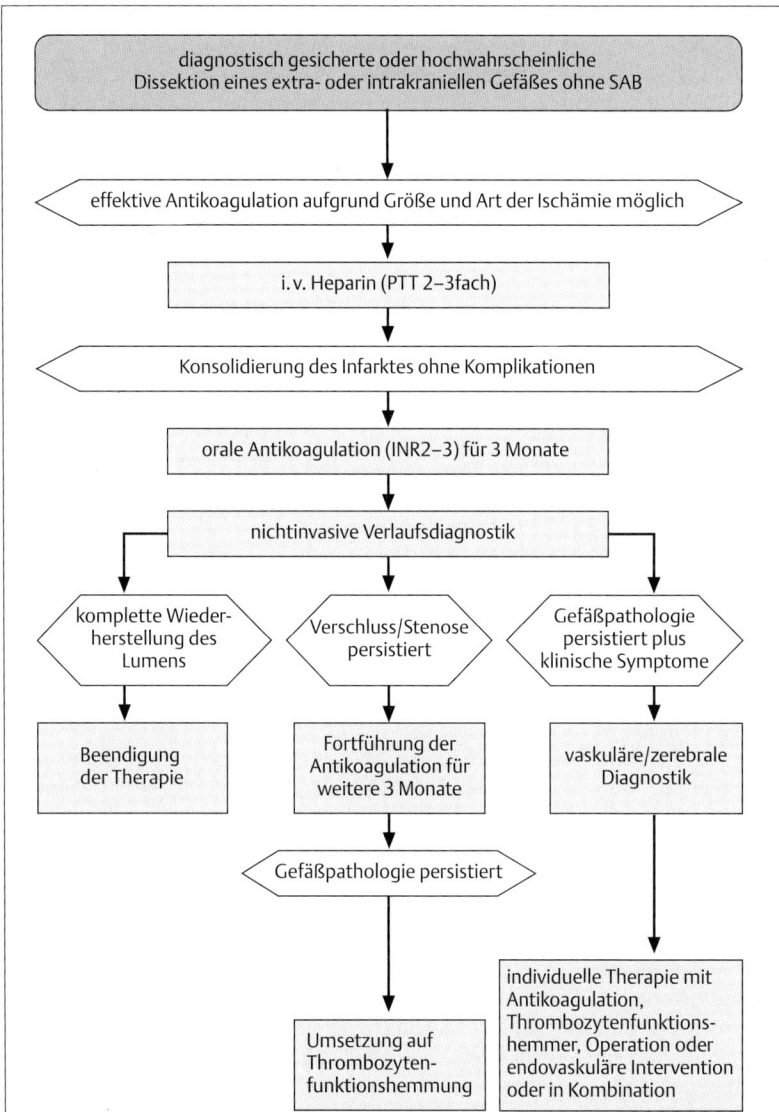

Abbildung 2 Algorithmus Sekundärprophylaxe Dissektionen hirnversorgender Arterien.

nativ ist die Verwendung niedermolekularer Heparine in körpergewichtsadaptierter Dosis subkutan als gleichwertig zu betrachten. Eine Effektivitätskontrolle erfolgt über den Anti-Faktor-Xa-Spiegel in üblicher Weise. Bei längerfristiger Antikoagulation mit diesen Substanzen ist die wiederholte Bestimmung dieses Spiegels zu empfehlen, da eine Kumulation der verwendeten Substanz auftreten kann. Im Falle einer autoimmunologisch vermittelten Thrombozytopenie (HIT Typ II) unter unfraktioniertem oder niedermolekularem Heparin ist die Antikoagulation entweder mit dem Heparinoid Danaparoid-Na (Orgavan) oder mit dem rekombinanten Hirudin-Präparat Lepivudin (Refludan) fortzuführen oder nach Normalisierung der Thrombozytenwerte auf eine orale Antikoagulation umzustellen. Im letzteren Fall sollte aufgrund der Gefahr der Markumarnekrose mit niedrigen Dosen Phenprocoumon (max 6 mg pro Tag) oder Warfarin (max 7,5 mg pro Tag) begonnen werden.

In der Regel sollte nach Konsolidierung des Infarktes die Heparintherapie auf eine orale Antikoagulation mit Phenprocoumon oder Warfarin umgesetzt werden, bis eine „International Normalized Ratio (INR)" von 2–3 erreicht ist. Dies sollte zumindest über einen Zeitraum von 3 Monaten fortgeführt werden und dann in Abhängigkeit vom lokalen Gefäßbefund bzw. vom neuen Auftreten zerebralischämischer Symptome beendet werden (siehe **Abbildung 2**; Schievink 2001, Brandt u. Caplan 2001). Persistiert der Gefäßverschluss, sollte die Antikoagulation auf 6 Monate verlängert werden, im Falle von persistierenden Gefäßwandunregelmäßigkeiten oder Lumeneinengungen ist eine Umsetzung auf Thrombozytenfunktionshemmer gerechtfertigt. Jenseits von 6 Monaten ist die Fortführung der Antikoagulation oder die Indikationsstellung eines invasiven Vorgehens nur gerechtfertigt, wenn im Individualfall rezidivierende ischämische Symptome oder ein raumforderndes Pseudoaneurysma zu einer Ausweitung der Therapie zwingen. Präsentiert sich ein Patient ohne ischämische Symptome, ist gleichermaßen zu verfahren.

Berücksichtigt man die aktuelle Tendenz in der Behandlung der akuten zerebralen Ischämie, unabhängig von der Ätiopathogenese auf eine Applikation von Heparin in höherer Dosis gänzlich zu verzichten, dafür aber Acetylsalicylsäure (ASS) zu verwenden (The International Stroke Trial, IST, 1997), stellt sich die Frage, ob das oben dargestellte antikoagulatorische Regime bei den Dissektionen gerechtfertigt ist. Diese Frage kann aktuell anhand wissenschaftlicher Daten nicht beantwortet werden. Die Autorengruppe begründet das antikoagulatorische Vorgehen bei Dissektionen folgendermaßen:

- Aus pathophysiologischer Sicht spielen nach aktuellem Kenntnisstand in der Akutphase der Dissektion im Wesentlichen prothrombotische Faktoren (u. a. Endothelzellschaden, Verminderung des Blutflusses) eine Rolle.
- Aus der Erfahrung hat sich das oben dargestellte Antikoagulationsregime bewährt, d. h. die Raten an Schlaganfallrezidiven oder Blutungskomplikationen sind niedrig. Über die Verwendung von ASS als alleinige Sekundärprophylaxe in der Akutphase als auch langfristig liegen den Autoren keine ausreichenden Erfahrungen vor. Im oben zitierten „International Stroke Trial", in dem eine Überlegenheit von ASS im Gegensatz zur nichteffektiven Gabe von unfraktioniertem Heparin subkutan bezüglich der Schlaganfallrezidiv- und Todesrate innerhalb von 14 Tagen sowie des „Outcome" nach 6 Monaten gezeigt werden konnte, wurden Dissektionspatienten nicht als Subgruppe analysiert (The International Stroke Trial, IST, 1997).

Somit fehlt bislang der direkte Vergleich dieser sekundärprophylaktischen Strategien bei Dissektionspatienten. Es existiert eine aktuelle, systematische Analyse der verfügbaren Literatur („Cochrane Database Syst. Rev.") bezüglich des Vergleichs einer antikoagulatorischen vs. thrombozytenfunktionshemmenden Therapie, die allerdings beim Fehlen randomisierter Studien keine eindeutigen Angaben bezüglich der Überlegenheit eines der Regime geben kann (Lyrer u. Engelter 2003).

Ein dissezierendes intrakranielles Aneurysma mit SAB sollte nicht antikoaguliert werden, sondern entweder chirurgisch oder endovaskulär wie ein sackförmiges Aneurysma versorgt werden. Die Sekundärprophylaxe intrakranieller Dissektionen ohne SAB folgt dem gleichen Schema wie die extrakranieller Dissektionen, allerdings sollte die Antikoagulation wegen der vermuteten Blutungsgefahr streng an dem lokalen vaskulären Befund ausgerichtet sein. Bei vorzeitiger Normalisierung desselben und klinisch stabilem Verlauf kann diese auch vorzeitig beendet werden (Schievink 2001).

In jedem Fall sollte der Patient zusätzlich darüber aufgeklärt werden, dass risikobehaftete Sportarten und andersartige mechanische Einwirkungen (Massage, Chiropraxie) bis auf weiteres zu vermeiden sind. Für wie lange diese Empfehlung gilt, kann aktuell nicht beantwortet werden, für Risikopatienten wahrscheinlich lebenslang.

Interventionelle Sekundärprophylaxe bzw. Therapie

Im chronischen Stadium, d. h. Monate nach dem Akutereignis und vorhergehender Langzeit-Antikoagulation ist eine offen chirurgische Rekonstruktion des Gefäßes möglich (Muller et al. 2000). Mögliche Indikationen für ein solches Vorgehen könnten eine residuelle hochgradige Stenose oder ein ausgedehntes Pseudoaneurysma sein (Moreau et al. 1994, Schievink et al. 1994d, Muller et al. 2000). In jedem Fall sollte die Indikationsstellung für einen invasiven Eingriff an sich wiederholende neurologische Ausfallsymptome gebunden sein, die eindeutig auf das betroffene Gefäß zu beziehen sind. Die zur Verfügung stehenden gefäßchirurgischen Verfahren können offensichtlich mit vergleichbar niedriger Komplikationsrate durchgeführt werden, wie die standardisierte Thrombendarterektomie atherosklerotischer Läsionen (Muller et al. 2000).

Da die schädelbasisnahe Lokalisation der meisten Dissektionen für den Gefäß- oder Neurochirurgen erhebliche Zugangsprobleme bereiten kann, bietet sich die endovaskuläre Therapie als Alternative an. Grundsätzlich kann man für die Indikationsstellung zwei verschiedene Konstellationen unterscheiden, bei denen verschiedene invasive Therapieverfahren möglich sind: Liegt auf Grund einer Dissektion eine hochgradige Stenose eines hirnversorgenden Gefäßes mit durch rezidivierende arterio-arterielle Embolien oder hämodynamische Insuffizienz hervorgerufener, konservativ nicht beherrschbarer Symptomatik vor, ist es möglich, das durch die Dissektion betroffene Gefäß mittels einer Stent-Implantation wieder zu eröffnen und damit ein dauerhaftes Rekanalisationsergebnis zu erzielen (Bejjani et al. 1999, Liu et al. 1999, Malek et al. 2000). Die Möglichkeiten eines Protektionssystems durch temporäre Ballonokklusion oder Filter sind insbesondere bei akuten Dissektionen, aus denen noch nicht organisiertes thrombotisches Material freigesetzt werden kann, zu prüfen. Nach den o. a. Fallberichten scheint jedoch die Stent-Implantation auch ohne zusätzliche Protektion bei Dissektionen komplikationsarm möglich zu sein.

Die zweite Situation ist die Ausbildung eines sog. Pseudoaneurysmas. Hierbei ist zu fordern, dass dieses Aneurysma eindeutig als symptomatisch einzuschätzen ist. Dies kann z. B. durch persistierende Hirnnervenausfälle der Fall sein oder aber durch rezidivierende arterio-arterielle Embolien aus dem Aneurysma. Intrakraniell können dissezierende Aneurysmen auch durch eine Subarachnoidalblutung symptomatisch werden (Hosoya et al. 1999, Shin et al. 2000). Zur Behandlung dissektionsbedingter aneurysmatischer Gefäßwandveränderungen stehen folgende endovaskuläre Therapieoptionen zur Verfügung, die jeweils durch Kasuistiken belegt sind: So kann der Hals des Pseudoaneurysmas mit einem Stent überbrückt werden, wobei die kanalisierende Wirkung der Stentmaschen auf den Blutstrom in einem Teil der Fälle bereits eine Thrombose der aneurysmatischen Aussackung bewirkt hat (Liu et al. 1999, Malek et al. 2000). Sollte dies nicht ausreichen, können zusätzlich Embolisationsspiralen durch die Maschen des Stents hindurch in den Aneurysmasack eingebracht werden (Liu et al. 1999, Saito et al. 2000, Lylyk et al. 2001). In extrakraniell leicht zugänglichen Lokalisationen wurden auch beschichtete Stents erfolgreich zur Aneurysmaausschaltung eingesetzt (Scavee et al. 2001). Der Vorteil der genannten Methoden liegt in der Rekonstruktion des Trägergefäßes, das offen gehalten werden kann. Komplikationsmöglichkeiten bestehen durch Thrombembolien an den eingebrachten Fremdmaterialien und durch eine Migration von Embolisationsspiralen bei schwacher oder gar nicht vorhandener Wand des Pseudoaneurysmas.

Zusammenfassend ist aber noch einmal festzuhalten, dass solche Maßnahmen technisch möglich sind und auch in Einzelfällen eine sinnvolle Therapie für den Patienten darstellen. Es handelt sich hierbei aber keinesfalls um standardisierte Vorgehensweisen, so dass in jedem Fall von einem sog. Heilversuch auszugehen ist. Des Weiteren sollten sowohl die gefäßchirurgischen als auch die endovaskulären Eingriffe spezialisierten Zentren vorbehalten sein, die über eine entsprechende Expertise in diesem Bereich verfügen.

Verfahren zur Konsensbildung

Bearbeitet durch die Kommission Leitlinien der DGN und den Vorstand der DGN.

Expertengruppe

PD Dr. med. Joachim Berkefeld, Institut für Neuroradiologie, Uniklinik Frankfurt am Main
PD Dr. med. Tobias Brandt, Neurologisches Fachkrankenhaus Speyererhof, Kliniken Schmieder, Heidelberg
Prof. Dr. med. Otto Busse, Neurologische Klinik, Klinikum Minden
Prof. Dr. med. Gerhard F. Hamann, Neurologische Klinik, Dr. Horst Schmidt Klinik Wiesbaden
PD Dr. med. Matthias Sitzer, Neurologische Uniklinik Frankfurt am Main
Federführend: *PD Dr. med. Matthias Sitzer, Klinik für Neurologie, Zentrum der Neurologie und Neurochirurgie, Johann Wolfgang Goethe-Universität Frankfurt am Main, Schleusenweg 2-16, 60528 Frankfurt, Tel.: 069 6301 5942*
e-mail: sitzer@em.uni-frankfurt

Literatur

Alimi, Y., P. Di Mauro, L. Tomachot, J. Albanese, C. Martin, B. Alliez, C. Juhan (1998): Bilateral dissection of the internal carotid artery at the base of the skull due to blunt trauma: incidence and severity. Ann. Vasc. Surg. 12, 557–565.

Aoki, N., T. Sakai (1990): Rebleeding from intracranial dissecting aneurysm in the vertebral artery. Stroke 21, 1628–1631.

Arnold, M., K. Nedeltchev, M. Sturzenegger, G. Schroth, T. J. Loher, F. Stepper, L. Remonda, C. Bassetti, H. P. Mattle (2002): Thrombolysis in patients with acute stroke caused by cervical artery dissection: analysis of 9 patients and review of the literature. Arch. Neurol. 59, 549–553.

Auer, A., S. Felber, C. Schmidauer, P. Waldenberger, F. Aichner (1998): Magnetic resonance angiographic and clinical features of extracranial vertebral artery dissection. J. Neurol. Neurosurg. Psychiatry 64, 474–481.

Bassetti, C., A. Carruzzo, M. Sturzenegger, E. Tuncdogan (1996): Recurrence of cervical artery dissection. A prospective study of 81 patients. Stroke 27, 1804–1807.

Bejjani, G. K., L. H. Monsein, J. R. Laird, L. F. Satler, B. W. Starnes, E. F. Aulisi (1999): Treatment of symptomatic cervical carotid dissections with endovascular stents. Neurosurgery 44:, 755–760; discussion 760–1.

Bellot, J., R. Gherardi, J. Poirier, P. Lacour, G. Debrun, J. Barbizet (1985): Fibromuscular dysplasia of cervico-cephalic arteries with multiple dissections and a carotid-cavernous fistula. A pathological study. Stroke 16, 255–261.

Benninger, D. H., D. Georgiadis, C. Kremer, A. Studer, K. Nedeltchev, R. W. Baumgartner (2004): Mechanism of ischemic infarct in spontaneous carotid dissection. Stroke 35, 482–485.

Bertram, M., P. Ringleb, J. Fiebach, E. Orberk, T. Brandt, W. Hacke (1999): Spectrum of neurological symptoms in dissections of brain-supplying arteries. Dtsch. Med. Wochenschr. 124, 273–278.

Bogousslavsky, J., P. Pierre (1992): Ischemic stroke in patients under age 45. Neurol. Clin. 10, 113–124.

Brandt, T., I. Hausser, E. Orberk, A. Grau, W. Hartschuh, I. Anton-Lamprecht, W. Hacke (1998): Ultrastructural connective tissue abnormalities in patients with spontaneous cervicocerebral artery dissections. Ann. Neurol. 44, 281–285.

Brandt, T., L. Caplan (2001): Spontaneous arterial dissection. Current Treatment Options in Neurology 3, 463–469.

Brandt, T., E. Orberk, R. Weber, I. Werner, O. Busse, B. T. Muller, F. Wigger, A. Grau, C. Grond-Ginsbach, I. Hausser (2001): Pathogenesis of cervical artery dissections: association with connective tissue abnormalities. Neurology 57, 24–30.

Bruninx, G., H. Roland, J. C. Matte, H. Magermans, J. Jacquy, C. Delcour (1996): Carotid dissection during childbirth. J. Mal. Vasc. 21, 92–94.

Cals, N., G. Devuyst, D. K. Jung, N. Afsar, G. De Freitas, P. A. Despland, J. Bogousslavsky (2001): Uncommon ultrasound findings in traumatic extracranial vertebral artery dissection. Eur. J. Ultrasound 12, 227–231.

Caplan, L. R., C. K. Zarins, M. Hemmati (1985): Spontaneous dissection of the extracranial vertebral arteries. Stroke 16,1030–1038.

Caplan, L. R., G. D. Baquis, M. S. Pessin, J. D'Alton, L. S. Adelman, L. D. DeWitt, K. Ho, D. Izukawa, E. S. Kwan (1988): Dissection of the intracranial vertebral artery. Neurology 38, 868–877.

de Bray, J. M., P. Lhoste, F. Dubas, J. Emile, J. L. Saumet (1994): Ultrasonic features of extracranial carotid dissections: 47 cases studied by angiography. J. Ultrasound Med. 13, 659–664.

de Bray, J. M., I. Penisson-Besnier, F. Dubas, J. Emile (1997): Extracranial and intracranial vertebrobasilar dissections: diagnosis and prognosis. J. Neurol. Neurosurg. Psychiatry 63, 46–51.

Djouhri, H., B. Guillon, L. Brunereau, C. Levy, V. Bousson, V. Biousse, L. Arrive, J. M. Tubiana (2000): MR angiography for the long-term follow-up of dissecting aneurysms of the extracranial internal carotid artery. AJR Am. J. Roentgenol. 174, 1137–1140.

Egelhof, T., O. Jansen, R. Winter, K. Sartor (1996): CT angiography in dissections of the internal carotid artery. Value of a new examination technique in comparison with DSA and Doppler ultrasound. Radiologe. 36, 850–854.

Eljamel, M. S., P. R. Humphrey, M. D. Shaw (1990): Dissection of the cervical internal carotid artery. The role of Doppler/Duplex studies and conservative management. J. Neurol. Neurosurg. Psychiatry 53, 379–383.

Fiebach, J., T. Brandt, M. Knauth, O. Jansen (1999): MRI with fat suppression in the visualization of wall hematoma in spontaneous dissection of the internal carotid artery. RöFo. Fortschr. Geb. Röntgenstr. Neuen Bildgeb. Verfahr. 171, 290–293.

Fisher, C. M., R. G. Ojemann, G. H. Roberson (1978): Spontaneous dissection of cervico-cerebral arteries. Can. J. Neurol. Sci. 5, 9–19.

Furst, G., A. Saleh, F. Wenserski, J. Malms, M. Cohnen, A. Aulich, T. Neumann-Haefelin, M. Schroeter, H. Steinmetz, M. Sitzer (1999): Reliability and validity of noninvasive imaging of internal carotid artery pseudo-occlusion. Stroke 30, 1444–1449.

Giroud, M., H. Fayolle, N. Andre, R. Dumas, F. Becker, D. Martin, N. Baudoin, D. Krause (1994): Incidence of internal carotid artery dissection in the community of Dijon. J. Neurol. Neurosurg. Psychiatry 57, 1443.

Goldberg, H. I., R. I. Grossman, J. M. Gomori, A. K. Asbury, L. T. Bilaniuk, R. A. Zimmerman (1986): Cervical internal carotid artery dissecting hemorrhage: diagnosis using MR. Radiology 158, 157–161.

Gould, D. B., K. Cunningham (1994): Internal carotid artery dissection after remote surgery. Iatrogenic complications of anesthesia. Stroke 25, 1276–1278.

Grond-Ginsbach, C., F. Wigger, M. Morcher, F. von Pein, A. Grau, I. Hausser, T. Brandt (2002): Sequence analysis of the COL5A2 gene in patients with spontaneous cervical artery dissections. Neurology 58, 1103–1105.

Guillon, B., L. Brunereau, V. Biousse, H. Djouhri, C. Levy, M. G. Bousser (1999): Long-term follow-up of aneurysms developed during extracranial internal carotid artery dissection. Neurology 53, 117–122.

Halbach, V. V., R. T. Higashida, C. F. Dowd, K. W. Fraser, T. P. Smith, G. P. Teitelbaum, C. B. Wilson, G. B. Hieshima (1993): Endovascular treatment of vertebral artery dissections and pseudoaneurysms. J. Neurosurg. 79, 183–191.

Haldeman, S., F. J. Kohlbeck, M. McGregor (1999): Risk factors and precipitating neck movements causing vertebrobasilar artery dissection after cervical trauma and spinal manipulation. Spine 24, 785–794.

Hennerici, M., W. Steinke, W. Rautenberg (1989): High-resistance Doppler flow pattern in extracranial carotid dissection. Arch. Neurol. 46, 670–672.

Hinse, P., A. Thie, L. Lachenmayer (1991): Dissection of the extracranial vertebral artery: report of four cases and review of the literature. J. Neurol. Neurosurg. Psychiatry 54, 863–869.

Hosoya, T., M. Adachi, K. Yamaguchi, T. Haku, T. Kayama, T. Kato (1999): Clinical and neuroradiological features of intracranial vertebrobasilar artery dissection. Stroke 30, 1083–1090.

Houser, O. W., B. Mokri, T. M. Sundt Jr., H. L. Baker Jr., D. F. Reese (1984): Spontaneous cervical cephalic arterial dissection and its residuum: angiographic spectrum. AJNR Am. J. Neuroradiol. 5, 27–34.

Jackson, M. A., R. C. Hughes, S. P. Ward, E. G. McInnes (1983): „Headbanging" and carotid dissection. Br. Med. J. (Clin. Res. Ed.) 287, 1262.

Karacagil, S., H. G. Hardemark, D. Bergqvist (1996): Spontaneous internal carotid artery dissection. Review. Int. Angiol. 15, 291–294.

Kasner, S. E., L. L. Hankins, P. Bratina, L. B. Morgenstern (1997): Magnetic resonance angiography demonstrates vascular healing of carotid and vertebral artery dissections. Stroke 28, 1993–1997.

Kirsch, E., A. Kaim, S. Engelter, P. Lyrer, K. W. Stock, G. Bongartz, E. W. Radu (1998): MR angiography in internal carotid artery dissection: improvement of diagnosis by selective demonstration of the intramural haematoma. Neuroradiology 40, 704–709.

Laitt, R. D., T. T. Lewis, J. R. Bradshaw (1996): Blunt carotid arterial trauma. Clin. Radiol. 51, 117–122.

Leclerc, X., O. Godefroy, A. Salhi, C. Lucas, D. Leys, J. P. Pruvo (1996): Helical CT for the diagnosis of extracranial internal carotid artery dissection. Stroke 27, 461–466.

Leclerc, X., C. Lucas, O. Godefroy, L. Nicol, A. Moretti, D. Leys, J. P. Pruvo (1999): Preliminary experience using contrast-enhanced MR angiography to assess vertebral artery structure for the follow-up of suspected dissection. AJNR Am. J. Neuroradiol. 20, 1482–1490.

Levy, C., J. P. Laissy, V. Raveau, P. Amarenco, V. Servois, M. G. Bousser, J. M. Tubiana (1994): Carotid and vertebral artery dissections: three-dimensional time-of-flight MR angiography and MR imaging versus conventional angiography. Radiology 190, 97–103.

Leys, D., T. Moulin, T. Stojkovic, S. Begey, D. Chavot, D. Investigators (1995): Follow-up of patients with history of cervical artery dissection. Cerebrovasc. Dis. 1995, 43–49.

Leys, D., C. Lucas, M. Gobert, G. Deklunder, J. P. Pruvo (1997): Cervical artery dissections. Eur. Neurol. 37, 3–12.

Lisovoski, F., P. Rousseaux (1991): Cerebral infarction in young people. A study of 148 patients with early cerebral angiography. J. Neurol. Neurosurg. Psychiatry 54, 576–579.

Liu, A. Y., R. D. Paulsen, M. L. Marcellus, G. K. Steinberg, M. P. Marks (1999): Long-term outcomes after carotid stent placement treatment of carotid artery dissection. Neurosurgery 45, 1368–1373; discussion 1373–1374.

Lylyk, P., J. E. Cohen, R. Ceratto, A. Ferrario, C. Miranda (2001): Combined endovascular treatment of dissecting vertebral artery aneurysms by using stents and coils. J. Neurosurg. 94, 427–432.

Lyrer, P., S. Engelter (2003): Antithrombotic drugs for carotid artery dissection. Cochrane Database Syst. Rev., CD000255.

Malek, A. M., R. T. Higashida, C. C. Phatouros, T. E. Lempert, P. M. Meyers, W. S. Smith, C. F. Dowd, V. V. Halbach (2000): Endovascular management of extracranial carotid artery dissection achieved using stent angioplasty. AJNR Am. J. Neuroradiol. 21, 1280–1292.

Manabe, H., T. Hatayama, S. Hasegawa, S. M. Islam, S. Suzuki (2000): Coil embolisation for ruptured vertebral artery dissection distal to the origin of the posterior inferior cerebellar artery. Neuroradiology 42, 384–387.

Mascalchi, M., M. C. Bianchi, S. Mangiafico, G. Ferrito, M. Puglioli, E. Marin, S. Mugnai, R. Canapicchi, N. Quilici, D. Inzitari (1997): MRI and MR angiography of vertebral artery dissection. Neuroradiology 39, 329–340.

Mayer, S. A., B. S. Rubin, B. J. Starman, P. H. Byers (1996): Spontaneous multivessel cervical artery dissection in a patient with a substitution of alanine for glycine (G13A) in the alpha 1 (I) chain of type I collagen. Neurology 47, 552–556.

Miyamoto, S., H. Kikuchi, J. Karasawa, Y. Kuriyama (1984): Surgical treatment for spontaneous carotid dissection with impending stroke. Case report. J. Neurosurg. 61, 382–386.

Mokri, B., T. M. Sundt Jr., O. W. Houser, D. G. Piepgras (1986): Spontaneous dissection of the cervical internal carotid artery. Ann. Neurol. 19, 126–138.

Mokri, B., O. W. Houser, B. A. Sandok, D. G. Piepgras (1988): Spontaneous dissections of the vertebral arteries. Neurology 38, 880–885.

Mokri, B. (1990): Traumatic and spontaneous extracranial internal carotid artery dissections. J. Neurol. 237, 356–361.

Moreau, P., B. Albat, A. Thevenet (1994): Surgical treatment of extracranial internal carotid artery aneurysm. Ann. Vasc. Surg. 8, 409–416.

Muller, B. T., B. Luther, W. Hort, T. Neumann-Haefelin, A. Aulich, W. Sandmann (2000): Surgical treatment of 50 carotid dissections: indications and results. J. Vasc. Surg. 31, 980–988.

Mullges, W., E. B. Ringelstein, M. Leibold (1992): Non-invasive diagnosis of internal carotid artery dissections. J. Neurol. Neurosurg. Psychiatry 55, 98–104.

North, K. N., D. A. Whiteman, M. G. Pepin, P. H. Byers (1995): Cerebrovascular complications in Ehlers-Danlos syndrome type IV. Ann. Neurol. 38, 960–964.

Oelerich, M., F. Stogbauer, G. Kurlemann, C. Schul, G. Schuierer (1999): Craniocervical artery dissection: MR imaging and MR angiographic findings. Eur. Radiol. 9, 1385–1391.

Pepin, M., U. Schwarze, A. Superti-Furga, P. H. Byers (2000): Clinical and genetic features of Ehlers-Danlos syndrome type IV, the vascular type. N. Engl. J. Med. 342, 673–680.

Phan, T., J. Huston 3rd, M. A. Bernstein, S. J. Riederer, R. D. Brown Jr. (2001): Contrast-enhanced magnetic resonance angiography of the cervical vessels: experience with 422 patients. Stroke 32, 2282–2286.

Rother, J., A. Schwartz, W. Rautenberg, M. Hennerici (1995): Magnetic resonance angiography of spontaneous vertebral artery dissection suspected on Doppler ultrasonography. J. Neurol. 242, 430–436.

Rudolf, J., M. Neveling, M. Grond, S. Schmulling, C. Stenzel, W. D. Heiss (1999): Stroke following internal carotid artery occlusion - a contra-indication for intravenous thrombolysis? Eur. J. Neurol. 6, 51–55.

Saito, R., M. Ezura, A. Takahashi, T. Yoshimoto (2000): Combined neuroendovascular stenting and coil embolization for cervical carotid artery dissection causing symptomatic mass effect. Surg. Neurol. 53, 318–322.

Saver, J. L., J. D. Easton, G. H. Hart (1992): Dissections and trauma of cervicocerebral arteries. In: Barnett, H. J., J. P. Mohr, B. M. Stein, F. M. Yatsu, eds. Stroke: Pathophysiology, Diagnosis and Management. 2nd ed. Churchill Livingstone, New York, 671–688.

Scavee, V., J. F. De Wispelaere, E. Mormont, B. Coulier, J. P. Trigaux, J. C. Schoevaerdts (2001): Pseudoaneurysm of the internal carotid artery: treatment with a covered stent. Cardiovasc. Intervent. Radiol. 24, 283–285.

Schievink, W. I., M. Limburg, J. W. Oorthuys, P. Fleury, F. M. Pope (1990): Cerebrovascular disease in Ehlers-Danlos syndrome type IV. Stroke 21, 626–632.

Schievink, W. I., B. Mokri, J. P. Whisnant (1993): Internal carotid artery dissection in a community. Rochester, Minnesota, 1987–1992. Stroke 24, 1678–1680.

Schievink, W. I., J. Bjornsson, D. G. Piepgras (1994a): Coexistence of fibromuscular dysplasia and cystic medial necrosis in a patient with Marfan's syndrome and bilateral carotid artery dissections. Stroke 25, 2492–2496.

Schievink, W. I., B. Mokri, W. M. O'Fallon (1994b): Recurrent spontaneous cervical-artery dissection. N. Engl. J. Med. 330, 393–397.

Schievink, W. I., B. Mokri, D. G. Piepgras (1994c): Spontaneous dissections of cervicocephalic arteries in childhood and adolescence. Neurology 44, 1607–1612.

Schievink, W. I., D. G. Piepgras, T.V. McCaffrey, B. Mokri (1994d): Surgical treatment of extracranial internal carotid artery dissecting aneurysms. Neurosurgery 35, 809–815; discussion 815–816.

Schievink, W. I., B. Mokri, D. G. Piepgras, J. D. Kuiper (1996): Recurrent spontaneous arterial dissections: risk in familial versus nonfamilial disease. Stroke 27, 622–624.

Schievink, W. I. (2001): Spontaneous dissection of the carotid and vertebral arteries. N. Engl. J. Med. 344, 898–906.

Shin, J. H., D. C. Suh, C. G. Choi, H. K. Leei (2000): Vertebral artery dissection: spectrum of imaging findings with emphasis on angiography and correlation with clinical presentation. Radiographics 20, 1687–1696.

Steinke, W., W. Rautenberg, A. Schwartz, M. Hennerici (1994): Noninvasive monitoring of internal carotid artery dissection. Stroke 25, 998–1005.

Steinke, W., A. Schwartz, M. Hennerici (1996): Topography of cerebral infarction associated with carotid artery dissection. J. Neurol. 243, 323–328.

Sturzenegger, M., H. P. Mattle, A. Rivoir, F. Rihs, C. Schmid (1993): Ultrasound findings in spontaneous extracranial vertebral artery dissection. Stroke 24, 1910–1921.

Sturzenegger, M. (1995): Spontaneous internal carotid artery dissection: early diagnosis and management in 44 patients. J. Neurol. 242, 231–238.

Sturzenegger, M., H. P. Mattle, A. Rivoir, R. W. Baumgartner (1995): Ultrasound findings in carotid artery dissection: analysis of 43 patients. Neurology 45, 691–698.

The International Stroke Trial (IST; 1997): A randomised trial of aspirin, subcutaneous heparin, both, or neither among 19435 patients with acute ischaemic stroke. International Stroke Trial Collaborative Group. Lancet. 349, 1569–1581.

Touboul, P. J., J. L. Mas, M. G. Bousser, D. Laplane (1988): Duplex scanning in extracranial vertebral artery dissection. Stroke 19, 116–121.

Treiman, G. S., R. L. Treiman, R. F. Foran, P. M. Levin, J. L. Cohen, W. H. Wagner, D. V. Cossman (1996): Spontaneous dissection of the internal carotid artery: a nineteen-year clinical experience. J. Vasc. Surg. 24, 597–605; discussion 605–607.

Zuber, M., E. Meary, J. F. Meder, J. L. Mas (1994): Magnetic resonance imaging and dynamic CT scan in cervical artery dissections. Stroke 25, 576–581.

Nichtrupturierte intrakranielle Aneurysmen

Was gibt es Neues?

Gegenüber der letzten Leitlinie des Jahres 2003 hat sich die Datenlage durch Publikation der prospektiv erhobenen Ergebnisse der Phase 2 der „International Study of Unruptured Intracranial Aneurysms" (ISUIA) verbessert (⇔). Die aktuelle Leitlinie „Nichtrupturierte intrakranielle Aneurysmen" ist unter Berücksichtigung dieser Studie neu gefasst worden.

Für das Rupturrisiko eines nichtrupturierten intrakraniellen Aneurysmas sind seine Größe, seine Lage und die Frage einer früheren Blutung eines anderen intrakraniellen Aneurysmas von besonderer Bedeutung. Das Therapierisiko wird durch die gleichen Faktoren beeinflusst, stärker als früher vermutet aber auch durch das Alter (deutlicher Anstieg des Therapierisikos über 50 Jahre).

Die wichtigsten Empfehlungen auf einen Blick

- Für asymptomatische intrakranielle Aneurysmen der vorderen Zirkulation < 7 mm Maximaldurchmesser ohne stattgehabte Subarachnoidalblutung aus einem anderen Aneurysma kann keine generelle Behandlungsempfehlung gegeben werden.
- Asymptomatische intrakranielle Aneurysmen ≥ 7 mm Maximaldurchmesser rechtfertigen eine Behandlung, bei der das Alter, der neurologische Zustand und der Allgemeinzustand des Patienten sowie die Risiken der Therapieverfahren berücksichtigt werden müssen.
- Asymptomatische intrakranielle Aneurysmen der hinteren Zirkulation einschließlich der A. communicans posterior rechtfertigen eine Behandlung, bei der das Alter, der neurologische Zustand und der Allgemeinzustand des Patienten sowie die Risiken der Therapieverfahren berücksichtigt werden müssen.
- Asymptomatische intrakranielle Aneurysmen nach stattgehabter Subarachnoidalblutung aus einem anderen, bereits versorgten Aneurysma rechtfertigen eine Behandlung, bei der das Alter, der neurologische Zustand und der Allgemeinzustand des Patienten sowie die Risiken der Therapieverfahren berücksichtigt werden müssen.
- Die Behandlung kleiner asymptomatischer intrakavernöser Karotisaneurysmen ist nicht indiziert.
- Über die Behandlung großer symptomatischer intrakavernöser Karotisaneurysmen sollte individuell unter Berücksichtigung des Alters des Patienten, der Schwere und Progression der Symptomatik entschieden werden. Die Behandlung sollte primär endovaskulär (Verschluss) oder kombiniert chirurgisch (Bypass) und endovaskulär (Verschluss) erfolgen.
- Bei nichtrupturierten, aber kompressiv symptomatischen intraduralen Aneurysmen jeder Größe sollte eine Behandlung empfohlen werden. Hierbei bedürfen große oder Riesenaneurysmen aufgrund des höheren chirurgischen Risikos einer besonders sorgfältigen Analyse.
- Eine Empfehlung zur Beobachtung eines Aneurysmas beinhaltet die Durchführung von Kontrolluntersuchungen mittels CT- oder MR-Angiographie unter Berücksichtigung der notwendigen Qualitätsanforderungen. Änderungen von Aneurysmagröße oder -konfiguration sollten zur erneuten Prüfung einer Behandlungsindikation führen (⇔) (**C**) (siehe auch **Abbildung 1**).

Einführung

Die zunehmende Verbreitung nichtinvasiver neuroradiologischer Diagnostik führt in verstärktem Maß zur Aufdeckung asymptomatischer (inzidenteller) intrakranieller Gefäßfehlbildungen, also auch sackförmiger Aneurysmen der hirnversorgenden Arterien. Die seit der Publikation des zweiten Teils der International Study of Unruptured Intracranial Aneurysms im Jahr 2003 deutlich gestiegenen Kenntnisse über deren Spontanverlauf und Therapierisiken lassen nunmehr verbesserte Empfehlungen zum Vorgehen zu, die die Autoren zu dieser Neufassung der 2003 publizierten letzten Leitlinie der DGN veranlasst haben.

Intrakranielle Aneurysmen bezeichnen wir als asymptomatisch oder inzidentell, wenn sie zufällig gefunden werden. Nichtrupturierte Aneurysmen sind nicht immer asymptomatisch (z.B. Hirnnervenkompression). Die saubere Trennung dieser Begriffe ist auch bei den Vorschlägen zum Management zu beachten.

Bildgebende Diagnostik

Sowohl die kraniale MR-Tomographie mit MR-Arteriographie als auch die CT-Angiographie besitzen Sensitivitäten und Spezifitäten von jeweils über 70%, die sie – im Ge-

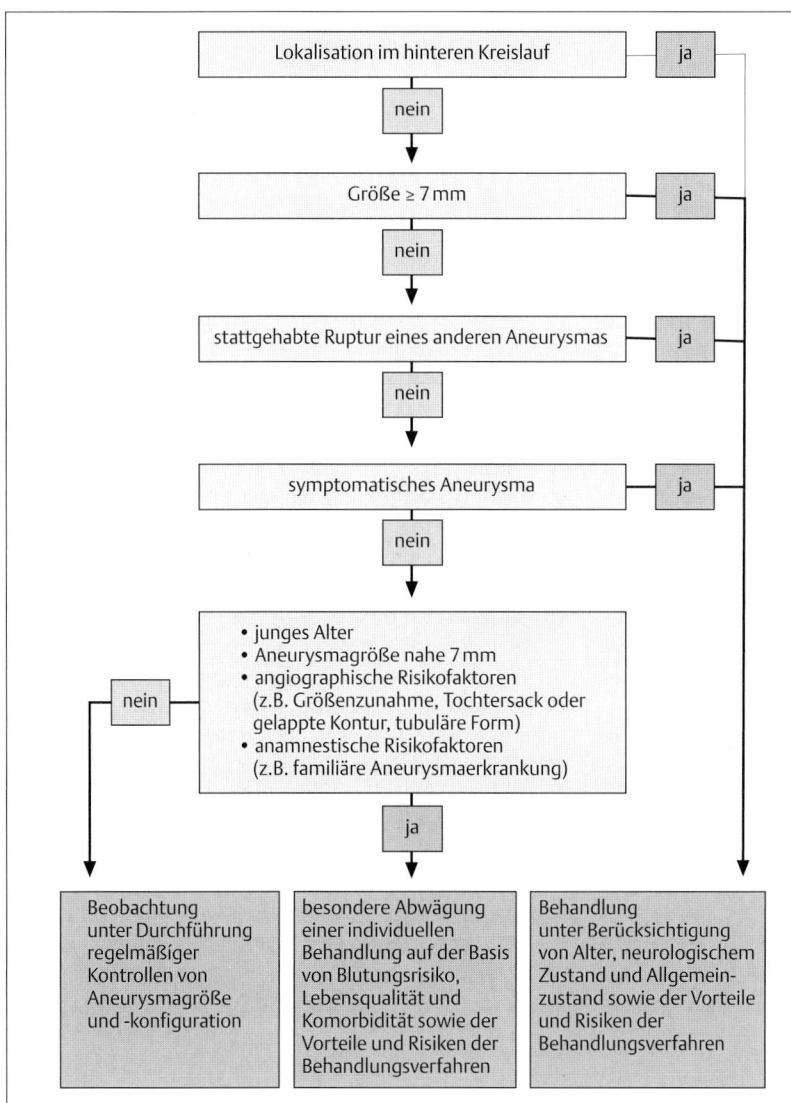

Abbildung 1 Flussdiagramm zum Management nichtrupturierter intrakranieller Aneurysmen (**C**).

gensatz zur Standard-CT – als Screening-Methoden oder zur Verlaufskontrolle der Größe nichtrupturierter intrakranieller Aneurysmen geeignet machen. Die Sensitivität steigt naturgemäß mit der Aneurysmagröße und beträgt für Aneurysmen ab 6 mm Durchmesser über 90%. Die intraarterielle Angiographie bei asymptomatischen Patienten ist wegen ihrer seltenen, aber möglichen Komplikationen als reine Screening-Methode nicht zu empfehlen. Die kontrastmittelgestützte intrakranielle Farbduplexsonographie kann derzeit nicht als ausreichend sensitiv betrachtet werden (Bederson et al. 2000; MRA in Relatives of Patients with SAH Study Group 1999; Wardlaw u. White 2000).

Angehörigen-Screening

Ein Screening asymptomatischer Angehöriger eines Patienten mit einer aneurysmalen Subarachnoidalblutung ist derzeit nicht empfehlenswert. Die Aneurysmaprävalenz ist in dieser Gruppe, zumindest in Zentraleuropa, nicht wesentlich höher als in der übrigen Bevölkerung. Die aufgedeckten Aneurysmen sind überwiegend klein und in der vorderen Zirkulation lokalisiert, so dass die Risiken der Therapie den Nutzen bisher übersteigen (MRA in Relatives of Patients with SAH Study Group 1999). Größere Vorsicht ist in echten Aneurysmafamilien geboten, bei denen 2 oder mehr erst- oder zweitgradig Verwandte gesicherte Träger eines Aneurysmas sind (familiäre intrakranielle Aneurysmen). Diese Patienten scheinen ein höheres Rupturrisiko, ein jüngeres Lebensalter bei Ruptur sowie eine noch höhere Letalität aufzuweisen.

Epidemiologie

Die **aneurysmatische Subarachnoidalblutung** ist die dritthäufigste Schlaganfallursache, mit einer Inzidenz von ca. 11 pro 100 000 Einwohnern und Jahr in Mitteleuropa und den USA (Ingall u. Wiebers 1993, Ingall et al. 2000). Verglichen mit anderen Formen des Schlaganfalls sind die Patienten relativ jung, die Letalität und Morbidität der Subarachnoidalblutung aber besonders hoch, was die Bedeutung einer sinnvollen Prophylaxe unterstreicht. So liegt beispielsweise die 30-Tage-Letalität der aneurysmalen Subarachnoidalblutung bei ca. 45 % (Ingall u. Wiebers 1993, Ingall et al. 2000).

Die ursächlichen Aneurysmen gehen vermutlich auf eine lokale Wandschwäche an den Verzweigungsstellen der basalen Hirnarterien zurück (Schievink 1997). Angenommen werden bisher unbekannte Anlagefaktoren. Hierfür sprechen auch das familiär gehäufte Vorkommen intrakranieller arterieller Aneurysmen sowie deren vermehrtes Auftreten im Rahmen anderer genetischer Syndrome (z. B. autosomal dominante polyzystische Nierenerkrankung) oder bei Patienten mit spontanen arteriellen Dissektionen (Norrgard et al. 1987, Ronkainen et al. 1997, Schievink et al. 1991). Die Risikofaktoren Bluthochdruck, Rauchen und starker Alkoholkonsum sind dementsprechend für die Aneurysmaentstehung wahrscheinlich von geringerer Bedeutung, dagegen durchaus von Bedeutung für die Aneurysmaruptur.

Nichtrupturierte intrakranielle arterielle Aneurysmen finden sich inzidentell in 3–4 % aller prospektiv analysierten Autopsien und in etwa 2 % aller zerebralen Angiographien, in Risikogruppen mit familiären Aneurysmen oder autosomal dominanter polyzystischer Nierenerkrankung in etwa 10 % (Rinkel et al. 1998). Sie betreffen topographisch zu 80–85 % die vordere Zirkulation, weniger häufig die vertebrobasilären Arterien. Multiple (≥ 2) intrakranielle Aneurysmen finden sich bei 20–30 % aller Patienten (Kassell et al. 1990).

Spontanverlauf

Es gibt nur wenige große systematische Studien zum Spontanverlauf nichtrupturierter intrakranieller Aneurysmen. Alle vor 2003 publizierten Untersuchungen waren retrospektiv, was ihre Aussagekraft vor allem wegen der Möglichkeit von Ausleseartefakten (selection bias) einschränkt (Wiebers et al. 1987, Juvela et al. 1993, Rinkel et al. 1998, ISUIA Investigators 1998). Die 2003 vorgelegten ersten Daten der Phase 2 der „International Study of Unruptured Intracranial Aneurysms" (ISUIA) sind aufgrund der prospektiven Erhebungsmethode aussagekräftiger, obwohl auch diese einen Selektionsbias aufweisen dürfte (z. B. fehlende a-priori-Definition der Behandlungskriterien nicht eingeschlossener Fälle). Als wichtige Faktoren für die Einschätzung der Blutungswahrscheinlichkeit ließen sich in Übereinstimmung mit den früheren retrospektiven Studien die Aneurysmagröße, die Aneurysmalokalisation und die Anamnese einer früheren Blutung aus einem anderen intrakraniellen Aneurysma bestätigen. Das Risiko ist höher für größere Aneurysmen, für Aneurysmen der hinteren Zirkulation sowie nach früherer Blutung eines anderen (ausgeschalteten) Aneurysmas. Bei nicht rupturierten Aneurysmen in der vorderen Zirkulation mit angiographischem Aneurysmadurchmesser < 7 mm ohne frühere Ruptur eines anderen Aneurysmas trat im Beobachtungszeitraum von über 5 000 Personenjahren keine Ruptur auf. Für < 7 mm große Aneurysmen in der hinteren Zirkulation fand sich eine jährliche Blutungshäufigkeit von 0,5 %. Zum Teil deutlich höhere Risiken gelten für die übrigen, in **Tabelle 1** festgehaltenen Situationen, die die Risiken einer prophylaktischen Therapie rechtfertigen können (ISUIA Investigators 2003).

Hinweis: Zur hinteren Zirkulation zählen in ISUIA die Basilarisspitze, das übrige intrakranielle vertebrobasiläre System, die A. cerebri posterior und die A. communicans posterior (!), zur vorderen Zirkulation gehören die intravernöse und intrakranielle A. carotis interna, die A. cerebri anterior, die A. communicans anterior und die A. cerebri media.

Tabelle 1 Jährliche Rupturwahrscheinlichkeiten in Abhängigkeit von Größe und Lage nichtrupturierter intrakranieller Aneurysmen (nach ISUIA Investigators 2003)

	< 7 mm		7–12 mm	13–24 mm	> 24 mm
	keine frühere SAB*	frühere SAB*			
ACI kavernöser Abschnitt* (n = 210)	0	0	0	0,6 %	1,3 %
ACI intrakraniell, ACM, ACA, ACommA* (n = 1037)	0	0,3 %	0,5 %	2,9 %	8 %
Vertebrobasilär, ACP, ACommP* (n = 445)	0,5 %	0,7 %	2,9 %	3,7 %	10 %

* ACI = A. carotis interna; ACM = A. cerebri media; ACA = A. cerebri anterior; ACommA = A. communicans anterior; ACP = A. cerebri posterior; ACommP = A. communicans posterior; SAB = Subarachnoidalblutung aus früherem anderen ausgeschalteten Aneurysma

Nutzen-Risiko-Abwägung bei prophylaktischer Therapie

Die Frage einer prophylaktischen Therapie erfordert naturgemäß den Vergleich des anzunehmenden Spontanverlaufs (**Tabelle 1**) mit dem Therapierisiko. Die schon erwähnte „International Study of Unruptured Intracranial Aneurysms" (1998, 2003) ist die bisher einzige große systematische Untersuchung auch der therapieinduzierten Morbidität unter Einschluss kognitiver Tests vor und nach Clipping-Operation oder endovaskulärer Intervention nichtrupturierter intrakranieller Aneurysmen.

In der Gruppe aller operierten Patienten ohne frühere Subarachnoidalblutung aus einem anderen Aneurysma fand sich eine postoperative 30-Tages-Letalität von 1,8% (0,3% bei Patienten mit früherer Blutung aus einem anderen Aneurysma). Weitere 9,9% aller Operierten zeigten eine neurologische Behinderung und/oder kognitive Beeinträchtigung auch nach 1 Jahr (Rankin-Score 3–5 und/oder Mini-Mental-Score < 24). Für endovaskulär Therapierte fanden sich eine 30-Tages-Letalität von 2,0% und eine neurologische und/oder kognitive 1-Jahres-Morbidität von 6,4%. Diese Therapierisiken variieren allerdings stark für verschiedene Subgruppen. Das Alter spielt dabei eine stärkere Rolle als früher angenommen (relatives Risiko 2,4 für Patienten ab 50 Jahre). Des Weiteren steigt die Therapiemorbidität mit der Aneurysmagröße (relatives Risiko 2,6 ab 12 mm), nach früherer zerebraler Ischämie (relatives Risiko 1,9), bei Aneurysmen der hinteren Strombahn und beim Vorhandensein nichthämorrhagischer Aneurysmasymptome (relatives Risiko jeweils 1,6). Viele der Prädiktoren eines ungünstigeren Spontanverlaufs (**Tabelle 1**) sind somit auch Prädiktoren eines erhöhten Therapierisikos (ISUIA Investigators 1998 und 2003). Die niedrigsten Komplikationsraten sind bei operativem Clipping von Aneurysmen des vorderen Kreislaufs (Größe < 25 mm) bei jüngeren Patienten (< 50 Jahre) zu erwarten (kombinierte Morbidität und Letalität < 5%). Das höchste Risiko besitzt die chirurgische und endovaskuläre Therapie von Riesenaneurysmen des hinteren Kreislaufs (kombinierte Morbidität und Letalität > 40%). Die endovaskuläre Behandlung ist der Operation dann überlegen, wenn der Patient älter als 50 Jahre ist oder das Aneurysma sich im hinteren Kreislauf befindet. Sie setzt jedoch eine hohe Aussicht auf ein gutes Langzeitergebnis voraus. Die Abwägung eines möglichen langfristigen Gewinns an Lebensjahren durch Clipping oder Coiling bei einer Streuung des jährlichen Rupturrisikos von 0–10% gegen das 5–50%ige Risiko einer durch die Behandlung herbeigeführten Behinderung illustriert eindrucksvoll die anhaltende Individualität jeder Entscheidung für oder gegen eine primärprophylaktische Ausschaltung intrakranieller Aneurysmen.

Vor dem Hintergrund solcher Nutzen-Risiko-Betrachtungen beruhen alle Entscheidungen für oder gegen eine Therapie auf der individuellen Abwägung patientenabhängiger Faktoren (Alter, frühere Ruptur eines anderen Aneurysmas), aneurysmaabhängiger Faktoren (Größe, Lage) und des vermuteten Behandlungsrisikos.

Verfahren zur Konsensbildung

Expertenkonsens, korrigiert durch die Kommission Leitlinien der DGN und den Vorstand der DGN, endgültig verabschiedet durch Umlauf der o.g. Leitlinie (E-Mail) innerhalb des Expertenteams.

Kooperationspartner und Sponsoren

Diese Leitlinie entstand ohne Einflussnahme oder Unterstützung durch die Industrie. Die Kosten wurden von der DGN getragen.

Expertengruppe

Für die DGN

Helmuth Steinmetz, Neurologie, Universitätsklinik Frankfurt a.M.

Für die DGNR

Michael Forsting, Neuroradiologie, Universitätsklinik Essen

Für die DGNC

Andreas Raabe, Neurochirurgie, Universitätsklinik Frankfurt a.M.
Volker Seifert, Neurochirurgie, Universitätsklinik Frankfurt a.M.
Peter Schmiedek, Neurochirurgie, Universitätsklinik Mannheim
Federführend: *Univ.-Prof. Dr. med. Helmuth Steinmetz, Direktor der Klinik für Neurologie, Zentrum der Neurologie und Neurochirurgie, Klinikum der Johann Wolfgang Goethe-Universität, Schleusenweg 2–16, 60528 Frankfurt am Main*
e-mail: h.steinmetz@em.uni-frankfurt.de

Literatur

Bederson, J. B., I. A. Awad, D. O. Wiebers, D. Piepgras, E. C. Haley Jr., T. Brott, G. Hademenos, D. Chyatte, R. Rosenwasser, C. Caroselli (2000): Recommendations for the management of patients with unruptured intracranial aneurysms: A Statement for healthcare professionals from the Stroke Council of the American Heart Association. Stroke 31, 2740–2750.

Ingall, T. J., D. O. Wiebers (1993): Natural history of subarachnoid hemorrhage. In: Whisnant, J. P., editor: Stroke: populations, cohorts, and clinical trials. Butterworth Heinemann Ltd, Oxford (U.K.), 174–186.

Ingall, T., K. Asplund, M. Mahonen, R. Bonita (2000): A multinational comparison of subarachnoid hemorrhage epidemiology in the WHO MONICA stroke study. Stroke 31, 1054–1061.

ISUIA – The International Study of Unruptured Intracranial Aneurysms Investigators (1998): Unruptured intracranial aneurysms – risk of rupture and risks of surgical intervention. N. Engl. J. Med. 33, 1725–1733.

ISUIA – The International Study of Unruptured Intracranial Aneurysms Investigators (2003): Unruptured intracranial aneurysms: natural history, clinical outcome, and risks of surgical and endovascular treatment. Lancet 362, 103–110.

Juvela, S., M. Porras, O. Heiskanen (1993): Natural history of unruptured intracranial aneurysms: a long-term follow-up study. J. Neurosurg. 79, 174–182.

Kassell, N. F., J. C. Torner, J. A. Jane, E. C. Haley Jr, H. P. Adams (1990): The International Cooperative Study on the Timing of Aneurysm Surgery. Part 1-2. J Neurosurg. 73, 18–47.

Norrgard, O., K. A. Angquist, H. Fodstad, A. Forsell, M. Lindberg (1987): Intracranial aneurysms and heredity. Neurosurgery 20, 236–239.

Rinkel, G. J. E., M. Djibuti, A. Algra, J. van Gijn (1998): Prevalence and risk of rupture of intracranial aneurysms. A systematic review. Stroke 29, 251–256.

Ronkainen, A., J. Hernesniemi, M. Puranen, L. Niemitukia, R. Vanninen, M. Ryynanen, H. Kuivaniemi, G. Tromp (1997): Familial intracranial aneurysms. Lancet 349, 380–384.

Schievink, W. I., B. Mokri, V. V. Michels, D. G. Piepgras (1991): Familial association of intracranial aneurysms and cervical artery dissections. Stroke 22, 1426–1430.

Schievink, W. I. (1997): Intracranial aneurysms. N. Engl. J. Med. 336, 28–40.

The Magnetic Resonance Angiography in Relatives of Patients with Subarachnoid Hemorrhage Study Group (1999): Risks and benefits of screening for intracranial aneurysms in first-degree relatives of patients with sporadic subarachnoid hemorrhage. N. Engl. J. Med. 341, 1344–1350.

Wardlaw, J. M., P. M. White (2000): The detection and management of unruptured intracranial aneurysms. Brain 123, 205–221.

Wiebers, D. O., J. P. Whisnant, T. M. Sundt, W. M. O'Fallon (1987): The significance of unruptured intracranial saccular aneurysms. J. Neurosurg. 66, 23–29.

Subarachnoidalblutung (SAB)

Was gibt es Neues?

- Das Coiling von Aneurysmen über einen neuroradiologischen Zugang zeigt bei selektionierten Patienten bessere Einjahresdaten (Behinderungsgrad, Tod) als das Aneurysmaclipping (⇑).
- Eine generelle Empfehlung zum Coiling wird noch nicht gegeben, wegen fehlender Daten zum langfristigen Reblutungsrisiko, zu unterschiedlichen Aneurysmatypen und Lokalisationen (⇔).
- Die Entscheidung zum Coiling (⇑⇑) oder Clipping (⇑⇑) setzt bis dahin eine interdisziplinäre Absprache von Neurochirurgen, Neuroradiologen und Neurologen voraus.

Die wichtigsten Empfehlungen auf einen Blick

- Die Diagnose einer aneurysmatischen SAB erfordert aufgrund des hohen frühen Reblutungsrisikos die möglichst rasche Ausschaltung des gebluteten Aneurysmas (**A**).
- Das neurochirurgische Clipping und das neuroradiologische Coiling des Aneurysmas sind Verfahren mit ähnlicher Wirksamkeit. Das am besten geeignete Verfahren muss individuell festgelegt werden (**A**).
- Nimodipin verhindert die Komplikation des symptomatischen Vasospasmus (**A**) und sollte bei allen Patienten mit aneurysmatischer SAB gegeben werden, wenn die Aufrechterhaltung eines normalen Blutdrucks dies erlaubt (**A**).
- Ischämische Symptome durch einen Vasospasmus können mit der hypertensiven hypervolämischen Hämodilution (**B**), der transluminalen Ballonangioplastie (**B**) oder intraarterieller Papaveringabe (**B**) behandelt werden.
- „Allgemeine Behandlungsmaßnahmen" sollten eingehalten werden (**C**).

Klassifikation

Die Leitsymptome der SAB sind akut einsetzende Kopf- und Nackenschmerzen und eine akute Bewusstseinsstörung. Nackensteife, Übelkeit, Erbrechen, Lichtscheu und Atemstörungen sind weitere häufige Symptome, die jedoch erst Stunden nach der Blutung auftreten können. Krampfanfälle oder fokale neurologische Defizite in der Initialphase sprechen für ein zusätzliches intrazerebrales Hämatom. Diese typischen Symptome, vor allem der explosionsartige Kopfschmerz, werden jedoch nur von der Hälfte der SAB-Patienten beschrieben; die anderen geben eine zunehmende Kopfschmerzintensität über Minuten an. Umgekehrt bestätigt sich nur bei 10% der Patienten mit perakut einsetzenden Kopfschmerzen eine SAB.

Die Klassifikation erfolgt nach der World Federation of Neurological Surgeons (WFNS; Teasdale et al. 1988; **Tabelle 1**). Daneben wird noch die Einteilung nach Hunt und Hess (1968) verwendet.

Tabelle 1 Klinische Klassifikation der SAB nach der World Federation of Neurological Surgeons (WFNS) und nach Hunt und Hess

	WFNS		Hunt und Hess	
Grad	Glasgow Coma S.	Hemiparese Aphasie	Grad	Kriterien
I	15	nein	I	asymptomatisch, leichte Kopfschmerzen, leichter Meningismus
II	14–13	nein	II	starke Kopfschmerzen, Meningismus, keine Fokalneurologie außer Hirnnervenstörungen
III	14–13	ja	III	Somnolenz, Verwirrtheit, leichte Fokalneurologie
IV	12–7	ja/nein	IV	Sopor, mäßige bis schwere Hemiparese, vegetative Störungen
V	6–3	ja/nein	V	Koma, Einklemmungszeichen

Diagnostik

Ein kraniales Computertomogramm (cCT) ohne Kontrastmittel ist bei Verdacht auf eine SAB zwingend erforderlich und sichert fast immer die Diagnose. Die Verteilung des Blutes gibt außerdem einen Hinweis auf die Lokalisation des Aneurysmas. Die Sensitivität des cCT sinkt von 98% innerhalb der ersten 12 Stunden nach Blutung auf 75% am 3. Tag und auf 50% am 7. Tag. Die Kernspintomographie ist am 1. Tag der Blutung mit modernen Flairsequenzen und dem Gradientenecho ähnlich sensitiv wie das cCT und kann Blutungen, die bereits Tage zurückliegen, durch den Hämosiderinnachweis mit höherer Sensitivität aufzeigen (Noguchi et al. 1997).

Ein unauffälliges CT kann bei kleinen („warning leak") oder Tage zurückliegenden Aneurysmablutungen vorkommen. Bei klinischem Verdacht muss dann eine Lumbalpunktion erfolgen. Ein wasserklarer, unauffälliger Liquor schließt eine SAB innerhalb der letzten 2–3 Wochen aus (Edlow u. Caplan 2000). Bei blutigem Liquor muss differenzialdiagnostisch ein artifiziell blutiger Liquor in Betracht gezogen werden, der auch durch die „Drei-Gläser-Probe" nicht sicher ausgeschlossen werden kann. Sicherer als der direkte Blutnachweis, aber auch nicht spezifisch für die SAB, ist eine xanthochrome Verfärbung des Liquors durch Blutabbauprodukte. Die Xanthochromie entsteht innerhalb von wenigen Stunden und ist für bis zu zwei Wochen nach der SAB nachweisbar. Ferritin und Siderophagen im Liquor können eine SAB auch noch nach 3–4 Wochen nachweisen, es gibt jedoch auch hierbei falsch-negative Befunde (Page et al. 1994).

Die höchste Nachweisgenauigkeit in der Aneurysmasuche hat die **Katheterangiographie**. Wegen der Möglichkeit multipler Aneurysmen (Inzidenz 5–33%; Kassell et al. 1990) wird in jedem Fall eine Vier-Gefäß-Angiographie mit gedrehten Aufnahmen und Aufnahmen nach Kompression empfohlen. Wird kein Aneurysma gefunden, sollten auch alle duralen Gefäße (A. carotis externa beidseits) und die das Halsmark versorgenden Gefäße angiographisch dargestellt werden. Der Zeitpunkt ist so zu wählen, dass die Operation innerhalb von 72 Stunden nach Blutung erfolgen kann, da danach die Gefahr eines Vasospasmus das Operationsrisiko erhöht (Kassell et al. 1990).

CTA und MRA können Aneurysmen kleiner als 4 mm nicht nachweisen. Die Sensitivität von CTA und MRA für Aneurysmen > 4 mm liegt zwischen 80% und 95% (Raaymakers 1999; Wardlaw u. White 2000). Bis zu 20% der Aneurysmen > 4 mm werden nicht erkannt, wenn CTA bzw. MRA als alleinige Suchmethoden eingesetzt werden. CTA und MRA haben ihren Stellenwert besonders bei der Therapieplanung komplexer und großer Aneurysmen. Der 3-D-Datensatz erlaubt mit beiden Verfahren eine bessere räumliche Visualisierung der komplexen Aneurysmaanatomie. Zusätzlich ist besonders die CTA eine große Hilfe bei der Planung der endovaskulären Therapie, da so eine exakte dreidimensionale Größenausmessung des Aneurysmas möglich ist. Liegt ein großes intrazerebrales raumforderndes Hämatom mit Indikation zur sofortigen Operation vor, kann die CTA direkt im Anschluss an die diagnostische CT eingesetzt werden, um zumindest das symptomatische Aneurysma ausreichend darzustellen. In der postoperativen Phase wird jedoch immer noch eine DSA nötig sein, um die in bis zu 20% der Fälle vorhandenen multiplen Aneurysmen auch nach Clipping des initial symptomatischen Aneurysmas sicher zu diagnostizieren.

Epidemiologie

Etwa 3% aller Schlaganfälle werden durch eine SAB verursacht (Sudlow u. Warlow 1997). Jährlich erleiden etwa 6–8 von 100 000 Personen eine SAB (Linn et al. 1996). Vor dem 40. Lebensjahr ist die SAB bei Männern häufiger, jenseits des 50. Lebensjahres bei Frauen (w:m = 1,5:1). Am häufigsten tritt eine SAB in der 5. und 6. Lebensdekade auf. Risikofaktoren sind arterielle Hypertonie, Rauchen und Hypercholesterinämie, Drogen und fraglich Kontrazeptiva. 5–20% der SAB-Patienten haben eine positive Familienanamnese (Raaymakers 1999).

Pathophysiologie

Bei 80% liegt eine Blutung aus einem Aneurysma der basalen Hirnarterien vor. Die Lokalisation am R. communicans anterior oder der A. cerebri anterior ist am häufigsten (40%), gefolgt von A. carotis interna (30%) und A. cerebri media (20%), A. basilaris und der Vertebralarterien (10%). Bei 5% handelt es sich um Blutungen aus arteriovenösen Fehlbildungen. Andere Ursachen sind Schädel-Hirn-Trauma, Dissektionen intrakranieller Arterien (vornehmlich A. vertebralis), mykotische Aneurysmen, Sinusvenenthrombosen, Vaskulitiden und Gerinnungsstörungen. Trotz intensiver Suche wird in 10–15% keine Blutungsquelle gefunden.

Die Ursachen intrakranieller Aneurysmen sind multifaktoriell. Während die Anlage der Aneurysmen wahrscheinlich kongenital erfolgt, nehmen sie im frühen Erwachsenenalter aufgrund hämodynamischer Faktoren an Größe zu (Schievink 1997). Arteriosklerotische Aneurysmen sind an Hirngefäßen selten.

Prognose

Die wesentlichen prognostischen Faktoren sind das Alter, der Grad der initialen Bewusstseinsstörung, die Menge des subarachnoidalen Blutes und die Lokalisation des Aneurysmas. Aneurysmen im hinteren Hirnversorgungsgebiet und viel subarachnoidales Blut in den Zisternen und Ventrikeln haben eine schlechte Prognose (Broderick et al. 1994). Die Letalität steigt von 13% bei wachen Patienten auf 75% bei initial komatösen Patienten (Kassell et al. 1990). Insgesamt liegt die Letalität innerhalb des ersten Monats mit über 40% immer noch sehr hoch, wobei geschätzt wird, dass 15–20% der Patienten bereits vor

Erreichen des Krankenhauses versterben. Die initiale Blutung hat das höchste Letalitäts- und Morbiditätsrisiko (um 20%), nachfolgende Komplikationen wie der Vasospasmus und die Nachblutung verursachen jeweils um 5% Morbidität und Letalität (Säveland u. Brandt 1994). Etwa ein Drittel der überlebenden Patienten hat ein bleibendes neurologisches Defizit. Bleibende neuropsychologische Defizite sind vor allem bei Patienten mit linksseitigem Mediaaneurysma, intraventrikulärem Blut und Hydrozephalus beschrieben (Hackett u. Anderson 2000, Hütter et al. 2001).

Bei ca. 25% der Patienten mit Aneurysmablutung tritt Tage bis Wochen vor dem Ereignis ein kleines Aneurysmaleck (sog. „warning leak") auf, das zwar mit plötzlichen Kopfschmerzen und geringer Nackensteifigkeit, aber oft nicht mit CT-Auffälligkeiten assoziiert ist (Edlow u. Caplan, 2000). Der Liquor zeigt die Diagnose durch eine xanthochrome Färbung. Das Erkennen ist wichtig, da die durch ein „warning leak" symptomatischen Aneurysmen mit geringem Operationsrisiko ausgeschaltet werden können.

Komplikationen

Eine **erneute Blutung** aus einem nicht ausgeschalteten Aneurysma ist mit einer Letalität von 50–70% belastet. Das Nachblutungsrisiko ist mit 4% innerhalb der ersten 24 Stunden am höchsten. Kumulativ beträgt es 15–20% nach 2 Wochen und 50% in den ersten 6 Monaten. Danach sinkt es auf 3%/Jahr bei ungeclippten Aneurysmen und 5%/Jahr bei inkomplett geclippten Aneurysmen. Nachblutungen sind häufiger bei systolischen Blutdruckwerten über 160 mm Hg (Brown u. Benzel 1990). Die Rezidivblutung kann nur durch eine möglichst frühzeitige Ausschaltung des Aneurysmas wirksam verhindert werden.

Ein **Hydrozephalus** kann sich bei Verschluss des Aquaeductus, der Austrittsstellen des 4. Ventrikels oder als Hydrocephalus aresorptivus bei Verklebung der pacchionischen Granulationen ausbilden. Er tritt in 15–20% nach SAB auf und kann sofort im Anschluss an die Blutung oder innerhalb weniger Tage danach entstehen (Hasan et al. 1989). Die Diagnose ist mit Hilfe von CT oder MRT möglich. Die Wahrscheinlichkeit für einen Hydrozephalus steigt bei intraventrikulären Blutungen und bei Tamponade der Cisterna ambiens mit Blut.

Der **Vasospasmus** der basalen Hirnarterien tritt in 30–70% nach SAB auf und führt unbehandelt bei über einem Viertel der Patienten zu Schlaganfall oder Tod durch ein verzögertes ischämisches Defizit (Kassell et al. 1990). Der Vasospasmus beginnt typischerweise zwischen dem 3.-5. Tag nach SAB, ist voll ausgeprägt zwischen dem 5.-14. Tag und bildet sich allmählich innerhalb von 2–4 Wochen zurück. Neben dem Schweregrad der Blutung können Hypovolämie, Hyponatriämie oder zu niedriger Blutdruck Vasospasmen begünstigen. Die Ursache ist trotz intensiver Forschung bisher nicht vollständig geklärt. Die bisherige Annahme, dass die Menge des subarachnoidalen Blutes einen prädiktiven Wert hat (Brouwers et al. 1993), wird durch neuere Studien etwas in Frage gestellt: Endovaskulär behandelte Patienten haben weniger Vasospasmen als geclippte Patienten, bei denen das subarachnoidale Blut ausgespült wurde (Yalamanchili et al. 1998). Beginn und Verlauf des Vasospasmus können nichtinvasiv durch die transkranielle Dopplersonographie (TCD) festgestellt werden, wobei nicht die absoluten Werte der Blutflussgeschwindigkeiten, sondern der intraindividuelle Vergleich im Längsschnitt entscheidend ist. Mittlere Flussgeschwindigkeiten < 120 cm/s oder > 200 cm/s sind einigermaßen zuverlässig zum Ausschluss bzw. Nachweis von Vasospasmen, müssen aber in Relation zu den extrakraniellen Flussgeschwindigkeiten in der A. carotis interna und dem Alter des Patienten gewertet werden. Da der Vasospasmus das Operationsrisiko erhöht, wird die operative Clippung oder auch eine endovaskuläre Therapie innerhalb der ersten drei Tage angestrebt.

Andere Komplikationen: Etwa 25% der SAB-Patienten haben im Verlauf der Erkrankung eine Hyponatriämie (zerebrales Salzverlustsyndrom; Harrigan 1996). Epileptische Anfälle unmittelbar nach der Blutung sind selten, im weiteren Verlauf treten sie bei bis zu 30% der Patienten auf (Hasan et al. 1993). Häufigste kardiale Komplikation sind Arrhythmien, in 5% sogar lebensbedrohliche ventrikuläre Arrythmien (Solenski et al. 1995).

Therapie

Die Einweisung oder Weiterverlegung in ein Krankenhaus mit der Möglichkeit einer Therapieabsprache zwischen Neurochirurgen, interventionellen Neuroradiologen und Neurologen und der Überwachung auf einer Intensivstation ist notwendig, wenn die Anamnese, der cCT-Befund oder die Liquorpunktion den Verdacht auf eine SAB begründen. Aufgrund der hohen Reblutungsgefahr und der damit verbundenen Letalität ist eine ambulante Behandlung nicht zulässig.

Aneurysmaausschaltung

Therapie

Empfehlung:
- Die Diagnose einer aneurysmatischen SAB erfordert aufgrund des hohen frühen Reblutungsrisikos die möglichst rasche Ausschaltung des gebluteten Aneurysmas (**A**).
- Das neurochirurgische Clipping (**A**) und das neuroradiologische Coiling (**A**) des Aneurysmas sind Verfahren mit ähnlicher Wirksamkeit. Das am besten geeignete Verfahren muss individuell festgelegt werden.

Nach angiographischer Darstellung eines oder mehrerer Aneurysmen als Blutungsquelle für die SAB sollten diese so rasch wie möglich ausgeschaltet werden. Dazu stehen das endovaskuläre **Coiling** durch einen interventionell erfahrenen Neuroradiologen oder das neurochirurgische Aneurysmaclipping zur Auswahl. Nach der ISAT-Studie ist die kurzfristige Prognose (Mortalität und Behinderungsgrad nach einem Jahr) nach endovaskulärem Coiling besser als nach Aneurysmaclipping: absolute Risikoreduktion 6,9%, relative Risikoreduktion 22,6% (International Subarachnoid Aneurysm Trial, ISAT, Collaborative Group 2002). Seither wird von vielen das Coiling als Methode der 1. Wahl angesehen (⇑⇑⇑). Die Einschränkungen der Studienergebnisse sind jedoch zu beachten: die Patienten waren selektiert (2143 von ursprünglich 9559 Patienten), weil nur solche eingeschlossen wurden, bei denen „Unsicherheit" bezüglich der besten Behandlung bestand. Die weit überwiegende Anzahl der Patienten (88%) war in den guten klinischen Zuständen WFNS 1 und 2 und hatte Aneurysmen der vorderen Hirnzirkulation (97,3%). Die größte Unsicherheit ist jedoch die Reblutungsrate nach Aneurysmacoiling. Die ISAT-Studie beschreibt nur den Verlauf im ersten Jahr, mit zwei Reblutungen nach endovaskulärer Behandlung und keiner nach Chirurgie. Die 5-Jahresdaten fehlen noch.

Bis zum Vorliegen langfristiger Reblutungsraten und weiterer Studien mit einem größeren Spektrum unterschiedlicher Aneurysmalokalisationen und Schweregrade wird empfohlen, eine individuelle Therapieentscheidung unter interdisziplinärer Absprache zwischen Neuroradiologen, Neurochirurgen und Neurologen zu treffen.

Die **Operation** hat ihren eindeutigen Stellenwert (⇑⇑⇑) bei allen Patienten
- in gutem klinischen Zustand (WFNS I-III),
- deren Aneurysma frühzeitig (am 1. und 2. Tag nach den Erstsymptomen der SAB) behandelbar ist,
- die keinen Hinweis auf einen schon beginnenden Vasospasmus (transkranieller Doppler) haben.

Das endovaskuläre Coiling ist Methode der Wahl (⇑⇑⇑) bei allen SAB-Patienten in den höheren WFNS-Graden IV und V, bei Patienten mit SAB, die erst während der Vasospasmusphase in die Klinik kommen (Kombination von endovaskulärem Aneurysmaverschluss und endovaskulärer Vasospasmusbehandlung mit Angioplastie/Papaveringabe; Wanke et al. 2000) (⇑) und bei Aneurysmen der posterioren Zirkulation. Aber auch bei den meisten Patienten, die primär operiert werden können, ist das Coiling eine wahrscheinlich gleichwertige Alternative (⇑⇑⇑). Da der Anteil von rekanalisierten Aneurysmen (10–15%) und inkomplett ausgeschalteten Aneurysmen (bis 46%; Brilstra et al. 1999) nach Coiling höher ist als nach der Operation, müssen gecoilte Aneurysmen nach 3–6 Monaten kontrollangiographiert werden (Byrne 2001).

Coiling erfordert ein spezielles **prä-, peri- und postinterventionelles Vorgehen**, das im Einzelfall durch den interventionellen Neuroradiologen festzulegen ist. Üblicherweise beinhaltet dieses Vorgehen (⇑):
- Präinterventionelle Maßnahmen:
  Rupturierte Aneurysmen/akute SAB: Entscheidung, ob externe Ventrikeldrainage notwendig erscheint, falls ja, Anlage der Ventrikeldrainage vor Coiling.
- Periinterventionelle Antikoagulation:
  Rupturierte Aneurysmen/akute SAB: Heparin (5000 IE i.v.) in der Regel erst nach dem 1. oder 2. Coiling, dann ggf. zusätzlich 500 mg Aspisol i.v.,
  nichtrupturierte Aneurysmen/elektive Aneurysmen/keine SAB: in der Regel Heparin (5000 IE) + ASS (500 mg Aspisol) unmittelbar nach Anlage der Schleuse(n).
- Postinterventionelle Antikoagulation:
  In der Regel für 48 h Heparinisierung (Ziel-PTT 2fach Ausgangs-PTT), zusätzlich 100 mg ASS (für 3 Monate, d.h bis zur ersten angiographischen Kontrolle), routinemäßig nach Coiling MRT vom Schädel am Folgetag oder sobald wie möglich.

Hydrozephalus

Therapie

Ein akuter Hydrozephalus mit Bewusstseinsstörung oder eine intraventrikuläre Blutung sind Indikationen zur Anlage einer ventrikulären Liquordrainage (⇑). Erweiterte Liquorräume ohne ventrikuläre Einblutung können sich in den ersten 24 Stunden spontan zurückbilden (Hasan et al. 1989), so dass bei Fehlen einer Bewusstseinsstörung Abwarten unter engmaschiger neurologischer Kontrolle gerechtfertigt ist. Der Hydrozephalus persistiert in etwa 30% der Fälle und erfordert dann eine dauerhafte Ventrikeldrainage durch einen Shunt (Hasan et al. 1989).

Vasospasmus

Prophylaxe

Empfehlung:
- Nimodipin verhindert die Komplikation des symptomatischen Vasospasmus (**A**) und sollte bei allen Patienten mit aneurysmatischer SAB gegeben werden, wenn die Aufrechterhaltung eines normalen Blutdrucks dies erlaubt (**A**).
- Die Wirksamkeit von Tirilazad zur Verhinderung eines symptomatischen Vasospasmus ist nicht erwiesen (**C**).

Allgemeine Maßnahmen zur Vasospasmusprophylaxe sind positive Flüssigkeitsbilanz, Hypervolämie, Vermeidung hypotensiver Blutdruckwerte und niedriger Natriumwerte. Die früher durchgeführte Behandlung mit antifibrinolytischen Substanzen (α-Aminocapronsäure, Tranexamsäure) zur Verhinderung von Rezidivblutungen wurde verlassen, da – auch unter Prophylaxe mit Nimodipin – vasospasmusbedingte Komplikationen und thromboembolische Ereignisse auftraten (Roos 2000) (⇓⇓). Die Entfernung von subarachnoidalen Thromben während der Aneurysmaoperation oder die Lyse subarachnoidalen Blutes mit Fibrinolytika war in Studien nicht gegen den Vasospasmus wirksam und wird nicht empfohlen (⇓⇓).

Der Kalzium-Antagonist **Nimodipin** (Nimotop) senkt signifikant das Risiko für Symptome durch einen Vasospasmus (RRR 33%; 95% CI 25–41%), sekundäre Hirninfarkte (RRR 21%; 95% CI 11–28%), Tod und Pflegebedürftigkeit (RRR 27%; 95% CI 13–39%). Deswegen soll Nimodipin (60 mg p.o. alle 4 Stunden, Tagesdosis 360 mg) bei allen Patienten ab dem Tag der Aufnahme für 21 Tage gegeben werden (⇑⇑⇑). Die Metaanalyse der vorliegenden kontrollierten Studien spricht dafür, dass Nimodipin präventiv bei allen Schweregraden der SAB wirkt (Feigin et al. 1998), unabhängig davon, ob ein Aneurysma nachweisbar ist oder nicht. Die intravenöse Gabe von Nimodipin ist nicht wirksamer als die perorale und hat die Gefahr der arteriellen Hypotonie (13%). Bei schluckgestörten Patienten kann intravenöses Nimodipin mit einer Dosis von 1 mg/h (5 ml/h) in den ersten 6 Stunden gegeben und nach Blutdruckkontrollen zunächst auf 1,5 mg/h, nach weiteren 6 Stunden auf die Erhaltungsdosis von 2 mg/h (10 ml/h) erhöht werden. Wenn ein ausreichender (130–150 mm Hg systolisch) und stabiler Blutdruck nicht aufrechterhalten werden kann, hat die Blutdruckstabilisierung Priorität vor Nimodipin. Als Nebenwirkungen können neben der arteriellen Hypotonie Kopfschmerzen, akuter Ileus, pulmonale Rechts-Links-Shunts und Leberenzymerhöhungen (23,7 Vol.% Alkohol als Lösungsmittel) auftreten. Wegen der Gefahr einer Thrombophlebitis bei peripher-venöser Gabe muss ein zentraler Venenkatheter verwendet werden. Nimodipin i.v. muss in lichtundurchlässigen Infusionssystemen verabreicht werden.

Aus dem Bereich der Neuroprotektiva wurde intensiv das 21-Amino-Steroid Tirilazad untersucht. In vier kontrollierten Studien hat sich aber lediglich in einer Studie (Kassell et al. 1996) ein positiver Effekt bei Verwendung von 6 mg/kg/d Tirilazad gezeigt, eine Vergleichsstudie mit gleicher Dosierung war negativ (Haley et al. 1997), kontrovers zwei Studien bei Frauen mit 15 mg/kg/d Tirilazad (Lanzino u. Kassell 1999, Lanzino et al. 1999). Damit wird die Gabe von Tirilazad nicht empfohlen (⇔).

Therapie

Empfehlung:
- Ischämische Symptome durch einen Vasospasmus können mit der hypertensiven hypervolämischen Hämodilution (**B**), der transluminalen Ballonangioplastie (**B**) oder intraarterieller Papaveringabe (**B**) behandelt werden
- Die transkranielle Dopplersonographie der basalen Hirnarterien soll in den ersten 10 Tagen täglich durchgeführt werden, um Vasospasmen zu erkennen, bevor klinische Symptome auftreten (⇑).

Bei Einsatz innerhalb von Stunden nach Auftreten eines symptomatischen Vasospasmus kann die **hypertensive hypervolämische Hämodilution** (Triple-H-Therapie) ischämische Symptome dauerhaft zurückbilden (⇑) (Kassell et al. 1982; Awad et al. 1987; Miller et al. 1995). Es ist unklar, welchen Anteil Hämodilution und Perfusionsdrucksteigerung am Therapieerfolg haben, zumal in einer kontrollierten Studie keine Erhöhung des zerebralen Blutflusses erreicht werden konnte (Lennihan et al. 2000). Blutdruck und Blutvolumen werden durch Zufuhr von Hydroxyäthylstärke (HAES 130 10% 500–1000 ml/d), isotone Flüssigkeiten (Tutofusin 3000–10000 ml/d) und inotrope Substanzen (Dopaminhydrochlorid 3–30 µg/kg/min oder Noradrenalin) angehoben, bis fokalneurologische Ausfälle verschwinden. Andere Ursachen für die neurologische Verschlechterung (Hydrozephalus, Reblutung, Hyponatriämie, bereits demarkierte frische Hirninfarkte) müssen durch cCT und Laborkontrolle ausgeschlossen sein. Die Therapie darf nur unter Intensivstationsüberwachung durchgeführt werden. Sie wird für 2–3 Tage aufrechterhalten oder so lange wie die neurologischen Ausfälle bei Sinken des Blutdrucks wiederkommen. Da zum Teil systemische Blutdrucksteigerungen bis zu 240 mm Hg angestrebt werden, hat die Behandlung beträchtliche kardiale und pulmonale Risiken (hydrostatisches Lungenödem, Myokardischämie, Hirnödem) und erfordert bei kardial instabilen Patienten eine Überwachung mit einem Swan-Ganz-Katheter. Bei nicht ausgeschaltetem Aneurysma kann die Triple-H-Therapie nicht durchgeführt werden.

Zur Behandlung von Vasospasmen kann in spezialisierten Zentren die **transluminale Ballonangioplastie** eingesetzt werden. Die Methode eignet sich für Spasmen der distalen A. carotis interna, der proximalen M1- und A1-Segmente, der A. vertebralis und der A. basilaris (⇑). Voraussetzung sind der angiographische Nachweis einer segmentalen Stenose im Bereich der zugänglichen basalen Hirnarterien und ein CT ohne Infarktnachweis in dem versorgten Gebiet. In 70% der berichteten Einzelfälle wurde bei Behandlungsbeginn < 12 Stunden eine Funktionsverbesserung erreicht.

Wenn der Vasospasmus auch distalere Gefäßsegmente einbezieht, ist möglicherweise die intraarterielle Papaveringabe wirksamer als die transluminale Angioplastie (⇔). Hierbei werden pro Hemisphäre maximal 300 mg Papaverin über den intraarteriellen Katheter appliziert (Polin et al. 1998). Papaverin ist nur kurz wirksam, so dass bei einzelnen Patienten diese invasive Therapie mehrfach durchgeführt werden muss. Eine Verbesserung der Hirndurchblutung konnte dadurch nicht gezeigt werden (Vajkoczy et al. 2001). Wo alternativ anwendbar, ist die transluminale Angioplastie der lokalen Papaverin-Infusion zur Behandlung segmentaler Vasospasmen überlegen (Elliot et al. 1998).

Allgemeine Behandlungsmaßnahmen

Empfehlung:
- Allgemeine Behandlungsmaßnahmen sind in beschränktem Umfang geeignet, Reblutungen und Vasospasmus zu verhindern (**B**).

Die meisten allgemeinen Behandlungsmaßnahmen sind rein empirisch und nicht durch kontrollierte Studien gesichert.
- Bis zur Aneurysmaausschaltung haben die Patienten **Bettruhe**. Aufstehen ist nur zum Toilettengang gestattet, Pressen beim Stuhlgang wird durch milde Laxanzien vermieden (⇔).
- Zur Vermeidung von Hypovolämie und Hyponatriämie – und des damit assoziierten Vasospasmusrisikos – werden Diuretika vermieden und eine Einfuhr von 3 l/d isotoner Flüssigkeit, mit einer **positiven Flüssigkeitsbilanz von 750 ml/d**, angestrebt (⇑). Auf Flüssigkeitsrestriktion, etwa unter dem Verdacht auf ein Syndrom der inadäquaten ADH-Sekretion (SIADH), wird verzichtet. Wegen der Gefahr einer pontinen Myelinolyse darf bei Hyponatriämie die NaCl-Aufsättigung nicht schneller als 0,7 mmol/l/h bzw. als 12 mmol/24 h geschehen.
- Einer Beinvenenthrombose wird mit **Antiemboliestrümpfen oder Pumphosen** bei allen Patienten vorgebeugt. Eine subkutane low-dose Heparinisierung (3 x 5000 IE Heparin s.c.) sollte den postoperativ länger bettlägerigen Patienten vorbehalten bleiben, obwohl eine Erhöhung des Nachblutungsrisikos bei ungeclipptem Aneurysma durch low-dose-Heparin oder niedermolekulares Heparin bislang nicht beobachtet, aber auch nicht ausreichend untersucht wurde (⇔).
- Der angestrebte systolische **Blutdruck** bei Normotonikern ist 120–140 mm Hg, bei Hypertonikern 130–160 mm Hg (⇑). Bei Blutdruckabfall kann der Blutdruck durch Volumengabe (500–1000 ml/d Hydroxyäthylstärke) gestützt werden. Hypertensive Blutdruckwerte über 170 mm Hg systolisch können zunächst durch eine stufenweise Dosissteigerung von Nimodipin auf 3–4 mg/h i.v. (bei Applikation über Perfusor) gesenkt werden. Bei oraler Nimodipintherapie und systolischen Blutdruckwerten über 170 mm Hg kann der Blutdruck mit Urapidil (Ebrantil, zunächst 25 mg langsam i.v., dann maximal 2 mg/min über den Perfusor, Erhaltungsdosis 9 mg/h) vorsichtig in den Zielbereich titriert werden (⇔).
- **Analgesie** wird durch Paracetamol (Benuron 500–1000 mg supp.), ggf. Metamizol-Natrium (Novalgin 2 x 20 Tropfen) und Opioide (Morphinsulfat, z. B. MSTR 3 x 10 mg, zusätzlich Antiemetikum) erreicht. Thrombozytenaggregationshemmende Analgetika (Acetylsalicylsäure) sind vor Aneurysmaausschaltung absolut kontraindiziert. Eine fest angesetzte Medikation ist einer Bedarfsgabe vorzuziehen. Zur Verminderung von Übelkeit und Erbrechen dürfen keine Phenothiazine eingesetzt werden, weil diese die Vigilanz und damit die neurologische Beurteilbarkeit herabsetzen. Eine Langzeitsedierung mit Fentanyl/Dormicum oder Propofol kann bei Spätoperation und unruhigen, beatmeten Patienten zum Schutz vor Nachblutungen sinnvoll sein.
- **Dexamethason** wird in manchen Zentren prä- und postoperativ gegen die Hirnschwellung und die meningeale Reizung eingesetzt. Die Wirksamkeit ist nicht durch Studien gesichert (⇔). Allgemein anerkannt ist der Einsatz nur bei Verschluss von Riesenaneurysmen, bei denen bereits eine geringe Volumenzunahme zu drastischer Befundverschlechterung führen kann.

Expertengruppe

Michael Forsting, Neuroradiologische Abteilung der Universität Essen
Martin Grond, Neurologische Klinik des Kreiskrankenhauses Siegen
Roman L. Haberl, Abteilung für Neurologie des Krankenhauses München-Harlaching
Hans-Jakob Steiger, Neurochirurgische Klinik der Heinrich-Heine Universität Düsseldorf
Dietmar Stolke, Neurochirurgische Klinik der Universität Essen
Federführend: *Roman L. Haberl, Abteilung für Neurologie, Krankenhaus München-Harlaching, Städt. Klinikum München GmbH, Sanatoriumsplatz 2, 81545 München e-mail: r.haberl@khmh.de*

Patientenselbsthilfeorganisation

*Stiftung Deutsche Schlaganfall Hilfe,
Carl-Bertelsmann-Str. 256, 33311 Gütersloh.
Tel.: 05241–9770–0, Fax: 05241–702071*

Literatur

Awad, I. A., L. P. Carter, R. F. Spetzler, M. Medina, F. W. Williams (1987): Clinical vasospasmus after subarachnoid hemorrhage: response to hypervolemic hemodilution and arterial hypertension. Stroke 18, 365–372.

Brilstra, E. H., G. J. Rinkel, Y. van der Graf (1999): Treatment of intracranial aneurysms by embolization with coils: a systematic review. Stroke 30, 470–476.

Broderick, J. P., T. G. Brott, J. E. Duldner, T. Tomsick, A. Leach (1994): Initial and recurrent bleeding are the major causes of death following subarachnoid hemorrhage. Stroke 25, 1342–1347.

Brouwers, P. J., D. W. Dippel, M. Vermeulen, K. W. Lindsay, D. Hasan, J. van Gijn (1993): Amount of blood on computed tomography as an independent predictor after aneurysm rupture. Stroke 24, 809–814.

Brown, M. F., E. C. Benzel (1990): Morbidity and mortality associated with rapid control of systemic hypertension in patients with intracranial hemorrhage. J. Neurosurg. 73, 53–55.

Byrne, J. V. (2001): Acute endovascular treatment by coil embolisation of ruptured intracranial aneurysms. Ann. R. Coll. Surg. Engl. 83, 253–256.

Edlow, J. A., L. R. Caplan (2000): Avoiding pitfalls in the diagnosis of subarachnoid hemorrhage. N. Engl. J. Med. 342, 29–36.

Elliott, J. P., D. W. Newell, D. J. Lam et al. (1998): Comparison of balloon angioplasty and papaverin infusion for the treatment of vasospasm following aneurysmal subarachnoid hemorrhage. J. Neurosurg. 88, 277–284.

Feigin, V. L., G. J. E. Rinkel, A. Algra, M. Vermeulen, J. van Gijn (1998): Calcium antagonists in patients with aneurysmal subarachnoid hemorrhage. A systematic review. Neurology 50, 876–883.

Hackett, M. L., C. S. Anderson for the Australasian Cooperative Research on Subarachnoid Hemorrhage (ACROSS) Group (2000): Health outcomes 1 year after subarachnoid hemorrhage. An international population-based study. Neurology 55, 658–662.

Haley, E. C., N. F. Kassell, C. Apperson-Hansen, M. H. Maile, W. M. Alves (1997): A randomised, double-blind, vehicle-controlled trial of tirilazad mesylate in patients with aneurysmal subarachnoid hemorrhage: a cooperative study in North America. J. Neurosurg. 86, 467–474.

Harrigan, M. R. (1996): Cerebral salt wasting syndrome. Neurosurgery 38, 152–160.

Hasan, D., M. Vermeulen, E. F. Wijdicks, A. Hijdra, J. van Gijn (1989): Management problems in acute hydrocephalus after subarachnoid hemorrhage. Stroke 20, 747–753.

Hasan, D., R. S. M. Schonk, C. J. J. Avezaat, H. L. J. Tanghe, J. van Gijn, P. J. M. van der Lugt (1993): Epileptic seizures after subarachnoid hemorrhage. Ann. Neurol. 33, 286–291.

Hütter, B. O., I. Hreitschmann-Andermahr, J. M. Gilsbach (2001): Health-related quality of life after aneurysmal subarachnoid hemorrhage: impacts of bleeding severity, computerized tomography findings, vasospasm, and neurological grade. J. Neurosurg. 94, 241–251.

Hunt, W. E., R. M. Hess (1968): Surgical risk as related to time of intervention in the repair of intracranial aneurysms. J. Neurosurg. 28, 14–20.

International Subarachnoid Aneurysm Trial (ISAT) Collaborative Group (2002): International Subarachnoid Aneurysm Trial (ISAT) of neurosurgical clipping versus endovascular coiling in 2143 patients with ruptured intracranial aneurysms: a randomised trial. N. Engl. J. Med. 360, 1267–1274.

Kassell, N. F., S. Peerless, Q. Durward, D. Beck, C. Drake, H. Adams (1982): Treatment of ischemic deficits from vasospasm with intravascular volume expansion and induced arterial hypertension. Neurosurgery 11, 337–343.

Kassell, N. F., J. C. Torner, E. C. Haley, J. A. Jane, H. P. Adams, G. L. Kongable et al. (1990): The International Cooperative Study on the timing of aneurysm surgery. Part 1: Overall management results. J. Neurosurg. 73, 18–36.

Kassell, N. F., E. C. Haley Jr, C. Apperson-Hansen, W. M. Alves et al. (1996): Randomized, double-blind, vehicle-controlled trial of tirilazad mesylate in patients with aneurysmal subarachnoid hemorrhage: a cooperative study in Europe, Australia and New Zealand. J. Neurosurg. 84, 221–228.

Lanzino, G., N. Kassell (1999): Double-blind, randomized, vehicle-controlled study of high-dose tirilazad mesylate in women with aneurysmal subarachnoid hemorrhage. Part II. A cooperative study in North America. J. Neurosurg. 90, 1018–1024.

Lanzino, G., N. Kassell, N. Dorsch, A. Pasqualin, L. Brandt, P. Schmiedek et al. (1999): Double-blind, randomized, vehicle-controlled study of high-dose tirilazad mesylate in women with aneurysmal subarachnoid hemorrhage. Part I. A cooperative study in Europe, Astralia, New Zealand and South Africa. J. Neurosurg. 90, 1011–1017.

Lennihan, L., S. A. Mayer, M. E. Fink et al. (2000): Effect of hypervolemic therapy on cerebral blood flow after subarachnoid hemorrhage: a randomized controlled trial. Stroke 31, 383–391.

Linn, F. H. H., G. J. E. Rinkel, A. Algra, J. van Gijn (1996): Incidence of subarachnoid hemorrhage – Role of region, year, and rate of computed tomography: A meta-analysis. Stroke 27, 625–629.

Miller, J., R. Dacey Jr, M. Diringer (1995): Safety of hypertensive hypervolemic therapy with phenylephrine in the treatment of delayed ischemic deficits after subarachnoid hemorrhage. Stroke 26, 2260–2266.

Noguchi, K., T. Ogawa, H. Seto, A. Inugami, H. Hadeishi, H. Fujita et al. (1997): Subacute and chronic subarachnoid hemorrhage: diagnosis with fluid-attenuated inversion-recovery MR imaging. Radiology 203, 257–262.

Page, K. B., S. J. Howell, C. M. Smith et al. (1994): Bilirubin, ferritin, D-dimers and erythrophages in the cerebrospinal fluid of patients with suspected subarachnoidal haemorrhage but negative computed tomography scans. J. Clin. Pathol. 47, 986–989.

Polin, R. S., C. A. Hansen, P. German, J. B. Chadduck, N. F. Kassell (1998): Intra-arterially administered papaverine for the treatment of symptomatic cerebral vasospasm. Neurosurgery 42, 1256–1264.

Raaymakers, D. for the Magnetic Resonance Angiography in Relatives of Patients with Subarachnoid Hemorrhage Study Group (1999): Risks and benefits of screening for intracranial aneurysms in first-degree relatives of patients with sporadic subarachnoid hemorrhage. N. Engl. J. Med. 341, 1344–1350.

Raaymakers, T., P. Buys, B. Verbeeten, L. Ramos, T. Witkamp, F. Hulsmans et al. (1999): MR angiography as a screening tool for intracranial aneurysms: feasibility, test characteristics, and interobserver agreement. AJR. 173, 1469–1475.

Roos, Y. for the STAR Study Group (2000): Antifibrinolytic treatment in subarachnoid hemorrhage. A randomized placebo-controlled trial. Neurology 54, 77–82.

Säveland, H., L. Brandt (1994): Which are the major determinants for outcome in aneurysmal subarachnoid hemorrhage? Acta Neurol. Scand. 90, 245–250.

Schievink, W. I. (1997): Intracranial aneurysms. N. Engl. J. Med. 336, 28–40.

Solenski, N. J., E. C. Haley Jr, N. F. Kassell, G. Kongable, T. Germanson, L. Truskowski, J. C. Torner and the Participants of the Multicenter Cooperative Aneurysm Study (1995): Medical complications of aneurysmal subarachnoid hemorrhage: A report of the multicenter, cooperative aneurysm study. Crit. Care Med. 23, 1007–1017.

Sudlow, C., C. Warlow (1997): Comparable studies of the incidence of stroke and its pathological types: results from an international collaboration. Stroke 28, 491–499.

Teasdale, G. M., C. G. Drake, W. Hunt et al. (1988): A universal subarachnoid hemorrhage scale: report of a committee of the World Federation of Neurosurgical Societies. J. Neurol. Neurosurg. Psychiat. 51, 1457.

Vajkoczy, P., P. Horn, C. Bauhuf et al. (2001): Effect of intra-arterial papaverin on regional cerebral blood flow in hemodynamically relevant cerebral vasospasm. Stroke 32, 498–505.

Wanke, I., A. Dörfler, U. Dietrich, T. Aalders, M. Forsting (2000): Combined endovascular therapy of ruptured aneurysms and cerebral vasospasm. Neuroradiol. 42, 926–929.

Wardlaw, J., P. White (2000): The detection and management of unruptured intracranial aneurysms. Brain 123, 205–221.

Yalamanchili, K., R. H. Rosenwasser, J. E. Thomas, K. Liebman, C. McMorrow, P. Gannon (1998): Frequency of cerebral vasospasm in patients treated with endovascular occlusion of intracranial aneurysms. Am. J. Neuroradiol. 19, 553–558.

Clinical Pathway – Procedere bei Verdacht auf Subarachnoidalblutung

Verdacht auf Subarachnoidalblutung					
Anamnestische Hinweise für SAB: ○ Akute schwerste Kopfschmerzen ○ Synkope oder Anfall mit nachfolgenden schwersten Kopfschmerzen ○ Vorangehende Kopfschmerzepisode („warning leak") **Klinische Hinweise für SAB:** ○ Meningismus ○ Hirnnervenausfälle ○ Glaskörperblutung ○ Vigilanzstörung ○ Hirndruckzeichen	☐ CT Schädel nativ ☐ WFNS-Einteilung: ○ I: asymptomatisch oder Meningismus und Kopfschmerzen ○ II: ... + Hirnnervenausfälle ○ III: ... + fokale Ausfälle + Somnolenz/ Verwirrtheit ○ IV: ... + Sopor + autonome Störungen ○ V: Koma, Dezerebrationszeichen	○ CT diagnoseweisend			Diagnose Subarachnoidalblutung
		○ CT nicht diagnoseweisend	○ Ereignis kurz zurückliegend	☐ transkranieller Doppler: Spasmen?	
			○ Ereignis mehrere Tage zurückliegend ☐ Liquorpunktion	○ Liquor blutig	○ Ereignis < 2 Stunden zurückliegend → ☐ Re-LP in anderem ZWR
					○ Ereignis > 2 Stunden bis Tage zurückliegend → ☐ Hb-Photometrie aus zentrifugiertem Liquor
					○ Ereignis > 4 Tage zurückliegend → ☐ Liquorzytologie (Nachweis von Erythrophagen bzw. Siderophagen)
				○ Liquor xanthochrom	
				○ Liquor unauffällig	Ausschluss einer SAB in den letzten 2-3 Wochen

Clinical Pathway – Procedere bei gesicherter Subarachnoidalblutung

Computertomographisch oder liquordiagnostisch gesicherte Subarachnoidalblutung	○ entlastungsbedürftiges intrazerebrales Hämatom	☐ CT-Angiographie	☐ operative Entlastung des Hämatoms und Ausschaltung des Aneurysmas	
			☐ Aneurysmanachweis	☐ pro Operation: ○ WFNS I-III ○ Früh-Op möglich (Tag 1-2) ○ keine Spasmen → ☐ Clipping
Basistherapie: ☐ Bettruhe ☐ Positive Flüssigkeitsbilanz (+750 ml) ☐ Antiemboliestrümpfe ☐ Blutdruckeinstellung ☐ Normotoniker 120-140 syst ☐ Hypertoniker 130-160 syst ☐ Analgesie	○ kein entlastungsbedürftiges intrazerebrales Hämatom	☐ Katheterangiographie (4-Gefäß-Darstellung, falls oB: Angiographie des Externa-Gebietes und des Halsmarks)	○ große/komplexe Aneurysmen	☐ interdisziplinäre Entscheidung über Therapiemethode ☐ pro endovaskuläre Versorgung: ○ WFNS IV-V ○ Spasmen ○ Aneurysmen im hinteren Stromgebiet → ☐ Coiling ☐ nach 24 h Vollheparinisierung anschließend ASS 100 mg/d für 6 Monate ☐ Kontroll-Angiographie nach 6 Monaten
			☐ kein Aneurysmanachweis	○ andere Blutungsquelle: ○ intradurale Gefäßdissektionen ○ infektiöse Aneurysmen
Monitoring: ☐ Neurostatus ☐ Blutdruck ☐ Transkranielle Dopplersonographie				○ perimesenzephale Blutung → ☐ konservative Behandlung
			☐ Kontroll-angiographie in der Postakutphase: verbliebene Aneurysmen?	○ Aneurysmanachweis → weiter in Feld „Interdisziplinäre Entscheidung über Therapiemethode" ○ kein Aneurysmanachweis
Prophylaxe von Vasospasmen: ☐ Nimodipin 4 x 60 mg p.o. für 21 Tage	○ SAB bei Schädel-Hirn-Trauma	☐ Trauma als Folge einer SAB möglich	☐ Angiographie	☐ keine Kontrollangiographie
		☐ SAB Folge des Traumas	☐ keine Angiographie	☐ konservative Behandlung inklusive Prophylaxe/Therapie von Spasmen

Subarachnoidalblutung (SAB) ohne Aneurysmanachweis

Was gibt es Neues?

Nichtaneurysmatische Blutungsquellen für eine SAB wie intradural gelegene Gefäßdissektionen und infektiöse (mykotische) Gefäßveränderungen sind im Einzelfall endovaskulären Eingriffen zugänglich.

Die wichtigsten Empfehlungen auf einen Blick

- Perimesenzephale Blutungen haben häufig eine nichtarterielle Blutungsquelle und erfordern keine erweiterte Diagnostik (**A**).
- Nichtperimesenzephale SAB sind hochgradig hinweisend auf eine Aneurysmablutung und erfordern erweiterte und ggf. wiederholte angiographische Diagnostik (**A**).
- Nichtaneurysmatische Blutungsquellen (Dissektionen intraduraler Gefäße, infektiöse spindelförmige „Aneurysmen") sind vermehrt endovaskulären Eingriffen zugänglich (**B**).
- Bei Entscheidungsschwierigkeit SAB durch Trauma – oder Trauma durch SAB – wird eine Angiographie zum Aneurysmaausschluss empfohlen (**B**).

Einführung

Definition des Gesundheitsproblems:
In 15–20 % der Fälle findet sich bei einer im CT nachweisbaren SAB in der initialen 4-Gefäß-Angiographie kein Aneurysma. Die Einteilung in perimesenzephale Blutungen, nichtperimesenzephale Blutungen und, in speziellen Fällen, Dissektionen, mykotische Blutungen und traumatische SAB bestimmt das diagnostische und therapeutische Vorgehen.

Perimesenzephale SAB

Empfehlung:
- Perimesenzephale Blutungen haben häufig eine nichtarterielle Blutungsquelle und erfordern keine erweiterte Diagnostik (**A**).

Bei zwei Drittel dieser Patienten liegt im CT eine **perimesenzephale Blutung** vor (Rinkel et al. 1993, Vermeer et al. 1997). Dabei zeigt das CT oder MR Blut in den Zisternen um das Mittelhirn, jedoch nicht in der Sylvischen Fissur, im frontalen Interhemisphärenspalt oder in den Ventrikeln. Blutungsquelle ist meist kein Aneurysma, wahrscheinlich liegt eine venöse Blutung vor. Das Reblutungsrisiko ist äußerst gering.

Diagnostik

Auf die initiale Angiographie kann bei diesem Blutungstyp nicht verzichtet werden, da in 2,5–5 % der Fälle doch ein Aneurysma nachweisbar ist. Eine Zweitangiographie bei fehlendem Aneurysmanachweis und gut beurteilbarer Erstuntersuchung (technisch einwandfrei, komplette 4-Gefäß-Darstellung, kein Vasospasmus) ist nicht notwendig. CT-Angiographie oder MR-Angiographie sind nicht ausreichend sensitiv zum Ausschluss eines Aneurysmas. Der Verlauf bei diesem Blutungstyp ist meist benigne, ein symptomatischer Vasospasmus tritt jedoch selten auf. Kontrollen mit der transkraniellen Doppler-Sonographie (TCD) sollen erfolgen. Häufigste Komplikation ist der – meist asymptomatische – Hydrozephalus (20 %).

Therapie

Es besteht üblicherweise keine Operationsindikation, es sei denn, ein symptomatischer Hydrozephalus persistiert (Ventrikeldrainage). Eine generelle Vasospasmus-Prophylaxe mit Nimodipin ist nicht indiziert (Feigin et al. 1998) (⇑), bei Flussgeschwindigkeitsanstieg im TCD (mean > 120 cm/s) soll Nimodipin prophylaktisch (Nimotop 60 mg alle 4 Stunden p.o., Tagesdosis 360 mg) verabreicht werden. Dabei gilt wie bei der aneurysmatischen SAB, dass die Erhaltung eines systolischen Blutdrucks zwischen 130 und 160 mm Hg Priorität vor Nimodipin hat. Patienten mit perimesenzephaler SAB können nach abgeschlossener Diagnostik und bei Fehlen von Komplikationen rasch aus dem Krankenhaus entlassen werden.

Nichtperimesenzephale SAB

Empfehlung:
- Nichtperimesenzephale SAB sind hochgradig hinweisend auf eine Aneurysmablutung und erfordern erweiterte und ggf. wiederholte angiographische Diagnostik (**A**).

Bei einer **nichtperimesenzephalen SAB** liegt im CT Blut an aneurysmatypischer Lokalisation vor, so in der Sylvischen Fissur, den basalen Zisternen, im frontalen Interhemisphärenspalt oder in den Ventrikeln. Im Gegensatz zu den perimesenzephalen Blutungen besteht ein hohes Reblutungs- und Komplikationsrisiko. Mögliche Blutungsquellen sind nicht entdeckte kleine oder thrombosierte Aneurysmen, arteriovenöse Malformationen, Sinus- und Venenthrombosen, Durafisteln, vaskuläre Malformationen und Tumoren (z. B. Hämangioblastome) im Hals- und oberen Brustwirbelsäulenbereich.

Diagnostik

Bei fehlendem Aneurysmanachweis in der initialen Angiographie müssen die Möglichkeiten eines falsch negativen Angiographieergebnisses und nichtaneurysmatische Blutungsquellen bedacht werden. Ist die initiale Angiographie technisch unzureichend, inkomplett (z. B. fehlende Darstellung des R. communicans anterior) oder lag ein Vasospasmus vor, sollte eine erneute Angiographie baldmöglichst, aber nicht bei Vasospasmus (Kontrolle durch transkranielle Doppler-Sonographie) durchgeführt werden (⇑). Bei technisch einwandfreier initialer Angiographie ohne Nachweis einer Blutungsquelle wird in vielen Zentren nach 10–14 Tagen eine erneute Angiographie empfohlen, da eine Thrombosierung des Aneurysmas vorgelegen haben kann (⇔). Die wiederholte Angiographie kann bei bis zu 15% ein Aneurysma nachweisen (Rinkel et al. 1993, Kaim et al. 1996). Bei niedrigem Rerupturrisiko nach unauffälliger Erstangiographie (um 2%) wird dieses Vorgehen jedoch kontrovers beurteilt.

Zum Ausschluss von Durafisteln ist ergänzend eine angiographische Darstellung der A. carotis externa beidseitig und des oberen Halsmarks notwendig, zum Ausschluss von Venenthrombosen eine lange Serie mit vollständiger Darstellung der venösen Phase. Bei deutlichen subarachnoidalen Blutungsanteilen in der hinteren Schädelgrube soll als Suchmethode nach vaskulären Malformationen und Tumoren im Hals- und Brustwirbelsäulenbereich eine zervikale und thorakale Kernspintomographie durchgeführt werden. Selten können oberflächlich gelegene Kavernome zu einer SAB führen. Zum Nachweis sind MR-Aufnahmen mit Gradientenecho am besten geeignet.

Therapie

Im Verlauf nach nichtperimesenzephalen Blutungen können die Komplikationen Reblutung, Hydrozephalus und Vasospasmus auftreten. Ein sekundär gefundenes Aneurysma oder vaskuläre Malformationen (Durafistel, Angiome) sollen so rasch wie möglich operiert oder endovaskulär verschlossen werden. Kavernome müssen nicht sofort entfernt werden. Die Richtlinien der amerikanischen Gesellschaft für Neurochirurgie empfehlen, Kavernome erst zu operieren, wenn sie mehr als einmal klinisch geblutet haben oder die epileptischen Anfälle medikamentös nicht therapierbar sind. Bei Blutnachweis in den basalen Zisternen wird eine Vasospasmusprophylaxe mit Nimodipin (Nimotop 60 mg alle 4 Stunden p.o., Tagesdosis 360 mg) empfohlen. Zur Therapie der Sinus- und Venenthrombose wird auf die entsprechende Leitlinie der DGN verwiesen.

Nichtaneurysmatische Blutungsquelle

Empfehlung:
- Nichtaneurysmatische Blutungsquellen (Dissektionen intraduraler Gefäße, infektiöse spindelförmige „Aneurysmen") sind vermehrt endovaskulären Eingriffen zugänglich (**B**).

Dissektionen intraduraler Gefäße

Intrakraniell, intradural gelegene Dissektionen, insbesondere der A. vertebralis und sehr selten der A. carotis interna, können eine SAB verursachen (Sasaki et al. 1991). In der Angiographie stellt sich eine Einengung (String-Zeichen) des betroffenen Gefäßes oder ein zweites Lumen dar. Der Spontanverlauf ist ungünstig. Eingriffsmöglichkeiten sind das operative Wrapping und der endovaskuläre Stent oder Coiling, die eine Nachblutung jedoch nicht sicher verhindern können. In Absprache zwischen Neurochirurgen und Neuroradiologen liegt eine Alternative darin, bei Dissektionen im V4-Segment die A. vertebralis interventionell zu verschließen.

Mykotische Aneurysmen

Mykotische (besser infektiöse, denn die meisten sind bakteriell) Aneurysmen entstehen pyogen-embolisch bei bakterieller Endokarditis (5%) oder hämatogen bei Aspergillose. Mykotische Aneurysmen sind meistens an den Endverzweigungen der A. cerebri media zu finden, können aber durchaus auch am proximalen Circulus willisii oder ganz distal an den Gefäßen auftreten. Je nach Lage können sie daher nicht nur eine SAB, sondern durchaus auch rein intrazerebrale Blutungen verursachen. Eine Behandlung des Aneurysmas ist notwendig, wenn es unter antibiotischer Therapie an Größe zunimmt oder erneut blutet (Phuong et al. 2002, Chapot et al. 2002), wobei auch für infektiöse Aneurysmen gilt, dass die endovaskuläre Therapie bevorzugt werden sollte. Die Reblutungsrate unter konservativer Therapie ist jedoch gering (< 3%; Salgado et al. 1987). Meistens heilen die mykotischen Aneurysmen unter antimikrobieller Therapie ab, eine Vergleichsstudie von operativem vs. konservativem Vorgehen liegt jedoch nicht vor (⇔).

Traumatische SAB

Empfehlung:
- Bei Entscheidungsschwierigkeit SAB durch Trauma oder Trauma durch SAB wird eine Angiographie zum Aneurysmaausschluss empfohlen (**B**).

Patienten mit Schädel-Hirn-Trauma zeigen in ca. 30% der Fälle subarachnoidales Blut im initialen CCT (Kakarieka et al. 1994). Das Blut ist meistens parietal lokalisiert, die Abgrenzung zu einer aneurysmabedingten SAB kann jedoch schwierig sein. Wenn der Trauma-Mechanismus unklar ist (SAB durch Trauma vs. Trauma nach SAB), sollte der Patient angiographiert werden. Bei Blutansammlung in den basalen Zisternen kann ein Vasospasmus auftreten. In der einzigen dazu durchgeführten Studie wurde in dieser Konstellation (Blutclots > 1 mm in den basalen Zisternen) eine Prognoseverbesserung durch die prophylaktische Gabe von Nimodipin erzielt (Letalität 25% i.V. zu 46%; Harders et al. 1997). Nimodipin (initial 1 mg/h i.v., in Abhängigkeit vom Blutdruck Steigerung auf 2 mg/h i.v. nach 6–12 Stunden, oder peroral Nimotop 60 mg alle 4 Stunden) sollte jedoch nur gegeben werden, wenn der Blutdruck auf hochnormalem Niveau aufrechterhalten werden kann (⇑).

Expertengruppe

Michael Forsting, Neuroradiologische Abteilung der Universität Essen
Martin Grond, Neurologische Klinik des Kreiskrankenhauses Siegen
Roman L. Haberl, Abteilung für Neurologie des Krankenhauses München-Harlaching
Hans-Jakob Steiger, Neurochirurgische Klinik der Heinrich-Heine-Universität Düsseldorf
Dietmar Stolke, Neurochirurgische Klinik der Universität Essen
Federführend: *Roman L. Haberl, Abteilung für Neurologie, Krankenhaus München-Harlaching, Städt. Klinikum München GmbH, Sanatoriumsplatz 2, 81545 München*
e-mail: r.haberl@khmh.de

Patientenselbsthilfeorganisation

Stiftung Deutsche Schlaganfall Hilfe, Carl-Bertelsmann-Str. 256, 33311 Gütersloh, Tel.: 05241/97 70-0, Fax: 05241/70 20 71

Literatur

Chapot, R., E. Houdart, J. P. Saint-Maurice, A. Aymard, C. Mounayer, J. J. Merland (2002): Endovascular treatment of cerebral mycotic aneurysms. Radiology 222, 89–96.
Feigin, V. L., G. J. E. Rinkel, A. Algra, M. Vermeulen, J. van Gijn (1998): Calcium antagonists in patients with aneurysmal subarachnoid hemorrhage. A systematic review. Neurology 50, 876–883.
Harders, A., A. Kakarieka, R. Braakmann (1997): Traumatic subarachnoid hemorrhage and its treatment with nimodipine. German tSAH Study Group. J. Neurosurg. 85, 82–89.
Kaim, A., M. Proske, E. Kirsch, A. von Weymarn, E. Radu, W. Steinbrich (1996): Value of repeat-angiography in cases of unexplained subarachnoid hemorrhage (SAH). Acta Neurol. Scand. 93, 366–373.
Kakarieka, A., R. Braakmann, E. H. Schakel (1994): Clinical significance of the finding of subarachnoidal blood on CT scan after head injury. Acta Neurochir. (Wien) 129, 1–5.
Phuong, L. K., M. Link, E. F. M. Wijdicks (2002): Management of intracranial infectious aneurysms: a series of 16 cases. Neurosurgery 51, 1145–1151.
Rinkel, G. J. E., J. van Gijn, E. F. M. Wijdicks (1993): Subarachnoid hemorrhage without detectable aneurysm. A review of the causes. Stroke 24, 1403–1409.
Salgado, A. V., A. J. Furlan, T. F. Keys (1987): Mycotic aneurysm, subarachnoid hemorrhage, and indications for cerebral angiography in infective endocarditis. Stroke 18, 1057–1060.
Sasaki, O., H. Ogawa, T. Koike, T. Koizumi, R. Tanaka (1991): A clinicopathological study of dissecting aneurysms of the intracranial vertebral artery. J. Neurosurg. 75, 874–882.
Vermeer, S., G. Rinkel, A. Algra (1997): Circadian fluctuations in onset of subarachnoid hemorrhage. New data on aneurysmal and perimesencephalic hemorrhage and a systemic review. Stroke 28, 805–808.

Zerebrale arteriovenöse Malformationen (zAVM)

Was gibt es Neues?

Es ist eine internationale Therapiestudie zur Behandlung zerebraler arteriovenöser Malformationen unter der Führung von J. P. Mohr (New York) geplant. Dabei soll eine Randomisierung von Patienten mit nichtblutungssymptomatischen AVM zur konservativen oder bestmöglichen endovaskulären oder neurochirurgischen oder strahlentherapeutischen Therapie erfolgen.

Definition und klinische Symptomatik

Bei der zerebralen arteriovenösen Malformation handelt es sich um eine Gefäßfehlbildung, die aus Kurzschlussverbindungen (Nidus) zwischen zerebralen Arterien und Venen ohne zwischengeschaltetes Kapillarbett besteht.

Mit bis zu 80% häufigstes Symptom der zAVM ist die Blutung, gefolgt von einem zerebralen Anfallsleiden und neurologischen Defiziten. Auch kann es in seltenen Fällen durch eine venöse Kongestion zum Pseudotumor cerebri mit u. a. beidseitigen Stauungspapillen kommen (⇔) (Heros u. Tu 1986, Jomin et al. 1993, Turjman et al. 1995, Yeh et al. 1990).

ZAVM werden immer häufiger zufällig im Rahmen der schnittbilddiagnostischen Abklärung von Erkrankungen des zentralen Nervensystems (ZNS) diagnostiziert.

Diagnostik

Computertomographie

Im Falle einer Blutung ist die CT die Methode der Wahl, da sie schnell und verlässlich Auskunft gibt über Lage und Ausmaß der Blutung sowie Blutungsfolgen. Die CT ist zur Indikation eines Notfalleingriffs (Blutungsevakuation, externe Ventrikeldrainage) als schnittbilddiagnostisches Verfahren ausreichend. Die CT ist jedoch insensitiv für ältere Blutungen. Deshalb ist immer auch eine MRT mit $T2^*$-gewichteten Sequenzen indiziert, die besonders sensitiv für Blut und Blutabbauprodukte ist. Multiple Hämosiderinablagerungen sprechen für multiple Kavernome oder – bei älteren Patienten – für eine Amyloidangiopathie. In beiden Fällen ist eine DSA nicht indiziert (⇑).

In der kontrastverstärkten Computertomographie lassen sich zAVM ab einer Nidusgröße von 1 cm in den meisten Lokalisationen sicher nachweisen. Mit der CT-Angiographie lässt sich der Nidus sehr gut definieren (⇔).

MRT

Die Magnetresonanztomographie ermöglicht die Differenzierung auch kleiner AVM, allerdings ist hier gelegentlich eine paramagnetische Kontrastverstärkung bei relativ langsamem Fluss in der Läsion erforderlich. Mit der MRT ist eine präzise Lokalisationsdiagnostik des AVM-Nidus in Bezug zur Anatomie und auch zu funktionell besonders relevanten Hirnregionen (fMRI) möglich. Ferner können hiermit ($T2^*$-gewichtete Sequenzen) Hinweise auf ältere subklinische Blutungen und Informationen über den Aufbau und die Beschaffenheit der AVM gewonnen werden (a.-v. Fisteln, Aneurysmen, Venektasien). Mittels MRA können die großen zuführenden und drainierenden Gefäße erkannt werden (⇔).

DSA

Die digitale Subtraktionsangiographie (DSA) dient nicht mehr der Erstdiagnose einer AVM, sondern vielmehr der präzisen angiologischen, läsionsmorphologischen und hämodynamischen Diagnostik. Unter therapeutischen Aspekten ist nicht nur wichtig, dass eine AVM vorliegt, sondern auch, aus welchen Komponenten sie sich zusammensetzt. In diesem Zusammenhang von allergrößter Wichtigkeit ist die Größe des Nidus der AVM sowie Zahl, Größe und Richtung der abführenden Drainagevenen. Die zuführenden Gefäße können darüber hinaus durch Aneurysmen, die Drainagevenen durch umschriebene Ektasien und Stenosen verändert sein. Im Nidus der AVM kommen ebenfalls Aneurysmen und großlumige arteriovenöse Shunts vor, die zu einer Anzapfsymptomatik oder zu einer Abflussbehinderung der physiologischen Drainagen mit Kongestion des Gehirns führen können. Die DSA erlaubt darüber hinaus eine Unterscheidung zwischen plexiformen und fistulösen Angiomanteilen sowie Abschätzung des Shuntvolumens und der KM-Passagezeit. Diese Teilbefunde sind wesentlich für die Prognoseeinschätzung und die Therapieentscheidung und sollten deshalb bei der Planung des Vorgehens unbedingt verfügbar sein.

Evidenz

Die Erkenntnisse über Spontanrisiken und Therapieergebnisse stammen aus zahlreichen, zum Teil großen Fallstudien behandelter Patienten und Beobachtungen an unbehandelten Patienten, die nicht behandelt werden wollten oder unbehandelbar waren.

Risikoabschätzung

Das bestimmende Risiko bei einer AVM ist das Blutungsrisiko: Die Inzidenz einer Blutung aus der AVM beträgt 2–4%/Jahr und erhöht sich im ersten Jahr nach einer vorangegangenen Blutung gering, wobei es sich für die ersten Wochen nach einer Blutung verdoppelt. Anschließend reduziert sich das (Rezidiv-) Blutungsrisiko wieder auf den Ausgangswert von ca. 3%/Jahr. Über einen Zeitraum von 20 Jahren beträgt das Rezidivblutungsrisiko 50%. Die Letalität jedes Blutungsereignisses beträgt 10–15%, die Inzidenz des AVM-bezogenen Todes 1%/Jahr. „Nur" 40–60% aller AVM bluten jemals, und je Blutung ist in ca. 50% mit bleibenden Defiziten zu rechnen (Hartmann et al. 1998, Kjellberg 1989). Der Altersgipfel für die erste Blutung liegt in der 2. Dekade (⇔).

Bis zu einem Lebensalter von 40 Jahren haben 40% aller AVM und 72% der AVM, die jemals bluten, geblutet! Das Blutungsrisiko bei Kindern beträgt 30% in 10 Jahren und 85% in 25 Jahren, bei Erwachsenen dagegen 10% in 10 Jahren und 35% in 25 Jahren (Celli et al. 1984). Die Inzidenz eines permanenten neurologischen Defizits durch eine zerebrale AVM beträgt 1–3%/Jahr und 10–30% pro Blutung (⇔) (Kjellberg 1989, Vinuela et al. 1991, Crawford et al. 1986, Graf et al. 1983, Ondra et al. 1990).

Da das Behandlungsrisiko der operativen Behandlung wesentlich von dem Nidusdurchmesser und der Art der Venendrainage bestimmt wird, ist das Einteilungsverfahren nach Spetzler u. Martin (1986) hilfreich (**Tabelle 1**): Große AVM und solche mit tiefer Venendrainage haben ein hohes operatives Risiko.

Eine mit Veränderungen des hämodynamischen Zustandes einer AVM einhergehende Behandlung darf nur begonnen werden, wenn ein Behandlungsziel bestimmt und eine Risikoabschätzung für ein definiertes Behandlungskonzept festgelegt wurde.

Tabelle 1 AVM-Einteilung nach Spetzler u. Martin (1986)

Größe	< 3 cm	3–6 cm	> 6 cm
Punkte	1	2	3
Lage	eloquent		nicht eloquent
Punkte	1		0
Venöse Drainage	tief		oberflächlich
Punkte	1		0

Die Summe der Punkte entspricht der Grad-Zahl.

Die Entscheidung über die Indikation zu einer Behandlung, in die u. a. die verschiedenen Behandlungsmodalitäten und die hiermit zu erzielende „Behandelbarkeit" einer zAVM eingehen, sollte von entsprechend erfahrenen Zentren interdisziplinär getroffen werden, die flächendeckend in der Bundesrepublik überwiegend an Unikliniken und größeren Krankenhäusern aus neurologischen, neurochirurgischen, neuroradiologischen und strahlentherapeutischen Einrichtungen bestehen.

Das Behandlungsziel ist die vollständige Ausschaltung der AVM aus dem Kreislauf. Sekundäres Behandlungsziel ist die Therapie von hämodynamisch bedingten neurologischen Defiziten und Anfällen. Vor Beginn der Behandlung ist zu prüfen, ob dies mit den verfügbaren therapeutischen Mitteln und vertretbarem Risiko möglich ist (Vinuela et al. 1991, Westphal et al. 1994).

Eine palliative Behandlung durch Teilembolisation kann eine sichere Ausschaltung des Blutungsrisikos nicht gewährleisten. Wenn eine Elimination der AVM nicht zu erzielen ist, kann eine Teilbehandlung aber für besondere Teilrisiken wie begleitende Aneurysmen oder eine Sekundärsymptomatik wie Pseudotumor cerebri oder progrediente neurologische Symptome durch eine Stealsymptomatik in Betracht kommen (Westphal u. Grzyska 2000). Eine Reduktion der Frequenz epileptischer Anfälle konnte nach frühen optimistischen Mitteilungen (Wolpert et al. 1982) später nicht überprüfbar nachgewiesen werden. Palliation mit inkompletter Ausschaltung der AVM bleibt auf jeden Fall Ausnahmen vorbehalten. Sie soll nicht zur reinen Verkleinerung der AVM eingesetzt werden, da die Blutungsgefahr nicht gemindert wird, sondern vielmehr eine Rekrutierung ursprünglich nicht AVM-zugehöriger, kollateraler Gefäße („Peripherisierung" oder „Sekundärarterialisation") und die Bildung von Gefäßwachstumsfaktoren induziert werden (⇔) (Sure et al. 2001).

Operative mikroneurochirurgische Resektion (Eradikation) der AVM

Ziel der Operation ist die vollständige Ausschaltung der AVM aus der zerebralen Zirkulation. Das Ergebnis ist angiographisch zu kontrollieren. Eine MR- oder CT-Angiographie ist bezüglich dieser Fragestellung unzureichend.

Die Resektion ist, abhängig vom Befund, ohne oder mit präoperativer Embolisation möglich. Der wesentliche Vorteil der Resektion ist die Heilung durch sofortige, vollständige und dauerhafte Beseitigung des Blutungsrisikos. Bei großen Malformationen kann auch nach kompletter Ausschaltung in der postoperativen Phase eine Blutung auftreten, die Ausdruck der hämodynamischen Umstellung nach A.-v.-Shunt-Elimination ist.

Behandlungsrisiko

Für eine AVM Spetzler-Grad 1–3 beträgt das mittlere Behandlungsrisiko in entsprechend erfahrenen Zentren bis zu 7% für ein neues permanentes neurologisches Defizit.

Die behandlungsbedingte Letalität liegt in der Größenordnung von 1% (Korosue u. Heros 1990).

Für eine AVM Spetzler-Grad 4 ergibt sich eine behandlungsbedingte Letalität von ca. 25%. Sowohl in dieser Gruppe als auch für Malformationen des Spetzler-Grades 5 erhöht sich die Operationsletalität auf bis zu 30%, wobei die Datenlage in diesen Teilkollektiven von einer relativ geringen Fallzahl und hohen Heterogenität gekennzeichnet ist (⇔) (Spetzler u. Zabramski 1988).

Embolisation

Es wird zwischen kurativer, palliativer und präoperativer Embolisation unterschieden. Ziel der Embolisation ist eine Ausschaltung bzw. eine ausreichende Verkleinerung des AVM-Nidus, so dass die AVM exstirpiert oder bestrahlt werden kann. Der bloße Verschluss zuführender Arterien und Belassen des Angiomnidus ist ein Kunstfehler, weil er das Blutungsrisiko nicht reduziert, die kunstgerechte Nidusembolisation verhindert und eine Angiomatose induziert (⇔). Für die Embolisation der zAVM kommen in erster Linie Flüssigembolisate in Betracht, die über in den Nidus platzierte Mikrokatheter so eingebracht werden, dass sie den Nidus ausfüllen und die abführenden Venen offen lassen. Bei stark fistulösen zAVM kann eine Coil-Embolisation zur Flussreduktion sinnvoll sein, bevor ein Flüssigembolisat eingesetzt wird. Eine Embolisation mit Ethibloc oder Partikelsuspension ist für zAVM geeignet, die anschließend exstirpiert werden.

Eine **kurative Embolisation** kommt bei kleinen, in der Regel monopedikulär versorgten AVM in Betracht und führt wie die Resektion zu einer Komplettausschaltung der Läsion aus der zerebralen Zirkulation (⇔). Dies gelingt in 7–12% der Fälle. Die **präoperative Embolisation** dient bei mittelgroßen und großen AVM der Herstellung oder Begünstigung von radikaler Operabilität.

Palliative Embolisation ist partielle Embolisation und orientiert sich an definierten Zielen, keinesfalls nur an der Verkleinerung der AVM (s.o.).

Die Gesamtkomplikationsrate der Embolisation im Sinne von Morbidität variiert in der Literatur von 5–0%, die Letalität 1,0% (Vinuela et al. 1991, Lasjaunias et al. 1995, Grzyska et al. 1997) (⇔).

Die präoperative Embolisation wird in vielen Zentren bei höhergradigen AV-Malformationen vom neurochirurgischen Operator ausdrücklich gewünscht und hat unbestritten die schon angesprochenen Vorteile, die das zusätzliche Risiko dieses Teileingriffs rechtfertigen.

Strahlentherapie

Bei AVM in inoperabler Lokalisation und fehlender Option einer kurativen Embolisation besteht die Möglichkeit einer stereotaktischen Bestrahlung der Läsion mittels Linearbeschleuniger oder Gamma-Knife. Es muss bei der Wahl dieser Behandlung allerdings berücksichtigt werden, dass die mittlere Zeit bis zur Obliteration 18 Monate beträgt und in einzelnen Fällen auch nach drei Jahren noch unvollständige Obliterationen der AVM beobachtet werden. Während dieser Zeitspanne bis zur **konventionell**-angiographisch bewiesenen AVM-Ausschaltung besteht ein Blutungsrisiko, was allerdings in den großen Serien bei 2% und damit etwas unterhalb des natürlichen Blutungsrisikos liegt (⇔). Dadurch ist die Radiochirurgie erst nach Überprüfung der o.g. Therapieoptionen in Betracht zu ziehen. Die Radiochirurgie kann gleichwertig mit dem sog. Gamma-Knife, Protonenstrahlung oder auch modernen Linearbeschleunigern erfolgen. Es besteht eine steile Dosis-Wirkung-Beziehung für die Obliterationswahrscheinlichkeit, so dass diese über 90% beträgt, wenn eine Randdosis von mindestens 20 Gy gegeben wird (Lunsford et al. 1991).

Die Applikation ist allerdings limitiert durch das Volumen des Normalgewebes, welches durch das Strahlenfeld erfasst wird. Dadurch steigt die Komplikationswahrscheinlichkeit für strahlenbedingte Nebenwirkungen bei AVM mit Durchmessern über 3 cm auf über 3% an. Daher sollte die Indikation zur Radiochirurgie bei Patienten mit großen AVM nur unter sehr strengen Kriterien gestellt werden. Es ist Gegenstand wissenschaftlicher Untersuchungen, ob die Embolisation vor der Strahlentherapie das Blutungsrisiko mindert oder den Strahlentherapieerfolg verbessert (Debus et al. 1999).

Konservative Therapie

Nur etwa jede zweite AVM verursacht Letalität oder Morbidität mit bleibenden Defiziten (⇔). Deswegen sollte die Indikation zur invasiven Therapie immer dann sehr streng gestellt werden, wenn die zAVM einen Zufallsbefund darstellt. Abzuwägen ist das **individuelle** Behandlungsrisiko gegen das Krankheitsrisiko. Da es sich um ein kumulatives Risiko handelt, spricht ein jüngeres Lebensalter generell für die Behandlung. An der Indikationsstellung und dem Therapieplan sollten von vornherein die Neurochirurgie, die Strahlentherapie und die interventionelle Neuroradiologie beteiligt sein. Am günstigsten ist eine gemeinsame Konferenz mit der Besprechung der MRT- und DSA-Bilder. Die Indikation zur invasiven Therapie sollte zurückhaltend gestellt werden bei allen zAVM, die aufgrund von Lokalisation und Ausdehnung weder operiert noch bestrahlt werden können und sich darüber hinaus von ihrer Angioarchitektur her nicht für eine Embolisation eignen bzw. bei denen die Chance gering ist, dass durch eine Embolisation eine Operation oder Bestrahlung möglich wird.

Alle Patienten mit zAVM, die nicht invasiv behandelt werden können, müssen umfassend über mögliche Risiken und Behandlungsmöglichkeiten im Krankheitsfall aufgeklärt werden. Der Hausarzt ist in dieses Konzept mit einzubeziehen. Patient und Hausarzt sollten über die Gründe, die zu der Ablehnung einer invasiven Therapie führten, sowie die zuständigen Kliniken/Abteilungen, an die sie sich bei neu auftauchenden Fragen richten können, schriftlich informiert sein.

Ohne invasive Therapie sollten betreut werden Patienten mit

- Stammganglien- und Hirnstamm-AVM, wenn diese auch für eine Bestrahlung ungeeignet sind (⇔),
- große (Spetzler-Grad 5) AVM der Hemisphären und des Kleinhirns ohne zusätzliche Risikofaktoren oder Komplikationen (⇔).

Auf jeden Fall ist sicherzustellen, dass Patienten, denen zum jetzigen Zeitpunkt eine Therapie nach Abwägung aller Kriterien nicht empfohlen werden kann, weiterhin betreut werden und wissen, an wen sie sich wenden können, wenn unvorhergesehene Probleme im Krankheitsverlauf eintreten. Gerade die neuroradiologischen und neurochirurgischen Techniken unterliegen einer ständigen Fortentwicklung, vor deren Hintergrund alle Aussagen zur Behandelbarkeit nur relativen Charakter haben und natürlich zeitbezogen sind.

Dies schließt ausdrücklich die Möglichkeit mit ein, eine zweite und auch dritte Meinung zu einer individuellen Erkrankung einzuholen.

Verfahren zur Konsensbildung

Beratung in einer Delphi-Konferenz, Verabschiedung durch den Vorstand der Deutschen Gesellschaft für Neuroradiologie, der Deutschen Gesellschaft für Neurochirurgie, der Deutschen Gesellschaft für Neurologie und der Deutschen Gesellschaft für Strahlentherapie.

Expertengruppe

Prof. Dr. H. Zeumer, Neuroradiologie Hamburg
Dr. U. Grzyska, Neuroradiologie Hamburg
Prof. Dr. M. Westphal; Neurochirurgie Hamburg
Prof. Dr. R. v. Kummer, Neuroradiologie Dresden
Prof. Dr. V. Seifert, Neurochirurgie Frankfurt
Dr. E. Busch, Neurologie Essen
Prof. Dr. Debus, Strahlentherapie Heidelberg
(Neuroradiologische Arbeitsgruppe Prof. Dr. W. Huk, NRAD Erlangen)
Federführend: Prof. Dr. med. Hermann Zeumer, Universitätskrankenhaus Eppendorf, Abteilung Neuroradiologie, Martinistr. 52, 20246 Hamburg
e-mail: zeumer@UKE.UNI-HAMBURG.de

Literatur

Celli, P., L. Ferrante, L. Palma et al. (1984): Cerebral arteriovenous malformations in children. Clinical features and outcome of treatment in children and in adults. Surg. Neurol. 22, 43–49.

Crawford, P. M., C. R. West, D. W. Chadwick et al. (1986): Arteriovenous malformations of the brain: natural history in unoperated patients. J. Neurol. Neurosurg. Psychiatry 49, 1–10.

Debus, J., A. Pirzkall, W. Schlegel et al. (1999): Stereotactic one-time irradiation (radiosurgery). The methods, indications and results. Strahlenther. Onkol. 175, 47–56.

Graf, C. J., G. E. Perret, J. C. Torner (1983): Bleeding from cerebral arteriovenous malformations as part of their natural history. J. Neurosurg. 58, 331–337.

Grzyska, U., E. Neumaier Probst, C. Koch C et al. (1997): Differentialtherapie zerebraler Angiome. Wien Med. Wochenschr. 147, 186–193.

Hartmann, A., H. Mast, J. P. Mohr et al. (1998): Morbidity of intracranial hemorrhage in patients with cerebral arteriovenous malformation. Stroke 29, 93.

Heros, R. C., Tu Y. K. Unruptured arteriovenous malformations: a dilemma in surgical decision making. Clin Neurosurg (1986); 33:187–236

Jomin, M., J. P. Lejeune, S. Blond, J. P. Pruvo, D. Leys: Natural history and spontaneous prognosis of cerebral arteriovenous malformations, Neurochirurgie (1993) 39(4):205–10; discussion 210–1.

Kjellberg, R. N. (1989): Radiosurgery. Neurosurgery 25, 670–672.

Korosue, K., R. Heros (1990): Complications of complete surgical resection of AVM's of the brain. Parkridge IL: AANS, 157–168.

Lasjaunias, P., F. Hui, M. Zerah et al. (1995): Cerebral arteriovenous malformations in children. Management of 179 consecutive cases and review of the literature. Childs Nerv. Syst. 11, 66–79, discussion 79.

Lunsford, L. D., D. Kondziolka, J. C. Flickinger et al. (1991): Stereotactic radiosurgery for arteriovenous malformations of the brain. J. Neurosurg. 75, 512–524.

Ondra, S. L., H. Troupp, E. D. George et al. (1990): The natural history of symptomatic arteriovenous malformations of the brain: a 24-year follow-up assessment. J. Neurosurg. 73, 387–391.

Spetzler, R. F., N. A. Martin (1986): A proposed grading system for arteriovenous malformations. J. Neurosurg. 65, 476–483.

Spetzler, R. F., J. M. Zabramski (1988): Surgical management of large AVMs. Acta Neurochir. Suppl. (Wien) 42, 93–97.

Sure, U., N. Butz, A. M. Siegel et al. (2001): Treatment-induced neoangiogenesis in cerebral arteriovenous malformations. Clin. Neurol. Neurosurg. 103, 29–32.

Turjman, F., T. F. Massoud, F. Vinuela et al. (1995): Correlation of the angioarchitectural features of cerebral arteriovenous malformations with clinical presentation of hemorrhage. Neurosurgery 37, 856–860, discussion 860–862.

Vinuela, F., J. E. Dion, G. Duckwiler et al. (1991): Combined endovascular embolization and surgery in the management of cerebral arteriovenous malformations: experience with 101 cases. J. Neurosurg. 75, 856–864.

Westphal, M., L. Cristante, U. Grzyska et al. (1994): Treatment of cerebral arteriovenous malformations by neuroradiological intervention and surgical resection. Acta Neurochir. (Wien) 130, 20–27.

Westphal, M., U. Grzyska (2000): Clinical significance of pedicle aneurysms on feeding vessels, especially those located in infratentorial arteriovenous malformations. J. Neurosurg. 92, 995–1001.

Wolpert, S. M., F. J. Barnett, R. J. Prager (1982): Benefits of embolization without surgery for cerebral arteriovenous malformations. AJR Am. J. Roentgenol. 138, 99–102.

Yeh, H. S., S. Kashiwagi, J. M. Tew Jr. et al. (1990): Surgical management of epilepsy associated with cerebral arteriovenous malformations. J. Neurosurg. 72, 216–223.

Intrazerebrale Blutung

Was gibt es Neues?

- 2004 wurden die Ergebnisse einer Therapiestudie mit dem hämostatischen Faktor-VIIa-Konzentrat innerhalb von 3 Stunden nach Blutung (NOVO7) berichtet: Die vorläufigen Ergebnisse der Studie zeigen den signifikanten Nutzen dieser Behandlung für das klinische Outcome nach intrazerebraler Blutung (ICB). Derzeit ist das Medikament jedoch viel zu teuer, um es routinemäßig einsetzen zu können. Außerdem muss der Therapieerfolg in einer zweiten Studie repliziert werden.
- Die STICH-Studie, eine multizentrische randomisierte Untersuchung zum Vergleich von konservativer versus operativer Therapie von Patienten mit intrakranieller Blutung, konnte keinen Nutzen der operativen Therapie nach intrakranieller Blutung zeigen. Allerdings beruhte die Studie auf dem sog. „Uncertainty Prinzip", d. h. Patienten wurden nur dann eingeschlossen, wenn sich die behandelnden Ärzte über die weitere Versorgung (OP oder nicht) unsicher waren.
- Die MRT mit entsprechenden sensitiven Sequenzen kann mittlerweile als gleichwertig zur CCT in der Frühdiagnostik der ICB angesehen werden.

Die wichtigsten Empfehlungen auf einen Blick

- RR senken bei Werten über 170/90 mm Hg (**C**).
- Rascher Transport in die Klinik zum CCT und zur Intensiv- bzw. Stroke-unit-Behandlung (**A**).
- Bei Patienten mit rasch progredienter Bewusstseinstrübung ist eine frühzeitige Intubation indiziert (**B**).
- Generell besteht die Indikation zur Intubation bei CO_2-Werten über 60 mm Hg oder pCO_2-Werten über 50–55 mm Hg (**A**).
- Bei Gerinnungsstörungen ist die schnellstmögliche Korrektur der Gerinnungsstörung mit der Gabe von Frischplasmenkonzentraten oder PPSB sinnvoll (**B**).
- Das hämostatische Faktor-VIIa-Konzentrat innerhalb von 3 Stunden nach Blutung (NOVO7) zeigt in einer ersten Studie einen signifikanten Nutzen (**B**).
- Die Therapie des erhöhten intrakraniellen Drucks folgt den Richtlinien zur Behandlung des intrakraniellen Drucks bei anderen Erkrankungen (**B**).
- Beseitigung der Blutungsquelle durch Operation oder Coiling bei Aneurysma oder Angiom als Blutungsquelle (gesicherter Therapieansatz) (**A**).
- Ventrikeldrainage bei intraventrikulärer Blutungsbeteiligung und Liquorabflussbehinderung (**B**).
- Bisher keine klaren Richtlinien, wann ein Patient mit einer intrakraniellen Blutung eine Hämatomevakuation erhalten soll.
- Prognostische Faktoren sind Größe der Blutung, ventrikuläre Blutungsbeteiligung, initialer GCS und hohes Alter (**A**).

Definition

Intrazerebrale Blutungen sind intraparenchymatöse Blutungen des Gehirns. Je nach Lokalisation und Größe werden diese Blutungen eingeteilt in
- Großhirnblutungen = lobäre Blutungen:
  - parietal, temporal, frontal, okzipital,
- Stammganglienblutungen:
  - totale Stammganglienblutung (riesige Blutung, meist in Putamen, Kapsel, Thalamus und Caudatus),
  - Putamen, Caudatus, Thalamus,
- Hirnstammblutungen:
  - Pons, Mesenzephalon, Medulla oblongata,
- Kleinhirnblutungen:
  - Kleinhirn-Hemisphären, Kleinhirnwurm.

Neben der Lokalisation ist die Größe der Blutung für die Prognose und eventuelle Therapiemaßnahmen wichtig. So werden bei supratentoriellen Blutungen 50 ccm und bei infratentoriellen Blutungen 20 ccm als kritische Grenze für den klinischen Verlauf gesehen.

Epidemiologie

Intrazerebrale Blutungen sind nach dem ischämischen Hirninfarkt zweithäufigste Schlaganfallursache, ca. 5–15% aller Schlaganfälle (ca. 10% in den meisten Schlaganfalldatenbanken) werden durch intrazerebrale Blutungen verursacht.

- Ethnische Unterschiede der Krankheitsinzidenz:
  - Ostasiaten/Japan 61/100 000,
  - hispanische US-Bevölkerung 35/100 000,
  - afroamerikanische Bevölkerung 32/100 000,
  - kaukasische Bevölkerung (Weiße) 7–10 bis 12–15/100 000.
- Inzidenzanstieg mit zunehmendem Alter
- Risikofaktoren für die primäre (= spontane) ICB:
  - Hypertonie (maximal verantwortlich für 72–81% der Fälle),
  - Zigarettenrauchen (eingeordnet vom 2,5fach erhöhten Risiko bis hin zum nicht unabhängigen Risikofaktor),
  - Alkohol (vor allem bei schwerem Alkoholismus dosisabhängiger Risikoanstieg für ICB),
  - Drogenkonsum (vor allem sympathomimetische Drogen wie Amphetamine),
  - Kokain und Crack wurden als ICB-Ursache nachgewiesen,
  - niedriges Serumcholesterin (vor allem in der ostasiatischen Bevölkerung vermutet, erste größere Studien bestätigen den Zusammenhang jedoch nicht; Suh et al. 2001).

Ursachen

Spontane ICB = primäre ICB (meist hypertensiv bedingt)

- Ruptur eines arteriellen Gefäßes mit 50–200 µm Durchmesser.
- Unklar, welche Bedeutung die 1868 von Bouchard beschriebenen miliaren Aneurysmen haben.
- Alternative Theorien beziehen sich auf Abreißen kleinerer Gefäße mit einer dominoartigen Ausbreitung, Lipohyalinose mit Mikrogefäßdegeneration, ischämische Mikrogefäßschädigungen und mechanische Gefäßschädigung in ischämischen Nekrosearealen. Eine allgemeine Akzeptanz einer dieser Theorien besteht nicht (Qureshi et al. 2001).
- Besonders wichtig ist die Arteriolopathie oder Lipohyalinose (sog. Mikroangiopathie) mit degenerativer Wandveränderung. Diese kann mikroskopisch in verschiedene Schweregrade eingeteilt werden. Die Schwere ist abhängig von Dauer und Ausprägung der zugrunde liegenden Hypertonie. Bei dem schwersten Grad treten regelmäßig petechiale Blutungen auf. In Zukunft könnte der Nachweis von sog. Microbleeds im MRT als Prädiktor für spätere intrakranielle Blutungen gelten (Lee et al. 2004).

Aktive Blutungsauslösung

- Mit einer Vielzahl physischer und psychischer Akutsituationen mit Blutdrucksteigerung wurde die Auslösung einer intrazerebralen Blutung in Zusammenhang gebracht (große Kälte, Schneeschaufeln, Koitus, Insekten- oder Skorpionbisse, Streitigkeiten, Breakdance, Elektrokrampftherapie, Karotischirurgie mit Reperfusionsblutung).
- Die Blutungen können entgegen früheren Vorstellungen in den ersten (5–6) Stunden noch deutlich wachsen. Die Hämatomausbreitung folgt dabei den Faserbündeln dem Weg des geringsten Widerstandes. Die Blutung kommt zum Stillstand, da einmal durch Aktivierung des „tissue factor" im Hirngewebe eine massive Gerinnungsaktivierung erfolgt und zum anderen der Gewebegegendruck zunimmt.
- Sekundäre Folgen, insbesondere in der direkten Umgebung des Hämatoms, sind Ischämie durch Abnahme des zerebralen Perfusionsdrucks und das periläsionale Hirnödem. Weiterhin können toxische Effekte des Hämoglobins und seiner Abbauprodukte sowie durch andere Blutbestandteile diskutiert werden.

Sekundäre intrazerebrale Blutungen

- Vaskuläre Malformationen (wie arteriovenöse Malformationen, Aneurysmen, mykotische Aneurysmen, Kavernome und Ähnliches) sind für bis zu 25% der ICB verantwortlich. ICB finden sich vor allem bei zweiten Blutungen aus Aneurysmen und Angiomen (Ogilvy et al. 2001).
- Antikoagulation und antithrombotische Therapie (unter Marcumar wird von einem jährlichen Risiko von 1–2% für ICB ausgegangen, ASS führt zu etwa 1/1000 intrazerebralen Blutungen/Jahr. Intravenöse und intraarterielle Thrombolyse führt ebenfalls zu einer deutlichen Nebenwirkungsrate von Blutungskomplikationen, hierbei treten ICBs ca. 10-mal häufiger als spontan auf.)
- Genetische oder hereditäre Blutungsleiden: Thrombozytenstörungen (idiopathische Thrombozytopathie, von-Willebrandt-Jürgens-Erkrankung etc.), Bluterkrankheiten (Hämophilie A und B).
- Sonstige sekundäre Blutungsleiden (bei Leukämien, Lymphomen, Lebererkrankungen, disseminierten Gerinnungsstörungen etc.)
- Genetische Erkrankungen mit sekundären intrazerebralen Blutungen sind bekannt (Amyloidangiopathie).
- Blutungen in Tumoren (vor allem Glioblastom und Metastasen, häufig bei an sich seltenen Tumoren wie beim Plexuspapillom und Hypophysenadenom, oder sekundär bei der Hypophysenapoplexie)
- Vaskulitis (mit subarachnoidalen oder intrazerebralen Blutungskomplikationen)

- Eklampsie (intrazerebrale Blutungen unter Eklampsie führen bei einem Drittel der Fälle zu einer maternalen Mortalität und damit häufig zu kindlichen Problemen, die sekundär zu den maternalen auftreten, insbesondere abhängig von intrakraniellen Drucksteigerungen)
- Leberzirrhose
- Moya-Moya-Erkrankung
- Traumen mit sekundären kontusionellen Blutungen
- Sinusvenenthrombose
- Zerebrale Endometriose

Klinik

Die ICB tritt in der Regel abrupt auf. In lediglich 7% der Fälle wird ein TIA-ähnlicher Beginn beschrieben. Meist kommt es zu einer Progredienz der Schwere der Ausfälle in den ersten Stunden (analog der Hämatomausweitung im CCT).

Die klinischen Folgen der ICB sind einzuteilen in
- lokalisatorische Ausfälle (typisch für die jeweilige Blutungsstelle und -größe), z.B. okulomotorische Störungen mit Skew deviation bei mesenzephaler ICB,
- Symptome des erhöhten intrakraniellen Drucks (sog. Allgemeinsymptome), z.B. Kopfschmerzen, Übelkeit, Erbrechen, Bewusstseinstrübung,
- Bewusstseinsstörungen als Ausdruck der schweren intrakraniellen Drucksteigerung (Somnolenz-Sopor-Koma).

Anfälle treten bei der Hälfte der lobären Blutungen initial auf und sind sonst ungewöhnlich. Vegetative Störungen (wie EKG-Veränderungen, Katecholaminausschüttung und Herz-Kreislauf-Störungen sind häufig beschrieben und können im Einzelfall einen Myokardinfarkt mit ST-Senkungen, CK-Anstieg und Arrhythmien imitieren.

Multiple ICBs werden vor allem bei der Amyloidangiopathie, Sinusvenenthrombosen, Gerinnungsstörungen, mykotischen Aneurysmen und Vaskulitis gefunden.

Untersuchungen

Notwendig

- Anamnese/Fremdanamnese
- Neurologischer Status mit kurzfristiger Kontrolle des Bewusstseins und der Okulo- und Pupillomotorik
- Computer- oder MR-Tomographie (incl. T2*-Sequenz)
- Basislabor mit Gerinnungs-, Leber-, Nierenwerten und immunologischem Status
- Internistische Untersuchung (Herz-Kreislauf-Organe)

Im Einzelfall erforderlich

- Angiographie, ggf. CT-Angiographie oder MR-Angiographie
- Hypertonusabklärung
- Neurosonologie
- Vaskulitis-Diagnostik
- Abklärung von Gerinnungsstörungen
- Untersuchungskontrollen im Verlauf

Therapie

Erstversorgung

- Venöser Zugang
- Sauerstoffgabe über Nasensonde (z.B. 2 l/min)
- Monitoring mit EKG, Pulsoxymetrie und unblutiger RR-Messung
- Frühe Intubation bei abfallender Sättigung oder Bewusstseinstrübung
- RR senken bei Werten über 170/90 mm Hg (vor allem mit Urapidil wegen begleitender Senkung des intrakraniellen Drucks)
- Rascher Transport in die Klinik zum CCT und zur Intensiv- oder Stroke-unit-Behandlung (⇑) (**A**)

Patienten, die schon bei Aufnahme eine Bewusstseinseintrübung zeigen, sollten immer auf die Intensivstation aufgenommen werden. Patienten, die wach und kooperativ sind, können initial auf einer Stroke-unit versorgt werden. Alle Patienten, bei denen eine Herniation droht und die Indikation zur OP gestellt wurde, sollten primär neurochirurgisch versorgt werden.

Konservative Therapie

Die konservative Therapie unterscheidet zwischen Intensivtherapie und allgemeiner medizinischer Behandlung.

Empfehlungen:
- Schutz der Atemwege und Intubation bei CO_2 > 60 mm Hg (**A**),
- medikamentöse Hirnödemtherapie (**B**),
- Wirksamkeit von Steroiden bisher nicht nachgewiesen (**B**),
- Blutdruckkontrolle mit systolischem Blutdruck < 180 mm Hg (**B**). Empfohlene Substanzen sind Urapidil und Clonidin (**C**),
- rascher Ausgleich von Gerinnungsstörungen mit FFPs oder PPSB (**C**),
- Einsatz von aktiviertem Faktor VII (Novoseven) innerhalb der ersten 3 Stunden möglich zur Vermeidung der sekundären Größenzunahme der ICB (**B**),
- keine generelle Anfallsprophylaxe (**B**).

Intensivmedizinische Behandlung

Entscheidend sind der Schutz der Atemwege und die Aufrechterhaltung einer adäquaten Ventilation und Oxygenierung (⇑).

Bei Patienten mit rasch progredienter Bewusstseinstrübung ist eine frühzeitige Intubation indiziert (⇑).

Generell besteht die Indikation zur Intubation bei CO_2-Werten über 60 mm Hg oder pCO_2-Werten über 50–55 mm Hg (⇑⇑⇑) (**A**).

Über die weitere medizinische Therapie sind nur wenige Daten aus randomisierten Studien verfügbar.

Die Behandlung mit Steroiden nach intrakranieller Blutung hat keinen positiven Effekt und sollte nicht durchgeführt werden, da zumindest theoretische Hinweise existieren, dass eine durch Kortikosteroidgabe induzierte Hyperglykämie neurotoxisch sein kann (⇓) (**A**; Poungvarin et al. 1987).

Bei der Blutdruckeinstellung gilt es, zu hohe Blutdruckwerte (Gefahr einer Nachblutung) und zu niedrige Blutdruckwerte (Aufrechterhaltung des zerebralen Blutflusses), insbesondere bei Patienten mit Stenosen der großen hirnversorgenden Gefäße, zu vermeiden (⇑) (**B**). Systolische RR-Werte sollten nicht 180 mm Hg überschreiten, der zerebrale Perfusionsdruck sollte möglichst über 70 mm Hg liegen (Broderick et al. 1999).

Als Antihypertensiva haben sich der Einsatz von Uradipil und Clonidin bewährt. Im amerikanischen Bereich wird daneben noch Labetalol und Esmolol empfohlen.

Eine der Situation beim akuten Schlaganfall vergleichbare periläsionale Zone, im Sinne einer Penumbra, existiert bei intrazerebralen Blutungen nicht. Eine periläsionale Schädigungszone wird durch biochemische und ödematöse Veränderungen und nicht durch Veränderungen des regionalen Blutflusses bedingt. Deshalb sind Blutdrucksenkungen unproblematischer als beim akuten zerebralen Infarkt, wenn keine begleitende intrakranielle Drucksteigerung mit gefährlicher Abnahme des Perfusionsdrucks bei Blutdrucksenkung besteht (⇑).

Bei Gerinnungsstörungen ist die schnellstmögliche Korrektur der Gerinnungsstörung mit der Gabe von Frischplasmenkonzentraten oder PPSB sinnvoll (⇑). Die Gabe von Konakion alleine führt zu keiner akuten Blutstillung. Folgendes Schema hat sich in der Praxis bewährt:
- Vitamin K (Konakion) 5–10 mg p.o., i.m. oder langsam i.v.

Cave: anaphylaktischer Schock!

- und/oder fresh-frozen plasma (15–20 ml/kg KG) bei Marcumarblutungen (nach INR).
- Protaminsulfat (1 mg für 100 IE Heparin), antagonisiert werden soll die in den letzten 4 Stunden verabreichte Heparinmenge.
- Tranexamsäure bei Fibrinolyseblutungen (10 mg/kg KG).

Bei Blutungen unter Thrombozytenfunktionshemmern (ASS alleine und in Kombination, Clopidogrel) sollte das Medikament abgesetzt werden.

Für Blutungen unter Thrombin-Antagonisten (Melagatran) steht bisher kein Antidot zur Verfügung, forcierte Diurese zur Beschleunigung der Ausscheidung.

Da es innerhalb der ersten 6 Stunden nach dem initialen Blutungsereignis auch in Abwesenheit einer Koagulopathie häufig zu einer Nachblutung kommt, die mit einer klinischen Verschlechterung assoziiert ist, wurde in einer aktuellen Therapiestudie das hämostatische Faktor-VIIa-Konzentrat innerhalb von 4 Stunden nach Blutung getestet (NOVO7, Mayer 2005). Die vorläufigen Ergebnisse der Studie zeigen den signifikanten Nutzen dieser Behandlung für das klinische Outcome nach ICB. Derzeit ist das Medikament jedoch zu teuer, um es routinemäßig einzusetzen.

Die Therapie des erhöhten intrakraniellen Drucks folgt den Richtlinien zur Behandlung des intrakraniellen Drucks bei anderen Erkrankungen. Hierzu kommt die Osmotherapie (4–5 x 500 ml Osmofundin oder bis zu 6 x 125 ml Mannitol bei Hirndruckkrisen) sowie andere, einen intrakraniellen Druck senkende Substanzen in Frage (Barbiturate, Trispuffer und ähnliche Substanzen) (⇑).

Die Flüssigkeitszufuhr sollte als Ziel die Aufrechterhaltung einer Euvolämie haben, regelmäßig müssen Elektrolyte und die Blutgase kontrolliert werden (⇑).

Es ist unklar, ob Patienten mit ICB bei relevanten Paresen subkutan Heparin oder Heparinoide zur Thromboseprophylaxe erhalten sollten. In den meisten deutschen Kliniken wird derzeit low-dose-Heparin verabreicht. Es gibt bisher keine ausreichenden Daten zur Sicherheit und zum Nutzen der Heparingabe. Im angelsächsischen Sprachraum wird der Einsatz von Kompressionsstrümpfen ohne subkutane Heparingabe empfohlen (⇔).

Eine generelle Anfallsprophylaxe mit Antiepileptika wird nicht empfohlen (⇓). Nach erstem Krampfanfall ist die rasche i.v. Aufdosierung mit Benzodiazepinen (Lorazepam, Clonazepam) oder Phenytoin sinnvoll.

Die Körpertemperatur sollte in Normothermie gehalten werden, hierzu ist entweder die Gabe von Paracetamol, eine externe Kühlung oder ein sog. Kühlkatheter möglich (⇔).

Operative Therapie

Empfehlungen:
- Beseitigung der Blutungsquelle bei Aneurysma oder Angiom (**A**)
- Ventrikeldrainage bei intraventrikulärer Blutung (**B**)
- Bisher ist keine klare Indikation zur OP nach ICB aus Studien abzuleiten (**A**).
- Beseitigung der Blutungsquelle durch Operation oder Coiling eines Aneurysma, Angioms (gesicherter Therapieansatz) (⇑⇑⇑), Einzelheiten siehe Leitlinien „Zerebrale Angiome" und „Subarachnoidalblutung".
- Ventrikeldrainage (bei intraventrikulärer Blutungsbeteiligung und Liquorabflussbehinderung (⇑)
- Es gibt bis heute keine klaren Richtlinien, wann ein Patient mit einer intrakraniellen Blutung eine Hämatomevakuation erhalten soll. Sicher ist, dass Patienten mit kleinen Hämatomen (< 10 ml) meist ohne Operation eine gute Prognose haben (⇑). Bei Patienten, die schon bei Aufnahme komatös sind, wird in der Regel

von einer Hämatomausräumung abgesehen. Dasselbe gilt für Patienten mit großen linkshirnigen Blutungen. Patienten mit Kleinhirnblutung, die zu einer Hirnstammkompression führen, sollten operiert werden. Patienten mit mittelgroßen Hämatomen und mittelschwerer klinischer Symptomatik profitieren möglicherweise von einer Operation, vor allem, wenn sie eine zunehmende Bewusstseinstrübung entwickeln und/oder im CCT eine zunehmende raumfordernde Wirkung mit Mittellinienverschiebung nachzuweisen ist (⇑). Die frühe Operation (< 4 h nach Symptombeginn) führt allerdings zu inakzeptablen Raten an Nachblutungen (Morgenstern et al. 2001). Solitäre Hirnstamm- und Thalamusblutungen werden nicht operiert (⇔) (Prasad u. Shrivastava 2000).

Der STICH-trial, eine multizentrische randomisierte Untersuchung zum Vergleich der konservativen mit der operativen Therapie, konnte keinen Nutzen der operativen Therapie nach intrakranieller Blutung zeigen. Allerdings scheinen Blutungen bis zu 1 cm unter der Kortexoberfläche bei operativer Behandlung ein besseres Ergebnis zu zeigen. Einschränkend muss man allerdings feststellen, dass die Studie auf dem sog. „Uncertainty-Prinzip" beruht, d. h. Patienten wurden nur dann eingeschlossen, wenn sich die behandelnden Ärzte über die weitere Versorgung (OP oder nicht) unsicher waren (Mendelow et al. 2005).

Prognose

Gegenüber dem Hirninfarkt ist die Prognose der intrazerebralen Blutung deutlich schlechter. Die 30-Tage-Mortalität beträgt 20–56%.

Wesentliche negative prognostische Marker sind
- Größe der Blutung (schlechtere Prognose bei supratentoriellen Hämatomen > 50 ml Volumen, bei infratentoriellen Hämatomen > 20 ml Volumen),
- ventrikuläre Blutungsbeteiligung,
- initiale Schwere der Erkrankung (initiales Koma bedeutet Mortalität > 60%),
- hohes Alter.

Die Langzeitprognose ist insgesamt als ungünstig anzusehen. So waren nach 32 Monaten nur noch 35% der Patienten am Leben und von diesen 51% ohne Behinderungen des täglichen Lebens, d. h. nur ca. 15–20% der Patienten zeigten einen positiven Ausgang ihrer Erkrankung ohne wesentliche bleibende Behinderung.

Das Rezidivrisiko ist weitgehend unklar, im Oxford Community Project wurden 7% Schlaganfälle pro Jahr als Rezidivrate angegeben, hiervon 25% ICBs. Eine italienische Studie fand 24% Blutungsrezidive über eine Nachbeobachtung von 84 Monaten (ca. 3,5% pro Jahr).

Expertengruppe

Prof. Dr. Stefan Schwab, Neurologische Klinik der Universität Heidelberg

Prof. Dr. Gerhard Hamann, Neurologische Klinik der Universität München

PD Dr. Elmar Busch, Neurologische Klinik der Universität Essen

Prof. Dr. Hans-Jörg Schütz, Neurologische Klinik Frankfurt Hoechst

Prof. Dr. Volker Seifert, Neurochirurgische Klinik der Universität Frankfurt

Federführend: Prof. Dr. Stefan Schwab, Neurologische Universitätsklinik Heidelberg, Im Neuenheimer Feld 400, 69120 Heidelberg, Tel.: 06221/567504
e-mail: stefan.schwab@med.uni-heidelberg.de

Literatur

Broderick, J. P., H. P. Adams, W. Barsan, W. Feinberg, E. Feldmann, J. Grotta et al. (1999): Guidelines for the management of spontaneous intracerebral hemorrhage: A statement for healthcare professionals from a special writing group of the Stroke Council, American Heart Association. Stroke 30, 905–915.

Lee, S. H., H. J. Bae, S. J. Kwon, H. Kim, Y. H. Kim, B. W. Yoon, J. K. Roh (2004): Cerebral microbleeds are regionally associated with intracerebral hemorrhage. Neurology 62, 72–76.

Mayer, S. A., N. C. Brun, K. Begtrup, J. Broderick, S. Davis, M. N. Diringer, B. E. Skolnick, T. Steiner et al. (2005): Recombinant activated factor VII for acute intracerebral hemorrhage. N Engl J Med. 352, 277–285.

Mendelow, A. D., B. A. Gregson, H. M. Fernandes, G. D. Murray, G. M. Teasdale, D. T. Hope, A. Karimi, M. D. Shaw, D. H. Barer (2005): Early surgery versus initial conservative treatment in patients with spontaneous supratentorial intracerebral haematomas in the International Surgical Trial in Intracerebral Haemorrhage (STICH): a randomised trial. Lancet 365, 387–397.

Morgenstern, L. B., A. M. Demchuk, D. H. Kim, R. F. Frankowski, J. C. Grotta (2001): Rebleeding leads to poor outcome in ultra-early craniotomy for intracerebral hemorrhage. Neurology 56, 1294–1299.

Ogilvy, C. S., P. E. Stieg, I. Awad, R. D. Brown Jr, D. Kondziolka, R. Rosenwasser et al. (2001): AHA Scientific Statement: Recommendations for the management of intracranial arteriovenous malformations: a statement for healthcare professionals from a special writing group of the Stroke Council, American Stroke Association. Stroke 32, 1458–1471.

Poungvarin, N., W. Bhoopat, A. Viriyavejakul, P. Rodprasert, P. Buranasiri, S. Sukondhabhant et al. (1987): Effects of dexamethasone in primary supratentorial intracerebral hemorrhage. N. Engl. J. Med. 316, 1229–1233.

Prasad, K., A. Shrivastava (2000): Surgery for primary supratentorial intracerebral haemorrhage. Cochrane Database Syst. Rev.

Qureshi, A. I., S. Tuhrim, J. P. Broderick, H. H. Batjer, H. Hondo, D. F. Hanley (2001): Spontaneous intracerebral hemorrhage. N. Engl. J. Med. 344, 1450–1460.

Suh, I., S. H. Jee, H. C. Kim, C. M. Nam, I. S. Kim, L. J. Appel (2001): Low serum cholesterol and haemorrhagic stroke in men: Korea medical insurance corporation study. Lancet 357, 922–925.

Clinical Pathway – CT-graphisch oder MR-tomographisch gesicherte spontane intrazerebrale Blutung

Basisdiagnostik
- Anamnese: Hypertonie, Antikoagulanzien, Rauchen, Drogen
- Neurostatus, v.a. Kontrolle von Vigilanz und Pupillen
- Internistischer Status
- Labor:
  - Gerinnung
  - Leberwerte
  - Nierenwerte

Basistherapie
- Venenzugang
- Sauerstoffgabe
- Monitoring:
  - EKG
  - Pulsoxymetrie
  - RR
- RR-Stabilisierung (Intervention mit Urapidil bei > 170 mm Hg systolisch)

○ Blutung unter Marcumar	☐ Konakion 5–10 mg p.o. oder i.m. oder langsam i.v. **oder** ☐ FFP 15–20 ml/kg KG **oder** ☐ PPSB, Einheiten = erwünschter Quickwert % x kg KG x 1,2		
○ Blutung unter Heparin	☐ Protaminsulfat 1 mg/100 IE in den letzten 4 Stunden verabreichtes Heparin		
○ Blutung unter Fibrinolyse	☐ Tranexamsäure 10 mg/kg KG		
alle		○ Hinweise auf akute Hirndrucksymptomatik: ○ Eintrübung ○ Pupillenstörungen	☐ intensivmedizinische Behandlung ☐ Hirndrucktherapie: ☐ Oberkörper hochlagern ☐ Osmotherapie
			○ rasch progrediente Eintrübung oder respiratorische Insuffizienz (pCO2 > 60 mm Hg) → ☐ Intubation
○ keine Gerinnungsstörung bekannt		☐ OP-Indikation prüfen	○ Ventrikelbeteiligung **und** ○ Zeichen der Liquorabflussbehinderung im CT → ☐ Ventrikeldrainage
			○ raumfordernde Kleinhirnblutung ○ Lobärhämatom mit ○ zunehmender Mittellinienverschiebung und/oder ○ zunehmender Vigilanzstörung → ☐ operative Entlastung
			○ Blutung <= 10 ml ○ Hirnstammblutung ○ Thalamusblutung ○ Blutung bei komatösen Patienten → ☐ keine OP
		○ Hinweise auf Aneurysmablutung: ○ basisnahe Blutung ○ subarachnoidales Blut ○ Aneurysmadarstellung im KM-CT	☐ siehe Behandlungspfad „Subarachnoidalblutung"

Spinale Gefäßmalformationen

Die wichtigsten Empfehlungen auf einen Blick

- Prospektive oder randomisierte Studien zu den potenziellen Therapieverfahren bei spinalen Gefäßmalformationen gibt es nicht.
- Die vermutlich erworbenen spinalen duralen AV-Fisteln sollten wegen der auch kurz- und mittelfristig schlechten Prognose bei meist guter Behandlungschance ohne Zeitverzug durch eine im Ergebnis kontrollierte Embolisation mit liquidem Embolisat oder durch Operation ausgeschaltet werden (**B**).
- Bei symptomatisch gewordenen Gefäßmissbildungen wird eine Indikation zur Behandlung allgemein akzeptiert. Im Einzelfall ist bei arteriovenösen Malformationen (AVMs) und Kavernomen auch ein abwartendes Verhalten gerechtfertigt, wenn ein hohes Behandlungsrisiko anzunehmen ist (**C**).
- Bei den AVMs wird die Option einer operativen Behandlung durch die Möglichkeiten einer Embolisation mit partikulären oder liquiden Substanzen oder auch mit Drahtspiralen (Coils) ergänzt. In der Regel wird den endovaskulären Verfahren der Vorrang eingeräumt (**C**).
- Bei Kavernomen kommt zur Zeit nur eine operative Entfernung in Betracht.

Definition und Klassifikation

Die Gefäßmalformationen des Spinalkanals sind histologisch und angiographisch definierte Erkrankungen unterschiedlicher Abschnitte des Gefäßsystems, die mit Veränderungen der Hämodynamik einhergehen. Neben der Gruppe der angeborenen eigentlichen Gefäßmissbildungen werden auch vermutlich erworbene arteriovenöse Kurzschlussverbindungen in der Dura mater üblicherweise mit einbezogen. In Abhängigkeit vom Typ der vaskulären Malformation kann eine Schädigung des Rückenmarks durch Blutung, venöse Stauung, Durchblutungsstörung, Raumforderung oder eine infolge spinaler Subarachnoidalblutung entstandene Arachnitis hervorgerufen werden.

Die Klassifikation der spinalen Gefäßmalformationen erfolgt teilweise in Analogie zu der von Kopf und Gehirn. Über das Vorkommen von kapillären Teleangiektasien oder angeborenen venösen Anomalien (DVA) ist am Rückenmark kaum etwas gesichert. Da deren pathologische Bedeutung am ZNS ohnehin gering einzustufen ist und Diagnosemöglichkeiten am Rückenmark derzeit nicht bestehen, wird im Rahmen dieser Leitlinien nur eingegangen auf

- **arteriovenöse Malformationen (AVMs)** und
- **Kavernome** als vermutlich angeborene Gefäßmalformationen, sowie auf die
- **duralen arteriovenösen Fisteln** als vermutlich erworbener arteriovenöser Kurzschluss.

Spinale arteriovenöse Malformationen stellen direkte Gefäßverbindungen ohne Kapillarbett zwischen Arterien und Venen des Rückenmarks dar. Sie werden von rückenmarkversorgenden („radikulomedullären") Arterien gespeist und von den Venen des Rückenmarks drainiert. Es handelt sich um Gefäßmissbildungen mit einem schnellen arteriovenösen Übertritt, der bei entsprechender Größe der AVM oder stark fistulösen Anteilen mit einem großen Shuntvolumen einhergehen kann. AVMs können intra- und/oder perimedullär gelegen sein. In Abhängigkeit von der Größe und Angioarchitektur des Nidus (darunter versteht man die zwischen arteriellem Zu- und venösem Abfluss gelegenen Gefäße der AVM) werden angiographisch definierte Subtypen unterschieden. Diese Subklassifikationen erfassen therapierelevante Eigenschaften wie Größe und Hämodynamik der Fehlbildung.

Eine allgemein akzeptierte Einteilung gibt es nicht. Am häufigsten erfolgt eine Unterscheidung in **fistulöse, glomeruläre** und sehr große, sog. **juvenile AVMs**. Komplexe spinale AVMs können dabei unterschiedliche Anteile aufweisen. In Abhängigkeit von der arteriellen Gefäßgröße und dem Shuntvolumen können bei AVMs vom Typ der perimedullären Fistel, die keinen Nidus aufweisen, weitere Untertypen (Typ 1–3) differenziert werden. Hierbei sind die kleinen Typ-1-Fisteln in der Regel endovaskulär nicht zugänglich.

Die Rückenmarkschädigung erfolgt bei den AVMs am häufigsten durch Blutung und venöse Kongestion, seltener durch Raumforderungswirkung oder sog. Steal-Effekt. Die klinische Manifestation erfolgt meist im Jugend- und frühen Erwachsenenalter.

Kavernome sind livid-blaue, blutgefüllte und von Endothel ausgekleidete Gefäßräume, zwischen denen sich kein Parenchym befindet. Häufig sind nebeneinander verschieden alte, z.T. hyalinisierte Thromben im Präparat erkennbar. Verkalkungen sind häufig. Am Rand finden sich alte Blutabbauprodukte in Form von Hämosiderin oder Ferritin. Das umgebende Parenchym zeigt häufig Gliosen. Symptome entstehen durch Blutungen und durch eine blutungsbedingte Zunahme des Kavernomvolumens.

Spinale durale arteriovenöse Fisteln sind arteriovenöse Kurzschlüsse zwischen duraversorgenden („radikulomeningealen") Arterien und den das Rückenmark drainierenden Oberflächenvenen. Die Fehlverbindung ist dort lokalisiert, wo die radikuläre Vene die Dura mater durchbohrt, also in enger Nachbarschaft zur Nervenwurzel. Das Rückenmark versorgende Arterien sind nicht beteiligt.

Diese Form eines „high-flow"-Kurzschlusses ist höchstwahrscheinlich erworben, die Ätiologie ist unbekannt. Ein durch venösen Rückstau bedingtes Ödem des Rückenmarks führt zu einer progredienten, anfangs noch reversiblen Querschnittsymptomatik. Betroffen sind überwiegend Männer, das mittlere Erkrankungsalter beträgt 60 Jahre. Spinale durale AV-Fisteln führen im Unterschied zu spinalen (intra- oder perimedullären) AV-Malformationen **nicht** zu spinalen Blutungen.

Diagnostik

Magnetresonanztomographie

Die MRT spielt in der Primärdiagnostik mit Einschluss kontrastangehobener Sequenzen die ausschlaggebende Rolle. Sie erlaubt den Nachweis der genannten Gefäßmalformationen mit Ausnahme sehr kleiner Befunde und ermöglicht als einzige Methode eine genaue Lagebestimmung des AVM-Nidus bzw. des Kavernoms in Bezug auf das Rückenmark. Die verschiedenen Formen arteriovenöser Malformationen oder Fisteln können hiermit aber nicht zuverlässig differenziert werden. Bei kleinen fistulösen Malformationen, wie bei den perimedullären und duralen AV-Fisteln, ist die Kontrastmittelgabe wichtig, da die durch den arteriovenösen Shunt erweiterten Oberflächenvenen des Rückenmarks sich besser darstellen. Bei duralen AV-Fisteln mit niedrigem Shuntvolumen und kaum erweiterten Venen kann die Ödembildung des Rückenmarks (Stauungsmyelopathie) der einzig wegweisende Befund sein.

Bei Vorliegen einer intramedullären oder spinalen subarachnoidalen Blutung muss die weitere Abklärung durch eine Angiographie der Spinalgefäße erfolgen.

Computertomographie

Sie erlaubt den Nachweis spinaler Blutungen und ist bei Kavernomen wegen der oft typischen Verkalkungen hilfreich.

MR-Angiographie

Größere spinale AVMs sind hiermit direkt, durale AV-Fisteln indirekt über ihre Drainagevenen darzustellen. Die Methode ist zur Klassifizierung der Gefäßmissbildungen aber noch nicht geeignet.

Selektive spinale DSA

Sie erlaubt eine genaue anatomische Darstellung der beteiligten Gefäße, eine Einschätzung der Hämodynamik, eine exakte Klassifizierung der AVM, je nach Aufbau des Nidus (z. B. perimedulläre Fistel Typ 1–3 oder glomeruläre AVM), und eine exakte Lokalisation der Fehlverbindung bei den duralen AV-Fisteln. Beim Vorliegen einer spinalen AVM ist eine vollständige Darstellung aller potenziell rückenmarkversorgenden Arterien obligat.

Die Auswahl des für eine endovaskuläre Behandlung geeignetsten Zuflusses oder auch die Feststellung anderer Therapieoptionen erfolgt anhand der Angiographie. Auch die für die Patientenberatung nötige Risikoabschätzung basiert in erster Linie auf der Auswertung der spinalen Angiographie. Bei Kavernomen ist ein angiographisch negativer Befund zu erwarten, weshalb die Gefäßdarstellung bei sicherem Kavernom nicht erforderlich ist.

Myelographie

In der Darstellung normaler und pathologischer intrathekaler Gefäße der MRT heute unterlegen. Als invasives Verfahren deshalb bei Verdacht auf AVM oder durale AV-Fistel nur noch in begründeten Ausnahmefällen, z. B. bei Kontraindikationen zur MRT, indiziert. Bei Verdacht auf multisegmentale Stauungsmyelopathie ist auch ohne sicheren Nachweis abnormer Gefäßstrukturen in der MRT die weitergehende Diagnostik die selektive spinale DSA.

Therapie

Allgemeine Feststellungen

Prospektive oder randomisierte Studien zu den nachfolgend genannten Therapieverfahren gibt es nicht. Daher entfallen die Symbole zur wissenschaftlichen Evidenz der Empfehlung zur Diagnostik oder Therapie.

Eine konservative Behandlung spinaler Gefäßmissbildungen ist nicht bekannt. Im Falle eines asymptomatischen Zufallsbefundes ist die Abschätzung der Spontanprognose wegen unzureichender Daten äußerst schwierig. Allgemein akzeptiert wird eine Behandlungsindikation bei symptomatisch gewordenen Gefäßmissbildungen. Im Einzelfall ist bei AVMs und Kavernomen auch ein abwartendes Verhalten gerechtfertigt, wenn ein hohes Behandlungsrisiko anzunehmen ist.

Spinale durale AV-Fisteln sollten wegen der auch kurz- und mittelfristig schlechten Prognose bei meist guter Behandlungschance ohne Zeitverzug ausgeschaltet werden (**B**).

Die Bestrahlung von spinalen AVMs und Kavernomen ist wegen der hohen Strahlensensibilität des Myelons keine akzeptable Therapieoption, so dass sich nur die chirurgische Resektion oder die endovaskuläre Embolisationsbehandlung anbieten.

Spezielle Behandlung

Bei den AVMs wird die Option einer operativen Behandlung durch die Möglichkeiten einer Embolisation mit partikulären oder liquiden Substanzen oder auch mit Drahtspiralen (Coils) ergänzt. In der Regel wird den endovaskulären Verfahren der Vorrang eingeräumt. Ein Behandlungskonzept kann nach Analyse der Angiographie erstellt werden. Eine entsprechende Diagnostik und Behandlung sollte Zentren vorbehalten sein, die über entsprechende mikroneurochirurgische und interventionell-neuroradiologische Expertise verfügen, zumal die technischen Möglichkeiten der endovaskulären Eingriffe eine rasche Weiterentwicklung erfahren.

Da Kavernome endovaskulär nicht erreichbar sind, kommt zur Zeit nur eine operative Entfernung in Betracht.

Therapeutische Alternativen bei den spinalen duralen AV-Fisteln sind die operative Ausschaltung oder die Embolisation der Fehlverbindung mit liquidem Embolisat. Der chirurgische Eingriff ist bei präoperativ exakter Lokalisation der Fistel technisch einfach und führt fast immer zu ihrer vollständigen Ausschaltung. Die endovaskuläre Behandlung ist weniger invasiv, erreicht jedoch auch in spezialisierten Zentren keine so hohe Rate an technischer Durchführbarkeit und erfolgreicher Ausschaltung. Inwieweit diese Patienten primär operativ oder endovaskulär behandelt werden, hängt somit auch von individuellen und institutionellen Gegebenheiten ab. Wegen der bei nicht vollständiger Ausschaltung zu erwartenden klinischen Progression ist insbesondere nach endovaskulärer Behandlung eine engmaschige klinische Nachsorge einschließlich kernspintomographischer und ggf. angiographischer Nachuntersuchungen erforderlich.

Anmerkung: Das hauptsächliche Problem bei den spinalen duralen AV-Fisteln ist noch immer die möglichst frühzeitige Diagnose und nicht so sehr das Problem, ob einer chirurgischen oder endovaskulär-interventionellen Therapie der Vorzug zu geben ist.

Expertengruppe

Prof. Dr. med. J. Gilsbach, Neurochirurgische Universitätsklinik der RWTH Aachen

Prof. Dr. med. W. Huk, Abt. Neuroradiologie, Universitätsklinik Erlangen

Dr. med. O. Kastrup, Neurologische Universitätsklinik Essen

Prof. Dr. med. D. Kühne, Klinik für Radiologie und Neuroradiologie, Alfried Krupp Krankenhaus Essen

PD Dr. med. H. Henkes, Klinik für Radiologie und Neuroradiologie, Alfried Krupp Krankenhaus Essen

Prof. Dr. med. A. Thron, Abt. Neuroradiologie, Universitätsklinikum der RWTH Aachen

Federführend: *Prof. Dr. A. Thron, Abt. Neuroradiologie, Universitätsklinikum der RWTH, Pauwelsstr. 30, 52074 Aachen, Tel.: 0241-8089602*
e-mail: thron@rad.rwth-aachen.de

Literatur

Berenstein, A., P. Lasjaunias (1992): Surgical Neuroangiography 5. Endovascular treatment of spine and spinal cord lesions. Springer, Berlin.

Van Dijk, J. M., K. G TerBrugge, R. A. Willinsky, R. I. Farb, M. C. Wallace (2002): Multidisciplinary management of spinal dural arteriovenous fistulas. Clinical presentation and long-term follow-up in 49 patients. Stroke 33, 1578–1583.

Huffmann, B. C., J. M. Gilsbach, A. Thron (1995): Spinal dural arteriovenous fistulas: a plea for neurosurgical treatment. Acta Neurochir. (Wien) 135, 44–51.

Mull, M. (2001a): Endovaskuläre und andere minimalinvasive Therapie spinaler Erkrankungen. Behandlung von Angiodysplasien und AV-Fisteln. In: Mödder, U. (Hrsg.): Referenz-Reihe Radiologie, Sartor, K. (Hrsg.): Neuroradiologie. Thieme, Stuttgart, 377–380.

Mull, M. (2001b): Spinale Erkrankungen. Erkrankungen der Blutgefäße. In: Mödder, U. (Hrsg.): Referenz-Reihe Radiologie, Sartor, K. (Hrsg.): Neuroradiologie. Thieme, Stuttgart, 308–313.

Rodesch, G., A. Berenstein, P. Lasjaunias (1992): Vasculature and vascular lesions of the spine and spinal cord. In: Manelfe, C. (Hrsg.): Imaging of the spine and spinal cord. Raven Press, New York, 565–598.

Thron, A. (1988): Vascular anatomy of the spinal cord. Neuroradiological investigations and clinical syndromes. Springer, Wien.

Thron, A. (2001): Spinale durale arteriovenöse Fisteln. Radiologe 41, 955–960.

Thron, A., M. Mull, W. Reith (2001): Spinale Gefäßmalformationen. Radiologe 41, 949–954.

Thron, A., L. Caplan (2003): Vascular malformations and interventional neuroradiology of the spinal cord. In: Brandt, T., L. Caplan, J. Dichgans, H. C. Diener, C. Kennard (Hrsg.): Neurological Disorders, Course and Treatment, Second Edition, 517–528.

Zevgaridis, D., R. J. Medele, C. Hamburger, H.-J. Steiget, H.-J. Reulen (1999): Cavernous heamangiomas of the spinal cord. A review of 117 Cases. Acta Neurochirurgica 141, 237–245.

Hirnvenen- und Sinusthrombose

Was gibt es Neues?

Diagnostik

- Die venöse CT-Angiographie ist der venösen MR-Angiographie oft überlegen: Keine Flussartefakte, bessere Darstellung kleinerer Venen, kürzere Messzeit (<1 min; Renowden 2004) (⇑).
- Diagnostisch hinweisend auf eine Hirnvenen- und Sinusthrombose (SVT) kann die Erhöhung der D-Dimere sein (Lalive et al. 2003 (⇑).
- Eine Hyperhomozysteinämie (Sopelana et al. 2004) sowie eine intrakranielle Hypotension (Liquorunterdrucksyndrom; Martinelli et al. 2003) können mit einer SVT assoziiert sein (⇑).

Die wichtigsten Empfehlungen auf einen Blick

- Die Diagnostik der Hirnvenen- und Sinusthrombose (SVT) erfolgt mit einem Schnittbildverfahren (Computertomographie oder Magnetresonanztomographie) (**A**).
- Nach der Diagnosestellung muss eine detaillierte Suche nach der Ursache erfolgen (z. B. Gerinnungsstörungen, konsumierende Erkrankungen, Infektionen) (**A**).
- In der Akutphase wird die SVT mit intravenös verabreichtem unfraktionierten Heparin behandelt. Ziel PTT 60–80s, mindestens das Zweifache des Ausgangswertes für 10–14 Tage (**A**).
- Nach der Akutbehandlung erfolgt für 3–6 Monate eine orale Antikoagulation (Ziel-INR 3) (**A**).
- Eine dauerhafte orale Antikoagulation ist indiziert beim Vorliegen von Gerinnungsstörungen nach einem Rezidiv sowie bei prothrombotischer Grundkrankheit (**A**).

Einführung

Die Hirnvenen- und Sinusthrombosen (SVT) werden in der Literatur vielfach unter das Krankheitsbild des Schlaganfalls subsummiert – trotz des oft ganz unterschiedlichen Verlaufs – offenbar, weil vielfach venöse Infarkte bzw. Blutungen auftreten. Sie machen in Europa weniger als 1% der Schlaganfälle aus, die Mehrzahl der Patienten ist jünger als 40 Jahre. Aufgrund ätiologischer Faktoren und des klinischen Erscheinungsbildes unterscheidet man zwischen blanden und septischen zerebralen Hirnvenen- und Sinusthrombosen, das Verhältnis liegt bei 1:10–20. Da epidemiologische Studien fehlen, sind Inzidenz, Verlauf und Mortalität unzureichend geklärt. In größeren neurologischen Kliniken dürften etwa 5–20 Fälle im Jahr behandelt werden, wobei wegen der wesentlich verbesserten und vor allem nichtinvasiven bildgebenden Verfahren die Zahl der diagnostizierten Patienten zugenommen hat. Derzeit geht man von einer jährlichen Inzidenz von etwa 1:100 000 aus. Mit einem Gipfel im 3.-4. Lebensjahrzehnt können alle Altersgruppen betroffen sein; Frauen erkranken etwas häufiger (3:2). Bei rechtzeitiger Diagnose und Therapie haben die Patienten mit einer SVT eine wesentlich bessere Prognose als früher angenommen. Leider wird die Diagnose oft immer noch zu spät gestellt bzw. übersehen, vor allem bei alten Menschen.

Diagnostik der Hirnvenen- und Sinusthrombosen

Zusammenfassung der Empfehlungen

- Bei klinischem Verdacht auf eine SVT muss unverzüglich eine bildgebende Diagnostik erfolgen (**A**).
- Die Diagnose einer SVT soll mit einem Schnittbildverfahren (Computer- oder Magnetresonanztomographie) vorgenommen werden (**A**).
- Die digitale Subtraktionsangiographie kann nur noch dann empfohlen werden, wenn bei begründetem Verdacht eines der genannten Schnittbildverfahren nicht zur Verfügung steht (**A**).
- D-Dimere > 500 ng/mL unterstützen die Diagnose einer Hirnvenen- und Sinusthrombose (**B**).

- Im weiteren Verlauf muss eine genaue Ursachenklärung erfolgen (z. B. Gerinnungsstörungen, konsumierende Erkrankungen, Infektionen u. a.) (**A**).

Ultraschallverfahren

Die Ultraschalldiagnostik kann nicht als ein Verfahren betrachtet werden, welches mit ausreichender Zuverlässigkeit die Diagnose einer SVT erlaubt. Ultrasonographische Befunde bei zerebraler Venenthrombose liegen überhaupt nicht vor. Beim Vorliegen einer Sinusthrombose lassen sich zwei verschiedene Muster der venösen, transkraniellen, farbkodierten Duplexsonographie dokumentieren: Ein einseitiger Verschluss oder eine einseitige Asymmetrie der venösen Blutflussgeschwindigkeiten im Sinus transversus und/oder erhöhte Blutflussgeschwindigkeiten in den basalen Venen bzw. im Sinus cavernosus als Zeichen der venösen kollateralen Drainage (Ries et al. 1997, Delcker et al. 1999). Eine Differenzierung zwischen Thrombose, Hypoplasie oder Aplasie eines Sinus ist nach den bisher vorliegenden Studien aufgrund der sonographischen Befunde nicht möglich. Möglicherweise erlaubt die Technik eine Verlaufsbeurteilung der venösen Hämodynamik, die prognostische Bedeutung dieser Parameter ist allerdings unklar (Valdueza et al. 1999).

Schnittbildverfahren

Die Computertomographie und Magnetresonanztomographie jeweils mit Angiographie sind als gleichwertig bei der Diagnostik der Hirnvenen- und Sinusthrombosen anzusehen. Bei schwangeren Patientinnen wird die MR bevorzugt eingesetzt. Bei kortikalen Venenthrombosen ist die MRT der CT überlegen.

Computertomographie

Die Nativ-CT zeigt mit hoher Genauigkeit selbst kleinere Stauungsblutungen. In der kontrastangehobenen CT sieht man gelegentlich ein Empty Triangle Sign als Ausdruck eines kontrastmittelumspülten Thrombus. Diese indirekten Zeichen einer SVT spielen aufgrund der hohen diagnostischen Sicherheit der CT-Venographie keine wesentliche Rolle mehr. Die dynamische, kontrastmittelangehobene Computertomographie (CT-Venographie) sollte mit einer Schichtdicke von 1–1,5 mm in der venösen Phase des Kontrastmittelbolus durchgeführt werden. Die Analyse der Quellenbilder kann durch multiplanare Rekonstruktionen ergänzt werden.

Die venöse CT-Angiographie ist der venösen MR-Angiographie meist überlegen, weil es keine Flussartefakte gibt, kleinere Venen besser dargestellt werden können und die Messzeit deutlich kürzer ist (< 1 min; Renowden 2004).

Magnetresonanztomographie

Das Signal von thrombosiertem Blut ist abhängig vom Alter des Thrombus. Deshalb ist es in der Regel notwendig, mehrere Sequenzen und Schichtorientierungen miteinander zu kombinieren. Axiale und sagittale T1- und T2-Bilder zeigen keine Signalauslöschung im thrombosierten Sinus, im Idealfall sogar eine deutliche Signalanhebung durch den Methämoglobingehalt des Thrombus. Nach Kontrastmittelgabe ist die Kontrastmittelaussparung im thrombosierten Sinus ähnlich wie im Computertomogramm erkennbar. Bei hohem Methämoglobingehalt des Thrombus zeigt die Time-of-Flight-Angiographie in den Quellbildern auch ein hohes Signal im Sinus; dieses darf aber nicht irrtümlich als Flusssignal gedeutet werden.

Digitale Subtraktionsangiographie

Die digitale Subtraktionsangiographie spielt heute bei der Diagnostik der SVT praktisch keine Rolle mehr. Sie kann nur noch dann empfohlen werden, wenn bei begründetem Verdacht auf eine SVT eines der genannten Schnittbildverfahren nicht zur Verfügung steht.

Die nicht seltenen Anomalien, insbesondere des Sinus transversus (Aplasie, Hypoplasie, Asymmetrie), sind bei der Diagnostik zu berücksichtigen (Alper et al. 2004).

Notwendige Labordiagnostik

- Thrombophiliediagnostik: Gerinnungsstatus (PTT, Quick, Thrombinzeit, Fibrinogen, Thrombozyten, D-Dimere), Faktor-V-Leiden-Mutation, Anti-Phospholipid-Antikörper, Prothrombin-Mutation G 20210A, Antithrombin-III-, Protein-C- und -S-, Homozysteinspiegel, Faktor VIII
- Bei Hinweisen auf HIT II: heparininduzierter Plättchenaktivierungstest, 14C-Serotoninfreisetzungstest
- Gegebenenfalls immunologische Parameter (siehe Leitlinie „Zerebrale Vaskulitis")

Pathophysiologie und auslösende Faktoren

Der wesentliche pathogenetische Faktor bei der SVT ist die Entwicklung einer venösen Kongestion. Aufgrund der erheblichen Variabilität der venösen Abflusswege – entweder über das oberflächliche kortikale Drainagesystem oder über die tiefen Hirnvenen – sowie der Möglichkeit der venösen Flussumkehr aufgrund fehlender Venenklappen führt nicht jede Thrombose eines Sinus oder einer Hirnvene zu einer klinischen Symptomatik.

Die Thrombosierung selbst großer venöser Blutleiter kann je nach Effizienz der kollateralen Drainage mit den blanden klinischen Zeichen einer isolierten intrakraniellen Hypertension (Pseudotumor cerebri) mit Stauungspapillen und erhöhtem Liquoröffnungsdruck einhergehen (Biousse et al. 1999).

Fokale neurologische Symptome treten auf, wenn sich der Thrombus in die Brückenvenen und die oberflächlichen kortikalen Venen ausbreitet und die venöse Kongestion zu einem reduzierten kapillären Perfusionsdruck in den drainierenden Venen und konsekutiv zu einem erhöhten zerebralen Blutvolumen führt. Es kommt zu einem Anstieg des intrakraniellen Drucks, zur lokalen Abnahme des zerebralen Blutflusses und zur Entwicklung eines zytotoxischen Ödems. Die konsekutive Störung der Blut-Hirn-Schranke und die erhöhte kapilläre Filtrationsrate induzieren ein vasogenes Ödem. Der reduzierte Blutfluss mit Gewebehypoxie führt zum venösen Infarkt und zu einer Stauungsblutung (Röther et al. 1996).

Klinische Symptome

Etwa ein Drittel der Patienten weist einen akuten Krankheitsbeginn auf, je ein weiteres Drittel verläuft subakut (< 1 Monat) oder chronisch. Kopfschmerzen sind das am häufigsten vorkommende (75–95%), oft auch das erste (> 70%), nicht selten sogar das einzige subjektive Symptom (isolierte intrakranielle Hypertension). Meist gehen sie mit anderen Symptomen einer intrakraniellen Drucksteigerung einher, wie Übelkeit, Erbrechen und Sehstörungen. In der Mehrzahl der Fälle treten die Kopfschmerzen subakut auf. Ein perakuter Beginn, der die differenzialdiagnostische Abgrenzung zur Subarachnoidalblutung notwendig macht, ist möglich (de Bruijn et al. 1996). Selbst bei frühzeitiger Diagnose findet man bei etwa 40% ein Papillenödem bzw. eine Stauungspapille. In etwa 30–40% aller Fälle manifestiert sich die SVT mit generalisierten oder häufiger auch fokalen epileptischen Anfällen. Diese sind entweder Ausdruck eines generalisierten Hirnödems oder umschriebener kortikaler venöser Infarkte bzw. Blutungen, die auch für die oft nachweisbaren fokalen neurologischen Ausfälle verantwortlich sind. Relativ häufig sind frühe Vigilanz- und Bewusstseinsstörungen; nicht so selten manifestiert sich die SVT auch als Psychose mit produktiven Symptomen. Auch eine Nackensteifigkeit kann Frühsymptom sein infolge venöser Stauungsblutungen in den Subarachnoidalraum.

Die neurologischen Ausfälle sowie der Charakter fokaler epileptischer Anfälle sind naturgemäß abhängig von der Lokalisation der zerebralen Venenthrombose bzw. der hierdurch hervorgerufenen zerebralen Läsionen. Hier muss im Rahmen der Leitlinien auf einschlägige Übersichtsartikel verwiesen werden (Masuhr et al. 2004, Strupp et al. 2003). So imponieren die häufigen Thrombosen des Sinus sagittalis superior durch Kopfschmerzen, Stauungspapillen, epileptische Anfälle, motorische Defizite und Vigilanzminderung, während Thrombosen des Sinus cavernosus Ausfälle der benachbarten Hirnnerven und Stauungserscheinungen des gleichseitigen Auges (Chemosis, Protrusio bulbi, Papillenödem) hervorrufen. Thrombosen der inneren Hirnvenen verursachen ganz unterschiedliche Symptome, je nachdem, welche tiefe Hirnregion von dem venösen Stauungsödem bzw. einem venösen Infarkt betroffen ist. Ziemlich charakteristisch ist ein schweres amnestisches Syndrom, wenn der Thalamus beidseitig betroffen ist.

Charakteristische, d. h. ausschließlich für eine SVT typische Symptome gibt es nicht. Bei klinischem Verdacht muss unverzüglich eine bildgebende Diagnostik erfolgen.

Ursachen

Ätiologie

Voraussetzung für eine sinnvolle Ursachenklärung ist die Kenntnis der unterschiedlichen ätiologischen Möglichkeiten.

Eine grobe Einteilung unterscheidet septische von blanden Sinus- und Hirnvenenthrombosen. Die Häufigkeit der septischen SVT ist – zumindest in den Industrieländern – aufgrund der Einführung der Antibiotika erheblich zurückgegangen.

Infektiöse Ursachen

Generalisiert:
- bakteriell: Septikämie, Endokarditis, Typhus, Tuberkulose,
- viral: Masern, Hepatitis, Enzephalitis (HSV, HIV), Zytomegalie-Virus,
- parasitär: Malaria, Trichinose,
- Pilzinfektionen: Aspergillose.

Lokal:
- Staphylococcus-aureus-Infektionen im Mittelgesichtsbereich,
- Otitis media, Tonsillitis, Sinusitis,
- Stomatitis, Zahnabszesse,
- Hirnabszess, Empyem, Meningitis.

Prädisponierende Faktoren einer blanden SVT:
- orale Kontrazeptiva (bei 10% der Fälle alleiniger ätiologischer Faktor!),
- Gerinnungsstörungen: Faktor-V-Leiden-Mutation mit APC-Resistenz (10–25% der Fälle), Prothrombin-Mutation G 20210 A, Antithrombin-III-, Protein-C- und -S-Mangel, heparininduzierte Thrombozytopenie II, Plasminogenmangel, Hyperhomozysteinämie, Dysfibrinogenämien, disseminierte intravasale Gerinnung, Antiphospholipid-AK-Syndrom,
- intrakranielle Hypotension (Liquorunterdrucksyndrom),
- Störungen mit venöser Stase: zentralvenöse Katheter, Strangulation, durale arteriovenöse Malformation,
- postpartal, seltener auch während der Schwangerschaft,

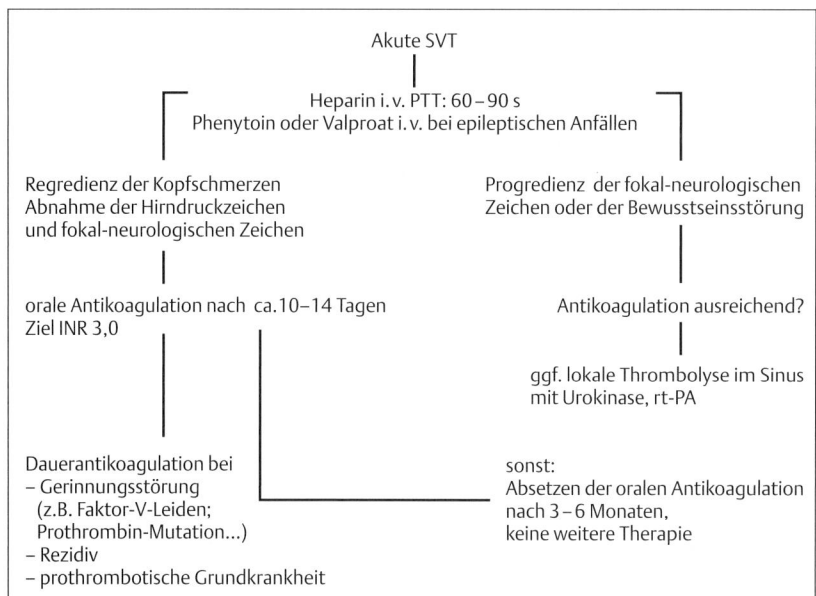

Abbildung 1 Behandlungsalgorithmus.

- hämatologische Erkrankungen: Polyzytämie, Sichelzellanämie, paroxysmale nächtliche Hämoglobinurie, hypochrome bzw. immunhämolytische Anämie, Thrombozytämie,
- Kollagenosen (Lupus erythematodes, Sjögren-Syndrom),
- Vaskulitiden (Morbus Behcet, Wegener-Granulomatose, Sarkoidose),
- medikamentös toxische Ursachen: Androgene, Chemotherapeutika, Kortikosteroide, Epoetin, Vitamin-A-Überdosierung, Drogen,
- metabolische Erkrankungen: Diabetes mellitus, Thyreotoxikose, Urämie, nephrotisches Syndrom, Hyperlipidämie,
- Malignome: Karzinom, Lymphom, Karzinoid, Leukämie,
- schwere Dehydratation,
- Magen-Darm-Trakt: Leberzirrhose, Morbus Crohn, Colitis ulcerosa,
- kardiale Erkrankungen: Herzinsuffizienz, Kardiomyopathie,
- lokal: Schädel-Hirn-Trauma, neurochirurgische Operationen, mechanische Abflussbehinderung durch Tumore,
- idiopathisch (20–35% der Fälle).

Ziele und Anwendungsbereich

Definition der Ziele der Leitlinie

Die vorliegende Leitlinie verfolgt zwei wesentliche Ziele:
1. Darstellung der diagnostischen Maßnahmen mit entsprechenden Empfehlungen,
2. Empfehlungen zur Akut- und Langzeittherapie mit einem entsprechenden Algorithmus (siehe **Abbildung 1**).

Definition des Anwendungsbereichs

Die von der Autorengruppe niedergeschriebenen Leitlinien richten sich an klinisch tätige Neurologen, Neuroradiologen, Neurochirurgen und Internisten.

Therapie

Zusammenfassung der Empfehlungen

- In der Akutphase unfraktioniertes, intravenös verabreichtes Heparin mit einer Ziel-PTT von 60–80 s für die Dauer von 10–14 Tagen (**A**).
- Alternativ können auch niedermolekulare Heparine gegeben werden, wobei die Wirksamkeit aber wahrscheinlich geringer ist (**B**).
- Eine lokale Thrombolyse ist nur in Ausnahmefällen bei Progredienz der klinischen Symptomatik unter ausreichender Antikoagulation indiziert (**C**).
- Osmotherapeutika sind nur notfallmäßig bei akuter Hirndrucksteigerung indiziert (**C**).
- Im Anschluss an die Heparinbehandlung sollte eine orale Antikoagulanzienbehandlung für die Dauer von 3–6 Monaten erfolgen (**A**).
- Bei verbleibenden neurologischen Ausfällen oder kognitiven Defiziten ist in der Regel eine neurologische Rehabilitationsbehandlung notwendig (**B**).
- Eine dauerhafte orale Antikoagulation (Ziel-INR 3) ist indiziert beim Vorliegen von Gerinnungsstörungen, nach einem Rezidiv sowie bei prothrombotischer Grundkrankheit (**A**).

Akute SVTs werden üblicherweise mit intravenös verabreichtem, unfraktioniertem Heparin behandelt, wobei die Ziel-PTT bei 60–80 s, mindestens aber doppelt so hoch wie der Ausgangswert liegen sollte. Dies gilt auch bei nachgewiesenen SVTs mit intrazerebralen Stauungsblutungen. Heparin verhindert die Propagation des Thrombus bzw. den erneuten thrombotischen Verschluss von bereits durch die körpereigene Lyse wieder geöffneten Gefäßabschnitten. Einzige studienbegründete Evidenz hierfür stammt aus einer placebokontrollierten Untersuchung, die nach 20 Patienten abgebrochen wurde wegen günstigerer, aber nicht signifikanter Ergebnisse in der Heparingruppe (Einhäupl et al. 1991). Es ist nicht bekannt, ob niedermolekulare Heparine in hoher Dosierung gleich wirksam, besser oder schlechter wirksam sind als unfraktioniertes Heparin. Eine prospektive, placebokontrollierte Studie mit Nadroparin, 90 anti-Xa U/kg 2 x täglich, an 60 Patienten zeigte häufiger einen günstigen Spontanverlauf als die deutsche Studie und einen Trend zugunsten der Nadroparinbehandlung (de Bruijn et al. 1999). Eine Metaanalyse beider Studien ergab eine relative Risikoreduktion für Tod und Abhängigkeit von 46% (Stam et al. 2004). Bei der Unsicherheit, ob niedermolekulares Heparin genauso gut wirkt wie unfraktioniertes Heparin, bleibt die PTT-adjustierte Perfusortherapie mit unfraktioniertem Heparin Mittel der Wahl.

Häufigster Behandlungsfehler mit Auftreten von neuen Stauungsblutungen, Zunahme des Hirnödems und epileptischen Anfällen ist eine nicht ausreichende oder zu langsame PTT-Einstellung. Bei perakuten Verläufen ist nach Diagnosesicherung ein Heparinbolus von 5000 IE i.v. zu Beginn der Therapie gerechtfertigt.

Eine Progredienz unter adäquater Dosis des Heparins ist sehr selten. Zu Beginn der Behandlung sowie in regelmäßigen Abständen, d.h. alle 2 Tage, ist zur Erkennung einer heparininduzierten Thrombozytopenie die Thrombozytenzahl zu bestimmen. Eine Schwangerschaft ist keine Kontraindikation für unfraktioniertes oder niedermolekulares Heparin; dies muss allerdings unmittelbar vor der Geburt abgesetzt werden.

Septische bzw. infektiös bedingte SVTs werden je nach zugrunde liegender Krankheit antibiotisch behandelt. Obwohl kontrollierte, prospektive Studien zur Frage der Antikoagulation bei der septischen SVT bislang fehlen, erscheint aus pathophysiologischen Gründen und vor dem Hintergrund der trotz antiinfektiöser Behandlung höheren Mortalität im Vergleich zur blanden Verlaufsform auch hier die Gabe von Antikoagulanzien nach dem gleichen Schema gerechtfertigt.

Lokale Thrombolyse mit Urokinase oder rt-PA ist als experimentelle Ultima-Ratio-Therapie in erfahrenen neuroradiologischen Zentren ausschließlich bei Progredienz der klinischen Symptomatik unter ausreichender Antikoagulation und nach Ausschluss anderer Komplikationen (unkontrollierte epileptische Anfälle, begleitende Lungenembolie, Verschlechterung der Grunderkrankung) gerechtfertigt (Canhao et al. 2003, Bousser 2000). Bisher gibt es lediglich Einzelberichte und kleine Fallserien. Eine systemische Thrombolyse ist aufgrund des unkalkulierbar hohen Einblutungsrisikos nicht indiziert. Bei fehlenden randomisierten Studien gibt es derzeit keine ausreichende Evidenz für die Thrombolyse (Ciccone et al. 2004).

Die beste Hirndruckbehandlung ist eine ausreichende Antikoagulation. Steroide sind aufgrund ihrer prothrombotischen Wirkung nicht indiziert. Osmotherapeutika (Mannitol, Glyzerol) sind nur notfallmäßig bei akuter Hirndrucksteigerung indiziert. Eine routinemäßige Behandlung mit diesen Substanzen kommt nicht in Betracht. In seltenen Einzelfällen kann bei unkontrollierbarem Hirndruck die dekompressive Entlastungstrepanation in Betracht kommen. Ein rasch progredienter Visusverlust ist Indikation für eine lumbale oder ventrikuläre Liquordrainage.

Epileptische Anfälle erfordern eine antikonvulsive Behandlung (Phenytoin oder Valproat i.v.), die bei Anfallsfreiheit im weiteren Verlauf nach 3–6 Monaten beendet werden kann.

Bei verbleibenden neurologischen Ausfällen oder kognitiven Defiziten ist in der Regel eine neurologische Rehabilitationsbehandlung notwendig.

Langzeitbehandlung

Daten zur Langzeitbehandlung liegen nicht vor. Eine orale Antikoagulation (Ziel-INR 3) für die Dauer von 3–6 Monaten unmittelbar im Anschluss an die Heparinbehandlung wird empfohlen. Der Zeitpunkt des Beginns der Antikoagulation hängt von dem klinischen Zustandsbild des Patienten ab und liegt bei etwa 10–14 Tagen nach Beginn der Heparinbehandlung. Unter dieser Behandlung kann vielfach eine Rekanalisation der thrombosierten Venen und des Sinus beobachtet werden (Baumgartner et al. 2003).

Eine dauerhafte orale Antikoagulation ist zu empfehlen nach einem SVT-Rezidiv sowie bei Erkrankungen mit hohem Thromboserisiko wie beispielsweise bei der Faktor-V-Leiden-Mutation oder einer prothrombotischen Grundkrankheit.

Evidenzklassen zur Therapie (Algorithmus)

- Eine PTT-wirksame Behandlung mit intravenös verabreichtem, unfraktioniertem Heparin für die Dauer von 14 Tagen ist wirksam (⇑⇑⇑).
- Auch niedermolekulare Heparine sind wirksam (⇑).
- Eine lokale Thrombolyse kann wirksam sein, wenn unter ausreichender Antikoagulation die klinische Symptomatik der SVT progredient ist (⇔).
- Eine orale Antikoagulanzienbehandlung nach der Heparintherapie für die Dauer von 3–6 Monaten verhindert frühe Rezidive (⇔).
- Bei prothrombotischer Grundkrankheit ist eine dauerhafte orale Antikoagulation wirksam (⇑⇑⇑).

Prognose

Über die Langzeitprognose nach SVT liegen nur begrenzte Daten vor. Daten einer prospektiven Erhebung von 57 Patienten mit gesicherter SVT ergaben eine Akutsterblichkeit von 14%. Diese war assoziiert mit einem initialen Koma und einer zerebralen Blutung (de Bruijn et al. 2001). Von den Überlebenden waren 34% komplett beschwerdefrei, 6% pflegebedürftig, 35% wiesen kognitive Einschränkungen auf und 40% hatten eine eingeschränkte Lebensqualität. In dieser vergleichsweise kleinen, aber bezüglich des Therapieregimes randomisierten Studie (Antikoagulation versus Placebo) ergab sich kein signifikanter Zusammenhang zwischen Behandlung und Langzeitergebnis. Über günstigere Ergebnisse im Langzeitverlauf berichten Preter et al. (1996) sowie Ferro et al. (2004) mit 79% bzw. 82% vollkommener Wiederherstellung, wobei eingehende Untersuchungen zur Kognition und Lebensqualität nicht vorliegen.

Verfahren zur Konsensbildung

Korrigiert durch die Kommission Leitlinien der DGN.

Kooperationspartner und Sponsoren

Diese Leitlinie entstand ohne Einflussnahme oder Unterstützung durch die Industrie. Die Kosten wurden von der DGN getragen.

Expertengruppe

O. Busse, Neurologische Klinik, Klinikum Minden
M. Forsting, Abteilung für Neuroradiologie, Universitätsklinikum Essen
R. Haberl, Abteilung für Neurologie, Städtisches Krankenhaus München-Harlaching
J. Röther, Klinik für Neurologie, Universitätsklinikum Hamburg-Eppendorf
M. Sitzer, Neurologische Klinik, Universitätsklinikum Frankfurt
M. Strupp, Neurologische Klinik, Klinikum Großhadern
Federführend: Prof. Dr. Otto Busse, Postfach 2265, 32379 Minden, Tel.: 0571-3982935
e-mail: busse-minden@dgn.org

Literatur

Alper, F., M. Kantarci, S. Dane, K. Gumustekin, O. Onbas, I. Durur (2004): Importance of anatomical asymmetries of transverse sinuses: An MR venographic study. Cerebrovasc. Dis. 18, 236–239.
Baumgartner, R. W., A. Studer, M. Arnold, A. Georgiadis (2003): Recanalisation of cerebral venous thrombosis. J. Neurol. Neurosurg. Psychiatry 74, 459–461.
Biousse, V., A. Ameri, M. G. Bousser (1999): Isolated intracranial hypertension as the only sign of cerebral venous thrombosis. Neurology 53, 1537–1542.
Bousser, M. G. (2000): Cerebral venous thrombosis: diagnosis and management. J. Neurol. 247, 252–258.
De Bruijn, S. F. T. M., J. Stam, J. Kappelle for CVST Study Group (1996): Thunderclap headache as first symptom of cerebral venous sinus thrombosis. Lancet 348, 1623–1625.
De Bruijn, S. F. T. M., J. Stam for the Cerebral Venous Sinus Thrombosis Study Group (1999): Randomized, placebo-controlled trial of anticoagulant treatment with low-molecular-weight heparin for cerebral sinus thrombosis. Stroke 30, 484–488.
De Bruijn, S. F. T. M., R. J. de Haan, J. Stam (2001): Clinical features and prognostic factors of cerebral venous sinus thrombosis in a prospective series of 59 patients. For The Cerebral Venous Sinus Thrombosis Study Group. J. Neurol. Neurosurg. Psychiatry 70, 105–108.
Canhão, P., F. Falcão, J. M. Ferro (2003): Thrombolytics for cerebral sinus thrombosis. Cerebrovasc. Dis. 15, 159–166.
Ciccone, A., P. Canhão, F. Falcão, J. M. Ferro, R. Sterzi (2004): Thrombolysis for cerebral vein and dural sinus thrombosis. The Cochrane Library, Issue 3. John Wiley & Sons Ltd., Chichester UK.
Connor, S. E. J., J. M. Jarosz (2002): Magnetic resonance imaging of venous sinus thrombosis. Clinical Radiology 57, 449–461.
Delcker, A., P. Haussermann, C. Weimar (1999): Effect of echo contrast media on the visualization of transverse sinus thrombosis with transcranial 3-d duplex sonography. Ultrasound Med. Biol. 25, 1063–1068.
Einhäupl, K. M., A. Villringer, W. Meister, S. Mehraein, C. Garner, M. Pellkofer, R. L. Haberl, H. W. Pfister, P. Schmiedek (1991): Heparin treatment in sinus venous thrombosis. Lancet 338, 597–600.
Ferro, J. M., P. Canhão, J. Stam, M. G. Bousser (2004): Barinagarmenteria F for the ISCVT Investigators. Prognosis of cerebral vein and dural sinus thrombosis. Stroke 35, 664–670.
Lalive, P. H., P. de Moerloose, K. Lovblad, F. P. Sarasin, B. Mermillod, R. Sztajzel (2003): Is measurement of D-dimer useful in the diagnosis of cerebral venous thrombosis? Neurology 61, 1057–1060.
Martinelli, I., T. Battaglioli, P. Pedotti, M. Cattaneo, P. M. Mannucci (2003): Hyperhomocysteinemia in cerebral vein thrombosis. Blood 102, Nr. 4, 1363–1366.
Masuhr, F., S. Mehraein, K. Einhäupl (2004): Cerebral venous and sinus thrombosis. J. Neurol. 251, 11–23.
Preter, M., C. Tzourio, A. Ameri, M. G. Bousser (1996): Long-term prognosis in cerebral venous thrombosis. Follow-up off 77 patients. Stroke 27, 243–246.
Renowden, S. (2004): Cerebral venous sinus thrombosis. Eur. Radiol. Feb. 14(2), 215–226.
Ries, S., W. Steinke, K. W. Neff, M. Hennerici (1997): Echocontrast-enhanced transcranial color-coded sonography for the diagnosis of transverse sinus thrombosis. Stroke 26, 696–700.
Röther, J., K. Waggie, N. van Bruggen, A. J. de Crespigny, M. E. Moseley (1996): Experimental cerebral venous thrombosis: evaluation using magnetic resonance imaging. J. Cereb. Blood flow Metab. 16, 1353–1361.
Sopelana, D., A. Marcos, R. Arroyo, E. Gutièrrez, R. Cianca, A. V. Vàsquez, J. L. González, J. A. Egido (2004): May intracranial hypotension be a cause of venous sinus thrombosis? Eur. Neurol. 51, 113–115.
Stam, J., S. F. T. M. de Bruijn, G. DeVeber (2004): Anticoagulation for cerebral sinus thrombosis. The Cochrane Library, Issue 3. John Wiley & Sons Ltd., Chichester UK.
Strupp, M., K. M. Einhäupl, M. G. Bousser (2003): Cerebral Venous and Sinus Thrombosis. In: Neurological Disorders: Course and Treatment, 2nd ed., Chapter 37, 447–460.
Teasdale, E. (2000): Cerebral venous thrombosis: making the most of imaging. J. R. Soc. Med. 93, 234–237.
Valdueza, J. M., O. Hoffmann, M. Weih, S. Mehraein, K. M. Einhäupl (1999): Monitoring of venous hemodynamics in patients with cerebral venous thrombosis by transcranial doppler ultrasound. Arch. Neurol. 56, 229–234.

Clinical pathway – Hirnvenen- und Sinusthrombose

Klinik
- ○ Kopfschmerzen
- ○ Stauungspapille
- ○ Epileptische Anfälle
- ○ Vigilanzstörung
- ○ Akute exogene Psychose
- ○ Risikogruppe

Basisdiagnostik
- ☐ D-Dimere
- ☐ CT- oder MR-Angiographie
- ☐ Zweifelsfälle: DAS

Diagnostik zur ätiologischen Abklärung
- ☐ Thrombophiliediagnostik:
  - ☐ PTT
  - ☐ Quick
  - ☐ Thrombinzeit
  - ☐ Fibrinogen
  - ☐ Thrombozyten
  - ☐ D-Dimere
  - ☐ Faktor-V-Leiden-Mutation
  - ☐ Anti-Phospholipid-Antikörper
  - ☐ Prothrombin-Mutation G 20210A
  - ☐ Antithrombin-III
  - ☐ Protein-C und -S
  - ☐ Homozystein
  - ☐ Faktor VIII
- ☐ Gegebenenfalls immunologische Parameter (siehe Vaskulitis-LL)
- ☐ Bei Hinweisen auf HIT II:
  - ☐ Heparininduzierter Plättchenaktivierungstest
  - ☐ 14C-Serotonin-Freisetzungstest

Nativ-CT:
- ○ umschriebenes oder generalisiertes Hirnödem
- ○ Stauungsblutungen

KM-CT:
- ○ Empty Triangle

CT-Venographie:
- ○ fehlende Darstellung eines Sinus

MRT:
- ○ MRA: fehlende Signalauslöschung
- ○ Signalanhebung im Thrombus durch Met-Hb

---

	aseptische SVT		akute Hirndrucksteigerung	Osmotherapie	erstmalige SVT und keine Gerinnungsstörung	nach 10-14 Tagen orale Antikoagulation für 3-6 Monate (Ziel-INR 3)
septische SVT	☐ Herdsanierung ☐ Antibiose	☐ i.v. Heparinisierung, Ziel-PTT 60-80 s ☐ Kontrolle Thrombozyten alle 2 Tage ☐ Anfallsprophylaxe nach erstem Anfall	○ Progredienz unter suffizienter Antikoagulation	☐ lokale Thrombolyse (Urokinase, rt-PA)	○ Rezidiv-SVT oder ○ Gerinnungsstörung oder ○ prädisponierende Grunderkrankung	☐ orale Antikoagulation auf Dauer (Ziel-INR 3)

Arteriitis cranialis

Was gibt es Neues?

- Seit der letzten Auflage ergaben sich keine neuen wesentlichen Aspekte in der Therapie der Arteriitis cranialis.
- Von Seiten der Diagnostik steht bei ausreichender Erfahrung die farbkodierte Duplexsonographie zur Verfügung, um bei eindeutigen Befunden auf eine Biopsie der Temporalarterie verzichten zu können (⇑).

Die wichtigsten Empfehlungen auf einen Blick

- Zur Diagnostik sollten die ACR-Klassifikationskriterien angewendet werden. Das obligate Kriterium histologische Veränderungen kann durch sichere Zeichen der farbkodierten Duplexsonographie (Halo) ersetzt werden (**C**).
- Eine negative Biopsie schließt keineswegs eine Arteriitis cranialis aus.
- Eine hohe diagnostische Sicherheit ist angesichts der hohen Komplikationsrate durch insuffiziente Therapie und Nebenwirkungen der immunsuppressiven Therapie zu fordern.
- Induktionstherapie mit hoher Startdosis ohne Augenbefund 1 mg/kg KG, mit frischem Augenbefund 3–8 mg/kg KG (**A**).
- Erhaltungsdosis unter CRP/BSG-Kontrolle; nach initialer Reduktion auf 20 mg wird alle 2 Wochen die Dosis um 10–20% reduziert.
- Erhaltungsdosis von 5–7 mg für mindestens 12 Monate (**A**).
- Begleitende ASS-Gabe in der Akutphase (**B**).
- Dauerhafte Osteoporose-Prophylaxe (**A**).
- Andere Immunsuppressiva zur Einsparung von Kortikoiden erwägen (**C**).

Synonyme

Arteriitis temporalis Horton, Riesenzellarteriitis (ICD 10: M315).

Definition

Arteriitis cranialis ist die häufigste primäre systemische Vaskulitis, wobei meist mittelgroße und große Arterien, vor allem der extrakraniellen Karotisäste (Äste der A. carotis externa) – Ausnahme kleine Augenarterien – betroffen sind (Hunder et al. 1990, Schmidt 1995, Levine u. Hellmann 2002, Salvarani et al. 2002).

Diagnostik

Anamnese und Befunderhebung

ACR-Klassifikationskriterien (Hunder et al. 1990):
- Alter > 50 Jahre,
- neuartige oder neu auftretende Kopfschmerzen,
- abnorme Temporalarterien (Druckdolenz, abgeschwächte Pulsation),
- BSG > 50 mm in der ersten Stunde,
- histologische Veränderungen (s. u.) bei Biopsie der Temporalarterie.

Bei Erfüllen von drei der fünf Kriterien wurden eine Sensitivität von 93,5 %, eine Spezifität von 91,2 % in der Abgrenzung von anderen systemischen Vaskulitiden errechnet (Rao et al. 1998; **Tabelle 1**).

Bildgebende Verfahren

Bei ausreichender Erfahrung stellt die hochauflösende farbkodierte Duplexsonographie mit ihrer hohen Spezifität eine Alternative zur Temporalisbiopsie dar. Die hohe mediane Spezifität von 97 % in 13 Studien spricht bei typischer Klinik für eine ausreichende Sicherheit (Schmidt u. Blockmans 2005), um ohne zusätzliche Biopsie die Indikation zur langfristigen immunsuppressiven Therapie stellen zu können.

Der Stellenwert hochauflösender MRI-Untersuchungen der extrakraniellen Arterien im Vergleich zur Duplexsonographie wird derzeit noch untersucht (Bley et al. 2005). Entzündliche Beteiligungen großer Gefäße (Aorta, aortennahe Arterien) wie bei der Takayasu-Arteriitis lassen sich mittels FDG-PET-Untersuchungen aufspüren (Blockmans et al. 1999, Weiner et al. 2004). CT- und MRI-Verfahren sind geeignet, entzündliche Wandverän-

Tabelle 1 Flussdiagramm der Diagnostik (modifiziert nach Schmidt 1995)

Anamnese	Entzündliche Laborbefunde
1. Polymyalgia-rheumatica-Symptome Gewichtsverlust, Anorexie Muskelschmerz im Schulter- bzw. Beckengürtelbereich Fieber, Nachtschweiß Krankheitsgefühl Morgensteifigkeit > 1 Stunde Druckschmerzhaftigkeit der Oberarme beidseits Allgemeine Schwäche, rasche Ermüdbarkeit **2. Symptome der Arteriitis cranialis** *Schmerzen und Überempfindlichkeit* Lokalisation und Charakter der Kopfschmerzen abhängig von betroffenem Externaast Schmerzen des Gesichts (A. facialis), des Ohrs, des Hinterkopfes (A. occipitales), des Zahnfleisches, des Halses oder des Auges Hautempfindlichkeit beim Kämmen der Haare bzw. bei Berührung mit dem Kopfkissen Kauschmerz (A. facialis, Claudicatio intermittens masticatoria) *Sehstörungen* Amaurosis fugax Akute Sehminderung Doppelsehen Verschwommensehen *Andere Symptome* Hörstörungen Schwindel Verhaltensauffälligkeiten und Depression **Klinische Untersuchung** Beurteilung der A. temporalis im Seitenvergleich: Insbesondere knötchenförmige Verdickung, Rötung Palpationsbefund (verhärtete, geschlängelte Arterien, Pulsationen palpabel und seitendifferent) Druckschmerz und typische Hinweise aus der Anamnese erfragen **Ophthalmologische Befunderhebung** Rötung der Augen Gesichts- bzw. Lidschwellung Motilitätsprüfung und Pupillenreaktionen (Horner-Syndrom, Pupillotonie, absolute Pupillenstarre) Visus Augendruck palpatorisch meist seitengleich, aber auch okuläre Hypotonie im Sinne einer „Hypotonia bulbi dolorosa" Spiegeln des Augenhintergrundes (anteriore ischämische Optikusneuropathie, Zentralarterienverschluss, retinaler Arterienastverschluss, Cotton-Wool-Flecke, Chorioidalinfarkte) **Internistische Befunderhebung** Temperaturmessung Blutdruckmessung (an beiden Armen) Auskultation: kardiale Untersuchung Pulsationen der A. carotis, Palpation der Arm- und Beinpulse	BSG (oft > 80 mm/h, 4% normal, 96% Sensitivität; Weyand u. Goronzy 2003) C-reaktives Protein (Anstieg in > 90%, als Verlaufsparameter sensitiver als BSG, **cave**: interkurrenter Infekt!) Zusätzliche Zeichen einer Akutphasenreaktion: Erhöhung der alpha-1-, alpha-2-Globuline, des Fibrinogen und Ferritin sowie Veränderungen des Blutbildes (Anämie, Leukozytose, Thrombozytose) Interleukin 6 in der Zirkulation erhöht (gute Korrelation mit Entzündungsaktivität; Weyand et al. 2000) – bisher jedoch kein Sensitivitätsvergleich mit CRP bekannt **Dopplersonographische Untersuchung** der A. temporalis, A. carotis, A. supratrochlearis, A. occipitalis (vor Biopsie zum Ausschluss hochgradiger ACI-Stenosen mit retrograden, d.h. hirnversorgenden Periorbitalarterien) **Farbduplexsonographie der Temporalarterien** (Schmidt et al. 1997) Wandverdickung (echoarmer „Halo") Stenosen, Verschlüsse Verminderte Wandpulsation Kalibersprünge Biopsie der Temporalarterie Circa 3 cm langes Segment, da meist segmentaler Befall **Biopsie der Temporalarterie** Die Ergebnisse der Biopsie sind abhängig von der Indikation. Bei Patienten mit typischen Symptomen einer Arteriitis temporalis ist sie in 80–90% der Fälle positiv (Delecoeuillerie et al. 1988, Gonzalez-Gay et al. 2001). Unter einer Steroidbehandlung geht die Ausbeute innerhalb einer Woche auf etwa 60% zurück, bei längerer Behandlung sind weniger als 20% diagnostisch verwertbar (Lie 1987). Werden alle Verdachtsfälle biopsiert, ist die Ausbeute deutlich geringer (12,5% von 2307 Biopsien; Nordborg u. Bengtsson 1990; 33% von 496 Biopsien; Caselli et al. 1988 a). Sollte das Ergebnis der Biopsie negativ ausfallen, kann bei typischer Klinik oder sicherem Farbduplexbefund (auch an anderem Externaast) von einer ausreichenden diagnostischen Sicherheit ausgegangen werden. Angesichts der bei atypischer Klinik moderaten Sensitivität, insbesondere bei Angaben über Hinterkopfschmerzen, gelingt in 14% der Fälle der Nachweis nur durch beidseitige Biopsie (Hall u. Hunder 1984). Zur Verbesserung der Ergebnisse kann der geeignete Entnahmeort mittels farbkodierter Duplexsonographie festgelegt werden.

derungen der großen Gefäße und Aortenaneurysmen bei der Arteriitis cranialis nachzuweisen (Salvarani et al. 2002).

Epidemiologie

Bei einer Prävalenz von 15–30/100000 sind fast alle Patienten älter als 50 Jahre. Im Durchschnitt liegt der Krankheitsbeginn um 70 Jahre. Passend hierzu findet sich eine Zunahme der Inzidenz bei 50-Jährigen verglichen mit 70-Jährigen um den Faktor 4 (Zunahme von 12 auf 45/100000; Schmidt 1995).

Die Arteriitis ist bei Frauen deutlich häufiger (F:M = 3:1). Sie tritt vorwiegend bei Kaukasiern auf und weist eine immungenetische Assoziation mit HLA-DR4 bzw. DRB1*04-Allelen auf. Eine Assoziation mit einer Polymyalgia rheumatica (PMR, wahrscheinlich Minor-Variante der Arteriitis cranialis) liegt bei ca. 60% vor. Umgekehrt lässt sich bei Patienten mit einer PMR eine Arteriitis temporalis in ähnlicher Häufigkeit histologisch nachweisen (Hamrin 1972).

Pathogenese

Es handelt sich um ein T-Zell-abhängiges (Auto-) Immungeschehen bei genetischer Prädisposition, möglicherweise infektausgelöst. Diskutiert werden verschiedene Viren (HBV, VZV). Enger zeitlicher Bezug kann zu Infektionen mit Mycoplasma pneumoniae, Parvovirus B19 und Chlamydia pneumoniae bestehen (Elling et al. 1996).

Histologisch findet sich eine granulomatöse Panarteriitis mittelgroßer und großer Arterien in ca. 50% der Fälle mit Riesenzellen oft in der Nähe der unterbrochenen Lamina elastica interna und bei ca. 50% mit lymphomononukleär geprägter Infiltration. Später entwickelt sich eine Stenosierung des Lumens, insbesondere durch Intimaproliferation.

Prädilektion im Bereich der Carotis-externa-Äste (v. a. A. temporalis superficialis, seltener A. occipitalis oder andere). In ca. 30% der Fälle sind die A. ophthalmica und Aa. ciliares posteriores betroffen. Bei 10–15% sind der Aortenbogen und Aortenbogenäste analog der Takayasu-Arteriitis befallen. Selten (< 1%) sind intrakranielle Gefäße, Koronarien oder andere Organsysteme betroffen. Auch arteriitische Beteiligungen peripherer Gefäße (pAVK) sind kasuistisch beschrieben (Nordborg u. Nordborg 2003).

Klinisches Bild und neurologische Manifestationen

Als **Allgemeinsymptome** mit meist schleichendem Beginn werden Abgeschlagenheit, Muskelschmerzen, Fieber und Gewichtsverlust angegeben. Mehr als 70% klagen über **Kopfschmerzen** als erstes Symptom, die neu auftreten und von bohrend-stechender Qualität sind. Die häufig unilateralen, meist frontotemporalen Kopf-, z.T. Gesichtsschmerzen oder auch Hinterkopfschmerzen sind von starker Intensität, verstärken sich beim Husten, bei Kopfbewegungen, beim Kauen. Häufig wird eine Empfindlichkeit der Kopfhaut angegeben.

> Cave: Bei bis zu 30% „okkulte Arteriitis", d.h. Arteriitis cranialis ohne Kopfschmerz (Schmidt 2003).

Die **Augenbeteiligung** (ca. 30%) führt häufig zum Visusverlust durch eine anteriore ischämische Optikusneuropathie (AION) oder einen Zentralarterienverschluss (ZAV). Der Befall der Augenmuskulatur führt zu Augenbewegungsschmerz, Doppelbildern und Ptose. Zentrale Visusstörungen durch Ischämie der Sehrinde sind sehr selten.

Die Mangeldurchblutung der Kaumuskulatur führt zu einer **Claudicatio masticatoria** (30% der Fälle), welche ein sensitives Zeichen für die Arteriitis cranialis darstellt.

Das **periphere Nervensystem** (14%) ist vorwiegend in Form einer Mononeuritis multiplex (< 10%) betroffen (Caselli et al. 1988 b).

Das **zentrale Nervensystem** (außer Augenbefall) wird durch **territoriale Ischämien** bei Befall hirnversorgender Gefäße (< 2%), häufiger im vertebrobasilären Stromgebiet betroffen. Der Befall von **Aortenbogen** und **Aortenbogenästen** führt zu Blutdruckseitendifferenz, abgeschwächten Handgelenkspulsen und einer Claudicatio der Arme. Die thorakale Aortitis (3%) tritt spät im Verlauf auf und geht mit einer deutlich erhöhten Inzidenz von Aortenaneurysmen und -dissektionen einher. Haut, Niere, Lunge, Herz (Befall von Koronararterien) sind seltene Organmanifestationen.

Differenzialdiagnose

Gelegentlich können vor allem der Morbus Wegener und die PAN die Temporalarterien befallen; histopathologisch und bei Befall großer Gefäße ist die Takayasu-Vaskulitis abzugrenzen (Temporalarterienbefall nicht beschrieben; siehe auch Leitlinie „Zerebrale Vaskulitis").

Therapie

Die Therapie der Wahl besteht in der Gabe von Glukokortikoiden. In mehreren Leitlinien wird diese Empfehlung anhand klinischer Evidenz durch mehrere kleine Patientenserien empfohlen (z.B. Drug Therapy Bulletin Guidelines 1993). Randomisierte Studien wurden angesichts dieser Erfahrung aus ethischen Gründen nicht durchgeführt. Die optimale Dosierung ist jedoch nicht gesichert und richtet sich empirisch nach der klinischen Ausprägung der Arteriitis, insbesondere der Augenbeteiligung (**Tabelle 2**).

Selbst wenn noch keine eindeutige Diagnose gestellt wurde, so sollte bei dringendem Verdacht sofort mit einer Steroidbehandlung begonnen werden (Hunder et al. 1975, Schmidt 2003; ⇑). Innerhalb der ersten Tage ändert sich durch die Kortikoidgabe nichts an der Aussagekraft der Biopsie. Es darf keine niedrige, unwirksame Steroiddosis gewählt werden, da die Gefahr der beidseitigen Erblin-

Tabelle 2 Mittel der Wahl: Prednison bzw. Prednisolon (Schmidt 1995, Chan et al. 2001)

	Initialdosis
Ohne Augenbeteiligung	60–100 mg/d (1 mg/kg KG) p.o.
Einseitige Erblindung (frisch)	z. B. 500–1000 mg/d i.v. für 3 Tage, dann 1 mg/kg KG p.o.
Einseitige Erblindung (älter)	z. B. 100–200 mg/d für 3 Tage, dann 1 mg/kg KG p.o.
Drohende Erblindung (Cotton Wool, Amaurosis, Fugax-Attacken)	z. B. 500–1000 mg/d i.v. für 3 Tage, dann 1 mg/kg KG p.o.

dung besteht! Mittel der Wahl ist Prednison bzw. Prednisolon (**Tabelle 2**).

Nach Induktionstherapie mit hoher Dosis (1 mg/kg KG) p.o. (bzw. bei Augenbeteiligung als Bolustherapie; **Tabelle 2**) folgt nach Ansprechen der Entzündungswerte eine langsame Dosisreduktion. Bei zu schneller Reduktion besteht ein hohes Risiko für ein Rezidiv (Salvarani et al. 2002). Die täglich alternierende Gabe ist weniger effektiv als die tägliche Einnahme (Hunder et al. 1975). Die Dosisreduktion (anfangs um etwa 10 mg wöchentlich bis auf eine vorläufige Erhaltungsdosis von ca. 20 mg/d) richtet sich nach dem klinischen Ansprechen und den Entzündungsparametern. Unterhalb von 20 mg/d erfolgt unter BSG- und CRP-Kontrolle eine weitere Reduktion um 1–2,5 mg alle 2–4 Wochen, alternativ kommt eine Dosisreduktion um 10–20% alle 2 Wochen in Frage (Weyand u. Goronzy 2003). Generell erfolgt die Steuerung nach Klinik und CRP/BSG, wobei sich CRP meist innerhalb weniger Tage normalisiert, während die BSG hierzu bis zu 3 Wochen benötigt. Absetzversuche sind meist erst nach 2-jähriger Behandlungszeit möglich, vorausgesetzt das klinische Bild und die Entzündungswerte sind stabil.

Unter adäquater Therapieführung können 50% der Patienten innerhalb von 2 Jahren die Steroide absetzen (Van der Veen et al. 1996). Der Erfolg von Methotrexat und Azathioprin zur Einsparung von Kortison im Langzeitverlauf wird unterschiedlich beurteilt (positiv von Jover et al. 2001, negativ von Hoffmann et al. 2002). Trotzdem kann die zusätzliche Gabe von Immunsuppressiva, z. B. MTX, bei hohem Kortikoidbedarf erwogen werden (Salvarani et al. 2002, Vaith u. Nüsslein 2001b).

Zusätzlich wird im akuten Stadium eine antithrombotische Therapie empfohlen, wobei für ASS 100 mg/d erste datenbankgestützte positive Ergebnisse vorliegen (Nesher et al. 2004). Es wird eine Magenschutztherapie (z. B. Protonenpumpen-Hemmer) empfohlen.

Kontraindikationen beachten!

Unerwünschte Arzneimittelwirkungen korrelieren mit der initialen und kumulativen Steroiddosis (Kyle u. Hazleman 1989, Jover et al. 2001). Auf das breite Spektrum an Nebenwirkungen einer längeren Steroidbehandlung – u. a. Magenulzera, Diabetes, Hypertonie, Osteoporose und Kataraktbildung – sei an dieser Stelle ausdrücklich hingewiesen. Bei den empfohlenen Kortikoiddosen werden bis zu 58% schwerwiegende Nebenwirkungen beobachtet (Nesher et al. 1994)!

Prophylaxe der Osteoporose ist hierbei auch angesichts des typischen Patientenkollektivs besonders wichtig: Therapie mit Kalzium (1000 mg/d) und Vitamin D (500–1000 IE/d) in jedem Fall bei Frauen nach der Menopause, bei Männern > 70 Jahre und längerer Einnahmedauer ebenfalls. Bei Hochrisikopatienten, z. B. Frauen mit bekannter Osteoporose sind zusätzlich Bisphosphonate erforderlich (⇑⇑⇑) (Saag et al. 1998, Salvarani et al. 2002).

Ambulant/stationär

Für wenige Tage BSG- und CRP-gesteuert stationär bei
- organbedrohender Symptomatik (Visus, zerebrovaskuläre Ischämie),
- gleichzeitigem prothrombotischen Zustand durch Kortikoide, bei gleichzeitiger ASS-Gabe oder Antikoagulation bei höchstgradigen Stenosen bzw. frischen Verschlüssen hirnversorgender Arterien besteht ein hohes Risiko für Ulkusblutung,
- sekundärem Steroiddiabetes,
- arterieller Hypertonie.

Prognose

Meist wird ein gutes Ansprechen auf Kortison beobachtet, in der Regel wird komplette Remission und „Ausbrennen" erreicht, allerdings oft erst nach einigen Jahren. Bei anhaltender Krankheitsaktivität infolge unzureichender Kortikoidtherapie drohen jedoch vor allem in den ersten 2–3 Jahren nach Diagnosestellung vaskulitische Komplikationen (Nordborg u. Bengtsson 1989).

Expertengruppe

PD Dr. med. Andreas Hetzel, Neurologische Universitätsklinik Freiburg i. Br.
Prof. Dr. med. Dieter Schmidt, Universitätsaugenklinik Freiburg i. Br.
Prof. Dr. med. Arthur Melms, Universitätsklinik für Neurologie Tübingen
Prof. Dr. med. Peter Vaith, Abt. Rheumatologie und Klinische Immunologie, Medizinische Universitätsklinik Freiburg i.Br.
Federführend: PD Dr. med. Andreas Hetzel, Neurologische Universitätsklinik., Neurozentrum, Breisacher Str. 64, 79106 Freiburg i. Br., Tel.: 0761/270-5306
e-mail: andreas.hetzel@uniklinik-freiburg.de

Literatur

Anonymous (1993): The management of polymyalgia rheumatica and giant cell arteritis. Drug Ther. Bull. 16, 31(17), 65–68.
Bley, T. A., O. Wieben, J. Leupold, M. Uhl (2005): MRI findings in Temporal Arteritis. Circulation (accepted for publication).
Blockmans, D., A. Maes, S. Stroobants, H. Bobbaers, L. Mortelmans (1999): New arguments for a vasculitic nature of polymyalgia rheumatica using positron emission tomography. Rheumatology (Oxford) 38, 444–447.
Caselli, R. J., G. G. Hunder, J. P. Whisnant (1988a): Neurologic disease in biopsy-proven giant cell (temporal) arteritis. Neurology 38, 352–359.
Caselli, R. J., J. R. Daube, G. G. Hunder, J. P. Whisnant (1988b): Peripheral neuropathic syndromes in giant cell (temporal) arteritis. Neurology 38, 685–689.
Chan, C. C., M. Paine, J. O'Day (2001): Steroid management in giant cell arteritis. Br. J. Ophthalmol 85 (9), 1061–1064.
Delecoeuillerie, G., P. Joly, A. Cohen de Lara, J. B. Paolaggi (1988): Polymyalgia rheumatica and temporal arteritis: a retrospective analysis of prognostic features and different corticosteroid re-

gimens (11 year survey of 210 patients). Ann. Rheum. Dis. 47, 733–739.
Elling, P., A. T. Olsson, H. Elling (1996): Synchronous variations of the incidence of temporal arteritis and polymyalgia rheumatica in different regions of Denmark; association with epidemics of Mycoplasma pneumoniae infection. J. Rheumatol. 23, 112–119.
Gonzalez-Gay, M. A., C. Garcia-Porrua, J. Llorca, C. Gonzalez-Louzao, P. Rodriguez-Ledo (2001): Biopsy-negative giant cell arteritis: spectrum and predictive factors for positive temporal artery biopsy. Semin. Arthritis Rheum. 30, 249–256.
Hall, S., G. G. Hunder (1984): Is temporal artery biopsy prudent? Mayo. Clin. Proc. 59, 793–796.
Hamrin, B. (1972): Polymyalgia rheumatica. Acta Med. Scand. (Suppl.) 533, 1–131.
Hoffman, G. S., M. C. Cid, D. B. Hellmann, L. Guillevin, J. H. Stone, J. Schousboe, P. Cohen, L. H. Calabrese, H. Dickler, P. A. Merkel, P. Fortin, J. A. Flynn, G. A. Locker, K. A. Easley, E. Schned, G. G. Hunder, M. C. Sneller, C. Tuggle, H. Swanson, J. Hernandez-Rodriguez, A. Lopez-Soto, D. Bork, D. B. Hoffman, K. Kalunian, D. Klashman, W. S. Wilke, R. J. Scheetz, B. F. Mandell, B. J. Fessler, G. Kosmorsky, R. Prayson, R. A. Luqmani, G. Nuki, E. McRorie, Y. Sherrer, S. Baca, B. Walsh, D. Ferland, M. Soubrier, H. K. Choi, W. Gross, A. M. Segal, C. Ludivico, X. Puechal (2002): International Network for the Study of Systemic Vasculitides. A multicenter, randomized, double-blind, placebo-controlled trial of adjuvant methotrexate treatment for giant cell arteritis. Arthritis Rheum. 46, 1309–1318.
Hunder, G. G., S. G. Sheps, G. L. Allen, J. W. Joyce (1975): Daily and alternate-day corticosteroid regimens in treatment of giant cell arteritis: comparison in a prospective study. Ann. Intern. Med. 82, 613–618.
Hunder, G. G., D. A. Bloch, B. A. Michel, M. B. Stevens, W. P. Arend, L. H. Calabrese, S. M. Edworthy, A. S. Fauci, R. Y. Leavitt, J. T. Lie, R. W. Lightfoot, A. T. Masi, D. J. McShane, J. A. Mills, S. L. Wallace, N. J. Zvaifler (1990): The American College of Rheumatology 1990 criteria for the classification of giant cell arteritis. Arthritis Rheum. 33, 1122–1128.
Jover, J. A., C. Hernandez-Garcia, I. C. Morado, E. Vargas, A. Banares, B. Fernandez-Gutierrez (2001): Combined treatment of giant cell arteritis with methotrexate and prednison. Ann. Intern. Med. 134, 106–114.
Kyle, V., B. L. Hazleman (1990): Stopping steroids in polymyalgia rheumatica and giant cell arteritis. Brit. Med. J. 300, 344–345.
Levine, S. M., D. B. Hellmann (2002): Giant cell arteritis. Curr. Opin. Rheumatol. 14, 3–20.
Lie, J. T. (1987): The classification and diagnosis of vasculitis in large and medium-sized blood vessels. Pathol. Annu. 22, 125–162.
Nesher, G., M. Sonnenblick, Y. Friedlander (1994): Analysis of steroid related complications and mortality in temporal arteritis: a 15-year survey of 43 patients. J. Rheumatol. 21, 1283–1286.

Nesher, G., Y. Berkun, M. Mates, M. Baras, A. Rubinow, M. Sonnenblick (2004): Low-dose aspirin and prevention of cranial ischemic complications in giant cell arteritis. Arthritis Rheum. 50 (4), 1332–1337.
Nordborg, E., B. A. Bengtsson (1989): Death rates and causes of death in 284 consecutive patients with giant cell arteritis confirmed by biopsy. Brit. Med. J. 299, 549–550.
Nordborg, E., B. A. Bengtsson (1990): Epidemiology of biopsy-proven giant cell arteritis. J. Intern. Med. 227, 233–236.
Nordborg, E., C. Nordborg (2003): Giant cell arteritis: strategies in diagnosis and treatment. Curr. Opin. Rheumatol. 16, 25–30.
Rao, J. K., N. B. Allen, T. Pincus (1998): Limitations of the 1990 American College of Rheumatology classification criteria in the diagnosis of vasculitis. Ann. Intern. Med. 129, 345–352.
Saag, K. G. (1998): For the Glucocorticoid-induced Osteoporosis Intervention Study Group. Alendronate for the prevention and treatment of glucocorticoid-induced osteoporosis. N. Engl. J. Med. 339, 292–299.
Salvarani, C., F. Cantini, L. Boiardi, G. G. Hunder (2002): Polymyalgia rheumatica and giant-cell arteritis. N. Engl. J. Med. 347, 261–271.
Schmidt, D. (1995): Arteriitis temporalis Horton. Diagnose, Differentialdiagnose, Therapie. Elephas Verlag, St. Gallen.
Schmidt, D. (2003): Arteriitis cranialis – Ein Überblick. Klin. Monatsbl. Augenheilkd. 220, 579–617.
Schmidt, W. A., H. E. Kraft, K. Vorpahl et al. (1997): Color duplex ultrasonography in the diagnosis of temporal arteritis. N. Engl. J. Med. 337, 1336–1342.
Schmidt, W. A., D. Blockmans (2005): Use of ultrasonography and positron emission tomography in the diagnosis and assessment of large-vessel vasculitis. Curr. Opin. Rheumatol. 17 (1), 9–15.
Vaith, P., H. Nüsslein (2001a): Polymyalgia rheumatica. Rationelle Diagnostik und Therapie in der Inneren Medizin. M. Classen, R. Dierkesmann, H. Heimpel, K.-M. Koch, J. Meyer, O.-A. Müller, Ch. Specker, W. Theiss (Hrsg.). Urban & Fischer 10, 1–2.
Vaith, P., H. Nüsslein (2001b): Riesenzellarteriitis. Rationelle Diagnostik und Therapie in der Inneren Medizin. M. Classen, R. Dierkesmann, H. Heimpel, K.-M. Koch, J. Meyer, O.-A. Müller, Ch. Specker, W. Theiss (Hrsg.). Urban & Fischer 11, 1–2.
Van der Veen, M. J., H. J. Dinant, C. van Boona-Frankfort, G. A. van Albada-Kuipers, J. W. Bijlsma (1996): Can methotrexate be used as a steroid sparing agent in the treatment of polymyalgia rheumatica and giant cell arteritis? Ann. Rheum. Dis. 55, 218–223.
Weiner, S. M., P. Vaith, U. A. Walker, I. Brink (2004): Detection of alterations in brain glucose metabolism by positron emission tomography in Takayasu's arteritis. Eur. J. Nucl. Med. Mol. Imaging 31, 300–302.
Weyand, C. M., J. W. Fulbright, G. G. Hunder, J. M. Evans, J. J. Goronzy (2000): Treatment of giant cell arteritis: interleukin-6 as a biologic marker of disease activity. Arthritis Rheum. 43, 1041–1048.
Weyand, C. M., J. J. Goronzy (2003): Giant-cell arteritis and polymyalgia rheumatica. Ann. Intern. Med. 139 (6), 505–515.

Zerebrale Vaskulitis

Was gibt es Neues?

- Bei der MR-tomographischen Diagnostik der ZNS-Vaskulitis sollten diffusionsgewichtete Aufnahmen mitgefertigt werden, da unterschiedlich alte Läsionen beschrieben werden (Lee et al. 2003, Sener et al. 2003) und die ischämische Natur der Läsionen differenzialdiagnostisch verwertbar ist. Diffusions- und perfusionsgewichtete MR-Techniken bedürfen in der Diagnostik von ZNS-Vaskulitis und ZNS-Lupus allerdings noch der Validierung (Reuter et al. 2003, Govoni et al. 2004). Gradientenechosequenzen können diagnostisch wichtige, petechiale, klinisch stumme Hämorrhagien darstellen (Ay et al. 2002).
- Die DSA lieferte in einer kleinen retrospektiven Studie keine zusätzlichen diagnostischen Hinweise auf das Vorliegen einer möglichen ZNS-Vaskulitis, wenn die MR-Angiographie mehr als zwei Stenosen in unterschiedlichen Gefäßterritorien zeigte (Demaerel et al. 2004). Diffusionsgewichtete Aufnahmen und MR-Angiographie können im follow-up von Patienten mit ZNS-Vaskulitis hilfreich sein (Moritani et al. 2004, Krasnianski et al. 2004).
- Die isolierte Angiitis des ZNS kann Erstsymptom eines Morbus Hodgkin sein (Sheehy et al. 2003). Verwechslungen mit der posterioren Leukenzephalopathie oder einer Rasmussen-Enzephalitis werden beschrieben (Wijdicks et al. 2003, Derry et al. 2002). Die klinische Diagnose der isolierten ZNS-Vaskulitis unter Einsatz von MRT und konventioneller Angiographie, aber ohne Biopsie, führt zu häufigen Fehldiagnosen (Berlit 2004).
- Eine retrospektive Studie fand bei biopsienegativen Patienten keinen prognostischen Vorteil durch eine immunsuppressive Behandlung (Alreshaid u. Powers 2003).
- Festzuhalten bleibt das Fehlen prospektiver Studien zu Diagnostik und Therapie der ZNS-Vaskulitiden. Für das Ziel, die kumulative Gesamtdosis an Cyclophosphamid zu vermindern, wurde in den letzten Jahren bei systemischen Vaskulitiden Behandlungskonzepte entwickelt, bei denen nach einer erfolgreichen Induktionstherapie mit Cyclophosphamid auf eine remissionserhaltende Therapie mit einem weniger toxischen Immunsuppressivum umgestellt wird. Neben Azathioprin und Methotrexat liegen positive Daten für Mycophenolatmofetil (beim systemischen Lupus erythematodes) vor (Contreras et al. 2004). Mycophenolatmofetil hat im Gegensatz zu Cyclophosphamid kein mutagenes Potenzial; die Hauptnebenwirkung besteht in Diarrhoe und Übelkeit bzw. Erbrechen.

Die wichtigsten Empfehlungen auf einen Blick

- Eine **isolierte zerebrale Angiitis** kann bei Vorliegen einer multifokalen oder diffusen ZNS-Erkrankung mit rezidivierendem oder progredientem Verlauf vermutet werden, wenn MRT, Liquorbefund und fakultativ die zerebrale Angiographie die Diagnose einer Vaskulitis unterstützen. Zum Ausschluss einer systemischen Infektion oder Entzündung und zur Diagnosesicherung ist der histologische Nachweis einer leptomeningealen oder parenchymatösen Vaskulitis mittels kombinierter leptomeningealer Biopsie und Hirnbiopsie erforderlich (⇑⇑⇑) (**B**).
- Die Therapie der Wahl besteht aus der kombinierten Gabe von Kortikosteroiden (1 mg/kg KG Prednisolon-Äquivalent täglich) und Cyclophosphamid (CYC; beginnend mit 2 mg/kg KG täglich nach Maßgabe der Neutrophilenzahl) in Anlehnung an die immunsuppressive Behandlungsstrategie bei systemischen Immunvaskulitiden mit schwerer Organmanifestation; zu Beginn kann eine CYC-Pulstherapie, kombiniert mit Kortikosteroiden, versucht werden (⇑⇑⇑) (**B**).
- Bei Verdacht auf isolierte ZNS-Vaskulitis und negativem Biopsieergebnis bleibt der Versuch einer immunsuppressiven Therapie gerechtfertigt. Eine Verbesserung der Prognose ist dadurch nicht gesichert. Die Entscheidung muss im Einzelfall z. B. von der Dynamik des Krankheitsgeschehens abhängig gemacht werden (**C**).
- Auch bei vermuteter **ZNS-Beteiligung im Rahmen einer systemischen Vaskulitis** sollte eine histologische Diagnosesicherung erfolgen; bevorzugte Entnahmeorte sind Nieren, Haut, Nerv/Muskel oder obere Luftwege. Lediglich bei Behçet- und Takayasu-Syndrom ist keine Biopsie erforderlich. Therapie der Wahl zur Remissionsinduktion ist bei der ZNS-Beteiligung einer systemischen Vaskulitis die kombinierte Gabe von Kortikosteroiden (1 mg/kg Prednisolon pro Tag) und CYC, meist als orale Therapie nach dem modifizierten Fauci-Schema (2 mg/kg KG CYC pro Tag) (**B**). Die Steroidtherapie kann als i.v. Pulstherapie über 3 Tage mit je 1000 mg Prednisolon begonnen werden. Bei therapierefraktären Fällen können vorübergehend eine Erhöhung der

CYC-Tagesdosis auf 4 mg/kg i.v. und/oder Plasmapheresen erforderlich sein (**B**). Nach Remission kommt in der Intervalltherapie auch die Gabe von Mycophenolatmofetil, Methotrexat, Azathioprin oder Ciclosporin A in Frage (**B**). Azathioprin zeigte in der Erhaltungsbehandlung bei ANCA-positiven Vaskulitiden die gleiche Wirksamkeit wie CYC (Jayne et al. 2003). Bei der **Hepatitis-B-assoziierten** Panarteriitis nodosa kann in langsam progredienten Fällen eine niedrig dosierte Steroidtherapie unterhalb der Cushing-Schwellendosis versucht werden, kombiniert mit Virustatika (Interferon-alpha, eventuell kombiniert mit Vidarabin, Lamivudin, Famciclovir) (**C**) (**Tabelle 1**).

Tabelle 1 Stufendiagnostik bei Verdacht auf ZNS-Vaskulitis

1. Allgemein
Anamnese:
- Allgemeinsymptome?
- Organbefall?
- Vorerkrankungen?
- Immunsuppression?
- Medikamente?
- Drogeneinnahme?
- Auslandsaufenthalt?
- Familienanamnese?

Neurologischer Befund
Internistische/rheumatologische Untersuchung, gezielt HNO, Dermatologie, Ophthalmologie

2. Zusatzuntersuchungen – Basisprogramm
Kraniales MRT mit Diffusionswichtung, Hämsequenz, KM-Gabe und MRA
Farbduplexsonographie intra- und extrakraniell, auch A. temporalis
EEG, Elektroneurographie, ggf. EMG
EKG, TEE
Labor: BSG, CRP, Differenzialblutbild, CK, Leber, Niere inkl. GFR*, Gerinnung, TSH, Serumelektrophorese, Rheumafaktoren, ANA, SS-A, SS-B, c- und p-ANCA (Myeloperoxidase [MPO]-spezifisch?), Antiphospholipid-Antikörper, Lupus Antikoagulans, Immunelektrophorese, Immunfixation, Drogen-Screening
Serologie: Lues, Borrelien, Hepatitis B, C, HIV
Urinstatus
Liquor: Mikroskopie (ggf. Tusche), Zytologie, Kulturen/Antigene (Bakterien, Pilze)
Liquor/Serum-Paar (je 5 ml) in Kühlschrank (Untersuchungen s. u.)
Stuhl:
 Hämokkult
Rö-Thorax, ggf. Thorax-CT
Oberbauchsonographie

3. Bei fortbestehendem Verdacht auf ZNS-Vaskulitis: Auswahl gezielt
Labor: LDH, Haptoglobulin, Ferritin, ACE, Immunglobuline quantitativ, Kryoglobuline, Schilddrüsen-Auto-AK, ds-DNA, Histone, ENA, Komplement, Kälteagglutinine, Coombs-Test, Urinelektrophorese, Katecholamine i. U., Lymphozytentypisierung, Thrombophiliediagnostik, Humangenetik (CADASIL)
Serologie: Lues, Herpesgruppe, Mykoplasmen, Chlamydien, Toxoplasmose, Zystizerkose
Liquor (wenn Stufe 1 pathologisch): PCR Herpesgruppe, Konsensus-PCR** für Pilze/Bakterien/Mykobakterien, Toxoplasmen
Tine-Test, Tb-Diagnostik aus Sputum, Urin.
Katheterangiographie der Hirngefäße
Fluoreszenzangiographie des Fundus
Ganzkörper-FDG-PET (Suche nach systemischem Tumor/Entzündung)

4. Obligat (mit Ausnahme Takayasu- und Behcet-Syndrom)
Gezielte Biopsie aus Temporalarterie, Nasenschleimhaut (mehrfach!), Konjunktiven, Lymphknoten, Haut, Muskel, Nerv, Niere, Lunge, Leber, Knochenmark
und/oder
ZNS-Biopsie (inkl. Bakteriologie mit säurefesten Stäbchen, PCR** auf Mykobakterien, Bakterien und Pilze, bei entsprechendem Verdacht auch Virus-PCR)

* Kreatininclearance heute durch rechnerische Bestimmung der glomerulären Filtrationsrate (GFR) überflüssig, SS-A neben der ANA – Bestimmung einziger notwendiger „ENA", da aufgrund niedriger Konzentration und der Herauslösung des Antigens bei Fixierung für die ANA nicht miterfasst. Alle anderen setzen positiven ANA-Titer voraus.
** PCR-Verfahren zum Nachweis von Bakterien und Pilzen sind komplementäre Verfahren zur konventionellen Diagnostik. Bei potenziell hoher Sensitivität wird die Aussagekraft vor allem durch exogene DNA-Kontamination (falsch positiv) eingeschränkt. Klinische/labordiagnostische Plausibilitätskontrolle ist wichtig.

Definition

Unter Vaskulitiden wird die Entzündung von Blutgefäßen mit oder ohne Gefäßwandnekrose verstanden. Im klinischen Alltag der Neurologie spielen Kollagenkrankheiten und Vaskulitiden nur eine untergeordnete Rolle, es ist jedoch wichtig, in der Differenzialdiagnose an sie zu denken. Für zerebrale Manifestationen dieser Erkrankungen ist die Kombination von Kopfschmerzen, multifokalen Ausfällen und Enzephalopathie häufig; Leitsymptom der peripher neurologischen Manifestationen ist das Bild der subakuten, oft schmerzhaften Mononeuropathia multiplex. Wegweisend in der Diagnostik sind bildgebende Verfahren, Liquor- und Serumbefunde; stets ist die histologische Absicherung der Diagnose erforderlich.

Im Gegensatz dazu wird die Diagnose einer zerebralen Vaskulitis im Alltag häufig aufgrund bildmorphologischer Veränderungen gestellt. Multilokuläre Veränderungen in der MRT mit Betonung im Bereich der Rinden-Mark-Grenze sowie multiple Stenosen und Einschnürungen in der digitalen Subtraktionsangiographie sind Befunde, die häufig vom Neuroradiologen als „vaskulitistypisch" bezeichnet werden. Mit Ausnahme des Behçet- und des Takayasu-Syndroms gilt für alle Vaskulitiden und Kollagenosen, dass die Diagnose bioptisch abgesichert werden muss, bevor eine immunsuppressive Therapie eingeleitet wird. Grundsätzlich sind weder laborchemische noch neuroradiologische Befunde spezifisch – sie können die Verdachtsdiagnose einer Vaskulitis stützen, jedoch nicht beweisen.

Therapie der Wahl ist zumeist die kombinierte Gabe von Kortikosteroiden und Cyclophosphamid. Bei den systemischen Immunvaskulitiden sollte diese Therapie in interdisziplinärer Zusammenarbeit mit Rheumatologen durchgeführt werden.

Isolierte Angiitis des zentralen Nervensystems (IAN)

Bei diesem seltenen Krankheitsbild handelt es sich um eine idiopathische Gefäßentzündung ausschließlich des zentralen Nervensystems. Es können Gefäße des Gehirns und des Rückenmarks betroffen sein, wobei pathohistologisch eine nekrotisierende Entzündung kleiner und mittlerer Gefäße (leptomeningeale, kortikale und subkortikale Arterien; Arterien mehr als Venen) vorliegt. Entzündliche Granulome können vorkommen, sind jedoch nicht obligat. Das Krankheitsbild wurde im Zusammenhang mit Varizella-Zoster-Virus-Infektionen, der Amyloidangiopathie und allogenen Knochenmarktransplantationen beobachtet, worauf im Einzelfall geachtet werden sollte (Padovan et al. 1999). Die isolierte Angiitis des ZNS kann Erstsymptom eines Morbus Hodgkin sein (Sheehy et al. 2003). Die Abgrenzung gegenüber infektassoziierten Vaskulitiden (vor allem VZV, HIV, CMV, Hepatitis) ist wichtig. Die IAN ist ein seltenes Krankheitsbild. Schmidley (2000) gibt die Gesamtzahl der gut dokumentierten Fälle einer isolierten Angiitis des Nervensystems bis zum Jahr 2000 mit 341 an. Die Zahl sttzt sich auf mehrere Fallserien mit Zahlen zwischen 48 und 78 Erkrankten (Biller u. Adams 1989, Calabrese u. Mallek 1988, Hankey 1991, Younger et al. 1988) sowie 68 Kasuistiken (Schmidley 2000). Diese Serien umfassen auch Patienten mit sekundären Vaskulitiden und z.T. ohne histologische Diagnose. Darunter finden sich nur 5 Fälle mit einer isolierten zerebralen Ischämie als Leitsymptom; häufiger sind rein spinale Fälle (n = 10) und isolierte zerebrale Blutungen (n = 13). Seither wurden etwa 60 weitere Patienten dokumentiert, so dass sich die Gesamtzahl auf circa 400 beläuft.

Calabrese und Mitarb. fassten 1992 die Patienten aus dem englischsprachigen Schrifttum zusammen und identifizierten 108 Patienten (Calabrese et al. 1992), 83 davon mit pathoanatomischer Diagnose. Vollmer und Mitarb. fassten die Daten von 39 Fällen einer IAN mit bioptischer Sicherung und ohne sekundäre Vaskulitiden zusammen (Vollmer et al. 1993). Es gibt keine prospektiven Studien zu Diagnostik und Therapie.

Klinik

Leitsymptome sind eine Enzephalopathie mit kognitiven Einbußen und affektiven Auffälligkeiten bei 40–80%, subakute bis chronische Kopfschmerzen bei 40–60% sowie fokale Symptome bei 40–70%. Anfälle treten bei ca. 30% auf. Am häufigsten unter den fokalen Symptomen waren Hemiparesen und Aphasien. Seltener sind Koordinationsstörungen, Hirnnervensymptome und Sehstörungen. Spinale Syndrome können gelegentlich, auch isoliert, auftreten.

Die Erkrankung verläuft bis zur Einweisung in die Klinik selten akut, nur in 16% der Fälle innerhalb von Tagen (Schmidley 2000). Bis zur Diagnosestellung (Calabrese et al. 1992) vergehen nur in 40% der Fälle weniger als 4 Wochen, bei 20% 4–12 Wochen und bei 40% mehr als 12 Wochen. Im Verlauf zeigt sich eine schubförmige oder kontinuierliche Progredienz in 82% der Fälle, in 18% eine fluktuierende Symptomatik.

Diagnostik

Bei klinischem Verdacht werden eine zerebrale MRT mit MRA, Hämsequenzen und Diffusionswichtung sowie eine Liquoruntersuchung durchgeführt. Die zerebrale Katheterangiographie besitzt eine höhere Auflösung als die MRA und kann auch Veränderungen an mittleren Gefäßen bis 0,1 mm Durchmesser erfassen. Bezüglich Sensitivität und positivem prädiktiven Wert der MRT, MRA und Katheterangiographie liegen unterschiedliche Angaben vor. Letztlich müssen sich alle diese diagnostischen Maßnahmen an der kombinierten leptomeningealen und parenchymatösen Biopsie zur histologischen Sicherung der

Diagnose messen. Die Biopsie bleibt der Goldstandard (**Tabelle 2**).

Klinische Symptomatik, Liquor- und bildgebende Befunde sind unspezifisch. Systemische Entzündungszeichen kommen bei 10–20% vor (febrile Temperaturen, BSG, CRP). Zur Frage der diagnostischen Sensitivität, Spezifität und prädiktiven Aussagekraft der einer Biopsie vorgeschalteten Befunde von Liquor, MRT und Angiographie sind retrospektive Studien durchgeführt worden, die entweder pathoanatomisch gesicherte Fälle mit IAN (Calabrese et al. 1992) oder eine „angiographische" Vaskulitis des ZNS umfassten (Stone et al. 1994), oder konsekutive Serien, die unter dem Verdacht auf eine IAN oder Ausschluss derselben angiographiert (Pomper et al. 1999) oder biopsiert wurden (Alrawi et al. 1999, Chu et al. 1998, Duna u. Calabrese 1995). Eine zusammenfassende Darstellung gibt Schmidley (2000). Die Ergebnisse dieser Untersuchungen sowie anderer Literaturangaben werden im Folgenden zusammengefasst:

Liquor: Bei 33 von 56 histologisch gesicherten Fällen einer isolierten Angiitis war bereits bei der ersten Lumbalpunktion eine lymphomonozytäre Pleozytose nachweisbar, im Verlauf fand sich eine solche in 39 von 43 Fällen. 44 von 56 Patienten zeigten bereits bei der ersten Punktion eine Eiweißerhöhung, nur selten war eine Glukoseerniedrigung nachweisbar. Sehr selten wurden auch positive oligoklonale Banden beschrieben (McLean et al. 1995). Insgesamt hatten nur 5 von 56 Patienten bei der Erstpunktion einen normalen Liquorbefund, im Verlauf waren alle Liquores pathologisch. Da dem Syndrom der zerebralen Vaskulitis nicht selten infektiöse Ursachen oder Malignome zugrunde liegen, muss eine entsprechende Erregersuche mittels Direktnachweis, Kulturverfahren, PCR und ggf. Serologie versucht werden. PCR-Verfahren zum Nachweis von Bakterien und Pilzen sind komplementäre Verfahren zur konventionellen Diagnostik. Bei potenziell hoher Sensitivität wird die Aussagekraft vor allem durch exogene DNA-Kontamination (falsch positiv) eingeschränkt. Ein entsprechend erfahrenes Labor sowie klinische und labordiagnostische Plausibilitätskontrollen sind wichtig. Die Bedeutung der Liquordiagnostik liegt zusammengefasst im hohen negativ prädiktiven Wert und dem Ausschluss anderer Ursachen.

Angiographie: Sensitivität und Spezifität der Angiographie werden häufig überschätzt. Bei „vaskulitistypischen" Befunden in der Angiographie liegt die Spezifität unter 30%, der positiv prädiktive Wert bei nachfolgender histologischer Sicherung zwischen 37 und maximal 50% (Chu et al. 1998). Für die Katheterangiographie wird im Vergleich zur Biopsie als Goldstandard eine hohe Sensitivität (80%) bei niedriger Spezifität (14–26%; Duna u. Calabrese 1995, Chu et al. 1998) angegeben. Bei histologisch gesicherter Diagnose zeigten 12 von 48 Patienten einen „vaskulitistypischen" Angiographiebefund, unspezifisch pathologisch war die Angiographie bei 6 von 48 Patienten, Raumforderungszeichen fanden sich bei 11 von 48 Kranken. Eine völlig unauffällige digitale Subtraktionsangiographie war initial bei 19 von 48 Patienten vorhanden, im Verlauf blieben allerdings nur 3 der 48 Patienten angiographisch unauffällig.

Magnetresonanztomographie: Die MRT des Gehirns ist in über 95% der Fälle einer isolierten Angiitis pathologisch, allerdings sind die typischerweise multilokulären Veränderungen unspezifisch. Mit der Biopsie als Goldstandard ist der positive prädiktive Wert der MRT niedrig (43–72%; Chu et al. 1998). Die Sensitivität der MRT wird in manchen Serien (Harris et al. 1994, Duna u. Calabrese 1995, Pomper et al. 1999) sogar mit bis zu 100% beziffert, die Spezifität der MRT-Veränderungen ist jedoch gering (19–38%; Duna u. Calabrese 1995, Chu et al. 1998). Es wurden auch Einzelfälle berichtet, in denen vaskulitistypische Veränderungen histologisch oder in der Angiographie gefunden wurden, ohne dass Veränderungen in der MRT nachweisbar waren (Alhalabi u. Moore 1993, Wasserman et al. 2001).

Es zeigen sich sowohl subkortikale als auch kortikale Läsionen; konfluierende periventrikuläre Läsionen können mit Territorialinfarkten als Zeichen einer Mitbeteiligung großer Gefäße und oft kleinerer Blutungen vergesellschaftet sein (Ay et al. 2002). Bei der ZNS-Vaskulitis sollten stets diffusionsgewichtete Aufnahmen mitgefertigt werden, da unterschiedlich alte Läsionen typisch sind (Lee et al. 2003, Sener et al. 2002).

Die zerebralen Parenchymläsionen bei der Vaskulitis sind unspezifisch und lassen viele Differenzialdiagnosen wie multiple Sklerose, Leukenzephalopathie bei Stoffwechselerkrankungen oder Tumoren wie Lymphome zu. Verwechslungen mit der posterioren Leukenzephalopathie oder einer Rasmussen-Enzephalitis werden beschrieben (Derry et al. 2002, Wijdicks et al. 2003).

Die MRT ist hilfreich für die Wahl des Biopsieortes und für das Monitoring unter der Behandlung. Die MR-Angiographie kann aufgrund mangelnder Auflösung zur Diagnostik nicht beitragen. Bei Läsionen größerer Gefäße kann die MRA das typische Bild einer Vaskulitis mit segmenta-

Tabelle 2 Isolierte zerebrale Angiitis – diagnostische Kriterien

1. Klinische Symptome einer multifokalen oder diffusen ZNS-Erkrankung mit rezidivierendem oder progredientem Verlauf
2. Zerebrale Angiographie und/oder MRT mit Befund, der die Diagnose einer Vaskulitis unterstützt
3. Ausschluss einer zugrunde liegenden systemischen Infektion oder Entzündung (systemische Symptome und/oder BSG/CRP-Erhöhung möglich)
4. Histologischer Nachweis einer leptomeningealen oder parenchymatösen Vaskulitis und Ausschluss einer Infektion, Neoplasie oder anderen primären Gefäßerkrankung

Nach erfolgter Biopsie bei 3 von 4 Kriterien Immunsuppression begründbar

Nach: Moore, P. M., B. Richardson (1998): Neurology of the vasculitides and connective tissue diseases. J. Neurol. Neurosurg. Psychiatry 65 (1), 10–22.

len Stenosen und Gefäßabbrüchen zeigen. Die Katheter-Angiographie lieferte in einer kleinen retrospektiven Studie keine zusätzlichen diagnostischen Hinweise auf das Vorliegen einer möglichen ZNS-Vaskulitis, wenn die MR-Angiographie mehr als zwei Stenosen in unterschiedlichen Gefäßterritorien zeigte (Demaerel et al. 2004).

Biopsie: Die kombinierte leptomeningeale und parenchymatöse Biopsie zeigt bei gewissenhafter Indikationsstellung und Wahl des Biopsieortes eine Treffsicherheit von etwa 75%. Auch wenn die Biopsie nicht in jedem Fall mit hochgradigem Verdacht auf zerebrale Vaskulitis (T2-Hyperintensitäten in der MRT, Kaliberunregelmäßigkeiten in der Angiographie) die Diagnose klärt und falsch negative Resultate vorkommen (Sensitivität 75–90%; Duna u. Calabrese 1995, Chu et al. 1998, Alrawi et al. 1999), ist die Biopsie als Goldstandard anzusehen.

Die Biopsie sollte möglichst aus KM-aufnehmenden Läsionen erfolgen. Muss „blind" biopsiert werden, wird der Frontal- oder Temporalpol der nichtdominanten Hemisphäre über einen neurochirurgisch aufwendigeren Zugang als hochfrontal empfohlen, ggf. über ein erweitertes Bohrloch (Parisi u. Moore 1994). Wenn möglich sollten bei der Biopsie Leptomeninx, Kortex und subkortikales Gewebe entnommen werden. Dies gelingt besser mittels offener Biopsie, obwohl nach Mitteilung einzelner Autoren die stereotaktische Entnahme der offenen Biopsie möglicherweise gleichwertig ist (Alrawi et al. 1999). Auch bei korrekter Entnahmetechnik verbleibt eine relativ hohe Rate an falsch negativen Befunden bei der Biopsie (25%). Im Schrifttum wurden richtungsweisende Befunde bei 28 von 38 Kranken gefunden, wobei typischerweise leptomeningeale Gefäße segmental betroffen sind. Es findet sich eine fibrinoide Nekrose mit Fragmentation der Elastika und entzündlichen Zellinfiltraten; Granulome kommen häufig vor, sind jedoch nicht obligat vorhanden. In konsekutiven Serien akademischer Zentren, in denen unter Verdacht auf eine IAN biopsiert wurde, fand sich bei bis zu 50% eine andere Diagnose. Es sollte immer der Versuch eines Erregernachweises aus dem Gewebe gemacht werden. Die Morbidität der Biopsie ist mit ca. 3,3% sicher niedriger als die einer längerfristigen immunsuppressiven Therapie mit Cyclophosphamid. Die Hirnbiopsie bietet die Möglichkeit nicht nur der Diagnosesicherung einer Vaskulitis, sondern auch des Ausschlusses von anderen Diagnosen (z.B. von MS, Sarkoidose, zerebraler Amyloidangiopathie, anderer nicht entzündlicher Mikroangiopathien, der intravaskulären Lymphomatose). Die klinische Diagnose der isolierten ZNS-Vaskulitis unter Einsatz von MRT und konventioneller Angiographie, aber ohne Biopsie, führt zu häufigen Fehldiagnosen (Berlit 2004): In einer klinischen Serie von 77 Patienten bestätigte die Histologie eine vermutete ZNS-Vaskulitis nur in 17% der Fälle.

Therapie: Grundsätzlich sollte bei der Verdachtsdiagnose einer IAN die „blinde" Behandlung mit Kortikosteroiden oder gar Immunsuppressiva vermieden werden. Die publizierten (empirischen) Kriterien (**Tabelle 2**) verlangen zur Einleitung einer immunsuppressiven Therapie zumindest den histopathologischen Ausschluss einer anderen Erkrankung. Sowohl das klinische als auch das neuroradiologische und liquorchemische Bild können imitiert werden durch infektiöse Erkrankungen, z.B. die Endokarditis mit rezidivierenden septischen Embolien oder erregerbedingte Vaskulitiden. In diesen Fällen kann die „blinde Behandlung" zum Tod des Patienten führen. Vor Einleitung der Behandlung ist deshalb die Hirnbiopsie klinischer Standard.

In einer retrospektiven Studie an 25 Kranken mit vermuteter ZNS-Vaskulitis und nichtdiagnostischer Biospie zeigten 6 von 10 immunsuppressiv behandelte und 8 von 15 unbehandelte Patienten eine günstige 1-Jahres-Prognose (Alreshaid u. Powers 2003). Die Studie erlaubt aufgrund methodischer Einschränkungen keine generellen Rückschlüsse über den Nutzen einer immunsuppressiven Therapie bei negativer Biopsie. Die Entscheidung muss im Einzelfall von der Dynamik des Krankheitsgeschehens abhängig gemacht werden.

Die Therapie der Wahl besteht aus der kombinierten Gabe von Kortikosteroiden (1 mg/kg KG Prednisolon-Äquivalent täglich) und Cyclophosphamid (CYC; beginnend mit 2 mg/kg KG täglich nach Maßgabe der Neutrophilenzahl) (**B**). Da bei der IAN eine Autoimmunpathogenese vermutet wird, orientiert sich die immunsuppressive Behandlungsstrategie an dem Vorgehen bei systemischen Immunvaskulitiden mit schweren Organmanifestationen (siehe unten). Analog zur Entwicklung weniger toxischer Therapieschemata bei diesen Erkrankungen kann zu Beginn eine CYC-Pulstherapie kombiniert mit Kortikosteroiden versucht werden und erst bei Versagen dieser Therapie eine orale Dauertherapie mit CYC eingeleitet werden (**B**). Bei alleiniger Steroidtherapie soll die Erfolgsquote geringer bzw. die Rezidivrate höher sein. Die notwendige Behandlungsdauer ist aufgrund der kleinen Fallzahlen unklar. Moore (1989) beschreibt im eigenen Kollektiv eine Rezidivrate von 30% bei einer Behandlungsdauer von 6 Monaten nach klinischer Remission sowie von unter 10% bei Behandlung über 1 Jahr. Das Behandlungsmonitoring erfolgt klinisch und mittels MRT, ggf. auch mittels Liquor und DSA. Allerdings können die angiographischen Veränderungen der IAN irreversibel sein.

Ob es die von Calabrese et al. (1993) ins Spiel gebrachte Variante der „benign angiopathy" tatsächlich gibt, ist umstritten (Woolfenden et al. 1998). Bei dieser Variante könnte eine Kortikoid-Monotherapie ausreichend sein.

Systemische Vaskulitiden

Die systemischen Vaskulitiden werden in der Regel nach der Größe der betroffenen Gefäße, nach histologischen Charakteristika und nach Befunden von pathogenetischer Bedeutung klassifiziert (**Tabellen 3 und 4**). Die Mehrzahl aller systemischen Vaskulitiden betrifft die kleinen Gefäße (Arteriolen, Kapillaren, Venolen), man spricht von Small-vessel-Vaskulitiden. Hierbei können Autoantikörper gegen das Zytoplasma neutrophiler Leukozyten

Tabelle 3 Primär systemische Vaskulitiden, Einteilung nach Gefäßgröße (Schwerpunkt), Neigung zur Granulombildung und immunpathologischen und serologischen Kriterien (nach den Chapel-Hill-Konsensuskriterien und Gross (1999): Primary systemic vasculitis. I. General overview. Internist (Berl) 40 (7), 779–794

	Granulomatös[1]	Nicht granulomatös
Groß	Arteriitis temporalis[2] Takayasu-Syndrom[2]	
Mittel		Poly(Pan)arteriitis nodosa (klassische PAN)[5] Kawasaki-Erkrankung
Klein	Wegener-Granulomatose[3] Churg-Strauss-Syndrom[3,4]	mikroskopische Polyangiitis[3] Purpura Schoenlein-Henoch[5,6] kutane leukozytoklastische Vaskulitis[5] essentielle kryoglobulinämische Vaskulitis[5,7]

1 bei Riesenzellarteriitis Granulome nur in Gefäßen, bei small-vessel-Angiitiden vorwiegend im Bindegewebe
2 keine peripheren Marker (außer BSG, CRP), T-Zellen in situ
3 ANCA-assoziiert
4 schwache Assoziation c/p-ANCA; Eosinophilie im Blut und in situ
5 komplementverbrauchend, Immunkomplexe in situ
6 IgA-Ablagerung im Gefäß
7 IgG-Ablagerung im Gefäß, Kryoglobuline und HCV-Virusgenom im Blut und Gefäß

Tabelle 4 Klassifikation der Vaskulitiden, primär und sekundär (nach Fauci (1998) in: Harrison's Principles of Internal Medicine)

I Systemische nekrotisierende Vaskulitis
A. Polyarteriitis nodosa
1. Klassische PAN
2. Mikroskopische Polyangiitis

B. Allergische Angiitis und Churg-Strauss-Granulomatose

C. Polyangiitis Overlap-Syndrom

II Wegener-Granulomatose

III Arteriitis temporalis

IV Takayasu-Arteriitis

V Purpura Schoenlein-Henoch

VI Sekundäre Vaskulitiden (vorwiegend kutan)
A. Exogene Stimuli
1. Medikamente (Hydralazin, Phenytoin, Thyreostatika, Thiazide, Penicillin, Sulfonamide, Morphin, Kokain, Amphetamin)
2. Serumkrankheit u. Ä.
3. Infektiöse Erkrankungen
- viral: HBV, HCV, HIV, Herpesgruppe
- bakteriell: Lues, Borrelien, Streptokokken, Mykobakterien
- Pilze: Aspergillus
- parasitär: Ascaris, Zystizerken

B. endogene Stimuli
1. Neoplasmen (NHL, myeloproliferative Erkrankungen)
2. Kollagenosen
3. Andere entzündliche Grunderkrankungen (Crohn, Colitis ulcerosa, Sarkoidose)
4. Kongenitale Komplementdefekte

VII Andere Vaskulitiden
A. Isolierte Angiitis des ZNS
B. Isolierte Angiitis des PNS
C. Behcet-Syndrom
D. Thrombangiitis obliterans

(ANCA) nachweisbar sein. Nach dem Muster in der Immunfluoreszenz werden c-ANCA und p-ANCA unterschieden; im ELISA sollte insbesondere bei p-ANCA die Antigenspezifität nachgewiesen werden, da nur Antikörpern gegen Myeloperoxidase (MPO) gesicherte immundiagnostische Bedeutung zukommt.

Zu den ANCA-positiven Small-vessel-Vaskulitiden zählen das Churg-Strauss-Syndrom und die Wegener-Granulomatose, welche beide mit Granulomen einhergehen. Bei der mikroskopischen Form der Panarteriitis nodosa fehlen Granulome – dieses Krankheitsbild zeigt in der Regel keine neurologische Beteiligung. Zu den ANCA-negativen Small-vessel-Vaskulitiden zählen das Behçet-Syndrom, welches schwerpunktmäßig die Venolen betrifft, und das Schoenlein-Henoch-Syndrom.

Sekundäre Vaskulitiden kommen bei Kollagenosen vor, insbesondere dem systemischen Lupus erythematodes und dem Sjögren-Syndrom. Bei beiden Krankheitsbildern sind die neurologischen Begleitsymptome häufiger durch Autoantikörper oder Embolien bedingt (Berlit 2002).

Differenzialdiagnostisch ist stets an parainfektiöse Vaskulitiden (Assoziation mit VZV, HIV, Hepatitis), drogen- bzw. medikamentenassoziierte Vaskulitiden und Vaskulitiden bei lymphoproliferativen/malignen Erkrankungen zu denken.

Systematische Therapiestudien liegen nur für die systemischen Immunvaskulitiden vor. Ein Befall des ZNS wurde dabei in der Regel nicht spezifisch berücksichtigt, allenfalls als prognostisch ungünstiger Faktor neben anderen Organmanifestationen im Rahmen der Schweregradeinschätzung.

Riesenzellarteriitiden

Die **Arteriitis cranialis (temporalis)** wird in einer eigenen Leitlinie abgehandelt (siehe dort). Wesentlich seltener als die Arteriitis temporalis ist die zweite Spielart der Riesenzellarteriitis, die **Takayasu-Arteriitis**.

Klinik

Frauen erkranken häufiger als Männer (F:M = 8:2), erste Symptome typischerweise vor dem 40. Lebensjahr. Betroffen sind die großen vom Aortenbogen abgehenden Gefäße (A. subclavia beidseits, Truncus brachiocephalicus und A. carotis communis links). Der Befall der A. subclavia beidseits führt zu nicht tastbaren Radialispulsen (pulseless disease) und zu nicht messbarem Blutdruck an den oberen Extremitäten. Die in der Regel gleichzeitig bestehende arterielle Hypertonie lässt sich indirekt an der Linksherzverbreiterung und am Fundus hypertonicus erkennen. Während in asiatischen Ländern die Takayasu-Arteriitis eine der häufigsten Ursachen des renovaskulären Hochdrucks ist, ist das Krankheitsbild bei uns selten.

Diagnostik

Die MRT hat sich in letzter Zeit als wertvoll in der Beurteilung der Wandbeschaffenheit der Aorta, ihrer Abgänge und anderer großer Arterien erwiesen; die MR-Angiographie kann bei der Bestimmung der Krankheitsausdehnung die in der Vergangenheit als Goldstandard geltende konventionelle Katheterangiographie häufig ersetzen. Bei korrigierenden gefäßchirurgischen Eingriffen sollte Arterienwand zur Biopsie entnommen werden, da hier oft eine laborchemisch nicht erkennbare Vaskulitis nachweisbar ist, die dann die Indikation zur weiteren immunsuppressiven Therapie mit Kortikosteroiden, eventuell in Kombination mit Methotrexat (Hoffman et al. 1994) oder Cyclophosphamid (Shelhamer et al. 1985), darstellt (**B**).

ACR-Kriterien für die Klassifizierung der Takayasu-Arteriitis:
- Patient bei Erstmanifestation der Krankheit < 40 Jahre,
- Claudicatio der Extremitäten,
- verminderter Brachialarterienpuls,
- Blutdruckdifferenz >10 mm Hg zwischen beiden Armen,
- Geräusch über der A. subclavia oder Aorta,
- Auffälligkeiten bei der Arteriographie.

Bei 3 dieser 6 Kriterien: Sensitivität 90,5%, Spezifität 97,8%.

Panarteriitis nodosa (PAN)

Systemische Immunkomplex-Vaskulitis mit Hauterscheinungen (Livedo reticularis, schmerzhafte Knoten), Nierenbeteiligung (vaskuläre Nephropathie), gastrointestinalen und neurologischen Symptomen. Segmentale und sektorale nekrotisierende Entzündung kleiner und mittelgroßer Arterien-Arteriolen, Venolen oder Kapillaren sind nicht beteiligt. Abgegrenzt werden die mikroskopische Polyangiitis, eine ANCA-assoziierte Small-vessel-Vaskulitis und die „klassische" PAN (Jennette et al. 1994, Watts et al. 1996). Neurologische Symptome treten vor allem bei der klassischen Form auf. In einem abnehmenden Teil der Fälle ist die PAN assoziiert mit einer Hepatitis. Die Diagnose stützt sich auf die Hinweise auf eine systemische Entzündung, eine Nierenbeteiligung (nicht Glomerulonephritis) und den histologischen Nachweis der Vaskulitis.

Klinik

In etwa 75% der Fälle subakute schmerzhafte und mit deutlichen Paresen einhergehende Mononeuritis multiplex (vgl. die entsprechende Leitlinie). Typischerweise bestehen in diesem Stadium gleichzeitig Symptome der systemischen Erkrankung mit Gewichtsabnahme, Myalgien, Abgeschlagenheit und subfebrilen Temperaturen (**Tabelle 5**). In 20% der Fälle Beteiligung des zentralen

Tabelle 5 Klinische Hinweise für Vaskulitis

Allgemein-(Alarm-)Symptome:
- Fieber, Gewichtsverlust, Nachtschweiß
- Adynamie
- rheumatischer Beschwerdekomplex

Labor:
- akute-Phase-Protein-Erhöhung (BSG, CRP)
- Leuko-/Thrombozytose, Anämie

Organbeteiligung

Atemwegsorgane
- Sinsusitis
- (blutiger) Schnupfen, Epistaxis
- Schleimhautulzera
- Nasenseptumnekrose, -perforation
- Stridor bei subglottischer Stenose
- Hämoptysen
- Asthma

Urogenitaltrakt
- Oligurie/Polyurie
- Ödeme
- Mikro-/Makrohämaturie
- schmerzhafte Hoden

Herz
- Angina pectoris
- Perimyokarditis

Skelettmuskulatur
- Myositis
- Extremitäteninfarkte

Haut
- palpable Purpura
- Nagelfalznekrosen, Ulzera
- Urticaria
- Livedo reticularis
- Raynaud-Symptomatik
- Akrozyanose
- Pyoderma gangraenosum

Gastrointestinaltrakt
- kolikartige Bauchschmerzen
- blutige Stühle/Melaena

Nervensystem
- Hirninfarkte, -blutungen
- Enzephalitis/-myelitis
- Mono-/Multiplex-/Polyneuropathie
- kraniale Neuropathien

Augen/Ohren
- „rotes Auge" (Episkleritis)
- orbitaler Pseudotumor
- Uveitis
- Otitis media
- Amaurosis
- Hörsturz

Sonstiges
- Thrombosen
- Stenosen größerer Arterien
- Aneurysmen

Nervensystems. Zu den ZNS-Symptomen zählen die variable Kombination von Kopfschmerzen (34%), Retinopathie (32%) und Enzephalopathie (23%). Fokale Symptome wie Hemiparesen, Epilepsien und Hirnnervenausfälle sind mit jeweils bis zu 10% seltener. Vereinzelt findet sich eine spinale Beteiligung.

Diagnostik

Laborchemisch finden sich eine Beschleunigung der BSG, eine CRP-Erhöhung, ein Komplementverbrauch (C3 und C4 niedrig) und zirkulierende Immunkomplexe, selten p-ANCA. Bei 40% ist die HBV-Serologie positiv, seltener liegen eine Hepatitis C oder HIV-Infektion zugrunde (Vassilopoulos u. Calabrese 2002). Das angiographische Bild der Vaskulitis zeigt sich im Bereich der Nierengefäße und ggf. der hirnversorgenden Gefäße. Angiographische Befunde (Niere, Darmtrakt, ZNS) können die Diagnose stützen, aber nicht beweisen. Die Diagnose muss histologisch gesichert werden (Niere, Haut, Nerv-Muskel).

ACR-Kriterien für die Klassifikation der Polyarteriitis nodosa
- Gewichtsverlust > 4 kg seit Krankheitsbeginn,
- Livedo reticularis,
- unerklärter Hodenschmerz oder Schwellung,
- Myalgie, Schweregefühl in den Beinen,
- Mononeuritis oder Polyneuropathie,
- diastolische Blutdruckerhöhung > 90 mm Hg,
- Serum-Kreatininerhöhung > 1,5 mg/dl,
- Hepatitis-B-Virusnachweis im Serum,
- pathologisches Arteriogramm (Aneurysmata, Verschlüsse),
- typische Histologie.

Bei 3 dieser 10 Kriterien: Sensitivität 82,2%, Spezifität 86,6%.

Therapie

Die Therapie berücksichtigt einerseits, ob eine idiopathische oder eine infektassoziierte PAN vorliegt, andererseits die Krankheitsaktivität. Bei den meisten Therapiestudien wurden die mikroskopische Polyangiitis (MPA), oft auch das Churg-Strauss-Syndrom unter dem Begriff PAN subsumiert (Langford 2001).

Die Therapie der **idiopathischen** Form richtet sich deshalb nach dem Vorgehen bei den ANCA-assoziierten Vaskulitiden, obgleich dieses Vorgehen unter pathophysiologischen Überlegungen zweifelhaft ist. Schon früh wurde eine deutliche Verbesserung der Prognose mit einer Änderung der 5-Jahres-Überlebensrate von unter 15% auf 48–57% nach Einführung der Steroidtherapie beschrieben, mit weiterer Verbesserung durch die Kombination mit CYC. Die Verlaufsdaten von 278 Patienten mit PAN und CSS aus 4 prospektiven Studien der French Vasculitis Study Group aus den Jahren 1980–1993 (Gayraud et al. 2001) zeigen, dass initial Steroide und CYC kombiniert werden sollten (**B**). Die Patienten wurden nach Erkrankungsschwere mittels des Five Factor Score (FFS) und des Birmingham Vasculitis Activity Score (BVAS) stratifiziert. Dabei geht eine ZNS-Beteiligung als prognostisch ungünstiger Faktor ein. Es zeigte sich in schwereren Fällen, nicht jedoch für die Gesamtpopulation, ein Überlebensvorteil für die initiale Kombinationstherapie. Kontrovers bleibt die Frage der intermittierenden parenteralen versus einer kontinuierlichen oralen CYC-Therapie. Die orale Gabe von Cyclophosphamid ist mit einer hohen Komplikationsrate (opportunistische Infektionen, Fertilitätsstörungen) verbunden und die kumulative Dosis von 45 g, ab der das Malignomrisiko deutlich zunimmt, wird im Unterschied zur monatlichen Pulstherapie (500–1000 mg/m2) schnell erreicht (Haubitz et al. 1998). Trotzdem scheint die Wirksamkeit der Pulstherapie geringer zu sein als die der oralen.

Zwei Studien, beide mit zu niedriger Fallzahl, fanden keine Unterschiede in der Effektivität der intermittierenden und der täglichen Gabe von CYC bei leichten Verläufen der PAN und CSS bzw. WG und MPA mit renaler Beteiligung (Haubitz et al. 1998). Demgegenüber fanden drei prospektive Studien bei WG eine erhöhte Rezidivrate unter intermittierender CYC-Therapie (Guillevin et al. 1997, Reinhold-Keller et al. 1994) (**B**). Nach wie vor ist CYC die einzige zytostatische Substanz mit prospektiven Daten zur Behandlung von PAN, MPA und CSS.

Bei den **Hepatitis-B-assoziierten Fällen** der PAN wurde gezeigt, dass eine Kombination antiviraler Substanzen und ein zurückhaltenderes Verfahren bei der Immunsuppression angezeigt sind (Guillevin et al. 1995), da unter immunsuppressiver Behandlung die Virusreplikation weiter läuft.

Empfehlungen: Therapie der Wahl zur Remissionsinduktion ist bei der **idiopathischen** Form die kombinierte Gabe von Kortikosteroiden (1 mg/kg Prednisolon pro Tag) und CYC, meist als orale Therapie nach dem modifizierten Fauci-Schema (2 mg/kg KG CYC pro Tag) (**B**). Die Steroidtherapie kann als i.v. Pulstherapie über 3 Tage mit je 1000 mg Prednisolon begonnen werden. Bei therapierefraktären Fällen können vorübergehend eine Erhöhung der CYC-Tagesdosis auf 4 mg/kg i.v. und/oder Plasmapheresen erforderlich sein (**B**). Nach Remission kommt in der Intervalltherapie auch die Gabe von Methotrexat, Azathioprin oder Ciclosporin A in Frage (**B**). Bei der **Hepatitis-B-assoziierten** PAN kann in langsam progredienten Fällen eine niedrig dosierte Steroidtherapie unterhalb der Cushing-Schwellen-Dosis versucht werden, kombiniert mit Virustatika (Interferon-alpha, eventuell kombiniert mit Vidarabin, Lamivudin, Famciclovir) (**C**).

Wegener-Granulomatose (WG), Churg-Strauss-Syndrom (CSS) und Mikroskopische Polyangiitis (MPA)

Diese Vaskulitiden sind assoziiert mit dem Vorkommen von antineutrophilen zytoplasmatischen Antikörpern (ANCA). Häufig findet sich dabei eine Nierenbeteiligung. Es existieren Überlappungen mit dem identischen Bild einer Glomerulonephritis.

Wegener-Granulomatose (WG)

Die Wegener-Granulomatose (WG) zeigt eine granulomatöse Entzündung des Respirationstrakts und nekrotisierende Entzündung kleiner und mittelgroßer Gefäße (auch Venen), häufig mit Ausbildung einer Glomerulonephritis. Der Nachweis von c-ANCA (PR3-ANCA) ist diagnostisch wegweisend.

Klinik

Inzidenz von 1:100000; Erstmanifestation in der 5. Lebensdekade, Männer sind häufiger als Frauen betroffen. Beteiligung des ZNS und PNS in 10% bzw. 30–50% der Fälle (de Groot et al. 2001, Nishino et al. 1993). Es lassen sich eine limitierte Form mit Befall nur der oberen Luftwege und die generalisierte WG mit Befall von oberen und unteren Luftwegen sowie Nieren unterscheiden. Bei der limitierten Form kommt es durch die destruierenden Granulome im HNO-Bereich und an der Schädelbasis zu vorwiegend druckbedingten Symptomen wie Ausfällen der Hirnnerven II, VI, VII, restriktive Okulomotorikstörung mit Exophthalmus sowie ggf. ein Diabetes insipidus oder eine sterile Meningitis. Diese Patienten haben häufig eine Sattelnase und ein rotes Auge (Episkleritis).

Wenn es im Verlauf zur systemischen Vaskulitis kommt, sind die Lungen und die Nieren in Form einer Glomerulonephritis mit oligurischem Nierenversagen betroffen. In dieser Phase ist das ZNS in Form von Ischämien, Blutungen, Enzephalopathie und Kopfschmerzen betroffen.

Diagnostik

Richtungweisend sind eine ausführliche Anamnese und eine interdisziplinäre klinische Diagnostik. Wichtige bildgebende Verfahren sind MRT der Nasennebenhöhlen und des ZNS, Röntgen und CT des Thorax. Laboruntersuchungen inklusive der Akutphaseproteine sind in der Frühphase oft nicht oder nur minimal verändert. Die Spezifität der c-ANCA/PR-3-Antikörper bei Kombination von Immunfluoreszenz und ELISA beträgt 95% für die aktive generalisierte WG. C-ANCA sind aber nur in ca. 50% der limitierten Wegener-Fälle (Metzler u. Reinhold-Keller 2000) nachweisbar. Die Diagnose wird durch die histologische Untersuchung eines Biopsats aus dem betroffenen Bereich gestellt, wobei im HNO-Bereich bis zu 3 Biopsien nötig werden können; die erste Biopsie ist nur in 30% der Fälle diagnostisch. Daneben können Biopsate auch aus Muskel, Haut, N. suralis oder Niere sinnvoll sein (Metzler u. Reinhold-Keller 2000).

ACR-Kriterien für die Klassifikation der Wegener Granulomatose:
- Entzündung in Nase oder Mund (ulzerierend/hämorrhagisch/purulent),
- Infiltration der Lunge im Rö-Thorax (Rundherde, Kavernen, „fixe" Infiltrationen),
- nephritisches Urinsediment (Erythrozyturie (> 5 Erys/Gesichtsfeld), Ery-Zylinder),
- histologisch granulomatöse Entzündung (in der Gefäßwand, peri- und extravaskulär).

Bei 2 dieser 4 Kriterien: Sensitivität 88%, Spezifität 92%.

Therapie

Bei limitierter WG kann Cotrimoxazol (2 x 800 mg Sulfomethoxazol und 2 x 160 mg Trimethoprim) auch langfristig erfolgreich verabreicht werden (McRae u. Buchanan 1993, Valeriano-Marcet u. Spiera 1991) (**B**). Bei generalisierten und lokal destruierenden Verläufen ist die hochdosierte Behandlung mit Kortikosteroiden und Cyclophosphamid zur Remissionsinduktion indiziert (**A**). Dabei wird dem modifizierten Fauci-Schema mit täglicher Gabe von CYC (2 mg/kg KG) und Prednison (1 mg/kg KG) gegenüber der intermittierenden Bolusgabe der Vorzug gegeben. Bei foudroyanten Verläufen kann die Steroiddosis in Form einer Pulstherapie (3 x 1 g i.v.) und die CYC-Dosis auf 3–4 mg/kg KG erhöht werden (**B**). Die Mindesttherapiedauer beträgt 6–12 Monate, die Steroiddosis wird innerhalb von 3 Monaten unter die Cushing-Schwellen-Dosis gesenkt. Bei blanderen Formen ohne Nierenbeteiligung ist auch eine Monotherapie mit Methotrexat möglich (de Groot et al. 1998, Langford et al. 1999, Sneller et al. 1995, Stone et al. 1999). In der Regel kann nach 6 Monaten mit dem Fauci-Schema zumindest eine stabile Teilremission erreicht werden. Ob Cotrimoxazol in der Lage ist, Rezidive zu verhüten, wird kontrovers diskutiert (de Groot et al. 1996, Reinhold-Keller et al. 1996, Stegeman et al. 1996). Positive Erfahrungen zur Remissionserhaltung liegen mit

Methotrexat (de Groot et al. 1998), Azathioprin sowie neuerdings Ciclosporin A und Leflunomid vor (**B**). Auch Mycophenolatmofetil scheint in der Erhaltungstherapie wirksam zu sein (Nowack et al. 1999).

Intravenöse hochdosierte Immunglobuline sind zur additiven Therapie bei WG mit persistierender Aktivität unter Standardtherapie erfolgreich eingesetzt worden (**B**) (Jayne et al. 2000). Bei der Therapie mit CYC ist besonders auf einen ausreichenden Blasenschutz (2–3 l Flüssigkeit pro Tag, Mesna dosisgleich mit CYC aufgeteilt auf 3 Dosen in 3 Einzeldosen) zu achten (**B**); bei der hochdosierten Therapie sollte eine Pneumocystis-carinii-Prophylaxe durchgeführt werden. Infektionen (46%) und eine hämorrhagische Zystitis (33%) sind die wichtigsten therapieassoziierten Komplikationen. Letztere ist eine Präkanzerose mit erhöhtem Risiko für Blasenkrebs (Talar-Williams et al. 1996). Vor Einführung der CYC-Therapie betrug die mediane Überlebenszeit der WG im Mittel 5 Monate (Fauci et al. 1983). Nach Einführung der Immunsuppression überlebten mehr als 80% im Median 6–8 Jahre (Hoffman et al. 1992). Eine lebenslange Überwachung der Patienten ist erforderlich. Rezidive treten bei 50–70% der Patienten innerhalb von 5 Jahren auf. ANCA-Titer sind bei Fehlen klinischer Symptome als Warnzeichen wertvoll, können jedoch nicht zur alleinigen Begründung für therapeutische Entscheidungen herangezogen werden (Girard et al. 2001).

Churg-Strauss-Syndrom (CSS)

Das Churg-Strauss-Syndrom (CSS; Synonym: allergische Angiitis oder allergische Granulomatose) ist definiert als nekrotisierende Vaskulitis kleiner bis mittelgroßer Gefäße (auch Venen) mit extravaskulärer granulomatöser Entzündung, besonders des Respirationstraktes.

Klinik

Klinisch ist das CSS mit einem allergischen Asthma bronchiale und einer Bluteosinophilie assoziiert. Bei bis zu 60% der Patienten sind p-ANCA (MPO-ANCA) nachweisbar. In der Vorgeschichte häufig allergische Diathese mit Rhinitis, asthmoider Bronchitis oder Asthma bronchiale. Zum Vollbild des CSS (Generalisationsstadium) gehört die Vaskulitis, die typischerweise mit Hypereosinophilie und extravaskulären Granulomen einhergeht. Röntgenologisch sichtbare wechselnde pulmonale Infiltrate (90%), kutane Eruptionen (70%), gastrointestinale Manifestationen (ca. 50%) und eine kardiale Beteiligung werden beschrieben. Das Nervensystem ist vor allem in Form der Mononeuritis multiplex betroffen (50%), gelegentlich mit Fazialisparese oder Hörverlust. Das ZNS ist in 20% der Fälle betroffen, wobei eine Enzephalopathie und ischämische Optikopathie häufiger sind als Hirninfarkte oder intrazerebrale Blutungen (Chang et al. 1993).

Diagnostik

Hilfreiche Laborbefunde sind allgemeine Entzündungsparameter, eine normochrome normozytäre Anämie, eine IgE-Erhöhung im Serum und der Nachweis von p-ANCA/ c-ANCA bei 50%. Wichtig sind außerdem EKG, Röntgen-Thorax und eventuell bronchoalveoläre Lavage. Diagnostischer Goldstandard ist die Histologie, wobei der Muskel-Nerv-Biopsie neben der Biopsie aus Nasenschleimhaut, Haut und Lunge eine wichtige Rolle zukommt. Eine neurologische Beteiligung wird als schwere Organmanifestation angesehen.

ACR-Kriterien zur Klassifikation des Churg-Strauss-Syndroms:
- Asthma bronchiale,
- Eosinophilie (> 10% im Differenzialblutbild),
- Allergie,
- Mono-/Polyneuropathie,
- Lungeninfiltration (migratorisch, transitorisch),
- paranasale Sinusauffälligkeit,
- histologisch: Blutgefäß mit extravaskulärer Eosinophilenakkumulation.

Bei 4 dieser 7 Kriterien: Spezifität: 99%, Sensitivität: 85%.

Therapie

Aufgrund der kleinen Patientenzahlen fehlen bisher kontrollierte Studien. Ob CYC als Monotherapie, als intermittierende oder als Dauertherapie in Kombination mit Steroiden eingesetzt werden soll, wurde nicht vergleichend untersucht. Es wird zwischen Remissionsinduktion und Erhaltungstherapie unterschieden. Initiale Therapie der Wahl bei schwereren Verläufen bei CSS ist die Gabe von Steroiden in Kombination mit CYC nach dem Fauci-Schema (**B**), wobei mit CYC bis zum Erreichen der Remission, mindestens aber drei Monate therapiert wird. Die Steroiddosis sollte innerhalb der ersten 3 Monate möglichst unter die Cushing-Schwelle gesenkt und anschließend beendet werden. Zur Remissionserhaltung müssen häufig niedrig dosierte orale Steroide in Monotherapie verwendet werden. Bei fehlendem Effekt der Kombination von Steroiden und CYC kann IFN-alpha versucht werden (**C**) (Tatsis et al. 1998).

Mikroskopische Polyangiitis (MPA)

Die Mikroskopische Polyangiitis (MPA) ist eine nekrotisierende nichtgranulomatöse Angiitis kleiner Gefäße ohne Immunkomplexablagerungen und häufig assoziiert mit nekrotisierender Glomerulonephritis und pulmonaler Kapillaritis (pulmorenales Syndrom). ANCA (meist p-ANCA/ MPO-ANCA) finden sich bei 50–80% der Patienten. Eine neurologische Beteiligung ist sehr selten (Askari et al. 1999, Kono et al. 2000, Deshpande et al. 2000).

Behçet-Syndrom

Small-vessel-Vaskulitis der Venen; Assoziation mit zirkulierenden Immunkomplexen und dem Gewebsantigen HLA-B5. Die Ätiopathogenese ist unbekannt. Diskutiert werden infektiöse Trigger, autoimmunvermittelte Prozesse, prothrombotische Anomalien des Gerinnungssystems und eine genetische Prädisposition. Jährliche Inzidenz von 1 auf 500000 Einwohner in Deutschland; in der Türkei jedoch 300–500 auf 100000, so dass bei türkischen Mitbürgern an das Krankheitsbild gedacht werden muss. Männer sind doppelt so häufig und schwerer als Frauen betroffen. Hauptmanifestationsalter 20.-40. Lebensjahr.

Klinik und Diagnostik

Remittierende aphthöse Stomatitis mit oralen Ulzerationen, rezidivierende genitale Ulzerationen, Augenentzündungen und Hautveränderungen sind Leitsymptome. Die oralen Ulzerationen liegen lediglich bei 3% der Patienten nicht vor; sie treten typischerweise mindestens dreimal pro Jahr auf und heilen ohne Hinterlassung von Narben ab. Die genitalen Ulzerationen zeigen sich im Bereich von Skrotum oder Labien und hinterlassen Narben, nach denen im Intervall gesucht werden kann. Im Bereich der Augen anteriore oder posteriore Uveitis, Glaskörperinfiltrate oder retinale Vaskulitis. Zu den Hautveränderungen zählen das Erythema nodosum, Pseudofollikulitiden oder papulopustuläre Läsionen. Eine papulopustulöse nichtspezifische Reaktion 24–48 Stunden nach lokalem Nadelstich wird als positiver Pathergietest bezeichnet. Dabei ist die entstehende Pustel steril.

Grundsätzlich ist die Behçet-Krankheit eine Multisystemerkrankung vaskulitischer Genese, bei der neben Haut/Schleimhäuten und Augen die Gelenke (Mono- oder Oligoarthritis), der Magen-Darm-Trakt (Schleimhautulzerationen im Ileum oder Zoekum), die Lunge (Pulmonalarterienarteriitis) und die Aorta bzw. Extremitätengefäße (Thrombophlebitis, Arteriitis mit Entwicklung von Pseudoaneurysmen) betroffen sein können.

Diagnosekriterien des Behçet-Syndroms (International Study Group for Behçet's Disease 1990):
- rezidivierende orale Ulzerationen (aphthös oder herpetiform, mindestens 3 x in 12 Monaten),
- **und** 2 der folgenden klinischen Zeichen:
  - rezidivierende genitale Ulzerationen,
  - Augenläsionen (Uveitis, retinale Vaskulitis, Glaskörperinfiltration),
  - positiver Pathergietest.

(Sensitivität 91%, Spezifität 96%)

Neuro-Behçet – Klinik und Diagnostik

Neurologische Beteiligung bei 10–40% aller Behçet-Patienten (Farah 1998, Akman-Demir et al. 1999, Kidd et al. 1999). Manifestation 5 Jahre nach Beginn der Schleimhaut-, Haut- und Augenmanifestationen in der 3. und 4. Lebensdekade. Nach dem Verteilungsmuster werden der **parenchymatöse** und der **vaskuläre** Neuro-Behçet unterschieden.

Obgleich eine Vaskulitis bei verschiedenen Läsionen (Haut, Genitale, Uveitis) das zentrale pathologische Merkmal darstellt (Ehrlich 1997) und eine Vaskulitis der Vasa vasorum als Korrelat der Beteiligung großer Gefäße gesichert ist (Yazici 2001), findet sich eine Vaskulitis im ZNS nicht regelmäßig. Beschrieben wurden auch eine mild ausgeprägte chronische lymphozytäre oder neutrophile Meningoenzephalitis und multifokale Nekrosen in Hirnstamm und Basalganglien (Kidd et al. 1999).

Motorische Ausfälle mit spastischen Zeichen und Hirnstammsymptomen sowie mentale Auffälligkeiten in Form von Gedächtnis- und Aufmerksamkeitsstörung sind Leitsymptome des parenchymatösen Neuro-Behçet (80% aller Neuro-Behçet-Patienten). Der Symptombeginn ist in der Regel akut, der Verlauf schubförmig.

Die MRT zeigt typischerweise kontrastmittelaufnehmende ausgedehnte Läsionen, vorzugsweise in den Basalganglien oder im Hirnstamm und bis nach dienzephal reichend. Diese Läsionen halten sich nicht an Gefäßterritorien und führen im Verlauf zu einer Hirnstammatrophie (Al Kawi 1991, Banna 1991, Coban et al. 1999). Bei 10–20% ist das Rückenmark mit betroffen. Seltener sind eine aseptische Meningitis und Patienten mit rein psychopathologischen Auffälligkeiten. Im Liquor zeigt mindestens die Hälfte der Patienten eine Pleozytose und Eiweißvermehrung. Meist finden sich eine lymphozytäre, seltener eine gemischtzellige oder vorwiegend granulozytäre Pleozytose (0–485, median 30/µl) oder isolierte Eiweißerhöhungen. Während in 70% der Fälle ein pathologischer IgG-Index vorliegt, sind die oligoklonalen Banden oft nur vorübergehend positiv (Akman-Demir et al. 1999, Kidd et al. 1999).

Der vaskuläre Neuro-Behçet (20% der Gesamtgruppe) zeigt als Leitsymptom eine intrakranielle Hypertension. Sinusvenenthrombosen werden in der MR-Angiographie, Gewebsläsionen in der MRT dargestellt. Hirninfarkte bei Übergreifen der Entzündung auf die Arterien sind selten (Akman-Demir et al. 1999, Kidd et al. 1999). Beim vaskulären Behçet ist der Liquor bis auf einen erhöhten Öffnungsdruck meist normal.

Therapie

Es gibt für das Behçet-Syndrom keine evidenzbasierte Standardtherapie (Demiroglu et al. 2000, Kaklamani u. Kaklamanis 2001). Da die neurologische Beteiligung prognostisch ungünstig ist, erscheint ein aggressives Vorgehen gerechtfertigt. Die hoch dosierte Gabe von Kortikosteroiden, als intravenöse Pulstherapie (500–1000 mg Methylprednisolon) über 5–7 Tage, gilt im akuten Erkrankungsschub als Therapie der Wahl (**B**); ein orales Ausschleichen über 2–3 Monate soll frühen Rezidiven vorbeugen (**B**). Manche Patienten mit einem Neuro-Behçet benötigen eine Dauerintervalltherapie mit niedrig dosierten Kortikoiden. Typischerweise wird diese Behandlung kombiniert mit einem steroidsparenden Immunsuppressivum, wobei in kleineren Studien Azathioprin, Chlorambucil, Cyclophosphamid und Methotrexat alleine oder in Kombination versucht wurden (**C**). Die Behandlung mit Immunsuppressiva hat jedoch keinen sicheren Einfluss in der Prävention einer neurologischen Beteiligung auf die Verhütung von ZNS-Rezidiven oder eine Progression (Sakane et al. 1999, Siva 2000). Von einer Therapie mit Ciclosporin A, welches hohe Effektivität in der Behandlung okulärer Läsionen hat, wird in der Behandlung neurologischer Komplikationen abgeraten, da die darunter gelegentlich beobachteten ZNS-Nebenwirkungen nur schwer von den Symptomen der Grunderkrankung differenziert werden können. Ob Interferon-alpha alleine oder in Kombination mit Colchicin und Penicillin bei der ZNS-Beteiligung hilft, ist offen (Demiroglu et al. 2000). Das Gleiche gilt für die Behandlung mit Thalidomid, welche wirksam in der Behandlung mukokutaner Läsionen ist, aber nicht selten eine Polyneuropathie verursacht. Sinusthrombosen im Rahmen des Morbus Behçet werden antikoaguliert (**B**).

Systemischer Lupus erythematodes (SLE)

Systemische Autoimmunerkrankung mit einer Inzidenz von ca. 7/100 000 (Ruiz-Irastorza et al. 2001). In Mitteleuropa ist die Prävalenz mit 10–60 auf 100 000 Einwohner und Jahr hoch, Frauen sind zehnmal häufiger als Männer betroffen, Hauptmanifestationsalter 15.-30. Lebensjahr. Gestörte Regulation der T- und B-Zell-Immunität, die zum Verlust der immunologischen Toleranz für nukleäre Autoantigene mit Bildung von Antikörpern führt und über die Perpetuierung dieses Prozesses eine zunehmende Ausweitung der Autoreaktivität gegenüber anderen Autoantigenen verursacht. Die multilokulären Organbeteiligungen sind bedingt durch eine thrombotische Vasopathie und direkte Antikörpereffekte; nur selten spielt eine immunkomplexvermittelte Vaskulitis pathogenetisch eine Rolle.

Klinik

Leitsymptome sind Haut- und Schleimhautveränderungen (Schmetterlingserythem im Gesicht, Photosensibilität), Arthritiden und Serositiden, die Nieren- und Muskelbeteiligung, pulmonale Symptome, die Karditis mit Klappenveränderungen und Koronaritis sowie die Leberbeteiligung. Neurologische Begleitsymptome sind die Enzephalopathie (60%), epileptische Anfälle (60%) und zerebrovaskuläre Syndrome (40%). Seltener sind Bewegungsstörungen wie choreatische Syndrome oder Ataxien (20%) bzw. Polyneuropathien und Hirnnervenneuropathien (20%). Myelopathien und die Beteiligung der neuromuskulären Synapse in Form der Myasthenien sind mit jeweils 10% selten. Der Verlauf ist chronisch progredient mit Schüben.

Neurologische Symptome beim SLE sind pathogenetisch sehr heterogen. Neben womöglich direkt antikörperassoziierten Symptomen (Psychose, Epilepsie, extrapyramidales Syndrom) kommt es auch zu indirekt antikörperbedingten Symptomen (zerebrale Ischämien bei Koagulopathie), vaskulopathisch bedingten Symptomen (Enzephalopathie, Migräne) und unspezifischen Begleitsymptomen (Depression, Angst, Affektlabilität, chronische Müdigkeit). Eine Enzephalopathie kann sekundär metabolisch bedingt sein. Hirninfarkte können bei Endokarditis, Libman-Sacks oder sonstigen Klappenveränderungen kardiogen embolische Manifestation sein. Eine immunkomplexvermittelte Vaskulitis ist sehr selten. Die entzündliche Vasopathie ist in der Regel angiographisch nicht nachweisbar – eine zerebrale DSA ist für die Diagnosestellung eines Neuro-SLE nicht hilfreich. Obwohl in einzelnen Studien eine höhere Treffsicherheit für Positronen-Emissionstomographie und SPECT beim SLE beschrieben wurde, reicht in der Regel für die Abklärung eines Patienten mit SLE die MRT in Verbindung mit Liquordiagnostik aus. Problematisch ist die geringe Spezifität der nuklearmedizinischen Methoden bei Fehlen eines Goldstandards (Sibbitt et al. 1999, Govoni et al. 2004).

Schließlich müssen in der Differenzialdiagnose stets Medikamentennebenwirkungen bedacht werden: So können hochdosierte Kortikosteroide zu psychopathologischen Auffälligkeiten führen, eine Chloroquindauertherapie kann eine Polyneuropathie bedingen. Eine Klassifikation der neuropsychiatrischen Manifestationen des SLE liegt vor (Ad Hoc Committee on Neuropsychiatric Lupus Nomenclature 1999).

Diagnostik

In über 95% der Fälle liegen antinukleäre Antikörper vor. Die spezifischeren Doppelstrang-DNA-Antikörper sind bei 80% vorhanden. Histonantikörper weisen auf einen medikamentös induzierten Lupus hin. Weitere Autoantikörper können mit bestimmten Organmanifestationen assoziiert sein (ribosomale P-Antikörper – Psychose; Jo-1-Antikörper – Polymyositis; Zellmembran-Antikörper – Thrombozytopenie, Anämie, Lymphopenie; Neuronen-Antikörper – Epilepsie, Enzephalopathie). Dabei gilt für die etwas krankheitsspezifischeren Autoantikörper, dass sie sehr wenig sensitiv sind. Andererseits sind Antikörper wie die ANA häufig in der Allgemeinbevölkerung unspezifisch erhöht, so auch beispielsweise bei der Multiplen Sklerose. Dies bedeutet, dass aus einem isolierten Laborbefund eine Verdachtsdiagnose nicht gestellt werden kann, andererseits nach Autoantikörpern unter Berücksichtigung des klinischen Bildes stets gezielt gesucht werden sollte. Ein sekundäres Antiphospholipid-Syndrom liegt bei ca. 25% aller SLE-Fälle vor.

Therapie

Durch die medizinische Versorgung und Therapie hat sich die Prognose des SLE dramatisch verbessert (Übersicht bei Ruiz-Irastorza et al. 2001). Todesursachen sind Infektionen und Thrombosen, im Frühstadium meist resultierend aus der Krankheitsaktivität, später aus der Arteriosklerose als Folgeerkrankung. Prognostisch ungünstige Faktoren sind renale Erkrankung, Thrombozytopenie, sehr aktive Erkrankung zu Beginn und Lungenbeteiligung.

Die Therapie neurologischer Komplikationen des systemischen Lupus erythematodes macht den kombinierten Einsatz von Kortikosteroiden und Immunsuppressiva (**B**) erforderlich (Morton u. Powell 2001, Mosca et al. 2001). Da kontrollierte Studien dazu nicht verfügbar sind, wird üblicherweise analog zur immunsuppressiven Therapie renaler Komplikationen verfahren. Steroide werden in Form einer Pulstherapie mit je 1 g Methylprednisolon über 3 Tage mit anschließendem Ausschleichen gegeben (Quisimorio 1997) (**B**). Trotz des Versuchs Steroide einzusparen benötigen viele Patienten hohe kumulative Dosen. Die Auswahl des Immunsuppressivums wird nach dem Schweregrad der Organbeteiligung getroffen. CYC gilt als effektivste Substanz zur Behandlung neuropsychiatrischer Manifestationen (**B**) (Ortmann u. Klippel 2000). Der kombinierte Einsatz von CYC und Steroiden ist dem alleinigen längerfristigen Einsatz von Steroiden bei der Remissionsinduktion der Lupus-Nephritis auch langfristig überlegen (**B**) (Gourley et al. 1996, Illei et al. 2001, Takada et al. 2001). Speziell für die Lupus-Nephritis hat sich die intermittierende i.v. Gabe von CYC bewährt. Häufig werden monatliche Dosen über 6 Monate verabreicht, dann das Intervall verlängert und über mindestens 1 Jahr nach Erzielen einer Remission weiterbehandelt. Je nach Aktivität können die anfänglichen Intervalle kürzer gewählt werden. Die Dosis orientiert sich an der Neutrophilenzahl im Nadir. Meist werden zusätzlich Steroide (z.B. 1 x 1 g Methylprednisolon i.v. anlässlich der CYC-Gabe) verabreicht.

Azathioprin, das am besten zur Behandlung renaler Manifestationen nach Remissionsinduktion mit CYC untersucht ist (D'Cruz et al. 1997, Chan et al. 1999, Mok et al. 2002), reduziert die Schubrate und hat einen guten Langzeiteffekt, ist aber zur Remissionsinduktion nicht geeignet (**B**). Zu Mycophenolatmofetil liegen Daten einer randomisierten kontrollierten Studie an 42 Patienten vor (**C**). Darin wurde die Substanz mit oralem CYC, jeweils kombiniert mit Steroiden bei Lupus-Nephritis, verglichen. Beide Kombinationen erzielten gleich häufig Remissionen. Mycophenolatmofetil war weniger toxisch (Chan et al. 2000). Darüber hinaus wurde in einer randomisierten Studie nachgewiesen, dass die Rate an Patienten, die bei Lupus-Nephritis ein Nierenversagen entwickelten oder im Untersuchungszeitraum verstarben, unter der Mycophenolatmofetil-Behandlung nach 6 Zyklen CYC-Stoßtherapie signifikant geringer war als unter Cyclophosphamid- und Azathioprin-Therapie bzw. Fortsetzung der Cyclophosphamid-Stoßtherapie über 6 Zyklen hinaus (Contreras et al. 2004).

Auch zum Ciclosporin A wurden erste kleinere prospektive Untersuchungen vorgelegt. Hauptindikation sind Nephritis und ein aktiver, sonst therapierefraktärer Lupus. Die verwendeten Dosen sind mit 5 mg/kg KG pro Tag relativ niedrig. Die Erfahrungen mit Immunglobulinen sind heterogen; kontrollierte Studien fehlen; es wurden auch Exazerbationen beobachtet (**C**). Wenn keine neurologischen Manifestationen vorliegen, wird gerne Chloroquin gegeben, das einen steroidsparenden Effekt hat. Der Effekt des zur Behandlung von Manifestationen an Haut und Bewegungsapparat verwendeten Methotrexat auf neurologische Manifestationen ist nicht untersucht worden. Die Behandlung des sekundären Antiphospholipid-Syndroms erfolgt zusätzlich zur immunsuppressiven Therapie des SLE mit niedrig dosierter Acetylsalicylsäure (**B**); sind in der Vorgeschichte Thrombosen oder ein Abort aufgetreten, wird eine orale Antikoagulation empfohlen (**B**) (Ruiz-Irastorza et al. 2001).

Sjögren-Syndrom (SS)

Die Erkrankung kann als primäres SS oder als sekundäres SS in Assoziation mit rheumatoider Arthritis oder anderen Kollagenosen auftreten. Frauen sind häufiger betroffen (F:M = 9:1).

Klinik

Leitsymptome sind die Sicca-Symptomatik der Augen (Xerophthalmie) und des Mundes (Xerostomie). Neurologische Symptome gibt es bei 30%, am häufigsten distal symmetrische, vorwiegend sensible PNP mit autonomen Symptomen (Adie-Pupillen, orthostatische Dysregulation), die bioptisch mit perivaskulären oder vaskulitischen Infiltraten einhergeht. Sehr charakteristisch ist die ataktische sensible Neuronopathie (Ganglionitis) mit Pseudoathetose, Gangataxie und Dysästhesien. Häufig Beteiligung der Hirnnerven, insbesondere Nn. trigeminus, facialis und statoacusticus. Seltener Enzephalopathie mit multifokalen ZNS-Symptomen und Epilepsie.

Diagnostik

Die Keratokonjunctivitis sicca lässt sich bei der Spaltlampenuntersuchung mit Fluoreszin oder mittels Schirmer-Test nachweisen. Entzündliche Zellinfiltrate finden sich in der Feinnadelbiopsie aus den Speicheldrüsen. Neben positiven ANA finden sich die spezifischeren Anti-Ro-Autoantikörper (SSA – positiv in 97% der Fälle) bzw. Anti-La-Autoantikörper (SSB – in 78% der Fälle).

Die MRT-Veränderungen des SS können denen der Multiplen Sklerose ähneln. Da auch eine Pleozytose und positive oligoklonale Banden im Liquor nachweisbar sein können, ist die Differenzialdiagnose im Einzelfall schwierig. Der Liquor zeigt oft eine leichtgradige lymphomonozytäre Pleozytose, Eiweißerhöhung sowie oligoklonale Banden. Diese sind jedoch im Unterschied zur Multiplen Sklerose nicht nur im IgG-Bereich, sondern auch im IgA- und IgM-Band nachweisbar.

Therapie

Die Behandlung erfolgt kombiniert mit Prednisolon und Azathioprin (**B**).

Sonstige ZNS-Vaskulitiden und Vaskulopathien

Die **retinocochleozerebrale Vaskulopathie (Susac-Syndrom)** ist eine seltene Erkrankung bei jungen Frauen. Neben einer kochleären Schwerhörigkeit und den Verschlüssen von Netzhautgefäßen zeigen die Patienten mentale Auffälligkeiten, Kleinhirn- oder spastische Zeichen. Hirnbiopsien in 5 Fällen erbrachten keine Entzündungszeichen. Im Liquor oft Eiweißerhöhung bei nur leichter Pleozytose; im MRT sind Balkenläsionen beschrieben. Therapeutisch werden ASS und Kortikoide empfohlen. Die Prognose ist günstig.

Zum **Cogan-Syndrom** gehören eine interstitielle Keratitis, Hörstörungen bis zur Ertaubung, Vertigo und neurologische Symptome. Eine Mononeuritis multiplex, Enzephalitis-Episoden und Myelopathien wurden beschrieben. Allgemeine Entzündungszeichen zeigen nur 10% der Patienten. Eine Liquorpleozytose besteht bei 25%. Kortikoide gelten als Therapie der Wahl (**B**).

Bei der **Eales-Krankheit** handelt es sich um eine retinale Angiitis; selten kommt eine meningoenzephalitische oder myelopathische Beteiligung vor.

Ob **ZNS-Manifestationen** bei **Colitis ulcerosa** oder **Morbus Crohn** Ausdruck einer vaskulitischen Beteiligung sind, ist umstritten. Differenzialdiagnostisch ist an thrombembolische Komplikationen zu denken. Eine Kortikoidtherapie wird empfohlen (**B**).

Expertengruppe

Prof. Dr. Peter Berlit, Neurologie, Alfried Krupp Krankenhaus Essen
PD Dr. Arthur Melms, Neurologische Universitätsklinik Tübingen
Prof. Dr. Günther Seidel, Neurologische Universitätsklinik Lübeck
Dr. Andreas Steinbrecher, Neurologische Universitätsklinik Regensburg
Federführend: *Prof. Dr. Peter Berlit, Neurologie, Alfried Krupp Krankenhaus, 45117 Essen, Tel.: 0201–4342527*
e-mail: peter.berlit@krupp-krankenhaus.de

Literatur

ACR, Ad Hoc Committee on Neuropsychiatric Lupus Nomenclature (1999): The American College of Rheumatology nomenclature and case definitions for neuropsychiatric lupus. Arthritis Rheum. 42, 599–608.

Akman-Demir, G., P. Serdaroglu, B. Tasci (1999): Clinical patterns of neurological involvement in Behçet's disease: evaluation of 200 patients. The Neuro-Behçet Study Group. Brain 122, 2171–2182.

Alexander, E. L., M. R. Ranzenbach, A. J. Kumar, W. E. Kozachuk, A. E. Rosenbaum, N. Patronas, J. B. Harley, M. Reichlin (1994): Anti-Ro (SS-A) autoantibodies in central nervous system disease associated with Sjögren's syndrome (CNS-SS): Clinical, neuroimaging, and angiographic correlates. Neurology 44, 899–908.

Alhalabi, M., P. M. Moore: Serial angiography in isolated angiitis of the central nervous system. Neurology 1994, 44, 1221–1226.

Al Kawi, M. Z., S. Bohlega, M. Banna: MRI findings in neuro-Behçet's disease. Neurology 1991, 41, 405–408.

Alrawi, A., J. D. Trobe, M. Blaivas, D. C. Musch (1999): Brain biopsy in primary angiitis of the central nervous system. Neurology 53, 858–860.

Alreshaid, A. A., W. J. Powers (2003): Prognosis of patients with suspected primary CNS angiitis and negative brain biopsy. Neurology 61, 831–833.

Askari, A., A. Saadeh, N. I. Buheis (1999): Microscopic polyangiitis presenting as schizophrenia. Rheumatol. Int. 18, 215–217.

Ay, H., G. Sahin, Saatci et al. (2002): Primary angiitis of the central nervous system and silent cortical hemorrhages. AJNR Am. J. Neuroradiol. 23, 1561–1563.

Banna, M., K. el-Ramahl: Neurologic involvement in Behçet disease. Imaging findings in 16 patients. AJNR (1991): 12, 791–796.

Berlit, P. (1994): The spectrum of vasculopathies in the differential diagnosis of vasculitis. Sem. Neurol. 14, 370–379.

Berlit, P. (2002): Vaskulitis. In: Hamann-Siebler-von Scheidt, (ed.): Schlaganfall. Ecomed, Landsberg.

Berlit, P. (2004): Diagnose und Differentialdiagnose der zerebralen Vaskulitis. Nervenarzt 75, 105–112.

Bootsma, H., P. Spronk, R. Derksen et al. (1995): Prevention of relapses in systemic lupus erythematosus. Lancet 345, 1595–1599.

Calabrese, L. H., J. A. Mallek (1988): Primary angiitis of the central nervous system. Report of 8 new cases, review of the literature, and proposal for diagnostic criteria. Medicine (Baltimore) 67, 20–39.

Calabrese, L. H., A. J. Furlan, L. A. Gragg, T. J. Ropos: Primary angiitis of the central nervous system: diagnostic criteria and clinical approach. Cleve Clin J Med (1992) 59, 293–306.

Calabrese, L. H., L. A. Gragg, A. J. Furlan (1993): Benign angiopathy. A distinct subset of angiographically defined primary angiitis of the CNS. J. Rheumatol. 20, 2046–2050.

Chan, T. M., F. K. Li, W. K. Hao et al. (1999): Treatment of membranous lupus nephritis with nephrotic syndrome by sequential immunosuppression. Lupus 8, 545–551.

Chan, T. M., F. K. Li, C. S. Tang et al. (2000): Efficacy of mycophenolate mofetil in patients with diffuse proliferative lupus nephritis. Hong Kong-Guangzhou Nephrology Study Group. N. Engl. J. Med. 343, 1156–1162.

Chang, Y., S. A. Kargas, J. J. Goates, D. S. Horoupian (1993): Intraventricular and subarachnoid hemorrhage resulting from necrotizing vasculitis of the choroid plexus in a patient with Churg-Strauss syndrome. Clin. Neuropathol. 12, 84–87.

Chu, C. T., L. Gray, L. B. Goldstein, C. M. Hulette (1998): Diagnosis of intracranial vasculitis: a multi-disciplinary approach. J. Neuropathol. Exp. Neurol. 57, 30–38.

Coban, O., S. Bahar, G. Akman-Demir, B. Tasci, S. Yurdakul, H. Yazici et al. (1999): Masked assessment of MRI findings: is it possible to differentiate neuro-Behçet's disease from other central nervous system diseases? (corrected). Neuroradiology 41, 255–260.

Contreras, G., V. Pardo, B. Leclercq, O. Lenz, E. Tozman, P. O'Nan, D. Roth (2004): Sequential therapies for proliferative lupus nephritis. N. Engl. J. Med. 350, 971–980.

Cupps, T. R., P. M. Moore, A. S. Fauci (1983): Isolated angiitis of the central nervous system. Prospective diagnostic and therapeutic experience. Am. J. Med. 74, 97–105.

D'Cruz, D., M. J. Cuadrado, F. Mujic et al. (1997): Immunosuppressive therapy in lupus nephritis. Clin. Exp. Rheumatol. 15, 275–282.

de Groot, K., E. Reinhold-Keller, E. Tatsis, J. Paulsen, M. Heller, B. Nolle et al. (1996): Therapy for the maintenance of remission in sixty-five patients with generalized Wegener's granulomatosis. Methotrexate versus trimethoprim/sulfamethoxazole. Arthritis Rheum. 39, 2052–2061.

de Groot, K., M. Muhler, E. Reinhold-Keller, J. Paulsen, W. L. Gross (1998): Induction of remission in Wegener's granulomatosis with low dose methotrexate. J. Rheumatol. 25, 492–495.

de Groot, K., D. K. Schmidt, A. C. Arlt, W. L. Gross, E. Reinhold-Keller (2001): Standardized neurologic evaluations of 128 patients with Wegener granulomatosis. Arch. Neurol. 8, 1215–1221.

Demaerel, P., N. De Ruyter, F. Maes et al. (2004): Magnetic resonance angiography in suspected cerebral vasculitis. Eur. Radiol. 14, 1005–1012.

Demiroglu, H., O. I. Ozcebe, I. Barista, S. Dundar, B. Eldem (2000): Interferon alfa-2b, colchicine, and benzathine penicillin versus colchicine and benzathine penicillin in Behçet's disease: a randomised trial. Lancet 355, 605–609.

Derry, C., R. C. Dale, M. Thom, D. H. Miller, G. Giovannoni (2002): Unihemispheric cerebral vasculitis mimicking Rasmussen's encephalitis. Neurology 58, 327–328.

Deshpande, P. V., R. Gilbert, H. Alton, D. V. Milford (2000): Microscopic polyarteritis with renal and cerebral involvement. Pediatr. Nephrol. 15, 134–135.

Duna, G. F., L. H. Calabrese (1995a): Evaluation and treatment of central nervous system vasculitis. Curr. Opin. Rheumatol. 7, 37–44.

Duna, G. F., L. H. Calabrese (1995b): Limitations of invasive modalities in the diagnosis of primary angiitis of the central nervous system. J. Rheumatol. 22, 662–667.

Ehrlich, G. E. (1997): Vasculitis in Behçet's disease. Int. Rev. Immunol. 14, 81–88.

Farah, S., A. Al-Shubaili, A. Montaser, J. M. Hussein, A. N. Malaviya, M. Mukhtar, A. Al-Shayeb, A. J. Khuraibet, R. Khan, J. V. Trontelj; Behçet's syndrome: a report of 41 patients with emphasis on neurological manifestations. J. Neurol. Neurosurg. Psychiatry, 1998, 64, 382–384.

Fauci, A. S., B. F. Haynes, P. Katz, S. M. Wolff (1983): Wegener's granulomatosis: prospective clinical and therapeutic experience with 85 patients for 21 years. Ann. Intern. Med. 98, 76–85.

Finelli, P. F., H. C. Onyiuke, D. F. Uphoff (1997): Idiopathic granulomatous angiitis of the CNS manifesting as diffuse white matter disease. Neurology 49, 1696–1699.

Fountain, N. B., D. A. Eberhard (1996): Primary angiitis of the central nervous system associated with cerebral amyloid angiopathy: report of two cases and review of the literature. Neurology 46, 1907.

Gallagher, K. T., B. Shaham, A. Reiff, A. Tournay, J. P. Villablanca, J. Curran et al. (2001): Primary angiitis of the central nervous system in children: 5 cases. J. Rheumatol. 28, 616–623.

Gayraud, M., L. Guillevin, P. le Toumelin et al. (2001): Long-term follow up of polyarteritis nodosa, microscopic polyangiitis, and Churg-Strauss syndrome: analysis of four prospective trials including 278 patients. Arthritis Rheum. 44, 666–675.

Girard, T., A. Mahr, L. H. Noel et al. (2001): Are antineutrophil cytoplasmic antibodies a marker predictive of relapse in Wegener's granulomatosis? A prospective study. Rheumatology (Oxford) 40, 147–151.

Goldstein, L. B., C. T. Chu, L. Gray, C. M. Hulette (1999): Angiographically defined primary angiitis of the CNS: is it really benign? Neurology 52, 1302.

Gourley, M. F., H. A. Austin 3rd, D. Scott, C. H. Yarboro, E. M. Vaughan, J. Muir et al. (1996): Methylprednisolone and cyclophosphamide, alone or in combination, in patients with lupus nephritis. A randomized, controlled trial. Ann. Intern. Med. 125, 549–557.

Govoni, M., G. Castellino, M. Padovan et al. (2004): Recent advances and future perspective in neuroimaging in neuropsychiatric systemic lupus erythematosus. Lupus 13, 149–158.

Gross, W. L. (1999): Primary systemic vasculitis. I. General overview. Internist (Berl) 40 (7), 779–794.

Guillevin, L., F. Lhote, P. Cohen, F. Sauvaget, B. Jarrousse, O. Lortholary et al. (1995): Polyarteritis nodosa related to hepatitis B virus. A prospective study with long-term observation of 41 patients. Medicine (Baltimore) 74, 238–253.

Guillevin, L., F. Lhote, M. Gayraud, P. Cohen, B. Jarrousse, O. Lortholary, N. Thibult, P. Casassus (1996): Prognostic factors in polyarteritis nodosa and Churg-Strauss syndrome. A prospective study in 342 patients. Medicine-Baltimore 75, 17–28.

Guillevin, L., J. F. Cordier, F. Lhote et al. (1997): A prospective, multicenter, randomized trial comparing steroids and pulse cyclophosphamide versus steroids and oral cyclophosphamide in the treatment of generalized Wegener's granulomatosis. Arthritis Rheum. 40, 2187–2198.

HajjAli, R. A., A. Furlan, A. AbouChebel, L. H. Calabrese (2002): Benign angiopathy of the central nervous system: cohort of 16 patients with clinical course and long term follow up. Arthritis Rheum. 47, 662–669.

Hankey, G. J. (1991): Isolated angiitis/angiopathy of the central nervous system. Cerebrovasc. Dis. 1, 2–15.

Harris, K., D. Tran, W. Sickels, S. Cornell, W. Yhu (1994): Diagnosing intracranial vasculitis: the roles of MRI and angiography. AJNR 15, 317–330.

Haubitz, M., S. Schellong, U. Gobel et al. (1998): Intravenous pulse administration of cyclophosphamide versus daily oral treatment in patients with antineutrophil cytoplasmic antibody- associated vasculitis and renal involvement: a prospective, randomized study. Arthritis Rheum. 41, 1835–1844.

Hoffman, G. S., G. S. Kerr, R. Y. Leavitt et al. (1992): Wegener granulomatosis: an analysis of 158 patients. Ann. Intern. Med. 116, 488–498.

Hoffman, G. S., R. Y. Leavitt, G. S. Kerr, M. Rottem, M. C. Sneller, A. S. Fauci (1994): Treatment of glucocorticoid-resistant or relapsing Takayasu arteritis with methotrexate. Arthritis Rheum. 37, 578–582.

Illei, G. G., H. A. Austin, M. Crane et al. (2001): Combination therapy with pulse cyclophosphamide plus pulse methylprednisolone improves long-term renal outcome without adding toxicity in patients with lupus nephritis. Ann. Intern. Med. 135, 248–257.

International Study Group for Behçet's disease (1990): Criteria for Behçet's disease. Lancet 335, 1078–1080.

Jayne, D. R., H. Chapel, D. Adu et al. (2000): Intravenous immunoglobulin for ANCA-associated systemic vasculitis with persistent disease activity. QJM 93, 433–439.

Jayne, D., N. Rasmussen, K. Andrassy et al. (2003): A randomized trial of maintenance therapy for vasculitis associated with antineutrophil aytoplasmic antibodies. NEJM 349, 36–44.

Jennette, J. C., R. J. Falk, K. Andrassy et al. (1994): Nomenclature of systemic vasculitides. Proposal of an international consensus conference. Arthritis Rheum. 37, 187–192.

Jover, J. A., C. Hernandez-Garcia, I. C. Morado, E. Vargas, A. Banares, B. Fernandez-Gutierrez (2001): Combined treatment of giant-cell arteritis with methotrexate and prednisone. A randomized, double-blind, placebo-controlled trial. Ann. Intern. Med. 134, 106–114.

Kaklamani, V. G., P. G. Kaklamanis (2001): Treatment of Behçet's disease – an update. Semin. Arthritis Rheum. 30, 299–312.

Kidd, D., A. Steuer, A. M. Denman, P. Rudge (1999): Neurological complications in Behçet's syndrome. Brain 122, 2183–2194.

Kono, H., S. Inokuma, H. Nakayama, J. Yamazaki (2000): Pachymeningitis in microscopic polyangiitis (MPA): a case report and a review of central nervous system involvement in MPA. Clin. Exp. Rheumatol. 18, 397–400.

Krasnianski, M., A. Schluter, S. Neudecker et al. (2004): Serial magnetic resonance angiography in patients with vasculitis and vasculitis-like angiopathy of the central nervous system. Eur. J. Med. Res. 9, 247–255.

Langford, C. A., C. Talar-Williams, K. S. Barron, M. C. Sneller (1999): A staged approach to the treatment of Wegener's granulomatosis: induction of remission with glucocorticoids and daily cyclophosphamide switching to methotrexate for remission maintenance. Arthritis Rheum. 42, 2666–2673.

Langford, C. A. (2001): Treatment of polyarteritis nodosa, microscopic polyangiitis, and Churg-Strauss syndrome: where do we stand? Arthritis Rheum. 44, 508–512.

Lee, S. Y., K. Chu, K. I. Park et al. (2003): Diffusion weighted MR findings in IACNS. Arch. Neurol. Scand. 108, 346–351.

McLean, B. N., D. Miller, and E. J. Thompson: Oligoclonal banding of IgG in CSF, blood-brain barrier function, and MRI findings in patients with sarcoidosis, systemic lupus erythematosus, and Behçet's disease involving the nervous system. J. Neurol. Neurosurg. Psychiatry 1995, 58, 548–554.

McRae, D., G. Buchanan (1993): Long-term sulfamethoxazole-trimethoprim in Wegener's granulomatosis. Arch. Otolaryngol. Head Neck Surg. 119, 103–105.

Metzler, C., Reinhold-Keller E., Wegenersche Granulomatose. In: Gross W. L., editor. Therapie der Immunvaskulitiden. Bremen: UNI-MED, 2000, 82–93.

Mok, C. C., C. T. Ho, K. W. Chan, C. S. Lau, R. W. Wong (2002): Outcome and prognostic indicators of diffuse proliferative lupus glomerulonephritis treated with sequential oral cyclophosphamide and azathioprine. Arthritis Rheum. 46, 1003–1013.

Moore, P. M. (1989): Diagnosis and management of isolated angiitis of the central nervous system. Neurology 39, 167–173.

Moore, P., B. Richardson (1998): Neurology of the vasculitides and connective tissue diseases. J. Neurol. Neurosurg. Psychiat. 65, 10–22.

Moritani, T., A. Hiwatashi, D. A. Shrier et al. (2004): CNS vasculitis and vasculopathy: efficacy and usefulness of diffusion-weighted echoplanar MR imaging. Clin. Imaging 28, 261–270.

Morton, S. J., R. J. Powell (2001): Management of systemic lupus erythematosus (SLE). Clin. Exp. Allergy 31, 686–693.

Mosca, M., G. Ruiz-Irastorza, M. A. Khamashta, G. R. Hughes (2001): Treatment of systemic lupus erythematosus. Int. Immunopharmacol. 1, 1065–1075.

Nishino, H., F. A. Rubino, R. A. DeRemee, J. W. Swanson, J. E. Parisi (1993): Neurological involvement in Wegener's granulomatosis. An analysis of 324 consecutive patients at the Mayo Clinic. Ann. Neurol. 33, 4–9.

Nowack, R., U. Göbel, P. Klooker, O. Hergesell; K. Andrassy, F. J. Van der Woude: Mycophenolate Mofetil for Maintenance Therapy of Wegener's Granulomatosis and Microscopic Polyangiitis: A Pilot Study in 11 Patients with Renalinvolvement J. Am. Soc. Nephrol (1999) 10, 1965–1971.

Ortmann, R. A., J. H. Klippel (2000): Update on cyclophosphamide for systemic lupus erythematosus. Rheum. Dis. Clin. North Am. 26, 363–375, vii.

Padovan, C. S., K. Bise, J. Hahn et al. (1999): Angiitis of the central nervous system after allogeneic bone marrow transplantation? Stroke 30, 1651–1656.

Parisi, J. E., Moore P. M. The role of biopsy in vasculitis of the central nervous system. Semin Neurol 1994, 14, 341–348.

Pomper, M. G., T. J. Miller, J. H. Stone, W. C. Tidmore, D. B. Hellmann (1999): CNS vasculitis in autoimmune disease: MR imaging findings and correlation with angiography. Am. J. Neuroradiol. 20, 75–85.

Quisimorio, F. P. (1997): Systemic corticosteroid therapy in systemic lupus erythematosus. In: Wallace, D. J., B. H. Hahn (editors): Dubois' lupus erythematosus. Williams & Wilkins, Baltimore, 1141–1162.

Reinhold-Keller, E., J. Kekow, A. Schnabel, W. H. Schmitt, M. Heller, A. Beigel et al. (1994): Influence of disease manifestation and antineutrophil cytoplasmic antibody titer on the response to pulse cyclophosphamide therapy in patients with Wegener's granulomatosis. Arthritis Rheum. 37, 19–24.

Reinhold-Keller, E., K. De Groot, H. Rudert, B. Nolle, M. Heller, W. L. Gross (1996): Response to trimethoprim/sulfamethoxazole in Wegener's granulomatosis depends on the phase of disease. QJM 89, 15–23.

Reuter, M., J. Biederer, M. Both et al. (2003): Radiologie der primären systemischen Vaskulitiden. Rofo 175, 1184–1192.

Ruiz-Irastorza, G., M. A. Khamashta, G. R. Hughes (2001a): Antiaggregant and anticoagulant therapy in systemic lupus erythematosus and Hughes' syndrome. Lupus 10, 241–245.

Ruiz-Irastorza, G., M. A. Khamashta, G. Castellino, G. R. Hughes (2001b): Systemic lupus erythematosus. Lancet 357, 1027–1032.

Sakane, T., M. Takeno, N. Suzuki, G. Inaba (1999): Behçet's disease. N. Engl. J. Med. 341, 1284–1291.

Schmidley, J. W. (2000): Central nervous system angiitis. Butterworth-Heinemann, Boston.

Sener, R. N. (2002): Diffusion MRI findings in isolated intracranial angiitis. Comput. Med. Imaging Graph. 26, 265–269.

Sener, R. N.: Neuro-Behçet's Disease: Diffusion MR Imaging and Proton MR Spectroscopy. AJNR (2003) 24, 1612–1614.

Serdaroglu, P. (1998): Behçet's disease and the nervous system. J. Neurol. 245, 197–205.

Sharief, M. K., R. Hentges, E. Thomas (1991): Significance of CSF immunoglobulins in monitoring neurologic disease activity in Becet's disease. Neurology 41, 1398–1401.

Sheehy, N., K. Sheehan, F. Brett et al. (2003): Hodgkins disease with granulomatous angiitis of the nervous system. J. Neurol. 250, 112–113.

Shelhamer, J. H., D. J. Volkman, J. E. Parrillo, T. J. Lawley, M. R. Johnston, A. S. Fauci (1985): Takayasu's arteritis and its therapy. Ann. Intern. Med. 103, 121–126.

Sibbitt jr., W. L., R. R. Sibbitt, W. M. Brooks (1999): Neuroimaging in neuropsychiatric systemic lupus erythematosus. Arthritis Rheum. 42, 2026–2038.

Sneller, M. C., G. S. Hoffman, C. Talar-Williams, G. S. Kerr, C. W. Hallahan, A. S. Fauci (1995): An analysis of forty-two Wegener's granulomatosis patients treated with methotrexate and prednisone. Arthritis Rheum. 38, 608–613.

Stegeman, C. A., J. W. Cohen Tervaert, P. E. de Jong, C. G. Kallenberg (1996): Trimethoprim-sulfamethoxazole (co-trimoxazole) for the prevention of relapses of Wegener's granulomatosis. Dutch Co-Trimoxazole Wegener Study Group. N. Engl. J. Med. 335, 16–20.

Stone, J. H., M. G. Pomper, R. Roubenoff, T. J. Miller, D. B. Hellmann (1994): Sensitivities of noninvasive tests for central nervous system vasculitis: a comparison of lumbar puncture, computed tomography, and magnetic resonance imaging. J. Rheumatol. 21, 1277–1282.

Stone, J. H., W. Tun, D. B. Hellman (1999): Treatment of non-life threatening Wegener's granulomatosis with methotrexate and daily prednisone as the initial therapy of choice. J. Rheumatol. 26, 1134–1139.

Takada, K., G. G. Illei, D. T. Boumpas (2001): Cyclophosphamide for the treatment of systemic lupus erythematosus. Lupus 10, 154–161.

Talar-Williams, C., Y. M. Hijazi, M. M. Walther et al. (1996): Cyclophosphamide-induced cystitis and bladder cancer in patients with Wegener granulomatosis. Ann. Intern. Med. 124, 477–484.

Tatsis, E., A. Schnabel, W. L. Gross (1998): Interferon-alpha treatment of four patients with the Churg-Strauss syndrome. Ann. Intern. Med. 129, 370–374.

Valeriano-Marcet, J., H. Spiera: Treatment of Wegener's granulomatosis with sulfamethoxazole-trimethoprim. Arch Internal Medicine (1991) 151, 1649–1652.

Vassilopoulos, D., L. H. Calabrese (2002): Hepatitis C virus infection and vasculitis: implications of antiviral and immunosuppressive therapies. Arthritis Rheum. 46, 585–597.

Vollmer, T. L., J. Guarnaccia, W. Harrington, S. V. Pacia, O. A. Petroff (1993): Idiopathic granulomatous angiitis of the central nervous system. Diagnostic challenges. Arch. Neurol. 50, 925–930.

Wasserman, B. A., John H. Stone, David B. Hellmann, and Martin G. Pomper: Reliability of Normal Findings on MR Imaging for Excluding the Diagnosis of Vasculitis of the Central Nervous System. Am. J. Roentgenol (2001) 177, 455–459.

Watts, R. A., V. A. Jolliffe, D. M. Carruthers, M. Lockwood, D. G. Scott (1996): Effect of classification on the incidence of polyarteritis nodosa and microscopic polyangiitis. Arthritis Rheum. 39, 1208–1212.

Wechsler, B., B. Dell'Isola, M. Vidailhet, D. Dormont, J. C. Piette, O. Bletry, P. Godeau (1993): MRI in 31 patients with Behçet's disease and neurological involvement. Prospective study with clinical correlation. J. Neurol. Neurosurg. Psychiat. 56, 793–798.

Wijdicks, E. F. M., E. M. Manno, R. P. Fulgham, C. Giannini (2003): Cerebral angiitis mimicking posterior leukoencephalopathy. J. Neurol. 250, 444–448.

Woolfenden, A. R., D. C. Tong, M. P. Marks et al. (1998): Angiographically defined primary angiitis of the CNS: Is it really benign? Neurology 51, 183–188.

Yazici, Z. A., Elena Raschi, Anjana Patel, Cinzia Testoni, M. Orietta Borghi, Anne Margaret Graham, Pier Luigi Meroni, and Nigel Lindsey: Human monoclonal anti-endothelial cell IgG-derived from a systemic lupus erythematosus patient binds and activates human endothelium in vitro. Int. Immunol 2001, 13, 349–357.

Younger, D. S., A. P. Hays, J. C. Brust, L. P. Rowland (1988): Granulomatous angiitis of the brain. An inflammatory reaction of diverse etiology. Arch. Neurol. 45, 514–518.

Vaskuläre Demenzen

Was gibt es Neues?

Cochrane Review Donepezil
Donepezil kann bei leichter bis mittelschwerer Ausprägung einer vaskulären kognitiven Beeinträchtigung verabreicht werden. Weitere Studien für fortgeschrittene Stadien und längere Behandlungsdauer werden zu einer eventuellen Zulassung benötigt (Malouf u. Birks 2004).

Rivastigmin ist der Kombination von ASS und Nimodipin überlegen
Eine offene und relativ kleine italienische Studie zeigte, dass Rivastigmin günstiger in der Therapie war als ASS/Nimodipin bei ähnlichen Nebeneffekten.

Memantine
In zwei Studien wurde Memantine bei vaskulärer Demenz untersucht. Bei insgesamt rund 900 Patienten ergab Memantine signifikante Verbesserungen der primären Endpunkte. Eine Subgruppenanalyse zeigte, dass dies allein auf die Patienten mit Binswanger-Erkrankung zurückzuführen war (Möbius u. Stöffler 2002).

Die wichtigsten Empfehlungen auf einen Blick

- Die beste Skala für die Diagnose einer vaskulären Demenz ist entweder die ADDTC oder die NINDS-AIREN (**B**).
- Eine Bildgebung mit einer MRT-Untersuchung wird heute gefordert, um vaskuläre Läsionen als Grundlage der vaskulären Demenz zu definieren und die Korrelation zu dem jeweiligen Ausmaß der vaskulären Läsionen und der Demenz festzulegen (**B**).
- Die Therapie orientiert sich an der Subklassifikation und Einordnung der Form der vaskulären Demenz und setzt sich zusammen aus:
  - Behandlung der vaskulären Grundkrankheit und der vaskulären Risikofaktoren (insbesondere der Hypertonie; **A**),
  - der Sekundärprophylaxe sekundärer vaskulärer Ereignisse (**A**),
  - der nichtmedikamentösen Behandlung und der psychiatrischen und internistischen Begleittherapie (**B**).
- Die spezifische Pharmakotherapie umfasst derzeit keine evidenzbasierten Empfehlungen (**A**).
- Aufgrund der aktuellen Studien kann die Therapie mit Memantine, Donepezil, Galantamin oder Rivastigmin bei leichten bis mittelschweren Formen gleichermaßen empfohlen werden (**B**). Es handelt sich hierbei aber um eine off-label-Behandlung, die eine besondere Evaluation und Kontrolle sowie Information der Patienten oder Angehörigen erfordert.

Definition

Es handelt sich um **ein klinisches Syndrom mit erworbenen Beeinträchtigungen der intellektuellen Funktionen, die durch Hirnschäden auf dem Boden zerebrovaskulärer Erkrankungen ausgelöst werden**. Vaskuläre Demenzen werden nach unterschiedlichen Diagnosesystemen bestimmt und eingeteilt, wie ICD 10 (Internationale Klassifikation der Erkrankungen, 10. Version, 1992), DMS IV (Diagnostic and statistical manual of mental diseases, 4. Version, 1994), NINDS-AIREN (National Institute of Neurological Disorders and Stroke-Association Internationale pour la Recherche et l'Enseignement en Neurosciences, 1993) oder ADDTC-Kriterien (State of California Alzheimer's Disease Diagnostic and Treatment Centers, 1992). Die früher gebräuchlichen sog. Ischämieskores (z. B. nach Hachinski, Loeb oder Rosen; Amar u. Wilcock 1996) haben nur noch historischen Charakter. Von einem kanadischen Konsortium wurde der Versuch unternommen, die wesentlichen Punkte der NINDS-AIREN und der ADDTC zusammenzufassen und in eine neue Skala (C5R Vascular dementia checklist) zu inkorporieren (Rockwood et al. 1994; **Tabelle 1**).

Diagnostik

Für die Diagnosestellung einer Form der VD ist die Verknüpfung von Symptomen einer Demenz mit Hinweisen für zerebrovaskuläre Störungen richtungweisend (Amar u. Wilcock 1996, Desmond 1996). Das Nebeneinanderbestehen beider Symptomenkomplexe alleine reicht noch nicht aus, man muss eine kausale oder zeitliche Verknüpfung nachweisen können (Tatemichi 1995). Die kausale Verknüpfung wäre gegeben, wenn die Demenz unmittelbar nach einem Schlaganfall auftreten würde. Eine De-

Tabelle 1 ADDTC-Kriterien

Mögliche vaskuläre Demenz	Klinisch diagnostiziertes dementielles Syndrom (quantifizierbar und reproduzierbar durch neuropsychologische Tests) und mindestens eines der folgenden Kriterien:
	• Anamnestische Hinweise auf einen einzelnen ischämischen Insult ohne eindeutige zeitliche Beziehung zum Beginn des dementiellen Syndroms oder:
	• Morbus Binswanger, für den alle der folgenden Punkte erfüllt sein müssen:
	  1. früh einsetzende Harninkontinenz ohne hinreichende urologische Erkrankung oder Gangstörung ohne hinreichende periphere Erkrankung
	  2. vaskuläre Risikofaktoren
	  3. ausgedehnte Veränderungen der weißen Substanz in der bildgebenden Diagnostik

Wahrscheinliche vaskuläre Demenz	**A. Kriterien, die erfüllt sein müssen:** • Klinisch diagnostiziertes dementielles Syndrom (quantifizierbar und reproduzierbar durch neuropsychologische Tests), • Hinweise auf zwei oder mehr ischämische Infarkte (Anamnese, neurologische Untersuchung, Bildgebung) oder Auftreten eines einzelnen Infarkts mit einer eindeutigen zeitlichen Beziehung zum Auftreten des dementiellen Syndroms, • Hinweis auf mindestens einen Infarkt außerhalb des Kleinhirns aufgrund von CT oder T1-gewichtetem MRT **B. Unterstützung einer wahrscheinlichen vaskulären Demenz:** • Hinweise für multiple Infarkte in Hirnregionen, die für das Gedächtnis verantwortlich sind • Anamnese für transitorisch-ischämische Attacken • Anamnese für vaskuläre Risikofaktoren • Erhöhte Hachinski-Ischämieskala **C. Klinische Hinweise, die möglicherweise mit einer vaskulären Demenz assoziiert sein könnten, aber nicht gesichert sind:** • Frühes Auftreten von Gangstörungen und Harninkontinenz • Veränderungen periventrikulär und im Marklager in der T2-gewichteten MRT, die über die Altersnorm hinausgehen • Fokale Veränderungen in der Elektrophysiologie (EEG, evozierte Potenziale) oder den funktionellen Bildgebungen **D. Andere klinische Zeichen, die weder gegen noch für die Diagnose einer wahrscheinlichen vaskulären Demenz sprechen** • Langsam progrediente Symptome • Psychosen, Halluzinationen, Wahnvorstellungen • Epileptische Anfälle **E. Klinische Zeichen, die an der Diagnose einer wahrscheinlichen vaskulären Demenz zweifeln lassen:** • Transkortikale sensorische Aphasie ohne Nachweis eines bildmorphologischen Substrats • Fehlen von weiteren zentral-neurologischen Symptomen als kognitive Beeinträchtigung
Sichere vaskuläre Demenz	Für diese Diagnosestellung ist eine histopathologische Untersuchung des Gehirns erforderlich. Folgende Kriterien müssen erfüllt sein: • Klinisch diagnostiziertes dementielles Syndrom • Histopathologischer Nachweis von multiplen Infarkten, einige außerhalb des Kleinhirns • Falls sich histopathologisch Hinweise auf das Vorliegen einer Alzheimer- oder anderen Erkrankung ergeben, die für das dementielle Syndrom verantwortlich sein kann, sollte die Diagnose einer gemischten vaskulären und Alzheimer-Demenz gestellt werden.
Gemischte Demenz (Mixed dementia)	Die Diagnose einer gemischten Demenz sollte gestellt werden beim Vorliegen einer oder mehrerer systemischer oder neurologischer Erkrankungen, die vermutlich der Demenz zugrunde liegen.

menz nach dem ersten klinisch auffälligen Schlaganfall findet sich immerhin bei ca. 20–25% der Patienten, je nach benutztem Diagnosekriterium (Pohjasvaara et al. 1997). Häufig wird jedoch weniger der kausale als ein zeitlicher Zusammenhang zwischen Schlaganfall und Demenz festzustellen sein. Neben der direkten kausalen oder zeitlichen Verknüpfung lassen als Verlaufsparameter schrittweise oder abrupte Verschlechterungen mehr an eine Form der VD als an eine andere, z. B. degenerative Demenzform, denken (Kloß et al. 1994). Dies trifft nicht auf die Binswanger-Erkrankung zu, wo es ebenfalls zu sehr allmählicher Progression kommt.

Diagnostisches Vorgehen zur Diagnosestellung VD

Es gibt verschiedene Ansatzmöglichkeiten, um praktisch den klinischen Verdacht VD diagnostisch abzusichern. Von Loeb und Meyer (1996) wird der folgende fünfstufige Weg vorgeschlagen:

- Klare Definition der Demenz
  (Anamnese, neurologische Untersuchung, psychiatrische Exploration, neuropsychologische Untersuchungen), typischerweise wird die Diagnose einer Demenz an der Gedächtnisminderung mit begleitender Beeinträchtigung von mindestens zwei kognitiven Bereichen festgemacht (Orientierung, abstraktes Denken, Urteilsfähigkeit, Persönlichkeit, Verhalten, Aphasie, Apraxie oder Agnosie).
- Festlegung der zerebralen Läsion als vaskuläre Genese
  Meist handelt es sich um Lakunen, Infarkte oder eine subkortikale arteriosklerotische Enzephalopathie (SAE). Hier sollten Anamnese, neurologische Untersuchung mit Herdnachweis und die bildgebenden Verfahren weiterhelfen.
- Ausschluss anderer, seltenerer Demenzursachen
  (siehe hierzu Leitlinie „Degenerative Demenzen")
- Differenzialdiagnose VD-AD
  Dies gelingt mittels der oben aufgezeigten diagnostischen Kriterien zumindest in ca. 70–80% der Fälle relativ klar (z. B. mittels der NINDS-AIREN-Kriterien (Roman et al.1993).
- Sichere Darlegung des zeitlichen Zusammenhangs zwischen vaskulärer Hirnläsion und der Entwicklung einer Form der VD
  In einer Arbeit von Roman et al. (1993) wird ein Zeitrahmen von drei Monaten nach einem vaskulären Ereignis als zeitlich passend vorgeschlagen.

Anamnese

Es findet sich in der Regel eine positive Anamnese für vorangegangene zerebrovaskuläre Ereignisse (frühere Hirninfarkte oder zumindest intermittierende neurologische Ausfälle) in Kombination mit einem kognitiven Abbau. In einigen Fällen liegen nur die typischen vaskulären Risikofaktoren vor, wie Hypertonie, Rauchen, Diabetes mellitus oder Herzerkrankungen, zusammen mit der dementiellen Entwicklung. Diese Konstellation würde eher auf eine SAE hinweisen.

Klinische Symptomatik

Ein einheitliches Bild der vaskulären Demenzen gibt es erwartungsgemäß nicht, daher sollte der Schwerpunkt der Untersuchung auf das Aufdecken vaskulärer und kardialer Grunderkrankungen gelegt werden (Karotisstenosegeräusch, Herzvitium, absolute Arrhythmie etc.) und vor allem auf das Vorliegen fokal-neurologischer Ausfälle geachtet werden (Roman et al. 1993). Durch begleitende Aphasien kann das Erkennen einer postischämischen dementiellen Erkrankung erschwert werden. So kann man global aphasische Patienten mit Hemiplegie, Hemianopsie und kontralateraler Apraxie klinisch oder auch mit speziellen neuropsychologischen Tests kaum so untersuchen, dass die Diagnose VD zu stellen ist. Insgesamt sollen auch depressive Verstimmungen häufiger als bei AD zu finden sein (Reichmann u. Coyne 1995). Bei Patienten mit Binswanger-Erkrankung besteht meist eine langjährige Hypertonie bei nur diskreten neurologischen Ausfällen. Begleitend finden sich häufig eine Pseudobulbärparalyse, extrapyramidale Symptome mit Hypokinese und Gangapraxie und eine Harninkontinenz.

Kognitive Störungen

Die neuropsychologische Untersuchung von Patienten mit Verdacht auf VD ist grundsätzlich zu empfehlen, jedoch ist nicht die unmittelbare Testung nach einem Schlaganfall wesentlich, sondern eher jene in der rehabilitativen Phase. Frühere Arbeiten stellten vor allem den Unterschied der eher subkortikalen Demenz bei VD mit Aufmerksamkeits-, Konzentrations- und Exekutivfunktionsstörungen gegen den kortikalen Demenztyp bei VD mit Gedächtnisstörungen heraus (Nyenhuis u. Gorelick 1998).

Nichtkognitive Symptome

Depressive Verstimmungen nach Schlaganfall sind häufig, mit Raten von 18–54%. Diese sog. „post-stroke" Depression kann sowohl neuropsychologische Tests erschweren als auch allgemein die Fehldiagnose einer dementiellen Erkrankung begründen (Sultzer et al. 1993).

Bildgebende Zusatzuntersuchungen

Die kraniale Computertomographie ist die erste und als Routinemethode oft schon entscheidende bildgebende Methode. Trotz auflösungstechnischer Nachteile kann diese Methode hilfreich sein, Patienten mit AD von solchen mit VD zu differenzieren (Meyer et al. 1995). Die vorteilhaftere Methode ist allerdings die Magnetresonanztomographie (MRT). Es werden wesentliche diagnostische und differenzialdiagnostische Informationen gewonnen (wie Infarktlokalisation, mikroangiopathische Veränderungen, Leukoaraiosis, Hydrozephalus, Tumoren, Atrophien etc.). MRT-Befunde sind mittlerweile schon Bestandteil von Diagnoseskalen. Spezielle MRT-Methoden, wie z.B. die Spektroskopie, tragen weiter zur Differenzierung der beiden Hauptdemenztypen bei (MacKay et al. 1996). Problematisch ist die Zunahme von Marklagerveränderungen im Rahmen des normalen Alterungsprozesses. Durch die weitere Verbreitung der MRT-Diagnostik und ihren großzügigeren Einsatz wurde vor allem bei älteren Patienten mit vaskulären Risikofaktoren (vor allem Hypertonie) eine große Zahl von anscheinend bisher asymptomatischen Marklagerläsionen gefunden (Roman 1996). In der bisher größten MRT-Bevölkerungsstudie wurden 3301 ältere Personen mittels Anamnese, klinischer Untersuchung, neuropsychologischer Tests, EKG, Labor, Lungenfunktionstest, Karotisultraschall und Herzecho, sowie MRT untersucht. Marklagerläsionen waren in dieser Studie vor allem mit höherem Alter, arteriellem

Hypertonie, eingeschränkter Lungenfunktion und schlechtem Einkommen assoziiert. Patienten mit Marklagerveränderungen hatten vermehrt kognitive Einschränkungen und Gangstörungen (Longstreth et al. 1996). Damit bleibt es möglich, dass Marklagerveränderungen als Gelegenheitsbefund nicht nur lediglich Ausdruck des normalen Alterns sind, sondern den Beginn der Veränderungen, welche in eine Form der VD münden, darstellen.

Die PET (Positronenemissionscomputertomographie) bietet gegenüber der MRT bei strittigen Fällen die Möglichkeit der Differenzialdiagnose zwischen AD und VD und stellt unterschiedliche Muster des Aktivitätsverlusts bei verschiedenen Unterformen der VD fest (De Reuck et al. 1998). Die PET wird von den deutschen Krankenkassen derzeit nicht für diese Indikation bezahlt. SPECT (Single-Photonen-Emissions-Computertomographie) erlaubt in späten Stadien der VD ähnliche Ergebnisse wie das PET.

Laboruntersuchungen

Neben den routinemäßig bestimmten Werten, wie Serumelektrolyte, Glukose, Leberwerte, Blutbild etc., gibt es einige Laborwerte mit großer differenzialdiagnostischer Bedeutung zur Abgrenzung der VD von anderen Demenzursachen (siehe **Tabelle 2**).

Die Liquoruntersuchung ist eher differenzialdiagnostisch wichtig (z. B. Abgrenzung von immunologisch bedingten Marklagerveränderungen). Unspezifisch finden sich gehäuft Eiweißerhöhungen bei VD-Patienten. Lediglich bei der primären ZNS-Vaskulitis spielt die Zellzahlerhöhung im Liquor eine wichtige differenzialdiagnostische Rolle, es finden sich hier oft Zellzahlen von bis zu 150/µl.

Technische Zusatzuntersuchungen

Der Wert des EEG bei VD ist nur begrenzt, gelegentlich werden diffuse allgemeine Verlangsamungen, Anfallsmuster oder fokale Läsionen gefunden. Besonders betont sei, dass ca. 60 % der VD-Patienten normale EEG-Ableitungen zeigen (Kloß et al. 1994). Aus diesem Grund schließt ein normales EEG keinesfalls eine Form der VD aus. EKG, Langzeit-EKG und Herzecho sowie eventuell andere kardiologische Zusatzuntersuchungen sind bedeutsam zur Einordnung der oft begleitenden kardialen Erkrankungen und zur Abschätzung der weiteren Organwirkungen der Risikofaktoren des jeweiligen Patienten. Den Ultraschallmethoden (extrakranielle und transkranielle Doppler- und Farbduplexsonographie) kommen eine besondere Bedeutung für die Diagnosestellung von Stenosen und Verschlüssen zu.

Biopsien

Biopsien (Meningen, Hirn, Haut, Nerv, Muskel) sind Sonderindikationen vorbehalten.

Tabelle 2 Laborchemische Abgrenzung der vaskulären Demenz von anderen Demenzursachen

Laboruntersuchung	Syndrom
Plasmaviskosität	Hyperviskositätssyndrom
Harnstoff und Elektrolyte	Urämie
Leberwerte und Proteinelektrophorese	Leberfunktionsstörungen
Schilddrüsenfunktionstests	Hypothyreose
Lues-Serologie	Neurosyphilis
Vitamin B12, Folsäure	Mangelernährung
Antiphospholipid-Antikörper, ANA, AMA Ds-DNA	Antiphospholipid-Ak-Syndrom
Protein C und S, Antithrombin III	Gerinnungsstörungen

Epidemiologie und Problematik

Die Gruppe der vaskulären Demenzen stellt nach der Alzheimer-Demenz (AD) die zweithäufigste Ursache einer dementiellen Entwicklung in der westlichen Welt dar. Patienten mit vaskulären Demenzen (VD) gehören einer ätiopathogenetisch heterogenen Gruppe an. So werden nach Loeb und Meyer (1996) unterschieden:

1. Multiinfarktdemenz (mehrere territoriale Infarkte führen durch Untergang einer kritischen Zahl von Neuronen zur Demenz): Die Ursache der multiplen Hirnfarkte kann in kardioembolischen, arterio-arteriellembolischen, thrombotischen oder hämodynamischen Gründen liegen. Typischerweise können sich Aphasien, Dyslexien, Dysgraphien, Dyspraxien, Amnesien, Agnosien, Störungen von Aufmerksamkeit und Urteilsvermögen finden. Die Symptomatik kann in Abhängigkeit von der Lokalisation der ischämischen Schädigungen naturgemäß sehr vielgestaltig sein.
2. Strategische Infarkte (typische zerebrale Schaltstellen sind betroffen): Diese finden sich vor allem im Thalamus, Striatum, Kopf des Nucleus caudatum oder dem Gyrus angularis der linken Seite. Klassische Symptome sind Gedächtnisstörungen, konstruktive Apraxie, Orientierungsstörungen und Störungen von Urteilsvermögen und Benennen.
3. Multiple lakunäre Infarkte (Status lacunaris): Typische Symptome sind Apathie, Denk- und psychomotorische Verlangsamung, Bradykinesie, Orientierungs-, Aufmerksamkeits- und Gedächtnisstörungen, Perseverationen.
4. Binswanger-Erkrankung (subkortikale arteriosklerotische Enzephalopathie mit diffusen Marklagerveränderungen): Im Extremfall findet sich eine subkortikale Demenz mit Abulie, Inkontinenz und Rigidität.
5. Mischung obiger Formen (1 und 2 und 3, z. B. Territorialinfarkte und lakunäre Infarkte): gemischte kortikale und subkortikale Demenz.
6. Einzelne oder multiple intrazerebrale Hämatome: verursacht durch hämorrhagische Diathesen, Blutdrucker-

höhungen, rupturierte Aneurysmen, arteriovenöse Malformationen oder Amyloidangiopathie.
7. Subkortikale familiäre Demenz (CADASIL-Syndrom): genetische Erkrankung mit Migränevorgeschichte, gehäuften Hirninfarkten und Demenz (Dichgans et al. 1998).
8. Mixed Dementia (vaskuläre Demenz plus Alzheimer-Demenz): AD-Patienten mit intrakraniellen Blutungen durch die Amyloidangiopathie als auch Patienten mit AD und begleitenden zerebralen Infarkten (sehr häufige Form).

Prävalenz

Aufgrund unterschiedlicher Diagnosekriterien und Studiendesigns finden sich verschiedene Angaben. In der Framingham-Studie konnte unter 2180 Probanden eine Prävalenz von 1,5% für VD und Mixed Dementia ermittelt werden (Hebert u. Brayne 1995). Die Abhängigkeit der Prävalenz vom Alter zeigte die Untersuchung von Skoog (et al. 1993) mit einer Prävalenz von rund 14% für VD bei über 85-Jährigen. In einer Metaanalyse kommen Hebert und Brayne zu einer Prävalenz der VD bei Probanden über 65 Jahre von 1–4% und von über 75-Jährigen von 2–8% (Hebert u. Brayne 1995). Grundsätzlich sind Männer etwas häufiger als Frauen betroffen.

Inzidenz

Inzidenzraten werden von 6,4/1000 über 10/1000, 12/1000 bis zu 28/1000 angegeben (Hebert u. Brayne 1995). Wie bei der Prävalenz wird eine Zunahme in höherem Alter festgestellt. Das gesamte Lebenszeitrisiko, an einer Form der VD zu erkranken, ist für Männer etwa doppelt so hoch wie für Frauen.

Beim Vergleich der verschiedenen Kriterien werden deutliche Unterschiede in der Diagnoserate offensichtlich (Wetterling et al. 1996, Verhey et al. 1996). Die hohe Variabilität hat erhebliche Einschränkungen für die Interpretation von therapeutischen oder epidemiologischen Studien zur Folge, da je nach verwendetem Diagnosemanual deutlich abweichende Ergebnisse erzielt werden.

Therapie

Die Therapie für VD kann im Wesentlichen auf sechs verschiedenen Wegen erfolgen:
- Behandlung der zerebrovaskulären Grunderkrankung,
- Behandlung der vaskulären Risikofaktoren,
- Sekundärprophylaxe vaskulärer Ereignisse,
- nichtmedikamentöse Behandlung (wie z.B. soziale Hilfe, kognitives Training, Selbsthilfe- und Angehörigengruppen),
- spezifische Pharmakotherapie,
- psychiatrische und internistische Begleittherapie (nach Loeb u. Meyer 1996).

Empfehlungen:
- Eine wirksame, pathophysiologisch orientierte Therapie der VD ist nicht bekannt (**A**).
- Die Behandlung der vaskulären Risikofaktoren, insbesondere der Hypertonie, ist medizinisch sinnvoll. Primär- und sekundärpräventiv führt die Blutdruckbehandlung, vor allem mit ACE-Hemmern wie Ramipril oder Perindopril, zu einer Hemmung der Progression und einer verminderten kognitiven Verschlechterung im weiteren Verlauf (Bosch et al. 2002, Progress Collaborative Group 2001, Forrette et al. 1998) (⇑⇑⇑) (**A**). Weitere wichtige Maßnahmen wären neben anderen das Einstellen des Rauchens, die Diabeteskontrolle, Sport, Gewichtsreduktion und Salzreduktion (⇑) (**B**). Bei einer manifesten Form der VD ist eine zu starke Blutdrucksenkung nachteilig für den Patienten. Vorgeschlagen wird die Blutdruckeinstellung auf ein Fenster des systolischen Blutdrucks von 135–150 mm Hg (Meyer et al. 1986) (⇑) (**B**).
- Die postmenopausale Östrogensubstitution führt nicht zu einer Reduktion von VD (**A**) (⇓⇓⇓).
- Es existieren Hinweise für einen protektiven Effekt von Statinen bei vaskulären und auch degenerativen Demenzen (**B**) (⇑). So haben Fallkontrollstudien gezeigt, dass Patienten, die Statine nehmen, eine bis zu 50% reduzierte Prävalenz von verschiedenen Demenzformen haben (Wolozin et al. 2000, Jick et al. 2000). Es ist aber darauf hinzuweisen, dass in einer großen randomisierten Studie bei älteren Patienten, die allerdings erst in höherem Alter mit Statinen behandelt wurden, das Neuauftreten einer Demenz nicht signifikant beeinflusst wurde (PROSPER; Shephard et al. 2002).
- Leichter Alkoholgenuss scheint unabhängig von der Demenzunterform zu einer Reduktion des Demenzlebenszeitrisikos zu führen (**B**) (⇑). Starker Alkoholkonsum kehrt den Effekt um und führt zu einer verstärkten Demenzrate (Anttila et al. 2004).
- Die Behandlung mit Thrombozytenaggregationshemmern, in der Regel ASS, wird empfohlen, ist allerdings ebenfalls nicht in ihrer Wirksamkeit überprüft (⇔) (**C**).
- **Behandlung der zerebrovaskulären Grunderkrankung**
  Hier gelten die derzeit anerkannten Behandlungskonzepte des akuten Schlaganfalls (siehe Leitlinie „Ischämischer Schlaganfall: Akuttherapie" und Leitlinie „Primär- und Sekundärprävention der zerebralen Ischämie"), um eine pathophysiologisch orientierte Therapie zu erreichen. Grundsätzlich kann davon ausgegangen werden, dass eine Reduktion oder Vermeidung ischämischer Schäden in der Akutphase die Gefahr der Entwicklung VD postakut reduziert.
- **Sekundärprävention weiterer ischämischer Ereignisse**
  Es empfiehlt sich also, die konsequente medikamentöse Sekundärprävention bei Patienten mit VD durchzuführen (siehe Leitlinie „Primär- und Sekundärprävention der zerebralen Ischämie") (⇑⇑⇑) (**A**).
  Eine Besonderheit stellt die Sekundärprävention bei Vorhofflimmern dar. Hier ist die orale Antikoagulation

der Acetylsalicylsäure deutlich überlegen. Bei alten und dementen Patienten ist eine orale Antikoagulation nur sinnvoll, wenn eine Compliance durch Angehörige oder betreuendes Personal gegeben ist, regelmäßige Gerinnungskontrollen erfolgen, keine schwere Mikroangiopathie vorliegt und der Hypertonus unter Kontrolle ist. Einen Kompromiss stellt die niedrig dosierte Antikoagulation mit Ziel-INR-Werten um 2,0 dar, hier sind die Blutungskomplikationen relativ gering (Diener 1998) (⇑) (**B**).

- **Nichtmedikamentöse Behandlung**
  Hier wird auf die Ausführungen zur Leitlinie „Degenerative Demenzen" verwiesen.
- Spezifische Pharmakotherapie:
  – Bisher veröffentlichte Studien zeigen, dass die Cholinesterase-Hemmer (Galantamin, Donepezil und Rivastigmin; Erkinjuntti et al. 2003, Malouf u. Birks 2004) bei den VD wirken (⇑⇑) (**B**). Allerdings liegt noch keine spezifische Zulassung der verschiedenen Substanzen für den gezielten Einsatz bei VD vor. Damit kann eine Behandlung (off label, strikte Aufklärung und Dokumentation) analog der Behandlung der Alzheimer-Demenz erfolgen (⇑⇑) (**B**). Ein systematischer Cochrane Review wurde im Jahre 2004 zur Rolle von Donepezil bei vaskulärer Demenz veröffentlicht (Malouf u. Birks 2004). Hierin wurden zwei große Studien zusammengefasst mit insgesamt 1219 Patienten mit leichter bis mittelschwerer vaskulärer Demenz nach den NINDS-AIREN-Kriterien. Donepezil wurde mit 5 oder 10 mg pro Tag verabreicht und für 24 Wochen gegeben. Es kam zu signifikanten Veränderungen der verumbehandelten Gruppen in verschiedenen neuropsychologischen Messinstrumenten (Mini Mental State Examination, ADAS-Cog, CIBIC-plus und ähnlichen). Zusammenfassend kommen die Autoren zu der Schlussfolgerung, dass Donepezil bei leichter bis mittelschwerer Ausprägung einer vaskulären kognitiven Beeinträchtigung verabreicht werden sollte. Weitere Studien für fortgeschrittene Stadien und längere Behandlungsdauer würden aber benötigt.
  – **Memantine** kann entsprechend analog den Empfehlungen für die Cholinesterase-Hemmer verwendet werden (⇑⇑) (**B**). Von Seiten der wissenschaftlichen Evidenz sind die Daten für Memantine, Galantamin, Donepezil und Rivastigmin aber im Wesentlichen vergleichbar und rechtfertigen keine differenziertere Verordnung zum jetzigen Zeitpunkt. Neue größere Studien zu Donepizil bei VD sind derzeit in der Durchführungsphase.
  In zwei Studien wurde Memantine bei vaskulärer Demenz untersucht. In der MMM300 wurden 321 Patienten mit 10 mg Memantine gegen Placebo über 28 Wochen untersucht. Der primäre Endpunkt der Unterschiede im ADAS-cog war signifikant zugunsten von Memantine reduziert. Allerdings waren die Unterschiede im CIBIC-plus nicht signifikant unterschiedlich (Areosa et al. 2004). Bei der MMM500-Studie wurden 579 Patienten mit einem MMSE von 10–22 eingeschlossen, wieder war der ADAS-cog signifikant zugunsten von Memantine verbessert, während der CGI-C (Clinical Global Impression of Change) nicht signifikant unterschiedlich war.
  Die Mischdemenz wird sozialrechtlich wie eine Alzheimer-Demenz kodiert und kann entsprechend mit Cholinesterase-Hemmern behandelt werden.
  – Aussagen zur Kombination von Memantine und den Cholinesterase-Hemmern, die pathophysiologisch Sinn machen könnten, können noch nicht getroffen werden (⇑⇑) (**B**).
- **Begleittherapie**
  Neben vielen denkbaren Aspekten der sinnvollen Therapie von Begleiterkrankungen sollen zwei häufige Probleme angesprochen werden.
  Viele Patienten nach einem Schlaganfall erkranken nicht nur an VD, sondern auch an einer **Depression**. Umgekehrt beginnen auch VD häufig mit depressiven Symptomen. Moderne Antidepressiva, die sog. SSRI, führen ohne einen wesentlichen anticholinergen Effekt zur Besserung der depressiven Verstimmung und gleichzeitig zur verbesserten Impulskontrolle und Affektkontrolle bei Patienten mit VD, die häufig auch von **Zwangslachen oder -weinen** betroffen sind (⇑).

Verfahren zur Konsensbildung

Im Delphi-Verfahren, verabschiedet am 21.02.2005

Expertengruppe

*Prof. Dr. Gerhard F. Hamann, Neurologische Klinik,
Dr. Horst-Schmidt-Klinik GmbH Wiesbaden
Prof. Dr. M. Böhm, Klinik für Innere Medizin III, Universitätsklinik Homburg/Saar
Prof. Dr. Otto Busse, Neurologische Klinik, Klinikum Minden
Prof. Dr. H.C. Diener, Universitätsklinik für Neurologie Essen
Prof. Dr. Hans Förstl, Psychiatrische Klinik, TU München
Prof. Dr. Peter Marx, Neurologische Klinik, Freie Universität Berlin, Klinikum Benjamin Franklin
Prof. Dr. A. Riepe, Neurologische Klinik, Universitätsklinik Ulm
Prof. Dr. K. Schmidtke, Zentrum für Geriatrie, Universität Freiburg
Prof. Dr. R. Schneider, Neurologische Klinik, Klinikum Aschaffenburg
Prof. Dr. C.-W. Wallesch, Neurologische Klinik, Universitätsklinik Magdeburg*
Federführend: *Prof. Dr. Gerhard F. Hamann, Neurologische Klinik, Dr. Horst-Schmidt Klinik GmbH, Ludwig-Erhard-Str. 100, 65199 Wiesbaden, Tel.: 0611/432376
e-mail: Gerhard.Hamann@hsk-wiesbaden.de*

Literatur

Amar, K., G. Wilcock (1996): Vascular dementia. BMJ 312, 227–231.

Anttila, T., E.-L. Helkala, M. Viitanen, I. Kareholt, L. Fratiglioni, B. Windblad, H. Soininen, J. Tuomilehto, A. Nissinen, M. Kivipelto (2004): Alcohol drinking in middle age and subsequent risk of mild cognitive impairment and dementia in old age: a prospective population bades study. BMJ 101136.

Areosa, S. A., R. McShane, F. Sherriff (2004): Memantine for dementia. Cochrane database Syst. Rev. 18, CD 003154.

Azuma, T., Y. Nagai, T. Saito, M. Funauchi, T. Matsubara, S. Sakoda (1999): The effect of dehydroepiandrosterone sulfate administration to patients with multi-infarct dementia. J. Neurol. Sci. 162, 69–73.

Bes, A., J.-M. Orgogozo, M. Poncet, G. Rancurel, M. Weber, N. Bertholom, R. Calvez, B. Stehle and the French study group of leukoaraiosis (1999): A 24-mouth, double-blind, placebo-controlled multicentre pilot study of the efficacy and safety of micergoline 60 mg per day in elderly hypertensive patients with Leukoaraiosis. Eur. J. Neurol. 6, 313–322.

Bosch, J., S. Yusuf, J. Poque, E. Lonn, B. Rangoowala, R. Davies, J. Ostergren, J. Probstfield (2002): Use of ramipril in preventing stroke: double blind randomised trial. BMJ 324, 1–5.

Bowler, J., V. C. Hachinski (1998): Vascular dementia. In: Ginsberg, M. D., J. Bogousslavsky (eds.): Cerebrovascular Disease, Pathophysiology, Diagnosis, and Management. Blackwell Science, Oxford, 1126–1144.

De Reuck, J., D. Decoo, M. Marchau, P. Santens, I. Lemahieu, K. Strijckmans (1998): Positron emission tomography in vascular dementia. J. Neurol. Sci. 154, 55–61.

Desmond, D. W. (1996): Vascular dementia: a construct in evolution. Cerebrovasc. Brain Metab. Rev. 8, 296–325.

De Vry, J., J. Fritz, R. M. Post (1997): The management of coexisting depression in patients with dementia: potential of calcium channel antagonists. Clin. Neuropharmacol. 20, 22–35.

Dichgans, M., M. Mayer, I. Uttner, R. Bruning, J. Müller-Hocker, G. Rungger, M. Ebke, T. Klockgether, T. Gasser (1998): The phenotypic spectrum of CADASIL: clinical findings in 102 cases. Ann. Neurol. 44, 731–739.

Diener, H. C. (1998): Sekundärprävention des ischämischen Schlaganfalls: Thrombozytenfunktionshemmer und Heparin. Akt. Neurologie 25, 227–233.

Erkinjuntti, T., G. Roman, S. Gauthier, H. Feldman, K. Rockwood et al. (2004): Emerging therapies for vascular dementia and vascular cognitive impairment. STROKE 35, 1010–1017.

European Pentoxifylline multi-infarct dementia study (1996). Eur. Neurol. 36, 315–321.

Forette, F., M. L. Seux, J. A. Staessen et al. (1998): Prevention of dementia in randomised double-blind placebo-controlled systolic hypertension in Europe (SYST-EUR) trial. Lancet 352, 1347–1351.

Hebert, R., C. Brayne (1995): Epidemiology of vascular dementia. Neuroepidemiology 14, 240–257.

Herrmann, W. M., K. Stephan (1992): Moving from the question of efficacy to the question of therapeutic relevance: an exploratory reanalysis of a controlled clinical study of 130 inpatients with dementia syndrome taking piracetam. Int. Psychogeriatr. 4, 25–44.

Jick, H., G. L. Zornberg, S. S. Jick, S. Seshadri, D. A. Drachmann (2000): Statins and the risk of dementia. Lancet 356, 1627–1631.

Kloß, Th. M., R. Maleßa, C. Weiller, H. C. Diener (1994): Vaskuläre Demenz im Wandel – eine Übersicht zur vaskulären Demenz von zurückliegenden zu neuen Konzepten. Fortschr. Neurol. Psychiat. 62, 197–219.

Loeb, C., J. S. Meyer (1996): Vascular dementia: still a debatable entity? J. Neurol. Sci. 143, 31–40.

Longstreth, W. T., T. A. Manolio, A. Arnold et al. (1996): Clinical correlates of white matter findings on cranial magnetic resonance imaging of 3301 elderly people. Stroke 27, 1274–1282.

MacKay, S., F. Ezekiel, V. Di Sclafani et al. (1996): Alzheimer Disease and subcortical ischemic vascular dementia: evaluation by combining MR imaging segmentation and H-1 MR Spectroscopic imaging. Radiology 198, 537–545.

Malouf, R., J. Birks (2004): Donepezil for vascular cognitive impairment. Cochrane Database Syst. Rev. 18, CD 004395.

Meyer, J. S., B. W. Judd, T. Tawakina et al. (1986): Improved cognition after control of risk factors for multi-infarct dementia. JAMA 256, 2203–2209.

Meyer, J. S., R. L. Rogers, K. McClintic et al. (1989): Randomized clinical trial of daily aspirin therapy in multi-infarct dementia: a pilot study. J. Am. Geriatr. Soc. 253, 549–555.

Meyer, J. S., K. Muramatsu, K. F. Mortel, K. Obara, T. Shirai (1995): Prospective CT confirms differences between vascular and Alzheimer's dementia. Stroke 26, 735–742.

Möbius, H. J., A. Stöffler (2002): New approaches to clinical trials in vascular dementia: Memantine in small vessel disease. Cerebrovasc. Dis. 13 (Suppl. 2), 61–66.

Moretti, R., P. Torre, R. M. Antonello, G. Cazzato, S. Griggio, M. Ukmar, A. Bava (2004): Rivastigmine superior to aspirin plus nimodipine in subcortical vascular dementia: an open, 16-month, comparative study. Int. J. Clin. Pract. 58, 346–353.

Nyenhuis, D. L., P. B. Gorelick (1998): Vascular dementia: a contemporary review of epidemiology, diagnosis, prevention, and treatment. J. Am. Geriatr. Soc. 46, 1437–1448.

Pohjasvaara, T., T. Erkinjuntti, R. Vataja, M. Kaste (1997): Dementia three months after stroke. Stroke 28, 785–792.

Progress Collaborative Group (2001): Randomised trial of a Perindopril-based blood-pressure-lowering regimen among 6105 individuals with previous stroke or transient ischaemic attack. Lancet 358, 1033–1041.

Reichmann, W. E., A. C. Coyne (1995): Depressive symptoms in Alzheimer's disease and multi-infarct dementia. J. Geriatr. Psychiatry Neurol. 8, 96–99.

Rockwood, K., I. Parhad, V. C. Hachinski et al. (1994): Diagnosis of vascular dementia: consortium of canadian centers for clinical cognitive research consensus statement. Can. J. Neurol. Sci. 21, 358–364.

Roman, G. C., T. K. Tatemichi, T. Erkinjuntii et al. (1993): Vascular dementia: Diagnostic driteria for research studies. Report of the NINDS-AIREN International Workshop. Neurology 43, 250–268.

Roman, G. C. (1996): From UBOs to Binswanger's disease. Stroke 27, 1269–1273.

Shepard, J., G. J. Blauw, M. B. Murphy, E. L. Bollen, B. M. Buckley et al. (2002): Pravastatin in elderly individuals at risk of vascular disease (PROSPER): a randomised controlled trial. Lancet 360, 1623–1630.

Skoog, I., L. Nilsson, B. Palmertz, L. A. Andreasson, A. Svanborg (1993): A population-bade study of dementia in 85-years old. N. Engl. J. Med. 328, 153–158.

Sultzer, D. L., H. S. Levin, M. E. Mahler et al. (1993): A comparison of psychiatric symptoms in vascular dementia and Alzheimer's disease. Am. J. Psychiatry 150, 1806–1812.

Tatemichi, T. K. (1995): Dementia. In: Bogousslavsky, J., L. Caplan (eds.): Stroke Syndromes. Cambridge University Press; Cambridge, 169–181.

Verhey, F. R. J., J. Lodder, N. Rozendaal, J. Joles (1996): Comparison of seven sets of criteria used for the diagnosis of vascular dementia. Neuroepidemiology 15, 166–172.

Wetterling, T., R.-D. Kanitz, K.-J. Borgis (1996): Comparison of different criteria for vascular dementia. Stroke 27, 30–36.

Wolozin, B., W. Kellmann, P. Ruosseau, G. G. Celesia, G. Siegel (2000): Decreased prevalence of Alzheimer disease asscociated with 3-hydroxy-3-methylglutaryl coenzyme A reductase inhibitors. Arch. Neurol. 57, 1439–1443.

Entzündliche und erregerbedingte Erkrankungen des zentralen und peripheren Nervensystems

Diagnostische Liquorpunktion

Die wichtigsten Empfehlungen auf einen Blick

- Vor Durchführung der Lumbalpunktion sind die Kontraindikationen zu prüfen.
- Die Entnahme des Liquors setzt das Einverständnis des einwilligungsfähigen Patienten voraus.
- Die Punktion muss durch Ärzte durchgeführt werden, die über entsprechende Erfahrung verfügen, oder unter der Aufsicht eines Erfahrenen erfolgen.
- Die Öffnung der Punktionsnadel sollte so eingestellt werden, dass sie parallel zur Verlaufsrichtung der Durafasern liegt (**A**).
- Für die Auswahl der Punktionsnadel können keine verbindlichen Empfehlungen gegeben werden, da widersprüchliche Untersuchungsergebnisse zu den Vorteilen der verschiedenen Nadeln vorliegen bzw. keine Studien unter definierten Bedingungen durchgeführt worden sind.
- Es bestehen Hinweise, dass die Punktion mit einer atraumatischen Nadel mit einer geringeren Inzidenz postpunktioneller Beschwerden verknüpft ist (**B**).

Einführung

Die diagnostische Liquorpunktion hat einen wichtigen Stellenwert in der Differenzialdiagnose vieler neurologischer Erkrankungen. Die Indikationsstellung setzt die sorgfältige klinische Untersuchung und eine Nutzen-Risiko-Abwägung voraus. Die Kontraindikationen der Liquorpunktion sind zu beachten und durch geeignete Untersuchungen auszuschließen.

Ziele und Anwendungsbereich

Ziel dieser Leitlinie ist die Standardisierung der diagnostischen Liquorpunktion. Die Leitlinie ist evidenzbasiert und berücksichtigt folgende Leitlinien und Empfehlungen:
Practice Parameters der American Academy of Neurology (Evans et al. 2000 für das Therapeutics and Technology Assessment Subcommittee of the American Academy of Neurology).

Definition des Anwendungsbereichs (Zielgruppe)

Diese Leitlinie wendet sich an Ärzte, die diagnostische Liquorpunktionen durchführen.

Zusammenfassung der Empfehlungen

- Vor der Durchführung der Lumbalpunktion sind die Kontraindikationen zu prüfen. Die Durchführung setzt eine sorgfältige Risiko-Nutzen-Abwägung und das Einverständnis des einwilligungsfähigen Patienten voraus.
- Die Punktion muss durch Ärzte durchgeführt werden, die über entsprechende Erfahrung verfügen, oder unter der Aufsicht eines Erfahrenen erfolgen. Die Öffnung der Punktionsnadel sollte so eingestellt werden, dass sie parallel zur Verlaufsrichtung der Durafasern liegt (**A**).
- Für die Auswahl der Punktionsnadel können keine verbindlichen Empfehlungen gegeben werden, da widersprüchliche Untersuchungsergebnisse zu den Vorteilen der verschiedenen Nadeln vorliegen, bzw. keine Studien unter definierten Bedingungen durchgeführt worden sind. Es bestehen Hinweise, dass die Punktion mit einer atraumatischen Nadel mit einer geringeren Inzidenz postpunktioneller Beschwerden verknüpft ist (**B**).

Vorgehensweise und Evidenzen

Aufklärung

Die Entnahme des Liquor cerebrospinalis setzt die Einverständniserklärung des einwilligungsfähigen Patienten voraus. Die Aufklärung sollte grundsätzlich schriftlich und nach ausreichender Bedenkzeit erfolgen. Das Vorgehen unterscheidet sich in Abhängigkeit von der Indikationsstellung zur Punktion und ist außerdem abhängig von der Bewusstseinslage des Patienten. Sofern die gesetzlich vorgesehene Bedenkzeit aus klinischen Gründen nicht eingehalten werden kann, ist dies gesondert zu vermerken. Besteht bei einem nicht einwilligungsfähigen Patienten eine vitale Indikation zur Liquorentnahme, ist dies ebenfalls zu vermerken. Der durchführende Arzt hat in diesem

Fall die Indikationsstellung ebenfalls zu dokumentieren. Es sei an dieser Stelle darauf hingewiesen, dass es für die Indikationen der Liquorpunktion landesspezifische Rechtsauffassungen hinsichtlich der Indikation gibt. Wir verweisen auf die aktuelle juristische Rechtsprechung.

Die Aufklärung des Patienten sollte **folgende Inhalte** umfassen:
- Aufklärung über das Risiko und den Nutzen:
  - Nachteilige Folgen bei Nichtdurchführung einer Lumbalpunktion abhängig von der jeweiligen Verdachtsdiagnose.
  - Aufzeigen alternativer diagnostischer Verfahren.
- Erklärung der technischen Durchführung der Punktion:
  - Ablauf der Untersuchung.
  - Möglichkeit der Lokalanästhesie. Sollte ein Lokalanästhetikum verwendet werden, ist grundsätzlich auf mögliche Überempfindlichkeitsreaktionen hinzuweisen.
- Hinweise auf mögliche unerwünschte Wirkungen:
  - Auftreten eines lokalen Schmerzes an der Einstichstelle.
  - Auftreten eines ausstrahlenden Schmerzes bei Berührung der Nervenwurzel durch die Punktionsnadel.
  - Verletzung kleiner Blutgefäße mit der möglichen Komplikation kleiner Blutungen.
  - Auftreten größerer Blutungen bei erworbenen oder angeborenen Störungen der Blutgerinnung.
  - Auftreten lokaler Entzündungen.
  - Sehr selten Auftreten von Entzündungen in der Rückenmarkshaut.
  - Sehr selten Auftreten von Blutungen in die Rückenmarkshäute. Unter Umständen einhergehend mit dauerhaften Schädigungen, wie z. B. Taubheitsgefühlen oder Lähmungen.
  - Sehr selten Auftreten eines Subduralhämatoms.
  - Auftreten von Beschwerden wie Kopfschmerzen, Übelkeit, Erbrechen und Rückenschmerzen, auch Stunden oder Tage nach Durchführung einer Liquorpunktion. Diese Beschwerden können mehrere Tage, selten auch einige Wochen anhalten.
  - In Einzelfällen können vorübergehende Ausfälle einzelner Hirnnerven auftreten, die mit Funktionseinschränkungen verbunden sein können, wie z. B. mit einer Minderung des Hörvermögens oder Sehstörungen.
  - In seltenen Fällen können Kreislaufreaktionen auftreten. Als Folge einer vegetativen Reaktion kann unter Umständen ein Bewusstseinsverlust auftreten.
  - In seltenen Fällen kann es zu Störungen der Atmung und Kreislauffunktion in Folge einer zentralen Einklemmung kommen.

Bei der Durchführung einer Subokzipitalpunktion ist zusätzlich hinzuweisen auf:
- Auftreten einer zentral bedingten Kreislauf- oder Atmungsstörung.
- Auftreten einer Subokzipitalblutung bei atypischem Verlauf eines arteriellen Gefäßes (diese Komplikation hat dazu geführt, dass dieser Punktionsweg in der Routine nicht verwendet wird).
- Die Aufklärung über die Subokzipitalpunktion sollte die Alternative anderer Punktionswege beinhalten.

Für die Aufklärung stehen vorgefertigte Aufklärungsbögen zur Verfügung, die kommerziell erhältlich sind.

Technische Durchführung der Liquorpunktion

Allgemeines

Die Punktion sollte durch einen erfahrenen Arzt oder unter Aufsicht eines erfahrenen Arztes durchgeführt werden.

Die üblichen Maßnahmen zur **Desinfektion und Hygiene** sind einzuhalten (Robert Koch Institut 1997). Dazu zählen:
- Tragen steriler Handschuhe durch den Punktierenden.
- Lokale Oberflächendesinfektion der Haut mit mindestens einem vorgeschalteten Reinigungsschritt. Dabei sollte die Haut mit einem sterilen Tupfer abgewischt werden. Die vom Hersteller vorgegebene Einwirkzeit des Desinfektionsmittels ist zu beachten.
- Tragen von Schutzkleidung und -handschuhen durch die assistierende Person.

Eine Kontamination der Kanüle ist durch geeignete Maßnahmen zu vermeiden. Dazu zählt:
- Anreichen unter sterilen Bedingungen.
- Vermeidung des Kontaktes mit der Kleidung des Patienten oder der Unterlage. Gegebenenfalls ist eine sterile Unterlage zu verwenden.

In der Literatur wird die Notwendigkeit des Tragens einer Gesichtsmaske bei der Durchführung einer Lumbalpunktion kontrovers beurteilt (Baer 2000, Gelfand u. Cook 1996, Moen 1998, Schneeberger et al. 1996). Prospektive Studien zu dieser Frage sind nicht durchgeführt worden, es finden sich jedoch zahlreiche Fallbeschreibungen iatrogen induzierter Meningitiden in der Literatur. Molekulargenetische Untersuchungen wiesen nach, dass die Infektion durch Keime erfolgte, die sich in der Mundhöhle der durchführenden Ärzte nachweisen ließen (Veringa et al. 1995).

Die Fallberichte deuten darauf hin, dass die Inzidenz iatrogener Infektionen mit der Injektion von diagnostischen (Myelographie) oder therapeutischen Lösungen (Chemotherapie, Lokalanästhesie) wächst. Unter pathogenetischen Gesichtspunkten wird die Wahrscheinlichkeit außerdem mit dem Vorliegen eines respiratorischen Infekts beim Punktierenden und dem Sprechen bei der Durchführung einer Liquorpunktion in Verbindung gebracht (Baer 2000).

Hieraus ergibt sich die Empfehlung, dass unter folgenden Bedingungen eine Gesichtsmaske getragen werden sollte:
- Vorliegen eines respiratorischen Infekts beim Punktierenden, dem Assistenzpersonal oder dem Patienten,
- Injektion von Flüssigkeiten in den Liquorraum, insbesondere bei immunkompromitierten Patienten,
- Liquorpunktion unter Ausbildungsbedingungen (begleitet von Erklärungen oder Anweisungen),
- Durchführung weiterer diagnostischer Maßnahmen (z. B. Liquordruckmessung) mit erhöhtem Zeitaufwand.

Lokalanästhesie

Die Entscheidung zur lokalen Anästhesie muss individuell getroffen werden. Die Lokalanästhesie sollte mit ca. 2 ml einer 1–2%igen Lidocainlösung erfolgen. Die Lokalanästhesie sollte oberflächennah erfolgen, eine Punktion des Spinalkanals ist unbedingt zu vermeiden.

Punktionsnadel

Die Auswahl der Punktionsnadel beeinflusst nach verschiedenen Studien (Klasse I und II) das Auftreten postpunktioneller Komplikationen (Halpern u. Preston 1994, Dieterich u. Perkin 1996, Tourtellotte et al. 1972, Lybecker et al. 1990, Dittmann et al. 1988, Carson u. Serpell 1996).

Das Risiko postpunktioneller Kopfschmerzen steigt mit zunehmendem Nadeldurchmesser bei Verwendung konventioneller Nadeln. Die Inzidenz postpunktioneller Kopfschmerzen für verschiedene Nadeldurchmesser wird angegeben mit
- 16–19 G über 70%,
- 20–22 G: 20–40%,
- 24–27G: 5–12% (Dieterich u. Perkin 1996).

Die Auswahl der geeigneten Nadel muss das Risiko postpunktioneller Komplikationen gegen den Nachteil der notwendigen Punktionszeit abwägen. Vor diesem Hintergrund stellen Punktionsnadeln mit einem mittleren Durchmesser einen sinnvollen Kompromiss dar (Carson u. Serpell 1996). Punktionsnadeln mit einem kleineren Durchmesser verzögern die Durchführung der Lumbalpunktion und beeinflussen den gemessenen Liquordruck, da durch den geringen Querschnitt die Fließgeschwindigkeit herabgesetzt wird.

Die Studien zur Auswahl der Punktionsnadel (traumatisch – atraumatisch) zeigen keine übereinstimmenden Ergebnisse für die Frage nach dem Auftreten postpunktioneller Kopfschmerzen bei diagnostischen Lumbalpunktionen (Sharma et al. 1995, Braune u. Huffmann 1992, Muller et al. 1994). Anästhesiologische Studien zeigen eine gewisse Überlegenheit atraumatischer Nadeln (Klasse I; Halpern u. Preston1994). Strupp und Mitarbeiter (2001) führten eine doppelblinde Untersuchung an 230 Patienten durch, die die Inzidenz postpunktioneller Beschwerden bei Verwendung unterschiedlicher Nadeln untersuchte (Klasse III). 24,4% der Patienten, die mit einer „traumatischen Nadel" punktiert wurden, zeigten postpunktionelle Kopfschmerzen, während in der atraumatisch punktierten Gruppe nur 12,2% postpunktionelle Kopfschmerzen entwickelten (p < 0,05).

Bei Wahl der Sprotte-Nadel ist ein Introducer zu verwenden. Dieser ist an der vorgesehenen Stelle zu applizieren. Bei einem gewissen Prozentsatz kann die Lumbalpunktion mit der Sprotte-Nadel allerdings nicht erfolgreich durchgeführt werden, und es muss eine traumatische Nadel gewählt werden (Jager et al. 1993). Ein weiterer Nachteil besteht in der eingeschränkten Möglichkeit, die vorgewählte Punktionsrichtung zu wechseln. Der Bruch einer Sprotte-Nadel ist beschrieben (Benham 1996, Lipov et al. 1994, Yokoyama 1994). Aus diesen Gründen kann zur Zeit keine verbindliche Empfehlung für die Wahl einer bestimmten Punktionsnadel ausgesprochen werden.

Vor dem Entfernen der Nadel sollte die Führungsnadel wieder eingeführt werden. Nach Untersuchungen von Strupp und Mitarbeitern (1998) (⇑) senkt die Wiedereinführung der Führungsnadel vor dem endgültigen Entfernen der Punktionsnadel das Risiko eines postpunktionellen Kopfschmerzes. Die Untersuchung wurde mit einer Sprotte-Nadel durchgeführt, es ist aber davon auszugehen, dass dies auch für die traumatische Nadel zutrifft.

Die Nadelöffnung der Punktionsnadel sollte so eingestellt werden, dass sie parallel zum Verlauf der Durafasern gerichtet ist (⇑⇑⇑). Es liegen mehrere Studien vor, die die Inzidenz postpunktioneller Kopfschmerzen mit der Einstichrichtung der Nadelöffnung in Verbindung bringen (Lybecker et al. 1990, Mihic 1985, Norris et al. 1989, Tarkkila et al. 1989, Flaatten et al. 1998).

Dabei ist die Punktionsnadel so einzustechen, dass eine gedachte plane Ebene auf der angeschrägten Nadelöffnung in axialer Richtung verläuft und damit auch parallel zu den Durafasern. Diese Maßnahme senkt die Inzidenz postpunktioneller Kopfschmerzen um bis zu 50% (Lybecker et al. 1990, Mihic 1985, Norris et al. 1989, Tarkkila et al. 1989, Flaatten et al. 1998) (⇑⇑⇑).

Sollte die Indikation zu einer Liquordruckmessung bestehen, so ist diese unmittelbar im Anschluss an die Lumbalpunktion durchzuführen. Wie bereits ausgeführt, ist die Liquordruckmessung im Liegen vorzunehmen. Hierbei ist auf Sterilität zu achten. Normwerte für den Liquordruck in liegender Position betragen 60–300 mm H_2O. Pulssynchron treten Pulsationen von 2–5 mm, im Liegen von 4–10 mm auf.

Im Anschluss an eine eventuelle Liquordruckmessung können beim Erwachsenen zu diagnostischen Zwecken bis zu 15 ml Liquor entnommen werden. Bei speziellen Fragestellungen wird es unter Umständen notwendig sein, eine größere Menge Liquor zu entnehmen. Diese Menge hat keinen Einfluss auf das Auftreten einer postpunktionellen Kopfschmerzsymptomatik (Kuntz et al. 1997).

Die Liquorentnahme solle nach Möglichkeit als 3-Gläser-Probe erfolgen, um artifizielle Blutbeimengungen von pathologischen Blutbeimengungen zu differenzieren.

Punktionsort

Lumbalpunktion

Die Lumbalpunktion wird zwischen dem 3. und 5. Lendenwirbeldornfortsatz durchgeführt. Eine Punktion oberhalb LK 2/3 sollte aufgrund der anatomischen Gegebenheiten (Conus medullaris reicht in 94% der Fälle bis LWK 1/2) vermieden werden.

Die Punktion kann im Liegen oder Sitzen erfolgen. Sofern eine Liquordruckmessung vorgesehen ist, sollte sie in liegender Position erfolgen. Bei der Punktion ist nach Möglichkeit eine Kyphosierung der Wirbelsäule in ihrem unteren Abschnitt anzustreben.

Subokzipitale Punktion

Bei der subokzipitalen Punktion werden zwei Zugangswege unterschieden: der zisternale und der laterale Zugang.

Der **zisternale Zugang** (mediale subokzipitale Punktion) kann sowohl im Liegen als auch im Sitzen erfolgen. Es ist auf eine ausreichende Fixierung des Patienten zu achten. Die Untersuchung sollte von mit der Untersuchungstechnik vertrauten Ärzten durchgeführt werden. Einzelheiten zur technischen Durchführung sind der Fachliteratur zu entnehmen.

Beim **lateralen Zugang** (laterale Zervikalpunktion), der generell als sicherer subokzipitaler Zugangsweg gesehen wird, sollte unter radiologischer Kontrolle vorgegangen werden. Auch diese Punktion sollte von mit der Methode vertrauten Ärzten durchgeführt werden. Für technische Einzelheiten verweisen wir auf die Fachliteratur.

Ventrikelpunktion

Die Ventrikelpunktion erfolgt im Rahmen eines operativen Eingriffs. Hauptindikationsgebiete der Ventrikelpunktion stellen insbesondere therapeutische Maßnahmen dar sowie Verlaufsuntersuchungen.

Kontraindikation

Vor der Durchführung der Liquorpunktion sind verschiedene Kontraindikationen auszuschließen.

Entzündungen

Sowohl oberflächliche oder tiefe Entzündungen der Haut bzw. der Unterhaut, aber auch Entzündungen der Muskulatur im Bereich der Punktionsstelle sind eine Kontraindikation für die Liquorpunktion.

Blutungsneigung

Gerinnungsstörungen, die sich auf eine Reduktion der Thrombozytenzahl zurückführen lassen, stellen bei Thrombozytenzahlen unter 50000/µl eine relative und unter 20000/µl eine absolute Kontraindikation dar. Bei Thrombozytenzahlen unter 20000 /µl sollten vor einer Lumbalpunktion grundsätzlich Thrombozyten substituiert werden. In dem Bereich zwischen 20000–50000 /µl ist mit einer erhöhten Komplikationsrate zu rechnen. Auch hier muss über eine Thrombozytensubstitution nachgedacht werden.

Bei einer therapeutisch induzierten Blutungsneigung ist eine Normalisierung der Gerinnungsparameter vor Durchführung der Liquorpunktion anzustreben. Marcumarisierte Patienten sind übergangsweise auf Heparin umzustellen. In Notfällen kann eine Normalisierung der Blutgerinnung durch Gabe von PPSB versucht werden. Der Quickwert sollte in diesem Fall mindestens 50% betragen. Eine Heparinisierung sollte frühestens zwei Stunden nach Durchführung der Punktion fortgeführt werden.

Das Absetzen von thrombozytenfunktionshemmenden Medikamenten vor der Durchführung einer diagnostischen Punktion ist nicht erforderlich.

Hirndruck

Besteht der Verdacht auf einen erhöhten Hirndruck mit Einklemmungsgefahr bei lumbaler Druckentlastung, so muss dieser vor Durchführung der Liquorpunktion ausgeschlossen werden. Als Methode der Wahl gilt hierbei das CCT. Kontraindikationen ergeben sich bei folgenden bildmorphologischen Zeichen:
- Raumforderungen im Bereich der hinteren Schädelgrube,
- Zeichen der axialen Druckerhöhung mit Verschwinden suprachiasmaler oder zirkummesenzephaler Zisternen,
- Mittellinienverlagerung unter die Falx cerebri (Gower et al. 1987).

Der Nachweis eines Papillenödems vor Durchführung der Liquorpunktion ist von eingeschränkter Aussagekraft. So ergibt sich beispielsweise aus dem Nachweis eines Papillenödems beim Pseudotumor cerebri keine Kontraindikation für die Punktion.

Indikation

Die Liquorpunktion wird sowohl unter diagnostischen als auch unter therapeutischen Gesichtspunkten durchgeführt, z. B. beim Hydrocephalus aresorptivus. In den entsprechenden Leitlinien finden sich weitere Hinweise. Der hier vorgestellte Leitfaden bezieht sich auf die diagnostische Lumbalpunktion.

Die Indikation zur Lumbalpunktion ergibt sich aus der klinischen Fragestellung. In Abhängigkeit von dieser sind der Zeitpunkt der Untersuchung und die Auswahl der zu bestimmenden biochemischen Parameter festzulegen.

Unter Umständen ergibt sich die Notwendigkeit einer Zweitpunktion. Die folgenden Zeitfenster ausgewählter Erkrankungen dienen als Anhaltspunkt, den Zeitpunkt der zweiten Punktion zu wählen:
- eitrige Meningitis, 1. oder 2. Tag,
- virale Meningitis, 3.-5. Tag,
- akute und subakute spinoradikuläre Syndrome: 3.-5. Tag,
- Herpesenzephalitis, 5.-7. Tag,
- tuberkulöse Meningitis, 2.-3. Woche.

Bei einigen Erkrankungen kann eine weitere Punktion erforderlich sein, um den Krankheitsverlauf zu kontrollieren. Detaillierte Hinweise zum Zeitpunkt weiterer Punktionen sind den Leitlinien der entsprechenden Krankheitsbilder zu entnehmen.

Eine Beurteilung der Immunglobuline lässt sich am besten in der graphischen Darstellung der Quotientendiagramme nach Reiber, der Bestimmung der oligoklonalen Banden und Beurteilung der Antikörper-Spezifitätsindizes (ASI) erzielen (Reiber 1994, Reiber et al. 2001 und 2003). Hierbei können krankheitstypische Muster und krankheitstypische Verläufe beobachtet werden.

Technische Bedingungen der Probenentnahme und -aufbereitung

Die Liquorentnahme kann bei Raumtemperatur erfolgen. Der Transport des Liquors sollte unmittelbar nach Punktion in ein qualifiziertes Labor erfolgen. Dabei ist zu beachten, dass bei Verdacht auf eine bakterielle Meningitis ein Teil des Liquors (2–5 ml) bei 37° C aufbewahrt werden muss. Liquorproben, bei denen eine PCR vorgenommen werden soll, sind in einem extra Gefäß aufzufangen.

Die Bestimmung der Zellzahl muss unmittelbar nach der Punktion erfolgen. Hierbei sollte ein Zeitfenster von zwei Stunden nicht überschritten werden, da hiernach bereits autolytische Prozesse eingetreten sein können. Neben der Bestimmung der Zellzahl ist eine differenzielle Beurteilung der Zellen vorzunehmen.

In Abhängigkeit der Fragestellung sollten außerdem Laktat- und Glucosegehalt bestimmt werden.

Zur Bestimmung des aktuellen Zustandes der Blut-Hirn-Schranke ist die Bestimmung des Liquor-Serum-Quotienten des Albumins notwendig (Reiber 1994, Reiber et al. 2001). Das Serum-Liquor-Paar sollte zeitnah entnommen werden (Reiber et al. 2003). Als zeitliche Richtgröße empfehlen wir einen maximalen Abstand von 30 Minuten zwischen Abnahme des Liquors und des Serums.

Bei Verdacht auf einen chronisch-entzündlichen Prozess empfiehlt sich die Bestimmung der oligoklonalen Banden. Hierbei handelt es sich um einen empfindlichen Nachweis einer intrathekalen IgG-Synthese. Mittlerweile gehört dieser Nachweis mit in die Diagnosekriterien der Multiplen Sklerose. Liquor und Serum sollten simultan entnommen werden und können bis zu einer Woche im Kühlschrank aufbewahrt werden. Ein Postversand ist möglich. Zur längeren Lagerung sollten die Proben bei -20 bis -70° C eingefroren werden. Hierbei muss allerdings damit gerechnet werden, dass in 20% oligoklonale Banden nicht mehr nachweisbar sind (Reiber et al. 2003/ persönliche Mitteilung).

Der Nachweis einer intrathekalen Ig-M- oder Ig-A-Synthese kann nicht durch die oligoklonalen Banden geführt werden. Für die Beurteilung empfiehlt sich hier die Analyse anhand des Quotientendiagramms nach Reiber (Reiber 1994, 2001)

Bei der Bestimmung von Spezialmarkern (e.g. Demenzmarker) sollte vor der Punktion mit einem entsprechend qualifizierten Labor Kontakt aufgenommen werden, um die präanalytische Verfahrensweise zu besprechen.

Hinweise zur Qualitätskontrolle finden sich auf der Webseite der Deutschen Gesellschaft für Liquordiagnostik und klinische Neurochemie: www.dgln.de.

Verfahren zur Konsensbildung

Endgültig verabschiedet durch die Autorengruppe am 01.11.2004.

Kooperationspartner und Sponsoren

Diese Leitlinie entstand ohne Einflussnahme oder Unterstützung durch die Industrie.

Mögliche Interessenkonflikte sind in einer zentralen Datei der Webpage der deutschen Gesellschaft für Neurologie www.dgn.org abzurufen.

Expertengruppe

D. Woitalla, Neurologische Universitätsklinik im St. Josef Hospital, Ruhr-Universität Bochum
H. Przuntek, Neurologische Universitätsklinik im St. Josef Hospital, Ruhr-Universität Bochum
Dr. S. v. Stuckrad-Barre, Klinik für Neurologie, J. W. Goethe Universität Frankfurt
M. Otto, Neurologische Universitätsklinik Göttingen
Federführend: *Dr. D. Woitalla, Neurologische Universitäts-*

klinik im St. Josef Hospital, Ruhr-Universität Bochum, Gudrunstraße 56, 44791 Bochum, Tel.: 0234–509–1
e-mail: Dirk.Woitalla@ruhr-uni-bochum.de

Literatur

Baer, E. T. (2000): Iatrogenic meningitis: the case for face masks. Clin. Infect. Dis. Aug. 31 (2), 519–521.

Benham, M. (1996): Spinal needle damage during routine clinical practice. Anaesthesia 51, 843–845.

Braune, H. J., G. A. Huffmann (1992): A prospective double-blind clinical trial, comparing the sharp Quincke needle (22G) with an "atraumatic" needle (22G) in the induction of post-lumbar puncture headache. Acta Neurol. Scand. 86, 50–54.

Carson, D., M. Serpell (1996): Choosing the best needle for diagnostic lumbar puncture. Neurology 47, 33–37.

Dieterich, M., G. D. Perkin (1996): Postlumbar puncture headache syndrome. In: Brandt, T., L. R. Caplan, J. Dichland, H. C. Diener, C. Kennard (eds.): Neurologic disorders: course and treatment. Academic Press, San Diego, 59–63.

Dittmann, M., H. G. Schafer, J. Ulrich, W. Bond-Taylor (1988): Anatomic re-evaluation of lumbar dura mater with regard to postspinal headache. Effect of dural puncture. Anaesthesia 43, 635–637.

Evans, R. W. et al. für das Therapeutics and Technology Assessment Subcommittee of the American Academy of Neurology (2000): Neurology 10; 55(7):909–14.

Flaatten, H., T. Thorsen, B. Askeland et al. (1998): Puncture technique and postural postdural puncture headache. A randomized, double-blind study comparing transverse and parallel puncture. Acta Anaesthesiol. Scand. 42, 1209–1214.

Gelfand, M. S., D. M. Cook (1996): Streptococcal meningitis as a complication of diagnostic myelography: medicolegal aspects. Clin. Infect. Dis. 22, 130–132.

Gower, D. J., A. L. Baker, W. O. Bell, M. R. Ball (1987) Contraindications to lumbar puncture as defined by computed cranial tomography. J. Neurol. Neurosurg. Psychiatry 50(8):1071–4.

Halpern, S., R. Preston (1994): Postdural puncture headache and spinal needle design. Metaanalyses. Anesthesiology 81, 1376–1383.

Jager, H., M. Krane, K. Schimrigk (1993): Lumbar puncture – the postpuncture syndrome. Prevention with an "atraumatic" puncture needle, clinical observations [in German]. Schweiz. Med. Wochenschr. 123, 1985–1990.

Kölmel, H. W. (1978): Liquor-Zytologie. Springer Verlag, Berlin.

Kuntz, K. M., E. Kokmen, J. C. Stevens, P. Miller, K. P. Offord, Ho M. M. (1992) Post-lumbar puncture headaches: experience in 501 consecutive procedures. Neurology. 42(10):1884–7.

Lipov, E. G., M. B. Sosis, R. J. McCarthy, A. D. Ivankovich (1994): Does the design of the Sprotte spinal needle reduce the force needed to deform the tip? J. Clin. Anesth. 6, 411–413.

Lybecker, H., J. T. Moller, O. May, H. K. Nielsen (1990): Incidence and prediction of postdural puncture headache. A prospective study of 1021 spinal anesthesias. Anesth. Analg. 70, 389–394.

Oehmichen, M. (1976): Cerebrospinal Fluid Cytology. An Introduction and Atlas. Thieme, Stuttgart.

Mihic, D. N. (1985): Postspinal headache and relationship of needle bevel to longitudinal dural fibers. Regional. Anesth. 10, 76–81.

Moen, V. (1998): Meningitis is a rare complication of spinal anesthesia. Good hygiene and face masks are simple preventive measures. Lakartidningen. Feb 11, 95 (7), 628, 631–632, 635.

Muller, B., K. Adelt, H. Reichmann, K. Toyka (1994): Atraumatic needle reduces the incidence of post-lumbar puncture syndrome. J. Neurol. 241, 376–380.

Norris, M. C., B. L. Leighton, C. A. DeSimone (1989): Needle bevel direction and headache after inadvertent dural puncture. Anesthesiology 70, 729–731.

Reiber, H. (1994): Flow rate of cerebrospinal fluid (CSF) – a concept common to normal blood-CSF barrier function and to dysfunction in neurological diseases. J. Neurol. Sci. Apr. 122 (2), 189–203.

Reiber, H., J. B. Peter (2001): Cerebrospinal fluid analysis: disease-related data patterns and evaluation programs. J. Neurol. Sci. Mar 1, 184 (2), 101–122. Review.

Reiber, H., M. Otto, C. Trendelenburg, A. Wormek (2001): Reporting cerebrospinal fluid data: knowledge base and interpretation software. Clin. Chem. Lab. Med. 39, 324–332.

Reiber, H., E. J. Thompson, G. Grimsley, G. Bernardi, P. Adam, S. Monteiro de Almeida, P. Fredman, G. Keir, M. Lammers, R. Liblau, M. Menna-Barreto, M. J. Sa, E. Seres, C. J. Sindic, A. Teelken, C. Trendelenburg, M. Trojano, M. P. van Antwerpen, M. M. Verbeek (2003): Quality assurance for cerebrospinal fluid protein analysis: international consensus by an Internet-based group discussion. Clin. Chem. Lab. Med. Mar, 41 (3), 331–337.

Report of the Quality Standards Subcommittee of the American Academy of Neurology (1993): Practice parameters: lumbar puncture. Neurology 43, 625–627.

Robert Koch Institut (1997): Richtlinien zur Krankenhaushygiene und Infektionsprävention. Elsevier, Urban & Fischer, München.

Schmidt, R. U. (1987): Der Liquor cerebrospinalis. Untersuchungsmethoden und Diagnostik. Band 1 + 2, 2. Auflage. G. Fischer, Stuttgart.

Schneeberger, P. M., M. Janssen, A. Voss (1996): Alpha-hemolytic streptococci: a major pathogen of iatrogenic meningitis following lumbar puncture. Case reports and a review of the literature. Infection Jan-Feb, 24 (1), 29–33.

Sharma, S. K., D. R. Gampling, G. P. Joshi, J. E. Sidawi, E. R. Herrera (1995): Comparison of 26-gauge Atraucan and 25-gauge Whitacre needles: insertion characteristics and complications. Can. J. Anaesth. 42, 706–710.

Strupp, M., T. Brandt, A. Muller (1998): Incidence of post-lumbar puncture syndrome reduced by reinserting the stylet: a randomized prospective study of 600 patients. J. Neurol. 245, 589–592.

Strupp, M., O. Schueler, A. Straube, S. Von Stuckrad-Barre, T. Brandt (2001): "Atraumatic" Sprotte needle reduces the incidence of post-lumbar puncture headaches. Neurology Dec 26, 57 (12), 2310–2312.

Tarkkila, P. J., J. A. Miralles, E. A. Palomaki (1989): The subjective complications and efficiency of the epidural blood patch in the treatment of postdural puncture headache. Reg. Anesth. 14, 247–250.

Tourtellotte, W. W., W. G. Henderson, R. P. Tucker, O. Gilland, J. E. Walker, E. Kokman (1972): A randomized, double-blind clinical trial comparing the 22 versus 26 gauge needle in the production of the post-lumbar puncture syndrome in normal individuals. Headache 12, 73–78.

Veringa, E., A. van Belkum, H. Schellekens (1995): Iatrogenic meningitis by Streptococcus salivarius following lumbar puncture. J. Hosp. Infect. 29, 316–318.

Yokoyama, K. (1994): A bent Sprotte needle: a case report (in Japanese). Masui 43, 418–420.

Diagnostik und Therapie der Multiplen Sklerose

Was gibt es Neues?

- Frühe subklinische Krankheitsaktivität erhöht das Risiko späterer Behinderung (⇑).
- Bei schubförmigem Verlauf lässt sich das Auftreten neuer Schübe durch eine 3 x wöchentliche Hochdosis Therapie mit rekombinanten IFN-β (s.c.) signifikant gegenüber der einmaligen Applikation pro Woche (i.m.) senken (⇑).
- Neutralisierende Antikörper (NAB) gegen IFN-β finden sich in zunehmender Häufigkeit bei Avonex, Rebif und Betaferon (⇑). Bei anhaltend hochtitrigen NAB treten wieder vermehrt Schübe auf (⇑).
- Neben rekombinanten IFN-β1a senken auch intravenöse Immunglobuline (IVIG) die Wahrscheinlichkeit des Auftretens neuer Schübe nach klinisch isoliertem Syndrom (⇑).
- Ein humanisierter monoklonaler Antikörper gegen das Adhäsionsmolekül VLA-4 (Natalizumab) reduziert Schubzahl und entzündlich bedingte MR-Veränderungen (⇑). Nach dem Auftreten von zwei Erkrankungsfällen mit progressiver multifokaler Leukenzephalopathie (PML) unter der Behandlung mit Natalizumab wurde die Vermarktung dieses Antikörpers in den USA und dessen Einsatz in klinischen Studien weltweit zunächst ausgesetzt.
- Orale Cannabinoide haben keinen objektivierbaren Effekt auf die Spastik bei MS (⇑).
- Donepezil verbessert Gedächtnisfunktionen bei MS-Patienten mit kognitiven Störungen (⇑).
- Erste Ergebnisse des deutschen MS-Registers zeigen, dass die mittlere Zeit vom Erstsymptom bis zur Diagnosestellung immer noch 3,4 Jahre beträgt und dass 33 % der Patienten aufgrund ihrer Erkrankung vorzeitig berentet werden (⇑).

Die wichtigsten Empfehlungen auf einen Blick

- Gemäß den neuen Diagnosekriterien kann bei objiviertem initialen Schubereignis durch Nachweis der zeitlichen und örtlichen Dissemination in der MRT nach ≥ 3 Monaten die Diagnose MS gestellt werden (**A**).
- Die Frühtherapie mit s.c. oder i.m. IFN-β1a nach dem ersten Schub ist bei hoher Läsionslast (≥ 9 T2-Läsionen in der MRT) am wirksamsten (**B**).
- Bei funktionell beeinträchtigenden Schüben, die nicht ausreichend auf hoch dosierte Kortisonstoßtherapien ansprechen, lässt sich durch eine Plasmapherese bei knapp der Hälfte der Patienten doch noch eine Rückbildung der Schubsymptome erreichen (**B**).
- In der Basistherapie der MS mit Schüben werden drei (3) rekombinante Beta-Interferon-Präparate (Avonex, Betaferon, Rebif) und Glatirameracetat (Copaxone) als Präparate der ersten Wahl eingesetzt (**A**).
- IVIG und Azathioprin stehen als Reservemittel bei Unverträglichkeit oder Kontraindikationen zur Verfügung (**A**).
- Der therapeutische Nutzen der immunmodulatorischen Therapie kann klinisch frühestens nach ca. 6 Monaten abgeschätzt werden (**B**).
- Die quantitative Erfassung klinischer Befunde anhand etablierter Scores (EDSS und MSFC) sollte unter der Therapie in den ersten beiden Jahren alle 3 Monate und bei Stabilisierung im Weiteren alle 6 Monate erfolgen (**B**).
- Patientenschulung, Injektionstraining und konsequente Behandlung von Nebenwirkungen der Basistherapie verbessern die Compliance (**B**).
- Bei nicht ausreichendem Ansprechen auf die Basistherapie kann Mitoxantron als erstes Präparat der Eskalationstherapie eingesetzt werden (**B**).
- MRT-Kontrolluntersuchungen sollten als ergänzende Untersuchung bei Verdacht auf Therapieversagen durchgeführt werden (**B**).
- Ein besseres funktionelles Outcome kann bei der Schubtherapie mit Kortisonstoß durch begleitende multidisziplinäre, symptomangepasste Rehabilitationsverfahren erreicht werden (**B**).
- Symptome der MS sollten bei jeder Konsultation erfragt und bei funktionell relevanter Störung gemäß den Empfehlungen der MSTKG behandelt werden (**A**).

Definition

Die Multiple Sklerose (MS) ist die häufigste neurologische Erkrankung, die im jungen Erwachsenenalter zu bleibender Behinderung und vorzeitiger Berentung führt. Es handelt sich um eine chronisch-entzündliche Erkrankung des Zentralnervensystems mit unterschiedlicher Ausprägung von Demyelinisierung und axonalem Schaden. Verschiedene histopathologische Muster der Entmarkung wurden in Subgruppen von MS-Patienten gefunden (Lucchinetti et al. 1996). Klinisch beginnt die MS bei über 80% der Patienten mit einem **schubförmigen Verlauf.** Häufige Frühsymptome sind die einseitige Optikusneuritis, Sensibilitätsstörungen oder eine belastungsabhängige Schwäche der Beine (Weinshenker 1998). Bei den meisten Patienten bilden sich die Symptome eines Schubes innerhalb der ersten 6–8 Wochen zurück. Wenn neu aufgetretene Beschwerden über 6 Monate persistieren, sinkt die Rückbildungswahrscheinlichkeit auf unter 5% (Ellison et al. 1994). Beim natürlichen Verlauf der unbehandelten Erkrankung liegt die Schubrate initial bei ca. 1,8 Schüben pro Jahr und nimmt dann in den Folgejahren kontinuierlich ab (Weinshenker u. Ebers 1987).

Unbehandelt kommt es bei ca. 40% der Patienten nach 10 Jahren zu einer **sekundären Progredienz,** d. h. zu einer schleichenden Zunahme klinischer Symptome auch ohne zusätzliche Schübe. Definitionsgemäß wird beim chronisch-progredienten Verlauf eine kontinuierliche Zunahme der Symptome über mindestens 6 Monate hinweg gefordert. Eine hohe Anzahl von Schüben innerhalb der ersten beiden Krankheitsjahre ist oft mit rascherer Progredienz verbunden (Weinshenker et al. 1989a, Lublin et al. 2003). Nur ein geringer Anteil von Patienten hat im Verlauf der Erkrankung keine Schübe, sondern beginnt bereits mit einer schleichenden Zunahme neurologischer Symptome. Dies wird als **primär-progredienter Verlauf** bezeichnet. Es findet sich dann häufig eine über Jahre zunehmende spastische Gangstörung, seltener auch ein progredientes zerebelläres Syndrom (Thompson et al. 2000). Bei dieser Verlaufsform finden sich deutlich weniger entzündliche Veränderungen in der MRT.

Circa 33% der Patienten werden aufgrund ihrer Erkrankung vorzeitig berentet (Flachenecker et al. 2005). Die sozio-ökonomischen Auswirkungen der Erkrankung sind enorm. Unter Berücksichtigung auch der indirekten Kosten (Produktivitätsverlust durch Arbeitsunfähigkeitszeiten oder vorzeitige Berentung) betragen die jährlichen Krankheitskosten bundesweit insgesamt 4 Mrd. Euro, pro Patient durchschnittlich ca. 33 Tsd. Euro. Hierbei ist zu berücksichtigen, dass sich ein fast exponentieller Anstieg der Kosten mit zunehmender Behinderung ergibt (Kobelt et al. 2001).

Diagnostik

Die Diagnose einer MS stützt sich auf die Anamnese (Hinweise für bereits früher stattgehabte neurologische Ereignisse mit Schubcharakter), die Objektivierung klinisch-neurologischer Ausfälle, die eine zentralnervöse Störung anzeigen, sowie den klinischen oder paraklinischen Nachweis einer zeitlichen und örtlichen Dissemination bei Ausschluss anderer Ursachen. Für die richtige Einordnung der klinischen Präsentation ist die Definition eines Schubes zu beachten.

Definition eines Schubes

Neue oder eine Reaktivierung bereits zuvor aufgetretener klinischer Ausfälle und Symptome, die subjektiv berichtet oder durch die Untersuchung objektiviert werden können und

- mindestens 24 Stunden anhalten,
- mit einem Zeitintervall von ≥ 30 Tagen zum Beginn vorausgegangener Schübe auftreten und
- nicht durch Änderungen der Körpertemperatur (Uhthoff-Phänomen) oder im Rahmen von Infektionen erklärbar sind.

Einzelne paroxysmale Episoden (wie z. B. tonische Spasmen) werden definitionsgemäß nicht als Schub eingeordnet. Multiple Episoden dieser Art mit einer Dauer von mehr als 24 Stunden werden jedoch ebenfalls als Schub angesehen.

Die genaue Beachtung dieser Definition ist wichtig, da die Anzahl der Schübe innerhalb eines festgelegten Zeitraums entscheidend für die Indikation einer verlaufsmodifizierenden Behandlung ist und auch bei der Beurteilung des Therapieeffekts Berücksichtigung findet (siehe Therapie).

Nach neuen, international anerkannten Kriterien (McDonald et al. 2001) kann die Diagnose einer Multiplen Sklerose bereits dann gestellt werden, wenn nach einem ersten Krankheitsschub mit klinisch nachweisbaren Auffälligkeiten in mindestens einem Funktionssystem sich im Liquor MS-typische Veränderungen (intrathekale IgG-Synthese) zeigen, sich zwei oder mehr charakteristische Läsionen in der initialen MRT finden und in der Verlaufs-MRT (≥ 3 Monate nach Schubereignis) mehrere entzündliche Herde in definierter Verteilung vorhanden sind, wovon mindestens einer Gadolinium anreichert (**Tabelle 1**).

Die frühe Diagnosestellung ist auch für die rechtzeitige Einleitung einer immunmodulatorischen Therapie von Bedeutung (Comi 2003). In gleichem Maße gewinnt die sichere differenzialdiagnostische Abgrenzung gegenüber ähnlichen Krankheitsbildern wie Kollagenosen, Borreliose, Sarkoidose, zerebrovaskulären oder metabolischen Erkrankungen an Bedeutung. In den neuen Diagnosekriterien wird ausdrücklich darauf hingewiesen, dass die vorliegenden neurologischen Symptome durch „nichts besser als durch das Vorliegen einer MS" erklärt werden können (McDonald et al. 2001).

Eine hohe Entzündungsaktivität mit mehreren Schüben in der Frühphase der Erkrankung bzw. zahlreiche Herde in der T2-gewichteten MRT (Brex et al. 2002) sowie polysymptomatischer Beginn mit früher Beteiligung pyramidaler oder zerebellärer Funktionssysteme und anhaltenden Defiziten (Weinshenker et al. 1989b) ist signifikant häufiger mit einem prognostisch ungünstigen Krankheitsverlauf assoziiert (⇑⇑⇑). Ebenso konnte gezeigt werden, dass pathologische SEP und MEP in der Frühphase der Erkrankung (Kallmann et al. 2004) sowie eine intrathekale IgM-Produktion (Villar et al. 2002) mit einem höheren Risiko der frühen Krankheitsprogression verbunden

Tabelle 1 Aktuelle Diagnosekriterien der MS (nach McDonald et al. 2001)

Klinische Präsentation (Schübe)	Objektivierbare klinische Läsion	Weitere erforderliche Kriterien
2 oder mehr	2 oder mehr	• keine; klinische Evidenz ausreichend (zusätzliche Evidenz wünschenswert, muss dann mit MS vereinbar sein)
2 oder mehr	1	• räumliche Dissemination im MRI[1] • oder positiver Liquorbefund[2] und 2 oder mehr MS-typische Läsionen im MRI • oder weiterer klinischer Schub
1	2 oder mehr	• zeitliche Dissemination im MRI[3] • oder zweiter klinischer Schub
1 (monosymptomatische Präsentation)	1	• räumliche Dissemination im MRI[1] • oder 2 oder mehr MS-typische Läsionen im MRI mit positivem Liquorbefund[2] UND • zeitliche Dissemination im MRI[1] oder zweiter klinischer Schub
0 (primär progredienter Verlauf; Thompson et al. 2000)	1	• positiver Liquorbefund[2] UND • räumliche Dissemination im MRI • ≥ 9 T2-Läsionen im Gehirn • oder ≥ 2 Läsionen im Rückenmark (RM) • oder 4–8 zerebrale + 1 RM-Läsion • oder positive VEPs[4] + 4–8 zerebrale MRT-Läsionen • oder positive VEPs[4] + ≤ 4 zerebrale MRT-Läsionen + 1 RM-Läsion • UND • zeitliche Dissemination im MRI[3] oder kontinuierliche Progression für ein Jahr

[1] Demonstration einer räumlichen Dissemination muss die entsprechenden Kriterien nach Barkhof (1997) und Tintoré (2000) erfüllen.
[2] Ein positiver Liquorbefund liegt beim Nachweis oligoklonaler Banden bzw. eines erhöhten Liquor-IgG-Index vor.
[3] MRI-Kriterien für eine zeitliche Dissemination: kontrastmittelaufnehmende Läsion ≥ 3 Monate nach klinischem Schub an anderer Lokalisation als vorangegangener Schub oder neue kontrastmittelaufnehmende oder T2w-hyperintense Läsion in einem zweiten MRI im Abstand von ≥ 3 Monaten.
[4] Pathologische, visuell evozierte Potenziale, die typisch für die MS sind (Latenzverzögerung bei gut erhaltener Konfiguration).

Tabelle 2 Faktoren, die den Krankheitsverlauf beeinflussen

Prognostisch eher günstige Faktoren	Prognostisch eher ungünstige Faktoren
Monosymptomatischer Beginn	polysymptomatischer Beginn
Nur sensible Symptome	früh motorische und zerebelläre Symptome
Kurze Dauer der Schübe	lang dauernde Schübe
Gute Rückbildung der Schübe	schlechte Rückbildung der Schübe
Erhaltene Gehfähigkeit	initial zahlreiche Läsionen in der MRT
Erkrankungsbeginn < 35. Lebensjahr	früh pathologische SEP und MEP
Keine intrathekale IgG-Produktion	intrathekale IgM-Produktion

sind (**Tabelle 2**). Die prognostische Bedeutung von Antikörpern gegen Bestandteile des zentralen Myelins (z. B. gegen basisches Myelinprotein (MBP) und Myelin-Oligodendrozyten-Glykoprotein (MOG)) ist derzeit Gegenstand zahlreicher Untersuchungen. Nachdem zunächst in einer Studie ein hoher prädiktiver Wert dieser Antikörper für das Risiko eines frühen 2. Schubes nach primärer Symptomatik (Berger et al. 2003) und erhöhte IgG-Antikörper gegen MOG während MS-Schüben und bei der sekundär progredienten MS gefunden wurden (Gaertner et al. 2004), konnten diese spezifischen Befunde in einer anderen Population nicht bestätigt werden (Lampasona et al. 2004) (⇔). Hier bleiben jetzt die Ergebnisse eines geplanten Ringversuchs abzuwarten.

Untersuchungen bei Verdacht auf Multiple Sklerose

Bei MS-verdächtigen Symptomen sollte immer auch nach eventuell zurückliegenden neurologischen Ausfällen gefragt werden, die Hinweise für einen früheren Erkrankungsbeginn liefern könnten. Ebenso ist nach anderen Autoimmunerkrankungen beim Patienten selber oder aber bei Familienmitgliedern zu fragen (Annunziata et al. 2003, Broadley et al. 2000). Beschwerden und Symptome im Bereich der Blasen-, Mastdarm- und Sexualfunktionen sollten erfragt werden. Ebenso ist eine gezielte Exploration sog. „versteckter" Symptome, wie verstärkte Ermüdbarkeit (Fatigue), Konzentrationsstörungen und depressive Verstimmung vorzunehmen, da diese wesentlich zur Beeinträchtigung der Lebensqualität beim Patienten führen (Janardhan u. Bakshi 2002, Benito-Leon et al. 2003, Lobentanz et al. 2004) (**B**) und vielfach symptomatisch gut behandelbar sind (Bagert et al. 2002, Schwid et al. 2002a, Krupp u. Rizvi 2002).

Es folgt die detaillierte klinisch-neurologische Untersuchung unter Einschluss einer differenzierten Visusprüfung und Quantifizierung der Befunde, vorzugsweise anhand der etablierten **expanded disability status scale** (EDSS; Kurtzke 1983). Wichtig ist ebenso die frühzeitige Erhebung und Dokumentation des neuropsychologischen Befundes. Hierfür stehen verschiedene Testbatterien zur Verfügung (Rao 1995). Ziel der klinischen Untersuchung ist es, die Symptomatik des Patienten so gut wie möglich zu quantifizieren und ggf. Hinweise für weitere Auffälligkeiten in anderen Funktionssystemen zu erhalten. Bei Patienten mit Einschränkung der Gehfähigkeit (< 1 km ohne Pause) ist initial und im Verlauf mindestens 1 x jährlich die maximale Gehstrecke ohne Pause mit Zeitmessung und Angabe der verwendeten Hilfsmittel zu bestimmen (Albrecht et al. 2001).

Zur Quantifizierung weiterer Funktionsbereiche hat sich in den letzten Jahren die **multiple-sclerosis-functional-composite**-Skala etabliert (Cutter et al. 1999, Cohen et al. 2000, Schwid et al. 2002b). Hierfür wird eine kurze Gehstrecke (7,6 m) nach Zeit, ein Steckbrett-Test nach Zeit zur Quantifizierung der Armfunktion und ein Aufmerksamkeits-/Konzentrationstest, der sog. **paced-auditory-serial-addition**-Test (PASAT) durchgeführt. Die Berechnung erfolgt als z-Score und erlaubt einen inter- und intraindividuellen Vergleich (Cohen et al. 2000, Schwid et al. 2002b). Auch dieser Score sollte bei Diagnosestellung und dann mindestens im jährlichen Abstand wiederholt werden (**B**) (MSTKG 2002).

Bei der Angabe von Blasenfunktionsstörungen müssen vor Therapieeinleitung vom Patienten ein Miktionsprotokoll geführt und Restharnbestimmungen sowie ein Urinstatus in der Praxis durchgeführt werden (Kragt et al. 2004, Blumhardt et al. 2000) (**A**).

Die Darstellung einer subklinischen Krankheitsdissemination erfolgt durch die Aufzeichnung evozierter Potenziale (VEP, SSEP, MEP und AEP) und die kranielle MRT. Hierbei ist darauf zu achten, dass eine Vergleichbarkeit der Verlaufsuntersuchungen gegeben ist und Mindestanforderungen, wie standardisiertes Protokoll mit exakter Positionierung, transversale PD-T2-Gewichtung, transversale T1-gewichtete Aufnahmen +/- Kontrastmittelgabe (Gadolinium) erfüllt sind. Weiterhin wünschenswert sind transversale und sagittale FLAIR-Aufnahmen (Fazekas 1999, Gass et al. 1999) (**B**). Da die MRT einen wesentlichen Kostenfaktor in der optimierten Versorgung von MS-Patienten darstellt, müssen Verlaufsuntersuchungen miteinander vergleichbar sein!

Evozierte Potenziale und die MRT sollten bei der Initialsymptomatik und bei relevanten Änderungen der Krankheitsdynamik, die eine Therapieumstellung nach sich ziehen könnten, durchgeführt werden (MSTKG 2002). Eine MRT des Rückenmarks ist indiziert bei Verdacht auf spinale Beteiligung (Fazekas et al. 1999) oder zur differenzialdiagnostischen Abgrenzung gegenüber einer Neuromyelitis optica (Devic-Syndrom; Poser u. Brinar 2004).

Die Liquoruntersuchung spielt in der Diagnostik der MS weiterhin eine zentrale Rolle. Zum einen dient sie zur Abgrenzung gegenüber erregerbedingten Erkrankungen (z. B. Borreliose; Bourahoui et al. 2004), zum anderen ist der Nachweis einer intrathekalen IgG- und IgM-Synthese unter prognostischen Gesichtspunkten relevant (Tintore et al. 2003, Tumani et al. 1998) (**A**). Die Lumbalpunktion sollte zur Reduktion postpunktioneller Beschwerden immer mit einer atraumatischen Nadel durchgeführt werden (Cooper 2002) (**A**). Die Liquordiagnostik umfasst Zytologie, Albumin- und IgG-, IgA-, IgM-Bestimmungen nach dem Quotienten-Schema (Reiber-Felgenhauer-Diagramm), Nachweis oligoklonaler IgG-Banden im Liquor und ggf. Antikörper-Synthese-Indizes (ASI) für neurotrope Viren Masern, Röteln, Zoster (sog. MRZ-Reaktion). Bei entsprechendem klinischen Verdacht sollte auch eine Bestimmung des ASI für Borrelien durchgeführt werden.

Differenzialdiagnostisch müssen chronisch-infektiöse Erkrankungen (Neuro-Lues, Borreliose, HIV-Infektion), Kollagenosen, Vaskulitiden und Leukodystrophien sowie Sonderformen entzündlich-demyelinisierender Erkrankungen (z. B. Devic-Syndrom oder ADEM) ausgeschlossen werden.

Obligate Laboruntersuchungen in der diagnostischen Phase umfassen CRP, großes Blutbild, Serumchemie, Blutzucker, Vitamin-B12, Rheumafaktor, ANA, Anti-Phospholipid-Antikörper, Lupus-Antikoagulans, ACE, Borrelienserologie, Urinstatus.

Fakultativ werden bei klinisch möglicher Differenzialdiagnose durchgeführt: ANCA, ENA, HIV-Serologie, HTLV-1-Serologie, TPHA, langkettige Fettsäuren, Mykoplasmen-Serologie.

Klinisch-neurologisches Syndrom, Anamnese, Bildgebung, Liquorbefunde, Ergebnisse der evozierten Potenziale und hinsichtlich der Differenzialdiagnosen unauffällige Laboruntersuchungen sichern die Diagnose.

Epidemiologie

Weltweit sind ca. 1 Mio. Menschen betroffen, in Deutschland wird die Zahl der Erkrankten auf 100000–120000 geschätzt (Hein u. Hopfenmüller 2000). Die jährliche Inzidenz liegt bei ca. 3,5–5 pro 100000 Einwohnern (Flachenecker et al. 2005). Frauen sind bei der schubförmig verlaufenden MS 2–3 x häufiger betroffen als Männer. Der Erkrankungsgipfel liegt um das 30. Lebensjahr, wobei die MS immer häufiger auch bereits bei Kindern und Jugendlichen diagnostiziert wird (Ruggieri et al. 1999). Noch immer beträgt die durchschnittliche Zeit vom Erstsymptom bis zur Diagnosestellung 3,4 Jahre (Flachenecker et al. 2005). Die MS tritt vorwiegend in den gemäßigten Breiten nördlich und südlich des Äquators auf, und dort finden sich die höchsten Prävalenzzahlen bei der Bevölkerung kaukasischen Ursprungs (Ebers u. Sadovnick 1994). Strategien zur Primärprävention sind nicht bekannt.

Tabelle 3 Klinische und paraklinische Untersuchungen bei MS ohne verlaufsmodifizierende Therapie (**C**)

Untersuchungsart	VD: MS	3. Mo.	6. Mo.	12. Mo.	½-jährlich	1 x/Jahr	Schub/Progression
Vorgeschichte erfragen	X						
Symptome erfragen	X	X	X	X	X		X
Neurologische Untersuchung	X	X	X	X	X		X
EDSS	X		X	X	X		X
Gehstrecke[1]	(X)		(X)	(X)		(X)	(X)
MSFC	X			X		X	(X)
Lumbalpunktion	X						
Laboruntersuchungen[2]	X			X		X	X
Urinstatus	X		X	X	X		X
Serologie	X						
MRT (kraniell)[3]	X	X					(X)
MRT (spinal)[4]	(X)						(X)
VEP, MEP, SEP (Beine)	X						(X)[5]
Aufklärung über MS + Therapieoptionen	X	X					(X)

[1] bei Angabe von verkürzter Gehstrecke (< 1 km)
[2] Routinelabor (Blutbild, Serumchemie, CRP, BZ, E'lyte)
[3] MRT beim Schub oder rascher Progression, wenn eine Änderung der immunmodulatorischen Therapie geplant ist.
[4] Nur, wenn klinisch **neu** der Verdacht auf eine spinale Manifestation besteht.
[5] nur betroffene Modalität (z. B. VEP bei ON)

Ziele und Anwendungsbereich

Definition der Ziele der Leitlinie

Ziel dieser Leitlinie ist eine Optimierung der Behandlung von Schüben und Symptomen der MS sowie der verlaufsmodifizierenden Sekundärprophylaxe. Die Leitlinie ist evidenzbasiert und eine Fortentwicklung der folgenden Leitlinien und Empfehlungen:
Leitlinie der DGN 2003 (Rieckmann et al. 2003),
Empfehlungen der Multiple Sklerose Therapie Konsensus Gruppe (MSTKG 2002, Henze et al. 2004) sowie Recommendations of European MS Societies (MSTCG 2004).

Definition des Anwendungsbereichs (Zielgruppe)

Diese Leitlinie wendet sich überwiegend an Neurologen und Nervenärzte, die im ambulanten Sektor, Klinikbereich oder in Rehabilitationseinrichtungen Patienten mit MS betreuen oder deren Behandlung kritisch beurteilen (Medizinischer Dienst der Krankenkassen).

Therapie

In Ermangelung einer heilenden Therapie sind die gegenwärtigen Hauptziele der Behandlung

- die möglichst vollständige Rückbildung schubassoziierter Symptome,
- die Vorbeugung weiterer Krankheitsschübe,
- die Unterbindung der Entwicklung eines permanenten Defizits und
- bei eingetretenen dauerhaften Ausfällen eine Stabilisierung der funktionellen Einschränkung auf möglichst niedriger Beeinträchtigungsstufe.

Daher zielen sämtliche gegenwärtig eingesetzten Therapien in erster Linie auf eine Reduktion entzündlicher Krankheitsaktivität ab. Darüber hinaus spielt eine stadiengerechte optimale Behandlung von krankheitsassoziierten Symptomen (inklusive Rehabilitation und Hilfsmittelversorgung) eine sehr wichtige Rolle. Im Einzelnen sollen daher die Schubtherapie, die verlaufsmodifizierende Therapie und die symptomatische Behandlung dargelegt werden.

Schubtherapie

Als Standardtherapie des akuten MS-Schubes gilt die intravenöse Applikation von hoch dosiertem Methylprednisolon (Beck et al. 1992, Goodin et al. 2002, Grauer et al. 2001, Kaufman et al. 2000; Oliveri et al. 1998) (**A**). Vorzugsweise sollte je 1 g an drei aufeinander folgenden Tagen verabreicht werden. Zum oralen Ausschleichen (maximal über 14 Tage) liegen keine evidenzbasierten Daten vor (⇔), so dass hier individuell nach Verträglichkeit und Effektivität der intravenösen Therapie entschieden werden sollte (**C**). Ähnlich wirksam scheint nach kleineren Studien auch die hoch dosierte orale Therapie mit 500 mg Methylprednisolon zu sein (Alam et al. 1993, Sellebjerg et al. 1999; ⇑). Ziel jeder medikamentösen Schubbehandlung ist eine schnellere Rückbildung der beeinträchtigenden Symptome. Ob hierdurch auch eine Verzögerung weiterer Schübe oder eine Reduktion der Schubrate insgesamt erzielt wird, kann anhand der vorliegenden Studien nicht beurteilt werden (⇔). Für eine Kombinationstherapie mit intravenösen Immunglobulinen konnte gegenüber der Monotherapie keine Überlegenheit in der Schubbehandlung nachgewiesen werden (Visser et al. 2004) (⇓). Eine begleitende multidisziplinäre, symptomangepasste Rehabilitation erbrachte ein besseres funktionelles Outcome nach drei Monaten als die alleinige Kortikosteroidpulstherapie (Craig et al. 2003) (⇑). Daher sollten neben der rein pharmakologischen Therapie des Schubes nicht primär körperliche Schonung empfohlen, sondern je nach Schubsymptomatik begleitend Physio-, Ergotherapie oder Logopädie eingesetzt werden (**B**).

Die Blockade des Adhäsionsmoleküls VLA-4 durch einmalige Applikation des humanisierten Antikörpers Natalizumab (Tysabri) als Schubtherapie erbrachte keine schnellere Reduktion der Schubsymptome im Vergleich zu Placebo, obwohl sich eine signifikante Reduktion gadoliniumanreichernder Läsionen fand (O'Connor et al. 2004) (⇓).

Bei einem klinisch schweren Schub, der nicht ausreichend auf Kortikosteroid-Pulstherapien anspricht, kann eine zusätzliche Behandlung mit Plasmapherese in Erwägung gezogen werden (**Abbildung 1**; Ruprecht et al. 2004, Weinshenker et al. 1999, Keegan et al. 2002) (⇑). Eine entsprechende Studie mit IVIG liegt bisher nicht vor. Es wird derzeit folgendes Vorgehen zur Schubbehandlung bei funktionell beeinträchtigenden Schüben (motorische, zerebelläre oder Hirnstammsymptomatik sowie schwere Optikusneuritis) vorgeschlagen:

1. Nach standardisierter, quantitativer neurologischer Untersuchung (EDSS und MSFC), Ausschluss eines akuten Infekts und Beachtung der Kontraindikationen für eine Kortikosteroidtherapie wird die intravenöse Methylprednisolon-Hochdosistherapie möglichst innerhalb 3–5 Tagen nach Beginn der klinischen Symptomatik mit einer Dosierung von 1 g an 3–5 (max.) aufeinander folgenden Tagen unter Magenschutz und Thromboseprophylaxe begonnen (**A**). Während der Therapie sind Blutdruck und Blutzucker sowie Elektrolyte engmaschig zu kontrollieren.
2. Erneute quantitative neurologische Untersuchung zwei Wochen nach Beendigung der Kortikosteroidtherapie. Bei ungenügender Besserung erfolgt eine erneute intravenöse Pulstherapie, ggf. auch mit erhöhter Dosis von bis zu 5 x 2 g Methylprednisolon (Durchführung wie unter 1.) (**C**).
3. Erneute quantitative neurologische Untersuchung nach Beendigung der 2. Kortikosteroid-Pulstherapie. Falls auch hierunter keine Rückbildung der Schubsymptomatik eingetreten ist, sollte die Option einer Plasmapherese in einem MS-Zentrum in Betracht ge-

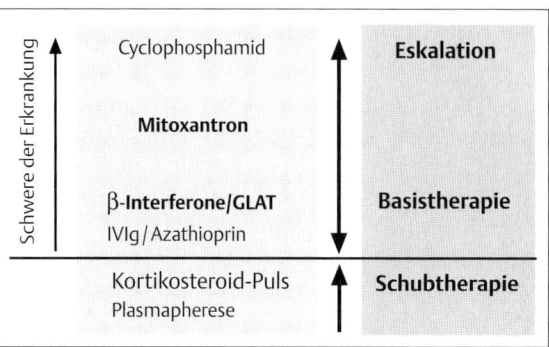

Abbildung 1 Immunmodulatorische Stufentherapie der MS.

Tabelle 4 Präparate für die verlaufsmodifizierende Therapie der MS

Interferon-beta-1b	Betaferon: 8 MIU jeden 2. Tag s.c.
Interferon-beta-1a	Avonex: 30 µg 1 x/Woche. i.m. Rebif: 22 µg oder 44 µg 3 x/Woche s.c.
Glatirameracetat	Copaxone: 20 mg/d s.c.
Azathioprin	z. B. Imurek: empfohlene Dosierung 2–3 mg/kg KG, Anpassung nach Blutbildkontrolle
Mitoxantron	Ralenova: 12 mg/qm Körperoberfläche i.v. alle 3 Monate bei Versagen der Basistherapie

zogen werden. Bei kontinuierlicher Verschlechterung der Symptomatik während einer 5-tägigen Kortikosteroid-Stoßtherapie kann eine Plasmapheresebehandlung auch an Stelle einer Wiederholung der Pulstherapie (wie in 2.) in Erwägung gezogen werden (**B**).
4. Bei schweren, protrahiert verlaufenden Schüben und anhaltender subklinischer Krankheitsaktivität kann von der o.g. Sequenz der einzelnen Therapieschritte abgewichen und ggf. schon frühzeitig mit einer immunsuppressiven Behandlung mit Mitoxantron (s. u.) begonnen werden (Edan et al. 1997, Scott u. Figgitt 2004) (**B**). In jedem Fall sollte bei kompliziert verlaufenden Schüben das Behandlungsprocedere mit einem MS-Zentrum abgesprochen werden.

Verlaufsmodifizierende Therapie der schubförmigen MS

Für die verlaufsmodifizierende Therapie der MS beim schubförmigen Verlauf sind in Deutschland aufgrund einer oder mehrerer erfolgreich verlaufenden Klasse-I-Evidenz-Studien die in **Tabelle 4** aufgeführten Präparate zugelassen und können zur Reduktion der Schubfrequenz und -schwere eingesetzt werden (**A**).

Rekombinante Interferon-beta-Präparate

Interferone gehören zur Familie der Zytokine. Sie wirken über verschiedene Mechanismen modulierend auf die bei der MS relevanten Immunreaktionen (Gold u. Rieckmann 2004). Alle drei zugelassenen Präparate reduzieren signifikant die Schubfrequenz, die Schwere der Schübe und die kernspintomographisch nachweisbare Krankheitsaktivität (Goodin et al. 2002) (⇑⇑⇑). Für Avonex und Rebif konnte in den Zulassungsstudien beim schubförmigen Verlauf auch eine verminderte Krankheitsprogression unter der Behandlung gezeigt werden (Jacobs et al. 1996, PRISMS 2001) (⇑). Bei Betaferon und Rebif fanden sich anhaltende dosisabhängige Wirkungen in den Zulassungsstudien (The IFNB MS Study Group 1995, PRISMS Study Group 1998), während dies in einer Folgestudie für Avonex nicht gezeigt werden konnte (Clanet et al. 2001). In zwei prospektiven, randomisierten, offenen, direkten Vergleichsstudien von Rebif vs. Avonex (EVIDENCE) und Betaferon vs. Avonex (INCOMIN) fand sich jeweils in der Gruppe mit höher frequentem IFN-β ein größerer Effekt auf Schubparameter und Zunahme der Läsionslast (Durelli et al. 2002, Panitch et al. 2002). Einschränkend muss festgehalten werden, dass in der INCOMIN-Studie eine Blindung bezüglich der verabreichten Medikation nur für die Auswertung der kernspintomographischen Ergebnisse bestand (⇑).

Für Avonex und Rebif (Dosierung 1 x 22 µg s.c. pro Woche) konnte gezeigt werden, dass bei Einsatz bereits nach dem ersten auf MS verdächtigen Ereignis – unabhängig vom Ort der Läsion – die Zeit bis zum Auftreten weiterer Schübe und auch die Krankheitsprogression im MRT signifikant verzögert werden können (Jacobs et al. 2000, Comi et al. 2001a) (⇑⇑⇑). Die Wirksamkeit der Präparate war besonders deutlich bei Patienten mit initial hoher Läsionslast im MRT (O'Connor 2003, Barkhof et al. 2003, Filippi et al. 2004) (⇑). Eine Studie zum Einsatz von Betaferon beim ersten klinischen Syndrom steht unmittelbar vor dem Abschluss. Für Avonex besteht eine Zulassung für den Einsatz nach dem ersten Schub, wenn „ein hohes Risiko für die Entwicklung einer klinisch manifesten MS besteht".

Für alle Interferonpräparate gilt, dass zu Beginn der Therapie häufig grippeähnliche Nebenwirkungen mit Fieber, Schüttelfrost oder Myalgien auftreten, die einen wesentlichen Einfluss auf die Lebensqualität der Patienten haben und deren Compliance beeinflussen können (⇑). Die Beschwerden lassen sich meist durch abendliche Injektionen des Interferonpräparats und die prophylaktische Gabe von 0,5–1 g Acetaminophen/Paracetamol oder 400–800 mg Ibuprofen 30 Minuten vor der Injektion kupieren (Bayas u. Rieckmann 2000). Im Vergleich zu Acetaminophen (500 mg) und Prednison (60 mg) zeigten 400 mg Ibuprofen eine leichte Überlegenheit in der Kontrolle grippeähnlicher Nebenwirkungen (Rio et al. 2004) (⇑).

Bei den subkutan applizierten Präparaten können Reizungen wie Schmerzen, Rötungen oder Verhärtungen an der Einstichstelle auftreten. Selten wurden auch Hautnekrosen an der Einstichstelle berichtet. Während der Therapie sollte auf das Auftreten depressiver Symptome geachtet werden, da zumindest in einer Studie diese Nebenwirkung häufiger als in der Placebogruppe auftrat (The IFNB MS Study Group 1995). Wegen einer gelegentlichen leichten Leukopenie oder eines Transaminasenanstiegs sollten im ersten Jahr der Therapie einmal monatlich die Laborwerte kontrolliert werden (Rieckmann et al. 2004). Unter der Therapie muss ein sicherer Konzeptionsschutz erfolgen.

Da es sich bei den rekombinanten Interferonen um potenziell immunogene Substanzen handelt, besteht ein Interesse, das Auftreten und die Auswirkungen neutralisierender Antikörper (NAB) unter der Therapie zu bestimmen. NAB finden sich in zunehmender Häufigkeit bei Avonex, Rebif und Betaferon (Ross et al. 2000, Phillips et al. 2004, Bertolotto 2004). Die Wirksamkeit der Präparate nimmt unabhängig vom Präparat bei anhaltend hochtitrigen NAB ab (Sorensen et al. 2003) (⇑). Bisher ist aber noch kein allgemein anerkanntes Testsystem zum Nachweis von NAB für den Einsatz außerhalb von Studien erhältlich, so dass die individuelle Wirksamkeit anhand klinischer Verlaufsuntersuchungen festgelegt werden sollte (Durelli u. Ricci 2004). Der Therapieeffekt kann in Abhängigkeit der vorherigen Krankheitsaktivität erst nach einer Latenz von ca. 1/2 Jahr bestimmt werden. Neben dem klinischen Verlauf (Verträglichkeit, Schubzahl, Krankheitsprogression) kann die MRT ergänzende Informationen bei der Entscheidung über eine Fortsetzung einer Interferontherapie bzw. Therapieeskalation liefern (MSTKG 2002) (**C**).

Für eine orale Applikationsform von rekombinanten IFN-β ergab sich bisher keine Wirksamkeit (Polman et al. 2003) (⇓).

Glatiramerazetat (Copaxone)

Glatiramerazetat (GLAT) ist ein synthetisch hergestelltes Oligopeptid aus den vier Aminosäuren L-**G**lutaminsäure, L-**L**ysin, L-**A**lanin und L-**T**yrosin in zufälliger Mischungsreihenfolge und unterschiedlicher Größe. Die Wirkungsweise von GLAT beruht wahrscheinlich auf seiner Eigenschaft, Th_2-Zytokine und die Produktion neurotropher Faktoren (z. B. BDNF) in T-Lymphozyten zu induzieren (Hohlfeld u. Wekerle 2004). Nachdem bereits vor 17 Jahren in einer kleinen Studie ein signifikanter Effekt auf die Reduktion der Schübe gezeigt werden konnte (Bornstein et al. 1987), fand sich diese Wirkung auch in einer späteren großen placebokontrollierten Zulassungsstudie (Johnson et al. 1995). In der Extensionsphase der dann offenen Beobachtung zeigte sich der frühere Therapiebeginn einer später einsetzenden Behandlung überlegen (Johnson et al. 2000). In einer weiteren Studie fand sich dann auch eine Reduktion entzündlicher Läsionen in der Kernspintomographie (Comi et al. 2001b). In einer kleineren, prospektiven, offenen Verlaufsbeobachtung war Copaxone ähnlich effektiv auf die Reduktion der Schubrate wie Betaferon (Khan et al. 2001). Anhand der vorliegenden Studien kann Copaxone daher ebenfalls als Basistherapie der ersten Wahl bei der schubförmigen MS angesehen werden (MSTKG 2002, Wolinsky 2004) (⇑⇑⇑). Diese Einschätzung wird nicht geteilt durch eine kürzlich erschienene Metaanalyse, welche aber in ihre Auswertung heterogene Studien mit unterschiedlichen Zielparametern, Beobachtungsdauer, Applikationsformen und Verlaufsformen der Erkrankung einschloss (Munari et al. 2004) und somit nach unserer Ansicht deutlich die methodischen Grenzen einer solchen Metaanalyse aufzeigt.

Insgesamt ist GLAT bei täglicher Injektion gut verträglich. Grippale Symptome treten nur sehr selten auf. Lokale Reizungen an der Injektionsstelle und subkutane Indurationen werden aber beobachtet. Entsprechende Vorsichtsmaßnahmen wie saubere und sicher subkutane Injektionstechnik sowie Vermeidung von Gefäßverletzungen sollten beachtet werden. Selten tritt eine sog. „systemische Postinjektionsreaktion" mit Luftnot und Herzrasen auf, die aber innerhalb von 30 sec-30 min spontan sistiert. Auch Lymphknotenschwellungen und Lipatrophien an den Injektionsstellen wurden beschrieben (Wolinsky 2004). Das Auftreten von Antikörpern gegen GLAT hat nach bisher vorliegenden Erkenntnissen keinen Einfluss auf die Wirksamkeit (Brenner et al. 2001). Anhand der bisherigen Studienlage ergeben sich keine Hinweise für eine Wirksamkeit von Copaxone beim progredienten Krankheitsverlauf oder bei oraler Applikation dieser Substanz (Wiendl u. Hohlfeld 2002) (⇓).

Azathioprin (z. B. Imurek)

Diese früher häufiger in der MS-Behandlung eingesetzte Substanz wird heute aufgrund der unbefriedigenden Studiensituation mit kleinen, z.T. sehr heterogenen Kollektiven und differierenden Ergebnissen lediglich als Reservepräparat in der Basistherapie der schubförmigen MS angesehen (MSTKG 2002, Goodin et al. 2002). Sie findet vor allem noch Anwendung bei Koinzidenz mit anderen Autoimmunerkrankungen oder bei Unverträglichkeit von IFN bzw. Ablehnung von Injektionen. Die übliche Tagesdosis liegt bei 2-3 mg/kg KG. Bis zum gewünschten Wirkungseintritt können 3-6 Monate vergehen. Während der Therapie müssen regelmäßige Blutbildkontrollen in 2- bis 4-wöchentlichen Abständen durchgeführt werden. Die Lymphozytenzahl sollte unter der Behandlung mit Azathioprin auf Werte um 600-1000/μl absinken (**C**). Bei gastrointestinalen Nebenwirkungen oder stärkeren Blutbildveränderungen sollte eine entsprechende Dosisanpassung bis hin zur Therapiepause erfolgen (Gold u. Riekmann 2004).

Intravenöse Immunglobuline (IVIg)

IVIg können als Alternative in der Behandlung der schubförmigen MS bei Unverträglichkeit oder Kontraindikationen für die o.g. zugelassenen Präparate eingesetzt werden. Es besteht aber bisher für keines der am Markt befindlichen IVIg-Präparate eine Zulassung für die MS. In mehreren kleinen Studien wurde ein signifikanter Effekt auf die Reduktion der jährlichen Schubrate und auf den Anteil schubfreier Patienten nachgewiesen (Sorensen et al. 2002) (⇑⇑⇑). Allerdings waren in den Studien unterschiedliche Mengen und Präparate der IVIg verabreicht worden, so dass bisher die optimale Wirkdosis nicht bekannt ist. IVIg können auch in Schwangerschaft und Stillzeit zur Schubprophylaxe eingesetzt werden (**B**), wofür eine retrospektive Untersuchung (Achiron et al. 2004a) und prospektive Verlaufsbeobachtungen (Haas 2000) positive Argumente liefern (⇑⇑).

Eine kürzlich publizierte, randomisierte und doppelblinde Studie mit einjähriger Beobachtungszeit konnte zeigen, dass auch IVIg nach dem ersten Schub die Zeit bis zum Auftreten einer klinisch definitiven MS und die Zunahme von Läsionen in der MRT signifikant gegenüber Placebo verzögert (Achiron et al. 2004b) (⇑).

Als wichtigste Nebenwirkungen der IVIg-Therapie bei der MS sind allergische Reaktionen, leichte Allgemeinreaktionen wie Fieber, Kopfschmerzen, Myalgien, Schwindel und Übelkeit zu erwähnen. Seltene schwerwiegende systemische Komplikationen sind ein akutes reversibles Nierenversagen und zerebrale Ischämien. Als Kontraindikation ist ein kongenitaler IgA-Mangel einmalig vor Therapiebeginn auszuschließen.

Mitoxantron

Mitoxantron ist ein Anthrazendionderivat, das ursprünglich zur Therapie von malignen Erkrankungen entwickelt wurde. Es interagiert mit proliferierenden Lymphozyten, insbesondere wird Apoptose in B-Zellen induziert (Neuhaus et al. 2004). Die Wirksamkeit von Mitoxantron bei rasch progredienter schubförmiger und sekundärchronisch-progredienter MS ist in mehreren Studien belegt, die eine signifikante Reduktion der Schubzahl und auch eine Verminderung der Krankheitsprogression und der MRT-Verlaufsparameter aufzeigten (Hartung et. al. 2002, Edan et al. 2004) (⇑⇑⇑). Zugelassen ist Mitoxantron unter dem Namen Ralenova zur Behandlung der progressiv-schubförmigen oder sekundär-progredienten MS (EDSS 3-6) bei Versagen oder Unverträglichkeit einer Vortherapie mit Immunmodulatoren, obwohl die Substanz in der Eskalationstherapie bisher nicht in prospektiven Studien getestet wurde.

Vor der ersten Therapie muss eine ausführliche Aufklärung der Patienten über Risiken und Nebenwirkungen erfolgen. Häufiger kommt es zu einer meist passageren Amenorrhoe unter der Therapie. Männliche Patienten müssen vor Einleitung der Therapie über die Möglichkeit einer Samenspende aufgeklärt werden. Es muss eine sichere Kontrazeption gewährleistet sein. Vor Erstinfusion müssen ein aktuelles Blutbild, Leber- und Nierenwerte, ein normaler Urinstatus sowie ein unauffälliger Röntgen-Thorax und eine transthorakale Echokardiographie mit quantitativer Bestimmung der linksventrikulären Ejektionsfraktion, zusätzlich bei Frauen im gebärfähigen Alter ein negativer Schwangerschaftstest vorliegen.

Die Erstinfusion sollte unter stationären Bedingungen erfolgen, um eine bessere Beurteilung der Verträglichkeit und Behandlung möglicher Nebenwirkungen, inklusive einer individuell abgestimmten antiemetischen Behandlung zu gewährleisten. Für den Fall einer ambulanten Weiterbehandlung sind die strengen gesetzlichen Auflagen bei Verwendung von Zytostatika in der Praxis seitens des Arztes und der Apotheke zu beachten inklusive eines effektiven Risikomanagements im Fall von Paravasaten. Da ein dosisabhängiges Risiko des Auftretens einer Kardiomyopathie besteht, sollte im ersten Jahr jährlich, im zweiten Jahr halbjährlich und ab einer Kumulativdosis von 100 mg/qm Körperoberfläche (KOF) vor jeder Infusion die transthorakale Echokardiographie mit Bestimmung der linksventrikulären Ejektionsfraktion wiederholt werden. Bei Beachtung der kumulativen Grenzdosis von 140 mg/qm KOF liegt das Kardiomyopathierisiko unter 0,2 % (Ghalie et al. 2002b). Da das Kardiotoxizitätsrisiko auch mit der Peak-Plasma-Konzentration korreliert, darf eine Mindestinfusionsdauer von 30 Minuten nicht unterschritten werden (Pai u. Nahata 2000).

Die Therapie erfolgt nach Infektausschluss durch Infusionen von zunächst 12 mg Mitoxantron pro qm KOF in dreimonatigen Abständen unter begleitender antiemetischer Medikation. Der Leukozytennadir (ca. 7–14 Tage nach Infusion) ist in einem Chemotherapiepass zu dokumentieren. Eine Induktionstherapie mit monatlichen Infusionen in Kombination mit 1 g Methylprednisolon kann bei besonders schweren Verläufen sinnvoll sein (⇑) (Edan et al. 1997).

Die Mitoxantrontherapie wird in der Regel zunächst für ein Jahr durchgeführt. Bei Krankheitsstabilisierung (kein neuer Schub, EDSS stabil) über ein Jahr kann eine Reduktion der Mitoxantrondosis auf 5 mg/m^2 KOF erfolgen (**C**). So kann die Therapie für einen längeren Zeitraum aufrechterhalten werden, bis die kumulative Gesamtdosis von 140 mg/qm (KOF) erreicht ist. Eine Dosisanpassung sollte entsprechend des dokumentierten Leukozytennadirs erfolgen.

Akute Nebenwirkungen umfassen Übelkeit und Erbrechen, eine kurzzeitige Diarrhö, eine meist vorübergehende sekundäre Amenorrhoe und eine anhaltende Knochenmarkssuppression. Als potenzielle Langzeitfolge wurden einzelne Fälle von akuten Leukämien beschrieben (Ghalie et al. 2002a).

Obwohl es bisher keine Studien zur Deeskalation der Immuntherapie bei der MS gibt, kann die Mitoxantrontherapie nach mindestens einjähriger Krankheitsstabilität (keine neuen Schübe, keine Krankheitsprogression und stabile MRT-Befunde) auf eine Basistherapie zurückgeführt werden (**C**).

Auch wenn die Zulassung von Mitoxantron bei MS bis auf einen EDSS von 6 begrenzt wurde, spricht aus rationalen Erwägungen und medizinischer Sicht bei rasch progredienter Krankheitsaktivität unter Beachtung der Kontraindikationen nichts gegen den Einsatz von Mitoxantron auch bei einem EDSS jenseits von 6 (**C**).

Empfehlungen zum Einsatz der immunmodulatorischen Therapie bei schubförmiger MS

Gemäß der vorliegenden Studienevidenz wird der Einsatz dieser Präparate in der Basistherapie der MS wie folgt beurteilt (MSTKG 2002; **Abbildung 1**):

- Beginn einer immunmodulatorischen Therapie mit einem rekombinanten Interferon-beta-Präparat oder Copaxone, möglichst frühzeitig nach Diagnosestellung einer schubförmigen MS (McDonald-Kriterien) bei aktivem Verlauf (**A**).
- In Abhängigkeit von der individuellen Situation des Patienten (z. B. begleitende Autoimmunerkrankungen, Kontraindikationen oder ablehnende Haltung gegenüber regelmäßigen i.m./s.c. Injektionen) kommen weitere Substanzen, wie IVIg oder Azathioprin, für die Basistherapie infrage (**B**).
- Bei nicht tolerablen, lokalen Nebenwirkungen an der Haut bei s.c. applizierten Präparaten Umstellung auf die zugelassene i.m. Applikationsform oder eines der unter Punkt zwei genannten Präparate (**C**).
- Bei anhaltender oder zunehmender Krankheitsaktivität unter der begonnenen Basistherapie Umstellung auf ein anderes Betainterferonpräparat mit höherer Applikationsfrequenz bzw. höherer Dosierung. Neben dieser Option kommt die Umstellung auf eine andere verlaufsmodifizierende Maßnahme in Betracht (siehe Abbildung 1) (**B**).
- Die Entscheidung zur Eskalation der Therapie durch Umstellung auf Mitoxantron (Ralenova) sollte immer in Rücksprache mit einem MS-Zentrum durchgeführt werden (**C**).

Erneut in das Zentrum des Interesses gerückt ist der potenzielle Nutzen regelmäßiger Kortikosteroid-Pulstherapien nach festgelegtem Schema, wie er in einer kürzlich publizierten prospektiven, randomisierten, einfach geblindeten Studie untersucht wurde. Diese Phase-II-Studie zum prophylaktischen Wert regelmäßiger Kortikosteroid-Pulstherapien erbrachte eine geringere Zunahme anhaltend hypointenser T1-Läsionen als Hinweis für strukturelle Schädigungen sowie eine signifikante Reduktion der Progressionswahrscheinlichkeit über einen Beobachtungszeitraum von 5 Jahren (Zivadinov et al. 2002) (⇑). Eine signifikante Reduktion der Schubrate oder Unterschiede bezüglich der T2-Läsionen traten nicht auf. Aufgrund der fehlenden Blindung der klinischen Untersucher müssen die Befunde zur Krankheitsprogression mit Vorsicht betrachtet werden. Die Bedeutung dieser alternati-

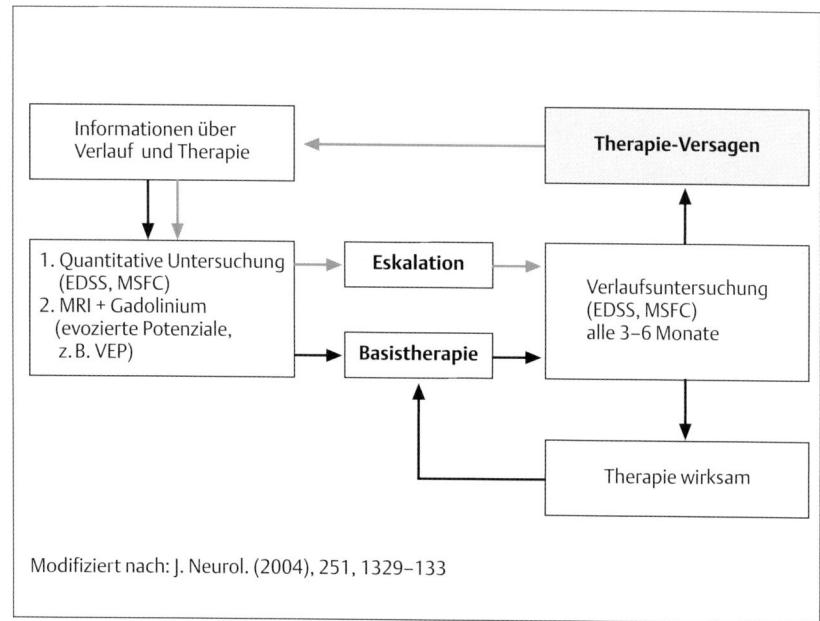

Abbildung 2 Empfohlener Algorithmus zur Verlaufskontrolle unter immunmodulatorischer Therapie.

Modifiziert nach: J. Neurol. (2004), 251, 1329–133

ven, prophylaktischen Maßnahme wird erst im Rahmen einer prospektiven, geblindeten Phase-III-Untersuchung festgelegt werden können. Zum jetzigen Zeitpunkt können intermittierende Kortikosteroid-Pulstherapien lediglich als additive Maßnahme bei unzureichender Wirksamkeit der Monotherapie mit den o.g. Substanzen angesehen werden (**C**).

Beginn und Dauer der immunmodulatorischen Therapie

Schubförmiger Verlauf: Mindestens zwei funktionell relevante Schübe in den letzten beiden Jahren oder Auftreten eines schweren Krankheitsschubes mit schlechter Remissionstendenz (**B**).

Beginn der Therapie bereits **nach dem ersten Schub** (MSTKG 2002), wenn bei Nachweis intrathekaler IgG-Synthese und subklinischer Dissemination in der MRT nach Ausschluss anderer Ursachen
- sich eine funktionell deutlich beeinträchtigende Schubsymptomatik unter Kortison-Hochdosistherapie innerhalb von 2 Monaten nicht ausreichend zurückbildet **oder**
- eine hohe Läsionslast (≥ 6 Herde) in der kraniellen MRT vorhanden ist **oder**
- aktive Entzündungsherde (Gadoliniumaufnahme oder eindeutige Zunahme der T2-Läsionen in der kraniellen MRT) in einer Folgeuntersuchung innerhalb von 6 Monaten nachweisbar sind (**B**).

Vor Beginn einer immunmodulatorischen Therapie muss der Patient verständlich über die theoretischen Wirkansätze und möglichen Nebenwirkungen der Behandlung sowie realistische Therapieziele gemäß der aktuellen Produktinformation aufgeklärt und der Verlauf unter der Therapie standardisiert dokumentiert werden (**Abbildung 2**).

Bei einer **sekundär-progredienten MS** (SPUS) ist der Behandlungserfolg mit einem IFN-β-Präparat wahrscheinlicher, wenn noch deutliche klinisch oder kernspintomographisch fassbare Hinweise für entzündliche Krankheitsaktivität (überdurchschnittlich rasche Behinderungsprogression, überlagerte Schübe oder gadoliniumanreichernde Herde) vorhanden sind (Kappos et al. 2004, Hughes 2003) (⇑⇑⇑). Bei Patienten mit gesicherter SPMS und nur geringer Behinderungszunahme in den letzten zwei Jahren oder fehlenden Schüben bzw. fehlender subklinischer Krankheitsaktivität in der MRT (neue T2-Läsionen oder gadoliniumaufnehmende Herde) erscheint eine Behandlung mit Interferon-beta wenig sinnvoll. Bei rascher Progredienz sollte nach Rücksprache mit einem MS-Zentrum die Therapie mit Mitoxantron erwogen werden. Aufgrund einer negativ verlaufenen Studie von intravenösen Immunglobulinen bei SPMS (Hommes et al. 2004) kann diese Therapieoption für diese Verlaufsform der MS nicht empfohlen werden (⇓⇓).

Bei der **primär-progredienten Verlaufsform** ist bisher keine gesicherte immunmodulatorische Therapie bekannt (⇔). Studien an kleinen Patientenzahlen haben keine signifikante Reduktion der Progression durch die Behandlung mit IFN-β gezeigt. In einer Studie ließ sich ein signifikanter Effekt auf die MRT als Verlaufsparameter nachweisen. Eine große Multicenter-Studie mit GLAT hat ebenfalls keinen signifikanten Effekt auf die Krankheitsprogression erbracht. Somit sind derzeit beide Substanzen nicht für die Therapie der PPMS zu empfehlen (⇓⇓). Bei rascher Progredienz können ebenso wie beim sekundär-progredienten Verlauf repetitive Glukokortikoid-Pulstherapien in dreimonatigem Abstand, selten auch eine Therapie mit Mitoxantron in Erwägung gezogen werden (**C**).

Obwohl es bisher keine kontrollierten Studien zur optimalen Dauer der Immuntherapie gibt und eine hierzu veröffentlichte Metaanalyse (Filippini et al. 2003) aufgrund methodischer Schwächen nicht allgemein anerkannt wurde, ist die Fortführung der Therapie unter regelmäßiger neurologischer Kontrolle gerechtfertigt, wenn

- im Verlauf weiterhin ein Therapieeffekt nachweisbar ist (z. B. reduzierte Schubzahl und -schwere im Vergleich zur prätherapeutischen Phase, verminderte Krankheitsprogression) und
- keine schwerwiegenden Nebenwirkungen die Lebensqualität des Patienten einschränken (**B**).

In Abwesenheit klarer Studiendaten zur Beendigung einer Interferontherapie bei Krankheitsstabilität erscheint als pragmatisches Vorgehen bei guter Compliance nach mindestens zweijähriger Krankheitsstabilität (keine Schübe, keine klinische Krankheitsprogression, stabile MRT) eine Unterbrechung der Therapie bei ausdrücklichem Patientenwunsch und nach eingehender Aufklärung vertretbar. Allerdings sollte dies nur unter Fortführung engmaschiger neurologischer Kontrolluntersuchungen erfolgen (**C**).

Kombinationstherapien

Bisher gibt es keine ausreichende Studienevidenz für die Effektivität von Kombinationstherapien zur Modifikation des Krankheitsverlaufs. Verträglichkeitsuntersuchungen konnten zeigen, dass eine Kombination von Azathioprin mit einem rekombinanten IFN-β-Präparat in zugelassener Dosierung über einen Zeitraum von ≤ 12 Monaten gut verträglich ist (Wiendl u. Hohlfeld 2002). Erste Ergebnisse einer kürzlich abgeschlossenen Studie konnten zeigen, dass bei nicht ausreichender Aktivität der Monotherapie mit Avonex die zusätzliche Gabe eines humanisierten Antikörpers gegen das Adhäsionsmolekül VLA-4 (Natalizumab) die Schubrate und MR-tomographisch gemessene Krankheitsaktivität gegenüber Avonex + Placebo signifikant senken konnte (⇑) (Food and Drug Administration 2004). Nach dem Auftreten von zwei Erkrankungsfällen mit progressiver multifokaler Leukenzephalopathie (PML) unter der kombinierten Behandlung mit Natalizumab + Avonex wurde die Vermarktung dieses Antikörpers in den USA und dessen Einsatz in klinischen Studien weltweit zunächst ausgesetzt. Für die Optimierung der MS-Therapie werden kontrollierte Studien bei Patienten nötig sein, die entweder auf die zugelassene Basistherapie nicht ansprechen oder bei erfolgreicher Therapie mit Mitoxantron nach Erreichen der kumulativen Höchstdosis (140 mg/qm KOF) nicht allein durch eine Monotherapie mit den Basistherapeutika eingestellt werden können.

Symptomatische Therapien

Neben der Immunmodulation spielt die symptomatische Therapie eine wichtige Rolle im multimodalen Therapiekonzept der MS. Wesentliche Ziele sind die Beseitigung oder Reduktion von Krankheitssymptomen, die funktionelle Fähigkeiten der Betroffenen und ihre Lebensqualität beeinträchtigen. Häufige Symptome wie Spastik, Ataxie, Blasenstörung oder Schmerzen/Dysästhesien können eine stationäre medikamentöse und/oder physiotherapeutische Behandlung nötig machen. Zur Vermeidung von Sekundärfolgen und zur Verbesserung funktioneller Einschränkungen gehört die Krankengymnastik auf neurophysiologischer Grundlage zur Basisversorgung von MS-Patienten mit Gehbehinderung oder Koordinationsstörungen (**B**). In den letzten Jahren konnte in mehreren Studien ein positiver Effekt multidisziplinärer Rehabilitationsverfahren auf eine Verbesserung der Mobilität und Verminderung der Behinderung gezeigt werden (⇑). Für den Langzeiteffekt ist vermutlich weniger die Restitution der Funktion entscheidend als vielmehr die verbesserte Kompensation, Rekonditionierung und Adaptation mit konsekutiver Verbesserung der Lebensqualität.

Indikationen für eine stationäre Rehabilitationsmaßnahme umfassen:

- Patienten mit ungenügender Erholung von einem akuten MS-Schub trotz hoch dosierter Steroidtherapie mit persistierender und funktionell bedeutsamer Beeinträchtigung und Handicap,
- den drohenden Verlust wichtiger Funktionen und/oder von Selbstständigkeit und/oder eine erhebliche Zunahme körperlicher Funktionsstörungen oder psychische bzw. psychosomatische Belastung trotz ambulanter Therapien,
- Patienten mit gleichzeitig mehreren funktionellen Defiziten und Bedarf eines intensiven multimodalen Therapieprogramms, außerdem
- schwerstbehinderte Patienten mit klar definierten Therapiezielen und Symptomen bzw. Komplikationen, die ein interdisziplinäres Vorgehen voraussetzen (**A**).

Besonders wichtig ist es, nach „versteckten" Symptomen, wie Konzentrations- und Aufmerksamkeitsstörungen, Fatigue, Depression, erektiler Dysfunktion oder hartnäckiger Obstipation zu fragen, da diese eine wesentliche Beeinträchtigung der Lebensqualität darstellen können (Krupp u. Rizvi 2002). Auf der anderen Seite kann es z. B. im Rahmen einer Bakteriurie zur Verstärkung von Spastik oder Dysästhesien kommen. Daher ist eine eingehende Symptomanamnese bei jeder Konsultation unerlässlich (**C**).

Seit kurzem liegt eine evidenzbasierte Empfehlung der internationalen Multiple Sklerose Therapie Konsensus Gruppe (MSTKG) zur Behandlung wichtiger und häufiger Symptome vor, die eine Orientierung in der Vielzahl der publizierten Untersuchungen zur symptomatischen Therapie geben soll (Henze et al. 2004). Die wichtigsten Empfehlungen sind in **Tabelle 5** zusammengefasst.

Eine Behandlung der Spastik mit oralen Cannabinoiden, wie sie von Patienten oft angesprochen wird, kann derzeit nicht empfohlen werden, da anhand der vorliegenden Studien keine eindeutige Wirkung belegt werden konnte (Killestein et al. 2004, Zajicek et al. 2003). Die Behandlung von Okulomotorikstörungen, Dysphagie und

Tabelle 5 Empfehlungen zur symptomatischen Therapie

Symptom	Behandlung	Empfehlungsstärke	Kommentar
Spastik	intensive Physiotherapie zur Tonusnormalisierung	(B)	Es liegen verschiedene Verlaufsbeobachtungen unterschiedlicher Verfahren vor. Wichtig sind ausreichende Intensität + Häufigkeit.
	Baclofen p.o. (5–120 mg/d) Tizanidin p.o. (2–24 mg/d) Gabapentin (300–2400 mg/d)	(A)	individuelle Eindosierung mit dem Ziel eines Funktionsgewinns Gabapentin (Mittel der 2. Wahl)
	Botulinumtoxin	(A)	bei ausgeprägter Adduktorenspastik
	kontinuierliche intrathekale Baclofenapplikation über Pumpe	(A)	bei schwerster, anders nicht beeinflussbarer Spastik (v.a. der unteren Extremität)
	intrathekale Gabe von Triamcinolon-Acetonid	(B)	nur in Kliniken mit besonderer Erfahrung in der intrathekalen Applikation
Fatigue	Ausschluss anderweitig behandelbarer Ursachen (z. B. Depression, Hypothyreose)	(B)	bei gleichzeitiger Therapie mit rekombinanten IFN-b effektive Behandlung der NW durch nichtsteroidale Antiphlogistika
	Kühlungsmaßnahmen, Energie Effizienztraining	(B)	aerobe Trainingsmaßnahmen, verschiedene Kühlmethoden in kleinen Studien untersucht
	Amantadin p.o. (100–200 mg/d) Modafinil p.o. (200–400 mg/d) 4-Aminopyridin (10–30 mg/d) Fampridine (20–30 mg/d)	(B)	Modafinil, 3,4-Diaminopyridin und Fampridine sind off-label, keine Abendmedikation 3,4-Diaminopyridin: enge therapeutische Breite
Schmerzen 3,4 Di zunächst diagnostische Abklärung neu aufgetretener Schmerzen (indirekte Folge der MS oder MS-unabhängig)	Amitriptylin ret. (25–150 mg/d)	(A)	Besonders bei chron. Par/Dysästhesien
	Carbamazepin (1200–2400 mg/d)	(A)	z. B. Trigeminusneuralgie und andere schmerzhafte Paroxysmen
	Gabapentin (800–2400 mg/d)	(B)	bei schmerzhaften Paroxysmen
Blasenfunktionsstörungen	Trospiumchlorid (30–45 mg/d) Tolterodin (2–4 mg/d) Oxybutynin 5–15 mg/d)	(A)	bei imperativem Harndrang nach Ausschluss eines Harnwegsinfekts und Restharn < 120 ml Miktionstagebuch führen!
	sterile Einmalkatheterisierung	(A)	bei anhaltendem Restharn > 150 ml nach urodynamischer Untersuchung
	Methionin p.o. (1,5–3 g/d)	(B)	Ansäuerung des Urins zur Harnwegsprophylaxe, Gefahr der Hyperhomozysteinämie bei gleichzeitigem Folsäuremangel
	Desmopressin 20 µg nasal	(B)	bei therapieresistenter Nykturie
	suprapubischer Urinkatheter	(C)	Ultima Ratio bei Versagen anderer Verfahren
Sexualfunktionsstörungen (medikamentöse Ursachen?)	Sildenafil (25–100 mg/d) Vardenafil (5–20 mg/d)	(A)	Ausschluss koronarer Herzkrankheit (nicht bei Einnahme von Nitraten oder Molsidomin)
	Tibolon (2,5 mg/d)	(B)	bei Libidoverlust oder Dyspareunie
Intentionstremor	Propranolol (80–320 mg/d) Primidon (62,5–250 mg/d) Carbamazepin (400–800 mg/d) Isoniazid (600–1200 mg/d)	(C)	Pharmakotherapie oft durch Nebenwirkungen begrenzt. Bei unzureichendem Therapieeffekt ggf. Medikamentenkombination; immer begleitende Physio- und Ergotherapie.
Kognitive Störungen	Donepezil (10 mg/d)	(A)	wirksam bei MS-assoziierten Gedächtnisstörungen (Krupp et al. 2004)
	neuropsychologische Therapie	(B)	auf individuelle Störungsmuster abgestimmte Verfahren, interdisziplinäre Betreuung
	IFN-β	(B)	Besserung kognitiver Leistungen konnte in mehreren Studien (tertiärer Endpunkt) gezeigt werden
Depression	Fluoxetin (20–60 mg/d) Sertralin (50–200 mg/d) Imipramin (50–150 mg/d)	(B)	Beachtung begleitender Symptome wie Blasenstörungen, Fatigue und Dysästhesien begleitende Psychotherapie empfehlenswert

epileptischen Anfällen wird entsprechend den allgemeinen Leitlinien zur Therapie dieser Symptome durchgeführt. Auch zu diesen Symptomen sowie zur Therapie „Dysarthrie" finden sich in den Leitlinien zur symptomatischen Therapie der MS entsprechende Angaben und Empfehlungen (Henze et al. 2004).

Trotz effektiver immunmodulatorischer und symptomatischer Behandlungsverfahren sind immer noch ca. 10 % der MS-Patienten schwerstbetroffen und pflegebedürftig. In dieser Phase der Erkrankung steht neben einer ausreichenden symptomatisch-medikamentösen Maßnahme die multidisziplinäre Betreuung bis hin zur palliativ-medizinischen Intervention unter Berücksichtigung der tatsächlichen Bedürfnisse des Patienten ganz im Vordergrund. Bei sich abzeichnenden kognitiven Defiziten muss rechtzeitig die Möglichkeit von Willensbekundungen in Form von Patientenverfügungen und Vorsorgevollmachten in Betracht gezogen werden (**C**).

Versorgungsstrukturen in der Betreuung von MS-Patienten

Für Patienten mit MS besteht im Verlauf der Erkrankung ein erhöhter, sektorübergreifender Betreuungsaufwand, besonders in den Phasen der Diagnosestellung, Krankheitsverarbeitung, bei akuten Schüben, Einleitung immunmodulatorischer Therapiemaßnahmen, bei funktionell beeinträchtigenden Symptomen oder zunehmender Behinderung. Hierbei sind oft mehrere Fachdisziplinen (Neurologe, Nervenarzt, Hausarzt, Urologe, Augenarzt), aber auch Krankengymnasten, Ergotherapeuten, Logopäden, Psychologen, Neuropsychologen, Sozialarbeiter und Pflegekräfte involviert. Der zeit- und situationsgerechte Einsatz individuell abgestimmter Maßnahmen des multimodalen Betreuungsansatzes ist hierbei entscheidend sowohl für die Verbesserung der Lebensqualität des Patienten, die Optimierung der Compliance als auch einen kostensensitiven Ressourceneinsatz. In der jetzigen Situation mit zahlreichen interdisziplinären Schnittstellen, in vielen Bereichen noch nicht einheitlicher Dokumentation und häufig suboptimalen Kommunikationswegen liegt noch erhebliches Verbesserungspotenzial. Gerade die sich rasch entwickelnden neuen Therapiekonzepte der kostenintensiven immunmodulatorischen und symptomatischen Behandlung erfordern eine zeitnahe standardisierte Erfassung des individuellen Krankheitsverlaufs unter den Bedingungen des klinischen Alltags, um so unabhängige und vergleichbare Daten für relevante Fragestellungen zu erhalten. Um hier Abhilfe zu schaffen, sollten Patienten bereits frühzeitig nach ersten MS-verdächtigen Symptomen und bei diagnostischen Unklarheiten sowie anstehenden Therapieentscheidungen, aber mindestens 1 x pro Jahr in einem regionalen MS-Kompetenzzentrum (möglichst mit Beteiligung am Registerprojekt der Deutschen Multiple-Sklerose-Gesellschaft, www.dmsg.de) vorgestellt werden.

In einem **MS-Kompetenzzentrum** sollten nach Empfehlung der MSTKG folgende strukturelle Voraussetzungen gegeben sein (**B**):
- langjährige Erfahrung in der Betreuung MS-kranker Patienten,
- mindestens 100–150 MS-Patienten pro Quartal,
- bei Initialkontakt mindestens einstündige Konsultation,
- medizinisches Fachpersonal mit Erfahrung im Bereich MS („MS-Nurse"),
- kontinuierliche Betreuung durch einen Facharzt für Neurologie,
- Durchführung standardisierter Verlaufsskalen (z. B. EDSS, MSFC),
- standardisierte Ableitung und Dokumentation (nach den Kriterien der DGKN) evozierter Potenziale (VEP, SEP, AEP, MEP),
- Durchführung der Liquordiagnostik durch zertifiziertes Labor,
- Anwendung eines transparenten Dokumentationssystems auf elektronischen Datenträgern (z. B. Beteiligung am MS-Register oder MSDS; Flachenecker et al. 2005),
- etabliertes Protokoll zur Durchführung der MRT-Untersuchungen in Kooperation mit Neuroradiologen/Radiologen,
- geregelte Erreichbarkeit außerhalb der regulären Sprechzeiten bzw. klare Regelung der Notfallversorgung von MS-Patienten,
- Möglichkeiten der stationären Betreuung und Durchführung indizierter Therapiemaßnahmen bei akuten Schüben (Kortison-Pulstherapie, Plasmapherese) und intensivierter Immuntherapie (Mitoxantron-, Cyclophosphamid-Infusionsbehandlungen),
- Kooperation mit MS-erfahrener Rehabilitationseinrichtung,
- regelmäßige Schulung/Fortbildung zu MS-relevanten Themen für Patienten, Mitarbeiter und interessierte Kollegen in der Umgebung.

Die Primärbetreuung des Patienten verbleibt weiter in den Händen des behandelnden Neurologen. Nach Erstkontakt eines Patienten mit MS-verdächtigem Symptom beim Hausarzt, Augenarzt, Orthopäden, Urologen oder anderen „Indikatorfächern" sollte eine Vorstellung beim Neurologen innerhalb von 2 Wochen und die differenzialdiagnostische Abklärung innerhalb von 4 Wochen erfolgen (**C**).

Im Regelfall ist eine stationäre Diagnostik inklusive Lumbalpunktion, EP und MRT anzustreben, um bereits zu diesem Zeitpunkt ausreichend Informationen über die Krankheitsaktivität zu erhalten, Aufklärungsgespräche über die Erkrankung und Therapieoptionen in Ruhe durchzuführen und gemeinsam mit dem Patienten Schwellenwerte für Behandlungsbeginn und -modifikation/eskalation zu vereinbaren.

Ziel des primären stationären Aufenthaltes ist es auch, funktionell beeinträchtigende Symptome durch eine hoch dosierte Kortison-Pulstherapie möglichst zu minimieren, um dem Patienten wieder eine normale Teilnahme am

Arbeits- und Sozialleben zu erlauben. Aus dem gleichen Grund kann bereits zu diesem frühen Zeitpunkt eine stationäre Rehabilitationsmaßnahme in einer bei der Betreuung von MS-Patienten erfahrenen Klinik sinnvoll sein, nicht zuletzt auch deswegen, um begleitende Hilfestellungen bei der Krankheitsverarbeitung im frühen Krankheitsverlauf zu geben (**C**). Bei guter Verträglichkeit der Kortisongaben können unter Beachtung der unter „Schubtherapie" (S. 302) genannten Bedingungen weitere Pulstherapien bei funktionell kaum beeinträchtigenden Schüben auch ambulant erfolgen.

Bei persistierenden Beschwerden, die einer symptomatischen Behandlung zugänglich sind, erfolgt die Indikationsstellung und Dosisanpassung der medikamentösen Behandlung durch den primär behandelnden Neurologen. Nichtmedikamentöse Therapien und auch Hilfsmittelanpassung sollten frühzeitig zur Funktionsverbesserung und Vermeidung von Sekundärkomplikationen eingesetzt werden. Bei Befall mehrerer Funktionssysteme ist der multidisziplinären stationären Rehabilitation der Vorzug zu geben (Kesselring 2004) (**B**).

Beginn und Modifikationen einer immunprophylaktischen Behandlung sollten nach Möglichkeit mit dem regionalen MS-Zentrum abgesprochen werden.

Bei anamnestisch vermuteten und klinisch evidenten Hinweisen auf ein Therapieversagen sollte eine erneute stationäre Evaluation und ggf. Einleitung einer Mitoxantronbehandlung gemäß Abschnitt „Mitoxantron" (S. 305) in einem MS-Zentrum erfolgen.

Durch die hausärztliche Versorgung werden für die Therapiekontrolle nötige Laboruntersuchungen gewährleistet. Darüber hinaus sollte eine adäquate Infektprophylaxe (Indikationsimpfungen, regelmäßige Urinkontrollen) beim Hausarzt durchgeführt werden (**B**).

Verfahren zur Konsensbildung

Korrigiert durch die Kommission Leitlinien der DGN und den Vorstand der DGN. Entwurf als Ergebnis eines Treffens von Mitgliedern der MSTKG am 16.10.2004 in Würzburg erstellt. Zirkulation und Ergänzungen des Entwurfs im Rundlauf via E-Mail.

Kooperationspartner und Sponsoren

Diese Leitlinie entstand ohne Einflussnahme oder Unterstützung durch die Industrie. Die Kosten wurden von der DGN getragen.

Mögliche Interessenkonflikte: Verschiedene Mitarbeiter der MSTKG haben von den folgenden Firmen Honorare für Vorträge erhalten: AstraZeneca, Aventis-Sanofi, GlaxoSmithKline, Desitin, Pfizer, Böhringer Ingelheim, Bayer Vital Germany, Schering-AG, Novartis, Serono, Biogenidec, Biotest, Octapharma, Wyeth, Teva, ZLB Behring.

Expertengruppe

Für die Multiple Sklerose Konsensusgruppe (MSTKG) alphabetisch

H. Altenkirch (Berlin), S. Bamborschke (Bernau), K. Baum (Hennigsdorf), A. Bayas (Augsburg), R. Benecke (Rostock), W. Brück (Göttingen), A. Chan (Göttingen), D. Dommasch (Bielefeld), W. G. Elias (Hamburg), P. Flachenecker (Bad Wildbad), A. Gass (Basel/Mannheim), W. Gehlen (Bochum), N. Goebels (Zürich), R. Gold (Göttingen), J. Haas (Berlin), G. Haferkamp (Hannover), F. Hanefeld (Göttingen), H.-P. Hartung (Düsseldorf), C. Heesen (Hamburg), M. Heibel (Hachen), F. Heidenreich (Hannover), B. Hemmer (Düsseldorf), T. Henze (Nittenau), R. Hohlfeld (München), R. W. C. Janzen (Frankfurt/Main), G. Japp (Königstein), S. Jung (Homburg), B. Kallmann (Würzburg), J. Koehler (Mainz), W. Kölmel (Erfurt), N. König (Berg), V. Leussink (Würzburg), K. Lowitzsch (Ludwigshafen), M. Mäurer (Würzburg), A. Melms (Tübingen), P. Oschmann (Gießen), H.-F. Petereit (Köln), M. Pette (Dresden), D. Pöhlau (Asbach), D. Pohl (Göttingen), P. Rieckmann (Würzburg), K. Ruprecht (Würzburg), M. Sailer (Magdeburg), S. Schmidt (Bonn), G. Schock (Gera), M. Schulz (Ueckermünde), S. Schwarz (Mannheim), D. Seidel (Isselburg), N. Sommer (Marburg), M. Stangel (Hannover), E. Stark (Offenbach), A. Steinbrecher (Regensburg), G. Stoll (Würzburg), K. V. Toyka (Würzburg), H. Tumani (Ulm), R. Voltz (Köln), K. P. Wandinger (Berlin), F. Weber (München), F. X. Weilbach (Bad Kissingen), W. Weinrich (Hannover), R. Weissert (Tübingen), H. Wiendl (Würzburg), H. Wiethölter (Stuttgart), B. Wildemann (Heidelberg), U. K. Zettl (Rostock), F. Zipp (Berlin), R. Zschenderlein (Berlin)

Für die Deutsche Multiple Sklerose Gesellschaft (DMSG) Patientenbeirat

E. Faßhauer, Halle/Saale
Federführend: Prof. Dr. Peter Rieckmann und Prof. Dr. Klaus Toyka, Neurologische Universitätsklinik Würzburg, Josef-Schneider Str. 11, 97080 Würzburg, Tel.: 0931–20123756
e-mail: p.rieckmann@mail.uni-wuerzburg.de,
k.toyka@mail.uni-wuerzburg.de

Literatur

Achiron, A. et al. (2004a): Effect of intravenous immunoglobulin treatment on pregnancy and postpartum-related relapses in multiple sclerosis. J. Neurol. 251 (9), 1133–1137.

Achiron, A. et al. (2004b): Intravenous immunoglobulin treatment following the first demyelinating event suggestive of multiple sclerosis: a randomized, double-blind, placebo-controlled trial. Arch. Neurol. 61 (10), 1515–1520.

Alam, S. M. et al. (1993): Methylprednisolone in multiple sclerosis: a comparison of oral with intravenous therapy at equivalent high dose. J. Neurol. Neurosurg. Psychiatry 56 (11), 1219–1220.

Albrecht, H. et al. (2001): Day-to-day variability of maximum walking distance in MS patients can mislead to relevant changes in the Expanded Disability Status Scale (EDSS): average walking speed is a more constant parameter. Mult. Scler. 7 (2), 105–109.

Annunziata, P. et al. (2003): High frequency of psoriasis in relatives is associated with early onset in an Italian multiple sclerosis cohort. Acta Neurol. Scand. 108 (5), 327–331.

Bagert, B., P. Camplair, D. Bourdette (2002): Cognitive dysfunction in multiple sclerosis: natural history, pathophysiology and management. CNS Drugs 16 (7), 445–455.

Barkhof, F. et al. (1997): Comparison of MRI criteria at the first presentation to predict conversion to clinically definite MS, Brain 120, 2059–69.

Barkhof, F. et al. (2003): Validation of diagnostic magnetic resonance imaging criteria for multiple sclerosis and response to interferon beta1a. Ann. Neurol. 53 (6), 718–724.

Bayas, A., P. Rieckmann (2000): Managing the adverse effects of interferon-beta therapy in multiple sclerosis. Drug Safety 22, 149–159.

Beck, R. W. et al. (1992): A randomized, controlled trial of corticosteroids in the treatment of acute optic neuritis. The Optic Neuritis Study Group. N. Engl. J. Med. 326 (9), 581–588.

Benito-Leon, J. et al. (2003): A review about the impact of multiple sclerosis on health-related quality of life. Disabil. Rehabil. 25 (23), 1291–1303.

Berger, T. et al. (2003): Antimyelin antibodies as a predictor of clinically definite multiple sclerosis after a first demyelinating event. N. Engl. J. Med. 349 (2), 139–145.

Bertolotto, A. (2004): Neutralizing antibodies to interferon beta: implications for the management of multiple sclerosis. Curr. Opin. Neurol. 17 (3), 241–246.

Blumhardt, L. D. et al. (2000): A quality network model for the daily care of multiple sclerosis. Mult. Scler. 6 (4), 231–236.

Bornstein, M. B. et al. (1987): A pilot trial of COP-1 in exacerbating-remitting multiple sclerosis. N. Engl. J. Med. 317, 408–414.

Bourahoui, A. et al. (2004): CSF isoelectrofocusing in a large cohort of MS and other neurological diseases. Eur. J. Neurol. 11 (8), 525–529.

Brenner, T. et al. (2001): Humoral and cellular immune responses to Copolymer 1 in multiple sclerosis patients treated with Copaxone. J. Neuroimmunol. 115 (1–2), 152–160.

Brex, P. et al. (2002): A longitudinal study of abnormalities on MRI and disability from multiple sclerosis. N. Engl. J. Med. 346, 158–164.

Broadley, S. A. et al. (2000): Autoimmune disease in first-degree relatives of patients with multiple sclerosis. A UK survey. Brain 123, 1102–1111.

Clanet, M. et al. (2001): Results of the European Interferon beta-1a (Avonex) Dose-Comparison Study. J. Neurol. 248 (Suppl. 2), 63.

Cohen, J. A. et al. (2000): Intrarater and interrater reliability of the MS functional composite outcome measure. Neurology 54 (4), 802–806.

Comi, G. et al. (2001a): Effect of early interferon treatment on conversion to definite multiple sclerosis: a randomised study. Lancet 357, 1576–1582.

Comi, G., M. Filippi, J. Wolinsky (2001b): European/Canadian multicenter, double-blind, randomized, placebo-controlled study of the effects of glatiramer acetate on magnetic resonance imaging-measured disease activity and burden in patients with relapsing multiple sclerosis. Ann. Neurol. 49, 290–297.

Comi, G. (2003): From inflammation to degeneration: the lessons of clinical trials. Neurol. Sci. 24, Suppl. 5, S295–297.

Cooper, N. (2002): Evidence-based lumbar puncture: best practice to prevent headache. Hosp. Med. 63 (10), 598–599.

Craig, J. et al. (2003): A randomised controlled trial comparing rehabilitation against standard therapy in multiple sclerosis patients receiving intravenous steroid treatment. J. Neurol. Neurosurg. Psychiatry 74 (9), 1225–1230.

Cutter, G. R. et al. (1999): Development of a multiple sclerosis functional composite as a clinical trial outcome measure. Brain 122, 871–882.

Durelli, L. et al. (2002): Every-other-day interferon beta-1b versus once-weekly interferon beta-1a for multiple sclerosis: Results of a 2-year prospective randomised multicentre study (INCOMIN). Lancet 359, 1453–1460.

Durelli, L., A. Ricci (2004): Anti-interferon antibodies in multiple sclerosis, molecular basis and their impact on clinical efficacy. Front. Biosci. 9, 2192–2204.

Ebers, G. C., A. D. Sadovnick, (1994): The role of genetic factors in multiple sclerosis susceptibility. J. Neuroimmunol. 54, 1–17.

Edan, G. et al. (1997): Therapeutic effect of mitoxantrone combined with methylprednisolone in multiple sclerosis: a randomised multicentre study of active disease using MRI and clinical criteria. J. Neurol. Neurosurg. Psychiatry 62 (2), 112–118.

Edan, G., S. Morrissey, E. Le Page (2004): Rationale for the use of mitoxantrone in multiple sclerosis. J. Neurol. Sci. 223 (1), 35–39.

Ellison, G. W. et al. (1994): Design strategies in multiple sclerosis clinical trials. The Cyclosporine Multiple Sclerosis Study Group. Ann. Neurol. 36 Suppl., S108–112.

Fazekas, F. et al. (1999): The contribution of magnetic resonance imaging to the diagnosis of multiple sclerosis. Neurology 53, 448–456.

Filippi, M. et al. (2004): Interferon beta-1a for brain tissue loss in patients at presentation with syndromes suggestive of multiple sclerosis: a randomised, double-blind, placebo-controlled trial. Lancet 364 (9444), 1489–1496.

Filippini, G. et al. (2003): Interferons in relapsing remitting multiple sclerosis: a systematic review. Lancet 361, 545–552.

Flachenecker, P. et al. (2005): MS-Register in Deutschland: 1. Design und erste Ergebnisse der Pilotphase. Der Nervenarzt, in press.

Food and Drug Administration (FDA), U.S.(2004): Tysabri (natalizumab) approval letter. www.fda.gov/cder/drug/infopage/natalizumab/default.htm.

Gaertner, S. et al. (2004): Antibodies against glycosylated native MOG are elevated in patients with multiple sclerosis. Neurology 63 (12), 2381–2383.

Gass, A. et al. (1999): Kernspintomographische Diagnostik und Verlaufsuntersuchungen bei Multipler Sklerose – Ein Leitfaden für die Qualitätssicherung. Fortschritte auf dem Gebiet der Röntgenstrahlen und der bildgebenden Verfahren. RöFo 170, 581–586.

Ghalie, R. et al. (2002a): A study of therapy-related acute leukaemia after mitoxantrone therapy for multiple sclerosis. Multiple Sclerosis 8, 441–445.

Ghalie, R. et al. (2002b): Cardiac adverse effects associated with mitoxantrone (Novantrone) therapy in patients with MS. Neurology 59, 909–913.

Gold, R., P. Rieckmann (2004): Pathogenese und Therapie der Multiplen Sklerose. UniMed Verlag, Bremen.

Goodin, D. et al. (2002): Disease modifying therapies in multiple sclerosis – Report of the therapeutics and technology assessment subcommittee of the American academy of neurology and the MS counsel for clinical practice guidelines. Neurology 58, 169–178.

Grauer, O. et al. (2001): Glukokortikosteroid-Therapie bei Optikusneuritis und Multipler Sklerose. Nervenarzt 72, 577–589.

The IFNB Multiple Sclerosis Study Group and The University of British Columbia MS/MRI Analysis Group (1995). Interferon beta-1b in the treatment of multiple sclerosis: final outcome of the randomized controlled trial. Neurology 45:1277–1285.

Haas, J. (2000): High dose IVIG in the post partum period for prevention of exacerbations in MS. Mult. Scler. 6 Suppl. 2, S18–20; discussion S33.

Hartung, H. et al. (2002): Mitoxantrone in progressive multiple sclerosis: a placebo-controlled, double-blind, randomised, multicentre trial. Lancet 360, 2018–2025.

Hein, T., W. Hopfenmüller (2000): Hochrechnung der Zahl an Multipler Sklerose erkrankten Patienten in Deutschland. Nervenarzt 71, 288–294.

Henze, T. et al. (2004): Symptomatische Therapie der Multiplen Sklerose. Nervenarzt 75, Suppl.1, S2-S39.

Hohlfeld, R., H. Wekerle (2004): Autoimmune concepts of multiple sclerosis as a basis for selective immunotherapy: from pipe dreams to (therapeutic) pipelines. Proc. Natl. Acad. Sci. U S A 101 (Suppl. 2), 14599–14606.

Hommes, O. R. et al. (2004): Intravenous immunoglobulin in secondary progressive multiple sclerosis: randomised placebo-controlled trial. Lancet 364 (9440), 1149–1156.

Hughes, R. A. (2003): Interferon beta 1a for secondary progressive multiple sclerosis. J. Neurol. Sci. 206 (2), 199–202.

Jacobs, L. D. et al. (1996): Intramuscular interferon beta-1a for disease progression in relapsing multiple sclerosis. Ann. Neurol. 39, 285–294.

Jacobs, L. D. et al. (2000): Intramuscular interferon beta-1a therapy initiated during a first demyelinating event in multiple sclerosis. New Engl. J. Med. 343, 898–904.

Janardhan, V., R. Bakshi (2002): Quality of life in patients with multiple sclerosis: the impact of fatigue and depression. J. Neurol. Sci. 205 (1), 51–58.

Johnson, K. P. et al. (1995): Copolymer 1 reduces relapse rate and improves disability in relapsing-remitting multiple sclerosis. Neurology 45, 1268–1276.

Johnson, K. et al. (2000): Sustained clinical benefits of glatiramer acetate in relapsing multiple sclerosis patients observed for 6 years. Copolymer 1 Multiple Sclerosis Study Group. Multiple Sclerosis 6, 255–266.

Kallmann, B. et al. (2004): The prognostic value of sequential evoked potentials in multiple sclerosis. J. Neurol. 250, Suppl. 2, 199.

Kappos, L. et al. (2004): Interferon beta-1b in secondary progressive MS: a combined analysis of the two trials. Neurology 63 (10), 1779–1787.

Kaufman, D.I. et al. (2000): Practice parameter: The role of corticosteroids in the management of acute monosymptomatic optic neuritis. Neurology 54, 2039–2044.

Keegan, M. et al. (2002): Plasma exchange for severe attacks of CNS demyelination: predictors of response. Neurology 58, 143–146.

Kesselring, J. (2004): Neurorehabilitation in multiple sclerosis – what is the evidence-base? J. Neurol. 251 (Suppl. 4), IV25–29.

Khan, O. et al. (2001): A prospective, open-label treatment trial to compare the effect of IFNbeta-1a (Avonex), IFNbeta-1b (Betaseron), and glatiramer acetate (Copaxone) on the relapse rate in relapsing-remitting multiple sclerosis: results after 18 months of therapy. Multiple Sclerosis 7, 349–353.

Killestein, J., B. M. Uitdehaag, C. H. Polman (2004): Cannabinoids in multiple sclerosis: do they have a therapeutic role? Drugs 64 (1), 1–11.

Kobelt, G. et al. (2001): Costs and Quality of Life in Multiple Sclerosis. An observational study in Germany. Health Economics in Prevention and Care 2, 60–68.

Kragt, J. J. et al. (2004): Relation between objective and subjective measures of bladder dysfunction in multiple sclerosis. Neurology 63 (9), 1716–1718.

Krupp, L. B., S. A. Rizvi (2002): Symptomatic therapy for underrecognized manifestations of multiple sclerosis. Neurology 58 (8 Suppl. 4), S32–39.

Krupp, L. B. et al. (2004): Donepezil improved memory in multiple sclerosis in a randomized clinical trial. Neurology 63 (9), 1579–1585.

Kurtzke, J. F. (1983): Rating neurologic impairment in multiple sclerosis: an expanded disability status scale (EDSS). Neurology 33, 1444–1452.

Lampasona, V. et al. (2004): Similar low frequency of anti-MOG IgG and IgM in MS patients and healthy subjects. Neurology 62 (11), 2092–2094.

Lublin, F. D., M. Baier, G. Cutter (2003): Effect of relapses on development of residual deficit in multiple sclerosis. Neurology 61(11), 1528–1532.

Lucchinetti, C. et al. (1996): Distinct patterns of multiple sclerosis pathology indicates heterogeneity in pathogenesis. Brain Pathol. 6, 259–274.

Lobentanz, I. S. et al. (2004): Factors influencing quality of life in multiple sclerosis patients: disability, depressive mood, fatigue and sleep quality. Acta Neurol. Scand. 110 (1), 6–13.

McDonald, W. et al. (2001): Recommended diagnostic criteria for multiple sclerosis: Guidelines from the international panel on the diagnosis of multiple sclerosis. Ann. Neurol. 50, 121–127.

MSTCG (2004): Escalating immunotherapy of multiple sclerosis – New aspects and practical application. J. Neurol. 251, 1329–1339.

MSTKG (2002): Immunmodulatorische Stufentherapie der Multiplen Sklerose – Neue Aspekte und praktische Umsetzung, März 2002. Nervenarzt 73, 556–563.

Munari, L., R. Lovati, A. Boiko (2004): Therapy with glatiramer acetate for multiple sclerosis. Cochrane Database Syst. Rev.(1), CD004678.

Neuhaus, O., B. C. Kieseier, H. P. Hartung (2004): Mechanisms of mitoxantrone in multiple sclerosis – what is known? J. Neurol. Sci. 223 (1), 25–27.

O'Connor, P. (2003): The effects of intramuscular interferon beta-1a in patients at high risk for development of multiple sclerosis: a post hoc analysis of data from CHAMPS. Clin. Ther. 25 (11), 2865–2874.

O'Connor, P. W. et al. (2004): Randomized multicenter trial of natalizumab in acute MS relapses: clinical and MRI effects. Neurology 62 (11), 2038–2043.

Oliveri, R. L. et al. (1998): Randomized trial comparing two different high doses of methylprednisolone in MS: a clinical and MRI study. Neurology 50 (6), 1833–1836.

Pai, V. B., M. C. Nahata (2000): Cardiotoxicity of chemotherapeutic agents: incidence, treatment and prevention. Drug safety 22, 263–302.

Panitch, H. et al. (2002): Randomized, comparative study of interferon beta-1a treatment regimens in MS: The EVIDENCE trial. Neurology 59, 1496–1506.

Phillips, J. T. et al. (2004): A multicenter, open-label, phase II study of the immunogenicity and safety of a new prefilled syringe (liquid) formulation of Avonex in patients with multiple sclerosis. Clin. Ther. 26 (4), 511–521.

Polman, C. et al. (2003): Oral interferon beta-1a in relapsing-remitting multiple sclerosis: a double-blind randomized study. Mult. Scler. 9 (4), 342–348.

Poser, C. M., V. V. Brinar (2004): The nature of multiple sclerosis. Clin. Neurol. Neurosurg. 106 (3), 159–171.

PRISMS (Prevention of Relapses and Disability by Interferon beta-1a Subcutaneously in Multiple Sclerosis) Study Group. Randomized double-blind placebo-controlled study of interferon beta-1a in relapsing/remitting multiple sclerosis. Lancet 1998;352(9139): 1498–504).

Rao, S. M. (1995): Neuropsychology of multiple sclerosis. Curr. Opin. Neurol. 8 (3), 216–220.

Rieckmann, P., K. V. Toyka and MSTKG (2003): Multiple Sklerose. Leitlinien der Deutschen Gesellschaft für Neurologie, Hrsg.: H. C. Diener, 2 Auflage. Thieme, Stuttgart, 210–214.

Rieckmann, P. et al. (2004): Haematological effects of interferon-beta-1a (Rebif) therapy in multiple sclerosis. Drug Saf. 27 (10), 745–756.

Rio, J. et al. (2004): Corticosteroids, ibuprofen, and acetaminophen for IFNb-1a flu symptoms in MS. Neurology 63, 525–528.

Ross, C. et al. (2000): Immunogenicity of interferon-beta in multiple sclerosis patients: influence of preparation, dosage, dose frequency, and route of administration. Danish Multiple Sclerosis Study Group. Ann. Neurol. 48 (5), 706–712.

Ruggieri, M. et al. (1999): Multiple sclerosis in children under age of 6 years of age. Neurology 53, 478–484.

Ruprecht, K. et al. (2004): Plasma exchange for severe optic neuritis: treatment of 10 patients. Neurology 63 (6), 1081–1083.

Schwid, S. R. et al. (2002a): Fatigue in multiple sclerosis: current understanding and future directions. J. Rehabil. Res. Dev. 39 (2), 211–224.

Schwid, S. R. et al. (2002b): Quantitative functional measures in MS: what is a reliable change? Neurology 58 (8), 1294–1296.

Scott, L. J., D. P. Figgitt (2004): Mitoxantrone: a review of its use in multiple sclerosis. CNS Drugs 18 (6), 379–396.

Sellebjerg, F. et al. (1999): A randomized, controlled trial of oral high-dose methylprednisolone in acute optic neuritis. Neurology 52 (7), 1479–1484.

Sorensen, P. S., F. Fazekas, M. Lee (2002): Intravenous immunoglobulin G for the treatment of relapsing-remitting multiple sclerosis: a meta-analysis. Eur. J. Neurol. 9 (6), 557–563.

Sorensen, P. S. et al. (2003): Clinical importance of neutralising antibodies against interferon beta in patients with relapsing-remitting multiple sclerosis. Lancet 362 (9391), 1184–1191.

Thompson, A. et al. (2000): Diagnostic criteria for primary progressive multiple sclerosis: a position paper. Ann. Neurol. 47, 831–835.

Tintoré, M. et al. (2000): Isolated demyelinating syndromes: comparison of different MRT criteria to predict conversion to clinically definite MS. Am. J. Neurorad. 21. 702–706.

Tintoré, M. et al. (2003): New diagnostic criteria for multiple sclerosis: application in first demyelinating episode. Neurology 60 (1), 27–30.

Tumani, H. et al. (1998): Acute optic neuritis: combined immunological markers and magnetic resonance imaging predict subsequent development of multiple sclerosis. The Optic Neuritis Study Group. J. Neurol. Sci. 155 (1), 44–49.

Villar, L., J. Masjuan, P. Gonzalez-Porque (2002): Intrathecal IgM synthesis predicts the onset of new relapses and a worse disease course in MS. Neurology 59, 555–559.

Visser, L. H. et al. (2004): A randomized, double-blind, placebo-controlled pilot study of i.v. immune globulins in combination with i.v. methylprednisolone in the treatment of relapses in patients with MS. Mult. Scler. 10 (1), 89–91.

Weinshenker, B., G. Ebers (1987): The natural history of multiple sclerosis. Can. J. Neurol. Sci. 14, 255–261.

Weinshenker, B. G. et al. (1989a): The natural history of multiple sclerosis: a geographically based study. 1. Clinical course and disability. Brain 112, 133–146.

Weinshenker, B. G. et al. (1989b): The natural history of multiple sclerosis: a geographically based study. 2. Predictive value of the early clinical course. Brain 112, 1419–1428.

Weinshenker, B. (1998): The natural history of multiple sclerosis: update 1998. Semin. Neurol. 18, 301–307.

Weinshenker, B. et al. (1999): A randomized trial of plasma exchange in acute central nervous system inflammatory demyelinating disease. Ann. Neurol. 46, 878–886.

Wiendl, H., R. Hohlfeld (2002): Therapeutic approaches in multiple sclerosis: lessons from failed and interrupted treatment trials. BioDrugs 16, 183–200.

Wolinsky, J. S. (2004): Glatiramer acetate for the treatment of multiple sclerosis. Expert. Opin. Pharmacother. 5 (4), 875–891.

Zajicek, J. et al. (2003): Cannabinoids for treatment of spasticity and other symptoms related to multiple sclerosis (CAMS study): multicentre randomised placebo-controlled trial. Lancet 362 (9395), 1517–1526.

Zivadinov, R. et al. (2001): Effects of IV methylprednisolone on brain atrophy in relapsing-remitting MS. Neurology 57 (7), 1239–1247.

Clinical Pathway – Multiple Sklerose

Schubtherapie

○ MS-Schub (alle Kriterien müssen erfüllt sein): ○ neue oder reaktivierte Ausfälle ○ + Dauer > 24 Stunden ○ + ≥ 30 Tage seit Beginn eines vorausgegangenen Schubes ○ + nicht durch Änderung der Körpertemperatur bedingt ○ + nicht durch Infektion bedingt ○ + für den Patienten relevantes Defizit ○ + keine Kontraindikationen gegen Kortisongabe: ○ Infekt (akt. Tbc) ○ Magenulzera ○ Diabetes mellitus	❑ Methylprednisolon-Stoßtherapie 1 g/d für 3 Tage (A) ❑ Kontolle BZ, Elektrolyte ❑ Magenschutz ❑ Thromboseprophylaxe ❑ begleitende nichtmedikamentöse Therapie (je nach Ausfällen): ❑ Physiotherapie ❑ Ergotherapie ❑ Logopädie	○ gute Rückbildung der Symptome ○ schlechte Rückbildung der Symptome ○ schwerer Schub (motorisch, Hirnstamm, zerebellär oder RBN) ○ + Verschlechterung unter der Kortisontherapie	❑ Beendigung der Therapie, eventuell orales Ausschleichen über 14 Tage ❑ Ausdehnung der Therapie auf 5 Tage ❑ orales Ausschleichen ❑ Plasmapherese (C) + ggf. frühe Mitoxantron-Therapie	❑ Kontrolluntersuchung 2 Wochen nach Therapieende	○ keine Rückbildung	❑ Wiederholung der Methylprednisolon-Therapie, ggf. mit höherer Dosierung (5 x 2 g/d; C)	○ keine Rückbildung innerhalb 14 Tagen

Möglichkeiten:
❑ Plasmapherese (C)
❑ frühe Mitoxantron-Therapie

Verlaufsmodifizierende Therapie

Indikationen

- Aktiver Verlauf (**A**):
  - 2 funktionell relevante Schübe in den letzten 2 Jahren oder
  - 1 Schub mit schlechter Remission
- Indikation für Therapiebeginn nach dem 1. Schub (**B**):
  - intrathekale IgG-Synthese
  - + subklinische Dissemination im MRT

und

- funktionell beeinträchtigender Schub mit mangelhafter Rückbildung unter Kortison-Hochdosistherapie innerhalb von 2 Monaten oder
- hohe Läsionslast (≥ 6 Herde im kraniellen MRT) oder
- nach 3–6 Monaten gadoliniumaufnehmende Herde oder Zunahme der T2-Läsionen

☐ standardisierte Aufklärung	☐ Therapie mit Beta-Interferon-Präparat oder Copaxone (**A**)	☐ standardisierte Verlaufskontrolle		
	○ keine Kontraindikationen	○ schwere lokale Nebenwirkungen an der Haut (nicht durch Begleitmaßnahmen zu beheben)	Möglichkeiten: ☐ Azathioprin ☐ IVIg	
		○ andere Autoimmunerkrankungen ○ Kontraindikationen ○ Ablehnung regelmäßiger Injektionen	☐ Umstellung auf i.m. Präparat (**C**) ☐ weitere Möglichkeiten (**B**): ☐ Azathioprin ☐ IVIg	
		○ Therapieeffekt nachweisbar: ○ reduzierte Schubzahl und -schwere im Vergleich zur prätherapeutischen Phase oder ○ verminderte Krankheitsprogression ○ keine schwerwiegenden Nebenwirkungen (**B**)	☐ Weiterführung der Therapie (**B**)	
		○ Möglichkeit der Therapieunterbrechung (**C**): zweijährige dokumentierte Krankheitsstabilität, d.h. ○ keine Schübe ○ + keine klinische Progression ○ + stabiles MRT ○ + Patientenwunsch ○ + eingehende Aufklärung ○ + engmaschige Kontrolluntersuchungen		
		○ anhaltende oder zunehmende Krankheitsaktivität	Möglichkeiten: ☐ Umstellung auf Beta-Interferon-Präparat mit höherer Dosierung oder höherer Applikationsfrequenz (**C**) ☐ Umstellung Beta-Interferon auf Copaxone bzw. umgekehrt (**C**) ☐ zusätzlich intermittierende Kortikosteroid-Pulstherapie (**B**) ☐ Therapieeskalation: Mitoxantron-Therapie (**C**)	
		○ rasche Progredienz		☐ Mitoxantron-Therapie
		○ Indikatoren für entzündliche Krankheitsaktivität: ○ überdurchschnittlich rasche Behinderungsprogression ○ überlagerte Schübe ○ gadoliniumanreichernde Herde		☐ Beginn einer Beta-Interferon-Therapie (Betaferon oder Rebif)
		○ sekundär-chronisch-progrediente Verlaufsform ○ keine Indikatoren für entzündliche Krankheitsaktivität: ○ geringe Behinderungszunahme in den letzten 2 Jahren oder ○ fehlende Schübe oder ○ fehlende subklinische Krankheitsaktivität im MRT (neue T2-Läsionen oder gadoliniumaufnehmende Herde)		☐ probatorisch Methylprednisolon-Stoßtherapie ☐ intensivierte symptomatische Therapie

Creutzfeldt-Jakob-Krankheit

Was gibt es Neues?

Epidemiologie

- In Deutschland sind die Zahlen der sporadischen Prionerkrankungen in den letzten Jahren mit einer Inzidenz von etwa 1 Fall pro Jahr/Mio. Einwohner stabil.
- Die Zunahme der sporadischen Fälle in der Schweiz (Inzidenz über 2 pro Jahr/Mio. Einwohner) ist zur Zeit nicht geklärt.
- Die neue Variante der Creutzfeldt-Jakob-Erkrankung betrifft 152 Patienten in Großbritannien, kommt inzwischen aber auch in anderen Ländern vor (8 in Frankreich, 2 in Irland und je einzelne Fälle in Kanada, Sizilien/Italien und USA; Stand 22.11.2004).
- Eine zusätzliche Übertragung der vCJK über Blut und möglicherweise auch Blutprodukte ist wahrscheinlich.

Diagnostik

- Die Liquoruntersuchung zum Nachweis der Proteine 14-3-3 ist inzwischen in die diagnostischen Kriterien der sporadischen CJK aufgenommen.
- Die Kernspintomographie mit dem Nachweis hyperintenser Basalganglien unterstützt die klinische Verdachtsdiagnose und trägt zur Identifizierung atypischer Fälle bei.
- Die Kernspintomographie erlaubt zudem eine Differenzierung zwischen der sporadischen und der neuen Variante der CJK (Nachweis von Hyperintensitäten im posterioren Thalamus).

Die wichtigsten Empfehlungen auf einen Blick

- Bei rasch progredienten Demenzen mit neurologischer Begleitsymptomatik (Ataxie, Myoklonien, kortikale Sehstörung, Rigor, Pyramidenbahnzeichen) sollte differenzialdiagnostisch eine CJK erwogen werden.
- Bei Verdacht einer CJK ist die Liquordiagnostik zum Nachweis der Proteine 14-3-3 hilfreich.
- Bei positiver Familienanamnese kann eine Analyse des Prionproteingens die Diagnose einer genetischen Prionerkrankung sichern.
- Eine Kernspintomographie sollte FLAIR- und diffusionsgewichtete Aufnahmen enthalten, da diese die höchste Sensitivität beim Nachweis hyperintenser Basalganglien bzw. Signalsteigerungen im posterioren Thalamus aufweisen.
- Kausale therapeutische Maßnahmen sind nicht bekannt.
- Im Falle von medizinischen Eingriffen sollten die Empfehlungen zur Desinfektion und Sterilisation von Instrumenten beachtet werden (www.rki.de).

Definition

Die Creutzfeldt-Jakob-Krankheit (CJK) wird zu einer Gruppe von Erkrankungen gezählt, die neuropathologisch durch spongiforme Veränderungen, astrozytäre Gliose, Neuronenverlust und Ablagerung der abnormen Form des Prionproteins charakterisiert sind. Weitere Synonyme sind übertragbare spongiforme Enzephalopathie oder auch Prionerkrankung. Die Prionerkrankungen des Menschen kommen als übertragene, genetische oder sporadische Form vor.

Unterformen

Sporadische Prionerkrankung

Die sporadische Form der Creutzfeldt-Jakob-Krankheit ist die häufigste weltweit auftretende Erkrankungsform mit einer Inzidenz von etwa 1 Fall pro Jahr pro Million Einwohner. Der Erkrankungsgipfel liegt zwischen dem 60. und 70. Lebensjahr. Es handelt sich um eine rasch fortschreitende Erkrankung mit einer medianen Überlebenszeit von ca. 6 Monaten. Klinisch stehen häufig eine rasch fortschreitende Demenz, die sich innerhalb weniger Wochen bis Monate entwickelt, sowie eine progrediente Ataxie im Vordergrund, im Verlauf bilden sich extrapyramidal-motorische Störungen, Myoklonien und Pyramidenbahnzeichen aus. Das Endstadium entspricht am ehesten dem Bild eines akinetischen Mutismus. Die Erkrankung

Tabelle 1 Typische Erscheinungsbilder der neuen Variante im Vergleich mit der klassischen CJK

	Neue Variante der CJK	Sporadische CJK
Todesalter	30 Jahre	65 Jahre
Krankheitsdauer	14 Monate	6 Monate
Klinik bei Krankheitsbeginn	Dysästhesien, Verhaltensänderungen	Gedächtnisstörungen, Ataxie
EEG	nicht typisch	66% PSWCs*
14–3-3 Protein in Liquor	50%	94%
Kernspintomographie	Hyperintensitäten im Thalamus, „pulvinar sign"	Hyperintensitäten in den Basalganglien
Neuropathologische Charakteristika	„florid plaques"	

*PSWCs = periodic sharp and slow wave complexes

kommt weltweit in ähnlicher Häufigkeit vor, auslösende Faktoren sind nicht bekannt.

Genetische Prionerkrankung

Hierzu zählen die familiäre/genetische Creutzfeldt-Jakob-Krankheit, das Gerstmann-Sträussler-Scheinker-Syndrom (GSS) und die letale familiäre Insomnie (fatal familial insomnia, FFI). Es ist eine heterogene Krankheitsgruppe mit variabler klinischer Manifestation. Bei den Patienten können Mutationen im Prionproteingen nachgewiesen werden (z. B. P102L beim Gerstmann-Sträussler-Scheinker-Syndrom, D178N bei letaler familiärer Insomnie, E200K und V210I bei familiärer Creutzfeldt-Jakob-Krankheit). Bei genetischen Formen der Prionerkrankung handelt es sich um Erkrankungen mit einem autosomal-dominanten Vererbungsmodus mit nahezu hundertprozentiger Penetranz. Der Erkrankungsgipfel liegt früher als bei sporadischer Form (um das 50. Lebensjahr), die Erkrankungsdauer ist häufig länger. Das klinische Krankheitsbild des Gerstmann-Sträussler-Scheinker-Syndroms ist charakterisiert durch eine langsam progrediente Gangataxie, erst im Verlauf bildet sich die Demenz aus. Bei letaler familiärer Insomnie stehen eine Schlafstörung und autonome Dysregulation häufig im Vordergrund. Familiäre Creutzfeldt-Jakob-Fälle können häufig nicht von der sporadischen Form unterschieden werden. Eine Familienanamnese einer neurodegenerativen Erkrankung ist selten bekannt (nur in ca. 30% der Fälle positiv).

Übertragene Formen: Iatrogene CJK

Eine Weitergabe des Erregers von Mensch zu Mensch ist bisher nur auf iatrogenem Weg über direkten Kontakt mit infektiösem Gewebe nachgewiesen worden. Das Ausgangsmaterial sind Dura, Kornea und aus Leichenhypophysen extrahierte Wachstumshormone bzw. Gonadotropine. Die größte Zahl iatrogener Fälle geht auf die Behandlung mit aus Leichenhypophysen hergestellten Wachstumshormonen und auf Verwendung von Dura mater zurück. Weltweit sind 132 Fälle einer Infektion durch Wachstumshormonpräparate bekannt, die meisten in Frankreich und Großbritannien. Dura-mater-assoziierte Fälle können auch nach Dura-Verwendung im extrakraniellen Bereich auftreten, z. B. bei orthopädischen Operationen oder nach Gefäßembolisation.

Übertragene Formen: Neue Variante der CJK

Diese Erkrankungsform wird ätiopathogenetisch mit boviner spongiformer Enzephalopathie in Zusammenhang gebracht. Bisher sind 152 Fälle in Großbritannien, 8 in Frankreich, 2 in Irland und je 1 Fall in Kanada, Sizilien/Italien und USA bekannt (Stand 22.11.04). Die Patienten sind deutlich jünger als bei der sporadischen Form der Creutzfeldt-Jakob-Krankheit (Median 30 Jahre). Die Erkrankungsdauer ist länger (Median 14 Monate). Im Vordergrund stehen psychiatrische Auffälligkeiten (meist Depression oder Psychose), die über mehrere Monate ohne neurologische Auffälligkeiten verlaufen können. Später kommen schmerzhafte Dysästhesien und Gangataxie hinzu, die Demenz tritt erst spät im Verlauf auf. Im Gegensatz zur sporadischen Form der Creutzfeldt-Jakob-Krankheit kann das abnorme Prionprotein auch im peripheren Gewebe (Appendix, Tonsillen und Lymphknoten) nachgewiesen werden. Eine Übertragung dieser Erkrankungsform über Blut und Blutprodukte ist wahrscheinlich. Eine Übersicht über die klinische Symptomatik der sporadischen Creutzfeldt-Jakob-Krankheit bzw. der neuen Variante der Creutzfeldt-Jakob-Krankheit gibt **Tabelle 1**.

Diagnosekriterien

Während die sichere Diagnose einer Creutzfeldt-Jakob-Krankheit nach zur Zeit geltenden Kriterien nach wie vor eine neuropathologische Untersuchung voraussetzt, sind in der Zwischenzeit klinische Kriterien erarbeitet worden. Die diagnostischen Kriterien einer wahrscheinlichen Creutzfeldt-Jakob-Krankheit beinhalten neben der klinischen Symptomatik auch zusätzliche technische Untersuchungen. In die diagnostischen Kriterien einer sporadischen Creutzfeldt-Jakob-Krankheit (siehe **Tabelle 2**) gehen zusätzlich das EEG und der Nachweis der Proteine 14–3-3 im Liquor ein, in die diagnostischen Kriterien der neuen Variante (siehe **Tabelle 3**) die Kernspintomographie. Die diagnostischen Kriterien sind nachfolgend aufgeführt.

Tabelle 2 Klinische Klassifikationskriterien der sporadischen Creutzfeldt-Jakob-Krankheit

Wahrscheinlich:
- progressive Demenz und
- mindestens 2 von:
  1. Myoklonus
  2. visuelle oder zerebelläre Symptome
  3. pyramidale/extrapyramidale Störungen
  4. akinetischer Mutismus und
     - typische EEG-Veränderungen (periodische Sharp-Wave-Komplexe) oder
     - Nachweis der Proteine 14-3-3 im Liquor bei Krankheitsdauer < 2 Jahren

Möglich:
- progressive Demenz < 2 Jahre und
- 2 von den oben genannten 4 klinischen Erscheinungen, jedoch
- kein vorliegendes EEG oder untypisches EEG bzw.
- keine Liquoruntersuchung oder negativer 14-3-3-Befund

Tabelle 4 Differenzialdiagnosen der CJK

- Morbus Alzheimer
- Entzündliche ZNS-Erkrankungen
- Vaskulär-hypoxische Enzephalopathie
- Lewy-body-Demenz
- Morbus Parkinson
- Kortikobasale ganglionäre Degeneration
- Multisystematrophie
- Frontotemporale Demenz (Pick-Variante)
- Chorea Huntington
- Motoneuronerkrankung mit Demenz
- Andere neurodegenerative Erkrankungen
- Hashimoto-Enzephalitis
- Paraneoplastische Enzephalitis, Opsoklonus-Myoklonus-Syndrom, Tumor, Lymphom, Metastasen
- Metabolische Erkrankungen
- Wernicke-Korsakow-Syndrom
- Hydrozephalus
- Psychiatrische Erkrankungen

Tabelle 3 Diagnostische Kriterien der neuen Variante der CJK (nach der WHO)

I a) Fortschreitende neuropsychiatrische Erkrankung
b) Krankheitsdauer > 6 Monate
c) Routineuntersuchungen weisen auf keine alternative Diagnose hin
d) Kein Hinweis auf mögliche iatrogene Ursache
e) Kein Hinweis auf familiäre Prionerkrankung

II a) Psychiatrische Symptome früh im Verlauf*
b) Persistierende schmerzhafte Dysästhesien
c) Ataxie
d) Myoklonien oder choreatiforme Bewegungen oder Dystonie
e) Demenz

III a) Keine periodischen scharfen Wellen im EEG bzw. kein EEG
b) Signalanhebungen im posterioren Thalamus (sog. Pulvinar sign) im MRT

IV a) Tonsillenbiopsie positiv**

Sicher: I a) *und* neuropathologische Bestätigung einer CJK
Wahrscheinlich: I *und* 4/5 von II *und* III a) *und* III b) *oder* I und IV a)
Möglich: I *und* 4/5 von II *und* III a)

* Depression, Angst, Apathie, Rückzug, Wahn
** Die Tonsillenbiopsie wird nicht routinemäßig empfohlen, auch nicht in Fällen mit CJK-typischem EEG, aber sie mag hilfreich sein in Verdachtsfällen mit klinischen Symptomen, die mit CJK vereinbar sind, ohne dass im MRT ein bilaterales Pulvinar sign zu sehen ist.

Tabelle 5 Diagnostische EEG-Kriterien bei der CJK

- Periodische, so genannte „sharp-wave"-Komplexe (PSWCs)
- Periodizität (wichtigstes Kriterium)
- Frequenz 0,5–2/sec
- Dauer 100–600 msec
- Amplitude > 150 μV–300 μV
- Generalisiert, seltener auch lateralisiert oder auch regional

Differenzialdiagnose

Bedingt durch die unspezifische Symptomatik zu Beginn umfasst die Differenzialdiagnose einer CJK eine Fülle neurologischer und psychiatrischer Krankheitsbilder, wobei bei älteren Patienten die wichtigste Differenzialdiagnose der Morbus Alzheimer ist, bei jüngeren Patienten kommt häufig eine entzündliche ZNS-Erkrankung infrage. Die Differenzialdiagnosen können der **Tabelle 4** entnommen werden.

Untersuchungen

Notwendig zur Bestätigung der klinischen Verdachtsdiagnose

EEG

Nachweis periodischer bi- und triphasischer Komplexe; diese treten im Median 12 Wochen nach Beginn der klinischen Symptomatik auf, können im Verlauf der Erkrankung wieder fehlen und sind gelegentlich durch Stimuli provozierbar. Die diagnostischen Kriterien des EEGs sind in **Tabelle 5** dargestellt.

Tabelle 6 Übersicht über die diagnostische Wertigkeit einzelner Verfahren bei der sporadischen CJK

	n	Sensitivität	Spezifität*
Liquoruntersuchung mit Nachweis von 14-3-3	1532	94%	93%
NSE (> 35 ng/ml)	1276	81%	92%
S100 (> 4,2 ng/ml)	135	84%	91%
tau (> 1400 pg/ml)	290	93%	91%
PrP^{Sc}	34	20%	100%
Kernspintomographie	208	63%	93%
EEG	805	66%	91%

(* bei für die Differenzialdiagnose relevanten Erkrankungen)

Kernspintomographie

Der Nachweis bilateraler Signalanhebungen in den Stammganglien (sowie weniger häufig im Kortex) auf T2-, Protonendichte-, FLAIR- und diffusionsgewichtete Aufnahmen gelingt in mindestens 2/3 der Fälle einer sporadischen Creutzfeldt-Jakob-Krankheit. Während die Signalerhöhung auf T2-gewichteten, Protonendichte- und FLAIR-Aufnahmen Ausdruck der Astrogliose des Gewebes sind, geben die Veränderungen auf diffusionsgewichteten Aufnahmen vermutlich die Spongiformität wieder. Das MRT ist die einzige klinische Untersuchung, die zur Zeit in die diagnostischen Kriterien der neuen Variante der Creutzfeldt-Jakob-Krankheit (siehe unten) eingeht, hier können Hyperintensitäten im posterioren Thalamus in 80% der Fälle nachgewiesen werden (sog. Pulvinar sign).

Liquorpunktion

Die Liquoruntersuchung bei Patienten mit einer Creutzfeldt-Jakob-Krankheit ist in den Standardparametern unauffällig, es findet sich eine normale Zellzahl, nur selten eine leichte bis mittelgradige Schrankenstörung, das Vorkommen oligoklonaler Banden ist eine absolute Rarität und sollte Anlass zu einem sorgfältigen Ausschluss eines chronisch-entzündlichen ZNS-Prozesses geben. Die klinische Verdachtsdiagnose kann durch den Nachweis abnorm hoher Konzentrationen neuronaler und astrozytärer Proteine unterstützt werden. Hierzu gehören die Proteine 14-3-3, tau, NSE, S100. Eine Übersicht über die Wertigkeit einzelner Tests gibt **Tabelle 6**.

In Einzelfällen kann eine wiederholte Liquorpunktion sinnvoll sein, um die Verdachtsdiagnose zu untermauern. In der Regel kommt es bei Patienten mit einer Creutzfeldt-Jakob-Krankheit mit dem Verlauf der Erkrankung zu einem weiteren Anstieg der Konzentration der neuronalen und astrozytären Proteine im Liquor, während die Konzentrationen bei einer akuten neuronalen Schädigung anderer Genese wieder abfallen.

Therapie

Für therapeutische Maßnahmen, die die Prognosen im Verlauf des Leidens verändern, liegen bisher nur einzelne Kasuistiken vor, kontrollierte Therapiestudien fehlen, eine kausale Therapie ist nicht bekannt. Eine symptomatische Therapie existiert bisher nur für die CJK-typischen Myoklonien, die in der initialen Krankheitsphase gut auf Clonazepam oder Valproat ansprechen.

Hygienemaßnahmen

Berichte über die iatrogene Übertragung des extrem resistenten CJK-Erregers auf Patienten haben dazu geführt, dass das Robert Koch-Institut in Zusammenarbeit mit Experten bereits im Jahr 1996 bzw. 1998 „Empfehlungen zur Desinfektion und Sterilisation von chirurgischen Instrumenten bei Verdacht auf Creutzfeldt-Jakob-Erkrankung" (Bundesgesundheitsblatt 8/96, S. 282–283) und „Krankenversorgung und Instrumentensterilisation bei CJK-Patienten und CJK-Verdachtsfällen" (Bundesgesundheitsblatt 7/98, S. 279–285) erarbeitet hat. Der aktuelle Stand der Empfehlungen kann unter: http://www.rki.de abgerufen werden.

Expertengruppe

Prof. Dr. R. W. C. Janzen, Neurologische Klinik, Krankenhaus Nordwest Frankfurt
Prof. Dr. Schulz, DFG Forschungszentrum Molekularphysiologie des Gehirns, Göttingen
Prof. Dr. B. J. Steinhoff, Epilepsiezentrum Kork, Kehl-Kork
Prof. Dr. H. Urbach, Radiologische Klinik, Neuroradiologie, Universität Bonn
Prof. Dr. I. Zerr, Neurologische Klinik, Georg-August-Universität Göttingen
Federführend: *Prof. Dr. Inga Zerr, Neurologische Klinik, Georg-August-Universität Göttingen, Robert-Koch-Str. 40, 37075 Göttingen*
e-mail: IngaZerr@med.uni-goettingen.de

Literatur

Brown, P., C. J. Gibbs jr., P. Rodgers-Johnson, D. M. Asher, M. P. Sulima, A. Bacote, L. G. Goldfarb, D. C. Gajdusek (1994): Human spongiform encephalopathy: the National Institutes of Health series of 300 cases of experimentally transmitted disease. Ann. Neurol. 35, 513–529.
Bundesgesundheitsblatt 8/96, 282–283.
Bundesgesundheitsblatt 7/98, 279–285.
Collie, D. A., D. M. Summers, R. J. Sellar, J. W. Ironside, S. Cooper, M. Zeidler, R. Knight, R. G. Will (2003): Diagnosing variant Creutzfeldt-Jakob disease with the pulvinar sign: MR imaging findings in 86 neuropathologically confirmed cases. AJNR Am. J. Neuroradiol. 24 (8), 1560–1569.
Meissner, B., K. Kortner, M. Bartl, U. Jastrow, B. Mollenhauer, A. Schroter, M. Finkenstaedt, O. Windl, S. Poser, H. A. Kretzschmar, I. Zerr (2004): Sporadic Creutzfeldt-Jakob disease: magnetic re-

sonance imaging and clinical findings. Neurology Aug 10, 63 (3), 450–456.

Parchi, P., A. Giese, S. Capellari, P. Brown, W. Schulz-Schaeffer, O. Windl, I. Zerr, H. Budka, N. Kopp, P. Piccardo, S. Poser, A. Rojiani, N. Streichemberger, J. Julien, C. Vital, B. Ghetti, P. Gambetti, H. A. Kretzschmar (1999): Classification of sporadic Creutzfeldt-Jakob disease based on molecular and phenotypic analysis of 300 subjects. Ann. Neurol. 46, 224–233.

Steinhoff, B. J., I. Zerr, M. Glatting, W. Schulz-Schaeffer, S. Poser, H. A. Kretzschmar (2004): Diagnostic value of sharp-wave complexes in Creutzfeldt-Jakob disease. Ann. Neurol. 56, 1–6.

Will, R. G., M. Zeidler, G. E. Stewart, M. A. Macleod, J. W. Ironside, S. N. Cousens, J. Mackenzie, K. Estibeiro, A. J. Green, R. S. Knight (2000): Diagnosis of new variant Creutzfeldt-Jakob disease. Ann. Neurol. 47, 575–582.

Zerr, I., M. Pocchiari, S. Collins, J. P. Brandel, J. de Pedro Cuesta, R. S. G. Knight, H. Bernheimer, F. Cardone, N. Delasnerie-Laupretre, N. Cuadrado Corrales, A. Ladogana, A. Fletcher, M. Bodemer, T. Awan, A. Ruiz Bremon, H. Budka, J. L. Laplanche, R. G. Will, S. Poser (2000a): Analysis of EEG and CSF 14-3-3 proteins as aids to the diagnosis of Creutzfeldt-Jakob disease. Neurology 55, 811–815.

Zerr, I., W. J. Schulz-Schaeffer, A. Giese, M. Bodemer, A. Schröter, K. Henkel, H. Tschampa, O. Windl, A. Pfahlberg, B. Steinhoff, O. Gefeller, H. A. Kretzschmar, S. Poser (2000b): Current clinical diagnosis of CJD: identification of uncommon variants. Ann. Neurol. 48, 323–329.

Zerr, I., S. Poser (2002): Clinical diagnosis and differential diagnosis of CJD and vCJD. With special emphasis on laboratory tests. APMIS 110, 88–98.

Bakterielle (eitrige) Meningoenzephalitis

Was gibt es Neues?

- Metaanalysen haben gezeigt, dass die adjuvante Therapie mit Dexamethason die Letalität der bakteriellen Meningitis im Erwachsenenalter senkt, insbesondere der Pneumokokkenmeningitis (⇑⇑⇑).
- Der günstige Effekt von Dexamethason scheint auf der Beeinflussung von systemischen Komplikationen zu beruhen (⇑).
- Eine positive Wirkung von Dexamethason bei der Meningokokkenmeningitis ist nicht belegt (⇔).
- Das Spektrum der neurologischen Komplikationen bei der Pneumokokkenmeningitis im Erwachsenenalter beinhaltet neben den typischen Komplikationen (z. B. Hirnödem, Hydrozephalus, zerebrovaskuläre Veränderungen) auch Hörstörungen (19,5%), intrakranielle Blutungen (9,2%) und Myelitiden (2,3%).

Die wichtigsten Empfehlungen auf einen Blick

- Bei erwachsenen Patienten mit Verdacht auf bakterielle Meningitis (keine Bewusstseinsstörung, kein fokalneurologisches Defizit) soll unmittelbar nach der klinischen Untersuchung die lumbale Liquorpunktion angeschlossen werden. Nach Abnahme von Blutkulturen werden sofort Dexamethason (10 mg) und Antibiotika i.v. verabreicht (**A**).
- Bei schwer bewusstseinsgestörten Patienten und Patienten mit fokalneurologischem Defizit (z. B. Hemiparese), bei denen der Verdacht auf eine bakterielle Meningitis besteht, sollen bereits unmittelbar nach der Blutentnahme (für das Anlegen einer Blutkultur) Dexamethason und Antibiotika i.v. gegeben werden; anschließend werden ein Schädel-Computertomogramm und – wenn der CT-Befund nicht dagegen spricht – eine Liquorpunktion durchgeführt (**C**).
- Die initiale empirische Antibiotikatherapie bei der ambulant erworbenen bakteriellen Meningitis im Erwachsenenalter beinhaltet eine Kombination aus Ampicillin und einem Cephalosporin der 3. Generation (z. B. Ceftriaxon) (**A**); bei dringendem Verdacht auf eine Meningokokkenerkrankung (Alter, Exposition, Hauterscheinungen) ist Penicillin G nach wie vor ausreichend (**C**).
- Es muss eine rasche Fokussuche erfolgen, insbesondere eine HNO-ärztliche Konsiliaruntersuchung und Suche nach einem parameningealen Entzündungsherd im CT oder MRT (z. B. Sinusitis) (**A**).
- Bei fehlender klinischer Besserung innerhalb von zwei Tagen nach Beginn der Antibiotikatherapie müssen vor allem folgende Ursachen bedacht werden: Auftreten von intrakraniellen Komplikationen, persistierender infektiöser Fokus, inadäquate Antibiotikatherapie (**A**).
- Bei Vorliegen eines erhöhten intrakraniellen Drucks müssen hirndrucksenkende Maßnahmen durchgeführt werden, z. B. Oberkörperhochlagerung um 30°, Osmotherapie, externe intraventrikuläre Liquordrainage bei Vorliegen eines Hydrozephalus (**A**).
- Für die arteriellen zerebralen Gefäßkomplikationen (Arteriitis, Vasospasmus) gibt es bislang keine gesicherten Therapieoptionen.
- Die Antikoagulation mit PTT-wirksamem intravenösen Heparin ist bei septischen Sinus-sagittalis- oder Sinus-cavernosus-Thrombosen oder kortikalen Venenthrombosen zu empfehlen (**C**).

Definition, Klinik

Klinische Leitsymptome der bakteriellen (eitrigen) Meningoenzephalitis sind Kopfschmerzen, Meningismus und hohes Fieber. Ferner können initial Übelkeit, Erbrechen, Lichtscheu, ein Verwirrtheitssyndrom, eine Vigilanzstörung und epileptische Anfälle auftreten. Eine kürzlich veröffentlichte klinische Studie (696 Episoden einer ambulant erworbenen Meningitis) zeigte, dass nahezu alle erwachsenen Patienten mit bakterieller Meningitis mindestens 2 der 4 Symptome Kopfschmerzen, Fieber, Meningismus und Bewusstseinsstörung hatten (van de Beek et al. 2004a). Etwa 10% der Patienten mit bakterieller Meningitis haben eine **Hirnnervenbeteiligung**, der Häufigkeit nach des III., VI., VII. oder VIII. Hirnnervs. **Hörstörungen**, die meist Folge einer eitrigen Labyrinthitis sind, lassen sich bei etwa 10–20% der Patienten nachweisen, bei Patienten mit Pneumokokkenmeningitis sogar bei bis zu 30% (Pomeroy et al. 1990, Kastenbauer u. Pfister 2003). Meningokokkenerkrankungen verlaufen bei etwa der Hälfte der Patienten als eitrige Meningitis; bei einem Viertel der Patienten finden sich primär septische Krankheitsbilder und bei einem weiteren Viertel Mischformen aus Sepsis und Meningitis. Bei etwa 10–15% der Meningokokkensepsisfälle finden sich besonders schwere Krankheitsverläufe in Form des Waterhouse-Friderichsen-Syndroms. Bei etwa 75 % der Patienten mit einer Meningokokkenmeningitis sind bei Krankenhausaufnahme Hautveränderungen nachweisbar: makulopapulöse oder petechiale Exantheme oder eine ausgedehnte Purpura fulminans mit Hautnekrosen (Andersen et al. 1997).

Die häufigsten Erreger einer bakteriellen Meningoenzephalitis im Erwachsenenalter sind **Streptococcus pneumoniae** und **Neisseria meningitidis**, gefolgt von **Listerien** (< 5 % der Fälle), **Staphylokokken** (je nach Literaturangabe 1–9 % der Fälle), **gramnegativen Enterobakterien** inklusive **Pseudomonas aeruginosa** (< 10 % der Fälle) und **Haemophilus influenzae** (1–3 %). Die häufigsten Keime der eitrigen Meningoenzephalitis im Kindesalter sind **Pneumokokken** und **Meningokokken** und in der Neugeborenenperiode Gruppe-B-Streptokokken (**Streptococcus agalactiae**).

Diagnostik

Der Liquor ist bei der bakteriellen Meningitis meist eitrig-trüb. Er zeigt typischerweise eine granulozytäre Pleozytose über 1000 Zellen/µl, eine schwere Blut-Liquor-Schrankenstörung und eine Liquorglukoseerniedrigung (meist < 30 mg/dl; Liquor-/Serum-Glukose-Quotient < 0,3). Bei Patienten mit extrem niedrigen Liquor-Glukose-Konzentrationen (< 5 mg/dl) findet sich in der Regel eine sehr große Zahl von Bakterien im Liquor (Bakterienrasen im Grampräparat). An einzelnen Zentren wird die Bestimmung von Liquorlaktat (Werte meist > 3,5 mmol/l) der Glukosebestimmung vorgezogen. Liquorzellzahlen < 1000 Zellen/µl können bei der bakteriellen Meningitis sehr früh im Krankheitsverlauf, bei antibiotisch anbehandelten Patienten, bei fulminanten Krankheitsverläufen und bei abwehrgeschwächten (z. B. leukopenischen) Patienten beobachtet werden.

Die Diagnose der bakteriellen Meningitis wird durch den Erregernachweis im Liquor gesichert:
- mikroskopisch mittels Gramfärbung (oder Methylenblaufärbung) und
- bakteriologisch mittels Kultur.

Der Nachweis von Bakterien im Liquor ist mit den genannten Methoden bei 70–90 % der Patienten mit eitriger Meningitis möglich. Bei etwa der Hälfte der Patienten mit bakterieller Meningitis sind die Blutkulturen positiv; Blutkulturen müssen deshalb vor Beginn der Antibiotikatherapie angelegt werden. Bei Patienten mit Verdacht auf Meningokokkenmeningitis (vorliegende Hautveränderung) kann der mikroskopische und kulturelle Erregernachweis auch in den Hauteffloreszenzen erfolgen.

Im Blut finden sich bei der bakteriellen Meningitis eine Leukozytose sowie eine Erhöhung des C-reaktiven Proteins (mögliche Ausnahme: immunsupprimierte Patienten).

Der Nachweis bakterieller Antigene im Liquor mittels kommerziell verfügbarer Latexagglutinationsteste (z. B. Antigennachweis von **Neisseria meningitidis, Streptococcus pneumoniae, Haemophilus influenzae** und **Streptococcus agalactiae**) kann das Ergebnis eines aufgrund des mikroskopischen Präparats geäußerten Verdachts ergänzen oder bestätigen (MiQ 2001). Als Indikationen für den Einsatz von Verfahren zum Antigennachweis klassischer Meningitiserreger gelten (MiQ 2001):
- Bestätigung unklarer mikroskopischer Liquorbefunde,
- Liquor mit deutlicher Pleozytose und negativem mikroskopischen Befund,
- Liquor eines Patienten mit antibiotischer Vorbehandlung.

Bei klinischem Verdacht auf eine Meningokokkenerkrankung und negativem mikroskopischen sowie kulturellen Ergebnis kann eine Polymerase-Kettenreaktion (PCR) zum Nachweis der Meningokokken-DNA in Liquor und Blut (vorzugsweise EDTA-Blut) in die Wege geleitet werden (Untersuchung im Nationalen Referenzzentrum für Meningokokkenerkrankungen, Institut für Hygiene und Mikrobiologie der Universität Würzburg, Josef-Schneider-Straße 2, 97080 Würzburg Tel. 0931/201–46161 oder -46802; Hinweise zum Transport siehe http://www.meningococcus.de).

Bei jedem erwachsenen Patienten mit bakterieller Meningoenzephalitis muss am Aufnahmetag eine bildgebende Untersuchung durchgeführt werden, in der Regel ein Schädel-CT mit Knochenfenster. Mögliche Befunde, die im Schädel-CT bei einem Patienten mit bakterieller Meningoenzephalitis nachgewiesen werden können, sind:
- Hirnschwellung (Hirnödem, Hirnvolumenzunahme bei Sinus-/Venenthrombose),
- Hydrozephalus,
- Infarkte (eventuell hämorrhagisch transformiert) bei zerebraler Vaskulitis oder septisch-embolischer Herdenzephalitis oder Stauungsinfarkte bei Sinus-/Venenthrombose,
- intrazerebrale Blutung (Blutung bei Verbrauchskoagulopathie, Stauungsblutung bei Venenthrombose),
- Zerebritis (Hirnphlegmone),
- Ventrikulitis (Ventrikelempyem),
- Hirnabszess oder subdurales Empyem (die sekundär zu einer Meningitis geführt haben),
- parameningealer Infektionsherd im Knochenfenster, z. B. Sinusitis, Mastoiditis,
- intrakranielle freie Luft bei Durafistel,
- meningeale und ventrikuläre ependymale Kontrastmittelaufnahme.

Neben der Schädel-CT kommen in der Diagnostik zerebrovaskulärer Komplikationen insbesondere zum Einsatz: transkranielle Doppler-Sonographie (TCD; Haring et al. 1993, Müller et al. 1998) und – wenn vorhanden – Kernspintomographie (insbesondere T2-Wichtung, perfusions- und diffusionsgewichtete MRT) sowie Kernspin-Angiographie. Zum Nachweis vestibulokochleärer Funktionsstörungen im Verlauf der Meningitis werden insbesondere eingesetzt: Audiometrie, akustisch evozierte Hirnstammpotenziale und Elektronystagmographie mit Kalorik.

Verlauf

Etwa die Hälfte der erwachsenen Patienten mit einer bakteriellen Meningitis entwickelt in der Akutphase der Erkrankung **Komplikationen** unterschiedlichen Schweregrades (Pfister et al. 1993, Kastenbauer u. Pfister 2003; **Tabelle 1**). Da die erste Woche der Erkrankung als kritische Zeit im Verlauf der bakteriellen Meningitis angesehen wird, sollen Patienten mit einer bakteriellen Meningitis in der Initialphase der Erkrankung auf einer Intensivstation behandelt werden.

Häufigste **extrakranielle Komplikationen** in der Akutphase der bakteriellen Meningitis sind: septischer Schock, Verbrauchskoagulopathie, adult respiratory distress syndrome (ARDS), Arthritis (septisch und reaktiv), Elektrolytstörungen wie Hyponatriämie, Syndrom der inadäquaten ADH-Sekretion (SIADH), zerebrales Salzverlustsyndrom oder zentraler Diabetes insipidus, Rhabdomyolyse, Pankreatitis, septische einseitige (selten beidseitige) Endophthalmitis oder Panophthalmitis, Blindheit als Folge einer Vaskulitis und spinale Komplikationen (z. B. Myelitis oder spinale Vaskulitis; Durand et al. 1993, Pfister 2002).

Die höchste **Letalität** findet sich bei Pneumokokken- und Listerienmeningitiden mit 20–40%; 3–10% der Patienten mit Meningokokkenmeningitiden versterben (Durand et al. 1993, Hussein u. Shafran 2000, Pfister 2002, RKI 2004a). Der Anteil von neurologischen **Residuen** (insbesondere Hörstörungen, neuropsychologische Auffälligkeiten, Hemiparese, epileptische Anfälle, seltener Ataxie, Hirnnervenparesen und Sehstörungen wie z. B. homonyme Hemianopsie) liegt bei 20–40% (Pomeroy et al. 1990, Schuchardt 1991, Durand et al. 1993).

Tabelle 1 Zerebrale Komplikationen der bakteriellen Meningitis bei Erwachsenen

Komplikationen	Häufigkeit
Hirnödem mit der Gefahr der Einklemmung	10–15%
Zerebrovaskuläre Beteiligung: • zerebrale arterielle Gefäßkomplikationen: Arteriitis (Stenosen, Kaliberschwankungen), Vasospasmus, fokale kortikale Hyperperfusion, zerebrale Autoregulationsstörung • septische Sinusthrombosen (überwiegend des Sinus sagittalis superior) und kortikale Venenthrombosen	15–20%
Hydrozephalus	10–15%
Vestibulokochleäre Beteiligung (Hörstörungen, Vestibulopathie)	10–20%
Hirnnervenparesen	ca. 10%
Zerebritis (Hirnphlegmone)	ca. 10%
Sterile subdurale Effusion[1]	ca. 2%
Selten als Folge der Meningitis: Hirnabszess, subdurales Empyem	

[1] Bei 15–45% der bakteriellen Meningitiden bei Kindern unter 18 Monaten nachweisbar.

Therapie

Allgemeines Vorgehen im Krankenhaus bei Patienten mit Verdacht auf bakterielle Meningitis

Bei erwachsenen Patienten mit Verdacht auf bakterielle Meningitis (ohne Bewusstseinsstörung, ohne fokalneurologisches Defizit) soll unmittelbar nach der klinischen Untersuchung die lumbale Liquorpunktion angeschlossen werden (**Abbildung 1**). Nach Abnahme von Blutkulturen werden sofort Dexamethason (10 mg) und Antibiotika i.v. verabreicht (Pfister u. Kaiser 2003, Tunkel et al. 2004).

Bei schwer bewusstseinsgestörten Patienten und bei Patienten mit fokalneurologischem Defizit (z. B. Hemiparese) soll vor der Liquoruntersuchung ein Schädel-CT mit der Frage eines erhöhten intrakraniellen Drucks (z. B. Hirnabszess, Hydrozephalus) durchgeführt werden. Um keine Zeit durch das Warten auf das CT zu verlieren, sollen bei diesen Patienten bereits unmittelbar nach der Blutentnahme (für das Anlegen einer Blutkultur) Dexamethason und Antibiotika appliziert werden. Danach wird möglichst schnell ein Schädel-Computertomogramm durchgeführt, anschließend (wenn der CT-Befund nicht dagegen spricht) eine Liquorpunktion. Kontraindikationen für die Liquorpunktion sind computertomographische Zeichen eines erhöhten intrakraniellen Drucks (z. B. generalisiertes Hirnödem, Hydrozephalus, Hirnabszess) und klinische Zeichen der Einklemmung (z. B. komatöser Patient, einseitig erweiterte und nicht lichtreagible Pupille). Es muss möglichst bald nach Aufnahme des Patienten eine **HNO-ärztliche Konsiliaruntersuchung** erfolgen. Wenn klinisch (z. B. Otitis) oder im CT ein parameningealer Entzündungsherd (z. B. Sinusitis) als mögliche Ursache für die

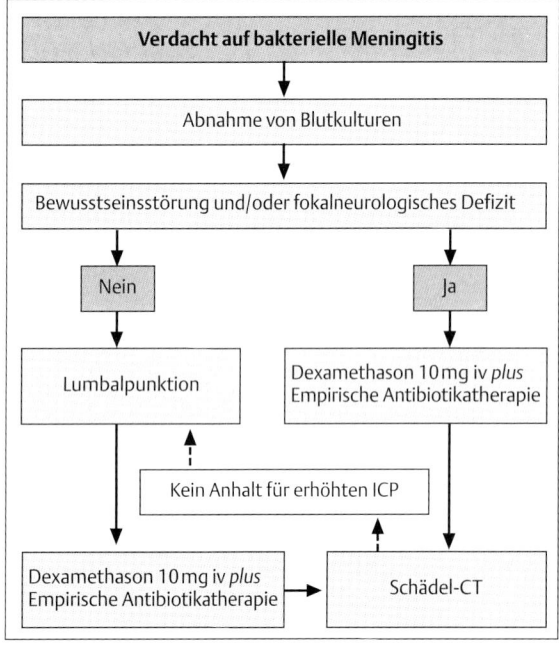

Abbildung 1
Vorgehen bei Verdacht auf bakterielle Meningitis.

bakterielle Meningitis nachgewiesen wird, soll möglichst rasch (wenn möglich am Aufnahmetag) die operative Fokussanierung erfolgen. In Abhängigkeit von der Anamnese und vom klinischen Befund soll nach anderen infektiösen Foci gesucht werden (z. B. Röntgenaufnahmen des Thorax, Abdomen-Sonographie/CT, Echokardiographie).

Antibiotikatherapie der bakteriellen Meningitis

Bei unbekanntem Erreger wird empirisch unter Berücksichtigung des Alters des Patienten, der prädisponierenden Faktoren und der damit wahrscheinlichsten Bakterien behandelt (**Tabellen 2** und **3**). Die Antibiotikaempfindlichkeit der verursachenden Erreger wird in vitro getestet; nach Antibiogramm soll die intravenöse Antibiotikatherapie entsprechend angepasst werden (**Tabelle 4**). Die intraventrikuläre Vancomycinapplikation (z. B. 10 mg/d) stellt eine wichtige Therapieoption der Staphylokokken-Ventrikulitis dar (Pfausler et al., 2003).

Die **empfohlene Dauer der Antibiotikatherapie** der bakteriellen Meningitis richtet sich nach dem Ansprechen auf die Therapie und nach der Erregerart. Die empfohlene Behandlungsdauer bei unkompliziertem Verlauf liegt für die **Haemophilus-influenzae-Meningitis** bei 10 Tagen und für die Meningokokkenmeningitis und die Pneumokokkenmeningitis bei 14 Tagen. In der Behandlung der Listerienmeningitis und der durch gramnegative Enterobakterien verursachten Meningitis wird meist drei Wochen (oder länger) mit Antibiotika therapiert.

Bei **fehlender klinischer Besserung** innerhalb von zwei Tagen nach Beginn der Antibiotikatherapie müssen vor allem folgende Ursachen erwogen werden:
- Auftreten von intrakraniellen Komplikationen,
- persistierender infektiöser Fokus (insbesondere ein nichtsanierter oder unzureichend operierter parameningealer Fokus wie z. B. eine Mastoiditis, Sinusitis oder Otitis media),
- inadäquates Antibiotikaregime (z. B. unwirksames Antibiotikum oder zu niedrige Dosis).

Entsprechende diagnostische Maßnahmen (z. B. Bildgebung, HNO-Konsiliaruntersuchung) müssen in die Wege geleitet werden. Wenn der Erreger der eitrigen Meningitis nicht isoliert werden konnte, soll bei fehlendem Ansprechen auf die Antibiotikatherapie eine Erweiterung bzw. ein Umsetzen der Antibiotika in Erwägung gezogen werden.

Therapie wichtiger intrakranieller Komplikationen

Bei Vorliegen eines **erhöhten intrakraniellen Drucks** müssen hirndrucksenkende Maßnahmen durchgeführt werden, z. B. Oberkörperhochlagerung (30°), Osmotherapie mit Mannit, Sorbit oder Glyzerin (Nau 2000), bei beatmeten Patienten Normoventilation, bei sonst nicht be-

Tabelle 2 Initiale Antibiotikatherapie der bakteriellen Meningitis (ohne Erregernachweis)

Altersgruppe	Empfohlenes Antibiotikaregime
Neugeborene	Cefotaxim plus Ampicillin[1]
Kleinkinder und Kinder	Cephalosporin der 3. Generation[2, 3]
Erwachsene:	
• gesund, keine Abwehrschwäche, ambulant erworben („Community-acquired")	• Cephalosporin der 3. Generation[2] plus Ampicillin[4]
• nosokomial (z. B. nach neurochirurgischer Operation oder Schädel-Hirn-Trauma)	• Vancomycin plus Meropenem oder Vancomycin plus Ceftazidim[5]
• abwehrgeschwächte, ältere Patienten	• Cephalosporin der 3. Generation plus Ampicillin[6]
• Shunt-Infektion	• Vancomycin plus Meropenem oder Vancomycin plus Ceftazidim[4]

[1] Zusätzlich kann ein Aminoglykosid – insbesondere bei schwerstkranken Patienten – eingesetzt werden (DGPI 2003).
[2] z. B. Cefotaxim oder Ceftriaxon
[3] laut Empfehlungen der Deutschen Gesellschaft für Pädiatrische Infektiologie
[4] In Regionen mit einem hohen Anteil penicillinresistenter Pneumokokken (z. B. Frankreich, Spanien, Ungarn, Australien, Neuguinea, Südafrika und in einzelnen Gebieten in Amerika) muss in der Initialtherapie eine Kombinationsbehandlung wie z. B. Ceftriaxon + Vancomycin oder Ceftriaxon + Rifampicin durchgeführt werden (Tunkel et al. 2004).
[5] Oder Vancomycin plus Cefepim; einheitliche Empfehlungen liegen in der Literatur nicht vor. Bei nachgewiesener Staphylokokken-Ventrikulitis stellt die intraventrikuläre Vancomycingabe eine wichtige Therapieoption dar (Pfausler et al. 2003).
[6] In Regionen mit einem hohen Anteil penicillinresistenter Pneumokokken muss in der Initialtherapie eine Kombinationsbehandlung wie z. B. Ceftriaxon + Ampicillin + Vancomycin oder Ceftriaxon + Ampicillin + Rifampicin durchgeführt werden (Tunkel et al. 2004).

Tabelle 3 Dosierung einiger in der Therapie der bakteriellen Meningitis gebräuchliche Antibiotika bei Erwachsenen

Antibiotikum (Handelsname)	Tagesdosis (Dosisintervall)
Penicillin G (Penicillin)	20–30 x 10^6 U/d (alle 4–6 h)
Ampicillin (Binotal)	12–15 g/d (alle 4–6 h)
Cefotaxim (Claforan)	6–12 g/d (alle 8 h)
Ceftazidim (Fortum)	6 g/d (alle 8 h)
Ceftriaxon (Rocephin)	4 g/d (alle 12 oder 24 h)
Meropenem (Meronem)	6 g/d (alle 8 h)
Fosfomycin (Infectofos)	15 g/d (alle 8 h)[2]
Rifampicin (Rifa)	600 mg/d (alle 24 h)
Vancomycin[1] (Vancomycin)	2 g/d (alle 6–12 h)
Ciprofloxacin (Ciprobay)	1,2 g/d (alle 8 h)
Metronidazol (Clont)	1,5 g/d (alle 8 h)

[1] Serumspiegelbestimmungen erforderlich. **Cave:** Dexamethason scheint die Liquorgängigkeit von Vancomycin zu beeinträchtigen (Paris et al. 1994).
[2] Möglicherweise ist eine Fosfomycin-Dosierung von 3 x 8 g/d in der Behandlung der Ventrikulitis erforderlich (Pfausler et al. 2004).

Tabelle 4 Antibiotikatherapie der bakteriellen Meningitis (bei bekanntem Erreger)

Bakterieller Erreger	Üblicherweise wirksame Antibiotika[1]
Neisseria meningitidis	Penicillin G, Ampicillin, Ceftriaxon (oder Cefotaxim), Rifampicin[2]
Streptococcus pneumoniae, penicillinempfindlich	Penicillin G, Ceftriaxon (oder Cefotaxim)
Streptococcus pneumoniae, intermediär penicillinempfindlich (MIC 0,1–1 µg/ml)	Ceftriaxon (oder Cefotaxim), Meropenem, Cefepim
Streptococcus pneumoniae, penicillinresistent (MIC > 1 µg/ml)	Cefotaxim (oder Ceftriaxon) + Vancomycin oder Cefotaxim (oder Ceftriaxon) + Rifampicin[2]
Haemophilus influenzae	Ceftriaxon (oder Cefotaxim), Ampicillin
Gruppe-B-Streptokokken (Streptococcus agalactiae)	Penicillin G (+ Gentamicin[2]), Ceftriaxon, Ampicillin (+ Gentamicin[2]), Vancomycin
Gramnegative Enterobacteriaceae (z. B. Klebsiella, E. coli, Proteus)	Ceftriaxon (oder Cefotaxim); Meropenem
Pseudomonas aeruginosa	Ceftazidim + Aminoglykosid[2], Meropenem+ Aminoglykosid, Cefepim+ Aminoglykosid, Ciprofloxacin
Staphylokokken (methicillinempfindlich)	Cefazolin, Fosfomycin[2], Rifampicin, Vancomycin, Linezolid[3] (oder Flucloxacillin)
Staphylokokken (methicillinresistent)	Vancomycin, Fosfomycin oder Rifampicin[2] (in Kombination mit Vancomycin), Linezolid[3], Trimethoprim-Sulfamethoxazol
Listeria monocytogenes	Ampicillin +Gentamicin[2], Trimethoprim-Sulfamethoxazol, Meropenem
Bacteroides fragilis	Metronidazol, Meropenem, Clindamycin

[1] Die Wahl der Antibiotika richtet sich nach dem Ergebnis der Resistenzprüfung (Antibiogramm).
[2] Rifampicin, Fosfomycin und Aminoglykoside dürfen wegen der Gefahr von Resistenzentwicklungen nicht in Monotherapie gegeben werden.
[3] Linezolid (Zyvoxid) hat ein dem Vancomycin ähnliches Wirkungsspektrum und ist gut liquorgängig; es gibt einige Berichte über den Einsatz von Linezolid bei Staphylokokkeninfektionen des Zentralnervensystems (z. B. Viale et al. 2002, Rupprecht u. Pfister 2005).

herrschbarem intrakraniellen Druck möglichst kurzzeitige Hyperventilation mit einem Zielwert des pCO_2 um 32 mm Hg, eventuell Gabe von TRIS-Puffer, milde Hypothermie, Thiopental-Narkose; bei Hydrozephalus externe Liquordrainage. Für die **arteriellen zerebralen Gefäßkomplikationen** (Arteriitis, Vasospasmus) gibt es bislang keine gesicherten Therapieformen. Bei MR-angiographischem oder dopplersonographischem Nachweis eines Vasospasmus großer Hirnbasisarterien kann in Analogie zum Vorgehen bei einer Subarachnoidalblutung eine Nimodipingabe (Nimotop) und hypervolämische-hypertensive Therapie (untere systolische Blutdruckgrenze beispielsweise 140 mm Hg) erwogen werden (⇔).

Die Wirksamkeit einer Antikoagulation **septischer Sinus-/Venenthrombosen** bei der bakteriellen Meningitis ist unklar; prospektive kontrollierte Studien liegen bisher nicht vor. In einer retrospektiven Studie zeigte sich allerdings ein günstiger Effekt der Heparintherapie bei Patienten mit septischer Sinus-cavernosus-Thrombose (Southwick 1995). Die Antikoagulation mit intravenösem Heparin (PTT-wirksam) kann bei kernspintomographisch (MR-angiographisch oder in der DSA) nachgewiesenen septischen Sinus-/Venenthrombosen infolge einer bakteriellen Meningitis erwogen werden (⇔). Bei Patienten mit meningitisassoziierter Thrombose des Sinus transversus wurde eine erhöhte Blutungsgefahr berichtet (Southwick 1995).

Dexamethason

In einer Metaanalyse von insgesamt 11 seit 1988 durchgeführten kontrollierten klinischen Studien (⇑⇑⇑) (McIntyre et al. 1997) konnte ein günstiger Effekt einer Dexamethasontherapie bei Patienten mit eitriger Meningitis gezeigt werden: Dexamethason senkte die Inzidenz von Hörstörungen bei Kindern mit **Haemophilus-influenzae-Meningitis** und die Inzidenz von Hörstörungen bei der Pneumokokkenmeningitis (wenn es früh im Krankheitsverlauf gegeben wurde). Im Gegensatz dazu zeigte eine prospektive, randomisierte, placebokontrollierte Doppelblindstudie bei 598 Kindern mit eitriger Meningitis unter in einem Entwicklungsland herrschenden Bedingungen (Studienzentrum: Malawi) keinen Vorteil von Dexamethason gegenüber Placebo (Molyneux et al. 2002).

Eine kürzlich publizierte systematische Datenerfassung von 18 Studien, in denen die Daten von 1853 Patienten (Kinder und Erwachsene) mit akuter bakterieller Meningitis ausgewertet wurden, zeigte einen positiven Effekt von **Kortikosteroiden** bei Kindern mit **Haemophilus**-Meningitis, aber auch bei bakteriellen Meningitiden anderer Ursache (van de Beek et al. 2003); Dexamethason führte zu einer signifikanten Reduktion der Inzidenz von Hörstörungen.

In einer europäischen, prospektiven, randomisierten, multizentrischen Studie wurde die Wirksamkeit von Dexamethason (im Vergleich zu Placebo) bei 301 Erwachsenen mit bakterieller Meningitis untersucht (De Gans u. van de Beek 2002). Dexamethason (10 mg) oder Placebo wurden in dieser Studie 15–20 Minuten vor oder zeitgleich mit der ersten Antibiotikumgabe appliziert und dann alle 6 Stunden für insgesamt 4 Tage. In der Studie konnte ein günstiger Effekt der Dexamethasonbehandlung gezeigt werden: Dexamethason führte zu einer signifikanten Reduktion der Letalität und der Häufigkeit ungünstiger klinischer Verläufe. Der günstige Dexamethasoneffekt auf die Letalitätszahlen konnte auf eine positive Beeinflussung systemischer Komplikationen zurückgeführt werden (van de Beek u. de Gans 2004b). Die Subgruppenanalyse zeigte, dass Dexamethason nur bei den Patienten mit Pneumokokkenmeningitis wirksam war, nicht bei Meningitiden anderer Ätiologie, wie z. B. der Meningokokkenmeningitis (De Gans u. van de Beek 2002). Ferner sollte bedacht werden, dass Dexamethason in tierexperimentellen Studien den meningitisassoziierten hippokampalen, neuronalen apoptotischen Zelluntergang verstärkte und das Lernverhalten der Tiere ungünstig beeinflusste (siehe Übersichten Nau u. Brück 2002, Meli et al. 2002). Die klinische Relevanz dieser möglichen ungünstigen Wirkung kann erst nach Bekanntwerden der neuropsychologischen Untersuchungsergebnisse bei den Patienten der Dexamethasonstudie (De Gans u. van de Beek 2002), die die Meningitis überlebt haben, beurteilt werden.

Kürzlich wurden die Daten einer weiteren Metaanalyse von fünf kontrollierten Studien veröffentlicht, in denen der Effekt von Dexamethason im Vergleich zu Placebo bei erwachsenen Patienten mit akuter bakterieller Meningitis untersucht wurde (van de Beek et al. 2004b). Die Behandlung mit Dexamethason führte zu einer signifikanten Reduktion der Letalitätszahlen bei der Pneumokokkenmeningitis; ferner konnte mit Dexamethason auch die Häufigkeit neurologischer Residuen gesenkt werden. Bei der Meningokokkenmeningitis konnten Letalität und Häufigkeit neurologischer Residuen tendenziell mit Dexamethason reduziert werden.

Zusammengefasst kann aufgrund der Ergebnisse der klinischen kontrollierten Therapiestudie und der Daten der Metaanalysen die Gabe von Dexamethason bei erwachsenen Patienten mit Verdacht auf bakterielle Meningitis (d. h. klinischer Verdacht plus trüber Liquor) empfohlen werden (⇧⇧⇧); Dexamethason (Fortecortin) sollte in einer Dosis von 10 mg i. v. unmittelbar vor Gabe des Antibiotikums verabreicht werden. Daraufhin wird mit 10 mg Dexamethason alle 6 Stunden für insgesamt 4 Tage behandelt. Die Nebenwirkungsrate (z. B. gastrointestinale Blutung) scheint unter Dexamethason im Vergleich zu Placebo nicht erhöht zu sein. Es wird eine Behandlung mit Magenschutzmitteln (z. B. Pantoprazol) empfohlen, ferner eine Low-dose-Heparinisierung zur Thromboseprophylaxe.

Bei Patienten mit einer Meningitis als Folge einer bakteriellen Endokarditis und bei der bakteriellen Meningitis im Neugeborenenalter wird der Einsatz von Kortikosteroiden nicht empfohlen. Inwieweit Dexamethason die kernspintomographisch (oder angiographisch) nachgewiesenen *arteriellen zerebralen Gefäßkomplikationen* (Arteriitis, Vasospasmus) beeinflusst, ist bislang unklar (⇔).

Dexamethason scheint die Liquorgängigkeit von Vancomycin in der Therapie der Pneumokokkenmeningitis zu beeinträchtigen (Paris et al. 1994). Daher sollte in Regionen mit hoher Penicillinresistenzrate von Pneumokokken der Kombination Ceftriaxon/Rifampicin gegenüber Ceftriaxon/Vancomycin der Vorzug gegeben werden, wenn gleichzeitig Dexamethason verabreicht wird.

Meningokokkenerkrankung: Isolierung des Patienten, hygienische Maßnahmen, Chemoprophylaxe

Meningokokken werden entweder durch direkten Kontakt oder durch Tröpfchen-Aerosole übertragen. Die Inkubationszeit liegt in der Regel bei 3–4 Tagen (Spanne 2–10 Tage). Patienten mit Verdacht auf eine Meningokokkenmeningitis (z. B. petechiales Exanthem, gramnegative Kokken im Liquorgrampräparat) müssen bis 24 Stunden nach Beginn einer adäquaten Antibiotikatherapie isoliert werden, danach ist mit einer Ansteckungsfähigkeit nicht mehr zu rechnen (siehe auch Empfehlungen des Robert-Koch-Instituts, Internetadresse: www.rki.de). Unterdessen müssen Pflege- und ärztliches Personal sowie Besucher die bei Isolierung erforderlichen Hygienemaßnahmen (Tragen von Schutzkitteln, Nasen-Mund-Schutz, Handschuhe, Händedesinfektion) beachten. Bereits bei begründetem Verdacht auf eine Meningokokkenmeningitis muss eine Meldung an die zuständigen Gesundheitsbehörden erfolgen, damit eine lokale Häufung von Erkrankungsfällen rechtzeitig erkannt werden kann. Enge Kontaktpersonen sollen ausfindig gemacht, über das erhöhte Risiko und mögliche Symptome einer Meningokokkenerkrankung (z. B. Fieber, Schüttelfrost, Kopfschmerzen) aufgeklärt und eine Chemoprophylaxe empfohlen werden (**Tabelle 5**). Die Chemoprophylaxe muss schnellstmöglich begonnen werden; sinnvoll ist sie maximal bis 10 Tage nach dem letzten Kontakt mit dem Erkrankten (Inkubationszeit 2–10 Tage!).

Impfungen

Die derzeit verfügbaren Polysaccharid (PS)-Impfstoffe gegen **Meningokokken** der Serogruppe A und C (Meningokokkenimpfstoff A+C Merieux) bzw. A, C, Y und W135

Tabelle 5 Chemoprophylaxe der Meningokokkenmeningitis[1]

Antibiotikum und Altersgruppe	Dosierung
Rifampicin (Rifa)[2]:	
Erwachsene	600 mg alle 12 Std. für 2 Tage p.o.
Kinder > 1 Monat	10 mg/kg alle 12 Std. für 2 Tage p.o.
Kinder < 1 Monat	5 mg/kg alle 12 Std. für 2 Tage p.o.
Ciprofloxacin (Ciprobay)[2, 3]	
Erwachsene	500 mg als Einzeldosis p.o.
Ceftriaxon (Rocephin)	
Erwachsene und Kinder > 15 Jahre	250 mg als Einzeldosis i.m. (oder i.v.)
Kinder < 15 Jahre	125 mg als Einzeldosis i.m. (oder i.v.)

[1] siehe auch Empfehlungen des Robert-Koch-Instituts, Internetadresse: www.rki.de., RKI 2004b
[2] nicht bei Schwangeren
[3] Ciprofloxacin soll Personen < 18 Jahre sowie Schwangeren und stillenden Frauen nicht gegeben werden.

(Mencevax ACWY) enthalten als Antigene die jeweiligen Kapselpolysaccharide; sie stehen für die Impfung von Kindern ab 2 Jahren und für Erwachsene zur Verfügung. Für die Serogruppe C-Meningokokken (MenC) stehen konjugierte Impfstoffe zur Verfügung (Menjugate, NeisVac-C, Meningitec), mit denen bereits Kinder ab dem 3. Lebensmonat geimpft werden können. Weil das Kapselpolysaccharid der Serogruppe B nicht ausreichend immunogen ist, konnte bislang noch kein Impfstoff gegen Erreger der Serogruppe B entwickelt werden, die in Deutschland die Mehrzahl der Meningokokkenerkrankungen verursachen. Die Meningokokkenimpfung ist eine Indikationsimpfung und gilt hauptsächlich als Reiseimpfung. Die ständige Impfkommission (STIKO) am Robert-Koch-Institut empfiehlt eine Meningokokkenimpfung für folgende gefährdete Personen bzw. Konstellationen (RKI 2004b):

- Reisende in epidemische/hyperendemische Länder (z. B. für Entwicklungshelfer, Mitarbeiter von Hilfsorganisationen, Expeditionsteilnehmer vor Aufenthalten im Meningitisgürtel Afrikas, wo große Epidemien durch Meningokokken der Serogruppe A auftreten),
- Personen mit angeborenen oder erworbenen Immundefekten, insbesondere Komplement-/Properdindefekte, Hypogammaglobulinämie, Asplenie,
- Pilgerreisende nach Mekka: Voraussetzung für die Einreise nach Saudi-Arabien ist eine mindestens 10 Tage vorher erfolgte und nicht länger als 3 Jahre zurückliegende Impfung,
- Schüler/Studenten vor Langzeitaufenthalten in Ländern mit empfohlener allgemeiner Impfung für Jugendliche oder selektiver Impfung für Schüler/Studenten,
- gefährdetes Laborpersonal,
- in Deutschland im Rahmen von lokalen Krankheitsausbrüchen durch Meningokokken der Serogruppe C auf Empfehlung der Gesundheitsbehörden.

Zur aktiven Immunisierung gegen **Pneumokokkeninfektionen** stehen Polysaccharid-Impfstoffe zur Verfügung (Pneumovax, Pneumopur). Für die Impfung von Säuglingen und Kleinkindern (vom vollendeten 2. Lebensmonat bis zum vollendeten 2. Lebensjahr) findet ein Pneumokokken-Konjugat-Impfstoff (Prevenar) Verwendung. Die Impfung wird für Personengruppen empfohlen, die ein erhöhtes Risiko haben, an einer Pneumokokkeninfektion zu erkranken, z. B. Personen (insbesondere bei einem Alter über 60 Jahren) mit chronischen Erkrankungen, wie z. B. Herz-Kreislauf-Krankheiten, Krankheiten der Atmungsorgane, Diabetes mellitus, Niereninsuffizienz oder Personen mit angeborenen oder erworbenen Immundefekten mit T-und/oder B-zellulärer-Restfunktion, wie z. B. Hypogammaglobulinämie, Komplement- und Properdindefekten, bei funktioneller oder anatomischer Asplenie oder bei Sichelzellanämie.

Genaue Angaben zu Indikationen und Anwendungshinweisen der Impfungen gegen Meningokokken- und Pneumokokkeninfektionen sowie aktuelle Empfehlungen der Ständigen Impfkommission (STIKO) finden sich im epidemiologischen Bulletin des Robert Koch Instituts (RKI 2004b), auf der Internetseite www.rki.de und in der Roten Liste.

Meldepflicht

Meldepflichtig ist in Deutschland nach dem Infektionsschutzgesetz (IfSG, § 6 Meldepflichtige Krankheiten) der Krankheitsverdacht, die Erkrankung sowie der Tod an Meningokokkenmeningitis oder -sepsis. Die namentliche Meldung muss durch den feststellenden Arzt unverzüglich, d. h. ohne zeitliche Verzögerung, jedoch innerhalb von 24 Stunden an das Gesundheitsamt erfolgen, das für den Aufenthalt des Betroffenen zuständig ist. Der Meldepflichtige hat dem Gesundheitsamt unverzüglich mitzuteilen, wenn sich eine Verdachtsmeldung nicht bestätigt hat. In Deutschland wurden im Jahr 2003 773 Meningokokkenerkrankungen gemeldet (2002: 734; 2001: 778); dies entspricht einer Inzidenz von etwa 0,9 Erkrankungen pro 100 000 Einwohner. Die Analyse der Erreger zeigte ein Überwiegen der Serogruppe-B-Meningokokken (ca. 68%); allerdings kam es in den Jahren 2002 und 2003 zu einem Anstieg der Serogruppe-C-Meningokokken (ca. 30% Anteil an den Meningokokkenerkrankungen).

Der §7 des IfSG regelt auch die meldepflichtigen Nachweise von Krankheitserregern. Dementsprechend muss der Leiter des untersuchenden Labors namentlich den direkten oder indirekten Nachweis von Krankheitserregern melden, soweit die Nachweise auf eine akute Infektion hinweisen. Hierzu zählen z. B. Haemophilus influenzae (Meldepflicht nur für den direkten Nachweis aus Liquor oder Blut), Listeria monocytogenes (Meldepflicht nur für den direkten Nachweis aus Blut, Liquor oder anderen normalerweise sterilen Substraten sowie aus Abstrichen von Neugeborenen) und Neisseria meningitidis (Meldepflicht nur für den direkten Nachweis aus Liquor, Blut, hämorrhagischen Hautinfiltraten oder anderen normalerweise sterilen Substraten sowie aus Abstrichen von Neugeborenen).

Expertengruppe

Prof. Dr. Helmut Eiffert, Abt. Medizinische Mikrobiologie, Universitätsklinikum Göttingen
Prof. Dr. M. Müller, Neurologische Abteilung, Kantonsspital Luzern
Prof. Dr. Roland Nau, Neurologische Klinik, Universitätsklinikum Göttingen
Prof. Dr. Hans-Walter Pfister, Neurologische Klinik, Klinikum Großhadern, Ludwig-Maximilians-Universität München
Federführend: *Prof. Dr. Hans-Walter Pfister, Neurologische Klinik, Klinikum Großhadern, Ludwig-Maximilians-Universität München, Marchioninistr.15, 81377 München, Tel. 089/7095–3676, Fax 089/7095–6673*
e-mail: Hans-Walter.Pfister@med.uni-muenchen.de

Literatur

Andersen, J., V. Backer, P. Voldsgrard et al. (1997): Acute meningococcal meningitis. Analysis of features of the disease according to the age of 255 patients. J. Infect. 34, 227–235.

De Gans, J., D. van de Beek (2002): For the European Dexamethasone in Adulthood Bacterial Meningitis Study Investigators. Dexamethasone in Adults with Bacterial Meningitis. N. Engl. J. Med. 347, 1549–1556.

DGPI (Deutsche Gesellschaft für Pädiatrische Infektiologie; 2003): Meningitis, 4. Auflage. Futuramed Verlag, München, 882–889.

Durand, M. L., S. B. Calderwood, D. J. Weber, S. I. Miller, F. S. Southwick, V. S. Caviness Jr, M. N. Swartz (1993): Acute bacterial meningitis. A review of 493 episodes. N. Engl. J. Med. 328, 21–28.

Haring, H. P., H. K. Rötzer, H. Reindl, K. Berek, A. Kampfl, B. Pfausler, E. Schmutzhard (1993): Time course of cerebral blood flow velocity in central nervous system infections. Arch. Neurol. 50, 98–101.

Hussein, A. S., S. D. Shafran (2000): Acute bacterial meningitis in adults. A 12-year review. Medicine 79, 360–368.

Kastenbauer, S., H. W. Pfister (2003): Pneumococcal meningitis in adults: Spectrum of complications and prognostic factors in a series of 87 cases. Brain 126, 1015–1025.

McIntyre, P. B., C. S. Berkey, S. M. King et al. (1997): Dexamethasone as adjunctive therapy in bacterial meningitis: a meta-analysis of randomized clinical trials since 1988. JAMA. 278, 925–931.

Meli, D. N., S. Christen, S. L. Leib, M. G. Tauber (2002): Current concepts in the pathogenesis of meningitis caused by Streptococcus pneumoniae. Curr. Opin. Infect. Dis. 15, 253–257.

MiQ, Kniehl, E., R. Dörries, H. K. Geiß, B. Matz, D. Neumann-Häfelin, H. W. Pfister, H. Prange, D. Schlüter, B. Spellerberg, F. B. Spencker (2001): Qualitätsstandards in der mikrobiologisch-infektiologischen Diagnostik. Infektionen des Zentralnervensystems. Urban & Fischer, München.

Molyneux, E. M., A. L. Walsh, H. Forsyth, M. Tembo, J. Mwenechanya, B. Kay, L. Bwanaisa, A. Njobvu, S. Rogerson, G. Malenga (2002): Dexamethasone treatment in childhood bacterial meningitis in Malawi: a randomised controlled trial. Lancet 360, 211–218.

Müller, M., S. Merkelbach, M. Hermes, J. König, K. Schimrigk (1998): Relationship between short-term outcome and occurence of cerebral artery stenosis in survivors of bacterial meningitis. J. Neurol. 245, 87–92.

Nau, R. (2000): Osmotherapy for elevated intracranial pressure. A critical reappraisal. Clin. Pharmacokinet. 38, 23–40.

Nau, R., W. Brück (2002): Neuronal injury in bacterial meningitis: mechanisms and implications for therapy. Trends Neurosci. 25, 38–45.

Paris. M. M., S. M. Hickey, M. I. Uscher, S. Shelton, K. D. Olsen, G. H. McCracken jr. (1994): Effect of dexamethasone on therapy of experimental penicillin- and cephalosporin-resistant pneumococcal meningitis. Antimicrob. Agents Chemother. 38:, 1320–1324.

Pfausler, B., H. Spiss, R. Beer, A. Kampl, K. Engelhardt, M. Schober, E. Schmutzhard (2003): Treatment of staphylococcal ventriculitis associated with external cerebrospinal fluid drains: a prospective randomized trial of intravenous compared with intraventricular vancomycin therapy. J. Neurosurg. 98, 1040–1044.

Pfausler, B., H. Spiss, P. Dittrich, M. Zeitlinger, E. Schmutzhard, C. Joukhadar (2004): Concentrations of fosfomycin in the cerebrospinal fluid of neurointensive care patients with ventriculostomy-associated ventriculitis. J. Antimicrob. Chemother. 53, 848–852.

Pfister, H. W., W. Feiden, K. M. Einhäupl (1993): The spectrum of complications during bacterial meningitis in adults: Results of a prospective clinical study. Arch. Neurol. 50, 575–580.

Pfister, H. W. (2002): Meningitis. Kohlhammer, Stuttgart.

Pfister, H. W., R. Kaiser (2003): Rationale Differenzialdiagnostik und Vorgehensweise bei Verdacht auf Meningitis. Akt. Neurol. 30, 27–34.

Pomeroy, S. L., S. J. Holmes, P. R. Dodge, R. D. Feigin (1990): Seizures and other neurologic sequelae of bacterial meningitis in children. New Engl. J. Med. 323,1651–1657.

RKI (2004a): Invasive Meningokokken-Erkrankungen im Jahr 2003. Epidemiologisches Bulletin 27, 211–215.

RKI (2004b): Empfehlungen der ständigen Impfkommission (STIKO) am Robert-Koch-Institut/Stand Juli 2004. Epidemiologisches Bulletin 30, 235–250.

Rupprecht, T., H. W. Pfister (2005): Clinical experience with linezolid for the treatment of central nervous system infections. Eur. J. Neurol. 12, 536–542.

Schuchardt, V. (1991): Akutverlauf und Langzeitprognose intensivmedizinisch behandelter Entzündungen des Nervensystems. Thieme, Stuttgart.

Southwick, F. S. (1995): Septic thrombophlebitis of major dural venous sinuses. Curr. Clin. Trop. Infect. Dis. 15, 179–203.

Tunkel, A. R., B. J. Hartman, S. L. Kaplan, B. A. Kaufman, R. L. Roos, W. M. Scheld, R. J. Whitley (2004): Practice guidelines for the management of bacterial meningitis. Clin. Infect. Dis. 39, 1267–1284.

Van de Beek, D., J. de Gans, P. McIntyre et al. (2003): Corticosteroids in acute bacterial meningitis. Cochrane Database Syst. Rev. CD004305.

Van de Beek, D., J. de Gans (2004): Dexamethasone and pneumococcal meningitis. Ann. Intern. Med. 141, 327 (letter).

Van de Beek, D., J. de Gans, L. Spanjaard et al. (2004a): Clinical features and prognostic factors in adults with bacterial meningitis. N. Engl. J. Med. 351, 1849–1859.

Van de Beek, D., J. de Gans, P. McIntyre, K. Prasad (2004b): Steroids in adults with acute bacterial meningitis: a systematic review. Lancet Infect. Dis. 4, 139–143.

Viale, P., L. Pagani, F. Cristini et al. (2002): Linezoloid for the treatment of central nervous system infections in neurosurgical patients. Scand. J. Infect. Dis. 34, 456–459.

Clinical Pathway – Bakterielle (eitrige) Meningoenzephalitis

Allgemeines Vorgehen

Klinik
- Klinische Hinweise auf Meningitis:
  - Kopfschmerzen
  - Meningismus
  - Fieber
- Klinische Hinweise auf bakterielle Meningitis:
  - Schweres Krankheitsbild
  - Septische Allgemeinerkrankung
  - Vigilanzstörung

Basisdiagnostik
- Blutbild, CRP
- Blutkulturen

- klinisch kein V.a. erhöhten intrakraniellen Druck:
  - keine fokalen Defizite
  - und keine Vigilanzstörung

  □ Liquordiagnostik:
  □ Zellen, Eiweiß
  □ Glukose
  □ Lactat
  □ mikroskopischer Erregernachweis (Gram- oder Methylenblaufärbung)
  □ Liquorkultur

  □ Dexamethason* 10 mg i.v., danach 10 mg alle 6 h für 4 d
  □ Antibiotika (empirische Initialtherapie, s.u.)
  □ Magenschutz (Pantoprazol)
  □ Thromboseprophylaxe

- V.a. erhöhten intrakraniellen Druck:
  - fokale Defizite oder
  - Vigilanzstörung

  □ CT Schädel mit Knochenfenster

  □ Dexamethason* 10 mg i.v., danach 10 mg alle 6 h für 4 d
  □ Antibiotika (empirische Initialtherapie, s.u.)
  □ Magenschutz (Pantoprazol)
  □ Thromboseprophylaxe

- kein V.a. erhöhten intrakraniellen Druck
- raumforderndes Hirnödem

  □ CT Schädel mit Knochenfenster
  □ HNO-Konsil
  □ ggf. weitere Fokussuche:
    □ Rö/CT Thorax
    □ Sono/CT Abdomen
    □ Echokardiographie

  - weiter bei: Liquordiagnostik
  - Therapie des erhöhten intrakraniellen Drucks
  - Liquordiagnostik, wenn Liquorpunktion gefahrlos möglich

○ Erregernachweis aus dem Liquor
- mikroskopischer Liquorbefund unklar oder negativ oder antibiotische Vorbehandlung
- Hinweise auf parameningealen Fokus (klinisch/CT):
  - Otitis
  - Mastoiditis
  - Sinusitis

  ergänzende Erregerdiagnostik:
  □ Antigennachweis (Meningokokken, Pneumokokken, Haemophilus, Streptococcus agalactiae)
  □ PCR (Meningokokken)

  □ Herdsanierung mit lokaler Erregergewinnung

- gezielte Antibiotikatherapie nach Erregerbefund und Antibiogramm
- □ Herdsanierung mit lokaler Erregergewinnung

* Dexamethasoneffekt nur für die Pneumokokkenmeningitis belegt, nicht für die Meningokokkenmeningitis

Empirische Initialtherapie bei Erwachsenen

○ Ambulant erworben („community-acquired")	□ Cephalosporin der 3. Generation (Cefotaxim oder Ceftriaxon) □ + Ampicillin
○ Nosokomial (z.B. nach neurochirurgischer OP oder SHT)	□ Vancomycin □ + Meropenem oder Ceftazidim

Procedere bei Komplikationen

○ Hirnabszess	□ stereotaktische Punktion (Aspiration und Erregerisolierung) oder offene Operation (siehe LL „Hirnabszess")
○ Septische Sinusthrombose	□ Antikoagulation mit Heparin
○ Vasospasmen	□ eventuell Nimodipin □ eventuell hypervolämische Hypertension
○ V.a. Meningokokkenmeningitis	□ Isolierung □ Meldepflicht □ Chemoprophylaxe von Kontaktpersonen

Virale Meningoenzephalitis

Was gibt es Neues?

- Das Medikamentenspektrum für Viruskrankheiten wurde in den letzten Jahren erweitert um die Neuraminidase-Hemmer mit Wirksamkeit bei Orthomyxoviren (Zanamivir und Oseltamivir), um sog. Canyon-Blocker (Pleconaril) gegen Picorna-Viren (z. B. Coxsackie-Viren) und um die Breitspektrum-Antiherpetika Adefovir (auch gegen HIV und HBV wirksam) sowie Lobucavir. Allerdings liegt für keines der vorgenannten Präparate bislang eine kontrollierte Studie über die Wirksamkeit bei viralen Meningoenzephalitiden vor.
- Verdichtet haben sich die Hinweise, dass eine aktive Hepatitis-C-Infektion bei einem kleinen Teil der Patienten mit ZNS-Komplikationen, insbesondere affektiven und kognitiven Funktionsstörungen einhergehen kann. Bei nahezu 7000 Hepatitis-C-Neuinfektionen in Deutschland pro Jahr wird man sich in Zukunft auch den neurologischen Implikationen dieser viralen Erkrankung zuwenden müssen, zumal die Therapie der Hepatitis C relativ erfolgversprechend ist (siehe Leitlinien der DGVS).
- Für die Differenzialdiagnostik zwischen bakteriellen und viralen Meningoenzephalitiden bietet sich neben dem Liquor die Procalcitoninkonzentration im Serum an; sie ist nur bei bakteriellen Erkrankungen erhöht.
- Ungewöhnliche Erreger viraler Meningoenzephalitiden werden in den westlichen Ländern zunehmend häufiger gefunden – nämlich Hantaan- und Puumula-Virus aus der Familie der Bunya-Viren, Nipah-Virus aus der Familie der Paramyxo-Viren sowie West-Nil-Virus (WNV) und Japanisches Enzephalitis-Virus (JEV) aus der Familie der Flavi-Viren. Eine kürzlich abgeschlossene Therapiestudie mit Interferon alpha-2a bei JEV blieb ohne Wirkungsnachweis (Solomon et al. 2003) (⇓⇓). Für Nipah-Virus-Infektionen soll Ribavirin eine Therapieoption darstellen (Snell 2004) (⇔)
- Tollwut stellt nach wie vor die zehnthäufigste Infektionskrankheit dar, und unlängst sind in Deutschland seit Jahrzehnten wieder die ersten Patienten an Tollwut erkrankt, unglücklicherweise im Rahmen einer Transplantation von Spenderorganen. Die Organspenderin hatte sich in Indien infiziert. Bei Erhebung der Auslandsanamnese sollte stets daran gedacht werden, dass Tollwut eine variable Inkubationszeit von bis zu mehr als einem Jahr hat.

Die wichtigsten Empfehlungen auf einen Blick

- Bei Verdacht auf Virusmeningitis CCT und Lumbalpunktion durchführen (Liquordiagnostik gemäß Leitlinie „Diagnostik akuter ZNS-Infektionen der DGHM) (**A**).
- Beim enzephalitischen Syndrom ist die MRT-Untersuchung erforderlich (**A**).
- Bei enzephalitischer Symptomatik und dem Verdacht auf eine Herpes-Virus-Ätiologie ist die i.v. Gabe von Aciclovir ohne Verzug einzuleiten (**A**).
- Die blande Virusmeningitis ist symptomatisch antipyretisch und analgetisch zu behandeln. Patienten mit akuten viralen **Enzephalitiden** sind auf der Intensivstation zu betreuen (**B**).

Definition des Gesundheitsproblems

Die durch Viren ausgelöste reine **Meningitis** ist harmlos und nicht speziell therapiebedürftig, solange es sich allein um ein Reizsyndrom der Hirnhäute handelt. Auch die viralen **Meningoenzephalitiden** haben oft eine gute Prognose, selbst wenn sie als akute Krankheitsbilder hochdramatisch in Erscheinung treten. Dessen ungeachtet gibt es einige virale Enzephalitiden, die unerkannt und unbehandelt mit einer hohen Letalität einhergehen. Ein Beispiel hierfür ist die Herpes-simplex-Virus-Enzephalitis (HSVE), die in ihrem natürlichen Verlauf in 70 von 100 Fällen tödlich ist. Die unbehandelt Überlebenden behalten schwere Defekte zurück. Für die HSVE gibt es gute Therapiemöglichkeiten, vorausgesetzt die Verdachtsdiagnose wird früh gestellt und die Behandlung unverzüglich eingeleitet. Einige, glücklicherweise in Europa seltene Viruskrankheiten enden auch heute noch in Ermangelung einer spezifischen Therapie letal; dies trifft für die Tollwut (Rabies) zu. Auch WNE- und JEV-Enzephalitis gehen mit einer höheren Letalität einher (Solomon et al. 2003).

Die Entwicklung neuer bildgebender (MRT) und molekularbiologischer (z. B. PCR) Diagnostikverfahren brachte erhebliche Fortschritte für die Identifizierung viraler ZNS-Erkrankungen und die Etablierung kausaler Therapieverfahren. Die Zahl effektiver und gut verträglicher antiviraler Substanzen steigt ständig. In den letzten Jahren wurden u. a. das Imidazolidinon-Analogon Pleconaril eingeführt, das sich nach aktueller Studienlage als therapeutisch effektiv bei Enterovirus-Meningoenzephalitiden erwies, sofern die Therapie nicht erst in der Phase des Multiorganversagens einsetzte (Kak-Shan Shia et al. 2002, Bryant et al. 2004) (⇑). Das Präparat ist derzeit **nur über die Auslandsapotheke** verfügbar. Die selektiven Neuraminidase-Hemmer (De Clerq 2002) könnten neue therapeutische Optionen für Krankheiten durch Orthomyxoviren eröffnen (Rotbart 2000).

Klassifikation der Krankheitsbilder

Eine „**aseptische**" **Meningitis** (synonym virale oder nichtbakterielle Meningitis) geht mit Kopfschmerz, Übelkeit, manchmal auch Erbrechen, Nackensteife sowie Licht- und Lärmscheu einher. Neurologische Herdzeichen und Bewusstseinsstörungen gehören nicht zum Krankheitsbild. Die Liquorzellzahl ist erhöht (< 1000 Zellen pro µl); Liquorprotein und -laktat steigen nur leicht an oder verbleiben im Normalbereich. Die akute Symptomatik klingt auch ohne Therapie nach Tagen bis wenigen Wochen ab.

Die akute **virale (Meningo-) Enzephalitis** ist geprägt von einer psychopathologischen Symptomatik mit Verhaltensauffälligkeiten, Verwirrtheit und vor allem Bewusstseinsstörungen. Hinzu kommen oft – wenn auch nicht obligatorisch – neurologische Herdsymptome wie fokale oder generalisierte Anfälle, Paresen, aphasische Störungen und oft ein Meningismus. Der **(Meningo-) Enzephalitis** geht typischerweise eine Allgemeinkrankheit (Röteln, Masern, Mumps, Varizellen, Exanthema subitum, Ringelröteln) oder ein katarrhalisches Prodromalstadium voraus (Enteroviruserkrankungen einschließlich Poliomyeloenzephalitis, HSV-Enzephalitis, FSME).

Die **chronische virale (Meningo-) Enzephalitis** manifestiert sich mit einem langsamen Persönlichkeitsabbau, kognitiven Funktionsstörungen und zunehmenden neurologischen Ausfallerscheinungen. Die Liquorpleozytose ist gering oder fehlt.

Die wichtigsten, in Europa vorkommenden viralen Meningitiden und Meningoenzephalitiden und ihre Erreger sind in **Tabelle 1** aufgeführt.

Diagnostik

An die Virusätiologie eines akuten oder subakuten ZNS-Prozesses sollte man bei folgenden anamnestischen Fakten denken:
- Umgebungsfälle von Viruserkrankungen (Mumps, Varizellen, Polio),
- Insektenstiche (FSME, andere Arbovirus-Erkrankungen) oder Tierbisse (Rabies),
- Zugehörigkeit zu AIDS-Risikogruppen,
- Behandlung mit Blut- oder Blutprodukten, Organtransplantation (HIV, Hepatitis A, B, C, CMV, Parvo-Virus B19),
- krankheitsbedingte oder therapeutische Immunsuppression (CMV, Polyomavirus, VZV),
- Auslandsaufenthalte (Italien: Toskana-Virus, östlicher Mittelmeerbereich: West-Nil-Virus, Südostasien: Japanische Enzephalitis und Nipah-Virus-Infektionen, Nord- und Mittelamerika: verschiedene Toga-Virus-Enzephalitiden, Zentral- und Westafrika: Lassa-Virus, weltweit verbreitet: Dengue-Virus).

Tabelle 1 Akute und subakute neurologische Syndrome durch virale Erreger (die in Mitteleuropa besonders relevanten Erreger sind fett gedruckt)

Syndrom	Klinische Symptome	Mögliche Erreger
Aseptische Meningitis	Kopf-/Nackenschmerzen, Fieber, Meningismus, Licht-/Lärmscheu, Abgeschlagenheit, Myalgien	**Coxsackievirus**, ECHO-Virus, Adeno-Virus, **HSV-2**, **VZV**, Phlebovirus (Toskana-Fieber/Italien), Polioviren, Masern, **FSME**, **Mumps**, EBV, Röteln, Entero-Virus 71, **HIV**, Parvo-Virus B19, HHV-6, Dengue-Virus
Meningoenzephalitis	wie aseptische Meningitis; zusätzlich: Vigilanzstörungen, delirante Syndrome, epileptische Anfälle, Aphasie, Apraxie, Hemiparesen, kognitive Störungen Komplikationen: Status epilepticus, Hirnödem	**HSV**, **VZV**, Adenoviren, **FSME**, Masern, **CMV**, Rabies, **Enterovirus 71**, Vaccinia, **HIV**, Lassa-Virus, Japanische Enzephalitis (JEV), West-Nil-Virus, Polioviren, Hanta-Viren
Enzephalopathie	chronisch: dementieller Abbauprozess (sub)akut: Kopfschmerzen, Psychosyndrom, Bewusstseinsstörung	**HIV**, **Polyomaviren** (JCV), Gelbfieber, Hepatitis C, Lassa-Virus
Hämorrhagisches Fieber (mit ZNS Beteiligung)	Fieber, Kopf-, Bauch-, Muskelschmerzen, Erbrechen, Diarrhoe, Schock, Nierenversagen, Meningismus, zerebrale Anfälle, Bewusstseinsstörungen, Zeichen der Koagulopathie	**Hanta-Viren** (z. B. Hantaan-, Puumala-Virus), Filo-Viren (Marburg- und Ebola-Virus)
Hirnnervenparesen	Ausfall einzelner Hirnnerven	**VZV**, **HSV**, **CMV**, **HIV**, **FSME**, Mumps, Polioviren, Hepatitis C-Virus
Augenbeteiligung	z. B. Chrorioretinitis mit Sehstörungen und ggf. Augenschmerzen	CMV, HSV, VZV
Slow-virus-Infektion des ZNS	Verlauf in 4 Stadien: Wesensänderungen, Myoklonien und Krampfanfälle, choreoathetoide Bewegungsstörungen, Dezerebrationsstarre	**Masernvirus**, **Rubella-Virus**

Die Diagnostik stützt sich auf Laboruntersuchungen, mikrobiologische Untersuchungen und bildgebende Verfahren. Das EEG hat eine wesentliche diagnostische Bedeutung für die SSPE (subakute sklerosierende Panenzephalitis) und die HSVE.

1. **Blutuntersuchungen**: Für eine virale Infektion des ZNS sprechen eine relative Lymphozytose bei normalen, leicht erhöhten oder sogar erniedrigten Gesamtleukozyten, und als neueres Kriterium das normale Procalcitonin (immer unter 0,5 ng/ml), es ist bei akuten bakteriellen ZNS-Infektionen praktisch immer erhöht (Menager et al. 2002, Taskin et al. 2004) (⇑⇑⇑). In der Regel erbringen die übrigen Blutwerte normale oder nicht richtungsweisende Befunde. So kann das C-reaktive Protein auch bei akuten viralen ZNS-Krankheiten ansteigen.

2. Der **Liquor cerebrospinalis** weist in den ersten 4–48 Stunden oft eine polymorphnukleäre Pleozytose (25-1000 Zellen/µl) auf, die dann rasch in ein mononukleäres Zellbild übergeht. Gesamtprotein und Laktat sind normal (Virusmeningitis) oder gering erhöht (Virusenzephalitis: L immer ≤ 4,0 mmol/l). Eine intrathekale Immunglobulinsynthese ist bei Virusmeningitis nie und bei akuter Virusenzephalitis in der Initialphase nicht zu erwarten; sie entwickelt sich vor allem bei Enzephalitiden durch HSV, VZV, CMV und FSME in den ersten Krankheitswochen. Dasselbe trifft für die intrathekale Produktion spezifischer Antikörper zu, die über den Antikörperspezifitätsindex (ASI) bestimmt werden. Bei chronischen Virusenzephalitiden ist hingegen zum Zeitpunkt der Diagnostik oft eine intrathekale Immunglobulinsynthese einschließlich der Produktion spezifischer Antikörper (ASI > 1,5) vorhanden (Reiber u. Felgenhauer 1987):
ASI: (spezifische Antikörper im Liquor) x (Serum-IgG)/ (Liquor-IgG) x (spezifische Antikörper im Serum).

3. **Mikrobiologische Diagnostik**: Die exakte Identifizierung des Erregers gelingt in weniger als 50% der Fälle. Folgende Nachweisverfahren stehen zur Verfügung (Leitlinien „Diagnostik akuter ZNS-Infektionen" der DGHM 2002):
   - direkter Nachweis von viraler DNA oder RNA mittels PCR aus nichtzentrifugiertem Liquor (z.B. HSV, VZV, CMV, EBV, JC-Virus, Flavi- und Enteroviren, HIV),
   - Antigen-Nachweis im Liquor (z. B. CMV, HSV; Kamei et al. 1999),
   - Nachweis von erregerspezifischen IgM-Antikörpern in Liquor und/oder Serum mittels IgM-Elisa (z. B. WNV-Enzephalitis; Solomon et al. 2003b),
   - Nachweis der intrathekalen Produktion erregerspezifischer Antikörper (Ermittlung des ASI),
   - der direkte Erregernachweis aus Körperflüssigkeiten, Abstrichen oder bioptisch gewonnenem Hirnmaterial spielt in der klinischen Praxis keine Rolle mehr.

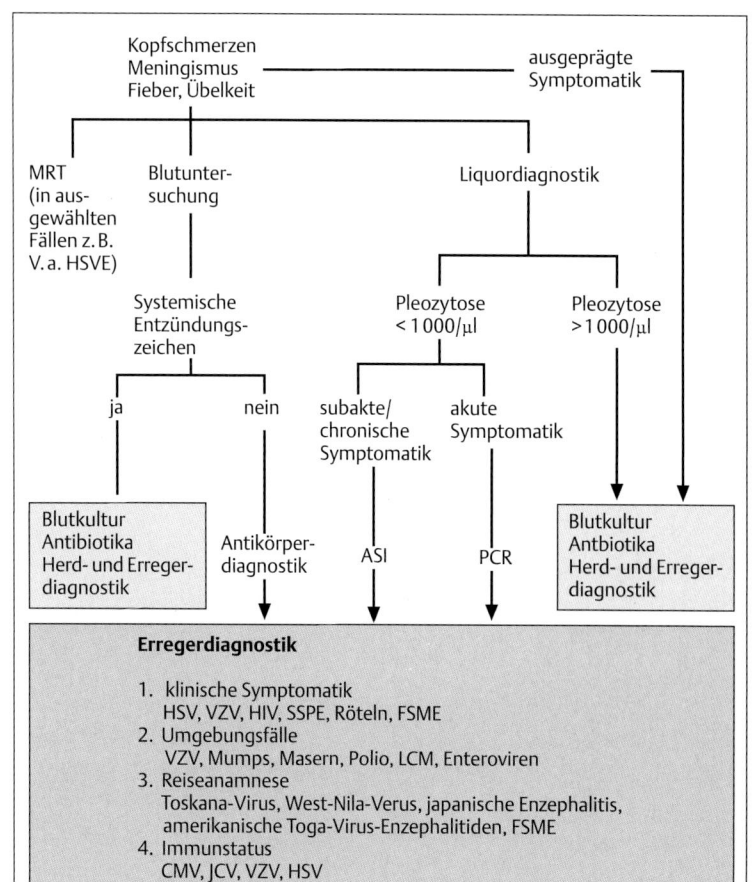

Abbildung 1
Diagnostisches Stufenschema bei entzündlichen ZNS-Erkrankungen.

4. **Bildgebende Verfahren (CCT, MRT)**: Sie dienen der Differenzialdiagnose (Frage nach raumfordernden oder andersartigen entzündlichen Prozessen wie Abszessen oder der ADEM) und der Erfassung krankheitstypischer Verteilungsmuster des entzündlichen Prozesses:
   - asymmetrischer Stammganglienbefall, oft bei Arboviren (FSME, JEV),
   - temporobasale, periinsuläre und zinguläre kortikale Herde bei HSVE.
5. **EEG-Befund**: Radermecker-Komplexe bei slow-virus-Krankheiten pathognomonisch, temporale periodische paroxysmale Dysrhythmie (PLEDS) bei der HSVE (**Abbildung 1**, **Tabelle 2**).

Epidemiologie

Die Inzidenz der viralen ZNS-Infektionen liegt in den USA mit 10–20/100 000 deutlich höher als die der bakteriellen Meningitis (Hammer u. Connolly 1992, Rotbart 2000b). Zu den häufigsten Erregern zählen Enteroviren (Coxsackie A, B und Echo-Viren), gefolgt von Mumps, Arboviren (Flavi-, Bunya- und Toga-Viren), Herpesviren, HIV und dem lymphozytären Choriomeningitisvirus (LCMV). Durch Vakzination wurde seit einigen Jahren ein Rückgang der Mumps-Meningoenzephalitis erreicht. Virusmeningitiden treten beim männlichen Geschlecht häufiger auf als beim weiblichen. Virale Enzephalitiden weisen eine regional unterschiedliche Inzidenz bei variierendem Erregerspekt-

Tabelle 2 Stufendiagnostik neurotroper Viren bei Erwachsenen (modifiziert nach Kniehl et al., MiQ-Standards 17/2001); im Zweifelsfall Kontaktaufnahme mit dem jeweiligen Nationalen Referenzlabor oder dem Robert-Koch-Institut empfohlen

	Diagnostik 1. Wahl	Diagnostik 2. Wahl
Stufe 1: spezifisch behandelbare Virus-infekte		
Herpes-simplex-Virus 1/2 (HSV-1/2)	DNS-PCR	ASI (nach 2 Wochen)
Varizella-zoster-Virus (VZV)	DNS-PCR	ASI (nach 2 Wochen)
Zytomegalievirus (CMV)	DNS-PCR	ASI, Antigen (pp65)-Nachweis in Liquor und Blut
Humanes Immundefizienzvirus 1/2 (HIV-1/2)	RNS-PCR, Blut-Serologie	ASI
Stufe 2: Viren, bei denen potenziell wirksame Substanzen bekannt, aber nicht verfügbar, nicht ausreichend erprobt oder noch nicht zugelassen sind		
Epstein-Barr Virus (EBV)	DNS-PCR	spezielle Serologie
Echoviren, Coxsackieviren	RNS-PCR, Serologie	Erregerisolation
Nipah-Virus	RNS-PCR	Serologie
Stufe 3: häufigere Viren (Westeuropa), die bisher nicht spezifisch behandelbar sind		
Frühsommermeningoenzephalitis-Virus (FSME)	Serologie in Blut und Liquor (ASI)	RNS-PCR (früh!)
Adenoviren	Serologie	Erregerisolation
Humanes Herpesvirus 6 (HHV 6)	Serologie (ASI)	DNS-PCR
Humane Herpesviren 7, 8 (HHV7 und 8)	DNS-PCR	Serologie
Influenza-Virus A und B, Parainfluenza	Serologie	RNS-PCR
Masernvirus	Serologie (ASI)	RNS-PCR
Rubella-Virus	Serologie (ASI)	RNS-PCR
JC-Virus (Polyoma-Virusgruppe)	DNS-PCR	Serologie
Stufe 4: (spezielle Konstellationen)		
A) Spezielle klinische Syndrome		
Schlaffe Paresen: Poliovirus	Virusanzucht aus Liquor und Stuhl	RNS-PCR, Serologie
Spastische Paraparese: HTLV-1	RNS-PCR, Serologie	
Tollwutverdacht: Rabies-Virus	RNS-PCR	direkte Immunfluoreszenz
Kontakt mit Nagern: LCM-Virus	Serologie	PCR
Kontakt mit Ausscheidungen von Mäusen und Ratten: Hanta-Viren	Serologie (ASI)	RNS-PCR
Hepatitis: Hepatitis-C-Infektion	RNS-PCR	Serologie
B) Auslandsaufenthalt (siehe oben, ggf. Kontakt mit Tropeninstitut aufnehmen)		

rum auf. In Nordamerika spielen Arboviren eine größere Rolle als in Europa. In Mitteleuropa verursachte das FSME-Virus 276 Erkrankungsfälle im Jahre 2003. Für die rötelnvirusassoziierte Enzephalitis wird hier nur eine Zahl von 1/24000 angegeben (Meyding-Lamadé et al. 2004). Die HSVE ist mit 5/100000 die häufigste sporadische Enzephalitis in Westeuropa. Die Rabies (Tollwut) gilt bei uns als überwunden; weltweit sterben jährlich noch 35000–100000 Menschen an der Tollwut. Da die Inkubationszeit des Leidens sehr lang sein kann, besteht bei Immigranten (in Abhängigkeit von ihrer Herkunftsregion) die Möglichkeit, dass die Krankheit noch Monate nach der Einwanderung manifest wird.

Zur Häufigkeit von Virusmanifestationen bei **Immundefizienz** werden folgende Zahlen angegeben (Brodt et al. 2000): HSV mit nekrotisierenden Hauterscheinungen (selten Enzephalitis) 4,0%, VZV-Komplikationen (Herpes zoster, seltener Enzephalitis) 4,8%, PML-Enzephalitis 1,8%, CMV-Retinitis und -enzephalitis 3,2% der Betroffenen.

Therapie

Allgemeine Therapieprinzipien

1. Bei Verdacht auf eine Enzephalitis durch Viren der Herpesgruppe (besonders HSV, VZV), der in der Frühphase bei allen schweren Enzephalitiden gegeben ist, muss ohne zeitlichen Verzug ein Antiherpetikum (in der Regel Aciclovir) verabreicht werden (**A**).
2. Ist eine bakterielle ZNS-Erkrankung differenzialdiagnostisch nicht sicher auszuschließen, wird zunächst zusätzlich ein Antibiotikum (z. B. Ampicillin) gegeben (**B**).

Cave: Listerien-Meningoenzephalitis!

3. Die passive Immunisierung mit Hyperimmunseren ist bei der FSME nicht indiziert und wird auf spezielle Fälle beschränkt bleiben (z. B. bei Rabies-Verdacht unmittelbar nach der Exposition oder wenn die Übertragung einer schweren Virusinfektion aus epidemiologischen oder sonstigen Gründen nahe liegt) (**A**).
4. Die allgemeinen Therapiemaßnahmen sind bei allen schwer verlaufenden Enzephalitiden gleich (**B**):
   – Hirnödembehandlung: bedarfsentsprechend Osmotherapeutika und in Ausnahmefällen eine Thiopental-Dauernarkose; der therapeutische Effekt der Entlastungstrepanation ist bisher nicht gesichert ($\Leftrightarrow$).
   – Glukokortikoide werden analog zu ihrem Einsatz bei der Pneumokokkenmeningitis aktuell bei der HSVE geprüft. Ihr Effekt konnte bisher nicht belegt werden, zumal eine Unterdrückung der körpereigenen Abwehr zu befürchten ist. Als Ultima Ratio ist die Gabe höherer Glukokortikoiddosen bei kritischen ICP-Anstiegen vertretbar.
   – Eine antikonvulsive Therapie ist erst beim Auftreten von hirnorganischen Anfällen oder beim Status epilepticus indiziert (siehe DGN-Leitlinien „Status epilepticus im Erwachsenenalter").
   – Analgetika und Sedativa werden je nach Bedarf eingesetzt. Bei der Gabe von **Neuroleptika** (Haloperidol, Melperon, Olanzapin) ist die Senkung der Krampfschwelle zu bedenken.
   – Ein niedrig dosiertes subkutanes Heparinpräparat ist als Thrombose- und Lungenembolie-Prophylaxe bei allen bettlägrigen Patienten indiziert.
   – Symptomatisch werden vegetative Entgleisungen, Temperatur- und Atemstörungen, ein Salzverlustsyndrom oder der Diabetes insipidus behandelt. Auf eine ausreichende Ernährung und ein optimales Temperaturmanagement ist besonderer Wert zu legen.
5. Für einige Viruskrankheiten mit potenzieller ZNS-Beteiligung (z. B. Masern) liegt der Schwerpunkt auf der Prophylaxe, insbesondere der Vakzination (**A**). Die Zahl der Früh- und Spätkomplikationen durch Masern, Röteln, Mumps und Poliomyelitis konnte durch frühzeitige Impfung der Bevölkerung drastisch gesenkt werden. Für sporadische oder endemisch auftretende Viruserkrankungen wie FSME oder Tollwut ist es ausreichend, besonders exponierte Personengruppen aktiv zu immunisieren.

Spezielle Therapie

Herpes-simplex-Enzephalitis (HSVE)

Die HSVE ist unbehandelt bei mindestens 70 % letal. Personen mit rekurrierendem Herpes labialis sind nicht gehäuft betroffen. Bei Erwachsenen und älteren Kindern ist die akute nekrotisierende Enzephalitis nahezu immer durch HSV Typ 1 bedingt, während der Typ 2 bei ihnen eher eine gutartige Meningitis hervorruft. Bei Neugeborenen führt der Typ 2 dagegen zu einer hämorrhagisch-nekrotisierenden Enzephalitis diffusen Charakters und ist – anders als bei Erwachsenen – nicht auf rhinenzephale Strukturen begrenzt.

Symptomatik: Die HSV-1-Enzephalitis ist durch ihren mehrphasigen Verlauf gekennzeichnet:
1. grippales Vorstadium (Kopfschmerz, hohes Fieber), danach oft kurzzeitige Besserung, dann
2. Wernicke-Aphasie bei Befall der dominanten Hemisphäre plus Hemiparese, kurze psychotische Episoden (Verwirrtheit, psychotische Situationsverkennungen, Geruchshalluzinationen),
3. Krampfanfälle (komplex-fokal beginnend mit sekundärer Generalisation),
4. quantitative Bewusstseinsstörung bis hin zum Koma.

Diagnostik: Der Liquor weist eine lymphozytäre Pleozytose (5-350/µl; initial normale Liquorzellzahl bei 5%; Whitley et al. 1982), mäßige bis deutliche Eiweißerhöhung und einen leichten Anstieg des Laktats (max. 4,0 mmol/l) auf. Das CCT ist in den ersten 4 Tagen nach Einsetzen der Symptome ohne Normabweichungen. Später werden temporo- und frontobasale Hypodensitäten und eine Beteiligung des G. cinguli erkennbar; diese Herde sind im MRT von Anfang an als medio-temporo-basale Hyperintensitäten in der Diffusions- und FLAIR-Wichtung zu identifizieren. Die Verifizierung der Diagnose erfolgt durch die Liquor-PCR in den ersten Tagen (Sensitivität 95–100%, je nach Vergleichsgruppe; Aurelius et al. 1991, Guffond et al. 1994) oder durch Nachweis steigender Liquorantikörper bzw. einer intrathekalen Antikörpersynthese (Sensitivität 97%, Spezifität 73–100%, je nach Vergleichswert; Kahlon et al. 1987) ab Ende der 2. Krankheitswoche. Der Virus-DNA-Nachweis mittels PCR kann im weiteren Krankheitsverlauf wieder negativ werden.

Therapie: Die Effektivität von **Aciclovir** (⇑⇑⇑) wurde in zwei großen Studien gesichert (Sköldenberg et al. 1984, Whitley et al. 1986). Durch rechtzeitigen Therapiebeginn lässt sich die Letalität auf 20 % senken. Aciclovir wird dementsprechend schon im Verdachtsfall ohne zeitlichen Verzug verabreicht (**A**): Aciclovir i.v. 3 x 10 mg/kg für mindestens 14 Tage (auf ausreichende Hydrierung achten, Dosisreduktion bei Niereninsuffizienz).

Varizellenenzephalitis

Sie manifestiert sich 4-8 Tage nach den Hauterscheinungen. In der Hälfte der Fälle geht sie mit zerebellären Symptomen einher. Ansonsten steht die zerebrale oder zerebrospinale Symptomatik im Vordergrund. Die Verabfolgung von Aciclovir in vorgenannter Dosierung ist zu empfehlen, wenngleich hier keine größeren randomisierten Studien vorliegen (Wallace et al. 1992) (⇑) (**B**). Als alternative Therapie wird auch Brivudin, 15 mg/kg KG/Tag genannt (siehe Leitlinie der DGPI: Varizellen-Zoster 1998).

Cave: Bei gleichzeitiger Gabe von Fluorouracil oder verwandten Substanzen kann es durch Brivudin zu stärkeren Nebenwirkungen (Inappetenz, Schläfrigkeit, Schwindel) kommen.

Zosterenzephalitis

Für die Behandlung des Zoster stehen folgende Präparate zur Verfügung: **Aciclovir** (5 x 800 mg oral für 7-10 Tage), Famciclovir (3 x 250-500 mg oral) und Brivudin (125 mg/d; Therapiebeginn innerhalb der ersten 72 Stunden nach Auftreten der Effloreszenzen). Eine Enzephalitis als Komplikation des Zoster betrifft vorzugsweise Personen mit Leukämie, Lymphomen und sonstigen Immundefekten. Die ZNS-Symptomatik entwickelt sich wenige Tage bis Wochen nach Auftreten der kutanen Bläschen, die meistens am Kopf lokalisiert sind. Eine i.v. Aciclovir-Therapie wird empfohlen (siehe **Tabelle 3**). Die **Zosterenzephalitis** kann ähnlich wie die HSV-1-Enzephalitis ablaufen, allerdings mit geringerer Progredienz und zumeist weniger schwerem Krankheitsbild. Residuen oder ein letaler Ausgang sind auch hier nicht ungewöhnlich. Der frühe Therapiebeginn mit **Aciclovir** (⇑) ist entscheidend (**A**). Wenn Aciclovir ungenügend wirksam ist, kann bei VZV-Infektionen alternativ **Foscarnet** (⇔) (Dosis siehe CMV-Infektionen) verabreicht werden (**Tabelle 3**).

Infektionen durch Zytomegalievirus

Das Zytomegalievirus (CMV) kann prä- oder perinatal schwere Enzephalitiden und Defektsyndrome verursachen. Spätere CMV-Infektionen verlaufen oft inapparent (mit der wichtigen Ausnahme der Frühgeborenen). Nahezu ausschließlich bei beeinträchtigter Immunität kommen akute oder chronische Infektionen des Nervensystems vor. Sie treten als opportunistische Infektionen bei AIDS auf – vor allem als **Enzephalitis** und/oder **Chorioretinitis**. Im Liquor ist manchmal bei der Enzephalitis eine granulozytäre Pleozytose vorhanden. Verbindliche Empfehlungen zu Diagnostik und Therapie der CMV-Komplikationen im ZNS wurden vom International Herpes Management Forum (IHMF) erarbeitet (Griffiths 2004): Für die Diagnostik wird die Liquor-PCR gefordert (**A**). Die Therapie der CMV-Enzephalitis und -Retinitis besteht in der Gabe von **Ganciclovir** 5 mg/kg alle 12 h i.v. über 21 Tage (**B**), die Effektivität dieses Präparats ist bei der CMV-Enzephalitis nicht sehr hoch (⇑). Falls eine orale Einnahme möglich ist, kann auch Valganciclovir (2 x 900 mg/d über 3 Wochen, später 1 x 900 mg/d) gegeben werden. Valganciclovir entfaltet bei CMV-Retinitis eine gute Effektivität; für die Anwendung bei CMV-Enzephalitis liegen keine Studien vor (Martin et al. 2002) (⇔). Als Mittel der zweiten Wahl stehen **Foscarnet** täglich 2 x 90 mg/kg als einstündige Infusion über 2-3 Wochen und **Cidofovir** (Vestide) 5 mg/kg i.v. 1 x pro Woche (zu verabfolgen mit Probenecid 2 g 3 h vor und 2 bzw. 8 h nach der Infusion) zur Verfügung. Beide Substanzen sind toxischer als Ganciclovir. Da Cidofovir kein Nukleosid-Analogon ist, kann es auch bei Ganciclvir-Resistenz wirksam sein; die Substanz gilt als karzino- und mutagen (Keating 1999, Griffiths 2004). Der Therapieerfolg ist wiederum bei der Chorioretinitis oft gut, bei den anderen Manifestationen unsicher (⇔). Treten CMV-Infektionen im Rahmen einer AIDS-Erkrankung auf, ist zur Rezidivprophylaxe im Anschluss an die Akutbehandlung eine Erhaltungstherapie notwendig (Ganciclovir 5 mg/kg i.v. an 5-7 Tagen/Woche oder Foscarnet 90 mg/d i.v.; Balfour et al. 1996) (⇑). Falls unter der sehr wirksamen HAART-Therapie die CD4$^+$-Zellen für 6 Monate > 100 c/mm^3 verbleiben, kann die Chemotherapie beendet werden (Griffiths 2004) (**C**).

Epstein-Barr-Virus-Enzephalitis

EBV-Enzephalitiden kommen vorzugsweise bei immunsupprimierten Personen, beispielsweise Organempfängern vor und äußern sich in Fieber, Verwirrtheit, auch Übelkeit, Erbrechen und Eintrübung. Herdsymptome und Meningismus sind ungewöhnlich. Auch der EEG-Befund ist unspezifisch. Die diagnostische Verifizierung erfolgt über die Liquor-PCR; die intrathekale Antikörper-

Tabelle 3 Verfügbare antivirale Substanzen mit wahrscheinlicher oder gesicherter Effektivität bei ZNS-Befall (nach Balfour 1999)

Antivirale Substanz	Wirksamkeit gesichert (⇑⇑⇑)	Wirksamkeit möglich	Pharmakologische Eigenschaften
Aciclovir/Valaciclovir	Herpes simplex-, Varicella-Zoster-, Herpes simiae-Virus	Epstein-Barr-Virus	orale Bioverfügbarkeit 10–20%, Plasma-HWZ: 2–3 h intrazelluläre HWZ: 1–2 h
Penciclovir/Famciclovir	Herpes simplex-, Varicella-Zoster-Virus	Herpes-simplex-Enzephalitis (keine Studie), Hepatitis B	orale Bioverfügbarkeit 77%, Plasma-HWZ: 2 h; intrazelluläre HWZ: 7–20 h
Ganciclovir/Valganciclovir	Zytomegalie-Virus (CMV)	HSV, VZV, EBV, HHV 8, Herpes-simiae-Virus	orale Bioverfügbarkeit: 8–9%, Plasma-HWZ: 2,5 h; intrazelluläre HWZ: 12 h
Foscarnet	CMV; aciclovirresistente VZV und HSV	HHV 8, HIV 1	orale Bioverfügbarkeit: 0% (nur i.v. Gabe!); Plasma-HWZ: 6 h, triphasische Elimination wegen Ablagerung in der Knochenmatrix
Ribavirin	Hantaan-Viren (hämorrhagisches Fieber), Hepatitis C (zusammen mit Interferon-α)	Hanta-Virus (pulmonale Syndrome), Masern, Para-influenza, Influenza A und B	orale Bioverfügbarkeit: 32%, Plasma-HWS: 32 h; auch als Aerosol applizierbar
Interferon-α	Hepatitis B und C, HHV 8		orale Verfügbarkeit: 0% (nur i.v. Gabe!) Plasma-HWZ: 2–3 h
Cidofovir (mit Probenecid)	CMV-Retinitis*	HSV, VZV, EBV, JC-Virus**	orale Verfügbarkeit: ? Plasma-HWZ: 3; intrazelluläre HWZ: 24–65 h
Pleconaril		Enterovirus-Meningoenzephalitis***	Bioverfügbarkeit: günstig für orale Anwendung; Eliminations-HWZ: 18–35 h****

*(Rahhal et al. 1996)
**(Genet et al. 1997)
***günstige Einzelbeobachtungen, kontrollierte Studien noch nicht abgeschlossen (Whitley u. Gnann 2002, Kak-Shan Shia et al. 2002)
****(Abdel-Rahman u. Kearns 1999)

produktion (ASI) ist bei Immunsupprimierten unzuverlässig. Ein Therapieversuch mit Ganciclovir (Dosierung 5 mg/kg 2 x täglich über 3 Wochen; Dosisreduktion bei renaler Funktionsstörung) ist gerechtfertigt (MacGinley et al. 2001) (⇔).

Progressive multifokale Leukenzephalopathie (PML)

Die PML wird durch das JC-Virus, ein hüllenloses, ubiquitäres DNA-Virus aus der Gruppe der Polyomaviren hervorgerufen. Die Virusdurchseuchung der erwachsenen Population liegt bei 92%. Eine PML tritt aber nur bei Personen mit Immundefekten, neoplastischen Erkrankungen oder nach therapeutischer Immunsuppression auf. Die Krankheit beginnt mit Kopfschmerz, Gesichtsfelddefekten und kognitiven Störungen, geht in ihrem Verlauf mit Paresen, Visusstörungen, Aphasie, Krampfanfällen, Ataxie und Dysarthrie, schließlich mit Demenz, Ataxie, Tetraparesen, kortikaler Blindheit und präfinalen Dezerebrationszeichen einher. Die Verdachtsdiagnose ergibt sich aus anamnestischen Angaben (z.B. HIV-Infektion oder bekannte lymphoproliferative Erkrankung), dem neurologischen Status und dem MRT-Befund. Die Verifizierung der Diagnose erfolgt durch Liquor-PCR (Weber u. Major 1997) und Hirnbiopsie.

Eine zuverlässig wirksame Therapie ist bisher nicht bekannt. In Einzelfällen hat man den Krankheitsverlauf mit Cidofovir, Camptothecin oder α-Interferon positiv beeinflussen können (Vollmer-Haase et al. 1997, Huang et al. 1998, Taofik et al. 1998, De Luca et al. 1999, Happe et al. 1999) (⇔); eine Stärkung der Immunabwehr durch die wirksame HAART-Therapie ist ebenfalls therapeutisch günstig (**C**).

"Slow-virus-Krankheiten" des ZNS

Die beiden Erkrankungen mit nachgewiesener slow-virus Pathogenese sind die subakute sklerosierende Panenzephalitis (SSPE) und die progressive Rubella-Panenzephalitis (PRP). Gemeinsame Charakteristika der beiden Krankheitsbilder sind die besonders lange Inkubationszeit (Monate bis Jahre) sowie die protrahierte, chronisch-progrediente Symptomatik, die in der Regel zum Tode führt. Vom klinischen Verlauf her sind die Krankheiten ähnlich. SSPE und PRP treten praktisch nur im Kindes- und Jugendalter auf. Es kommt zu Verhaltensstörungen, Demenz und Persönlichkeitsverfall. Typisch für SSPE sind myoklonische Entäußerungen. Die Diagnose der SSPE wird durch Nachweis einer exzessiven intrathekalen Antikörperproduktion gegen Masernviren (ASI > 1,5) bzw. SSPE-Antigen gesichert (**A**). Nahezu pathognomonisch ist auch das

EEG-Muster der Radermecker-Komplexe. Die Häufigkeit der SSPE nimmt seit Einführung der Masernschutzimpfung rapide ab. Beide Leiden sind therapeutisch nicht beeinflussbar und führen über ein Coma vigile zum Tod. Die Anwendung von Interferon-beta vermag möglicherweise den Verlauf verzögern; die Studienergebnisse sind widersprüchlich (⇔).

Nachsatz

In Fällen, bei denen mehrere, etwa gleichwertige Therapieoptionen gegeben sind, wird man die Behandlungskosten bei der Therapieentscheidung nicht unberücksichtigt lassen. Deshalb wurden die Wochenpreise der gegenwärtig (und in naher Zukunft) am meisten üblichen antiviralen Substanzen in **Tabelle 4** zusammengestellt. Die Preise sind als Lauer-VK (Rote-Liste-Preise) in Euro inklusive Mehrwertsteuer berechnet. Grundlage der Preisermittlung ist der jeweils günstigste Generikaanbieter.

Expertengruppe

PD Dr. Dr. B. Krone, Institut für Virologie, Universität Göttingen
PD Dr. U. Meyding-Lamade, Neurologische Universitätsklinik Heidelberg
Prof. Dr. E. Schmutzhardt, Neurologische Universitätsklinik Innsbruck
Prof. Dr. V. Schuchardt, Neurologische Klinik Lahr
Federführend: Prof. Dr. Hilmar Prange, Neurologische Universitätsklinik Göttingen, Robert-Koch-Str. 40, 37075 Göttingen, Fax 0551/398405
e-mail hilmarprange@gmx.de oder hprange@gwdg.de.

Literatur

Abdel-Rahman, S., G. L. Kearns (1999): Single oral dose escalation pharmacokinetics of pleconaril capsules in adults. J. Clin. Pharmacol. 39, 613–618.
Aurelius, E., B. Johansson, B. Sköldenberg et al. (1991): Rapid diagnosis of herpes encephalitis by nested polymerase chain reaction assay of cerebrospinal fluid. Lancet 337, 189–192.
Balfour, H. H., C. V. Fletcher, A. Erice et al. (1996): Effect of foscarnet on quantities of cytomegalovirus and human immunodeficiency virus in blood of persons with AIDS. Antimicrob. Agents Chemother. 40, 2721–2726.
Balfour, H. H. (1999): Antiviral drugs. J. Engl. J. Med. 340, 1253–1266.
Brantsaeter, A. B., K. Liestol, A. K. Goplen et al. (2002): CMV disease in AIDS patients: incidence of CMV disease and relation to survival in a population-based study from Oslo. Scand. J. Infect. Dis. 34, 50–55.

Tabelle 4 Kosten der antiviralen Therapie

Antivirale Substanz	Wochendosis	Kosten pro Packung in €	Kosten pro Woche in €	Nebenwirkungen
Aciclovir	15750 mg i.v. (= 7 x 2250 mg)	1 x 1 g = 29,90 5 x 250 mg = 41,41 5 x 500 mg = 78,68	495,82	< 3% Übelkeit, Erbrechen; Kristallurie bei ungenügender Flüssigkeit
Famciclovir	5250 mg oral (= 7 x 750 mg)	21 x 250 mg = 214,74	214,74	gelegentlich Kopfschmerz, Übelkeit
Ganciclovir	5250 mg i.v. (= 7 x 750 mg)	10 x 500 mg = 770,55 1 x 500 mg = 78,43	1084,27	myelotoxisch; 6% ZNS-Symptome (Psychose, Tremor)
Foscarnet	52500 mg i.v. (= 7 x 7500 mg)	6 x 250 ml = 509,61	764,41	nephrotoxisch; selten Neutropenie, Penisulzerationen
Ribavirin	8400 mg oral	84 x 200 mg = 633,24 (=16800 mg = 2 x Wochendosis)	316,62	hämolytische Anämie, Blutdruckabfall, Exantheme
Interferon-α	13,5 MioE s.c.	Pen Set 2 x 60 MioE = 1597,06	179,67	grippeähnliche Symptome, Depressionen
PEG-Interferon-α	1,5 μg/kg/Woche z. B. 80 kg = 120 μg	4 Amp.= 1400,04	350,01	w.o.
Cidofovir	187,5 mg	375 mg = 1115,15	1115,15	nephrotoxisch; Exanthem, Fieber, Haarausfall
Probenecid	(2 g)	20 x 500 mg = 14,95	2,99	
Pleconaril (Picovir)	1400–2400 mg	in Deutschland noch nicht im Handel		bei hoher Dosis: Kristallurie

Brodt, H.-R., E. B. Helm, B. S. Kamps (2000): AIDS 2000; Diagnostik und Therapie. Steinhäuser-Verlag, Wuppertal.

Bryant, P. A., D. Tingay, P. A. Dargaville et al. (2004): Neonatal coxsackie B virus infection – a treatable disease. Eur. J. Pediatr. 163, 223–228.

Centers for Disease Control (2003): Morbidity & Mortality. Weekly Report 52, 761–764.

Crumpacker, C. S. (1996): Ganciclovir. N. Engl. J. Med. 335, 721–729.

De Clerq, E. (2002): Highlights in the development of new antiviral agents. Mini. Rev. Med. Chem. 2, 163–175.

De Luca, A., M. Fantoni, T. Tartaglione et al. (1999): Response to cidofovir after failure of antiretroviral therapy alone in AIDS-associated progressive multifocal leukencephalopathy. Neurology 52, 891–892.

Genet, P. et al. (1997): Treatment of progressive leukoencephalopathy in patients with aids with cidofivir. Abstract 611. 6th European Conference on Clinical Aspects and Treatment of HIV-Infection.

Griffiths, P. (2004): Cytomegalovirus infection of the central nervous system. Herpes 11, Suppl. 2, 95A-104A.

Guffond, T., A. Dewilde, P. E. Lobert et al. (1994): Significance and clinical relevance of the detection of herpes simplex virus DNA by the polymerase chain reaction in cerebrospinal fluid from patients with presumed encephalitis. Clin. Infect. Dis. 18, 744–749.

Hammer, S. M., K. J. Connolly (1992): Viral aseptic meningitis in the United States: Clinical features, viral etiologies und differential diagnosis. Curr. Clin. Top Infect. Dis. 12, 1–25.

Happe, S., M. Besselmann, P. Matheja et al. (1999): Cidofovir (Vistide®) in der Therapie der Progressiven Multilokalen Leukenzephalopathie (PML) bei AIDS. Nervenarzt 70, 935–943.

Huang, S. S., R. L. Skolasky, G. J. Dal Pan et al. (1998): Survival prolongation in HIV-associated progessive multifocal leukencephalopathy treated with alpha-interferon: an observational study. J. Neurovirol. 4, 324–332.

Kahlon, J., S. Chatterjee, F. D. Lakeman et al. (1987): Detection of antibodies to herpes simplex virus in the cerebrospinal fluid of patients with herpes simplex encephalitis. J. Infect. Dis. 155, 38–44.

Kak-Shan Shia, Wen-Tai Li, Chung-Min Chang et al. (2002): Design, Synthesis and structure-activity relationship of pyridyl imidazolidinones: a novel class of potent and selective human enterovirus 71 inhibitors. J. Med. Chem. 45, 1644–1655.

Kamei, S., T. Takasu, T. Morishima et al. (1999): Comparative study between chemiluminescence assay and two different sensitive polymerase chain reactions on the diagnosis of serial herpes simplex virus encephalitis. J. Neurol. Neurosurg. Psychiatry 67, 596–601.

Keating, M. R. (1999): Antiviral agents for non-human immunodeficiency virus infections. Mayo. Clin. Proc. 74, 1266–1283.

Kniehl, E., H. Dörries, R. K. Geiss, B. Matz, D. Neumann-Häfelin, H.-W. Pfister, H. Prange et al. (2001): Infektionen des Zentralnervensystems. Qualitätsstandards in der mikrobiologisch-infektiologischen Diagnostik, Band 17 (MIQ 172001). Urban & Fischer, München.

Kramer, L., E. Bauer, G. Funk, H. Hofer et al. (2002): Subclinical impairment of brain function in chronic hepatitis C infection. J. Hepatol. 37, 349–354.

Leitlinie der Deutschen Gesellschaft für Virologie: Mertens, T., O. Haller, H. D. Klenk (2004): Diagnostik und Therapie der Viruskrankheiten. Urban & Fischer, München.

Leitlinie der DGHM. Diagnostik akuter ZNS-Infektionen. www.uni-duesseldorf.de/WWW/AWMF/11/067

Leitlinie der DGPI. Varizellen-Zoster. www.uni-duesseldorf.de/WWW/AWMF/11/048

Leitlinien der DGVS (2004): Standardtherapie der akuten und chronischen Hepatitis C. Z. Gastroenterol. 42, 714–719.

MacGinley, R., P. B. Bartley, T. Sloots, D. W. Johnson (2001): Epstein-Barr virus encephalitis in a renal allograft recipient diagnosed by polymerase chain reaction on cerebrospinal fluid and successfully treated with ganciclovir. Nephrol. Dial. Transplant. 16, 197–198.

Martin, D. F., J. Sierra-Madero, S. Walmsley et al. (2002): A controlled trial of valganciclovir as induction therapy for cytomegalovirus retinitis. N. Engl. J. Med. 346, 1119–1126.

Menager, M. E., F. Moulin, B. Stos et al. (2002): Procalcitonine et meningites virales: reduction des traitements antibiotiques inutiles par le dosage en routine au cours d`une epidemie. Arch. Pediatrie 9, 358–364.

Meyding-Lamadé, U., F. Martinez-Torres, D. Völcker (2004): Die virale Meningoenzephalitis. Aktuelles zu Klinik und Therapie. Psychoneuro. 30, 661–666.

Rahhal, F. M., J. F. Arevalo, E. Chavez de la Paz et al. (1996): Treatment of cytomegalovirus retinitis with intravitreous cidofovir in patients with AIDS: a preliminary report. Ann. Intern. Med. 125, 98–103.

Reiber, H., K. Felgenhauer (1987): Protein transfer at the blood-CSF barrier and the quantification of the humoral immune response within the central nervous system. Clin. Chim. Acta 163, 319–328.

Reiber, H., J. B. Peter (2001): Cerebrospinal fluid analysis: disease-related data patterns and evaluation programs. J. Neurol. Sci. 184, 101–122.

RKI (2004): Zur Situation wichtiger Infektionskrankheiten in Deutschland: Virushepatitis B und C im Jahr 2003. Epidemiol. Bulletin 37, 307–317.

Rotbart, H. A. (2000a): Pleconaril treatment of enterovirus and rhinovirus infections. Infect. Med. 17, 488–494.

Rotbart, H. A. (2000b): Viral meningitis. Semin. Neurol. 3, 277–292.

Sköldenberg, B., M. Fosgren, K. Alestig et al. (1984): Acyclovir versus vidarabin in herpes simplex encephalitis; randomised multicenter study in consecutive Swedish patients. Lancet 2, 707–711.

Snell, N. J. (2004): Ribavirin therapy for Nipah virus infection. J. Virol. 78, 10211.

Solomon, T., N. M. Dung, B. Wills et al. (2003a): Interferon alfa-2q in Japanese encephalitis: a randomised double blind placebo-controlled trial. Lancet 361, 821–826.

Solomon, T., Mong How Ooi, D. W. C. Beasley, M. Mallewa (2003b): West Nile encephalitis. BMJ 326, 865–869.

Taofik, Y., J. Gasnault, A. Karaterki et al. (1998): Prognostic value of JC virus load in cerebrospinal fluid of patients with progressive multifocal leukencephalopathy. J. Infect. Dis. 178, 1816–1820.

Taskin, E., M. Turgut, M. Kilic et al. (2004): Serum procalcitonin and cerebrospinal fluid cytokines level in children with meningitis. Mediators of Inflammation 13, 269–273.

Vollmer-Haase, J., P. Young, E. B. Ringelstein (1997): Efficacy of camptothecin in progressive multifocal leukencephalopathy. Lancet 349, 1366.

Wallace, M. R., W. A. Bowler, N. B. Murray et al. (1992): Treatment of adult varicella with oral acyclovir: a randomized placebo-controlled trial. Ann. Inten. Med. 117, 358–363.

Weber, T., E. O. Major (1997): Progressive multifocal leukencephalopathy: molecular biology, pathogenesis and clinical impact. Intervirology 40, 98–111.

Whitley, R. J., J. Tilles, C. Linnemann et al. (1982): Herpes simplex encephalitis: Clinical assessment. JAMA 247, 317–32.

Whitley, R. J., C. A. Alford, M. S. Hirsch et al. (1986): Herpes simplex encephalitis: vidarabin versus acyclovir therapy. N. Engl. J. Med. 314, 144–149.

Whitley, R. J., M. A. Jacobson, D. N. Friedberg et al. (1998): Guidelines for the treatment of cytomegalovirus disease in patients with AIDS in the era of potent antiretroviral therapy: recommendations of an intenational panel. Arch. Intern. Med. 158, 957–969.

Whitley, R. J., J. W. Gnann (2002): Viral encephalitis: familiar infections and emerging pathogens. Lancet 359, 507–514.

Clinical Pathway – Virale Meningoenzephalitis

Anamnese	○ Umgebungsfälle ○ Insektenstiche oder Tierbisse ○ Zugehörigkeit zu AIDS-Risikogruppen ○ Behandlung mit Blut- oder Blutprodukten, ○ Organtransplantation ○ Krankheitsbedingte oder therapeutische Immunsuppression ○ Auslandsaufenthalte	
Blutuntersuchungen	○ Lymphozytose ○ Procalcitonin (immer unter 0,5 ng/ml; bei akuten bakteriellen ZNS-Infektionen praktisch immer erhöht)	
Liquordiagnostik	○ Erregerdiagnostik (siehe Tabelle 1)	
Bildgebung (CT/MRT)	○ Abgrenzung gegen raumfordernde oder andersartige entzündliche Prozesse ○ Krankheitstypisches Verteilungsmuster des entzündlichen Prozesses: ○ Asymmetrischer Stammganglienbefall oft bei Arboviren (FSME, JEV) ○ Temporobasale, periinsuläre und zinguläre kortikale Herde bei HSVE	
Basistherapie	○ Thromboseprophylaxe ○ Symptomatische Therapie von Komplikationen: ○ vegetative Entgleisungen ○ Temperatur- und Atemstörungen ○ Salzverlustsyndrom ○ Diabetes insipidus	
☐ symptomatische Therapie	○ Hirnödem ○ epileptischer Anfall ○ Unruhe/Agitiertheit ○ Hinweise auf bakterielle Meningitis	☐ Osmotherapie ggf. Thiopental-Dauernarkose ☐ antikonvulsive Prophylaxe ☐ Sedierung (Cave: Senkung der Krampfschwelle durch Neuroleptika) ☐ Antibiose
☐ spezifische Therapie	○ Hinweise auf Herpes-Enzephalitis: ○ Klinik: grippales Vorstadium, Wernicke-Aphasie bei Befall der dominanten Hemisphäre, Hemiparese, psychotische Episoden, Krampfanfälle (komplex-fokal-beginnend mit sekundärer Generalisation), Bewusstseinsstörung bis zum Koma ○ Liquor: ○ lymphozytäre Pleozytose, leichte Laktaterhöhung (max. 4,0 mmol/l) PCR, ○ Anstieg Antikörper (in Serum und Liquor) ○ intrathekale Antikörpersynthese ○ Bildgebung ○ CCT: temporo- und frontobasale Hypodensitäten, Beteiligung des G. cinguli (nach ≥ 4 d) ○ MRT (Diffusions- und FLAIR-Wichtung): medio-temporo-basale Hyperintensitäten	☐ Aciclovir
	○ Hinweise auf Varizellenenzephalitis ○ Erkrankung nach den Hauterscheinungen ○ zerebelläre Symptome	☐ Aciclovir i.v. ☐ alternativ Brivudin, 1,5 mg/kg KG/d (Erwachsene 125 mg/d)
	○ Hinweise auf Zoster-Enzephalitis ○ Risikogruppe (Leukämie, Lymphom, sonstige Immundefekte) ○ Erkrankungsbeginn wenige Tage bis Wochen nach Auftreten der kutanen Zosterbläschen	☐ Aciclovir i.v. ☐ wenn ungenügend wirksam: Foscarnet
	○ Hinweise auf CMV-Enzephalitis: ○ Risikogruppe: Immundefekte (z.B. AIDS) ○ Liquor: granulozytäre Pleozytose, PCR auf CMV	1. Wahl: ☐ Ganciclovir 5 mg/kg alle 12 h i.v. über 21 Tage oder ☐ Valganciclovir (2 x 900 mg/d über 3 Wochen, später 1 x 900 mg/d) 2. Wahl: ☐ Foscarnet 2 x 900 mg/kg als einstündige Infusion über 2-3 Wochen oder ☐ Cidofovir (Vestide) 5 mg/kg i.v. 1 x pro Woche (zu verabfolgen mit Probenecid 2 g 3 h vor und 2 bzw. 8 h nach der Infusion) bei AIDS ☐ Erhaltungstherapie (Ganciclovir 5 mg/kg i.v. an 5-7 Tagen/Woche oder Foscarnet 900 mg/d i.v.)
	○ EBV-Enzephalitiden ○ Risikogruppe: immunsupprimierte Personen, Organempfänger ○ Klinik: Fieber, Verwirrtheit, Übelkeit, Erbrechen, Eintrübung ○ Liquor: PCR, intrathekale Antikörpersynthese	☐ Therapieversuch mit Ganciclovir (Dosierung 2 x 5 mg/kg täglich über 3 Wochen; Dosisreduktion bei renaler Funktionsstörung)
	○ Hinweis auf PML: ○ Risikogruppe (Immundefekte, neoplastische Erkrankungen, therapeutische Immunsuppression) ○ Klinik: Kopfschmerz, Gesichtsfelddefekte, kognitive Störungen, Paresen, Visusstörungen, Krampfanfälle, Ataxie und Dysarthrie, Demenz, kortikale Blindheit und präfinale Dezerebrationszeichen ○ MRT-Befund ○ Liquor-PCR	Möglichkeiten (Einzelfallberichte): ☐ Cidofovir ☐ Camptothecin ☐ β-Interferon ☐ HAART-Therapie

○ Hinweise auf subakute sklerosierende Panenzephalitis (SSPE) und progressive Rubella-Panenzephalitis (PRP): 　○ Klinik: Verhaltensstörungen, Demenz und Persönlichkeitsverfall; Myoklonien (SSPE) 　○ Liquor: exzessive intrathekale Antikörperproduktion gegen Masernviren (ASI > 1,5) bzw. SSPE-Antigen 　○ EEG: Radermecker-Komplexe	❑ Interferon-beta (verzögert möglicherweise den Verlauf)
○ V.a. Rabies	❑ passive Immunisierung

Atypische erregerbedingte Meningoenzephalitiden

Was gibt es Neues?

- Rickettsiose des ZNS: Doxyzyklin bestwirksame antibiotische Substanz (⇑)
- Coxiellose: Doxyzyklin und Ciprofloxacin gleichwertig (⇑)
- Bartonellose: Azithromycin bei Katzenkratzkrankheit-Lymphadenopathie den anderen, üblicherweise bei Bartonella-Infektionen eingesetzten Antibiotika überlegen (⇑)
- ZNS-Brucellose: Kombinationstherapie von Doxyzyklin und Streptomycin
- Schlafkrankheit: Melarsoprol und Eflornithine sind wieder verfügbar
- Zerebrale Malaria (Plasmodium falciparum) neben Chinin-Hydrochlorid und Chinidin-Gluconat sind auch Artemisininderivate bei zerebraler Malaria wirksam (⇑)

Die wichtigsten Empfehlungen auf einen Blick

- Rickettsiose: Doxyzyklin (**A**)
- Coxiellose: Doxyzyklin oder Gyrase-Hemmer (**B**)
- Ehrlichiose: Doxyzyklin (**B**)
- Bartonellose: Doxyzyklin (**B**), eventuell Azithromycin (**A**)
- ZNS-Brucellose: Kombination von Doxyzyklin + Rifampicin (**A**)
- Mycoplasma spp. Infektionen des ZNS: Erythromycin, Clarithromycin oder Azithromycin (**C**)
- Whipple-Erkrankungen des ZNS: Penicillin G + Streptomycin (**C**) alternativ-antibiotische Therapiestrategien (**C**)
- Amerikanische Trypanosomiasis: Nifurtimox oder Benznidazol (**C**)
- Schlafkrankheit: Trypanosoma rhodesiense: Suramin, Melarsoprol (**B**)
- Trypanosoma gambiense: Eflornithine (**A**)
- Zerebrale Malaria (Plasmodium falciparum): Chininhydrochlorid (**A**), Chinidinglukonat (**A**), Artemisininderivate (**A**)
- ZNS-Babesiose: Azithromcycin + Atovaquone (**C**), Chinin + Clindamycin (**C**)
- Nematodenbedingte eosinophile Meningitis/Meningoenzephalitis: Albendazol (**C**), Thiabendazol (**C**)
- Neurozystizerkose: Albendazol + Kortikosteroide (**A**)

Definition

Meningoenzephalitiden, die durch Bakterien (nicht zu eitriger Einschmelzung bzw. Reaktion führend), Protozoen sowie Helminthen verursacht werden. Zu den bakteriellen Erregern dieser Kategorie gehören Spirochaeten (siehe Neurolues bzw. Neuroborreliose), Mykobakterien (siehe Neurotuberkulose – Neuro-Aids), Erreger, die granulomatöse bzw. zystische infektiöse ZNS-Erkrankungen verursachen (z. B. Brucella spp., Nocardia spp. – siehe dort) und eine Reihe von meist systemisch wirkenden, das ZNS mit involvierende, vorwiegend intrazelluläre Erreger. Erkrankungen, die beim Immunsupprimierten zu sehen sind, werden ebenfalls gesondert (siehe Neuro-Aids) besprochen. Während Trypanosoma spp. oder Toxoplasma gondii (siehe Neuro-Aids) direkt das zentrale Nervensystem invadieren (= eine Meningoenzephalitis verursachen), wird die neurologische Symptomatik bei der zerebralen Malaria (Plasmodium falciparum) über indirekte Mechanismen (immunologische, hypoxische) verursacht. Die Invasion des zentralen Nervensystems durch Nematodenlarven führt zu einer meist eosinophilen Meningitis/Meningoenzephalitis.

Untersuchungen

Notwendig

- Neurologischer Status mit besonderer Berücksichtigung des Meningismus, neurologische Herdzeichen, Anamnese (Anfälle)
- Detaillierte Expositionsanamnese (Fernreisen, Chemoprophylaxe, Zustand nach Milzexstirpation, etc.)
- Sonstige Symptome bzw. Organmanifestationen (Pulmo, Intenstinuum, Larva migrans visceralis, Hautmanifestationen, z. B. Trypanosomenschranken, in der Anamnese); aktuelles Exanthem (Rickettsien-Fleckfieber)
- Zerebrale Bildgebung (kontrastmittelgesteigerte Kernspintomographie bzw. Computertomographie)
- Liquorpunktion: Eosinophilie (?), unspezifische Pleozytose, Liquorzucker meist normal, Eiweiß geringgradig erhöht, hämorrhagische Komponente?
- Basislabor mit Entzündungsparametern, Differenzialblutbild, Blutausstrich (Trypanosomen spp., Plasmodium falciparum?)

- Thorax-Röntgen (Mykoplasma – atypische Pneumonie?), gastrointestinale Abklärung (Morbus Whipple?)
- Serologie: Chlamydien, Rickettsien spp., Mykoplasmapneumoniae, zur Differenzialdiagnose Treponema spp., Borrelia spp., virale Erreger, Toxoplasma gondii, Erreger der Larva migrans visceralis – Toxocara spp., Gnathostoma spinigerum, Angiostrongylus spp., Trichinella spp.

Im Einzelfall erforderlich

- Besondere Differenzialdiagnostik bei Expositionsanamnese in tropischen Ländern, inkludierend genaue Reiseanamnese, vor allem im Hinblick auf detaillierte geografische Region, klimatische Verhältnisse, Reisestil
- Detaillierte tropenmedizinische Abklärung, Abklärung einer eventuellen Immunsuppressionssituation

Therapie

In Abhängigkeit vom Erreger wird nun die bestwirksame antimikrobielle Chemotherapie aufgelistet.

Rickettsiose

- Tetrazyklin (⇑) bei Erwachsenen und Kindern > 8 Jahren: 20–30 mg/kg/d p.o. oder 10–20 mg/kg/KG/d i.v.
- Doxyzyklin (⇑⇑⇑): 100–200 mg/d, initial i.v., nach Stabilisierung p.o. oder
- Chloramphenicol: 50 mg/kg/KG/d i.v. oder
- Alternativen: Rifampicin oder Ciprofloxacin (⇑)
- Therapiedauer: 7–10 Tage, zumindest bis 1 Tag nach Erreichen der Fieberfreiheit
- PCR-Kontrolle am Ende der Therapie

Coxiellose

Doxyzyklin (⇑; Dosis siehe oben), Ciprofloxacin (⇑)

Ehrlichiose

Tetrazykline (⇑) bzw. Doxyzyklin (⇑), Dosis und Dauer siehe oben

Bartonellose

- Tetrazykline (⇑): 2 g/d i.v. oder
- Doxyzyklin (⇑): 200 mg/d i.v.
- Alternativen: Erythromycin (⇑), Rifampicin (⇑), Ciprofloxacin (⇑), Cotrimoxazole (⇑), Azithromycin (⇑⇑⇑) (allerdings nur für die Katzen-Kratzkrankheit-Lymphadenopathie)

Therapiedauer: 3–8 Wochen

ZNS-Brucellose

- Kombinationstherapie Doxyzyklin: 200 mg/d initial i.v., nach 1–2 Wochen p.o. (⇑⇑⇑) + Rifampicin: 600 mg/d initial i.v., nach 1–2 Wochen p.o., sowie Streptomycin: 1 g/d i.m. in den ersten 2 Wochen (⇔)
  Gesamtdauer: mindestens 45 Tage, in vielen Fällen länger, bis zu 6 Monaten (Kultur- und Serologie-Kontrollen), oder
- Dreifach-Kombinationstherapie mit Doxyzyklin, Rifampicin und Ciprofloxacin (⇔)

Mycoplasma spp. Infektionen des ZNS

- Erythromycin (2 g/d i.v. 1 Woche, dann p.o.) (⇔)
- Alternativen: Clarithromycin oder Azithromycin, jeweils 500 mg/d (⇔)

Dauer: mindestens 2 Wochen (Serologie- und eventuell PCR-Kontrollen)

Whipple-Erkrankung des ZNS

- Penicillin G (30 Mio. E./d i.v.) + Streptomycin (1 g/d i.m.) (⇔) für 2 Wochen, gefolgt von Hochdosis Trimethoprim/Sulfamethoxazol (3 × täglich 160 mg/800 mg p.o.)
  Dauer: mindestens 1–2 Jahre (in Abhängigkeit von der Klinik, Bildgebung und dem Nachweis von PAS-positiven Makrophagen im Liquor, eventuell PCR)
- Alternativen: Cephalosporine der 3. Generation (⇔), Chloramphenicol (⇔), Rifampicin (⇔), Gyrase-Hemmer (⇔), Makrolide (⇔)

Amerikanische Trypanosomiasis (Trypanosoma cruzi – Chagas-Erkrankung)

Nifurtimox bzw. Benznidazol (⇔)

Schlafkrankheit (Trypanosoma brucei rhodesiense bzw. gambiense)

- Suramin, Melarsoprol (⇑⇑⇑)
- wenn erhältlich: Eflornithine bei Trypanosoma gambiense (⇑⇑⇑)

Zerebrale Malaria (Plasmodium falciparum)

Chininhydrochlorid, Chinidinglukonat, Arthemeter, Artesunate, Arteether (⇑⇑⇑)

ZNS-Babesiose

Chinin + Clindamycin (⇔), Azythromycin + Atovaquone (⇑), Austauschtransfusion (⇑)

Dosis und Therapiedauer der vier letztgenannten Krankheiten sind der einschlägigen tropenmedizinischen Literatur zu entnehmen.

Nermatodenbedingte eosinophile Meningitis/Meningoenzephalitis

Albendazol (2 x 400 mg/d p.o. für 2–4 Wochen) (⇔) bzw. Thiabendazol (25 mg/kg/KG/d p.o. für 1 Woche bei Trichinose und Toxokarose) (⇔)

Neurozystizerkose

Albendazol (2 x 400 mg/d für mindestens 10 Tage) + Dexamethason (mindestens 6 mg/d) (⇑)

Ambulant/stationär

Jede Infektionserkrankung des zentralen Nervensystems erfordert eine stationäre Aufnahme, bei klinischen Zeichen eines raumfordernden Prozesses, bei Serien von generalisierten, tonisch-klonischen Anfällen (insbesondere Status epilepticus) ist die Aufnahme auf einer neurologischen Intensivstation unumgänglich.

Die Beurteilung der Wirksamkeit stützt sich bei einem Teil dieser hier angeführten Erkrankungen nicht auf mehrere prospektive randomisierte Studien, teilweise handelt es sich um klinische Beobachtungen (z.T. sehr alte, seit Jahrzehnten eingeführte Substanzen) und Fallserien.

Expertengruppe

Prof. Dr. G. Prange, Georg-August-Universität Göttingen, Abteilung Neurologie
PD Dr. U. Meyding-Lamade, Neurologische Klinik, Ruprecht-Karls-Universität Heidelberg
Univ.-Prof. Dr. E. Schmutzhard, Medizinische Universitätsklinik für Neurologie Innsbruck
Federführend: *Prof. Dr. E. Schmutzhard, Neurologische Universitätsklinik, Anichstr. 35, A- 6020 Innsbruck*
e-mail: erich.schmutzhard@uibk.ac.at

Literatur

Rickettsiose

Donovan, B. J., D. J. Weber, J. C. Rublein et al. (2002): Treatment of tick-borne diseases. Ann. Pharmacother. 36, 1590–1597.
Gikas, A., S. Doukakis, J. Pediaditis et al. (2004): Comparison of the effectiveness of five different antibiotic regimens on infection with Rickettsia typhi: therapeutic data from 87 cases. Am. J. Trop. Med. Hyg. 70, 576–579.
Huys, J., P. Freyens, J. Kayihigi et al. (1973): Treatment of epidemic typhus. A comparative study of chloramphenicol, trimethorpim-sulphamethoxazole and doxycycline. Trans. R. Soc. Trop. Med. Hyg. 67, 718–721.
Krause, D. W., P. L. Perine, J. E. McDade et al. (1975): Treatment of louse-borne typhus fever with chloramphenicol, tetracycline or doxycyline. East Afr. Med. J. 52, 421–427.
Marschang, A., H. D. Nothdurft, S. Kumlien et al. (1995): Imported rickettsioses in German travelers. Infection 23, 94–97.
Purvis, J., P. u. M. Edwards (2000): Doxycycline use for reckettsial disease in pediataric patients. The Pediatric Infectious Dis. J., 871–874.
Song, J., C. Lee, W. Chang et al. (1995): Short-course doxycycline treatment versus conventional tetracycline therapy for scrub typhus: a multicenter randomized trial. Clin. Infect. Dis. 21, 506–510.
Strand, O., A. Stromberg (1990): Ciprofloxacin treatment of murine typhus. Scand. J. Infect. Dis. 22, 503–504.
Watt, G., P. Kantipong, K. Jongsakul et al. (2000): Doxycycline and rifampicin for mild scrub-typhus infections in northern Thailand: a randomised trial. Lancet 356, 1057–1061.

Coxiellose

Raoult, D. (1993): Treatment of Q fever. Antimicrob. Agents Chemother. 37, 1733–1736.
Raoult, D., P. Houpikian, H. Tissot Dupon et al. (1999): Treatment of Q fever endocarditis: comparison of two regimens containing doxycycline and ofloxacin or hydroxychloroquine. Arch. Int. Med. 159, 167–173.

Ehrlichiose

Brouqui, P., J. S. Dumler, R. Lienhard et al. (1995): Human granulocytic ehrlichiosis in Europe. Lancet 346, 782–783.
Dumler, J. S., J. S. Bakken (1998): Human ehrlichioses. Newly recognized infections transmitted by ticks. Annu. Med. Rev. 49, 201–213.
Horowitz, H. W., S. J. Marks, M. Weintraub et al. (1996): Brachial plexopathy associated with human granulocytic ehrlichiosis. Neurology 46, 1026–1029.
Klein, M. B., C. M. Nelson, J. L. Goodman (1997): Antibiotic susceptibility of the newly cultivated agent of human granulocytic ehrlichiosis: promising activity of quinolones and rifamycins. Antimicrob. Agents Chemother. 41, 76–79.
Ratnasamy, N., E. D. Everett, W. E. Roland et al. (1996): Central nervous system manifestations of human ehrlichiosis. Clin. Infect. Dis. 23, 314–319.

Bartonellose

Bass, J. W., B. C. Freitas, A. D. Freitas et al. (1998): Prospective randomized double-blind placebo-controlled evaluation of azithromycin for treatment of cat-scratch disease. Pediat. Inf. Dis. J. 17, 447–452.
Bogue, C. W., J. D. Wise, G. F. Gray et al. (1989): Antibiotic therapy for cat-scratch disease. JAMA 262, 813–816.
Chia, J. K. S., M. M. Nakata, J. L. M. Lami et al. (1998): Azithromycin for the treatment of cat-scratch disease. Clin. Infect. Dis. 26, 193–194.
Jackson, L. A., B. A. Perkins, J. D. Wenger (1993): Cat-scratch disease in the United States: an analysis of three national databases. Am. J. Public Health 83, 1707–1711.

ZNS-Brucellose

Ariza, J., F. Gudiol, R. Pallarés et al. (1992): Treatment of human brucellosis with doxycycline plus rifampicin or doxycycline plus streptomycin. A randomized, double-blind study. Ann. Intern. Med. 117, 25–30.
Ariza, J. (2002): Brucellosis in the 21st Century. Med. Clin. (Barc.) 119, 339–344.
Koskiniemi, M. (1993): CNS manifestations associated with Mycoplasma pneumoniae infections: summary of cases at the University of Helsinki and review. Clin. Infect. Dis. 17, 52–57.
Lanczik, O., O. Lecei, S. Schwarz et al. (2003): Mycoplasma pneumoniae infection as a treatable cause of brainstem encephalitis. Arch. Neurol. 60, 1813–1814.
Solera, J., M. Rodriguez-Zapata, P. Geijo et al. (1995): Doxycycline-rifampin versus doxycycline-streptomycin in treatment of human brucellosis due to Brucella melitensis. The GECMEI Group. Grupo de Estudio de Castilla-la Mancha de Enfermedades Infecciosas. Antimicrob. Agents Chemother. 39, 2061–2067.

Whipple-Erkrankung des ZNS

Fenollar, F., D. Raoult (2003): Whipple's disease. Curr. Gastroenterol. Rep. 5, 379–385.
Marth, T., D. Raoult (2003): Whipple's disease. Lancet 361, 239–246.

Amerikanische Trypanosomiasis (Trypanosoma cruzi – Chagas-Erkrankung)

Morel, C. M., J. Lazdins (2003): Chagas Disease. Nat. Rev. Microbiol. 1, 14–15.
Urbina, J. A., R. Docampo (2003): Specific chemotherapy of Chagas disease: controversies and advances. Trends in Parasitology 11, 495–501.

Schlafkrankheit (Trypanosoma brucei rhodesiense bzw. gambiense)

Burri, C., R. Brun (2003): Eflornithine for the treatment of human African trypanosomiasis. Parasitol. Res. 1, 49–52.
Cox, F. E. (2004): History of sleeping sickness (African trypanosomiasis). Infect. Dis. Clin. North Am. 18, 231–245.
Hotez, P. J., J. H. Remme, P. Buss et al. (2004): Combating tropical infectious diseases: report of the Disease Control Priorities in Developing Countries Project. Clin. Infect. Dis. 38, 871–878.
Jennings, F. W., J. Rodgers, B. Bradley et al. (2002): Human African trypanosomiasis: potential therapeutic benefits of an alternative suramin and melarsoprol regimen. Parasitol. Int. 51, 381–388.
Kennedy, P. G., M. Murray, F. Jennings et al. (2002): Sleeping sickness: new drugs from old? (corrected). Lancet 359, 1695–1696.
Kennedy, P. G. (2004): Human African trypanosomiasis of the CNS: current issues and challenges. J. Clin. Invest. 113, 496–504.
Mpia, B., J. Pepin (2002): Combination of eflornithine and melarsoprol for melarsoprol-resistant Gambian trypanosomiasis. Trop. Med. Int. Health 7, 775–779.

Zerebrale Malaria (Plasmodium falciparum)

Huda, S. N., T. Shahab, S. M. Ali et al. (2003): A comparative clinical trial of artemether and quinine in children with severe malaria. Indian. Pediatr. 10, 939–945.
Kremsner, P. G., S. Krishna (2004): Antimalarial combinatons. Lancet 364, 285–294.
Krishnan, A., D. R. Karnad (2003): Severe falciparum malaria: an important cause of multiple organ failure in Indian intensive care unit patients. Crit. Care Med. 31, 2278–2284.
Ogutu, Br., C. R. Newton (2004): Management of seizures in children with falciparum malaria. Trop. Doct. 34, 71–75.
Pamba, A., K. Maitland (2004): Fluid management of severe falciparum malaria in African children. Trop. Doct. 34, 67–70.
Stauffer, W., P. R. Fischer (2003): Diagnosis and treatment of malaria in children. Clin. Infect. Dis. 37, 1340–1348.

ZNS-Babesiose

Krause, P. J. (2003): Babesiosis diagnosis and treatment. Vector Borne Zoonotic Dis. 3, 45–51.
Weiss, L. M. (2002): Babesiosis in humans: a treatment review. Expert. Opin. Pharmacother. 3, 1109–1115.

Nermatodenbedingte eosinophile Meningitis/Meningoenzephalitis

Dupouy-Camet, J., W. Kociecka, F. Bruschi et al. (2002): Opinion on the diagnosis and treatment of human trichinellosis. Expert. Opin. Pharmacother. 3, 117–1130.
Pawlowski, Z. (2001): Toxocariasis in humans: clinical expression and treatment dilemma. J. Helminthol. 75, 299–305.
Schellenberg, R. S., B. J. Tan, J. D. Irvine et al. (2003): An outbreak of trichinellosis due to consumption of bear meat infected with Trichinella nativa, in 2 northern Saskatchewan communities. J. Infect. Dis. 188, 835–843.
Vidal, J. E., J. Sztajnbok, A. C. Seguro (2003): Eosinophilic meningoencephalitis due to Toxocara canis: case report and review of the literature. Am. J. Trop. Med. Hyg. 69, 341–343.

Neurozytizerkose

Garcia, H. H., E. J. Pretell, R. H. Gilman et al. (2004): A trial of antiparasitic treatment to reduce the rate of seizures due to cerebral cysticercosis. N. Engl. J. Med. 350, 249–258.
Kalra, V., T. Dua, V. Kumar (2003): Efficacy of albendazole and short-course dexamethasone treatment in children with 1 or 2 ring-enhancing lesions of neurocysticersosis: a randomized controlled trial. J. Pediatr. 143, 111–114.
Nash, T. E. (2003): Human case management and treatment of cysticercosis. Acta Tropica 87, 61–69.

Frühsommer-Meningoenzephalitis (FSME)

Was gibt es Neues?

- In den letzten drei Jahren sind in Deutschland zahlreiche neue Risikogebiete für eine FSME, insbesondere in Nordbayern, im Bayerischen Wald sowie in Südthüringen definiert worden (siehe **Abbildung 1**).
- Die Falldefinition des Robert-Koch-Instituts (RKI) für die FSME wurde Anfang 2004 geändert: Als FSME-Fall gelten nur noch FSME-Virusinfektionen mit Nachweis von IgM- **und** IgG-Antikörpern im Serum.
- Die Ergebnisse der Zulassungsstudien (jeweils > 6500 Impflinge) für die neuen Impfstoffe beider Hersteller (Baxter, Chiron-Behring) wurden größtenteils publiziert. Beide Impfstoffe zeichnen sich durch eine gute Verträglichkeit aus. Laut Auskunft der Hersteller wurden für die neuen Impfstoffe bis Juli 2004 keine Verdachtsfälle einer ernsthaften Impfkomplikation gemeldet.
- Ein Vergleich der klinischen Daten von Erwachsenen und Kindern und Jugendlichen bis zum Alter von 14 Jahren ergab für Letztere eine deutlich bessere Prognose mit selteneren Langzeitschäden.
- Die passive Immunisierung (postexpositionelle Hyperimmunglobulingabe) ist in Deutschland nicht mehr erhältlich.

Die wichtigsten Empfehlungen auf einen Blick

- Die aktive FSME-Impfung ist allen Personen, die sich wiederholt in Risikogebieten aufhalten, zu empfehlen (**A**).
- Für Personen ohne entsprechenden Impfschutz stehen bei einem Zeckenstich in einem Risikogebiet keine gesicherten Maßnahmen zur Verfügung, die eine mögliche Infektion in ihren Auswirkungen mildern oder verhindern.

Definition und Basisinformation

Erreger der Frühsommer-Meningoenzephalitis (FSME) ist ein RNA-Virus aus der Familie der Flavi-Viren. Derzeit sind drei (europäisch, östlich, fernöstlich) Subtypen bekannt (Heinz 1999). Nach der Infektion mit einem Subtyp besteht eine lebenslange Immunität auch gegenüber den beiden anderen Subtypen. Die FSME wird hauptsächlich durch Zecken der Gattung Ixodes ricinus und Ixodes persulcatus übertragen, in Osteuropa gelegentlich auch durch den Genuss ungekochter/unpasteurisierter Schafs-/Ziegenmilch.

Leitsymptome

Bei ca. 70% der FSME-Patienten manifestiert sich die Erkrankung mit einem zweigipfligen Fieberverlauf. Nach einer Inkubationszeit von durchschnittlich 10 Tagen (4–28 Tage) kommt es zunächst zu einer 3- bis 8-tägigen Prodromalphase mit allgemeinem Krankheitsgefühl, Kopfschmerzen, Fieber und gelegentlich auch Bauchschmerzen. Serologie und Liquor sind zu dieser Zeit nicht diagnoseweisend. Nach vorübergehender Besserung dieser Beschwerden markiert ein erneuter Fieberanstieg wenige Tage später den Beginn der zweiten Krankheitsphase. Diese manifestiert sich in ca. 50% der Fälle als isolierte Hirnhautentzündung (Meningitis), bei ca. 40% als Hirnentzündung (Meningoenzephalitis) und bei ca. 10% als Rückenmarksentzündung (Meningoenzephalomyelitis; Kaiser 1999).

Die klinische Symptomatik bei der meningitischen Verlaufsform der FSME unterscheidet sich nicht wesentlich von anderen viralen Meningitiden, das Allgemeinbefinden ist häufig jedoch stark beeinträchtigt. Im Vordergrund stehen Kopfschmerzen, Fieber und Müdigkeit. Die Meningoenzephalitis manifestiert sich am häufigsten mit Bewusstseinsstörungen, Koordinationsstörungen sowie Lähmungen von Extremitäten und Gesichtsnerven. In der Regel tritt die Enzephalitis zusammen mit der Meningitis auf. Die Meningoenzephalomyelitis manifestiert sich primär im Bereich der Vorderhörner und geht daher mit schlaffen Lähmungen der Extremitätenmuskulatur einher. Da sie häufig in Assoziation mit einer Hirnstammenzephalitis auftritt, finden sich meist auch Schluck- und Sprechstörungen, Lähmungen der Gesichts- und Halsmuskulatur sowie Atemlähmungen.

Diagnostik

Die Diagnose der FSME basiert auf der Anamnese mit obligatem Aufenthalt in einem Risikogebiet, einem fakul-

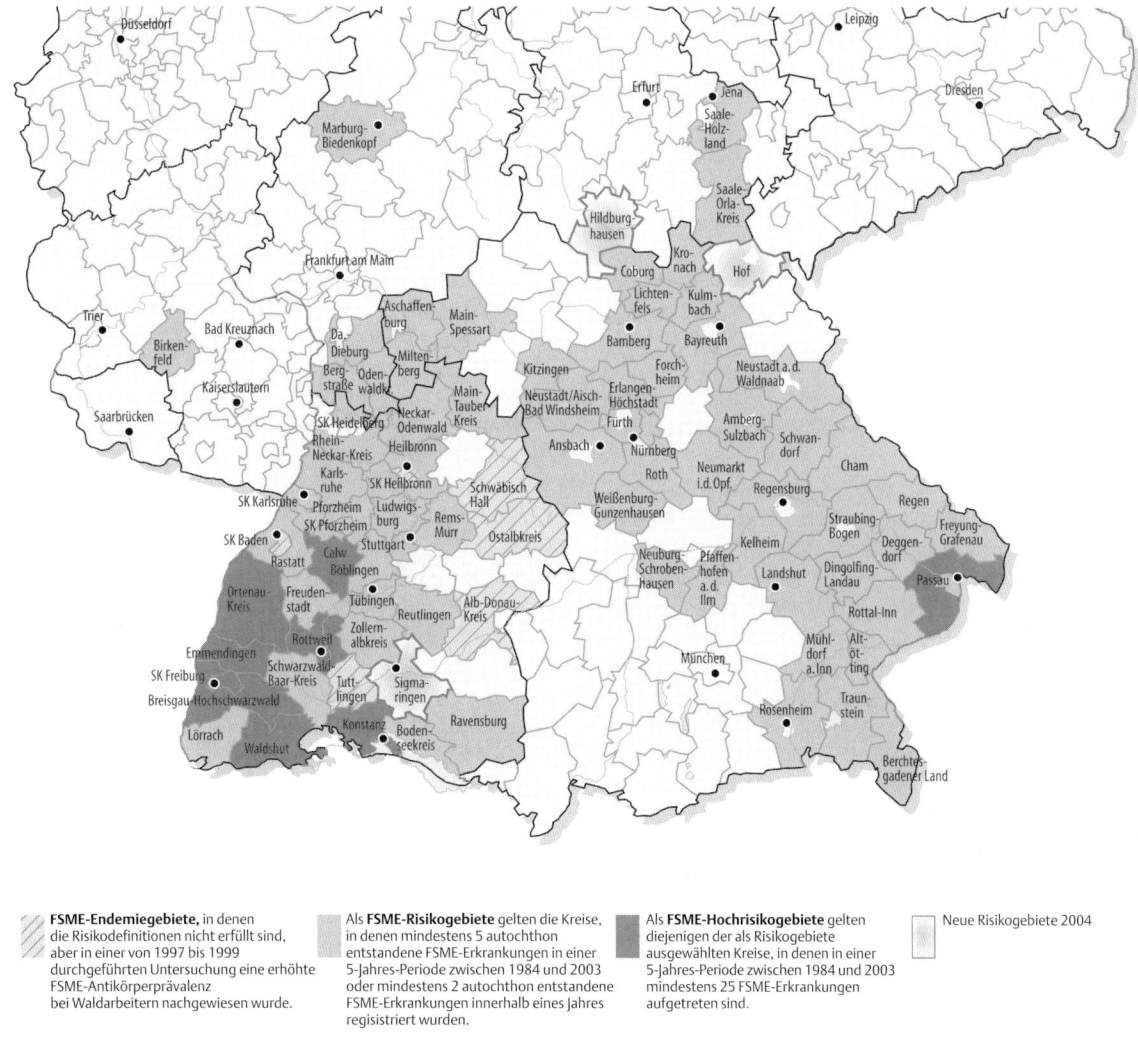

- **FSME-Endemiegebiete,** in denen die Risikodefinitionen nicht erfüllt sind, aber in einer von 1997 bis 1999 durchgeführten Untersuchung eine erhöhte FSME-Antikörperprävalenz bei Waldarbeitern nachgewiesen wurde.
- Als **FSME-Risikogebiete** gelten die Kreise, in denen mindestens 5 autochthon entstandene FSME-Erkrankungen in einer 5-Jahres-Periode zwischen 1984 und 2003 oder mindestens 2 autochthon entstandene FSME-Erkrankungen innerhalb eines Jahres registriert wurden.
- Als **FSME-Hochrisikogebiete** gelten diejenigen der als Risikogebiete ausgewählten Kreise, in denen in einer 5-Jahres-Periode zwischen 1984 und 2003 mindestens 25 FSME-Erkrankungen aufgetreten sind.
- Neue Risikogebiete 2004

Abbildung 1
Risikogebiete in Deutschland, Stand Juli 2004.

tativ erinnerlichen Zeckenstich, einer Prodromalphase mit grippeähnlichen Symptomen bei 70% der Betroffenen, einer typischen neurologischen Symptomatik mit Fieber, dem Nachweis von entzündlichen Veränderungen in Blut und Liquor und dem Nachweis FSME-spezifischer IgM- **und** IgG-Antikörper im Blut (Holzmann 2003). Die meisten Patienten weisen im Blut eine Leukozytose mit mehr als 10 000 Zellen/µl, eine Beschleunigung der Blutsenkungsgeschwindigkeit über 10 mm in der ersten Stunde und/oder eine Erhöhung des C-reaktiven Proteins auf. Im Liquor (Nervenwasser) findet man obligat eine Zellzahlerhöhung mit anfänglichem Vorherrschen von Granulozyten und fakultativ eine Störung der Blut-Liquor-Schranke sowie eine intrathekale Synthese von Immunglobulinen der Klassen M, A und G. Im Verlauf der Erkrankung lassen sich fast immer im Gehirn gebildete Antikörper gegen das FSME-Virus nachweisen (Kaiser u. Holzmann 2000).

Von den bildgebenden Verfahren ist nur das Kernspintomogramm nützlich (Kaiser 1999). Krankheitstypische Auffälligkeiten, vornehmlich im Thalamus, sind meist erst drei Tage nach Beginn der zweiten Fieberphase zu finden, allerdings nur bei 20% der Patienten mit Enzephalitis oder Myelitis (Alkadhi u. Kollias 2000). Da keine Korrelation zwischen den Signalauffälligkeiten im zerebralen Kernspintomogramm und der Schwere oder Prognose der Erkrankung nachweisbar ist, besteht eine Indikation zur Durchführung des Kernspintomogramms nur bei diagnostischen Unsicherheiten (Kaiser 1999).

Epidemiologie

Die Definition von Risiko- bzw. Hochrisikogebieten in Deutschland wurde im Rahmen einer Expertenkonferenz im März 1998 festgelegt (Kaiser 1998). Danach sind Landkreise mit 5 autochthonen FSME-Erkrankungen in einer Periode von 5 Jahren oder mindestens zwei autochthonen FSME-Erkrankungen innerhalb eines Jahres als **Risikogebiete** und Landkreise mit mindestens 25 FSME-Erkrankungen in einer Periode von 5 Jahren als **Hochrisikoge-**

biete definiert. **Abbildung 1** zeigt die aktuelle Karte der Risikogebiete in Deutschland, **Abbildung 2** die der Risikogebiete in Eurasien, Stand Juli 2004 (siehe auch: www.rki.de/INFEKT/EPIBULL/2004/).

Die Infektionsrate der Zecken mit dem FSME-Virus variiert zwischen 0,1 und maximal 5% (Süss et al. 1999). Zur stillen Feiung und zum Manifestationsindex liegen keine verlässlichen Daten vor. Zwischen 1993 und 2003 erkrankten in Deutschland mehr als 1900 Patienten an einer FSME. Zwei Drittel der Erkrankungen traten zwischen Juni und August auf, nur etwa 70% der Patienten erinnerten sich an einen Zeckenstich (Kaiser 1999).

Therapie, Verlauf, Komplikationen

Für die FSME existiert keine kausale Therapie. Insbesondere auf eine Gabe von immunmodulierenden Medikamenten wie z. B. Glukokortikoide oder i.v. Immunglobuline sollte wegen der Gefahr einer Verschlechterung der Immunabwehr zumindest während der Fieberphasen verzichtet werden (⇔). Fieber, Kopfschmerzen und Anfälle werden symptomatisch behandelt. Eine generelle Fiebersenkung wird unter Abwehraspekten nicht empfohlen, erfolgt jedoch meist bei der Behandlung der Kopfschmerzen mit z. B. Paracetamol oder Metamizol (Novalgin). Bei hartnäckigen Kopfschmerzen können auch Antiphlogistika wie Diclofenac (z. B. Voltaren) oder Ibuprofen eingesetzt werden. Bei etwa 5% der Patienten ist wegen einer Atemlähmung oder schweren Bewusstseinsstörungen eine Behandlung auf der Intensivstation notwendig. Bestimmte neurologische Funktionsstörungen erfordern krankengymnastische, ergotherapeutische und gelegentlich auch logopädische Behandlungsmaßnahmen.

Die Dauer der Akutbehandlung in einer Klinik beträgt bei der Meningitis im Mittel 10 (5–38) Tage, bei der Meningoenzephalitis ca. 15 (5–40) Tage und bei der Meningoenzephalomyelitis ca. 70 (30–400) Tage (Kaiser u. Holzmann 2000).

Bei etwa 20–30% der Patienten sind längerfristige Rehabilitationsmaßnahmen erforderlich.

Die Prognose der meningitischen Verlaufsform ist günstig, sie heilt in der Regel folgenlos aus (⇑⇑⇑).

Patienten mit einer Meningoenzephalitis leiden häufig unter mehrere Wochen anhaltenden neurasthenischen Beschwerden (Kopfschmerzen, vermehrte Müdigkeit, verminderte Belastbarkeit, emotionale Labilität). Bei einem Teil der Patienten bestehen außerdem vorübergehend Störungen der Konzentrations- und Gedächtnisleistungen, Koordinationsstörungen und gelegentlich auch Hörstörungen sowie Lähmungen.

Die Lähmungen bei der Meningoenzephalomyelitis bilden sich oft erst über einen langen Zeitraum (Jahre) und dann auch nur unvollständig zurück. Atemlähmungen, die länger als drei Monate bestehen, haben ein hohes Risiko für eine Persistenz (Gunther et al. 1997, Haglund et al. 1996, Kaiser et al. 1997, Kaiser 1999, Lammli et al. 2000).

Die Prognose der FSME bei Kindern ist unter Berücksichtigung der in den letzten 30 Jahren publizierten Daten als günstig zu beurteilen. Über anhaltende neurologische Defizite (epileptische Anfälle, Paresen, Ataxie, Lernbehinderung, Verhaltensauffälligkeiten) wurde nur bei 22 von insgesamt 1000 publizierten Fällen bei Kindern (2%) berichtet (Kaiser 1996, Cizman et al. 1999, Lesnicar et al. 2003). Auffälligerweise fanden sich Defektheilungen nach einer FSME bei unter 6-Jährigen nur bei solchen Kindern, die nach einem Zeckenstich eine passive Immunisierung erhalten hatten und/oder unter dem anfänglichen Verdacht einer bakteriellen Meningitis zusätzlich zur Antibiose auch eine Behandlung mit hoch dosiertem Dexamethason erhalten hatten.

Die Letalität der FSME liegt – bezogen auf alle Verlaufsformen – bei 1%, die Letalität der Myelitis allein ist 10-mal höher.

Prophylaxe

Die aktive Immunisierung gegen FSME schützt vor Erkrankungen durch alle drei Subtypen (**B**) (Demichelli et al. 2000). Die komplette Grundimmunisierung schützt für die Dauer von mindestens drei Jahren (**B**). Die Grundimmunisierung umfasst drei Teilimmunisierungen, von denen die ersten beiden im Abstand von 1–3 Monaten und die dritte 9–12 Monate nach der zweiten appliziert werden sollten. Auffrischimpfungen werden alle drei Jahre empfohlen.

In Deutschland zugelassene Präparate:
- Encepur Kinder (ab vollendetem 1. bis zum vollendeten 12. Lebensjahr),
- Encepur Erwachsene (ab vollendetem 12. Lebensjahr),
- FSME-Immun Junior (ab vollendetem 1. bis zum vollendeten 16. Lebensjahr),
- FSME-Immun Erwachsene (ab vollendetem 16. Lebensjahr).

Encepur Kinder und Encepur Erwachsene (Chiron Behring)

Der Erwachsenen-Impfstoff (ab vollendetem 12. Lebensjahr) wurde im Oktober 2001, der Kinder-Impfstoff (ab vollendetem 1. bis zum vollendeten 12. Lebensjahr) im Dezember 2001 in Deutschland zugelassen. Insgesamt wurden 3559 Kinder im Alter von 1–11 Jahren sowie 2239 Jugendliche und Erwachsene ab einem Alter von 12 Jahren in Studien untersucht (Zent et al. 2003). Nach der ersten Impfung wurde innerhalb von drei Tagen bei Kleinkindern zwischen 1 und 2 Jahren bei 15%, bei Kindern zwischen 3 und 11 Jahren bei 5% und bei über 12-Jährigen in weniger als 1% der Fälle Fieber über 38°C gemessen. Systemische Impfreaktionen wie Unwohlsein, Glieder- und Muskelschmerzen sowie Kopfschmerzen und Übelkeit traten bei Kindern zwischen 3 und 11 Jahren seltener auf als bei über 12-Jährigen. Ähnlich wie bei FSME-Immun wurden diese Nebenwirkungen nach der 2. und 3. Impfung deutlich seltener berichtet (Zent et al. 2004).

Frühsommer-Meningoenzephalitis (FSME)

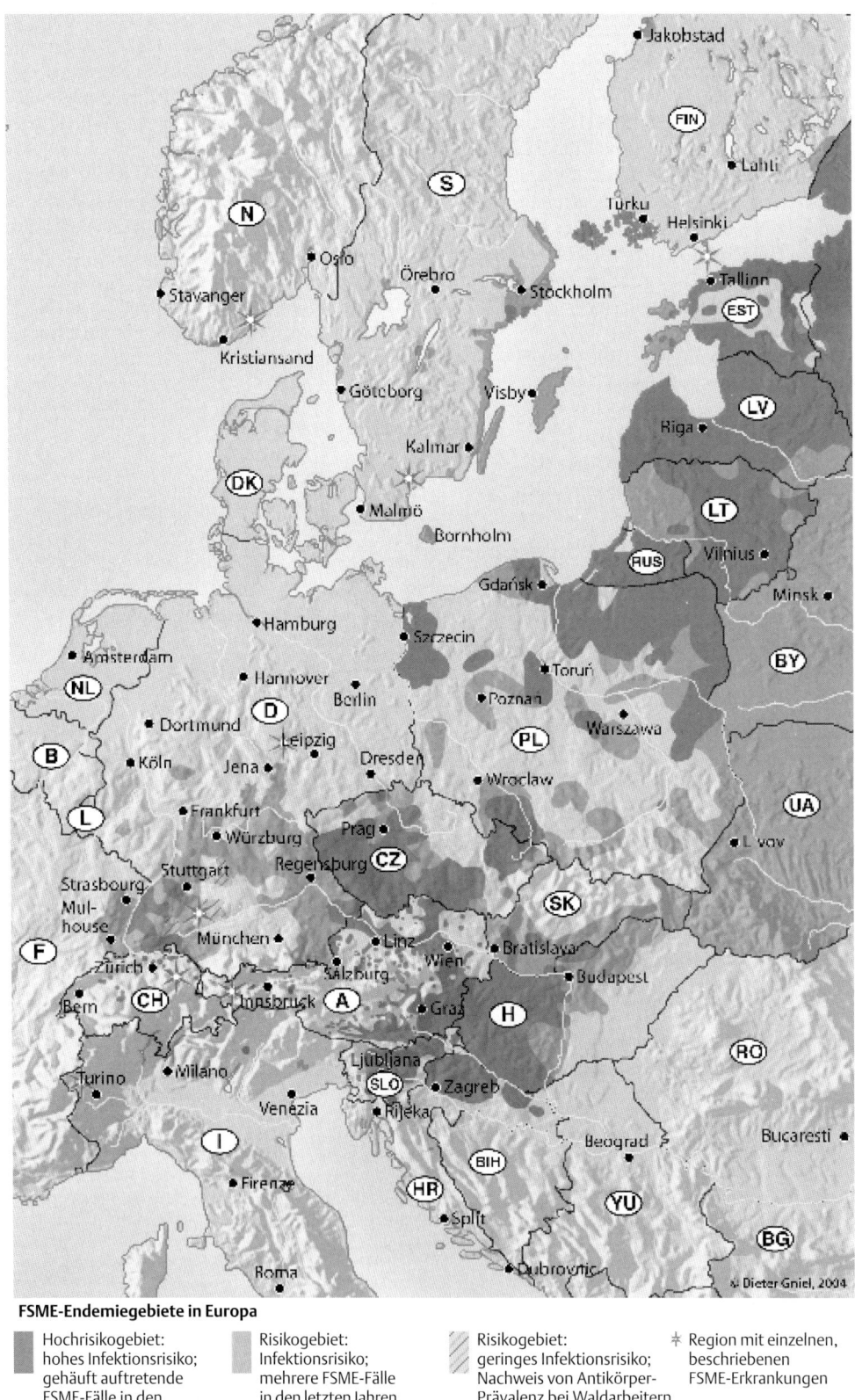

FSME-Endemiegebiete in Europa

- Hochrisikogebiet: hohes Infektionsrisiko; gehäuft auftretende FSME-Fälle in den letzten Jahren
- Risikogebiet: Infektionsrisiko; mehrere FSME-Fälle in den letzten Jahren
- Risikogebiet: geringes Infektionsrisiko; Nachweis von Antikörper-Prävalenz bei Waldarbeitern
- ✳ Region mit einzelnen, beschriebenen FSME-Erkrankungen

Stand 2004, Quellen; Daten der nationalen Gesundheitsbehörden.
Bröker und Gniel (2003) Travel Med. Inf. Dis. 1, 181–184

Abbildung 2
Risikogebiete in Eurasien, Stand Juli 2004.

FSME-Immun Junior und FSME-Immun Erwachsene (Baxter)

Der Erwachsenen-Impfstoff (ab vollendetem 16. Lebensjahr) wurde im Juni 2002, der Kinder-Impfstoff (ab vollendetem 1. bis zum vollendeten 16. Lebensjahr) im Juni 2003 in Deutschland zugelassen. Von 1899 Kindern und Jugendlichen im Alter zwischen 0,5 und 12 Jahren, die mit FSME-Immun Junior (1/2 Erwachsenendosis) im Rahmen einer Zulassungsstudie geimpft worden waren, reagierten insgesamt 20,4% nach der 1. Impfung mit Fieber (38–39° C: 15,8%; > 39° bis < 40° C: 4,3%; > 40° C: 0,3%; Pavlova et al. 2003). Von 405 Probanden im Alter zwischen 16 und 65 Jahren, die mit FSME-Immun Erwachsene geimpft worden waren, entwickelten nur drei (0,7%) nach der 1. Impfung Fieber < 40° C, nach der 2. und 3. Impfung trat bei keinem Probanden impfbedingtes Fieber auf. Andere Nebenwirkungen waren in ihrer Ausprägung jeweils mild. Systemische Nebenwirkungen traten nach der 1. Impfung bei ca. 20% der Impflinge, bei der 2. und 3. Impfung dagegen nur noch bei ca. 10% auf. Lokale Nebenwirkungen wir Rötung und Druckgefühl wurden nach der 1. Impfung bei ca. 33%, nach der 2. Impfung bei 23% und nach der 3. Impfung bei ca. 31% angegeben (Ehrlich et al. 2003).

Gemäß der ständigen Impfkommission (Stiko) gelten für die FSME-Impfung folgende Empfehlungen:
- **Reiseimpfung** für Aufenthalte in FSME-Risikogebieten außerhalb Deutschlands,
- **Indikationsimpfung** für Personen in Deutschland, die sich in FSME-Risikogebieten aufhalten, oder für Personen, die durch FSME beruflich gefährdet sind (z.B. Forstarbeiter, Exponierte in der Landwirtschaft, exponiertes Laborpersonal).

Verhalten nach einem Zeckenstich in einem FSME-Risikogebiet

Die passive Impfung, d. h. die postexpositionelle Gabe von spezifischem Hyperimmunglobulin, wird von Herstellerseite nicht mehr angeboten und ist daher nicht mehr möglich.

Eine aktive Immunisierung direkt nach einem Zeckenstich in einem Risikogebiet kann mangels klinischer, epidemiologischer und experimenteller Daten nicht generell empfohlen werden (⇔). Aus ethischen und organisatorischen Gründen sind entsprechende Studien auch in Zukunft nicht zu erwarten. Es liegen auch keine Daten vor, die den Nutzen oder Schaden einer solchen Maßnahme belegen, Es ist jedoch vorstellbar, dass die im Rahmen einer aktiven Immunisierung verabreichte Menge inaktivierter FSME-Viren deutlich größer ist als die Menge der vermehrungsfähigen Viren bei einem Zeckenstich. Die Vorstellung, dass die große Menge der inaktivierten FSME-Viren bei einer Aktivimpfung eine schnellere Immunantwort hervorruft und damit zumindest teilweise die Vermehrung der beim Zeckenstich erworbenen Viren bremst, könnte einer Aktivimpfung nach Zeckenstich Sinn verleihen. Abgesehen von grippalen Nebenwirkungen, wie sie bei der 1. Aktivimpfung gegen FSME häufiger auftreten, sind kaum andere Nebenwirkungen durch eine solche postexpositionelle Aktivimpfung zu erwarten. Da die FSME-Virusinfektion zu schweren gesundheitlichen Schäden führen kann, sollte die Möglichkeit einer solchen Aktivimpfung – unter Berücksichtigung der schlechten Datenlage – mit dem Betroffenen diskutiert werden. Da die Impfung jedoch die Bildung von spezifischen IgG- und IgM-Antikörpern induziert, ist im Falle einer trotzdem auftretenden Infektion die serologische Diagnostik, die auf dem Nachweis eben dieser Antikörper beruht, nicht mehr möglich. Eine schriftliche Aufklärung über Nutzen und Risiko ist zu empfehlen.

Expertengruppe

Prof. Dr. R. Kaiser, Klinikum Pforzheim
Prof. Dr. W. Jilg, Institut für Med. Mikrobiologie und Hygiene, Universität Regensburg
PD Dr. S. Rauer, Neurologische Klinik, Universität Freiburg
Federführend: Prof. Dr. R. Kaiser, Neurologische Klinik, Klinikum Pforzheim GmbH, Kanzlerstr. 2–6, 75175 Pforzheim, Tel.: 07231/969602
e-mail: RKaiser@Klinikum-Pforzheim.de

Literatur

Alkadhi, H., S. S. Kollias (2000): MRI in tick-borne encephalitis. Neuroradiology 42 (10), 753–755.
Cizman, M., R. Rakar, B. Zakotnik, M. Pokorn, M. Arnez (1999): Severe forms of tick-borne encephalitis in children. Wien. Klin. Wochenschr. 111, 484–487.
Demicheli, V., P. Graves, M. Pratt, T. Jefferson (2000): Vaccines for preventing tick-borne encephalitis. Cochrane Database Syst. Rev. 65, CD000977.
Ehrlich, H. J., B. G. Pavlova, S. Fritsch, E. M. Poellabauer, A. Loew-Baselli, O. Obermann-Slupetzky, F. Maritsch, I. Cil, F. Dorner, P. N. Barrett (2003): Randomized, phase II dose-finding studies of a modified tick-borne encephalitis vaccine: evaluation of safety and immunogenicity. Vaccine 22, 217–223.
Gunther, G., M. Haglund, L. Lindquist, M. Forsgren, B. Skoldenberg (1997): Tick-bone encephalitis in Sweden in relation to aseptic meningo-encephalitis of other etiology: a prospective study of clinical course and outcome. J. Neurol. 244, 230–238.
Haglund, M., M. Forsgren, G. Lindh, L. Lindquist (1996): A 10-year follow-up study of tick-borne encephalitis in the Stockholm area and a review of the literature: need for a vaccination strategy. Scand. J. Infect. Dis. 28, 217–224.
Heinz, F. X. (1999): Tick-borne encephalitis virus: advances in molecular biology and vaccination strategy in the next century. Zentralbl. Bakteriol. 289, 506–510.
Holzmann, H. (2003): Diagnosis of tick-borne encephalitis. Vaccine 21, Supp 1, S36-S40.
Kaiser, R. (1996): Die FSME in Südwestdeutschland unter besonderer Berücksichtigung der Verläufe im Kindesalter. Hautnah Pädiatrie 3, 186–192.
Kaiser, R., H. Vollmer, K. Schmidtke, S. Rauer, W. Berger, D. Gores (1997): Follow-up and prognosis of early summer meningoencephalitis. Nervenarzt 68, 324–330.
Kaiser. R. (1998): Frühsommermeningoenzephalitis und Lyme-Borreliose – Prävention vor und nach Zeckenstich. DMW 123, 847–853.

Kaiser, R. (1999): The clinical and epidemiological profile of tick-borne encephalitis in southern Germany 1994–98: a prospective study of 656 patients. Brain 122, 2067–2078.

Kaiser, R., H. Holzmann (2000): Laboratory findings in tick-borne encephalitis – correlation with clinical outcome. Infection 28, 78–84.

Lammli, B., A. Muller, P. E. Ballmer (2000): Late sequelae of early summer meningoencephalitis. Schweiz. Med. Wochenschr. 130, 909–915.

Lesnicar, G., M. Poljak, K. Seme, J. Lesnicar (2003): Pediatric tick-borne encephalitis in 371 cases from an endemic region in Slovenia, 1959 to 2000. Pediatr. Infect. Dis. J. 22, 612–617.

Pavlova, B. G., A. Loew-Baselli, S. Fritsch, E. M. Poellabauer, N. Vartian, I. Rinke, H. J. Ehrlich (2003): Tolerability of modified tick-borne encephalitis vaccine FSME-IMMUN "NEW" in children: results of post-marketing surveillance. Vaccine 21, 742–745.

Süss, J., C. Schrader, U. Abel, W. P. Voigt, R. Schosser (1999): Annual and seasonal variation of tick-borne encephalitis virus (TBEV) prevalence in ticks in selected hot spot areas in Germany using nRT-PCR: results from 1997 and 1998: Zbl. Bakt. 289, 564–578.

Zent, O., A. Banzhoff, A. K. Hilbert, S. Meriste, W. Sluzewski, C. Wittermann (2003): Safety, immunogenicity and tolerability of a new pediatric tick-borne encephalitis (TBE) vaccine, free of protein-derived stabilizer. Vaccine 21, 3584–3592.

Zent, O., C. Wittermann, A. Banzhoff, A. Plentz, W. Jilg (2004): New TBE vaccine formulations – free of proteineous stabilizer and preservatives. Overview of clinical studies and first year post-marketing experience. MMW Fortschr. Med. 146, 43.

Hirnabszess

Was gibt es Neues?

- Bei nichtgekammerten subduralen Empyemen werden mit der Aspiration durch ein oder mehrere Bohrlöcher mit nachfolgender Spülung des Subduralraums gute Ergebnisse erzielt. Bei gekammerten Empyemen ist weiterhin die großflächige Kraniotomie indiziert.
- Linezolid und Fosfomycin penetrieren aufgrund ihrer physikochemischen Eigenschaften gut in die intrakraniellen Kompartimente. Die Erfahrungen mit beiden Substanzen beim Hirnabszess sind gering und erstrecken sich auf kasuistische Berichte.

Die wichtigsten Empfehlungen auf einen Blick

- Die entscheidende diagnostische Maßnahme ist das kraniale CT (CCT) oder MRT (C-MRT) ohne und mit Kontrastmittel. Das C-MRT ohne und mit Gadoliniumgabe ist in seiner Sensitivität dem CCT überlegen (C).
- Für die Erregeridentifikation sind Blutkulturen sowie die rasche Gewinnung von Abszessinhalt durch (stereotaktische) Punktion, Drainage oder Abszessexision entscheidend (C).
- Bei raumfordernden Abszessen ist die Liquorentnahme wegen der Gefahr der transtentoriellen und/oder zerebellären Herniation kontraindiziert (C).
- Die Therapie ist in der Regel kombiniert operativ plus antibiotisch. Eine alleinige Antibiotikatherapie zur Abszessbehandlung ist gerechtfertigt, wenn multiple, tief gelegene und/oder kleine Abszesse (< 3 cm Durchmesser) vorliegen oder wenn sich noch keine Ringstruktur nach Kontrastmittelgabe demarkiert („Zerebritis") (C).
- Bei außerhalb des Krankenhauses erworbenem intrakraniellen Abszess und unbekanntem Erreger wird als empirische antibiotische Therapie die hoch dosierte Gabe eines Cephalosporins der 3. Generation + Metronidazol + ein gut gegen Staphylokokken wirksames Antibiotikum (z. B. Flucloxacillin, Rifampicin oder Vancomycin) empfohlen (C).
- Bei postoperativen bzw. posttraumatischen bzw. innerhalb des Krankenhauses erworbenen Abszessen wird als ungezielte Therapie vor Erregernachweis ein Cephalosporin der 3. Generation + Metronidazol + Vancomycin (alternativ Meropenem + Vancomycin) empfohlen (C).
- Eine adjuvante Therapie mit Kortikosteroiden ist indiziert, wenn
  - ein ausgeprägtes perifokales Ödem vorliegt bzw. eine Herniation droht,
  - multiple Abszesse mit deutlichem perifokalen Ödem vorliegen, die nur teilweise operativ angehbar sind, oder
  - Hirnregionen mit besonderer Ödemneigung (z. B. Kleinhirn) betroffen sind (C).

Definition, Klinik

Der Hirnabszess ist eine lokale Infektion des Hirngewebes, die als fokale Enzephalitis („Zerebritis") beginnt und sich im weiteren Verlauf langsam zu einer Eiteransammlung mit Bindegewebskapsel entwickelt (Britt u. Enzmann 1983, Kastenbauer u. Pfister 2003). Das zerebrale subdurale Empyem ist eine fokale Eiteransammlung im Subduralraum. Beim seltenen zerebralen epiduralen Abszess (Nathoo et al. 1999b) liegt der Eiter zwischen Dura und Periost. Im Subduralraum kann sich der Eiter (wie beim subduralen Hämatom) häufig flächig ausbreiten (Form des Empyems konvex-konkav; Nathoo et al. 1999a). Demgegenüber ist intrakraniell die Dura fest mit dem Periost verbunden, weshalb epidurale Abszesse in der Regel (wie epidurale Blutungen) eine bikonvexe Form haben. Intrakranielle Abszesse und Empyeme entstehen als Folge einer Keimverschleppung auf dem Blutweg oder von Nachbarschaftsprozessen ausgehend. Bei einem offenen Schädel-Hirn-Trauma oder nach neurochirurgischen Eingriffen können Erreger auch direkt nach intrakraniell gelangen.

Die klinische Symptomatik des Hirnabszesses wird durch seine Lokalisation bestimmt. Das häufigste klinische Symptom ist der Kopfschmerz (ca. 80%), nicht selten vergesellschaftet mit Übelkeit und Erbrechen. Oft ist er verbunden mit dem Auftreten fokaler oder generalisierter epileptischer Anfälle (ca. 25–35%). Höheres Fieber ist nur in der Hälfte der Fälle vorhanden. Leichte Vigilanzminderungen und/oder neurologische Herdsymptome, beispielsweise eine leichte Hemiparese, werden bei 30–60% der Kranken angetroffen. Akute Einklemmungszeichen können bei raschen Verläufen das Krankheitsbild bestimmen. Zumeist entwickelt sich der Prozess allerdings subakut.

Diagnostik

Notwendig

Als empfindlichster Routinelaborparameter zur Detektion des entzündlichen Prozesses gilt das C-reaktive Protein, das bei 80–90% der Patienten erhöht ist (Hirschberg u. Bosnes 1987, Grimstad et al. 1992, Wispelwey et al. 1997).

Die entscheidende diagnostische Maßnahme ist das kraniale CT oder MRT. Der Nachweis von Gas im Herd ist pathognomonisch. Er gelingt allerdings nicht häufig. Die Applikation eines Kontrastmittels (KM) ermöglicht bei mehrdeutigen Nativbefunden erst die Diagnose und gibt Anhaltspunkte für das Alter des Prozesses. Das C-MRT ohne und mit Gadoliniumgabe ist in seiner Sensitivität dem CCT überlegen. Differenzialdiagnostisch am schwierigsten vom Hirnabszess abzugrenzen sind maligne Tumoren mit zentraler Nekrose, insbesondere Glioblastome. Neuere noch nicht überall verfügbare MR-Sequenzen, z. B. die Diffusionswichtung und die MR-Spektroskopie, werden hier voraussichtlich entscheidende Fortschritte bringen (Mishra et al. 2004).

Es werden vier verschiedene Stadien der Abszessentwicklung unterschieden (die Stadieneinteilung wurde mittels CCT entwickelt, ist aber auf das C-MRT übertragbar): frühe „Zerebritis" (unscharf begrenzte Hypodensität ohne oder mit geringer unregelmäßiger KM-Anreicherung), späte „Zerebritis" (Hypodensität mit zentraler flauer ringförmiger KM-Anreicherung), frühe Kapselbildung (Hypodensität mit zentraler scharf begrenzter ringförmiger KM-Anreicherung), späte Kapselbildung (Kapsel bereits im Nativ-CCT als flaue Hyperdensität mit zentraler Hypodensität sichtbar, nach KM-Gabe scharf begrenzte ringförmige Anreicherung; Britt u. Enzmann 1983).

Für die Erregeridentifikation sind die rasche Gewinnung von Abszessinhalt durch Punktion, Drainage oder Abszessexision sowie Blutkulturen entscheidend. Das Abszessmaterial soll sofort mikroskopisch untersucht werden. Abhängig vom erwarteten Erreger kommen verschiedene Färbungen zum Einsatz (z. B. Gram, Ziehl-Neelsen, Giemsa, optische Aufheller). Der kulturelle Nachweis erfordert auch anaerobe Nährmedien. Es ist sinnvoll, einen Teil der Probe unmittelbar nach der Entnahme in ein supplementiertes Flüssignährmedium zu überführen. Weitere einzusetzende Medien sollen die Identifizierung von Mykobakterien oder Pilzen ermöglichen. Zum Nachweis nur schwer oder nicht kultivierbarer oder langsam wachsender Mikroorganismen (z. B. Mykobakterien) kann die Polymerasekettenreaktion (PCR) versucht werden. Das Anlegen von Blutkulturen vor Beginn der antibiotischen Behandlung darf nicht vergessen werden, um den/die Erreger auch dann identifizieren zu können, wenn die Anzucht aus dem Abszessmaterial misslingt. Andererseits ist es beim Hirnabszess und subduralen Empyem gefährlich, nur den in der Blutkultur nachgewiesenen Erreger zu therapieren: bei Mischinfektionen lassen sich insbesondere Anaerobier aus der Blutkultur nicht anzüchten. Für die Empfindlichkeitsbestimmung der Erreger ist der Reihenverdünnungstest mit Angabe der minimalen Hemmkonzentration (MHK) nötig.

Die Fokussuche schließt Inspektion der Mundhöhle, Erhebung des Zahnstatus, Untersuchung des Rachens und des Gehörgangs (HNO-ärztliche Konsiliaruntersuchung) sowie CT-Aufnahmen der Schädelbasis und von Nebenhöhlen, Mastoid und Mittelohr ein. Bei Verdacht auf einen von einer Infektion der Umgebung fortgeleiteten Abszess sollte die Fokussuche im Vorfeld des neurochirurgischen Eingriffs erfolgen, um eine einzeitige operative Sanierung von Fokus und Abszess zu ermöglichen. Sind Nachbarschaftsprozesse ausgeschlossen, muss an einen kardialen (**cave**: Endokarditis), pulmonalen, kutanen oder ossären Primärherd gedacht und entsprechende Zusatzuntersuchungen (transösophageale Echokardiographie, Röntgen-Thorax, Thorax-CT u. a.) durchgeführt werden.

In der Regel nicht indiziert

Die Liquoranalytik hat in den meisten Fällen für die Diagnostik des Hirnabszesses keinen besonderen Stellenwert. Die Liquorveränderungen sind unspezifisch (leichte bis mäßige Pleozytose, Proteinerhöhung). Leichte Pleozytosen kommen auch bei malignen Gliomen vor. Der Liquor kann selten auch normal sein. Für die Erregeridentifikation spielt die Liquordiagnostik keine Rolle, weil der Liquor in der Regel steril ist, solange der Abszess nicht in den Subarachnoidalraum durchgebrochen ist. Bei raumfordernden Abszessen ist die Liquorentnahme wegen der Gefahr der transtentoriellen und/oder zerebellären Herniation kontraindiziert.

Erregerspektrum und Epidemiologie

Die verursachenden Erreger variieren in Abhängigkeit von der Grunderkrankung. Die relative Häufigkeit der einzelnen Erreger des Hirnabszesses ist in **Tabelle 1** aufgeführt. Typisch für den Hirnabszess sind Mischinfektionen aus aeroben und anaeroben Bakterien (Wispelwey et al. 1997). Bei ungeeigneter Behandlung des entnommenen Abszessinhalts wird die Häufigkeit von Infektionen mit Anaerobiern bzw. aeroben/anaeroben Mischinfektionen unterschätzt (Yoshikawa et al. 1975). Bei immunkompromittierten Patienten müssen auch Pilze (Aspergillus spp., Candida spp., Cryptococcus neoformans, Mucorales) als Erreger in Betracht gezogen werden. Liegt eine entsprechende Reise- oder Expositionsanamnese vor, können in seltenen Fällen Protozoen und Würmer einen Hirnabszess vortäuschen. Hier sind zu nennen: Entamoeba histolytica, Trypanosoma cruzi, Schistosoma spp., Echinococcus spp., Taenia solium, Paragonimus spp. Die fokal-nekrotisierende Toxoplasmoseenzephalitis ist in Ländern mit einer hohen HIV-Prävalenz und fehlender Primärprophylaxe eine häufige Manifestationsform der AIDS-Erkrankung.

Die jährliche Inzidenz des Hirnabszesses liegt bei 0,3–1,3/100 000. Die Einführung von Antibiotika in den

Tabelle 1 Beim Hirnabszess am häufigsten isolierte Bakterien (nach Wispelwey et al. 1997)

Streptokokken, vorzugsweise Streptococcus milleri und andere vergrünende und nichthämolysierende Arten, aber auch obligat anaerobe Erreger des Genus Peptostreptococcus	ca. 50%
Bacteroides-Spezies	20–40%
Enterobakterien und Pseudomonas-Subspezies	20–30%
Staphylococcus aureus	10–15%

vierziger Jahren des letzten Jahrhunderts verbesserte die Prognose des Hirnabszesses, der zuvor nahezu immer letal verlief, bereits erheblich. Die Fortschritte in der Diagnostik durch das CCT senkten die Letalität auf Werte von 5–15%.

Durch die Anwendung sorgfältiger anaerober Kulturtechniken konnte gezeigt werden, dass
- in vielen Hirnabszessen mehrere unterschiedliche Erreger vorkommen,
- Anaerobier aus der Mehrzahl der Abszesse isoliert werden können und
- auch nach dem Beginn der antibiotischen Behandlung in den meisten Fällen noch lebende Erreger in der Abszesshöhle anzutreffen sind.

Therapie

Das therapeutische Vorgehen bei nachgewiesenem oder vermutetem Hirnabszess wird bis heute kontrovers diskutiert. Randomisierte Studien, die verschiedene therapeutische Maßnahmen miteinander vergleichen, existieren nicht. Aus diesem Grund sind alle folgenden Empfehlungen mit dem Evidenzgrad **C** zu bewerten.

Konservatives Vorgehen

Eine alleinige Antibiotikatherapie zur Abszessbehandlung ist gerechtfertigt, wenn multiple, tief gelegene und/oder kleine Abszesse (< 3 cm Durchmesser) vorliegen. Im Stadium der frühen „Zerebritis" – also vor Demarkierung des Abszesses im CCT mit Kontrastmittel – ist ein konservatives Vorgehen indiziert, um zusätzliche Gewebezerstörungen zu vermeiden.

Die Entscheidung zur konservativen Therapie setzt voraus, dass
1. an der Abszessdiagnose kein Zweifel besteht und
2. das Erregerspektrum kalkulierbar ist (⇔).

Die Identifikation des Erregers ist allerdings in diesen Fällen nur mittels Blutkulturen und/oder bei der Sanierung des Primärfokus möglich. Gegebenenfalls wird bei multiplen kleinen Abszessen ein oberflächlich gelegener Abszess punktiert, um den Erreger zu identifizieren.

Abszessaspiration

Die Vorteile der Abszessaspiration sind
- Kürze des Eingriffs mit entsprechend niedriger Operationsletalität,
- geringe operationsbedingte Traumatisierung des Hirngewebes,
- Möglichkeit, ggf. eine Spüldrainage anzulegen (⇔).

Die **stereotaktische Abszesspunktion** ist auch für kleinere Herde mit tiefer Lokalisation und bei multiplen Abszessen geeignet. In den meisten Fällen ist die stereotaktische Aspiration des Hirnabszesses die Therapie der ersten Wahl. Sie steht allerdings für Notfalleingriffe nicht überall jederzeit zur Verfügung. Neuerdings werden alternativ zur Stereotaxie zunehmend ultraschallgesteuerte Aspirationen durchgeführt (Strowitzki et. al. 2001), die eine Abszesspunktion in Echtzeitbildgebung ermöglichen. Dies ist weniger aufwändig als die stereotaktische Punktion und berücksichtigt intraoperative Hirnverschiebungen.

Die sog. **free-hand-Aspiration** kann in seltenen Fällen bei großen supratentoriellen Abszessen durchgeführt werden, wenn in der Notfallsituation eine Einklemmung droht oder bereits vorliegt und keine Zeit für eine stereotaktische Punktion bleibt. Das Verfahren ist gefährlich bei kleinen oder tief sitzenden Läsionen. Multilokuläre Abszesse sind zur freihändigen Punktion nicht geeignet.

Offene Kraniotomie mit Abszessexzision

Die Abszessexzision – also die Entfernung mit Kapsel – ist indiziert, wenn
- der Abszess gekammert ist,
- sich im Abszessbereich Fremdkörper bzw. Knochensplitter befinden,
- Fisteln, revisionsbedürftige Frakturen oder Abszesse mit fester Konsistenz (Pilz-, Mykobakterien- oder Aktinomyces-Genese) vorliegen oder
- eine massive intrakranielle Raumforderung besteht (⇔).

Die offene Exzision eines Abszesses ist nicht indiziert
- im Zerebritisstadium,
- bei Lokalisation in der Nähe eloquenter Kortexareale, in den Stammganglien oder im Hirnstamm.

Die Hirngewebsläsion, die beim Freipräparieren eines Abszesses entsteht, ist größer als die durch eine Abszesspunktion entstehende.

Offene Abszessvakuation ohne Kapselentfernung

Die Eiterevakuation im Rahmen einer offenen Kraniotomie führt im Vergleich zur Abszessexzision mit Kapsel zu einer Verkürzung und Verkleinerung des Eingriffs und zu einer geringeren operationsbedingten Hirnparenchymschädigung (⇔). Die offene Abszessexzision ist bei kleinen und tief sitzenden Abszessen ebenso wenig indiziert wie bei multiplen Abszessen oder einer Hirnstammlokalisation.

Die Indikation zur offenen Operation des Hirnabszesses ist insbesondere bei kongenitalen Herzvitien sehr zurückhaltend zu stellen, da die Druckerhöhung im venösen System (Takeshita et al. 1997) eine erhebliche Blutungsneigung bedingen kann und oft eine rasche Antikoagulation vonnöten ist.

Operatives Vorgehen beim zerebralen subduralen Empyem und beim zerebralen epiduralen Abszess

Zerebrale subdurale Empyeme treten in ca. 2/3 der Fälle ein- oder beidseitig über der Konvexität der Großhirnhemisphären auf, in ca. 1/3 im Interhemisphärenspalt als Falxempyem, teilweise als Kombination von beiden. Eine Lokalisation in der hinteren Schädelgrube ist selten (Piek 2003). Ein subdurales Empyem ist eine absolute Operationsindikation. Die alleinige antibiotische Therapie ist kontraindiziert. Bei frischen Empyemen werden mit der Aspiration durch mehrere Bohrlöcher mit nachfolgender Spülung des Subduralraums gute Ergebnisse erzielt (Bok u. Peter 1993, Steiger u. Reulen 1999) (⇔). Bei älteren und/oder gekammerten Empyemen ist die Kraniotomie in der Regel Therapie der Wahl. Zerebrale epidurale Abszesse sind erheblich seltener als subdurale Empyeme. Sie werden mittels Bohrlochtrepanation behandelt und haben aufgrund ihrer geringeren Ausbreitungstendenz eine sehr viel bessere Prognose als subdurale Empyeme (Nathoo et al. 1999a und 1999b).

Sanierung eines Streuherds

Die Sanierung eines eventuell bestehenden Fokus soll möglichst früh, d. h. unmittelbar vor oder nach dem operativen Angehen des zerebralen Herdes erfolgen (⇔). Auch hierbei muss Material für die Erregeridentifikation asserviert werden.

Antibiotikatherapie

Um den Erreger anzüchten zu können, sollte die Abszesspunktion möglichst vor Beginn der ersten Antibiotikagabe stattfinden. Ist der neurochirurgische Eingriff nicht binnen kurzer Zeit durchführbar, muss mit einer empirischen antibiotischen Behandlung begonnen werden. Bezüglich der Penetration verschiedener Antibiotika in Hirnabszesse liegen nur begrenzte Informationen vor. Generell gilt, dass maximale Tagesdosen appliziert werden sollen, um ausreichende Konzentrationen im Abszessinhalt zu erreichen. Für Cefotaxim wurde eine zur Abtötung der meisten infrage kommenden aeroben Keime (Streptokokken, Pneumokokken, gramnegative Stäbchen) ausreichende Konzentration im Abszessinhalt nachgewiesen (Sjölin et al. 1991). Bei anaeroben Keimen wirkt das gut penetrierende Metronidazol bakterizid (Wispelwey et al. 1997). Dementsprechend ist die Kombination aus Cefotaxim (z. B. bei Erwachsenen 3 x 2–4 g/d i.v.) oder Ceftriaxon (z. B. 2 x 2 g/d i.v) plus Metronidazol (3 x 0,5 g/d i.v.) plus einem Staphylokokken-Antibiotikum (die MHKs der Cephalosporine der 3. Generation für zahlreiche oxacillinempfindliche Staphylokokken-Stämme sind relativ hoch) (⇔) die Antibiotikatherapie der Wahl bei unbekanntem Erreger und außerhalb des Krankenhauses erworbenem intrakraniellen Abszess (**C**; **Tabelle 2**). Bei postoperativen bzw. posttraumatischen bzw. innerhalb des Krankenhauses erworbenen Abszessen wird als ungezielte Therapie vor Erregernachweis zusätzlich Vancomycin (2 x 1 g/d) gegeben, das auch oxacillinresistente Staphylokokken abdeckt (⇔). Alternativ können Patienten mit im Krankenhaus erworbenem Hirnabszess mit Meropenem (3 x 2 g/d) plus Vancomycin (2 x 1 g/d) behandelt werden (⇔) (**C**) (**Tabelle 2**). Je nach Empfindlichkeit des angezüchteten Erregers wird die Therapie modifiziert. Werden aus der Blutkultur und aus dem Abszessinhalt nur Aerobier angezüchtet, soll trotzdem ein gegen Anaerobier wirksames Präparat in die antibiotische Kombinationsbehandlung eingeschlossen werden. Bei ZNS-Infektionen erprobte Antibiotika und ihre Dosierung finden sich in Tabelle 4 der Leitlinie „Bakterielle (eitrige) Meningoenzephalitis". Bestimmte gramnegative Problemkeime wie Pseudomonas- oder Serratia-Stämme machen den Einsatz von Ceftazidim plus Aminoglykosid, ggf. auch eines Gyrase-Hemmers erforderlich. Linezolid und Fosfomycin penetrieren aufgrund ihrer physikochemischen Eigenschaften gut in die intrakraniellen Kompartimente. Die Erfahrungen mit beiden Substanzen beim Hirnabszess sind gering und erstrecken sich auf kasuistische Berichte (Sabbatani et al. 2004, Sonntag et al. 2004). Bei nachgewiesener Erregerempfindlichkeit und Versagen der Standardantibiotikatherapie können beide Substanzen im Sinne eines Heilversuchs eingesetzt werden. Nocardien-Abszesse müssen entsprechend den Ergebnissen des Antibiogramms meist 6–12 Monate therapiert werden, um Rezidive zu vermeiden (⇔; wirksame Präparate sind oft Meropenem, Amikacin, Cotrimoxazol und Amoxicillin/Clavulansäure; www.ampath.co.za/AntiBiotGuide/chapter10.htm).

Die Antibiotikatherapie des Hirnabszesses erstreckt sich über 4–8 Wochen (**C**), je nach klinischem Verlauf, Abszesslage und -größe sowie nach Art des chirurgischen Vorgehens. CCT- bzw. C-MRT-Kontrollen erfolgen in Problemfällen kurzfristig. Für Patienten mit solitären Abszessen, die erfolgreich punktiert oder exzidiert wurden, sind CCT- bzw. C-MRT-Kontrollen alle 1–2 Wochen ausreichend (**C**). Eine verzögerte Rückbildung der Kontrastmittelanreicherung der in situ verbliebenen Abszesskapsel ist normal und kein Hinweis auf das drohende Rezidiv.

Tabelle 2 Empirische antibiotische Therapie beim Hirnabszess (Tagesdosen bei normalgewichtigen Erwachsenen ohne ausgeprägtere Beeinträchtigung der Nieren- oder Leberfunktion)

Außerhalb des Krankenhauses erworben:
Cefotaxim 3 x 2–4 g oder
Ceftriaxon 2 x 2 g i.v.
+ Metronidazol 3 x 0,5 g i.v.
+ Staphylokokken-Antibiotikum (z. B. Flucloxacillin 4 x 2–3 g i.v., Rifampicin 1 x 0,6 g i.v., Vancomycin 2 x 1 g* i.v.)

Posttraumatisch oder innerhalb des Krankenhauses erworben:
Vancomycin 2 x 1 g* i.v.
+ Cefotaxim 3 x 2–4 g oder Ceftriaxon 2 x 2 g i.v.
+ Metronidazol 3 x 0,5 g i.v. oder
Vancomycin 2 x 1 g* i.v.
+ Meropenem 3 x 2 g

* Spiegelkontrollen erforderlich

Adjuvante Therapie

Der Einsatz von Kortikosteroiden ist nach wie vor umstritten. Kortikosteroide stabilisieren die Blut-Hirn-Schranke und erschweren die Antibiotikapenetration in den Abszessinhalt (Kourtopoulos et al. 1983). Bei voll empfindlichen Erregern sind auch unter Dexamethasonapplikation ausreichende Antibiotikakonzentrationen im Abszessinhalt zu erreichen. Kortikosteroide (bei schwerem Ödem z. B. 40 mg Initialdosis, dann 3 x 8 mg/d Dexamethason; Piek 2003) sind ohne Zweifel indiziert, wenn

1. ein ausgeprägtes perifokales Ödem vorliegt bzw. eine Herniation droht,
2. multiple Abszesse mit deutlichem perifokalen Ödem vorliegen, die nur teilweise operativ angehbar sind, oder
3. Hirnregionen mit besonderer Ödemneigung (Kleinhirn) betroffen sind (**C**).

In mehreren neurochirurgischen Zentren werden Kortikoide, gestützt auf retrospektive Untersuchungen (Wallenfang et al. 1981), beim Hirnabszess routinemäßig verabreicht (⇔). Eine rasche Dosisreduktion des verwendeten Steroidpräparats in Abhängigkeit von der Klinik und dem neuroradiologischen Befund wird empfohlen. Die Osmotherapeutika Mannit, Sorbit und Glyzerin senken beim Hirnödem den erhöhten intrakraniellen Druck (Dosierung siehe Nau 2000). Der Nutzen eines vorbeugenden Einsatzes ist nicht bewiesen.

Antikonvulsive Prophylaxe

Der häufigste neurologische Spätschaden nach Hirnabszess ist die Epilepsie, deren Häufigkeit mit 30–70 % angegeben wird. Minimalinvasive Eingriffe bei der Abszesssanierung vermindern wahrscheinlich die Inzidenz einer residuären Epilepsie im Vergleich zur offenen Kraniotomie mit Abszessexzision. Auch wenn es keine Daten zur Verhinderung epileptischer Anfälle oder einer Epilepsie durch eine antikonvulsive Prophylaxe nach Hirnabszess und zerebralem subduralen Empyem gibt, wird von mehreren neurochirurgischen Autoren aufgrund der Häufigkeit epileptischer Anfälle in der akuten Phase bei supratentoriellen Abszessen und Empyemen eine zwei- bis dreiwöchige antikonvulsive Prophylaxe mit Phenytoin empfohlen (⇔) Deutschman u. Haines 1995, Piek 2003). Entscheidet man sich für eine solche Prophylaxe, kann sie ausgeschlichen werden, wenn das EEG 2–3 Wochen nach Therapiebeginn keine epilepsietypischen Potenziale zeigt und bis dahin keine epileptischen Anfälle aufgetreten sind (**C**).

Expertengruppe

Prof. Dr. J. Behnke-Mursch, Abteilung Neurochirurgie, Zentralklinikum Bad Berka
Prof. Dr. Dr. H. Eiffert, Medizinische Mikrobiologie, Georg-August-Universität Göttingen
Prof. Dr. R. Nau, Abteilung Neurologie, Georg-August-Universität Göttingen
Prof. Dr. J. Piek, Abteilung Neurochirurgie, Universität Rostock
Prof. Dr. H. W. Pfister, Abteilung Neurologie, Ludwig-Maximilians-Universität München
Federführend: *Prof. Dr. med. R. Nau, Neurologische Universitätsklinik, Robert-Koch-Straße 40, 37075 Göttingen, Tel.: 0551–398455, Fax: 0551–398405*
e-mail: rnau@gwdg.de

Literatur

Bok, A. P., J. C. Peter (1993): Subdural empyema: burr holes or craniotomy? A retrospective computerized tomography-era analysis of treatment in 90 cases. J. Neurosurg. 78, 574–578.
Britt, R. H., D. R. Enzmann (1983): Clinical stages of human brain abscesses on serial CT scans after contrast infusion. J. Neurosurg. 59, 972–989.
Deutschman, C. S., S. J. Haines (1995): Anticonvulsant prophylaxis in neurological surgery. Neurosurgery 7, 510–517.
Grimstad, I. A., H. Hirschberg, K. Rootwelt (1992): 99mTc-hexamethylpropylenenamine oxime leukocyte scintigraphy and C-reactive protein levels in the differential diagnosis of brain abscesses. J. Neurosurg. 77, 732–736.
Hirschberg, H., V. Bosnes (1987): C-reactive protein levels in the differential diagnosis of brain abscesses. J. Neurosurg. 67, 358–360.
Kastenbauer, S., H. W. Pfister (2003): Intrakranielle und spinale Abszesse. In: Therapie und Verlauf neurologischer Erkrankungen (eds. Brandt, T., J. Dichgans, H. C. Diener). Kohlhammer, Stuttgart, 499–512.
Kourtopoulos, H., S. E. Holm, R. Norrby (1983): The influence of steroids on the penetration of antibiotics into brain tissue and brain abscesses. J. Antimicrobial. Chemother. 11, 245–249.
Mishra, A. M., R. K. Gupta, R. S. Jaggi, J. S. Reddy, D. K. Jha, N. Husain, K. N. Prasad, S. Behari, M. Husain (2004): Role of diffusion-weighted imaging and in vivo proton magnetic resonance spectroscopy in the differential diagnosis of ring-enhancing cystic mass lesions. J. Comput. Assist. Tomogr. 28, 540–547.
Nathoo, N., S. S. Nadvi, J. R. van Dellen, E. Gouws (1999a): Intracranial subdural empyemas in the era of computed tomography: a review of 699 cases. Neurosurgery 44, 529–536.

Nathoo, N., S. S. Nadvi, J. R. van Dellen (1999b): Cranial extradural empyemas in the era of computed tomography: a review of 82 cases. Neurosurgery 44, 748–754.

Nau, R. (2000): Osmotherapy for elevated intracranial pressure – a critical reappraisal. Clin. Pharmacokinet. 38, 23–40.

Nau, R. (2001): Hirnabszess & Zerebrales subdurales Empyem und epiduraler Abszess. In: Infektionserkrankungen des Zentralnervensystems, 2. Aufl. (eds. Prange, H.u. A. Bitsch). Wissenschaftliche Verlagsgesellschaft, Stuttgart, 267–276.

Piek, J. (2003): Intrakranielle Infektionen. In: Neurochirurgie (eds. Moskopp, D., H. Wassmann). Schattauer, Stuttgart.

Sabbatani, S., R. Manfredi, G. Frank, F. Chiodo (2004): Capnocytophaga spp. brain abscess in an immunocompetent host: problems in antimicrobial chemotherapy and literature review. J. Chemother. 16, 497–501.

Sjölin, J., N. Eriksson, P. Arneborn, O. Cars (1991): Penetration of cefotaxime and desacetylcefotaxime into brain abscesses in humans. Antimicrob. Agents Chemother. 35, 2606–2610.

Sonntag, J., D. Kaczmarek, G. Brinkmann, G. Kammler, H. H. Hellwege (2004): Subdurale gekammerte Abszesse nach neonataler Colimeningitits. Z. Geburtshilfe Neonatol. 208, 32–35.

Steiger, H. J., H. J. Reulen (1999): Manual Neurochirurgie. Ecomed-Verlag, Landsberg.

Strowitzki, M., K. Schwerdtfeger, W. I. Steudel (2001): Ultrasound-guided aspiration of brain abscesses through a single burr hole. Minim. Invasive Neurosurg. 44, 135–140.

Takeshita, M., M. Kagawa, S. Yato, M. Izawa, H. Onda, K. Takakura, K. Momma (1997): Current treatment of brain abscess in patients with congenital cyanotic heart disease. Neurosurgery 41, 1270–1278.

Wallenfang, T., H. J. Reulen, K. Schürmann (1981): Therapy of brain abscesses. In: Advances in Neurosurgery 9 (eds. Schiefer, W., M. Klinger, M. Brock). Springer, Berlin.

Wispelwey, B., R. G. Dacey, W. M. Scheld (1997): Brain abscess. In: Infections of the central nervous system, 2nd edition (eds. Scheld, W. M., R. J. Whitley, D. T. Durack). Lippincott-Raven, Philadelphia, 463–494.

Yoshikawa, T. T., A. W. Chow, L. B. Guze (1975): Role of anaerobic bacteria in subdural empyema. Report of four cases and review of 327 cases from the English literature. Am. J. Med. 58, 99–104.

Clinical Pathway – Hirnabszess

Suchtest ☐ CRP			
Erregerdiagnostik ☐ Blutkulturen ☐ Abszessinhalt			
Diagnosestellung ☐ CT oder (besser) MRT ohne und mit KM			
Fokussuche	☐ Fokus-Sanierung	○ Kriterien gegen OP: ○ Stadium der Zerebritis	☐ Antibiotikatherapie

		○ Kriterien für konservative Therapie:
		  ○ multiple Abszesse oder
		  ○ tief gelegene Abszesse und/oder
		  ○ kleine (< 3 cm) Abszesse
		und
		  ○ Diagnose „Abszess" sicher
		  ○ + Erreger bekannt (ggf. bei multiplen Abszessen oberflächlichen Abszess punktieren)
			☐ Antibiotikatherapie

		○ Kriterien gegen offene OP:
		  ○ multiple Abszesse oder
		  ○ tiefer gelegene Abszesse:
		    ○ Stammganglien
		    ○ Hirnstamm
		  ○ Nähe zu eloquenten Kortexarealen
			☐ stereotaktische Abszessaspiration

	☐ Entscheidung über operatives Vorgehen	○ Notfallsituationen:
		  ○ drohende Herniation
		  ○ große supratentorielle Abszesse
		und
		  ○ stereotaktische Abszessaspiration nicht verfügbar
			☐ ultraschall-gesteuerte oder free-hand-Aspiration

Nachbarschaftsprozesse
☐ HNO-Konsil: Mundhöhle, Rachen, Gehörgang
☐ Zahnstatus
☐ CT Schädelbasis inkl. Nasennebenhöhlen, Mastoid, Mittelohr
		○ Kriterien für offene OP:
		  ○ Abszess gekammert oder
		  ○ Fremdkörper/Knochensplitter im Abszess oder
		  ○ Fistel oder
		  ○ revisionsbedürftige Fraktur oder
		  ○ feste Konsistenz (Pilze, Mykobakterien, Aktinomyces) oder
		  ○ massive Raumforderung
			☐ offene Kraniotomie mit Abszessaspiration +/− Kapselentfernung

Entfernte Foci ☐ TEE ☐ Röntgen Thorax ☐ CT Thorax ☐ Inspektion der Haut ☐ Knochen-Szintigramm		○ subdurales Empyem — nicht gekammert	☐ Bohrloch-Aspiration ☐ Spülung
		○ subdurales Empyem — gekammert	☐ Kraniotomie
		○ außerhalb des Krankenhauses erworben	☐ Cefotaxim 3 × 2-4 g/d i.v. oder Ceftriaxon 2 × 2 g/d i.v. ☐ + Metronidazol 3 × 0,5 g/d i.v. + Staphylokokken-Antibiotikum
	☐ Antibiose bei unbekanntem Erreger	○ postoperativ oder ○ posttraumatisch oder ○ im Krankenhaus erworben	☐ Cefotaxim 3 × 2-4 g/d i.v. oder Ceftriaxon 2 × 2 g/d i.v. ☐ + Metronidazol 3 × 0,5 g/d i.v ☐ + Vancomycin 2 × 1 g/d oder ☐ Meropenem 3 × 2 g/d ☐ + Vancomycin 2 × 1 g/d
	☐ antiödematöse Behandlung	○ ausgeprägtes Ödem (Kortikoide werden in mehreren neurochirurgischen Zentren aufgrund retrospektiver Daten routinemäßig verabreicht)	☐ z.B. Dexamethason 40 mg initial, dann 3 × 8 mg/d; Dosis in Abhängigkeit von der weiteren Entwicklung des Ödems reduzieren ☐ Osmotherapie
	☐ antikonvulsive Prophylaxe	○ fakultativ; in mehreren neurochirurgischen Zentren routinemäßig verabreicht, weil das Risiko, einen epileptischen Anfall zu erleiden, > 15 % beträgt	☐ Phenytoin (initial i.v.); ausschleichen, wenn nach 2-3 Wochen im EEG keine epilepsietypischen Muster nachweisbar sind und bis dahin kein epileptischer Anfall aufgetreten ist

Neuroborreliose

Was gibt es Neues?

Zunehmend werden wissenschaftlich nicht ausreichend evaluierte Verfahren zur Diagnosestellung der Lyme-Borreliose herangezogen:
- Der Lymphozyten-Transformationstest (LTT) misst die Stimulierbarkeit von Lymphozyten durch Borrelienantigene. Insbesondere bestehen Bedenken bezüglich der Spezifität dieses Tests (falsch-positive Befunde). Zur Bestätigung des klinischen Verdachts einer Neuroborreliose wird der LTT nicht empfohlen (**A**; Wilske 2003).
- Im „Visual Contrast Sensitivity Test" (VCS-Test oder „Graustufentest") soll durch die Messung des Erkennens von Grautönen indirekt ein lipophiles Neurotoxin von Borrelien nachgewiesen werden. Weder eine Rationale noch ein Nutzen dieses Tests sind belegt. Die Anwendung des VCS-Tests wird nicht empfohlen (**A**).
- Die Borrelienserologie wurde durch die Verwendung neuer rekombinanter Antigene deutlich verbessert (Schulte-Spechtel et al. 2003).

Die wichtigsten Empfehlungen auf einen Blick

- Die Diagnose der Neuroborreliose ergibt sich aus der Kombination einer typischen klinischen Symptomatik, entzündlicher Liquorveränderungen und der positiven Borrelienserologie im Liquor (**A**).
- Penicillin G, Ceftriaxon und Cefotaxim sind wirksam (**A**).
- Doxycyclin ist ebenfalls wirksam (**A**), wobei uneinheitliche Ergebnisse bezüglich der notwendigen Dosierung vorliegen.
- Langzeit- oder Dauerbehandlungen mit Antibiotika sind nicht zu empfehlen (**A**).
- Die Entität eines „Post-Lyme-Disease-Syndroms" mit unspezifischen Beschwerden ist nicht belegt.
- Die Borrelienserologie sollte nur bei begründetem klinischen Verdacht auf eine Borrelienätiologie durchgeführt werden. Unspezifische Symptome sind dagegen keine Indikation für eine Borrelienserologie, da der prädiktive Wert eines positiven serologischen Befundes hier sehr gering ist (**A**).

Klinische Manifestation

Die frühe Borrelieninfektion manifestiert sich bei 80–90% der Patienten als lokales Erythema migrans (Stadium 1). Gelegentlich kommt es wenige Tage bis Wochen nach der Borrelieninfektion zu Allgemeinsymptomen wie Krankheitsgefühl, Arthralgien, Myalgien, subfebrile Temperaturen oder Nachtschweiß. Wochen bis Monate nach dem Zeckenstich (das Erythema migrans tritt nur in etwa 50% der akuten Neuroborreliosefälle auf) kann eine disseminierte Infektion auftreten, die überwiegend das Nervensystem, die Gelenke und das Herz betrifft (Stadium 2). In seltenen Fällen kann es nach Monaten bis Jahren zu einer späten bzw. chronischen Manifestation kommen mit Beteiligung der Haut, des Nervensystems und der Gelenke (Stadium 3; Pfister et al. 1994, Stanek u. Strle 2003, Steere et al. 2004). Da diese Stadien nur in wenigen Fällen durchlaufen werden und darüber hinaus der Infektionszeitpunkt häufig unbekannt ist, kommt der Einteilung aus klinischer Sicht nur bedingt Bedeutung zu. Angaben über einen Zeckenstich helfen ebenfalls wenig, den Infektionszeitpunkt zu bestimmen, da häufig unbemerkte Zeckenstiche zur Infektion führen. Zur Klassifizierung der Neuroborreliose wird deshalb neben dem klinischen Bild zunehmend die Krankheitsdauer herangezogen (Kaiser u. Rauer 1998).

In einer prospektiven, populationsbasierten Studie im Raum Würzburg wurden über 12 Monate 313 Fälle mit Lyme-Borreliose entsprechend einer Inzidenz von 111 auf 100000 Einwohner gefunden. Dabei traten folgende Erkrankungshäufigkeiten auf (Huppertz et al. 1999):

Frühmanifestationen:
- 89% Erythema migrans (bei weiteren 3% Erythema migrans in Verbindung mit einer anderen Organmanifestation),
- 3% Neuroborreliose (Stadium II),
- 2% Borrelien-Lymphozytom,
- < 1% Karditis.

Chronische Erkrankungen:
- 5% Lyme-Arthritis,
- 1% Acrodermatitis chronica atrophicans,
- chronische Neuroborreliose (Stadium III) wurde nicht gefunden.

Das Garin-Bujadoux-Bannwarth-Syndrom (Meningoradikuloneuritis) ist nach dem Erythema migrans die häufigste Manifestation einer akuten Lyme-Borreliose bei Erwachsenen in Europa. Die isolierte Meningitis (ohne radikuläre Symptomatik) wird in Europa überwiegend bei Kindern beobachtet (Christen 1996, Pfister et al. 1986).

Die Symptome der Radikulitis entwickeln sich im Mittel 4–6 Wochen (maximal 1–12) nach dem Zeckenstich bzw. nach dem Erythema migrans. Dabei treten zuerst segmentale Schmerzen auf, die nachts verstärkt sind und deren Lokalisation wechseln kann. Initial sind die Schmerzen oft in der Extremität lokalisiert, in der vorher der Zeckenstich oder das Erythema migrans beobachtet wurde. Die Schmerzen haben einen brennenden, bohrenden, beißenden oder reißenden Charakter und sprechen nur gering auf herkömmliche Analgetika an. Oft erreichen sie ein Maximum innerhalb weniger Stunden oder Tage. Bei ¾ der Patienten entwickeln sich nach 1–4 Wochen neurologische Ausfälle, Paresen häufiger als Sensibilitätsstörungen.

Bei etwa 60% der Patienten mit Bannwarth-Syndrom findet man Hirnnervenausfälle. Mit Ausnahme des N. olfactorius können alle Hirnnerven beteiligt sein. In über 80% der Fälle mit Hirnnervenbeteiligung ist der N. facialis betroffen, wobei häufig eine bilaterale Manifestation beschrieben wird. Der Geschmackssinn kann verschont bleiben. Zusammen mit der lymphozytären Meningitis ist die Fazialisparese die häufigste Manifestation einer Neuroborreliose bei Kindern (Christen 1996). Bei unilateralem Auftreten kann die Abgrenzung gegen eine idiopathische Fazialisparese Schwierigkeiten bereiten; in der Regel finden sich aber Symptome oder anamnestische Angaben (z. B. Erythema migrans, radikuläre Schmerzen), die einen Hinweis auf eine Neuroborreliose geben. Die Liquordiagnostik kann hier Klarheit bringen. Unabhängig von der Ausprägung der Fazialisparese wird eine vollständige Rückbildung in den meisten Fällen innerhalb von 1–2 Monaten beobachtet. Residuen oder Defektheilungen mit Fazialissynkinesien (pathologische Mitbewegungen) werden bei etwa 5% der Patienten gesehen.

Ferner können im Rahmen der Neuroborreliose der N. abducens und sehr selten der N. vestibulocochlearis, der N. opticus (Optikusneuritis, Papillenödem), die Okulomotorik (Nn. III, IV), der N. trigeminus und die kaudalen Hirnnerven (Nn. IX–XII) betroffen sein. Auch bei Schädigungen dieser Hirnnerven ist die Prognose günstig. Ob eine isolierte Schädigung des N. vestibulocochlearis im Rahmen einer akuten Borrelieninfektion vorkommt, ist sehr fraglich.

Eine Polyneuropathie/Polyneuritis als Ausdruck einer Borrelieninfektion wird bei europäischen Patienten meist in Assoziation mit einer Acrodermatitis chronica atrophicans (ACA) gesehen (Hopf 1975). Isolierte Polyneuropathien/Polyneuritiden ohne weitere eindeutige Symptome der Lyme-Borreliose wurden bei amerikanischen Patienten beschrieben, sind aber in Europa eine Rarität (Halperin et al. 1990, Logigian et al. 1999). Polyneuritiden, die in Assoziation mit einer ACA auftreten, bessern sich – wenn auch langsam – auf antibiotische Behandlung. Bei Patienten mit Polyneuropathie/Polyneuritis und positiver Borrelienserologie im Blut kann nicht ohne weiteres von einem kausalen Zusammenhang zwischen neurologischer Symptomatik und einer Borrelieninfektion ausgegangen werden, da borrelienspezifische Antikörper je nach Endemiegebiet und Altersgruppe bei 5–25% gesunder Personen gefunden werden (Kaiser et al. 1997). In diesen Fällen hängt die Wahrscheinlichkeit eines kausalen Zusammenhangs davon ab, ob weitere klinische Symptome einer Lyme-Borreliose vorliegen oder ob andere häufige Ursachen von Polyneuritiden abgegrenzt wurden und typische Liquorveränderungen vorliegen.

Eine Beteiligung des zentralen Nervensystems findet sich sehr selten im Rahmen einer Neuroborreliose und verläuft meistens chronisch. Die häufigste Manifestation ist eine Myelitis mit spastisch-ataktischem Gang und Blasenstörung. Die Symptomatik kann sich über Tage oder mehrere Monate entwickeln. Bei einem Teil der Patienten kommt es zu einer schweren Tetra- oder Paraparese. Bei 60% der Patienten mit Myelitis finden sich zusätzliche Zeichen einer Enzephalitis und bei 40% eine Hirnnervenbeteiligung. Die Enzephalitis weist keinerlei klinische Charakteristika auf, die für den Erreger spezifisch wären.

In sehr seltenen Fällen können die zerebralen Symptome durch eine borrelieninduzierte Vaskulitis verursacht werden. Eine weitere sehr seltene Manifestation der Lyme-Borreliose ist die Myositis (Schmutzhard et al. 1986, Reimers et al. 1993). Klinisch finden sich fokale Schmerzen und Paresen.

„Post-Lyme-Disease-Syndrome" und chronische unspezifische Beschwerden, assoziiert mit positiver Borrelienserologie

Neben den dargestellten gesicherten Manifestationen der Neuroborreliose wird eine kontroverse Diskussion über die Bedeutung chronischer unspezifischer Beschwerden („chronic fatigue"- bzw. fibromyalgieartige Beschwerden) in Assoziation mit einer positiven Borrelienserologie geführt. Selbst wenn in der Anamnese keine eindeutige akute Borreliose eruierbar ist, wird vielfach eine „chronische Lyme-Borreliose mit unspezifischen Beschwerden" angenommen, unter der Vorstellung, dass die akute Borreliose inapparent verlief.

Eine teilweise unsachliche Berichterstattung – insbesondere in der Laienpresse und im Internet – hat zu einer weit verbreiteten Angst davor geführt, dass die Lyme-Borreliose zu chronischen Schmerzen, Müdigkeit und Konzentrationsstörungen auch ohne Vorliegen aktueller typischer Lyme-Borreliose-Symptome führen könnte. Aus dieser Angst heraus wurden vermehrt serologische Untersuchungen als Screening-Tests bei Patienten mit weit verbreiteten unspezifischen Beschwerden eingesetzt. Dies führte angesichts der hohen Seroprävalenz in Endemiegebieten zu einer entsprechend häufigen Diagnose und Behandlung einer vermeintlichen „chronischen Lyme-Borreliose mit unspezifischen Beschwerden". Klinische

Verlaufsuntersuchungen und epidemiologische Studien weisen aber darauf hin, dass die genannten unspezifischen Beschwerden nach einer Lyme-Borreliose nicht häufiger auftreten als bei Kontrollpersonen bzw. nach anderen Erkrankungen (Seltzer et al. 2000, Steere et al. 1993). Außerdem hat die Lyme-Borreliose, abgesehen von wenigen Ausnahmen, eine günstige Prognose (Gerber et al. 1998, Kaiser 2004, Kalish et al. 2001, Seltzer et al. 2000, Shadick et al. 1999). Somit ist in der Regel von einer Koinzidenz und nicht von einer Kausalität zwischen dem Nachweis borrelienspezifischer Antikörper und unspezifischen klinischen Beschwerden auszugehen. Entsprechend konnte gezeigt werden, dass diese unspezifischen Beschwerden nach behandelter akuter Lyme-Borreliose nicht auf eine erneute Antibiotikabehandlung ansprechen (Klempner et al. 2001, Kaplan et al. 2003).

Bei einem vermeintlichen „Post-Lyme-Disease-Syndrome" oder bei Verdacht auf eine chronische Lyme-Borreliose mit unspezifischen Beschwerden sollte in erster Linie eine ausführliche Differenzialdiagnostik erfolgen (DD depressive Störung, Autoimmunerkrankung, chronische Infektion anderer Ätiologie, andere internistische chronische Erkrankung, Äthyl/Drogenabusus) (**A**).

Vor diesem Hintergrund wird empfohlen, die Borrelienserologie nur bei begründetem Verdacht auf eine Borrelienätiologie durchzuführen. Unspezifische Symptome sind dagegen keine Indikation für eine Borrelienserologie, da der prädiktive Wert eines positiven serologischen Befundes hier sehr gering ist (**A**).

Falls Borrelienantikörpertests (z. B. auf Wunsch des Patienten) mit positivem Testergebnis durchgeführt wurden, kann nach Überprüfung der Spezifität des Befundes in einem Referenzlabor – z. B. Nationales Referenzzentrum für Borrelien (URL: NRZ-Borrelien.LMU.de) oder mikrobiologische Universitätslaboratorien – und Ausschluss anderer Ursachen in Einzelfällen eine einmalige Antibiotikatherapie erwogen werden. Hierbei sollte auf mögliche Nebenwirkungen der Antibiotika und die mangelnde Evidenz für die Wirksamkeit einer solchen Therapie hingewiesen werden (**C**). Außerdem sollte der Patient auf mögliche antiphlogistische Nebenwirkungen der Antibiotika aufmerksam gemacht werden, die auch ohne Vorliegen einer manifesten Lyme-Borreliose zu einem passageren unspezifischen „Therapieeffekt" führen können. Führt die probatorische Antibiotikabehandlung zu keinem nachhaltigen Beschwerderückgang, spricht dies gegen das Vorliegen einer chronischen Lyme-Borreliose. In diesem Fall sind – bei entsprechendem Leidensdruck – Behandlungsversuche mit trizyklischen Antidepressiva oder Serotonin-Wiederaufnahme-Hemmern (SSRI) zu erwägen. Kontrollierte Studien liegen zu diesem Vorgehen nicht vor (**C**).

Diagnostik

Der Verdacht auf eine Neuroborreliose ergibt sich aufgrund typischer klinischer Symptome und sollte anschließend durch Laboruntersuchungen (Liquoruntersuchung) gestützt werden (Halperin et al. 1996). Entzündliche Liquorveränderungen sind bei jeder Neuroborreliose zu erwarten (mögliche Ausnahme: ganz frühes Krankheitsstadium). Bei 80–90% der Patienten mit Neuroborreliose kann die klinische Verdachtsdiagnose durch den Nachweis einer borrelienspezifischen intrathekalen Antikörpersynthese bestätigt werden (Hansen u. Lebech 1992, Kaiser u. Rauer 1998). In Ausnahmefällen (z. B. immunsupprimierte Patienten) kann eine Borrelieninfektion durch den Erregernachweis aus Liquor gestützt werden (Keller et al. 1992). Allerdings beträgt die Sensitivität des Erregernachweises mittels Kultur oder PCR bei der akuten Neuroborreliose im Liquor nur 10–30% (Wilske 2003). Der Nachweis mittels PCR wird wegen des rascheren Ergebnisses in der Regel bevorzugt. Um eine Speziesdiagnose sicher zu stellen, sollte die PCR in einem Referenzlabor – z. B. Nationales Referenzzentrum für Borrelien (URL: NRZ-Borrelien.LMU.de) oder mikrobiologische Universitätslaboratorien – durchgeführt werden, das die PCR-Produkte analysiert. Bei kurzer Krankheitsdauer (oft noch seronegative Patienten) ist von einer höheren Sensitivität des Erregernachweises auszugehen als bei langer Krankheitsdauer.

Die Serodiagnostik der systemischen Borrelieninfektion beinhaltet ein 2-Stufen-Schema: Zunächst ein Suchtest (Enzym Immuno Assay), gefolgt von einem Bestätigungstest (Western-Blot; Wilske et al. 2000, Wilske 2003). Die Sensitivität und Spezifität des Antikörpernachweises wurde durch die Entwicklung von immundominanten, rekombinanten Antigenen deutlich verbessert, wobei dem vor kurzem entdeckten VlsE-Antigen sowie DbpA eine besondere Bedeutung zukommt (Schulte-Spechtel et al. 2003). Folgende Labormethoden eignen sich dagegen nicht für die Diagnostik einer Borreliose: Antigennachweis aus Körperflüssigkeiten, PCR aus Serum und Urin, Lymphozytentransformationstests (LTT) und der sog. „Visual Contrast Sensitivity Test" (VCS-Test = „Graustufentest"; Wilske 2003).

Die intrathekale spezifische Antikörperproduktion wird durch die Bestimmung des Liquor-/Serum-Index nachgewiesen. Die Konstellation einer positiven **Borrelia-burgdorferi**-spezifischen intrathekalen Antikörperproduktion ohne Liquorpleozytose oder Blut-/Liquorschrankenstörung spricht für eine früher durchgemachte Neuroborreliose ohne aktuelle Krankheitsaktivität. Die **Borrelia-burgdorferi**-spezifische intrathekale Antikörperproduktion entwickelt sich bei unbehandelten Patienten in der 2. Krankheitswoche, ist nach 3 Wochen bei etwa 75% der Patienten nachweisbar und nach 8 Wochen bei über 99% der Patienten. Initial im Krankheitsverlauf (kurze Krankheitsdauer) können vereinzelt bei noch negativen Borrelien-Antikörper-Titern im Serum bereits erhöhte Liquor-Borrelien-Antikörper nachweisbar sein. Bei immunkompetenten Patienten mit Symptomen über einen Zeitraum von mehr als 2–3 Monaten schließt ein negativer Serum-Borrelien-Antikörper-Test einer Neuroborreliose aus (Hansen u. Lebech 1992).

In Abhängigkeit von der Konstellation der klinischen Befunde und der Labordaten kann die Diagnose einer

Borreliose als möglich, wahrscheinlich und sicher eingestuft werden (siehe unten). Der positive Nachweis borrelienspezifischer Antikörper allein weist keine aktive Infektion mit **Borrelia burgdorferi** nach, da

1. Borrelieninfektionen mit asymptomatischer Serokonversion vorkommen (Maiwald et al. 1998) und
2. über Jahre anhaltende erhöhte IgG- und IgM-Antikörpertiter (in Serum oder Liquor) nach ausreichend behandelter Borreliose bei gesunden Personen keine Seltenheit darstellen (Hammers-Berggren et al. 1993, Hilton et al. 1997, Kalish et al. 2001).

Ebenso kann eine intrathekale **Borrelia-burgdorferi**-spezifische Antikörperproduktion viele Jahre oder Jahrzehnte persistieren. Umgekehrt kann in der frühen Phase einer Borrelieninfektion – insbesondere bei frühzeitiger antibiotischer Behandlung – die Borrelienserologie negativ sein.

Epidemiologie

Die Lyme-Borreliose ist eine entzündliche Multisystemerkrankung, die durch eine Infektion mit der Spirochäte **Borrelia burgdorferi** sensu lato verursacht wird. Die Erkrankung ist in den gemäßigten Klimazonen der Nordhalbkugel endemisch verbreitet. In Nordamerika wird die Lyme-Borreliose ausschließlich durch die Borrelienspezies **Borrelia burgdorferi** sensu stricto verursacht, während in Europa zusätzlich **Borrelia afzelii** und **Borrelia garinii** als humanpathogene Erreger identifiziert wurden. Bislang liegen keine verlässlichen Daten über die Häufigkeit der Borreliose in den einzelnen europäischen Ländern vor. Borrelienspezifische Antikörper finden sich je nach Endemiegebiet und Altersgruppe in Deutschland und Österreich bei 5–25% gesunder Personen (Kaiser et al. 1997, Stanek et al. 1986). Untersuchungen zur Durchseuchungsrate von Zecken weisen gebietsabhängig auf Infektionsraten von 10–30% hin (Wilske et al. 1987).

Infektionsweg

Die Übertragung der Lyme-Borreliose erfolgt durch den Stich der Zecke (in Europa durch den „Holzbock", **Ixodes ricinus**), sehr selten auch fliegender Insekten (Pferdebremsen, Stechmücken). Nach tierexperimentellen Daten muss die Blutmahlzeit der Zecke in der Regel 16–24 Stunden andauern, um Spirochäten zu übertragen. Nach Untersuchungen aus Deutschland ist nach einem Zeckenstich bei 2,6–5,6% der Betroffenen mit einer Serokonversion und bei 0,3–1,4% mit einer manifesten Erkrankung zu rechnen (Heininger et al. 1993, Maiwald et al. 1998, Paul et al. 1987).

Vorgehen nach Zeckenstich

Die in der Haut sitzende Zecke sollte möglichst rasch entfernt werden, da die Übertragungswahrscheinlichkeit der Borrelien mit der Dauer des Saugaktes zunimmt (siehe oben). Die Entfernung der Zecke erfolgt mit einer Pinzette, einer Zeckenzange, einer Zeckenkarte oder einem Skalpell. Öl, Klebstoff oder Nagellack sollten nicht verwendet werden. Anschließend sollte die Stichstelle desinfiziert werden. Die gestochene Person sollte über mögliche wichtige Manifestationen einer Borrelieninfektion aufgeklärt werden, z. B. Erythema migrans, Bannwarth-Syndrom, Lyme-Arthritis und Acrodermatitis chronica atrophicans. Die prophylaktische Anwendung von insektenabweisenden Hautschutzmitteln (Repellents) erscheint für die Abwehr von Zeckenstichen nicht ausreichend; z. B. soll DEET-Autan gegen Zecken nur etwa 2 Stunden wirksam sein (Kaiser u. Rauer 1998, Wilske u. Fingerle 2000).

Eine routinemäßige, prophylaktische Behandlung mit Antibiotika nach Zeckenstichen wird hierzulande nicht empfohlen, da das Risiko einer klinisch manifesten Infektion nach Zeckenstich vermutlich sehr gering ist (siehe oben). In Hochendemiegebieten in den USA reduzierte eine Prophylaxe mit Doxycyclin (1 x 200 mg p.o. innerhalb von 72 Stunden nach Zeckenstich) die Inzidenz des Erythema migrans (Nadelman et al. 2001). Allerdings wird die statistische Signifikanz der Ergebnisse kontrovers diskutiert. Für Einzelfälle kann auch bei uns eine Doxycyclinprophylaxe erwogen werden, z. B. bei multiplen Zeckenstichen, bei ängstlichen Personen oder nach Zeckenstich in Hochendemiegebieten (**C**).

Ziele und Anwendungsbereich

Ziel dieser Leitlinie ist eine Optimierung der Diagnostik und Behandlung der Neuroborreliose. Die Leitlinie ist evidenzbasiert und eine Fortentwicklung der folgenden Leitlinie: Leitlinie der DGN 2003 (Diener und die Kommission Leitlinien der Deutschen Gesellschaft für Neurologie 2003).

Diese Leitlinie bezieht sich ausschließlich auf neurologische Erkrankungen, die durch **Borrelia burgdorferi** sensu lato verursacht werden. Durch Rückfallfieberborrelien (**Borrelia recurrentis**) verursachte Infektionen des Nervensystems sind nicht Gegenstand dieser Leitlinie.

Therapie

Penicillin G i.v., Ceftriaxon und Cefotaxim sind in gleicher Weise wirksam. Angesichts der ausreichenden Liquorgängigkeit des Ceftriaxons und der langen Serumhalbwertszeit, die eine tägliche intravenöse Einmalgabe ermöglicht, wird diese Substanz derzeit häufig zur Behandlung der Neuroborreliose eingesetzt (Wormser et al. 2000), wobei Cefotaxim als gleichwertige Alternative zu sehen ist. Zu der notwendigen Therapiedauer mit Ceftriaxon oder Cefotaxim gibt es keine kontrollierten Studien. Anhaltspunkte ergeben, dass eine 10-tägige Behandlung in manchen Fällen zu kurz sein könnte. Bei der akuten Neuroborreliose wird meist eine Therapiedauer von 2 Wochen

(**A**), bei der chronischen Neuroborreliose von 3 Wochen empfohlen (Kaiser 2004) (**A**). Allerdings gibt es keine Studie, die zeigt, dass bei der Neuroborreliose eine Therapiedauer von mehr als 2 Wochen bessere Ergebnisse bringt als eine 14-tägige Therapie. Trotzdem gibt es immer wieder Berichte über eine Therapiedauer von vielen Wochen, sogar Monaten bis Jahren, obwohl vereinzelt schwere Nebenwirkungen (z. B. pseudomembranöse Colitis) bis hin zu einem Todesfall bekannt wurden (Patel et al. 2000, Reid et al. 1998).

Mehrere Studien haben die Wirksamkeit von Doxycyclin in der Behandlung der akuten Neuroborreliose belegt (Dotevall u. Hagberg 1999, Karkkonen et al. 2001). Kontrollierte Untersuchungen zur optimalen Dosierung liegen nicht vor. Die Standarddosis von Doxycyclin ist 200 mg/d; möglicherweise sind aber 300 mg Tagesdosis erforderlich, um adäquate Liquorspiegel zu erreichen. Vor dem Hintergrund der Studienlage (Dotevall u. Hagberg 1989) könnte die Gabe von 300 mg Doxycyclin/d über 14–21 Tage eine sinnvolle Dosierung darstellen (**B**).

Sollte der Patient 6 Monate nach der antibiotischen Behandlung nicht beschwerdefrei sein, ist eine Kontrolle des Liquors zu empfehlen. Findet sich noch eine erhöhte Liquorzellzahl, empfiehlt sich ein erneuter Antibiotikazyklus. Oligoklonale IgG-Banden im Liquor und eine intrathekale borrelienspezifische Antikörperproduktion können viele Monate und Jahre nach der Antibiotikatherapie nachweisbar sein und gelten nicht als Parameter für eine aktive, behandlungsbedürftige Erkrankung. Der Nachweis von unverändert erhöhten Serum-Antikörper-Titern nach Antibiotikatherapie belegt nicht eine persistierende Infektion (vgl. Kapitel Diagnostik). Der Therapieerfolg sollte deshalb nach der Besserung der neurologischen Symptomatik und der Normalisierung der Liquorpleozytose beurteilt werden.

Für eine Behandlung der Lyme-Borreliose mit Cholestyramin ergibt sich weder eine wissenschaftliche Rationale noch ergeben sich hierzu Argumente aus kontrollierten Studien. Eine solche Behandlung wird nicht empfohlen (**A**).

Zusammenfassung

Nosologie

Verlauf

Akut: Symptomdauer < 6 Monate:
- 90 (bis 95%) der Fälle
- Die neurologische Symptomatik tritt wenige Wochen bis einige Monate nach dem Zeckenstich auf.
- Typische Manifestation: schmerzhafte Meningopolyradikulitis spinaler Nerven in Verbindung mit einer einseitigen oder beidseitigen Fazialisparese (Bannwarth-Syndrom)
- Häufig radikuläre Schmerzen

Chronisch: Symptomdauer > 6 Monate:
- 5 (bis 10%) der Fälle einer Neuroborreliose
- Die neurologische Symptomatik entwickelt sich schleichend über Monate bis Jahre.
- Typische Manifestation: Enzephalomyelitis mit spastisch-ataktischer Gangstörung und Blasenstörung
- Selten Schmerzen

Symptomatik

- Radikulitis spinaler Nerven (typisch für akute Verläufe): zunächst heftige, nächtlich betonte, radikulär bzw. segmental verteilte Schmerzen, ohne Behandlung über Wochen persistierend, im weiteren Verlauf Entwicklung von Paresen > Parästhesien
- Radikulitis der Hirnnerven II–XII: am häufigsten (> 80%) Fazialisparese (oft doppelseitig) > Augenmuskelparesen (N. abducens). Sehr selten: N. oculomotorius- und N. trochlearis-Parese, Optikus-Neuritis, Papillenödem, Hörminderung, Schwindel (N. vestibulocochlearis), Hypoglossusparese
- Meningitis (bei Kindern häufiger als bei Erwachsenen): Kopfschmerzen, Fazialisparese, Meningismus, Lichtscheu, Übelkeit, Erbrechen, Müdigkeit, emotionale Labilität
- Neuritis peripherer Nerven (extrem selten), wahrscheinlich nur im Rahmen der Acrodermatitis chronica atrophicans/axonale Polyneuropathie
- Enzephalitis (meist chronischer Verlauf): Paresen, Sprach- und Sprechstörungen, Koordinationsstörungen, gelegentlich epileptische Anfälle; selten organisches Psychosyndrom mit Konzentrationsschwäche, Bewusstseinsminderung und Halluzinationen
- Myelitis (meist chronischer Verlauf): querschnittförmige verteilte Sensibilitätsstörungen, zentrale und periphere Paresen, Blasenentleerungsstörungen; häufig in Assoziation mit einer Enzephalitis
- Borrelieninduzierte zerebrale Vaskulitis: sehr selten, im Rahmen borrelieninduzierter Vaskulitiden vornehmlich Thalamus- und Hirnstamminfarkt mit entsprechender neurologischer Symptomatik
- Borrelieninduzierte Myositis: sehr selten
- Post-Borreliose-Syndrom („chronic fatigue"- bzw. fibromyalgieartige Beschwerden): Nach Lyme-Borreliose nicht häufiger als nach anderen schwereren Erkrankungen. Symptomatik spricht nicht auf antibiotische Therapie an. Symptomatische Therapie empfohlen. Bislang wurde kein einheitliches Krankheitsbild definiert, daher fragliche Entität.
- „Lyme-Enzephalopathie": In wenigen Fallserien beschrieben (Benke et al. 1995). Auch hier wurde bislang kein einheitliches Krankheitsbild definiert, daher fragliche Entität.

Untersuchungen

Notwendig

- Gezielte Anamnese mit Frage nach Zeckenstichen, Aufenthalt in Endemiegebieten, Frühsymptomen (Erythema migrans, Borrelien-Lymphozytom, Syn. Lymphadenosis cutis benigna, Allgemeinsymptome)
- Neurologischer Status, Inspektion der Haut (Erythema migrans kann zum Zeitpunkt der neurologischen Symptomatik noch nachweisbar sein)
- Liquoruntersuchung
- Pleozytose (zahlreiche aktivierte Lymphozyten, Plasmazellen)
- Schrankenstörung
- Intrathekale Immunglobulinsynthese (bei akuter Neuroborreliose IgM > IgG und IgA, bei chronischer Neuroborreliose IgG und IgA > IgM)
- Spezifischer Antikörper-Index (AI; Antikörperbestimmung zur Berechnung der borrelienspezifischen intrathekalen IgG- bzw. IgM-Antikörpersynthese; diese liegt vor bei einem AI ≥ 2,0, bei > 90% der Fälle erhöht, bei längerer Krankheitsdauer in 99% der Fälle erhöht)
- Borrelienserologie
- **IgM-Antikörper**: auch bei akuten Verläufen (Erythema migrans) nur in ca. 40% der Fälle nachweisbar, Titerabfall und Verschwinden der IgM-Antikörper oft erst nach 4–6 Monaten, gelegentlich jedoch Persistieren positiver IgM-Titer (10%) über Jahre trotz Beschwerdefreiheit
- **IgG-Antikörper**: bei chronischen Verläufen häufig höhere Titer als bei akuten Verläufen; zur Beurteilung laborinterne Referenzwerte beachten; persistierende IgG-Titer (bis 25%) über viele Jahre trotz ausgeheilter Symptomatik
- **Falsch positive Befunde**: bei akuter EBV-, VZV-, CMV,- Lues-Hepatitis
- Basislabor mit Entzündungsparametern

Im Einzelfall empfehlenswert

- Nachweis von Borrelien-DNA durch PCR (polymerase-chain-reaction) in früher Krankheitsphase bei negativer Serologie, aber klinisch eindeutigem Verdacht
- Magnetresonanztomographie des Schädels und der Wirbelsäule bei Enzephalitis/Myelitis
- Fazialisneurographie
- Transkranielle Magnetstimulation
- Neurographie peripherer Nerven
- Elektromyographie
- Evozierte Potenziale (somatosensibel, akustisch, visuell evozierte Potenziale)
- Hirnstammreflexe
- MR-Angiographie, eventuell DSA (nur bei Verdacht auf borrelieninduzierte Vaskulitis)
- Elektroenzephalogramm

Diagnostische Kriterien der Neuroborreliose

Mögliche Neuroborreliose

- Typisches klinisches Bild (Hirnnervenausfälle, Meningitis/Meningoradikulitis, fokale neurologische Ausfälle)
- Borrelienspezifische IgG- und/oder IgM-Antikörper im Serum
- Liquorbefund nicht vorliegend/Liquorpunktion nicht durchgeführt

Wahrscheinliche Neuroborreliose

Wie „mögliche Neuroborreliose", jedoch zusätzlich
- positiver Liquorbefund mit lymphozytärer Pleozytose, Blut-/Liquorschrankenstörung mit oder ohne intrathekale Immunglobulinsynthese und
- Ausschluss anderer Ursachen für die vorliegende Symptomatik

Gesicherte Neuroborreliose

Wie „wahrscheinliche Neuroborreliose", jedoch zusätzlich
- intrathekale Synthese borrelienspezifischer Antikörper (IgG und/oder IgM) im Liquor
- oder positiver kultureller- oder Nukleinsäurenachweis (PCR) im Liquor
- Ausschluss anderer Ursachen für die vorliegende Symptomatik

> **Cave** bei atypischen Krankheitsbildern: Koinzidenz einer früher durchgemachten Neuroborreliose und einer aktuell anderen entzündlichen ZNS-Erkrankung bedenken.

Prophylaxe

- Vermeidung von Zeckenstichen durch geeignete Kleidung (**A**).
- Nach Aufenthalt in Endemiegebieten Absuchen des Körpers nach Zecken und ggf. rasches Entfernen derselben (**A**).
- Hierzulande keine routinemäßige Antibiotikaprophylaxe bei asymptomatischen Patienten nach Zeckenstich (**A**). Für Einzelfälle kann eine Doxycyclinprophylaxe erwogen werden, z.B. bei multiplen Zeckenstichen, sehr ängstlichen Personen oder nach Zeckenstich in Hochendemiegebieten (**C**).
- Keine routinemäßige Borrelienserologie bei asymptomatischen Patienten nach Zeckenstichen (**A**).
- Beobachtung der Stichstelle auf Hautveränderungen über mehrere Wochen (**A**).
- Keine Impfung verfügbar.

Therapie

Akute Neuroborreliose

- Ceftriaxon* 1 x 2 g/d i.v. 14 Tage (**A**)
- Cefotaxim* 3 x 2 g/d i.v. 14 Tage (**A**)
- Penicillin G* 18–24 Mio E/d i.v. 14 Tage (**A**)
- Doxycyclin** 2–3 x 100 mg/d p.o.*** 14 Tage (**B**)

Chronische Neuroborreliose

- Ceftriaxon* 1 x 2 g/d i.v. 14–21 Tage**** (**A**)
- Cefotaxim* 2 x 3 g/d i.v. 14–21 Tage**** (**A**)
- Doxycyclin 2–3 x 100 mg/d p.o.*** 14–21 Tage**** (**C**)

   * alternativ
 ** von einzelnen Autoren als alternative Therapie beim Bannwarth-Syndrom empfohlen (Dotevall u. Hagberg 1999)
 *** optimale Tagesdosis derzeit unklar
**** optimale Therapiedauer derzeit unklar

Verfahren zur Konsensbildung

Die Leitlinie wurde mittels eines modifizierten Delphi-Verfahrens erstellt und korrigiert durch die Kommission Leitlinien der DGN.

Kooperationspartner und Sponsoren

Diese Leitlinie entstand ohne Einflussnahme oder Unterstützung durch die Industrie.

Expertengruppe

Prof. Dr. R. Kaiser, Neurologische Klinik, Städtisches Klinikum Pforzheim
Prof. Dr. H. W. Kölmel, Klinik für Neurologie, Helios Klinikum Erfurt
Prof. Dr. H. W. Pfister, Neurologische Klinik, Ludwig-Maximilians-Universität München
Prof. Dr. S. Rauer, Neurologische Universitätsklinik Freiburg
Fr. Prof. Dr. B. Wilske, Nationales Referenzzentrum für Borrelien, Max von Pettenkofer-Institut für Hygiene und Mikrobiologie, Ludwig-Maximilians-Universität München
Federführend: *Prof. Dr. S. Rauer, Neurologische Universitätsklinik Freiburg, Breisacherstr. 64, 79106 Freiburg, Tel.: 0761/270-5001*
e-mail: rauer@nz.ukl.uni-freiburg.de

Literatur

Benke, Th., Th. Gasse, M. Hittmair-Delazer, E. Schmutzhard (1995): Lyme encephalopathy: Long term neuropsychological deficits years after acute neuroborreliosis. Acta Neurol. Scand. 91, 353–357.

Christen, H. J. (1996): Lyme neuroborreliosis in children. Annals of Medicine 28 (3), 235–240.

Dotevall, L., K. Alestig, P. Hanner, G. Norkrans, L. Hagberg (1988): The use of doxycycline in nervous system Borrelia burgdorferi infection. Scand J Infect Dis – Supplementum 53, 74–79.

Dotevall, L., L. Hagberg (1989): Penetration of doxycycline into cerebrospinal fluid in patients treated for suspected Lyme neuroborreliosis. Antimicrobial Agents & Chemotherapy 33, 1078–1080.

Dotevall, L., L. Hagberg: Successful oral doxycycline treatment of Lyme disease-associated facial palsy and meningitis. Clin Infect Dis. (1999) Mar;28(3):569–74.

Gerber, M. A., L. S. Zemel, E. D. Shapiro (1998): Lyme arthritis in children: clinical epidemiology and long-term outcomes. Pediatrics 102, 905–908.

Halperin, J., B. J. Luft, D. J. Volkman, R. J. Dattwyler (1990): Lyme neuroborreliosis. Peripheral nervous system manifestations. Brain 113, 1207–1221.

Halperin, J. J., E. L. Logigian, M. F. Finkel, R. A. Pearl (1996): Practice parameters for the diagnosis of patients with nervous system Lyme borreliosis (Lyme disease). Quality Standards Subcommittee of the American Academy of Neurology. Neurology 46, 619–627.

Hammers-Berggren, S., K. Hansen, A. M. Lebech, M. Karlsson (1993): Borrelia burgdorferi-specific intrathecal antibody production in neuroborreliosis: a follow-up study. Neurology 43, 169–175.

Hansen, K., A. M. Lebech (1992): The clinical and epidemiological profile of Lyme neuroborreliosis in Denmark 1985–1990. A prospective study of 187 patients with Borrelia burgdorferi specific intrathecal antibody production. Brain 115, 399–423.

Heininger, U., T. Zimmermann, C. Schoerner, V. Brade, K. Stehr (1993): Tick bite and Lyme borreliosis. An epidemiologic study in the Erlangen area. (German) Monatsschrift Kinderheilkunde 141, 874–877.

Hilton, E., A. Tramontano, J. DeVoti, S. K. Sood (1997): Temporal study of immunoglobin M seroreactivity to Borrelia burgdorferi in patients treated for Lyme borreliosis. J Clin Microbiol 35, 774–776.

Hopf, H. C. (1975): Peripheral neuropathy in acrodermatitis chronica atrophicans (Herxheimer). Journal of Neurology, Neurosurgery & Psychiatry 38, 452–458.

Huppertz, H. I., M. Bohme, S. M. Standaert, H. Karch, S. A. Plotkin: Incidence of Lyme borreliosis in the Wurzburg region of Germany. Eur J Clin Microbiol Infect Dis. (1999 Oct); 18(10):697–703.

Kaiser, R., A. Kern, D. Kampa, D. Neumann-Haefelin (1997): Prevalence of antibodies to Borrelia burgdorferi and tick-borne en (**A**). cephalitis virus in an endemic region in southern Germany. Zentralblatt für Bakteriologie 286, 534–541.

Kaiser, R., S. Rauer (1998): Analysis of the intrathecal immune response in neuroborreliosis to a sonicate antigen and three recombinant antigens of Borrelia burgdorferi sensu stricto. European J Clin Microbiol & Infect Dis 17, 159–166.

Kaiser, R. (2004): Verlauf der akuten und chronischen Neuroborreliose nach Behandlung mit Ceftriaxon. Nervenarzt 75, 553–557.

Kalish, R. A., R. F. Kaplan, E. Taylor, L. Jones-Woodward, K. Workman, A. C. Steere (2001): Evaluation of study patients with Lyme disease, 10–20-year follow-up. J Infect Dis 183, 453–460.

Kaplan, R. F., R. P. Trevino, G. M. Johnson, L. Levy, R. Dornbush, L. T. Hu, J. Evans, A. Weinstein, C. H. Schmid, M. S. Klempner (2003): Cognitive function in post-treatment Lyme disease. Neurology 60, 1916–1922.

Karkkonen, K., S. H. Stiernstedt, M. Karlsson (2001): Follow-up of patients treated with oral doxycycline for Lyme neuroborreliosis. Scand J Infect Dis 33, 259–262.

Keller, T. L., J. J. Halperin, M. Whitman (1992): PCR detection of Borrelia burgdorferi DNA in cerebrospinal fluid of Lyme neuroborreliosis patients. Neurology 42, 32–42.

Klempner, M. S., L. T. Hu, J. Evans et al. (2001): Two controlled trials of antibiotic treatment in patients with persistent symptoms and a history of Lyme disease. N Engl J Medi 345, 85–92.

Logigian, E. L., R. F. Kaplan, A. C. Steere (1999): Successful treatment of Lyme encephalopathy with intravenous ceftriaxone. J Infect Dis 180, 377–383.

Maiwald, M., R. Oehme, O. March, T. N. Petney, P. Kimmig, K. Naser et al. (1998): Transmission risk of Borrelia burgdorferi sensu lato from Ixodes ricinus ticks to humans in southwest Germany. Epidemiology & Infection 21, 103–108.

Nadelman, R. B., J. Nowakowski, D. Fish, R. C. Falco, K. Freeman, D. McKenna et al. (2001): Prophylaxis with single-dose doxycycline for the prevention of Lyme disease after an Ixodes scapularis tick bite. N Engl J Med 345, 79–84.

Patel, R., K. L. Grogg, W. D. Edwards, A. J. Wright, N. M. Schwenk (2000): Death from inappropriate therapy for Lyme disease. Clinical Infectious Diseases 31, 1107–1109.

Paul, H., H. J. Gerth, R. Ackermann (1987): Infectiousness for humans of Ixodes ricinus containing Borrelia burgdorferi. Zentralblatt für Bakteriologie, Mikrobiologie und Hygiene – Series A, Medical Microbiology, Infectious Diseases, Virology, Parasitology 263, 473–476.

Pfister, H.-W., K. M. Einhäupl, B. Wilske, V. Preac-Mursic (1986): Bannwarth's syndrome and the enlarged neurological spectrum of arthropod-borne borreliosis. Zbl. Bakt. Hyg. A: 263, 343–347.

Pfister, H.-W., B. Wilske, K. Weber (1994): Lyme borreliosis: basic science and clinical aspects. Lancet 343, 1013–1016.

Reid, M. C., R. T. Schoen, J. Evans, J. C. Rosenberg, R. I. Horwitz (1998): The consequences of overdiagnosis and overtreatment of Lyme disease: an observational study. Ann Internal Med 128, 354–362.

Reimers, C. D., J. de Koning, U. Neubert, V. Preac-Mursic, J. G. Koster, W. Muller-Felber et al. (1993): Borrelia burgdorferi myositis: report of eight patients. J Neurol 240, 278–283.

Schmutzhard, E., J. Willeit, F. Gerstenbrand (1986): Meningopolyneuritis Bannwarth with focal nodular myositis. A new aspect in Lyme borreliosis. Klin. Wochenschr. 64, 1204–1208.

Schulte-Spechtel, U., G. Lehnert, G. Liegl, V. Fingerle, C. Heimerl, B. J. Johnson, B. Wilske (2003): Significant improvement of the recombinant Borrelia-specific immunoglobulin G immunoblot test by addition of VlsE and a DbpA homologue derived from Borrelia garinii for diagnosis of early neuroborreliosis. J. Clin. Microbiol. 41, 1299–1303.

Seltzer, E. G., M. A. Gerber, M. L. Cartter, K. Freudigman, E. D. Shapiro (2000): Long-term outcomes of persons with Lyme disease. JAMA 283, 609–616.

Shadick, N. A., C. B. Phillips, O. Sangha, E. L. Logigian, R. F. Kaplan, E. A. Wright et al. (1999): Musculoskeletal and neurologic outcomes in patients with previously treated Lyme disease. Ann Internal Med 131, 919–926.

Stanek, G., H. Flamm, V. Groh, A. Hirschl, W. Kristoferitsch, R. Neumann, E. Schmutzhard, G. Wewalka (1986): Epidemiology of Borrelia Infections in Austria. Zbl. Bakt. Hyg. A. 263, 442–449.

Stanek, G., F. Strle (2003): Lyme borreliosis. Lancet 362, 1639–1647.

Steere, A. C., E. Taylor, G. L. McHugh, E. L. Logigian (1993): The overdiagnosis of Lyme disease. JAMA 269, 1812–1816.

Steere, A. C., J. Coburn, L. Glickstein (2004): The emergence of Lyme disease. J. Clin. Invest. 113, 1093–1101.

Weber, K., H. W. Pfister (1994): Clinical management of Lyme borreliosis. Lancet 343, 1017–1020.

Wilske, B., R. Steinhuber, H. Bergmeister, V. Fingerle, G. Schierz, V. Preac-Mursic, E. Vanek, B. Lorbeer (1987): Lyme-Borreliose in Süddeutschland. Epidemiologische Daten zum Auftreten von Erkrankungsfällen sowie zur Durchseuchung von Zecken (Ixodes ricinus) mit Borrelia burgdorferi. DMW 112, 1730–1736.

Wilske, B., V. Fingerle (2000): Diagnostik und Therapie der Lyme-Borreliose. MMW Fortschr Med 142, 28–33.

Wilske, B., L. Zöller, V. Brade, M. Eiffert, U. B. Göbel, G. Stanek, unter Mitarbeit von H. W. Pfister (2000): MIQ 12 Lyme-Borreliose. Qualitätsstandards in der mikrobiologisch-infektiologischen Diagnostik. Urban & Fischer, München (in Englisch via internet unter DGHM.org oder NRZ-Borrelien.LMU.de).

Wilske, B. (2003): Diagnosis of Lyme Borreliosis in Europe. Vector Borne & Zoonotic Diseases 3 (4), 215–227.

Wormser, G. P., R. B. Nadelman, R. J. Dattwyler, D. T. Dennis, E. D. Shapiro, A. C. Steere et al. (2000): Practice guidelines for the treatment of Lyme disease. The Infectious Diseases Society of America. Clinical Infectious Diseases 31, Suppl. 1, 1–14.

Clinical Pathway – Neuroborreliose

Diagnostik und Therapie

Klinisches Bild		möglliche Neuroborreliose	☐ weitere Abklärung (Liquordiagnostik)	
○ Klinisches Bild: 　○ Hirnnervenausfälle, 　○ Meningitis/Meningoradikulitis 　○ Andere fokale neurologische Ausfälle (z.B. Myelitis) ○ Borrelienspezifische IgG- und/oder IgM-Antikörper im Serum	○ Liquorbefund nicht vorliegend oder Liquorpunktion nicht durchgeführt			
	zusätzlich: ○ positiver Liquorbefund: 　○ lymphozytäre Pleozytose und Blut-/Liquorschrankenstörung 　○ mit oder ohne intrathekale Immunglobulinsynthese und ○ Ausschluss anderer Ursachen	wahrscheinliche Neuroborreliose	○ akute Neuroborreliose	*Möglichkeiten:* ☐ Ceftriaxon 1 x 2 g/d i.v. 14 Tage (A) ☐ Cefotaxim 3 x 2 g/d i.v. 14 Tage (A) ☐ Penicillin G 18-24 Mio E/d i.v. 14 Tage (A) ☐ Doxycyclin 2-3 x 100 mg/d p.o. 14 Tage (B)
	zusätzlich: ○ intrathekale Synthese borrelienspezifischer Antikörper (IgG und/oder IgM) im Liquor oder ○ positiver kultureller Nachweis oder Nukleinsäurenachweis (PCR) im Liquor und ○ Ausschluss anderer Ursachen	gesicherte Neuroborreliose	☐ Therapie	
			○ chronische Neuroborreliose (Symptomdauer > 6 Monate)	*Möglichkeiten:* ☐ Ceftriaxon 1 x 2 g/d i.v. 14-21 Tage (A) ☐ Cefotaxim 2 x 3 g/d i.v. 14-21 Tage (A) ☐ Doxycyclin 2-3 x 100 mg/d p.o. 14-21 Tage (C)

Vorgehen bei Persistenz von Beschwerden/Titern

		○ Pleozytose ○ OKB im Liquor oder ○ intrathekale Synthese borrelienspezifischer Antikörper (IgG und/oder IgM) im Liquor	☐ Wiederholung der Antibiose
○ Persistenz der Beschwerden für > 6 Monate	☐ Kontroll-LP		○ kein Beleg für persistierende Infektion
○ Persistenz von Serumtitern			

Diagnostik und Therapie HIV-1-assoziierter Erkrankungen

Was gibt es Neues?

- Die HIV-1-assoziierte Enzephalopathie nimmt an Häufigkeit zu.
- Neue Medikamente führen zu einer effektiveren Senkung der Plasmaviruslast bei geringeren Nebenwirkungsraten und vorteilhafteren Applikationsmöglichkeiten (geringere Anzahl von Tabletten), z. B. aus der Gruppe der nukleosidalen Hemmer der Reversen Transkriptase (NRTI):
  - Tenofovir (Viread),
  - Emtricitabin (Emtriva),
  - aus der Gruppe der Proteasehemmer (PI):
  - Atazanavir (Reyataz),
  - fos-Amprenavir (Telzir).

Die wichtigsten Empfehlungen auf einen Blick

- **HIV-1-assoziierte Enzephalopathie**: Bei gesicherter HIV-1-assoziierter Enzephalopathie muss die hochaktive antiretrovirale Therapie (HAART) möglichst liquorgängige Substanzen (Azidothymidin oder Stavudin enthalten (⇑⇑⇑) (**A**).
- Bei Einleitung einer **hochaktiven antiretroviralen Behandlung** wegen HIV-1-assoziierter neurologischer Erkrankungen sollten Medikamente aus den Gruppen der NRTIs (z. B. AZT, AZT/3TC, d4T oder TDF) und NNRTIs (EFV, NVP) kombiniert werden (z. B. AZT/3TC und NVP) (⇑) (**A**).
- Bei Versagen der HAART bei gesicherter HIV-1-assoziierter Enzephalopathie **Breitbandvirostatikum** (z. B. Foscarnet oder Cidofovir) (⇑) (**B**) anwenden.
- **Polyneuropathie**: Bei schmerzhafter Polyneuropathie differenzialdiagnostisch eine HIV-1-assoziierte Vaskulitis erwägen (Nervenbiopsie durchführen) (⇑).
- Bei der Abklärung **opportunistischer Infektionen** JC-Virus-PCR nur in zuverlässigen Laboratorien bestimmen lassen.

Cave: kommerzielle Primer!

- Tuschepräparat am frischen Liquor (nicht älter als eine Stunde) bzw. Latex-Antigen-Test bei der **zerebralen Kryptokokkose** durchführen.
- Neurologen, die mit HIV-Trägern wegen infektionsunabhängiger oder komplizierender Beschwerden (z. B. Kopfschmerzen, Schwindel, Depressionen, Psychosen, Anfälle, Schmerzzustände, Vaskulitiden) konfrontiert sind, sollten sich vor der Verordnung einer geeigneten symptomatischen Medikation auf den Webseiten der Deutschen Neuro-AIDS-Arbeitsgemeinschaft DNAA, die laufend aktualisiert werden, informieren: www.dnaa.de bzw. neuro-hiv.de, da viele in der Neurologie angewendete Medikamente negativ mit der antiretroviralen Kombinationstherapie interagieren.

Definition des Gesundheitsproblems

Das humane Immundefizienz-Virus (HIV) kann unterschiedliche Krankheitsbilder am peripheren und zentralen Nervensystem hervorrufen. Die nervalen Systemmanifestationen haben im Zeitalter der hochaktiven antiretroviralen Therapien nicht in dem erwarteten Ausmaß abgenommen, so dass sie nach wie vor eine relevante Komplikation der HIV-Infektion darstellen. Dies gilt auch für die noch zahlenmäßig nennenswerten opportunistischen (durch hinzutretende Parasiten, Viren oder Bakterien hervorgerufenen) Erkrankungen.

Sollten diese Erkrankungen Anlass einer erstmaligen HIV-Testung sein, so ist zuvor die Einwilligung des Patienten einzuholen. Einer HIV-Testung sollte immer ein ausführliches Beratungsgespräch vorausgehen, ebenso wie bei einem positiven Testergebnis eine umfangreiche Beratung und Aufklärung hinsichtlich der Behandlung im Vordergrund stehen muss.

Ziele und Anwendungsbereich

Definition der Ziele der Leitlinie

Ziel dieser Leitlinie ist die Vermittlung von Basiswissen über die neurologischen Systemmanifestationen der HIV-Infektion sowie über mit der resultierenden Immunschwäche verbundene opportunistische Infektionen, die gängigen antiretroviralen Medikamente und ihre Anwendung bei neurologischen, virusassoziierten Erkrankungen, die Nebenwirkungsprofile der Therapie bzw. ihre Wechselwirkungen mit typischerweise durch den Neurologen angewendeter Beimedikation.

1. Leitlinie der DGN 2003 (Diener und die Kommission Leitlinien der Deutschen Gesellschaft für Neurologie 2003)
2. Empfehlungen der Deutschen Neuro-AIDS-Arbeitsgemeinschaft (DNAA)

Definition des Anwendungsbereichs (Zielgruppe)

Diese Leitlinie wendet sich überwiegend an Neurologen und Psychiater, die im ambulanten und klinischen Bereich HIV-Patienten mit infektionsbedingten Komplikationen oder HIV-unabhängigen Erkrankungen aus ihrem Fachbereich betreuen.

HIV-1-assoziierte Enzephalopathie

Definition

Durch motorische (Störung der Feinmotorik), kognitive (Gedächtnis- und Konzentrationsstörungen, Verlangsamung von Auffassung und Reagibilität) und emotionale (Verlust von Initiative und Antrieb, sozialer Rückzug mit Verlust sozialer Kompetenz, Depressivität und verminderte emotionale Schwingungsfähigkeit) Defizite gekennzeichnete, virusassoziierte Gehirnerkrankung, die zu einer schweren Demenz sowie zu einer spastischen Tetraparese mit Blasenstörungen und Mutismus führt (Eggers et al. 2000, Sporer et al. 2003). Unter hochaktiver antiretroviraler Therapie (HAART) ist diese Erkrankung deutlich seltener geworden. Neuere Berichte sprechen von einer erneuten Zunahme in den letzten Jahren (Dore et al. 2003)

Untersuchungen

Notwendig

- Neurologischer Status (motorische Verlangsamung, „Parkinsonoid")
- Psychopathologischer Befund
- Feinmotoriktestung (Wiener Test, Reaktionszeittests, finger tapping o.Ä.)
- Neuropsychologische Tests (HIV-Demenz-Skala nach Power et al. 1995-I)
- Kraniale Kernspintomographie (+ FLAIR-Wichtungen und T1-Wichtungen mit Kontrast, globale kortikale Atrophie, Echoanhebungen in den Basalganglien)
- Liquorpunktion (einschließlich der HI-Viruslast, ggf. Resistenzbestimmung sowie aus differenzialdiagnostischen Gründen: JC-Virus- und Zytomegalie-Virus-PCR)

Im Einzelfall erforderlich

- EEG (keine typischen Veränderungen, gelegentlich Grundrhythmusverlangsamung und diffuse Unterlagerung langsamer Aktivität)
- Multimodal evozierte Potenziale (MEP, VEP, AEP und ereigniskorrelierte Potenziale)
- Kernspinspektroskopie (in Frühstadien Anstieg glialer Zellmarker als Zeichen der Glia-Proliferation, später Abnahme neuronaler Marker) – Indikation bei hochpathologischen elektrophysiologischen Untersuchungsergebnissen, die sich nicht unter antiretroviraler Therapie bessern, und normaler konventioneller Kernspintomographie bzw. bei wissenschaftlichen Fragestellungen (von Giesen et al. 2001)
- Positronen-Emissionstomographie (FDG-PET – initial Hyper-, dann Hypometabolismus im Bereich der Stammganglien) – Indikation wie bei Kernspinspektroskopie (von Giesen et al. 2000)

Neuropathologische Befunde

- **Makroskopische Befunde**: allgemeine Atrophie und Atrophie der tiefer gelegenen Kernstrukturen mit Einblutungen, Demyelinisierungsherden und Vakuolisierung
- **Histopathologische Befunde**: multiple, disseminierte Mikrogliaherde, Makrophagen, mehrkernige Riesenzellen, Präsenz von HIV-Antigen oder spezifischen Nukleinsäuren, neuronaler Zellverlust im frontalen Kortex; Unterformen: HIV-1-assoziierte Leukenzephalopathie, vakuoläre Myelinopathie und diffuse Poliodystrophie

Therapie

- Hochaktive antiretrovirale Therapie (HAART) mit möglichst liquorgängigen Substanzen (Kombination muss Azidothymidin oder Stavudin enthalten) (⇑⇑⇑) (**A**) (Arendt et al. 1992 und 1994, Arendt für die Deutsche Neuro-AIDS-Arbeitsgemeinschaft 2000)
- Bei Versagen der HAART Breitbandvirostatikum (z.B. Foscarnet oder Cidofovir) (⇔) (**B**)
- Gegebenenfalls antidepressive Medikation, HAART adaptiert

Ambulant/stationär

- Bei geringen psychischen Auffälligkeiten ambulant
- Bei mäßigen und starken psychischen Auffälligkeiten Betreuung durch spezifisch ausgebildete ambulante Pflegedienste oder stationäre Unterbringung in psychiatrischen Kliniken

Geringfügige motorische Defizite (= minor motor deficits/MMD)

Definition

Geringfügige motorische Defizite sind durch spezifische Feinmotoriktests erfassbare Funktionseinbußen, die – sobald der Patient sie in Form manifester Funktionsverluste (z. B. weniger Anschläge bei der Datentypistin, Geschicklichkeitsminderung des Feinmechanikers) selbst bemerkt – als „kognitiv-motorischer Komplex" bezeichnet werden. Die „geringfügigen motorischen Defizite" sind Vorläufersymptom der HIV-1-assoziierten Enzephalopathie und prädiktiv für den Tod des Patienten (⇑⇑).

Untersuchungen

Notwendig

- Neurologischer Status
- Feinmotorikanalysen (siehe „HIV-1-assoziierte Enzephalopathie")
- Neuropsychologische Tests (siehe „HIV-1-assoziierte Enzephalopathie")

Im Einzelfall erforderlich

- Kernspintomographie, ggf. Kernspinspektroskopie
- Liquorpunktion zur Bestimmung der HI-Viruslast

Therapie

- Bei rezidivierend-pathologischen Motoriktests (3 pathologische Messungen über die Dauer von 9–12 Monaten) Einleitung einer hochaktiven antiretroviralen Therapie, falls der Patient nicht bereits eine solche erhält (⇑) (**B**).
- Wird der Patient bereits behandelt, ggf. Umsetzung der Therapie auf antiretrovirale Substanzen mit möglichst hoher Liquorgängigkeit (⇔) (**B**).

Ambulant/stationär

Ambulante Therapie ausreichend

HIV-1-assoziierte Myelopathie (HIVM)

Definition

Langsam progrediente spinale Symptomatik mit beinbetonter Tetraparese und spastisch-ataktischem Gangbild, Hyperreflexie und positiven Pyramidenbahnzeichen, Sphinkterfunktionsstörungen sowie handschuh- und sockenförmigen sensiblen Störungen ohne Nachweis eines abgrenzbaren sensiblen Niveaus, die sich ohne die charakteristischen Zeichen der HIV-Enzephalopathie als isolierte Rückenmarkerkrankung entwickelt und direkt HIV-1-assoziiert ist, obwohl der Nachweis viraler Produkte nur inkonstant gelingt. Allerdings treten bei 60% der Patienten HIV-1-assoziierte Myelopathie und Enzephalopathie gleichzeitig auf.

Die HIV-1-assoziierte Myelopathie tritt überwiegend in den Spätstadien der Infektion auf. Häufigstes morphologisches Korrelat der HIVM ist die sog. vakuoläre Myelopathie (VM), deren Merkmale eine Vakuolisierung besonders des thorakalen und zervikalen Rückenmarks mit Betonung der Seitenstränge und das Auftreten lipidbeladener Makrophagen sind.

Untersuchungen

Notwendig

- Somatosensibel evozierte Potenziale und motorisch evozierte Potenziale objektivieren das Ausmaß der Myelonaffektion.
- Elektroneurographie zum Ausschluss einer zusätzlichen Polyneuropathie
- Spinales MRT zum Ausschluss einer mechanischen Myelonkompression
- Spinale MRT-Merkmale: Signalanhebung in der T2-Wichtung, Atrophie des Rückenmarks meist thorakal und/oder zervikal
- Laborbestimmung von Vitamin B_{12} zum Ausschluss einer funikulären Myelose
- Lumbalpunktion und Liquorserologie zum Ausschluss viraler Myelitiden durch CMV, HTLV-1, HSV und VZV (Serologie bzw. PCR), Toxoplasmose, Lues und Lymphom

Therapie

Eine spezifische Therapie ist nicht gesichert, jedoch sollte eine antiretrovirale Therapie eingeleitet respektive intensiviert werden (⇔) (**B**).

Ambulant/stationär

Die Diagnose sollte im Rahmen eines kurzzeitigen stationären Aufenthalts gesichert werden, im Verlauf kann die Erkrankung ambulant versorgt werden.

HIV-1-assoziierte Neuropathien

Definition

Systemische periphere Nervenaffektion im Rahmen der HIV-1-Infektion, die je nach Stadium mit unterschiedlicher Inzidenz in unterschiedlichen klinischen Verlaufsformen auftreten kann (DNAA 2000):
- Akute inflammatorische demyelinisierende Polyradikuloneuritis (HIV-1-assoziiertes GBS; 1%), Primärinfektion mit Serokonversion
- Chronisch inflammatorische demyelinisierende Polyradikuloneuropathie (selten) bei beginnendem Immundefekt
- HIV-1-assoziierte, vorwiegend sensible Polyneuropathie (35–88%) bei beginnendem Immundefekt, häufiger aber im AIDS-Stadium
- HIV-1-assoziierte vaskulitische Polyneuropathie
- Polyneuropathie bei diffus infiltrativem Lymphozytosesyndrom (selten) in eher frühen Stadien
- Mononeuropathie (z. B. auch Fazialisparese) und Mononeuritis multiplex (< 1%), zumeist im AIDS-Stadium
- Polyradikuloneuritis durch opportunistische Erreger (< 1%), zumeist im AIDS-Stadium und zumeist ZMV-bedingt
- Medikamentös-toxisch induzierte Polyneuropathien (in Abhängigkeit von der Substanz, v. a. Didanosin, Stavudin, Zalcitabin)

Untersuchungen

Notwendig

- Anamnese unter besonderer Berücksichtigung nicht HIV-1-assoziierter Risikofaktoren einer Polyneuropathie
- Medikamentenanamnese unter besonderer Berücksichtigung der Einnahmedauer und Dosierung der antiretroviralen Therapie
- Neurologischer Status
- Erweitertes Basislabor unter besonderer Berücksichtigung der Blutzuckeruntersuchungen (u. HBA 1C), Vitamin B_{12} und Folsäurespiegel, ggf. Vaskulitisparameter und Erregerserologie (ZMV, VZV, EBV, HSV)
- Elektroneurographie

Im Einzelfall erforderlich

- Liquor
- Elektromyographie
- SEP zur Abgrenzung einer HIV-1-assoziierten Myelopathie
- Funktionstests des autonomen Nervensystems
- Nervenbiopsie

Therapie

Die Therapie unterscheidet kausale und symptomatische Ansätze.

Kausale Ansätze ergeben sich für die
- akute inflammatorische demyelinisierende Polyradikuloneuritis – Immunglobuline, alternativ, falls extra Gerät vorhanden: Plasmapherese; hochaktive antiretrovirale Therapie (HAART), falls möglich unter Ausschluss potenziell neurotoxischer Substanzen (vgl. „Therapie bei HIV-seronegativen Patienten"),
- chronisch-inflammatorische demyelinisierende Polyradikuloneuropathie – Kortikosteroide, Immunglobuline (vgl. „Therapie bei HIV-seronegativen Patienten"),
- HIV-1-assoziierte, vorwiegend sensible Polyneuropathie – antiretrovirale Therapie,
- Kortikosteroide bei Vaskulitis (z. B. Prednison 100 mg/d für 2–3 Wochen),
- Polyradikuloneuritis durch opportunistische Erreger – erregerspezifische Therapie,
- medikamentös-toxisch induzierte Polyneuropathien – Absetzen der toxischen Substanz.

Daneben sollte eine **symptomorientierte symptomatische Therapie** vor allem schmerzhafter Dysästhesien erfolgen (Husstedt et al. 2001, Hahn et al. 2004).
- Gabapentin 900–2400 mg/d (⇑⇑⇑) (**A**)
- Carbamazepin 600–2400 mg/d (⇑) (**B**)
- Buprenorphin 150–300 mg/d (⇑) (**B**)
- Amitriptylin 75–300 mg/d (⇑) (**B**)

Ambulant/stationär

- In der Regel ambulant
- Bei schwieriger Differenzialdiagnose kurzer stationärer Aufenthalt und ggf. Nervenbiopsie.

HIV-1-assoziierte Myopathien

Definition

Initial zunächst Myalgien, die häufig belastungsabhängig sind, und Erhöhung der CPK, der sich im weiteren Verlauf nach Monaten subakut bis chronisch progredient zunehmende Paresen und/oder Muskelatrophien vor allem der proximalen Muskulatur hinzugesellen. Dabei bleibt trotz z.T. ausgeprägter Atrophien die Parese zumeist gering- bis mäßiggradig. HIV-1-assoziierte Myopathien treten mit einer Inzidenz von ca. 1% in jedem Stadium der HIV-1-Infektion auf.

Dabei werden primär durch HIV-1 ausgelöste Myopathien (Polymyositis, Nemaline-Myopathie, Einschlusskörperchenmyositis) von sekundär ausgelösten Myopathien unterschieden (opportunistische Infektionen, erregerbedingte Myositiden, Pyomyositis, Lymphominfiltration, arzneimittelinduzierte Rhabdomyolysen, AZT-vermittelte Myopathie). Die diagnostische Zuordnung erfolgt in der Regel nach histopathologischen Kriterien (DNAA 2000).

Untersuchungen

Notwendig

- Elektromyographie zum Nachweis myopathischer Veränderungen
- Laborbestimmung zum Nachweis einer CPK-Erhöhung
- Genaue Medikamentenanamnese unter besonderer Berücksichtigung der antiretroviralen Therapie (AZT)
- Muskelbiopsie zum histopathologischen Nachweis

Therapie

Leichte Erkrankungen mit ausschließlichen Myalgien werden mit NSAID ausreichend behandelt. Eine HIV-assoziierte Polymyositis lässt sich meistens mit Prednison (100 mg/d für 3–4 Wochen, dann langsam ausschleichen) oder in Einzelfällen i.v. Immunglobulinen (0,4 g/kg täglich über 5 Tage) gut behandeln.

Auch die Nemaline-Myopathie spricht gut auf die Gabe von Prednison (Dosierung s. o.) an.

Bei der AZT-Myopathie ist das Ab- bzw. Umsetzen des Medikaments Therapie der Wahl. Die Symptomrückbildung kann 4–6 Wochen dauern. Falls AZT in der antiretroviralen Therapie unverzichtbar ist, sollte es in reduzierter Dosis gegeben werden. Wenn der Auslassversuch zu keiner Besserung führt, ist ein Therapieversuch mit Prednison (s. o.), wie für die Polymyositis angegeben, sinnvoll.

Ambulant/stationär

Die Diagnose sollte im Rahmen eines kurzzeitigen stationären Aufenthaltes mittels Muskelbiopsie gesichert werden, im Verlauf kann die Erkrankung ambulant behandelt werden.

Opportunistische zerebrale Infektionen

Definition

Durch Parasiten (Toxoplasma gondii T.g.), Viren (JC-Virus, Zytomegalie-Virus = ZMV), Pilze (Kryptokokkus neoformans) oder Bakterien (Mykobakterien) bei HIV-infizierten oder sonstig immungeschwächten Patienten hervorgerufene zerebrale Infektionen. Die in Klammern gesetzten Erreger sind die bei HIV-positiven Patienten häufigsten; sie stellen alle AIDS-definierende Erkrankungen dar und treten bei $CD4^+$-Zellzahlen < 150/µl auf (Maschke et al. 2000 und 2004).

Untersuchungen

Notwendig

- Neurologischer Status (bei allen genannten Infektionen)
- Fieberkurve (bei T.g. und Mykobakterien)
- Kraniales Computertomogramm mit Kontrastmittel (bei T.g. – ringförmig kontrastmittelanreichernde, meist multifokale Herde mit perifokalem Ödem, bei der Kryptokokkus-neoformans-Meningoenzephalitis – diffuses Hirnödem)
- Kraniales Kernspintomogramm (T1- und T2-Wichtungen sowie T1-Wichtungen mit Kontrast) bei JC-Virus- (multifokale Echoanhebungen in den T2-Wichtungen mit wenig oder gar keiner Kontrastmittelanreicherung) und Zytomegalie- (punktförmige Echoanhebungen in den T2-Wichtungen) sowie mykobakterieller Infektion (meningeale Kontrastmittelanreicherung, Mikroabszedierungen mit ringförmiger Kontrastmittelanreicherung)
- Liquorpunktion:
  – JC-Virus-PCR, beweisend, falls positiv bei zuverlässigen Laboratorien

Cave: kommerzielle Primer

  – Zytomegalie- und mykobakterielle PCR
  – Tuschepräparat am frischen (nicht älter als eine Stunde) Liquor bzw. Latex-Antigen-Test bei der zerebralen Kryptokokkose
- Serologie: Bei T.g.

Cave: Häufig nicht hilfreich, da Durchseuchung der Normalbevölkerung hoch – somit IgG häufig auch ohne Krankheitserscheinungen hoch und IgM wegen Immunkompetenz möglicherweise nicht bildbar

Im Einzelfall erforderlich

Hirnbiopsie (bei T.g. im Falle des Versagens der antiparasitären Therapie nach 2–3 Wochen)

Therapie

- Bei Toxoplasma gondii:
    - Pyrimethamin p.o. (1. Tag 100–200 mg, ab 2. Tag 50–100 mg/d + Sulfadiazin p.o. 4 x 1–2 g/d oder Cotrimoxazol-Monotherapie i.v. 3840 mg = 4 x 2 Amp. am 1. Tag, dann weiter 2880 mg = 3 x 4 Amp./d über 4–6 Wochen; zusätzlich Folinsäure (15 mg/d)
    - Bei **Sulfonamidunverträglichkeit**: Clindamycin 4 x 600 mg/d i.v. oder p.o. + Pyrimethamin wie oben
    - **Weitere Alternativen**: Azithromycin p.o. 1 x 0,5–1 g/d zusammen mit Pyrimethamin und Folinsäure; Atovaquone p.o. 2 x 1500 mg/d zusammen mit Pyrimethamin oder Sulfadiazin (wie oben)
    - **Kortikosteroide**: Dexamethason i.v. 4 x 4–8 mg/d nur bei lebensbedrohlicher Raumforderung durch perifokales Ödem, da sonst Abgrenzung zum Lymphom erschwert.
    - **Antikonvulsiva**: Bei epileptischen Anfällen nur Clonazepam oder Gabapentin, da alle anderen Antikonvulsiva eine problematische Interaktion mit der hochaktiven antiretroviralen Therapie haben (⇑⇑) (**A**).
- Bei JC-Virus-Infektion:
    - HAART: Immunrekonstitution führt zu einer Teilremission und Stabilisierung, z.T. über Monate bis Jahre (⇑⇑) (**A**).
    - Breitbandvirostatika: Cidofovir (5 mg/kg KG 1 x/Woche) + Probenicid 4,2 und 2 g jeweils 3 Stunden vor und 8 Stunden nach jeder Applikation, Nierenschutz verbessert möglicherweise den Therapieerfolg (⇔) (**B**).
    - Alternativ: Topotecan (in kleinen Studien beim Menschen belegt (⇑⇑) (**B**; Royal et al. 2003)
- Bei Zytomegalie-Virus-Infektion:
  Standardtherapie: Foscarnet i.v. 2 x 90 mg/kg KG/d oder Ganciclovir i.v. 2 x 5 mg/kg KG/d; alternativ: Cidofovir i.v. 1 x 5 mg/kg KG/Woche für mindestens drei Wochen (⇑⇑) (**B**)
- Bei Kryptokokkose-Meningitis:
  Antimycotica: Amphotericin B i.v. 0,7–1,0 mg/kg KG/d + Flucytosin i.v. 100 mg/kg KG/d + eventuell Fluconazol i.v. oder oral 2 x 200–400 mg/d für 2–6 Wochen, bis der Antigennachweis im Liquor negativ ist; dann weiter Fluconazol p.o. 400 mg/d bis etwa Woche 10 (⇑⇑) (**A**).
- Bei mykobakterieller Infektion:
- Viererkombination: INH p.o. 3–5 mg/kg KG/d, max. Tagesdosis 300 mg + Rifampicin p.o. 600 mg/d + Ethambutol p.o. 20 mg/kg KG/d + Pyrazinamid p.o. 4 x 500 mg/d; Alternative: + Streptomycin i.m. 1 g an 3 Tagen/Woche
- Prothionamid p.o. 10 mg/kg KG/d bei INH 5 mg; Beimedikation: Vitamin B_6 (100 mg/d gegen INH-Polyneuropathie, Allopurinol 300 mg/d gegen ethambutolinduzierte Hyperurikämie (⇑⇑) (**A**)

Primär-zerebrales Lymphom

Definition

Häufigster zerebraler Tumor bei HIV-infizierten Patienten, meist bei < 100 CD4+-Zellen/μl. Überwiegend Non-Hodgkin-Lymphome vom B-Zell-Typ, zu 90% Epstein-Barr-Virus assoziiert. Schlechte Prognose, mediane Überlebenszeit ohne Therapie 1 Monat, mit Radiatio 4 Monate, deutliche Zunahme der Überlebenszeit unter HAART (siehe „Therapie"; Sparano et al. 2001).

Untersuchungen

Notwendig

- Neurologischer Status
- Kernspintomographie mit Kontrastmittel (ringförmig kontrastmittelanreichernde uni- oder multilokuläre Raumforderungen)
- Liquorpunktion (einschließlich EB-Virus-PCR und Zytologie)
- „Staging" (CT-Abdomen und Thorax, Palpation und Ultraschall von Lymphknotenstationen und Tests, Yamshidi-Punktion bei ausreichendem Allgemeinzustand, ophthalmologisches Konsil)

Im Einzelfall erforderlich

- Hirnbiopsie (z. B. bei Versagen einer 2–3-wöchigen Toxoplasmose-Therapie und neg. EBV-PCR)
- Thallium SPECT

Therapie

- HAART: Immunrekonstitution allein kann zu einer deutlichen Verlängerung der mittleren Überlebenszeit (bis zu 36 Monate) führen (⇑⇑) (**A**)
- Radiatio: 30–60 y, gesamtes Neurokranium, verbessert Prognose nur geringfügig (⇓⇓) (**A**) bei Patienten in ausreichendem AZ
- Chemotherapie: Methotrexat (3 g/m_2) 14-tägig systemisch oder (bei gutem AZ des Patienten) Polychemotherapie (Vincristin, Procarbazin und Lomustin) verlängern die mittlere Überlebenszeit um ca. 12 Monate (⇑⇑) (**A**)
- Breitbandvirostatika: Ganciclovir (z.T. in Kombination mit IL-2) oder Hydoxyurea – vereinzelte Remissionen sind beschrieben (⇔) (**B**)

- Für weitere Informationen: siehe „Diagnose und Therapie der primär-zerebralen Lymphome" (Prof. Schlegel, Bonn).

Hochaktive antiretrovirale Therapie (HAART)

Seit 1996 wird die hochaktive antiretrovirale Kombinationstherapie mit dem Ziel einer möglichst effektiven Suppression der Plasmaviruslast angewendet.

Hierzu stehen vier Substanzgruppen zur Verfügung:

Nukleosid-analoge Reverse-Transkriptase-Hemmer (NRTI):
- Zidovudin/AZT (Retrovir)
- Lamivudin/3TC (Epivir)
- AZT/3TC (Combivir)
- Emtricitabin/FTC (Emtriva)
- Didanosin/ddI (Videx)
- Zalcitabin/ddC (Hivid)
- Stavudin/d4T (Zerit)
- Abacavir/ABC (Ziagen)
- Tenofovir/TDF (Viread)
- KVX:ABC/3TC (KIVEXA)
- TVD:TDF/FTC (Tinvada)
- T2V:A2T/3TC/ABC (Trizivi)

Nichtnukleosid-analoge Reverse-Transkriptase-Hemmer (NNRTI):
- Nevirapin/NVP (Viramune)
- Efavirenz/EFV (Sustiva)
- Delavirdin/DLV (Rescriptor)

Proteasehemmer (PI):
- Saquinavir/SQV (Invirase, Fortovase)
- Indinavir/IDV (Crixivan)
- Nelfinavir/NFV (Viracept)
- Ritonavir/RTV (Norvir)
- Amprenavir/APV (Agenerase)
- Fosamprenavir/FPV (Telzir)
- Lopinavir/Ritonavir/LPV/r (Kaletra)
- Atazanvir/ATV (Reyataz)

Fusionshemmer:
Enfuvirtid/ENF/T20 (Fuzeon)

Zwei weitere NNRTIs (TMC125 und Capravirin) sowie zwei Protease-Hemmer (Tipranavir und TMC114) sind in unterschiedlichen Stadien der klinischen Erprobung.

Außerdem sind Kombinationspräparate aus TNF/FTC bzw. ABC/3TC zur Reduktion der einzunehmenden Tablettenzahl auf den Markt gekommen (Arendt, im Druck).

Zur Prophylaxe und Therapie eines zerebralen Befalls durch das HI-Virus eignen sich Substanzen mit nachgewiesener Liquorgängigkeit und klinischer Effizienz, wie AZT, d4T, Efavirenz und Nevirapin (⇑⇑⇑) (**A**).

Liquorgängigkeit allein ist nachgewiesen für ddI, ABC, EFV, IDV und LPV/r (⇑) (**A**).

Die HIV-1-assoziierte Enzephalopathie ist die einzig gesicherte neurologische Indikation (⇑⇑⇑) (**A**) für den Einsatz antiretroviraler Substanzen. Die geringfügigen motorischen Defizite sind bisher eine relative Indikation (⇑) (**B**).

Alle antiretroviralen Substanzen haben das ZNS (NNRTI, seltener PI) oder PNS (NRTI) involvierende Nebenwirkungen, die PI der sog. 1. Generation interagieren mit nahezu allen Therapeutika, die in der Neurologie angewendet werden, negativ, das heißt, sie werden durch Induktion gemeinsam benutzter Abbausysteme in ihrer Wirkung gemindert bzw. sogar aufgehoben (Konsequenz: die Plasmaviruslast steigt). ATV als PI der 2. Generation wird nahezu immer mit RTV, also einem Erstgenerationprotease-Hemmer, geboostert.

Daher sollten sich Neurologen, die mit HIV-Trägern wegen infektionsunabhängiger oder komplizierender Beschwerden (z. B. Kopfschmerzen, Schwindel, Depressionen, Psychosen, Anfälle, Schmerzzuständen, Vaskulitiden) konfrontiert sind, vor der Verordnung einer geeigneten symptomatischen Medikation auf den Webseiten der Deutschen Neuro-AIDS-Arbeitsgemeinschaft DNAA, die laufend aktualisiert werden, informieren: www.dnaa.de bzw. neuro-hiv.de.

Verfahren zur Konsensbildung

Korrigiert durch die Kommission Leitlinien der DGN. Endgültig verabschiedet im Dezember 2004.

Kooperationspartner und Sponsoren

Diese Leitlinie entstand ohne Einflussnahme oder Unterstützung durch die Industrie. Die Kosten wurden von der DGN getragen.

Erklärung der Unabhängigkeit und Darlegung von Sponsoren

Gabriele Arendt hat von den folgenden Firmen finanzielle Unterstützung für Forschungsprojekte oder Honorare für Vorträge erhalten: AstraZeneca, Bristol Myers Squibb, Gilead Sciences, GlaxoSmithKline, Hoffmann La Roche, MSD.

Expertengruppe

Prof. Dr. G. Arendt, Neurologische Klinik des Universitätsklinikums Düsseldorf (UKD)
PD Dr. H. J. von Giesen, Alexianer Krankenhaus Krefeld
Prof. Dr. I. W. Husstedt, Neurologische Klinik des Universitätsklinikums Duisburg Münster
PD Dr. M. Maschke, Neurologische Universitätsklinik Duisburg/Essen
Dr. B. Sporer, Neurologische Klinik der LMU München
Prof. Dr. Th. Weber, Neurologische Klinik, Marienkrankenhaus Hamburg

Federführend: *Prof. Dr. G. Arendt, Neurologische Klinik des Universitätsklinikums Düsseldorf (UKD), Postfach 101007, 40001 Düsseldorf, Tel.: 0211-811-8981, Fax: 0211-81-04903*

e-mail:Gabriele.Arendt@uni-düsseldorf.de

Literatur

Arendt, G., H. Hefter, L. Buescher, F. Hilperath, C. Elsing, H. J. Freund (1992): Improvement of motor performance of HIV-positive patients under AZT therapy. Neurology 42 (4), 891–896.

Arendt, G., H. Hefter, F. Hilperath, H. J. von Giesen, G. Strohmeyer, H. J. Freund (1994): Motor analysis predicts progression in HIV-associated brain disease. J. Neurol. Sci. 123, 180–185.

Arendt, G. für die Deutsche Neuro AIDS Arbeitsgemeinschaft DNAA (2000): Antiretrovirale Therapie. Strategien aus Sicht des Neurologen. Deutsches Ärzteblatt 97 (15), A972-A973.

Arendt, G. (2005): Neurologische Manifestationen der HIV-Infektion in der Ära der hochaktiven antiretroviralen Therapie (HAART). Fortsch Neurol Psychiatr.

Deutsche Neuro AIDS Arbeitsgemeinschaft DNAA (2000): Erkrankungen des peripheren Nervensystems und der Muskulatur bei der HIV-Infektion. Nervenarzt 71 (6), 442–500.

Dore, G. J. (2003): Marked improvement in swival following AIDS dementia complex in the Era of Eighly active antiretroviral therapy. AIDS 17, 1539–1545.

Eggers, C. für die Deutsche Neuro AIDS Arbeitsgemeinschaft DNAA (2000): HIV-1-assoziierte Enzephalopathie und Myelopathie. Nervenarzt 71 (8), 677–684.

von Giesen, H. J., C. Antke, H. Hefter, F. Wenserski, R. J. Seitz, G. Arendt (2000): Potential time course of human immunodeficiency virus type 1-associated minor motor deficits: electrophysiologic and positron emission tomography findings. Arch. Neurol. 57 (11), 1601–1607.

von Giesen, H. J., H. J. Wittsack, F. Wenserski, H. Köller, H. Hefter, G. Arendt (2001): Basal ganglia metabolite abnormalities in HIV-1 associated minor motor deficits. Arch. Neurol. 58, 1281–1286.

Hahn, K., G. Arendt, J. S. Braun, H. J. von Giesen, I. W. Husstedt, M. Maschke, E. Straube, E. Schielke (2004): A placebo-controlled trial of gabapentin for painful HIV-associated sensory neuropathies. J. Neurol. 251 (10), 1260–1266.

Husstedt, I. W., S. Bockenholt, B. Kammer-Suhr, S. Evers (2001): Schmerztherapie bei HIV-assoziierter Polyneuropathie. Schmerz 15 (2), 138–146.

Maschke, M., O. Kastrup, S. Esser, B. Ross, U. Hengge, A. Hufnagel (2000): Incidence and prevalence of neurological disorders associated with HIV since the introduction of highly active antiretroviral therapy (HAART). J. Neurol. Neurosurg. Psychiatry 69 (3), 376–380.

Maschke, M., O. Kastrup, M. Forsting, H. C. Diener (2004): Update on neuroimaging in infectious central nervous system disease. Curr. Opin. Neurol. 17 (4), 45–80.

Power, C., O. A. Selnes, J. A. Grim, J. C. McArthur (1995): HIV Dementia Scale: a rapid screening test. J. Acquir. Immune Defic.Syndr. Hum. Retrovirol 8(3), 273–278.

Royal, W. 3rd, B. Dupont, D. McGuire, L. Chang, K. Goodkin, T. Ernst, M. J. Post, D. Fish, G. Pailloux, H. Poncelet, M. Concha, L. Apuzzo, E. Singer (2003): Topotecan in the treatment of acquired immunodeficiency syndrome-related progressive multifocal leukoencephalopathy. J. Neurovirol. 9 (3), 411–419.

Sparano, J. A. (2001): Clinical aspects and management of AIDS-related lymphoma. Eur. J. Cancer 37 (10), 1296–305.

Sporer, B., M. Maschke (2003): HIV-Infektion und AIDS: Neurologische Manifestationen. In: Therapie und Verlauf neurologischer Erkrankungen. Brandt, T., J. Dichgans, H.C. Diener (Hrsg). Kohlhammer, Stuttgart.

Neurosyphilis

Was gibt es Neues?

Die Inzidenzzahlen für Syphilis-Neuinfektionen steigen an. Bei Fortsetzung dieses Trends wird man in näherer Zukunft wieder häufiger Frühkomplikationen des ZNS (z. B. syphilitische Meningitis oder Hirnnervenläsionen) antreffen.

Die wichtigsten Empfehlungen auf einen Blick

Der Verdacht auf Neurosyphilis ergibt sich entweder aus anamnestischen Angaben über eine frühere Geschlechtskrankheit oder durch eine positive Treponemenserologie bei gleichzeitig bestehenden neurologischen und/oder psychiatrischen Symptomen. Das weitere Vorgehen sollte wie folgt aussehen:
1. Klinische Untersuchung mit besonderer Beachtung von Symptomen, die für eine Neurosyphilis typisch sind,
2. ein bildgebendes Verfahren (CCT oder cMRT),
3. Lumbalpunktion mit Bestimmung von Zellzahl, Gesamtprotein, Liquorlaktat, synchrone Untersuchung von Liquor und Serum zur Errechnung der L/S-Quotienten für Albumin, IgG, IgA, IgM und eines Antikörperindexes für Treponemenantikörper (z. B. ITpA-Index nach Müller und Prange).

Ist die **Diagnose** eines stattgehabten syphilitischen ZNS-Befalls sicher oder höchst wahrscheinlich, so wird die Aktivität des Prozesses geprüft. Folgende Befunde sprechen dafür:
- treponemenspezifisches IgM im Serum nachweisbar (und in den letzten ca. 12 Monaten keine Therapie durchgeführt) (**A**),
- mononukleäre Pleozytose im Liquor (**A**),
- sehr hohe Antikörpertiter in Serum und Liquor (z. B. VDRL-Test im Liquor positiv) (**B**),
- Progredienz der neurosyphilistypischen Symptome (Zunahme kognitiver Defizite, Zunahme der lanzinierenden Schmerzen oder der Hinterstrangataxie) (**C**).

Die **Therapie** der ersten Wahl besteht in der i.v. Gabe von Penicillin G in hoher Dosis (4 Mio. IE alle 4 h oder 3 x 10 IE /d oder 5 mal 5 Mio IE /d über mindestens 14 d) (**A**).

Alternativ kann auch die i.v. Verabfolgung von 2 g Ceftriaxon (Initialdosis 4 g) über 10–14 Tage angewendet werden (**B**).

Andere Antibiotika (Chloramphenicol, Doxycyclin) sind nicht genügend evaluiert (**C**).

Bei Penicillinallergie kann unter besonderer Überwachung eine Therapie mit Ceftriaxon gestartet werden (**C**) oder es wird eine Desensibilisierung nach dermatologischer Maßgabe zuvor durchgeführt (**B**). Nachuntersuchungen in größeren Zeitabständen (3 Monate) sollten nach der Behandlung erfolgen (**A**).

Einführung

Das klinische Problem der Neurosyphilis besteht darin, dass jüngere Ärzte das Krankheitsbild nicht mehr kennen und auch nicht mehr daran denken, die regelmäßige Suche nach syphilistypischen (VDRL-Test, Kardiolipin-KBR) oder -spezifischen Antikörperreaktionen nicht mehr stattfindet und die Syphilisneuinfektionen einen beträchtlichen Anstieg aufweisen.

Definition

Die Neurosyphilis hat verschiedene Manifestationsformen, nämlich die syphilitische Meningitis, die meningovaskuläre (Neuro)Syphilis, die Tabes dorsalis und die progressive Paralyse. Von einer **asymptomatischen Neurosyphilis** spricht man nach internationalem Gebrauch, wenn positive Syphilis-Serologie, eine lymphozytäre Pleozytose und Liquorproteinerhöhung und/oder ein positiver VDRL-Test im Liquor cerebrospinalis, aber keine klinischen Symptome vorliegen (Ali u. Roos 2002).

Die Syndrome des syphilitischen ZNS-Befalls variieren entsprechend dem Krankheitsstadium. Im **Sekundärstadium** sind leichte Meningitis, Polyradikulitis und selten vaskuläre Hirnstammsyndrome möglich. Die syphilitische Meningitis ist durch Meningismus, Kopfschmerz und Hirnnervenläsionen (fakultativ N. VIII, VII und III) gekennzeichnet.

Für das **Tertiärstadium** sind die nachfolgenden Manifestationsformen charakteristisch:
- **Meningovaskuläre Neurosyphilis** (Syphilis cerebrospinalis) mit meningitischer und vaskulitischer Variante. Die meningitische Variante äußert sich in Kopf-

schmerzen, Hirnnervenläsionen, Optikusschädigung und selten Hydrozephalus. Die vaskulitische Variante ist breit gefächert (Hutchinson: „the great imitator") mit Mono- oder Hemiparesen, Gesichtsfeldausfällen, Hirnstammläsionen, Schwindel, Hörverlust, spinalen Syndromen, symptomatischer Epilepsie und hirnorganischen Psychosyndromen.

- **Tabische Neurosyphilis** (Tabes dorsalis) entsprechend einer chronisch progredienten dorsalen Radikuloganglionitis mit pathognomonischer Syndromatik (Reflexverlust an den unteren Extremitäten, Pallanästhesie, Pupillenstörungen, Gangataxie, Überstreckbarkeit der Knie- und Hüftgelenke, Miktionsstörungen i. S. einer deafferenzierten Blase, Optikusschädigung). Die Patienten klagen vor allem über einschießende („lanzinierende") Schmerzen.
- **Paralytische Neurosyphilis** (progressive Paralyse; Dementia paralytica; engl.: general paresis) stellt eine chronisch-progrediente Enzephalitis dar. Typische Symptome sind zunehmende kognitive Defizite, Kritik- und Urteilsschwäche, psychotische Episoden, Sprechstörungen, Kopfschmerz und Schwindel, abnorme Pupillenreaktion (zumeist: reflektorische Pupillenstarre), Zungentremor, epileptische Anfälle, Reflexanomalien, schließlich schwere Demenz, Harn- und Stuhlinkontinenz, Marasmus.
- **Syphilitische Gummen**: umschriebene raumfordernde Granulome, werden seltener angetroffen. Je nach Lokalisation sind sie klinisch stumm oder sie verursachen eine Herdsymptomatik. Bei polytopem Auftreten spricht man von einer gummatösen Neurosyphilis.

Es wurde diskutiert, ob die syphilitischen ZNS-Manifestationen ihr Erscheinungsbild geändert haben. Man hat Begriffe wie „modifizierte Neurosyphilis", „formes frustes" oder auch „Lues liquorpositiva tarda" geprägt (Prange 1987). Die damit gemeinten Verlaufsformen können unter dem Terminus „unklassifizierbare Neurosyphilis" subsummiert werden. Das Syndrom beschreibt eine leichte, uncharakteristische neurologische Symptomatik bei gleichzeitig typischem Liquorbefund.

Epidemiologie

Die **Inzidenz der Syphilis** nimmt in Deutschland zu. Während im Jahre 1990 für die alten Bundesländer 868 Neuerkrankungen, d. h. 1,3 Erkrankte/100000, gemeldet wurden, lag die Zahl der gemeldeten Neuinfektionen im Jahre 2002 bei 2421 (entspricht 3,0/100000) und 2003 bei 2932 Fällen (3,6/100000). In den meisten anderen Ländern Westeuropas und Nordamerikas besteht eine ähnliche Tendenz, wobei die Risikogruppen bei MSM (Männer mit sexuellen Beziehungen zu Männern) und heterosexuellen Bevölkerungskreisen variieren. Großstädte sind stärker betroffen als kleinstädtische und ländliche Regionen (RKI 1997, RKI 2004). Dafür einige repräsentative Zahlen: London (2003) 17, Berlin (2003) 18,1, St. Petersburg (2003) 66,9, Murmansk 132,1 Erkrankungen/100000. Das typische Erkrankungsalter liegt zwischen 20 und 40 Jahren. Das männliche Geschlecht ist 2,2-mal häufiger betroffen als das weibliche.

Die **Inzidenz der Neurosyphilis** verläuft mit gewissem zeitlichen Versatz parallel zu den Neuinfektionen; Daten aus früheren Jahrzehnten lassen sich dahingehend interpretieren, dass die Inzidenz der Neurosyphilis um den Faktor 0,07 niedriger liegt als die Inzidenz der Neuerkrankungen (Clark u. Danbolt 1955, Rockwell et al. 1964, Prange u. Ritter 1981). Man kann also die derzeitige Inzidenz syphilitischer ZNS-Komplikationen auf maximal 0,15–0,2/100000 schätzen.

Klinik und Spontanverlauf einer Syphilisinfektion

Nur bei einem Drittel der Exponierten kommt es zu einer Infektion, die sich mit einem **Primäraffekt** (Ulcus durum) nach einer Inkubationszeit von 10 Tagen bis 3 Monaten (durchschnittlich 21 Tage) manifestiert. Die Serokonversion findet 14–21 Tage nach Erregerkontakt (in Einzelfällen aber auch mit längerer zeitlicher Verzögerung) statt. Zunächst sind nur IgM-Antikörper, kurze Zeit später auch IgG-Antikörper nachweisbar. Bei 10–40% der Patienten im Primärstadium heilt die Krankheit auch ohne spezielle Therapie aus, ansonsten stellt sich 4–16 Wochen nach Erscheinen des Ulcus durum die **Sekundärsyphilis** als Zeichen einer Generalisierung ein. Am häufigsten sind jetzt Hautreaktionen (z. B. Kondylomata). Eine leichte Mitreaktion des ZNS soll häufiger sein als klinisch diagnostiziert wird. Untersuchungen von Lukehart et al. (1988) mit dem Rabbit-Inokulation-Test (RIT) erbrachten einen Erregernachweis im Liquor bei 30% der Untersuchten im Primosekundärstadium; eine (zumeist symptomlose) Liquorpleozytose fand man in diesem Stadium bei 40% der Untersuchten. Da im natürlichen Verlauf der Syphilis nur 5–10% der Erkrankten Jahre bis Jahrzehnte später eine Neurosyphilis entwickeln (Clark u. Danbolt 1955, Rockwell et al. 1964), ist offensichtlich eine Selbstheilung im ZNS möglich. Es ist allerdings unbekannt, wie dieser „Klärungsprozess" des ZNS zustande kommt. Dementsprechend ist eine Antizipation der Personen, bei denen der Klärungsprozess eintreten wird, nicht möglich. Sicher erscheint nur, dass sich bei Ko-Infektion mit HIV häufiger eine Neurosyphilis entwickelt, d. h. der „Klärungsprozess" ist gestört (Hook u. Marra 1992, Marra et al. 2004).

Die Symptome des Sekundärstadiums bilden sich etwa nach 3–12 Wochen wieder zurück. Bei einem Viertel der Erkrankten kommt es in den folgenden 12 Monaten zu einem Rezidiv (wenn das Leiden nicht erkannt und behandelt wurde). Diese als **Frühlatenz** bezeichnete Infektionsphase gilt als infektiös. Danach klingt die Infektiosität langsam ab. Man spricht jetzt von der Spätlatenz, in der die Patienten die Krankheit zumeist nicht mehr übertragen. Das **Tertiärstadium** ist durch die späte Organmanifestation gekennzeichnet. Sie äußert sich bei ca. 15% der Patienten als gummöse Syphilis an Knochen, Haut und inneren Organen, bei 10% als kardiovaskuläre Syphilis (u. a. Aortenaneurysmen!) und bei 5–10% als Neurosyphilis. Zwischen Primäraffekt und Tertiärsyphilis liegen 4–40 Jahre.

Im Tertiärstadium erreicht man auch durch hoch dosierte Antibiotikagaben zumeist nur Defektheilungen. Der über längere Zeiträume entstandene Entzündungsprozess bildet sich nur langsam zurück (Clark u. Danbolt 1955, Rockwell et al. 1964, Prange 1987, Prange 1993).

Diagnostik und Differenzialdiagnostik

Die Diagnose der Neurosyphilis basiert auf klinischen Normabweichungen, serologischen Testergebnissen und der Liquoranalyse. Im angelsächsischen Schrifttum hat man die Liquorkriterien von Bracero et al. (1979) und Burke und Schaberg (1985) festgeschrieben, wonach eine Neurosyphilis vorliegt, wenn ein reaktiver Liquor-VDRL-Test zusammen mit einer erhöhten Liquorleukozytenzahl (> 5 c/µl) und ein erhöhtes Liquorprotein (> 40 mg/dl) vorliegen (CDC Leitlinien 1998 und 2002). Der Liquor-VDRL-Test weist je nach Verlaufsform eine Sensitivität von lediglich 22–70% auf (Bracero et al. 1979, Luger et al. 1981) (⇔).

Wegen dieser diagnostischen Unschärfe wurden im deutschsprachigen Raum etwas modifizierte Diagnosekriterien für den syphilitischen ZNS-Prozess gewählt. Danach leidet ein Patient **wahrscheinlich** an einer Neurosyphilis, wenn mindestens zwei der nachfolgenden Punkte 1–3 und immer der Punkt 4 gegeben sind:

1. Chronisch-progredienter Verlauf einer neurologisch-psychiatrischen Symptomatik mit Phasen von Verschlechterung und Teilremission,
2. pathologische Liquorbefunde mit gemischtzelliger oder mononukleärer Pleozytose (> 4 c/µl), Blut-Liquor-Schrankenstörung (Gesamtprotein > 500 mg/l oder Albumin-Quotient > 7,8) oder IgG-dominante Immunreaktion im ZNS,
3. günstige Beeinflussung von Krankheitsverlauf und/oder Liquorbefunden (vor allem Pleozytose und Schrankenstörung) durch Antibiotika,
4. positiver Ausfall des TPHA- (oder TPPA-)Tests und des FTA-Abs-Tests im Serum.

Ein Patient leidet **sicher** an einer Neurosyphilis, wenn eine lokale treponemenspezifische Antikörperreaktion, messbar über einen spezifischen Antikörperindex (empfohlen: ITpA-Test oder TPHA-ASI), vorliegt.

Die Differenzialdiagnostik richtet sich nach den Krankheitsstadien.

Im Sekundärstadium sind „aseptische" Meningitiden anderer Ätiologie auszuschließen. Koinfektionen von Syphilis und HIV sind wegen überlappender Risikogruppen nicht ungewöhnlich. Bei Hirnnervenläsionen ist an Komplikationen durch Herpesvirusinfektionen (HSV, VZV, CMV, EBV) oder -reaktivierungen zu denken (Diagnostik: Liquor-PCR; intrathekale Antikörpersynthese).

Im Tertiärstadium richten sich die differenzialdiagnostischen Erwägungen nach der klinischen Manifestationsform:

Meningovaskuläre Neurosyphilis: septisch-embolische Herdenzephalitis (Endokarditis ausschließen!), Zostervaskulitis (nach Zoster oticus), Borrelienvaskulitis, Vaskulitiden bei Mykoplasmen und selteneren Erregern, Vaskulitiden bei Autoimmunkrankheiten, tuberkulöse Meningitis.

Progressive Paralyse: alle chronischen Enzephalitisverläufe, enzephalitische MS-Manifestationen, sonstige Demenzprozesse (PML; CMV-Enzephalitis, Morbus Whipple).

Tabes dorsalis: funikuläre Spinalerkrankung bei B12-Avitaminose, „Pseudotabes" diabetica, urämica, porphyrica und alcoholica.

Spezielle Untersuchungen

Nach Marra et al. (2004) soll ein positiver Titer von > 1:32 im Serum-Rapid-Plasma-Reagin (RPS)-Test eine hohe Aussagekraft als „Prädiktor" einer Neurosyphilis besitzen (⇔). Vorgenannte Autoren empfehlen in solchen Fällen die Liquorgewinnung und -untersuchung. Da der RPS-Test in Deutschland nicht routinemäßig durchgeführt wird und die Daten der Arbeitsgruppe Marra einer weiteren Evaluierung bedürfen, folgt das diagnostische Procedere beim Verdachtsfall auf Neurosyphilis den tradierten Vorgaben:

- Anamnese und klinischer Neurostatus,
- Syphilisserologie (TPPA- oder TPHA-Test, FTA-Abs-Test), Lipoidreaktionen (VDRL-Test oder Kardiolipin-KBR), Suche nach treponemenspezifischen IgM-Antikörpern im Serum (19S-IgM-FTA-Abs-Test, T.p.-IgM-ELISA, IgM-Westernblot),
- Liquordiagnostik (**Tabelle 1**): Zellzahl, Gesamtprotein, Laktat, Albumin-, IgG- und IgM-Quotient, Index für spezifische Antikörper (empfohlen: ITpA-Index oder TPHA-ASI).

$$\text{ITpA-Index} = \frac{\text{TPHA-Titer (Liquor)}}{\text{Gesamt-IgG (Liquor)}} \times \frac{\text{Gesamt-IgG (Serum)}}{\text{TPHA-Titer (Serum)}}$$

(ITpA = intrathekal produzierte Treponema-pallidum-Antikörper; Prange et al. 1983)

Bei fehlender Antikörperproduktion gegen **T.p.** im ZNS beträgt der ITpA-Index 1 (0,5–2,0). Ein Wert > 2,0 deutet auf eine spezifische Antikörpersynthese im ZNS hin, ein Wert > 3,0 beweist sie mit hoher Reliabilität (Sensitivität 84%, Spezifität 100%; Prange u. Bobis-Seidenschwanz 1994/95). Falsch-negative Befunde kommen bei ZNS-Befall im Sekundärstadium und vaskulitischer Neurosyphilis vor **Tabelle 1**).

Tabelle 1 Indikationen für Lumbalpunktion und Liquordiagnostik bei positiven treponemenspezifischen Seroreaktionen (modifiziert nach CDC 1998)

1. Neurologische, psychiatrische, ophthalmologische oder otologische Symptomatik (streng indiziert bei unbekannter Vorgeschichte)
2. HIV-Infektion plus latente Syphilis
3. Klinische Zeichen für eine gummöse oder kardiovaskuläre Manifestationsform der Tertiärsyphilis
4. Therapiekontrolle (in zunehmend größeren Abständen bis zur Normalisierung der Zellzahl)
5. Verdacht auf Therapieversagen oder Rezidiv (z. B. erneute IgM-Positivität)

Cave: Da sich ITpA-Index und TPHA-ASI (= modifizierter ITpA-Index nach Reiber) nach der Therapie erst im Verlauf von Jahren bis Jahrzehnten normalisieren, sind diese Antikörperspezifitätsindizes (ASI) nicht als Aktivitätsparameter geeignet.

- MRT: Erfassung von Ischämiearealen, Hydrozephalus und Gummen; außerdem differenzialdiagnostischer Ausschluss anderer Krankheiten.
- Weitere diagnostische Verfahren wie EEG, evozierte Hirnpotenziale, EMG/NLG, spinales MRT, Nativ-Röntgen wie auch ophthalmologische, otologische und neurourologische Zusatzdiagnostik kommen je nach klinischer Symptomatik zum Einsatz.

Therapie

Pharmakologie

Das Postulat, **Treponema pallidum (T.p.)** ist auf Penicillin, andere Beta-Laktame, Makrolide und Tetrazykline stets gut empfindlich, muss modifiziert werden, weil ein erythromycinresistenter und ein penicillaseproduzierender Stamm von **T.p.** isoliert wurden (Norgard et al. 1981, Stapleton et al. 1985). Die Antibiotikakonzentrationen, die zur 50 %igen Immobilisation der Treponemen erforderlich sind, liegen bei 0,002 µg/ml für Penicillin G, 0,07 µg/ml für Amoxicillin und 0,01 µg/ml für Ceftriaxon (Korting et al. 1986). Diese Konzentrationen sollen in vivo um den Faktor 10 überschritten werden. Dementsprechend hat eine Arbeitsgruppe der WHO als Therapiestandard für die Frühsyphilis einen Serumspiegel von mindestens 0,03 I.E. Penicillin G/ml (entsprechend 0,018 µg/ml) über 7–10 Tage gefordert (Idsoe et al. 1972). Als Zielgröße für die Behandlung der Neurosyphilis übernahm man später diese Zahl (0,018 µg Penicillin/ml) als Mindestkonzentration im Liquor; spezielle experimentelle Daten sind hierfür allerdings nicht verfügbar. Auch hinsichtlich der Therapiedauer ist die Datenlage unzureichend: Die experimentell bestimmte Replikationszeit der Treponemen von 30–33 Stunden könnte im Krankheitsfall, beispielsweise bei Neurosyphilis, wesentlich länger sein. Nach Zenker und Rolfs (1990) ist die Erfolgsquote der Therapie positiv mit der Therapiedauer korreliert und die Immobilisation von **T.p.** umso schneller und effektiver je höher die verabreichte Dosis ist.

Eine Penicillinkonzentration im Liquor von 0,018 µg/ml ist durch Penicillindosen von 20–30 Mio. I.E./d, verteilt auf 3–6 Einzelgaben zu erreichen (Ducas u. Robson 1981, Zenker u. Rolfs 1990) (⇑⇑⇑).

Für Ceftriaxon wird eine treponemozide Liquorkonzentration in der Größenordnung von 0,1 µg/ml nach Gabe von 2 g/d (Initialdosis 4 g/d) erreicht (Nau et al. 1993). Ceftriaxon und Penicillin G sind nach Marra et al. (2000) gleichwertige Substanzen zur Behandlung der Neurosyphilis (⇑). Eine retrospektive Studie an HIV-infizierten Patienten mit asymptomatischer Neurosyphilis erbrachte indes für Ceftriaxon ein Therapieversagen von 23 % (Dowell et al. 1992).

Chloramphenicol und Doxycyclin wurden nur bei kleineren Patientengruppen untersucht, deshalb kann auf Grundlage der vorhandenen Daten keine definitive Therapieempfehlung gegeben werden (Quinn u. Bender 1988, Clinical Effectiveness Group 1999) (⇔).

Praktisches Vorgehen

Die Empfehlungen der Centers for Disease Control (CDC), Atlanta (USA), für die Behandlung der latenten und tertiären Syphilis sind in **Tabelle 2** dargestellt. Modifikationen ergeben sich allerdings für neurologische und psychiatrische Patienten, weil 1. die von Hahn et al. 1958 evaluierte (⇑) Tagesdosis von 2,4 Mio. IE Procain-Penicillin G i.m. plus 4 x 500 mg Probenecid über 10–14 Tage nicht ausreichend ist, um in **jedem** Fall treponemozide Penicillinspiegel im Liquor zu erzeugen (Goh et al. 1984), und 2. Benzathin-Penicillin-G ebenfalls nicht Liquorkonzentrationen ≥ 0,018 µg Penicillin/ml gewährleistet. Letztgenanntes Präparat ist also auch nicht zur Therapie von ZNS-Komplikationen bei Syphilis II sowie Früh- und Spätlatenz geeignet.

Die Therapie der ersten Wahl bei Neurosyphilis ist Penicillin G in kristalloider Lösung, intravenös verabreicht mit 18–24 Mio. IE/d (3–4 Mio. IE alle 4 Stunden) über mindestens 14 Tage (CDC-Leitlinien 1998) (⇑). Dieses Schema wird bei symptomatischer und asymptomatischer Neurosyphilis sowie bei allen Formen der Syphilis mit HIV-Koinfektion angewendet. Als gleichwertig ist die in vielen Kliniken übliche i.v. Gabe von 3 x 10 oder 5 x 5 Mio. IE Penicillin G anzusehen (Robert Koch Institut 2002) (⇑) (**A**).

Ein alternatives Therapieschema für Patienten mit vermutetem oder gesichertem syphilitischen ZNS-Befall stellt die tägliche i.v. Verabfolgung von 2 g Ceftriaxon (Initialdosis 4 g) über 10–14 Tage dar (Marra et al. 2000) (⇑) (**B**).

Als Therapie der dritten Wahl wird von der Clinical Effectiveness Group (UK, 1999) Doxycyclin (4 x 200 mg für 28 Tage) empfohlen (⇔). Tetrazykline sind jedoch bei

Tabelle 2 Therapieempfehlung der CDC, Atlanta, für Syphilis im Latenz- und Tertiärstadium

Antibiotikum	Route	Dosierung	Dauer
Frühlatenz			
Benzathin-Penicillin-G	intramuskulär	2,4 Mio. IE	einmalig
Doxycyclin	oral	2 x 100 mg/d	2 Wochen
Tetracyclin	oral	4 x 500 mg/d	2 Wochen
Spätlatenz oder unbekanntes Latenzstadium			
Benzathin-Penicillin-G	intramuskulär	2,4 Mio. IE pro Woche	3 Wochen
Doxycyclin	oral	2 x 100 mg/d	4 Wochen
Tetracyclin	oral	4 x 500 mg/d	4 Wochen
Tertiärstadium/Neurologische Symptomatik			
Wässriges Penicillin G	intravenös	3–4 Mio. IE alle 4 Stunden	10–14 Tage
Procain-Penicillin-G	intramuskulär	2,4 Mio. IE/d	10–14 Tage
plus Probenecid	oral	4 x 500 mg/d	10–14 Tage

Schwangerschaft und Kindern bis zu 8 Jahren wegen Gelbfärbung der Zähne kontraindiziert. Chloramphenicol ist auf seine Effektivität bei Neurosyphilis nie in kontrollierten Studien untersucht worden (⇔).

Allgemeine Maßnahmen

Epileptische Anfälle werden auch bei Neurosyphilispatienten entsprechend den Leitlinien für die antikonvulsive Therapie behandelt. Lanzinierende Schmerzen sind als neuropathische Schmerzen zumeist refraktär gegenüber üblichen Analgetika, deshalb bieten sich Therapieversuche mit Carbamazepin, Gabapentin, Amitryptilin oder Flupirtin an (⇔). Der Hydrozephalus wird als seltene Spätkomplikation durch Shuntimplantation behandelt. Bei psychotischen Episoden und Verwirrtheitssyndromen kommen in erster Wahl Anxiolytika und/oder Neuroleptika infrage, wobei die Neigung zu Krampfanfällen, namentlich bei der paralytischen Neurosyphilis, beachtet werden soll (⇔). Die Verwendung von Kortikosteroiden (während der Antibiotikagabe) muss als experimentell betrachtet werden, weil keine Daten über deren Therapieeffekt vorliegen (⇔).

Therapiekomplikationen

An eine **Jarisch-Herxheimer-Reaktion (JHR)** muss gedacht werden, wenn 12–24 Stunden nach Beginn der antibiotischen Behandlung Allgemeinsymptome wie Fieber, Kopf- oder Muskelschmerz, Abgeschlagenheit, Tachykardie, Blutdruckanstieg oder -abfall, Leukozytose und relative Lymphopenie, außerdem Krampfanfälle und/oder eine Verschlechterung der neurologischen Ausfälle auftreten. Sie ist bei Primosekundärsyphilis häufig, bei Neurosyphilis aber nur in 1–2% der Fälle zu beobachten. Betroffene Patienten sollen kardiovaskulär überwacht und symptomatisch mit Aspirin oder nichtsteroidalen Antiphlogistika behandelt werden (Clinical Effectiveness Group 1999) (⇔). Die Antibiotikaverabfolgung darf nicht unterbrochen werden. Kortikosteroide reduzieren die Allgemeinsymptome, nicht aber mögliche neurologische Symptome oder Folgezustände (⇔); Meptazinol soll die JHR abmildern (Silberstein et al. 2002) (⇔).

Therapieindikation und Therapiekontrolle

Behandlungsbedürftigkeit einer Syphiliserkrankung liegt bei positivem Ausfall einer Lipoidantikörperreaktion (in der Regel VDRL-Test) und/oder Nachweis treponemenspezifischer IgM-Antikörper im Serum (T.p.-IgM-ELISA oder 19S-IgM-FTA-Abs-Test) vor (RKI 2002). Bei aktiver Neurosyphilis im späten Tertiärstadium können der VDRL-Test und selten auch einmal der IgM-Antikörpernachweis negativ ausfallen. In solchen Fällen wird die Behandlungsbedürftigkeit nach Liquorbefund (Pleozytose; hoher TPPA-Titer) sowie nach klinischen Progredienzzeichen abgeschätzt. Eine erfolgreiche Behandlung syphilitischer ZNS-Komplikationen ist erkennbar an

1. Rückgang der Liquorpleozytose (sofern vorhanden) innerhalb mehrerer Wochen,
2. Normalisierung der Blut-Liquor-Schranke innerhalb weniger Monate,
3. rückläufiger IgM-Antikörperkinetik im Serum innerhalb von 6–12 Monaten. Eine Befundnegativierung wird zumeist innerhalb von 18 Monaten beobachtet. Bei Reinfektion bzw. bei langem Zeitintervall zwischen Infektion und Therapiebeginn können treponemenspezifische IgM-Antikörper jedoch auch länger im Serum nachweisbar bleiben,
4. rückläufiger Lipoidantikörperkinetik (VDRL, Kardiolipin-KBR). Innerhalb des ersten Jahres wird oftmals ein Titerabfall um 3–4 Verdünnungsstufen beobachtet. Bei Reinfektionen bzw. langem Zeitintervall zwischen Infektion und Therapiebeginn können Lipoidantikörper jedoch auch länger nachweisbar bleiben.

TPPA- und FTA-Abs-Test sind ebenso wie der ITpA-Index für die Therapiekontrolle ungeeignet. Liquorkontrollen werden so lange durchgeführt, bis die Pleozytose abgeklungen ist; ein langsamer Rückgang der intrathekalen IgG-Synthese ist zu erwarten. Gemeint ist hier das Gesamt-IgG, nicht aber das treponemenspezifische IgG, das im ITpA-Index gemessen wird.

Expertengruppe

Prof. Dr. H.-J. Hagedorn, Medizinal-Untersuchungsstelle Reg.-Bezirk Detmold, Herford
Prof. Dr. H. Prange, Neurologische Universitätsklinik Göttingen
Prof. Dr. G. Ritter, Emeritus, ehem. Neurologische Universitätsklinik Göttingen
Prof. Dr. V. Schuchardt, Neurologische Klinik, Klinikum Lahr
Prof. Dr. M. Weller, Neurologische Universitätsklinik Tübingen
Federführend: Hilmar Prange, Neurologische Universitätsklinik Göttingen, Robert-Koch-Str. 40, 37075 Göttingen, Tel.: 0551-392355, Fax 0551-398405
e-mail hilmarprange@gmx.de oder hprange@gwdg.de

Literatur

Ali, L., K. L. Roos (2002): Antibacterial therapy of neurosyphilis, lack of impact of new therapies. CNS Drugs 16, 799-802.

Bracero, L., G. P. Wormser, E. J. Bottone (1979): Serologic tests for syphilis: a guide to interpretation in various states of disease. Mt. Sinai J. Med. 46, 289-292.

Burke, J. M., D. R. Schaberg (1985): Neurosyphilis in the antibiotic era. Neurology 35, 1368-1371.

Centers for Disease Control and prevention (1998): Guidelines for treatment of sexually transmitted disease. MMWR Morb. Morbid Wkly. Rep. 47, 1-111.

Centers for Disease Control and prevention (2002): Sexually transmitted disease treatment guidelines. MMWR Morb. Morbid Wkly. Rep. 51 (RR-6), 1-78.

Clark, E. G., N. Danbolt (1955): The Oslo study of the natural history of untreated syphilis. An epidemiologic investigation based on a restudy of the Boeck-Brunsgaard material. J. Chronic Dis. 2, 311-344.

Clinical Effectiveness Group; Association of Genitourinary Medicine and the Medical Society for the Study of Venereal Diseases (1999): National guideline for the management of late syphilis. Sex. Transm. Inf. 75 (Suppl), S34-S37.

Dowell, M. E., P. G. Ross, D. M. Musher et al. (1992): Response of latent syphilis or neurosyphilis to ceftriaxone therapy in persons infected with human immunodeficiency virus. Am. J. Med. 93, 481-488.

Ducas, J., H. G. Robson (1981): Cerebrospinal fluid penicillin levels during therapy for latent syphilis. JAMA 246, 2583-2584.

Goh, B. T., G. W. Smith, L. Samarasinghe et al. (1984): Penicillin concentrations in serum and cerebrospinal fluid after intramuscular injection of aqueous procaine penicillin 06 MU with and without probenecid. Br. J. Vener. Dis. 60, 371-373.

Hahn, R. D., B. Webster, G. Weickhardt et al. (1958): The results of treatment of 1086 general paralytics the majority of whom were followed up for more than 5 years. J. Chron. Dis. 7, 209-227.

Hook, E. W., C. M. Marra (1992): Acquired syphilis in adults. N. Engl. J. Med. 326, 1060-1069.

Idsoe, O., T. Guthe, R. R. Willcox (1972): Penicillin in the treatment of syphilis: the experience of three decades. Bull World Health Ogan. 47 (Suppl 1), 1-68.

Korting, H. C., D. Walther, U. Riethmüller et al. (1986): Comparative in vivo susceptibility of Treponema pallidum to ceftizoxime, ceftriaxone and penicillin G. Chemotherapy 32, 352-355.

Luger, A., B. L. Schmidt, K. Steyrer, E. Schonwald (1981): Diagnosis of neurosyphilis: examination of cerebrospinal fluid. Br. J. Vener. Dis. 57, 232-237.

Lukehart, S. A., E. W. Hook, S. A. Baker-Zander et al. (1988): Invasion of the central nervous system by Treponema pallidum: implications for diagnosis und treatment. Ann. Intern. Med. 109, 855-862.

Marra, C. M., P. Boutin, J. C. McArthur et al. (2000): A pilot study evaluating ceftriaxone and penicillin G as treatment agents for neurosyphilis in human immunodeficiency virus-infected individuals. Clin. Infect. Dis. 30, 540-544.

Marra, C. M., C. L. Maxwell, S. L. Smith et al. (2004): Cerebrospinal fluid abnormalities in patients with syphilis: association with clinical and laboratory features. J. Infect. Dis. 189, 369-376.

Nau, R., H. W. Prange, P. Muth et al. (1993): Passage of cefotaxime and ceftriaxone into the cerebrospinal fluid of patients with uninflamed meninges. Antimicrob. Agents Chemother. 27, 1518-1524.

Norgard, M. V., J. N. Miller (1981): Plasmid DNA in Treponema pallidum: potential for antibiotic resistance by syphilis bacteria. Science 213, 535.

Prange, H., G. Ritter (1981): Epidemiologie der Neurosyphilis. Nervenarzt 52, 32-35.

Prange, H. W., M. Moskophidis, H. I. Schipper, F. Müller (1983): Relationship between neurological features and intrathecal synthesis of IgG antibodies to treponema pallidum in untreated and treated human neurosyphilis. J.. Neurol. 230, 241-252.

Prange, H. (1987): Neurosyphilis. VCH-Verlag, edition medizin, Weinheim.

Prange, H. W. (1993): Neurosyphilis. In: Henkes, H., H. W. Kölmel (Hrgs.): Die entzündlichen Erkrankungen des Zentralnervensystems. Ecomed, Landsberg, Abschn. II-4: 1-34.

Prange, H. W., I. Bobis-Seidenschwanz (1994/95): Zur Evaluierung serologischer Aktivitätskriterien bei Neurosyphilis. Verh. Dtsch. Ges. Neurol. 8, 789-791.

Quinn, T. C., B. Bender (1988): Sexually transmitted diseases. In: Harvey, A. M., R. J. Johns, V. A. McKusick et al. (Hrsg.): The Principles and Practice of Medicine. 22nd ed. Norwalk, CT Appleton & Lange, Norwalk, 1-663.

RKI (1997): Syphilis: Aktuelle Bedeutung. Epidemiol. Bull. (16), 109-110.

RKI (2002): Neurosyphilis - Fallbericht, Bedeutung, Diagnostik und Prävention. Epidemiol. Bull. (5), 35-36.

RKI (2004): Aktuelle Statistik meldepflichtiger Infektionskrankheiten, Berichtsmonat Dezember 2003. Epidemiol. Bull. (10), 85.

RKI (2004): Syphilis in Deutschland 2003; Berichtsmonat Oktober. Epidemiol. Bulletin. (40), 339-343.

Rockwell, D. H., A. R. Yobs, M. B. Moore (1964): The tuskegee study of untreated syphilis. Arch. Intern. Med. 114, 792-798.

Silberstein, P., R. Lawrence, D. Pryor, R. Shnier (2002): A case of neurosyphilis with florid Jahrisch-Herxheimer reaction. J. Clin. Neurosci. 9, 689-690.

Stapleton, J. T., L. V. Stamm, P. J. Bassford (1985): Potential for development of antibiotic resistance in pathogenic treponemes. Rev. Infect. Dis. 7 (Suppl 2), S314-S317.

Zenker, P. N., R. T. Rolfs (1990): Treatment of syphilis 1989. Rev. Infect. Dis. 12 (Suppl 6), 591-609.^

Clinical Pathway – Neurosyphilis

Diagnostisches Procedere

- Klinischer Verdacht auf Neurosyphilis:
  - Neurologische, psychiatrische, ophthalmologische oder otologische Symptomatik
  - Klinische Zeichen für eine gummöse oder kardiovaskuläre Manifestationsform der Tertiärsyphilis
  - HIV-Infektion

- Syphilisserologie:
  - TPPA- oder TPHA-Test (Suchtest), wenn positiv
  - FTA-Abs-Test (spezifisch), wenn positiv
  - 19S-IgM-FTA-Abs-Test oder T.p.-IgM-ELISA oder IgM-Westernblot (Aktivitätsindikator)
  - Quantitative Cardiolipin-Reaktion: VDRL-Test oder Kardiolipin-KBR (Aktivitätsparameter zur Verlaufsbeurteilung)

→ TPHA-Test und FTA-Abs-Test positiv

- TPHA-Test positiv und FTA-Abs-Test negativ → T. pallidum-Westernblot als 2. Bestätigungsreaktion
  - T. pallidum-Westernblot positiv
  - T. pallidum-Westernblot negativ → eventuell Wiederholung der Tests (FTA-Abs-Test u/o Westernblot) nach einigen Wochen

- Liquordiagnostik:
  - Zellzahl
  - Gesamtprotein
  - Laktat
  - Albumin-, IgG- und IgM-Quotient
  - Index für spezifische Antikörper (empfohlen: ITpA-Index oder TPHA-ASI)
  - Bildgebung (MRT)
  - bei Bedarf:
    - EEG
    - evozierte Hirnpotenziale
    - EMG/NLG
    - spinales MRT
    - Nativ-Röntgen wie auch ophthalmologische/otologische/neurourologische Zusatzdiagnostik

- positiver TPHA-Test klinisch irrelevant (Ausnahme: Infektion liegt wenige Wochen zurück, dann wird aber in keinem Fall eine ZNS-Symptomatik vorliegen)

→ Diagnosestellung

Procedere nach Diagnosestellung

- Aktive Neurosyphilis:
  - Treponemenspezifisches IgM im Serum nachweisbar, mononukleäre Pleozytose im Liquor
  - Sehr hohe Antikörpertiter in Serum und Liquor (z.B. VDRL-Test im Liquor positiv)
  - Progredienz der neurosyphilistypischen Symptome (Zunahme kognitiver Defizite, Zunahme der lanzinierenden Schmerzen oder der Hinterstrangataxie)

- Weniger aktive Formen bei unbewusster Mitbehandlung (Antibiotikagabe aus anderer Indikation):
  - Geringere Liquorveränderungen
  - Blande Klinik
  - Positive Seroreaktionen (TPHA- u. FTA-Abs-Test)
  - IgM-Test kann negativ sein, aber quantitative Cardiolipin-Reaktion (schwach) positiv

- 1. Wahl: Penicillin G 3–4 Mio. IE i.v. alle 4 Stunden über mindestens 14 Tage oder 3 x 10 oder 5 x 5 Mio. IE
- 2. Wahl: Ceftriaxon 2 g/d i.v. (Initialdosis 4 g) über 10–14 Tage
- 3. Wahl: Doxycyclin 4 x 200 mg für 28 Tage

- keine gezielte hochdosierte Penicillin-G- oder Ceftriaxon-Therapie in der Vorgeschichte bekannt oder nachweisbar

- Therapiekontrolle:
  - Seroreaktionen (v.a. 19S-IgM-FTA-Abs-Test)
  - quantitative Cardiolipin-Reaktion im Serum
  - Liquordiagnostik im 1. Jahr nach der Therapie in 3-monatigen Abständen, im 2. Jahr in 6-monatigen Abständen

- Kriterien für Ansprechen der Therapie:
  - keine klinische Progredienz
  - Rückgang der Liquorpleozytose (Wochen)
  - Normalisierung der Blut-Liquor-Schranke (Monate)
  - rückläufige IgM-Antikörperkinetik im Serum innerhalb von 6–12 Monaten
  - rückläufige Lipoidantikörperkinetik (VDRL, Kardiolipin-KBR)

- Kriterien für Reinfektion/endogene Reaktivierung (z.B. bei AIDS):
  - klinische Progredienz
  - 19S-IgM-FTA-Abs-Test wieder positiv
  - quantitative Cardiolipin-Reaktion wieder positiv

  → erneute Therapie

- Persistenz von treponemenspezifischem IgM (u.U. über mehrere Jahre)

  Optionen:
  - erneute Therapie sicherheitshalber
  - erneute Therapie abhängig von Verlauf und Liquorbefund, z.B. keine klinische Besserung und kontinuierliche Normalisierungstendenz des Liquors sondern (leichte) Progredienz (Zellen normal, intrathekale IgG-Synthese langsam abfallend) → keine erneute Therapie indiziert

Neuritis: Chronische immunvermittelte Polyneuritis, infektiöse Neuritis

Was gibt es Neues?

Die unter dem Abschnitt „Spezielle Behandlung" aufgeführten Empfehlungen sind weiterhin gültig. Zu den folgenden Teilaspekten gibt es neue Daten.

Chronische immunvermittelte Polyneuritis

- In der Akuttherapie der CIDP sind Steroide, IVIG und Plasmapherese während eines Behandlungszeitraums von 6 Wochen gleichwertig (⇑⇑⇑).
- 65–95% der Patienten mit einer CIDP sprechen auf eine Steroidtherapie an (⇑).
- Bei chronisch-progredienter wie bei schubförmig verlaufender CIDP tritt unter Plasmapherese in 80% der Fälle eine Besserung ein, nach Beendigung der Therapie allerdings bei 66% eine Verschlechterung innerhalb von 1–2 Wochen (⇑).
- Bei Patienten mit CIDP kann durch zusätzliche Gabe von Azathioprin meist die Steroiderhaltungsdosis reduziert werden (⇔).
- Bei CIDP noch unzureichende Evidenz für Verbesserung des funktionellen Outcome nach einem Jahr unter Behandlung mit Immunsuppressiva wie Azathioprin, Cyclophosphamid, Methotrexat, Cyclosporin A, Mycophenolatmofetil oder Rituximab bzw. mit immunmodulatorischen Substanzen wie Interferon alpha oder beta (⇔).
- Bei MMN sind IVIG die einzige Therapie, deren Wirksamkeit durch kontrollierte klinische Studien belegt ist (⇑⇑⇑).
- Patienten mit CIDP oder MMN, die sich als refraktär gegenüber der konventionellen Therapie erweist, profitieren teilweise von Interferon beta-1a (⇔).
- Für die Diagnose MMN ist das Vorhandensein multifokaler motorischer Nervenleitungsblockierungen und der serologische Nachweis von Anti-GM1-AK zwar charakteristisch, jedoch nicht obligatorisch.
- IVIG-Nonresponder bei MMN sind häufiger mit einem höheren Lebensalter bei Erstmanifestation der Erkrankung, einer größeren Anzahl betroffener Muskelgruppen und einer CK-Serumkonzentration >180 U/l assoziiert.
- Bei Lewis-Sumner-Syndrom (LSS), einer CIDP-Variante, die durch vorwiegend distale, meist armbetonte, asymmetrische sensomotorische (65%) bzw. rein sensible (35%) Symptome, distale Muskelatrophien (52%), nicht selten Hirnnervenbeteiligung (26%), persistierende multifokale motorische Leitungsblockierungen und eine zusätzliche demyelinisierende Komponente in der Elektroneurographie, fehlenden Nachweis von Anti-GM-1-AK im Serum und einen chronisch-progredienten Verlauf in der Mehrzahl der Fälle (71%) gekennzeichnet ist, sind IVIG einer oralen Steroidtherapie überlegen (Response 54 vs 33%) (⇑).
- Bei monoklonaler Gammopathie vom IgM-Typ mit progredienter demyelinisierender Anti-MAG-Neuropathie und fehlender IVIG-Response kann Rituximab, ein monoklonaler Antikörper gegen das CD20-Oberflächen-Antigen auf B-Zellen, eingesetzt werden (⇑).
- Bei primärer systemischer Amyloidose (AL), einer monoklonalen Gammopathie vom Ig-Leichtketten-Typ, sind Ansprechen und Überlebensdauer unter high-dose-Chemotherapie mit peripherer Blutstammzelltransplantation (PBSCT) höher als unter Standardchemotherapie mit Melphalan und Prednison (⇑).

Plexusneuritis

- Bei idiopathischer Armplexusneuritis (neuralgische Schulteramyotrophie) keine Evidenz für positive therapeutische Beeinflussung des in ca. 90% der Fälle günstigen Spontanverlaufs (⇑). In der Akutphase Schmerzreduktion unter Steroidtherapie (Prednisolon 1 mg/kg/d p.o.), funktionelle Verbesserung durch Physiotherapie (⇔).
- Bei idiopathischer Beinplexusneuritis regrediente Schmerzen und Paresen unter i.v. Steroidtherapie, Verbesserung der Prognose durch IVIG (⇔).

Infektiöse Neuritis

- Bei Patienten mit Diphtherie ist die Antitoxingabe jenseits des 2. Tages nach Symptombeginn ineffektiv hinsichtlich Auftreten einer diphtherischen PNP (⇔).
- Bei Patienten mit Brucellose ist das Risiko von Frührezidiven nach einer Antibiose mit Doxycyclin 2 x 100 mg/d p.o. über 45 Tage signifikant geringer als nach einer Therapiedauer von 30 Tagen (⇑).
- Bei Neuritis lepromatosa ist die kombinierte medikamentös-chirurgische Behandlung mit nervaler Dekompression der alleinigen medikamentösen Therapie hinsichtlich Schmerzreduktion sowie Rückgang der sen-

siblen und motorischen Defizite signifikant überlegen (⇑).

Die wichtigsten Empfehlungen auf einen Blick

- Die meisten Patienten mit CIDP benötigen eine Langzeittherapie. Der Therapiealgorithmus ist unter „Spezielle Behandlung bei immunvermittelten Neuropathien" dargestellt. Wegen hoher Therapiekosten bei häufiger und langfristiger IVIG-Applikation, eines nur kurzzeitigen Effekts der invasiven Plasmapherese und Langzeitnebenwirkungen der Steroide ist daher das Ziel, die Frequenz der IVIG-Gabe zu senken durch eine immunsuppressive bzw. immunmodulatorische Kombinations- oder Second-line-Therapie (A).
- Bei CIDP mit überwiegend motorischen Symptomen und geringem Ansprechen auf IVIG besteht der Verdacht auf ein zugrunde liegendes osteosklerotisches Myelom (B).
- Aufgrund einer interindividuell variablen Dauer (2 Wochen bis > 6 Monate) des IVIG-Behandlungserfolgs bei Patienten mit MMN Entwicklung eines Therapieregimes mit Monitoring der maximalen Symptomreduktion nach jedem Therapiezyklus und erneuter IVIG-Gabe vor dem zu erwartenden neuerlichen Krankheitsschub (C).
- Fehlendes Ansprechen auf 1–2 IVIG-Zyklen (à 2 g/kg) gilt als Therapieversagen (A).
- Bei Wirkungslosigkeit von 2–3 IVIG-Zyklen (à 2 g/kg) bei Patienten mit LSS Umstellung auf Prednison 1 mg/kg/d p.o. über 4–6 Wochen mit anschließender allmählicher Abdosierung (C).

Definition

Neuritis

Entzündliche Erkrankung des peripheren Nervensystems mit Lokalisation in einem Nerv (Mononeuritis) oder zahlreichen Nerven (Polyneuritis) bzw. Nervenwurzeln (Polyradikulitis), einhergehend mit motorischen, sensiblen und/oder autonomen Symptomen aufgrund einer demyelinisierenden oder axonalen neuronalen Schädigung, die pathogenetisch als immunvermittelt bzw. infektiös klassifizierbar ist.

Immunvermittelt

Chronische inflammatorische demyelinisierende Polyneuropathie (CIDP)

Entweder schubförmiger Verlauf, vor allem bei jüngeren Patienten, oder über mehr als 2 Monate progrediente, symmetrische, distal und/oder proximal lokalisierte Paresen, meist distal betonte Muskelatrophien, abgeschwächte bzw. erloschene Muskeleigenreflexe, handschuh- bzw. strumpfförmig begrenzte sensible Reiz- und Ausfallsymptome mit dominanter large-fibre-Affektion, seltene Hirnnervenbeteiligung. Elektrophysiologischer Nachweis demyelinisierender Veränderungen mit pathologischen distalen motorischen Latenzen, verlangsamten motorischen und sensiblen Nervenleitgeschwindigkeiten, partiellen Leitungsblockierungen und fehlenden F-Wellen oder verlängerten F-Wellen-Latenzen. Liquordiagnostisch in 95% der Fälle Blut/Liquor-Schrankenstörung bei normaler Zellzahl oder leichtgradiger lymphozytärer Pleozytose. CIDP im Gegensatz zum GBS nur selten infektassoziiert. Bei der Pathogenese spielen wahrscheinlich sowohl zelluläre Faktoren als auch humorale Immunfaktoren eine relevante Rolle, wobei heterogene Ursachen angenommen werden (Kieseier et al. 2004). CIDP-Prävalenz wahrscheinlich höher als bisher angenommen: 7,7 auf 100000 in einer norwegischen epidemiologischen Erhebung, Männer häufiger betroffen als Frauen. CIDP im Kindesalter relativ selten, bei 50% subakuter Beginn, überwiegend motorische Defizite, häufig fortschreitend bis zur Gehunfähigkeit, schubförmig-remittierender Verlauf.

Prognose der CIDP initial nur schwer beurteilbar, erst nach 1–2 Jahren Krankheitsverlauf gut abzuschätzen. Aus therapeutischen Gründen ist es sinnvoll, das Spektrum der CIDP breiter zu definieren als in den von 1991 datierenden diagnostischen Kriterien (Research Criteria For Diagnosis Of Chronic Inflammatory Demyelinating Polyneuropathy) des Ad Hoc Subcommittee of the American Academy of Neurology (AAN) AIDS Task Force.

CIDP-Varianten

Ataktische Form der CIDP, multifokale CIDP (multifocal acquired demyelinating sensory and motor neuropathy = MADSAM, Lewis-Sumner-syndrome), fokale CIDP (focal acquired demyelinating neuropathy), distal acquired demyelinating symmetric neuropathy (DADS), axonale Form der chronischen inflammatorischen Polyneuropathie (CIAP), rein motorische Variante der CIDP.

Multifokale motorische Neuropathie (MMN)

Langsam progrediente, asymmetrische, distal und armbetonte, im Allgemeinen rein motorische Neuropathie mit Muskelatrophie, oftmals Muskelcrampi, teilweise Faszikulationen und abgeschwächte Muskeleigenreflexe. Vorwiegend (ca. 65%) bei Männern auftretend, Manifestationsalter typischerweise 30.-50. Lebensjahr. Wesentliches Kriterium in der differenzialdiagnostischen Abgrenzung anderer Erkrankungen des zweiten Motoneurons (LMND) ist der elektroneurographische Nachweis persistierender multifokaler partieller Leitungsblockierungen (mehr als 50% Amplitudenreduktion des Muskelsummenaktionspotenzials bei proximaler versus distaler Nervenstimulation) außerhalb physiologischer nervaler Engpässe, im Unterschied zur CIDP meist keine Potenzialdispersion oder verzögerte distale motorische Latenz sowie F-Wellen-Verzögerung (Nobile-Orazio 2001), normale sensible Nervenleitgeschwindigkeit. Liquorbefund bei ca. 90% normal, selten leichtgradige Blut/Liquor-Schrankenstörung. Hohe IgM-Antikörper-Titer (≥ 1:1800) gegen das Monosialogangliosid (GM 1) im Serum von Patienten mit MMN, wobei der ELISA-Test mit kovalent gebundenem GM-1-Antigen eine hohe MMN-Spezifität aufweist und in 85% der Fälle positiv ist, hingegen nicht bei der CIDP oder amyotrophen Lateralsklerose. Die pathogenetische Rolle der Anti-GM-1-AK wie auch anderer weniger häufig anzutreffenden Anti-Gangliosid-AK gegen GM 2 und GD 1a ist bislang unklar. Möglicherweise spielt der Anti-GM-1-AK eine prädiktive Rolle für therapeutisches Ansprechen auf Immunglobuline, ebenso wie die CK-Serumkonzentration, die mit Werten über 180 U/l häufiger bei Non-Respondern auftritt (Vandenberg 2000). Klinischer Verlauf im Allgemeinen langsam progredient, Spontanremissionen sind möglich, aber selten, ebenso wie rasche Verschlechterungen. Länger als ein Jahr bestehende atrophische Paresen bilden sich meist nicht mehr zurück.

Paraproteinämische PNP

Entweder auf der Basis einer monoklonalen Gammapathie unbestimmter Signifikanz (MGUS) oder seltener bei maligner lymphoproliferativer Erkrankung (Plasmozytom, Morbus Waldenström, B-Zell-Lymphom, chronische lymphatische Leukämie, primäre systemische Amyloidose; Ropper u. Gorson 1998, Steck 1998). Pathogenetisch lassen sich diese Neuropathien auf monoklonale Serumproteine vom IgA-, IgG- oder IgM-Typ zurückführen, die teilweise Autoantikörperaktivität besitzen. Der pathogenetische Zusammenhang ist allerdings derzeit nur für die sog. IgM-MGUS gesichert. Bei 10% der Patienten mit ätiologisch unklarer PNP ist eine monoklonale Gammapathie feststellbar. Die Prävalenz der MGUS steigt mit dem Lebensalter von 0,1% in der dritten Dekade auf 3% in der achten Dekade. Manifestation einer MGUS-assoziierten Neuropathie mit distal betonten, symmetrischen, überwiegend sensiblen Symptomen meist ohne Hirnnervenbeteiligung, vor allem bei Männern ab dem 6. Lebensjahrzehnt, schleichender Beginn, chronisch progredienter Verlauf in 70%, schubförmig in 20% und chronisch rezidivierend in 10% der Fälle. Elektroneurographisch verlängerte distale Latenzen und reduzierte Nervenleitgeschwindigkeiten, seltener schwerpunktmäßig axonale Läsion (bei IgG-MGUS). Liquorprotein erhöht. Im Vergleich zur CIDP mehr Sensibilitätsstörungen und schlechtere therapeutische Beeinflussbarkeit. PNP bei IgM-MGUS ausgeprägter als bei IgA und IgG-MGUS, mit stärkeren motorischen Ausfällen, bei 30% mit posturalem Tremor der oberen Extremitäten und Ataxie. Serologischer Nachweis von AK gegen myelinassoziiertes Glykoprotein (MAG) bei IgM-MGUS, in der Nervenbiopsie segmentale Demyelinisierung mit IgM-Ablagerungen, ebenso bei Morbus Waldenström.

Sonderformen wie die GALOP (Gait disorder, Autoantibody, Late age Onset Polyneuropathy) sowie die Anti-Sulfatid-Neuropathie werden auch in spezialisierten Einrichtungen nur selten gesehen.

Bei MGUS kommt es in 10% der Fälle zur malignen Transformation. Die relativ häufig bei Morbus Waldenström (Makroglobulinämie) anzutreffende sensomotorische PNP ähnelt in der klinischen Präsentation der IgM-MGUS. Während das (osteolytische) multiple Myelom (Plasmozytom) nur in 10–15% der Fälle mit einer axonalen, im Allgemeinen sensomotorischen PNP einhergeht, ist das seltene osteosklerotische Myelom (3% der Myelome) in 50% der Fälle (meist junge Männer) mit einer demyelinisierenden, vorwiegend motorischen PNP assoziiert. Diese kann im Rahmen eines POEMS-Syndroms auftreten (Polyneuropathie, Organomegalie, Endokrinopathie, M-Protein und Skin Changes), auch als Crow-Fukase-Syndrom bezeichnet, dem fast immer eine monoklonale Gammopathie vom IgG- oder IgA-Typ mit Lambda-Leichtketten-Expression zugrunde liegt. Bei 25% der monoklonalen Gammopathien mit PNP liegt eine primäre Amyloidose vor, gekennzeichnet durch eine distal-symmetrische, axonale small-fibre-Neuropathie mit Hyperpathie und autonomer Dysfunktion. Bioptischer Nachweis von IgG-Leichtketten u. a. in Rektumschleimhaut, peripherem Nerv und Muskulatur, ungünstige Prognose mit 50% Letalität innerhalb von 2 Jahren.

Idiopathische Armplexusneuritis (syn. neuralgische Schulteramyotrophie)

Oft postinfektiös bzw. postvakzinal auftretender akuter Schulterschmerz, gefolgt von oberer Armplexusparese (50% oberer Armplexus, ca. 15% unterer Armplexus, 35% Mischformen). Bei bis zu 25% bilaterale Manifestation mit deutlich asymmetrischer klinischer Verteilung, elektrophysiologisch axonale Läsion mit segmentaler Demyelinisierung, im Allgemeinen normaler Liquorbefund, monophasischer Verlauf, gute Prognose. In Einzelfällen Nachweis entzündlicher Infiltrate im Plexus brachialis (Suarez et al. 1996).

Idiopathische Beinplexusneuritis (syn. lumbosakrale Plexopathie)

Seltene, postinfektiös, postvakzinal bzw. post partum auftretende, mitunter rezidivierende Episoden mit akut auftretenden Schmerzen in der unteren Extremität, gefolgt von unilateralen bzw. asymmetrischen Paresen, die in der Mehrzahl mit Sensibilitäts- und gelegentlich mit Miktions- und Defäkationsstörungen einhergehen und meist innerhalb von einigen Monaten reversibel sind, aber auch protrahiert verlaufen können mit persistierendem motorischen Defizit.

Infektiös-bakteriell

Lepra

Infiltration kutaner Nerven durch Mycobacterium leprae führt zu hypästhetischen Arealen, die sich bei der tuberkuloiden Form auf die Hautläsionen beschränken und bei der lepromatösen Form (reduzierte Immunitätslage) eine distale Betonung aufweisen, gefolgt von Paresen und einer Verdickung peripherer Nerven. Neben dem häufigen Verlust des Schwitzens in der betroffenen Region auch kardiale Denervation und orthostatische Hypotonie als Folge autonomer Dysfunktion. Infektion hauptsächlich per inhalationem, Inkubationszeit Monate bis Jahre, eine der häufigsten Neuropathien weltweit mit der höchsten Prävalenz in Südostasien und Afrika.

Diphtherie

Durch das Exotoxin von Corynebacterium diphtheriae bei 20–30% der Infektionen verursachte demyelinisierende PNP, im Allgemeinen in der 3. Erkrankungswoche beginnend mit einer Glossopharyngeusparese, gefolgt von einer Pupillomotorikstörung und innerhalb von 3 Monaten Entwicklung symmetrischer motorischer und sensibler (vorwiegend Tiefensensibilität) Defizite von proximal nach distal mit anschließender allmählicher Rückbildung, Tachykardie durch parasympathische Denervation und Myokarditis. Erhöhtes Liquorprotein. Klinische Progredienz bis zur Plateauphase langsamer als beim GBS.

Neurobrucellose

Bei 2–5% der Infektionen neurologische Symptome von Seiten des zentralen und/oder peripheren Nervensystems. Manifestation am peripheren Neuron als Radikuloneuritis mit Hirnnervenbeteiligung bei lymphozytärer Pleozytose und erhöhter Eiweißkonzentration im Liquor.

Mykoplasmen-Infektion

Bei atypischer Pneumonie durch Mycoplasma pneumoniae bei ca. 1‰ neurologische Komplikationen, u. a. Polyradikuloneuritis mit lymphozytärer Liquor-Pleozytose.

Infektiös-viral

Herpes-Zoster-Radikuloneuritis

Durch Reaktivierung des nach der Primärinfektion (Varizellen) insbesondere in den Spinalganglien persistierenden Varicella-Zoster-Virus (VZV) hervorgerufene dermatombezogene Infektion (Gürtelrose) mit initialer Neuralgie, Par- und Dysästhesien, gefolgt von einem typischen Exanthem (bläschenförmige Hautefforeszenzen), das im Allgemeinen innerhalb von 2–3 Wochen reversibel ist. Lokalisation in absteigender Häufigkeit thorakal, im Hirnnervenbereich (Zoster ophthalmicus, Zoster oticus), lumbal, zervikal und sakral, bei 5% assoziiert mit segmentalen Paresen, die sich in ca. 80% der Fälle vollständig zurückbilden. Im Liquor leichte lymphozytäre Pleozytose mit Schrankenstörung. Die Zoster-Inzidenz steigt mit dem Lebensalter und mit nachlassender zellvermittelter Immunität.

Komplikationen: Zoster generalisatus in ca. 50% der Fälle bei Immunsuppression, Meningoenzephalitis, Zerebellitis, Ganglionitis, Myelitis, granulomatöse zerebrale Angiitis, postzosterische Neuralgie bei 50–60% der über 60-Jährigen.

Epstein-Barr-Virus- (EBV)-Infektion

Im Rahmen einer infektiösen Mononukleose (Morbus Pfeiffer) oder isoliert können Hirnnervenläsionen (periphere Fazialisparese, Okulomotorikstörungen), eine Mononeuritis multiplex (insbesondere Armplexusneuritis) oder eine Polyradikulitis auftreten.

Zytomegalie-Virus- (CMV)-Infektion

Neurologische Komplikationen wie Meningoenzephalitis, Polyneuritis, Myelitis oder Radikulomyelitis überwiegend bei Immunsuppression bzw. Immundefizienz, einhergehend mit Lymphomonozytose und zum Teil systemischer Infektion mit CMV-Retinitis, interstitieller Pneumonie, Myokarditis, Hepatitis oder Kolitis. Bei chronisch-progredienter, distal-symmetrischer, sensibler bzw. sensomotorischer, CMV-bedingter Polyneuritis gehäuftes Vorkommen von IgM-AK gegen MAG und sulfatiertes Glukuronyl-Paraglobosid als möglicher Hinweis auf immunpathogenetischen Mechanismus, wobei dies auch ein Sekundäreffekt sein kann.

Polyradikulitis der Cauda equina (Elsberg-Syndrom)

Vorwiegend hervorgerufen durch VZV, CMV, EBV, HIV oder Herpes simplex Virus Typ 2 (HSV 2), zum Teil idiopathisch. Differenzialdiagnostisch abzugrenzen von einer Neuroborreliose, Neurobrucellose, Mykoplasmen-Infektion, Leptospirose und vaskulitischen Neuropathie.

Untersuchungen

(Siehe auch DGN-Leitlinie „Diagnostik bei Polyneuropathien".)

Notwendig

- Anamnese: Bisheriger Verlauf, schubförmig oder ständig progredient, genaue Erfassung der Familienanamnese zur Abgrenzung hereditärer Neuropathien. Eingesetzte Therapien und deren Erfolg
- Neurologischer Status mit quantitativer Erfassung motorischer (MRC-rating-scale) und sensibler Defizite (graduierte Pallästhesie-Gabel nach Rydel-Seiffer)
- Allgemein-klinischer Befund
- Elektroneurographie (Nachweis von Leitungsblöcken u. a.)
- Elektromyographie
- Labordiagnostik zur differenzialdiagnostischen Abgrenzung immunologischer und infektiöser Ursachen: Diff.-BB, BSG, HIV-, Borrelien-Serologie, Elektrophorese und Immunfixation im Serum und Sammelurin, Immunserologie wie ANA, Rheumafaktor, CRP und ACE. Hepatitis-Serologie bei Schwerpunktneuropathie, bei HIV-Positivität zusätzlich breit angelegtes Screening auf infektiöse Erreger (siehe DGN-Leitlinie „HIV 1-assoziierte Erkrankungen"), Kryoglobuline. Liquordiagnostik mit Zellzahl, Zytologie, Proteinchemie und ggf. Erregerdiagnostik inklusive PCR
- Follow-up: Regelmäßige Beurteilung des Verlaufs in individuell festzulegenden Intervallen unter Verwendung eines Dynamometers (Vigorimeter), des neurologic disability score (NDS) und des sensory sumscore (ISS) der Inflammatory Neuropathic Cause and Treatment (INCAT) Group zur Therapieplanung und -überwachung (Merkies et al. 2000)
- Zur differenzialdiagnostischen Abgrenzung zu degenerativen und vaskulitischen Neuropathien ist insbesondere bei axonalem Schädigungsmuster und anamnestisch unklarer Verlaufsdynamik ohne abgesetzte Schübe eine Suralisbiopsie erforderlich, die nur in neuromuskulären Zentren bzw. in Kliniken mit Anschluss an ein neuropathologisches Institut erfolgen sollte.

Im Einzelfall erforderlich

- Anti-Gangliosid-AK-Screening mittels ELISA oder „agglutination immunoassay"
- Bence-Jones-Proteine im Urin, Knochenmarkbiopsie, Röntgendiagnostik des Achsenskeletts, Knochenszintigraphie sowie thorakale und abdominelle Computertomographie bei PNP mit monoklonaler Gammopathie und Verdacht auf maligne lymphoproliferative Erkrankung
- Kraniospinale Kernspintomographie bei Hinweis auf Mitbeteiligung des zentralen Nervensystems
- Zentrale elektrophysiologische Leitungsdiagnostik
- Rektumschleimhautbiopsie bei Verdacht auf systemische Amyloidose
- Laborparameter und weiterführende internistische Untersuchungen zur differenzialdiagnostischen Abgrenzung metabolischer, vaskulitischer (Immunvaskulitis, Neurosarkoidose) und paraneoplastischer Neuropathien
- Molekulargenetische Diagnostik bei Verdacht auf genetisch determinierte PNP

Therapie

Allgemeine Maßnahmen (⇔)

- Medikamentöse und nichtmedikamentöse Thromboseprophylaxe
- Krankengymnastik auf neurophysiologischer Basis
- Ergotherapie
- Intensivmedizinische Überwachung und Behandlung bei schwerem Krankheitsverlauf

Spezielle Behandlung bei immunvermittelten Neuropathien

- Einleitung einer Kortikosteroidtherapie, bei schweren neurologischen Ausfällen beginnend mit Steroidpulsbehandlung 250–500 mg/d Prednison-Äquivalent über 3–5 Tage, dann fortführend mit 1–1,5 mg/kg/d Prednison-Äquivalent bei CIDP und MGUS, **jedoch nicht bei MMN** (oft Verschlechterung!). In leichteren Fällen orale Steroidtherapie (Dyck et al. 1982, Gold et al. 2003) (⇑⇑⇑).
- Bei schweren neurologischen Ausfällen bzw. Steroidresistenz intravenöse Immunglobulingabe (IVIG) 0,4 g/kg/d über 5 Tage (individuelle Titration der Wirkdosis; im Allgemeinen Dosisreduktion um 30–60% möglich) oder Plasmapheresezyklen (Dyck et al. 1994, Mendell et al. 2001) (⇑⇑⇑).
- Bei CIDP ca. 70% response (innerhalb von 3 Wochen evident) auf Monotherapie mit Steroid, IVIG oder Plasmapherese. Es gibt keinen Prädiktor für ein therapeutisches Ansprechen (⇑⇑⇑).
- CIDP-Rezidivprophylaxe durch Langzeit-Immunsuppression mit Azathioprin 2–3 mg/kg/d p.o. (Blutbildkontrollen bis zur 8. Therapiewoche wöchentlich, danach monatlich), damit Verkürzung der Steroidbehandlungsdauer (⇔).
- Bei steroidrefraktärer CIDP Einsatz von Cyclosporin A 3–5 mg/kg/d p.o. oder Mycophenolatmofetil 20 mg/kg KG mit Monitoring des Talspiegels (Gold u. Toyka 2001) (⇑).
- Bei MMN Initialtherapie mit IVIG 0,4–2 g/kg/d in Intervallen von 2–6 Wochen bei ca. 80% der Patienten kurzzeitig und bei 60% langfristig effektiv, aber kostenintensiv, Verlauf der GM-1-AK-Titer im Serum korreliert im Allgemeinen nicht mit therapeutischem Ansprechen (⇑⇑⇑).
- Bei CIDP bzw. MMN mit unzureichendem Ansprechen auf die konventionelle immunmodulatorische Behandlung: Indikation zur monatlichen i.v. Cyclophosphamid-Stoßtherapie (0,6–1,0 g/m² Körperoberfläche i.v. über zunächst 6 Monate). Wegen der unterschied-

lichen Dosierungsschemata sei auf Spezialliteratur verwiesen (z. B. Gold u. Toyka 2001); die orale Therapie (1–3 mg/kg/d) ist wegen des schnellen Erreichens der kumulativen Höchstdosis von 50–60 g im Allgemeinen nicht zu empfehlen (⇔).

- Therapie bei MGUS im Wesentlichen analog zur CIDP, wobei eine PNP bei IgG- oder IgA-MGUS mit alleiniger Plasmapherese besser beeinflussbar ist als IgM-MGUS-assoziierte Neuropathien (Dyck et al. 1991). IVIG sind im Allgemeinen therapeutisch wenig aussichtsreich (⇑⇑⇑).
- Während die PNP beim osteosklerotischen Myelom unter der Behandlung der Grunderkrankung reversibel ist, schreitet sie beim multiplen Myelom in der Regel fort; Therapie nach onkologischen Standards (⇔).

Spezielle Behandlung bei infektiösen Neuropathien

Lepra

Bei der multibazillären (lepromatösen) Form gem. WHO-Empfehlung 3fache Kombinationstherapie über 2 Jahre mit Rifampicin 600 mg monatlich, Dapson 100 mg täglich und Clofazimin (in Deutschland nicht zugelassen) 50 mg täglich sowie 300 mg einmal pro Monat, bei der pauzibazillären (tuberkuloiden und indeterminierten) Form 2-fache Kombinationstherapie über 6 Monate mit Rifampicin 600 mg monatlich und Dapson 100 mg täglich, danach Dapson-Monotherapie über 2 Jahre. Alternativ Protionamid anstelle von Clofazimin, bei der pauzibazillären Form Kombinationstherapie mit Rifampicin, Ofloxacin und Minocyclin (⇔).

Diphtherie

Bei begründetem Verdacht möglichst frühzeitige (innerhalb von 48 Stunden) Gabe von Antitoxin nach konjunktivaler oder intrakutaner Testung. Zusätzliche Antibiose mit Penicillin oder Erythromycin. Intensivmedizinische Überwachung in der Akutphase (⇔).

Herpes zoster

Valaciclovir 3 x 1000 mg/d p.o. ist der virustatischen Therapie mit Aciclovir 5 x 800 mg/d p.o. ebenfalls über 7 Tage insbesondere hinsichtlich Dauer der akuten Zosterneuralgie überlegen, Famciclovir 3 x 250 mg/d zeichnet sich gegenüber Aciclovir zwar durch eine bessere orale Bioverfügbarkeit aus, jedoch nicht durch eine bessere Wirksamkeit. Bei immunkompromittierten Patienten umgehender Beginn mit Aciclovir i.v. 3 x 10 mg/kg/d für 7 Tage. Zusätzliche lokale antiseptische Maßnahmen, augenärztliche Mitbetreuung bei Zoster ophthalmicus und analgetische Behandlung Zoster-assoziierter Schmerzen (⇑⇑⇑).

Zytomegalie

Ganciclovir 2 x 5 mg/kg/d i.v. über 2 Wochen, alternativ insbesondere bei CMV-Retinitis Foscarnet 2 x 90 mg/kg/d i.v. über 2–3 Wochen. Im Anschluss an die Induktionstherapie Ganciclovir 5 mg/kg/d i.v. bzw. Foscarnet 90–120 mg/kg/d i.v. als Erhaltungstherapie. Bei Patienten mit Immundefizienz bzw. unter Immunsuppression i.v. Verabreichung von CMV-Immunglobulin in der Akutphase (⇔).

Ambulant/stationär

In Abhängigkeit vom Schweregrad der neurologischen Symptomatik und der Befundkonstellation stationäre Abklärung erforderlich, zumal häufig Liquordiagnostik indiziert ist. Verlaufskontrollen im Allgemeinen ambulant.

Verfahren zur Konsensbildung

Delphiverfahren, korrigiert durch die Kommission Leitlinien der DGN.

Kooperationspartner und Sponsoren

Diese Leitlinie entstand ohne Einflussnahme oder Unterstützung durch die Industrie. Die Kosten wurden von der DGN getragen.

Erklärung der Unabhängigkeit und Darlegung von Sponsoren: Interessenkonflikte bzgl. mit der DGN assoziierter Projekte liegen nicht vor.

Expertengruppe

Prof. Dr. R. Gold, Experimentelle Neuroimmunologie, Institut für MS-Forschung der Universität Göttingen
PD Dr. H. Grehl, Neurologische Klinik, Ev. und Johanniter Klinikum Duisburg
Dr. C.-A. Haensch, Klinik für Neurologie und klinische Neurophysiologie der Universität Witten/Herdecke, Helios Klinikum Wuppertal
Dr. S. Koeppen, Neurologische Klinik der Universität Essen
Prof. Dr. G. Stoll, Neurologische Klinik der Universität Würzburg

Federführend: *Dr. Susanne Koeppen, Klinik und Poliklinik für Neurologie, Universität Essen, Hufelandstr. 55, 45122 Essen, Tel.: ++49/201/723–2804*
e-mail: susanne.koeppen@uni-essen.de

Literatur

Alaedini, A., I. Wirguin, N. Latov (2001): Ganglioside agglutination immunoassay for rapid detection of autoantibodies in immune-mediated neuropathy. J. Clin. Lab. Anal. 15, 96–99.

Boucher, P., J. Millan, M. Parent, J. P. Moulia-Pela (1999): Randomized controlled trial of medical and medico-surgical treatment of Hansen's neuritis. Acta Leprol. 11, 171–177.

Boukhris, S., L. Magy, R. Kabore et al. (2004): Atypical electrophysiologic findings in chronic inflammatory demyelinating polyneuropathy (CIDP)-diagnosis confirmed by nerve biopsy. Neurophysiol. Clin. 34, 71–79.

Cocito, D., L. Durelli, G. Isoardo (2003): Different clinical, electrophysiological and immunological features of CIDP associated with paraproteinaemia. Acta Neurol. Scand. 108, 274–280.

Comi, G., A. Quattrini, R. Fazio, L. Roveri (2003): Immunoglobulins in chronic inflammatory demyelinating polyneuropathy. Neurol. Sci. 24, S246–250.

Connolly, A. M. (2001): Chronic inflammatory demyelinating polyneuropathy in childhood. Pediatr. Neurol. 24, 177–182.

Czaplinski, A., A. J. Steck (2004): Immune mediated neuropathies. An update on therapeutic strategies. J. Neurol. 251, 127–137.

Dalakas, M. C. (2004): The use of intravenous immunoglobulin in the treatment of autoimmune neuromuscular diseases: evidence-based indications and safety profile. Pharmacol. Ther. 102, 177–193.

Dispenzieri, A., R. A. Kyle, M. Q. Lacy et al. (2004): Superior survival in primary systemic amyloidosis patients undergoing peripheral blood stem cell transplantation: a case-control study. Blood 103, 3960–3963.

Donofrio, P. D. (2003): Immunotherapy of idiopathic inflammatory neuropathies. Muscle Nerve 28, 273–292.

van Doorn, P. A., L. Ruts (2004): Treatment of chronic inflammatory demyelinating polyneuropathy. Curr. Opin. Neurol. 17, 607–613.

Dyck, P. J., P. C. O'Brien, K. F. Oviatt et al. (1982): Prednisone improves chronic inflammatory demyelinating polyradiculoneuropathy more than no treatment. Ann. Neurol. 11, 136–141.

Dyck, P. J., P. A. Low, A. J. Windebank et al. (1991): Plasma exchange in polyneuropathy associated with monoclonal gammopathy of undetermined significance. N. Engl. J. Med. 325, 1482–1486.

Dyck, P. J., W. J. Litchy, K. M. Kratz et al. (1994): A plasma exchange versus immune globulin infusion trial in chronic demyelinating polyradiculoneuropathy. Ann. Neurol. 36, 838–845.

Dyck, P. J., A. J. Windebank (2002): Diabetic and nondiabetic lumbosacral radiculoplexus neuropathies: new insights into pathophysiology and treatment. Muscle Nerve 25, 477–491.

Gertz, M. A., M. Q. Lacy, A. Dispenzieri (2004): Therapy for immunoglobulin light chain amyloidosis: the new and the old. Blood Rev. 18, 17–37.

Gold, R., K. V. Toyka (2001): Immuntherapie neurologischer Erkrankungen. UNI-MED Verlag, Bremen.

Gold, R., M. C. Dalakas, K. V. Toyka (2003): Immunotherapy in autoimmune neuromuscular disorders. Lancet Neurol. 2, 22–32.

Haq, R. U., T. J. Fries, W. W. Pendlebury et al. (2000): Chronic inflammatory demyelinating polyradiculoneuropathy: a study of proposed electrodiagnostic and histologic criteria. Arch. Neurol. 57, 1745–1750.

Hughes, R. A. (2003): Management of chronic inflammatory demyelinating polyradiculoneuropathy. Drugs 63, 275–287.

Hughes, R. A., A. V. Swan, P. A. van Doorn (2003): Cytotoxic drugs and interferons for chronic inflammatory demyelinating polyradiculoneuropathy. Cochrane Database Syst. Rev. (1), CD003280.

Ismael, S. S., G. Amarenco, B. Bayle, J. Kerdraon (2000): Postpartum lumbosacral plexopathy limited to autonomic and perineal manifestations: clinical and electrophysiological study of 19 patients. J. Neurol. Neurosurg. Psychiatry 68, 771–773.

Katz, J. S., D. S. Saperstein (2003): Chronic Inflammatory Demyelinating Polyneuropathy. Curr. Treat. Options Neurol. 5, 357–364.

Kiefer, R., R. Dangond, M. Mueller et al. (2000): Enhanced B7 costimulatory molecule expression in inflammatory human sural nerve biopsies. J. Neurol. Neurosurg. Psychiatry 69, 362–368.

Kieseier, B. C., R. Kiefer, R. Gold et al. (2004): Advances in understanding and treatment of immune-mediated disorders of the peripheral nervous system. Muscle Nerve 30, 131–156.

Kissel, J. T. (2003): The treatment of chronic inflammatory demyelinating polyradiculoneuropathy. Semin. Neurol. 23, 169–180.

Léger, J. M., B. Chassande, L. Musset et al. (2001): Intravenous immunoglobulin therapy in multifocal motor neuropathy: a double-blind, placebo-controlled study. Brain 124, 145–153.

Léger, J. M., K. Viala (2004): Recent acquisitions in the treatment of chronic immune-mediated polyneuropathies. Rev. Neurol. 160, 205–210.

Logina, I., M. Donaghy (1999): Diphtheritic polyneuropathy: a clinical study and comparison with Guillain-Barré syndrome. J. Neurol. Neurosurg. Psychiatry 67, 433–438.

Matsuda, M., K. Hoshi, T. Gono et al. (2004): Cyclosporin A in treatment of refractory patients with chronic inflammatory demyelinating polyradiculoneuropathy. J. Neurol. Sci. 224, 29–35.

Medical Research Council of the United Kingdom (1978): Aids to the Examination of the Peripheral Nervous System. Pendragon House, United Kingdom.

Mendell, J. R., J. R. Barohn, M. L. Freimer et al. (2001): Randomized controlled trial of IVIg in untreated chronic inflammatory demyelinating polyradiculoneuropathy. Neurology 56, 445–449.

Merkies, I. S., P. I. Schmitz, F. G. van der Meché, P. A. van Doorn (2000): Psychometric evaluation of a new sensory scale in immune-mediated polyneuropathies. Neurology 54, 943–949.

Mollee, P. N., A. D. Wechalekar, D. L. Pereira et al. (2004): Autologous stem cell transplantation in primary systemic amyloidosis: the impact of selection criteria on outcome. Bone Marrow Transplant 33, 271–277.

Monaco, S., E. Turri, G. Zanusso, B. Maistrello (2004): Treatment of inflammatory and paraproteinemic neuropathies. Curr. Drug Targets Immune Endocr. Metabol. Disord. 4, 141–148.

Mygland, A., P. Monstad (2001): Chronic polyneuropathies in Vest-Agder, Norway. Eur. J. Neurol. 8, 157–165.

Nobile-Orazio. E. (2001): Multifocal motor neuropathy. J. Neuroimmunol. 115, 4–18.

Notermans, N. C., H. Franssen, M. Eurelings et al. (2000): Diagnostic criteria for demyelinating polyneuropathy associated with monoclonal gammopathy. Muscle Nerve 23, 73–79.

Oh, S. J., K. Kurokawa, D. F. de Almeida et al. (2003): Subacute inflammatory demyelinating polyneuropathy. Neurology 61, 1507–1512.

Ohkoshi, N., K. Harada, H. Nagata et al. (2001): Ataxic form of chronic inflammatory demyelinating polyradiculoneuropathy: clinical features and pathological study of the sural nerves. Eur. Neurol. 45, 241–248.

Pestronk, A., R. Choksi (1997): Multifocal motor neuropathy. Serum IgM anti-GM1 ganglioside antibodies in most patients detected using covalent linkage of GM1 to ELISA plates. Neurology 49, 1289–1292.

Ropper, A. H., K. C. Gorson (1998): Neuropathies associated with paraproteinemia. N. Engl. J. Med. 338, 1601–1607.

Rotta, F. T., A. T. Sussman, W. G. Bradley et al. (2000): The spectrum of chronic inflammatory demyelinating polyneuropathy. J. Neurol. Sci. 173, 129–139.

Rubin, D. I. (2001): Neuralgic amyotrophy: clinical features and diagnostic evaluation. Neurologist 7, 350–356.

Saperstein, D. S., J. S. Katz, A. A. Amato, R. J. Barohn (2001): Clinical spectrum of chronic acquired demyelinating polyneuropathies. Muscle Nerve 24, 311–324.

Solera, J., P. Geijo, J. Largo et al. (2004): A randomized, double-blind study to assess the optimal duration of doxycycline treatment for human brucellosis. CID 39, 1776–1782.

Steck, A. J. (1998): Neurological manifestations of malignant and non-malignant dysglobulinaemias. J. Neurol. 245, 634–639.

Suarez, G. A., C. Gianinni, E. P. Bosch (1996): Immune brachial plexus neuropathy: suggestive evidence for an inflammatory immune pathogenesis. Neurology 46, 559–561.

Tagawa, Y., N. Yuki, K. Hirata (2000): Anti-SGPG antibody in CIDP: nosological position of IgM anti-MAG/SGPG antibody-associated neuropathy. Muscle Nerve 23, 895–899.

Taylor, B. V., R. A. Wright, C. M. Harper, P. J. Dyck (2000): Natural history of 46 patients with multifocal motor neuropathy with conduction block. Muscle Nerve 23, 900–908.

Toyka, K. V., R. Gold (2003): The pathogenesis of CIDP: rationale for treatment with immunomodulatory agents. Neurology 60, S2–7.

Umapathi, T., R. A. Hughes, E. Nobile-Orazio, J. M. Léger (2002): Immunosuppressive treatment for multifocal motor neuropathy. Cochrane Database Syst. Rev. (2), CD003217.

Vallat, J. M., A. F. Hahn, J. M. Léger et al. (2003): Interferon beta-1a as an investigational treatment for CIDP: Neurology 60, S23–28.

Viala, K., L. Renié, T. Maisonobe et al. (2004): Follow-up study and response to treatment in 23 patients with Lewis-Sumner syndrome. Brain 127, 2010–2017.

Yan, W. X., J. Taylor, S. Andrias-Kauba, J. D. Pollard (2000): Passive transfer of demyelination by serum or IgG from chronic inflammatory demyelinating polyneuropathy patients. Ann. Neurol. 47, 765–775.

Yee, T. (2000): Recurrent idiopathic lumbosacral plexopathy. Muscle Nerve 23, 1439–1442.

Yuki, N., T. Yamamoto, K. Hirata (1998): Correlation between cytomegalovirus infection and IgM Anti-MAG/SGPG antibody-associated neuropathy. Ann. Neurol. 44, 408–410.

Clinical Pathway – Immunvermittelte Neuropathien

Basistherapie
- ☐ Thromboseprophylaxe
- ☐ Krankengymnastik
- ☐ Ergotherapie
- ☐ Intensivmedizinische Überwachung, z.B. bei Plasmapherese

○ CIDP	○ leichte neurologische Ausfälle	☐ orale Steroidtherapie	○ Ansprechen auf Steroide	☐ Rezidivprophylaxe mit Azathioprin 2-3 mg/kg/d p.o. ☐ Blutbildkontrollen bis zur 8. Therapiewoche wöchentlich, danach monatlich	
	○ schwere neurologische Ausfälle	☐ Steroid-Pulsbehandlung 250-500 mg/d Prednison-Äquivalent über 3-5 Tage, dann fortführend mit 1-1,5 mg/kg/d Prednison-Äquivalent	○ Ansprechen auf Steroide		
			○ kein Ansprechen auf Steroide	*1. Wahl:* ☐ IVIG 0,4 g/kg/d über 5 Tage (individuelle Titration der Wirkdosis) oder ☐ Plasmapherese-Zyklen *2. Wahl:* ☐ Cyclosporin A 3-5 mg/kg/d p.o. oder ☐ Mycophenolatmofetil 20 mg/kg KG mit Monitoring des Talspiegels	○ unzureichendes Ansprechen	☐ Cyclophosphamid-Stoßtherapie monatlich 0,6-1,0 g/m² Körperoberfläche i.v. über zunächst 6 Monate
○ PNP bei MGUS	☐ Therapie analog zur CIDP ☐ IVIG wenig aussichtsreich				
○ MMN	☐ IVIG 0,4-2 g/kg/d in Intervallen von 2-6 Wochen			○ unzureichendes Ansprechen	☐ Cyclophosphamid-Stoßtherapie monatlich 0,6-1,0 g/m² Körperoberfläche i.v. über zunächst 6 Monate

Diagnostik und Therapie der vaskulitischen Neuropathien und Neuropathien bei Kollagenosen

Was gibt es Neues?

- **Diagnostik**: Auch rein sensible Neuropathien können durch eine Vaskulitis bedingt sein (Seo et al. 2004).
- **Differenzialdiagnose**: Unter Behandlung mit Thalidomid, Valcyclovir und Infliximab sowie nach Grippeimpfung wurden vereinzelt vaskulitische Neuropathien beobachtet (Hull et al. 2004, Pary et al. 2004, Richette et al. 2004, Witzens et al. 2004).
- **Therapie**: IVIG war in offenen Studien bei Patienten mit vaskulitischer Neuropathie wirksam (Levy et al. 2003, Tsurikisawa et al. 2004).

Die wichtigsten Empfehlungen auf einen Blick

- Die vaskulitische Neuropathie als spezifische Organmanifestation der systemischen Vaskulitis wird nach den Grundsätzen der systemischen Vaskulitis behandelt (**C**).
- Die Standardtherapie der primär systemischen Vaskulitiden besteht in der Gabe von Glukokortikoiden, kombiniert mit zytostatischen Medikamenten wie Cyclophosphamid (**A**).
- Aufgrund der Toxizität von Cyclophosphamid sollte nach 3–6 Monaten, bei Erreichen der Remission, spätestens nach insgesamt 6–12 Monaten Cyclophosphamid durch Azathioprin oder Methotrexat ersetzt werden (**A**).
- Die isolierte Vaskulitis der peripheren Nerven (nichtsystemische vaskulitische Neuropathie) wird mit Glukokortikoiden behandelt, nur bei schwereren Verläufen mit weiteren Immunsuppressiva (**C**).

Definition des Gesundheitsproblems

Definition

Unter vaskulitischen Neuropathien (NP) versteht man Erkrankungen des peripheren Nervensystems (PNS), bei denen die Schädigung der Nerven durch entzündliche Veränderungen der Blutgefäße (Vasa nervorum) bedingt ist. Man unterscheidet isolierte Vaskulitiden des PNS (nichtsystemische vaskulitische NP, NSVN) und NP bei systemischen Vaskulitiden oder Kollagenosen. Des Weiteren können vaskulitische NP infektiös, parainfektiös oder paraneoplastisch auftreten. Bei Kollagenosen treten darüber hinaus weitere, nichtvaskulitische Formen der NP auf (s. u.).

Klinisches Bild

Vaskulitische NP können sich als Mononeuropathia multiplex (10–15%), als Schwerpunktneuropathie (25–50%) oder als distal-symmetrische Polyneuropathie (PNP) manifestieren (Kissel 2001). Bei gründlicher Untersuchung kann die für die Vaskulitis typische Asymmetrie bei bis zu 90% der Betroffenen detektiert werden (Collins et al. 2003, Collins u. Periquet 2004, de Groot et al. 2001). Typisch für den Beginn sind akute bis subakute Paresen mit Sensibilitätsstörung und Schmerzen im Versorgungsgebiet peripherer Nerven. Der Verlauf kann chronisch progredient oder schubförmig sein, in der Regel ohne Spontanremission. In den meisten Fällen liegt eine schmerzhafte sensomotorische NP vor, seltener eine überwiegend oder rein sensible NP. Meist sind große und kleine Nervenfasern betroffen (Chalk et al. 1993). Die bei den nichtsystemischen vaskulitischen NP am häufigsten betroffenen Nerven sind der N. peronäus, der N. tibialis und der N. ulnaris (Collins et al. 2003). Bei den verschiedenen Kollagenosen gibt es zudem jeweils typische Manifestationsformen (z. B. Engpasssyndrome bei rheumatoider Arthritis, sensible Ganglionitis bei Morbus Sjögren).

Ziele und Anwendungsbereich

Definition der Ziele der Leitlinie

Ziel dieser Leitlinie ist eine Darstellung der Diagnosekriterien und der Behandlung der vaskulitischen Neuropathien. Die Leitlinie ist evidenzbasiert und eine Fortentwicklung der Leitlinie der DGN 2003 (Diener und die Kommission Leitlinien der Deutschen Gesellschaft für Neurologie 2003.

Definition des Anwendungsbereichs (Zielgruppe)

Diese Leitlinie wendet sich an Ärzte, die im ambulanten oder Klinikbereich Patienten mit Neuropathien betreuen.

Primäre systemische Vaskulitiden

Die Einteilung von primären systemischen Vaskulitiden (PSV) erfolgt nach der Chapel Hill Consensus Konferenz auf Grundlage der Größe der überwiegend betroffenen Gefäße (Jennette et al. 1994), daneben werden aber auch immunologische Marker (ANCA-Assoziation) und immunhistochemische Kriterien berücksichtigt. Zur Klassifikation werden die Kriterien des American College of Rheumatology (ACR) benutzt, die jedoch nicht als diagnostische Kriterien anwendbar sind. Die Gruppe der nichtsystemischen Vaskulitiden, die immerhin 1/3 der vaskulitischen NP ausmacht, bleibt in den bisherigen Konsensusarbeiten unberücksichtigt (Dyck et al. 1987).

Differenzialdiagnostische Kriterien sind die Größe der beteiligten Gefäße (**Tabelle 1**) und das Muster der Organbeteiligung (**Tabelle 2**). Typische Allgemeinsymptome sind Fieber, Gewichtsverlust, Myalgien und Asthenie. Mehr als ein Drittel aller Patienten mit systemischer Vaskulitis entwickelt eine NP (Bouche et al. 1986), wobei dies häufiger bei den systemischen Vaskulitiden der kleinen Gefäße der Fall ist (Said et al. 1988; **Tabelle 3**).

Tabelle 1 Einteilung der Vaskulitiden

Primäre systemische Vaskulitiden	
Takayasu Arteriitis Riesenzellarteriitis	Aorta und große Arterien
Polyarteriitis nodosa Kawasaki-Syndrom	mittelgroße Arterien
Wegener-Granulomatose Churg-Strauss-Syndrom Mikroskopische Polyangiitis	mittelgroße Arterien und kleine Gefäße ANCA-assoziiert
Henoch-Schönlein-Purpura Leukozytoklastische kutane Angiitis Kryoglobulinämische Vaskulitis	kleine Gefäße
Sekundäre systemische Vaskulitiden	
Bei Kollagenosen	rheumatoide Arthritis Lupus erythematodes Sjögren-Syndrom Sklerodermie (selten)
Bei Infektionen	(para)infektiöse Vaskulitis (z. B. Lyme-Borreliose, CMV) chronische Hepatitiden (Hepatitis B/C) retrovirusassoziierte Vaskulitis
Bei malignen Erkrankungen	lymphoproliferative Erkrankungen, Karzinome
Medikamenteninduziert	Propylthiouracil, Hydralazine, Penicillamine Thalidomid, Valcyclovir und Infliximab
Nichtsystemische Vaskulitiden:	
• Vaskulitische Neuropathie (NSVN) • Isolierte Vaskulitis des ZNS • Kutane leukozytoklastische Angiitis	

Riesenzellarteriitis und Takayasu-Arteriitis

Bei beiden Erkrankungen handelt es sich um eine granulomatöse Entzündung von Aorta und großen Arterien. Bei der Riesenzellarteriitis (Synonyme: Arteriitis temporalis, Arteriitis cranialis) besteht häufig eine Polymyalgia rheumatica (Gran et al. 2001). Circa 14% der Patienten mit Riesenzellarteriitis entwickeln eine NP (Caselli et al. 1988). Bei der Takayasu-Arteriitis sind Beteiligungen des peripheren Nerven selten (Kissel u. Mendell 1992).

Polyarteriitis nodosa (PAN) und Kawasaki-Syndrom (KS)

Bei der **PAN** besteht eine segmentale und sektorale nekrotisierende Entzündung kleiner und mittelgroßer Arterien. Arteriolen, Venolen oder Kapillaren sind nicht beteiligt, daher gehört eine Glomerulonephritis nicht zum Bild der PAN. Bei 50–75% der Patienten besteht eine NP (Irani 2000, Moore u. Richardson 1998). Allerdings werden heute viele der früheren PAN-Fälle als MPA klassifiziert, so dass sich diese Zahlen in den nächsten Jahren möglicherweise ändern werden. Beim **KS** handelt es sich um eine akute febrile Vaskulitis mit Entzündung kleiner, mittelgroßer und großer Arterien (häufig auch der Koronargefäße), Aorta und Venen, von der vor allem Kinder und Jugendliche betroffen sind. Neurologische Symptome sind Krampfanfälle, Fazialisparesen und selten Hirninfarkte. Das Auftreten einer NP ist ungewöhnlich (Said 1997).

Wegener-Granulomatose (WG), Churg-Strauss-Syndrom (CSS) und Mikroskopische Polyangiitis (MPA)

Diese Vaskulitiden sind assoziiert mit dem Vorkommen von anti-neutrophilen zytoplasmatischen Antikörpern (ANCA). Häufig findet sich dabei eine Nierenbeteiligung (Hoffman et al. 1992). Die WG ist charakterisiert durch eine granulomatöse Entzündung des Respirationstrakts und eine nekrotisierende Entzündung kleiner und mittelgroßer Gefäße (auch Venen), häufig mit Ausbildung einer Glomerulonephritis. Der Nachweis von c-ANCA (PR3-ANCA) ist diagnostisch wegweisend. Eine NP entsteht bei 17% (Nishino et al. 1993) bis zu 40% (de Groot et al. 2001) der Patienten. Das CSS ist definiert als nekrotisierende, granulomatöse Entzündung kleiner und mittelgroßer Gefäße (auch Venen) mit Beteiligung des Respirationstraktes, assoziiert mit Asthma durch Vaskulitis der pulmonalen Gefäße und einer Blut- und Gewebeeosinophilie (Lie 1986). Bei bis zu 60% der Patienten sind p-ANCA (MPO-ANCA) nachweisbar. Eine NP entwickelt sich in bis zu 60–70% der Fälle (Chumbley et al. 1977, Gross 1997). Die MPA ist eine nekrotisierende Angiitis kleiner Gefäße ohne Immunkomplexablagerungen, häufig assoziiert mit nekrotisierender Glomerulonephritis und pulmonaler Kapillaritis. Eine NP findet sich mit 10–20% seltener als bei der PAN, ANCA (meist p-ANCA/MPO-ANCA, selten c-ANCA) finden sich bei 50–80% der Patienten (Guillevin et al. 1999).

Schoenlein-Henoch-Purpura, essentielle kryoglobulinassoziierte Vaskulitis und kutane leukozytoklastische Vaskulitis

Die Schoenlein-Henoch-Purpura und die kutane leukozytoklastische Vaskulitis sind zwar Vaskulitiden der kleinen Gefäße, jedoch gehören NP hierbei nicht zum typischen Manifestationsspektrum.

Bei der essentiellen kryoglobulinämischen Vaskulitis handelt es sich um eine Vaskulitis der kleinen Gefäße mit Kryoglobulin-Immunkomplex-Ablagerungen und häufiger Haut- und Nierenbeteiligung. Die Zahlen zur Häufigkeit einer NP variieren stark (7–60%; Gemignani et al. 1992).

Tabelle 2 Organbeteiligung bei systemischen Vaskulitiden

	Organbeteiligung (Neuropathie ausgenommen)
Riesenzellarteriitis	N. opticus, Skelettmuskulatur
Takayasu-Arteriitis	Herz, Niere, ZNS
Polyarteriitis nodosa	Haut, Niere, Herz, Gastrointestinaltrakt, ZNS
Churg-Strauss-Syndrom	Asthma, Eosinophilie, extravaskuläre Granulome, Herz, Gastrointestinaltrakt
Wegener-Granulomatose	Respirationstrakt, Niere, Herz, Haut, Hirnnerven
Mikroskopische Polyangiitis	Lunge, Niere, Herz
Kryoglobulinämische Vaskulitis	palpable Purpura bevorzugt an der unteren Extremität, Arthralgien der kleinen Finger-, Knie- und Sprunggelenke, Niere
Rheumatoide Arthritis	Haut, Gelenkerosionen, sekundäres Sjögren-Syndrom (bei 20%), Lunge
Systemischer Lupus erythematodes	Herz, Niere, kutane Manifestationen, ZNS
Primäres Sjögren-Syndrom	Sicca-Symptomatik, Niere

Tabelle 3 Häufigkeit der vaskulitisassoziierten Neuropathie

Diagnose	Häufigkeit der assoziierten Neuropathie
Riesenzellarteriitis	14% (Caselli et al. 1988)
Takayasu-Arteriitis	selten (Kissel u. Mendell 1992)
Polyarteriitis nodosa	50–75% (Moore u. Cupps 1983, Olney 1992, Rosenbaum 2001)
Vaskulitis assoziiert mit Hepatitis B/C	19% bei Hepatitis B (Said 1995) bis zu 50% bei Hepatitis C mit Kryoglobulinämie (Nemni et al. 2003)
Kawasaki-Syndrom	selten
Wegener-Granulomatose	11–40% (de Groot et al. 2001, Nishino et al. 1993)
Churg-Strauss-Syndrom	50–75% (Chumbley et al. 1977, Olney 1998, Rosenbaum 2001)
Mikroskopische Polyangiitis	10–20% (Guillevin et al. 1999)
Schoenlein-Henoch-Purpura	nicht beschrieben
Essentielle kryoglobulinämische Vaskulitis	7–60% (Garcia-Bragado et al. 1988, Gemignani et al. 1992)
Kutane leukozytoklastische Vaskulitis	nicht beschrieben
Rheumatoide Arthritis mit Vaskulitis	1–21,5% (Chalk et al. 1993, Peyronnard et al. 1982, Said 1995) 40–75% (Cruickshank 1954, Scott et al. 1981)
Lupus erythematodes	6–21% (Feinglass et al. 1976, Omdal et al. 1993)
Primäres Sjögren-Syndrom	10–23% (Gemignani et al. 1994, Mauch et al. 1994, Mellgren et al. 1989, Molina et al. 1985)
Sklerodermie	14% (Averbuch-Heller et al. 1992, Hietaharju et al. 1993)
HIV-Infektion	2% (Fuller et al. 1993)
Lyme-Borreliose	2% (Halperin et al. 1987, Meier et al. 1989, Schäfers et al. 2001)
Sarkoidose	selten (Said et al. 2002)

Kollagenosen

Bei Kollagenosen können (sekundäre) Vaskulitiden auftreten, die in unterschiedlicher Häufigkeit zu einer vaskulitischen NP führen (**Tabelle 3**; Olney 1998). Das klinische und pathologische Bild ähnelt sehr stark einer PAN (Kissel u. Mendell 1992). Darüber hinaus kommen bei den verschiedenen Kollagenosen unterschiedliche nichtvaskulitische NP vor.

Rheumatoide Arthritis (RA)

Bei der RA kommen Engpasssyndrome, sensomotorische PNP und NP vom Typ der Mononeuropathia multiplex vor. Die Engpasssyndrome sind Folge der proliferativen Gelenkveränderungen, wobei der Karpaltunnel am häufigsten betroffen ist. Die (überwiegend sensible) symmetrische PNP ist in einigen Fällen vaskulitisch bedingt, die Multiplex-NP meist. Eine vaskulitische NP tritt bei ca. 1% der Patienten mit RA bzw. bei 40–50% aller Patienten mit rheumatoider Vaskulitis auf (Cruickshank 1954, Puechal et al. 1995). Bei neurologischer Symptomatik ist immer eine zervikale Myelopathie durch HWS-Beteiligung auszuschließen (bei bis zu 80% der RA-Patienten).

Systemischer Lupus erythematodes (SLE)

Eine NP soll bei ca. 10% der Patienten mit SLE vorhanden sein, wobei Erkrankungsmanifestationen anderer Organe meist im Vordergrund stehen (Chalk et al. 1993). Am häufigsten ist das Bild der sensibel betonten sensomotorischen axonalen PNP, daneben gibt es die (meist vaskulitisch bedingte) Mononeuropathia multiplex (Kissel et al. 1985), eine Form einer chronisch-inflammatorischen demyelinisierenden PNP (CIDP; Rechthand et al. 1984) und eine Trigeminusneuropathie (Lisak u. Mendell 2001).

Sjögren-Syndrom (SS)

Diese Erkrankung kann als primäres oder als sekundäres SS in Assoziation mit RA oder anderen Kollagenosen auftreten. Bei 10–20% des primären SS tritt eine PNP auf (Gemignani et al. 1994, Lafitte et al. 2001, Mauch et al. 1994, Mellgren et al. 1989, Molina et al. 1985). Am häufigsten ist die distal-symmetrische, überwiegend sensible sensomotorische PNP mit autonomen Symptomen (Adie-Pupillen, orthostatische Dysregulation), die bioptisch mit perivaskulären oder vaskulitischen Infiltraten einhergeht (Delalande et al. 2004, Mellgren et al. 1989). Seltener, aber sehr charakteristisch ist die ataktische sensible Neuronopathie (Ganglionitis) mit Pseudoathetose, Gangataxie und Dysästhesien. In der Suralisbiopsie sieht man den Verlust großer markhaltiger Nervenfasern, im Spinalganglion Verlust von Neuronen mit mononukleären Infiltraten (Griffin et al. 1990). Auch bei SS gibt es (selten) eine CIDP-ähnliche Form und eine Hirnnervenbeteiligung (Delalande et al. 2004, Lisak u. Mendell 2001).

Sklerodermie

Eine NP wird bei ca. 14% der Patienten beschrieben (Averbuch-Heller et al. 1992, Hietaharju et al. 1993), subklinische Formen sind häufiger anzutreffen (Poncelet u. Connolly 2003) Eine typische Manifestationsform ist die distale NP des N. medianus, deren Pathogenese in einer Kompression und mikrovaskulären Läsion gesehen wird (Lori et al. 1996). Daneben sind eine Trigeminus-NP und, seltener, eine sensomotorische PNP vaskulitischer und nichtvaskulitischer Ursache beschrieben (Lisak u. Mendell 2001).

Mixed connective tissue disease (Sharp-Syndrom)

Beim Sharp-Syndrom sind NP selten beschrieben, vaskulitische NP kommen vor (Kimber et al. 1999, Olney 1992).

Infektiöse und parainfektiöse Vaskulitiden

Bei retroviralen Infektionen mit oder ohne Nachweis einer Hepatitis B/C- oder CMV-Infektion kommt es häufiger zu einer Vaskulitis des PNS als des ZNS (Bradley u. Verma 1996, Brannagan 1997). Vaskulitische NP kommen bei chronischen Hepatitiden vor (Heckmann et al. 1999, Irani 2000), auch PAN und Kryglobulinämie sind häufig assoziiert mit chronischer Hepatitis-B- oder C-Infektion. Bei der Borreliose (Halperin et al. 1987, Meier u. Grehl 1988, Schäfers et al. 2001) kommt es in ca. 2% der Fälle zur Ausbildung einer vaskulitischen NP.

Vaskulitiden bei malignen Erkrankungen

NP mit „Mikrovaskulitis" sind seltene paraneoplastische Syndrome, die am häufigsten assoziierten Malignome sind das kleinzellige Bronchialkarzinom und Lymphome (Oh 1997). Daneben kann sich eine Paraneoplasie als systemische Vaskulitis manifestieren (Hamidou et al. 2001, Navarro et al. 1994, Ponge et al. 1998); hierbei kann das PNS mit betroffen sein. Bei NP in Zusammenhang mit einem Lymphom muss differenzialdiagnostisch an eine Neurolymphomatose gedacht werden.

Medikamenteninduzierte Vaskulitiden

PNP bei medikamenteninduzierten Vaskulitiden sind selten. Beschrieben sind Fälle unter Behandlung mit Naproxen (Schapira et al. 2000), Thalidomid, Valcyclovir, Infliximab sowie nach Grippeimpfung (Hull et al. 2004, Pary et al. 2004, Richette et al. 2004, Witzens et al. 2004). Hydralazin, Propylthiouracil, Penicillamin, Allopurinol und Sulfasalazine können p-ANCA- (meist MPO-ANCA-) assoziierte Vaskulitiden verursachen (Choi et al. 2000, Noh et al. 2001).

Vaskulitiden anderer Genese

Bei einer Sarkoidose kann es selten zu einer PSV kommen (Fernandes et al. 2000, Sanchez et al. 2001). Granulome bei Sarkoidose können in Gefäßwände eindringen, es werden auch perivaskuläre Infiltrate epineuraler Gefäße beobachtet (Said et al. 2002, Vital et al. 1982). Eine Mikrovaskulitis der epineuralen Gefäße findet sich ferner bei fokaler und multifokaler diabetischer Neuropathie (Said 1997).

Nichtsystemische Vaskulitis (NSV)

Bei ca. 1/3 der Patienten mit vaskulitischer NP ist der Krankheitsprozess auf die peripheren Nerven beschränkt, man spricht dann von einer nichtsystemischen vaskulitischen NP (NSVN). Diese kann sich präsentieren als Mononeuritis multiplex, als asymmetrische PNP oder als distal symmetrische PNP (Collins u. Periquet 2004, Kissel 2001). Das mittlere Erkrankungsalter liegt bei 59 Jahren, Frauen sind häufiger betroffen als Männer (Collins u. Periquet 2004, Said et al. 1988). Ein Teil der Patienten zeigt bei kombinierter Muskel-/Nerv-Biopsie auch eine klinisch asymptomatische Mitbeteiligung kleiner Muskelgefäße (Collins u. Periquet 2004). Die Mehrzahl der Patienten hat keine systemischen Entzündungszeichen, während bei einigen eine erhöhte BSG, eine Leukozytose, ein positiver Rheumafaktor oder erhöhte Titer der antinukleären Antikörper gefunden werden können (Collins et al. 2000, Kissel u. Mendell 1992). Diese Beobachtung gab zu der Hypothese Anlass, dass es sich bei manchen Fällen von NSVN um eine oligosymptomatische Form einer systemischen Vaskulitis handeln könne. Die Prognose ist jedoch deutlich günstiger als bei systemischer Vaskulitis. Beschrieben sind bei der NSVN lange Krankheitsverläufe mit einem Median von 11,5 Jahren (1–35 Jahre; Dyck et al. 1987) bzw. 24/25 Überlebende im Mittel nach 3,7 Jahren (Davies et al. 1996). Said und Mitarbeiter (1988) beobachteten über einen Zeitraum von im Mittel 6 Jahren (2–14) eine Gruppe von 29 Patienten mit NSVN. 37% von ihnen entwickelten systemische Manifestationen, 37% starben nach durchschnittlich 3,3 Jahren nach Beginn der NP (8 mit systemischer Manifestation, 3 durch Infektionen). 24% hatten Rezidive, 31% hatten kein Rezidiv. In der Kohorte von Collins und Periquet (2004) betrug die 5-Jahres-Überlebensrate 85%.

Diagnostik

Laboruntersuchungen

Die Laboruntersuchungen (**Tabelle 4**) dienen
- dem Nachweis von typischen Befunden für eine systemische Vaskulitis oder Kollagenose und dem Nachweis einer weiteren Organmanifestation,
- einem eventuellen Erregernachweis,
- der Differenzialdiagnose zu anderen NP.

Für alle primären Vaskulitiden (mit Ausnahme der MPA) gibt es vom ACR publizierte Klassifikationskriterien unter Berücksichtigung von Laborbefunden (Hunder et al. 1990), allerdings gibt es keinen Labortest, der eine Vaskulitis definitiv nachweist oder ausschließt (Moore 2000). In der Gruppe der primären systemischen Vaskulitiden sind die WG, die MPA und das CSS eng mit dem Vorkommen von ANCA assoziiert. ANCA können gegen Proteinase 3 (PR3, c-ANCA) gegen Myeloperoxidase (MPO, p-ANCA) oder andere Zielantigene gerichtet sein. Auch bei medikamentös induzierten Vaskulitiden wird das Vorkommen von p-ANCA beschrieben, dann in aller Regel MPO-ANCA. Bei Patienten mit WG werden überwiegend c-ANCA (anti-PR3-ANCA) nachgewiesen, die Spezifität ist fast 100%, die Sensitivität stadien- und aktivitätsabhängig. Beim CSS und der MPA finden sich häufiger p-ANCA/MPO-ANCA. Der Gruppe der ANCA-assoziierten Vaskulitiden sind die komplementverbrauchenden, viral oder durch Kollagenosen induzierten Vaskulitiden gegenüberzustellen. Hier kann die Bestimmung von Komplementfaktoren wie C3, C4 hilfreich sein (Lamprecht et al. 2001).

Vaskulitiden bei Kollagenosen können durch Nachweis von antinukleären Antikörpern (ANA) und deren Differenzierung oder des Rheumafaktors (RF) genauer diagnostisch zugeordnet werden (Siva 2001). Bei Verdacht auf (para)infektiöse Vaskulitis sollten Borrelien-, Cytomegalie-, HIV- und Hepatitis B/C- Titer in Serum und Liquor bestimmt werden, bei VZV-Verdacht PCR-Analyse im Liquor. Bei Hepatitis-B/C ist häufig eine Kryoglobulinämie nachweisbar, in aller Regel Typ II nach Bouet.

Bei systemischer Vaskulitis ist der Liquor meist unauffällig. Bei den Kollagenosen, vor allem beim SLE, können Pleozytose, intrathekale IgG-Synthese und/oder Eiweißerhöhungen (Hawke et al. 1991) vorkommen, beim CSS auch eine Eosinophilie. Wegweisend ist der Liquorbefund bei den (para)infektiösen Vaskulitiden, wo sich in der Regel eine Pleozytose mit Schrankenstörung finden lässt. Durch Vergleich mit entsprechenden Serumtitern kann der Nachweis einer intrathekalen Antikörpersynthese geführt werden.

Bei NSVN sind Entzündungsparameter häufig unauffällig. Die BSG ist bei 60% der Patienten mäßig erhöht. ANA können bei bis zu 30% positiv sein, ANCA und RF sind seltener erhöht. Im Liquor findet man bei 6% eine Pleozytose, bei 35% ein erhöhtes Protein (Collins u. Periquet 2004).

Liquordiagnostik kann für die Differenzialdiagnose weiterführend sein bei im Serum erhöht nachweisbaren

Tabelle 4 Laboruntersuchungen bei Verdacht auf vaskulitische PNP (Dahlberg et al. 1989, Kissel 2001, Meriggioli u. Morgenlander 1997) (⇔)

Allgemein	
Serum	Blutbild mit Differenzial-BB, BSG, CRP, Akutphase-Proteine, Serumelektrophorese, Immunfixation, Immunelektrophorese
Urin	U-Status, Eiweiß, Mikroalbumin, Glukose, Kreatinin-Clearance, Immunelektrophorese
Liquor	Zellzahl, Eiweiß, Glukose, oligoklonale Banden, Lactat
Primäre systemische Vaskulitiden	
PAN	Hepatitisserologie: HbsAg, Anti-Hbs
CSS	Eosinophilie, ANCA (50%), meist p-ANCA perinukleäre antizytoplasmatische Antikörper: Anti-Myeloperoxidase (MPO)-Ak, eosinophiles kationisches Protein (ECP)
MPA	ANCA (75%), meist p-ANCA perinukleäre antizytoplasmatische Antikörper: Anti-Myeloperoxidase (MPO)-Ak
WG	ANCA, meist c-ANCA zytoplasmatische antizytoplasmatische Antikörper: Anti-Proteinase 3 (PR-3)-Ak
Bei Kollagenosen	
Allgemein	ANA, ANA-Differenzierung
Systemischer Lupus erythematodes	anti-ds-DNS-Antikörper, Lupus-Antikoagulans, C3, C4-Komplement, Kryoglobuline, RNP-Ak
Primäres Sjögren-Syndrom	ANA, anti-SS-A (Ro), -SS-B (La), RF, Kryoglobuline
Sklerodermie	ANA, anti-Scl 70-Ak
Rheumatoide Arthritis	RF, CCP-AK, Kryoglobuline, anti-SS-A(Ro), -SS-B(La)
Mixed connective tissue disease	anti-RNP-Ak
(Para)infektiöse Vaskulitiden	
Hepatitis B, C, G	Virus-Serologie, (HepB)/ RNA quantitativ, Kryoglobuline
Retrovirus Infektion	Virus-Serologie, Kryoglobuline
CMV-Infektion	Virus-Serologie, inklusive Pp65/pp66
Borreliose	ELISA, Immunoblot
Bei malignen Erkrankungen	
Bronchial-/Ovarial-/Mammakarzinom, lymphoproliferative Erkrankungen	anti-neuronale Ak (anti-Hu, anti-Yo, anti-CV2, anti-Amphiphysin)
Medikamentös induzierte Vaskulitis	
Hydralazin, Penicillamin, Propylthiouracil	Assoziation mit p-ANCA/MPO-ANCA

spezifischen Parametern wie Angiotensin-Converting-Enzyme (ACE), bei der Sarkoidose/Neurosarkoidose und den antineuronalen Antikörpern wie anti-Hu-, anti-Yo-, anti-R9i, anti-CV2- und anti-Amphiphysin-AK.

Neurophysiologische Diagnostik

Die neurophysiologische Diagnostik kann dazu beitragen, das Verteilungsmuster der NP zu etablieren. Bei einer Vaskulitis entsteht infolge ischämischer Schädigung des Nervenparenchyms eine axonale NP. Insofern finden sich elektroneurographisch und -myographisch Zeichen der akuten und chronischen Axonschädigung (Bouche et al. 1986). Ein transienter Leitungsblock durch Ischämie kann vorkommen (Cornblath u. Sumner 1991). Die Befunde erlauben keine Unterscheidung zwischen vaskulitischen NP und axonalen NP anderer Ursachen. Allerdings legt beim charakteristischen klinischen Bild der Multiplexneuropathie die asymmetrische Verteilung der neurophysiologischen Befunde den Verdacht auf eine vaskulitische NP nahe. Bei kollagenoseassoziierten CIDP-Formen gelten die gleichen neurophysiologischen Kriterien wie bei der idiopathischen CIDP (1991, Rotta et al. 2000). Elektroneurographie und Elektromyographie können durch Methoden ergänzt werden, die zusätzliche Informationen über die Beteiligung unterschiedlicher Faserklassen geben können wie Thermotestung und autonome Tests (Low 1997).

Nerven- und Muskel-Biopsie

Eine Nervenbiopsie ist indiziert bei Verdacht auf NSVN und bei Verdacht auf vaskulitische NP bei Kollagenose, unter Umständen auch bei bekannter systemischer Vaskulitis, z. B. wenn die NP eine Hauptmanifestation der Erkrankung ist und die Therapieentscheidung durch den Schweregrad der Vaskulitis im Nerv festgelegt wird.

Eine kombinierte Nerv-Muskel-Biopsie erbringt häufiger den Nachweis einer Vaskulitis als die Nervenbiopsie allein, allerdings ist die Anzahl positiver Befunde im Nerv größer als die im Muskel allein (Collins et al. 2000, Engelhardt 1994, Said 2001, Schröder 1999). In der Regel werden der N. suralis (Wees et al. 1981) und ein betroffener Muskel biopsiert, wobei ein Muskel-MRT mit Nachweis von Ödem bei der Auswahl des Biopsiemuskels hilfreich sein kann. Ein neurographischer Normalbefund im N. suralis schließt die histologische Diagnose Vaskulitis nicht aus (Hawke et al. 1991). Eine faszikuläre Biopsie ist nicht hilfreich, da nur mittels einer kompletten Nervenbiopsie auch das Epineurium erfasst wird und die epineuralen Gefäße bei der Vaskulitis überwiegend betroffen sind (Said 2001). Eine adäquate Aufarbeitung des Biopsiematerials inklusive Immunhistochemie zur Darstellung von Makrophagen und T-Zellen und Semidünnschnitten ist erforderlich (Engelhardt et al. 1993). Die Anfertigung von Stufenschnitten des Nervs wird empfohlen, da sonst in einem nicht unerheblichen Teil (bei segmental verlaufender nekrotisierender Vaskulitis) falsch negative Befunde resultieren können. Mehrere Autoren haben histologische Kriterien für die vaskulitische NP entworfen, zuletzt zusammengestellt und überprüft von Collins et al. (Asbury 1970, Chalk et al. 1993, Collins et al. 2000, Heuss et al. 2003, Lie 1989).

Definitive Vaskulitis

Transmurale Infiltration in mindestens einem Gefäß mit Zeichen der Gefäßläsion (mindestens eines der folgenden Kriterien):
- fibrinoide Wandnekrose,
- Disruption des Endothels,
- Fragmentation der Elastica interna,
- Einblutung in die Gefäßwand.

Verdacht auf Vaskulitis

Transmurale Infiltration in mindestens einem Gefäß ohne Zeichen der Gefäßläsion
  oder perivaskuläre Infiltration **und**
  mindestens eines der folgenden Kriterien („indirekte Zeichen"):
- Gefäßwandverdickung und Sklerose,
- Verengung oder Verschluss des Lumens,
- Thrombose mit/ohne Rekanalisation,
- epineurale Kapillarproliferation,
- periadventitielles Hämosiderin,
- asymmetrischer Nervenfaserverlust,
- Waller-Degeneration.

Alleinige perivaskuläre Infiltrate werden nicht als diagnostisch beweisend für eine Vaskulitis beurteilt.

Bei der vaskulitischen NP sind die epineuralen Gefäße betroffen, zu denen die kleinen muskulären Arterien mit Durchmessern von 100–250 μm gehören. Selten greift die Vaskulitis auf transperineurale Arteriolen mit ca. 50 μm Durchmesser über und kann dann auch kleine Gefäße in den endoneuralen Septen betreffen. Da die kleinen epineuralen Arterien meist nur wenige Lagen von glatten Muskelzellen besitzen, sind die Kriterien der transmuralen Infiltration und der Gefäßdestruktion oft schwer zu beurteilen. Auch wenn die systemischen Vaskulitiden durch die Größe der betroffenen Gefäße klassifiziert werden, kann die Zuordnung zu einer bestimmten Erkrankung nicht isoliert durch den Biopsiebefund getroffen werden. Nur im Zusammenhang mit klinischen und Labordaten ist eine korrekte Einordnung des Biopsieergebnisses möglich. Je nach Erkrankungsstadium finden sich unterschiedliche morphologische Veränderungen von der akuten Entzündung bis hin zum geheilten und vernarbten Gefäß. Eine negative Biopsie schließt eine Vaskulitis nicht aus, da diese fokal und segmental verteilt sein kann und das Biopsat nur einen Ausschnitt des Gefäßsystems repräsentiert.

Differenzialdiagnose der nichtsystemischen vaskulitischen Neuropathie

Beim Vorliegen einer PNP ist in der Regel eine komplette ätiologische Abklärung erforderlich, s. a. Leitlinie: „Diagnostik bei Polyneuropathien". Beim Vorliegen einer schmerzhaften Multiplexneuropathie kann ein Lewis-Sumner-Syndrom vorliegen. Auch die Meningeosis carcinomatosa/lymphomatosa bzw. blastomatosa kann unter dem Bild einer schmerzhaften Radikulo-Plexo-Neuropathie verlaufen, ebenso die diabetische Schwerpunktneuropathie.

Therapie

Therapie der vaskulitischen Neuropathie bei systemischer Vaskulitis

Die vaskulitische NP ist eine spezifische Organmanifestation der systemischen Vaskulitis, so dass nach den Grundsätzen der systemischen Vaskulitis behandelt werden sollte (Gross 2000). Die Therapie richtet sich neben dem Schweregrad der NP und deren Progredienz insbesondere auch nach den weiteren Organmanifestationen. Zu den Grundsätzen der Immuntherapie bei neurologischen Erkrankungen inklusive erforderlichen Vorsichtsmaßnahmen und Gegenmaßnahmen siehe Gold und Toyka (2001). Die Standardtherapie der schwer verlaufenden organ- oder lebensbedrohenden PSV besteht in der Gabe von Glukokortikoiden (GC), kombiniert mit weiteren immunsuppressiven Medikamenten. Der positive Effekt von Cyclophosphamid (CYC) allein und in Kombination mit GC ist bei verschiedenen Formen der PSV belegt (⇑⇑⇑), wobei es nur wenige Daten zum Verlauf der PNP unter dieser Therapie gibt. Bei einer Verlaufsbeobachtung von 56 Patienten mit PNP bei WG über 19 Monate konnte eine mäßiggradige Besserung der PNP unter Immunsuppression festgestellt werden, wobei der Effekt bei Patienten mit Mononeuritis multiplex deutlicher war als bei Patienten mit distal-symmetrischer NP (de Groot et al. 2001).

Initial wird bei der PSV mit einer hoch dosierten Therapie zur Remissionsinduktion (Induktionstherapie) begonnen, mit GC, z. B. Methylprednisolon 1 mg/kg KG/d oder 500–1000 mg/d über 3–5 Tage als initiale intravenöse Pulstherapie und CYC 2 mg/kg KG/d. Alternativ zu CYC bei nicht organ- oder lebensbedrohlichen Verläufen, insbesondere ohne relevante Nierenfunktionseinschränkung (early systemic) als Remissionsinduktion Methotrexat (MTX) 10–25 mg/Woche, gefolgt von einer weniger aggressiven Therapie zur Remissionserhaltung (Erhaltungstherapie) (⇑⇑⇑). Wenn eine NP die Hauptmanifestation der PSV ist, wird die Cyclophosphamid-Pulstherapie bevorzugt, mit einem Induktionsschema mit 350 mg/m2 KO an drei aufeinander folgenden Tagen und dann 600 mg/m2 KO in Abständen von 6–8 Wochen (Gold u. Toyka 2001) (⇔). Dieses empirische Protokoll ist nebenwirkungsärmer als die orale Dauergabe und die hoch dosierte Pulstherapie. Für die Wirkung auf die vaskulitische NP gibt es keine Daten aus kontrollierten Studien. In der Therapie der generalisierten PSV allgemein ergab sich für eine orale Dauertherapie mit CYC und einer i.v. Pulstherapie (hier mit 15 mg/kg KG) die gleiche Wirksamkeit bezüglich dem Erreichen der Remission, aber eine niedrigere Rückfallrate bei der oralen Therapie in der Remissionsphase (de Groot et al. 2001) (⇑). Aufgrund der Toxizität von CYC wird jedoch ohnehin versucht, nach einem möglichst kurzen Zeitraum von 3–6 Monaten bei Erreichen der Remission, spätestens nach insgesamt 6–12 Monaten, CYC durch AZA oder MTX zu ersetzen. Zur Rezidivprophylaxe bei Morbus Wegener zeigt sich für Azathioprin verglichen mit Cyclophosphamid keine signifikant erhöhte Rate von Rezidiven (Jayne et al. 2003) (⇑). Zum Effekt der Plasmapherese ist die Datenlage uneinheitlich. IvIg-Behandlung stellt eine Therapieoption in Kombination mit der oben genannten Basistherapie (GC, CYC) dar mit guter Wirksamkeit bei 45–75% der Patienten, wie vorläufige Studien bei ANCA-assoziierter Vaskulitis gezeigt haben (Gross 2000) (⇑).

Neuere Immunsuppressiva

Weitere Therapiemöglichkeiten mit Cyclosporin A, Mycophenolatmofetil und Leflunomid sind noch nicht ausreichend untersucht (Gause et al. 2001, Metzler et al. 1998, Nowack et al. 1997, Waiser et al. 1999). Der Tumor-Nekrose-Faktor (TNF) Antagonist Etanercept führte bei WG in einer kleinen Studie bei der Mehrzahl der Patienten zu einem positiven Effekt und konnte eine Mononeuropathie bei RA bessern (Richter et al. 2000). Erste Ergebnisse einer kontrollierten Studie an 180 WG-Patienten mit additiv zur Standardtherapie gegebenem Etanercept vs. Placebo hat allerdings weder hinsichtlich Remissionsinduktion noch Rezidivhäufigkeit eine Überlegenheit von Etanercept gezeigt. Der TNF-Antagonist Infliximab war erfolgreich in einer offenen Studie an 6 Patienten mit therapierefraktärer Vaskulitis (Booth et al. 2002). Noch in Erprobung ist die Wirkung von Etoposid bei der WG und von Interferon-alpha beim CSS (D'Cruz et al. 1992, Tatsis et al. 1998).

Therapie der nichtsystemischen vaskulitischen Neuropathie (NSVN)

Kontrollierte Studien zur Therapie der NSVN liegen nicht vor. Die NSVN hat eine günstigere Prognose, so dass weniger aggressiv therapiert werden muss als bei PSV. Im Gegensatz zur NP bei PSV kann bei der NSVN zunächst eine Monotherapie mit GC ausreichend sein (z. B. Methylprednisolon 1 mg/kg KG/d oder 500–1000 mg/d über 3–5 Tage als initiale intravenöse Pulstherapie (Kissel u. Mendell 1992). In einer Kohorte von 48 Patienten hatten allerdings diejenigen unter Kombination von GC und CYC eine höhere Remissionsrate und geringere Behinderung als die Gruppe mit CYC-Monotherapie, allerdings bei einer hohen

Nebenwirkungsrate (Collins et al. 2003). Kommt es unter GC-Monotherapie zu einer Progression der NP, kann zusätzlich CYC gegeben werden. Treten über einen Zeitraum von 3 Monaten keine zusätzlichen Nervenläsionen auf und sind die sensomotorischen Defizite rückläufig, kann die CYC-Dosis langsam reduziert und ausgeschlichen werden. Auch die GC-Dosis wird langsam reduziert, aber in niedriger Dosis als Rezidivprophylaxe über mindestens 12 Monate beibehalten. Zur GC-Reduktion und -Einsparung kann ein zweites immunmodulierendes Medikament eingesetzt werden (AZA/MTX; **Tabelle 5**).

Weitere Therapieansätze

Bei therapierefraktären Patienten kann ein Versuch mit IvIg oder Plasmapherese gemacht werden, alternativ mit Ciclosporin, Mycophenolat-Mofetil oder mit TNF-Inhibitoren (Collins u. Periquet 2004) (⇔).

Da die Endstrecke der Pathogenese bei den vaskulitischen PNPs in Gefäßverschlüssen und Ischämie besteht, wird empfohlen, weitere Faktoren zu vermeiden, die eine Ischämie fördern können. Somit sollten arterielle Hypertonie, Diabetes mellitus und Hyperlipidämie gut behandelt werden, Nikotinabusus ist zu vermeiden. Die Verwendung von Thrombozytenaggregationshemmern ist gelegentlich empfohlen worden, kontrollierte Studien hierzu existieren nicht (Kissel 2001) (⇔). Die symptomatische Therapie besteht in Krankengymnastik, Versorgung mit Hilfsmitteln (z.B. Peronäusschienen, Gehstützen) sowie adäquater Schmerztherapie (Sommer 2001).

Vorsichtsmaßnahmen

Alle oben genannten Medikamente sind potente Pharmaka und können erhebliche Nebenwirkungen verursachen. Zur Behandlung dieser Nebenwirkungen bzw. zur Prophylaxe sei auf entsprechende Spezialliteratur verwiesen (Gold u. Toyka 2001, Gross 2000). So muss z.B. bei Therapie mit Kortikosteroiden frühzeitig eine Osteoporoseprophylaxe durchgeführt werden, bei CYC muss auf Blasenschutz geachtet werden (Uromitexan). Eine adäquate Patientenaufklärung muss erfolgen.

Bei allen genannten Immunsuppressiva ist zu beachten, dass neben der möglichen Teratogenität auch ein irreversibles Infertilitätsrisiko besteht. Daher sollte ein Mann im zeugungsfähigen Alter vor Behandlungsbeginn auf die konkrete Möglichkeit der Samenspende hingewiesen werden. Eine Ovarprotektion bei jüngeren Frauen sollte ebenfalls versucht werden. Wenn es das klinische Bild erlaubt, ist eine Impfung gegen Pneumokokken und Grippeimpfung vor Beginn der Immunsuppression sinnvoll.

Verfahren zur Konsensbildung

Es wurde ein modifiziertes Delphi-Verfahren angewendet. Korrigiert durch die Kommission Leitlinien der DGN.

Kooperationspartner und Sponsoren

Diese Leitlinie entstand ohne Einflussnahme oder Unterstützung durch die Industrie.

Expertengruppe

Prof. Dr. D. Heuss, Neurologische Klinik der Universität Erlangen
Priv.-Doz. Dr. E. Reinhold-Keller, Rheumazentrum Lübeck/ Bad Bramstedt
Prof. Dr. A. Engelhardt, Evangelisches Krankenhaus Oldenburg
Dr. B. Schlotter-Weigel, Friedrich-Baur-Institut, Neurologische Klinik LMU München
Prof. Dr. C. Sommer, Neurologische Klinik der Universität Würzburg
Federführend: *Prof. Dr. C. Sommer, Neurologische Klinik der Universität, Josef-Schneider-Str. 11, 97080 Würzburg, Tel. 0931/20123763*
e-mail: sommer@mail.uni-wuerzburg.de

Abkürzungsverzeichnis:
ACR = American College of Rheumatology
ANCA = Anti-Neutrophilen-Zytoplasma-Antikörper
anti-RNP-Ak = Anti-Ribonukleoprotein-Antikörper
AZA = Azathioprin
CMV = Zytomegalievirus
CSS = Churg-Strauss-Syndrom
CYC = Cyclophosphamid
ECP = eosinophiles kationisches Protein
GC = Glukokortikoide
IvIg = intravenöse Immunglobuline
KS = Kawasaki-Syndrom
MPA = mikroskopische Polyangiitis
MPO-ANCA = ANCA gegen Myeloperoxidase
MTX = Methotrexate
NP = Neuropathie
NSVN = nichtsystemische vaskulitische NP

Tabelle 5 Therapie der nichtsystemischen vaskulitischen Neuropathie (NSVN), modifiziert nach Gold und Toyka (2001), Kissel und Mendell (1992) (⇔)

Initialtherapie	Erhaltungstherapie
Zunächst GC-Monotherapie 1–1,5 mg/kg KG/d	GC langsam reduzieren, umstellen auf alternierende Gabe AZA/MTX zur Dosisreduktion der GC
Gegebenenfalls GC-Stoßtherapie 500–1000 mg/d i.v. über 3–5 Tage	MTX/CYC
Zusätzlich MTX 10–25 mg/ Woche oder CYC 2 mg/kg KG/d	AZA/MTX anstelle von GC

PAN = Polyarteriitis nodosa
PNP = Polyneuropathie
PNS = peripheres Nervensystem
PR3-ANCA = ANCA gegen Proteinase 3
PSV = primäre systemische Vaskulitiden
RA = rheumatoide Arthritis
RF = Rheumafaktor
TNF = Tumor-Nekrose-Faktor
VZV = Varizella-Zoster-Virus
WG = Wegener-Granulomatose

Literatur

Asbury, A. K. (1970): Ischemic disorders of peripheral nerve. Amsterdam.
Averbuch-Heller, L., I. Steiner, O. Abramsky (1992): Neurologic manifestations of progressive systemic sclerosis. Arch. Neurol. 49, 1292–1295.
Booth, A. D., H. J. Jefferson, W. Ayliffe et al. (2002): Safety and efficacy of TNFalpha blockade in relapsing vasculitis. Ann. Rheum. Dis. 61, 559.
Bouche, P., J. M. Léger, M. A. Travers et al. (1986): Peripheral neuropathy in systemic vasculitis: clinical and electrophysiologic study of 22 patients. Neurology 36, 1598–1602.
Bradley, W. G., A. Verma (1996): Painful vasculitic neuropathy in HIV-1 infection: relief of pain with prednisone therapy. Neurology 47, 1446–1451.
Brannagan, T. H. 3rd. (1997): Retroviral-associated vasculitis of the nervous system. Neurol. Clin. 15, 927–944.
Caselli, R. J., G. G. Hunder, J. P. Whisnant (1988): Neurologic disease in biopsy-proven giant cell (temporal) arteritis. Neurology 38, 352–359.
Chalk, C. H., P. J. Dyck, D. L. Conn (1993a): Vasculitic neuropathy. In: Dyck, P., P. Thomas, J. Griffin, P. Low, J. Poduslo (editors): Peripheral Neuropathy. W. B. Saunders, Philadelphia, 1424–1436.
Chalk, C. H., H. A. Homburger, P. J. Dyck (1993b): Anti-neutrophil cytoplasmic antibodies in vasculitis peripheral neuropathy. Neurology 43, 1826–1827.
Choi, H. K., P. A. Merkel, A. M. Walker et al. (2000): Drug-associated antineutrophil cytoplasmic antibody-positive vasculitis: prevalence among patients with high titers of antimyeloperoxidase antibodies. Arthritis Rheum. 43, 405–413.
Chumbley, L. C., E. G. Harrison Jr., R. A. DeRemee (1977): Allergic granulomatosis and angiitis (Churg-Strauss syndrome). Report and analysis of 30 cases. Mayo. Clin. Proc. 52, 477–484.
Collins, M. P., J. R. Mendell, M. I. Periquet et al. (2000): Superficial peroneal nerve/peroneus brevis muscle biopsy in vasculitic neuropathy. Neurology 55, 636–643.
Collins, M. P., M. I. Periquet, J. R. Mendell et al. (2003): Nonsystemic vasculitic neuropathy: insights from a clinical cohort. Neurology 61, 623–630.
Collins, M. P., M. I. Periquet (2004): Non-systemic vasculitic neuropathy. Curr. Opin. Neurol. 17, 587–598.
Cornblath, D. R., A. J. Sumner (1991): Conduction block in neuropathies with necrotizing vasculitis. Muscle Nerve (letter) 14, 185.
Cruickshank, B. (1954): The arteritis of rheumatoid arthritis. Ann. Rheum. Dis. 13, 136.
Dahlberg, P. J., J. M. Lockhart, E. L. Overholt (1989): Diagnostic studies for systemic necrotizing vasculitis. Sensitivity, specificity, and predictive value in patients with multisystem disease. Arch. Intern. Med. 149, 161–165.
Davies, L., J. M. Spies, J. D. Pollard et al. (1996): Vasculitis confined to peripheral nerves. Brain 119, 1441–1448.
D'Cruz, D., H. Payne, A. Timothy et al. (1992): Response of cyclophosphamide-resistant Wegener's granulomatosis to etoposide. Lancet 340, 425–426.
de Groot, K., D. Adu, C. O. Savage (2001a): The value of pulse cyclophosphamide in ANCA-associated vasculitis: meta-analysis and critical review. Nephrol. Dial Transplant. 16, 2018–2027.
de Groot, K., D. K. Schmidt, A. C. Arlt et al. (2001b): Standardized neurologic evaluations of 128 patients with Wegener granulomatosis. Arch. Neurol. 58, 1215–1221.
Delalande, S., J. de Seze, A. L. Fauchais et al. (2004): Neurologic manifestations in primary Sjogren syndrome: a study of 82 patients. Medicine (Baltimore) 83, 280–291.
Dyck, P. J., T. J. Benstead, D. L. Conn et al. (1987): Nonsystemic vasculitic neuropathy. Brain 110, 843–854.
Engelhardt, A., H. Lorler, B. Neundorfer (1993): Immunohistochemical findings in vasculitic neuropathies. Acta Neurol. Scand. 87, 318–321.
Engelhardt, A. (1994): Vaskulitische Neuropathien: klinische und nervenbioptische Befunde. Roderer Verlag, Regensburg.
Feinglass, E. J., F. C. Arnett, C. A. Dorsch et al. (1976): Neuropsychiatric manifestations of systemic lupus erythematosus: diagnosis, clinical spectrum, and relationship to other features of the disease. Medicine (Baltimore) 55, 323–339.
Fernandes, S. R., B. H. Singsen, G. S. Hoffman (2000): Sarcoidosis and systemic vasculitis. Semin. Arthritis Rheum. 30, 33–46.
Fuller, G. N., J. M. Jacobs, R. J. Guiloff (1993): Nature and incidence of peripheral nerve syndromes in HIV infection. J. Neurol. Neurosurg. Psychiatry 56, 372–381.
Garcia-Bragado, F., J. M. Fernandez, C. Navarro et al. (1988): Peripheral neuropathy in essential mixed cryoglobulinemia. Arch. Neurol. 45, 1210–1214.
Gause, A., B. Manger, J. R. Kalden et al. (2001): Therapie entzündlich-rheumatischer Erkrankungen: Vom Standard in die Zukunft. Internist (Berl) 42, 223–232, 234–236.
Gemignani, F., G. Pavesi, A. Fiocchi et al. (1992): Peripheral neuropathy in essential mixed cryoglobulinaemia. J. Neurol. Neurosurg. Psychiatry 55, 116–120.
Gemignani, F., A. Marbini, G. Pavesi et al. (1994): Peripheral neuropathy associated with primary Sjogren's syndrome. J. Neurol. Neurosurg. Psychiatry 57, 983–986.
Gold, R., K. V. Toyka (editors; 2001): Immuntherapie neurologischer Erkrankungen. Uni-Med Verlag AG, Bremen.
Gran, J. T., G. Myklebust, T. Wilsgaard et al. (2001): Survival in polymyalgia rheumatica and temporal arteritis: a study of 398 cases and matched population controls. Rheumatology (Oxford) 40, 1238–1242.
Griffin, J. W., D. R. Cornblath, E. Alexander et al. (1990): Ataxic sensory neuropathy and dorsal root ganglionitis associated with Sjogren's syndrome. Ann. Neurology 27, 304–315.
Gross, W. L. (1997): Systemic necrotizing vasculitis. In: Yazaki, H., G. Husby (editors): Clinical Rheumatology: Baillière's, 259–284.
Gross, W. L. (2000): Therapie der Immunvaskulitiden. Uni-Med Verlag AG, Bremen.
Guillevin, L., B. Durand-Gasselin, R. Cevallos et al. (1999): Microscopic polyangiitis: clinical and laboratory findings in eighty-five patients. Arthritis Rheum. 42, 421–430.
Halperin, J. J., B. W. Little, P. K. Coyle et al. (1987): Lyme disease. Cause of a treatable peripheral neuropathy. Neurology 37, 1700–1706.
Hamidou, M. A., D. El Kouri, M. Audrain et al. (2001): Systemic antineutrophil cytoplasmic antibody vasculitis associated with lymphoid neoplasia. Ann. Rheum. Dis. 60, 293–295.
Hawke, S. H., L. Davies, R. Pamphlett et al. (1991): Vasculitic neuropathy. A clinical and pathological study. Brain 114, 2175–2190.
Heckmann, J. G., C. Kayser, D. Heuss et al. (1999): Neurological manifestations of chronic hepatitis C. J. Neurol. 246, 486–491.
Heuss, D., B. Schlotter-Weigel, C. Sommer (2003): Klinik, Diagnostik und Therapie der vaskulitischen Neuropathie. Bundeseinheitliche Konsensuspapiere der Muskelzentren im Auftrag der Deutschen Gesellschaft für Muskelkranke e.V. (DGM). Fortschr. Neurol. Psychiatr. 71, 172–186.
Hietaharju, A., S. Jaaskelainen, H. Kalimo et al. (1993): Peripheral neuromuscular manifestations in systemic sclerosis (scleroderma). Muscle Nerve 16, 1204–1212.
Hoffman, G. S., G. S. Kerr, R. Y. Leavitt et al. (1992): Wegener granulomatosis: an analysis of 158 patients. Ann. Intern. Med. 116, 488–498.
Hull, J. H., S. H. Mead, O. J. Foster et al. (2004): Severe vasculitic neuropathy following influenza vaccination. J. Neurol. Neurosurg. Psychiatry 75, 1507–1508.

Hunder, G. G., W. P. Arend, D. A. Bloch et al. (1990): The American College of Rheumatology 1990 criteria for the classification of vasculitis. Introduction. Arthritis Rheum. 33, 1065–1067.

Irani, D. N. (2000): Neurologic complications of the hepatitis viruses. 3 ed: Ann. Arbor Publishing.

Jayne, D., N. Rasmussen, K. Andrassy et al. (2003): A randomized trial of maintenance therapy for vasculitis associated with antineutrophil cytoplasmic autoantibodies. N. Engl. J. Med. 349, 36–44.

Jennette, J. C., R. J. Falk, K. Andrassy et al. (1994): Nomenclature of systemic vasculitides. Proposal of an international consensus conference. Arthritis Rheum. 37, 187–192.

Kimber, T. E., G. Scott, P. D. Thompson et al. (1999): Vasculitic neuropathy and myopathy occurring as a complication of mixed connective tissue disease. Aust. N. Z. J. Med. 29, 82–83.

Kissel, J. T., A. P. Slivka, J. R. Warmolts et al. (1985): The clinical spectrum of necrotizing angiopathy of the peripheral nervous system. Ann. Neurol. 18, 251–257.

Kissel, J. T., J. R. Mendell (1992): Vasculitic neuropathy. Neurol. Clin. 10, 761–781.

Kissel, J. (2001): Vasculitic neuropathies. In: Gilman, S. (editor), MedLink Neurology. MedLink Corporation, San Diego.

Lafitte, C., Z. Amoura, P. Cacoub et al. (2001): Neurological complications of primary Sjogren's syndrome. J. Neurol. 248, 577–584.

Lamprecht, P., F. Moosig, A. Gause et al. (2001): Immunological and clinical follow up of hepatitis C virus associated cryoglobulinaemic vasculitis. Ann. Rheum. Dis. 60, 385–390.

Levy, Y., Y. Uziel, G. G. Zandman et al. (2003): Intravenous immunoglobulins in peripheral neuropathy associated with vasculitis. Ann. Rheum. Dis. 62, 1221–1223.

Lie, J. T. (1986): The classification of vasculitis and a reappraisal of allergic granulomatosis and angiitis (Churg-Strauss syndrome). Mt. Sinai J. Med. 53, 429–439.

Lie, J. T. (1989): Systemic and isolated vasculitis. A rational approach to classification and pathologic diagnosis. Pathol. Annu. 24, 25–114.

Lisak, R. P., J. R. Mendell (2001): Peripheral neuropathies associated with connective tissue disorders. In: Mendell, J. R., J. T. K., DR. C. (editors; 2001): Diagnosis and Management of Peripheral Nerve Disorders. Oxford University Press, Oxford, 233–255.

Lori, S., M. Matucci-Cerinic, R. Casale et al. (1996): Peripheral nervous system involvement in systemic sclerosis: the median nerve as target structure. Clin. Exp. Rheumatol. 14, 601–605.

Low, P. A. (1997): Laboratory evaluation of autonomic function. Lippincott-Raven Publishers, Philadelphia.

Mauch, E., C. Volk, G. Kratzsch et al. (1994): Neurological and neuropsychiatric dysfunction in primary Sjogren's syndrome. Acta Neurol. Scand. 89, 31–35.

Meier, C., H. Grehl (1988): Vaskulitische Neuropathie bei Garin-Bujadoux-Bannwarth-Syndrom. Ein Beitrag zum Verständnis der Pathologie und Pathogenes neurologischer Komplikationen bei Lyme-Borreliose. Dtsch. Med. Wochenschr. 113, 135–138.

Meier, C., F. Grahmann, A. Engelhardt et al. (1989): Peripheral nerve disorders in Lyme-Borreliosis. Nerve biopsy studies from eight cases. Acta Neuropathol. (Berl.) 79, 271–278.

Mellgren, S. I., D. L. Conn, J. C. Stevens et al. (1989): Peripheral neuropathy in primary Sjogren's syndrome. Neurology 39, 390–394.

Meriggioli, M. N., J. C. Morgenlander (1997): Peripheral neuropathy and connective tissue disease. Watch for this twosome when hunting for a diagnosis. Postgrad. Med. 102, 65–68, 71, 75.

Metzler, C., I. Low-Friedrich, E. Reinhold-Keller et al. (1998): Leflunomide, a new promising agent in maintenance and remission in Wegener´s granulomatosis. Clin. Exp. Immunol. 112, 56.

Molina, R., T. T. Provost, E. L. Alexander (1985): Peripheral inflammatory vascular disease in Sjogren's syndrome. Association with nervous system complications. Arthritis Rheum. 28, 1341–1347.

Moore, P. M., T. R. Cupps (1983): Neurological complications of vasculitis. Ann. Neurol. 14, 155–167.

Moore, P. M., B. Richardson (1998): Neurology of the vasculitides and connective tissue diseases. J. Neurol. Neurosurg. Psychiatry 65, 10–22.

Moore, P. M. (2000): Vasculitic neuropathies. J. Neurol. Neurosurg. Psychiatry 68, 271–274.

Navarro, J. F., C. Quereda, M. Rivera et al. (1994): Anti-neutrophil cytoplasmic antibody-associated paraneoplastic vasculitis. Postgrad. Med. J. 70, 373–375.

Nemni, R., L. Sanvito, A. Quattrini et al. (2003): Peripheral neuropathy in hepatitis C virus infection with and without cryoglobulinaemia. J. Neurol. Neurosurg. Psychiatry 74, 1267–1271.

Nishino, H., F. A. Rubino, R. A. De Remee et al. (1993): Neurological involvement in Wegener's granulomatosis: an analysis of 324 consecutive patients at the Mayo Clinic. Ann. Neurol. 33, 4–9.

Noh, J. Y., T. Asari, N. Hamada et al. (2001): Frequency of appearance of myeloperoxidase-antineutrophil cytoplasmic antibody (MPO-ANCA) in Graves' disease patients treated with propylthiouracil and the relationship between MPO-ANCA and clinical manifestations. Clin. Endocrinol. (Oxf.) 54, 651–654.

Nowack, R., R. Birck, F. J. van der Woude (1997): Mycophenolate mofetil for systemic vasculitis and IgA nephropathy. Lancet 349, 774.

Oh, S. J. (1997): Paraneoplastic vasculitis of the peripheral nervous system. Neurol. Clin. 15, 849–863.

Olney, R. K. (1992): AAEM minimonograph #38: Neuropathies in connective tissue disease. Muscle Nerve 15, 531–542.

Olney, R. K. (1998): Neuropathies associated with connective tissue disease. Semin. Neurol. 18, 63–72.

Omdal, R., S. I. Mellgren, G. Husby et al. (1993): A controlled study of peripheral neuropathy in systemic lupus erythematosus. Acta Neurol. Scand. 88, 41–46.

Pary, L. F., A. Henszel, P. Kelkar (2004): Vasculitic mononeuritis multiplex induced by valacyclovir. Neurology 62, 1906–1907.

Peyronnard, J. M., L. Charron, F. Beaudet et al. (1982): Vasculitic neuropathy in rheumatoid disease and Sjogren syndrome. Neurology 32, 839–845.

Poncelet, A. N., M. K. Connolly (2003): Peripheral neuropathy in scleroderma. Muscle Nerve 28, 330–335.

Ponge, T., D. Boutoille, A. Moreau et al. (1998): Systemic vasculitis in a patient with small-cell neuroendocrine bronchial cancer. Eur. Respir. J. 12, 1228–1229.

Puechal, X., G. Said, P. Hilliquin et al. (1995): Peripheral neuropathy with necrotizing vasculitis in rheumatoid arthritis. A clinicopathologic and prognostic study of thirty-two patients. Arthritis Rheum. 38, 1618–1629.

Rechthand, E., D. R. Cornblath, B. J. Stern et al. (1984): Chronic demyelinating polyneuropathy in systemic lupus erythematosus. Neurology 34, 1375–1377.

Research criteria for diagnosis of chronic inflammatory demyelinating polyneuropathy (CIDP; 1991): Report from an Ad Hoc Subcommittee of the American Academy of Neurology AIDS Task Force. Neurology 41, 617–618.

Richette, P., P. Dieude, J. Damiano et al. (2004): Sensory neuropathy revealing necrotizing vasculitis during infliximab therapy for rheumatoid arthritis. J. Rheumatol. 31, 2079–2081.

Richter, C., L. Wanke, J. Steinmetz et al. (2000): Mononeuritis secondary to rheumatoid arthritis responds to etanercept. Rheumatology (Oxford) 39, 1436–1437.

Rosenbaum, R. (2001): Neuromuscular complications of connective tissue diseases. Muscle Nerve 24, 154–169.

Rotta, F. T., A. T. Sussman, W. G. Bradley et al. (2000): The spectrum of chronic inflammatory demyelinating polyneuropathy (In Process Citation). J. Neurol. Sci. 173, 129–139.

Said, G., C. Lacroix-Ciaudo, H. Fujimura et al. (1988): The peripheral neuropathy of necrotizing arteritis: a clinicopathological study. Ann. Neurol. 23, 461–465.

Said, G. (1995): Vasculitic neuropathy. Baillieres Clin. Neurol. 4, 489–503.

Said, G. (1997): Necrotizing peripheral nerve vasculitis. Neurol. Clin. 15, 835–848.

Said, G., F. Elgrably, C. Lacroix (1997): Painful proximal diabetic neuropathy: inflammatory nerve lesions and spontaneous favorable outcome. Ann. Neurol. 41, 762–770.

Said, G. (2001): Value of nerve biopsy? Lancet 357, 1220–1221.

Said, G., C. Lacroix, V. Plante-Bordeneuve et al. (2002): Nerve granulomas and vasculitis in sarcoid peripheral neuropathy: a clinicopathological study of 11 patients. Brain 125, 264–275.

Sanchez, J., J. Coll Canti, A. Ariza et al. (2001): Neuropathy due to necrotizing vasculitis: a study of the anatomo clinical and neurophysiological characteristics, and those of the clinical course, of the disorder in 27 patients. Rev. Neurol. 33, 1033–1036.

Schäfers, M., S. Neukirchen, K. V. Toyka et al. (2001): Borrelia neuropathy: histologic and immunohistochemical characterization. J. Peripher. Nerv. Syst. 6, 175.

Schapira, D., A. Balbir-Gurman, A. M. Nahir (2000): Naproxen-induced leukocytoclastic vasculitis. Clin. Rheumatol. 19, 242–244.

Schröder, J. M. (1999): Pathologie peripherer Nerven. Springer-Verlag, Berlin.

Scott, D. G., P. A. Bacon, C. R. Tribe (1981): Systemic rheumatoid vasculitis: a clinical and laboratory study of 50 cases. Medicine (Baltimore) 60, 288–297.

Seo, J. H., H. F. Ryan, G. C. Claussen et al. (2004): Sensory neuropathy in vasculitis: a clinical, pathologic, and electrophysiologic study. Neurology 63, 874–878.

Siva, A. (2001): Vasculitis of the nervous system. J. Neurol. 248, 451–468.

Sommer, C. (2001): Symptomatic treatment of painful neuropathies. In: Sommer, C. (ed.), Pain in Peripheral Nerve Disease. Karger, Basel, 171–195.

Tatsis, E., A. Schnabel, W. L. Gross (1998): Interferon-alpha treatment of four patients with the Churg-Strauss syndrome. Ann. Intern. Med. 129, 370–374.

Tsurikisawa, N., M. Taniguchi, H. Saito et al. (2004): Treatment of Churg-Strauss syndrome with high-dose intravenous immunoglobulin. Ann. Allergy Asthma Immunol. 92, 80–87.

Vital, C., J. Aubertin, J. M. Ragnault et al. (1982): Sarcoidosis of the peripheral nerve: a histological and ultrastructural study of two cases. Acta Neuropathol. 58, 111–114.

Waiser, J., K. Budde, E. Braasch et al. (1999): Treatment of acute c-ANCA-positive vasculitis with mycophenolate mofetil. Am. J. Kidney Dis. 34:e9.

Wees, S. J., I. N. Sunwoo, S. J. Oh (1981): Sural nerve biopsy in systemic necrotizing vasculitis. Am. J. Med. 71, 525–532.

Witzens, M., T. Moehler, K. Neben et al. (2004): Development of leukocytoclastic vasculitis in a patient with multiple myeloma during treatment with thalidomide. Ann. Hematol. 83, 467–470.

Erkrankungen peripherer Nerven

Diagnostik bei Polyneuropathien

Definition

Polyneuropathien (PNP) sind generalisierte Erkrankungen des peripheren Nervensystems (PNS). Zum PNS gehören alle außerhalb des Zentralnervensystems liegenden Teile der motorischen, sensiblen und autonomen Nerven mit ihren Schwannzellen und ganglionären Satellitenzellen, ihren bindegewebigen Hüllstrukturen (Peri- und Epineurium) sowie den sie versorgenden Blut- und Lymphgefäßen.

Klinische Diagnostik

Allgemein

Die klinische Diagnose einer PNP beruht auf der Anamnese- und Beschwerdeschilderung des Patienten und dem klinischen Befund.

Beschwerden

Sensible Reiz- und Ausfallerscheinungen:
- Kribbeln
- Ameisenlaufen
- Wärme- und Kälteparästhesien
- Stechen
- Elektrisieren
- Pelzigkeits- und Taubheitsgefühle
- Gefühl des Eingeschnürtseins
- Schwellungsgefühle
- Gefühl des unangenehmen Drucks
- Gefühl wie auf Watte zu gehen
- Gangunsicherheit, insbesondere bei Dunkelheit
- Fehlende Temperaturempfindungen
- Schmerzlose Wunden

Motorische Reiz- und Ausfallerscheinungen:
- Muskelzucken
- Muskelkrämpfe
- Muskelschwäche
- Muskelatrophie

Autonome Ausfallerscheinungen
   (Siehe **Tabelle 1**)

Zusammenfassung

Basisuntersuchungen und ergänzende Untersuchungen in der Diagnostik von Polyneuropathien

Obligat:
- Anamnese
- Klinische Untersuchung
- Elektrophysiologie
- Standardlabor

Fakultativ:
- Erweitertes Labor
- LP
- Muskel-/Nerv-/Hautbiopsie
- Genetik

Tabelle 1 Untersuchungsbefunde autonomer Nerven

Folgen efferenter autonomer Denervierung

Somatische Nerven
- Pupillenstörungen
- Trophische Störungen: Ödem, Ulkus, Osteoarthropathie
- Hypo-/Anhidrosis
- Vasomotorische Störungen: orthostatische Hypotonie, Rubeosis plantarum

Viszerale Nerven
- *Kardio-vaskulär*: Ruhetachykardie, Frequenzstarre
- *Gastro-intestinal*: Ösophagusdystonie, Gastroparese, Diarrhoe, Obstipation, Cholezystopathie
- *Leber*: gestörte Glukoseverwertung
- *Exokrines Pankreas*: Ausfall der reflektorischen Sekretion
- *Urogenital*: Blasenentleerungsstörung, erektile Dysfunktion, retrograde Ejakulation

Folgen afferenter autonomer Denervierung

- Fehlender Schmerz bei Koronarischämie
- Fehlende vegetative Reaktion bei Hypoglykämie
- Fehlendes Gefühl für die Blasenfüllung
- Fehlender Hodendruckschmerz
- Fehlender Wehenschmerz

Spezielle Anamnese

Verlauf, Dauer der Beschwerden

Der Krankheitsverlauf ist diagnostisch richtungweisend:
- ≤ 4 Wochen: akut
- 4–8 Wochen: subakut
- > 8 Wochen: chronisch

Exemplarisch: Guillain-Barré-Syndrom (GBS) **akut**, chronisch-inflammatorische demyelinisierende Polyneuropathie (CIDP) **akut bis subakut**, hereditäre motorische und sensible Polyneuropathie (HMSN) **chronisch** und positive Familienanamnese.

Cave: Eine vaskulitische PNP kann chronisch über viele Jahre verlaufen, und eine Infiltration des PNS mit Lymphomzellen (Neurolymphomatose) kann unter dem Bild einer akuten axonalen und/oder demyelinisierenden PNP verlaufen.

Frage nach
- sportlichen Fähigkeiten als Kind (hereditäre PNP?),
- häufigem Stolpern (distale Schwäche?),
- Schwierigkeiten beim Aufstehen aus tiefen Sesseln, aus der Hocke und beim Treppensteigen (proximale Schwäche?).

Eigenanamnese

- Grunderkrankung, die eine Neuropathie bedingen kann (Diabetes, Nierenerkrankung, Kollagenose, maligne Erkrankungen etc.)
- Operationen (Laminektomie etc.)
- Medikamenten-, Drogen- und Toxin-Anamnese, insbesondere Alkoholmissbrauch

Systemanamnese

Autonome Störungen? Schwitzen an den Extremitäten vermindert und eventuell kompensatorisch am Rumpf vermehrt, Störungen beim Stuhlgang oder beim Wasserlassen, erektile Dysfunktion, Gelenkschmerzen, Hautveränderungen, Synkopen.

Familienanamnese

Gezielte Fragen nach Gehbehinderungen, Fußdeformitäten, auffallend dünnen Waden

Neurologischer Befund

Untersuchungsbefunde somatischer Nerven

Reflexe
  Abschwächung/Ausfall von Muskeleigenreflexen, insbesondere Achillessehnenreflex
  Motorische Störungen
  Schlaffe, atrophische Paresen; an den unteren Extremitäten Fuß-/Zehenheber meist früher und stärker betroffen

Sensibilitätsstörungen (large fiber neuropathy)
- Gliedabschnittsweise socken-, strumpf-, handschuhförmige Störungen der taktilen Ästhesie/Algesie; bei fortgeschrittener PNP auch Bauchwand
- Pallhyp-/anästhesie
- Graphhyp-/anästhesie
- Störung des Lageempfindens

Sensibilitätsstörungen (small fiber neuropathy)
- Thermhyp-/anästhesie
- Hyp-/Analgesie

Beteiligung der Hirnnerven
- N. VII (beispielsweise bei GBS, CIDP, Sarkoidose, Borreliose)
- N. IX, N. X (beispielsweise bei GBS, Diphtherie)
- Augenmuskelnerven (diabetische PNP, Miller Fisher-Syndrom)

Manifestationstypen

Die Polyneuropathien werden nach dem zeitlichen Verlauf (siehe oben unter „Spezielle Anamnese"), nach den betroffenen Systemen (motorisch/sensibel/autonom/sensomotorisch) und nach der Verteilung der Symptome (symmetrisch/asymmetrisch) unterschieden.

Verteilungstyp

Distal-symmetrisch

Symmetrisch-sensibler Manifestationstyp

- Distal-betonte symmetrische Sensibilitätsstörungen
- Reflexabschwächung/-verlust, in der Regel zuerst die Achillessehnenreflexe
(z. B. alkoholische PNP, nephrogene PNP, Großteil der diabetischen PNP, chronisch-axonale PNP unklarer Ätiologie)

Ein unterschiedliches Betroffensein bestimmter sensibler Qualitäten kann auf spezielle Ätiologien hinweisen. So findet man bei der Amyloid-PNP initial häufig eine dissoziierte Sensibilitätsstörung mit reduzierter Schmerzempfindung und noch intakter Oberflächensensibilität.

Subtyp: „Small fiber"-Neuropathie: distal betonte Sensibilitätsstörungen und Schmerzen ohne weitere Symptome

Symmetrisch-sensomotorischer Manifestationstyp

- Symmetrisch angeordnete sensible und motorische Ausfälle bzw. vorwiegend motorische Ausfälle (z. B. GBS, akute intermittierende Porphyrie, hereditäre motorische und sensible Neuropathien)
- Hierzu entwickelt sich ein Teil der PNP mit symmetrisch-sensiblem Manifestationstyp

Distal-symmetrische PNP mit ausgeprägten autonomen Symptomen

Sensible oder sensomotorische PNP mit ausgeprägten autonomen Störungen (z. B. Amyloid-PNP, diabetische autonome Neuropathie, hereditäre sensible und autonome Neuropathie [HSAN])

Asymmetrische Manifestationstypen

- Mononeuropathia multiplex mit Ausfällen entsprechend dem Versorgungsmuster einzelner Nerven
- Schwerpunkt-PNP mit zusätzlich symmetrisch-sensiblen und/oder symmetrisch-motorischen distal betonten Ausfällen (z. B. vaskulitische Neuropathie, diabetische Amyotrophie, multifokal motorische Neuropathie (MMN), Lewis-Sumner-Syndrom, Borreliose-Neuropathie, Zoster-Neuritis, neuralgische Schulteramyotrophie)

Cave: Bei der differenzialdiagnostischen Zuordnung zu einem bestimmten Manifestationstyp ist Vorsicht geboten. So ist der klinische Manifestationstyp bei einer morphologisch gesicherten Vaskulitis des PNS in einem nicht unerheblichen Teil der Fälle symmetrisch-sensibel.

Proximale oder proximale und distale Verteilung

- Proximal: Plexusneuritis, proximale diabetische Neuropathie
- Proximal und distal: GBS, CIDP, Porphyrie (Wurzelbeteiligung)

Allgemeine Untersuchung

- Skelettabnormalitäten: Pes cavus, Pes planus, Hammerzehen, Skoliose, Charcot-Gelenk, pathologische Frakturen
- Organomegalie
- Veränderungen der Haut und Hautanhangsgebilde: Ulcera, Pigmentveränderungen, Purpura, Verlust vor allem der Beinbehaarung, Alopezie, Uhrglasnägel, Mees-Linien etc.
- Sicca-Syndrom, Uveitis, Katarakt, Optikusatrophie, Retinitis pigmentosa

Zusatzdiagnostik

Neurophysiologische Diagnostik

Die neurophysiologische Untersuchung dient in Ergänzung der klinischen Untersuchung dazu, das Vorhandensein einer generalisierten Schädigung des PNS nachzuweisen, den Verteilungstyp zu bestimmen (symmetrische/asymmetrische PNP, Schwerpunktneuropathie) und eine subklinische Mitbeteiligung des sensiblen Systems bei motorischer Neuropathie (und umgekehrt) zu erkennen. Eine Unterscheidung zwischen Polyneuropathien mit einer Axonschädigung („axonale" Polyneuropathie) und Polyneuropathien mit einer Myelinschädigung („demyelinisierende" Polyneuropathie) ist nur eingeschränkt möglich, da bei Ausfall großer, schneller Fasern eine deutliche Herabsetzung der Nervenleitgeschwindigkeit möglich ist, was eine „demyelinisierende" PNP vortäuschen kann (**Tabellen 2–4**).

Tabelle 2 Hauptursachen von Polyneuropathien mit Axonverlust (nach Wilbourn 2000)

Sensomotorisch		Rein sensibel	
Familiär	erworben	familiär	erworben
HMSN II	Diabetes mellitus	HSAN I-IV	Cis-Platin
Porphyrie	Arsen	spinozerebelläre Atrophie	Nitrate
Amyloidose	Alkohol	spinale Muskelatrophie Typ Kennedy	Pyridoxin
	Metronidazol		paraneoplastisch (Denny-Brown-Syndrom)
	Amyloidose		Sjögren-Syndrom
	Vitamin-B12-Mangel		idiopathische sensible Polyneuropathie
	axonaler Typ des GBS		

Tabelle 3 Hauptursachen demyelinisierender Polyneuropathien (nach Wilbourn 2000)

Familiär	Erworben
HMSN I, III und IV	AIDP (akute inflammatorische demyelinisierende Polyneuropathie, GBS)
	CIDP (chronische inflammatorische demyelinisierende Polyneuropathie)
	CIDP-Varianten, wie die Polyneuropathie bei „monoclonal gammopathy of unknown significance (MGUS)"

Tabelle 4 Polyneuropathien mit autonomer Beteiligung (nach McDougall und Mc Leod 1996)

Ausgeprägte autonome Beteiligung
Akute Pandysautonomie
Diabetische Polyneuropathie
Polyneuropathie bei Amyloidose
GBS
Polyneuropathie bei Porphyrie
Hereditäre sensibel-autonome Neuropathie (HSAN) Typ III (familiäre Dysautonomie, Riley-Day-Syndrom)
Hereditäre sensibel-autonome Neuropathie (HSAN) Typ IV
HIV-assoziierte Polyneuropathie

Axonale Schädigung

Neurographie
- Gleichmäßige Reduktion der Amplituden der motorischen Summenaktionspotenziale (MSAP) bei distaler und proximaler Stimulation; Reduktion der sensiblen Nervenaktionspotenziale (SNAP)
- Fakultativ Reduktion der Nervenleitgeschwindigkeit um maximal 30% der altersentsprechenden unteren Normwerte

Elektromyographie
  Akuter Schaden: pathologische Spontanaktivität (positive Wellen, Fibrillationen)
  Chronischer Schaden:
- Potenzialdauer der Potenziale motorischer Einheiten verlängert
- Potenzialamplitude erhöht
- Phasenanzahl erhöht
- Satellitenpotenziale nachweisbar

Demyelinisierende Schädigung

- Distale Latenz verlängert
- Nervenleitgeschwindigkeit herabgesetzt
- MSAP-Amplitude erniedrigt und MSAP-Dauer verlängert bei proximaler Stimulation
- F-Wellen-Latenz verlängert, erhöhte Chronodispersion

Auswahl der zu untersuchenden Nerven und Muskeln

Sensible Neurographie der Beine

- N. suralis
- N. peronaeus superficialis

Orthodrome und antidrome Ableitungen des N. suralis sind vergleichbar valide; bei ungünstigen Ableitbedingungen (beispielsweise Ödeme) ergibt die Ableitung des N. suralis mit Nadelelektroden genauere Ergebnisse der Nervenleitgeschwindigkeit unter Verlust der Amplitudenbeurteilbarkeit.

Sensible Neurographie der Arme

- N. medianus
- N. ulnaris

Cave: Veränderungen durch zusätzliche Engpasssyndrome?

- N. radialis superficialis

Cave: Bei distal symmetrischen Polyneuropathien später betroffen

Vorteil: Selten von Engpasssyndromen beeinträchtigt und orthodrom wie antidrom leicht ableitbar

Motorische Neurographie der Beine

- N. peronaeus

Cave: Druckschädigungen am Fibulaköpfchen?

- N. tibialis

Cave: In der Kniekehle nicht immer supramaximal stimulierbar.

Empfehlung: Zuerst N. peronaeus; im Bedarfsfall Messung des N. tibialis; um bilaterale Schädigung zu zeigen: N. tibialis auf der einen Seite und N. peronaeus auf der anderen Seite.

Motorische Neurographie der Arme

- N. medianus

Cave: Karpaltunnelsyndrom?

- N. ulnaris

Cave: Sulcus-ulnaris-Syndrom?

Neurographie motorischer Nerven → Mitbeteiligung von proximalen Nervenabschnitten? → Untersuchung von späten Antworten wie F-Welle und/oder H-Reflex

Elektromyographie

Untersuchung der Skelettmuskulatur mit der Frage nach neurogenen Veränderungen:
- M. tibialis anterior
- M. abductor hallucis/M. interosseus dorsalis I, falls im M. tibialis anterior keine Veränderungen vorhanden sind

Cave: Auch bei Gesunden sind in manchen Fällen positive scharfe Wellen, Faszikulationen und sehr selten auch Fibrillationspotenziale in der intrinsischen Fußmuskulatur nachweisbar.

- Eventuell Untersuchung von proximalen Muskeln (M. vastus medialis, M. iliopsoas) und Muskeln der oberen Extremität zur Einschätzung der Ausdehnung der Veränderungen.
- Bei symmetrischen Polyneuropathien ist die beidseitige Untersuchung bezüglich der Klassifikation in axonale und demyelinisierende Polyneuropathien ohne zusätzlichen diagnostischen Wert.
- Bei asymmetrischen Polyneuropathien sollte die Auswahl der untersuchten Nerven und Muskeln symptom- und befundorientiert erfolgen.

Elektroneurographie und Elektromyographie werden ergänzt durch Methoden, die zusätzliche Informationen über die Beteiligung unterschiedlicher Faserklassen geben können:
- Tiefensensibilität → Vibratometrie
- Veränderungen der dünn-myelinisierten A-Delta-Fasern (Kälteempfindung) und der unmyelinisierten C-Fasern (Wärmeempfindung) → Thermotestung (quantitative sensory testing, QST) an Händen und Füßen
- Kardial-autonome Neuropathie → Bestimmung der Herzfrequenzvariabilität (HRV) bei tiefer Inspiration, Valsalva-Manöver, Schellong-Test, (Kipptischuntersuchung)
- Störungen der sudomotorischen Fasern → Jod-Stärke-Reaktion, sympathische Hautantwort (SHA, „sympathic skin response" SSR), „quantitative sudomotor axon reflex testing" (QSART; **Abbildung 1**)

Klinisch-chemische Untersuchungen

Blut- und Urinuntersuchungen

Die laborchemischen Untersuchungen sollten zunächst auf häufige und behandelbare Ursachen von Polyneuropathien gerichtet sein. Sind diese Befunde negativ bzw. erklären sie nicht das Ausmaß der PNP, so sollten je nach klinisch und elektrophysiologisch erarbeiteter Verdachtsdiagnose weitere Untersuchungen folgen (**Tabellen 5–7**).

Laboruntersuchungen in der Differenzialdiagnose von Polyneuropathien

Genetik

Eine genetische Untersuchung kann bei positiver Familienanamnese für PNP oder bei typischen Zeichen einer hereditären PNP (Hohlfuß, Krallenzehen) sinnvoll sein und ist indiziert, wenn differenzialdiagnostisch der Verdacht auf andere Ursachen besteht, insbesondere entzündliche Formen der PNP. Bei demyelinisierender hereditärer PNP besteht hochgradiger Verdacht auf den Typ IA der HMSN- oder CMT-Erkrankung (CMT1A). Hierbei findet man eine 1,5Mb-Duplikation in Chromosom 17p112, welche das periphere Myelinprotein-22 (PMP22)-Gen enthält. Beim Phänotyp der „hereditären Neuropathie mit Neigung zu Druckparesen", HNPP, findet man eine zu der CMT1A-Duplikation reziproke Deletion des PMP22-Gens. Diese

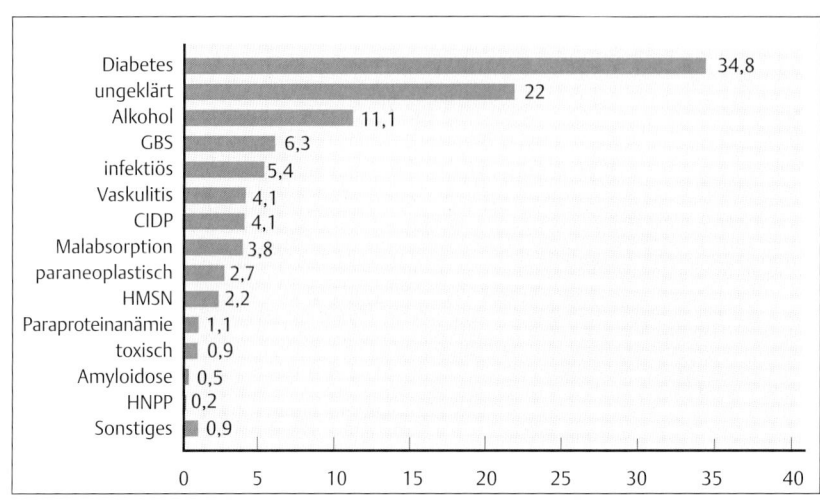

Abbildung 1
Häufigkeitsverteilung der Ursachen bei 1 195 Patienten mit einer Polyneuropathie (Angaben in %; nach Engelhardt 1994).

beiden Untersuchungen sind relativ einfach durchzuführen und haben in die Routine Eingang gefunden. Bei axonalen Formen (HMSN II) kann auf Punktmutation im CJBI/Cx32-Gen oder im P0-Gen untersucht werden.

Sonstige Zusatzuntersuchungen

- Röntgen-Thorax
- Lungenfunktion
- Erweiterte Tumorsuche (Thorax-Abdomen-CT oder MRT, gynäkologische oder urologische Untersuchung, Hamoccult, Röntgen der Röhrenknochen und Schädel/Wirbelsäule, Ösophagogastroskopie, Koloskopie, Jamshidi-Punktion)
- Rektumbiopsie
- Augenarzt, Schirmertest

Tabelle 5 Standarduntersuchungen

Erkrankung bzw. Verdacht auf	Diagnostik
(Basisdiagnostik)	BSG, CRP, Diff.-Blutbild, E.-lyte, Leber- und Nierenwerte, Protein- und Immunelektrophorese, TSH
Diabetes mellitus	Nüchternblutzucker, oraler Glukosetoleranztest; Blutzuckertagesprofil und HbA1c zur Verlaufskontrolle bei Diabetes
Alkoholmissbrauch	Transaminasen, MCV, CDT*, Vitamine
Funikuläre Myelose	Vitamin B12

* CDT = carbohydrat deficient transferrin

Tabelle 6 Erweiterte Untersuchungen

Erkrankung bzw. Verdacht auf	Spezielle klinische Hinweise	Diagnostik
Funikuläre Myelose	Lagesinnstörung, Ataxie SEP verzögert	Vitamin B12, bei niedrig normalem Vitamin B12-Spiegel im Serum Bestimmung der Methylmalonsäure mit der Frage eines metabolischen Vitamin-B12-Mangels, Schilling-Test, Gastroskopie, Parietalzell-Antikörper, Intrinsicfaktor-AK
Malresorption oder -absorption	Gewichtsabnahme	Xylose-Test, Vitamin B1, Vitamin B6, Vitamin E, Folsäure im Serum
Vaskulitis	bestehende rheumatische Erkrankung oder systemische Vaskulitis, Schwerpunktneuropathie, subakute progrediente Paresen	Rheumafaktor, ANA (wenn positiv, dsDNA und ENA-Screening), p-, c-ANCA, C3, C4, C3d, zirkulierende Immunkomplexe (CIC), Kryoglobuline, Hepatitisserologie, Eosinophile
Neuroborreliose	Anamnese von Zeckenstich und/oder Erythema chronicum migrans, Radikuloneuritis	Borrelienserologie, Liquor (siehe dort)
Andere erregerbedingte PNP		Serologie für Mykoplasmen CMV, HIV Toxinnachweis für C. diphtheriae
Kryoglobulinämie		Kryoglobuline
Paraproteinämie	chronische oder subakute demyelinisierende PNP	Immunelektrophorese, Immunfixation, Bence-Jones-Proteine im 24-h-Sammelurin, antimyelinassoziiertes Glykoprotein (MAG), Knochenmarkbiopsie, Knochen-Röntgen
Sarkoidose	pulmonale Beteiligung	Angiotensin converting enzyme (ACE) im Serum
Multifokal motorische Neuropathie (MMN)	rein motorische Neuropathie, Leitungsblöcke	IgM Anti-GM1-Antikörper
GBS	rasch aufsteigende, überwiegend motorische Neuropathie	Campylobacter jejuni-, Zytomegalie-AK, Gangliosid-AK, Liquor (siehe dort)
Miller-Fisher-Syndrom	Ataxie und Augenmuskelparesen	Anti-GQ1b
CIDP	subakute demyelinisierende PNP	Immunelektrophorese, Liquor (siehe dort)
Malignom	Gewichtsabnahme, Nachtschweiß. Sensible Neuropathie.	Hämoccult, Anti-Hu-Antikörper, Immunelektrophorese
Hypoparathyreoidismus		Ca++, anorganisches Phosphat, Parathormon
Porphyrie		Delta-Aminolävulinsäure, Porphobilinogen
Intoxikation		24-h-Urin auf Arsen, Blei, Thallium, Quecksilber. Basophile Tüpfelung der Erythrozyten bei Bleivergiftung
Morbus Refsum		Phytansäure

Tabelle 7 Liquoruntersuchungen

Erkrankung bzw. Verdacht auf	Spezielle klinische Hinweise	Diagnostik
AIDP (GBS)	rasch aufsteigende, überwiegend motorische Neuropathie	Zellzahl (< 10), Eiweiß erhöht (**cave**: kann in 1. Woche noch normal sein)
CIDP	subakute demyelinisierende PNP	Zellzahl (< 10), Eiweiß erhöht
Borreliose	Anamnese von Zeckenstich und/oder ECM, Radikuloneuritis	Borrelien-AK (ELISA, Westernblot), intrathekale Ig-Synthese, Eiweiß, Schrankenstörung (Qalb), Zellzahl erhöht oder normal (je nach Stadium)
Diabetische PNP		leichte bis mäßige Schrankenstörung (Qalb, EW erhöht)
Lymphom		Liquorzytologie

Morphologische Diagnostik

Eine **Nervenbiopsie** ist dann indiziert, wenn bei hinreichend schwerer oder progredienter PNP die Diagnose mit weniger invasiven Mitteln nicht gestellt werden kann und sich aus der Diagnose eine Behandlungskonsequenz für den Patienten ergibt. Dies ist insbesondere der Fall bei Vaskulitiden (besonders der isolierten Vaskulitis des peripheren Nervs) wegen der erforderlichen Immunsuppression. Bei den hereditären Neuropathien ist die Biopsie mit dem Fortschritt der Genetik in den Hintergrund getreten, dies gilt bei entsprechender Familienanamnese auch für die Amyloidneuropathie (Lebertransplantation!). Möglicherweise kann der Nachweis von entzündlichen Infiltraten auch bei hereditären Neuropathien eine Behandlungskonsequenz haben, allerdings liegen hierzu noch nicht genügend Daten vor.

Da es sich um einen invasiven und in der Regel nicht wiederholbaren Eingriff handelt, sollten Nervenbiopsien nur in ausgewiesenen Zentren durchgeführt und bearbeitet werden, wo unter Einhaltung standardisierter Methoden eine dem Eingriff angemessene diagnostische Ausbeute gewährleistet ist.

In der Regel wird der N. suralis am Unterschenkel biopsiert. Bei der Frage nach Vaskulitis erbringt eine kombinierte Nerv-Muskel-Biopsie häufiger einen positiven Befund als die Nervenbiopsie allein. Eine faszikuläre Biopsie des N. suralis ist abzulehnen, da nur mittels einer kompletten Nervenbiopsie auch das Epineurium erfasst wird und die epineuralen Gefäße bei der Vaskulitis überwiegend betroffen sind. Zur adäquaten Aufarbeitung des Biopsiematerials gehört die Anfertigung von Gefrier- und Paraffinschnitten sowie die Kunstharzeinbettung für Semidünnschnitte und (in Einzelfällen) Elektronenmikroskopie. Die Immunhistochemie ist zur Darstellung von Makrophagen und T-Zellen erforderlich. Bei Verdacht auf entzündliche Genese wird die Anfertigung von Stufenschnitten des Nervs empfohlen, da sonst falsch-negative Befunde resultieren können. In Einzelfällen kann die Anfertigung von Zupfpräparaten (Frage nach segmentaler Demyelinisierung, CIDP) erforderlich sein.

Spezielle Fragestellungen/Indikationen für eine Nervenbiopsie

- Verdacht auf isolierte vaskulitische PNP
- Sarkoidose
- Asymmetrische diabetische PNP (Schwerpunkt-PNP, diabetische Amyotrophie) → zusätzliche Vaskulitis? (eventuell auch in distalen Abschnitten des PNS)
- Verdacht auf HMSN Typ 1a/1b oder HNPP (hereditary neuropathy with liability to pressure palsies), sofern genetische Untersuchung negativ, auch zur Differenzialdiagnose einer entzündlichen Ursache
- Atypisches klinisches Bild einer CIDP oder Verdacht auf chronisch-inflammatorische axonale PNP (CIAP)
- Verdacht auf Lepra
- Amyloid-PNP (eventuell primär Biopsie der Rektumschleimhaut)
- Tumorinfiltration, z. B. Neurolymphomatose (Infiltration des PNS mit Lymphomzellen); Phänotypisierung der „Infiltrat"-Zellen erforderlich
- Verdacht auf Polyglukosankörper-Erkrankung
- Speicherkrankheiten mit PNS- und ZNS-Beteiligung (z. B. metachromatische Leukodystrophie)

Hinweis: Da in 2/5 der Fälle eine isolierte Nerven- oder Muskelbiopsie eine falsch-negative Vaskulitisdiagnose ergibt, ist bei dieser Fragestellung in der Regel eine kombinierte Nerven-/Muskelbiopsie indiziert.

Bei Verdacht auf „Small-fiber"-Neuropathie mit distalen Schmerzen und Sensibilitätsstörungen sowie unauffälliger Elektroneurographie (Untersuchung der markhaltigen Fasern) kann eine **Stanzbiopsie der Haut** hilfreich sein. Hier kann mittels immunhistochemischer Darstellung der epidermalen Innervation das Ausmaß des Verlusts an distalen Nervenendigungen bestimmt und somit die Diagnose einer Small-fiber-Neuropathie gesichert werden.

Was ist zu tun, wenn ein Diabetes mellitus oder Alkoholmissbrauch als mögliche Ursache einer PNP vorliegen?

Bei Vorliegen folgender Befunde sollte differenzialdiagnostisch bereits bei der ersten diagnostischen Abklärung an eine andere Ursache gedacht werden:
- vorwiegend motorische Ausfälle,
- rasche Entwicklung der Symptomatik,
- stark ausgeprägte Asymmetrie, Mononeuropathie und Hirnnervenstörung,

- Fortschreiten der Symptomatik trotz Optimierung der Stoffwechsellage bzw. Alkoholkarenz,
- Beginn der Symptomatik an den oberen Extremitäten,
- Familienanamnese einer Neuropathie,
- Diabetes mellitus und PNP ohne weitere diabetische Langzeitkomplikation (Retinopathie, Nephropathie).

In allen anderen Fällen und bei subklinischer PNP ist eine Verlaufsbeobachtung der PNP und Behandlung der Grundkrankheit (Diabetes mellitus, Alkoholmissbrauch) sinnvoll.

Nebenbefundlich diagnostizierte PNP

Bei Vorliegen einer nebenbefundlich diagnostizierten PNP richtet sich **im höheren Lebensalter** der Umfang der weiteren Diagnostik nach Ausmaß und Verlauf der klinischen Ausfälle und der Wahrscheinlichkeit einer zugrunde liegenden, für den Patienten bedrohlichen Erkrankung. Die häufigsten Ursachen (Diabetes mellitus, Alkoholmissbrauch) sollten immer abgeklärt werden.

Polyneuropathie ungeklärter Ätiologie

- Circa 20% der PNP bleiben ätiologisch unklar.
- Nachuntersuchung nach 1/2–1 Jahr → ein weiteres Drittel wird geklärt → am häufigsten gestellte Diagnosen: vaskulitische PNP, PNP bei Vitamin-B12-Mangel oder PNP bei Paraproteinämie (**Abbildung 2**).

Expertengruppe

D. Heuss, Neurologische Klinik der Universität Erlangen
C. Sommer, Neurologische Klinik der Universität Würzburg
W. F. Haupt, Neurologische Klinik der Universität Köln
B. Neundörfer, Neurologische Klinik der Universität Erlangen

Federführend: *Prof. Dr. med. D. Heuss, Neurologische Klinik mit Poliklinik der Universität Erlangen, Schwabachanlage 6, 91054 Erlangen, Tel.: 09131/8536939, Fax: 09131/8534844 e-mail: dieter.heuss@neuro.med.uni-erlangen.de*

Literatur

Asbury, A., P. Thomas (1995): The clinical approach to neuropathy. In: Peripheral Nerve Disorders 2. Butterworth. Heinemann Ltd, Oxford, 1–28.
Dyck, P. et al. (1993): Peripheral Neuropathy. 3rd ed. Saunders, Philadelphia.
Engelhardt, A. (1994): Vaskulitische Neuropathien. Theorie und Forschung Medizin. Roderer Verlag, Regensburg.
McDougall, A. J., J. G. McLeod (1996): Autonomic neuropathy. II: Specific peripheral neuropathies. J. Neurol. Sci. 138 (1–2), 1–13.
Mendell, J., J. Kissel, D. Cornblath (2001): Diagnosis and management of peripheral nerve disorders. Oxford University Press, Oxford.
Neundörfer, B. (1999): Einteilung und Klinik von Polyneuropathien. In: Neurologie in Klinik und Praxis, Hopf, H. C., H. C. Diener, H. Reichmann (eds.). Thieme, Stuttgart, 363–377.
Wilbourn, A. (2000): Multiple Mononeuropathies and Polyneuropathies. In: Comprehensive Clinical Neurophysiology, Levin, K., L. Ho (eds.). Saunders, Philadelphia, 215–233.

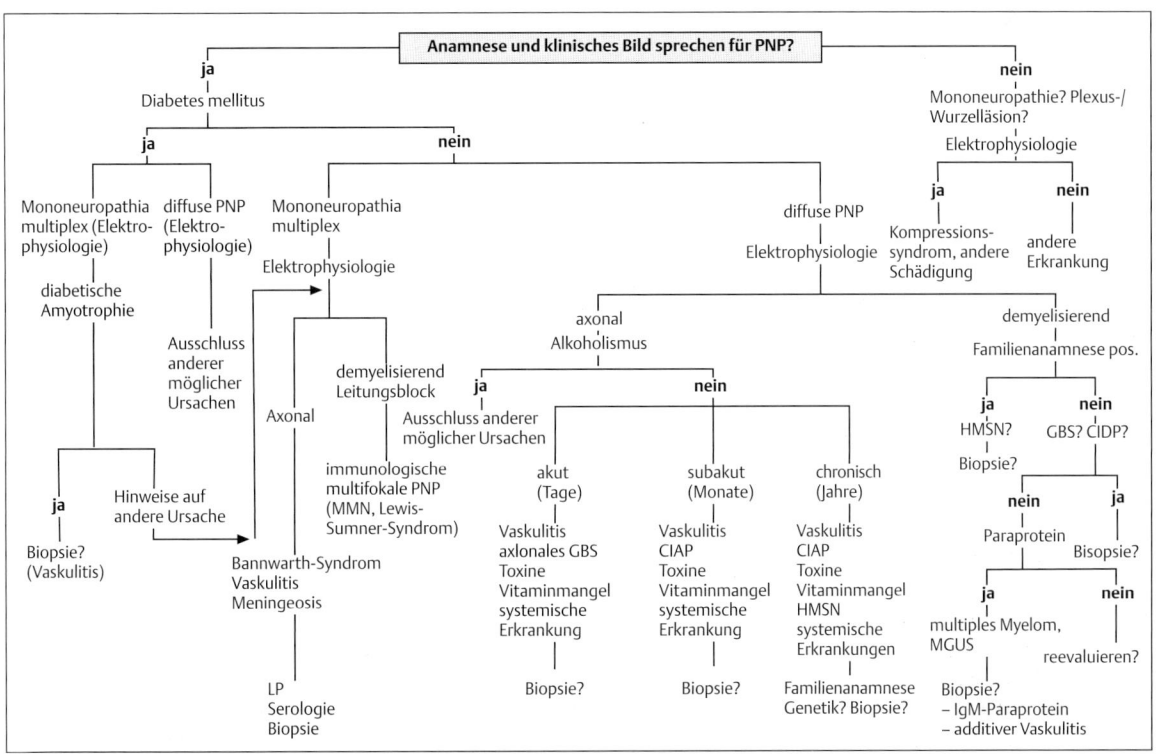

Abbildung 2
Algorithmus zur ätiologischen Abklärung einer Polyneuropathie (modifiziert nach Asbury u. Thomas 1995).

Karpaltunnelsyndrom (KTS)

Was gibt es Neues?

- Erste Berichte zur Lasertherapie bei KTS-Rezidiv zeigen positive Resultate.
- Beim operativen Wundverschluss wird von resorbierbaren Vicrylnähten aufgrund vermehrter Infektionen und Narbengranulomen abgeraten.

Die wichtigsten Empfehlungen auf einen Blick

- Leichte Fälle (nur Schmerz und Parästhesien) werden mit Schonung, nichtsteroidalen Antiphlogistika und ggf. Schienung behandelt (**C**).
- Symptomatische KTS in der Schwangerschaft können zusätzlich diuretisch behandelt werden (**B**).
- Bei stärkeren Beschwerden erfolgt die lokale Injektion von Steroiden oder ein systemischer Steroidstoß über 2 Wochen (**A**).
- Bei Beschwerdepersistenz besteht Operationsindikation. Bei unkompliziertem KTS ohne anatomische Besonderheiten kann je nach Erfahrung des Operators endoskopisch oder offen operiert werden. Zusätzliche Epineurotomie ist nicht nötig, eine Tenosynovektomie der Flexoren ist möglich (**A**).
- Bei KTS-Rezidiv sollten Zweitoperationen offen ausgeführt werden.

Definition

Das Karpaltunnelsyndrom (KTS) ist Ausdruck einer chronischen Druckschädigung des N. medianus innerhalb des Karpalkanals. Durch diesen etwa 2 cm langen Tunnel, dessen Basis von den Handwurzelknochen und dessen Dach vom Retinaculum flexorum (Lig. carpi transversum) gebildet wird, ziehen außer dem N. medianus die Beugesehnen der Finger. Eine Nervenkompression innerhalb dieses physiologischen Engpasses erfolgt einerseits bei einer Einengung des Tunnels, häufiger aber durch eine Volumenzunahme des Tunnelinhalts.

Das KTS ist das mit Abstand häufigste Engpasssyndrom und macht ca. 45% aller nichttraumatischen Nervenschädigungen aus. Das Erkrankungsrisiko beträgt 8–10%, wobei Frauen etwa doppelt so häufig erkranken wie Männer. Das Manifestationsalter liegt in der Regel über 30 Jahren; in 76% der Fälle sind 40- bis 70-Jährige betroffen, wobei sich eine bilaterale Manifestation bei etwa 40% der Betroffenen nachweisen lässt.

Symptomatik

Die typische Symptomatik besteht in kribbelnden oder nadelstichartigen Missempfindungen in der betroffenen Hand, die bevorzugt nachts oder bei fixierter Beuge- oder Streckstellung der Hand (Telefonieren, Halten eines Buchs oder Lenkrads...) auftreten und sich durch Schütteln der Hand bessern. Außerdem können manuelle Tätigkeiten wie Stricken, Wringen, repetitive Beuge- und Streckbewegungen im Handgelenk sowie Arbeiten mit stark vibrierenden Werkzeugen die Beschwerden auslösen.

Die Dysästhesien und Schmerzen sind häufig nicht auf das sensible Versorgungsareal des N. medianus begrenzt, sondern greifen auf die ulnare Handpartie und in über einem Drittel der Fälle auf proximal des Handgelenks gelegene Regionen bis hinauf zur Schulter über.

Im Initialstadium – das sich über Jahre erstrecken kann – fehlen sensomotorische Ausfälle und erst in einem fortgeschritteneren Stadium findet sich eine Hypästhesie im autonomen Versorgungsareal des N. medianus, einschließlich einer Beeinträchtigung der Stereoästhesie. Dadurch werden feinere manuelle Verrichtungen, wie z.B. das Nähen oder Knöpfen, erschwert. Die funktionell weniger bedeutsame laterale Daumenballenmuskulatur (Mm. abductor pollicis brevis und opponens pollicis) wird paretisch und atrophiert, so dass die Abduktion des Daumens senkrecht zur Handebene und dessen pronatorische Kreiselung beeinträchtigt werden. Trophische Störungen der Haut sowie eine Hyp- oder Anhidrose kommen erst in weit fortgeschrittenen Stadien vor.

Der Verlauf variiert in Abhängigkeit von zahlreichen Faktoren. Neben chronisch progredienten oder rezidivierenden Verläufen kommen spontane Besserungen vor, und zwar besonders bei jüngeren Patienten und kurzer Krankheitsdauer, aber auch bei möglicher Reduzierung der manuellen Beanspruchung, Beendigung einer Schwangerschaft bzw. erfolgreicher Behandlung einer relevanten Grundkrankheit.

Ursachen

In den meisten Fällen lässt sich keine besondere Ursache nachweisen, so dass von einem idiopathischen KTS gesprochen wird. In < 10% gehen Traumen im Bereich des Handgelenks, besonders distale Radiusfrakturen, voraus, die durch knöcherne – und besonders Weichteilveränderungen den N. medianus komprimieren können. Bei Erkrankungen aus dem rheumatischen Formenkreis findet sich häufig eine Beugesehnen-Synovialitis; etwa 50% der Patienten mit primär chronischer Polyarthritis entwickeln im Verlauf ein KTS; umgekehrt ist das KTS bei ca. 10% Erstmanifestation dieser Erkrankung. Häufig besteht außerdem eine Kombination des KTS mit einer Tendovaginosis stenosans (sog. schnellender Finger) oder mit einer Rhizarthrose. Bei jeder 10.-20. Gravidität entwickelt sich meist im 3. Trimenon ein KTS, das auf eine vermehrte Flüssigkeitsretention bezogen wird.

Seltene Ursachen sind anatomische Varianten innerhalb des Karpaltunnels, wie z. B. eine persistierende A. mediana oder ein dort gelegener Anteil des M. palmaris longus. Endokrine Störungen wie Myxödem, Hyperthyreose, Akromegalie, Hyper- und Hypoparathyreoidismus können durch Verdickung der Ligamente und Ödembildung ein KTS nach sich ziehen.

Bei chronischer Niereninsuffizienz steigt mit zunehmender Dialysedauer die Inzidenz eines KTS auf bis zu 32%, wobei eine urämische Synovialitis der Beugesehnen als pathogenetischer Hauptfaktor anzusehen ist. Da der Shuntarm meist zuerst betroffen wird, werden auch hämodynamische Faktoren angeschuldigt. Bis zu 10% der Diabetiker leiden an einem KTS, wobei eine erhöhte Druckvulnerabilität des Nervs durch die Polyneuropathie postuliert wird. Seltene weitere Ursachen umfassen die Amyloidose, Mukopolysacharidose, Gicht, Chondrokalzinose sowie Raumforderungen wie Ganglien oder Lipome.

Eine Sonderstellung nehmen belastungsinduzierte KTS ein, die besonders bei Polsterern und Arbeitern, die mit stark vibrierenden Maschinen beschäftigt sind, vorkommen und dabei als Berufskrankheit anerkannt werden. Eine Häufung von KTS bei Beschäftigten, die viel am Computer arbeiten, besteht demgegenüber nicht.

Diagnostik

Klinische Untersuchung

Diagnostisch wegweisend ist in vielen Fällen die Anamnese, da der neurologische Untersuchungsbefund anfangs meist unauffällig ist. Ein positiver Phalen-Test stützt die Verdachtsdiagnose eines KTS, ist jedoch weniger sensitiv und zuverlässig als die neurographische Diagnostik. In fortgeschritteneren Fällen besteht eine taktile Hypästhesie im autonomen Versorgungsareal des N. medianus, die bei stärkerer Ausprägung mit einer Störung der Stereoästhesie (verzögerte oder aufgehobene Identifizierung einer Münze durch Betasten) einhergeht; weiterhin finden sich eine Schwäche und Atrophie der lateralen Daumenballenmuskulatur. (Da die motorische Funktionsprüfung der lateralen Thenarmuskulatur unzuverlässig ist, sollte ergänzend die Konsistenz des M. abductor pollicis brevis bei maximaler Abduktion des Daumens senkrecht zur Handebene überprüft werden; auf der betroffenen Seite findet sich palpatorisch bei stärkeren Paresen eine weniger pralle Konsistenz.) Eine Hyp- oder Anhidrose der Fingerkuppen I-III stellt ein Spätsymptom dar.

Neurographische Diagnostik

Zum zuverlässigen Nachweis eines KTS sind folgende neurographische Untersuchungen erforderlich:
- Sensible Neurographie des N. medianus zwischen Handgelenk und Zeige- oder besser Mittelfinger unter Mitbeurteilung der Amplitude des sensiblen Nervenaktionspotenzials (SNAP). Bei Normalbefunden trotz begründeter klinischer Verdachtsdiagnose empfiehlt sich die ergänzende selektive sensible Neurographie des N. medianus zwischen Hohlhand und Handgelenk.
- Weniger sensitiv ist die Bestimmung der distalen motorischen Latenzzeit des N. medianus vom Handgelenk zum M. abductor pollicis brevis. Daher empfiehlt sich die vergleichende Bestimmung der motorischen Überleitungszeit zum medianusinnervierten M. lumbricalis II und zum ulnarisinnervierten M. interosseus dorsalis II bei identischer Position der Ableitelektroden und gleicher Distanz zur Reizelektrode am N. medianus bzw. N. ulnaris. Durch diese Messmethode wird außerdem die Diagnose eines KTS bei unterlagerter Polyneuropathie erleichtert.
- Wegen der Möglichkeit eines beidseitigen KTS bzw. einer systemischen Affektion des peripheren Nervensystems (Polyneuropathie, HMSN usw.) muss stets eine motorische und sensible Neurographie auch des ipsilateralen N. ulnaris und des kontralateralen N. medianus erfolgen.
- Wegen der Temperaturabhängigkeit der Impulsleitung muss die Hauttemperatur der Finger auf mindestens 34° C angehoben werden.

Die nach den oben genannten Kriterien durchgeführte sensible und motorische Neurographie des N. medianus stellt eine valide und reproduzierbare diagnostische Methode dar, die das Vorliegen eines KTS mit einem hohen Grad an Sensitivität und Spezifität bestätigt.

Fakultative Zusatzdiagnostik

- Die Nadel-Elektromyographie des M. abductor pollicis brevis ist nur bei technischen Schwierigkeiten erforderlich, z. B. bei Innervationsanomalien, fortgeschrittener Muskelatrophie oder pathologisch erhöhter Reizschwelle des N. medianus, so dass dessen supramaximale Stimulation zur Miterregung des N. ulnaris führt.

- Bildgebende Untersuchungen sind bei Verdacht auf bestimmte Begleiterkrankungen oder Anomalien sinnvoll, wobei die hochauflösende Sonographie, die Röntgen-Nativ-Untersuchung mit Tangentialaufnahme des Karpaltunnels und die Magnetresonanztomographie eingesetzt werden können (Cudlip et al. 2002)
- Zu weiterführender Diagnostik bei Verdacht auf pathogenetisch relevante Grunderkrankungen siehe „Ursachen".

Pathogenese

Eine Druckerhöhung im Karpalkanal führt zur Kompression der Venolen, später auch der Arteriolen des Epineuriums mit konsekutiver Ischämie des N. medianus und Ausbildung eines intraneuralen Ödems. In der Folge resultieren Nervenfaserläsionen, wobei die dicken markhaltigen Fasern als erste geschädigt werden. Die geläufige nächtliche Symptomzunahme wird auf das Abknicken des Handgelenks bezogen, das den Druck im Karpalkanal erhöht und die Durchblutung weiter drosselt. In den ödematös geschwollenen Nerv sprossen Fibroblasten ein, die zur Fibrosierung und dadurch zur weiteren Schädigung der Nervenfasern mit schließlicher Axondegeneration führen.

Differenzialdiagnose

- Zervikale Radikulopathien, wobei Sensibilitätsstörungen in den radialen Fingern bei Läsionen der Nervenwurzeln C6 und C7 und eine Daumenballenatrophie bei Läsionen der Wurzeln C8 und Th1 vorkommen.
- Proximal des Handgelenks gelegene N.-medianus-Läsionen (Pronator-teres-Syndrom und andere seltene Engpasssyndrome, Raumforderungen)
- Polyneuropathien, insbesondere initial fokale Immunneuropathien
- Thoracic-outlet-Syndrom und sonstige untere Armplexusläsionen
- Raynaud-Phänomen

Therapie

Konservative Behandlung

Eine konservative Therapie ist in leichten bis mittelschweren Fällen besonders bei jungen Patienten mit kurzer Krankheitsdauer, bei Schwangeren und bei Patienten mit behandelbarer Grundkrankheit bzw. änderbarer manueller Tätigkeit angezeigt und umfasst folgende Maßnahmen:
- Manuelle Schonung, eventuell mit beruflicher Umsetzung zur Verminderung der manuellen Beanspruchung (**C**).
- Nächtliche Schienung des Handgelenks in Mittelstellung. Der Erfolg ist mäßig, die Akzeptanz bei Patienten aufgrund des schlechten Schlafkomforts gering (Cochrane Database 2003) (**C**).
- Bedarfsweise Prednisolon 20 mg morgens über 2 Wochen, danach 10 mg für weitere 2 Wochen. Eine Therapie über 4 Wochen ist der über 2 Wochen nicht überlegen (Chang et al. 2002) (**A**) (⇑).
- Injektion von 15 mg Methylprednisolon in den Karpaltunnel. Diese Therapie ist wirksamer als die Gabe von 25 mg Prednisolon oral über 10 Tage, beinhaltet aber das Risiko einer iatrogenen N.-medianus-Läsion. Maximal 3-malige Injektion (Demirci et al. 2002, Hui et al. 2004) (**A**) (⇑).
- Diuretika und NSAR sind ohne gesicherte Wirkung bei einem unausgewählten Kollektiv. Bei stärkerer Flüssigkeitseinlagerung, z.B. in der Schwangerschaft, kann eine diuretische Therapie dennoch positiv wirken (**B**).
- Erste Pilotstudien zeigen positive Ergebnisse der Lasertherapie mit niedrigintensivem Rotlichtlaser bei KTS-Rezidiven (Naeser et al. 2002) (**C**).

Operative Therapie

Eine Indikation zum operativen Vorgehen besteht unter folgenden Bedingungen:
- Versagen der konservativen Therapie nach 8 Wochen.
- Vorliegen funktionell behindernder sensomotorischer Ausfallerscheinungen, wobei besonders eine Beeinträchtigung des Tasterkennens (Stereoästhesie) mit konsekutiver manueller Ungeschicklichkeit von Bedeutung ist.
- Als absolute Operationsindikation gelten die seltenen akuten und rasch progredienten Verläufe. Die Operation setzt eine spezielle Expertise des Operateurs voraus, die vor allem bei Neurochirurgen und Handchirurgen gegeben ist.

Zwischenzeitlich sind zwei unterschiedliche operative Verfahren etabliert und als gleichwertig anerkannt (Thoma et al. 2004):

1. Offene Operation mit Durchtrennung des Retinaculum flexorum (**A**) (⇑)

Eine zusätzliche Flexoren-Tenosynovektomie bringt eventuell zusätzlichen Benefit (Ketchum 2004). Zusätzliche Epineurolyse ist nicht erforderlich.

Die offene Operation ist vorzuziehen, sofern anatomische Varianten oder lokale Besonderheiten vorliegen (Tenosynovialitis, posttraumatische Veränderungen, Raumforderungen usw.), außerdem bei eingeschränkter Handgelenkbeweglichkeit und bei Rezidiveingriffen.

Zum Nahtverschluss wird zu Nylonfäden oder Klammern geraten, Vicrylfäden zeigten erhöhte Infektions- und Granulomraten (Menovsky et al. 2004).

2. Endoskopische Spaltung des Retinaculum flexorum (**A**) (⇑)

Die endoskopische Technik ist bei KTS ohne lokale Veränderungen vorteilhaft, da kleinere Narben zurückbleiben und deshalb eine frühzeitigere Belastbarkeit der

Hand möglich ist. Das klinische Endergebnis ist bei beiden Verfahren gleich.

Sofern die Eingriffe durch versierte Operateure erfolgen, sind die Komplikationsraten beider Verfahren vergleichbar und liegen in der Größenordnung von 1 %. Allerdings sind Läsionen der Nn. medianus und ulnaris sowie deren Äste bei der endoskopischen Technik etwas häufiger (Kiymaz et al. 2002, Park et al. 2004). Aufgrund vermehrter Komplikationen sollten endoskopische Techniken mit zwei Portalen nicht angewandt werden (Uchiyama et al. 2004).

Die Kosten des endoskopischen Eingriffs sind wegen des zusätzlich benötigten Instrumentariums höher als die der offenen Operation (ca. 330 € gegenüber 180 €).

Die Eingriffe können in aller Regel ambulant und in Regionalanästhesie durchgeführt werden. Ein stationärer Aufenthalt ist gelegentlich bei Rollstuhlfahrern oder ungünstigen häuslichen Verhältnissen erforderlich. Wichtig ist eine bereits am ersten postoperativen Tag erfolgende funktionelle Nachbehandlung mit Bewegungsübungen ohne Belastung. Das Anlegen einer Schiene ist nicht erforderlich. Bei Diabetikern ist die Prognose nicht schlechter (Mondelli et al. 2004).

Bei fehlender Besserung trotz operativer Therapie liegt in etwa der Hälfte der Fälle eine unvollständige Durchtrennung des Retinaculum flexorum zugrunde. Eine seltenere Ursache für ein unbefriedigendes Operationsergebnis besteht in einer iatrogenen Nervenläsion. In beiden Fällen zeigt sich häufig eine atypische Hautinzision als Hinweis auf die mangelnde Qualifikation des Operateurs.

Auch bei korrektem Vorgehen kann ein Ast des R. palmaris n. mediani durchtrennt werden, was zur Ausbildung eines schmerzhaften kleinen Neuroms im Narbenbereich führt. Da sich die hierdurch bedingten Schmerzen meist spontan innerhalb eines halben Jahres zurückbilden, kann in vielen Fällen auf eine operative Revision verzichtet werden.

Eine weitere Ursache für ein unbefriedigendes Operationsergebnis ist die verspätete Durchführung der Operation mit bereits irreversibler Schädigung des N. medianus. Schließlich kommen echte Rezidive durch Vernarbungsvorgänge, knöcherne Veränderungen, rheumatische Synovialitis und Chondrokalzinose besonders bei Dialysepatienten vor.

Auch nach korrekt und erfolgreich durchgeführten Operationen kommt es in der Regel nicht zu einer vollständigen Normalisierung der Impulsleitung, d. h. herabgesetzte sensible Nervenleitgeschwindigkeiten des N. medianus und verlängerte distal motorische Latenzen sind als Residualsymptome und nicht als Ausdruck eines KTS-Rezidivs anzusehen, es sei denn, dass im Vergleich mit den präoperativen Ausgangswerten eine Progredienz der Impulsleitungsverzögerung erkennbar ist.

Verfahren zur Konsensbildung

Abgestimmt mit der deutschen Gesellschaft für Neurochirurgie und der deutschen Gesellschaft für Handchirurgie.

Expertengruppe

Dr. O. Kastrup, Essen
Prof. Dr. M. Stöhr, Augsburg
Dr. H. Assmus, Dossenheim
Prof. Dr. Ch. Bischoff, München
Prof. Dr. P. Haußmann, Baden-Baden
Prof. Dr. K. Reiners, Würzburg
Prof. Dr. H.-P. Richter, Ulm-Günzburg
Dr. K. Schlegelmann, Ausburg
PD Dr. Th. Vogt, Mainz
Federführend: *Dr. O. Kastrup, Neurologische Klinik, Universität Duisburg-Essen, Hufelandstr. 55, 45122 Essen, Tel.: 0201/7232364*
e-mail: oliver.kastrup@uni-essen.de

Literatur

AAEM (1999): Guidelines in electrodiagnostic medicine. Muscle Nerve, Suppl. 8.

Assmus, H. (1996): Korrektur- und Rezidiveingriffe beim Karpaltunnelsyndrom. Nervenarzt 67, 998–1002.

Bagatur, A. E., G. Zorer, B. Oral (2002): The role of magnetic resonance imaging in carpal tunnel syndrome. Correlation of clinical, electrodiagnostic, and intraoperative findings and staging. Acta Orthop. Traumatol. Turc. 36 (1), 22–30.

Behse, F., F. Masuhr (2002): Zur elektrophysiologischen Diagnostik des Karpaltunnelsyndroms: Eigene Untersuchungen bei 124 Kontrollpersonen und eine Literaturübersicht. Klin. Neuro. 33, 1–9.

Borisch, N., P. Haussmann (2003): Neurophysiological recovery after open carpal tunnel decompression: comparison of simple decompression and decompression with epineurotomy. J. Hand Surg. [Br], 28 (5), 450–454.

Chang, M. H., H. T. Chiang, S. S. J. Lee, L. P. Ger, Y. K. Lo (1998): Oral drug of choice in carpal tunnel syndrome. Neurol. 51, 390–393.

Chang, M. H., L. P. Ger, P. F. Hsieh, S. Y. Huang (2002): A randomised clinical trial of oral steroids in the treatment of carpal tunnel syndrome: a long term follow up. J. Neurol. Neurosurg. Psychiatry 73 (6), 710–714.

Cudlip, S. A., F. A. Howe, A. Clifton, M. S. Schwartz, B. A. Bell (2002): Magnetic resonance neurography studies of the median nerve before and after carpal tunnel decompression. J. Neurosurg. 96 (6), 1046–1051.

Dawson, D. M., M. Hallett, A. J. Wilbourn (1999): Entrapment Neuropathies. Lippincott-Raven, Philadelphia.

Demirci, S., S. Kutluhan, H. R. Koyuncuoglu, M. Kerman, N. Heybeli, S. Akkus, G. Akhan (2002): Comparison of open carpal tunnel release and local steroid treatment outcomes in idiopathic carpal tunnel syndrome. Rheumatol. Int. 22 (1), 33–37.

de Pablo, P., J. N. Katz (2003): Pharmacotherapy of carpal tunnel syndrome. Expert. Opin. Pharmacother. Jun, 4 (6), 903–909.

Hui, A. C., S. M. Wong, A. Tang, V. Mok, L. K. Hung, K. S. Wong (2004): Long-term outcome of carpal tunnel syndrome after conservative treatment. Int. J. Clin. Pract. 58 (4), 337–339.

Ketchum, L. D. (2004): A comparison of flexor tenosynovectomy, open carpal tunnel release, and open carpal tunnel release with flexor tenosynovectomy in the treatment of carpal tunnel syndrome. Plast. Reconstr. Surg. 113 (7), 2020–2029.

Kiymaz, N., B. Cirak, I. Tuncay, O. Demir (2002): Comparing open surgery with endoscopic releasing in the treatment of carpal tunnel syndrome. Minim. Invasive Neurosurg. 45 (4), 228–230.

Menovsky, T., R. H. Bartels, E. L. van Lindert, J. A. Grotenhuis (2004): Skin closure in carpal tunnel surgery: a prospective comparative study between nylon, polyglactin 910 and stainless steel sutures. Hand Surg. 9 (1), 35–38.

Mondelli, M., L. Padua, F. Reale, A. M. Signorini, C. Romano (2004): Outcome of surgical release among diabetics with carpal tunnel syndrome. Arch. Phys. Med. Rehabil. 85 (1), 7–13.

Mumenthaler, M., M. Stöhr, H. Müller-Vahl (2002): Läsionen peripherer Nerven und radikuläre Syndrome. 8th ed. Thieme, Stuttgart.

Naeser, M. A., K. A. Hahn, B. E. Lieberman, K. F. Branco (2002): Carpal tunnel syndrome pain treated with low-level laser and microamperes transcutaneous electric nerve stimulation: A controlled study. Arch. Phys. Med. Rehabil. 83 (7), 978–988.

Padua, L., R. Padua, I. Aprile, P. Pasqualetti, P. Tonali (2001): Multiperspective follow-up of untreated carpal tunnel syndrome. Neurology 56, 1459–1466.

Park, S. H., B. H. Cho, K. S. Ryu, B. M. Cho, S. M. Oh, D. S. Park (2004): Surgical outcome of endoscopic carpal tunnel release in 100 patients with carpal tunnel syndrome. Minim. Invasive Neurosurg. 47 (5), 261–265.

Rotman, M. B., B. V. Enkvetchakul, J. T. Megerian, S. N. Gozani (2004): Time course and predictors of median nerve conduction after carpal tunnel release. J. Hand Surg. [Am.]. 29 (3), 367–372.

Stevens, J. C., B. E. Smith, A. L. Weaver, E. P. Bosch, H. G. Deen, J. A. Wilkens (1999): Symptoms of 100 patients with electromyographically verified carpal tunnel syndrome. Muscle Nerve 22, 1448–1456.

Stöhr, M. (1998): Atlas der Klinischen Elektromyographie und Neurographie. 4. Aufl. Kohlhammer, Stuttgart.

Thoma, A., K. Veltri, T. Haines, E. Duku (2004): A systematic review of reviews comparing the effectiveness of endoscopic and open carpal tunnel decompression. Plast. Reconstr. Surg. 1, 113 (4), 1184–1191.

Uchiyama, S., T. Yasutomi, T. Fukuzawa, H. Nakagawa, M. Kamimura, T. Miyasaka (2004): Median nerve damage during two-portal endoscopic carpal tunnel release. Clin. Neurophysiol. 115 (1), 59–63.

Verdugo, R. J., R. S. Salinas, J. Castillo, J. G. Cea (2003): Surgical versus non-surgical treatment for carpal tunnel syndrome. Cochrane Database Syst. Rev. (3), CD001552.

Wong, S. M., A. C. F. Hui, A. Tang, P. C. Ho, L. K. Hung, K. S. Wong, R. Kay, E. Li (2001): Local vs systemic corticosteroids in the treatment of carpal tunnel syndrome. Neurology 56, 1565–1567.

Karpaltunnelsyndrom (KTS)

Clinical pathway – Karpaltunnelsyndrom (KTS)

		Diagnosestellung		

Anamnese
○ Missempfindungen vor allem nachts oder bei Beuge- oder Streckstellung
○ Hypästhesie im Versorgungsareal des N. medianus
○ Atrophie der Daumenballenmuskulatur
			○ leichte bis mittelschwere Fälle:
			  ○ junge Patienten
			  ○ kurze Krankheitsdauer
			  ○ Schwangere
			  ○ behandelbare Grundkrankheit
			  ○ änderbare manuelle Tätigkeit
				☐ konservative Therapie	*Möglichkeiten:*
					☐ manuelle Schonung
					☐ nächtliche Schienung des Handgelenks
					☐ Prednisolon 20 mg morgens über 2 Wochen, danach 10 mg für weitere 2 Wochen
					☐ Injektion von 15 mg Methylprednisolon in den Karpaltunnel (maximal 3-malig e Injektion)
					☐ (Schwangerschaft): diuretische Therapie

Identifikation auslösender Erkrankungen/Faktoren
○ primär chronische Polyarthritis
○ Gravidität
○ Endokrine Störungen (Myxödem, Hyperthyreose, Akromegalie, Hyper- und Hypoparathyreoidismus)
○ Urämie
○ Diabetes mellitus
○ Amyloidose
○ Mukopolysacharidose
○ Gicht
○ Chondrokalzinose
○ Raumforderungen (Ganglien, Lipome)
	○ technische Schwierigkeiten bei der Neurographie:
	  ○ Innervationsanomalien
	  ○ fortgeschrittene Muskelatrophie
	  ○ pathologisch erhöhte Reizschwelle des N. medianus
		☐ Nadel-EMG des M. abductor pollicis brevis			○ anatomische Varianten
					oder
					○ lokale Besonderheiten
					  ○ Tenosynovialitis
					  ○ posttraumatische Veränderungen
					  ○ Raumforderungen
					oder
					○ eingeschränkte Handgelenkbeweglichkeit
					oder
					○ Rezidiv (Zweitoperation)
						☐ offene Operation mit Durchtrennung des Retinaculum flexorum
						☐ Synovektomie der Flexorensehnen

Untersuchung ○ Phalen-Test ○ taktile Hypästhesie ○ Schwäche und Atrophie der lateralen Daumenballenmuskulatur	○ Verdacht auf Begleiterkrankungen oder Anomalien	☐ Bildgebung, Möglichkeiten: ☐ hochauflösende Sonographie ☐ Röntgen (Tangentialaufnahme des Karpaltunnels) ☐ MRT	○ schwere Fälle: ○ funktionell behindernde sensomotorische Ausfälle, vor allem Beeinträchtigung des Tasterkennens ○ akute und rasch progrediente Verläufe	☐ operative Therapie	
Neurographie ○ sensible Neurographie des N. medianus Handgelenk, Mittel- oder Zeigefinger ○ sensible Neurographie des N. medianus Hohlhand – Handgelenk ○ distale motorische Latenz Handgelenk – M. abductor pollicis brevis ○ Vergleich der motorischen Latenz zum (medianusinnervierten) M. lumbricalis II und zum (ulnarisinnervierten) M. interosseus dorsalis II ○ motorische und sensible Neurographie des ipsilateralen N. ulnaris und des kontralateralen N. medianus					○ KTS ohne lokale Veränderungen	☐ offene OP oder ☐ endoskopische Spaltung des Retinaculum flexorum

Läsion des N. peronaeus

Was gibt es Neues?

In der Diagnostik und Behandlung der Peronaeusschädigung gibt es nichts Neues.

Die wichtigsten Empfehlungen auf einen Blick

- Spezielle evidenzbasierte Empfehlungen zur Behandlung der Peronaeusparese gibt es nicht. Die Therapieempfehlungen entsprechen denen für nichttraumatische oder traumatische Nervenläsionen.
- Bei spontan aufgetretener Parese konservatives Vorgehen (Krankengymnastik, Spitzfußprophylaxe, Peronaeusschuh) (**B**).
- Bei atraumatischer Läsion operative Dekompression bzw. Neurolyse bei ausbleibender klinischer Besserung und Reinnervation (**B**).
- Bei traumatischer Läsion mit glatter Durchtrennung primäre Rekonstruktion des Nervs bis zu 3 Wochen nach dem Trauma (**B**).
- Bei Quetschung oder Zerreißung frühe Sekundärversorgung frühestens 2–3 Wochen nach dem Trauma mit End-zu-End-Naht oder autologem Transplantat (**B**).
- Bei traumatischer Läsion mit Dehnungs- oder Zerrungsverletzung ist die spontane Besserung möglich. Neurolyse und ggf. autologes Interponat bis zu 4 Monaten nach dem Trauma bei reiner Denervierung und funktionell irrelevanter Verbesserung (**B**).
- Bei bleibender Fußheberparese Sehnentransfer der Sehne des M. tibialis posterior vor die Sprunggelenkachse (**B**).

Definition

Durch Druckschädigung oder Dehnung des N. peronaeus communis meist in Höhe des Fibulaköpfchens („Fibulartunnel") bedingte Paresen der Fuß- und Zehenheber (N. peronaeus profundus) und der Mm. peronaei (N. peronaeus superficialis) mit Schwäche der Fußpronation, „Steppergang" und einer oft inkompletten Sensibilitätsstörung des Fußrückens. Ursächlich ist meist eine Kompression von außen durch Druck bei Lagerung im Schlaf, bei Intoxikationen, Koma, Narkose oder Immobilisation, Sitzen mit überschlagenen Beinen („crossed legs palsy"), Unterschenkelgipsschiene, bei Vorliegen einer Fabella (Sesambein im lateralen Kopf des M. gastrocnemius), oder nach Gewichtsverlust bei konsumierenden Erkrankungen. Traumatische Läsionen des N. peronaeus sind nicht selten nach Fibulaköpfchenfraktur oder als „Spritzenlähmung" bei falscher glutaealer Injektionstechnik. Doppelseitige Peronaeusparesen treten bei Anorexie, längerer Hockposition oder knienden Tätigkeiten, bei Polyneuropathie oder hereditären Neuropathien auf. Seltenere Ursachen der Peronaeusparese sind Neurinome des N. peronaeus, Ganglien oder Zysten im Bereich des Knies, Lipome oder Kallus in Höhe des Fibulaköpfchens, Tumoren der proximalen Fibula und postoperative Nervenläsionen nach lateralen Knieoperationen. Raritäten sind isolierte Läsionen des distalen N. peronaeus profundus („vorderer Tarsaltunnel") oder des N. peronaeus superficialis am distalen lateralen Unterschenkel. Randomisierte Studien in der Behandlung der Peronaeusschädigung liegen nicht vor.

Differenzialdiagnostisch sind bei Fußheberparese eine Schädigung des N. ischiadicus (zusätzliche Fußsenkerschwäche), ein L5-Syndrom (abgeschwächter Tibialisposterior-Reflex, entsprechende radikuläre Sensibilitätsstörung), eine zentrale Fußheberschwäche und das Tibialis-anterior-Syndrom (Kompartment) zu beachten.

Diagnostik

Die Diagnose stützt sich auf die Anamnese und den neurologischen Status, insbesondere hinsichtlich der beteiligten Muskelgruppen und der Verteilung von Sensibilitätsstörungen zur Frage der Lokalisation der Nervenläsion und der Differenzialdiagnosen der Fußheberparese. Die Elektroneurographie des N. peronaeus wird motorisch fraktioniert über dem Fibulaköpfchen und sensibel am N. peronaeus superficialis durchgeführt. Gegebenenfalls sollte auch eine Neurographie des N. tibialis und des N. suralis (Läsion N. ischiadicus, Polyneuropathie) erfolgen wie eine Elektromyographie der Mm. tibialis anterior, peronaeus longus, eventuell auch des M. extensor hallucis longus. Bei Verdacht auf eine Schädigung der Wurzel L5 sollte zur differenzialdiagnostischen Abgrenzung ein EMG der Mm. glutaeus medius und tibialis posterior ergänzt werden.

Im Einzelfall kann eine Polyneuropathiediagnostik oder Bildgebung der Knieregion (konventionelle Röntgenaufnahme, ggf. MRT) erforderlich sein.

Therapie

Konservativ

Bei spontan aufgetretener Parese (Druckläsion) mit oder ohne Leitungsblock sollte die Behandlung mit Krankengymnastik, Spitzfußprophylaxe und eventuell Peronaeusschuh (Schiene oder Feder) durchgeführt werden.

Operativ

Bei atraumatischer Läsion

- Operative Dekompression bzw. Neurolyse oder Nervennaht (mikroneurochirurgisches Vorgehen) bei ausbleibender klinischer Besserung und elektromyographisch bestätigter kompletter Denervierung und Ausbleiben der Reinnervation nach 2–4 Monaten (⇔)
- Zügige Dekompression bei progredienter Parese bzw. Verdacht auf ein Ganglion

Bei traumatischer Läsion (offenes Trauma)

- Bei glatter Durchtrennung primäre Rekonstruktion des Nervs (End-zu-End-Naht) bis zu 3 Wochen nach dem Trauma (⇔)
- Bei Quetschung oder Zerreißung frühe Sekundärversorgung frühestens 2–3 Wochen nach dem Trauma mit Entfernung des Neuroms und ggf. End-zu-End-Naht oder autologem Transplantat (N. suralis; ⇔)

Bei traumatischer Läsion (geschlossenes Trauma)

- Bei Dehnungs- oder Zerrungsverletzung spontane Besserung möglich
- Wenn Nervenkontinuität intakt, elektrophysiologische Kontrolle nach 4–6 Wochen zur Frage von Reinnervationszeichen
- Neurolyse und ggf. autologes Interponat (nach intraoperativer Neurographie) bei reiner Denervierung und funktionell irrelevanter Verbesserung der Parese bis zu 4 Monaten nach dem Trauma und elektrophysiologisches Monitoring über weitere 6–8 Monate (⇔)
- Sehnentransfer der Sehne des M. tibialis posterior vor die Sprunggelenkachse bei bleibender Fußheberparese (⇔)

Spezielle Läsionen (sehr selten)

- Kompression des N. peronaeus superficialis am distalen lateralen Unterschenkel nach Durchtritt durch die Fascia cruris ca. 10 cm proximal des Malleolus lateralis. Operative Dekompression (⇔)
- Vorderes Tarsaltunnelsyndrom mit Engpass des N. peronaeus profundus unter dem Lig. cruciforme. Operative Spaltung des Lig. cruciforme (⇔)

Expertengruppe

PD Dr. med. F. Behse, Neurologe, Berlin
Dr. med. M. Gerwig, Neurologische Universitätsklinik Essen
Prof. Dr. med. H.-P. Richter, Neurochirurgische Universitätsklinik Ulm, Bezirkskrankenhaus Günzburg
Federführend: Dr. med. M. Gerwig, Neurologische Universitätsklinik Essen, Hufelandstr. 55, 45122 Essen, Tel.: 0201/723-2461
e-mail: marcus.gerwig@uni-essen.de

Literatur

Katirji, B. (1999): Peroneal neuropathy. Neurol. Clin. 17, 567–591.
Kim, D. H., D. G. Kline (1996): Management and results of peroneal nerve lesions. Neurosurgery 39, 312–320.
McCluskey, L. F., L. B. Webb (1999): Compression and entrapment neuropathies of the lower extremity. Clin. Podiatr. Med. Surg. 16, 97–125.
Thoma, A., S. Fawcett, M. Ginty, K. Veltri (2001): Decompression of the common peroneal nerve: experience with 20 consecutive cases. Plast. Reconstr. Surg. 107, 1183–1189.

Diagnostik und Therapie der chronischen Ulnarisneuropathie am Ellenbogen (ulnar neuropathy at the elbow, UNE)

Was gibt es Neues?

- Die operative Technik der Dekompression mit medialer Epikondylektomie wird als Standardverfahren häufiger vorgeschlagen.
- Zur präoperativen Evaluation der nervalen Morphologie gewinnen MRT und dynamischer Ultraschall zunehmend an Bedeutung.

Die wichtigsten Empfehlungen auf einen Blick

- Leichtere Ulnarisläsionen am Ellenbogen werden zunächst konservativ therapiert. Ursächliche Faktoren wie repetitive exogene Druckeinwirkung oder Unterarmflexion sollen durch Verhaltensänderung, Polsterung bzw. nächtliche Schienung des Ellenbogens vermieden werden (**B**).
- Beim Vorliegen einer UNE und fehlender Besserung unter konservativer Therapie oder bereits fortgeschrittenen sensomotorischen Ausfallserscheinungen ist eine Operation indiziert (**A**).
- Hierzu stehen drei Operationsverfahren zur Verfügung:
  - Dekompression ohne Vorverlagerung
  - Dekompression mit medialer Epikondylektomie
  - Submuskuläre Transposition des N. ulnaris, ggf. mit muskulofaszialer Verlängerung

Reine subkutane Volarverlagerungen und interfaszikuläre Neurolysen sollten unterbleiben.

Definition

Bei der UNE handelt es sich um eine chronisch-progrediente mechanische Schädigung des N. ulnaris im Bereich des Ellenbogens, der bei einheitlicher Klinik verschiedene Ursachen zugrunde liegen können. Die UNE umfasst das Kubitaltunnelsyndrom, das Sulcus-Ulnaris-Syndrom sowie die Ulnaris-Spätlähmung und ist die nach dem Karpaltunnelsyndrom zweithäufigste nichttraumatische Mononeuropathie.

Symptome

Unabhängig von der jeweiligen Ursache führt eine chronische N.-ulnaris-Kompression initial zu Parästhesien und teilweise Schmerzen in der ulnaren Handpartie. Hinzutretende sensible Ausfälle betreffen den Kleinfinger, die ulnare Hälfte des Ringfingers, die ulnare Partie der Handinnenfläche (R. superficialis) und des Handrückens (R. dorsalis manus) sowie das Areal des R. palmaris (proximaler Anteil des Kleinfingerballens und des angrenzenden Handgelenks). Paresen und Atrophien entwickeln sich zunächst in der ulnarisinnervierten Handmuskulatur – mit allmählicher Ausbildung einer Krallenstellung der Finger IV und V – und erst später in den ulnarisversorgten Finger- und Handgelenkbeugern (M. flexor carpi ulnaris und ulnarer Anteil des M. flexor digitorum profundus).

Diagnostik

Klinische Untersuchungen

Nach sorgfältiger anamnestischer Erfassung der aktuellen Symptomatik und des bisherigen Verlaufs erfolgen die motorische Funktionsprüfung der ulnarisinnervierten Hand- und Unterarmmuskulatur sowie die visuelle und palpatorische Prüfung der Muskeltrophik. Die Testung der Oberflächensensibilität kann sich auf das Berührungsempfinden beschränken, muss aber die Hautareale der Rr. palmaris und dorsalis manus – die proximal des Handgelenks vom N. ulnaris abzweigen – miterfassen, um eine Ulnarisläsion in Höhe des Handgelenks abzugrenzen.

Von großer Wichtigkeit ist die visuelle und palpatorische Exploration der Ulnarisrinne bei gestrecktem und gebeugtem Unterarm, um (Sub-)Luxationen des N. ulnaris und/oder Dislokationen des medialen Trizepskopfs bei Unterarmbeugung sowie anatomische Besonderheiten im Verlauf des Sulcus zu erfassen. Umschriebene Verdickungen des Ellennervs weisen auf eine Pseudoneurombildung hin.

Durch Palpation des N. ulnaris lassen sich oft auch bei Gesunden elektrisierende Parästhesien in der ulnaren Handpartie auslösen, so dass höchstens eine abnorme Druckempfindlichkeit als diagnostischer Hinweis auf eine dort lokalisierte Nervenläsion zu werten ist.

Elektromyographie und Neurographie

Die klinische Verdachtsdiagnose einer chronischen Ulnarisneuropathie am Ellenbogen muss durch eine elektrophysiologische Diagnostik verifiziert werden, die folgende Maßnahmen umfassen sollte (Stöhr 1998):

- Die motorische Neurographie des N. ulnaris erfolgt mittels Oberflächenelektroden, wobei auf eine konstante Armhaltung (gestreckter, oder um 70–90° flektierter Unterarm) und auf eine Hauttemperatur von mindestens 34° C geachtet werden muss.
- Die Messung muss fraktioniert erfolgen, mit getrennter Bestimmung der Nervenleitgeschwindigkeit (NLG) im Unterarm- und im Ellenbogensegment des Ellennervs.
- Die Ableitung der motorischen Antwortpotenziale ist sowohl vom M. abductor digiti minimi als auch vom (oft stärker betroffenen) M. interosseus dorsalis I möglich. Bei pathologischen Messwerten ist stets ein Vergleich mit der NLG des ipsilateralen N. medianus erforderlich, um eine hereditäre oder erworbene Polyneuropathie auszuschließen.

Typisch für eine chronische Ulnariskompression in Höhe des Ellenbogens sind folgende Befunde:

- Eine um mehr als 10 m/s herabgesetzte motorische NLG im Ellenbogensegment im Vergleich zum Unterarmsegment (mit gewissen Einschränkungen auch eine Herabsetzung der maximalen motorischen NLG im Ellenbogensegment auf einen Wert unter 50 m/s).
- Eine signifikante Amplitudenminderung des motorischen Antwortpotenzials nach Nervenstimulation proximal im Vergleich zur Stimulation distal der Ulnarisrinne um mindestens 20% (wobei ein solcher partieller Leitungsblock als isolierter neurographischer Befund auch bei akuten exogenen Druckschädigungen vorkommt).
- Eine Aufsplitterung und Verlängerung des motorischen Antwortpotenzials nach Stimulation proximal, nicht aber distal des Sulkus (temporale Dispersion).
- Die konventionelle motorische Neurographie des N. ulnaris kann ergänzt werden durch die sog. Inching-Technik, bei welcher der Sulcus nervi ulnaris mit der Reizelektrode von distal nach proximal in 10-mm-Schritten abgefahren wird. Nach Überschreiten der Läsionsstelle resultiert in typischen Fällen ein Latenz- und Amplitudensprung, der dann eine sehr genaue Schädigungslokalisation erlaubt.
- In fortgeschrittenen Fällen kann die NLG des N. ulnaris auch im Unterarmabschnitt herabgesetzt sein, oder es lässt sich in der ulnarisinnervierten Handmuskulatur kein verwertbares Antwortpotenzial evozieren. Hier kann die motorische Überleitungszeit vom N. ulnaris (bei Stimulation 2 cm proximal des Epicondylus medialis) zum M. flexor carpi ulnaris – 10 cm distal des Epicondylus medialis – bestimmt werden; eine Latenz > 4,0 ms spricht dann für eine Impulsleitungsverzögerung.
- Sensible Nervenleitgeschwindigkeitsmessungen des Ellenbogenabschnitts des N. ulnaris sind nur mittels nervennah eingestochenen Nadelelektroden möglich und daher sehr zeitaufwändig. Alternativ kann das gemischte Nervenaktionspotenzial proximal der Ulnarisrinne nach Ulnarisstimulation am Handgelenk mit Oberflächenelektroden abgeleitet und im Seitenvergleich bezüglich Latenz, Amplitude, Dauer und Form (temp. Dispersion?) bewertet werden.
- Die konventionelle sensible Neurographie des N. ulnaris zwischen Kleinfinger und Handgelenk mittels Oberflächenelektroden erlaubt bei einer signifikanten Amplitudenreduktion des sensiblen Nervenaktionspotenzials lediglich den Nachweis eines Untergangs sensibler Nervenfasern ohne Hinweis auf den Schädigungsort. Dagegen weist ein erniedrigtes sensibles Nervenaktionspotenzial des R. dorsalis manus auf eine proximale Schädigungslokalisation hin, da dieser sensible Ast bereits in Höhe des distalen Unterarms vom Hauptstamm des N. ulnaris abzweigt. Das Ausmaß der SNAP-Minderung scheint ein prognostischer Marker bezüglich eines günstigen postoperativen Ergebnisses zu sein (Mondelli et al. 2004).
- Der elektromyographische Nachweis von Denervierungsaktivität und/oder einem neurogenen Umbau und Ausfall motorischer Einheiten im M. flexor digitorum profundus beweist den proximalen Sitz einer Ulnarisschädigung, ist jedoch unspezifisch im Hinblick auf deren Ursache. Sofern klinisch keine eindeutigen motorischen Ausfallerscheinungen vorliegen, sollte auch eine elektromyographische Ableitung aus dem meist am frühesten und stärksten betroffenen M. interosseus dorsalis I erfolgen, um den Nachweis oder Ausschluss der partiellen Denervierung zu führen.

Fakultative Untersuchungen

Eine bildgebende Diagnostik ist zweckmäßig vor einer geplanten operativen Therapie sowie bei Hinweisen auf knöcherne Veränderungen im Verlauf der Ulnarisrinne, wobei folgende Verfahren eingesetzt werden:

- Röntgenaufnahmen des Ellenbogens a.-p. und seitlich, sowie Tangentialaufnahmen des Sulcus n. ulnaris
- Sonographie mit hochauflösender (z.B. 13 MHz-) Sonde, mit der im Sinne einer dynamischen Untersuchung auch Subluxationen nachgewiesen werden können.
- Magnetresonanztomographie, die besonders Veränderungen am Nerv (Ödem, Neurom o.ä) gut nachweist.

Pathogenese und Ursachen

Dem einheitlichen klinischen Bild der chronisch progredienten Ulnarisläsion in Höhe des Ellenbogens liegen verschiedene Pathomechanismen zugrunde.

Als Engpasssyndrom im engeren Sinne ist das Kubitaltunnelsyndrom anzusehen. Hierbei handelt es sich um eine Kompression des Ellennervs bei dessen Verlauf durch den Kubitaltunnel unter dem M. flexor carpi ulnaris, dessen Eingang von einer Aponeurose gebildet wird, die von diesem Muskel zum Olekranon verläuft. Aus der bei Beugung des Unterarms stattfindenden Anspannung dieser Aponeurose resultiert eine Kompression des Ellennervs. Sowohl bei repetitiven Beuge- und Streckbewegungen als auch bei länger dauernder Unterarmbeugung, z.B. im Schlaf, kann sich hieraus ein Nervenkompressionssyndrom mit Störung der Mikrozirkulation, Ödembildung und nachfolgender Myelin- und Axonschädigung entwickeln.

Das Sulcus-Ulnaris-Syndrom (Ulnarisrinnensyndrom) ist Folge einer chronischen Mikrotraumatisierung des Nervs im Bereich der Ulnarisrinne. Ursächlich ist eine repetitive oder chronische exogene Druckeinwirkung anzuschuldigen, die durch eine flache Ulnarisrinne sowie eine bei Unterarmbeugung eintretende (Sub-)Luxation des N. ulnaris begünstigt wird. Diesen Mechanismus findet man bei einem habituellen, beschäftigungs- oder krankheitsbedingten Aufstützen bzw. Aufliegen des Ellenbogens auf einer schlecht gepolsterten Unterlage. Selten führen auch eine Hypertrophie oder eine Dislokation des medialen Trizepskopfes über den Epicondylus medialis bei Unterarmbeugung zu einer Ulnariskompression. (Ein aus den genannten Mechanismen resultierendes Pseudoneurom kann zur Einklemmung des N. ulnaris im Kubitaltunnel führen, so dass in diesen Fällen auch von einem sekundären Kubitaltunnelsyndrom gesprochen wird.)

Der Sulcus nervi ulnaris wird von unterschiedlich starkem sehnenähnlichen Gewebe – dem sog. Sulkusdach – bedeckt, das gelegentlich durch den atavistischen M. epitrochleoanconaeus verstärkt wird und eine N.-ulnaris-Kompression bewirken kann.

Des Weiteren können knöcherne Veränderungen im Bereich des medialen Ellenbogens wie eine Arthrosis deformans, primär-chronische Polyarthritis, Osteochondromatose, aneurysmatische Knochenzyste, Akromegalie oder ein Morbus Paget eine chronische N.-ulnaris-Kompression hervorrufen. Knöcherne und narbige Veränderungen nach Verletzungen sind – unter Umständen in Verbindung mit einer Valgusfehlstellung – die Ursache der posttraumatischen Ulnarisspätlähmung. Schließlich kommen (manchmal erst intraoperativ entdeckte) Ganglien, Nerven- oder Weichteiltumore ursächlich in Frage.

Proximal des Sulcus ulnaris lokalisierte Kompressionen des Ellennervs sind selten und können durch einen Processus supracondylaris oder die sog. Struther's Arkade hervorgerufen werden (Tackmann et al. 1989).

Differenzialdiagnose

Die wichtigste Differenzialdiagnose ist die akute exogene Druckschädigung des N. ulnaris in der Ulnarisrinne, wie sie beim längeren Aufstützen bzw. Aufliegen des Ellenbogens auf einer harten Unterlage auftreten kann. Der typische neurographische Befund besteht in einem partiellen Leitungsblock ohne begleitende Leitungsverzögerung. Je nach Schweregrad (Neurapraxie oder Axonotmesis) kann die Rückbildung der Lähmungen bis zu einem Jahr dauern.

Die Abgrenzung einer proximalen Ulnarisläsion von einer unteren Armplexusparese (Thoracic-outlet-Syndrom, Schwannom, kostoklavikuläres Syndrom usw.) und einem C8-Syndrom erfordert gelegentlich eine aufwändigere neurophysiologische (sensible Neurographie des N. cutaneus antebrachii medialis, Ulnaris-SEP, Hochvoltstimulation) und MRT-Diagnostik. Außerdem ist hierbei eine Ausdehnung der Nadel-Elektromyographie von der ulnarisinnervierten Muskulatur auf den M. abductor pollicis brevis (Nachweis einer unteren Armplexusläsion) und die paraspinale Muskulatur (Nachweis einer Radikulopathie) zu empfehlen.

Falls klinisch und elektromyographisch nur die ulnarisinnervierten Handmuskeln betroffen sind, müssen ein Syndrom der Guyon-Loge sowie eine N.-ulnaris-Kompression in Höhe des Handgelenks durch das abnorm verdickte distale Ende der Unterarmfaszie und schließlich eine R.-profundus-Läsion in der Hohlhand ausgeschlossen werden (Dawson et al. 1999).

Therapie

Konservative Behandlung

- Leichtere Ulnarisläsionen am Ellenbogen sollten zunächst konservativ therapiert werden, vor allem wenn ursächliche Faktoren wie eine repetitive exogene Druckeinwirkung oder Unterarmflexion durch Verhaltensänderung, Polsterung bzw. nächtliche Schienung des Ellenbogens vermieden werden können (**B**).
- Unterstützend ist in diesen Fällen eine krankengymnastische Anleitung zur Kräftigung paretischer Muskeln zweckmäßig (**B**).
- Akute exogene Druckschäden – z.B in Narkose oder im Koma – sollten auch bei schweren sensomotorischen Ausfällen einer konservativen Behandlung unterzogen werden, da die spontane Besserungstendenz bei Vermeidung weiterer Druckeinwirkungen gut ist. Bei Schädigung vom Typ der Axonotmesis erfolgt die Reinnervation der Handmuskulatur erst nach 8–12 Monaten (**A**).

Operative Behandlung

Akute exogene Druckschädigungen des N. ulnaris in der Ulnarisrinne stellen keine Operationsindikation dar!

Beim Vorliegen einer UNE und fehlender Besserung unter konservativer Therapie oder bereits fortgeschrittenen sensomotorischen Ausfallserscheinungen ist eine Operation indiziert. Diese setzt eine spezielle Expertise voraus, die in erster Linie durch Neurochirurgen und Handchirurgen erfüllt wird.

Die Vielfältigkeit der Ursachen lässt keine einheitliche Empfehlung zum operativen Vorgehen zu. Randomisierte, prospektive Studien zum Vergleich der Operationstechniken oder Metaanalysen fehlen. In den publizierten Studien bestehen deutliche Diskrepanzen zwischen klinischer Beurteilung und Patientenselbsteinschätzung. Es stehen drei operative Grundprinzipien zur Verfügung:

- **Dekompression ohne Vorverlagerung**: Beim Kubitaltunnelsyndrom ist eine Spaltung der, dessen Eingang bildenden, Aponeurose erfolgreich. Dieser technisch einfache, ambulant und in Regionalanästhesie durchführbare Eingriff scheint auch beim Ulnarisrinnensyndrom in vielen Fällen einen positiven Effekt zu erbringen und sollte deshalb zumindest als ergänzende Maßnahme in allen operativ behandelten Fällen durchgeführt werden. Der Standardeingriff für die UNE ist somit die Dekompression, bei der alle den Nerv komprimierenden Strukturen wie ein verdicktes Lig. epicondylico-olecranicum, der Sehnenbogen des M. flexor carpi ulnaris und ggf. ein akzessorischer M. epitrochleo-anconaeus gespalten werden (Pavelka et al. 2004) (⇑) (**A**).
- Die Indikation zur Exoneurolyse des Ellennervs ist bei stärkeren narbigen Veränderungen sowie bei progredientem Verlauf trotz Durchführung des erstgenannten Eingriffs gegeben (**A**).
- **Dekompression mit medialer Epikondylektomie**: Pathologisch-anatomische Studien legen nahe, dass die Dekompression alleine die schädigende Zugbelastung nicht beseitigt (Hicks u. Toby 2002). Dieses gelingt durch Kombination mit der medialen Epikondylektomie. Mehrere Autoren favorisieren daher diese Technik als Standardvorgehen auch ohne ersichtliche knöcherne Veränderungen (Rochet et al. 2004) (⇑) (**A**).
- Knöcherne Veränderungen im Bereich der Ulnarisrinne oder ein „snapping" des medialen Trizepskopfes machen eine Glättung der Rinne bzw. eine Exzision oder Lateralverlagerung des medialen Trizepskopfes erforderlich.
- In jedem Fall sollte intraoperativ eine passive Beugung und Streckung des Unterarms mit Inspektion sowohl des N. ulnaris als auch des medialen Trizepskopfes vorgenommen werden.
- **Submuskuläre Transposition des N. ulnaris, ggf. mit muskulofaszialer Verlängerung**: Problematisch ist die früher oft durchgeführte Technik der Volarverlagerung des N. ulnaris, die bei kurzstreckiger Verlagerung zur Abknickung, bei langstreckiger Transposition zur lokalen Ischämie des betreffenden Nervensegments infolge Unterbindung von Vasa nervorum führen kann. Diese Maßnahme ist daher nur bei ausgeprägten knöchernen Veränderungen im Sulcus nervi ulnaris, bei starkem Cubitus valgus oder bei einer Luxation des N. ulnaris angezeigt, wobei die das betroffene Nervensegment versorgenden Vasa nervorum mit diesem transponiert werden müssen (Dellon u. Coert 2004). Die Verlagerung kann prinzipiell subkutan, intramuskulär oder submuskulär erfolgen, wobei die letztgenannte Technik die besten Resultate erbrachte (Fitzgerald et al. 2004). Diese Operationstechnik wird als „submuscular ulnar nerve transposition" (SMUNT) bezeichnet (⇑) (**B**). Eine interfaszikuläre Neurolyse ist kontraindiziert.
- Bei schweren knöchernen Veränderungen ist bei Valgusstellung eine suprakondyläre Umstellungsosteotomie des Humerus zweckmäßig.

Postoperativ wird bei allen Techniken ein leichter Kompressionsverband angelegt. Nach einfacher Dekompression sowie nach subkutaner Verlagerung ist keine Ruhigstellung erforderlich, nach tiefer submuskulärer Verlagerung allenfalls für 2 Wochen (**C**).

Verfahren zur Konsensbildung

Abgestimmt mit der deutschen Gesellschaft für Neurochirurgie und der deutschen Gesellschaft für Handchirurgie.

Expertengruppe

Dr. O. Kastrup, Essen
Prof. Dr. M. Stöhr, Augsburg
Dr. H. Assmus, Dossenheim
Prof. Dr. Ch. Bischoff, München
Prof. Dr. P. Haußmann, Baden-Baden
Prof. Dr. K. Reiners, Würzburg
Prof. Dr. H.-P. Richter, Ulm-Günzburg
Dr. K. Schlegelmann, Augsburg
PD Dr. Th. Vogt, Mainz
Federführend: Dr. O. Kastrup, Neurologische Klinik, Universität Duisburg-Essen, Hufelandstr. 55, 45122 Essen, Tel.: 0201/7232364
e-mail: oliver.kastrup@uni-essen.de

Literatur

AAEM (1999): Guidelines in electrodiagnostic medicine. Muscle Nerve Suppl. 8.
Bartels, R. H., J. A. Grotenhuis (2004): Anterior submuscular transposition of the ulnar nerve. For post-operative focal neuropathy at the elbow. J. Bone Joint Surg. Br. 86 (7), 998–1001.
Dawson, D. M., M. Hallett, A. J. Wilbourn (1999): Entrapment Neuropathies. Lippincott-Raven, Philadelphia.
Dellon, A. L., J. H. Coert (2004): Results of the musculofascial lengthening technique for submuscular transposition of the ulnar nerve at the elbow. J. Bone Joint Surg. Am. 86-A Suppl. 1 (Pt 2), 169–179.
Fitzgerald, B. T., K. D. Dao, A. Y. Shin (2004): Functional outcomes in young, active duty, military personnel after submuscular ulnar nerve transposition. Hand Surg. (Am.) 29 (4), 619–624.
Grechenig, W., H. Clement, J. Mayr, G. Peicha (2003): Ultrasound detection of dislocation of the ulnar nerve from the sulcus of the elbow joint. Schweiz. Rundsch. Med. Prax. 11, 92 (24), 1129–1132.
Hicks, D., E. B. Toby (2002): Ulnar nerve strains at the elbow: the effect of in situ decompression and medial epicondylectomy. J. Hand Surg. (Am.) 27 (6), 1026–1031.
Hochman, M. G., J. L. Zilberfarb (2004): Nerves in a pinch: imaging of nerve compression syndromes. Radiol. Clin. North Am. 42 (1), 221–245.

Matsuzaki, H., T. Yoshizu, Y. Maki, N. Tsubokawa, Y. Yamamoto, S. Toishi (2004): Long-term clinical and neurologic recovery in the hand after surgery for severe cubital tunnel syndrome. J. Hand Surg. (Am.) 29 (3), 373–378.

Mondelli, M., F. Giannini, P. Morana, S. Rossi (2004): Ulnar neuropathy at the elbow: predictive value of clinical and electrophysiological measurements for surgical outcome. Electromyogr. Clin. Neurophysiol. 44 (6), 349–356.

Mumenthaler, M., M. Stöhr, H. Müller-Vahl (2002): Läsionen peripherer Nerven und radikuläre Syndrome. 8th ed. Thieme, Stuttgart.

Pavelka, M., M. Rhomberg, D. Estermann, W. N. Loscher, H. Piza-Katzer (2004): Decompression without anterior transposition: an effective minimally invasive technique for cubital tunnel syndrome. Minim. Invasive Neurosurg. 47 (2), 119–123.

Rochet, S., L. Obert, D. Lepage, P. Garbuio, Y. Tropet (2004): Should we divide Osborn's ligament during epicondylectomy and in situ decompression of the ulnar nerve? Chir. Main. 23 (3), 131–136. (Article in French)

Stöhr, M. (1998): Atlas der klinischen Elektromyographie und Neurographie. 4th ed. Kohlhammer, Stuttgart.

Tackmann, W., H. P. Richter, M. Stöhr (1989): Kompressionssyndrome peripherer Nerven. Springer, Heidelberg.

Hirnnervenläsionen

Benigner peripherer paroxysmaler Lagerungsschwindel (BPPV)

Was gibt es Neues?

- Der BPPV befällt häufiger das rechte Labyrinth (von Brevern et al. 2004).
- Die Rezidivrate des BPPV ist höher als bislang angenommen: Innerhalb eines Jahres erleiden nach erfolgreicher Behandlung 40%, innerhalb von 10 Jahren 50% der Patienten mindestens ein Rezidiv (Frauen häufiger als Männer), die Hälfte dieser Patienten innerhalb von 10 Jahren vier oder mehr Rezidive (Huppert et al. 2005).

Klinik

Der BPPV ist definiert als ein episodischer lagerungsabhängiger Schwindel mit rezidivierenden, durch Kopflagerungswechsel gegenüber der Schwerkraft auslösbaren, kurz dauernden Drehschwindelattacken mit oder ohne Übelkeit und Oszillopsien, ohne zentrale Hirnstammzeichen. Wiederholte Lagewechsel führen zu einer vorübergehenden Abschwächung der Attacken.

Typische Auslöser sind:
- Hinlegen oder Aufrichten im Bett,
- Herumdrehen im Bett mit Lagerung auf das betroffene Ohr,
- Bücken,
- Kopfreklination.

Drehschwindel und rotierender Lagerungsnystagmus zum unten liegenden Ohr und vertikal zur Stirn treten nach der Lagerung mit einer kurzen Latenz von Sekunden für ca. 30 Sekunden crescendo-decrescendo-artig auf. Die Schlagrichtung des Nystagmus hängt von der Blickrichtung ab, vorwiegend rotierend beim Blick zum unten liegenden Ohr und vorwiegend vertikal zur Stirn schlagend beim Blick zum oben liegenden Ohr.

Diagnostik

Apparative Diagnostik

Die apparative Diagnostik sollte durch MRT und Doppler in Einzelfällen ergänzt werden, wenn eine infratentorielle Läsion bei Verdacht auf zentralen Lageschwindel/Nystagmus in Betracht kommt, ungewöhnliche Auslöser oder ein untypischer Lagerungsnystagmus auffallen. Der zentrale Lageschwindel/Nystagmus kann z.B. auf eine Vertebralisdissektion oder ein Okklusionssyndrom der A. vertebralis durch Kopfrotation hinweisen.

Nicht erforderliche Diagnostik

Radiologische Diagnostik der HWS.

Epidemiologie

Der BPPV kann in jeder Altersdekade von der Kindheit an auftreten, ist aber zumindest für die idiopathische Form eine typische Alterserkrankung mit einem Maximum in der 6.-7. Lebensdekade. Etwa ein Drittel aller über 70-Jährigen hat ihn schon mindestens einmal erlebt.

Er ist in einer Spezialambulanz für Schwindel mit ca. 18–20% das häufigste Schwindelsyndrom.

Mehr als 60% aller Fälle sind degenerativ oder idiopathisch (Frauen:Männer = 2:1), während die symptomatischen Fälle (F:M =1:1) am häufigsten auf ein Schädeltrauma (17%) oder eine Neuritis vestibularis (15%) zurückzuführen sind (Baloh et al. 1987, Karlberg et al. 2000). Auftreten oft auch nach längerer Bettruhe durch andere Erkrankungen oder nach Operationen. Wie eine Literaturübersicht ergab, ist das rechte Labyrinth häufiger betroffen, wahrscheinlich weil die Mehrzahl der Menschen länger auf der rechten Körperseite liegend schläft (von Brevern et al. 2004).

Circa 10% der spontanen und 20% der traumatischen Fälle sind bilateral, meist asymmetrisch.

Häufig spontanes Abklingen innerhalb weniger Wochen oder Monate, weshalb der BPPV benigne genannt wird; teilweise jedoch Persistenz über mehrere Jahre (bei ca. 30% der unbehandelten Fälle).

Bei 40–50% der erfolgreich behandelten Fälle folgen ein oder mehrere Rezidive innerhalb von Monaten oder Jahren (Brandt et al. 2005); bei traumatischen Fällen ist die Rezidivrate höher als bei idiopathischen (Gordon et al. 2004).

Pathomechanismus

Nach dem histologisch nachgewiesenen Kupulolithiasismodell von Schuknecht (1969) lagern sich traumatisch oder spontan degenerativ abgelöste, anorganische, spezifisch schwere Partikel des Utrikulusotolithen der Kupula in der darunter liegenden Ampulle des hinteren Bogengangs an. Mittlerweile ist allgemein akzeptiert, dass die Teilchen meist nicht an der Kupula anhaften, sondern frei im Bogengang beweglich sind und ein das Lumen annähernd ausfüllendes Konglomerat – einen Pfropf – bilden.

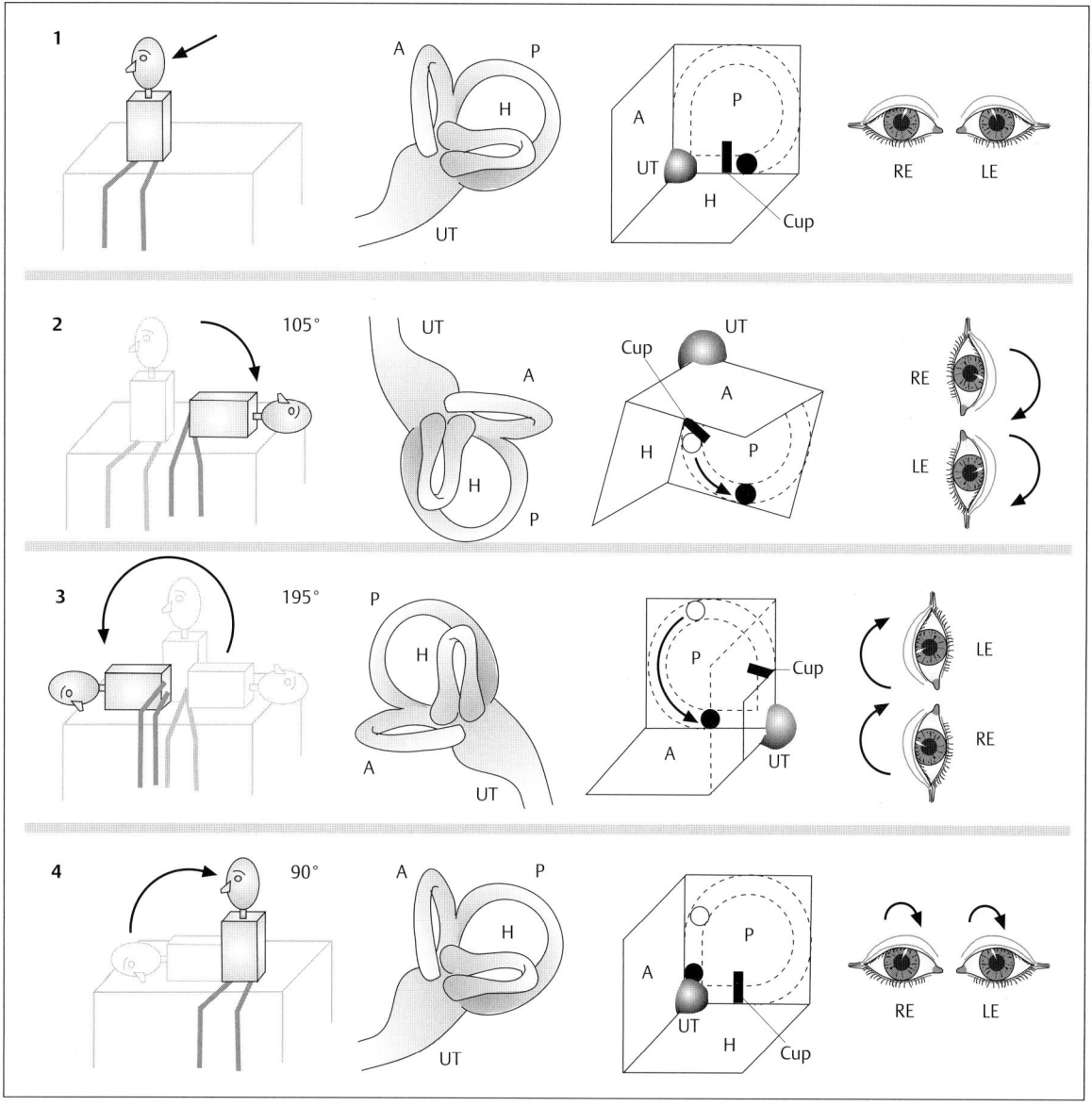

Abbildung 1
Schematische Darstellung des therapeutischen Lagerungsmanövers nach Semont und Brandt-Steddin bei einem Patienten mit linksseitigem, benignen, paroxysmalen Lagerungsschwindel (BPPV).
(1) In sitzender Ausgangsposition wird der Kopf um 45° zum nicht betroffenen („gesunden") Ohr gedreht. Die Teilchen befinden sich am Boden des posterioren Bogengangs.
(2) Lagerung des Patienten nach links, d. h. zum betroffenen Ohr, unter Beibehaltung der Kopfposition: Dies löst eine Bewegung der Teilchen im Bogengang entsprechend der Schwerkraft aus und führt zu einem rotierenden, erschöpflichen Nystagmus zum unten liegenden Ohr. Diese Position sollte der Patient ca. 1 Minute einnehmen.
(3) Der Patient wird unter Beibehaltung der Kopfdrehung im raschen Schwung zum nicht betroffenen Ohr gekippt, wobei nun die Nase nach unten zeigt. Jetzt bewegen sich die Teilchen zum Ausgang des Bogengangs, auch diese Position soll mindestens 1 Minute beibehalten werden.
(4) Der Patient richtet sich langsam auf, die Teilchen gelangen in den Utrikulusraum, wo sie keinen Drehschwindel mehr auslösen können (Brandt et al. 1994).
(Abkürzungen: A, P, H = anteriorer, posteriorer und horizontaler Bogengang, Cup = Kupula, UT = Utrikulus, RE = rechtes Auge, LE = linkes Auge)

Bei diesem Pathomechanismus, Kanalolithiasis genannt (Epley 1992, Brandt u. Steddin 1993, Brandt et. al. 1994), übt der Pfropf bei der Lagerung einen Sog aus. Der Pfropf kann durch rasche Kopflagerung zur Gegenseite aus dem Bogengang herausbewegt werden. Dieses Modell zum Pathomechanismus des BPPV erklärt alle typischen Eigenschaften wie Latenz, Dauer, Richtung und Richtungsumkehr des Nystagmus, Ermüdbarkeit und Mechanismus des Befreiungsmanövers (**Abbildung 1**).

Bei typischer Anamnese und Untersuchungsbefund mit rotierendem Crescendo-Descrescendo-Nystagmus in den Lagerungsproben lässt sich die Diagnose ohne weitere apparative Diagnostik stellen.

Differenzialdiagnose

Die Diagnose des BPPV lässt sich in den meisten Fällen aufgrund der typischen Anamnese (kurz dauernder Drehschwindel beim Umdrehen/Aufrichten im Bett) und des klinischen Befundes stellen. Insbesondere bei (trotz korrektem Lagerungstraining) therapierefraktären Drehschwindelattacken sind differenzialdiagnostisch neben dem einseitigen BPPV des posterioren Bogengangs in Betracht zu ziehen:

- zentraler Lage- oder Lagerungsnystagmus (selten),
- Vestibularisparoxysmie (siehe dort),
- zentrale infratentorielle Läsionen, die einen BPPV imitieren (sehr selten),
- beidseitiger BPPV (10%) oder
- BPPV des horizontalen Bogengangs (zu selten diagnostiziert).

Untersuchungen

Diagnostische Lagerungsproben zu beiden Seiten mit 45° zur Gegenseite gedrehtem Kopf und in Kopfhängelage mit Beurteilung des Lagerungsnystagmus: Ausgehend von der sitzenden Position wird die Lagerung auf einer Liege (oder einem Bett) so durchgeführt, dass der Kopf auf dem seitlichen Hinterhaupt zu liegen kommt, was die ebenenspezifische bilaterale Reizung der hinteren Bogengänge gewährleistet. Beide Seitlagerungen werden nacheinander durchgeführt, wobei der Lagerungsschwindel und -nystagmus die betroffene Seite anzeigen.

BPPV des horizontalen Bogengangs (hBPPV)

Die Schlagrichtung des Nystagmus ist entsprechend der Reizung des horizontalen Bogengangs linear horizontal zum unten liegenden Ohr (McClure 1985, Baloh et al. 1993).

Durch wiederholte Lagerungsmanöver kommt es kaum oder gar nicht zur Ermüdbarkeit des Lagerungsnystagmus.

Die Dauer der Attacke und des Nystagmus ist wegen des sog. zentralen Geschwindigkeitsspeichers des horizontalen Bogengangs länger und der Lagerungsnystagmus zeigt häufig eine Richtungsumkehr während der Attacke entsprechend dem postrotatorischen Nystagmus I und II.

Auch der typische horizontale BPPV kann durch Kanalolithiasis erklärt werden (Strupp et al. 1995), obwohl gelegentlich durch Lagemanöver ein Wechsel des Mechanismus von Kanalolithiasis zu Kupulolithiasis beobachtet wird (Steddin u. Brandt 1996). Im Liegen (Rückenlage) kann bei der Kupulolithiasis durch 10–20° Kopfdrehung um die Längsachse der „Nullpunkt" des Lagenystagmus bestimmt werden, da die Kupula des ipsilateralen horizontalen Kanals dann parallel zur Schwerkraft ausgerichtet ist (Bisdorff u. Debatisse 2001). So kann man auch die betroffene Seite beim hBPPV bestimmen.

Es ist anzunehmen, dass der horizontale BPPV dauerhaft nur dann auftritt, wenn eine umschriebene Enge des Bogengangs vorliegt und die stabil zusammengeklumpten Teilchen aufgrund ihrer Größe den sich in ampullofugaler Richtung verjüngenden Bogengang nicht verlassen. Anderenfalls wäre davon auszugehen, dass die Teilchen zwangsläufig bei zufällig (im Bett) ausgeführten Drehbewegungen um die Körperlängsachse den Bogengang spontan verlassen würden. Die auffällige Eigenschaft des horizontalen BPPV, nicht zu ermüden, stimmt mit dieser Annahme ebenso überein wie die Erfahrung, dass der horizontale BPPV schlecht durch Einzellagemanöver zu therapieren ist.

Expertengruppe

Für die DGN:

Prof. Dr. Dr. h.c. T. Brandt FRCP, Neurologische Klinik, Ludwig-Maximilians- Universität München
Prof. Dr. med. M. Dieterich, Neurologische Klinik, Johannes-Gutenberg-Universität Mainz
Prof. Dr. med. T. Lempert, Neurologische Abteilung, Schlosspark-Klinik Berlin
Prof. Dr. med. M. Strupp, Neurologische Klinik, Ludwig-Maximilians-Universität München

Für die Deutsche Gesellschaft für HNO-Heilkunde:

Prof. Dr. med. K.-F. Hamann, HNO-Klinik, Klinikum rechts der Isar, Technische Universität München
Federführend: *Prof. Dr. med. Dr. h.c. T. Brandt FRCP*, Neurologische Klinik, Ludwig-Maximilians-Universität, Marchioninistr. 15, 81377 München, Tel. 089/7095–2571, Fax 089/7095–8883
e-mail: Thomas.Brandt@med.uni-muenchen.de

Literatur

Baloh, R. W., V. Honrubia, K. Jacobson (1987): Benign positional vertigo. Neurology 37, 371–378.

Baloh, R. W., K. Jacobson, V. Honrubia (1993): Horizontal semicircular canal variant of benign positional vertigo. Neurology 43, 2542–2549.

Bisdorff, A. R., D. Debatisse (2001): Localizing signs in positional vertigo due to lateral canal cupulolithiasis. Neurology 57, 1085–1088.

Brandt, T., S. Steddin (1993): Current view of the mechanism of benign paroxysmal positioning vertigo: Cupulolithiasis or canalolithiasis? J. Vestib. Res. 3, 373–382.

Brandt, T., S. Steddin (1993): Current view of the mechanism of benign paroxysmal positioning vertigo: Cupulolithiasis or canalolithiasis? J. Vestib. Res. 3, 373–382.

Brandt, T., D. Hüppert, I. Hecht, C. Karch, M. Strupp (2005): Benign paroxysmal positioning vertigo: A long-term follow-up (6 to 17 years) of 125 patients. Acta Otolaryngol. (Stockh.) in press.

von Brevern, M., T. Seelig, H. Neuhauser, T. Lempert (2004): Benign paroxysmal positional vertigo predominantly affects the right labyrinth. J. Neurol. Neurosurg. Psychiatry 75, 1487–1488.

Epley, J. M. (1992): The canalolith repositioning procedure: For treatment of benign paroxysmal positioning vertigo. Otolaryngol. Head Neck Surg. 10. 299–304.

Gordon, C. R., R. Levite, V. Joffe, N. Gadoth (2004): Is posttraumatic benign paroxysmal positional vertigo different from the idiopathic form? Arch. Neurol. 61, 1590–1593.

Karlberg, M., K. Hall, N. Quickert, J. Hinson, G. M. Halmagyi (2000): What inner ear diseases cause benign paroxysmal positional vertigo. Acta Otolaryngol. (Stockh.) 120, 380–385.

McClure, J. A. (1985): Horizontal canal BPV. J. Otolaryngol. 14, 30–35.

Schuknecht, H. F. (1969): Cupulolithiasis. Arch. Otolaryngol. 90, 765–778.

Steddin, S., T. Brandt (1996): Horizontal canal benign paroxysmal positioning vertigo (h-BPPV): transition of canalolithiasis to cupulolithiasis. Ann. Neurol. 40, 918–922.

Strupp, M., T. Brandt, S. Steddin (1995): Horizontal canal benign paroxysmal positioning vertigo: Reversible ipsilateral caloric hypoexcitability caused by canalolithiasis? Neurology 45, 2072–2076.

Periphere Fazialisparese

Was gibt es Neues?

- Die Therapie mit Kortikosteroiden ist als wirksam einzuschätzen, wenn sie innerhalb der ersten Woche, noch besser innerhalb der ersten 2–4 Tage nach Krankheitseintritt begonnen wird (⇑⇑⇑).
- Eine Wirksamkeit von Virustatika wie Aciclovir ist nicht belegt (⇔).

Die wichtigsten Empfehlungen auf einen Blick

Akuttherapie:
- Zur Schmerzbehandlung, falls nötig, ist ASS am besten geeignet; es nimmt aber keinen Einfluss auf den Krankheitsverlauf selbst (**B**).
- Zur Prophylaxe gegen sekundäre Schäden an der Hornhaut durch Lidschlussdefizit eignen sich Frisén-Klappe/Uhrglasverband (**A**), bevorzugt nachts, oder Seitenschutzbrille (**B**), bevorzugt tagsüber, in Verbindung mit Augensalbe (**A**) nachts oder künstlicher Tränenflüssigkeit (**A**) am Tag.
- Botulinumtoxin-Injektionen sollten wegen hoher Kosten und negativer Wirkung auf die Tränensekretion nicht primär eingesetzt werden (**C**).
- Goldgewichtimplantation ins Oberlid bietet sich nicht akut an, aber bei verbleibendem Lidschlussdefizit nach abgeschlossener Regeneration (**B**).
- Die Gabe von Kortikosteroiden kann trotz einer nichtpositiven Aussage in einer neueren Cochrane-Analyse als wirksam angesehen werden (**A**).
- Virustatika sind wegen nicht erwiesener Wirksamkeit nicht gerechtfertigt.
- Die Wirksamkeit einer chirurgischen Intervention innerhalb der ersten 1–2 Wochen ist nicht belegt, sie wird aber bei gesichertem Zoster als frühe Maßnahme von einzelnen empfohlen (**B**).

Maßnahmen zur Verbesserung der Regeneration/Reinnervation:
- Von aktiven Bewegungsübungen vor dem Spiegel darf eine raschere und bessere Regeneration erwartet werden (klinische Erfahrung; **B**).
- Eine Elektrotherapie der Gesichtsmuskeln ist wegen nicht erwiesener Wirksamkeit nicht zu empfehlen.

Definition

Die periphere faziale Parese („Fazialisparese", PF) ist eine der häufigsten Einzelnervenerkrankungen. Es handelt sich um eine meist einseitige, innerhalb von Stunden oder wenigen Tagen sich entwickelnde partielle oder komplette Lähmung der Gesichtsmuskeln unter Einschluss der Stirnmuskulatur. Auf der Lähmungsseite treten öfter ohrnahe Schmerzen auf. Mitunter wird eine gewisse sensible Beeinträchtigung im Bereich der gleichseitigen Wange berichtet, die in einer neueren Studie durch QST (quantitative sensible Testung) objektiviert werden konnte. Die Kollektive, auf die sich bislang die Aussagen zum natürlichen Verlauf und zur Therapie beziehen, sind heterogen; sie schließen verschiedene Ursachen ein. Am häufigsten ist die idiopathische periphere Fazialisparese (Bell-Lähmung, IPFP), bei der die Läsion im Felsenbein im engsten Teil des Meatus acusticus internus unmittelbar proximal des äußeren Fazialisknies lokalisiert ist (Esslen 1977). Häufigere andere Ursachen sind Diabetes mellitus (Anteil bis zu 25%, gute Prognose), Zoster oticus (Anteil bis zu 10%, schlechte Prognose) und Borreliose (gute Prognose). Seltenere andere Ursachen sollen hier nicht angesprochen werden.

Differenzierung nach klinischen Merkmalen

Jede PF ist daraufhin zu prüfen, ob eine komplette oder inkomplette Lähmung vorliegt oder eine über Tage progrediente Entwicklung. Dies hat für die Therapie Bedeutung. Geschmacksstörung und Minderung der Tränensekretion weisen auf eine Schädigung im Felsenbeinabschnitt hin (IPFP) und werden bei Borreliose und Diabetes mellitus gewöhnlich nicht beobachtet. Auftreten in feuchten und warmen Frühjahrs- und Sommermonaten, eventuell auch in feuchten Herbstmonaten nach trockenem Sommer, lässt eine Borreliose diskutieren, speziell bei Kindern und/oder bei doppelseitiger Ausbildung. Bei sehr langsamer Progredienz kommen vor allem Tumoren in Betracht (Akustikusneurinom, Parotistumoren, Karzinome der Schädelbasis u.a.). Sind nur einzelne Muskelgruppen betroffen, ist eine Schädigung im peripheren Nervenverlauf nach Austritt aus dem Foramen stylomastoideum zu erwägen.

Nach heutigem Wissensstand lassen sich die genannten vier häufigen Ursachen bei gründlicher Untersuchung (Hinzuziehen des HNO-Kollegen und Einsatz von Magnetstimulation, Liquorbefund, Bakteriologie, Virologie) hinreichend sicher differenzieren. Das ist in der bislang vorliegenden Literatur ungenügend geschehen.

Die Magnetstimulation erbringt die entscheidenden Befunde in den ersten beiden Krankheitstagen. Bei IPFP und Zoster oticus (Läsion im Bereich des Ganglion geniculi) zeigen komplette Lähmungen, gelegentlich auch inkomplette, den Verlust der kanalikulären Erregbarkeit. Bei proximaler gelegenen Läsionen (Borreliose, Polyradikulitis) ist die kanalikuläre Antwort zunächst unauffällig (Rössler et al. 1995). Durch die Testung der Nervenerregbarkeit (Reizung des Nervenstamms nach Austritt aus dem Foramen stylomastoideum, Vergleich mit dem innerhalb der ersten beiden Tage erhobenen Befund) lässt sich erst am 7.-10. Tag verlässlich abschätzen, ob ein Leitungsblock oder eine Degeneration weniger oder vieler Axone vorliegt. Daraus aber lässt sich ableiten, ob die Reinnervation innerhalb weniger Wochen (gute Prognose) oder erst nach einigen Monaten (schlechte Prognose) zu erwarten ist (Liberson 1983)

Diagnostik

Am Anfang steht der neurologische Status mit Funktionsprüfung der einzelnen Gesichtsmuskeln. Dabei sind auch Zunge und Lippen (Melkersson-Rosenthal-Syndrom) zu inspizieren sowie Ohr und Trommelfell auf Effloreszenzen (Zoster) und Wange auf Schwellung (Parotistumor). Die Prüfung von Geschmack und Tränensekretion (Schirmer-Test) ergibt Hinweise auf Art (bei Ausfall wahrscheinlich IPFP) und Schwere (bei Ausfall eher schwere Schädigung) der Erkrankung. Sofern Geschmack und Tränensekretion ungestört sind, ist ein Ganzkörperstatus unerlässlich (Ausschluss von Borreliose, GBS, Hirnstamminfarkt, MS u. a.). Eine spezielle Überprüfung der übrigen Hirnnervenfunktionen ist wegen der Möglichkeit einer Polyneuritis cranialis erforderlich.

So früh wie möglich (1. oder 2. Tag) sollte eine Magnetstimulation (Rössler et al. 1995) zur ätiologischen Differenzierung erfolgen. Bei kompletter Lähmung ist so früh wie möglich (1. oder 2. Tag) ein Nervenerregbarkeitstest (Rössler et al. 1989) durchzuführen mit Verlaufskontrolle am 7.-10. Tag zur frühen Beurteilung der Prognose (günstig, wenn die Amplitude > 10% des kontralateralen Wertes aufweist). Der Blinkreflex kann nach 2-3 Wochen zur Beurteilung der Spätprognose herangezogen werden (Ghonim u. Gavilan 1990, Lu u. Tang 1996;).

Basislabor mit Entzündungsparametern und Ausschluss eines Diabetes mellitus sind in jedem Fall sinnvoll.

Im Einzelfall kommen weitere Untersuchungen in Betracht, deren Indikation sich aus Anamnese und Befundlage ergibt: Blutserologie (Varizella-Zoster, HSV), speziell in den Sommermonaten, sofern Geschmack und Tränensekretion ungestört (Borreliose, FSME), N.-facialis-Nervenleitung (GBS, Parotistumor, Heerfordt-Syndrom), Hirnstammreflexe und EOG bei Patienten mit Diabetes mellitus und Hypertonie wegen der Möglichkeit eines lakunären Hirnstamminfarkts (Thoemke et al. 2002), Doppler- und Farbduplex-Sonographie der hirnversorgenden Arterien (speziell hinterer Kreislauf bei Verdacht auf vaskuläre Ursache), CCT bei Verdacht auf ossären Prozess (Fraktur, Entzündung, Tumordestruktion u. a.), MRT (ggf. mit Kontrastmittel) zur Darstellung des N. facialis im Felsenbein, von innerem Gehörgang, Kleinhirn-Brückenwinkel, Pons usw., vor allem auch bei Verdacht auf Multiple Sklerose, Liquor mit Serologie (Borreliose, Zoster, FSME, HIV u. a.).

Pathophysiologie

Als Ursache der IPFP werden Entzündung und sekundäre Kompression mit oder ohne Ischämie diskutiert. Ein Entzündungserreger ist nicht gesichert. Aufgrund von PCR-Untersuchungen wird eine HSV-Ätiologie diskutiert. Beim Zoster ist das Ganglion geniculi durch das VZ-Virus befallen. Grundsätzlich andere Ursachen einer PF können sein: MS, Hirnstammischämie (Thoemke et al. 2002) sowie lokale Prozesse im Verlauf des N. facialis.

Natürlicher Verlauf

Die Gesamtgruppe der PF hat wie kaum eine andere Krankheit eine sehr günstige spontane Prognose (May et al. 1985, Peitersen 1982). Ohne jegliche Therapie kann man bei vier von fünf Betroffenen (Angaben zwischen 70% und 90%) eine Ausheilung ohne oder fast ohne Resterscheinungen erwarten. Dies ist bei Einleitung der Therapie zu berücksichtigen.

Ziele und Anwendungsbereich

Diese Leitlinie zielt auf eine Optimierung der Behandlung der idiopathischen peripheren fazialen Parese unter praktischen und ökonomischen Aspekten. Die Leitlinie ist evidenzbasiert und eine Fortentwicklung der Leitlinie der DGN (Diener und die Kommission Leitlinien der Deutschen Gesellschaft für Neurologie 2003).

Diese Leitlinie wendet sich an Ärzte, die ambulante oder stationäre Patienten mit idiopathischer peripherer fazialer Parese betreuen.

Zusammenfassung der Empfehlungen

Diagnostik: Die Diagnose der IPFP stützt sich auf die Schwäche oder Lähmung der Gesichtsmuskeln einer Seite, Störungen des Schmeckens und der Tränensekretion, seltener eine Hyperakusis, sowie die elektrophysiologischen Befunde der Magnetstimulation. Die Prognose lässt sich aus dem Nervenerregbarkeitstest abschätzen. Sehr wichtig ist der Ausschluss von Zoster, Borreliose, Diabetes mellitus und Multipler Sklerose, da diese Krankheiten anders therapiert werden müssen. Pragmatisch wichtig ist die Klärung, ob die Schädigung komplett (Lähmung) oder inkomplett ist (Parese, Restbeweglichkeit), da für inkomplette Schädigungen die wissenschaftliche Begründung einer Therapie mit Kortikosteroiden nicht gegeben ist.

Therapie: Die Behandlung der IPFP ist auf drei Hauptfelder gerichtet: Prophylaxe gegen sekundäre Schäden an der Hornhaut, kausalgerichtete medikamentöse Therapie, Förderung der Regeneration.

- Die Prophylaxe von Sekundärschäden zielt auf den Schutz vor Schädigungen der Hornhaut des Auges bei Lidschlussdefizit durch Verletzung (Augenklappe, Uhrglasverband, Seitenschutzbrille) und Austrocknen (künstliche Tränenflüssigkeit, Augensalbe; **B**).
- Kortikosteroide (Prednisolon, Methylprednisolon) sind das Mittel der Wahl (**A**), müssen aber frühzeitig eingesetzt werden.
- Für die Wirksamkeit anderer Medikamente oder den Nutzen chirurgischer Intervention liegen keine überzeugenden Studien vor.

Vorgehensweise und Evidenzen

Prophylaxe von sekundären Schädigungen der Hornhaut

Hierzu werden Maßnahmen empfohlen, die nicht in Studien überprüft wurden. Sie haben sich aus der klinischen Erfahrung heraus angeboten und bewährt. Eine Überprüfung im Rahmen einer Studie wäre „blind" gar nicht möglich und es wäre auch ethisch nicht vertretbar, Betroffenen die Maßnahmen zu verweigern und die Gefahr einer Hornhautschädigung in Kauf zu nehmen.

Kausal gerichtete Maßnahmen

Die Studienlage zur Therapie der IPFP ist insgesamt nicht gut. Die bisherigen Studien stützen sich ausnahmslos auf ätiologisch heterogene Kollektive. In den meisten Studien wurden komplette und inkomplette Schädigungen zusammen betrachtet. In keiner Studie erfolgte die Differenzierung der Diagnose nach Kriterien der Magnetstimulation. Keine Einzelstudie erreicht die statistisch erforderliche Kollektivgröße von 190–200 Patienten (Burgess et al. 1984). Die Aussagen aufgrund der Literatur sind für diese Einwendungen offen. Die Hauptaussagen in dieser Leitlinie stützen sich auf Metaanalysen.

Therapie

Welche Patienten bedürfen der Therapie und welche nicht?

Wenn wie bei der IPFP die weit überwiegende Zahl einen sehr günstigen Spontanverlauf hat, ist es weder sinnvoll noch ökonomisch verantwortbar, alle Patienten zu behandeln. Da verlässliche elektrophysiologische Befunde erst zu spät (um den 7.-10. Tag) verfügbar sind, die Therapieentscheidung aber früh fallen muss, benötigen wir andere Kriterien. Dies ist allein nach klinischer Maßgabe möglich: Aus der Gesamtgruppe müssen PF bei Zoster, Borreliose und Diabetes mellitus ausgeschlossen (und anders behandelt) werden. Aus der dann verbleibenden Gruppe bedürfen Patienten mit Restbeweglichkeit keiner kausal gerichteten Therapie, und zwar wegen ihres so gut wie immer günstigen Spontanverlaufs. Alle Patienten mit kompletter Lähmung bedürfen der Therapie. Allerdings sind die sich über Tage progredient verhaltenden Paresen wie komplette Lähmungen zu werten und der Gruppe zuzurechnen, die behandelt werden muss.

Maßnahmen zur Verhütung von Sekundärschäden

Eine potenziell gefährliche Komplikation ist das Hornhautulkus, z. B. durch Austrocknen oder Verletzung der Kornea. In diesem Fall ist ein Ophthalmologe hinzuzuziehen. Indikation zu einer oder mehreren der nachfolgend genannten prophylaktischen Maßnahmen ist ein Lidschlussdefizit von rund 3 mm oder Verminderung der Tränenflüssigkeit.

Je nach aktueller Situation bieten sich verschiedene Möglichkeiten an. Konservierungsstofffreie Tränenersatzmittel (tagsüber) oder Augensalbe (nachts) bei Tränensekretionsstörung, Uhrglasverband oder Frisén-Klappe und Augensalbe bei Lidschlussdefizit von > 3 mm ist das kostengünstigste Verfahren (siehe **Tabelle 1**). Alle diese Maßnahmen haben sich klinisch bewährt. Die Möglich-

Tabelle 1 Prophylaxe gegen Sekundärschäden

	Kosten	Unerwünschte Wirkungen
Akutsituation		
Uhrglasverband, eventuell Seitenschutzbrille tagsüber, Frisén-Klappe nachts	(⇑) empirisch belegt	gering
Povidon/Polyvinylalkohol/Hypromellose/Hydroxyethylzellulose/Dexpantenol	(⇑) empirisch belegt	gering
Regepithel Augensalbe	(⇑) empirisch belegt	gering Sehstörung durch Schlierenbildung
Subakutes und chronisches Stadium		
Goldgewichtimplantat	(⇑)	hoch
Botulinumtoxin Injektion	(⇑)	hoch zusätzliche Minderung der Tränensekretion

keit einer temporären Abflusshinderung von Tränen durch Verlegung des Tränenkanals mittels Silikonpropfen ist nicht in größeren Kollektiven erprobt. Botoxinjektion ins Oberlid zur Erzeugung einer Ptose ist teuer, bietet weniger Schutz und kann die Tränensekretion zusätzlich mindern. Goldgewichtimplantate erscheinen nur nach unvollständiger Restitution indiziert (Snyder u. Johnson 2001). Die Lidraffung ist speziellen Indikationen vorbehalten, z. B. bei Ektropium und alten Patienten.

Medikamentöse Systemtherapie

Symptomatische Behandlung des Schmerzes

Falls therapiebedürftige Schmerzen vorliegen, erscheint ASS wirksamer als Diclofenac. Da starke Schmerzen zu den Symptomen einer Borreliose gehören, darf ASS nicht unkritisch gegeben werden. Begründete Hinweise, dass ASS oder Diclofenac den Verlauf der PF günstig beeinflussen, gibt es nicht.

Medikamentöse Therapie mit kausaler Zielrichtung

Für eine solche differente Therapie kommen nur Patienten mit kompletter Lähmung oder progredienter Parese in Betracht, nicht aber solche mit primär günstiger Prognose.

Prednisolon/Methylprednisolon

Die erste Metaanalyse bewertete Studien mit einer Gesamtdosis von > 400 mg und Therapiebeginn vor dem 7. Krankheitstag (Ramsey et al. 2000). Der Einschluss von schließlich 206 Patienten ergab, dass vollständige Restitution in der Therapiegruppe gegenüber der Placebogruppe um 17% überwog (99% KI. 0,0–0,32; p = 0,005). Der Effekt schien umso besser, je früher der Therapiebeginn lag. In der zweiten Metaanalyse wurde die Bewertung auf 235 Patienten gestützt (Grogan u. Gonseth 2001). Die Kortikosteroid-Gruppe erzielte mit +14% ein signifikant besseres Endergebnis (= R 1,16; 95% KI. 1,05–1,29), was von den Autoren als „level B of evidence" bewertet wurde. Eine dritte Metaanalyse, die Komedikation akzeptierte, stützt sich auf nur 117 Patienten, wobei auch inkomplette Lähmungen eingeschlossen waren (Salinas et al. 2003). In der Therapiegruppe verblieben bei 22%, in der Kontrollgruppe bei 26% Residuen störender Art. Dieser Unterschied war nicht signifikant.

Nach der Studienlage muss eine Kortikosteroid-Therapie mit 1 mg/kg/d über 10 Tage und Beginn am besten am Tag 1–2, eventuell noch am Tag 3–4 oder spätestens am Tag 5–6 für die Gruppe mit kompletter Lähmung sowie die mit progredienter Parese empfohlen werden und kann als belegt gelten. Die Wirksamkeit einer Stoßtherapie mit 500 mg oder 1000 mg/d über 3–5 Tage wurde bislang nicht in Studien erprobt.

Virustatika

Es liegen zwei Studien mit konträren Ergebnissen vor. Die erste schloss 101 Patienten ein, verglich den Effekt von Aciclovir mit dem von Prednisolon und fand Aciclovir unterlegen (DeDiego et al. 1998). Die andere untersuchte 99 Patienten, verglich den Effekt von Aciclovir plus Prednisolon mit Placebo und fand Aciclovir plus Prednisolon überlegen (Adour et al. 1996). Eine Metaanalyse kommt zu dem Schluss, dass eine verlässliche Aussage aufgrund der derzeitigen Studienlage nicht möglich ist (Sipe u. Dunn 2002).

Infusion von Dextranen

Seit mehreren Jahrzehnten wird Dextran 40 mit einer Dosis von 500 ml/d über 7–10 Tage empfohlen (Sittel et al. 2000). Eine Wirksamkeitsstudie mit aussagekräftigem Design liegt bislang allerdings nicht vor. Auch in Hinblick auf z.T. gravierende unerwünschte Wirkungen kann eine solche Therapie nicht als gerechtfertigt angesehen werden.

Andere Empfehlungen

Eine Wirksamkeit der sog. neurotropen Vitamine (Vitamine der B-Gruppe) ist weder systematisch untersucht noch durch Einzelberichte belegt. Methylcobalamin alleine oder plus Prednison schien Prednison alleine überlegen, allerdings war die Patientenzahl mit 60 zu gering (Jalaludin 1995).

Acetyl-L-Carnitin 3 x 1 g für 4 Wochen plus Methylprednilon 50 mg für 2 Wochen zeigte nur geringe Signifikanz und ein möglicher Kortikosteroideffekt wurde nicht abgegrenzt (Mezzina et al. 1992). Diese Studienlage lässt für beide Substanzen eine Empfehlung nicht zu.

Obsolet erscheint die hyperbare O_2-Therapie (Racic et al. 1997), die sich ebenso als unwirksam erwiesen hat wie die Akupunktur (Zang 1999).

Praktisches Vorgehen

Aus der Gesamtgruppe der Patienten mit PF müssen die bei Zoster oticus, Borreliose und Diabetes mellitus ausgeschlossen (und anders behandelt) werden. Aus der verbleibenden Kerngruppe mit mutmaßlicher IPFP bedürfen nur die Patienten mit kompletter Lähmung und die Patienten mit progredienter Pareseentwicklung einer Therapie. Kortikosteroide sind in der angegebenen Dosierung (**Tabelle 2**) so früh wie möglich, am besten innerhalb der ersten 48 Stunden zu beginnen. Bei Einsatz nach dem 7. Tag kann ein Therapieeffekt nicht mehr erwartet werden. Eine Prophylaxe gegen Sekundärschäden (**Tabelle 1**) ist in jedem Fall indiziert, ebenso Bewegungsübungen zur Verbesserung der Regeneration (**Tabelle 3**).

Tabelle 2 Medikamentöse Therapie der idiopathischen peripheren Fazialisparese

Substanz		Dosis	Nebenwirkungen	Kontraindikationen
Prednisolon, Methylprednisolon	(⇑⇑⇑)	1 mg/kg/d, Dauer 5 Tage, Reduktion über 5–10 Tage Beginn möglichst früh	kortikosteroidübliche	Zoster oticus
Aciclovir	(⇔)	2000–2400 mg/d, Dauer 10 Tage	Schwindel, Somnolenz, Verwirrtheit, Halluzinationen, Psychosen, Krampfanfälle	eingeschränkte Nierenfunktion, strenge Indikation bei Gravidität und Stillzeit

Tabelle 3 Maßnahmen zur Verbesserung der Reinnervation

Maßnahme		Anwendung	Wirksamkeit
Aktivierung der einzelnen Muskeln der gesunden Seite	(⇑)	jeder Muskel je 2 Minuten, mehrmals pro Tag	tierexperimentell belegt

Chirurgische Maßnahmen

Dekompression des N. facialis im proximalen Felsenbeinabschnitt bis zu 14 Tagen nach Krankheitsbeginn soll bei kompletter PF das Endergebnis verbessern (Gantz et al. 1999), allerdings lief die Studie über 15 Jahre und schloss nur 50 Patienten ein. Ein Review kam nicht zu einer positiven Aussage (Friedmann 2000). Es gibt aber die otologische Expertenmeinung, dass bei Zoster oticus mit seiner insgesamt schlechten Prognose eine frühzeitige (etwa am 10. Tag) Dekompression helfen könne.

Maßnahmen zur Verbesserung der Regeneration

Aktive Bewegungsübungen haben sich tierexperimentell als wirksam erwiesen (früherer Beginn der Reinnervation) und sind in Einzelbeobachtungen am Menschen belegt. Sie werden vor dem Spiegel mit einer Gesamtdauer von mindestens 2 x 20 min/d mit wiederholter kräftiger Anspannung jedes einzelnen Muskels (der gesunden Seite, die zur Mitaktivierung der kranken Seite führt) nach Anleitung und unter wiederholter Kontrolle durch den Physiotherapeuten durchgeführt (Shiau et al. 1995).

Bei Patienten mit kompletter Lähmung und Reinnervationsbeginn nach 3 Monaten ist mit pathologischen Mitbewegungen zu rechnen. Hier hat sich nach Einzelbeobachtungen die Übung nach Eis-(Kühlungs-)behandlung durch den Physiotherapeuten als günstig erwiesen.

Die Wirksamkeit einer Langzeitelektrotherapie, die für die Gesichtsmuskeln nicht unter isometrischen Bedingungen durchführbar ist, ist nicht belegt (Targan et al. 2000).

Verlaufsbeobachtung

Zur Verlaufskontrolle eignet sich im Frühstadium der Nervenerregbarkeitstest. Bleibt die Amplitude der Reizantwort am 7.-10. Tag nach Lähmungsbeginn über 15–20% der Antwort der gesunden Seite, kann eine rasche Besserung mit Rückbildung nach 3–4 Wochen erwartet werden. Fällt sie auf 10% oder darunter, ist mit einem Zeitraum von 3 Monaten oder mehr bis zur beginnenden Reinnervation zu rechnen (Liberson 1983). Residuen, zumal pathologische Mitbewegungen, sind zu erwarten. Bleibt der Blinkreflex R1 in den ersten 3 Wochen erhalten, so bleibt die Prognose günstig, Verzögerung der R1 bedeutet eine eingeschränkte Prognose (Ghonim u. Gavilan 1990). Bei verzögerter Wiederkehr der Beweglichkeit kann die Elektromyographie den Reinnervationsbeginn am besten erfassen. Bewegungsübungen sollte der Patient weiterführen, bis eine gute Beweglichkeit erzielt ist.

Residuen

In sehr seltenen Fällen bleibt die Gesichtsmuskulatur gelähmt. In den meisten Fällen tritt Reinnervation ein. Ein langes Lähmungsstadium bedeutet auch durch kollaterale Sprossung bedingtes Fehleinwachsen in andere, zuvor von dem Axon nicht innervierte Muskeln. Dadurch entstehen pathologische Mitbewegungen. Nach Einzelmitteilungen kann hier auch Botulinumtoxin eingesetzt werden, doch liegt keine Studie dazu vor.

Expertengruppe

Für die DGN:

PD Dr. F. X. Glocker, Neurologische Universitätsklinik Freiburg
Prof. Dr. M. Stöhr, Neurologische Klinik, Klinikum Augsburg
Prof. Dr. H. C. Hopf, Neurologische Universitätsklinik Mainz
Federführend: *Prof. Dr. H. C. Hopf, Neurologische Universitätsklinik, Langenbeckstr. 1, 55131 Mainz,*
Tel.: 06131/177194
e-mail: hopf@neurologie.klinik.uni-mainz.de

Literatur

Adour, K. K., J. M. Ruboyianes, P. G. von Doersten et al. (1996): Bell's palsy treatment with acyclovir and prednisone compared with prednisone alone. Am. Otol. Rhinol. Laryngol. 105, 371–378.

Burgess, L. P., D. W. Yim, M. L. Lepore (1984): Bell's palsy: the steroid controversy revisited. Laryngoscope 94, 1472–1476.

DeDiego, J. I., M. P. Prim, M. J. DeSarria et al. (1998): Idiopathic facial paralysis: a randomized, prospective, and controlled study. Laryngoscope 108, 573–575.

Diener, H. C., (2003): Leitlinien für Diagnostik und Therapie in der Neurologie. Thieme, Stuttgart S. 304–305.

Esslen, E. (1977): The Acute Facial Palsies. Springer, Berlin.

Friedmann, R. A. (2000): The surgical management of Bell's palsy: a review. Am. J. Otol. 21, 139–144.

Gantz, B. J., J. T. Rubinstein, P. Gidley, G. G. Woodworth (1999): Surgical management of Bell's palsy. Laryngoscope 109, 1177–1188.

Ghonim, M. R., C. Gavilan (1990): Blink reflex: prognostic value in acute peripheral facial palsy. Orl. J. Otorhinolaryngol. Relat. Spec. 52, 75–79.

Grogan, P. M., G. S. Gonseth (2001): Practice parameter: steroids, Aciclovir and surgery for Bell's palsy (evidence based review). Neurology 56, 830–838.

Jalaludin, M. A. (1995): Methylcobalamin treatment of Bell's palsy. Methods Find Exp. Clin. Pharmacol. 17, 539–544.

Liberson, W. T. (1983): Clinical neurophysiology and Bell's palsy. Electromyogr. Clin. Neurophysiol. 23, 247–250.

Lu, Z., X. Tang (1996): Blink reflex normal values and its findings on peripheral facial paralysis. Chin. Med. J. Engl. 109, 308–312.

May, M., S. R. Klein, F. H. Taylor (1985): Idiopathic (Bell's) facial palsy: natural history defies steroid or surgical treatment. Laryngoscope 95, 406–409.

Mezzana, C., D. DeGrandis, M. Calvani et al. (1992): Idiopathic facial paralysis: new therapeutic prospects with acetyl-L-carnitine. Int. J. Clin. Pharmacol. Res. 12, 299–304.

Peitersen, E. (1982): The natural history of Bell's palsy. Am. J. Otol. 4, 107–115.

Racic, G., P. J. Denoble, N. Sprem et al. (1997): Hyperbaric oxygen as a therapy of Bell's palsy. Undersea Hyperbar. Med. 24, 35–38.

Ramsay, M. J., R. DerSimonian, M. R. Hotel, L. P. Burgess (2000): Corticosteroid treatment for idiopathic facial nerve paralysis: a meta-analysis. Laryngoscope 110, 335–341.

Rössler, K. M., C. W. Hess, U. D. Schmid (1989): Investigation of facial motor pathways by electrical and magnetic stimulation. J. Neurol. Neurosurg. Psychiat. 52, 1149–1156.

Rössler, K. M., M. R. Magistris, F. X. Glocker et al. (1995): Electrophysiological characteristics of lesions in facial palsies of different etiologies. Electroenceph. Clin. Neurophysiol. 95, 355–368.

Salinas, R. A., G. Alvarez, M. I. Alvarez, J. Ferreira (2003): Corticosteroids for Bell's palsy. Cochrane Database Syst. Rev. 1, CD001942.

Shiau, J., B. Segal, I. Danys et al. (1995): Long-term effects of neuromuscular rehabilitation of chronic facial paralysis. J. Otolaryngol. 24, 217–220.

Sipe, J., L. Dunn L. (2002): Aciclovir for Bell's palsy (idiopathic facial paralysis). Cochrane Library, Issue 4.

Sittel, C., A. Sittel, O. Gutinas-Lichius et al. (2000): Bell's palsy: a 10 year experience with antiphlogistic-rheologic infusion therapy. Am. J. Otol. 21, 425–432.

Snyder, M. C., P. J. Johnson (2001): Early versus late gold weight implantation for rehabilitation of the paralysed eyelid. Laryngoscope 111, 2109–2113.

Targan, R. S., G. Alon, S. L. Kay (2000): Effect of long-term electrical stimulation on motor recovery and improvements of clinical residuals in patients with unresolved facial nerve palsy. Otolaryngol. Head Neck Surg. 12, 246–252.

Thoemke, F., L. Gutmann, P. Stoeter, H. C. Hopf (2002): Cerebrovascular brainstem diseases with isolated cranial nerve palsies. Cerebrovasc. Dis. 13, 147–155.

Zang, J. (1999): 80 cases of peripheral facial paralysis treated by acupuncture with vibrating shallow insertion. J. Tradit. Chin. Med. 19, 44–47.

Periphere Augenmuskel- und -nervenparesen

Was gibt es Neues?

Neue Gesichtspunkte zur Therapie zeichnen sich nicht ab.

Die wichtigsten Empfehlungen auf einen Blick

- Bei Doppelbildern im Akutstadium eignet sich Abdecken eines Auges (bei Kindern unter 10 Jahren).
- Bei Doppelbildern in nur eine Blickrichtung kommen Prismenfolien oder -gläser in Betracht.
- Bei stabilem Zustand ist eine Schieloperation zu erwägen.

Definition

Diplopie bei binokularem Sehen ist das klinische Leitsymptom einer Augenmuskelparese. Sie kann mit einer Lähmung der inneren Augenmuskeln und/oder einer Ptose und Exophthalmus einhergehen. Diplopie kommt auch bei zentralen Augenbewegungsstörungen vor (internukleäre Ophthalmoplegie, Skew deviation), die hier nicht berücksichtigt werden. Monokulare Doppelbilder sind selten und haben gewöhnlich andere als muskuläre oder nervale Ursachen (z. B. Astigmatismus, Korneaveränderungen, Katarakt).

Differenzialdiagnostische Grobzuordnung (Klassifikation)

Grundsätzlich ist (anamnestisch) zwischen angeborenen (z. B. Duane-Syndrom, Moebius-Syndrom) und erworbenen Störungen zu unterscheiden.

Der bzw. die betroffene(n) Muskel(n) lassen sich durch Analyse der Doppelbilder in den verschiedenen Blickrichtungen in den meisten Fällen feststellen. Die Zuordnung zu einer Schädigung eines okulomotorischen Nervs gelingt aus dem Muster der betroffenen Muskeln: M. rectus lateralis (N. abducens); M. obliquus superior (N. trochlearis); übrige Augenmuskeln plus M. levator palpebrae mit oder ohne innere Augenmuskeln (N. oculomotorius). Dabei ist zu bedenken, dass Nervenschädigungen inkomplett und einzelne Muskeln verschieden stark betroffen sein können. Einzelmuskelparesen (z. B. Bulbusheber/-senker) kommen vor, auch bei mesenzephalen Läsionen (Ksiazek et al. 1989).

Liegen die nachfolgend genannten Merkmale zusätzlich zur Diplopie vor, so sind zu erwägen

- bei retroorbitalem oder frontalem Schmerz (etwa 50%) und Beteiligung der inneren Augenmuskeln (Mydriasis, rund 85%) ein Aneurysma der A. communicans posterior,
- bei belastungsabhängiger Verstärkung der Diplopie bzw. der Paresen eine Myasthenia gravis (Engel 1994),
- bei Exophthalmus, Lidödem, Ptose, Schmerz bei Augenbewegungen und ziliarer Injektion eine Myositis (Huber u. Kömpf 1998),
- bei Exophthalmus, Lidödem, Befall vornehmlich der Mm. rectus inferior und medius und Lidretraktion eine endokrine Orbitopathie (Kaminski u. Ruff 1994),
- bei pulsierendem Exophthalmus, Schmerz und pulssynchronem Geräusch eine Sinus-cavernosus-Fistel (Keltner et al. 1987),
- bei Exophthalmus, Chemosis, erweiterten konjunktivalen Venen und venösem Stau am Augenhintergrund eine Sinus-cavernosus-Thrombose,
- bei retroorbitalem Schmerz (auch trotz Fehlens anderer neurologischer Symptome) eine Hirnstammischämie (als häufigste Ursache bei Patienten mittleren bis hohen Alters mit isolierter Okulomotorius- oder Abduzensparese) oder Hirnstammblutung (Thömke et al. 2002),
- bei retro- oder periorbitalem Schmerz, sensiblen Störungen im 1. oder 2. Trigeminusast, Pupillenstörungen (rund 20%) und Optikusbeteiligung (rund 20%) ein Prozess an der Orbitaspitze oder ein Tolosa-Hunt-Syndrom (Bruyn u. Hoes 1986)
- bei zerebellären Symptomen und Areflexie ein Miller-Fischer-Syndrom,
- bei diffusem Kopfschmerz und/oder Meningismus eine basale Meningitis, Meningeosis Carcinomatosa oder eine intrakranielle Raumforderung,
- bei lageabhängigem Kopfschmerz in Orthostase ein Liquorunterdruck-Syndrom,

- bei sehr langsamer Progredienz ohne Schmerz und ohne Beteiligung der inneren Augenmuskeln eine Mitrochondriopathie oder okuläre Myopathie (Morgan-Hughes 1994),
- bei Erbrechen, Photophobie, Dysphorie, eventuell pulsierendem hemikranischen Kopfschmerz oder eventuellen kolikartigen Bauchschmerzen eine hemiplegische Migräne.
- Eine angeborene Störung, kombiniert mit einer Fazialisparese, ist charakteristisch für das Moebius-Syndrom, eine eventuell variable Abduktionsparese mit Bulbusretraktion bei horizontalen Blickwendungen für das Duane-Syndrom.
- Als Ursache isolierter Augennervenstörungen (Okulomotorius, Trochlearis, Abduzens) kommen neben rein peripheren Schädigungen auch intrapontine bzw. intramesenzephale faszikuläre und nukleäre Schädigungen in Betracht (Thömke 2001, Thömke et al. 2002).

Diagnostik

Die Untersuchung beginnt mit der Inspektion (Ausmaß der Ptose, Lidschwellung, Chemosis, Injektion der Konjunktiva und Sklera, Prüfung auf Exophthalmus/Enophthalmus, Bulbusstellung, Kopfhaltung). Es folgt die Prüfung der äußeren und inneren Augenmuskelfunktion, einschließlich des Abdecktests zur Bestimmung des betroffenen Augenmuskels oder Augenmuskelnervs. Die Konvergenzfunktion ist ebenso zu prüfen wie die Sakkadenfunktion. Anzuschließen ist eine genaue Funktionsprüfung der anderen Hirnnerven und ein genauer neurologischer Gesamtstatus.

Im Einzelfall kommen weitere Untersuchungen in Betracht. So kann eine ophthalmologische und orthoptistische Untersuchung erforderlich sein mit Doppelbildanalyse, Schielwinkelanalyse, Bielschowsky-Test, Rot-Grün-Brille und Maddox-Test. Die Prüfung der N.-opticus-Funktion erfolgt perimetrisch und mittels VEP. Zur Prüfung der N.-trigeminus-Funktion stehen Blinkreflex und SSEP sowie der Masseterreflex (Prüfung der Nucleus-mesencephalicus-trigemini-Funktion) zur Verfügung. Neuromuskuläre Übertragungsstörungen lassen sich mittels Endplatten-Belastungstest mit Tensilontest, eventuell Einzelfaser-EMG erfassen. Die Pupillenfunktion kann pharmakologisch näher analysiert werden. Das Elektrookulogramm eignet sich zur Prüfung der Hirnstammfunktion. Die wichtigsten Labordaten sind: Entzündungsparameter (BSG, CRP), Immunparameter (ANA, ANCA usw.), Thyreoidea-Funktion (T3, T4, TSH, EPF). Je nach differenzialdiagnostischer Erwägung können eingesetzt werden: CW- und Duplex-Sonographie der Hals- und Gesichtsarterien sowie TCD, Orbita-Sonogramm, Liquoruntersuchung, Röntgen-Nativaufnahmen (Schädel, Schädelbasis, Orbita usw.), spezielle Bildgebung (CCT, MRT mit Kontrastmittelgabe) bis zur zerebralen Angiographie.

Ziele und Anwendungsbereich

Diese Leitlinie hat die Optimierung der Behandlung von Störungen der Augenmuskelfunktion bzw. der diese Augenmuskeln innervierenden Hirnnerven zum Ziel. Sie ist eine Fortentwicklung der Leitlinie der DGN (Diener und die Kommission Leitlinien der Deutschen Gesellschaft für Neurologie 2003).

Diese Leitlinie wendet sich an Ärzte, die ambulante oder stationäre Patienten mit peripheren Augenmuskelstörungen behandeln.

Zusammenfassung der Empfehlungen

Diagnostik: Störungen der Augenmuskeln oder der versorgenden Hirnnerven können sehr vielfältige Ursachen haben. Begleitsymptome, wie sie im Abschnitt „Differenzialdiagnostische Grobzuordnung" aufgeführt sind, geben in den meisten Fällen den ätiologischen Hinweis. Die kausale Therapie richtet sich nach den Prinzipien, die in den speziellen diagnosebezogenen Leitlinien dargelegt sind. Unabhängig davon kommen die hier aufgezeigten Maßnahmen wegen störender Doppelbilder schon diagnostikbegleitend zur Anwendung.

Therapie: Die Empfehlungen umfassen kurzfristig Maßnahmen, die gegen das Sehen von Doppelbildern gerichtet sind. Es handelt sich im Wesentlichen um die Vermeidung des beidäugigen Sehens (mit Klappen oder Brillenfolien das ganze Gesichtsfeld oder Teile davon betreffend) oder um die Verwendung von Prismengläsern oder -folien. Für die Langzeitperspektive kommen Schieloperationen in Betracht.

Vorgehensweise und Evidenzen

Die empfohlenen Maßnahmen haben sich aus der klinischen Praxis ergeben. Sie sind selbstevident, ihre Wirksamkeit ist unmittelbar vom Patienten zu erfahren. Ansätze für Effektivitätsstudien bieten sich nicht an.

Therapie

Im Vordergrund der Therapie steht, die Doppelbilder im Gebrauchsblickfeld zu beseitigen. Kurzfristig gelingt dies durch Abdecken eines Auges. Mittelfristig kommen Prismenfolien in Betracht, die sich aber für Verrollungsabweichungen nicht eignen. Langfristig steht die Augenmuskeloperation zur Verfügung.

Abdeckung eines Auges mit Pflaster oder Folie auf dem Brillenglas ist vor allem bei Bulbusabweichungen mit stark blickrichtungsabhängigem Schielwinkel sowie bei Verrollung des Bulbus von Vorteil. Die Abdeckung sollte über längere Zeit erfolgen, der Verlauf wird dadurch bei Erwachsenen nicht ungünstig beeinflusst. Bei Kindern unter 10 Jahren ist wegen der Gefahr einer Sehschwäche bei langzeitiger Abdeckung desselben Auges tage- oder wochenweises Wechseln der abgedeckten Seite zu empfehlen. Bei Doppelbildern in nur einer Blickrichtung kommen segmentale Abdeckungen (Brillenglas) in Betracht. Prismengläser oder -folien sind bei horizontaler und vertikaler Schielabweichung optisch gut, wenn die Abweichung gering ist. Bei starken Abweichungen müssen Einschränkungen der optischen Abbildung in Kauf genommen werden.

Wenn die Rückbildung oder Reinnervation abgeschlossen ist und die Schielstellung sich nicht mehr verändert, ist eine Schieloperation zu erwägen (Holmes u. Leske 2002). Nach Schieloperationen muss ein intensives Sehtraining erfolgen.

Zur Therapie der Doppelbilder bei den verschiedenen erwähnten Grundkrankheiten wird auf die jeweiligen ätiologisch relevanten Leitlinien verwiesen (Myasthenie, Myositis, Kollagenosen, Sinusthrombose, AIDP, Neurolues, Borreliose, Liquorunterdruck-Syndrom, intrakranielles Aneurysma usw.).

Expertengruppe

Prof. Dr. H. C. Hopf, Neurologische Universitätsklinik Mainz
Prof. Dr. D. Kömpf, Neurologische Universitätsklinik Lübeck
Prof. Dr. F. Thömke, Neurologische Universitätsklinik Mainz
Federführend: *Prof. Dr. H. C.Hopf, Neurologische Universitätsklinik Mainz, Langenbeckstr.1, 55131 Mainz,*
Tel.: 06131/177194
e-mail: hopf@neurologie.klinik.uni-mainz.de

Literatur

Berlit, P., J. Reinhardt-Eckstein, K. H. Krause (1988): Die isolierte Abduzensparese. Fortschr. Neurol. Psychiat. 56, 32.

Bruyn, G. W., M. J. A. J. M. Hoes (1986): The Tolosa-Hunt syndrome. In: Rose, F. C. (ed.), Handbook of Clinical Neurology. Vol.. 48. Elsevier, Amsterdam, 291–307.

Diener, H. C. (2003): Leitlinien für Diagnostik und Therapie in der Neurologie. Thieme, Stuttgart S. 301–303.

Engel, A. G. (1994): Acquired autoimmune myasthenia gravis. In: Engel, A. G., C. Franzini-Armstrong (eds.), Myology. McGraw-Hill, New York, 1769–1806.

Holmes, J. M., D. A. Leske (2002): Long term outcome after surgical management of chronic sixth nerve palsy. J. Am. Ass. Ped. Ophthalmol. Strab. 6, 283–288.

Huber, A., D. Kömpf (1998): Klinische Neuroophthalmologie. Thieme, Stuttgart.

Kaminski, H. J., R. L. Ruff (1994): Endocrine ophthalmopathy. In: Engel, A. G., C. Franzini-Armstrong (eds.), Myology. McGraw-Hill, New York, 1738–1739.

Keltner, J. L., D. Satterfield, A. B. Dublin, B. C. P. Lee (1987): Dural and carotid cavernous sinus fistulas. Diagnosis, management, and complications. Opthalmology 94, 1585–1600.

Ksiazek, S., M. X. Repka, A. Maguire et al. (1989): Divisional oculomotor nerve paresis caused by intrinsic brainstem disease. Ann. Neurol. 26, 714–718.

Leigh, R. J., D. S. Zee (1999): The Neurology of the Eye Movements. Oxford University Press, New York.

Morgan-Hughes, J. A. (1994): Mitochondrial diseases. In: Engel, A. G., C. Franzini-Armstrong (eds.), Myology. McGraw-Hill, New York, 1610–1660.

Richards, B. W. et al. (1992): Causes and prognosis of 4278 cases of paralysis of the oculomotor, trochlear, and abducens cranial nerves. Am. J. Ophthalmol. 113, 489.

Rush, J. A., B. R. Younge (1981): Paralysis of cranial nerves III, IV, and VI. Arch. Ophthalmol. 99, 76.

Smith, C. H. (1998): Duane's retraction syndrome. In: Miller, N. R., N. J. Newman (eds.), Walsh & Hoyt's Clinical Neuroophthalmology Vol. 1. Williams & Wilkins, Baltimore.

Thömke, F. (2001): Augenbewegungsstörungen. Thieme, Stuttgart.

Thömke, F., L. Gutmann, P. Stoeter, H. C. Hopf (2002): Cerebrovascular brainstem diseases with isolated cranial nerve palsies. Cerebrovasc. Dis. 13, 147.

Neuritis vestibularis

Was gibt es Neues?

In einer prospektiven randomisierten, placebokontrollierten Studie zur medikamentösen Behandlung der akuten Neuritis vestibularis konnte gezeigt werden, dass eine Monotherapie mit Methylprednisolon (100 mg oral pro Tag, Dosis jeden 3. Tag um 20 mg reduziert) zu einer signifikanten Verbesserung der Erholung der peripheren vestibulären Funktion führt (Strupp et al. 2004) (⇑). Valacyclovir hatte keinen Einfluss auf den Verlauf der Erkrankung. Damit ist jetzt nachgewiesen, dass Kortikosteroide eine wirksame Behandlungsform der akuten Neuritis vestibularis darstellen.

Die wichtigsten Empfehlungen auf einen Blick

- Diagnosestellung durch sorgfältige Anamnese und neurologische Untersuchung, insbesondere zum Ausschluss zentraler Ursachen
- Nachweis der einseitigen peripheren vestibulären Funktionsstörung mit dem raschen Kopfdrehtest (nach Halmagyi u. Curthoys 1988) und der kalorischen Prüfung
- Symptomatische Therapie mit Antivertiginosa (z. B. 1–3 x 100 mg Dimenhydrinat/d) für maximal 3 Tage (**B**).
- „Kausale" Therapie mit Glukokortikoiden (Methylprednisolon, z. B. Urbason, initial 100 mg oral pro Tag, Dosis jeden 3. Tag um 20 mg reduzieren) so früh wie möglich (innerhalb von 3 Tagen) nach Beginn der Symptome (**A**).
- Verbesserung der zentralen vestibulären Kompensation des peripheren Defizits durch rasche Mobilisierung des Patienten und intensives Gleichgewichtstraining ebenfalls so früh wie möglich (**B**).

Definition des Gesundheitsproblems/ Epidemiologie

Die Neuritis vestibularis ist – nach dem benignen peripheren paroxysmalen Lagerungsschwindel (BPPV) – die zweithäufigste Ursache peripheren vestibulären Schwindels (Inzidenz 3,5 pro 100000) (Sekitani et al. 1993); ca. 8 % aller Patienten in einer Spezialambulanz für Schwindel sind davon betroffen (Brandt et al. 2004). Unbehandelt bleibt bei mehr als 40 % der Patienten ein relevantes peripheres vestibuläres Funktionsdefizit zurück, das zu Oszillopsien bei raschen Kopfdrehungen zur Seite des geschädigten Vestibularorgans sowie zu Schwankschwindel beim Gehen führt.

Klinik

Leitsymptome des akuten einseitigen Vestibularisausfalls sind ein akut/subakut einsetzender, über Tage bis wenige Wochen anhaltender, heftiger Dauerdrehschwindel mit Scheinbewegungen der Umwelt (Oszillopsien), Stand- und Gangunsicherheit mit gerichteter Fallneigung sowie Übelkeit und Erbrechen. Hörstörungen oder andere neurologische Ausfälle gehören nicht zum Krankheitsbild. Es gibt keine typischen Prodromi oder Auslöser, die Beschwerden verstärken sich bei Kopfbewegungen, so dass die Patienten intuitiv die Ruhe suchen.

Das klinische Syndrom der Neuritis vestibularis ist gekennzeichnet durch

- anhaltenden Drehschwindel (kontraversiv) mit pathologischer Kippung der subjektiven visuellen Vertikalen (ipsiversiv),
- horizontal-rotierenden Spontannystagmus (kontraversiv) mit Oszillopsien,
- Gangabweichung und Fallneigung (ipsiversiv),
- Übelkeit und Erbrechen sowie
- einseitige periphere vestibuläre Funktionsstörung, nachweisbar beim raschen Kopfdrehtest (nach Halmagyi u. Curthoys 1988) bzw. bei der kalorischen Prüfung.

Epidemiologie und Verlauf

Die Neuritis vestibularis ist mit einer Inzidenz von 3,5 pro 100000 (Sekitani et al. 1993) – nach dem BPPV – die zweithäufigste Ursache peripheren vestibulären Schwindels und macht ca. 8 % der Diagnosen in einer Spezialambulanz für Schwindel aus (Brandt et al. 2004). Die Erkrankung tritt am häufigsten bei Erwachsenen im Alter zwischen 30 und 60 Jahren auf. Gelegentlich gehen kürzere Drehschwindelattacken um Tage voraus.

Die erste Phase des manifesten Funktionsverlusts ist durch schweres Krankheitsgefühl mit Drehschwindel etc. (s. o.) gekennzeichnet. Diese Symptome klingen langsam über 2–4 Wochen ab, so dass in der Regel in 4–5 Wochen Beschwerdefreiheit erreicht ist. Die Erholung ist das Produkt verschiedener Vorgänge:

- Restitution der peripheren vestibulären Funktion (meist inkomplett),
- zentrale Kompensation des peripheren vestibulären Tonusungleichgewichts,
- Substitution des Funktionsausfalls durch das kontralaterale vestibuläre System sowie somatosensorische (Halspropriozeption) und visuelle Afferenzen.

Im Verlauf erholt sich bei den meisten Patienten die periphere vestibuläre Funktion nicht spontan. Eine Studie mit 60 Patienten zeigte, dass nach einem Monat 90% und nach sechs Monaten noch 80% der Patienten eine relevante periphere vestibuläre Funktionsstörung hatten; bei nur 42% kam es im weiteren Verlauf zu einer Normalisierung (Okinaka et al. 1993). Selbst bei komplettem peripheren Defekt bilden sich alle „statischen" (ohne Kopfbewegung) Symptome wie Spontannystagmus, Schwindel und Fallneigung zurück. Das bleibende Defizit zeigt sich jedoch in Form „dynamischer" Funktionsstörungen: bei raschen hochfrequenten Kopfbewegungen treten durch Insuffizienz des vestibulo-okulären Reflexes (VOR) retinale Bildwanderungen und Oszillopsien auf (Halmagyi u. Curthoys 1988).

Differenzialdiagnose

Differenzialdiagnostisch sind in Betracht zu ziehen die maximal einen Tag anhaltenden Attacken des **Morbus Menière**, die **vestibuläre/basiläre Migräne** sowie Funktionsstörungen des Labyrinths oder N. vestibulo-cochlearis anderer Ursache (z. B. Vestibularisparoxysmie). Hilfreich für die diagnostische Einordnung sind hier jeweils die Begleitsymptome, die Dauer und das rezidivierende Auftreten der Beschwerden. Typisch für den **Herpes zoster oticus** (Ramsey-Hunt-Syndrom) sind der initiale brennende Schmerz und die Bläscheneruption sowie Hörstörungen und Fazialisparese. Das **Cogan-Syndrom** (meist junge Frauen betreffend, relativ selten) ist eine Autoimmunerkrankung, charakterisiert durch die Trias interstitielle Keratitis („rotes Auge"), audiologische und vestibuläre Symptome bzw. Defizite.

Hirnstammzeichen finden sich bei lakunären Infarkten oder MS-Plaques im Bereich der Eintrittszone des 8. Hirnnervs („**Pseudoneuritis vestibularis**"). Letztere ist klinisch dadurch gekennzeichnet, dass die kalorische Untererregbarkeit inkomplett ist und dass zusätzlich zentrale Okulomotorikzeichen bestehen. Zerebelläre Zeichen finden sich bei **mittelliniennahen Kleinhirninfarkten**, die ebenfalls zu einer „Pseudoneuritis vestibularis" führen können. Akute einseitige Labyrinthfunktionsstörungen – meist mit Hörstörungen verbunden – können auch durch **Labyrinthinfarkt** (Versorgungsgebiet der A. labyrinthi bzw. AICA) bedingt sein. Als seltene Varianten der typischen Neuritis vestibularis sind die „inferiore Neuritis vestibularis" (hier findet sich ein selektiver Ausfall des posterioren Bogengangs unter Aussparung des horizontalen und anterioren Bogengangs (Halmagyi et al. 2002)) und eine Form beschrieben worden, bei der es zu einer kombinierten Funktionsstörung des posterioren Bogengangs und der Cochlea kommt. Letztere beruht wahrscheinlich nicht auf einer viralen, sondern aufgrund der gemeinsamen Gefäßversorgung beider Organe auf einer vaskulären Genese.

Das **Akustikusneurinom** (besser „Vestibularisschwannom") führt meist erst dann zu Schwindel, Fallneigung und Nystagmus, wenn pontomedullärer Hirnstamm oder Flokkulus komprimiert werden. Leitsymptom ist die langsam progrediente einseitige Hörminderung in Kombination mit einer kalorischen Untererregbarkeit sowie Kopfschüttelnystagmus zur gesunden Seite.

Untersuchungen

Notwendig

Klinisch-neurologische Untersuchung

Okulomotorik: Bei der Beobachtung der spontanen Augenbewegungen findet sich ein Spontannystagmus zur nicht betroffenen Seite, der sich durch visuelle Fixation meist unterdrücken lässt (deshalb Untersuchung mit Frenzel-Brille obligat). Dieser Nystagmus nimmt beim Blick in die Richtung des Nystagmus zu.

Vestibuläre Funktion: Beim raschen Kopfdrehtest (Halmagyi u. Curthoys 1988) lässt sich nach Drehung des Kopfes **zur Seite** des betroffenen N. vestibularis eine Einstellsakkade als Hinweis auf ein dynamisches Defizit des VOR beobachten.

Vestibulospinale Funktion: Bei den Stand- und Gangproben findet sich eine meist ipsiversive Fallneigung.

Befunde, die gegen eine Neuritis vestibularis sprechen: Zentrale Okulomotorikstörungen (wie Blickfolgesakkadierung, Blickhaltedefekt beim Blick zur betroffenen Seite, Sakkadenstörungen), zentrale vestibuläre Störungen (wie Störung der Fixationssuppression des VOR oder vertikale Divergenz [ein Auge steht über dem anderen]), Hörstörungen, andere Hirnnervenausfälle, Hirnstammzeichen, Paresen oder Sensibilitätsstörungen; diese erfordern zusätzliche apparative Untersuchungen (s. u.).

Apparative Untersuchungen

Ergibt sich beim raschen Kopfdrehtest (s. o.) kein sicherer Befund, ist die Elektronystagmographie mit kalorischer

Prüfung indiziert: Bei der thermischen Prüfung mit warmem (44° C) und kühlem (30° C) Wasser zeigt sich eine Un- bzw. Untererregbarkeit des ipsilateralen horizontalen Bogengangs; als pathologisch wird nach der sog. **Jongkees's vestibular paresis formula** ein Wert von > 25% angesehen (Quotient aus der Differenz der Summen der maximalen Geschwindigkeit der langsamen Phasen des kalorischen Nystagmus jedes Ohrs für Kalt- und Warmspülung x 100). Bei den Drehprüfungen ist der per- und postrotatorische Nystagmus des betroffenen horizontalen Bogengangs verkürzt.

Im Einzelfall erforderlich

Neuro-orthoptische Untersuchungen: Die Bestimmung der subjektiven Vertikalen zeigt eine ipsiversive Auslenkung, die Messung der Augenposition in der Rollebene eine ebenfalls ipsiversive Augenverrollung.

Ergeben sich Hinweise auf eine zentrale Genese oder andere periphere vestibuläre Störung (DD s. u.) sind indiziert:
- MRT des Schädels mit Feinschichtung des Hirnstamms, Kleinhirnbrückenwinkels und Labyrinths,
- Doppler-/Duplexsonographie,
- Liquorpunktion bei Verdacht auf MS oder Hirnstammenzephalitis,
- falls Hörstörungen bestehen, Audiogramm und AEP,
- Laboruntersuchungen z. B. bei Verdacht auf zugrunde liegende entzündliche oder autoimmunologische Erkrankung.

Serologische Untersuchungen sind u. a. aufgrund der hohen Durchseuchungsrate mit HSV-1 (im mittleren Erwachsenenalter > 90%) und des fehlenden Titeranstiegs bei der Neuritis vestibularis weder im Serum noch im Liquor sinnvoll.

Ziele

- Diagnostische Sicherung einer isolierten peripheren Funktionsstörung des N. vestibularis
- Ausschluss zentraler Ursachen
- Darstellung der Therapie:
  - symptomatische Therapie
  - kausale Therapie unter der Annahme einer viralen Genese der Neuritis vestibularis
  - Verbesserung der zentralen vestibulären Kompensation des peripheren vestibulären Defizits

Komplikationen

In 10–15% der Fälle kommt es bei Patienten mit Neuritis vestibularis innerhalb von Wochen zu einem typischen **BPPV** des betroffenen Ohrs. Möglicherweise lösen sich im Rahmen der Entzündung die Otokonien, die dann zur Kanalolithiasis des (meist) hinteren Bogengangs führen. Grund für dieses Muster ist das isolierte Betroffensein des superioren vestibulären Nervs unter Erhalt der Funktion des inferioren vestibulären Nervs (Büchele u. Brandt 1988, Fetter u. Dichgans 1996). Patienten sollten auf diese Komplikation hingewiesen werden, da therapeutische Befreiungsmanöver rasch Beschwerdefreiheit erzielen. Die zweite wichtige Komplikation der Neuritis vestibularis ist der Übergang in einen **phobischen Schwankschwindel**. Hier induziert die traumatische Erfahrung eines anhaltenden organischen Drehschwindels über ängstliche Introspektion einen somatoformen fluktuierenden Dauerschwankschwindel mit situativer Verstärkung und phobischem Vermeidungsverhalten.

Therapie

Symptomatische Therapie: In der akuten Phase können während der ersten 1–3 Tage zur symptomatischen Unterdrückung von Nausea und Erbrechen z. B. 1–3 x 100 mg Dimenhydrinat/d (Vomex A Supp.) oder andere Antivertiginosa gegeben werden (⇔). Hierzu gibt es keine prospektiven, randomisierten Studien.

Kausale Therapie: Eine kurz dauernde Behandlung mit Glukokortikoiden (Methylprednisolon, z. B. Urbason, initial 100 mg oral pro Tag, Dosis jeden 3. Tag um 20 mg reduzieren) führt zu einer signifikanten Verbesserung der Erholung der peripheren vestibulären Funktion (Strupp et al. 2004) (⇑). Mit dieser Therapie erhöhte sich signifikant die Erholung der Funktion des betroffenen Labyrinths im Mittel von 39% auf 62%.

Verbesserung der zentralen vestibulären Kompensation des peripheren Defizits: Es sollte ein stufenförmiges physikalisches Training unter krankengymnastischer Betreuung mit anfänglich statischer Stabilisation erfolgen, dann vor allem dynamische Übungen zur Gleichgewichts- und Standregulation sowie Blickstabilisation während Auge-Kopf-Körper-Bewegungen. Wichtig ist, dass die Gleichgewichts- und Balanceübungen sukzessiv gesteigert werden bis zu einem Schwierigkeitsgrad oberhalb der „Normalanforderung", und zwar sowohl mit als auch ohne visuelle Stabilisation. Die Wirksamkeit der Physiotherapie zur Verbesserung der zentralen vestibulospinalen Kompensation bei Neuritis vestibularis ist durch eine prospektive, randomisierte, kontrollierte, klinische Studie belegt (Strupp et al. 1998) (⇑).

Therapeutische Prinzipien

Symptomatische Therapie: Antivertiginosa sollten nur innerhalb der ersten Tage und nur bei schwerer Übelkeit und Brechreiz gegeben werden, da sie die zentrale Kompensation des peripheren Vestibularisausfalls verzögern (s. u.).

Kausale Therapie: Die virale Genese der Neuritis vestibularis ist – in Analogie zur „idiopathischen Fazialisparese" – wahrscheinlich (Schuknecht u. Kitamura 1981, Nadol 1995, Baloh et al. 1996, Gacek u. Gacek 2002, Baloh 2003). Hierfür sprechen: das endemische Auftreten zu bestimmten Jahreszeiten, autoptische Studien (die entzündliche Degenerationen des Vestibularisnervs zeigten), der Nachweis von Herpes-simplex-Virus DNA und RNA in vestibulären Ganglienzellen (Arbusow et al. 1999, Theil et al. 2001 u. 2002). In der Literatur fanden sich bislang lediglich zwei wenig beweisende Studien zur Behandlung von „akutem Schwindel" mit Glukokortikoiden (Aryasu et al. 1990, Obhayashi et al. 1993). Für die sog. idiopathische Fazialisparese wurde der positive Effekt einer kombinierten Behandlung mit Glukokortikoiden und Aciclovir in einer doppelblinden, randomisierten Studie nachgewiesen (Adour et al. 1996). Für die Neuritis vestibularis konnte jetzt in einer prospektiven randomisierten, placebokontrollierten Studie mit 141 Patienten gezeigt werden, dass eine Monotherapie mit Methylprednisolon zu einer signifikanten Verbesserung der Erholung der peripheren vestibulären Funktion führt (Strupp et al. 2004) (⇑). Valacyclovir hatte weder als Monotherapie noch in Kombination mit Methyprednisolon einen Einfluss auf den Verlauf der Erkrankung (⇓⇓). Damit ist nachgewiesen, dass Kortikosteroide eine wirksame Behandlungsform der akuten Neuritis vestibularis darstellen.

Verbesserung der zentralen vestibulären Kompensation: Bislang wichtigstes Behandlungsprinzip ist die Förderung der zentralen Kompensation durch physikalische Therapie. Vestibuläre Trainingsprogramme, erstmals von Cawthorne (1944) empfohlen, umfassen unter Berücksichtigung heutiger Kenntnisse der Vestibularisfunktion (Brandt 1999, Hamann 1988, Herdman 2000):
- willkürliche Augenbewegungen und Fixationen zur Verbesserung der gestörten Blickstabilisation,
- aktive Kopfbewegungen zur Neueineichung des vestibulookulären Reflexes,
- Balance-, Zielbewegungen und Gehübungen zur Verbesserung der vestibulospinalen Haltungsregulation und Zielmotorik.

Die Wirksamkeit des Trainings zur Förderung der zentralen Kompensation von Nystagmus und Fallneigung nach einseitiger Labyrinthläsion ist tierexperimentell belegt (Igarashi 1986). Bei Patienten mit Neuritis vestibularis konnte ein signifikanter Erfolg einer intensiven Physiotherapie für die vestibulospinale Haltungsregulation in einer prospektiven, randomisierten, kontrollierten Studie gezeigt werden (Strupp et al. 1998) (⇑).

Pharmakologische und metabolische Studien im Tierexperiment sprechen dafür, dass Alkohol, Phenobarbital, Chlorpromazin, Diazepam und ACTH-Antagonisten die zentral-vestibuläre Kompensation verzögern, während Koffein, Amphetamin und Glukokortikoide sie beschleunigen können (Übersichten in Zee 1985, Curthoys 2000). Dazu liegen aber bislang keine klinischen Studien vor (Übersicht in Strupp et al. 2001).

Unwirksame Therapien

Die Behandlung mit durchblutungsfördernden Maßnahmen (Vasodilatatoren, niedermolekularen Dextranen, Hydroxyäthylstärke, Lokalanästhetika oder Stellatumblockaden) ist unwirksam (⇓⇓).

Expertengruppe

Prof. Dr. Dr. h.c. T. Brandt FRCP, Neurologische Klinik der Universität München, Klinikum Großhadern
Prof. Dr. M. Strupp, Neurologische Klinik der Universität München, Klinikum Großhadern
Prof. Dr. M. Dieterich, Neurologische Klinik der Universität Mainz
Prof. Dr. M. Fetter, Neurologische Abteilung, SRH-Klinikum Karlsbad-Langensteinbach
Prof. Dr. K-F. Hamann, HNO-Klinik des Klinikums rechts der Isar, München (Deutsche Gesellschaft für HNO)
Federführend: *Prof. Dr. Michael Strupp, Neurologische Klinik der Universität München, Klinikum Großhadern, D-81377 München,*
e-mail: Michael.Strupp@med.uni-muenchen.de

Literatur

Adour, K. K., J. M. Ruboyianes, P. G. Von Doersten, F. M. Byl, C. S. Trent, C. P. Quesenberry, T. Hitchcock (1996): Bell's palsy treatment with acyclovir and prednisone compared with prednisone alone: a double-blind, randomized, controlled trial. Ann. Otol. Rhinol. Laryngol. 105, 371–378.
Arbusow, V., P. Schulz, M. Strupp, M. Dieterich, T. Brandt (1999): Distribution of herpes simplex virus type I in human geniculate and vestibular ganglia: implications for vestibular neuritis. Ann. Neurol. 46, 416–419.
Aryasu, L., F. M. Byl, M. S. Sprague, K. K. Adour (1990): The beneficial effect of methylprednisolone in acute vestibular vertigo. Arch. Otolaryngol. Head Neck Surg. 116, 700–703.
Baloh, R. W., A. Ishyama, P. A. Wackym, V. Honrubia (1996): Vestibular neuritis: clinical-pathologic correlation. Otolaryngol. Head Neck Surg. 114, 586–592.
Baloh, R. W. (2003): Vestibular neuritis. N. Engl. J. Med. 348, 1027–1032.
Brandt, T. (1999): Vertigo; its multisensory syndromes. (2nd ed) Springer, London.
Brandt, T., M. Dieterich, M. Strupp (2005): Vertigo and dizziness – common complaints. Springer, London.
Büchele, W., T. Brandt (1988): Vestibular neuritis, a horizontal semicircular canal paresis? Adv. Otorhinolaryngol. 42, 157–161.
Cawthorne, T. (1944): The physiological basis for head exercises. J. Chart. Soc. Physiother. 106–107.
Curthoys, I. S. (2000): Vestibular compensation and substitution. Curr. Opin. Neurol. 13, 27–30.
Fetter, M., J. Dichgans (1996): Vestibular neuritis spares the inferior division of the vestibular nerve. Brain 119, 755–763.
Gacek, R. R., M. R. Gacek (2002): The three faces of vestibular ganglionitis. Ann. Otol. Rhinol. Laryngol. 111, 103–114.
Halmagyi, G. M., I. S. Curthoys (1988): A clinical sign of canal paresis. Arch. Neurol. 45, 737–738.
Halmagyi, G. M., S.T. Aw, M. Karlberg, I. S.Curthoys, M. J. Todd (2002): Inferior vestibular neuritis. Ann. NY Acad. Sc. 956, 306–313.
Hamann, K. F. (1988): Rehabilitation von Patienten mit vestibulären Störungen. HNO 36, 305–307.

Herdman, S.J. (2000): Vestibular Rehabilitation. 2nd ed. Davis, Philadelphia.

Igarashi, M. (1986): Compensation for peripheral vestibular disturbances – animal studies. In: Bles, W., T. Brandt (Hrsg.), Disorders of Posture and Gait. Elsevier, Amsterdam, 337–351.

Jerram, A., C. L. Darlington, P. F. Smith (1995): Methylprednisolone reduces spontaneous nystagmus following unilateral labyrinthectomy in guinea pig. Eur. J. Pharmacol. 275, 291–293.

Nadol jr., J. B. (1995): Vestibular neuritis. Otolaryngol. Head Neck Surg. 112, 162–172.

Obhayashi, S., M. Oda, M. Yamamoto, M. Urano, K. Harada, H. Horikoshi, H. Orihara, C. Kitsuda (1993): Recovery of the vestibular function after vestibular neuronitis. Acta Otolaryngol. (Stockholm) Suppl. 503, 31–34.

Okinaka, Y., T. Sekitani, H. Okazaki, M. Miura, T. Tabara (1993): Progress of caloric response of vestibular neuronitis. Acta Otolaryngol. (Stockholm) Suppl. 503, 18–22.

Schuknecht, H. F., K. Kitamura (1981): Vestibular neuritis. Ann. Otol. Rhinol. Otolaryngol. 90, Suppl. 78, 1–19.

Sekitani, T., Y. Imate, T. Noguchi, T. Inokuma (1993): Vestibular neuronitis: epidemiological survey by questionnaire in Japan. Acta Otolaryngol. (Stockholm) Suppl. 503, 9–12.

Strupp, M., V. Arbusow, T. Brandt (1998): Vestibular exercises improve central vestibulo-spinal compensation after vestibular neuritis. Neurology 51, 838–844.

Strupp, M., V. Arbusow, T. Brandt (2001): Exercise and drug therapy alter recovery from labyrinth lesion in humans. Ann. NY Acad. Sci. 942, 79–94.

Strupp, M., V. Zingler, V. Arbusow, D. Niklas, K. P. Maag, M. Dieterich, S. Bense, D. Theil, K. Jahn, T. Brandt (2004): Methylprednisolone, valacyclovir, or the combination for vestibular neuritis. N Engl. J. Med. 351, 354–361.

Theil, D., V. Arbusow, T. Derfuss, M. Strupp, M. Pfeiffer, A. Mascolo, T. Brandt (2001): Prevalence of HSV-1 LAT in human trigeminal, geniculate, and vestibular ganglia and its implication for cranial nerve syndromes. Brain Pathol. 11, 408–413.

Theil, D., T. Derfuss, M. Strupp, D. H. Gilden, V. Arbusow, T. Brandt (2002): Cranial Nerve Palsies: Herpes Simplex Virus Type 1 and Varizella-Zoster Virus Latency. Ann. Neurol. 51, 273–274.

Yamanaka, T., M. Sasa, T. Amano, H. Miyahara, T. Matsunaga (1995): Role of glucocorticoids in vestibular compensation in relation to activation of vestibular nucleus neurons. Acta Otolaryngol. (Stockholm) Suppl. 519, 168–172.

Zee, D. S. (1985): Perspectives on the pharmacotherapy of vertigo. Arch. Otolaryngol. 111, 609–612.

Intensivmedizin

Alkoholdelir

Was gibt es Neues?

Seit dem Erscheinen der letzten Auflage haben sich für die Therapie des Alkoholdelirs keine grundlegenden Neuigkeiten ergeben. Während in Neurologischen und Psychiatrischen Kliniken Deutschlands Clomethiazol noch einen festen Platz hat, bevorzugen Internisten, Anästhesisten, Chirurgen zunehmend Benzodiazepine. Dies mag daran liegen, dass besonders im amerikanischen Schrifttum Clomethiazol, das in den USA nicht zugelassen ist, weniger Berücksichtigung findet. Die vorliegende Leitlinie wurde erweitert und hinsichtlich der Evidenzklassen und Empfehlungsstärken vervollständigt.

Die wichtigsten Empfehlungen auf einen Blick

- Die Diagnose Alkoholdelir setzt eine genaue klinische und ggf. apparative Diagnostik voraus, damit organische Hirnerkrankungen, die ebenso das Bild des deliranten Syndroms bieten, nicht verkannt werden (**A**).
- Das unvollständige Delir, sog. Prädelir (vegetative Symptomatik oder Halluzinationen), ist mit oralen GABAergen Substanzen zu behandeln: Clomethiazol, Benzodiazepine (**A**). Bei milder Ausprägung ist ein 6-tägiges Regime mit Carbamazepin möglich (**B**).
- Beim Vollbild des Delirs sind Benzodiazepine und Clomethiazol, bevorzugt in symptomgetriggerter Dosis, gut wirksam (**A**), die Kombination mit einem Neuroleptikum, z. B. Haloperidol, ist zu empfehlen (**A**).
- Sehr schwere Verläufe machen eine parenterale Therapie auf der Intensivstation notwendig. Untersucht sind die Kombinationen Diazepam/Haloperidol, Diazepam/Droperidol, Midazolam/Droperidol (**A**). Zusätzlich kann Clonidin gegeben werden (**B**).
- Behandlungsversuche des Delirs mit Alkohol sind kontraindiziert (**A**).

Definition

Das Alkoholdelir (Synonym: Delirium tremens [DT], Entzugsdelir) ist eine potenziell lebensbedrohliche akute Folge des chronischen Alkoholismus mit psychotischer und neurovegetativer Symptomatik. 3% der Bevölkerung sind alkoholkrank, 5% (3–15%) der Alkoholiker erleiden Delirien, 12–23% der Delirkranken machen Rezidive durch. Der Spontanverlauf des unbehandelten Delirs ist selbstlimitierend mit einer spontanen Erholung nach 5–7 Tagen, die Letalität des unbehandelten Delirs liegt bei 15%, unter optimaler Therapie bei 2%.

Klinik

Die klinische Symptomatik setzt sich aus psychotischen, neurologischen und autonomen Symptomen zusammen. (Die Symptombeschreibung des ICD-10-GM 2005 unter F 10.4 und F 05 ist für den klinischen Gebrauch wenig hilfreich.)

Symptomgruppe des exogenen Reaktionstyps

- Gedächtnisstörungen und Desorientiertheit
- Motorische Unruhe, Übererregbarkeit und Schlafstörungen; bei schweren Verläufen Bewusstseinsstörungen, selten Koma
- Affektive Störungen mit Heiterkeit oder Angst (Selbst- und Fremdgefährdung!)
- Epileptische Anfälle bei 20%, bevorzugt im anlaufenden Delir („Prädelir")

Symptomgruppe der halluzinatorischen Psychose

- Illusionäre Verkennungen mit Beziehung zum Alkohol (Pfleger wäre der Kellner)
- Optische und taktile Halluzinationen (Würmer, Käfer, kleine Elefanten auf der Haut)
- Suggestibilität (Patient liest von einem leeren Blatt ab, trinkt aus dem imaginären Glas)

Symptomgruppe der neurovegetativen Entgleisung

- Fieber bis 38,5° C
- Hypertonie bis 180/110 mm Hg
- Tachykardie
- Profuse Hyperhidrose
- Tremor

Schweregrade

1. **Das unvollständige Delir** (sog. „Prädelir", synonym Entzugssyndrom) bietet flüchtige, zumal abendliche Halluzinationen **oder** eine leichte und flüchtige vegetative Symptomatik mit Schreckhaftigkeit, Schlafstörungen, Schwitzen und morgendlichem Tremor, zudem fakultativ hirnorganische Anfälle vom Grand-mal-Typ.
2. **Das vollständige Delir** (Delirium tremens) zeigt Symptome des exogenen Reaktionstyps mit Bewusstseins-, affektiven und Orientierungsstörungen, Übererregbarkeit **und** Symptome der halluzinatorischen Psychose (illusionäre Verkennungen, optische und taktile Halluzinationen, Suggestibilität) **und** eine vegetative Entgleisung (Fieber, Hypertonie, Tachykardie, Hyperhidrose, Tremor).
3. **Das lebensbedrohliche Delir** macht 7% aller Delirien aus mit der Symptomatik des vollständigen Delirs und ist bestimmt von schweren, vor allem kardialen und pulmonalen Komplikationen und schweren Bewusstseinsstörungen.

Eine andere Schweregradeinteilung ist der CIWA-Ar (Clinical Institute Withdrawal Assessment for Alcohol, Sullivan et al. 1989).

Diagnostik

Die Diagnose des DT ist eine klinische, sie stützt sich auf Eigen- und Fremdanamnese, die exakte internistische, neurologische und psychiatrische Untersuchung und eine begrenzte Zusatzdiagnostik.

Anamnese

- Manchmal korrekte Angabe des Alkoholkonsums, häufig Dissimulation durch Patient und Angehörige
- Verkehrsdelikte (Führerschein)?
- Lebenssituation (Arbeitslosigkeit), berufliche Alkoholexposition?

Klinische Untersuchung

- Delirantes Syndrom (s. o.)
- Foetor alcoholicus
- Zeichen der Leberdysfunktion: Lebervergrößerung, Gerinnungsstörung, Ikterus u. a.
- Globale Muskelverschmächtigung und Stammfettsucht, faziale Teleangiektasien

Labor

Hyperchrome Anämie; erhöhte Werte für Blutalkohol, Gamma-GT, S-GOT, S-GPT, alkalische Phosphatase, Gesamtstickstoff, Chlorid, Bilirubin, Kreatinin; CO_2-Erniedrigung

Zusatzdiagnostik

- Röntgen-Thorax
- EKG
- Entzündungsparameter

Im Einzelfall erforderlich

Bei initialen Anfällen, neurologischen Herdzeichen, Bewusstseinsstörungen (**A**):

- CCT (Trauma?)
- MRT (Wernicke-Enzephalopathie?)
- Liquor (Meningoenzephalitis?)
- EEG (nach Anfall, nichtkonvulsiver Status epilepticus?)

Pathogenese

Das Alkoholdelir (DT) folgt der jahrelangen Aufnahme von 80–120 g reinem Alkohol täglich oder regelmäßigen Alkoholexzessen (sog. Quartalstrinken). Auslöser des DT ist in der Regel ein abrupter Alkoholentzug, gelegentlich ein nur milder Abfall des Alkoholspiegels, selten ein Alkoholexzess. Es wird also nicht jedes Alkoholdelir durch einen Alkoholentzug ausgelöst (**A**)!

> *Cave:* 20–100% der Delirkranken bieten einen erhöhten Blutalkohol, meist Zeichen einer erfolglosen Selbstbehandlung mit Alkohol.

Die chronische Alkoholzufuhr führt im Organismus zu Kompensationsmechanismen, die im Alkoholentzug schädlich sind und die klinische Symptomatik erklären. Vereinfacht nach Rommelspacher et al. (1991) und Heinz und Mann (2001) sind im Entzug die wichtigsten Mechanismen: Überaktivität des **Glutamat**-ergen Systems (symptomatische hirnorganische Anfälle), herunterregulierte **GABA**-erge Hemmung (Unruhe, Agitiertheit, hirnorganische Anfälle), Reduktion der **Alpha-2-Rezeptoren** (sympathische Überaktivität – „Noradrenalinsturm" – mit Tachykardie, Hypertension, Tremor und Hyperhidrose), verzögert Vermehrung der **Dopamin**-ergen Rezeptoren (verzögert auftretende produktiv psychotische Symptomatik), **cholinerge Insuffizienz** (kognitive Defizite), vermehrte **ADH-Sekretion** (Flüssigkeitsretention, Hirnödem).

Differenzialdiagnose

Die Differenzialdiagnose des Alkoholdelirs umfasst Zustände mit „deliranter" Unruhe, produktiv-psychotischen Phänomenen und vegetativer Entgleisung:
- Medikamentenentzugsdelir, Drogenentzug
- Pharmakogene (L-Dopa) und toxische Psychosen, anticholinerges Syndrom
- Floride schizophrene Psychose, Manie
- Alkoholfolgeerkrankungen: Wernicke-Korsakow-Syndrom, Alkoholhalluzinose
- Verwirrtheitszustände bei vorbestehender kognitiver Störung oder Demenz
- Posttraumatische Durchgangssyndrome (Hirnkontusion, subdurales Hämatom nach initialem Anfall oder Sturz in der Alkoholintoxikation)
- Posthypoxische, posthypoglykämische Durchgangssyndrome
- Metabolische (hepatische) und endokrine (hyperthyreote) Enzephalopathien
- Epileptisches Durchgangssyndrom, nichtkonvulsiver Status epilepticus
- Septische Enzephalopathie
- Entzündungen des ZNS: bakterielle Meningitis und Enzephalitis

> **Cave:** Verminderte Infektabwehr des Alkoholkranken mit atypischen Verläufen, z. B. apurulente Pneumokokkenmeningitis

Komplikationen

Die Multimorbidität des Alkoholkranken bedingt eine hohe Rate von Komplikationen:
- Bakterielle Entzündungen: Pneumonie, Sepsis
- Herzrhythmusstörungen
- Kreislaufschock
- Hypertonus
- Hepatisches Koma
- Niereninsuffizienz
- Pankreatitis
- Rhabdomyolyse
- Multiorganversagen

Vorbestehende Leberschäden sind besonders zu beachten mit Gerinnungsstörungen, portaler Hypertension. Es besteht die Gefahr der Entgleisung einer portalen Hypertension mit Aszitesbildung und metabolischer Alkalose, Ösophagus- und Fundusvarizenblutung. Eine akute Pankreatitis ist bei chronischer Vorschädigung im Delir leicht zu übersehen, es drohen Schock und Multiorganversagen.

Therapie

Ambulant/stationär

Die Mehrzahl der Alkoholentzüge erfolgt ambulant, in einem großen Teil ohne ärztliche Hilfe. Patienten mit manifesten Entzugssymptomen (unvollständiges Delir, „Prädelir") sind stationär zu behandeln, Kranke mit manifesten vollständigen Delirien auf der Intensivstation. Vorgehen bei der Aufnahme (**A**):
- Kontrolle und Stabilisierung der Vitalfunktionen
- Sicherer venöser Zugang, Blutentnahme, ggf. Drogen-Screening aus dem Urin
- Internistische und exakte neurologische Untersuchung
- Eigenanamnese – soweit möglich, Fremdanamnese

> **Cave:** Dissimulation

- Vitamin B_1 50–100 mg i.v., erst dann glukosehaltige Infusionslösungen

Bei besonderer Indikation:
Initiale Sedierung

> **Cave:** Kumulative Sedierung bei erhöhtem Blutalkohol

Allgemeine Therapiemaßnahmen (A)

- Adäquate Überwachung
- Fixierung auf ein Minimum beschränken (5-Punkt-Fixierung: Extremitäten, Bauchgurt)
- Bis 4000 ml Flüssigkeitszufuhr pro Tag unter ZVD-Kontrolle
- Exakte Bilanzierung, ZVD, Bettwaage hilfreich (inadäquate ADH-Sekretion möglich)
- Zufuhr von Mg und Spurenelementen
- Hypokaliämie häufig, wohl nur Epiphänomen, adäquate Zufuhr
- Hyponatriämie, falls vorhanden, nur langsam ausgleichen wegen Gefahr der zentralen pontinen Myelinolyse (Steigerung des Na-Spiegels maximal 0,6 mmol/h)
- Ruhige, gut beleuchtete Umgebung wegen Unruhe, Desorientierung und Angst
- Vitamin-B_1-Mangel bei 50% der Alkoholiker, Gefahr der Wernicke-Enzephalopathie, nach initialer B_1-Gabe i.v. (s. o.) 50–100 mg/d p.o., zusätzlich Vitamin B_6
- Symptomatische Behandlung von Komplikationen nach Schuchardt und Hacke (2000) und Mayo-Smith et al. (2004)

Medikamentöse Therapie

Die Medikation zur Behandlung des Alkoholdelirs sollte sedieren, ohne die vitalen Schutzreflexe zu beeinträchtigen, die epileptische Krampfschwelle erhöhen, die autonome Überaktivität dämpfen und antipsychotisch wirksam sein, ohne wesentliche Nebenwirkungen zu entwickeln. Da keine Einzelsubstanz alle Anforderungen erfüllt, sind Kombinationstherapien möglich (**B**).

Verschiedene Individuen benötigen höchst unterschiedliche Dosen. Die Behandlung des unvollständigen Delirs (synonym Entzugssyndrom) ist mit oralen Gaben von Carbamazepin, Benzodiazepinen oder Clomethiazol leicht durchzuführen. Letzteres ist bei Patienten mit pulmonalen Erkrankungen nicht anzuwenden. Das manifeste (vollständige) DT kann p.o. mit einem Benzodiazepin oder mit Clomethiazol allein behandelt werden. Wir empfehlen die orale Kombinationstherapie einer GABA-ergen Substanz (Benzodiazepin oder Clomethiazol) mit einem Neuroleptikum (**A**).

Beim sehr schweren, lebensbedrohlichen Delir reicht die orale Behandlung nicht aus, eine intravenöse Kombinationstherapie ist sinnvoll (**A**). Intravenöses Diazepam oder Midazolam kann mit Haloperidol oder Dihydrobenzperidol kombiniert werden (**B**). Die parenterale Delirtherapie ist obligatorisch auf der Intensivstation durchzuführen (**A**). Supplementär wird Clonidin i.v. eingesetzt, um die sympathikotone Überaktivität zu dämpfen.

Die in **Tabelle 1** dargestellte Eskalationstherapie des Alkoholdelirs ist aus der täglichen Praxis der Autoren erwachsen. Kontrollierte Studien liegen vor für Benzodiazepine (⇑⇑⇑), Clomethiazol (⇑⇑⇑), Carbamazepin (⇑⇑⇑), Clonidin (⇑⇑⇑) und die Kombinationstherapie von Benzodiazepinen mit Neuroleptika (⇑). In der Mehrzahl der Studien werden allerdings Patienten allein mit Alkoholentzugssyndromen (vegetativer Entzugssymptomatik/unvollständigem Delir) beschrieben, oder es werden solche mit Entzugssyndrom oder manifestem Delir gemischt. Dies ist hinsichtlich der Aussagekraft der Studien zum voll ausgebildeten, manifesten Delir zu berücksichtigen. Deshalb sind alte retrospektive Studien, die sich allein dem Krankheitsbild **manifestes Delir** widmen, durchaus noch wertvoll.

Die Wirkung von **Benzodiazepinen** gegen Placebo oder gegen ein Verum aus 11 Studien mit 1286 Patienten wurde in einer Metaanalyse von Holbrook et al. (1999) beschrieben: Benzodiazepine sind Placebo überlegen, und keine andere Substanz einschließlich Beta-Blockern, Carbamazepin, Clonidin ist günstiger (⇑⇑⇑). Mayo-Smith kam 1997 in seiner Metaanalyse zu dem Ergebnis, dass Benzodiazepine die Schwere des Entzugs, die Häufigkeit von manifesten Delirien und von hirnorganischen Anfällen reduzieren (⇑⇑⇑). Aus zahlreichen Studien zusammengefasst (Schuchardt u. Hacke 2000), sind die folgenden Punkte bedeutsam: Benzodiazepine sind wegen der Sättigung der GABA-Benzodiazepin-Rezeptoren sicherer als Clomethiazol, in der Monotherapie aber weniger effektiv. Alle Benzodiazepine sind als äquivalent anzusehen; lang wirksame wie Diazepam und Chlordiazepoxid bieten Vorteile, können jedoch bei Alten und Leberkranken zur Kumulation führen. Dieses Risiko bietet Lorazepam (z. B. Tavor) wegen seiner mittellangen Halbwertszeit und des Abbaus durch Glukuronidierung nicht; einer streng symptomgetriggerten Dosierung ist der Vorzug vor festen Schemata zu geben. Benzodiazepine bieten mit Alkohol (und Clomethiazol) das Risiko der Kumulation und sekundären Abhängigkeit.

Clomethiazol ist als GABAerge Substanz sedierend, vegetativ stabilisierend, antikonvulsiv und anxiolytisch wirksam, nach Mc Grath (1975) potenter als Benzodiazepine (⇑) und nach Ritola und Malinen (1981) dem Carbamazepin überlegen (⇑). Majundar (1991) betont die Überlegenheit des Clomethiazol gegenüber anderen Substanzen bei frühem Einsatz. Überdosierungen kommen dafür leichter vor. Hauptnebenwirkungen sind Bronchorrhoe (kontraindiziert bei Lungenerkrankungen), Atemdepression und Kreislaufhypotonie. Die parenterale Applika-

Tabelle 1 Pragmatische Behandlung von Alkoholentzugssyndrom und Alkoholdelir (nach Schuchardt u. Hacke 2000)

I. Unvollständiges Delir/Alkoholentzugssyndrom	
Klinische Überwachung und Allgemeintherapie bei sehr milden Verläufen	
oder Carbamazepin	2 Tage 4 x 200 mg, 2 Tage 3 x 200 mg, 2 Tage 2 x 200 mg p.o.
oder Clomethiazol	4 x pro Tag 2 Kapseln á 192 mg p.o., Reduktion nach Klinik
oder Diazepam	4–6 x 10 mg p.o. pro Tag, Reduktion um 10% pro Tag **oder** 3 x 20 mg im Abstand von 2 Stunden als loading dose
oder Chlordiazepoxid	4–6 x 25–50 mg pro Tag, Reduktion um 20% pro Tag **oder** 3 x 100 mg im Abstand von 2 Stunden als loading dose
II. Vollständiges Delir	
Clomethiazol	4–8 x pro Tag 2 Kapseln á 192 mg p.o., Reduktion nach Klinik
oder Clomethiazol **plus** Haloperidol	6–8 (max. 12) x 2 Kapseln á 192 mg p.o. pro Tag 3–6 x 5–10 mg p.o. oder i.v. pro Tag
oder Diazepam **plus** Haloperidol	6 x 10 mg p.o. pro Tag 3–6 x 5–10 mg p.o. oder i.v. pro Tag
III. Lebensbedrohliches Delir (vollständiges Delir, orale Therapie unzureichend)	
Diazepam	120–240 mg i.v. pro Tag (kontinuierlich oder als Boli)
plus Haloperidol	3–6 x 5 (in Ausnahmen 10) mg i.v. pro Tag
oder Diazepam	120–240 mg i.v. pro Tag (kontinuierlich oder als Boli)
plus Droperidol	bis 200 mg i.v. pro Tag
oder Midazolam **plus** Droperidol	bis 20 mg pro Stunde, nach Wirkung bis 200 mg i.v. pro Tag
fakultativ zusätzlich Clonidin	initial 0,025 mg i.v. pro Stunde, Dosis bei Bedarf erhöhen

tionsform ist nicht mehr verfügbar. Auch Clomethiazol ist mit Alkohol und anderen GABAergen Substanzen (Benzodiazepine) kumulativ wirksam. Wegen seines Abhängigkeitspotenzials soll es nur stationär verabreicht und vor der Entlassung ausgeschlichen werden (**A**) (Schuchardt u. Hacke 2000).

Carbamazepin ist beim Entzugssyndrom (unvollständiges Delir) in einem 6-Tages-Schema (siehe **Tabelle 1**) nach Ritola und Malinen (1981) wirksam (⇑) und Phenobarbital und Oxazepam ebenbürtig (⇑⇑⇑) (Bjorkqvist et al. 1976, Malcolm et al. 1989). Nach einer kleinen randomisierten, einfach-blinden Untersuchung von Seifert et al. (2004) mit 37 Patienten im Entzugssyndrom hat es gegenüber dem Clomethiazol den Vorteil der geringeren kognitiven Beeinträchtigung (⇑). Zum Einsatz von Carbamazepin beim voll ausgebildeten Delir liegen Studien nicht vor (⇔), die Autoren gehen nach eigener Erfahrung hier eher von einer unzureichenden Wirkung aus (**C**).

Clonidin ist als Alpha-2-Rezeptor-Agonist bei milden Entzugssyndromen p.o. zur Kontrolle von Hypertension und Tachykardie dem Chlordiazepoxid überlegen (Baumgärtner 1988). Dem Clomethiazol ist es aufgrund unzureichender Beeinflussung von Halluzinationen und hirnorganischen Anfällen dagegen unterlegen (Heuzeroth et al. 1988). Es eignet sich zur ergänzenden Beeinflussung der vegetativen Entgleisung mit einer Initialdosis von 0,025 mg/h i.v. und Tagesdosen von 0,29–2,37 mg (Fauler et al. 1993).

Kombinationstherapien werden seit 1980 empfohlen (**A**). Spies und Dubicz (et al. 1996) verglichen in einer prospektiven kontrollierten Studie an 156 Patienten die Kombinationen Flunitrazepam/Clonidin vs. Clomethiazol/Haloperidol vs. Flunitrazepam/Haloperidol. Es ließen sich keine signifikanten Unterschiede erkennen (⇑). Flunitrazepam/Clonidin dürfte hinsichtlich der Pneumoniehäufigkeit und Beatmungsbedürftigkeit Vorteile bieten, allerdings war die Wirkung auf Halluzinationen schlechter und kardiale Komplikationen kamen vermehrt vor. Die gleiche Arbeitsgruppe wies bei 44 chirurgischen Patienten nach, dass die Kombinationstherapie mit Flunitrazepam plus Clonidin plus (bei Halluzinationen) Haloperidol bedarfsadaptiert mit Boli günstiger ist als die Dauerinfusion (⇑): leichteres Alkoholentzugssyndrom, Medikation niedriger, Pneumonien seltener, Aufenthalt auf der Intensivstation kürzer (Spies et al. 2003).

Wahrscheinlich unzureichende oder gefährliche Therapien

Alkohol selbst ist unwirksam, wenn ein manifestes Delir erst einmal ausgebrochen ist: „point of no return". Von seinem Einsatz wird dringend abgeraten (**A**).

Besonders in chirurgischen Abteilungen wird Alkohol prophylaktisch oral oder parenteral eingesetzt. So verwendet Hansbrough (et al. 1984) 50–100 ml/h einer 5%igen Alkohollösung parenteral. Hell et al. (1990) verhinderten in einer kleinen prospektiven Studie an 18 Alkoholkranken, die an einem Hypo/Oropharynx- oder Larynxkarzinom operiert waren, mit intravenösem Alkohol den Ausbruch eines Alkoholentzugssyndroms oder eines Delirs (⇑). Eine solche Therapie wird überwiegend abgelehnt wegen des engen therapeutischen Fensters intravenösen Äthanols, der unzuverlässigen Wirkung und des Fehlens adäquater klinischer Studien (z.B. Hodges und Masur 2004)) und da nicht alle Alkoholdelirien durch einen Entzug selbst ausgelöst sind. Auch aus Gründen der Patientenführung ist Alkohol nicht vertretbar, da möglicherweise zum Alkoholentzug bereite Kranke demotiviert und all die Prozesse unterhalten werden, die schließlich in ein Delir einmünden.

Hydantoin ist nicht antidelirant wirksam (Mayo-Smith 1997, Alldredge et al. 1989), Valproat wurde bisher nur beim Alkoholentzugssyndrom untersucht, über die Wirkung von Topiramat, Vigabatrin oder Gabapentin beim Delir sind Aussagen noch nicht möglich. Epileptische Anfälle werden nach der Erfahrung der Autoren durch Benzodiazepine und Clomethiazol, im Prädelir mit Carbamazepin, in der Regel ausreichend kontrolliert.

Zur Monotherapie sind **Neuroleptika** wegen der Erniedrigung der Krampfschwelle, extrapyramidaler Nebenwirkungen, Verlängerung des Delirs und einer erhöhten Letalität nach Athen (1986) nicht vertretbar (**B**). Sie sind nach einer aktuellen Metaanalyse (Mayo-Smith et al. 2004) sedierend-hypnotischen Substanzen wie Benzodiazepinen unterlegen (⇑⇑⇑). In der Kombination mit Clomethiazol oder einem Benzodiazepin dürften die negativen Aspekte der Neuroleptika allerdings nicht von Bedeutung sein. Unzureichend ist eine Monotherapie mit Beta-Blockern und Kalzium-Antagonisten; Paraldehyd und Barbiturate dürften obsolet sein.

Einzelne Mitteilungen liegen vor für Tiaprid, Propofol, Gamma-Hydroxy-Buttersäure, Dexamethason, Nimodipin, Alprazolam, den Benzodiazepinrezeptor-Agonisten Abencarnil, Akupunktur (**C**).

Prophylaxe des Delirs

Einheitliche Empfehlungen zur Prophylaxe eines Alkoholdelirs sind schwer abzuleiten, da in zahlreichen Publikationen nicht eindeutig zwischen der Vorbeugung und der Behandlung des Alkoholentzugssyndroms unterschieden wird. Risikofaktoren für den Ausbruch eines Alkoholentzugsdeliriums sind nach Palmstierna (2001): aktuelle Infektion, Tachykardie, Entzugssymptome und ein Alkoholspiegel über 1 ‰, epileptische Anfälle in der Vorgeschichte, vorausgegangene delirante Episoden. Nach einer repräsentativen Umfrage an 176 teilnehmenden US-amerikanischen Suchtkliniken sind die am häufigsten zum Entzug (Entgiftung) verwendeten Substanzen: Chlordiazepoxid (33%), Diazepam (16%), Magnesium (16%), Barbiturate (11%, s.u.!), Phenytoin (10%, s.u.!), Clonidin (7%), Oxazepam (7%) und Lorazepam (4%; Saitz et al. 1995). Clomethiazol ist nach einer großen retrospektiven Studie von Palsson (1986) an 476 Patienten besser als Carbamazepin oder Neuroleptika geeignet, bei stark gefährdeten Personen den Ausbruch eines Delirium tremens zu verhindern. Clonidin war in einer kleinen randomisierten Studie an 44 stationär aufgenommenen Patienten Placebo überlegen (⇑). Mondavio und Ghiazza (1989) und Verner et al. (1990) konnten in einer offenen prospektiven Studie mit 40 operierten Alkoholkranken durch die Erweiterung der Analgosedierung mit Clonidin die Entwicklung von Entzugssyndromen „nahezu vollkommen" unterdrücken. Die Leitlinienautoren empfehlen bei alkoholabhängigen Patienten, die aus anderen Gründen als zum Entzug stationär aufgenommen wurden, die klinische Beobachtung und erst beim Auftreten von Entzugserscheinungen den Einsatz einer antideliranten Medikation nach **Tabelle 1** (**B**).

Weiteres Vorgehen

Die medizinische Prognose des DT ist mit einer Letalität von ca. 2% relativ günstig. Nur 10–20% aller Delirpatienten bleiben nach dem Delir alkoholabstinent. Eine längerfristige Entwöhnung ist immer anzustreben. Der Einsatz einer anti-craving-Substanz, z. B. Acamprosat oder Naltrexon, ist bei glaubhaft zur Abstinenz bereiten Patienten zu erwägen (Schaffer u. Naranjo 1998).

Expertengruppe

Prof. Dr. H.-C. Hansen, Friedrich-Ebert-Krankenhaus Neumünster
PD Dr. M. Maschke, Neurologische Universitätsklinik Essen
Prof. Dr. V. Schuchardt, Neurologische Klinik, Klinikum Lahr
Dr. F. Tiecks, Neurologische Klinik Bad Aibling
Federführend: *Prof. Dr. V. Schuchardt, Neurologische Klinik des Klinikum Lahr, Klostenstrasse 19, 77933 Lahr, Tel.: 07821/932700, Fax: 07821/932171*
e-mail: volker.schuchardt@klinikum-lahr-ettenheim.de

Literatur

Alldredge, B. K., D. H. Lowenstein, R. P. Simon (1989): Placebo-controlled trial of intravenous diphenylhydantoin for short-term treatment of alcohol withdrawal seizures. M. J. Med. 87, 645–648.

Athen, D., H. Hippius, R. Meyendorf, C. Riemer, C. Steiner (1977): Ein Vergleich der Wirksamkeit von Neuroleptika und Clomethiazol bei der Behandlung des Alkoholdelirs. Nervenarzt 48, 528–532.

Athen, D. (1986): Comparative investigation of clomethiazole and neuroleptic agents in the treatment of alcoholic delirium. Acta Psychiatr. Scand. 329 Suppl., 167–170.

Baumgärtner, G. R. (1988): Clonidine vs. Chlordiazepoxide in the management of acute alcohol withdrawal: A preliminary report. Southern Med. J. 81, 56–60.

Bird, R. D., E. H. Makela (1994): Alcohol withdrawal: What is the benzodiazepine of choice? Ann. Pharmacother. 28, 67–71.

Bjorkqvist, S. E., M. Isohanni, R. Makela, L. Malinen (1976): Ambulant treatment of alcohol withdrawal symptoms with carbamazepine: a formal multicentrre double-blind comparision with placebo. Acta Psychiatr. Scand. 53, 333–342.

Busch, H., A. Frings (1998): Pharmacotherapy of alcohol-withdrawal syndrome in hospitalized patients. Pharmacopsychiat. 21, 232–237.

Chick, J. (1989): Delirium tremens. Brit. Med. J. 298, 3–4.

Fauler, J., L. Verner (1993): The pharmakokinetics of clonidine in high dosage. Eur. J. Pharmacol. 45, 165–167.

Finzen, C., G. Kruse (1980): Kombinationstherapie des Alkoholdelirs mit Haloperidol und Clomethiazol. Psychiat. Prax. 7, 50–56.

Hansbrough, J. F., R. L. Zapata-Sirvent, W. J. Carroll et al. (1984): Administration of intravenous alcohol for prevention of withdrawal in alcoholic burn patients. Am. J. Surg. 148, 266–269.

Heinz, A., K. Mann (2001): Neurobiologie der Alkoholabhängigkeit. Dt. Ärztebl. 98, 2279–2283.

Hell, T., D. Martens, K. Eyrich (1990): Postoperative alcohol withdrawal syndrome – prophylaxis versus therapy. Anaesthesiology 102, A254.

Heuzeroth, L., D. Grünklee (1988): Clonidine – alternative therapy in the treatment of delirium tremens. Med. Klin. 83, 783–789.

Hodges, B., J. E. Mazur (2004): Intravenous ethanol for the treatment of alcohol withdrawal syndrome in critically ill patients. Pharmacotherapy 24, 1578–1585.

Holbrook, A. M., R. Crowther, A. Lotter, C. Cheng, D. King (1999): Meta-analysis of benzodiazepine use in the treatment of acute alcohol withdrawal. CMAJ 160, 649–655.

Lineaweaver, W. C., K. Anderson, D. N. Hing (1988): Massive doses of midazolam infusion for delirium tremens without respiratory depression. Crit. Care Med. 16, 294–295.

Litten, R. Z., J. Allen, J. Fertig (1996): Pharmacotherapies for alcohol problems: A review of research with focus on developments since 1991. Alcohol Clin. Exp. Res. 20, 859–876.

Majundar, S. K. (1991): Chlormethiazole: current status in the treatment of the acute ethanol withdrawal syndrome. Drug Alcohol Depend. 3, 201–207.

Malcolm, R., J. C. Ballenger, E. T. Sturgis, R. Anton (1989): Double-blind controlled trial comparing carbamazepine to oxacepam treatment of alcohol withdrawal. Am. J. Psychiatry. 146, 617–621.

Mayo-Smith, M. F. et al. (1997): Pharmacological management of alcohol withdrawal: JAMA 278, 144–151.

Mayo-Smith, M. F., L. H. Beecher, T. L. Fischer et al. (2004): Management of alcohol withdrawal delirium. An evidence-based practice guideline. Arch. Intern. Med. 164, 1405–1412.

Mc Grath, S. D. (1975): A controlled trial of clomethiazole and chlordiazepoxide in the treatment of the acute withdrawal phase of alcoholism. Conference on alcoholism. Longman, London, 81–90.

Mondavio, M., G. F. Ghiazza (1989): Use of Clonidine in the prevention of alcohol withdrawal syndrome. Minerva Med. 80, 1233–1235.

Palmstierna, T. (2001): A model predicting alcohol withdrawal delirium. Psyhiatr. Serv. 52, 820–823.

Palsson, A. (1986): The efficacy of early chlormethiazole medication in the prevention of delirium tremens. A retrospective study of the outcome of different drug treatment strategies at the Helsingborg psychiatry clinics, 1975–1980. Acta Psychiatr. Scand. Suppl. 329, 140–145.

Pfitzer, F., V. Schuchardt, R. Heitmann (1988): Die Behandlung schwerer Alkoholdelirien. Nervenarzt 59, 229–236.

Ritola, E., L. Malinen (1981): A double-blind comparison of carbamazepine and clomethiazole in the treatment of alcohol withdrawal syndrome. Acta Psychiatr. Scand. 64, 254–259.

Rommelspacher, H., L. G. Schmidt, H. Helmchen (1991): Pathobiochemistry and Pharmacotherapy of alcohol withdrawal. Nervenarzt 62, 649–657.

Saitz, R., S. Lawrence, M. D. Friedman et al. (1995): Alcohol withdrawal: A nationwide survey of inpatient treatment practices. J. Gen. Intern. Med. 10, 479–487.

Schaffer, A., C. A. Naranjo (1998): Recommended drug treatment strategies for the alcoholic patient. Drug 56, 571–585.

Schuchardt, V., W. Hacke (2000): Klinik und Therapie alkoholassoziierter neurologischer Störungen. In: Seitz, H. K., C. S. Lieber, U. A. Simanowski (eds.), Handbuch Alkohol, Alkoholismus, alkoholbedingte Organschäden. Johann Ambrosius Barth, Heidelberg.

Seifert, J., E. Peter, K. Jahn et al. (2004): Treatment of alcohol withdrawal: Chlormethiazole vs. carbamazepine and the effect on memory performance – a pilot study. Addict. Biol. 9, 43–51.

Sellers, E. M., C. A. Naranjo (1986): New strategies for the treatment of alcohol withdrawal. Psychopharmacol. Bull. 22, 88–92.

Spies, C. D., N. Dubicz, T. Neumann et al. (1996): Therapy of alcohol withdrawal syndrome in intensive care unit patients following trauma: results of a prospective, randomized trial. Crit. Care Med. 24, 414–422.

Spies, C. D., H. Rommelspacher (1999): Alcohol withdrawal in the surgical patient: prevention and treatment. Anaesth. Analg. 88, 946–954.

Spies, C. D., H. E. Otter, B. Huske et al. (2003): Alcohol withdrawal severity is decreased by symptom-orientated adjusted bolus therapy in the ICU. Intensive Care Med. 29, 2230–2238.

Sullivan, J. T., K. Sykora, J. Schneidermann, C. A. Naranjo, E. M. Sellers (1989): Assessment of alcohol withdrawal: the revised clinical institute withdrawal assessment for alcohol scale (CIWA-Ar). Br. J. Addict. 84, 1353–1357.

Verner, L., M. Hartmann, W. Seitz (1990): Clonidinsupplementierte Analgosedierung zur postoperativen Delirprophylaxe. Anästh. Intensivther. Notfallmed. 25, 274–280.

Williams, D., A. J. McBride (1998): The drug treatment of alcohol withdrawal symptoms: a systematic review. Alcohol and Alcoholism 33, 103–115.

Clinical pathway – Alkoholdelir

Anamnese
○ Alkoholkonsum
  (**Cave:** Dissimulation)
○ Fremdanamnese
 	
Untersuchung
○ Delirantes Syndrom
○ Foetor alcoholicus
○ Zeichen der Leberdysfunktion
○ Muskelverschmächtigung
○ Stammfettsucht
○ Faziale Teleangiektasien
 	
Labor
☐ Blutbild (hyperchrome Anämie)
☐ Blutalkohol
☐ Leberwerte
☐ NH3
☐ Elektrolyte, Kreatinin
☐ BGA (CO2-Erniedrigung)
☐ Gegebenenfalls Drogen-Screening aus dem Urin
 	
Zusatzdiagnostik
☐ Röntgen-Thorax
☐ EKG
 	
Bei Zweifel an der Diagnose „Alkoholentzugdelir"
☐ CT/MRT
☐ Doppler
☐ Liquordiagnostik
	Basistherapie
	☐ Kontrolle und Stabilisierung der Vitalfunktionen
	☐ venöser Zugang
	☐ Vitamin B1 initial 50–100 mg i.v., dann 50–100 mg p.o. + Vitamin B6
	☐ ggf. Sedierung
	☐ Flüssigkeitszufuhr bis 4.000 ml/d unter ZVD-Kontrolle
	☐ Bilanzierung
	☐ Zufuhr von Mg und Spurenelementen
	☐ Ausgleich Hypokaliämie
	☐ Ausgleich Hyponatriämie (maximal 0,6 mmol/h)
	☐ ruhige, gut beleuchtete Umgebung
	☐ symptomatische Behandlung von Komplikationen
		☐ spezifische Therapie	○ unvollständiges Delir („Prädelir")
			  ▫ halluzinatorische Psychose: illusionäre Verkennungen, optische und taktile Halluzinationen, Suggestibilität
			  ▫ neurovegetative Entgleisung: Fieber, Hypertonie, Tachykardie, Hyperhidrose, Tremor
			
			oder
			
			○ vollständiges Delir
			  ▫ exogener Reaktionstyp: Desorientiertheit, Unruhe, Bewusstseinsstörungen, affektive Störungen, epileptische Anfälle
			  ▫ halluzinatorische Psychose: illusionäre Verkennungen, optische und taktile Halluzinationen, Suggestibilität
			  ▫ neurovegetative Entgleisung: Fieber, Hypertonie, Tachykardie, Hyperhidrose, Tremor
			
			○ lebensbedrohliches Delir:
			  ▫ Symptomatik des vollständigen Delirs
			  ▫ schwere kardiale und pulmonale Komplikationen
			  ▫ schwere Bewusstseinsstörungen
				☐ klinische Überwachung und Allgemeintherapie (bei sehr milden Verläufen)
				☐ oder Carbamazepin 2 Tage 4 × 200 mg, 2 Tage 3 × 200 mg, 2 Tage 2 × 200 mg p.o.
				☐ oder Clomethiazol :4 × pro Tag 2 Kapseln à 192 mg p.o., Reduktion nach Klinik
				☐ oder Diazepam :4–6 × 10 mg p.o. pro Tag, Reduktion um 10 % pro Tag
				☐ oder 3 × 20 mg im Abstand von 2 Stunden als loading dose
				☐ oder Chlordiazepoxid:4–6 × 25–50 mg pro Tag, Reduktion um 20 % pro Tag oder 3 × 100 mg im Abstand von 2 Stunden als loading dose
				☐ oder Lorazepam 4 × 1–3 mg p.o. pro Tag
				
				☐ Clomethiazol 4–8 × pro Tag 2 Kapseln à 192 mg p.o., Reduktion nach Klinik
				☐ oder Clomethiazol :6-8 (max. 12) × 2 Kapseln à 192 mg p.o. pro Tag plus Haloperidol 3–6 × 5–10 mg p.o. oder i.v. pro Tag
				☐ oder Diazepam 6 × 10 mg p.o. pro Tag plus Haloperidol 3–6 × 5–10 mg p.o. oder i.v. pro Tag
				
				☐ Diazepam 120–240 mg i.v. pro Tag (kontinuierlich oder als Boli) plus Haloperidol 3-6 × 5 (in Ausnahmen 10) mg i.v. pro Tag
				☐ oder Diazepam 120–240 mg i.v. pro Tag (kontinuierlich oder als Boli) plus Droperidol bis 200 mg i.v. pro Tag
				☐ oder Midazolam bis 20 mg pro Stunde, nach Wirkung plus Droperidol bis 200 mg i.v. pro Tag
				☐ fakultativ zusätzlich Clonidin: initial 0,025 mg i.v. pro Stunde, Dosis bei Bedarf erhöhen

		Überwachung auf Hinweise für Komplikationen	○ Hinweise auf Schädel-Hirn-Trauma oder intrakranielle Blutung:
			  ▫ initialer Anfall
			  ▫ Herdzeichen
			  ▫ Bewusstseinsstörung
				☐ CCT

			○ Hinweise auf Wernicke-Enzephalopathie:
			  ▫ Augenmotilitätsstörungen
			  ▫ Ataxie
			  ▫ Vigilanzstörung
				☐ MRT

			○ Hinweise auf Meningoenzephalitis:
			  ▫ septische Allgemeinerkrankung
			  ▫ Meningismus
				☐ Liquordiagnostik

			○ Hinweise auf epileptische Anfälle:
			  ▫ Anamnese
			  ▫ unerklärte Vigilanzstörung (nichtkonvulsiver Status epilepticus?)
				☐ EEG

Hirndruck

Die wichtigsten Empfehlungen auf einen Blick

- Krisenhafter Anstieg des intrakraniellen Drucks (ICP), z. B. präoperativ:
  Empfohlen werden die Einhaltung der Prinzipien der Allgemeintherapie (**B**); Aufrechterhaltung des zerebralen Perfusionsdrucks (CPP; **A**); kurzfristige Hyperventilation (**A**); Osmotherapie: Mannit-/Sorbit-Bolus (**A**) oder NaCl 7,5% (**A**) oder Tris-Puffer (**A**).
- Raumfordernder ischämischer Hirninfarkt:
  Empfohlen werden die Einhaltung der Prinzipien der Allgemeintherapie (**B**); Aufrechterhaltung des CPP (**A**); Osmotherapie mit Glycerin (**A**), nicht mit Mannit (**A**); Glukokortikoide sind ungünstig (**A**), tiefe Sedierung nutzt (**B**); Dekompressionskraniektomie bei raumforderndem Kleinhirninfarkt vor Eintritt einer Hirnstamm(druck)schädigung ist insgesamt prognostisch günstig (**A**), bei „malignem" Territorialinfarkt im Versorgungsgebiet der A. cerebri media senkt sie die Krankenhausletalität (**A**); induzierte Hypothermie befindet sich noch im experimentellen Stadium (**C**).
- Zerebrale Massenblutung:
  Empfohlen werden die Einhaltung der Prinzipien der Allgemeintherapie (**B**); Aufrechterhaltung des CPP (**B**); Evakuation (**B**); Glukokortikoide sind – bei schwacher Datenlage – prognostisch ungünstig und deshalb kontraindiziert (**B**); Mannit nutzt deutlich, wenn es vor der OP einer (traumatischen) Blutung gegeben wird (**A**), nicht aber eindeutig, falls nicht operiert wird (**C**); in einer ersten Studie konnte die Gabe von F VIIa innerhalb von 4 Stunden nach Blutungsereignis das Hämatomwachstum vermindern, aber nur bei ausgewählten Patienten (**C**).
- Epi- und subdurale Hämatome:
  Evakuation (**A**)
- Liquoraufstau:
  Liquordrainage (**A**)
- Hypoxisch-ischämische (systemische) Hirnschädigung:
  Glukokortikoide, Barbiturate und Hyperventilation sind eher ungünstig (**B**); milde Hypothermie (32–34°C) für 12–24 h (nach Kammerflimmern) wird empfohlen (**A**).
- Schädel-Hirn-Trauma:
  Empfohlen werden die Einhaltung der Prinzipien der Allgemeintherapie (**B**); Aufrechterhaltung des CPP (**A**); Glukokortikoide sind nicht indiziert (**A**); Hyperventilation ist in den ersten 24 Stunden schädlich (**A**), danach fraglich nützlich (**C**); tiefe Sedierung ist wirksam (**B**), bleibt metaanalytisch aber ohne prognostischen Nutzen (**B**), wird insgesamt aber bei sonst therapierefraktärem ICP empfohlen (**A**); osmotherapeutisch ist Mannit Mittel der ersten Wahl (**A**), wirkt besser als Barbiturat (**B**) und scheint die Letalität bei Anwendung einer mittels Druckmessung gesteuerten Indikation zu senken (**B**); 10% NaCl half noch bei „Mannit-Versagern" (**B**); induzierte Hypothermie ist metaanalytisch eher schädlich (**A**).

Definition des Gesundheitsproblems

Der intrakranielle Druck („intracranial pressure", ICP) ist der Druck, der innerhalb des Schädels besteht. Er entspricht dem Druck, der aufgewendet werden muss, um das Heraustreten von Liquor über eine Punktionskanüle aus dem Liquorraum in horizontaler Körperlage zu verhindern. Der normale ICP liegt unter 15 mm Hg.

Eine Steigerung des intrakraniellen Drucks tritt ein, wenn sich eines der intrakraniellen Kompartimente innerhalb des starren Schädels (1500–1700 ml Binnenvolumen, davon ca. 90% Hirnparenchym und jeweils ca. 5% Liquor und Blut) vergrößert.

Eine Steigerung des intrakraniellen Drucks ist lebensbedrohlich.

Erhöhter intrakranieller Druck

Pathologische Bedingungen, die zu einer Steigerung von intrakraniellem Volumen und Druck führen

Parenchymatöses Kompartiment:
- raumfordernder Prozess (Prototyp: intrakranielle Blutung, Tumor),
- Ödem:
  - zytotoxisch = intrazellulärer Hydrops (Prototyp: Hirninfarkt),

- vasogen = Vergrößerung des Extrazellulärraums (Prototyp: Entzündung, Trauma),
- interstitiell (Prototyp: Liquordiapedese bei Liquordruckerhöhung).

Liquorraum:
- Hydrocephalus malresorptivus (Prototyp: Meningitis, Subarachnoidalblutung),
- Hydrocephalus occlusus (Prototyp: Kleinhirnläsion, Subarachnoidalblutung),
- venöse Druckerhöhung (Prototyp: Jugularvenenobstruktion).

Blutkompartiment:
- arteriell (Prototyp: hypertensive Krise, posttraumatische Hyperperfusion),
- venös:
  - Sinus-Venen-Thrombose,
  - Kopftieflage, kardiale Einflussstauung.

Bei den meisten Hirnerkrankungen treten gleichzeitig oder stadienhaft nacheinander mehrere dieser Bedingungen auf. Bei einem schweren Schädel-Hirn-Trauma z. B. kann
1. eine Kontusionsblutung raumfordernd wirken, es entwickelt sich neben einer
2. möglichen Zunahme der Blutung nach initialer Hypo- eine
3. Hyperperfusion, die Kontusion geht mit
4. einem vasogenen Ödem einher, das Hirnödem kann
5. zu einer Verlegung von Liquorabflusswegen führen.

Symptomatik

Die „Hirndruck"-Symptomatik resultiert nicht nur aus der Höhe des ICP und der Geschwindigkeit, mit der diese Erhöhung eintrat, sondern auch aus der Lokalisation des ursächlichen fokalen Prozesses („Raumforderung"), der zunächst nur ein fokal-neurologisches Defizit zuzuordnen ist. Zu den läsionseigenen neurologischen Symptomen treten dann die sekundären Ausfälle hinzu, die durch Kompression und Verlagerung von Hirngewebe verursacht werden. Bei einseitigen parietalen Läsionen kommt es zuerst zu einer subfalxialen Herniation des Gyrus cinguli mit frühzeitiger Kompression der A. cerebri anterior. Bei temporalen Läsionen herniiert zunächst der Uncus transtentoriell mit frühzeitigen ipsilateralen Mittelhirnzeichen, Kompression des N. oculomotorius und unter Umständen auch der A. cerebri posterior. Bei globalen oder beidseitigen supratentoriellen Druckerhöhungen kommt es zur zentralen rostrokaudalen transtentoriellen Herniation von Dienzephalon und Mittelhirn. Final entsteht in allen Fällen eine letale Einklemmung im Hinterhauptsloch. Klinisch ist diesem Ablauf die folgende typische progrediente Symptomatik zuzuordnen, siehe **Tabelle 1**.

Klinische Zeichen eines zunehmenden intrakraniellen Drucks korrelieren oft nicht mit den Befunden intrakranieller Druckmessung (s. u.) oder mit den Momentaufnahmen der bildgebenden Verfahren (⇑). Auch ein sog. „Druckpuls" (Bradykardie) ist kein Frühzeichen eines erhöhten ICP, sondern ein finales Spätzeichen im Bulbärhirnsyndrom.

Pathophysiologie

Die Monroe (1783)-Kellie (1824)-Doktrin sagt aus, dass eine Volumenzunahme eines der genannten Kompartimente nur durch Volumenabnahme eines anderen Kompartiments kompensiert werden kann. Wenn das Volumen eines der Kompartimente aufgrund eines pathologischen Prozesses zunimmt, so resultiert eine Erhöhung des intrakraniellen Drucks. Dabei folgt die Druck-Volumen-Beziehung einer exponentiellen Kurve, weil das zunehmende Volumen zunächst noch durch Reserveräume kompensiert werden kann.

Den wichtigsten Reserveraum stellt das Liquorkompartiment dar. Bereits unter physiologischen Bedingungen (Valsalva, Defäkation) kommt es zu kurzfristigen Liquordruckanstiegen (sogar bis zu 80 mm Hg), weil sich ein erhöhter venöser Abflusswiderstand unmittelbar überträgt. Bei Volumenvermehrung anderer Kompartimente sind die Ventrikel und Zisternen von außen komprimierbar. Unter der Voraussetzung freier Liquorabflusswege dient in beiden Fällen der spinale Subarachnoidalraum als Puffervolumen für Liquor. Sind die Abflusswege verlegt, dann sinkt zwar bei Liquordrucken über 8,5 mm Hg die Produktionsrate ab, aber die Liquorresorption kann nicht genügend stark zunehmen, um die Ventrikel zu entleeren.

Auch das Gefäßsystem stellt einen Reserveraum dar. Insbesondere das venöse System lässt sich komprimieren. Der Druckgradient zwischen Liquor und venösen Blutleitern nimmt bei Oberkörper-Kopf-Erhöhung zu. Dagegen können bestimmte intensivmedizinische Maßnahmen den venösen Abstrom maßgeblich erschweren, z. B. Beatmung mit positivem endexspiratorischem Druck oder ein V.-jugularis-Katheter, insbesondere bei Hypoplasie oder Verschluss der kontralateralen Halsvene.

Im arteriellen System des Gehirns kann das Blutvolumen mit unmittelbarer Auswirkung auf den zerebralen

Tabelle 1 Typische progrediente Symptomatik

ICP (mm Hg)	Symptomatik bei akuter Drucksteigerung
20–30	Kopfschmerz und Somnolenz (⇑)
	Übelkeit und Erbrechen („im Schwall") Psychosyndrom
30–40	Sopor → Koma
40–50	akut lebensbedrohlich (⇑) Koma mit Cheyne-Stokes-Atmung, weite lichtstarre Pupille(n), Koma mit Strecksynergismen und Atemlähmung
> 50 mm Hg	nach 30 Minuten Hirntodsyndrom (⇑)

Perfusionsdruck („cerebral perfusion pressure", CPP) und auf den ICP reguliert werden. Der stärkste Regulator ist der CO_2-Partialdruck. Eine ausgeprägte Hypokapnie kann das intrakranielle Blutvolumen um bis zu 70 ml vermindern. Allerdings birgt eine durch überwiegend arterioläre Kaliberreduktion induzierte Gefäßeinengung wie auch eine arterielle Kompression von außen das Risiko einer Ischämie. Umgekehrt wirkt Hyperkapnie drucksteigernd über Gefäßdilatation und Blutvolumenerhöhung.

Sind die Reserveräume aufgebraucht, dann steigt der ICP exponentiell an. Je rascher eine pathologische Volumenzunahme erfolgt, desto geringerer Mengen bedarf es, um zu klinisch kritischen Druckerhöhungen zu führen; im perakuten Fall können 6–10 ml bereits zu einer Druckerhöhung über 20 mm Hg führen. Bei chronischen raumfordernden Hirnläsionen werden dagegen sehr viel größere zusätzliche intrakranielle Volumina klinisch toleriert.

Jede Druckerhöhung führt mechanisch zu einer lokalen bzw. generellen Absenkung des CPP. Der CPP berechnet sich aus der Differenz von mittlerem arteriellem Druck („mean arterial pressure", mAP) minus ICP (bezogen auf das Foramen Monroi). Als Zielgröße zur Gewährleistung einer ausreichenden Hirndurchblutung wird ein CPP von 60, möglichst über 70 mm Hg im Allgemeinen angestrebt (⇑). Fällt der CPP ab, so besteht das Risiko zur Entwicklung einer sekundären ischämischen Hirnschädigung. Diese führt bei konsekutiv zunehmendem zytotoxischen Ödem wiederum zu einer Druckerhöhung und senkt bei fokaler Volumenvermehrung den perifokalen CPP weiter ab (Ausbreitung).

Messverfahren für den ICP

Welche Messmethode Anwendung findet, hängt ab von Läsionsart, Läsionsort (und Verfügbarkeit). Für die direkte Druckmessung stehen epidurale und intraparenchymatöse Sonden zur Verfügung, im Liquorraum Drainagekatheter mit internem/externem Druckaufnehmer. Die Veränderung des Pulsatilitätsindexes der intrakraniellen dopplersonographischen Flusskurven kann zwar einen Eindruck vom aktuellen ICP vermitteln, ist aber nur schwach mit dem aktuellen Druck korreliert (⇑). Intraparenchymatöse Sauerstoffmesssonden und die Messung der jugularvenösen Sauerstoffsättigung wie auch die zerebrale Mikrodialyse erlauben zusätzliche Aussagen über die Hirnoxigenierung und den metabolischen Zustand des Parenchyms. Letzterer kann unter bestimmten pathophysiologischen Bedingungen mit dem ICP korrelieren (⇑).

Nutzen von Messungen

Eine allgemein „beste" Messmethode gibt es nicht (⇑). Es ist ein grundsätzliches Problem jeder Messung, ob der Ort der Messung auch den Ort des höchsten Drucks widerspiegelt. Insbesondere bei Herniationen und bei Läsionen in der hinteren Schädelgrube ist das in der Regel nicht der Fall. Für Ventrikeldruckmessung (Goldstandard), epidurale und intraparenchymatöse Sonden konnten bisher zwar Empfindlichkeit, Spezifität, Validität und Verlässlichkeit bei wiederholten Untersuchungen in jeweils unterschiedlichem Ausmaß gezeigt werden, nicht aber eine prognostische Effizienz der Messung nach evidenzbasierten Kriterien. Letzteres gilt auch für Sauerstoffmesssonden, jugularvenöse Sauerstoffsättigung und Mikrodialyse (⇔). Ob eine kontinuierliche Berechnung des CPP (= MAP-ICP) besser zur Therapieführung geeignet ist, ist wegen dazu fehlender systematischer Untersuchungen noch unklar (⇔).

Eine Prognoseverbesserung durch Liquordruckmessung als Basis von Therapieentscheidungen wurde niemals systematisch belegt, liegt aber zumindest bei druckaktivem Hydrozephalus auf der Hand, weil gleichzeitig erhöhter Druck drainiert wird.

Die Indikation für technische Messungen ergibt sich also nur aus den daraus ableitbaren therapeutischen Interventionsmöglichkeiten und ist insbesondere dann zu stellen, wenn der Patient bereits kritisch krank ist und die Hirndrucksymptomatik nicht mehr klinisch beurteilt werden kann, z. B. im Koma oder bei tiefer Sedierung. Bei klinischen Zeichen eines erhöhten intrakraniellen Drucks kann eine Druckmessung nicht als generelle Routinemaßnahme empfohlen werden (Forsyth et al. 2004) (⇔). Im Einzelfall soll eine therapiesteuernde Druckmessung aber durchaus die Prognose verbessern (⇑) (Wilberger 1996).

Ziele der Leitlinie

Ziel dieser Leitlinie ist eine Optimierung der Behandlung erhöhten intrakraniellen Drucks bei verschiedenen intensivmedizinisch relevanten Erkrankungen. Die Leitlinie ist evidenzbasiert und abgestimmt mit den Leitlinien der Deutschen Gesellschaft für Neurochirurgie in der AWMF (www.leitlinien.net) und der Brain Trauma Foundation (www.trauma.org/neuro/) sowie der Cochrane Datenbank.

Diese Leitlinie wendet sich an intensivmedizinisch tätige Ärzte.

Therapiemodalitäten bei erhöhtem intrakraniellen Druck

Allgemeintherapie

Die Indikation zur Intensivüberwachung und -behandlung ergibt sich aus der Bedrohlichkeit einer ICP-Erhöhung und ist auch ohne systematischen Vergleich gegenüber einer Normalstationsbehandlung unmittelbar einleuchtend. Die prognostische Überlegenheit einer Behandlung auf speziellen neurologischen oder neurochirurgischen Intensivstationen gegenüber anderen wurde bisher nur für Hirnblutungen untersucht (⇑), wobei die ursächlichen Faktoren für dieses positive Ergebnis nicht definiert sind (Diringer u. Edwards 2001).

Die Prinzipien der metabolischen „brain protection", wie sie für die Behandlung des akuten Schlaganfalls darge-

legt wurden (siehe dort), sind zu beachten. Auch wenn der Nutzen bei ICP-Erhöhungen bisher nicht systematisch evaluiert ist, sprechen pathophysiologische Überlegungen und Befunde empirisch für eine kontrollierte Steuerung von
- supranormaler arterieller Oxygenierung (⇑),
- Normoglykämie (⇑⇑⇑) (bei jeder intensivmedizinisch behandelten Erkrankung),
- stabilem ausgeglichenem Elektrolyt- und Wasserhaushalt (⇑),
- normalen Kreatinin- und Harnstoffwerten,

> *Cave:* Erhöhte Serumosmolarität

- Normothermie (⇑) (Diringer et al. 2004).

Der venöse Abstrom sollte nicht durch Abknicken des Kopfes behindert werden (⇔). Aus dem gleichen Grund wird eine leichte Oberkörperhochlagerung um ca. 30° empfohlen (⇔). Diese Empfehlung gilt nicht im Falle eines bedrohlich hohen (> 30 mm Hg) ICP und/oder niedrigen Blutdrucks unter der Vorstellung einer dann kritischen Absenkung des CPP. Unter solchen Bedingungen sollte der Oberkörper flach gelagert werden (⇔).

Aufrechterhaltung des zerebralen Perfusionsdrucks

Die Aufrechterhaltung eines hinreichend hohen CPP ist empfehlenswert, auch wenn der prognostische Nutzen beim Menschen bisher nur kasuistisch demonstriert wurde (⇔).
Als Maßnahmen kommen in Frage
- induzierte Hypervolämie mittels kristalloider Lösungen (⇑), unter Umständen auch Stärkeinfusion,

> *Cave:* Herzinsuffizienz (⇔)

- Oberkörper-Kopf-Flachlagerung (⇔),
- kontinuierliche Inotropika-Infusion,

> *Cave:* Akutes Koronarsyndrom und Arrhythmie (⇔)

- Reduktion des zentralvenösen Drucks durch Diuretika (⇔),
- bei Beatmung durch möglichst niedrigen endexspiratorischen Druck („best PEEP"-Konzept, d. h. gegenseitige „Titration" von arterieller Oxigenierung, Blutdruck, venösem Rückstrom) (⇑).

Sedierung und Narkose

Wenn eine IV-Narkose zu einem Koma mit 1:1-burst-suppression-EEG führt, reduziert das den metabolischen Bedarf, den intrazerebralen Blutfluss (CBF) und das arterielle Blutvolumen, was zu einem konsekutiven Abfallen des ICP führt (⇑⇑⇑) (Cormio et al. 1999). Eine tiefere Sedierung bringt keinen weiteren Nutzen (⇓), vermutlich weil eine weitere CPP- bzw. CBF-Senkung für das Hirnparenchym gefährlich wird. Ein kontinuierliches EEG-Monitoring ist deshalb sehr sinnvoll (⇔). Die Wirksamkeit von Barbituraten und von Propofol auf den ICP ist wahrscheinlich gleichwertig (⇔). Ein Vorteil von Barbituraten könnte die zusätzliche leichte Temperatursenkung darstellen (Ward et al. 1985). Dagegen hat Propofol den Vorteil kürzerer Halbwertszeit, aber bei tagelangem Einsatz den Nachteil rascher Toleranzentwicklung.

Hyperventilation

Durch Hyperventilation induzierte Hypokapnie kann durch Vasokonstriktion das arterielle Kompartiment um etwa 0,8 ml/mm Hg $paCO_2$ verkleinern (Diringer u. Dacey 2002). Aufgrund der damit einhergehenden Senkung des CPP und des zerebralen Blutflusses sollte der $paCO_2$ nicht unter 30 mm Hg gesenkt werden (⇑). Daher wird zur Steuerung oft ein Monitoring des Gewebs-pO_2 oder der jugularvenösen O_2-Sättigung gefordert (⇔), ohne dass bisher die prognostische Effizienz dieses Aufwands belegt wurde. Hyperventilation wirkt nur über 4–6 Stunden drucksenkend (Prien et al. 1984) (⇑⇑⇑), weswegen sich diese Therapie besonders zur Überbrückung einer Druckkrise anbietet. Der prognostische Nutzen einer generellen oder längerfristigen Anwendung ist fraglich (⇔) (Muizelaar u. Marmarou 1991).

Hyperosmolare Therapie

Hyperosmolare Infusionen führen zur Abnahme eines zytotoxischen Zellhydrops, können aber auch gesundes Hirngewebe dehydrieren. Im Falle von Infarkten ist dieser Effekt sogar besonders stark ausgeprägt (Videen et al. 2001). Ein Anstieg der Serumosmolarität um 20 mosmol bis zu 320 mosmol/l senkt den ICP (⇔). Da mit der applizierten Menge die intrazelluläre Osmolarität auch zunimmt, ist prophylaktische Gabe bei grenzwertigem ICP kontraindiziert (⇓⇓). Bolusgabe über wenige Minuten (5) erscheint effektiver (⇑), ggf. ergänzt jeweils durch ein IV-Diuretikum (Ropper u. Rockoff 1993).

Von den einsetzbaren Substanzen 20% Mannit, 40% Sorbit, Glycerin und 7,5% NaCl-Lösung scheint Mannit das günstigste Wirkungs- und Nebenwirkungsprofil zu haben mit einer effektiven Wirksamkeit von 10–120 Minuten (McGraw et al. 1978). Mannit hat günstige rheologische Eigenschaften, neigt aber zur Kumulation, kann nur renal eliminiert werden und ist metabolisch inert. Dies ist nachteilig, wenn es bei pathologisch durchlässiger Blut-Hirn-Schranke im Hirngewebe nicht verstoffwechselbar abgelagert wird. Sorbit hat den Vorteil geringerer Volumenbelastung, wird zu Fruktose oxidiert und insulinunabhängig verstoffwechselt, kann aber bei Fruktoseintoleranz selten einen Schock auslösen. Hypertone NaCl-Lö-

Tabelle 2 Dosierungsrichtlinien Osmotherapeutika

Mannit 20%; Sorbit 40%	IV-Bolus 0,5–0,75 g/kg KG; 3–4 x/d
NaCl 7,5%	IV-Bolus 3 ml/kg KG; bis zu 250 ml/d
Glycerin 10%	kontinuierlich IV 1000–1500 ml/d
Glycerin 85%	oral 0,75–1 g/kg KG; 3–4 x/d

sung wirkt sehr rasch, führt aber zu gefährlicher Hypernatriämie. Glycerin wirkt zuverlässig und kann bei guter Schluckfunktion auch oral appliziert werden, hat aber einen ausgeprägteren Reboundeffekt (**Tabelle 2**).

Glukokortikosteroide

Glukokortikosteroide mindern ein vasogenes Ödem und haben vielfältige Auswirkungen auf Entzündungsprozesse. Darüber hinaus wirken sie auf das Hirnparenchym insgesamt dehydrierend. Bei Pneumokokkenmeningitis können 4 x 10 mg Dexamethason über 4 Tage die durch systemische Komplikationen bedingte Letalität senken (van deBeek u. De Gans 2004) (⇑). Langjährige Erfahrung und offene Studien rechtfertigen eine Glukokortikoidtherapie bei druckaktiven Hirntumoren und Metastasen (siehe dort) (⇑⇑). Obwohl Glukokortikoidgabe jahrelang als eine Standardtherapie bei erhöhtem intrakraniellen Druck galt, haben systematische Untersuchungen zwar eine drucksenkende Potenz belegt, aber bei vielen Krankheiten überraschenderweise keinen prognostischen Nutzen erbracht aufgrund ihrer Nebenwirkungen, insbesondere Infektverstärkung (⇓⇓) (Poungvarin et al. 1987, Brain Trauma Foundation 2000).

Tris-Puffer

Tierexperimentell und kasuistisch senkt ein Trometamin-Bolus (50 ml TRIS^R 36,34% IV) erhöhten ICP sofort und erheblich (⇑) (Duthie et al. 1994), am ehesten und überwiegend über Alkalisierung (siehe Hyperventilation), der osmotisch-diuretische Effekt scheint nachrangig. Limitierend ist die induzierte, unter Umständen lebensbedrohliche systemische Alkalose, so dass die Substanz nur in verzweifelten Fällen und nur einmalig eingesetzt werden sollte, z. B. bei kritischer Druckerhöhung unmittelbar vor oder während des Transports zu einer entlastenden OP (⇔).

Liquordrainage

Die Ableitung von ventrikulärem Liquor nach außen ist bei Hydrocephalus occlusus oder malresorptivus eine traditionelle und so offensichtlich effektive Therapie, dass sie niemals systematisch evaluiert wurde (⇔). Die Ableitung kann dabei über eine‹je nach Ursache und vermuteter Persistenz vorübergehende externe Ventrikeldrainage oder interne Dauerableitung erfolgen. Nur im Falle eines vorübergehenden kommunizierenden Hydrozephalus kann auch über einen lumbalen Katheter Liquor abgelassen und damit Druck gesenkt werden. Kontraindikationen sind eine nicht beherrschte Blutungsneigung und eine bereits bestehende Mittellinienverlagerung mit ipsilateral komprimiertem Seitenventrikel (mit weiterer Verlagerung durch Entleerung des kontralateralen Ventrikels). Hauptrisiko ist die nicht seltene Infektion des Liquorraums.

Evakuation und Exstirpation von akut raumfordernden lokalen Massen

Bei jeder raumfordernden, den ICP deutlich erhöhenden einseitigen supratentoriellen Läsion, bei zerebellärer Läsion oder auch bei beidseitigen epi- und subduralen Hämatomen ist eine operative Entfernung im Grundsatz indiziert. Die ICP-senkende Wirkung solcher traditioneller Verfahren ist unmittelbar einleuchtend, aber bisher nicht systematisch untersucht worden. Für eine Operation sprechen eine gut erreichbare Läsion (z. B. epi-/subdurales Hämatom) oder eine unter Beobachtung zunehmende Hirndrucksymptomatik (⇑). Eher gegen eine Operation sprechen ein bereits bei Aufnahme bestehendes Bulbärhirnsyndrom mit weiten lichtstarren Pupillen oder eine chirurgisch nur schwierig erreichbare Lokalisation (z. B. Hirnstamm, Thalamus). Die Indikation wird so früh wie möglich mit dem neurochirurgischen Konsiliarius gestellt (⇔).

Dekompressionskraniektomie

Die dekompressive Trepanation hat bei fokalen raumfordernden Hirnläsionen das Ziel, durch Entfernung von Teilen der Schädeldecke, ggf. ergänzt durch Entfernung von Blut und Gewebe und eine Duraerweiterungsplastik, die Richtung des Druckgradienten nach außen statt nach innen wirken zu lassen. Die Komplikationsraten des operativen Eingriffs liegen unter 5% und sind damit akzeptabel (⇑). Der günstigste OP-Zeitpunkt bei raumfordernden Infarkten ist nicht bekannt. Theoretische Überlegungen sprechen für möglichst frühzeitige Trepanation, aber im Einzelfall ist es unmöglich vorherzusagen, welcher Patient eine kritische Drucksteigerung entwickeln wird. Leider haben sich AEP- und SSEP-Monitoring für die Indikationsstellung bei raumfordernden Kleinhirninfarkten nicht bewährt (⇓). Im Allgemeinen wird daher die Indikation zu solchen Operationen erst dann gestellt, wenn die klinische Symptomatik zunimmt und konservative Versuche zur Drucksenkung versagen. Kasuistisch wurde ein- oder zweiseitige Dekompressionskraniotomie bei Temporallappenenzephalitis, Schädel-Hirn-Trauma (aktuell prospektive RESCUE-Studie) und vasospastisch bedingter Hirnschwellung nach Subarachnoidalblutung angewendet (⇔).

Hypothermie

Hypothermie senkt den metabolischen Bedarf. Allgemein angestrebt wird eine Zieltemperatur von 32–34 °C (⇑/⇔). Die Behandlung ist insbesondere bei systemischer Kühlung sehr aufwändig. Das günstigste Vorgehen zur Wiedererwärmung ist unklar. An Komplikationen drohen maskierte Infekte, hypovolämischer Schock, Elektrolytentgleisungen mit Arrhythmien. Insgesamt ist Hypothermie bei allen akuten primären Hirnerkrankungen noch als „experimentelle" Therapie anzusehen, weil keine Ergebnisse kontrollierter randomisierter Studien vorliegen. Konsequentes Einhalten von Normothermie ist dagegen bei allen neurologischen Intensivpatienten nützlich (Diringer et al. 2004) (⇑⇑⇑).

Evidenzbasierter Nutzen der Maßnahmen bei häufigen Erkrankungen und Situationen

In der Intensivmedizin sind prospektive Studien an größeren homogenen Patientenkollektiven selten und randomisierte prospektive Studien eine Rarität (Klasse I- und II-Evidenz). Am besten untersucht ist ICP-Erhöhung bei Schädel-Hirn-Trauma. Die Ergebnisse dürfen nicht ohne weiteres auf jede Art von ICP-Erhöhung übertragen werden. Daher rechtfertigen sich die Therapieempfehlungen oft nur aus pathophysiologischen Überlegungen und Behandlungsergebnissen an kleinen Fallserien (Klasse III- und IV-Evidenz). Bei unbehandelt oder mit etablierten Mitteln unzureichend behandelbarer, lebensbedrohlich verlaufender Erkrankung sinkt die Rechtfertigungsschwelle zur Einleitung einer ungeprüften, aber pathophysiologisch begründbaren Therapiemodalität weiter ab (z. B. Hemisphäreninfarkt mit fulminanter Hirnschwellung).

Krisenhafter ICP-Anstieg, z. B. präoperativ

Prinzipien der Allgemeintherapie (⇑); Aufrechterhaltung des CPP (⇑⇑⇑); Hyperventilation (⇑⇑⇑); osmotherapeutisch Mannit-/Sorbit-Bolus (⇑⇑⇑) oder NaCl 7,5 % (⇑⇑⇑) oder Tris-Puffer (⇑⇑⇑).

Raumfordernder ischämischer Hirninfarkt

Prinzipien der Allgemeintherapie (⇑⇑⇑); Aufrechterhaltung des CPP (⇑⇑⇑); Osmotherapie mit Glycerin senkt die Krankenhausletalität (⇑⇑⇑) (Righetti et al. 2000), während sich Mannit nicht bewährt hat (⇓⇓) (Bereczki et al. 2003); Glukokortikoide sind ungünstig (⇓⇓) (Poungvarin et al. 1987); tiefe Sedierung (⇔); Dekompressionskraniektomie bei raumforderndem Kleinhirninfarkt vor Eintritt einer Hirnstamm(druck)schädigung (⇔) (Jauss et al. 1999), bei „malignem", d. h. mit konservativer Therapie nicht beherrschbar anschwellendem Territorialinfarkt im Versorgungsgebiet der A. cerebri media z.Zt. randomisiert prospektiv untersucht (DESTINY). Sie kann die Krankenhausletalität deutlich senken (⇑), aber langfristiges Überleben und Lebensqualität sind unsicher (Baumgartner u. Müllges 2005). Es ist in Anbetracht der schwer beeinträchtigten Lebensqualität bei Infarkt der nichtdominanten Hemisphäre kaum begründbar, aphasischen Patienten eine Trepanation grundsätzlich vorzuenthalten (⇔) (Leonhardt et al. 2002); induzierte Hypothermie (Schwab et al. 1998) sollte aktuell nur unter Studienbedingungen eingesetzt werden (⇔).

Zerebrale Massenblutung

Prinzipien der Allgemeintherapie (⇑); Aufrechterhaltung des CPP (⇑); Evakuation (⇔), ohne dass sich allgemeingültige verbindliche OP-Indikationen herausarbeiten lassen (Prasad u. Shrivastava 2004, Mendelow et al. 2005); Glukokortikoide wurden kaum systematisch evaluiert, erschienen dabei prognostisch ungünstig und sind deshalb eher kontraindiziert (⇓⇓) (Poungvarin et al. 1987); metaanalytisch nutzt Mannit deutlich, wenn es vor der OP einer (traumatischen) Blutung gegeben wird (⇑⇑⇑), nicht aber eindeutig, falls nicht operiert wird (⇔) (Roberts et al. 2004); die Gabe von rekombinantem Faktor VIIa innerhalb von vier Stunden nach Blutung begrenzte die Hämatomvergrößerung und verbesserte die Prognose in einer Patientengruppe ohne definiertes thrombotisches Risikoprofil, ohne dass in dieser Studie der ICP erfasst wurde (⇑) (Mayer et al. 2005); tiefe Sedierung, Osmotherapie und Hypothermie wurden als Therapiemaßnahmen nicht systematisch untersucht.

Epi- und subdurale Hämatome

Evakuation (⇑) (**C**)

Liquoraufstau

Liquordrainage (⇑) (**C**)

Hypoxisch-ischämische (systemische) Hirnschädigung

Glukokortikoide (⇓) (Daneyemez et al. 1999); Barbiturate (⇓) (Cortey et al. 1994); Hyperventilation (⇓) (Vannucci et al. 1993); Allgemeintherapie und Osmotherapie nicht untersucht; milde Hypothermie (32–34 °C) für 12–24 h (nach Kammerflimmern) als ILCOR-Leitlinie empfohlen (⇑⇑⇑) (Nolan et al. 2003), ohne dass damit auf einen erhöhten ICP abgehoben wird (Bernard et al. 2002).

Schädel-Hirn-Trauma

Prinzipien der Allgemeintherapie (⇑⇑⇑); Aufrechterhaltung des CPP (⇑⇑⇑); Glukokortikoide gelten heute als kontraindiziert (⇓⇓) (Brain Trauma Foundation 2000); Hyperventilation ist in den ersten 24 Stunden aufgrund der global gesenkten Perfusion eher schädlich (⇓⇓), danach (⇔) (Roberts u. Schierhout 2004); tiefe Sedierung ist wirksam (⇑), bleibt metaanalytisch ohne prognostischen Nutzen (⇓) (Roberts u. Schierhout 2004), wird aber bei sonst therapierefraktärem ICP als Leitlinie empfohlen (⇔) (Enblad et al. 2004, Brain Trauma Foundation 2000, Societe francaise d'anesthesie et de reanimation); osmotherapeutisch ist Mannit Mittel der ersten Wahl (www.leitlinien.org), wirkt besser als Barbiturat (⇑) und scheint die Letalität bei Anwendung einer mittels Druckmessung gesteuerten Indikation zu senken (⇑) (Roberts et al. 2004). 10% NaCl half noch bei „Mannit-Versagern" (⇑) (Schatzmann et al. 1998); induzierte Hypothermie ist metaanalytisch eher schädlich (⇓⇓) (Gadkary et al. 2004).

Verfahren zur Konsensbildung

Verabschiedet von den Autoren am 12.2.2005.

Kooperationspartner und Sponsoren

Diese Leitlinie entstand ohne Einflussnahme oder Unterstützung durch die Industrie.

Expertengruppe

Prof. Dr. J. Meixensberger, Neurochirurgische Universitätsklinik Leipzig
Meix@medizin.uni-leipzig.de
Prof. Dr. H. Prange, Neurologische Universitätsklinik Göttingen
HilmarPrange@gmx.de
Prof. Dr. D. Schneider, Neurologische Universitätsklinik Leipzig
Dietmar.Schneider@medizin.uni-leipzig.de
Prof. Dr. K. V. Toyka, Neurologische Universitätsklinik Würzburg
Toyka_K@klinik.uni-wuerzburg.de
Federführend: PD Dr. W. Müllges, Neurologische Universitätsklinik Würzburg, Josef Schneider-Str. 11, 97080 Würzburg, Tel.: 0931/201–24621
Muellges_W@klinik.uni-wuerzburg.de

Literatur

Baumgartner, R., W. Müllges (2005): Trepanation bei malignem Media-Infarkt – Pro und Kontra. In: Schneider, D., Kontroversen in der neurologischen Intensivmedizin. Thieme, Stuttgart, 1–6

Bereczki, D., L. Mihalka, S. Szatmari et al. (2003): Mannitol use in acute stroke. Stroke 34, 1730–1735.

Bernard, S. A., T. W. Gray, M. D. Buist et al. (2002): Treatment of comatose survivors of out-of-hospital cardiac arrest with induced hypothermia. N Engl. J. Med. 346, 557–563.

Brain Trauma Foundation (2000): The Joint section of neurotrauma and critical care: Use of barbiturates in the control of intracranial hypertension. J. Neurotrauma 17, 527–530.

Cormio, M., S. P. Gopinath, A. Valadka et al. (1999): Cerebral hemodynamic effects of pentobarbital coma in head-injured patients. J. Neurotrauma 16, 927–936.

Cortey, A., P. Monin, J. M. Hascoet, I. Hamon, P. Vert (1994): Effects of Phenobarbital on cerebral blood flow during hypoxia. Biol. Neonate 65, 2396–2405.

Daneyemez, M., E. Kurt, A. Cosar, E. Yuce, T. Ide (1999): Methylprednisolone and vitamin E therapy in perinatal hypoxic-ischemic brain damage in rats. Neuroscience 92, 693–697.

Diringer, M. N., D. F. Edwards (2001): Admission to a neurologic/neurosurgical intensive care unit is associated with reduced mortality after ICB. Crit. Care Med. 29, 635–640.

Diringer, M. N., R. G. Dacey (2002): Traumatic brain injury and hyperventilation. Neurosurg. 96, 155–157.

Diringer, M., N. L. Reaven, S. E. Funk, G. C. Uman (2004): Elevated body temperature independently contributes to increased length of stay in neurologic intensive care unit patients. Crit. Care Med. 32, 1489–1495.

Duthie, S. E., G. D. Goulin, M. H. Zornow et al. (1994): Effects of THAM and sodium bicarbonate on intracranial pressure and mean arterial pressure in an animal model of focal cerebral injury. J. Neurosurg. Anesthesiol. 6, 201–204.

Enblad, P., P. Nilsson, I. Chambers et al. (2004): Survey of traumatic brain injury management in european brain IT centers. Intensive Care Med. 16, 8–12.

Forsyth, R. J., P. Baxter, T. Elliott (2004): Routine intracranial pressure monitoring in acute coma. Cochrane Database 3.

Gadkary, C. A., P. Alderson, D. F. Signorini (2004): Therapeutic hypothermia for head injury. Cochrane Database Syst. Rev. 3, 10–16.

Jauss, M., D. Krieger, C. Hornig et al. (1999): Surgical and medical management of patients with massive cerebellar infarctions: GASCIS. J. Neurol. 246, 257–264.

Leonhardt, G., H. Wilhelm, A. Doerfler et al. (2002): Clinical outcome and neuropsychological deficits after right decompressive hemicraniectomy in MCA infarction. J. Neurol. 249, 1433–1440.

Mayer, S. A. et al. (2005): Recombinant activated factor VII for acute intracerebral hemorrhage. NEJM 352, 777–785.

McGraw, C. P., E. Alexander, G. Howard (1978): Effect of dose and dose schedule on the response of intracranial pressure to mannitol. Surg. Neurol. 10, 127–132.

Mendelow, A. D. et al. (2005): Early surgery versus initial conservative treatment in patients with spontaneous supratentorial intracerebral hematomas in the International Surgical Trial in Intracerebral Haemorrhage (STICH): a randomized trial. Lancet 365, 387–397.

Münch, E. C., C. Bauhuf, P. Horn et al. (2001): Therapy of malignant intracranial hypertension by controlled lumbar cerebrospinal fluid drainage. Crit. Care Med. 29, 976–981.

Muizelaar, J. P., A. Marmarou (1991): Adverse effects of prolonged hyperventilation in patients with severe head injury. J. Neurosurg. 75, 731–739.

Nolan, J. P., P. T. Morley, T. L. Van den Hock, R. W. Hickey (2003): Therapeutic hypothermia after cardiac arrest. Circulation 108, 118–121.

Poungvarin, N., W. Bhoopat, A. Viriyavejakul et al. (1987): Effects of dexamethasone in primary supratentorial intracerebral hematoma. NEJM 316, 1229–1233.

Prasad, K., A. Shrivastava (2004): Surgery for primary supratentorial intracerebral haemorrhage. Cochrane Database Syst. Rev. 3.

Prien, T., P. Lawin, H. Schoeppner (1984): Hirnfunktion und Beatmung. AINS 19, 289–296.

Righetti, E., M. G. Celani, T. Cantisani et al. (2000): Glycerol for acute stroke. Cochrane Database Syst. Rev. CD 000096.

Roberts, I. (2004): Barbiturates for acute traumatic brain injury. Cochrane Library Syst. Rev. 3.

Roberts, I., G. Schierhout (2004): Hyperventilation therapy for acute traumatic brain injury. Cochrane Database of Syst. Rev. 3, 10–16.

Roberts, I., G. Schierhout, A. Wakai (2004): Mannitol for acute traumatic brain injury. Cochrane Database Syst. Rev. 3.

Ropper, A. H., M. A. Rockoff (1993): Clinical aspects of raised intracranial pressure. In: Ropper, A., Neurological and neurosurgical intensive care, 3rd ed. Raven Press, New York, 11–52.

Schatzmann, C., H. E. Heissler, K. König et al. (1998): Treatment of elevated intracranial pressure by infusions of 10% saline in severely head injured patients. Acta Neurochir. Suppl. 71, 31–33.

Schwab, S., S. Schwarz, M. Spranger et al. (1998): Moderate hypothermia in the treatment of patients with severe middle cerebral artery infarction. Stroke 29, 2461–2466.

Societe francaise d'anesthesie et de reanimation (1999): Prise en charge des traumatises craniens graves a la phase precoce. Ann. Francaises d'anesthesie-reanimation 18, 11–159.

Van de Beek, D., J. De Gans (2004): Dexamethasone and pneumococcal meningitis. Ann. Intern. Med. 141, 327.

Vannucci, R. C., M. A. Christensen, J. Y. Yagen (1993): Nature, time course, and extent of cerebral edema in perinatal hypoxic-ischemic brain damage. Paed. Neurol. 9, 29–34.

Videen, T. O., A. R. Zazuela, E. M. Manno et al. (2001): Mannitol bolus prefentially shrinks non-infarcted brain in patients with ischemic stroke. Neurology 57, 2120–2122.

Ward, J. D., D. P. Becker, J. D. Miller et al. (1985): Failure of prophylaktic barbiturate coma in the treatment of severe head injury. J. Neurosurg. 62, 383–388.

Wilberger, J. E. (1996): Outcome analyses: intracranial pressure monitoring. Clin. Neurosurg. 44, 439–448.

Tetanus

Was gibt es Neues?

- Intrathekale Applikation von humanem Tetanus-Immunglobulin (hTIG) ist möglicherweise der intramuskulären Applikation überlegen; die Aussagen hierzu sind nicht eindeutig (⇔).
- Metronidazol ist möglicherweise der Therapie mit Penicillin G vorzuziehen, da Penicillin als zentral wirksamer GABA-Antagonist die Muskelspasmen verstärken kann (⇔).
- Zur Behandlung der Spasmen sind Benzodiazepine intravenös gut geeignet (⇑), auch die kontinuierliche intravenöse Infusion von Midazolam ist effektiv. Diazepam und Lorazepam müssen oft in sehr hohen Tagesdosen gegeben werden (⇑).
- Die intrathekale Applikation von Baclofen wurde in Einzelfallberichten als wirksame Therapie zur Behandlung der Spasmen gegeben (⇔).

Die wichtigsten Empfehlungen auf einen Blick

- Identifizierung und Sanierung der Eintrittspforte (**A**)
- Neutralisierung zirkulierenden Toxins und Immunisierung. Neben der bisher empfohlenen Einmalgabe von 500 I.E. hTIG i.m. ist eine intrathekale Applikation von hTIG zu überlegen (**B**).
- Supportive/symptomatische Therapie: Unter Beachtung der möglichen Komplikationen ist insbesondere die intravenöse Applikation von Benzodiazepinen (Diazepam oder Midazolam) angezeigt (**A**), eventuell ist die intrathekale Applikation von Baclofen zu überlegen (**B**).

Definition und Basisinformation

Tetanus wird durch das Neurotoxin Tetanospasmin verursacht, welches von Clostridium tetani in kontaminierten Wunden, d.h. unter anaeroben Bedingungen, produziert wird. Die Hauptsymptomatik des Tetanus ist charakterisiert durch Trismus, Risus sardonicus und generalisierte bzw. regionale Muskelspasmen. Clostridium tetani ist ein obligat anaerobes, sporenbildendes grampositives Stäbchen, das ubiquitär, vor allem in hohen Konzentrationen im Boden und in den Faeces, vor allem von Haustieren, vorkommt.

Diagnostik

Die Diagnose des Tetanus ist eine klinische. Clostridium tetani kann typischerweise aus den Wunden nicht kultiviert werden. Die Inokulation von Patientenserum in eine Maus dient zum Toxinnachweis im Serum, ist häufig nicht ausreichend verlässlich, das gleiche trifft auf den quantitativen Antitetanus-Toxoid-IgG-Nachweis im ELISA zu, insbesondere korreliert der Titer nicht mit der Schwere der Erkrankung. In der Elektromyographie findet sich eine kontinuierliche, nicht unterdrückbare Muskelaktivität sowie ein Fehlen oder eine Verkürzung der „silent period" (Musculus masseter oder Musculus biceps brachii), die normalerweise myographisch nach einem Dehnungsreflex oder einer elektrischen Nervenstimulation nachweisbar sind (Steinegger et al. 1996).

Weitere zusatzdiagnostische Maßnahmen dienen dem Ausschluss der wesentlichen Differenzialdiagnosen.

Epidemiologie

Weltweit erkrankt ca. 1 Million Menschen pro Jahr an Tetanus, in Deutschland bis zu 70 Menschen jährlich. Die meisten Fälle von Tetanus folgen einer akuten Verletzung der Haut (Trauma, Operationswunden, aber auch Piercing) bei Personen, die nicht oder nur unzureichend aktiv immunisiert wurden. Tetanus kann auch als Komplikation bei intravenösen Drogenabhängigen, bei Piercing oder – in Entwicklungsländern – als neonataler Tetanus, und in seltenen Fällen, als maternaler Tetanus auftreten.

Eine Wundverunreinigung gemeinsam mit mangelndem Impfschutz sowie gelegentlich eine Mischinfektion mit gramnegativen Bakterien prädisponieren, insbesondere ältere Menschen, zum Auftreten eines Tetanus. Mit höherem Lebensalter sinken die Tetanus-Antitoxin-Antikörperspiegel; das Risiko, einen Tetanus zu entwickeln, ist bei über 60-Jährigen bis zu siebenmal höher als bei 5- bis 19-Jährigen.

Pathomechanismus

Jede Wunde kann mit Clostridium tetani kontaminiert sein, welches bei anaeroben Bedingungen das Exotoxin Tetanospasmin produziert. Dieses wandert axonal retrograd und wird im Rückenmark und Hirnstamm angereichert, wo es die inhibitorischen Transmitter (Glycin, GABA) am α-Motoneuron hemmt.

Klinik/Leitsymptome

Es gibt vier klinische Formen des Tetanus: generalisierter, lokaler, zephaler und neonataler Tetanus.

Weltweit die häufigste Tetanusform ist der **neonatale** Tetanus, der weitestgehend ausschließlich in Ländern mit unzureichender medizinischer Versorgung, vor allem intraparetaler Hygiene, vorkommt.

In Mitteleuropa ist die häufigste Tetanusform ein **generalisierter** Tetanus. Nach einer mittleren Inkubationszeit (zwischen Verletzung und erstem Tetanussymptom) von 8 Tagen (Minimum 4, Maximum 30, in Einzelfällen auch länger) bemerkt der meist afebrile Patient Schmerzen oder eine Steifigkeit der Muskeln, insbesondere des Nackens und/oder Gesichts, gefolgt von Trismus und Dysphagie. Typisch sind die von kranial absteigenden Symptome einer spastischen Tonuserhöhung der Kaumuskulatur (Trismus oder Kieferklemme), Risus sardonicus (spastische Tonuserhöhung der mimischen Muskulatur), sowie der Nacken- und Rückenmuskulatur (Opisthotonus), einschließlich hierdurch bedingter Wirbelkörperfraktur. Innerhalb von 24 Stunden zeigen sich die Symptome des generalisierten Tetanus mit generalisierten Muskelspasmen, Laryngospasmus mit Atemwegsobstruktion sowie häufig einer schweren Funktionsstörung des autonomen Nervensystems mit Tachykardie, Hypertonie, Schwitzen, etc. Auf äußere Reize (akustische, visuelle, taktile etc.) werden reflektorisch Spasmen ausgelöst und verstärkt, mit der Gefahr eines lebensbedrohlichen Laryngospasmus.

Zur Dokumentation des Verlaufs, vor allem aber für klinische Studien dient die Stadieneinteilung nach Ablett, dargestellt in **Tabelle 1**.

Ein **lokaler** Tetanus ist auf die Extremität beschränkt, in der sich die kontaminierte Wunde befindet. Der Patient klagt über Steifigkeit in den Muskeln, insbesondere bei willkürlichen Bewegungen, gefolgt von kontinuierlichen Muskelspasmen, insbesondere in den Muskeln nahe der Wunde. Ein lokaler Tetanus kann lokal beschränkt bleiben, sich aber auch generalisiert entwickeln, hat meist eine gute Prognose und kommt überwiegend bei teilimmunisierten Patienten vor.

Eine Sonderform des lokalen Tetanus ist der **zephale** Tetanus, der typischerweise nach einer Verletzung am Kopf, in Gesicht oder Nacken auftritt, eine besonders kurze Inkubationszeit (1–2 Tage) hat und neben einer ipsilateralen N.-facialis-Parese vor allem einen Trismus und Risus sardonicus als prominente Symptome aufweist.

Differenzialdiagnose

Die Differenzialdiagnosen sind in **Tabelle 2** aufgelistet, vor allem ist zu denken an eine Tetanie im Rahmen einer Hyperkalzämie, an eine Strychninintoxikation, an eine beginnende bakterielle Meningitis (Opisthotonus-Meningismus), an eine dystone Reaktion nach L-Dopa-Hemmern, tonische Anfälle, an eine Katatonie, ein „stiff person syndrome" und an eine Rabies.

Management und Therapie

Der generalisierte Tetanus ist eine Erkrankung mit hoher Letalität (10–20% in westlichen Ländern), deren Manifestation, Komplikationen und Behandlung die Aufnahme auf eine (neurologische) Intensivstation in Intubationsbereitschaft notwendig machen, wo Serum zur quantitativen Bestimmung von Antitetanus-toxoid-Antikörpern (⇔) abgenommen wird, Serum und Harn auf Strychnin untersucht, und eventuell Biperiden (Akineton) 5 mg i.v.

Tabelle 1 Stadieneinteilung des Tetanus nach Ablett

Grad	Ausprägung	Klinik
I	leicht	leichter bis mäßiger Trismus, keine Spasmen, keine oder nur leichte Dysphagie
II	mäßig	mäßiger Trismus, deutliche Rigidität, leichte bis mäßige, kurze Spasmen, Tachypnoe > 30, leichte Dysphagie
III	schwer	schwerer Trismus, generalisierte Tonuserhöhung, prolongierte Spasmen, Tachypnoe > 40, Tachykardie > 120/min, Apnoe-Anfälle
IV	sehr schwer	Grad III plus schwere autonome Dysregulation insbesondere kardiovaskulär mit tachy- und bradykarden Rhythmusstörungen oder Asystolie

Tabelle 2 Differenzialdiagnosen

DD	Maßnahme/Diagnostik
Vergiftung mit Strychnin oder E605	Harn und Serum auf Strychnin Miosis!
Frühdyskinesie/akute dystone Reaktion nach Neuroleptika	1 Amp. Biperiden (z. B. Akineton) i.v.
Beginnende bakterielle Meningitis (Opisthotonus/Meningismus)	Lumbalpunktion
Tonische epileptische Anfälle	EEG
„Stiff-person"-Syndrom	anti-GAD-Antikörper i. S.
Rabies	Bisswunde?
Katatonie	psychiatrische Vorgeschichte?

verabreicht wird, um eine akute dystone Reaktion auszuschließen.

Die Therapie des Tetanus beruht im Wesentlichen auf drei Aspekten:
1. Identifizierung der Eintrittspforte und Wunddébridement,
2. Neutralisierung zirkulierenden Toxins und Immunisierung,
3. supportive/symptomatische Therapie unter Beachtung der möglichen Komplikationen.

Identifizierung der Eintrittspforte:
In Einzelfällen ist ein Tetanus ohne erkennbare Verletzung oder Eintrittspforte berichtet worden. In der überwiegenden Mehrzahl der Fälle gelingt die Identifizierung der Eintrittspforte. Diese muss zur Vermeidung einer fortgesetzten Tetanospasminproduktion umgehend und gründlich chirurgisch saniert werden. Insbesondere avitales Gewebe muss schnellstens aus dem Wundgebiet entfernt werden, da dieses das Wachstum der anaeroben Clostridien (Clostridium tetani) fördert.

Neutralisierung zirkulierenden Toxins und Immunisierung:
1. Gabe von humanem Tetanus Immunglobulin (hTIG)
   Empfohlen wird die Einmalgabe von 500 I.E. i.m.
   Grundsätzlich kann hTIG (z.B. Tetagam) ungebundenes TTX neutralisieren, aber nicht das bereits neuronal gebundene oder endozytierte TTX. Zudem wird hTIG im Rahmen der chirurgischen Wundversorgung zirkulär in die Wundränder injiziert.
   Die intrathekale Applikation von hTIG ist der i.m. Applikation möglicherweise überlegen, die Aussagen hierzu sind aber widersprüchlich (Miranda-Filho et al. 2004) (⇔).
2. Aktive Immunisierung mit Tetanus-Toxoid (TTX-Td)
   Einmalige Gabe von TTX-Td (z.B. Tetanol) i.m. in der Postakutphase (Empfehlung).
   Eine Tetanuserkrankung hinterlässt keine Immunität. Bei unbekanntem Impfstatus oder weniger als drei früheren Immunisierungen wird die Gabe von TTX-Td (Tetanol) nach Stabilisierung des Patienten empfohlen (CDC).
   TTX-Td ist die inaktivierte Form von Tetanospasmin. Die Immunisierung mit TTX-Td soll zusätzlich zum hTIG erfolgen, aber nicht in die gleiche Extremität. Die Gabe von TTX-Td darf auch bei Schwangeren durchgeführt werden.

Antibiotische Therapie

Metronidazol (z.B. Clont, Anaerobex) 500 mg i.v. alle 6 Stunden für die Dauer von 7–10 Tagen zur Eradizierung von Clostridium tetani (⇔).

Bisher konnte nicht gezeigt werden, dass eine antibiotische Therapie Mortalität oder Morbidität beeinflusst. Penicillin G ist ebenfalls gegen Clostridium tetani wirksam und wird in einigen Ländern neben Metronidazol zur antibiotischen Therapie empfohlen. Da Penicillin jedoch ein zentral wirksamer GABA-Antagonist ist, können theoretisch hierdurch in Synergie mit TTX die Muskelspasmen verstärkt werden (CDC 2004).

Behandlung der Spasmen

Benzodiazepine intravenös

Zum Beispiel Diazepam (z.B. Valium; Einzeldosen von 5–10 mg) oder Lorazepam (z.B. Tavor; Einzeldosen 1–2 mg) in oft sehr hohen Tagesdosen (Diazepam bis zu 500 mg)! Zur Sedierung ist auch die kontinuierliche i.v. Infusion von Midazolam (z.B. Dormicum) effektiv (⇑) (Alves Pereira 1993).

Baclofen (Lioresal) intrathekal

Erhaltungsdosis 500–2000 µg/d (⇑)
Baclofen, ein $GABA_B$-Agonist, ist als Antispastikum etabliert. In einigen Fällen von Tetanus wurde eine erfolgreiche intrathekale Behandlung mit Baclofen berichtet. Nach lumbaler Punktion wird ein getunnelter Katheter in den lumbalen Subarachnoidalraum eingebracht. Nach initialem Bolus von 50–200 µg erfolgt eine kontinuierliche Infusion, beginnend mit 20 µg/h, wobei alle 4 Stunden um 5–10 µg/h gesteigert werden sollte, bis eine adäquate Kontrolle der Spasmen erreicht ist. In der Regel werden im Stadium III nach Ablett Tagesdosen um 1600 µg benötigt, maximale Tagesdosen von 2000 µg sind berichtet (Santos et al. 2004). Ab Dosierungen von 500 µg/d muss insbesondere bei rascher Aufdosierung mit einer Ateminsuffizienz gerechnet werden. Bei oraler Gabe werden keine ausreichenden intrazerebralen bzw. medullären Konzentrationen erreicht.

Dantrolen intravenös

Loading dose: 1,5 mg/kg KG, dann 0,5–1,5 mg/kg KG alle 4–6 Stunden für bis zu 3 Wochen, (⇔) positive Einzelfallberichte.

Dantrolen wirkt am Muskel durch Hemmung des Kalziumeinstroms und ist in Einzelfällen erfolgreich zur Behandlung tetanischer Spasmen eingesetzt worden. Es ist nur zugelassen zur Behandlung der malignen Hyperthermie, die Beschaffung kann Probleme bereiten (Reservemedikament), das Medikament ist hepatotoxisch.

Nichtdepolarisierende Muskelrelaxantien

Zum Beispiel Vecuronium, Pancuronium i.v. (⇔)
In vielen Fällen erfordert die Kontrolle der Spasmen, der Laryngospasmus oder die vegetative Symptomatik ohnehin eine Sedierung und Beatmung, in diesen Fällen können auch nichtdepolarisierende Muskelrelaxantien (z.B. Vecuronium, Pancuronium) eingesetzt werden.

Atemwegsmanagement/Frühtracheotomie

Ausmaß der Spasmen, Dysphagie, Tachypnoe, Trismus oder Laryngospasmen erzwingen nicht selten eine rasche orotracheale Intubation und mechanische Ventilation. Die Intubation gelingt meist nur unter tiefer Sedierung (Midazolam, Propofol, Trapanal) und Muskelrelaxierung (z. B. Vecuronium, Pancuronium).

Cave: Arterielle Hypotension!

Je nach Menge der die Wunde kontaminierenden Clostridien und der TTX-Menge kann die Toxinwirkung 4–12 Wochen anhalten. Bei generalisiertem Tetanus mit Dysphagie (ab Stadium II) sollte daher eine Frühtracheotomie erwogen werden.

Vegetative Symptome

1. **Labetalol** (Trendate; 0,25–1 mg/min i.v. als Perfusor, oder 50–100 mg alle 6 Stunden) oder **Esmolol** (Brevibloc; verdünnt auf 10 mg/ml, initial 500 µg/kg KG/min über 2–3 Minuten, Erhaltungsdosis 100–200 µg/kg KG/min)
2. **Clonidin** (z. B. Paracefan 0,2–0,4 mg/d i.v. als Perfusor)
3. **Magnesiumsulfat** i.v. (4 g als Bolus, 2–3 g/h; Ziel: Mg i. S. 4–8 mval/l)

Die Sympathikushyperaktivität führt zu labiler Hypertonie, Tachykardie, Hyperthermie, exzessiver Salivation und exzessiver Produktion von Bronchialsekreten sowie einem hypermetabolischen Zustand. Labetalol wird zur Behandlung der Tachykardie und der Hypertonie (als Folge der sympathischen Überaktivität) empfohlen. Propranolol (sogar in niedrigen Dosen) wurde bei Tetanuspatienten in Zusammenhang mit Herzstillstand und Lungenödem gebracht. Magnesium kann als adjuvante Therapie zur Kontrolle der autonomen Instabilität bei schwerem Tetanus verabreicht werden.

Management

Atemwege

Bei drohendem Laryngospasmus, insbesondere bei bereits manifestem Laryngospasmus muss die schnellstmögliche orotracheale Intubation und mechanische Ventilation erfolgen. Die Intubation gelingt in den meisten Fällen nur unter neuromuskulärer Blockade mit Vecuronium oder Pancuronium (wenig kardiale Nebenwirkungen). Zur Sedierung vor Intubation am besten geeignet erscheinen Midazolam (z. B. Dormicum) oder Propofol, da diese zusätzlich die Muskelspasmen (inklusive Laryngospasmus) reduzieren.

Bei generalisiertem Tetanus ist eine frühzeitige Tracheo(s)tomie zu erwägen, vor allem, wenn eine mechanische Beatmung von mehr als einer Woche antizipiert werden muss. Etwa 50% der Fälle müssen länger als 20 Tage beatmet werden.

Nierenfunktion

Die Sympathikushyperaktivität kann zur Temperaturerhöhung führen, eine durch die Muskelspasmen bedingte Kalium-, CK- und Myoglobin-Erhöhung kann bei einem schweren generalisierten Tetanus das klinische und laborchemische Bild einer Rhabdomyolyse verursachen. Bei solchen Patienten ist besonderes Augenmerk auf die Nierenfunktion zu legen (tägliche Kontrollen von Retentionswerten, CK und Kalium).

Frakturen

Die Spasmen können so massiv sein, dass Frakturen, insbesondere Wirbelkörperkompressionsfrakturen, auftreten können.

Behandlungsdauer

Je nach Menge der die Wunde kontaminierenden Clostridien und des von diesen produzierten Toxins kann die Toxinwirkung 4–12 Wochen anhalten. Dieser Zeitraum ist vor allem für den Zeitpunkt einer ins Auge gefassten Entlassung aus der Intensivstation zu bedenken.

Die häufigste Nebenwirkung sind Schmerzen an der Indikationsstelle. Seltene, aber ernste Komplikationen einer Tetanustoxoid-Boosterimpfung inkludieren
- Anaphylaxie: 1,6/Mill. Impfdosen,
- Plexus-brachialis-Neuropathie: 10/Mill. Impfdosen,
- Guillain-Barre-Syndrom: < 0,4/Mill. Impfdosen.

Ein überstandener Tetanus ist kein Schutz vor einer erneuten Infektion, weshalb jeder Tetanuspatient aktiv geimpft werden soll.

Expertengruppe

Dr. med. K. R. Kessler, Klinik für Neurologie, Klinikum der Johann-Wolfgang-Goethe-Universität Frankfurt
PD Dr. U. Meyding-Lamade, Neurologische Klinik, Ruprecht Karls Universität Heidelberg
PD Dr. B. Pfausler, Medizinische Universitätsklinik für Neurologie Innsbruck
Univ.-Prof. Dr. E. Schmutzhard, Medizinische Universitätsklinik für Neurologie Innsbruck
Federführend: *Univ.-Prof. Dr. E. Schmutzhard, Universitätsklinik für Neurologie, Anichstrasse 35, A-6020 Innsbruck, Tel.: +43 51250423853, Fax: +43 51250424243*
e-mail: erich.schmutzhard@uibk.ac.at

Literatur

Ablett, J. J. L. (1967): Analysis and main experiences in 82 patients treated in the Leeds Tetanus Unit. In: Ellis, M. (Hrsg.), Symposium on Tetanus in Great Britain, Boston Spa, U.K., National Lending Library, 1–10.

Abrutyn, E., J. A. Berlin (1991): Interathecal therapy in tetanus – a meta-analysis. JAMA 226, 2262–2267.

Alves Pereira, A., M. L. Santos, A. Sarmento et al. (1993): Use of midazolam in treatment of tetanus: a study of seventy-five cases. Medicina Intensiva 17 (Suppl. 1), 197.

Axelsson, I. (2002): A Cochrane review on the umbilical cord care and prevention of infections. Antiseptic solutions are not necessary in developed countries but life-saving in developing countries. Lakartidningen 19, 1563–1566.

Bennett, J., C. Ma, H. Traverso et al. (1999): Neonatal tetanus associated with topical umbilical ghee: covert role of cow dung. Intern. J. Epidem. 28, 1172–1175.

Bleck, T. P. (1991): Tetanus: pathophysiology, management, and prophylaxis. Disease-a Month, 551–603.

Buchanan, N., L. Smit, R. D. Cane et al. (1978): Sympathetic overactivity in tetanus: fatality associated with propranolol. Br. Med. J. 2, 254–255.

Centers for Disease Control and Prevention (CDC): Tetanus. Online: http://www.cdc.gov/nip/publications/pink/tetanus.pdf. (Stand 27092004)

Edmondson, R. S., M. W. Flowers MW (1979): Intensive care in tetanus: management, complications, and mortality in 100 cases. Br. Med. J. 1, 401–404.

Ernst, M. E., M. E. Klepser, M. Fouts (1997): Tetanus. Pathophysiology and management. Ann. Pharmacother. 31, 1507–1513.

Gardner, P. (2001): Issues related to the decennial tetanus-diphtheria toxoid booster recommendations in adults. Infect Dis. Clin. North Am. 15, 143–153.

Hsu, S. S., G .Groleau (2001): Tetanus in the emergency department: a current review. J. Emerg. Med. 20, 357–365.

Jefferson, T., M. Rudin, C. Di Pietrantonj (2004): Adverse events after immunisation with aluminium-containing DTP vaccines: systematic review of the evidence. Lancet 4, 84–90.

Medeiros, I., H. Saconato (2001): Antibiotic prophylaxis for mammalian bites. Cochrane Database Syst. Rev. 2, CD001738.

Miranda-Filho, D. B., R. A. Ximenes, A. A. Barone et al. (2004): Randomised controlled trial of tetanus treatment with antitetanus immunoglobulin by intrathecal or intramuscular route. BMJ doi: 101136/bmj.380275603477CC, published 5 March 2004.

Okoromah, C. N., F. E. Lesi (2004): Diazepam for treating tetanus. Cochrane Database Syst. Rev. 1, CD003954.

Pfausler, B., A. Kampfl, H. P. Haring, K. Berek, G. Luef, E. Schmutzhard (1993): Verlauf und Management des Tetanus. Wr. Klin. Wschr. 105, 527–529.

Santos, M. L. A. Mota-Miranda, A. Alves-Pereira, A. Gomes, J. Correia (2004): Intrathecal baclofen for the treatment of tetanus. Clin. Infect Dis. 38, 321–328.

Smalheiser, S., D. A. Levine (2004): An „inexcusable" case of muscle rigidity and shortness of breath. Ann Intern Med 141, 162–163.

Steinegger, T., M. Wiederkehr, H. P. Ludin, F. Roth (1996): Elektromyographie zur Diagnose des Tetanus. Schw. Med. Wschr. 126, 379–385.

Wilhelm, L., S. K. W. Wiersbitzky, F. Podmelle (2004): Impfschutz bei Stich- und Bissverletzungen im Gesichtsbereich. Klein. Monatsbl. Augenheilkd. 221, 677–682.

Botulismus

Was gibt es Neues?

- Überwachung/Behandlung auf einer Intensivstation (⇑).
- Magnesiumgabe ist bei Botulismus kontraindiziert (⇓).

Die wichtigsten Empfehlungen auf einen Blick

- Überwachung/Behandlung auf einer Intensivstation (**A**)
- Bei Wundbotulismus: Wunddébridement und antibiotische Therapie (**B**)
- Magenspülung, Einläufe, properistaltische Behandlung (**C**)
- Symptomatische Therapie mit Cholinesterase-Hemmern (**C**)
- Magnesiumgabe ist kontraindiziert (**B**)
- Trivalentes Antitoxin (vom Pferd; Serotyp A, B, E): nur innerhalb der ersten 24 Stunden wirksam (**B**)
- Hypersensitivitätsreaktionen bei bis zu 9% der Patienten (**B**), eine vorherige Intrakutantestung wird empfohlen (**B**)

Definition und Basisinformation

Botulismus wird durch Neurotoxine hervorgerufen, die von dem anaeroben sporenbildenden Bakterium Clostridium botulinum produziert werden. Botulinumtoxine hemmen die Ausschüttung von Acetylcholin in den motorischen Endplatten, aber auch andere cholinerge Systeme sind betroffen. Die Hauptsymptomatik des Botulismus ist charakterisiert durch eine schlaffe symmetrische, meist absteigende Tetraparese mit bulbärem Beginn (Diplopie, Dysarthrie, Dysphagie) und Beteiligung des autonomen Nervensystems (anticholinerge Effekte wie Mydriasis, Mundtrockenheit).

Botulinumtoxine (BTX) können auf verschiedenen Wegen in den Körper gelangen und Botulismus verursachen: Durch mit BTX verunreinigte Nahrungsmittel, heute meist Konserven (Nahrungsmittelbotulismus), durch eine Wundbesiedelung mit Clostridium botulinum (Wundbotulismus) oder durch eine Darmbesiedelung mit Clostridium botulinum, die in der Regel nur bei Neugeborenen vorkommt (Neugeborenenbotulismus), aber in Einzelfällen auch bei Erwachsenen beschrieben wurde.

Diagnostik

Botulismus wird häufig (zu) spät diagnostiziert, insbesondere bei sog. Indexpatienten (erster Patient eines Botulismusausbruchs bzw. einziger Botulismuspatient).

Die Diagnose ist in erster Linie anamnestisch (Verzehr von eingemachten, konservierten Produkten bzw. Auftreten einer ähnlichen Symptomatik in der Familie oder Umgebung) und klinisch (s. o.) zu stellen.

Bei Verdacht sollte unverzüglich versucht werden, das Botulinumtoxin aus Stuhl und Serum (eventuell auch aus Mageninhalt bzw. asservierten Nahrungsmitteln) mittels Maus-Inokulationstest nachzuweisen, vor allem, um den Toxintyp zu differenzieren. Die Ausbeute ist aber gering, BTX wird im Serum oder im Stuhl von Patienten mit Nahrungsmittelbotulismus in weniger als 50% nachgewiesen! Das Ergebnis der Tests sollte nicht abgewartet werden, bei hinreichendem Verdacht ist die Therapie sofort einzuleiten, da insbesondere die Gabe von Antitoxin zeitkritisch ist (s. u.).

Methoden des in-vitro-Nachweises von Botulinumtoxin mittels ELISA oder PCR müssen derzeit noch als experimentell bezeichnet werden.

Beim Wundbotulismus wird aus Wundmaterial eine anaerobe Kultur angelegt.

Tabelle 1 listet weitere zusatzdiagnostische Tests auf, die auch zur differenzialdiagnostischen Einordnung dienen.

Epidemiologie

Botulismus kommt weltweit vor. Er tritt in der Regel in kleinen Epidemien (3–5 Fälle) oder in Einzelfällen auf. Er ist nicht übertragbar, Epidemien beruhen auf dem Genuss des gleichen kontaminierten Lebensmittels durch mehrere Personen.

Verdacht, Erkrankung und Tod sind meldepflichtig in Deutschland nach § 6(1) IfsG!

Inzidenzen:

- Deutschland: im Durchschnitt 14 Fälle/Jahr (1989–1998; Spanne: 4–23 Fälle/Jahr)
- Österreich: Einzelfälle
- Italien: ca. 36 Fälle/Jahr (1989–1998; Spanne 1–58 Fälle/Jahr)

Tabelle 1 Diagnostische Tests bei Verdacht auf Botulismus

Test	Botulismus bestätigendes Ergebnis
Initiale Tests	
Neuroimaging	normal
Lumbalpunktion	normal
Elektromyographie (mehrere Muskeln sind zu untersuchen)	reduzierte Amplitude des Aktionspotenzials
EMG mit repetitiver Nervenstimulation (20–50 Hz)	Inkrement
Repetitive Nervenstimulation	kein oder nur geringes Dekrement mit niedriger Frequenz (5 Hz)
Tensilon-Test (Edrophonium-Chlorid)	negativ
Konfirmatorische Tests	
Maus-Inokulationstest für Toxinnachweis (Serum, Stuhl, Mageninhalt, Nahrungsmittel)	positiv
Einzelfaser-EMG	pathologischer Jitter
Stuhlkultur für Clostridium botulinum (bei Neugeborenem- und adultem infektiösen Botulismus)	positiv
Kultur aus Wundsekret/Wundinhalt (nur Wundbotulismus)	positiv

Während in Deutschland fast ausschließlich Fälle von Nahrungsmittelbotulismus gemeldet wurden, ist in den U.S.A. (100–110 Fälle/Jahr) der Neugeborenenbotulismus (70 % der Fälle) am häufigsten, gefolgt von Nahrungsmittel- (25 %) und Wundbotulismus (5 %).

BTX kann als Aerosol über die Lungen absorbiert werden und zum Botulismus führen, was nur für den Einsatz als biologische Waffe (Bioterrorismus) von Interesse ist.

Pathogenese und Pathomechanismus

Clostridien sind anaerobe, grampositive, sporenbildende Bakterien, die weltweit in der Erde vorkommen. Clostridium-botulinum-Sporen sind hitzeresistent und überleben alle Konservierungsmethoden, die üblicherweise nichtsporenbildende Organismen abtöten. Unter den anaeroben Bedingungen der konservierten Nahrungsmittel entwickeln sich die Sporen, Clostridien vermehren sich und produzieren letztlich das potente Neurotoxin, welches im Gegensatz zu den Sporen hitzelabil ist. Die Vermehrung der Clostridien wird durch ein relativ gering saures Milieu (pH > 4,6) erleichtert, vor allem, wenn große Teile der konservierten Nahrungsmittel solide sind.

Clostridium botulinum ist eine einzelne Bakterienspezies mit zumindest drei genetisch unterscheidbaren Subspezies, die sieben biochemisch verschiedene Serotypen (A-G) von BTX produzieren. Beim Menschen sind vor allem die Clostridium-Spezies von Bedeutung, die die Serotypen A, B und E produzieren. Während in Deutschland typischerweise BTX-A und -E für die menschlichen Botulismusfälle verantwortlich sind, ist in Italien fast ausschließlich BTX-B für Nahrungsmittelbotulismus verantwortlich. Die beiden seltenen Clostridien-Spezies Clostridium baratii (BTX-F) und Clostridium butyricum (BTX-E) wurden ebenfalls als Ursache von menschlichem Botulismus identifiziert.

Das BTX wird mit dem Blutstrom verteilt (ausgehend vom Magen-Darm-Trakt bzw. von den anaeroben Anteilen im Bereich der Verletzung) und endoneuronal in die peripheren cholinergen präsynaptischen Nerventerminale aufgenommen. Hier wirkt es als Protease und inaktiviert spezifisch und je nach Serotyp an unterschiedlichen Stellen den Proteinkomplex SNARE, der die Fusion der Transmittervesikel mit der präsynaptischen Membran bewirkt, so dass die Azetylcholin-Ausschttung blockiert wird. Dadurch erklären sich die Hauptsymptome des Botulismus, die Muskelschwäche und andere anticholinerge Effekte mit autonomer Mitbeteiligung.

Der Effekt des Toxins wird zunächst durch Neubildung cholinerger Synapsen („sprouting") überwunden (Dauer mindestens 2–3 Wochen), im weiteren Verlauf wird durch Neusynthese des SNARE-Komplexes die Funktion der originären Synapsen wiederhergestellt (Dauer ca. 8–16 Wochen) und die „sprouts" retrahiert.

Botulinumtoxin ist das potenteste natürliche Gift. Circa 100 ng sind bei oraler Einnahme für den Menschen tödlich. Dies bedeutet, dass nur 1 mg BTX für 10 Mio. Menschen letal wäre, und das entspricht der etwa 100000-fachen Toxizität des Nervengiftes Sarin.

Klinik/Leitsymptome

Nahrungsmittelbotulismus

Nahrungsmittelbotulismus ist in Deutschland, Österreich und der Schweiz die bei weitem häufigste Form, meist verursacht durch BTX der Serotypen A und E.

Die Erkrankung entsteht durch Ingestion eines toxinhaltigen Nahrungsmittels, das Toxin wird enteral resorbiert. Meist handelt es sich um hausgemachte Fleisch- und Gemüsekonserven, in sehr seltenen Fällen waren kommerzielle Produkte, nämlich konservierte, relativ wenig saure (pH > 4,6) Nahrungsmittel wie Gemüse, Fleisch, Fisch, Chilischoten, in Öl eingelegter Knoblauch, Käsesaucen, eingelegte Zwiebeln sowie Fisch und andere Meerestiere die Intoxikationsquelle.

Die Inkubationszeit ist kurz (meist 18–36 Stunden; Minimum 8 Stunden, Maximum 8 Tage) und steht in reziprokem Verhältnis zur Toxinmenge.

Wundbotulismus

Wundbotulismus ist eine Rarität und wird ähnlich wie Tetanus durch die Besiedelung von Wunden (inklusive Nadelstichverletzungen bei i.v. Drogenabhängigen) mit

Clostridium botulinum verursacht, die lokal Toxin (meist Serotyp A) produziert, das dann zu einer systemischen Intoxikation führt. Die Inkubationszeit beim Wundbotulismus beträgt typischerweise 7 Tage (4-14 Tage).

Neugeborenenbotulismus

Der Neugeborenenbotulismus ist weltweit die häufigste Form. Auftreten meist um den 2. Lebensmonat. Hierbei handelt es sich um eine enterale Kolonisierung mit Clostridium botulinum nach oraler Aufnahme der Sporen. Eine typische Quelle der Sporen ist Honig, der daher grundsätzlich nicht Kindern unter 2 Jahren gegeben werden sollte. In vielen Fällen lässt sich jedoch die Herkunft der Sporen nicht ermitteln. Die Klinik ist meist relativ blande, gekennzeichnet durch Ptosis, Adynamie, muskuläre Hypotonie und Trinkschwäche.

Gelegentlich wird noch eine vierte Form, nämlich die des intestinalen Botulismus bei Erwachsenen, unterschieden. Diese sehr seltene Form tritt nur nach vorausgehender breitbandantibiotischer Therapie mit Zerstörung der natürlichen gastrointestinalen Flora auf (eventuell bei vorbestehender gastrointestinaler Vorerkrankung, abdominaler Chirurgie oder ähnlichem).

Alle drei (vier) Formen des Botulismus zeigen (mit Ausnahme der unterschiedlichen Inkubationszeiten) eine ähnliche neurologische und systemische Symptomatik. Der Nahrungsmittelbotulismus beginnt typischerweise mit gastrointestinalen Symptomen (Übelkeit, Erbrechen, abdominelle Krämpfe, Diarrhoe), gleichzeitig oder im Gefolge treten oculomotorische und bulbäre Paresen (Ptose, Doppelbilder, Dysarthrie, Dysphagie) sowie autonome Symptome (Mydriasis, Mundtrockenheit) hinzu. In unterschiedlichem Ausmaß kommt es dann zu einer absteigenden Schwäche der Extremitäten sowie der Atemhilfsmuskulatur. Die Symptome sind typischerweise rein motorisch bzw. autonom, sensible Ausfälle kommen nicht vor, aber Parästhesien werden von einigen Patienten angegeben. Zu beachten ist zudem, dass bei bis zu 10 % der Patienten Vigilanzstörungen auftreten können, ob als Folge einer Hyperkapnie bei Hypoventilation oder aber durch eine zentrale anticholinerge Toxinwirkung ist ungeklärt.

Die Auftretenshäufigkeit der wesentlichen Symptome sind in **Tabelle 2** aufgelistet (modifiziert nach Tacket u. Rogawski 1989). Ein illustratives Fallbeispiel beschreibt das epidemiologische Bulletin (17.1.2003, Nr. 3) des Robert-Koch-Instituts. (online: http://www.rki.de/INFEKT/EPIBULL/2003/03_03.PDF)

Differenzialdiagnose

Iatrogener Botulismus

BTX Typ A und B werden zunehmend häufig zur Therapie muskulärer Hyperaktivität eingesetzt. Insbesondere bei pharynxnaher Anwendung (Antecollis) oder hochdosierter Gabe (z. B. Behandlung der Spastik) kann es durch lokale Diffusion oder ungewollten systemischen Übertritt innerhalb 2-14 Tagen zum Auftreten eines iatrogenen Botulismus kommen. Medikamentenanamnese (**Tabelle 3**)!

Management/Therapie des Botulismus

Management des individuellen Patienten

Die Wirkung von BTX kann bis zu 12 Wochen anhalten, die Erholung von den Paresen (mit Atrophien!) kann in schweren Fällen Monate dauern. Daher ist in vielen Fällen eine langwierige symptomatische Behandlung erforderlich. Botulismus hinterlässt jedoch in der Regel keine bleibenden Schäden. Das Management beschränkt sich im Wesentlichen auf supportive Maßnahmen.

Supportive Maßnahmen:
1. Überwachung/Behandlung auf Intensivstation (⇑)
   Patienten mit Botulismusverdacht müssen zumindest in den ersten Tagen intensivmedizinisch überwacht werden. Grund sind die bulbäre Symptomatik mit Gefahr der Aspiration und Atemlähmung sowie die auto-

Tabelle 2 Symptomatik des Botulismus

Gastrointestinale Symptome	
Nausea	
Diarrhoe (häufig frühzeitig)	
Obstipation (typischerweise später im Verlauf)	73%
Nausea	64%
Erbrechen	59%
Abdominale Krämpfe	42%
Diarrhoe (häufig frühzeitig)	19%
Neurologische Symptome	
Dysphagie	96%
Mundtrockenheit	93%
Doppelbilder/Verschwommensehen	91%
Dysarthrie	84%
Atemnot (bis zur Beatmungspflichtigkeit)	60%
Absteigende Arm- und Beinparesen	70%
Akkomodationsstörungen	65%
Mydriasis	44%
Nystagmus	22%
Parästhesien	14%
Vigilanzstörung	10%
Ferner: Ptose, beidseitige schlaffe Nervus-facialis-Parese Fehlender Schluckreflex Mydriasis Nystagmus Schluckreflex, Hypo- bis Areflexie	

Tabelle 3 Weitere wesentliche Differenzialdiagnosen zum Botulismus mit den klinischen Merkmalen, welche für den Botulismus untypisch sind, sowie der wichtigsten Diagnostik zur Abgrenzung

	Klinik anders als beim Botulismus	Diagnostik
Myasthenia gravis	• Belastungsabhängigkeit • langsamere Progredienz	Dekrement ACh-Rez.-Ak
Guillain-Barré-Syndrom	• von distal aufsteigend • fazialer/bulbärer Beginn äußerst selten!	LP: zytoalbuminäre Dissoziation NLG: F-Wellen Persistenz reduziert C.-jejuni-Ak
Miller-Fisher-Syndrom	• Ataxie	LP: zytoalbuminäre Dissoziation
Diphtherie	• prodromal Schwäche, Fieber, Dysphagie, Halsschmerzen • Belege auf Tonsillen, Pharynx	mikrobiologisch: Abstrich!
Poliomyelitis (bulbäre Polio!)	prodromal: Fieber, Kopfschmerz, Myalgien, meningeale Symptome	LP: entzündlich

nomen Störungen. Die Intensivmedizin hat in den letzten 40 Jahren substantiell zur Reduktion der Botulismussterblichkeit beigetragen.

2. Wunddébridement (nur bei Wundbotulismus) und Antibiose (⇑)
   Bei Wundbotulismus muss ein ausgiebiges chirurgisches Débridement durchgeführt werden und eine antibiotische Therapie mit Penicillin G durchgeführt werden.
3. Magenspülung
   Nach Sicherung der Atmung und Atemwege wird bei Patienten mit sehr kurzer Inkubationszeit (Stunden) eine Magenspülung durchgeführt, um eventuell noch kontaminierte Nahrungsreste zu entfernen.
4. Einläufe/properistaltische Behandlung (⇔)
   Obwohl immer wieder diskutiert, konnte nicht schlüssig werden, dass Einläufe oder properistaltisch wirksame Substanzen den Verlauf beeinflussen.
5. Cholinesterase-Hemmer (z. B. Neostigmin i.v.) (⇔)
   Eine symptomatische Therapie mit Cholinesterase-Hemmern (z. B. Neostigmin 2–6 mg/24 h i.v.) erscheint sinnvoll, ihre Auswirkung auf Intensivpflichtigkeit, Morbidität und Mortalität ist jedoch noch nie Gegenstand einer prospektiven Studie gewesen. Die Behandlung kann die intestinalen Krämpfe und Diarrhoen verstärken.
6. Magnesiumgabe kontraindiziert!
   Magnesium muss aufgrund der theoretischen Möglichkeit, dass hohe Magnesiumspiegel die Wirkung von Botulinumtoxin erhöhen, vermieden werden (⇓).

Spezifische Maßnahmen:
Botulismusantitoxin vom Pferd (nur innerhalb der ersten 24 Stunden wirksam!)
Die Verabreichung von Botulismusantitoxin ist die einzige spezifische pharmakologische Maßnahme. Die intravenös verabreichten Antitoxine neutralisieren ausschließlich noch nicht an Nervenendigungen gebundene Toxinmoleküle und sind daher nur in den ersten 24 Stunden nach Einnahme des toxinhaltigen Nahrungsmittels sowie bei Wundbotulismus zu empfehlen.

Das derzeit zugelassene Antitoxin stammt vom Pferd und ist trivalent, also gegen die Serotypen A, B und E wirksam. Die Dosis beträgt eine Ampulle (= 7500 IE Typ A, 5500 IE. Typ B und 8500 IE Typ E Antitoxin).

Die Antitoxine haben eine Halbwertszeit von 5–8 Tagen.

Cave: Hypersensitivitätsreaktionen bis hin zur Anaphylaxie wurden bei bis zu 9% der Patienten berichtet! Eine vorherige Intrakutantestung wird empfohlen.

Management eines Botulismusausbruchs

Bei einem Botulismusausbruch müssen so rasch wie möglich die Gesundheitsbehörden verständigt werden, um die Quelle der Kontamination zu lokalisieren und entsprechende Maßnahmen einzuleiten.

Bei Exposition einer großen Zahl von Menschen gegenüber Botulinumtoxin (via Aerosol – biologische Waffen!?) ist es entscheidend, rechtzeitig ausreichende intensivmedizinische Kapazitäten inklusive Beatmungsplätzen zur Verfügung zu stellen. Daneben muss so schnell wie möglich (innerhalb von 24 Stunden) allen dem Aerosol exponierten Personen Antitoxin verabreicht werden. In einem Experiment der US-Armee mit Toxinexposition (via Aerosol) gegenüber Rhesusaffen war der entscheidende Faktor die rechtzeitige Verfügbarkeit einer mechanischen Ventilation, erst in zweiter Linie die frühzeitige Verabreichung von Antitoxin.

Nicht zugelassene Botulismustoxoid-Vakzine müssen Monate vor der Exposition verabreicht werden, sie verleihen nur eine relativ kurz dauernde Immunität und sind derzeit nur für Hochrisikopersonen in Einzelfällen in Anwendung.

Wenn Botulismus als Epidemie auftritt, müssen alle potenziellen, asymptomatischen Kontaktpersonen sehr eng überwacht werden. Eine prophylaktische Gabe von Antitoxin ist nicht indiziert, sollte jedoch beim Auftreten der ersten Symptome nach stationärer Aufnahme unverzüglich erfolgen.

Expertengruppe

Dr. med. K. R. Kessler, Klinik für Neurologie, Klinikum der Johann-Wolfgang-Goethe-Universität Frankfurt am Main
PD Dr. U. Meyding-Lamade, Neurologische Klinik, Ruprecht Karls Universität Heidelberg

PD Dr. B. Pfausler, Medizinische Universitätsklinik für Neurologie Innsbruck

Univ.-Prof. Dr. E. Schmutzhard, Medizinische Universitätsklinik für Neurologie Innsbruck

Federführend: *Univ.-Prof. Dr. E. Schmutzhard, Universitätsklinik für Neurologie, Medizinische Universität Innsbruck, Anichstrasse 35, A-6020 Innsbruck, Tel.: +43 512 504 23853, Fax: +43 512 504 24243*

e-mail: erich.schmutzhard@uibk.ac.at

Literatur

Angulo, F. J., J. Getz, J. P. Taylor et al. (1998): A large outbreak of botulism: the hazardous baked potato. J. Infect Dis. 178, 172–177.

Aureli, P., L. Fenicia, B. Pasolini et al. (1986): Two cases of type E infant botulism caused by neurotoxigenic Clostridium butyricum in Italy. J. Infect Dis. 154, 207–211.

Bhatia, K. P., A. Munchau, P. D. Thompson et al. (1999): Generalised muscle weakness after botulinum toxin injection for dystonia: A report of three cases. J. Neurol. Neurosurg. Psychiatry 67, 90–94.

Binz, T., H. Kurazono, M. Willie et al. (1990): The complete sequence of botulinum neurotoxin type A and comparison with other clostridial neurotoxins. J. Biol. Chem. 265, 9153–9158.

Black, R. E., R. A. Gunn (1980): Hypersensitivity reactions associated with botulinal antitoxin. Am. J. Med. 69, 567–570.

Botulism (foodborne)-by year, United States, 1975–1994 (1995). MMWR Morb. Mortal Wkly. Rep. 43, 22.

Botulism in the United States; 1899–1996. Handbook for Epidemiologists, Clinicans, and Laboratory Workers (1998). Centers for Disease Control and Prevention. National Center for Infectious Diseases, Division of Vacterial and Mycotic Diseases.

Brin, M. F. (1997): Botulinum toxin: chemistry, pharmacology, toxicity, and immunology, Muscle Nerve S6, 146–168.

Bruno, S. (1998): Botulism caused by Italian bottled vegetables. Lancet 352, 884.

CDC (2003): Infant botulism – New York City, 2001–2002. MMWR 52, 21–24.

Chang, G. Y., G. Ganguly (2003): Early Antitoxin Treatment in Wound Botulism Results in Better Outcome. Eur. Neurol. 49, 151–153.

Cole, L. A. (1996): The specter of biological weapons. Sci. Am. 275, 60–65.

Elmore, M. J., R. A. Hutson, M. D. Collins et al. (1995): Nucleotide sequence of the gene encoding for proteolytic (Group 1) Clostridium botulinum type F neurotxin: genealogical comparison with other clostridial neurotoxins. Systematic and Applied Microbiology 18, 23–31.

Griffin, P. M., C. L. Hatheway, R. B. Rosenbaum et al. (1997): Endogenous antibody production to botulism toxin in an adult with intestinal colonization botulism and underlying Crohn's disease. J. Infect. Dis. 175, 633–637.

Hatheway, C. L., J. D. Snyder, J. E. Seals et al. (1984): Antitoxin levels in botulism patients treated with trivalent equine botulism antitoxin to toxin types A, B, and E. J. Infect. Dis. 150, 407–412.

Kessler, K. R., B. Pfausler (2004): Tetanus und Botulismus. In: Neurolog. Notfall und Intensivmedizin. Sitzer, M., S. v. Stuckrad-Barre, E. Schmutzhard (Hrsg.). Urban & Fischer, München, 208–210.

Kudrow, D. B., D. A. Henry, D. A. Haake et al. (1998): Botulism associated with Clostridium botulinum sinusitis after intranasal cocaine abuse. Ann. Intern. Med. 109, 984–985.

Mac Donald, K. L., R. F. Spengler, C. L. Hatheway et al. (1985): Type A botulism from sauteed onions. Clinical and epidemiologic observations. JAMA 253, 1275–1278.

Maselli, R. A., W. Ellis, R. N. Mandler et al. (1997): Cluster of wound botulism in California: Clinical, electrophysiologic, and pathologic study. Muscle Nerve 20, 1284–1295.

Passaro, D. J., S. B. Werner, J. McGee et al. (1998): Wound botulism associated with black tar heroin among injecting drug users. JAMA 279, 859–863.

Sandrock, C. E., S. Murin (2001): Clinical predictors of respiratory failure and long-term outcome in black tar heroin-associated wound botulism. Chest 120, 562–566.

Schmutzhard, E. (2000): Entzündliche Erkrankungen des Nervensystems. Thieme, Stuttgart.

Shapiro, R. L., C. Hatheway, J. Becher et al. (1997): Botulism surveillance and emergency response: a public health strategy for a global challenge. JAMA 278, 433–435.

Shapiro, R. L., C. Hatheway, D. L. Swerdlow (1998): Botulism in the United States: A clinical and epidemiologic review. Ann. Intern. Med. 129, 221–228.

St. Louis, M. E., S. H. Peck, D. Bowering et al. (1988): Botulism from chopped garlic: delayed recognition of a major outbreak. Ann. Intern. Med. 108, 363–368.

Szabo, E. A., J. M. Pemberton, A. M. Gibson et al. (1994): Polymerase chain reaction for detection of Clostridium botulinum types A, B, and E in food, soil and infant faeces. J. Appl. Bacteriol. 76, 539–545.

Tacket, C. O., W. X. Shandera, J. M. Mann et al. (1984): Equine antitoxin use and other factors that predict outcome in type A foodborne botulism. Am. J. Med. 76, 794–798.

Tacket, C. O., M. A. Rogawski (1989): Botulism. In: Simpson, L. L. (ed.), Botulinum neurotoxin and tetanus toxin. Academic Press, San Diego, 351–378.

Townes, J. M., P. R. Cieslak, C. L. Hatheway et al. (1996): An outbreak of type A botulism associated with a commercial cheese sauce. Ann. Intern. Med. 125, 558–563.

Werner, S. B., D. Passaro, J. McGree et al. (2003): Wound botulism in California, 1951–1998. Recent epidemic in heroin injectors. Clin. Infect Dis. 31, 1018–1024.

Whelan, S. M., M. J. Elmore, N. J. Bodsworth et al. (1992a): The complete amino acid sequence of Clostridium botulinum type-E neurotoxin, derived by nucleotide-sequence analysis of the encoding gene. Eur. J. Biochem. 204, 657–667.

Whelan, S. M., M. J. Elmore, N. J. Bodsworth et al. (1992b): Molecular cloning of the Clostridium botulinum structural gene encoding the type B neurotoxin and determination of its entire nucleotide sequence. Appl. Environ. Microbiol. 58, 2345–2354.

Wound botulism-California 1995 (1995). MMWR Morb. Mortal Wkly. Rep. 44, 889–892.

Xiaoqi, M., K. Tadahiro, Z. Kaiyong et al. (1997): Characterisation of a neurotoxigenic Clostridium butyricum strain isolated from the food implicated in a outbreak of food-borne type E botulism. J. Clin. Microbiol. 35, 2160–2162.

Kopfschmerzen und andere Schmerzen

Diagnostik und apparative Zusatzuntersuchungen bei Kopfschmerzen

Die wichtigsten Empfehlungen auf einen Blick

Während bei schon langjährig bestehenden, konstanten und nach den Kriterien der IHS gut einzuordnenden primären Kopfschmerzen eine kraniale Bildgebung in der Regel nicht erforderlich ist (**A**), sollte sie in den folgenden Fällen erfolgen:
- Erstmanifestation einer Kopfschmerzerkrankung mit untypischem Charakter (**B**),
- atypischer klinischer Verlauf (**A**),
- zunehmende Schmerzintensität oder sich ändernder Schmerzcharakter bei bekanntem Kopfschmerzsyndrom (**B**),
- zusätzliches Auftreten neurologischer Symptome/Ausfälle (**A**),
- Angst des Patienten (nicht Phobie) vor schwerwiegenden zugrunde liegenden Erkrankungen wie Tumoren etc. (**B**).

Bei typischer Klinik und normalem neurologischen Befund ist die Wahrscheinlichkeit von irrelevanten Zufallsbefunden höher als die Wahrscheinlichkeit, behandlungswürdige Befunde zu erheben (**A**). Wenn eine Bildgebung erfolgt, ist – abhängig von der Verdachtsdiagnose und dem Zeitverlauf – eine kranielle Kernspintomographie meist dem CCT vorzuziehen. Wenn ein CCT durchgeführt wird (meist zum Ausschluss einer akuten Blutung oder Darstellung der knöchernen Schädelbasis), ist eine Kontrastmittelgabe meist entbehrlich (**B**).

Bei Kopfschmerzen ist ein EEG nur bei Verdacht auf ein epileptisches Geschehen indiziert (**A**). EVOPs, autonome Testung, Algesiometrie, NLGs und EMG sind zur Diagnostik von primären Kopfschmerzen nicht geeignet (**B**), jedoch zur Untersuchung symptomatischer Kopfschmerzen häufig nötig. Das Gleiche gilt für den transkraniellen Doppler/die Duplexsonographie. Eine extrakranielle Doppler/Duplexsonographie ist zum Ausschluss eines Dissekats ggf. sinnvoll (**B**).

Definition und Problematik

Beim Leitsymptom Kopfschmerz sind, abhängig von der Fragestellung und der Gesamtsituation, verschiedene apparative Zusatzuntersuchungen indiziert und nötig. Grundsätzlich muss unterschieden werden zwischen der Diagnose eines sekundären Kopfschmerzes (z. B. nach Schädel-Hirn-Trauma) und einem primären Kopfschmerz (Headache Classification Committee of the International Headache Society 2004). Während bei ersterem häufig eine zerebrale Bildgebung oder ein EEG, z. B. bei Verdacht auf symptomatische Anfälle oder neurophysiologische Untersuchungen (z. B. Blinkreflex), nötig sind, liegt die Situation bei **primären Kopfschmerzen** – Spannungskopfschmerz, Migräne oder Cluster-Kopfschmerz – prinzipiell anders.

Evidenzbasierte Empfehlungen sind auf Grund der spärlichen Studienlage naturgemäß schwierig zu erstellen. Im Folgenden soll eine Empfehlung auf der Basis der vorhandenen Literatur erstellt werden, auf die sonst übliche Einteilung der Evidenz (Pfeile nach oben oder unten) wird zugunsten einer, im Konsens der Autoren erreichten, Empfehlungsstärke (**A-C**) auf der Basis der vorhandenen Literatur und den Konsensempfehlungen der Europäischen Neurologischen Gesellschaft (EFNS) verzichtet (Sandrini et al. 2004).

Diagnostik

Beim Leitsymptom Kopfschmerz beruht die klinische Diagnose auf der Anamnese- und Beschwerdeschilderung des Patienten und dem klinischen Befund. Entscheidend ist der erste Schritt: die Differenzierung zwischen einem primären oder idiopathischen und einer sekundären, symptomatischen Kopfschmerzform. Beim sekundären Kopfschmerz ist der Schmerz Symptom eines spezifischen Syndroms (Tumor, Trauma, Blutung, Entzündung), beim primären Kopfschmerz ist der Schmerz selber das Syndrom. Schwierigkeiten können im Falle der primären Kopfschmerzsyndrome, bei denen definitionsgemäß die neurologische Untersuchung und die Routinediagnostik normal sind, dann auftreten, wenn es sich um die Erstmanifestation handelt oder die Anamnese nicht eindeutig ist. Die Internationale Kopfschmerzgesellschaft unterscheidet mehrere Dutzend verschiedene Kopfschmerzsyndrome. Daraus folgt, dass man in der Diagnose ausschließlich auf eine differenzierte Anamnese des Patienten angewiesen ist. Entscheidend sind solche Angaben wie Lokalisation, Dauer, Frequenz der Kopfschmerzen und eventuelle Begleitsymptome.

Allgemeine Untersuchung

- Neurologischer Status, insbesondere Hirnnerven
- Trigeminaler Nervenaustritt (SNAP)/Bulbusdruck- und Bewegungsschmerz
- Beweglichkeit der HWS, Druckschmerzhaftigkeit der perikraniellen Muskulatur
- Klopf- und Druckschmerz der Kalotte
- Schmerzen/Knacken bei Kieferöffnung
- Beurteilung Schleimhäute, Zahnstatus, Kieferokklusion
- Ertasten A. temporalis superficialis
- Messung des Blutdrucks

Zusätzlich Durchführung einer apparativen Diagnostik, sofern der Kopfschmerz atypisch ist oder in der Akutphase außer dem Kopfschmerz andere neurologische Symptome bestehen. Einer der wichtigsten Faktoren, die über den Einsatz einer apparativen Diagnostik entscheiden, ist die zeitliche Entwicklung des Leitsymptoms Kopfschmerz (Olesen et al. 1999) und die Abfolge möglicher neurologischer Symptome im Rahmen einer begleitenden Aura. Typisch dabei ist die Entstehung der Symptome über Minuten und die Änderung dieser Symptome über die nächsten 10–60 Minuten. Visuelle Symptome (Lichtblitze bzw. Fortifikationsfiguren) sind das häufigste Symptom bei einer Aura, deutlich seltener und sich häufig aus der visuellen Aura entwickelnd kommt es zu sensiblen Symptomen, einer motorischen Aphasie oder motorischen Lähmung (Russell u. Olesen 1996).

Apparative Zusatzuntersuchung

In einer 1994 publizierten Metaanalyse konnte das Quality Standards Subcommittee of the American Academy of Neurology (AAN 1994) zeigen, dass bei Patienten (n = 897) mit dem Leitsymptom einer typischen Migräne (diagnostiziert nach den IHS-Kriterien) und normalem neurologischen Untersuchungsbefund die zerebrale Bildgebung in nur 0,2% der Fälle pathologisch ist. Dies entspricht der Inzidenz zufälliger Befunde im NMR bei symptomlosen Probanden (n = 1000), die vor einiger Zeit publiziert wurde (Katzman et al. 1999). Bei Patienten, die wegen des Leitsymptoms Kopfschmerz, der nicht einer Migräne entspricht (n = 1825) gescannt werden, findet sich trotz normalem neurologischen Befund eine Pathologie in 2,4% der Fälle (AAN 1994). Vorausgesetzt, der neurologische Untersuchungsbefund ist normal, liegt die Trefferquote der zerebralen Kernspintomographie mit 14% bei Patienten mit atypischen oder nicht klassifizierbaren Kopfschmerzen am höchsten (Wang et al. 2001). Bei zusätzlichen Beschwerden oder fokalneurologischen Befunden steigt die Trefferquote nochmals signifikant (Frishberg et al. 2002). Zusammenfassend ist bei primären Kopfschmerzsyndromen mit typischer Klinik und normalem neurologischen Befund eine zerebrale Bildgebung verzichtbar.

Die EFNS Task Force (Sandrini et al. 2004) publizierte 2004 auf der Basis einer eigens hierfür durchgeführten Metaanalyse evidenzbasierte Vorschläge zum Einsatz apparativer Zusatzuntersuchungen bei nichtakuten Kopfschmerzen. Hiernach ist eine Bildgebung nur bei untypischen Kopfschmerzen (nicht einzuordnen in die IHS-Kriterien), auffälliger neurologischer Anamnese oder pathologischem Befund in der neurologischen Untersuchung indiziert und hilfreich (Sandrini et al. 2004). Das Gleiche gilt für das interiktale EEG (De Carlo et al. 1999; Kramer et al. 1994), EVOPs, extrakranielle Doppleruntersuchungen, autonome Testungen, Algesiometrie und EMG (Sandrini et al. 2004).

Als Begleiterscheinung der Computer- oder Kernspintomographie werden durch bessere Bildqualität zunehmend Zufallsbefunde ohne klinischen Belang diagnostiziert. Dies gilt insbesondere für die in der Kernspintomographie bei Kopfschmerzpatienten überdurchschnittlich häufig vorkommenden „white matter lesions". Anlagevariationen wie Ventrikelasymmetrien und Arachnoidalzysten werden ungerechtfertigter Weise mit den Kopfschmerzen assoziiert. Diese Kopfschmerzpatienten werden meist als vaskuläre Risikogruppe oder MS-Patienten eingestuft und zum Teil sogar operativ behandelt. Neben dem hohen finanziellen Aufwand führt diese Praxis zu einer erheblichen Verunsicherung der Patienten bis hin zu invasiven diagnostischen und überflüssigen therapeutischen Eingriffen. Zusammenfassend ist bei typischer Klinik und normalem neurologischen Befund die Wahrscheinlichkeit von irrelevanten Zufallsbefunden höher als die Wahrscheinlichkeit, behandlungswürdige Befunde zu erheben.

Bei posttraumatischen Kopfschmerzen ist darauf hinzuweisen, dass das Fehlen eines Nachweises von Hämosiderinablagerungen im zerebralen NMR sogar bei Gradientenechosequenzen eine stattgehabte Blutung keinesfalls ausschließt (Messori et al. 2003, Wardlaw u. Statham 2000). Darüber hinaus konnte bisher keine Arbeit ein Beziehung zwischen dem Ausmaß der bildgebenden Befunde und der Schwere der posttraumatischen Kopfschmerzen nachweisen (Scholten-Peeters et al. 2003).

Zusammenfassend ist eine kranielle Bildgebung bei typischer Anamnese und normalem neurologischen Befund zumindest bei primären Kopfschmerzen entbehrlich. Bei begründeter Indikation macht es ggf. Sinn, zwei Bildgebungsmodalitäten zu verbinden: Ein natives CCT der Schädelbasis mit Knochenfenster und eine kranielle Kernspintomographie mit Gadolinium mit ggf. Darstellung der hirnversorgenden Gefäße, bei dem darauf zu achten ist, dass der kraniozervikale Übergang erfasst ist (**Tabellen 1–3**).

Tabelle 1 Sensitivität der apparativen Diagnostik in Abhängigkeit von der Fragestellung

Apparative Diagnostik	Fragestellung	wenig sensitiv/ nicht sinnvoll
NMR	parenchymatöse Läsionen Hirnstamm- und Hypophysendarstellung kraniozervikale Übergangsanomalien Dissekat (axiale Schichtführung und Fett unterdrückende Sequenzen) Enzephalitis, Abszess bei Trigeminusneuralgie: MS-Plaques	knöcherne Strukturen frische Blutung
CCT	Früherkennung Blutung Darstellung Schädelbasis (knöchern)	parenchymatöse Beurteilung Hirnstammbeurteilung SAB älter als 3 Tage
Angio-MR CT-Angio	Sinusvenenthrombose ggf. große Aneurysmen	
DSA	Aneurysmen (nach SAB) Fisteln (z. B. Kavernosusfistel) zerebrale Vaskulitis	
Doppler/ Duplex	Dissekat	nicht sinnvoll zur Differenzialdiagnose primärer Kopfschmerzen
EEG	zerebrale Anfälle	DD primärer Kopfschmerzen
HWS-Röntgen	knöcherne Destruktionen Frisches Trauma knöcherne Verhältnisse der HWS HWS-Gefügeschäden Spondylolisthesis ligamentäre Läsionen	DD primärer Kopfschmerzen
NNH-Röntgen	akute Sinusitis	DD primärer Kopfschmerzen
Neurophysiologie (Blink-Reflex, V-SEP, AEP)	Hirnstammkontusion Trigeminus/Fazialis-Schädigung Optikusneuritis	DD primärer Kopfschmerzen
Liquorpunktion	SAB/Blutung (ggf. Xantochromie, Sideroblasten) Meningitis/Enzephalitis atypische Zellen (Meningeosis carcinomatosa oder lymphomatosa)	DD primärer Kopfschmerzen
Laborwerte	BSG/CRP: Arteriitis temporalis Herpestiter: Zoster Hypothyreose: TSH, T3, T4 Elektrolyte	DD primärer Kopfschmerzen

Tabelle 2 Apparative Diagnostik bei Kopfschmerzen und zusätzlichen Leitsymptomen

Verdachtsdiagnose	Leitsymptom	apparative Diagnostik
Zustand nach Trauma	Schwindel, ggf. Bewusstseinsstörung	CCT, ggf. EEG bei Verdacht auf Dissekat: s. u.
SAB	explosionsartiger Vernichtungskopfschmerz ggf. Bewusstseinsstörung	innerhalb 48 h: CCT nativ, LP, ggf. Angiographie nach 48 h: NMR, ggf. LP transkranieller Doppler: Spasmen
Sinusvenenthrombose	ggf. Anfälle, Psychosyndrom	Angio-MR, alternativ: Angio-CT
Dissekat	Karotis: Horner-Syndrom Vertebralis: Doppelbilder Schluckstörung Bewusstseinsstörung	Doppler, Duplex, axiales NMR, alternativ Angio-CT
Intrazerebrale Blutung	akute fokal neurologische Ausfälle	CCT, NMR
Infarkt	Hemianopsie, ggf. Apoplex	CCT, NMR (einschließlich Diffusionssequenzen)
Tumor	Wesensänderung, Anfälle	NMR mit Gadolinium, CCT mit KM
Tumorangst		NMR ohne Gadolinium
Sinusitis	SNAP-Klopfschmerz, Fieber, Rhinorrhoe, Schnupfen	Rö-NNH, CT-NNH
Riesenzellarteriitis	Sehstörung, Fatigue, Muskelschmerzen	CRP, BSG, ggf. Biopsie
Epileptischer Anfall	Bewusstseinsstörung, Anfall	EEG, ggf. Bildgebung s. o.
Belastungsabhängige Kopfschmerzen	migräneartiger Kopfschmerz unter körperlicher Belastung	wie SAB EKG (Sathirapanya, 2004) ggf. 24-h-RR
Pseudotumor cerebri	Obskurationen, Gesichtsfelddefekte	LP, Ablassversuch
Schlaf-Apnoe-Syndrom PLMS	Kopfschmerz beim Aufwachen, Schnarchen mit Apnoephasen, eventuell Beinbewegungen	Schlafpolygraphie

Tabelle 3 Kopfschmerzanamnese und befundspezifische Untersuchungen

Klinik	apparative Diagnostik
Erstmaliger akuter Kopfschmerz	Klinik und Erkrankungsalter typisch für idiopathische KS (IHS-Kriterien): keine apparative Diagnostik zwingend bei atypischer Klinik und bei Verdacht auf sekundären Kopfschmerz: NMR, ggf. LP bei Verdacht auf SAB: CCT und LP, ggf. DSA
Rezidivierende episodische Kopfschmerzen	IHS-typische Klinik und Erkrankungsalter: keine apparative Diagnostik atypische Klinik und bei Verdacht auf sekundären Kopfschmerz: NMR, ggf. andere
Chronische Kopfschmerzen > 6 Monate; > 15 Tage Kopfschmerzen/Monat	bei normalem neurologischen Befund und fehlenden Hinweisen auf sekundäre KS (siehe Tabellen 1 und 2): Prophylaxeversuch, ggf. Analgetikaentzug. Falls keine Wirkung: ggf. Bildgebung
Chronisch-progrediente Kopfschmerzen	bei Progredienz und neu aufgetretenem Therapieversagen: NMR, ggf. LP bei Analgetikaübergebrauch Entzug

Expertengruppe

PD Dr. med. A. May, Neurologische Universitätsklinik Eppendorf (UKE) Hamburg (Sprecher)
Prof. Dr. med. A. Straube, Neurologische Universitätsklinik München-Großhadern
Dr. med. A. Peikert, Praxis für Neurologie Bremen
Prof. Dr. med. H. C. Diener, Neurologische Universitätsklinik Essen
Federführend: PD Dr. A. May, Neurologische Universitätsklinik Hamburg (UKE), Martinistraße 52, 20246 Hamburg, e-mail: a.may@uke.uni-hamburg.de

Literatur

AAN (1994): Practice parameter: the utility of neuroimaging in the evaluation of headache in patients with normal neurologic examinations (summary statement). Report of the Quality Standards Subcommittee of the American Academy of Neurology. Neurology 44, 1353–1354.

De Carlo, L., B. Cavaliere, C. Arnaldi, R. Faggioli, S. Soriani, P. Scarpa (1999): EEG evaluation in children and adolescents with chronic headaches. Eur. J. Pediatr. 158, 247–248.

Frishberg, B., J. Rosenberg, D. Matchar, D. McCrory, M. Pietrzak, T. Rozen et al. (2002): Evidence-based guidelines in the primary care setting: Neuroimaging in patients with nonacute headache. URL: http://www.aan.com/professionals/practice/guideline/index.cfm.

Headache Classification Committee of the International Headache Society (2004): The International Classification of Headache Disorders, 2nd edition. Cephalalgia 24, 1–160.

Katzman, G. L., A. P. Dagher, N. J. Patronas (1999): Incidental findings on brain magnetic resonance imaging from 1000 asymptomatic volunteers. JAMA 282, 36–39.

Kramer, U., Y. Nevo, M. Y. Neufeld, S. Harel (1994): The value of EEG in children with chronic headaches. Brain Dev. 16, 304–308.

Messori, A., G. Polonara, C. Mabiglia, U. Salvolini (2003): Is haemosiderin visible indefinitely on gradient-echo MRI following traumatic intracerebral haemorrhage? Neuroradiology 45, 881–886.

Olesen, J., P. Tfelt-Hansen, K. Welch (1999): The Headaches. Lippincott Williams & Wilkins, Philadelphia.

Russell, M. B., J. Olesen (1996): A nosographic analysis of the migraine aura in a general population. Brain 119 (Pt 2), 355–361.

Sandrini, G., L. Friberg, W. Janig, R. Jensen, D. Russell, M. Sanchez del Rio et al. (2004): Neurophysiological tests and neuroimaging procedures in non-acute headache: guidelines and recommendations. Eur. J. Neurol. 11, 217–224.

Sathirapanya, P. (2004): Anginal cephalgia: a serious form of exertional headache. Cephalalgia 24, 231–234.

Scholten-Peeters, G. G., A. P. Verhagen, G. E. Bekkering, D. A. van der Windt, L. Barnsley, R. A. Oostendorp et al. (2003): Prognostic factors of whiplash-associated disorders: a systematic review of prospective cohort studies. Pain 104, 303–322.

Wang, H. Z., T. M. Simonson, W. R. Greco, W. T. Yuh (2001): Brain MR imaging in the evaluation of chronic headache in patients without other neurologic symptoms. Acad. Radiol. 8, 405–408.

Wardlaw, J. M., P. F. Statham (2000): How often is haemosiderin not visible on routine MRI following traumatic intracerebral haemorrhage? Neuroradiology 42, 81–84.

Anhaltender idiopathischer Gesichtsschmerz

Was gibt es Neues?

Definition

Mit Einführung der neuen IHS-Klassifikation (Headache Classification Committee of the International Headache Society 2004) wurde der Begriff „atypischer Gesichtsschmerz" verlassen und durch den Begriff „anhaltender idiopathischer Gesichtsschmerz" ersetzt (IHS 13184).

Pathophysiologie

Eine PET-Studie zeigte eine Vermehrung der Dopamin-D2-Rezeptordichte im linken Putamen und eine Verminderung der D1/D2-Quotienten als Hinweis auf zentrale Veränderungen bei anhaltendem idiopathischen Gesichtsschmerz (Hagelberg et al. 2003).

Therapie

Venlafaxin zeigte gegenüber Placebo eine nur mäßige Wirkung in der Behandlung des anhaltenden idiopathischen Gesichtsschmerzes (Forssell et al. 2004).

Die wichtigsten Empfehlungen auf einen Blick

- Wo immer möglich sollte die zugrunde liegende Ursache behandelt werden (wobei es sich in diesem Fall definitionsgemäß nicht mehr um einen anhaltenden idiopathischen Gesichtsschmerz handelt, aber viele Patienten kommen mit dieser Zuweisungsdiagnose) (**A**).
- Chirurgische Eingriffe verschlimmern meist das Bild und sind zu vermeiden (**B**).
- Die Pharmakotherapie basiert auf dem Einsatz von Antidepressiva. Antikonvulsiva können ebenfalls versuchsweise eingesetzt werden (**C**).
- Patientenaufklärung und verhaltenstherapeutische Maßnahmen werden empfohlen (**C**).

Definition des Gesundheitsproblems

Anhaltender idiopathischer Gesichtsschmerz ist nach der Neuauflage der IHS-Klassifikation (Headache Classification Committee of the International Headache Society 2004) definiert als Gesichtsschmerz, der nicht die Charakteristika einer Neuralgie besitzt und nicht durch eine andere Erkrankung bedingt ist (siehe **Tabelle 1**). Der Begriff löst den des „atypischen Gesichtsschmerzes" der ersten Auflage der Klassifikation ab.

Bei der Diagnosestellung müssen die bekannten primären Gesichtsschmerzsyndrome sowie sekundäre Gesichtsschmerzen aufgrund fassbarer struktureller oder anderer spezifischer Ursachen ausgeschlossen werden. Nach den Diagnosekriterien der IHS (Headache Classification Committee of the International Headache Society 2004) ist der Schmerz täglich vorhanden, überwiegend kontinuierlich, einseitig und schlecht lokalisierbar. Sensibilitätsstörungen oder andere Ausfälle liegen nicht vor. Zusatzuntersuchungen inklusive Röntgendiagnostik von Gesicht und Kiefer müssen unauffällig sein. Eine Verletzung oder Operation von Gesicht, Zähnen und Kiefer kann den Schmerz ausgelöst haben, aktuell darf jedoch kein pathologischer Lokalbefund zu erheben sein.

Diagnostik

Die Diagnose stützt sich auf die Anamnese sowie einen unauffälligen Untersuchungsbefund. Charakteristisch ist ein überwiegend unilateraler Dauerschmerz, der schlecht lokalisierbar ist und typischerweise Auge, Nase, Wange, Schläfe und Kiefer betrifft. Die Oberkieferregion ist bevorzugt, ein Seitenwechsel und ein Auftreten an mehreren Stellen gleichzeitig sind möglich. Der Schmerz unterbricht den Schlaf nur selten und ist tagsüber kontinuierlich mit wechselnder Intensität vorhanden. Der Schmerz wird oft als tief und bohrend beschrieben, dabei können affektiv gefärbte Beschreibungen wie quälend, zermalmend oder wühlend vorkommen. Einschießende Sekundenschmerzen und Triggerzonen wie bei Trigeminusneuralgie sollen nach der IHS-Definition nicht auftreten. Sehr häufig wird jedoch von den Patienten eine Verschlimmerung der Schmerzen durch Kälteeinwirkung beschrieben. Sensible Ausfälle oder andere lokale pathologische Zeichen dürfen nicht vorhanden sein. Andere Untersuchungen fanden jedoch auch attackenartig auftretende Schmerzen, Dysästhesien und oberflächlich empfundene Schmerzen bei Patienten, die im Übrigen die IHS-Kriterien für atypischen Gesichtsschmerz erfüllten (Pfaffenrath et al. 1992).

Elektrophysiologische Untersuchungen (Blinkreflex, Masseterreflex) werden von einigen Autoren empfohlen, um eine eventuelle neurogene Komponente bei einer Subgruppe von Patienten nachzuweisen (Jaaskelainen et al. 1999, Jaaskelainen 2004). Die klinische Bedeutung dieser Untersuchungen ist jedoch noch nicht gesichert.

Zum Ausschluss von behandelbaren Ursachen für Gesichtsschmerzen sind je nach Lokalisation augenärztliche, Hals-Nasen-Ohren-ärztliche oder zahnärztliche Untersuchungen mit entsprechender bildgebender Diagnostik erforderlich (siehe **Tabelle 2**).

Tabelle 1 IHS-Kriterien des anhaltenden idiopathischen Gesichtsschmerzes (IHS 13184)

Schmerz, der nicht die Kriterien einer Gesichtsneuralgie erfüllt und nicht mit Zeichen einer organischen Läsion assoziiert ist

Die folgenden Kriterien sollen erfüllt sein:
- A: Ein Gesichtsschmerz, der die Kriterien B und C erfüllt, ist täglich und über den größten Teil des Tages hinweg vorhanden.
- B: Anfangs ist der Gesichtsschmerz auf eine umschriebene Region einer Gesichtshälfte beschränkt, sitzt tief und ist schlecht lokalisierbar.
- C: Der Schmerz ist nicht begleitet von einem sensiblen Defizit oder anderen körperlichen Befunden.
- D: Untersuchungen einschließlich Röntgenaufnahmen des Gesichts und des Kiefers zeigen keine relevanten pathologischen Befunde.

Epidemiologie

Es gibt keine verlässlichen Daten zu Inzidenz, Prävalenz und Spontanverlauf des anhaltenden idiopathischen Gesichtsschmerzes. In 90% der Fälle sind Frauen im Alter von 30–60 Jahren betroffen. Symptomfreie Phasen treten in 50% der Fälle entweder spontan oder unter Behandlung auf und halten Wochen bis Monate an (Feinmann 1993, Harness et al. 1990). Die meisten Patienten werden von Zahnärzten behandelt. Der Neurologe sieht sie meist nach umfassender Diagnostik und verschiedenen Eingriffen wie Zahnextraktionen, Wurzelkanalbehandlungen, Versorgung mit Okklusionsschienen und Zahnprothesen, Thermokoagulation des N. trigeminus oder wiederholten Kieferhöhlenoperationen (Pfaffenrath et al. 1993). Bei einem gewissen Anteil der Patienten liegen zusätzliche Schmerzsymptome vor, wie chronischer Rücken- oder Nackenschmerz, eine schmerzhafte Myoarthropathie des Kausystems, Migräne, Colon irritabile oder Dysmenorrhoe (Feinmann 1993). Es ist daher wichtig, im Anamnesegespräch nach entsprechenden Symptomen zu fragen. Psychische Erkrankungen sollen bei Patienten mit atypischem Gesichtsschmerz gehäuft vorkommen; 16% der Patienten leiden auch unter affektiven Störungen, 15% unter somatoformen Störungen, 6% erleiden eine Psychose sowie weitere 16% andere psychische Störungen (Remick u. Blasberg 1985). Ähnliche Zahlen gibt es jedoch für viele chronische Schmerzsyndrome. Eine kausale Beziehung zwischen der psychischen Erkrankung und dem Gesichtsschmerz kann hierdurch nicht bewiesen werden.

Pathogenese

Die Pathogenese der anhaltenden idiopathischen Gesichtsschmerzen ist unbekannt, zumal sich hinter dieser Diagnose verschiedene Schmerzsyndrome verbergen, denen wahrscheinlich unterschiedliche Pathomechanismen zugrunde liegen. Manche Autoren nehmen eine psychogene Ursache an (Feinmann et al. 1984, Lascelles 1966). Viele der Patienten haben multiple Operationen im HNO- oder ZMK-Bereich hinter sich. Bei solchen persistierenden postoperativen Schmerzen werden Verletzungen terminaler Nerven als Ursache diskutiert. Allerdings war häufig ein Schmerz der Auslöser für die erste Operation, dessen ursprüngliche Ursache wiederum unklar ist. Der Gesichtsschmerz kann auch Teil eines generalisierten Schmerzsyndroms sein. Nach invasiven Eingriffen an Zähnen (z. B. Extraktion, Wurzelspitzenresektion, Wurzelkanalbehandlung) kann sich eine lokalisierte Form des Gesichtsschmerzes entwickeln, die atypische Odontalgie, bei welcher ein dem Phantomschmerz vergleichbarer Pathomechanismus angenommen wird (Türp 2001).

In einer PET-Untersuchung konnte ein erhöhter Blutfluss im anterioren Cingulum und reduzierter Blutfluss im präfrontalen Kortex nachgewiesen werden, wobei unklar ist, ob dies Ursache oder Folge der chronischen Gesichtsschmerzen ist (Derbyshire et al. 1994). Eine neuere PET-Studie zeigte eine Vermehrung der Dopamin-D2-Rezeptordichte im linken Putamen und eine Verminderung des D1/D2-Quotienten als Hinweis auf zentrale Veränderungen bei anhaltendem idiopathischen Gesichtsschmerz (Hagelberg et al. 2003).

Differenzialdiagnose

Zur Differenzialdiagnose gehören alle primären Gesichtsschmerzsyndrome und Gesichtsneuralgien sowie alle symptomatischen Ursachen für Gesichtsschmerz (**Tabelle 2**). Häufig als anhaltender idiopathischer Gesichtsschmerz fehldiagnostiziert werden die chronisch-paroxysmale Hemikranie (CPH, Therapieoption Indometacin!), Mikroläsionen im Bereich der Mundschleimhaut oder schmerzhafte Myoarthropathien des Kausystems (Türp et al. 2000; **Tabelle 2**).

Tabelle 2 Differenzialdiagnose anhaltender idiopathischer Gesichtsschmerzen (nach IHS-Klassifikation 2004)

IHS-Klassifikation	Diagnostik
3. Trigeminoautonome Kopfschmerzen (TAK)	siehe Leitlinie „TAK"
3.1 Cluster-Kopfschmerz	
3.2 Paroxysmale Hemikranie	
3.3 SUNCT (short-lasting unilateral neuralgiform headache attacks with conjunctival injection and tearing)	
6. Kopfschmerz bei vaskulären Erkrankungen	
6.4 Riesenzellarteriitis	Anamnese, körperliche Untersuchung, BSG, Temporalarterienbiopsie
11. Kopfschmerz oder Gesichtsschmerz bei Erkrankungen des Schädels sowie im Bereich von Hals, Augen, Ohren, Nase, Nebenhöhlen, Zähnen, Mund oder anderen Gesichts- oder Kopfstrukturen	
11.1 Schädelknochen	Anamnese, körperliche Untersuchung, Bildgebung (CCT)
11.2 Hals	Anamnese, körperliche Untersuchung, Bildgebung, orthopädische Untersuchung
11.2.1 Halswirbelsäule	
11.2.2 Retropharyngeale Tendinitis	
11.3 Augen	
11.3.1 Akutes Glaukom	augenärztliche Untersuchung, Druckmessung
11.3.2 Brechungsfehler	
11.3.3 Heterophorie oder Heterotropie	
11.4 Ohren	HNO-ärztliche Untersuchung
11.5 Rhinosinusitis	
11.6 Zähne, Kiefer und benachbarte Strukturen	zahnmedizinische Untersuchung
11.7 Erkrankungen der Kiefergelenke	
13. Zentrale Neuralgien und andere zentrale Ursachen für Gesichtsschmerz	körperliche Untersuchung, Bildgebung (MRT)
13.1 Trigeminusneuralgie	siehe Leitlinie „Trigeminusneuralgie"
13.2 Glossopharyngeusneuralgie	Anamnese, körperliche Untersuchung
13.3 N.-intermedius-Neuralgie	Anamnese, körperliche Untersuchung
13.4 N.-laryngeus-Neuralgie	Anamnese, körperliche Untersuchung
13.5 Nasoziliaris-Neuralgie	Anamnese, körperliche Untersuchung
13.8 Okzipitalneuralgie	Anamnese, körperliche Untersuchung
13.13 Optikusneuritis	VEP
13.14 Diabetische okuläre Neuropathie	Labor, Elektrophysiologie
13.15 Herpes zoster	Liquor, Virus-PCR
13.16 Tolosa-Hunt-Syndrom	cMRT, Sinus cavernosus
13.18 Zentraler Schmerz	cMRT

Ziele und Anwendungsbereich

Definition der Ziele der Leitlinie

Ziel dieser Leitlinie ist eine Darstellung der Diagnosekriterien und der Behandlung des anhaltenden idiopathischen Gesichtsschmerzes. Die Leitlinie ist evidenzbasiert und eine Fortentwicklung der Leitlinie der DGN 2003 (Diener und die Kommission Leitlinien der Deutschen Gesellschaft für Neurologie 2003) zum atypischen Gesichtsschmerz.

Definition des Anwendungsbereiches (Zielgruppe)

Diese Leitlinie wendet sich an Ärzte und Psychologen, die im ambulanten oder Klinikbereich Patienten mit Gesichtsschmerzen betreuen.

Therapie

Wo immer möglich, sollte die zugrunde liegende Ursache behandelt werden (wobei es sich in diesem Fall definitionsgemäß nicht mehr um einen idiopathischen Gesichtsschmerz handelt, aber Patienten kommen häufig mit dieser Zuweisungsdiagnose) (**A**). Chirurgische Eingriffe verschlimmern meist das Bild und sind zu vermeiden (**B**). Für die pharmakologische Behandlung kann keine auf hoher Evidenz basierende Empfehlung gegeben werden (**Tabelle 3**). Ein Therapieversuch mit einem trizyklischen Antidepressivum sollte analog zum Kopfschmerz vom Spannungstyp gemacht werden, wo auch die Kombination eines Antidepressivums mit Stressbewältigungstraining einen günstigen Effekt zeigt (siehe entsprechende Leitlinie) (**C**). Venlafaxin zeigte in einer kleinen kontrollierten Studie eine nur mäßige Wirkung in der Behandlung des anhaltenden idiopathischen Gesichtsschmerzes (Forssell et al. 2004). Antikonvulsiva wie Carbamazepin, Oxcarbazepin und Gabapentin können ebenfalls versuchsweise eingesetzt werden, ggf. auch in Kombination mit einem Antidepressivum (**Tabelle 4**) (**C**). Ein positiver Effekt von lokal aufgetragener Capsaicin-Salbe oder Clonidin-Creme ist lediglich in offenen Studien beschrieben (Sommer 2002). Verhaltenstherapeutische Maßnahmen werden empfohlen, um Ängste abzubauen und den Patienten zu einer realistischeren Schmerzeinschätzung und zur Schmerzbewältigung zu verhelfen (Paulus et al. 2002).

Verfahren zur Konsensbildung

Es wurde ein modifiziertes Delphi-Verfahren angewendet. Korrigiert durch die Kommission Leitlinien der DGN.

Tabelle 3 Kontrollierte Studien zur Therapie anhaltender idiopathischer Gesichtsschmerzen

Studie	Jadad-Score[1]	Medikament Dosis	N[2]	Design	Dauer	Ergebnis	NNT (95% KI)	Anmerkungen
Schwartz et al. 1996	5	Lachs-Calcitonin 100 IU 3 x/ Woche s.c.	9	cross-over	2 x 3 Woche	Calc = Placebo	n. a.	viele Studienabbrecher wegen Nebenwirkungen
Harrison et al. 1997	5	Sumatriptan 6 mg s.c.	17	parallel	120 min	Suma > Placebo	n. a.	in subjektiver Einschätzung bei 77% wirkungslos
Forsell et al. 2004	5	Venlafaxin 75 mg p.o.	18	cross-over	2 x 4 Woche	Ven >= Placebo	n. a.	kein Unterschied beim Hauptzielparameter „Rückgang der durchschnittlichen Schmerzintensität"

n. a.= nicht anwendbar, KI = Konfidenzintervall
[1] Jadad et al. (1996): Control Clin. Trials 17,1–12.
[2] definitive Patientenzahl (abzüglich Drop-outs)

Tabelle 4 Therapie anhaltender idiopathischer Gesichtsschmerzen

Medikament	Dosierung	Besonderheit
Amitriptylin	10–150 mg tgl., p.o., vorwiegend z. N.	langsam auftitrieren (wöchentlich um 25 mg) **Cave:** anticholinerge NW
Clomipramin	25–150 mg tgl. p.o.	langsam auftitrieren (wöchentlich um 25 mg) **Cave:** anticholinerge NW
Doxepin	10–150 mg tgl. p.o., vorwiegend z. N.	langsam auftitrieren (wöchentlich um 25 mg) **Cave:** anticholinerge NW
Gabapentin	1200–2400 mg tgl. p.o.	langsam auftitrieren
Carbamazepin	400–1200 mg tgl. p.o.	langsam auftitrieren **Cave:** Hyponatriämie
Oxcarbazepin	600–1800 mg tgl. p.o.	langsam auftitrieren **Cave:** Hyponatriämie
TENS		hohe Akzeptanz
Verhaltenstherapie		realistischere Schmerzeinschätzung, Schmerzbewältigung

Kooperationspartner und Sponsoren

Diese Leitlinie entstand ohne Einflussnahme oder Unterstützung durch die Industrie.

Mögliche Interessenkonflikte: A. May erhielt in den letzten beiden Jahren Unterstützung für klinische Studien und persönliche Honorare für Vorträge von GSK (Glaxo), BayerVital, Astra-Zeneca, MSD, Berlin Chemie, Pfizer, Almirall, Bristol-Meyers-Squibb.

V. Pfaffenrath ist an Projekten (Studien, Beratungen, Vorträge) folgender Firmen beteiligt: Janssen, Berlin Chemie, MSD, Glaxo Wellcome, Astra Zeneca, Vernalis Pfizer.

C. Sommer hat von den folgenden Firmen in den letzten zwei Jahren Honorare für Vorträge erhalten: MSD, Pfizer.

J. C. Türp hat im vorigen Jahr abteilungsassoziierte Drittmittel von der Firma Aventis erhalten.

Expertengruppe

Für die DGN:

V. Pfaffenrath, Neurologe, München
C. Sommer, Neurologische Klinik der Universität Würzburg

Für die DMKG:

A. May, Neurologische Universitätsklinik Hamburg

Für die DGSS:

J. C. Türp, Zentrum für Zahnmedizin, Universität Basel
Federführend: *Prof. Dr. C. Sommer, Neurologische Klinik der Universität Würzburg, Josef-Schneider-Str. 11, 97080 Würzburg*
e-mail: sommer@mail.uni-wuerzburg.de

Literatur

Derbyshire, S. W., A. K. Jones, P. Devani et al. (1994): Cerebral responses to pain in patients with atypical facial pain measured by positron emission tomography. J. Neurol. Neurosurg. Psychiatry 57, 1166–1172.

Diener, H. C., und die Kommission Leitlinien der Deutschen Gesellschaft für Neurologie (2003): Stuttgart, Thieme.

Feinmann, C., M. Harris, R. Cawley (1984): Psychogenic facial pain: presentation and treatment. Br. Med. J. (Clin. Res. Ed.) 288, 436–438.

Feinmann, C. (1993): The long-term outcome of facial pain treatment. J. Psychosom. Res. 37, 381–387.

Forssell, H., T. Tasmuth, O. Tenovuo et al. (2004): Venlafaxine in the treatment of atypical facial pain: a randomized controlled trial. J. Orofac. Pain 18, 131–137.

Hagelberg, N., H. Forssell, S. Aalto et al. (2003): Altered dopamine D2 receptor binding in atypical facial pain. Pain 106, 43–48.

Harness, D. M., W. C. Donlon, L. R. Eversole (1990): Comparison of clinical characteristics in myogenic, TMJ internal derangement and atypical facial pain patients. Clin. J. Pain 6, 4–17.

Headache Classification Committee of the International Headache Society (2004): The International Classification of Headache Disorders, 2nd edition. Cephalalgia 24, Suppl. 1, 1–160.

Jaaskelainen, S. K., H. Forssell, O. Tenovuo (1999): Electrophysiological testing of the trigeminofacial system: aid in the diagnosis of atypical facial pain. Pain 80, 191–200.

Jaaskelainen, S. K. (2004): Clinical neurophysiology and quantitative sensory testing in the investigation of orofacial pain and sensory function. J. Orofac. Pain 18, 85–107.

Lascelles, R. G. (1966): Atypical facial pain and depression. Br. J. Psychiatry 112, 651–659.

Paulus, W., S. Evers, A. May et al. (2002): Therapie und Prophylaxe von Gesichtsneuralgien und anderen Formen der Gesichtsschmerzen – Überarbeitete Empfehlungen der Deutschen Migräne- und Kopfschmerzgesellschaft. Nervenheilkunde 21, 255–268.

Pfaffenrath, V., M. Rath, W. Keeser et al. (1992): Atypischer Gesichtsschmerz – die Qualität der IHS-Kriterien und psychometrische Daten. Nervenarzt 63, 595–601.

Pfaffenrath, V., M. Rath, W. Pollmann et al. (1993): Atypical facial pain – application of the IHS criteria in a clinical sample. Cephalalgia 13 Suppl. 12, 84–88.

Remick, R. A., B. Blasberg (1985): Psychiatric aspects of atypical facial pain. J. Can. Dent. Assoc. 51, 913–916.

Sommer, C. (2002): Pharmakologische Behandlung orofazialer Schmerzen. Schmerz 16, 381–388.

Türp, J. C., M. John, P. Nilges et al. (2000): Schmerzen im Bereich der Kaumuskulatur und Kiefergelenke. Empfehlungen zur standardisierten Diagnostik und Klassifikation von Patienten. Schmerz 14, 416–428.

Türp, J. C. (2001): Atypische Odontalgie – ein wenig bekannter Phantomschmerz. Schmerz 15, 59–64.

Cluster-Kopfschmerz und trigeminoautonome Kopfschmerzen

Was gibt es Neues?

- Der Cluster-Kopfschmerz wird in der neuen IHS-Klassifikation mit zwei anderen Kopfschmerzsyndromen (paroxysmale Hemikranien und SUNCT-Syndrom) zur Gruppe der „trigeminoautonomen Kopfschmerzen" zusammengefasst.
- Methysergid ist nur noch in der unretardierten Form über die internationale Apotheke zu beziehen.
- In therapierefraktären Fällen ist eine Tiefenhirnstimulation des posterioren, inferioren Hypothalamus erfolgreich durchgeführt worden.
- In der Behandlung des SUNCT-Syndroms sind die bisher besten Ergebnisse mit Lamotrigin erzielt worden (⇔).

Die wichtigsten Empfehlungen auf einen Blick

- Die parenteral wirkenden $5-HT_{1B/D}$-Agonisten Sumatriptan (6 mg s.c.) und Zolmitriptan (5–10 mg nasal) sind die Substanzen mit der besten Wirksamkeit in der akuten Cluster-Kopfschmerzattacke (**A**). Die orale Applikation eines Triptans ist nur bei langen Attacken sinnvoll (**B**).
- Die Inhalation von 100% Sauerstoff über Gesichtsmaske (7–15 l/min über 15–20 min) ist bei 60–70% der Clusterpatienten wirksam (**A**).
- Kortikoide sind wirksam, sollten in der Regel aber nur kurzfristig (< 14 Tage) verwendet werden (**A**).
- Verapamil ist die Substanz der ersten Wahl in der prophylaktischen Behandlung (**A**).
- Lithium und Topiramat sind Mittel der 2. Wahl in der prophylaktischen Behandlung (**B**).
- Mittel der ersten Wahl in der Behandlung der episodischen und chronischen paroxysmalen Hemikranie ist Indomethacin (**A**).
- Mittel der Wahl in der Behandlung des SUNCT-Syndroms ist Lamotrigin (**A**).

Definition und Klinik

In der 2003 überarbeiteten Klassifikation der IHS (International Headache Society) wird eine neu definierte Gruppe, die sog. trigeminoautonomen Kopfschmerzen (TAK) zusammengefasst (Headache Classification Committee of the International Headache Society 2004). Alle Kopfschmerzsyndrome dieser Gruppe haben zwei Dinge gemeinsam: die meist kurz dauernden Schmerzattacken und die obligat vorhandenen autonomen Begleitsymptome (Goadsby 1999). Die autonomen Begleitsymptome wie Lakrimation, konjunktivale Injektion, Rhinorrhoe, nasale Kongestion und Lidschwellung treten streng ipsilateral zum Schmerz auf (Sjaastad, 1992) und fehlen in nur 3% der Fälle.

Nach dem aktuellen Wissensstand gehören zu den trigeminoautonomen Kopfschmerzen (Headache Classification Committee of the International Headache Society 2004):
- der episodische und chronische Cluster-Kopfschmerz (CK),
- die episodische und chronische paroxysmale Hemikranie (CPH),
- das SUNCT-Syndrom (short-lasting unilateral neuralgiform headache with conjunctival injection and tearing).

Sie unterscheiden sich in Dauer, Frequenz, Rhythmik und Intensität der Schmerzattacken, autonome Begleitsymptome treten mehr oder weniger stark ausgeprägt auf (Goadsby 1999). Die pathophysiologischen Zusammenhänge werden derzeit intensiv untersucht (May 2003). Die chronisch-paroxysmale Hemikranie und die episodische paroxysmale Hemikranie sprechen fast ausschließlich auf Indomethacin an (Headache Classification Committee of the International Headache Society 2004).

Episodischer und chronischer Cluster-Kopfschmerz (IHS 3.1)

Der Cluster-Kopfschmerz (CK) ist klinisch definiert als ein attackenartig auftretender, streng einseitiger, extremster Kopfschmerz mit retroorbitalem Punctum maximum, der

Männer und Frauen im Verhältnis 3:1 betrifft. Obligat ist das Auftreten von autonomen Symptomen (Horner-Syndrom, Lakrimation, Rhinorrhoe) gleichzeitig und ipsilateral zum Schmerz nach der Klassifikation der Internationalen Kopfschmerzgesellschaft (IHS). Die Attacken treten bis zu 8-mal täglich auf, klassischerweise mit einer nächtlichen Häufung, und dauern zwischen 15 und 180 Minuten. Typischerweise berichten die Patienten eine Bewegungsunruhe (pacing around) während der Attacken. Bei der überwiegend vorkommenden episodischen Form des CK (80%) werden die symptomatischen Episoden (bout), die wenige Wochen bis Monate dauern, von symptomfreien Zeitspannen von Monaten bis Jahren unterbrochen. Dauert die Cluster-Periode über ein Jahr ohne spontane Remission an oder sind die Remissionsphasen kürzer als 2 Wochen, so spricht man vom chronischen Cluster-Kopfschmerz. Die Attacken treten oft zur gleichen Stunde im Tagesverlauf auf, gehäuft 1–2 Stunden nach dem Einschlafen (und/oder in der ersten REM-Phase) oder in den frühen Morgenstunden (> 50%). Ein weiterer Hinweis auf das Vorliegen einer biologischen Rhythmusstörung zeigt sich in der gehäuften Frequenz von Cluster-Episoden im Frühjahr und Herbst sowie Störungen der zirkadianen Ausschüttung vieler Hormone (**Tabelle 1**).

Diagnostik

Die Diagnose eines zum Formenkreis der TAKs gehörenden Kopfschmerzes beruht wie auch bei der Migräne oder dem Kopfschmerz vom Spannungstyp auf einer ausführlichen Anamnese und einer klinisch-neurologischen Untersuchung. Elektrophysiologische, laborchemische und Liquoruntersuchungen helfen diagnostisch meist nicht weiter. Bei der Erstdiagnose oder bei begleitenden neurologischen Ausfallserscheinungen sollte jedoch zum einen ein kranielles Computertomogramm der Schädelbasis (Knochenfenster) und eine zerebrale Kernspintomographie mit Darstellung des kraniozervikalen Übergangs durchgeführt werden (s. u.), da gerade beim Cluster-Kopfschmerz im höheren Lebensalter nicht selten symptomatische Ursachen vorliegen. In der Literatur werden diesbezüglich interessanterweise vor allem mitteliniennahe intrakranielle Raumforderungen genannt (die frontal wie auch okzipital oder sogar im Kleinhirn liegen können). Zu diesen gehören u. a. Tumore, arteriovenöse Malformationen, aber auch Hirninfarkte oder entzündliche Plaques.

Notwendig

- Neurologischer Status mit besonderer Berücksichtigung der Lokalregion und des ophthalmischen Astes des N. trigeminus
- Nur selten Neurographie: Blinkreflex (bei klinischem Hinweis auf Schädigung V1, wenn pathologisch, dann weitere Diagnostik)
- Gegebenenfalls Ausschluss Glaukom

Im Einzelfall erforderlich

Nur beim erstmaligen Auftreten, bei auffälliger neurologischer Untersuchung, Auftreten im hohen Alter (Erstmanifestation > 60 Jahre) oder bei untypischer Symptomatik:

- CCT der Schädelbasis (Ausschluss knochendestruierende Prozesse),
- MRT des Zerebrums mit kraniozervikalem Übergang, ggf. MRT-Angiographie (Ausschluss mittelliniennahe zerebrale Pathologie, Ausschluss AVM),
- ggf. Liquoruntersuchung (Ausschluss entzündliche Erkrankungen).

Stationäre Aufnahme sinnvoll

- Ersteinstellung auf Sauerstofftherapie
- Erstdiagnose eines atypischen Falls
- Versagen der prophylaktischen Therapie

Epidemiologie

Die Prävalenz des Cluster-Kopfschmerzes liegt zwischen 0,1–0,9%. Das Verhältnis von Männern zu Frauen liegt bei 3:1. Vererbungsfaktoren sind bislang nicht bekannt, es wird jedoch eine familiäre Belastung von ca. 2–7% angenommen.

Der Kopfschmerz beginnt im Mittel mit 28–30 Jahren, kann aber in jedem Lebensalter anfangen. Im Regelfall leiden bis zu 80% der Patienten nach 15 Jahren noch immer an Cluster-Episoden. Allerdings remittiert der Schmerz bei einigen Patienten in höherem Alter. Bei bis zu 12% geht eine primär-episodische in eine chronische Verlaufsform über, seltener ist dies auch vice versa beschrieben.

Tabelle 1 IHS-Kriterien für den Cluster-Kopfschmerz (Headache Classification Committee of the International Headache Society 2004)

A	mindestens 5 der Kriterien B–D
B	schwere unilaterale orbitale, supraorbitale und/oder temporale Kopfschmerzen, die unbehandelt 15–180 min anhalten
C	mindestens eines der folgenden Begleitsymptome ipsilateral zum Kopfschmerz: • konjunktivale Injektion • Lacrimation • Rhinorrhoe • nasale Kongestion • Miosis • Ptosis • Lidödem • Schwitzen in Stirn und Gesicht
D	Frequenz: von 1 Attacke alle 48 h bis zu 1–8 Attacken pro Tag
E	Anamnese, neurologische und klinische Untersuchung und apparative Zusatzuntersuchung schließen eine symptomatische Ursache aus

Therapie

Medikamentös

Prinzipiell wird zwischen der Therapie der Einzelattacke und der Prophylaxe unterschieden.

Attackenkupierung:

- Inhalation von 100% Sauerstoff über Gesichtsmaske (7–15 l/min über 15–20 min) (⇑⇑⇑),
- 6 mg Sumatriptan s.c. (⇑⇑⇑),
- 5 mg Zolmitriptan p.o. oder Nasenspray (⇑),
- bei langen Attacken 20 mg Sumatriptan nasal (⇑),
- intranasale Applikation von Lidocain 4% (⇔).

Die topische Anwendung von Lokalanästhetika wie auch die von Sauerstoff hilft nur einem Teil der Patienten und auch nicht immer. Trotzdem sollte jeder Patient mit Cluster-Kopfschmerzen einmal im Leben diese Therapien ausprobiert haben, da bei Wirksamkeit systemische Nebenwirkungen vermieden werden. Dies ist umso wichtiger, als die Attackenfrequenz 8–12 Attacken pro 24 Stunden umfassen kann. Im Übrigen ist Sumatriptan Mittel der Wahl, da es parenteral verabreicht werden kann und eine oral zugeführte Medikation wegen der kurzen Attackendauer von 15–180 Minuten zu spät wirkt. Allerdings gibt es Hinweise, dass Zolmitriptan Nasenspray fast genauso schnell wirkt.

Prophylaxe:

- Verapamil 3–4 x 80–480 mg/d, ggf. weiter steigern (vorher EKG nötig) (⇑⇑⇑),
- Kortikoide (Prednisolon) 100–250 mg initial für 2–5 Tage, dann individuell abdosieren (⇑⇑⇑),
- Lithium 600–1500 mg/d (Serumspiegel 0,6–0,8 mml/l) (⇑),
- Topiramat (100–200 mg/d) (⇑), in Einzelfällen sind höhere Dosierungen nötig,
- Methysergid bis zu 12 mg/d (Medikation bis max. 6 Monate Dauer) (⇑).

Verapamil ist in der Dosierung von 3–4 x 80 mg täglich das Mittel der ersten Wahl bei episodischem und chronischem Cluster-Kopfschmerz (May et al. 2004). In Abhängigkeit vom Therapieerfolg muss manchmal von erfahrenen Spezialisten unter kardialer Kontrolle auch höher (> 720 mg) dosiert werden Kortikosteroide werden nur noch additiv eingesetzt, z.B. im Sinne einer überbrückenden Therapie bei langsamem Wirkungseintritt von Verapamil. Ergotamin oder lang wirksame Triptane wie Naratriptan und Frovatriptan können in der Kurzprophylaxe (d.h. bis eine andere prophylaktische Therapie greift) abends eingesetzt werden, vor allem bei Patienten, die unter nächtlichen Attacken leiden. Einzelberichte beschreiben einen positiven Effekt von Topiramat und Melatonin. Im Gegensatz zu anderen trigeminoautonomen Kopfschmerzen wirkt Indometacin nicht. Insbesondere die Therapie des chronischen Cluster-Kopfschmerzes ist schwierig und benötigt häufig auch Kombinationen der oben genannten Medikamente. In diesem Fall ist meist eine Überweisung zu einer spezialisierten Kopfschmerzambulanz nötig. Bei abschätzbar bekannter Länge der aktiven Periode wird eine wirksame Prophylaxe erst dann langsam reduziert und sukzessive abgesetzt. Bei chronischen Cluster-Kopfschmerzen sollte etwa alle 6 Monate ein Versuch der Reduzierung der Medikation versucht werden. Es gibt Hinweise, dass die i.v. Therapie mit Dihydroergotamin (9 mg in 3 Tagen z.B. über Perfusor) einen positiven Effekt sowohl beim episodischen als auch beim chronischen Cluster-Kopfschmerz haben kann (Magnoux u. Zlotnik 2004). Dihydroergotamin und Methysergid sind nur über die internationale Apotheke erhältlich.

Operative Verfahren

Erst nach Versagen aller medikamentösen Maßnahmen und sicherem Ausschluss eines symptomatischen CK sind in absoluten Ausnahmefällen operative Verfahren zu erwägen. Der Grund liegt darin, dass sie offenbar nicht immer und nicht dauerhaft eine Besserung der Symptomatik bewirken, jedoch die Gefahr einer zusätzlich und dann iatrogen hervorgerufenen Neuralgie des N. trigeminus oder einer Anaesthesia dolorosa bergen. In wenigen Einzelfallstudien wurde ein Effekt beschrieben durch die Applikation von Glyzerol oder Lokalanästhetika in die Cisterna trigeminalis bzw. das Ganglion Gasseri, durch Hochfrequenz-Rhizotomien des Ganglion Gasseri, vaskuläre Dekompressionen, Radiation der Eintrittszone des N. trigeminus („Gamma Knife") oder Resektionen des N. petrosus superficialis major oder des Ganglion sphenopalatinum. Es existieren jedoch auch diverse Fallstudien mit negativem oder sogar verschlechtertem Ausgang. In einigen (wenigen) Fällen ist die unspezifische Blockade des N. occipitalis major erfolgreich und daher auf jeden Fall vor einer operativen Therapie zu versuchen.

Neuerdings wird, basierend auf PET und morphometrischen Arbeiten, in therapierefraktären Fällen eine Tiefenhirnstimulation des posterioren, inferioren Hypothalamus diskutiert. Erste positive Erfahrungen, auch im Langzeitverlauf, liegen vor (Franzini et al. 2003, Leone et al. 2003, Leone et al. 2001).

Episodische und chronische paroxysmale Hemikranie (CPH; IHS 3.2)

Klinik

Das plötzliche Auftreten von attackenartigen Schmerzepisoden (paroxysmal), der Schmerzcharakter (messerstichartig-schneidend oder pulsierend) die Intensität (vernichtend) und die Lokalisation (frontoorbital oder hemikraniell) sind bei der chronisch-paroxysmalen Hemikranie dem Cluster-Kopfschmerz sehr ähnlich. Ebenso lassen sich einzelne Schmerzepisoden nicht selten durch

Triggerfaktoren wie Alkohol auslösen und werden von Lakrimation oder Injektion der Konjunktiva begleitet. Ebenso wie beim Cluster-Kopfschmerz sind auch symptomatische Fälle beschrieben worden.

Wichtige Unterschiede zum Cluster-Kopfschmerz sind dagegen die kürzere Dauer einzelner Attacken (2–45 min) und die höhere Häufigkeit (5–40, durchschnittlich 10 Attacken täglich). Darüber hinaus sind die autonomen Begleitsymptome oftmals weniger stark ausgeprägt. Ebenso berichten einige Patienten über die Auslösbarkeit der Schmerzepisoden durch Kopfwendung oder Druck auf die Segmente C2/C3.

Die für Patienten mit Cluster-Kopfschmerz so typische Unterteilung in aktive und inaktive Phasen findet sich auch bei der paroxysmalen Hemikranie (Headache Classification Committee of the International Headache Society 2004). Ein letztes, aber entscheidendes Unterscheidungsmerkmal zum Cluster-Kopfschmerz ist die Behandelbarkeit mit Indometacin. Das sichere Ansprechen der Patienten auf diese Substanz ist diagnostisch wegweisend für die CPH oder die Hemicrania continua (Sjaastad et al. 1995). Bereits nach einer Woche (oft innerhalb von 3 Tagen) ist unter der Medikation mit einem deutlichen Rückgang der Beschwerden zu rechnen.

Epidemiologie

Die erste Beschreibung dieses Syndroms findet sich 1976. Die Prävalenz ist sehr niedrig. Man schätzt den relativen Anteil der Patienten mit einer CPH an allen trigeminoautonomen Kopfschmerzpatienten mit etwa 3–6%. Ähnlich dem Cluster-Kopfschmerz beginnt die Erkrankung zwischen dem 20.-40. Lebensjahr. Auffallend ist jedoch die umgekehrte Geschlechterverteilung. Frauen überwiegen gegenüber Männern im Verhältnis von 3:1.

Therapie

Indometacin (z. B. Indometacin AL50): 3 x 50 mg/d, ggf. erhöhen auf 200 mg, eventuell unter Magenschutz (⇑⇑⇑).

Indometacin wird auf drei Tagesdosen, nach den Mahlzeiten eingenommen, verteilt. Selten benötigen einige Patienten höhere Dosierungen bis zu 300 mg/d (wegen der kurzen Halbwertszeit von 4 Stunden häufig und kleinere Dosen einsetzen). Magenempfindliche Patienten sollten insbesondere aufgrund der häufig erforderlichen Dauertherapie einen Magenschutz mit Protonenpumpen-Hemmern kombinieren. Für gewöhnlich wird nach Sistieren der Schmerzen die Dosis reduziert, bis es zu einem Wiederauftreten der Schmerzen kommt, so kann eine sog. Erhaltungsdosis gefunden werden. Alternativ können andere NSAIDs, z. B. Naproxen oder Diclofenac, versucht werden (⇑). In der Literatur existieren darüber hinaus Berichte über die vereinzelte Wirkung von Verapamil und Acetazolamid (⇔).

Short-lasting uniform neuralgiform headache with conjunctival injection and tearing (SUNCT; IHS 3.3)

Klinik

Die Bezeichnung dieses Kopfschmerzsyndroms beschreiben bereits die wesentlichen klinischen Charakteristika. Patienten mit der Diagnose eines SUNCT klagen über extrem kurz dauernde (15 sec-2 min) einschießende Attacken neuralgiformen Schmerzcharakters heftigster und nicht selten vernichtender Intensität. Die Attacken treten durchschnittlich bis zu 60-mal täglich auf (gelegentlich sogar bis zu 200-mal täglich) und sind streng einseitig periorbital. Wie alle TAKs geht das SUNCT mit autonomen Begleitsymptomen einher, jedoch beschränken sie sich im Allgemeinen auf die konjunktivale Injektion und die obligatorisch ausgeprägte Lakrimation. Auch beim SUNCT-Syndrom gibt es eine episodische und eine chronische Verlaufsform. Symptomatische Formen sind auszuschließen.

Der Unterschied zum Cluster-Kopfschmerz ist die wesentlich höhere Attackenfrequenz, die kürzere Dauer einzelner Schmerzattacken und der neuralgiforme Charakter der Schmerzen. Bei der klassischen Trigeminusneuralgie, die differenzialdiagnostisch ausgeschlossen werden muss, ist die Attackenfrequenz der ebenfalls elektrisierend einschießenden Schmerzepisoden in der Regel noch höher (bis zu mehreren hundert Mal täglich) und es fehlen die autonomen Begleitsymptome. Bei der Trigeminusneuralgie kommt es häufiger zur Triggerung der Attacken durch Kauen, Sprechen oder Kälte. Im Gegensatz zum SUNCT-Syndrom betrifft die Trigeminusneuralgie bevorzugt den zweiten und dritten trigeminalen Ast allein oder in Kombination.

Epidemiologie

Daten zur Prävalenz und zur geschlechtlichen Verteilung für dieses Syndrom zu erheben, gestaltet sich bei der niedrigen Fallzahl von Patienten als äußerst schwierig. Es handelt sich um eine extrem seltene Kopfschmerzerkrankung. Das Verhältnis Frauen zu Männern wird mit 1:4 geschätzt.

Therapie

Derzeit ist eine wirksame Therapie nicht bekannt. Die bei der CPH oder HC erfolgreich angewandte Substanz Indometacin ist nicht wirksam. Studien zur Behandelbarkeit existieren nicht, lediglich einzelne Fallberichte in der Literatur berichten vereinzelte Erfolge durch die Gabe von

Tabelle 2 Therapie der trigeminoautonomen Kopfschmerzen

	Cluster-Kopfschmerz	Paroxysmale Hemikranie	SUNCT-Syndrom
Akuttherapie: Mittel der 1. Wahl	Inhalation Sauerstoff (⇧⇧⇧) Sumatriptan 6 mg s.c. (⇧⇧⇧) Sumatriptan nasal (⇧) Zolmitriptan 5 mg nasal (⇧)	derzeit keine wirksame Therapie bekannt	derzeit keine wirksame Therapie bekannt
Akuttherapie: Mittel der 2. Wahl	Instillation von Lidocain Nasenspray (⇧) bei langen Attacken: Sumatriptan nasal (⇧) oder Zolmitriptan 5 mg p.o. (⇧)		
Prophylaxe: Mittel der 1. Wahl	Verapamil bis 480 mg (⇧⇧⇧) Kortikoide (Prednisolon) 100–250 mg (⇧⇧⇧)	Indometacin 100–200 mg (⇧⇧⇧)	Lamotrigin 100–200 mg (⇔)
Prophylaxe: Mittel der 2. Wahl	Lithium nach Spiegel (⇧) Methysergid 8–12 mg (⇧⇧⇧) Topiramat 100–200 mg (⇧)		Gabapentin 1800–2400 mg (⇔)
Andere therapeutische. Optionen und Einzelfallbeschreibungen	Valproinsäure bis 2400 mg (⇧) DHE-i.v. über Perfusor (⇧) Pizotifen 3 x 0,75 mg (⇔)	Verapamil (⇔) Acetazolamid (⇔) COX-Hemmer (⇔)	Valproinsäure (⇔) Topiramat 100–200 mg (⇔)

Lamotrigen (⇔), Gabapentin (⇔), Carbamazepin/Oxacarbazepin (⇔) und Topiramat (⇔), z.T. in Kombination (Pareja et al. 2002). In letzter Zeit häufen sich Einzelfallbeschreibungen zur Wirksamkeit von Lamotrigen, so dass ein Therapieversuch mit dieser Substanz vielversprechend erscheint (⇔) (D'Andrea et al. 2001, Matharu et al. 2003; **Tabelle 2**).

Selbsthilfegruppen

http://www.clusterkopfschmerzen.de
http://www.clusterkopf.de
http://www.clusterkopfschmerz-selbsthilfe.de

Expertengruppe

PD Dr. med. S. Evers, Neurologische Universitätsklinik Münster
PD Dr. med. V. Limmroth, Neurologische Universitätsklinik Essen
PD Dr. med. A. May, Neurologische Universitätsklinik Hamburg Eppendorf
Prof. Dr. med. A. Straube, Neurologische Universitätsklinik Großhadern, München
Federführend: PD Dr. A. May, Neurologische Universitätsklinik Hamburg (UKE), Martinistraße 52, 20246 Hamburg
e-mail: a.may@uke.uni-hamburg.de

Literatur

D'Andrea, G., F. Granella, N. Ghiotto, G. Nappi (2001): Lamotrigine in the treatment of SUNCT syndrome. Neurology 57, 1723–1725.
Franzini, A., P. Ferroli, M. Leone, G. Broggi (2003): Stimulation of the posterior hypothalamus for treatment of chronic intractable cluster headaches: first reported series. Neurosurgery 52, 1095–1101.
Goadsby, P. J. (1999): Short-lasting primary headaches: focus on trigeminal automatic cephalgias and indomethacin-sensitive headaches. Curr. Opin. Neurol. 12, 273–277.
Headache Classification Committee of the International Headache Society (2004): The International Classification of Headache Disorders, 2nd edition. Cephalalgia 24, 1–160.
Leone, M., A. Franzini, G. Bussone (2001): Stereotactic stimulation of posterior hypothalamic gray matter in a patient with intractable cluster headache. N. Engl. J. Med. 345, 1428–1429.
Leone, M., A. Franzini, G. Broggi, G. Bussone (2003): Hypothalamic deep brain stimulation for intractable chronic cluster headache: a 3-year follow-up. Neurol. Sci. 24, Suppl. 2, S143–145.
Magnoux, E., G. Zlotnik (2004): Outpatient intravenous dihydroergotamine for refractory cluster headache. Headache 44, 249–255.
Matharu, M. S., A. S. Cohen, C. J. Boes, P. J. Goadsby (2003): Short-lasting unilateral neuralgiform headache with conjunctival injection and tearing syndrome: a review. Curr. Pain Headache Rep. 7, 308–318.
May, A. (2003): Das trigeminovaskuläre System des Menschen: Zerebraler Blutfluss, funktionelle Bildgebung und primäre Kopfschmerzen. Nervenarzt 74, 1067–1077.
May, A., S. Evers, A. Straube, V. Pfaffenrath, H. Diener (2004): Therapie und Prophylaxe von Cluster Kopfschmerzen und anderen Trigemino-Autonomen Kopfschmerzen. Überarbeitete Empfehlungen der Deutschen Migräne- und Kopfschmerzgesellschaft. Nervenheilkunde 7.
Pareja, J. A., A. B. Caminero, O. Sjaastad (2002): SUNCT Syndrome: diagnosis and treatment. CNS Drugs 16, 373–383.
Sjaastad, O. (ed.; 1992): Cluster Headache Syndrome. Vol. 23. W. B. Saunders, London.
Sjaastad, O., L. J. Stovne, A. Stolt Nielsen, F. Antonaci, T. A. Fredriksen (1995): CPH and hemicrania continua: requirements of high indomethacin dosages – an ominous sign? Headache 35, 363–367.

Diagnostik und Therapie des Liquorunterdruck-Syndroms

Was gibt es Neues?

- Es bestehen keine Hinweise für das Auftreten von Liquorunterdruck-Syndromen durch verminderte Liquorproduktion oder vermehrte Liquorabsorption.
- Die Entwicklung postpunktioneller Kopfschmerzen ist unabhängig von der Menge des entnommenen Liquors (⇑⇑⇑).
- Der Liquordruck ist normalerweise erniedrigt, kann aber in Einzelfällen normal sein.

Die wichtigsten Empfehlungen auf einen Blick

- Nadeln geringeren Durchmessers führen seltener zu postpunktionellen Kopfschmerzen (**A**) (⇑⇑⇑).
- Atraumatische Nadeln reduzieren signifikant die Wahrscheinlichkeit von postpunktionellen Kopfschmerzen (**A**) (⇑⇑⇑).
- Die Inzidenz postpunktioneller Kopfschmerzen ist geringer, wenn der Schliff der Punktionsnadel um 90° gedreht wird und der Mandrin vor dem Entfernen der Punktionsnadel wieder eingeführt wird (**B**) (⇑).
- Die Radioisotopenzysternographie mit intrathekal appliziertem Indium 111 ist zur Lokalisationsdiagnostik des Liquorlecks geeignet (**B**).
- Eine sehr zuverlässige Methode zum Nachweis spinaler Liquorlecks ist die CT-Myelographie (**B**).
- Eine diffuse pachymeningeale Anreicherung von Gadolinium in der Kernspintomographie ist für ein Liquorunterdruck-Syndrom nahezu beweisend (**A**).
- Die intravenöse oder orale Gabe von Koffein ist wirksam (**A**).
- Therapie der Wahl nach Versagen konservativer Maßnahmen ist ein epiduraler Blutpatch (**A**) (⇑⇑⇑).

Definition des Gesundheitsproblems

Bei den Liquorunterdruck-Syndromen muss zwischen liquorunterdruckassoziierten Kopfschmerzen nach diagnostischer Liquorpunktion und spontanen Liquorlecks differenziert werden. Die häufigste Ursache eines Liquorunterdruck-Syndroms ist ein Liquorleck nach diagnostischer Liquorpunktion, das sich bei 65 % der Patienten innerhalb von 24 Stunden und in ca. 90 % der Fälle in 48 Stunden entwickelt (Lybecker et al. 1995, Vilming u. Kloster 1997). Bei diesen Patienten treten die typischen Symptome eines orthostatischen Kopfschmerzes zum Teil mit Hirnnervenausfällen auf, wobei diese nach Aufrichten und längerem Stehen an Intensität zunehmen. Die Kopfschmerzen bessern sich im Liegen. Die okzipital und frontal betonten Kopfschmerzen sind immer bilateral und meist von pochendem Charakter. Die Rate der Spontanremission liegt bei 80 % (Lybecker et al. 1995). Bei Persistenz über einen längeren Zeitraum kann sich der Charakter der Kopfschmerzen ändern. Ein initial lageabhängiger Kopfschmerz kann in einen dumpf-drückenden Dauerkopfschmerz mit geringer Modulation durch die Körperposition übergehen (Mokri 2003). Die Menge des entnommenen Liquors spielt für die Entwicklung postpunktioneller Kopfschmerzen keine Rolle (Kuntz et al. 1992).

Wesentlich variabler ist das klinische Erscheinungsbild hinsichtlich der Phänomenologie der Kopfschmerzen und der Begleitsymptome bei spontanen Liquorlecks, die sich vor allem in der thorakalen Wirbelsäule finden (Mokri et al. 1997). Meistens besteht ebenfalls ein orthostatischer Kopfschmerz (Marcelis u. Silberstein 1990). Gelegentlich gehen Schmerzen zwischen den Schulterblättern und zervikal dem eigentlichen Kopfschmerz um Tage bis Wochen voraus. Manche Patienten haben nur einen chronischen dumpf-drückenden Kopfschmerz und andere Kopfschmerzen, die bei körperlicher Belastung zunehmen, aber ansonsten nicht lageabhängig sind. In anderen Fällen besteht Beschwerdefreiheit in der ersten Tageshälfte und Zunahme der Kopfschmerzen am Nachmittag und Abend und in sehr seltenen Fällen paradoxe orthostatische Kopfschmerzen, die im Liegen vorhanden sind und sich beim Stehen und Gehen bessern. In den meisten Fällen kann die Ätiologie eines spontanen Liquorlecks nicht geklärt werden (Mokri et al. 1997). Bei einem intermittierenden Liquorleck fluktuiert häufig die Symptomatik. Teilweise liegt eine anlagebedingte Strukturschwäche des Durasacks vor, wie z. B. im Rahmen des Marfan-Syndroms (Davenport et al. 1995). Manchmal sind triviale Traumen unter Ausübung des Valsalva-Manövers wie Husten, Heben schwerer Gegenstände oder Sport zu erfragen (Mokri 2003). Früher geäußerte pathophysiologische Vorstellungen, dass ein Liquorunterdruck-Syndrom auch durch verminderte Liquorproduktion oder vermehrte Liquorabsorption verursacht werden kann, konnten nicht belegt werden (Fishman 1992).

Eine Vielzahl von Begleitsymptomen kann sowohl beim postpunktionellen Kopfschmerz als auch beim spontanen Liquorleck auftreten. Die häufigsten sind Übelkeit, Erbrechen, Schwindel, Doppelbilder (durch Augenmuskelparesen), verschwommene Sicht, Tinnitus und Hörstörungen (Mokri 2003).

Diagnostik

- Die Diagnose stützt sich auf die typische Anamnese und einen meist normalen neurologischen Untersuchungsbefund (zum Teil Hirnnervenausfälle des VI. und VIII. Hirnnervs).
- Eventuell sind bildgebende Verfahren wie die Kernspintomographie mit Gadolinium (**A**) sowie zur Lokalisationsdiagnostik CT-Myelographie (**A**) und Radioisotopenzysternographie mit intrathekal appliziertem Indium 111 (**B**) oder eine Messung des Liquoröffnungsdrucks (**B**) indiziert.

Epidemiologie

Das Liquorunterdruck-Syndrom ist altersabhängig und tritt bei jungen Menschen häufiger auf als bei alten und bei Kindern sowie Frauen häufiger als bei Männern (Kuntz et al. 1992, Raskin 1990, Vilming u. Kloster 1997). Weiterhin ist ein niedriger BMI ein Prädiktor für die Entwicklung postpunktioneller Kopfschmerzen (Kuntz et al. 1992, Vilming et al. 2001). Diese sind auch bei Patienten mit primären Kopfschmerzsyndromen wie Migräne oder chronischem Spannungskopfschmerz häufiger.

Ziele und Anwendungsbereich

Definition der Ziele der Leitlinie

Ziel dieser evidenzbasierten Leitlinie ist eine Optimierung der Prävention und Therapie des Liquorunterdruck-Syndroms.

Definition des Anwendungsbereichs

Diese Leitlinie wendet sich überwiegend an Ärzte.

Therapie

- Wirksam sind der epidurale Blutpatch (⇑⇑), die epidurale Injektion von Fibrinkleber (⇑), der chirurgische Verschluss bei Nachweis der Lokalisation der Fistel (⇑) und die Gabe von Koffein (⇑).
- Von zweifelhaftem Wert sind Infusionen und die Gabe von Theophyllin (⇔).
- Unwirksam sind Bettruhe und die Gabe von Kortikosteroiden (⇓⇓).

Vorgehensweisen und Evidenzen

Diagnostik

Bei dem Großteil der Patienten ist der Liquoröffnungsdruck – zum Teil nicht messbar – erniedrigt. Bei manchen Patienten mit spontanen Liquorlecks ist der Liquoröffnungsdruck normal (Atkinson et al. 1998), so dass in diesen Fällen von einer Liquorhypovolämie auszugehen ist. Die Zellzahl ist in der Regel normal oder leicht erhöht. Normwertig sind die Liquorzytologie und die Liquorglukose (Mokri 2004), jedoch konnten signifikante Erhöhungen des Liquoreiweißes bis zu 1000 mg/dl beobachtet werden (Mokri et al. 1997).

Ein Schädel-CT trägt wenig zur diagnostischen Abklärung bei, außer zum Ausschluss subduraler Hämatome, die sich als chronische dumpf-drückende Kopfschmerzen unabhängig von der Lage präsentieren (Sipe et al. 1981).

Bei spontanen Liquorlecks gelingt es mit der Radioisotopenzysternographie in bis zu 50% der Fälle, den Liquoraustritt zu dokumentieren (Chung et al. 2000). Dazu wird Indium 111 intrathekal appliziert und szintigraphisch in Intervallen von 24–48 Stunden nach Instillation nachgewiesen. Physiologischerweise lässt sich eine Anreicherung des Radioisotops nach 24 Stunden über der gesamten zerebralen Konvexität nachweisen. Beim Liquorunterdruck-Syndrom findet sich eine Anreicherung von Indium 111 normalerweise ausschließlich im Spinalkanal. Frühe Radioaktivität im Bereich von Nieren und Blase (innerhalb von 4 Stunden) spricht ebenfalls für ein Liquorleck (Bai et al. 2002, Molins et al. 1990).

Fast beweisend für ein Liquorunterdruck-Syndrom ist eine diffuse pachymeningeale Anreicherung von Gadolinium in der Kernspintomographie (ANAES 2003, Mokri 2004, Mokri et al. 1997). Weitere MR-Kriterien für ein Liquorunterdruck-Syndrom sind ein Absinken der Kleinhirntonsillen ähnlich einer Chiari-Malformation (Atkinson et al. 1998), eine Vergrößerung der Hypophyse (Mokri u. Atkinson 2000), subdurale Flüssigkeitsansammlungen, kleine Ventrikel und eine Zunahme des Durchmessers des Hirnstamms. Die spinale Bildgebung zeigt gelegentlich extradurale oder -arachnoidale Flüssigkeitsansammlungen sowie meningeale Divertikel, die mit Liquor gefüllt sind (Mokri 2003). In manchen Fällen können auch erweiterte epidurale spinale Venenplexus nachgewiesen werden (Moayeri et al. 1998).

Die zuverlässigste Methode zum direkten Nachweis spinaler Liquorlecks ist die CT-Myelographie (bzw. konventionelle Myelographie). Jedoch ist zu berücksichtigen, dass bis zur Hälfte der spontanen Liquorlecks ventral besteht und der Austritt des Kontrastmittels schnell oder mit großer zeitlicher Verzögerung erfolgen kann. In diesem Fall sind zeitverzögerte Aufnahmen notwendig (Mokri 2001, 2003). Erprobt wird im Moment die intrathekale Gabe von MR-Kontrastmittel mit anschließender Dünnschicht-MR.

Therapie

Medikamentös

Die intravenöse oder orale Gabe von Koffein (3 x 200 mg bis 4 x 300 mg/d) ist wirksam, aber teilweise von kurzer Dauer (Camann et al. 1990, De Lingieres et al. 1986). Die Erfolgsquote beträgt 90% nach 4 Stunden und 70% nach 72 Stunden. Die Einnahme von Theophyllin p.o. führte ebenfalls zu einer Linderung des Kopfschmerzes (Feuerstein u. Zeides 1986). Die Wirkung von Methylxanthinen wurde jedoch bisher nur an kleinen Kollektiven untersucht.

Weniger wirksam bis unwirksam sind intravenöse Flüssigkeitszufuhr (Dieterich u. Brandt 1988) sowie Kortikosteroide (Mokri 2002).

Nichtmedikamentös

In vielen Fällen kommt es zu einer Spontanremission. Beim postpunktionellen Kopfschmerz ist die am besten wissenschaftlich belegte Therapie der epidurale Blutpatch. Eigenblut wird unter sterilen Bedingungen an der ursprünglichen Punktionsstelle injiziert. Dies führt zu einer mechanischen Kompression des Durasacks und zu einer Versiegelung des Liquorlecks. Bei über 85% der Patienten mit postpunktionellen Kopfschmerzen ist der erste epidurale Blutpatch wirksam (Taivainen et al. 1993), bei einer kleinen Zahl von Patienten sind wiederholte Applikationen notwendig (Berroir et al. 2004, Duffy u. Crosby 1999, Sencakova et al. 2001).

Sehr viel schwieriger ist die Behandlung spontaner Liquorlecks. Wenn die Höhe des Lecks identifiziert ist, können epidurale Blutpatches versucht werden, die allerdings bis zu sechsmal angewandt werden müssen. In diesen Fällen ist anzunehmen, dass der Blutpatch das Liquorleck nicht erreichen kann (Mokri 2001).

Alternativ können bei Patienten, die nicht für einen Blutpatch, z. B. aufgrund einer Sepsis oder HIV-Infektion, in Frage kommen, epidural Boli von 0,9% NaCl oder Dextran appliziert werden (Barrios-Alarcon et al. 1989).

Eine chirurgische Sanierung des Liquorlecks kommt nur nach Ausschöpfen aller konservativen Maßnahmen in Betracht (Schievink et al. 1998). Falls das Liquorleck ventral lokalisiert ist, muss der Verschluss chirurgisch erfolgen. Darüber hinaus werden gute Erfolge nach Applikation von Fibrin-Klebern berichtet (Crul et al. 1999, Gerritse et al. 1997).

Bei Patienten mit lang anhaltenden Liquorunterdruck-Syndromen kann es nach Verschluss des Liquorlecks vorübergehend zu einem Liquorüberdruck-Syndrom mit Kopfschmerzen, Übelkeit, Erbrechen, Stauungspapillen und Sehstörungen kommen. Dieses Krankheitsbild ist in der Regel selbst limitierend und wird bei ausgeprägten Symptomen vorübergehend mit Acetazolamid behandelt (Mokri 2002).

Alternative Therapien

Keine bekannt.

Unwirksame Therapien

Bettruhe verhindert das Auftreten postpunktioneller Kopfschmerzen nicht (Dieterich u. Brandt 1985, Mokri 2003).

Prophylaxe

Der wesentlichste Prädiktor für die Entwicklung postpunktioneller Kopfschmerzen ist die Größe der Punktionsnadel. Erwartungsgemäß führen Nadeln geringeren Durchmessers seltener zu postpunktionellen Kopfschmerzen als Nadeln größeren Durchmessers (Diener et al. 1985, Lynch et al. 1991, Raskin 1990). Eine Metaanalyse (Halpern u. Preston 1994) und eine prospektive, randomisierte doppel-blinde Studie (Strupp et al. 2001) zeigten, dass die Verwendung atraumatischer Nadeln („Sprotte-Nadel") die Wahrscheinlichkeit des Auftretens postpunktioneller Kopfschmerzen signifikant reduziert. Empfehlenswert ist darüber hinaus, den Schliff der Nadel um 90° zu drehen, um die vertikal verlaufenden Durafasern nicht zu durchtrennen, sondern auseinander zu drängen (Evans et al. 2000) und den Mandrin vor Entfernen der Nadel wiedereinzuführen (Strupp et al. 1998).

Verfahren zur Konsensbildung

Entwickelt im Delphi Verfahren. Erstellt im Januar 2005.

Expertengruppe

T. Brandt, Universitätsklinik für Neurologie, LMU München
H. C. Diener, Universitätsklinik für Neurologie Essen
M. Dieterich, Universitätsklinik für Neurologie Mainz
C. F. Schorn, Universitätsklinik für Neurologie Essen
D. Stolke, Universitätsklinik für Neurochirurgie Essen (für die DGNC)
M. Strupp, Universitätsklinik für Neurologie, LMU München
Federführend: H. C. Diener, Essen
e-mail: h.diener@uni-essen.de

Literatur

ANAES (2003): Recommendations for clinical practice. Review of diagnosis and treatment of migraine in the adult and child October 2002. Professional recommendations and references: economic evaluation service. Rev. Neurol. (Paris) 159, S5–15.

Atkinson, J. L., B. G. Weinshenker, G. M. Miller et al. (1998): Acquired Chiari I malformation secondary to spontaneous spinal cerebrospinal fluid leakage and chronic intracranial hypotension syndrome in seven cases. J. Neurosurg. 88 (2), 237–242.

Bai, J., K. Yokoyama, S. Kinuya et al. (2002): Radionuclide cisternography in intracranial hypotension syndrome. Ann. Nucl. Med. 16 (1), 75–78.

Barrios-Alarcon, J., J. A. Aldrete, D. Paragas-Tapia (1989): Relief of post-lumbar puncture headache with epidural dextran 40: a preliminary report. Reg. Anesth. 14 (2), 78–80.

Berroir, S., B. Loisel, A. Ducros et al. (2004): Early epidural blood patch in spontaneous intracranial hypotension. Neurology 63, 1950–1951.

Camann, W. R., R. S. Murray, P. S. Mushlin et al. (1990): Effects of oral caffeine on postdural puncture headache. A double-blind, placebo-controlled trial. Anesthetics and Analgesics 70, 181–184.

Chung, S. J., J. S. Kim, M. C. Lee (2000): Syndrome of cerebral spinal fluid hypovolemia. Clinical and imaging features and outcome. Neurology 55, 1321–1327.

Crul, B. J., B. M. Gerritse, R. T. van Dongen et al. (1999): Epidural fibrin glue injection stops persistent postdural puncture headache. Anesthesiology 91 (2), 576–577.

Davenport, R. J., S. J. Chataway, C. P. Warlow (1995): Spontaneous intracranial hypotension from a CSF leak in a patient with Marfan's syndrome. J. Neurol. Neurosurg. Psychiatry 59 (5), 516–519.

De Lingieres, B., M. Vincens, P. Mauvais-Jarvis et al. (1986): Prevention of menstrual migraine by percutaneous estradiol. Br. Med. J. 293, 1540.

Diener, H. C., M. Bendig, V. Hempel (1985): Der postpunktionelle Kopfschmerz. Fortschr. Neurol. Psychiatr. 53, 344–349.

Dieterich, M., T. Brandt (1985): Is obligatory bed rest after lumbar puncture obsolete. Europ. Arch. Psychiatr. Neurol. Sci. 235, 71–75.

Dieterich, M., T. Brandt (1988): Incidence of post-lumbar puncture headache is independent of daily fluid intake. Eur. Arch. Psychiatry Neurol. Sci. 237 (4), 194–196.

Duffy, P. J., E. T. Crosby (1999): The epidural blood patch. Resolving the controversies. Can. J. Anaesth. 46 (9), 878–886.

Evans, R. W., C. Armon, E. M. Frohman et al. (2000): Prevention of post-lumbar puncture headaches. Report of the Therapeutics and Technology Assessment Subcommitee of the American Academy of Neurology. Neurology 55, 909–914.

Feuerstein, T. J., A. Zeides (1986): Theophylline relieves headache following lumbar puncture. Klin. Wochenschr. 64, 216–218.

Fishman, R. A. (1992): Cerebrospinal fluid in diseases of the nervous system. W. B. Saunders, Philadelphia.

Gerritse, B. M., R. T. van Dongen, B. J. Crul (1997): Epidural fibrin glue injection stops persistent cerebrospinal fluid leak during long-term intrathecal catheterization. Anesth. Analg. 84 (5), 1140–1141.

Halpern, S., R. Preston (1994): Postdural puncture headache and spinal needle design. Metaanalyses. Anesthesiology 81 (6), 1376–1383.

Kuntz, K. M., E. Kokmen, J. C. Stevens et al. (1992): Post-lumbar puncture headaches: experience in 501 consecutive procedures. Neurology 42 (10), 1884–1887.

Lybecker, H., M. Djernes, J. F. Schmidt (1995): Postdural puncture headache (PDPH): onset, duration, severity, and associated symptoms. An analysis of 75 consecutive patients with PDPH. Acta Anaesthesiol. Scand. 39 (5), 605–612.

Lynch, J., I. Krings-Ernst, K. Strick et al. (1991): Use of a 25-gauge Whitacre needle to reduce the incidence of postdural puncture headache. Br. J. Anaesth. 67 (6), 690–693.

Marcelis, J., S. D. Silberstein (1990): Spontaneous low cerebrospinal fluid pressure headache. Headache 30, 192–196.

Moayeri, N. N., J. W. Henson, P. W. Schaefer et al. (1998): Spinal dural enhancement on magnetic resonance imaging associated with spontaneous intracranial hypotension. Report of three cases and review of the literature. J. Neurosurg. 88 (5), 912–918.

Mokri, B., D. G. Piepgras, G. M. Miller (1997): Syndrome of orthostatic headaches and diffuse pachymeningeal gadolinium enhancement. Mayo Clin. Proc. 72 (5), 400–413.

Mokri, B., J. L. Atkinson (2000): False pituitary tumor in CSF leaks. Neurology 55 (4), 573–575.

Mokri, B. (2001): Syndrome of cerebral spinal fluid hypovolemia: clinical and imaging features and outcome. Neurology 56 (11), 1607–1608.

Mokri, B. (2002): Intracranial hypertension after treatment of spontaneous cerebrospinal fluid leaks. Mayo Clin. Proc. 77 (11), 1241–1246.

Mokri, B. (2003): Headaches caused by decreased intracranial pressure: diagnosis and management. Curr. Opin. Neurol. 16 (3), 319–326.

Mokri, B. (2004): Low cerebrospinal fluid pressure syndrome. Neurol. Clin. N. Am. 22, 55–74.

Molins, A., J. Alvarez, J. Sumalla et al. (1990): Cisternographic pattern of spontaneous liquoral hypotension. Cephalalgia 10 (2), 59–65.

Raskin, N. H. (1990): Lumbar puncture headache: a review. Headache 30 (4), 197–200.

Schievink, W. I., V. M. Morreale, J. L. Atkinson et al. (1998): Surgical treatment of spontaneous spinal cerebrospinal fluid leaks. J. Neurosurg. 88 (2), 243–246.

Sencakova, D., B. Mokri, R. L. McClelland (2001): The efficacy of epidural blood patch in spontaneous CSF leaks. Neurology 57 (10), 1921–1923.

Sipe, J. C., J. Zyroff, T. A. Waltz (1981): Primary intracranial hypotension and bilateral isodense subdural hematomas. Neurology 31 (3), 334–337.

Strupp, M., T. Brandt, A. Müller (1998): Incidence of post-lumbar puncture syndrome reduced by reinserting the stylet: a randomized prospective study of 600 patients. Journal of Neurology 245, 589–592.

Strupp, M., O. Schueler, A. Straube et al. (2001): „Atraumatic" Sprotte needle reduces the incidence of post-lumbar puncture headaches. Neurology 57 (12), 2310–2312.

Taivainen, T., M. Pitkanen, M. Tuominen et al. (1993): Efficacy of epidural blood patch for postdural puncture headache. Acta Anaesthesiol. Scand. 37 (7), 702–705.

Vilming, S., R. Kloster (1997): Post-lumbar puncture headache: clinical features and suggestions for diagnostic criteria. Cephalalgia 17, 778–784.

Vilming, S. T., R. Kloster, L. Sandvik (2001): The importance of sex, age, needle size, height and body mass index in post-lumbar puncture headache. Cephalalgia 21 (7), 738–743.

Therapie der Migräneattacke und Migräneprophylaxe

Was gibt es Neues?

Migräneattacke

- Triptane wirken besser, wenn sie zu Beginn einer Migräneattacke eingenommen werden, solange der Kopfschmerz noch leicht oder mittelschwer ist (⇑⇑⇑). Die Empfehlung einer Einnahme von Triptanen, wenn der Kopfschmerz leicht ist, gilt nur für Patienten, die Migräneattacken von Spannungskopfschmerzen differenzieren können.
- Das Vorhandensein einer Allodynie (Berührung wird als schmerzhaft empfunden) im Bereich von Gesicht und Kopf während der Migräneattacke kann auf eine verminderte Wirkung von Triptanen hinweisen (⇑).
- Zolmitriptan ist als Nasenspray mit 5 mg erhältlich. Diese Anwendungsform wirkt rascher als die orale Form (⇑).
- Sumatriptan steht als Tablette mit raschem Zerfall im Magen-Darm-Trakt zur Verfügung. Ob ein rascherer Wirkungseintritt als bei der normalen Tablette erfolgt, ist nicht bekannt (⇔).
- Ergotamin als Monosubstanz steht nur noch als 2-mg-Tablette zur Verfügung.
- Die Kombination von Acetylsalicylsäure, Paracetamol und Koffein ist wirksamer als die Kombination ohne Koffein und wirksamer als die Einzelsubstanzen (⇑⇑⇑).
- Acetylsalicylsäure in löslich gepufferter Form (1000 mg) ist in ihrer Wirksamkeit Ibuprofen 400 mg und Sumatriptan 50 mg vergleichbar (⇑⇑⇑).
- Coxibe haben bei der Therapie der Migräneattacke eine ähnliche Wirksamkeit wie Ibuprofen oder Sumatriptan (⇑). Bisher ist keines der Coxibe zur Behandlung der Migräneattacke zugelassen. Angesichts des Risikos, vaskuläre Ereignisse hervorzurufen, können sie zur Behandlung von Migräneattacken nicht empfohlen werden.

Migräneprophylaxe

- Die Behandlung mit Topiramat ist eine wirksame Migräneprophylaxe (⇑⇑⇑). Die Wirkdosis liegt zwischen 25 und 100 mg täglich. Limitierend sind zentrale Nebenwirkungen.
- Pizotifen, Methysergid und Lisurid stehen in Deutschland nicht mehr zur Migräneprophylaxe zur Verfügung.
- Pestwurz (⇑) und Mutterkraut (⇑) sind in der Migräneprophylaxe möglicherweise wirksam.
- Cyclandelat ist wahrscheinlich nicht wirksam (⇔).

Die wichtigsten Empfehlungen auf einen Blick

- Die 5-HT$_{1B/1D}$-Agonisten (in alphabetischer Reihenfolge) Almotriptan, Eletriptan, Frovatriptan, Naratriptan, Rizatriptan, Sumatriptan und Zolmitriptan sind die Substanzen mit der besten Wirksamkeit bei akuten Migräneattacken (**A**).
- Ergotamin ist bei Migräne wirksam. Allerdings ist die Wirksamkeit in prospektiven Studien schlecht belegt (**B**).
- Nichtopioidanalgetika und nichtsteroidale Antirheumatika (NSAR) sind bei der Behandlung der Migräne wirksam (**A**).
- Die Wirksamkeit nichtmedikamentöser Verfahren wurde in kontrollierten Studien kaum untersucht (**C**).
- Bei häufigen Migräneattacken sollte eine Migräneprophylaxe begonnen werden (**A**).
- Migräneprophylaktika der ersten Wahl sind die Betablocker (**A**) Metoprolol und Propranolol, der Kalzium-Antagonist Flunarizin (**A**), und die Antikonvulsiva Valproinsäure (**A**) und Topiramat (**A**).
- Migräneprophylaktika der zweiten Wahl sind der Betablocker Bisoprolol (**B**), Naproxen (**B**), Acetylsalicylsäure (**C**), Magnesium (**C**), Pestwurz (**B**), Mutterkraut (**B**) und Amitriptylin (**B**).
- Die medikamentöse Therapie sollte durch nichtmedikamentöse Verfahren der Verhaltenstherapie (**A**) und durch Ausdauersport (**B**) ergänzt werden.
- Patienten mit einer hochfrequenten Migräne (≥ 3 Attacken/Monat) sowie erheblicher Einschränkung der Lebensqualität sollten einer psychologischen Therapie zugeführt werden (**A**).

Definition des Gesundheitsproblems

Bei der Migräne kommt es attackenweise zu heftigen, häufig einseitigen pulsierend-pochenden Kopfschmerzen, die bei körperlicher Betätigung an Intensität zunehmen (Olesen et al. 2004). Bei einem Drittel der Patienten bestehen holokranielle Kopfschmerzen. Die einzelnen Attacken sind begleitet von Appetitlosigkeit (fast immer), Übelkeit (80%), Erbrechen (40–50%), Lichtscheu (60%) und Lärmempfindlichkeit (50%) sowie Überempfindlichkeit gegenüber bestimmten Gerüchen (10%). Wenn die Kopfschmerzen einseitig sind, können sie innerhalb einer Attacke oder von Attacke zu Attacke die Seite wechseln. Die Dauer der Attacken beträgt nach der Definition der Internationalen Kopfschmerzgesellschaft zwischen 4 und 72 Stunden (Olesen et al. 2004). Bei Kindern sind die Attacken kürzer und können auch ohne Kopfschmerzen nur mit heftiger Übelkeit, Erbrechen und Schwindel einhergehen (Maytal et al. 1997).

Epidemiologie

Migräne ist eine der häufigsten Kopfschmerzformen. Etwa 6–8% aller Männer und 12–14% aller Frauen leiden unter einer Migräne (Lipton et al. 2002, Rasmussen et al. 1991, Scher et al. 1998, Silberstein u. Lipton 1996). Die Lebenszeitprävalenz liegt bei Frauen bei > 25%. Vor der Pubertät beträgt die Häufigkeit der Migräne 4–5%. Jungen und Mädchen sind gleich häufig betroffen. Die höchste Inzidenz der Migräneattacken tritt zwischen dem 35. und 45. Lebensjahr auf. In dieser Lebensphase sind Frauen dreimal häufiger betroffen als Männer.

Ziele und Anwendungsbereich

Definition der Ziele

Ziel dieser Leitlinie ist eine Optimierung der Behandlung akuter Migräneattacken und der medikamentösen und nichtmedikamentösen Prophylaxe der Migräne. Die Leitlinie ist evidenzbasiert und eine Fortentwicklung der folgenden Leitlinien und Empfehlungen:
1. Leitlinie der DGN 2003 (Diener und die Kommission Leitlinien der Deutschen Gesellschaft für Neurologie 2003),
2. Empfehlungen der Deutschen Migräne- und Kopfschmerzgesellschaft (Diener et al. 2000),
3. Empfehlungen der Arzneimittelkommission der Deutschen Ärzteschaft (3. Auflage 2001),
4. Practice Parameters of the American Academy of Neurology (Silberstein for the US Headache Consortium 2000).

Definition des Anwendungsbereichs (Zielgruppe)

Diese Leitlinie wendet sich überwiegend an Ärzte und Psychologen, die im ambulanten oder Klinikbereich Patienten mit Migräne betreuen.

Zusammenfassung der Empfehlungen

Diagnostik

Die Diagnose stützt sich auf die typische Anamnese und einen normalen neurologischen Untersuchungsbefund (Einzelheiten siehe Leitlinie „Diagnostik von Kopfschmerzen"). Zusatzdiagnostik und insbesondere eine Bildgebung sind nur notwendig bei Auftreten im Charakter ungewöhnlicher Kopfschmerzen (Ausschluss Blutung, Subarachnoidalblutung) und bei Kopfschmerzen mit persistierenden neurologischen oder psychopathologischen Ausfällen (**A**) (Quality Standards Subcommittee of the American Academy of Neurology 1994).

Medikamentöse Therapie der Migräneattacke

- Die 5-HT$_{1B/1D}$-Agonisten (in alphabetischer Reihenfolge) Almotriptan, Eletriptan, Frovatriptan, Naratriptan, Rizatriptan, Sumatriptan und Zolmitriptan sind die Substanzen mit der besten Wirksamkeit bei akuten Migräneattacken (**A**).
- Ergotamin ist bei Migräne wirksam. Allerdings ist die Wirksamkeit in prospektiven Studien schlecht belegt (**B**).
- Nichtopioidanalgetika und nichtsteroidale Antirheumatika (NSAR) sind bei der Behandlung der Migräne wirksam (**A**).
- Die Wirksamkeit nichtmedikamentöser Verfahren wurde in kontrollierten Studien kaum untersucht (**C**).

Erfolgskriterium für eine erfolgreiche Behandlung einer Migräneattacke in klinischen Studien ist
1. Freiheit von Kopfschmerzen nach 2 Stunden,
2. Besserung der Kopfschmerzen von schwer oder mittelschwer auf leicht oder kopfschmerzfrei innerhalb zwei Stunden nach Applikation des entsprechenden Präparats (Pilgrim 1993),
3. reproduzierbare Wirkung bei 2 von 3 Migräneattacken.

Therapie

Medikamentöse Behandlung

5-HT$_{1B/1D}$-Agonisten

Die Serotonin-5-HT$_{1B/1D}$ Rezeptor-Agonisten (**Tabelle 1**) Sumatriptan, Zolmitriptan, Naratriptan, Rizatriptan, Almotriptan, Eletriptan und Frovatriptan sind spezifische Migränemittel, die beim Spannungskopfschmerz unwirksam sind. Alle Triptane haben ihre Wirkung in großen placebokontrollierten Studien belegt (Ferrari et al. 2001, Goadsby et al. 2002). Für Sumatriptan (Tfelt-Hansen et al. 1995, The Oral Sumatriptan and Aspirin plus Metoclopramide Comparative Study Group 1992) und Zolmitriptan (Geraud et al. 2002) gibt es Vergleichsstudien zu oraler Acetylsalicylsäure (ASS) in Kombination mit Metoclopramid. In diesen Vergleichsstudien waren die Triptane nicht oder nur gering besser wirksam als ASS. Bei ca. 60 % von Nonrespondern für nichtsteroidale Antirheumatika sind Triptane wirksam (Diamond et al. 2004). Sumatriptan 6 mg s.c. war etwas besser wirksam als 1000 mg ASS i.v., hatte aber mehr Nebenwirkungen (Diener for the ASASUMAMIG Study Group 1999). Ergotamin war in Vergleichsstudien mit Sumatriptan (The Multinational Oral Sumatriptan Cafergot Comparative Study Group 1991) und Eletriptan (Diener et al. 2002) weniger wirksam. Triptane wirken im Gegensatz zu Ergotamintartrat zu jedem Zeitpunkt innerhalb der Attacke, d. h. sie müssen nicht notwendigerweise unmittelbar zu Beginn der Attacke genommen werden. Sie wirken aber umso besser, je früher sie in einer Migräneattacke eingenommen werden (Burstein et al. 2004, Dowson et al. 2004). Um der Entwicklung eines medikamenteninduzierten Dauerkopfschmerzes vorzubeugen, kann eine frühe Einnahme nur empfohlen werden, wenn die Attacken nicht zu häufig sind (< 10 Kopfschmerztage/Monat) und wenn der Patient eindeutig seine Migräne von Spannungskopfschmerzen unterscheiden kann.

Bei lange dauernden Migräneattacken können gegen Ende der pharmakologischen Wirkung eines Migränemittels die Migränekopfschmerzen wieder auftreten (sog. „headache recurrence"). Recurrence wird definiert als eine Verschlechterung der Kopfschmerzintensität von Kopfschmerzfreiheit oder leichter Kopfschmerz auf mittelschwere oder schwere Kopfschmerzen in einem Zeitraum von 2–24 Stunden nach der ersten wirksamen Medikamenteneinnahme (Ferrari 1999). Dieses Problem ist bei den Triptanen ausgeprägter als bei Ergotamintartrat oder bei Acetylsalicylsäure. So kommt es bei 15–40 % der Patienten nach oraler Gabe von Triptanen zu einem Wiederauftreten der Kopfschmerzen, wobei eine zweite Gabe der Substanz wieder wirksam ist (Ferrari et al. 1994). Ist die erste Gabe eines Triptans unwirksam, ist es sinnlos, in derselben Migräneattacke eine zweite Dosis zu applizieren. Alle Triptane können wie Ergotamin bei zu häufiger Einnahme zu einer Erhöhung der Attackenfrequenz und letztlich zu medikamenteninduzierten Dauerkopfschmerzen oder einer chronischen Migräne führen (Katsarava et

Tabelle 1 Therapie der akuten Migräneattacke mit 5-HT-Agonisten (Reihenfolge nach dem Jahr der Zulassung)

Substanzen		Dosis	Nebenwirkungen	Kontraindikationen
Sumatriptan (Imigran, Imigran T)	(↑↑↑)	50–100 mg p.o. 25 mg Supp 10–20 mg Nasenspray	Engegefühl im Bereich der Brust und des Halses, Parästhesien der Extremitäten, Kältegefühl	Hypertonie, koronare Herzerkrankung, Angina pectoris, Myokardinfarkt in der Vorgeschichte, Morbus Raynaud, arterielle Verschlusskrankheit der Beine, TIA oder Schlaganfall, Schwangerschaft, Stillzeit, Kinder (< 12 Jahre), schwere Leber- oder Niereninsuffizienz, multiple vaskuläre Risikofaktoren, gleichzeitige Behandlung mit Ergotamin, innerhalb von 2 Wochen nach Absetzen eines MAO-Hemmers
		6 mg s.c. (Autoinjektor)	Lokalreaktion an der Injektionsstelle	
Zolmitriptan (AscoTop)	(↑↑↑)	2,5–5 mg p.o. 2,5–5 mg Schmelztablette 5 mg Nasenspray	wie Sumatriptan	wie Sumatriptan
Naratriptan (Naramig)	(↑↑↑)	2,5 mg p.o.	etwas geringer als Sumatriptan	wie Sumatriptan
Rizatriptan (Maxalt)	(↑↑↑)	10 mg p.o. oder als Schmelztablette	wie Sumatriptan	wie Sumatriptan, Dosis 5 mg bei Einnahme von Propranolol
Almotriptan (Almogran)	(↑↑↑)	12,5 mg p.o.	etwas geringer als Sumatriptan	wie Sumatriptan
Eletriptan* (Relpax)	(↑↑↑)	20, 40 mg p.o.	wie Sumatriptan	wie Sumatriptan
Frovatriptan (Allegro)	(↑↑↑)	2,5 mg p.o.	etwas geringer als Sumatriptan	wie Sumatriptan

* Bei Unwirksamkeit von 40 mg können auch 80 mg Eletriptan gegeben werden.

al. 2000, Limmroth et al. 1999). Triptane sollten daher an nicht mehr als 10 Tagen im Monat eingesetzt werden. Lebensbedrohliche Nebenwirkungen (Myokardinfarkt, schwere Herzrhythmusstörungen, Schlaganfall) wurden bei der Applikation von Sumatriptan in einer Häufigkeit von 1:1000000 beobachtet (O'Quinn et al. 1999, Welch et al. 2000). Bei fast allen Patienten lagen entweder eindeutige Kontraindikationen vor (z. B. vorbestehende koronare Herzkrankheit) oder die Diagnose Migräne war falsch. Für die anderen Triptane gibt es noch keine publizierten Daten. Da der Wirkungsmechanismus der verschiedenen Triptane gleich ist, ist bei einer ähnlichen Inzidenz mit lebensbedrohlichen Nebenwirkungen zu rechnen (bezogen auf Nebenwirkungsmeldungen haben orale Applikationsformen ein geringeres Risiko als die subkutane Gabe). Aus Sicherheitsgründen sollten Patienten, die unter einer Migräne mit Aura leiden, ein Triptan erst nach Abklingen der Aura und mit Einsetzen der Kopfschmerzen applizieren. Darüber hinaus sind Triptane nicht wirksam, wenn sie während der Aura appliziert werden (Bates et al. 1994, Olesen et al. 2004). Populationsbezogene Studien zeigen aber kein erhöhtes Risiko für vaskuläre Ereignisse bei der Anwendung von Triptanen, verglichen mit Analgetika (Hall et al. 2004, Velentgas et al. 2004).

Vergleich der „Triptane"

Die kürzeste Zeit bis zum Wirkungseintritt besteht für die subkutane Gabe von Sumatriptan (10 Minuten; Tfelt-Hansen 1993). Orales Sumatriptan, Almotriptan und Zolmitriptan wirken nach 45–60 Minuten (Ferrari et al. 2001). Rizatriptan und Eletriptan sind am raschesten wirksam (nach 30 Minuten). Naratriptan und Frovatriptan benötigen bis zu 4 Stunden bis zum Wirkungseintritt (Goadsby 1997, McDavis et al. 1999). Zolmitriptan 5 mg als Nasenspray hat einen rascheren Wirkungseintritt als orales Zolmitriptan (Charlesworth et al. 2003). Sumatriptan steht als Tablette mit raschem Zerfall im Magen-Darm-Trakt zur Verfügung (Dahlöf et al. 2004). Ob ein rascherer Wirkungseintritt als bei der normalen Tablette erfolgt, ist nicht bekannt.

Die Besserung der Kopfschmerzen nach zwei Stunden, der wichtigste Parameter klinischer Studien für die Wirksamkeit von Migränemitteln, ist am höchsten bei der subkutanen Applikation von Sumatriptan (70–80%; The Subcutaneous Sumatriptan International Study Group 1991). Das Sumatriptan-Nasenspray ist ebenso wirksam wie Sumatriptan-Tabletten. Das Sumatriptan-Zäpfchen kommt für Patienten mit frühem Erbrechen in der Attacke in Betracht (Becker on behalf of the Study Group 1995, Ryan et al. 1997, Tepper et al. 1998). 25 mg Sumatriptan oral sind weniger wirksam als 50 und 100 mg (ca. 50–60%), weisen dafür aber auch weniger Nebenwirkungen auf (Ferrari et al. 2001). Naratriptan und Frovatriptan (je 2,5 mg) sind für die Besserung der Kopfschmerzen nach 2 Stunden weniger wirksam als Sumatriptan, zeigen aber auch weniger Nebenwirkungen und eine etwas geringere Rate an wieder auftretenden Kopfschmerzen. Der Wirkungseintritt von Naratriptan und Frovatriptan ist im Vergleich zu den anderen Triptanen verzögert. Im mittleren Wirkungsbereich liegen Zolmitriptan 2,5–5 mg und Almotriptan 12,5 mg. Rizatriptan 10 mg ist etwas wirksamer als 100 mg Sumatriptan (Goldstein et al. 1998, Tfelt-Hansen u. Ryan 2000, Tfelt-Hansen et al. 1998). Eletriptan ist in einer Dosierung von 80 mg das effektivste orale „Triptan", hat aber auch die meisten Nebenwirkungen. Almotriptan hat eine Nebenwirkungsquote, die sich nicht von Placebo unterscheidet.

Die Häufigkeit des Wiederauftretens der Kopfschmerzen liegt bei den verschiedenen Triptanen zwischen 15% und 40%. Es gibt Hinweise, dass durch eine initiale Kombination eines Triptans mit einem lang wirkenden nichtsteroidalen Antirheumatikum (Krymchantowski u. Barbosa 2002, Krymchantowski et al. 1999) das Wiederauftreten der Migränesymptomatik zum Teil verhindert werden kann. Alternativ kann das nichtsteroidale Antirheumatikum auch zeitlich verzögert gegeben werden. Ist ein Triptan bei drei konsekutiv behandelten Attacken nicht wirksam, kann ein anderes Triptan wirksam sein.

Mutterkornalkaloide

Es gibt nur sehr wenige prospektive Studien zum Einsatz der Mutterkornalkaloide bei der Migräne (Tfelt-Hansen et al. 2000). In allen Studien, in denen Triptane mit Mutterkornalkaloiden verglichen wurden, waren erstere signifikant besser wirksam (Christie et al. 2002, Diener et al. 2002, The Multinational Oral Sumatriptan Cafergot Comparative Study Group 1991). Die Behandlung mit Ergotamintartrat sollte sehr langen Migräneattacken oder solchen mit multiplen „recurrences" vorbehalten bleiben. Patienten, die ihre Migräneattacken erfolgreich mit einem Mutterkornalkaloid behandeln, keine Nebenwirkungen und keine Dosissteigerung haben, können diese Akuttherapie beibehalten. Die gehäufte Einnahme von Ergotamin kann zu Dauerkopfschmerzen führen, die in ihrer Charakteristik kaum von den Migränekopfschmerzen zu differenzieren sind (Dichgans et al. 1984, Horton u. Peters 1963). Daher muss die Einnahmefrequenz auf 10 Tage/Monat begrenzt werden (**Tabelle 2**).

Antiemetika und Analgetika

Die meisten Patienten leiden während der Migräneattacke unter gastrointestinalen Symptomen. Die Gabe von Antiemetika wie Metoclopramid oder Domperidon (**Tabelle 3**) bessert nicht nur die vegetativen Begleitsymptome, sondern führt bei einigen Patienten über eine Wiederanregung der zu Beginn der Migräneattacke zum Erliegen gekommenen Magenperistaltik zu einer besseren Resorption und Wirkung von Analgetika und Triptanen (Ross-Lee et al. 1983, Schulman u. Dermott, 2003, Waelkens 1984). Metoclopramid hat auch eine geringe analgetische Wirkung bei Migräne (Ellis et al. 1993). Die Überlegenheit einer Kombination von Antiemetika mit Migränemitteln wurde bisher in großen randomisierten Studien nicht belegt.

Acetylsalicylsäure (ASS), Ibuprofen, Diclofenac-K und Paracetamol sind die Analgetika erster Wahl bei leichten und mittelgradigen Migränekopfschmerzen (**Tabelle 4**; Chabriat et al. 1994, Dahlöf u. Björkman 1993, Havanka-Kanniainen 1989, Karachalios et al. 1992, Kloster et al. 1992, Limmroth et al. 1999, Nebe et al. 1995, Tfelt-Hansen et al. 1995, The Diclofenac-K/Sumatriptan Migraine Study Group 1999). Wahrscheinlich sind auch Metamizol und Phenazon wirksam (Diener et al. 2004, Tulunay et al. 2004). Die älteren Studien zu den Analgetika entsprechen meistens nicht den Anforderungen, die an moderne Studien gestellt werden. Die Kombination von ASS, Paracetamol und Koffein wurde in den USA untersucht und war wirksamer als Placebo (Lipton et al. 1998). Eine in Deutschland durchgeführte Studie ergab, dass die Kombination von Acetylsalicylsäure, Paracetamol und Koffein wirksamer ist als die Kombination ohne Koffein und wirksamer als die Einzelsubstanzen (Diener et al. 2005). Die optimale Dosis beträgt bei alleiniger oraler Anwendung für ASS und Paracetamol mindestens 1000 mg, für Ibuprofen 400–600 mg und für Diclofenac-K 50–100 mg. Analgetika sollten bevorzugt in Form einer Brausetablette oder einer Kautablette eingenommen werden (schnellere Resorption). Lysinierte ASS in Kombination mit Metoclopramid ist fast genauso wirksam wie Sumatriptan (Tfelt-Hansen et al. 1995). Lösliche gepufferte Acetylsalicyclsäure (1000 mg) ist genau so wirksam wie 400 mg Ibuprofen oder 50 mg Sumatriptan (Diener u. Limmroth 2004, Diener et al. 2004). Paracetamol wird besser nach rektaler als nach oraler Gabe resorbiert (rektale Gabe bei initialer Übelkeit und Erbrechen). Nichtsteroidale Antirheumatika wie Naproxen und Diclofenac-Kalium sind ebenfalls wirksam. Auch Analgetika können bei zu häufiger Einnahme zu medikamenteninduzierten Dauerkopfschmerzen führen. Daher sollte die Einnahme bei < 15 Tagen im Monat liegen.

Die COX$_2$-Inhibitoren werden derzeit in klinischen Studien untersucht. Eine Zulassung ist bisher nicht erfolgt. Die Frage, ob es bei episodischer Einnahme zu einer Häufung vaskulärer Ereignisse kommt, ist bisher nicht geklärt. Daher kann die Anwendung dieser Substanzen zur Behandlung von Migräneattacken nicht empfohlen werden.

Opioide und Tranquilizer sollten zur Behandlung der Migräneattacke nicht eingesetzt werden. Opioide haben eine begrenzte Wirksamkeit, führen häufig zu Erbrechen und haben eine hohe Suchtpotenz.

Behandlung von Migräneattacken bei Kindern

Migräneattacken bei Kindern werden mit Paracetamol 15 mg/kg KG oder Ibuprofen 10 mg/kg KG behandelt. Bei Kindern wurde nach Behandlung der Migräne mit ASS bisher kein Reyesyndrom beobachtet. Wenn Antiemetika notwendig sind, sollte Domperidon und nicht Metoclopramid Verwendung finden. Kinder unter 12 Jahren scheinen, anders als Heranwachsende, von einer Therapie mit Triptanen (noch) nicht zu profitieren. Die kritische Grenze der Wirksamkeit liegt individuell unterschiedlich zwischen dem 10. und 13. Lebensjahr. Orale Triptane, insbesondere Sumatriptan 50–100 mg und Rizatriptan 5 mg sind bei Kindern und Jugendlichen nicht besser wirksam als Placebo (Hämäläinen et al. 1997, Winner et al. 2002). Diese Studien leiden allerdings alle unter ungewöhnlich hohen Placebo-Werten (ca. 50%). Studien mit Sumatriptan 5, 10 und 20 mg Nasenspray bei Jugendlichen ergaben eine statistische Überlegenheit gegenüber Placebo (Ahonen et al., 2004, Ueberall und Wenzel, 1999, Winner et al., 1999). Positive Ergebnisse erbrachten post-hoc Analysen von Studien mit oralem Zolmitriptan in einer Dosierung von 2,5–5 mg (Solomon et al. 1997, Tepper et al. 1999) bei Heranwachsenden und Jugendlichen (12–17 Jahre). Aufgrund dieser Datenlage ist derzeit in Deutschland aus-

Tabelle 2 Ergotamin für die Behandlung der akuten Migräneattacke

Substanzen		Dosis	Nebenwirkungen	Kontraindikationen
Ergotamintartrat (Ergo Kranit akut)	(⇑)	2 mg p.o.	Erbrechen, Übelkeit, Kältegefühl, Muskelkrämpfe, Dauerkopfschmerz, Ergotismus	Schwangerschaft, Stillzeit, Kinder unter 12 Jahren, Patienten mit multiplen vaskulären Risikofaktoren, schlecht eingestellte Hypertonie, koronare Herzerkrankung, Angina pectoris, Myokardinfarkt in der Vorgeschichte, Morbus Raynaud, arterielle Verschlusskrankheit der Beine, TIA oder Schlaganfall, schwere Leber- oder Niereninsuffizienz, multiple vaskuläre Risikofaktoren

Tabelle 3 Antiemetika in der Migränetherapie

Substanzen		Dosis	Nebenwirkungen	Kontraindikationen
Metoclopramid (z. B. Paspertin)	(⇑) (⇑)	10–20 mg p.o. 20 mg rektal 10 mg i.m., i.v. s.c.	früh-dyskinetisches Syndrom, Unruhezustände	Kinder unter 14 Jahren, Hyperkinesen, Epilepsie, Schwangerschaft, Prolaktinom
Domperidon (Motilium)	(⇔)	20–30 mg p.o.	seltener als bei Metoclopramid	Kinder unter 10 Jahren, sonst siehe Metoclopramid, aber geringer ausgeprägt und seltener

Tabelle 4 Analgetika zur Behandlung der Migräneattacke

Arzneimittel (Beispiel)		Dosierung	Nebenwirkungen	Kontraindikationen
Acetylsalicylsäure (z. B. Aspirin) ASS-lysinat (Aspisol)	(↑↑↑)	1000 mg	Magenschmerzen, Übelkeit, Gerinnungsstörungen	Magen-Darm-Ulzera, hämorrhagische Diathese, Schwangerschaft Monat 6–9
	(↑)	1000 mg i.v.		
Ibuprofen (z. B. Aktren)	(↑↑↑)	200–600 mg	wie ASS, Ödeme	wie ASS (Blutungsneigung geringer), Niereninsuffizienz, LE
Naproxen (z. B. Proxen)	(↑↑↑)	500–1000 mg	wie Ibuprofen	wie Ibuprofen
Diclofenac-K (Voltaren)	(↑↑↑)	50–100 mg	wie Ibuprofen	wie Ibuprofen
Metamizol (z. B. Novalgin)	(↑)	1000 mg	allergische Reaktion, Blutbildveränderungen	Erkrankungen des hämatopoetischen Systems
Paracetamol (z. B. ben-u-ron)	(↑)	1000 mg	Leberschäden	Leberschäden, Niereninsuffizienz
ASS plus Paracetamol + Koffein (Thomapyrin)	(↑↑↑)	250 + 200 + 50 mg	siehe ASS und Paracetamol	siehe ASS und Paracetamol

schließlich Sumatriptan Nasenspray in der Dosis von 10 mg zur Behandlung von Jugendlichen zugelassen. Ergotamin und orale Triptane sind für das Kindesalter nicht zugelassen.

Migränetherapie in Schwangerschaft und Stillzeit

In der Schwangerschaft sind die vielfältigen Therapieoptionen stark eingeschränkt. Vor einer möglichen Therapie sollte eine sorgfältige Güterabwägung getroffen und mit der Patientin besprochen werden. Als Mittel der ersten Wahl der Akuttherapie gilt Paracetamol 1 g p.o. oder als Suppositorium. Der Einsatz von 1 g Acetylsalicylsäure (z. B. ASS-Brause) sollte lediglich als Alternative und nur dem 2. Trimenon vorbehalten bleiben. Bei therapierefraktären Situationen kann i.v. Methylprednisolon (allerdings nach Rücksprache mit dem Gynäkologen) verabreicht werden. Nach wie vor sind Triptane und Ergotamin in der Schwangerschaft nicht zugelassen. In diesem Zusammenhang sei erwähnt, dass für das erste Triptan, Sumatriptan, bereits direkt nach der Zulassung ein Schwangerschaftsregister eingerichtet wurde, in dem alle gemeldeten Fälle von Triptaneinnahme während der Schwangerschaft erfasst wurden. Auch wenn diese Daten nicht ausreichend sind, um gesicherte Schlussfolgerungen zu ziehen, weisen die bisherigen Befunde nicht auf ein erhöhtes Risiko angeborener Missbildungen oder vermehrter Komplikationen bei Schwangerschaft oder Geburt hin (Fox et al. 2002, Källen u. Lygner 2001, Olesen et al. 2000). Als Prophylaxe kann Magnesium in einer Dosierung von 2 x 300 mg/d zum Einsatz kommen. In der Schwangerschaft ist auch eine Prophylaxe mit Metoprolol möglich. Grundsätzlich sollte jedoch vor einer geplanten Schwangerschaft eine nichtmedikamentöse Prophylaxe wie z. B. Jacobsontraining erlernt werden.

In der Stillzeit sollten Medikamente zum Einsatz kommen, die in der Muttermilch nicht oder nur in geringen Mengen nachzuweisen sind (Silberstein 1993). Beim Einsatz von Betablockern sei an die Milchgängigkeit gedacht, die bei Säuglingen zu ausgeprägten Bradykardien führen kann. Bewährt hat sich hierbei Valproinsäure als Prophylaxe.

Prophylaxe

Empfehlung

- Bei häufigen Migräneattacken sollte eine Migräneprophylaxe begonnen werden (**A**).
- Migräneprophylaktika der ersten Wahl sind die Betablocker (**A**) Metoprolol und Propranolol, der Kalzium-Antagonist Flunarizin (**A**) und die Antikonvulsiva Valproinsäure (**A**) (off-label-Gebrauch) und Topiramat (**A**).
- Migräneprophylaktika der zweiten Wahl sind der Betablocker Bisoprolol (**B**), Naproxen (**B**), Acetylsalicylsäure (**C**), Magnesium (**C**), Pestwurz (**B**), Mutterkraut (**B**) und Amitriptylin (**B**).
- Die medikamentöse Therapie sollte durch nichtmedikamentöse Verfahren der Verhaltenstherapie (**A**) und durch Ausdauersport (**B**) ergänzt werden.
- Patienten mit einer hochfrequenten Migräne (≥ 3 Attacken/Monat) sowie erheblicher Einschränkung der Lebensqualität sollten einer psychologischen Therapie zugeführt werden (**A**).

Die Indikation zu einer medikamentösen Prophylaxe der Migräne ergibt sich bei besonderem Leidensdruck und Einschränkung der Lebensqualität:
- drei und mehr Migräneattacken pro Monat,
- Migräneattacken, die regelmäßig länger als 72 Stunden anhalten,
- Attacken, die auf eine Therapie entsprechend den oben gegebenen Empfehlungen (inklusive Triptanen) nicht ansprechen und/oder wenn Nebenwirkungen der Akuttherapie nicht toleriert werden,

- bei Zunahme der Attackenfrequenz und Einnahme von Schmerz- oder Migränemitteln an mehr als 10 Tagen im Monat,
- bei komplizierten Migräneattacken mit lang anhaltenden Auren.

Sinn der medikamentösen Prophylaxe ist eine Reduzierung von Häufigkeit, Schwere und Dauer der Migräneattacken und die Prophylaxe des medikamenteninduzierten Dauerkopfschmerzes. Von einer Wirksamkeit einer Migräneprophylaxe spricht man bei einer Reduktion der Anfallshäufigkeit von mindestens 50%. Zunächst soll der Patient über vier Wochen einen Kopfschmerzkalender führen, um die Anfallsfrequenz und den Erfolg oder Misserfolg der jeweiligen Attackenmedikation zu dokumentieren.

Substanzen zur Migräneprophylaxe

Sicher wirksam für die Prophylaxe der Migräne sind der nichtselektive Betablocker Propranolol (Diamond u. Medina 1976, Gawel et al. 1992, Havanka-Kanniainen et al. 1988, Holroyd et al. 1991, Kangasniemi u. Hedman 1984, Ludin 1989, Nadelmann et al. 1986, Tfelt-Hansen et al. 1984) und der Beta-1-selektive Betablocker Metoprolol (Kangasniemi u. Hedman 1984, Olsson et al. 1984, Sorensen et al. 1991, Steiner et al. 1988, Wörz et al. 1991; **Tabelle 5**). Bisoprolol ist wahrscheinlich ebenfalls wirksam, wurde aber nur in wenigen Studien untersucht (van de Ven et al. 1997, Wörz et al. 1991). Aus der Gruppe der „Kalzium-Antagonisten" ist, soweit derzeit beurteilbar, nur Flunarizin sicher wirksam (Amery et al. 1985, Balkan et al. 1994, Bassi et al. 1992, Bono et al. 1985, Centonze et al. 1985, Diamond u. Freitag 1993, Diamond u. Schenbaum 1983, Freitag et al. 1991, Gawel et al. 1992, Louis 1981, Sorensen et al. 1991). Eine Dosis von 5 mg ist wahrscheinlich genauso wirksam wie 10 mg (Diener et al. 2002). Die Studienergebnisse zu Cyclandelat sind widersprüchlich (Diener et al. 2001, Diener et al. 1996, Nappi et al. 1987). Wahrscheinlich ist die Substanz nicht wirksam.

In mehreren prospektiven Studien hat sich das Antikonvulsivum Valproinsäure in der Migräneprophylaxe bewährt (Freitag et al. 2002, Kaniecki 1997, Klapper on behalf of the Divalproex Sodium in Migraine Prophylaxis Study Group 1997, Silberstein et al. 2000; **Tabelle 5**). Die Tagesdosis beträgt 500–600 mg. Gelegentlich sind höhere Dosierungen notwendig. Valproinsäure hat in Deutschland keine Zulassung für die Migräneprophylaxe (off-label-use). Topiramat hat seine migräneprophylaktische Wirkung in drei großen placebokontrollieren Studien belegt (Brandes et al. 2004, Diener et al. 2004, Silberstein et al. 2004). Die wirksame Tagesdosis liegt zwischen 25 und 100 mg. Die Aufdosierung muss langsam erfolgen (25 mg/ > Woche). Limitierend sind kognitive Nebenwirkungen. Bei 10% der Patienten kommt es zu einem Gewichtsverlust, der manchmal therapielimitierend sein kann.

Acetylsalicylsäure hat in einer Dosis von 300 mg/Tag wahrscheinlich eine geringe migräneprophylaktische Wirkung (Diener et al. 2001; **Tabelle 6**). Naproxen war in Dosierungen von 2 x 500 mg besser wirksam als Placebo. Limitierend sind hier die gastrointestinalen Nebenwirkungen bei Langzeitanwendung. Die Serotonin-Antagonisten Pizotifen und Methysergid sind ebenfalls prophylaktisch wirksam, in Deutschland aber nicht mehr erhältlich und zugelassen. Die Wirksamkeit von Magnesium ist umstritten (Peikert et al. 1996, Pfaffenrath et al. 1996). Wenn überhaupt wirksam, ist die Reduktion der Attackenfrequenz nicht sehr ausgeprägt.

Tabelle 5 Substanzen zur Migräneprophylaxe

Substanzen		Dosis	Nebenwirkungen*	Kontraindikationen*
Metoprolol (Beloc-Zok)	(⇑⇑⇑)	50–200 mg	H: Müdigkeit, arterielle Hypotonie G: Schlafstörungen, Schwindel S: Hypoglykämie, Bronchospasmus, Bradykardie, Magen-Darm-Beschwerden, Impotenz	A: AV-Block, Bradykardie, Herzinsuffizienz, Sick-Sinus-Syndrom, Asthma bronchiale R: Diabetes mellitus, orthostatische Dysregulation, Depression
Propranolol (Dociton)	(⇑⇑⇑)	40–240 mg		
Bisoprolol (Concor)	(⇑)	5–10 mg		
Flunarizin (Sibelium, Natil N)	(⇑⇑⇑)	5–10 mg	H: Müdigkeit, Gewichtszunahme G: gastrointestinale Beschwerden, Depression S: Hyperkinesen, Tremor, Parkinsonoid	A: fokale Dystonie, Schwangerschaft, Stillzeit, Depression R: Morbus Parkinson in der Familie
Valproinsäure (z. B. Ergenyl chrono) off-label use	(⇑⇑⇑)	500–600 mg	H: Müdigkeit, Schwindel, Tremor G: Hautausschlag, Haarausfall, Gewichtszunahme, S: Leberfunktionsstörungen	A: Leberfunktionsstörungen, Schwangerschaft (Neuralrohrdefekte), Alkoholmissbrauch
Topiramat (Topamax)	(⇑⇑⇑)	25–100 mg	H: Müdigkeit, Konzentrationsstörungen, Gewichtsabnahme, Parästhesien G: Geschmacksveränderungen, Psychosen S: Engwinkelglaukom	A: Niereninsuffizienz, Nierensteine, Engwinkelglaukom

* Nebenwirkungen gegliedert in H = häufig, G = gelegentlich, S = selten; Kontraindikationen gegliedert in A = absolut, R = relativ

Tabelle 6 Substanzen zur Migräneprophylaxe der 2. Wahl

Substanzen (Beispiel)	Dosis		Nebenwirkungen*	Kontraindikationen*
Amitriptylin (z. B. Saroten)	(⇑⇑⇑)	50–150 mg	H: Mundtrockenheit, Müdigkeit, Schwindel, Schwitzen G: Blasenstörungen, innere Unruhe, Impotenz	A: Engwinkelglaukom, Prostataadenom mit Restharn
Gabapentin (Neurontin) off-label-use	(⇔)	2400 mg	H: Müdigkeit, Schwindel, G: Ataxie, gastrointestinale Störungen	schwere Leber- oder Nierenfunktionsstörungen
Naproxen (Proxen)	(⇑)	2 x 250 mg 2 x 500 mg	H: Magenschmerzen	A: Ulcus, Blutungsneigung R: Asthma bronchiale
Pestwurz (Petadolex)	(⇑)	2 x 75 mg	G: Aufstossen, Magenschmerzen S: Leberfunktionsstörungen	A: Schwangerschaft, Stillzeit
Acetylsalicylsäure (Aspirin)	(⇔)	300 mg	G: Magenschmerzen	A: Ulcus, Blutungsneigung R: Asthma bronchiale
Magnesium	(⇔)	2 x 300 mg	H: Durchfall bei zu rascher Aufdosierung	keine
Mutterkraut	(⇑)	3 x 6,25 mg	S: Hautausschlag	keine
Botulinumtoxin	(⇓⇓)		Muskelschwäche, Ptosis	Myasthenie

*Nebenwirkungen gegliedert in H = häufig, G = gelegentlich, S = selten; Kontraindikationen gegliedert in A = absolut, R = relativ

Amitriptylin ist ein trizyklisches Antidepressivum. Allein gegeben ist es bei der Migräne wirksam (Couch u. Hassanein 1979, Couch et al. 1976, Ziegler et al. 1987). Amitriptylin sollte bevorzugt zur Prophylaxe gegeben werden, wenn eine Kombination mit einem Spannungskopfschmerz vorliegt, oder wenn, wie häufig bei chronischen Schmerzen, eine zusätzliche Depression besteht. Das Antiepileptikum Gabapentin hatte in einer Studie in Tagesdosierungen von 1200–1600 mg eine geringe prophylaktische Wirkung (Mathew et al. 2001). Hier müssen allerdings weitere Studien abgewartet werden. Lamotrigin ist in der Reduktion der Häufigkeit von Migräneattacken nicht wirksam, reduziert aber die Häufigkeit von Auren (Lampl et al. 1999, Steiner et al. 1997). Von den Dopamin-Agonisten ist wahrscheinlich Alpha-dihydroergocryptin wirksam (Bussone et al. 1999). Ob Candesartan (Tronvik et al. 2002) oder Lisinopril (Schrader et al. 2001) wirksam sind, kann nach dem derzeitigen Stand der Studien nicht beurteilt werden. Zu hochdosiertem Vitamin B2 gibt es nur zwei kleine monozentrische Studien, die eine Wirksamkeit vermuten lassen (Schoenen et al. 1997, 1998, Schoenen et al. 1994). Die Substanz ist in der verwendeten Tagesdosis (400 mg) in Deutschland nicht erhältlich und nicht zugelassen.

Die meisten placebokontrollierten Studien zeigten keine migräneprophylaktische Wirkung von lokalen Injektionen mit Botulinumtoxin (Evers et al. 2004). Dies gilt sowohl für Injektionen in vorgegebene Regionen wie bei Injektion an Triggerpunkten („Follow the pain"). Zwei bisher unveröffentlichte Studien haben eine Wirksamkeit bei der chronischen Migräne gezeigt. Dieses Ergebnis muss in einer Phase-III-Studie reproduziert werden, bevor die Therapie empfohlen werden kann.

Petadolex hat seine Wirksamkeit in zwei placebokontrollierten Studien belegt (Diener et al. 2004). In sehr seltenen Fällen kommt es zu schwerwiegenden Leberfunktionsstörungen. Mutterkraut (Pfaffenrath et al. 2002, Diener et al. 2005 b) ist ebenfalls wirksam.

Bei der zyklusgebundenen Migräne kann eine Prophylaxe mit 2 x 500 mg Naproxen sieben Tage vor bis sieben Tage nach der Periode versucht werden (⇔) (Sances et al. 1990). Als Alternative für die Kurzzeitprophylaxe kommen Östrogenpflaster (100 µg) in der Phase mit Hormonabfall zum Einsatz (⇔) (De Lignieres et al. 1986, Dennerstein et al. 1988). Triptane wie 2 x 1 mg Naratriptan, 2 x 25 mg Sumatriptan oder 1 bzw. 2 x 2,5 mg Frovatriptan über 5 Tage sind ebenfalls bei der menstruellen Migräne wirksam (off Label) (⇑⇑⇑) (Newman et al. 2001, Newman et al. 1998).

Migräneprophylaxe bei Kindern

Bei Kindern und Jugendlichen kann zur Migräneprophylaxe Propranolol in einer Dosis von 10 mg/kg KG oder Flunarizin in einer Dosis von 5 mg gegeben werden.

Verhaltenstherapie der Migräne

Patienten mit einer episodischen oder hochfrequenten Migräne (3 und mehr Attacken/Monat) können alternativ oder in Kombination mit einer medikamentösen Behandlung einer psychologischen Therapie zugeführt werden (Campbell et al. 2004). Die in der Migränetherapie angewandten psychologischen Verfahren entstammen überwiegend der Verhaltenstherapie (VT). Für diese Verfahren ist eine zur Beurteilung der Evidenz ausreichende Studienlage verfügbar. Andere Schulen bleiben die Evaluation ihrer Konzepte schuldig. Die wichtigsten unimodalen Verfahren sind die thermale, die EMG-Biofeedback-Therapie und die progressive Muskelrelaxation (PMR). Als multimodales Verfahren kommt das kognitiv-verhaltenstherapeutische Schmerzbewältigungstraining zur Anwendung. Die Therapieverfahren werden in der Migränebehandlung sowohl schmerzspezifisch (z. B. als Entspannungsverfahren bei der PMR) als auch schmerzunspezifisch angewandt. Schmerzunspezifische Verfahren zielen auf unspezifische Größen wie „Stärkung der Selbstkontrollkompetenz" (unimodal) oder „Minimierung der Beeinträchtigung bzw. verbesserte Schmerzbewältigung" (multimodal).

Das im Kopfschmerzbereich am besten untersuchte Entspannungsverfahren ist die progressive Muskelrelaxation (PMR, auch Jacobson-Training; Bernstein u. Borkovec 1975). Die Beurteilung der Wirksamkeit weiterer Entspannungsverfahren in der Kopfschmerzbehandlung, insbesondere von autogenem Training, Hypnose, Imagination, Meditation und Yoga, ist aufgrund fehlender Datenbasis nicht möglich.

Biofeedback

Biofeedback ermöglicht dem Patienten die exakte und bewusste Wahrnehmung von Körperfunktionen und damit die Fähigkeit zur bewussten Steuerung und Veränderung derselben. Eine unspezifische Wirkung lässt sich durch biofeedbackgestützte Entspannung erzielen, die durch Messung der Muskelspannung (elektromyographische Biofeedbacktherapie), des Hautwiderstandes (elektrodermale Biofeedbacktherapie) oder der peripheren Körpertemperatur (thermale Biofeedbacktherapie) ermöglicht werden kann.

Wegen des hohen methodischen Aufwandes liegen für spezifische Verfahren (z. B. Neurofeedback) bei der Migräne jedoch zu wenig kontrollierte wissenschaftliche Studien für eine evidenzbasierte Beurteilung vor.

Multimodale Verhaltenstherapie

Der multimodalen kognitiven Verhaltenstherapie (KVT) liegt das biopsychosoziale Schmerzmodell zugrunde. Die KVT ist kognitiv-behavioral ausgerichtet und berücksichtigt alle Komponenten und Ebenen eines Menschen, in denen sich die Konsequenzen der Schmerzerkrankung im Einzelfall finden lassen. Das Hauptziel dieses Verfahrens ist die Minimierung der Beeinträchtigung durch den Schmerz sowie die Erhöhung der Selbstkontrolle (Holroyd u. Andrasik 1982). KVT-Verfahren liegen für Kopfschmerzpatienten in gut ausgearbeiteten standardisierten Programmen vor (Frettlöh et al. 1998), lassen sich zeit- und kostenökonomisch durchführen (unter 10 Sitzungen) und sind im Gruppensetting genauso wirksam wie im Einzelsetting.

Die Wirksamkeit (Index aus Intensität und Frequenz der Kopfschmerzen) der einzelnen Therapien und Therapiekombinationen ist **Tabelle 7** zu entnehmen.

Verhaltenstherapie der chronischen Migräne

Patienten mit einem (fast) täglichen Kopfschmerz ohne Medikamenten-Abusus erzielen in einer behavioralen Behandlung geringere Erfolge als Patienten mit episodischen Kopfschmerzen (13% vs. 52% Symptomreduktion; Bakal et al. 1991, Blanchard u. Andrasik 1985). Migränepatienten mit einem hohen Medikamentengebrauch (medikamenteninduzierter Kopfschmerz) profitieren von alleinigen verhaltenstherapeutischen Ansätzen ebenfalls in geringerem Ausmaß als Patienten mit einem „normalen" Gebrauch (29% vs. 52% Symptomreduktion; Michultka et al. 1989).

In der Behandlung von Entzugspatienten hat sich die Kombination von behavioralen und pharmakologischen Verfahren bewährt. Mathew et al. (1990) fanden in einer Studie mit 200 Patienten eine bessere Effektivität für eine kombinierte versus einer unimodalen medikamentösen Behandlung (72% – 86% resp. 58%). Blanchard et al. (1992) berichteten für diese Patientengruppe eine Reduktion der Kopfschmerzaktivität von mehr als 50%, die noch nach einem Jahr nachweisbar war. Die 61 kombiniert behandelten Migränepatienten mit medikamenteninduziertem Kopfschmerz aus der Studie von Grazzi et al. (2002) berichteten noch drei Jahre nach der Behandlung weniger Kopfschmerztage, einen reduzierten Medikamentenverbrauch und eine geringere Rückfallrate als nur medikamentös behandelte Patienten.

Tabelle 7 Übersicht über die nichtmedikamentösen Therapieverfahren (Andrasik 2003, Campbell et al. 2004)

Therapieverfahren	Verbesserung der Migräneaktivität (%)	Effektstärke	Evidenzklasse
Progressive Muskelrelaxation (PMR)	32–37	0,55	(⇑⇑⇑)
Thermales Finger-Biofeedback (tBFB)	35–37	0,38	(⇑⇑⇑)
PMR + tBFB	33–50	0,40	(⇑)
PMR + tBFB + Propranolol	50–70	–	(⇔)
Muskuläres Feedback (EMG-BFB)	40	0,77	(⇔)
Kognitiv-Behaviorale Therapie (KVT)	35–49	0,44	(⇑⇑⇑)
KVT + tBFB	38	0,37	(⇑)
Placebo-Medikament	14–30	–	–
Keine Behandlung	2	–	–
Propranolol	44		

Verhaltenstherapie der kindlichen Migräne

Metaanalysen (Hermann et al. 1995) und Reviews (Kröner-Herwig u. Ehlert 1992) auf der Basis von Effektstärken, die Prä-Post-Veränderungen wiedergeben, zeigen die beste Wirksamkeit für tBFB- und tBFB/PMR-Verfahren. PMR als Einzelverfahren und KVT-Programme für Kinder sind im Prä-Post-Vergleich weniger wirksam, erreichen jedoch ähnliche Effekte wie prophylaktische Medikationen (serotonerge Präparate, Kalziumblocker, Betablocker). KVT-Programme haben die längste Wirkungsdauer (bis zu 10 Jahren; ein validiertes multimodales Programm, das kognitiv-behaviorale und Entspannungsbausteine integriert, ist deutschsprachig von Denecke und Kröner-Herwig 2000, vorgelegt worden). Alle anderen in der Behandlung der kindlichen Migräne eingesetzten Verfahren, inklusive der in Deutschland verbreiteten Migräne-Diät (oligoantigene Ernährung) und der Homöopathie, haben einen ungeklärten Stellenwert.

Alternative Therapien

Die Wirkung aerober Ausdauersportarten (Koseoglu et al. 2003) wie Schwimmen, Joggen oder Fahrradfahren ist wissenschaftlich belegt (⇑). Physiotherapie alleine ist nicht wirksam, verbessert aber in Kombination die Rate der Betroffenen, die auf verhaltenstherapeutische Verfahren ansprechen. Für die Homöopathie liegen bei Erwachsenen randomisierte, placebokontrollierte Studien vor, die keine Wirksamkeit belegten (⇓⇓) (Ernst 1999, Walach et al. 1997, Walach et al. 2000, Whitmarsh et al. 1997). Akupunktur reduziert die Häufigkeit von Migräneattacken. Scheinakupunktur hat dabei dieselbe Wirksamkeit wie klassische Akupunktur.

Es besteht ein Zusammenhang zwischen einem persistierenden Foramen ovale (PFO) und Migräne mit Aura. Wahrscheinlich liegt eine gemeinsame genetische Disposition vor. Es ist nicht gerechtfertigt, einen PFO-Verschluss zur Prophylaxe der Migräne durchzuführen.

Unwirksam sind nach Auffassung der Konsensusgruppe: Manualtherapie, zervikale Manipulation, chiropraktische Therapie, lokale Injektionen in den Nacken oder die Kopfhaut, Neuraltherapie, autogenes Training, Hypnose, klassische Psychoanalyse, TENS, hyperbare Sauerstofftherapie, Ozontherapie, Gebisskorrektur, Aufbissschienen, Zahnextraktion, Entfernung von Amalgamfüllungen, Diäten, Frischzelltherapie, Reizströme, Magnetströme, Psychophonie, Tonsillektomie, Fußreflexmassage, Sanierung vermeintlicher Pilzinfektionen des Darms, Hysterektomie und Corrugatorchirurgie.

Unwirksame medikamentöse Therapien

Unwirksam in der medikamentösen Therapie an Hand von Studien sind Bromocriptin, Carbamazepin, Diphenylhydantoin, Primidon, Diuretika, Clonidin, Östrogene und Gestagene, Lithium, Neuroleptika, Proxibarbal, selektive Serotonin-Wiederaufnahmehemmer (Steiner et al. 1998), Diamox (Vahedi et al. 2002), Clomipramin, Montelukast (Brandes et al. 2004) und Lanepitant (Goldstein et al. 2001).

Verfahren zur Konsensbildung

Korrigiert durch die Kommission Leitlinien der DGN und den Vorstand der DGN. Als Entwurf publiziert in der Zeitschrift „Kopfschmerz-News" mit Möglichkeit des Feedbacks an die Autorengruppe. Endgültig verabschiedet in einer Sitzung der Autorengruppe am 17.12.2004 in Frankfurt.

Kooperationspartner und Sponsoren

Diese Leitlinie entstand ohne Einflussnahme oder Unterstützung durch die Industrie. Die Kosten wurden von der DGN getragen. Mit Unterstützung des BMBF im Rahmen des Deutschen Kopfschmerzkonsortiums (01EM0117).

Expertengruppe

Für die DGN

Hans-Christoph Diener, Universitätsklinik für Neurologie Essen
Volker Limmroth, Universitätsklinik für Neurologie Essen
Günther Fritsche, Universitätsklinik für Neurologie Essen
Kay Brune, Institut für Pharmakologie und Toxikologie der Universität Erlangen
Volker Pfaffenrath, Neurologe, München

Für die DGN

Peter Kropp, Institut für Medizinische Psychologie, Universitätsklinikum Schleswig-Holstein, Campus Kiel
Arne May, Neurologische Universitätsklinik Hamburg
Andreas Straube, Klinikum Großhadern, Neurologische Klinik der Universität München
Stefan Evers, Klinik und Poliklinik für Neurologie, Universitätsklinikum Münster
Federführend: Prof. Dr. Hans-Christoph Diener, Universitätsklinik für Neurologie, Hufelandstr. 55, 45147 Essen
e-mail: h.diener@uni-essen.de

Literatur

Ahonen, K., M. Hamalainen, H. Rantala et al. (2004): Nasal sumatriptan is effective in treatment of migraine attacks in children: A randomized trial. Neurology 62, 883–887.

Amery, W. K., L. I. Caers, T. J. L. Aerts (1985): Flunarizine, a calcium entry blocker in migraine prophylaxis. Headache 25, 249–254.

Andrasik, F. (2003): Behavioral treatment approaches to chronic headache. J. Neurol. Sci. 24, Suppl. 2, S80–S85.

Bakal, D. A., S. Demjen, J. A. Kaganov (1981): Cognitive behavioral treatment of chronic headache. Headache 21, 81–86.

Balkan, S., B. Aktekin, Z. Önal (1994): Efficacy of flunarizine in the prophylactic treatment of migraine. Gazi Medical Journal 5, 81–84.

Bassi, P., L. Brunati, B. Rapuzzi et al. (1992): Low dose flunarizine in the prophylaxis of migraine. Headache 32, 390–392.

Bates, D., E. Ashford, R. Dawson et al. (1994): Subcutaneous sumatriptan during the migraine aura. Neurology 44, 1587–1592.

Becker, W. J., on behalf of the Study Group (1995): A placebo-controlled, dose-defining study of sumatriptan nasal spray in the acute treatment of migraine. Cephalalgia 15 (Suppl. 14), 271–276.

Bernstein, D. A., T. D. Borkovec (1975): Entspannungstraining. Handbuch der Progressiven Muskelrelaxation. Pfeiffer, München.

Blachard, E. B., A. E. Taylor, M. P. Dentinger (1992): Preliminary results from the self-regulatory treatment of high medication consumption headache. Biofeedback Self Reg. 17, 179–202.

Blanchard, E. B., F. Andrasik (1985): Management of chronic headaches. A psychological approach. Pergamon Press; Elmsford NY.

Bono, G., G. C. Manzoni, N. Martucci et al. (1985): Flunarizine in common migraine: Italian cooperative trial. II. Long-term follow-up. Cephalalgia 5 Suppl. 2, 155–158.

Brandes, J. L., J. Saper, M. Diamond et al. (2004a): Topiramate for migraine prevention: a randomized controlled trial. JAMA 291, 965–973.

Brandes, J. L., W. H. Visser, M. V. Farmer et al. (2004b): Montelukast for migraine prophylaxis: a randomized, double-blind, placebo-controlled study. Headache 44, 581–586.

Burstein, R., B. Collins, M. Jakubowski (2004): Defeating migraine pain with triptans: a race against the development of cutaneous allodynia. Ann. Neurol. 55, 19–26.

Bussone, G., R. Cerbo, N. Martucci et al. (1999): Alpha-dihydroergocryptine in the prophylaxis of migraine: a multicenter double-blind study versus flunarizine. Headache 39, 426–431.

Campbell, J. K., D. B. Penzien, E. M. Wall (2004): Evidence-based guidelines for migraine headaches: behavioral and psychological treatments. www.aan.com/public.

Centonze, V., P. Tesauro, D. Magrone et al. (1985): Efficacy and tolerability of flunarizine in the prophylaxis of migraine. Cephalalgia 2, 163–168.

Chabriat, H., J. Danchot, P. Grippon et al. (1994): Combined oral lysine acetylsalicylate and metoclopramide in the acute treatment of migraine: a multicentre double-blind placebo-controlled study. Cephalalgia 14, 297–300.

Charlesworth, B., A. Dowson, A. Purdy et al. (2003): Speed of onset and efficacy of zolmitriptan nasal spray in the acute treatment of migraine: a randomised, double-blind, placebo-controlled, dose-ranging study versus zolmitriptan tablet. CNS Drugs 17, 653–667.

Christie, S., H. Göbel, V. Mateos et al. (2002): Crossover comparison of efficacy and preference for rizatriptan 10 mg versus ergotamine/caffeine in migraine. Eur. Neurol. 49, 20–29.

Couch, J. R., D. K. Ziegler, R. Hassanein (1976): Amitriptyline in the prophylaxis of migraine. Effectiveness and relationship of antimigraine and antidepressant drugs. Neurology 26, 121–127.

Couch, J. R., R. S. Hassanein (1979): Amitriptyline in migraine prophylaxis. Arch. Neurol. 36, 695–699.

Dahlöf, C., R. Björkman (1993): Diclofenac-K (50 and 100 mg) and placebo in the acute treatment of migraine. Cephalalgia 13, 117–123.

Dahlöf, C., R. Cady, A. C. Poole et al. (2004): Speed of onset and efficacy of sumatriptan fast-disintegrating/rapid release tablets: results of two replicate randomised, placebo-controlled studies. Headache Care 1, 277–280.

De Lignieres, B., P. Mauvais-Javis, J. M. L. Mas et al. (1986): Prevention of menstrual migraine by percutaneous oestradiol. BMJ 293, 1540.

Denecke, H., B. Kröner-Herwig (2000): Kopfschmerztherapie mit Kindern und Jugendlichen. Hogrefe, Göttingen.

Dennerstein, L., C. Morse, G. Burrows et al. (1988): Menstrual migraine: a double blind trial of percutaneous oestradiol. Gynecol. Endocrinol. 2, 113–120.

Diamond, M., J. Hettiarachchi, B. Hilliard et al. (2004): Effectiveness of eletriptan in acute migraine: primary care for Excedrin non-responders. Headache 44, 209–216.

Diamond, S., J. L. Medina (1976): Double blind study of propranolol for migraine prophylaxis. Headache 16, 24–27.

Diamond, S., H. Schenbaum (1983): Flunarizine, a calcium channel blocker, in the prophylactic treatment of migraine. Headache 23, 39–42.

Diamond, S., F. G. Freitag (1993): A double blind trial of flunarizine in migraine prophylaxis. Headache Quarterly Current Treatment and Research 4, 169–172.

Dichgans, J., H. C. Diener, W. D. Gerber et al. (1984): Analgetika-induzierter Dauerkopfschmerz. Dtsch. med. Wschr. 109, 369–373.

Diener, H. C., M. Föh, C. Iaccarino et al. (1996): Cyclandelate in the prophylaxis of migraine: A randomized, parallel, double-blind study in comparison with placebo and propranolol. Cephalalgia 16, 441–447.

Diener, H. C., for the ASASUMAMIG Study Group (1999): Efficacy and safety of intravenous acetylsalicylic acid lysinate compared to subcutaneous sumatriptan and parenteral placebo in the acute treatment of migraine. A double-blind, double-dummy, randomized, multicenter, parallel group study. Cephalalgia 19, 581–588.

Diener, H. C., K. Brune, W. D. Gerber et al. (2000): Therapie der Migräneattacke und Migräneprophylaxe. Empfehlungen der Deutschen Migräne- und Kopfschmerzgesellschaft (DMKG). Akt. Neurologie 27, 273–282.

Diener, H. C., E. Hartung, J. Chrubasik et al. (2001a): A comparative study of acetylsalicylic acid and metoprolol for the prophylactic treatment of migraine. A randomised, controlled, double-blind, parallel group phase III study. Cephalalgia 21, 140–144.

Diener, H. C., P. Krupp, T. Schmitt et al. (2001b): Cyclandelate in the prophylaxis of migraine: a placebo-controlled study. Cephalalgia 21, 66–70.

Diener, H., J. Matias-Guiu, E. Hartung et al. (2002a): Efficacy and tolerability in migraine prophylaxis of flunarizine in reduced doses: a comparison with propranolol 160 mg daily. Cephalalgia 22(3), 209–221.

Diener, H. C., A. Reches, J. Pascual et al. (2002b): Efficacy, tolerability and safety of oral eletriptan and ergotamine plus caffeine (Cafergot) in the acute treatment of migraine: a multicentre, randomised, double-blind, placebo-controlled comparison. Europ. Neurol. 47, 99–107.

Diener, H. C., die Kommission Leitlinien der Deutschen Gesellschaft für Neurologie, editors (2003): Leitlinien für Diagnostik und Therapie in der Neurologie, 2. ed. Thieme, Stuttgart.

Diener, H., V. Limmroth (2004): Prevention of migraine: beta-blockers and amine agonists: efficacy. In: Olesen, J., S. Silberstein, P. Tfelt-Hansen, editors: Preventive pharmacotherapy of headache disorders. Oxford University Press, Oxford, 59–66.

Diener, H. C., G. Bussone, H. de Liano et al. (2004a): Placebo-controlled comparison of effervescent acetylsalicylic acid, sumatriptan and ibuprofen in the treatment of migraine attacks. Cephalalgia 24, 947–954.

Diener, H. C., A. Eikermann, U .Gessner et al. (2004b): Efficacy of 1000 mg effervescent acetylsalicylic acid and sumatriptan in treating associated migraine symptoms. Eur. Neurol. 52, 50–56.

Diener, H. C., V. W. Rahlfs, U. Danesch (2004c): The first placebo-controlled trial of a special butterbur root extract for the prevention of migraine: Reanalysis of efficacy criteria. Eur. Neurol. 51, 89–97.

Diener, H. C., P. Tfelt-Hansen, C. Dahlöf et al. (2004d): Topiramate in migraine prophylaxis: results from a placebo-controlled trial with propranolol as an active control. J. Neurol., 251: 943–950.

Diener, H. C., V. Pfaffenrath, L. Pageler et al. (2005a): The fixed combination of acetylsalicylic acid, paracetamol and caffeine is more effective than single substances and dual combination for the treatment of headache: a multi-centre, randomized, double-blind, single-dose, placebo-controlled parallel group study. Cephalalgia 25, in press.

Diener, H. C., V. Pfaffenrath, J. Schnitker, M. Friede, H.H Henneicke-von Zepelin, on behalf of the Investigators. (2005b): Efficacy and safety of 6.25 mg tid feverfew-CO2-extract (MIG-99) in mi-graine prevention – A randomised, double-blind, multicentre, placebo-controlled study. Cephalalgia; in press.

Dowson, A., H. Massiou, J. Lainez et al. (2004): Almotriptan improves response rates when treatment is within 1 hour of migraine onset. Headache 44, 318–322.

Ellis, G. L., J. Delaney, D. A. DeHart et al. (1993): The efficacy of metoclopramide in the treatment of migraine headache. Annals of Emergency Medicine 22, 191–195.

Ernst, E. (1999): Homeopathic prophylaxis of headache and migraine. A systematic review. J. Pain Symptom Manage 18, 353–357.

Evers, S., J. Vollmer-Haase, S. Schwaag et al. (2004): Botulinum toxin A in the prophylactic treatment of migraine - a randomized, double-blind, placebo-controlled study. Cephalalgia 24, 838–843.

Ferrari, M. D., M. H. James, D. Bates et al. (1994): Oral sumatriptan: effect of a second dose, and incidence and treatment of headache recurrences. Cephalalgia 14, 330–338.

Ferrari, M. D. (1999): How to assess and compare drugs in the management of migraine: success rates in terms of response and recurrence. Cephalalgia 19 (Suppl. 23), 2–8.

Ferrari, M. D., K. I. Roon, R. B. Lipton et al. (2001): Oral triptans (serotonin 5-HT$_{1B/1D}$ agonists) in acute migraine treatment: a meta-analysis of 53 trials. Lancet 358, 1668–1675.

Fox, A. W., C. D. Chambers, P. O. Anderson et al. (2002): Evidence-based assessment of pregnancy outcome after sumatriptan exposure. Headache 42, 8–15.

Freitag, F. G., S. Diamond, M. Diamond (1991): A placebo controlled trial of flunarizine in migraine prophylaxis. Cephalalgia 11 (Suppl. 11), 157–158.

Freitag, F., S. Collins, H. Carlson et al. (2002): A randomized trial of divalproex sodium extended-release tablets in migraine prophylaxis. Neurology 58, 1652–1659.

Frettlöh, J., C. Franz, C. Jäkle et al. (1998): Das Manual. In: Basler, H. D., B. Kröner-Herwig, editors: Psychologische Therapie bei Kopf- und Rückenschmerzen. Quintessenz, München.

Gawel, M. J., J. Kreeft, R. F. Nelson et al. (1992): Comparison of the efficacy and safety of flunarizine to propranolol in the prophylaxis of migraine. Can. J. Neurol. Sci. 19, 340–345.

Geraud, G., A. Compagnon, A. Rossi et al. (2002): Zolmitriptan versus a combination of acetylsalicylic acid and metoclopramide in the acute oral treatment of migraine: a double-blind, randomised, three-attack study. Eur. Neurol. 47, 88–98.

Goadsby, P. B., R. B. Lipton, M. D. Ferrai (2002): Migraine: current understanding and management. N. Engl. J. Med. 346, 257–270.

Goadsby, P. J. (1997): Role of naratriptan in clinical practice. Cephalalgia 17, 472–473.

Goldstein, D. J., W. W. Offen, E. G. Klein et al. (2001): Lanepitant, an NK-1 antagonist, in migraine prevention. Cephalalgia 21, 102–106.

Goldstein, J., R. Ryan, K. Jiang et al. (1998): Crossover comparison of rizatriptan 5 mg and 10 mg versus sumatriptan 25 and 50 mg in migraine. Headache 38, 737–747.

Grazzi, L., F. Andrasik, D. D'Amico et al. (2002): Behavioral and pharmacologic treatment of transformed migraine with analgesic overuse: outcome at 3 years. Headache 42, 483–490.

Hall, G., M. Brown, J. Mo et al. (2004): Triptans in migraine: the risks of stroke, cardiovascular disease, and death in practice. Neurology 62, 563–568.

Hämäläinen, M. L., K. Hoppu, P. Santavuori (1997): Sumatriptan for migraine attacks in children: A randomized placebo-controlled study. Do children with migraine attacks respond to oral sumatriptan differently from adults? Neurology 48, 1100–1103.

Havanka-Kanniainen, H., E. Hokkanen, V. V. Myllylä (1988): Long acting propranolol in the prophylaxis of migraine. Comparison of the daily doses of 80 mg and 160 mg. Headache 28, 607–611.

Havanka-Kanniainen, H. (1989): Treatment of acute migraine attack: ibuprofen and placebo compared. Headache 29, 507–509.

Hermann, C., M. Kim, E. B. Blanchard (1995): Behavioural and prophylactic intervention studies of pediatric migraine: an exploratoy meta-analysis. Pain 60, 239–256.

Holroyd, K., F. Andrasik (1982): Cognitive-behavioral approach to recurrent tension and migraine headache. In: Kendall, P. C., editor: Advances in Cognitive-Behavioral Research and Therapy. Academic Press, New York, 275–320.

Holroyd, K. A., D. B. Penzien, G. E. Cordingley (1991): Propranolol in the management of recurrent migraine: a meta-analytic review. Headache 31, 333–340.

Horton, B. T., G. A. Peters (1963): Clinical manifestations of excessive use of ergotamine preparations and management of withdrawal effect: report of 52 cases. Headache 3, 214–226.

Källen, B., P. E. Lygner (2001): Delivery outcome in women who used drugs for migraine during pregnancy with special reference to sumatriptan. Headache 41, 351–356.

Kangasniemi, P., C. Hedman (1984): Metoprolol and propranolol in the prophylactic treatment of classical and common migraine. A double-blind study. Cephalalgia 4, 91–96.

Kaniecki, R. G. (1997): A comparison of divalproex with propranolol and placebo for the prophylaxis of migraine without aura. Arch. Neurol. 54, 1141–1145.

Karachalios, G. N., A. Fotiadou, N. Chrisikos et al. (1992): Treatment of acute migraine attack with diclofenac sodium: A double-blind study. Headache 32, 98–100.

Katsarava, Z., G. Fritsche, H. C. Diener et al. (2000): Drug-induced headache (DIH) following the use of different triptans. Cephalalgia 20, 293 [abstract].

Klapper, J., on behalf of the Divalproex Sodium in Migraine Prophylaxis Study Group (1997): Divalproex sodium in migraine prophylaxis: a dose-controlled study. Cephalalgia 17, 103–108.

Kloster, R., K. Nestvold, S. T. Vilming (1992): A double-blind study of ibuprofen versus placebo in the treatment of acute migraine attacks. Cephalalgia 12, 169–171.

Koseoglu, E., A. Akboyraz, A. Soyuer et al. (2003): Aerobic exercise and plasma beta endorphin levels in patients with migrainous headache without aura. Cephalalgia 23, 972–976.

Kröner-Herwig, B., U. Ehlert (1992): Relaxation und Biofeedback in der Behandlung von chronischen Kopfschmerzen bei Kindern und Jugendlichen. Schmerz 6, 171–181.

Krymchantowski. A. V., M. Adriano, D. Fernandes (1999): Tolfenamic acid decreases migraine recurrence when used with sumatriptan. Cephalalgia 19, 186–187.

Krymchantowski, A. V., J. Barbosa (2002): Rizatriptan combined with rofecoxib vs. rizatriptan for the acute treatment of migraine: an open label pilot study. Cephalalgia 22(4), 309–312.

Lampl, C., A. Buzath, D. Klinger et al. (1999): Lamotrigine in the prophylactic treatment of migraine aura - a pilot study. Cephalalgia 19, 58–63.

Limmroth, V., S. Kazarawa, G. Fritsche et al. (1999a): Headache after frequent use of new serotonin agonists zolmitriptan and naratriptan. Lancet 353, 378.

Limmroth, V., A. May, H. C. Diener (1999b): Lysine-acetylsalicylic acid in acute migraine attacks. Eur. Neurol. 41, 88–93.

Lipton, R. B., W. F. Stewart, R. E. Ryan et al. (1998): Efficacy and safety of acetaminophen, aspirin, and caffeine in alleviating migraine headache pain - Three double-blind, randomized, placebo-controlled trials. Arch. Neurol. 55, 210–217.

Lipton, R., A. Scher, K. Kolodner et al. (2002): Migraine in the United States: epidemiology and patterns of health care use. Neurology 58(6), 885–894.

Louis, P. (1981): A double-blind placebo-controlled prophylactic study of flunarizine in migraine. Headache 21, 235–239.

Ludin, H.-P. (1989): Flunarizine and propranolol in the treatment of migraine. Headache 29, 218–223.

McDavis, H. L., J. Hutchison (1999): Frovatriptan Phase III Investigators. Frovatriptan - a review of overall clinical efficacy. Cephalalgia 19, 363–364.

Mathew, N. T., R. Kurman, F. Perez (1990): Drug induced refractory headache - clinical features and management. Headache 30, 634–638.

Mathew, N. T., A. Rapoport, J. Saper et al. (2001): Efficacy of gabapentin in migraine prophylaxis. Headache 41, 119–128.

Maytal, J., M. Young, A. Shechter et al. (1997): Pediatric migraine and the International Headache Society (IHS) criteria. Neurology 48, 602–607.

Michultka, D. M., E. B. Blanchard, K. A. Appelbaum et al. (1989): The refractory headache patient. II. High medication consumption (analgesic rebound) headache. Behav. Res. Ther. 27, 411–420.

Nadelmann, J. W., J. Stevens, J. R. Saper (1986): Propranolol in the prophylaxis of migraine. Headache 26, 175–182.

Nappi, G., G. Sandrini, G. Savoini et al. (1987): Comparative efficacy of cyclandelate versus flunarizine in the prophylactic treatment of migraine. Drugs 33 (Suppl. 2), 103–109.

Nebe, J., M. Heier, H. C. Diener (1995): Low-dose ibuprofen in self-medication of mild to moderate headache: a comparison with acetylsalicylic acid and placebo. Cephalalgia 15, 531–535.

Newman, L. C., R. B. Lipton, C. L. Lay et al. (1998): A pilot study of oral sumatriptan as intermittent prophylaxis of menstruation-related migraine. Neurology 51, 307–309.

Newman, L., L. K. Mannix, S. Landy et al. (2001): Naratriptan as short-term prophylaxis in menstrually associated migraine: a randomised, double-blind, placebo-controlled study. Headache 41, 248–256.

O'Quinn, S., R. L. Davis, D. L. Guttermann et al. (1999): Prospective large-scale study of the tolerability of subcutaneous sumatriptan injection for the acute treatment of migraine. Cephalalgia 19, 223–231.

Olesen, C., F. H. Steffensen, H. T. Sorensen et al. (2000): Pregnancy outcome following prescription for sumatriptan. Headache 40, 20–24.

Olesen, J., M.-G. Bousser, H. Diener et al. (2004a): The International Classification of Headache Disorders. 2nd Edition. Cephalalgia 24 (Suppl. 1), 1–160.

Olesen, J., H. C. Diener, J. Schoenen et al. (2004b): No effect of eletriptan administration during the aura phase of migraine. Europ. J. Neurol. 11, 671–677.

Olsson, J. E., H. C. Behring, B. Forssman et al. (1984): Metoprolol and propranolol in migraine prophylaxis: a double-blind multicenter study. Acta Neurol. Scand. 70, 160–168.

Peikert, A., C. Wilimzig, R. Köhne-Volland (1996): Prophylaxis of migraine with oral magnesium: results from a prospective, multi-center, placebo-controlled and double-blind randomized study. Cephalalgia 16, 257–263.

Pfaffenrath, V., P. Wessely, C. Meyer et al. (1996): Magnesium in the prophylaxis of migraine - a double-blind, placebo-controlled study. Cephalalgia 16, 436–440.

Pfaffenrath, V., H. C. Diener, M. Fischer et al. (2002): The efficacy and safety of Tanacetum parthenium (feverfew) in migraine prophylaxis - a double-blind, multicentre, randomized placebo-controlled dose-response study. Cephalalgia 22, 523–532.

Pilgrim, A. J. (1993): The methods used in clinical trials of sumatriptan in migraine. Headache 33, 280–293.

Quality Standards Subcommittee of the American Academy of Neurology (1994): Practice parameter: the utility of neuroimaging in the evaluation of headache in patients with normal neurologic examinations. Neurology 44, 1353–1354.

Rasmussen, B. K., R. Jensen, M. Schroll et al. (1991): Epidemiology of headache in a general population - a prevalence study. J. Clin. Epidemiol. 44, 1147–1157.

Ross-Lee, L. M., M. J. Eadie, V. Heazlewood et al. (1983): Aspirin pharmacokinetics in migraine. The effect of metoclopramide. Eur. J. Clin. Pharmacol. 24, 777–785.

Ryan, R., A. Elkind, C. C. Baker et al. (1997): Sumatriptan nasal spray for the acute treatment of migraine. Neurology 49, 1225–1230.

Sances, G., E. Martignoni, L. Fioroni et al. (1990): Naproxen sodium in menstrual migraine prophylaxis: a double-blind placebo controlled study. Headache 30, 705–709.

Scher, A., W. F. Stewart, J. Liberman et al. (1998): Prevalence of frequent headache in a population sample. Headache 38, 497–506.

Schoenen, J., M. Lenaerts, E. Bastings (1994): High-dose riboflavin as a prophylactic treatment of migraine: results of an open pilot study. Cephalalgia 14, 328–330.

Schoenen, J., J. Jacquy, M. Lenaerts (1997): High-dose power riboflavin as a novel prophylactic antimigraine therapy: results from a double-blind, randomized, placebo-controlled trial. Cephalalgia 17, 244.

Schoenen, J., J. Jacquy, M. Lenaerts (1998): Effectiveness of high-dose riboflavin in migraine prophylaxis - A randomized controlled trial. Neurology 50, 466–470.

Schrader, H., L. J. Stovner, G. Helde et al. (2001): Prophylactic treatment of migraine with angiotensin converting enzyme inhibitor (lisinopril): randomised, placebo-controlled, crossover trial. BMJ 322, 19–22.

Schulman, E., K. Dermott (2003): Sumatriptan plus metoclopramide in triptan-nonresponsive migraineurs. Headache 43, 729–733.

Silberstein, S. D. (1993): Headaches and women: Treatment of the pregnant and lactating migraineur. Headache 33, 533–540.

Silberstein, S. D., R. B. Lipton (1996): Headache epidemiology. Emphasis on migraine. Neurological Clinics 14, 421–434.

Silberstein, S. D., S. D. Collins, H. Carlson et al. (2000a): Safety and efficacy of once-daily, extended-release divalproex sodium monotherapy for the prophylaxis of migraine headaches. Cephalalgia 20:269.

Silberstein, S. D., for the US Headache Consortium (2000b): Practice parameter: evidence-based guidelines for migraine headache (an evidence-based review). Report of the Quality Standards Subcommitee of the American Academy of Neurology. Neurology 55, 754–763.

Silberstein, S. D., W. Neto, J. Schmitt et al. (2004): Topiramate in migraine prevention: results of a large controlled trial. Arch. Neurol. 61, 490–495.

Solomon, G. D., R. K. Cade, J. A. Klapper et al. (1997): Clinical efficacy and tolerability of 2,5 mg zolmitriptan for the acute treatment of migraine. Neurology 49, 1219–1225.

Sorensen, P. S., B. H. Larsen, M. J. K. Rasmussen et al. (1991): Flunarizine versus metoprolol in migraine prophylaxis: a double-blind, randomized parallel group study of efficacy and tolerability. Headache 31, 650–657.

Steiner, T. J., R. Joseph, C. Hedman et al. (1988): Metoprolol in the prophylaxis of migraine: parallel group comparison with placebo and dose-ranging follow-up. Headache 28, 15–23.

Steiner, T. J., L. J. Findley, A. W. C. Yuen (1997): Lamotrigine versus placebo in the prophylaxis of migraine with and without aura. Cephalalgia 17, 109–112.

Steiner, T. J., F. Ahmed, L. J. Findley et al. (1998): S-fluoxetine in the prophylaxis of migraine: a phase II double-blind randomized placebo-controlled study. Cephalalgia 18(5), 283–286.

Tepper, S. J., A. Cochran, S. Hobbs et al. (1998): Sumatriptan suppositories for the acute treatment of migraine. Int. J. Clin. Pract. 52, 31–35.

Tepper, S. J., G. A. Donnan, A. J. Dowson et al. (1999): A long-term study to maximise migraine relief with zolmitriptan. Curr. Med. Research Opinion 15, 254–271.

Tfelt-Hansen, P., B. Standnes, P. Kangasniemi et al. (1984): Timolol vs. propranolol vs. placebo in common migraine prophylaxis: a double-blind multicenter trial. Acta Neurol. Scand. 69, 1–8.

Tfelt-Hansen, P. (1993): Sumatriptan for the treatment of migraine attacks - a review of controlled clinical trials. Cephalalgia 13, 238–244.

Tfelt-Hansen, P., P. Henry, L. J. Mulder et al. (1995): The effectiveness of combined oral lysine acetylsalicylate and metoclopramide compared with oral sumatriptan for migraine. Lancet 346, 923–926.

Tfelt-Hansen, P., J. Teall, F. Rodriguez et al. (1998): Oral rizatriptan versus oral sumatriptan: a direct comparative study in the acute treatment of migraine. Headache 38, 748–755.

Tfelt-Hansen, P., R. E. Ryan (2000): Oral therapy for migraine: comparisons between rizatriptan and sumatriptan. A review of four randomized, double-blind clinical trials. Neurology 55 (Suppl. 2), S19-S24.

Tfelt-Hansen, P., P. R. Saxena, C. Dahlöf et al. (2000): Ergotamine in the acute treatment of migraine. A review and European consensus. Brain 123, 9–18.

The Diclofenac-K/Sumatriptan Migraine Study Group (1999): Acute treatment of migraine attacks: efficacy and safety of a nonsteroidal antiinflammatory drug, diclofenac-potassium, in comparison to oral sumatriptan and placebo. Cephalalgia 19, 232–240.

The Multinational Oral Sumatriptan Cafergot Comparative Study Group (1991): A randomized, double-blind comparison of sumatriptan and Cafergot in the acute treatment of migraine. Eur. Neurol. 31, 314–322.

The Oral Sumatriptan and Aspirin plus Metoclopramide Comparative Study Group (1992): A study to compare oral sumatriptan with oral aspirin plus oral metoclopramide in the acute treatment of migraine. Eur. Neurol. 32, 177–184.

The Subcutaneous Sumatriptan International Study Group (1991): Treatment of migraine attacks with sumatriptan. N. Engl. J. Med. 325, 316–321.

Tronvik, E., L. J. Stovner, G. Helde et al. (2002): Prophylactic treatment of migraine with an angiotensin II receptor blocker. A randomized controlled trial. JAMA 289, 65–69.

Tulunay, F. C., H. Ergun, S. E. Gulmez et al. (2004): The efficacy and safety of dipyrone (Novalgin) tablets in the treatment of acute migraine attacks: a double-blind, cross-over, randomized, placebo-controlled, multi-center study. Funct. Neurol. 19(3), 197–202.

Ueberall, M. A., D. Wenzel (1999): Intranasal sumatriptan for the acute treatment of migraine in children. Neurology 52, 1507–1510.

Vahedi, K., P. Taupin, R. Djomby et al. (2002): Efficacy and tolerability of acetazolamide in migraine prophylaxis: a randomised placebo-controlled trial. J. Neurol. 249, 206–211.

van de Ven, L. L. M., C. L. Franke, P. J. Koehler et al. (1997): Prophylactic treatment of migraine with bisoprolol: a placebo-controlled study. Cephalalgia 17, 596–599.

Velentgas, P., J. A. Cole, J. Mo et al. (2004): Severe vascular events in migraine patients. Headache 44, 642–651.

Waelkens, J. (1984): Dopamine blockade with domperidone: bridge between prophylactic and abortive treatment of migraine? A dose-finding study. Cephalalgia 4, 85–90.

Walach, H., W. Haeusler, T. Lowes et al. (1997): Classical homeopathic treatment of chronic headaches. Cephalalgia 17, 119–126.

Walach, H., T. Lowes, D. Mussbach et al. (2000): The long term effects of homeopathic treatment of chronic headaches: 1 year follow up. Cephalalgia 20, 835–837.

Welch, K. M. A., N. T. Mathew, P. Stone et al. (2000): Tolerability of sumatriptan: clinical trials and post-marketing experience. Cephalalgia 20, 687–695.

Whitmarsh, T. E., D. M. Coleston-Shields, T. J. Steiner (1997): Double-blind randomized placebo-controlled study of homoeopathic prophylaxis of migraine. Cephalalgia 17, 600–604.

Winner, P., J. R. Saper, R. Nett et al. (1999): Sumatriptan nasal spray in the acute treatment of migraine in adolescent migraineurs. Pediatrics 104, 694–695.

Winner, P., D. Lewis, H. Visser et al. (2002): Rizatriptan 5 mg for the acute treatment of migraine in adolescents: a randomized, double-blind, placebo-controlled study. Headache 42, 49–55.

Wörz, R., B. Reinhardt-Benmalek, K. H. Grotemeyer et al. (1991): Bisoprolol and metoprolol in the prophylactic treatment of migraine with and without aura - a randomized double-blind crossover multicenter study. Cephalalgia 11 Suppl. 11, 152–153.

Ziegler, D. K., A. Hurwitz, R. S. Hassanein (1987): Migraine prophylaxis. A comparison of propranolol and amitriptyline. Arch. Neurol. 44, 486–489.

Clinical pathway – Therapie der Migräne

Migräne-attacke	Leichter bis schwerer Kopfschmerz und Differenzierung von Spannungskopfschmerz eindeutig möglich	○ Ziel: möglichst rascher Wirkungseintritt	☐ Sumatriptan s.c. (10´) ☐ Zolmitriptan Nasenspray (15´) ☐ Rizatriptan (30´) ☐ Eletriptan (30´) ☐ Sumatriptan p.o. (45-60´) ☐ Almotriptan (45-60´) ☐ Zolmitriptan (45-60´)	○ Wiederauftreten nach Ende der Wirkdauer (headache recurrence, 2-24 h)	○ Zweite Dosis Triptan
		○ Ziel: möglichst gute Wirkung nach 2 Stunden	☐ Sumatriptan s.c. ☐ Eletriptan 2 × 40 mg p.o.	○ Triptan in der Attacke unwirksam ↑	☐ Andere Substanzklasse
		○ Ziel: möglichst wenig Nebenwirkungen	☐ Almotriptan ☐ Naratriptan ☐ Frovatriptan		
		○ Ziel: möglichst geringe Wiederauftrittsrate	☐ Naratriptan ☐ Frovatriptan	○ In 3 sukzessiven Attacken unwirksam	☐ Versuch mit anderem Triptan
		○ Frühes Erbrechen	☐ Sumatriptan Zäpfchen		

		○ Sehr lange Attacken oder
		○ Multiples Wiederauftreten im Laufe der Attacke oder
		○ Bisher erfolgreiche Behandlung mit Ergotaminen:
		  ○ Keine NW
		  ○ Keine Dosissteigerung
			☐ Ergotamintartrat (max. 10 x/Monat)		**Indikation für Migräneprophylaxe:**
					○ Attackenfrequenz ≥ 3 / Monat
					○ Attackendauer regelmäßig ≥ 72 h
					○ Nicht-Ansprechen auf Akuttherapie
					○ Intolerable Nebenwirkungen der Akuttherapie
					○ Zunahme der Attackenfrequenz
					○ Einnahme von Schmerz- oder Migränemitteln an mehr als 10 d/Monat
					○ komplizierte Migräneattacken mit lang-anhaltenden Auren

	Leichter bis mittel-schwerer Kopfschmerz oder Differenzierung von Spannungskopfschmerz nicht eindeutig möglich		☐ ASS + Paracetamol + Coffein ☐ Lysinierte ASS + Metoclopramid ☐ ASS (≥ 1000 mg) ☐ Ibuprofen (≥ 400-600 mg) ☐ Diclofenac-K(≥ 50-100 mg) ☐ Paracetamol (≥ 1000 mg) ☐ Naproxen *Wahrscheinlich wirksam:* ☐ Metamizol ☐ Phenazon		
	○ Kinder		☐ Paracetamol 15 mg/kg KG ☐ Ibuprofen 10 mg/kg KG ☐ Domperidon		
	○ Jugendliche (≥ 12 J)		☐ Sumatriptan Nasenspray 10 mg		

Pseudotumor-cerebri-Syndrom/Idiopathische intrakranielle Hypertension (IIH)

Was gibt es Neues?

Topiramat ist eine mögliche medikamentöse Alternative zu Azetazolamid mit dem möglichen zusätzlichen günstigen Effekt der Gewichtsreduktion.

Die wichtigsten Empfehlungen auf einen Blick

- IIH ohne Fokalneurologie (nur Kopfschmerz und nur leichte Stauungspapille):
  - Gewichtsabnahme (**B**)
  - Azetazolamid (2 x 500 mg/d) (**B**)
- IIH mit mittelgradig ausgeprägter Fokalneurologie ohne rasche Progredienz:
  zusätzlich täglich LP (bis Liquordruck < 180 mm H_2O), dann 1 x/w (**C**)
- IIH mit schwerer und/oder rasch progredienter Visusminderung, bei Versagen o.g. Maßnahmen:
  ventrikuläre Liquorableitung (**C**)
- Ultima Ratio, bei Versagen aller Maßnahmen zur Visusrettung:
  mikrochirurgische Dekompression des N. opticus (**C**)

Definition/Leitsymptome/Pathophysiologie

Das Pseudotumor-cerebri-Syndrom ist Ausdruck einer Liquordrucksteigerung ohne Nachweis einer intrakraniellen Raumforderung bzw. ohne Nachweis eines Hydrozephalus. Klinische Leitsymptome sind die Folgen einer diffusen intrakraniellen Drucksteigerung:
- Kopfschmerz,
- Stauungspapille (ein- oder beidseitig),
- Affektion des N. opticus, Visusminderungen bis zur Erblindung,
- ein- oder doppelseitige Abduzensparese.

Man unterscheidet **sekundäre** Formen des Pseudotumor-cerebri-Syndroms (z.B. bei Sinusvenenthrombose, medikamentös bedingt) von der **idiopathischen** Form (engl. Idiopathic Intracranial Hypertension: IIH). Obwohl pathogenetisch wahrscheinlich heterogen ist die Erhöhung des venösen Drucks (Abflusswiderstand) ein gut gesichertes pathogenetisches Prinzip. Dies scheint bei der sekundären Variante bei SVT, aber auch bei der idiopathischen Form (dort möglicherweise mit verursacht durch Adipositas) relevant zu sein.

Während die o.g. klinischen Leitsymptome das Syndrom identifizieren, dient die weitergehende Diagnostik dem Ausschluss bzw. der Identifikation von Ursachen einer sekundären Form des Pseudotumor-cerebri-Syndroms. Diagnostische Kriterien für die idiopathische Variante (IIH) sind (Friedman u. Jacobsen 2004):
- Befunde und Symptome repräsentieren (ausschließlich) erhöhten intrakraniellen Druck (s.o.),
- dokumentierter erhöhter Liquordruck (> 250 mm Wassersäule in Seitenlage, Bezug auf Foramen Monroi, Grenzbereich liegt zwischen 200–250 mm H_2O).
- normaler (biochemisch, zellulärer) Liquorbefund,
- Ausschluss eines Hydrocephalus internus, eines Tumors oder einer anderen strukturellen oder vaskulären Läsion in MRT und MRA,
- keine andere identifizierbare Ursache (insbesondere keine relevante Medikation).

Untersuchungen

Notwendig

- Anamnese mit besonderer Berücksichtigung der
  - Kopfschmerzanamnese,
  - Medikamentenanamnese (STH, Minozyklin, Vitamin-A-Hypervitaminose, „Retinol-binding protein", Kortison, Mesalamin, Sertralin, Budesonid, HAART, Arsen-Trioxid, Alpha Interferon, Cytosin-Arabinoid, Acitretin, Tetracyclin, Nalidixinsäure, ATRA-Chemotherapie, Schilddrüsenhormone, Malon Dialdehyd, Thiopenton Enantiomere, Cyclosporin, rhGH, Sorbitol-Überdosierung, ANP) und der
  - Gewichtsentwicklung (Adipositas bei jungen Frauen, rasche Gewichtszunahme).
- MRT (nativ und mit Kontrastmittel) sowie venöser MR-Angiographie)
  - zum Ausschluss einer intrakraniellen Raumforderung (Tumor, Blutung etc.),
  - zum Ausschluss eines Hydrocephalus internus,
  - zum Ausschluss einer Sinusvenenthrombose (SVT, insbesondere Sinus-transversus-Thrombose). Auch

Einengungen eines Sinus werden als Ursache beschrieben,
- zur Darstellung der Orbita (Verdickung des N. opticus?),
- zum Ausschluss diffusen meningealen „Enhancements".
• Perimetrie
• Liquor-Diagnostik (nach MRT): (Zellen, Eiweiß, Analyse nach Reiber und isoelektrische Fokussierung)

Im Einzelfall erforderlich

Bei unklaren MRT-/MRA-Befunden (im Hinblick auf eine SVT) bzw. bei Kontraindikationen für ein MRT kann eine konventionelle Angiographie mit Erfassung der Zirkulationszeit oder eine venöse CT-Angiographie weiterführen.

Therapie

Für die sekundären Formen ist die offensichtlich wichtigste Maßnahme die Behandlung der Grunderkrankung (z.B. Antikoagulation bei Sinusvenenthrombose, siehe diesbezügliche Leitlinie, bzw. Absetzen der auslösenden Medikation). Die folgenden Überlegungen/Empfehlungen, die sich auf die idiopathische Form beziehen, können aber in Einzelfällen auf sekundäre Formen übertragen werden, insbesondere wenn die Behandlung der Grunderkrankung nicht bzw. nicht schnell genug möglich ist.

Therapie des IIH

Es gibt keine durch randomisierte Studien gesicherte Therapie. Alle Therapieempfehlungen basieren auf mehr oder wenig gut kontrollierten, relativ kleinen Fallserien bzw. auf pathophysiologischer Plausibilität (⇔). Deswegen ist – insbesondere bei invasiven Maßnahmen, für die einzig das Auftreten von NW nachgewiesen ist – grundsätzliche Zurückhaltung angeraten und ein –am Schweregrad der Symptome/Befunde orientiertes– **abgestuftes Vorgehen** anzuraten:
IIH ohne Fokalneurologie:
Wenn „lediglich" Kopfschmerzen und allenfalls eine gering ausgeprägte Stauungspapille vorliegen, aber keine Sehstörung (Perimetrie!), keine ausgeprägte Stauungspapille und keine Abduzensparese nachgewiesen werden können:
1. Gewichtsabnahme (Kupersmith et al. 1998) (⇔),
2. Azetazolamid (2 x 500 mg/d; Inhibition der Karboanhydrase vermindert Liquorproduktion) (⇔). Die Dosierung sollte einschleichend erfolgen. Längerfristig ist die Gabe von Azetazolamid wegen der Gefahr von Nierenverkalkungen und Nachlassen der Wirkung kritisch zu sehen.

IIH mit mittelgradig ausgeprägter Fokalneurologie (Visusminderung) und/oder mittelgradig ausgeprägte StP ohne rasche Progredienz:

Zusätzlich zu 1. und 2.:
3. Täglich Liquorpunktionen (bis Liquordruck < 180 mm H_2O), danach 1 x/w (⇔)
Monitoring der Therapie erfolgt über Perimetrie (Wall u. George 1991), Erfassung der Stauungspapille und Liquordruckbestimmung. Es gibt keine einheitliche Empfehlung zum weiteren „handling" der Therapie. Eine beispielhafte Vorgehensweise: Bei dreimaligem Liquordruck < 180 mm Wassersäule und Normalisierung der Klinik schrittweise Reduktion der Azetazolamiddosis (Reduktion um 250 mg pro Woche) unter wöchentlicher Kontrolle des Liquordrucks und der Klinik. Es sollte angemerkt werden, dass die Notwendigkeit (und Wirksamkeit) einer regelmäßigen Liquorpunktion über längere Zeit quasi (automatisch) eine Indikation für eine Liquorableitung darstellt.

IIH mit schwerer und/oder rasch progredienter Visusminderung:
Zusätzlich zu 1., 2. und 3.:
Bei schweren Formen des IIH und Versagen der oben genannten Maßnahmen kann eine interne Liquorableitung (Shunt) erwogen werden. Die häufigste Form der Liquorableitung, die in der Literatur bei dieser Indikation beschrieben wurde, der lumboperitoneale Shunt (z.B. Burgett et al. 1997, Rosenberg et al. 1993), ist mit einer hohen Komplikationsrate assoziiert. Die neben Fehlfunktionen, die zu Shuntrevisionen führen, häufigste Komplikation (bis zu 21%) ist ein Liquorunterdruck-Kopfschmerz. Wichtige Nebenwirkungen sind außerdem eine akquirierte Chiari-Fehlbildung (verhinderbar durch Schwerkraftventile) sowie radikuläre Reizsymptome. Die frühere Bevorzugung des lumboperitonealen Shunts über ventrikuläre Ableitungen ist unter anderem durch die beim Pseudotumor meist engen Ventrikel und dadurch bedingte relativ häufige Katheterfehlplatzierungen zu erklären. Mit heute verbesserter Technik (Neuronavigation, Stereotaxie) verliert dieses Argument an Bedeutung (Tulipan et al. 1998). Wir würden deswegen heute eine ventrikuläre Ableitung bevorzugen. Zwar wird in der Literatur keine einheitliche Liquordruckgrenze angegeben, die sonst übliche Liquordruckgrenze bei einem ICP von 220 mm Wassersäule scheint aber auch hier sinnvoll (⇔). Eine ventrikuläre Shuntableitung sollte mit Neuronavigation oder Stereotaxie durchgeführt werden.

Bei schwerer und rasch progredienter Visusminderung gibt es die (letzte) Option der mikrochirurgischen Dekompression des N. opticus (Banta u. Farri 2000). Allerdings muss hier angemerkt werden, dass die positiven Literaturberichte weiterhin kontrovers diskutiert werden und eigenen Erfahrungen nicht entsprechen (⇔).

Experimentell

• Als Alternative zu Azetazolamid kann Topiramat (Dosen zwischen 25–100 mg/d) erwogen werden (Pagan et al. 2002). Neben der Hemmung der Karboanhydrase (wie Azetazolamid) ist Topiramat häufig mit einer Ge-

wichtsreduktion verbunden und hilfreich bei anderen Formen von Kopfschmerzen (z. B. Cluster) (⇔).
- Stent bei Verengung eines Sinus. Diese Maßnahme scheint bei einer Subgruppe (etwa der Hälfte) von Patienten wirksam zu sein (Higgins et al. 2003) (⇔).
- Ein weiterer innovativer therapeutischer Ansatz wurde von Sugerman und Mitarbeitern vorgeschlagen. Diese Autoren applizierten ein externes Gerät über dem Abdomen, das einen Unterdruck erzeugte und erzielten mit dieser simplen nichtinvasiven Maßnahme vielversprechende erste Befunde bei sieben Patientinnen mit Pseudotumor cerebri (Sugerman et al. 2001) (⇔).

Ambulant/Stationär

Zur Liquordiagnostik wie auch zur therapeutischen Liquorpunktion ist in der Regel ein stationärer Aufenthalt erforderlich.

Eine stationäre Aufnahme ist notwendig bei erheblicher Visusminderung und operativer Behandlung.

Bei leichten Verläufen und ohne rasche Progredienz sind Diagnostik/Therapie ansonsten ambulant durchführbar.

Kooperationspartner und Sponsoren

Diese Leitlinie entstand ohne Einflussnahme oder Unterstützung durch die Industrie. Die Kosten wurden von der DGN getragen.

Es gibt keine Interessenskonflikte.

Expertengruppe

PD Dr. A. Aschoff, Neurochirurgische Klinik, Universität Heidelberg
Prof. Dr. med. R. Haberl, Neurologische Klinik, Klinikum Harlaching, München
Prof. Dr. med. A. Unterberg, Neurochirurgische Klinik, Universität Heidelberg
Prof. Dr. med. A. Villringer, Neurologische Klinik, Charité-Universitätsmedizin Berlin
Prof. Dr. med. O. W. Witte, Neurologische Klinik, Universität Jena
Prof. Dr. C. med. Zimmer, Neuroradiologie, Technische Universität München
Federführend: *Prof. Dr. med. A. Villringer, Charité, Humboldt-Universität zu Berlin,*
e-mail: arno.villringer@charite.de

Literatur

Banta, J. T., B. K. Farri (2000): Pseudotumor cerebri and optic nerve sheath decompression. Ophtalmology 107, 1907–1912.
Burgett, R. A., V. A. Purvin, A. Kawasaki (1997): Lumboperitoneal shunting for pseudotumor cerebri. Neurology 49, 734–739.
Friedman, D. I., D. M. Jacobson (2004): Idiopathic Intracranial Hypertension. J. Neuro-Ophtalmol. 24, 138–145.
Higgins, J. N., C. Cousins, B. K. Owler, N. Sarkies, J. D. Pickard (2003): Idiopathic intracranial hypertension: 12 cases treated by venous sinus stenting. J. Neurol. Neurosurg. Psychiatry 74, 1662–1666.
Kupersmith, M. J., L. Gamell, R. Turbin, V. Peck, P. Spiegel, M. Wall (1998): Effects of weight loss on the course of idiopathic intracranial hypertension in women. Neurology 1094–1098.
McGirt, M. J., G. Woodworth, G. Thomas, N. Miller, M. Williams, D. Rigamonti (2004): Cerebrospinal fluid shunt placement for pseudotumor cerebri-associated intractable headache: predictors of treatment response and an analysis of long-term outcomes. J. Neurosurg. 101, 627–632.
Pagan, F. L., L. Restrepo, M. Balish, H. S. Patwa, S. Houff (2002): A new drug for an old condition? Headache 42, 695–696.
Rosenberg, M. L., J. J. Corbett, C. Smith, J. Goodwin, R. Sergott, P. Savino, N. Schatz (1993): Cerebrospinal fluid diversion procedures in pseudotumor cerbri. Neurology 43, 1071–1072.
Sugerman, H. J., W. L. Felton III, A. Sismanis, B. H. Saggi, J. M. Soty, C. Blocher, A. Marmarou, R. G. Makhoul (2001): Continuous negative abdominal pressure device to treat pseudotumor cerebri. Int. J. Obes. Relat. Metab. Disord. 25, 486–490.
Tulipan, N., P. J. Lavin, M. Copeland (1998): Stereotactic ventriculoperitoneal shunt for idiopathic intracranial hypertension: technical note. Neurosurgery 43, 175–176.
Wall, M., D. George (1991): Idiopathic intracranial hypertension. A prospective study of 50 patients. Brain 114, 155–180.

Clinical pathway – Pseudotumor cerebri Idiopathische intrakranielle Hypertension (IIH)

		Diagnosestellung		Therapie Stufe 1: ☐ Gewichtsabnahme ☐ Acetazolamid (2 x 1.000 mg/d) ☐ (alternativ: Topiramat 25–100 mg/d)

Anamnese
○ Kopfschmerzanamnese
○ Medikamentenanamnese
(STH, Minozyklin, Vitamin A Hypervitaminose, „Retinolbinding protein", Kortison, Mesalamin, Sertralin, Budesonid, HAART, Arsen-Trioxid, Alpha Interferon, Cytosin-Arabinoid, Acitretin, Tetracyclin, Nalidixinsäure, ATRA-Chemotherapie, Schilddrüsenhormone, Malon Dialdehyd, Thiopenton Enantiomere, Cyclosporin, rhGH, Sorbitol-Überdosierung, ANP)
○ Gewichtsentwicklung
Klinik
○ Stauungspapille
(ein- oder beidseitig)
○ Visusminderungen
○ Ein- oder doppelseitige Abduzensparese
	☐ ☐ Perimetrie
	☐ ☐ Liquordiagnostik
	☐ ☐ MRT
	  ☐ nativ
	  ☐ mit Kontrastmittel
	  ☐ venöse MR-Angiographie
	☐ ggf. konventionelle Angiographie mit Erfassung der Zirkulationszeit oder venöse CT-Angiographie (bei unklaren MRT-/MRA-Befunden oder Kontraindikationen für MRT)
		Diagnostische Kriterien:
		○ Befunde und Symptome (ausschließlich) durch erhöhten intrakraniellen Druck erklärt
		○ Liquordruck > 250 mm Wassersäule in Seitenlage
		○ Liquorbefund unauffällig
		○ Ausschluss von
		  ○ Hydrocephalus internus
		  ○ Tumor
		  ○ anderer struktureller oder vaskulärer Läsion im MRT
		○ keine andere identifizierbare Ursache
			○ IIH ohne Fokalneurologie (leichte StP)
			
			○ IIH mit ausgeprägter StP und/oder Visusminderung ohne rasche Progredienz
			
			○ IIH mit schwerer und/oder rasch progredienter Visusminderung
				Therapie Stufe 2:
				☐ Stufe 1 +
				☐ tgl. Liquorpunktionen bis Liquordruck < 180 mm H2O)
				☐ danach 1 x/w
				
				○ Liquordruck dreimal < 180 mm H2O und
				○ Normalisierung der Klinik
				
				Therapie Stufe 3:
				☐ Stufe 1 + 2 +
				☐ Liquorableitung (shunt)
				
				○ Versagen aller Maßnahmen
				
				☐ Reduktion der Acetazolamiddosis um 250 mg pro Woche wöchentliche Kontrolle von Liquordruck und Klinik
				
				☐ mikrochirurgische Dekompression des N. opticus

Therapie des episodischen und chronischen Spannungskopfschmerzes und anderer chronischer täglicher Kopfschmerzen

Was gibt es Neues?

- Mit Einführung der neuen IHS-Klassifikation (2nd ed.) werden vier primäre Kopfschmerzformen als Ursache eines nichtsymptomatischen, primären, chronischen Kopfschmerzes unterschieden:
  - IHS 1.5.1: chronische Migräne,
  - IHS 2.3: chronischer Kopfschmerz vom Spannungstyp (im folgenden Spannungskopfschmerz),
  - IHS 4.7: Hemicrania continua mit einem einseitigen Dauerkopfschmerz,
  - IHS 4.8: neu aufgetretener Dauerkopfschmerz (engl.: new daily persistent headache).
- Die Therapie ist spezifisch für die jeweilige Diagnose.
- Beim chronischen Spannungskopfschmerz ist neben den trizyklischen Antidepressiva (⇑⇑⇑) möglicherweise auch das gemischt serotonerg/adrenerg-wirkende Mirtazapin (⇑) und das Muskelrelaxans Tizanidin (⇑⇑⇑) prophylaktisch wirksam.
- Die Kombination aus pharmakologischer Therapie und Stressbewältigungstraining ist erfolgreicher als die Einzeltherapien (⇑⇑⇑).
- Standard-Physiotherapie reduziert die Kopfschmerztage bei chronischem Spannungskopfschmerz (⇑).
- Botulinum-Toxin ist beim chronischen Spannungskopfschmerz nicht wirksam (⇓⇓).

Die wichtigsten Empfehlungen auf einen Blick

- Der chronische Kopfschmerz hat keine einheitliche Ätiologie. Es können vier verschiedene Formen unterschieden werden, wobei die Mehrzahl der Patienten an einer chronischen Migräne oder einem chronischen Spannungskopfschmerz leidet.
- Bei der chronischen Migräne ist häufig eine Komorbidität mit einer Depression zu beobachten.
- Ein multimodales Therapiekonzept ist signifikant wirksamer als eine reine Pharmakotherapie oder isolierte psychologische Maßnahmen (z. B. Entspannungsverfahren; **A**).
- Die Pharmakotherapie des chronischen Spannungskopfschmerzes basiert auf dem Einsatz von trizyklischen Antidepressiva (Amitriptylin; **A**) oder alternativ dem dualen Antidepressivum Mirtazapin (**B**) bzw. dem zentral wirkenden Muskelrelaxans Tizanidin (**B**). Ein Therapieerfolg ist erst nach mehreren Wochen abschätzbar.
- Die Hemicrania continua ist eine seltene einseitige Kopfschmerzform und reagiert obligat auf eine Therapie mit Indometacin (**A**).

Definition des Gesundheitsproblems

Unter chronischen Kopfschmerzen versteht man Kopfschmerzen, die im Durchschnitt an mehr als 15 Tagen im Monat und für mindestens die letzten 3 Monate bestanden haben (Olesen et al. 2004). Diese Kopfschmerzen sind bei der Mehrzahl der Patienten bilateral und haben einen drückenden Charakter ohne vegetative Begleitsymptome. Bis zur Neuauflage der IHS-Klassifikation (Olesen et al. 2004) waren chronische primäre Kopfschmerzen ein Sammelsurium und häufig mit der Diagnose chronischer Spannungskopfschmerz gleichgesetzt. Mit Einführung der neuen Klassifikation unterscheidet man vier Formen des chronischen Kopfschmerzes. Neben dem Spannungskopfschmerz wird die chronische Migräne, bei der der Dauerkopfschmerz von migränetypischen Attacken überlagert wird, sowie die Hemicrania continua, die typischerweise durch einen chronischen halbseitigen Kopfschmerz gekennzeichnet ist, und der sog. neu aufgetretene Dauerkopfschmerz abgegrenzt (Olesen et al. 2004). Die Diagnose lässt sich fast immer nach Anamnese und körperlicher Untersuchung stellen. In der Anamnese muss nach den diagnostischen Kriterien der IHS-Klassifikation (s. u.), dem Analgetikagebrauch, weiteren Medikamenten, Lageabhängigkeit, dem Schlafverhalten sowie Traumen gefragt werden. Der neurologische Befund ist normal, ebenso sollten die Blutdruckwerte und das Schlafprofil unauffällig sein. Beweisende Bildgebungsbefunde, EEG-Befunde oder Laborwerte gibt es nicht. Zur Abgrenzung eines liquordruckbedingten Kopfschmerzes (Pseudotumor oder „Liquorunterdruckkopfschmerz") oder einer chronischen Meningitis wird bei entsprechendem Verdacht (rezidivierende Sehstörungen, holozephaler Kopfschmerz, Stauungspapille, Übergewicht) eine Liquorpunktion mit Liquordruckmessung (Liquordruck > 20 cm H_2O) und bei Verdacht auf Hirnvenen- und Sinusthrombose eine MRT bzw. MRT-Venographie oder CT-Angiographie durchgeführt. Systemische entzündliche Erkrankungen sollten durch Anamnese und entsprechende Laborwerte ausgeschlossen werden. **Tabelle 1** führt einige der möglichen Differenzialdiagnosen auf.

Tabelle 1 Differenzialdiagnosen des chronischen Spannungskopfschmerzes

Diagnose	Klinische Befunde und Diagnostik
Medikamentenübergebrauch	Medikamentenanamnese
Medikamentös bedingt	Medikamentenanamnese
Pseudotumor	Anamnese (Obskurationen, Tinnitus), Stauungspapille, Liquordruck > 200 mm H_2O; Ausschluss Sinus-Venen-Thrombose, Ausschluss medikamentöse Ursache, durale AV-Fisteln, Hormonbestimmungen
Kraniozervikale Übergangsanomalie	häufig mit Hustenkopfschmerz vergesellschaftet, Schmerzverstärkung bei Valsalva, Bildgebung
Tumorbedingt	Auffälligkeiten im neurologischen/psychiatrischen Befund, Bildgebung
Chronische Meningitis	Liquor, Bildgebung (meningeale Kontrastmittelaufnahme)
Chronisch-frontale Sinusitis	Bildgebung
Systemische-Entzündungen	Labor
Arteriitis temporalis	BKS (⇈⇈), CRP (⇈), Alter, Polymyalgie, IL-6 (⇈)
Metabolisch	Anamnese (z. B. Höhenkopfschmerz), Labor (z. B. Dialyse, Hypoglykämie)
Chronisch-subdurales Hämatom	Bildgebung
Sinus-Venen-Thrombose	Auffälligkeiten im neurologischen/psychiatrischen Befund, ggf. epileptischer Anfall, Bewusstseinsstörung, Bildgebung: NMR Angio, CT-Angio
Oromandibuläre Dysfunktion	Anamnese (nächtliches Zähneknirschen, Verstärkung nach Kauen), Aufbissspuren Wange, Druckschmerz Kiefergelenk
Chronisches Glaukom	Augeninnendruckmessung
Schlaf-Apnoe Syndrom	Anamnese mit Tagesmüdigkeit und Schlafstörungen (Schnarchen), Gewicht (⇈), Polysomnographie
Arterielle Hypertonie	RR (⇈)
Trauma	Anamnese

Epidemiologie

In der Regel werden chronische primäre Kopfschmerzen unter der Bezeichnung chronischer täglicher Kopfschmerz (CDH = chronic daily headache) zusammengefasst. Der CDH umfasst damit alle Patienten, die an einem chronischen Spannungskopfschmerz, einer chronischen Migräne, einem neu aufgetretenen Dauerkopfschmerz und einer Hemicrania continua leiden. Die Prävalenz des CDH ist etwa 3–5 % der Bevölkerung (USA 4,1 %, Griechenland 4,4 %, Spanien 4,7 %; Mitsikostas et al. 1996, Silberstein u. Lipton 2000, Pascual et al. 2001), wobei etwa 2 % an einem chronischen Spannungskopfschmerz, 0,1 % an einem neu aufgetretenen Dauerkopfschmerz und 2,4 % an einer chronischen Migräne (Pascual et al. 2001) leiden. Insgesamt sind Frauen häufiger von einem CDH betroffen als Männer (4,6:1; Láinez u. Monzón 2001, Scher et al. 2003). Weitere Risikofaktoren sind niedrigere Schulbildung, Trennung vom Lebenspartner sowie Komorbidität mit Übergewicht, Diabetes bzw. Arthritis (Scher et al. 2003). Der Spontanverlauf lässt auch Remissionen zu, so kam es bei einer Untersuchung an 1134 Patienten innerhalb eines Jahres bei etwa 14 % zu einer Reduktion der Kopfschmerzen auf etwa 1-mal pro Woche und bei 57 % zu weniger als 3 Tagen in der Woche (Scher et al. 2003). Eine zunehmend größere Gruppe stellt dabei der tägliche Kopfschmerz auf dem Boden eines Analgetikafehlgebrauchs dar. So wurde zuletzt in einer epidemiologischen Studie in Norwegen eine Häufigkeit von 1,3 % bei der weiblichen und 0,7 % bei der männlichen Bevölkerung gefunden und dieser Analgetikaübergebrauch ist gerade bei Patienten mit einer Migräne ein besonderer Risikofaktor für die Chronifizierung (Zwart et al. 2004).

Chronische Kopfschmerzen entwickeln sich bei der Mehrzahl der Patienten (ca. 92 %) aus einem primär-episodischen Kopfschmerzsyndrom (bei 72 % der Patienten aus einer Migräne und bei 20 % aus einem episodischen Spannungskopfschmerz) und nur in etwa 8 % der Fälle direkt als ein primär-chronischer Kopfschmerz (Láinez u. Monzón 2001).

Der episodische Spannungskopfschmerz (eSK) ist mit einer Lebenszeitprävalenz von > 90 % der häufigste Kopfschmerz überhaupt, stellt aber in der Regel kein diagnostisches oder therapeutisches Problem dar.

Ziele und Anwendungsbereich

Definition der Ziele der Leitlinie

Ziel dieser Leitlinie ist eine Optimierung der Diagnosekriterien und der Behandlung der primären chronischen Kopfschmerzen. Die Leitlinie ist evidenzbasiert und eine Fortentwicklung der Leitlinie der DGN 2003 (Diener und die Kommission Leitlinien der Deutschen Gesellschaft für Neurologie 2003) sowie der DMKG-Leitlinie aus dem Jahr 1998 (Pfaffenrath et al. 1998). Eine erweiterte Leitlinie wird von der DMKG 2005 herausgegeben.

Definition des Anwendungsbereichs (Zielgruppe)

Diese Leitlinie wendet sich an Ärzte und Psychologen, die im ambulanten oder klinischen Bereich Patienten mit chronischen Kopfschmerzen betreuen.

Chronische Migräne (IHS 1.5.1)

Diagnostik

Die Diagnose stützt sich wie bei allen primären Kopfschmerzformen auf die Anamnese in Verbindung mit einem unauffälligen neurologischen Untersuchungsbefund. Wesentlich dabei ist die Abgrenzung gegenüber dem Kopfschmerz, der auf Substanzen oder deren Entzug zurückzuführen ist (IHS 8). In der Vorgeschichte finden sich obligat Hinweise für eine Migräne ohne Aura mit zunehmender Attackenfrequenz, wobei die vegetativen Symptome graduell abnehmen und sich ein basaler Dauerkopfschmerz entwickelt, der zeitweise von Attacken eines dann eher pulsierenden Kopfschmerzes überlagert wird. Frauen sind etwa 9-mal häufiger betroffen als Männer. Bei der Mehrzahl dieser Patienten findet sich als Mitauslöser ein Analgetikaübergebrauch (bei 70–80% der Patienten) sowie vermutlich auch häufiger eine Depression oder Angsterkrankung (Juang et al. 2000, Silberstein et al. 1996; **Tabelle 2**).

Medikamentöse Therapie

Kontrollierte Studien zur Therapie des erst Ende 2003 in die IHS-Klassifikation aufgenommenen Kopfschmerzes stehen noch aus. Neben der Therapie eines möglicherweise bestehenden Medikamentenübergebrauchs besteht grundsätzlich die Indikation zu einer medikamentösen Migräneprophylaxe (**A**), wobei keine Studien vorliegen, die entscheiden lassen, ob z. B. Betablocker, Valproinsäure, Topiramat oder Antidepressiva bevorzugt eingesetzt werden sollten (**B**). Eine kleine offene Serie mit acht Patienten berichtet von einem positiven Effekt einer chronischen elektrischen Stimulation des N. occipitalis major (Matharu et al. 2004a). Über den Stellenwert von Botulinum-Toxin in der Therapie der chronischen Migräne kann zur Zeit keine Aussage gemacht werden.

Tabelle 2 Diagnostische Kriterien

A	Migränekopfschmerzen, die an ≥ 15 Tage/Monat über ≥ 3 Monate auftreten, ohne dass ein Analgetikaübergebrauch besteht. Kopfschmerz, der die Kriterien der **Migräne ohne Aura** an ≥ 15 Tagen/Monat über > 3 Monate hinweg erfüllt.
B	nicht auf eine andere Erkrankung zurückzuführen

Kopfschmerz vom Spannungstyp (IHS 2)

Sporadisch auftretender episodischer Kopfschmerz vom Spannungstyp (IHS 2.1)

Häufig auftretender episodischer Kopfschmerz vom Spannungstyp (IHS 2.2)

Diagnostik

Klinisch handelt es sich dabei um Kopfschmerzepisoden mit einer Dauer von Minuten bis Tagen. Der Schmerz ist typischerweise beiderseits lokalisiert und von drückender, beengender Qualität. Er erreicht eine leichte bis mäßige Intensität und verstärkt sich nicht durch körperliche Routineaktivitäten. Es besteht keine begleitende Übelkeit, aber leichte Photophobie oder leichte Phonophobie können vorhanden sein. Ob es auch nur halbseitige Manifestationen gibt, ist umstritten. Auslöser oder verstärkende Faktoren können Stress, fieberhafte Infekte, aber auch muskuläre Fehlbelastung sein. Der Krankheitsbeginn fällt häufig in die 2. oder 3. Lebensdekade, aber auch Kinder oder ältere Menschen können betroffen sein. Es besteht keine ausgesprochene Änderung der Inzidenz mit dem Lebensalter. Für den episodischen Spannungskopfschmerz scheinen genetische Faktoren eine untergeordnete Rolle zu spielen (Ulrich et al. 2004; **Tabelle 3**).

Der **häufig** auftretende episodische Kopfschmerz vom Spannungstyp wurde in der neuen IHS-Klassifikation neu eingeführt und dient zur Abgrenzung von Patienten, die sich durch eine relativ hohe Frequenz von Kopfschmerzen (mindestens 1 x, maximal 10 x pro Monat) auszeichnen, aber noch nicht den Kriterien eines chronischen Spannungskopfschmerzes entsprechen (> 15 Tage pro Monat). Diese Patienten haben jedoch ein erhöhtes Risiko zur Chronifizierung.

Tabelle 3 Diagnostische Kriterien

A	Wenigstens 10 Episoden, die die Kriterien B-D erfüllen und durchschnittlich an < 1 Tag/Monat (< 12 Tage/Jahr) auftreten.
B	Die Kopfschmerzdauer liegt zwischen 30 Minuten und 7 Tagen.
C	Der Kopfschmerz weist mindestens 2 der folgenden Charakteristika auf: • beidseitige Lokalisation • Schmerzqualität drückend oder beengend, nicht pulsierend • leichte bis mittlere Schmerzintensität • keine Verstärkung durch körperliche Routineaktivitäten wie Gehen oder Treppensteigen
D	Beide folgenden Punkte sind erfüllt: • keine Übelkeit oder Erbrechen (Appetitlosigkeit kann auftreten) • Photophobie oder Phonophobie, nicht jedoch beides kann vorhanden sein
E	nicht auf eine andere Erkrankung zurückzuführen

Medikamentöse Therapie

In Studien belegt ist die Wirksamkeit von: 500–1000 mg Acetylsalicylsäure p.o (⇑⇑⇑), 500–1000 mg Paracetamol (⇑). 200–400 mg Ibuprofen (⇑⇑⇑) oder 500–1000 mg Naproxen (⇑), 0,5–1,0 gr Metamizol (⇑⇑⇑) sowie der fixen Wirkstoffkombination 250 mg Acetylsalicylsäure, 250 mg Paracetamol und 65 mg Koffein (⇑⇑⇑) (Pfaffenrath et al. 1998, Martínez-Martín et al. 2001, Übersicht in Haag et al. 2004). Möglicherweise ist die lokale (Schläfen/Nacken), großflächige Applikation von Pfefferminzöl eine therapeutische Alternative (Wirkung mit Analgetika vergleichbar, aber keine Entwicklung eines analgetikainduzierten Kopfschmerzes; Göbel et al. 1996) (⇑). Bei Kindern wurde auch in einer kleinen Studie Flupirtin (100 mg, z.B. Katadolon p.o.) getestet (Evers et al. 2001).

Inwieweit beim häufig auftretenden episodischen Kopfschmerz vom Spannungstyp eine Prophylaxe (s.u.) eingeleitet werden soll, ist nicht untersucht. Eine multizentrische Studie fand keinen Einfluss der Akupunktur auf die Häufigkeit des episodischen Spannungskopfschmerzes (White et al. 2000).

Prinzipiell können die nichtmedikamentösen Verfahren, die beim chronischen Spannungskopfschmerz Anwendung finden, auch beim episodischen Spannungskopfschmerz eingesetzt werden.

Chronischer Kopfschmerz vom Spannungstyp

Diagnostik

Der chronische Spannungskopfschmerz entspricht in seinen klinischen Charakteristika dem episodischen Spannungskopfschmerz mit Ausnahme des Auftretens an mehr als 15 Tagen im Monat. Gehäuft findet man bei den Patienten mit cSK vermehrte Angst, depressive Symptome, Schlafstörungen und Analgetikaübergebrauch. Es besteht oft eine familiäre Belastung (ca. dreimal häufiger in Familien mit cSK). Der überwiegende Teil (81%) der Patienten mit chronischem Spannungskopfschmerz hatte vorher episodische Kopfschmerzen, die sich innerhalb von im Durchschnitt 10,7 Jahren zu einem chronischen Spannungskopfschmerz (cSK) entwickelten; bei 19% war dieser Übergang abrupt (Spierings et al. 2000). Der chronische Spannungskopfschmerz hat die höchste Prävalenz zwischen dem 20.-24. Lebensjahr und nach dem 64. Lebensjahr (Spierings et al. 2000). Es findet sich bei 64% der Patienten eine psychiatrische Komorbidität (51% Depression, 8% Dysthymie, 22% Panikerkrankungen, 1% generalisierte Angsterkrankungen; Juang et al. 2000) und eine schwere Depression führt zu einem erhöhten Risiko, an schweren Kopfschmerzen zu erkranken (Breslau et al. 2000). Diese kann im klinischen Alltag leicht mit SAS ("Self-Rating-Anxiety Scale") in Kombination mit dem Depressionsinventar von Beck erfasst werden.

Pathophysiologie

Die Pathophysiologie ist bisher nicht geklärt. Diskutiert werden eine vermehrte Anspannung der Nackenmuskulatur bzw. eine dadurch bedingte oder primär vorhandene Schwellenwertverstellung des zentralen nozizeptiven Systems. Dieser vermehrte afferente Einstrom führt über wahrscheinlich NO-abhängige Prozesse zu einer zentralen Sensibilisierung, so dass z.B. die Schmerzschwellen auch für Reize an den Extremitäten erniedrigt sind (Bendtsen 2000). Die zentrale Sensibilisierung führt über eine Verstärkung des afferenten Einstroms zu einem Circulus vitiosus. Primär können neben einer statischen mechanischen Fehlbelastung auch psychische Stressfaktoren Auslöser sein (Jensen 1999, Bendtsen 2000). Ergebnisse, die bei einem großen Anteil der Patienten eine vermehrte Druckschmerzhaftigkeit der perikraniellen Muskulatur und einen positiven Effekt von NO-Synthetase-Inhibitoren zeigen, unterstützen diese Hypothese (Ashina et al. 1999, Jensen u. Olesen 2000, Ashina 2004). Bei Patienten mit eSK fehlen diese Veränderungen, so dass hier die peripheren muskulären Mechanismen zu überwiegen scheinen (Jensen 1999). Andere Befunde (relativ höherer Liquordruck, Blutvolumen) weisen auf eine möglicherweise veränderte Hämodynamik hin (Hannerz et al. 2004, Hannerz u. Jogestrand 1998; **Tabelle 4**).

Medikamentöse Therapie

Die **Akuttherapie** entspricht der beim episodischen Spannungskopfschmerz; maximal an 10 Tagen/Monat.

Tabelle 4 Diagnostische Kriterien

A	Ein Kopfschmerz, der die Kriterien B-D erfüllt, tritt an durchschnittlich ≥ 15 Tagen/Monat über mindestens 3 Monate (mindestens 180 Tage/Jahr) auf.
B	Der Kopfschmerz hält für Stunden an oder ist kontinuierlich vorhanden.
C	Der Kopfschmerz weist mindestens 2 der folgenden Charakteristika auf: • beidseitige Lokalisation, • Schmerzqualität drückend oder beengend, nicht pulsierend, • leichte bis mittlere Schmerzintensität, • keine Verstärkung durch körperliche Routineaktivitäten wie Gehen oder Treppensteigen.
D	Beide folgenden Punkte sind erfüllt: • Höchstens eines ist vorhanden: milde Übelkeit oder Photophobie oder Phonophobie, • weder Erbrechen noch mittlere bis starke Übelkeit.
E	nicht auf eine andere Erkrankung zurückzuführen

Prophylaxe

Allgemeine Maßnahmen: Entspannungsübungen nach Jacobson und regelmäßiges (2–3 x wöchentlich) Ausdauertraining (z. B. Joggen, Schwimmen oder Radfahren; Pfaffenrath et al. 1998) (⇑), Stressbewältigungstraining (Holroyd et al. 2001) (⇑). Dokumentation der Kopfschmerzen in einem Kalender.

Mittel der **1. Wahl**: Trizyklische Antidepressiva, z. B. Amitriptylin/Amitriptylinoxid 25–150 mg/d (z. B. Saroten, Equilibrin) (⇑⇑⇑), alternativ, da deutlich weniger Studien publiziert: Doxepin 50–150 mg/d (z. B. Aponal) (⇑) oder Imipramin 30–150 mg/d (z. B. Tofranil) (⇑) oder Clomipramin 75–150 mg/d (Anafranil) (⇑) Redillas u. Solomon 2000, Jensen u. Olesen 2000). Bei langfristigem Einsatz sind mögliche Arzneimittelinteraktionen zu beachten.

Alle Präparate müssen langsam aufdosiert werden, z. B. mit 10–25 mg beginnend, um 10–25 mg jede Woche steigern; es kann sich lohnen, über die allgemeine mittlere Dosis von 50–75 mg hinauszugehen. Eine Wirkung lässt sich sicher erst nach 4–8 Wochen abschätzen. Ohne flankierende allgemeine Maßnahmen liegt die Wirksamkeit bei nur 40–45%. Es gelten die bekannten Kontraindikationen für trizyklische Antidepressiva: Glaukom, Prostatahypertrophie mit Restharnbildung, AV-Block II und III, Herzinsuffizienz, Demenz vom Alzheimer-Typ und Unverträglichkeit, sowie relativ auch Epilepsie. Bei fehlendem Effekt von Amitriptylin ist eine Umstellung auf Paroxetin nicht sinnvoll (Holroyd et al. 2003; **Tabelle 5**).

Mittel der **2. Wahl**, da entweder nur wenige Studien veröffentlicht oder zum Teil die Studien keine eindeutigen Ergebnisse zeigten: Mirtazapin (15–30 mg Remergil p.o.; Bendtsen u. Jensen 2004), Valproinsäure (z. B. Ergenyl chrono 500–1500 mg/d; Rothrock 1999), alternativ MAO-Hemmer Moclobemid (300 mg/d Aurorix) oder Fluoxetin (20–40 mg/d) oder Sulpirid (z. B. Dogmatil 200–400 mg/d).

Zu einer anderen Substanzgruppe gehört das Muskelrelaxans Tizanidin (z. B. Sirdalud 4–16 mg) (⇑⇑⇑), eine eindeutige Beurteilung ist auf dem Boden der publizierten Datenlage nicht möglich (Fogelholm u. Murros 1992, Murros et al. 2000). Die Bedeutung von Gabapentin in der Prophylaxe von chronischen Kopfschmerzen ist noch unklar. Bisher wurde nur eine positive Studie publiziert (Spira et al. 2003).

Für die Kombination eines Antidepressivums mit einem Stressbewältigungstraining konnte die Überlegenheit gegenüber der Einzeltherapie belegt werden (Holroyd et al. 2001). Bei einer Kombinationstherapie zeigten etwa 65% der Patienten eine mindestens 50%ige Reduktion in einem Schmerz-Score, der sowohl Dauer als auch Intensität erfasste. Bei den Einzeltherapien lagen diese Zahlen bei 38% bzw. 35% (Placebo 29%). Eine Kombinationstherapie ist daher anzustreben.

Retrospektive Analysen von Patienten mit chronischen täglichen Kopfschmerzen, die Opiate erhielten, zeigen, dass die Mehrzahl der Patienten entweder wegen Wirkungslosigkeit oder nicht zu tolerierender Nebenwirkungen der Opiate oder wegen eines zunehmenden Medikamentengebrauchs die Therapie abbrechen, es jedoch möglicherweise eine kleine Subgruppe gibt, die von dieser Therapie anhaltend profitiert (Saper et al. 2004, Robbins 1999).

Interessante Ergebnisse erbrachte eine Studie zur Physiotherapie bei Spannungskopfschmerz, in der insbesondere Patienten mit chronischem Spannungskopfschmerz (nicht Patienten mit episodischem Spannungskopfschmerz) von einer Standardtherapie mit Training der HWS- und Schultermuskulatur, Dehnübungen und Massage sowie Entspannungsübungen signifikant profitierten (Torelli et al. 2004). Ein Einfluss auf den Therapieerfolg in Abhängigkeit von einer Muskelschmerzhaftigkeit wurde nicht beobachtet.

Tabelle 5 Prophylaktische Therapie des chronischen Spannungskopfschmerzes (Redillas u. Solomon 2000, Jensen u. Olesen 2000, Vernon et al. 1999, Rothrock 1999)

Medikament	Evidenz	Dosierung	Besonderheit
Amitriptylin	(⇑⇑⇑)	10–150 mg/d p.o., vorwiegend z.N.	trizyklisches Antidepressivum, beste Studienlage
Mirtazapin	(⇑)	15–60 mg z.N. p.o.	relativ gute Verträglichkeit, eine randomisierte Studie positiv
Clomipramin	(⇑)	25–150 mg/d p.o.	s. o.
Doxepin	(⇑)	10–150 mg/d p.o., vorwiegend z.N.	s. o.
Imipramin	(⇑)	30–150 mg/d p.o.	s. o.
Sulpirid	(⇑)	200–400 mg/d p.o.	relativ gute Verträglichkeit, aber nur wenige Studien
Tizanidin	(⇑⇑⇑)	2–18 mg/d p.o.	Müdigkeit, Blutdrucksenkung, relativ gute Studienlage
Valproinsäure	(⇑)	500–1500 mg/d p.o.	Müdigkeit, teratogen, Studienlage lässt nicht unterscheiden, ob Wirksamkeit durch Migräneprophylaxe bedingt
Akupunktur	(⇑)	kein standardisiertes Vorgehen	hohe Akzeptanz
Physiotherapie und Manualtherapie	(⇑)	Studienlage unbefriedigend	hohe Akzeptanz
Botulinum-Toxin	(⇓⇓)	Studienlage negativ	hohe Akzeptanz, kaum Nebenwirkungen

Die in der Zwischenzeit veröffentlichten Placebo-kontrollierten Studien zum Einsatz von Botulinum-Toxin beim chronischen Spannungskopfschmerz zeigten ausschließlich einen negativen Befund, so dass eine Indikation nicht mehr gestellt werden kann (Schulte-Mattler u. Krack 2004, Evers et al. 2002).

Alternative Therapieverfahren werden weiterhin häufig nachgefragt. Es findet sich nur eine größere neuere Studie zum Einsatz der Akupunktur bei chronischen Kopfschmerzen, wobei eine Subkategorisierung nicht erfolgte, aber von einem Überwiegen der Migräne ausgegangen wird. In dieser englischen Studie, die auch unter Kostengesichtspunkten ausgewertet wurde, führten 12 Akupunktursitzungen zu einer über ein Jahr anhaltenden Reduktion der Kopfschmerztage im Vergleich zur nicht behandelten Kontrollgruppe (Vickers et al. 2004). In zwei bisher nicht publizierten Studien konnte sowohl für die Akupunktur als auch Scheinakupunktur an Nichtakupunkturpunkten eine Kopfschmerzreduktion nachgewiesen werden.

Bezüglich der Therapie bei Kindern lässt die Datenlage eine Empfehlung nicht zu (Evers et al. 2001).

Für weitere nichtmedikamentöse Therapieverfahren liegen keine Studien vor.

Hemicrania continua (IHS 4.7)

Diagnostik

Patienten mit einer Hemicrania continua klagen über einen kontinuierlich vorhandenen Schmerz, der von einzelnen Schmerzattacken unterschiedlicher Länge überlagert wird (Olesen et al. 2004). Häufig sind dann auch leichtere autonome Begleitsymptome wie Nasenlaufen, Tränen bzw. konjunktivale Injektion zu beobachten. Circa 50% der Patienten beschreiben eine Zunahme der Schmerzen nachts. Über 50% der Patienten mit einer HC leiden von Beginn an unter einem chronischen Verlauf. Nur wenige (< 15%) berichten über einen primär-episodischen Verlauf mit alternierenden aktiven und inaktiven Phasen. Klinik als auch die neueren Befunde aus der Bildgebung zeigen eine Verwandtschaft mit dem Cluster-Kopfschmerz und der chronisch-paroxysmalen Hemikranie. Es findet sich eine Aktivierung im kontralateralen posterioren Hypothalamus und im ipsilateralen Mittelhirn (Matharu et al. 2004).

Ebenso wie bei der chronisch-paroxysmalen Hemikranie ist ein Indometacinversuch das entscheidende diagnostische Kriterium und zugleich die einzig sicher wirksame Therapie (Sjaastad et al. 1995, Pareja et al. 2001). Die einseitige Schmerzlokalisation und das obligate Ansprechen auf Indometacin erlauben differenzialdiagnostisch eine klinische Abgrenzung zu den oben beschriebenen chronischen Kopfschmerzsyndromen.

Die Prävalenz ist unbekannt, die Erkrankung wird jedoch wahrscheinlich unterdiagnostiziert. Im Gegensatz zum Cluster-Kopfschmerz überwiegen wie auch bei der CPH die Frauen gegenüber den Männern im Verhältnis 2:1. Die Erkrankung beginnt in der Regel im 3. Lebensjahrzehnt.

Eine wichtige Differenzialdiagnose ist der ebenfalls einseitige zervikogene Kopfschmerz. Für diesen wird jedoch ein morphologisches Korrelat im Bereich des Nackens oder der HWS verlangt (Olesen et al. 2004). Als seltener Sonderfall wurden zuletzt auch holozephale Kopfschmerzen, die nur auf Indometacin ansprechen, im Sinne einer bilateralen Hemicrania continua beschrieben (Hannerz 2000; **Tabelle 6**).

Medikamentöse Therapie

Die Mehrzahl der Patienten zeigt ein rasches Ansprechen auf Indometacin (z. B. Indometacin AL50; ⇑⇑⇑), wobei die individuell benötigte Dosis stark schwanken kann (2 x 25 mg bis maximal 2 x 100 mg/d). Wegen des raschen Ansprechens wurde von einigen Autoren ein sog. Indometacin-Test (25–50 mg Indometacin langsam i.v.) als diagnostisches Kriterium beschrieben. Praktisch erhöht man die Indometacindosis so weit, bis der Patient beschwerdefrei ist, und versucht dann nach einigen Tagen, diese bis auf eine Dauererhaltungsdosis zu reduzieren. Gegebenenfalls muss zusätzlich ein Magenschutz (z. B. 600 αg/d Misoprostol oder Protonenpumpen-Hemmer (z. B. Omeprazol)) gegeben werden. Die renalen Nebenwirkungen sind zu beachten. In der Literatur existieren darüberhinaus Einzelfallberichte über die positive Wirksamkeit von Naproxen, Koffein oder Kortikoiden.

Tabelle 6 Diagnostische Kriterien

A	Kopfschmerzen seit > 3 Monaten, die die Kriterien B-D erfüllen
B	Der Schmerz weist alle folgenden Charakteristika auf: • einseitiger Kopfschmerz ohne Seitenwechsel, • täglich und kontinuierlich, ohne schmerzfreie Intervalle, • mittelstarke Intensität, jedoch mit Exazerbationen mit starken Schmerzen.
C	Wenigstens eines der nachfolgend angeführten autonomen Symptome tritt während der Exazerbationen auf der Seite des Schmerzes auf: • konjunktivale Injektion und/oder Lakrimation, • nasale Kongestion und/oder Rhinorrhoe, • Miosis und/oder Ptosis.
D	zuverlässiges Ansprechen auf therapeutische Dosen von Indometacin
E	nicht auf eine andere Erkrankung zurückzuführen

Neu aufgetretener Dauerkopfschmerz (IHS 4.8)

Diagnostik

Diese Kopfschmerzform wurde neu in die IHS-Klassifikation aufgenommen, wobei die Abgrenzung vom chronischen Spannungskopfschmerz schwierig und auch umstritten ist. Nach bevölkerungsbasierten Untersuchungen in Spanien leiden etwa 3–5% der Bevölkerung an täglichen Kopfschmerzen, wobei 2–3% einen cSK haben, etwa 2% eine sog. transformierte (chronische) Migräne und 0,2% einen sog. neu aufgetretenen täglichen Kopfschmerz oder sehr selten eine Hemicrania continua (Láinez u. Monzón, 2001, Lanteri-Minet et al. 2003).

Es handelt sich um einen anamnestisch akut bis subakut innerhalb von 3 Tagen auftretenden Kopfschmerz, der ab diesem Zeitpunkt mehr oder weniger konstant vorhanden ist und nicht remittiert. Der Charakter dieses Kopfschmerzes entspricht dem eines Spannungskopfschmerzes, manchmal mit leichter migräneartiger Komponente, d. h. bilateraler, nichtpulsierender, eher drückender Kopfschmerz mit leichter bis mittelschwerer Intensität. Phono- bzw. Photophobie können milde ausgeprägt vorkommen, ebenso eine leichte Übelkeit, wobei bis zu 60% der Patienten über diese Symptome berichten (Silberstein et al. 1994, Li u. Rozen 2002). Abzugrenzen ist dieser Kopfschmerz von einem primär-episodischen, sekundär-chronifizierten Spannungskopfschmerz sowie von Erkrankungen, die ebenfalls zu einem subakut beginnenden Dauerkopfschmerz führen können, wie Pseudotumor cerebri, Sinus-Venen-Thrombose, spontaner orthostatischer Kopfschmerz (Liquorunterdruckkopfschmerz), chronische Meningitiden bzw. Trauma. Ein bestehender Analgetikafehlgebrauch schließt die Diagnose aus. Ursächlich wird am häufigsten von einer postinfektiösen Genese ausgegangen. Schon in den ersten Beschreibungen wurde auf einen Zusammenhang mit Virusinfekten hingewiesen (Vanast et al. 1987). In einer größeren Fallserie von Kindern (n = 175) mit chronischen Kopfschmerzen wurden 40 Kinder mit einem akuten Beginn identifiziert, von denen 43% den Beginn während einer Infektion hatten und davon wiederum etwas über 50% eine EBV-Infektion (Diaz-Mitoma et al. 1987, Mack 2004; **Tabelle 7**).

Tabelle 7 Diagnostische Kriterien

A	Kopfschmerz, der innerhalb von 3 Tagen nach Beginn die Kriterien B-D erfüllt
B	Der Kopfschmerz tritt täglich auf und remittiert nicht während eines Zeitraums von > 3 Monaten.
C	Der Kopfschmerz weist mindestens 2 der folgenden Charakteristika auf: • beidseitige Lokalisation, • drückend oder beengend, nichtpulsierende Qualität, • leichte bis mittlere Schmerzintensität, • keine Verstärkung durch körperliche Routineaktivität wie Gehen oder Treppensteigen.
D	Beide folgenden Punkte sind erfüllt: • Höchstens eines ist vorhanden: milde Übelkeit oder Photophobie oder Phonophobie, • weder mittlere bis starke Übelkeit noch Erbrechen.
E	nicht auf eine andere Erkrankung zurückzuführen

Medikamentöse Therapie

Evidenzbasierte Therapievorschläge wurden bisher nicht publiziert. Allgemeiner Konsens in den publizierten Einzelfällen bzw. Fallserien ist, dass die Therapie generell schwierig ist (Goadsby u. Boes 2002). Je nach Kopfschmerztyp – mehr migräneartig oder mehr spannungskopfschmerzartig – wird eine prophylaktische Therapie mit Valproinsäure oder trizyklischen Antidepressiva empfohlen (Goadsby u. Boes 2002, Rozen 2003, Evans u. Rozen 2001, Evans 2003). Über den Langzeitverlauf liegen keine gesicherten Beobachtungen vor, Vanast (1986) berichtete, dass etwa 30% der Patienten nach 3 Monaten und etwa 80% nach 24 Monaten beschwerdefrei seien. Dieser Einschätzung wird aber von anderen Autoren widersprochen (Evans u. Rozen 2001, Goadsby u. Boes 2002) und auf einen in der Regel eher therapierefraktären Verlauf hingewiesen.

Verfahren zur Konsensbildung

Es wurde ein modifiziertes Delphi-Verfahren angewendet. Die Leitlinie wurde während einer Sitzung der Mitglieder der Arbeitsgruppe im Dezember 2004 diskutiert und verabschiedet.

Korrigiert durch die Kommission Leitlinien der DGN und den Vorstand der DMKG.

Kooperationspartner und Sponsoren

Diese Leitlinie entstand ohne Einflussnahme oder Unterstützung durch die Industrie.

Mögliche Interessenskonflikte: A. Straube hat von den folgenden Firmen in den letzten 2 Jahren finanzielle Unterstützung für Forschungsprojekte oder Honorare für Vorträge erhalten: GlaxoSmithKline, MSD, Pfizer, Janssen Cilag, Almirall, Berlin Chemie.

Expertengruppe

Für die DGN

Prof. Dr. C. Sommer, Würzburg
Prof. Dr. H. C. Diener, Universitätsklinik für Neurologie Essen

Für die DMKG

PD Dr. G. Arnold, Sindelfingen
PD Dr. A. May, Neurozentrum UKE, Hamburg
Dr. V. Pfaffenrath, München
Prof. Dr. D. Soyka, Kiel
Prof. Dr. A. Straube, München
Federführend: *Prof. Dr. A. Straube (Sprecher), Neurologische Klinik und Poliklinik, München*

Selbsthilfegruppen

http://www.migraeneliga-deutschland.de
http://www.schmerzselbsthilfe.de

Literatur

Ashina, M., L. H. Lassen, L. Bendtsen, R. Jensen, J. Olesen (1999): Effect of inhibition of nitric oxide synthase on chronic tension-type headache: a randomised crossover trial. Lancet 353, 287–289.

Ashina, M. (2004): Neurobiology of chronic tension-type headache. Cephalalgia 24 (3), 161–172.

Bendtsen, L. (2000): Central sensitization in tension-type headache- possible pathophysiological mechanisms. Cephalalgia 20, 486–508.

Bendtsen, L., R. Jensen (2004): Mirtazapine is effective in the prophylactic treatment of chronic tension-type headache. Neurology 62 (10), 1706–1711.

Breslau, N., L. R. Schultz, W. F. Stewart, R. B. Lipton, V. C. Lucia, K. M. A. Welch (2000): Headache and major depression. Is the association specific to migraine? Neurology 54, 308–313.

Chakravarty, A. (2003): Chronic daily headaches: clinical profile in Indian patients. Cephalalgia 23 (5), 348–353.

Diaz-Mitoma, F., W. J. Vanast, D. L. Tyrrell (1987): Increased frequency of Epstein-Barr virus excretion in patients with new daily persistent headaches. Lancet 21, 1 (8530), 411–415.

Evans, R. W., T. D. Rozen (2001): Etiology and treatment of new daily persistent headache. Headache 41 (8), 830–832.

Evans, R. W. (2003): New daily persistent headache. Curr. Pain Headache Rep. 7, 3003–3307.

Evers, S., R. Pothmann, M. Überall, E. Naumann, W.-D. Gerber (2001): Therapie idiopathischer Kopfschmerzen im Kindesalter. Empfehlungen der Deutschen Migräne- und Kopfschmerzgesellschaft. Nervenheilkunde 20, 306–315.

Evers, S., A. Rahmann, J. Vollmer-Haase, I. W. Husstedt (2002): Treatment of headache with botulinum toxin A – a review according to evidence-based medicine criteria. Cephalalgia 22 (9), 699–710.

Fogelholm, R., K. Murros (1992): Tizanidine in chronic tension-type headache: a placebo controlled, double-blind cross over study. Headache 32, 509–513.

Goadsby, P. J., C. Boes (2002): New daily persistent headache. J. Neurol. Neurosurg. Psychiat. 72 Suppl. 2, ii6-ii9.

Göbel, H., J. Fresenius, A. Heinze, M. Dworschak, D. Soyka (1996): Effectiveness of Oleum menthae piperitae and paracetamol in therapy of headache of the tension. Nervenarzt 67, 672–681.

Haag, G., S. Evers, A. May, I. S. Neu, W. Vivell, A. Ziegler (2004): Selbstmedikation bei Migräne und Kopfschmerzen vom Spannungstyp. Evidenzbasierte Empfehlungen der Deutschen Migräne- und Kopfschmerz-Gesellschaft (DMKG). Nervenheilkunde 23, 415–430.

Hannerz, J., T. Jogestrand (1998): Is chronic tension-type headache a vascular headache? The relation between chronic tension-type headache and cranial hemodynamics. Headache 38, 668–675.

Hannerz, J. (2000): Chronic bilateral headache responding to indomethazin. Headache 40, 840–843.

Hannerz, J., P. O. Schnell, S. Larsson, H. Jacobsson (2004): Blood pool scintigraphy of the skull in relation to head-down tilt provocation in patients with chronic tension-type headache and controls. Headache 44 (3), 223–229.

Holroyd, K. A., F. J. O'Donnell, M. Stensland, G. L. Lipchik, G. E. Cordingley, B. W. Carlson (2001): Management of chronic tension-type headache with tricyclic antidepressant medication, stress management therapy and their combination. JAMA 285, 2208–2215.

Holroyd, K. A., J. S. Labus, F. J. O'Donnell, G. E. Cordingley (2003): Treating chronic tension-type headache not responding to amitriptyline hydrochloride with paroxetine hydrochloride: a pilot evaluation. Headache 43 (9), 999–1004.

Jensen, R. (1999): Pathophysiological mechanisms of tension-type headache: a review of epidemiological and experimental studies. Cephalalgia 19, 602–621.

Jensen, R., J. Olesen (2000): Tension-type headache: an update on mechanisms and treatment. Cur. Opin. Neurol. 13, 285–289.

Juang, K.-D., S.-J. Wang, J.-L. Fuh, S.-R. Lu, T.-P. Su (2000): Comorbidity of depressive and anxiety disorders in chronic daily headache and its subtypes. Headache 40, 818–823.

Láinez, M. J. A., M. J. Monzón (2001): Chronic daily headache. Current Neurology and Neuroscience Reports 1, 118–124.

Lanteri-Minet, M., J. P. Auray, A. El Hasnaoui, J. F. Dartigues, G. Duru, P. Henry, C. Lucas, A. Pradalier, G. Chazot, A. F. Gaudin (2003): Prevalence and description of chronic daily headache in the general population in France. Pain 102 (1–2), 143–149.

Li, D., T. D. Rozen (2002): The clinical characterisation of new daily persistent headache. Cephalalgia 22, 66–69.

Mack, K. J. (2004): What incites new daily persistent headache in children? Pediatr. Neurol. 31 (2), 122–125.

Martínez-Martín, P., E. Raffaelli, F. Titus et al. (2001): Efficacy and safety of metamizol vs. Acetylsalicylic acid in patients with moderate episodic tension-type headache: a randomized, double-blind, placebo- and active-controlled, multicentre study. Cephalalgia 21, 604–610.

Matharu, M. S., T. Bartsch, N. Ward, R. S. Frackowiak, R. Weiner, P. J. Goadsby (2004a): Central neuromodulation in chronic migraine patients with suboccipital stimulators: a PET study. Brain 127, 220–230.

Matharu, M. S., A. S. Cohen, D. J. McGonigle, N. Ward, R. S. Frackowiak, P. J. Goadsby (2004b): Posterior hypothalamic and brainstem activation in hemicrania continua. Headache 44 (8), 747–756.

Mitsikostas, D. D., D. Tsaklakidou, N. Athanasiadis, A. Thomas (1996): The prevalence of headache in Greece: correlations to latitude and climatological factors. Headache 36(3), 168–173.

Murros, K., M. Kataja, C. Hedman, H. Havanka, E. Sako, M. Farkkila, J. Peltola, T. Keranen (2000): Modified-release formulation of tizanidine in chronic tension-type headache. Headache 40:633–637.

Olesen, J., M.-G. Bousser, H. Diener et al. (2004): The International Classification of Headache Disorders. 2nd Edition. Cephalalgia 24 (Suppl. 1),1–160.

Pareva, J. A., M. Vincent, F. Antonaci, O. Sjaastad (2001): Hemicrania continua: diagnostic criteria and nosologic status. Cephalalgia 21 (9), 874–877.

Pascual, J., R. Colas, J. Castillo (2001): Epidemiology of chronic daily headache. Curr. Pain Headache Rep. 5, 529–536.

Pfaffenrath, V., K. Brune, H. C. Diener, W. D. Gerber, H. Göbel (1998): Die Behandlung des Kopfschmerzes vom Spannungstyp. Therapieempfehlungen der Deutschen Migräne- und Kopfschmerzgesellschaft. Nervenheilkunde 17, 91–100.

Redillas, C., S. Solomon (2000): Prophylactic pharmacological treatment of chronic daily headache. Headache 40, 83–102.

Robbins, L. (1999): Long-acting opioids for severe chronic daily headache. Headache Q 10, 135–139.

Rothrock, J. (1999): Management of chronic daily headache utilizing a uniform treatment pathway. Headache 39, 650–653.

Rozen, T. D. (2003): New daily persistent headache. Curr. Pain Headache Rep. 7 (3), 218–223.

Saper, J. R., A. E. Lake 3rd, R. L. Hamel, T. E. Lutz, B. Branca, D. B. Sims, M. M. Kroll (2004): Daily scheduled opioids for intractable head pain: long-term observations of a treatment program. Neurology 62 (10), 1687–1694.

Scher, A. I., W. F. Stewart, J. A. Ricci, R. B. Lipton (2003): Factors associated with the onset and remission of chronic daily headache in a population-based study. Pain 106 (1–2), 81–89.

Schulte-Mattler, W. J., P. Krack; N. T. T. H. Bo (2004): Study Group. Treatment of chronic tension-type headache with botulinum toxin A: a randomized, double-blind, placebo-controlled multicenter study. Pain 109 (1–2), 110–114.

Silberstein, S. D., R. B. Lipton, S. Solomon, N. T. Mathew (1994): Classification of daily and near daily headaches: proposed revisions to the IHS-criteria. Headache 34, 1–7.

Silberstein, S. D., R. B. Lipton, M. Sliwinski (1996): Classification of daily and near-daily headaches. Field trial of revised IHS criteria. Neurology 47, 871–875.

Silberstein, S. D., R. B. Lipton (2000): Chronic daily headache. Curr Opin Neurol 13(3), 277–283.

Sjaastad, O., L. J. Stovner, A. Stolt Nielsen, F. Antonaci, T. A. Fredriksen (1995): CPH and hemicrania continua: requirements of high indomethacin dosages – an ominous sign? Headache 35 (6), 363–367.

Spierings, E. L. H., A. H. Ranke, M. Schroevers, P. C. Honkoop (2000): Chronic daily headache: a time perspective. Headache 40, 306–310.

Spira, P. J., R. G. Beran (2003): Australian Gabapentin Chronic Daily Headache Group. Gabapentin in the prophylaxis of chronic daily headache: a randomized, placebo-controlled study. Neurology 61 (12), 1753–1759.

Torelli, P., R. Jensen, J. Olesen (2004): Physiotherapy for tension-type headache: a controlled study. Cephalalgia 24 (1), 29–36.

Ulrich, V., M. Gervil, J. Olesen (2004): The relative influence of environment and genes in episodic tension-type headache. Neurology 62 (11), 2065–2069.

Vanast, W. J. (1986): New daily persistent headaches definition of a benign syndrome. Headache 26, 318.

Vanast, W. J., F. Diaz-Mitoma, D. L. Tyrrell (1987): Hypothesis: chronic benign daily headache is an immune disorder with a viral trigger. Headache 27 (3), 138–142.

Vernon, H., C. S. McDermaid, C. Hagino (1999): Systematic review of randomized clinical trials of complementary/alternative therapies in the treatment of tension-type and cervicogenic headache. Complementary Therapies in Medicine 7, 142–155.

Vickers, A. J., R. W. Rees, C. E. Zollman, R. McCarney, C. M. Smith, N. Ellis, P. Fisher, R. Van Haselen (2004): Acupuncture for chronic headache in primary care: large, pragmatic, randomised trial. BMJ 328 (7442), 744.

White, A. R., K. L. Resch, J. C. Chan, C. D. Norris, S. K. Modi, J. N. Patel, E. Ernst (2000): Acupuncture for episodic tension-type headache: a multicentre randomized controlled trial. Cephalalgia 20, 632–637.

Zwart, J. A., G. Dyb, K. Hagen, S. Svebak, L. J. Stovner, J. Holmen (2004): Analgesic overuse among subjects with headache, neck, and low-back pain. Neurology 62 (9), 1540–1544.

Trigeminusneuralgie

Was gibt es Neues?

Medikamentöse Therapie

Es gibt keine neuen Pharmaka zur medikamentösen Prophylaxe der Trigeminusneuralgie.

Operative Therapie

Auch die radiochirurgische Behandlung der Trigeminusneuralgie mittels Gamma-Knife oder Linearbeschleuniger ist grundsätzlich wirksam.

Die wichtigsten Empfehlungen auf einen Blick

- Carbamazepin ist das Mittel der Wahl zur Behandlung der Trigeminusneuralgie (⇑⇑).
- Die Wirkung von Oxcarbacepin ist derjenigen von Carbamazepin wahrscheinlich vergleichbar, die Substanz ist allerdings nicht zur Behandlung der Trigeminusneuralgie zugelassen (⇑).
- Zur Akuttherapie von schweren Exazerbationen eignen sich Phenytoin, i.v. gegeben (⇔), alternativ als Mittel der zweiten Wahl das hochpotente Neuroleptikum Pimozid (⇑).
- Wirksame Medikamente der zweiten Wahl sind Phenytoin (⇔), Baclofen (⇑⇑), Lamotrigin (⇑) und Gabapentin (⇑).
- Misoprostol ist zur Behandlung der Trigeminusneuralgie bei Multipler Sklerose wirksam (⇑⇑).
- Symptomatische Trigeminusneuralgien, die einer kausalen Operation zugänglich sind, sollten primär operativ behandelt werden, ansonsten werden auch symptomatische Trigeminusneuralgien primär konservativ behandelt.
- Operative Therapieverfahren sollten bei Versagen der medikamentösen Prophylaxe bzw. intolerablen Nebenwirkungen der medikamentösen Prophylaxe eingesetzt werden.
- Die Wahl des operativen Verfahrens richtet sich nach dem allgemeinen Operationsrisiko und der Genese der Trigeminusneuralgie.
- In der operativen Therapie der Trigeminusneuralgie gesichert wirksam sind die mikrovaskuläre Dekompression nach Jannetta (⇑⇑) sowie perkutane Verfahren (⇑⇑) im oder am Ganglion Gasseri (temperaturgesteuerte Koagulation nach Sweet, Glyzerinrhizolyse, Ballonkompression) und die radiochirurgische Behandlung (⇑⇑) mittels Gamma-Knife oder Linearbeschleuniger.

Definition des Gesundheitsproblems

Die Trigeminusneuralgie ist als blitzartig einschießender, extrem heftiger, elektrisierender und stechender Schmerz im Versorgungsgebiet eines oder mehrerer Trigeminusäste definiert. Die Attacken halten typischerweise Sekunden, selten auch länger (< 2 Minuten) an und treten sowohl spontan als auch durch Reize wie Berührung im Nervus-trigeminus-Versorgungsgebiet, Kauen, Sprechen, Schlucken oder Zähneputzen getriggert auf. Zwischen den Attacken besteht Beschwerdefreiheit. Multiple Attacken können täglich über Wochen bis Monate auftreten und in Anfangsstadien spontan über Wochen bis Monate sistieren. In der Regel ist der Verlauf progredient. 29% der Patienten haben nur eine Episode in ihrem Leben, 28% dagegen 3 oder mehr Episoden. In den ersten 5 Jahren treten jährlich bei 21% der Patienten erneute Attacken auf (Katusic et al. 1991). Nach der aktuellen Klassifikation der Internationalen Kopfschmerzgesellschaft (IHS) unterscheidet man zwischen der klassischen (früher idiopathischen) Trigeminusneuralgie und der symptomatischen Trigeminusneuralgie. Letztere führt zu Schmerzparoxysmen wie oben beschrieben, doch können Zeichen einer Sensibilitätsstörung im Versorgungsbereich des betroffenen Trigeminusastes vorhanden sein und es wird keine Schmerzfreiheit zwischen den Attacken gefordert. Bei der idiopathischen Trigeminusneuralgie besteht zwischen den Paroxysmen in der Regel Beschwerdefreiheit. Bei längeren Krankheitsverläufen kann ein dumpfer Hintergrundschmerz persistieren. Bei der klassischen Trigeminusneuralgie wird je nach Untersuchung intraoperativ bei 70–100% der Patienten ein pathologischer Gefäß-Nerven-Kontakt nachgewiesen (Barker et al. 1996, Delitala et al. 2001, Zorman u. Wilson 1984). Der kernspintomographische Nachweis einer vaskulären Kompression hängt auch von der angewandten MR-Technik ab. Es kann eine Sensitivität von bis zu 88,5% erreicht werden, doch liegt die Spezifität bei nur 50%, da auch bei ca. einem Viertel der

Kontrollpersonen pathologische Gefäß-Nerven-Kontakte nachgewiesen werden können (Boecher-Schwarz et al. 1998, Hutchins et al. 1990). Die Nervenkompression beruht am häufigsten auf einem Kontakt mit der A. cerebelli superior (ca. 80%), seltener und in absteigender Häufigkeit mit pontinen Venen, der A. cerebelli inferior anterior oder anderen kleineren Gefäßen (Barker et al. 1996). Die Pulsationen führen zu segmentalen Demyelinisierungen der Nervenwurzel (Love u. Coakham 2001). Dies begünstigt die ephaptische Übertragung von elektrischen Entladungen nicht nozizeptiver Afferenzen auf nozizeptive Afferenzen. Alternativ können die Paroxysmen zu einer funktionellen Störung im Trigeminuskerngebiet an sog. wide dynamic range Neuronen führen, an denen nozizeptive und nichtnozizeptive Neuronen zusammenlaufen. Aktuelle elektrophysiologische Untersuchungen zeigen Störungen im nozizeptiven afferenten System, nicht nur bei Patienten mit symptomatischer, sondern auch bei etwa der Hälfte der Patienten mit klassischer Trigeminusneuralgie (Cruccu et al. 2001).

Symptomatische Trigeminusneuralgien treten bei Entmarkungskrankheiten wie der Multiplen Sklerose auf, aber auch als Symptom von Raumforderungen (Neurinome, insbesondere Akustikusneurinome, Metastasen), umschriebenen Hirnstammischämien und Angiomen des Hirnstamms (Love u. Coakham 2001). Bei einem Teil der symptomatischen Trigeminusneuralgien bedingen die Raumforderungen einen pathologischen Gefäß-Nerven-Kontakt. Bei der Multiplen Sklerose führt die Schädigung der Myelinscheide im Bereich der Eintrittsstelle der Nervenwurzel zu den Schmerzattacken.

Familiäre Trigeminusneuralgien sind als Rarität beschrieben (Duff et al. 1999, Smyth et al. 2003). Die Differenzierung zwischen einer klassischen Trigeminusneuralgie (unabhängig davon, ob ein Gefäß-Nerven-Kontakt vorliegt) und anderen sekundären Formen ist therapeutisch im Hinblick auf den Zeitpunkt und die Auswahl invasiver Therapieverfahren von hoher Bedeutung (**Tabellen 1 und 2**).

Diagnostik

Die Diagnose stützt sich auf die typische Anamnese und den neurologischen Untersuchungsbefund. Bei der Erstdiagnose muss eine kranielle Kernspintomographie zum Ausschluss von Tumoren, Entmarkungsherden und anderen Ursachen für eine symptomatische Trigeminusneuralgie erfolgen. Bei Hinweisen auf eine symptomatische Trigeminusneuralgie sind ggf. weitere Untersuchungen notwendig:

- Darstellung knöcherner Strukturen mittels radiologischer Nativdiagnostik oder CT,
- Ausschluss Multipler Sklerose (Liquor, Elektrophysiologie, Labor),
- konsiliarische Untersuchung durch HNO, Zahnarzt, Kieferchirurg/Orthopäde.

Bildgebende Untersuchungen zum Nachweis eines pathologischen Gefäß-Nerven-Kontaktes spielen primär eine untergeordnete Rolle. Bei geplanter Jannetta-Operation nach Rücksprache mit dem Operateur eventuell Gefäßdarstellung durch Kernspinangiographie oder konventionelle Angiographie. Elektrophysiologische Untersuchungen wie Blinkreflex, Masseterreflex oder Trigeminus-SEP sind fakultativ.

Epidemiologie

Die klassische Trigeminusneuralgie ist eine Erkrankung des höheren Lebensalters, typischerweise mit Beginn nach dem 40. Lebensjahr und Zunahme der Inzidenz mit dem Lebensalter. Frauen sind aufgrund ihrer höheren Lebenserwartung häufiger betroffen. Die jährliche Inzidenz liegt bei 3,4 pro 100000 für Männer und bei 5,9 pro 100000 für Frauen (Katusic et al. 1990). Am häufigsten sind die Äste V2 (18%) und V3 (15%) entweder allein oder in Kombination (36–40%) betroffen. Der isolierte Befall von V1 kommt nur bei 1–5% der Patienten vor. Bilaterale Neuralgien können in 3–5% der Fälle auftreten.

Patienten mit symptomatischer Trigeminusneuralgie sind jünger und haben wesentlich häufiger einen Befall

Tabelle 1 IHS-Kriterien für die klassische Trigeminusneuralgie

A	Paroxysmale Schmerzattacken von Bruchteilen einer Sekunde bis zu 2 Minuten Dauer, die einen oder mehrere Äste des N. trigeminus betreffen und die Kriterien B und C erfüllen.
B	Der Schmerz weist wenigstens eines der folgenden Charakteristika auf: • starke Intensität, scharf, oberflächlich, stechend, • ausgelöst über eine Triggerzone oder durch Triggerfaktoren.
C	Die Attacken folgen beim einzelnen Patienten einem stereotypen Muster.
D	Klinisch ist kein neurologisches Defizit nachweisbar.
E	nicht auf eine andere Erkrankung zurückzuführen

Tabelle 2 IHS-Kriterien für die symptomatische Trigeminusneuralgie

A	Paroxysmale Schmerzattacken von Bruchteilen einer Sekunde bis zu 2 Minuten Dauer mit oder ohne Dauerschmerz zwischen den Paroxysmen, die einen oder mehrere Äste des N. trigeminus betreffen und die Kriterien B und C erfüllen.
B	Der Schmerz weist wenigstens eines der folgenden Charakteristika auf: • starke Intensität, scharf, oberflächlich, stechend, • ausgelöst über eine Triggerzone oder durch Triggerfaktoren.
C	Die Attacken folgen beim einzelnen Patienten einem stereotypen Muster.
D	Nachweis einer ursächlichen Läsion anders als einer vaskulären Kompression mittels spezieller Untersuchungsmethoden und/oder operativer Exploration der hinteren Schädelgrube

von V1 oder bilaterale Neuralgien. Etwa 2% der Patienten mit Multipler Sklerose entwickeln zu Beginn oder im Verlauf der Erkrankung eine Trigeminusneuralgie (Hooge u. Redekop 1995, Solaro et al. 2004). Umgekehrt machen Patienten mit einer Multiplen Sklerose etwa 2,5% der Patienten mit einer Trigeminusneuralgie aus (Jensen et al. 1982).

Ziele und Anwendungsbereich

Definition der Ziele der Leitlinie

Ziel dieser Leitlinie ist eine Optimierung der medikamentösen und operativen Behandlung der klassischen und symptomatischen Trigeminusneuralgie. Die Leitlinie ist evidenzbasiert und eine Fortentwicklung der folgenden Leitlinien und Empfehlungen:
1. Leitlinie der DGN 2003 (Diener und die Kommission Leitlinien der Deutschen Gesellschaft für Neurologie 2003)
2. Empfehlungen der Deutschen Migräne- und Kopfschmerzgesellschaft (Paulus et al. 2003).

Definition des Anwendungsbereichs

Diese Leitlinie wendet sich überwiegend an Ärzte, die im ambulanten und im stationären Bereich Patienten mit Trigeminusneuralgie betreuen.

Therapie

Grundsätze

Bei der klassischen Trigeminusneuralgie ist das Vorgehen primär konservativ. Die Behandlung sollte nach Möglichkeit als Monotherapie und nur bei Therapieresistenz in Kombinationstherapie erfolgen, wobei Substanzen mit unterschiedlichem Wirkmechanismus kombiniert werden sollten (z. B. Carbamazepin und Baclofen). Die Dosierung muss individuell nach Wirkung und Nebenwirkungen erfolgen. Es wird so lange erhöht, bis die Dosis erreicht ist, mit der Schmerzfreiheit erzielt wird oder intolerable Nebenwirkungen auftreten. Die Geschwindigkeit der Eindosierung einer Substanz ist stets ein Kompromiss zwischen dem erforderlichen Wirkeintritt und den Nebenwirkungen. Bei häufigen Attacken werden Nebenwirkungen einer wirksamen Therapie in der Regel zunächst toleriert, wenn über die zu erwartende Abnahme der Nebenwirkungen im Verlauf aufgeklärt wird. Bei Nachlassen der Wirkung müssen Dosisanpassungen erfolgen. Umgekehrt sollte die Dosis nach 4- bis 6-wöchiger Beschwerdefreiheit stufenweise reduziert werden, um Remissionen rechtzeitig zu erkennen.

Bei Versagen der medikamentösen Prophylaxe oder bei symptomatischen Neuralgien, die einer Operation zugänglich sind (Tumore), kommen operative oder strahlentherapeutische Verfahren in Betracht.

Psychotherapeutische Verfahren sind wirkungslos. Unwirksam sind operative Maßnahmen im Gesichtsschädelbereich wie Zahnextraktionen oder Kieferhöhlenoperationen. Solche Eingriffe erhöhen sogar die Gefahr der Entstehung eines anhaltenden idiopathischen Gesichtsschmerzes.

Medikamentöse Therapie

Jede medikamentöse Therapie ist aufgrund der kurzen Dauer der Attacken eine Prophylaxe. Alle wirksamen Substanzen verhindern die Entstehung ektopischer Aktionspotenziale. Sie verstärken die Hemmung, unterdrücken die Erregung im spinalen Trigeminuskerngebiet und verhindern außerdem die polysynaptische Übertragung in den Trigeminusbahnen. Carbamazepin und Phenytoin blockieren die Natriumkanäle exzitatorischer Bahnen und damit die Entstehung von Aktionspotenzialen. Baclofen, Carbamazepin und Phenytoin unterdrücken die synaptische exzitatorische Überleitung.

Die nachfolgenden Therapieempfehlungen stützen sich auf einen Expertenkonsens (Wiffen et al. 2000) und kontrollierte Medikamentenstudien, wobei vergleichende Studien bislang fehlen (Tremont-Lukats et al. 2000). Die wissenschaftliche Evidenz der Empfehlungen wird mit den Symbolen in **Tabelle 1** beurteilt. Grundsätzlich muss beachtet werden, dass allein Carbamazepin für die Indikation „Trigeminusneuralgie" zugelassen ist. Gabapentin ist zumindest für neuropathische Schmerzen bei Erwachsenen zugelassen, alle anderen Substanzen dürfen formal nur bei Unwirksamkeit oder Kontraindikationen von Carbamazepin eingesetzt werden.

Akuttherapie

Wenn die Notwendigkeit einer raschen Intervention gegeben ist (Exazerbation der Attacken), lässt sich durch langsame i.v. Gabe von 250 mg Phenytoin rasch Schmerzfreiheit erzielen (⇔) (Cheshire 2001). Die weitere Aufsättigung von Phenytoin kann je nach Bedarf i.v. oder p.o. (3 mg/kg Körpergewicht auf 3 Dosen verteilt) erfolgen.

Substanzen der 1. Wahl

Carbamazepin gilt unter den etablierten Antiepileptika als das wirksamste Präparat, vorzugsweise in retardierter Form (⇑⇑⇑) (Wiffen et al. 2000). 90% der Patienten sprechen initial an, langfristig noch 50%. Als erste Tagesdosis sind 200–400 mg bei Trigeminusneuralgiepatienten vertretbar. Durch eine tägliche Dosiserhöhung um 50 mg kann man Müdigkeit, Ataxie und Schwindel meist umgehen. Ein Nachlassen der Wirkung kann auf der Enzymautoinduktion beruhen und erfordert daher die Erhöhung der Carbamazepindosis in Abhängigkeit von der klinischen Wirkung. Bei den meist älteren Patienten liegt die erforderliche Dosis bei etwa 600–1200 mg/d. Bei guter

Verträglichkeit sind auch höhere Dosierungen möglich. Seltene schwerwiegendere Nebenwirkungen sind die aus der Epilepsietherapie bekannten Exantheme, Thrombozyto- und Leukozytopenien, Leberfunktionsstörungen und Herzrhythmusstörungen.

Im Handel verfügbare Präparate: diverse Generika, Sirtal-retard-Tabletten, Tegretal-retard-Tabletten, Timonil-retard-Tabletten.

Oxcarbazepin wirkt bei der Trigeminusneuralgie wahrscheinlich mindestens genauso gut wie Carbamazepin (⇑) (Farago 1987, Zakrzewska u. Patsalos 1989). Es wird rasch resorbiert und erreicht seine maximale Serumkonzentration nach einer Stunde. Die erforderlichen Dosen liegen bei 900–1800 mg/d. Vorteile von Oxcarbazepin im Vergleich zu Carbamazepin sind das bessere kognitive Nebenwirkungsprofil und die fehlende Autoinduktion bei sonst vergleichbaren Nebenwirkungen. Lediglich die Inzidenz einer Hyponatriämie ist unter Oxcarbazepin wahrscheinlich höher (etwa 23%) als unter Carbamazepin (Kalis u. Huff 2001). Regelmäßige Natriumkontrollen sind daher, insbesondere bei klinischen Nebenwirkungen wie Benommenheit, Kopfschmerz, Müdigkeit oder Übelkeit, notwendig.

Im Handel verfügbare Präparate: Trileptal-Tabletten, Timox-Tabletten.

Substanzen der 2. Wahl mit ungeklärtem Stellenwert

Phenytoin: Für Phenytoin liegen keine verwertbaren Studien vor. Die Wirkung ist empirisch, vor allem für die Akuttherapie (s. o.) gesichert (⇔). Der besondere Vorteil von Phenytoin liegt in der Möglichkeit der Schnellaufsättigung, entweder intravenös (Phenytoin 250 mg, max. 25 mg/min i.v.) oder oral (z. B. 1. und 2. Tag 600 mg/d, 3. und 4. Tag 400 mg/d, dann 300 mg/d). Aufgrund der langen Halbwertszeit ist zudem die Einmaldosierung möglich. Der wesentliche Nachteil liegt in der nicht linearen Pharmakokinetik mit möglicher Serumspiegelentgleisung bei Dosen oberhalb von etwa 300 mg/d. Dosissteigerungen sollten daher ab 300 mg nur in Inkrementen von 25 mg vorgenommen werden. Die wichtigsten Nebenwirkungen sind allergische Exantheme, Schwindel, Ataxie, Übelkeit, Müdigkeit, Leberenzymanstieg, Gingivahyperplasie und Hirsutismus.

Im Handel verfügbare Präparate: diverse Generika, Epanutin-Kapseln oder -Suspension, Phenhydan-Tabletten, Infusionskonzentrat, Ampullen.

Baclofen: Zu dem GABA-B-Rezeptor-Agonisten Baclofen liegen positive, doppelblinde und offene prospektive Studien vor (⇑⇑⇑) (Fromm et al. 1984, Parmar et al. 1989, Steardo et al. 1984). In einer Dosis von 25–75 mg (Fromm et al. 1984) liegt die Ansprechrate bei max. 74%. Insbesondere die Wirkung des L-Racemat ist gut belegt, aber dieses Präparat ist im Handel nicht verfügbar (Fromm u. Terrence 1987). Die wichtigsten Nebenwirkungen sind Müdigkeit, Übelkeit, Mundtrockenheit, Hypotonie, Leberfunktionsstörungen.

Im Handel verfügbare Präparate: diverse Generika, Lioresal, Lebic.

Pimozid ist ein hochpotentes Neuroleptikum, das bei therapieresistenten Patienten in einer kontrollierten, doppelblinden Vergleichsstudie in einer Dosis von 4–12 mg dem Carbamazepin (300–1200 mg) überlegen war (⇑) (Lechin et al. 1989). Wegen der Nebenwirkungen (Früh- und Spätdyskinesien, anticholinerge Wirkung, endokrine Störungen, sehr selten malignes neuroleptisches Syndrom) muss die Indikation streng (Kristenintervention) nach eingehender Aufklärung des Patienten gestellt werden.

Im Handel verfügbares Präparat: Orap.

Misoprostol ist eine alternative Option, ausschließlich zur Behandlung der Trigeminusneuralgie bei MS. Es ist ein Prostaglandin-E-Analogon, das zur Behandlung von medikamentenbedingten Magenschleimhautschädigungen sowie Magen-Darm-Ulzera zugelassen ist. Seine Wirksamkeit wurde in Dosierungen um 3 x 200 µg bislang in zwei offenen Studien und Einzelfallbeobachtungen belegt (⇑) (DMKG Study Group 2003, Lüttmann et al. 2000, Reder u. Arnason 1995).

Im Handel verfügbares Präparat: Zytotec-Tabletten.

Lamotrigin, ein Natriumkanalblocker, führt bei 60–80% der Patienten bei einer Erhaltungsdosis von 400 mg zu Schmerzfreiheit. Die Wirkung ist durch eine positive doppelblinde, placebokontrollierte Studie (⇑) (Zakrzewska et al. 1997) und offene positive prospektive Studien (Canavero u. Bonicalzi 1997, Lunardi et al. 1997) belegt. Hauptnachteil ist, dass Lamotrigin zur Vermeidung allergischer Hautreaktionen nur langsam eindosiert werden darf (Erhöhung um 25 mg alle 2 Wochen), dies gilt insbesondere bei Kombination mit Valproinsäure (Dosissteigerung dann nur um 12,5 mg alle 2 Wochen empfohlen, maximale Tagesdosis bei Kombination mit Valproinsäure 200 mg). Die wichtigsten Nebenwirkungen sind Müdigkeit, Hautausschläge, Übelkeit, Schwindel, Blutbildveränderungen, Leberfunktionsstörungen.

Im Handel verfügbares Präparat: Lamictal.

Gabapentin ist eine GABAerge Substanz, deren Wirkung bei der klassischen und symptomatischen Trigeminusneuralgie nur in Kasuistiken bzw. unkontrollierten und retrospektiven Studien beschrieben ist (⇑) (Cheshire 2002, Khan 1998, Solaro et al. 2000). Gabapentin gilt in Dosen zwischen 300–3000 mg/d, im Einzelfall auch darüber, als gut wirksam und verträglich. In Abhängigkeit von der Akuität und Schwere der Neuralgie kann man mit 3 x 100 bis 3 x 300 mg/d beginnen (dann nach Bedarf Steigerung um 300 mg/d). Die Zulassung ist für die Behandlung neuralgischer Schmerzen bis zu einer Dosis von 3,6 g/d erfolgt. Die wichtigsten Nebenwirkungen sind Schläfrigkeit, Schwindel, Kopfschmerzen, Übelkeit, Gewichtszunahme, Schlaflosigkeit, Ataxie.

Im Handel verfügbare Präparate: diverse Generika, Neurontin-Kapseln und Filmtabletten.

Topiramat wurde in Einzelfällen in Dosen zwischen 50–200 mg als gut wirksam bei Trigeminusneuralgie beschrieben. In einer Studie, die modernen Anforderungen genügt, konnte der Effekt nicht über einen längeren Zeitraum aufrechterhalten werden (⇑) (Valzania et al. 1998). Die wichtigsten Nebenwirkungen sind Müdigkeit, Schwindel, Sprach- und Sprechstörungen, Gewichtsverlust, Kribbelparästhesien, Ängstlichkeit, Übelkeit, psychomotorische Verlangsamung, Konzentrationsstörungen.

Im Handel verfügbare Präparate: Topamax-Filmtabletten oder -Kapseln.

Valproinsäure gilt als effizient bei weniger als der Hälfte der Patienten (⇑) (Peiris et al. 1980). Von Nachteil ist, dass die maximale Wirkung mit einer Verzögerung von Wochen eintritt. Die Dosis kann stufenweise von 900 mg/d bis auf 3000 mg/d erhöht werden. Im Bedarfsfall steht die Substanz auch zur intravenösen Applikation zur Verfügung. Die wichtigsten Nebenwirkungen sind Exantheme, Blutbildveränderungen, Leberfunktionsstörungen, Haarausfall, Gewichtszunahme, Tremor, Enzephalopathie.

Im Handel verfügbare Präparate: diverse Generika, Konvulex-Kapseln, Ergenyl-chrono-retard-Tabletten, Ergenyl intravenös, Leptilan-Tabletten, Orfiril-retard-Dragees oder -Kapseln.

Unzureichend untersucht mit möglicherweise positivem Effekt sind: Clonazepam (3–8 mg), Rivotril, Antelepsin (⇔) (Chandra 1976), trizyklische Antidepressiva (Carasso et al. 1979), Capsaicin (Fusco u. Alessandri 1992) (⇔) und Tocainid (Cyclotokan) (⇔) (Lindstrom u. Lindblom 1987). Daten zur Behandlung der Trigeminusneuralgie mit Pregabalin liegen bislang nicht vor.

Chirurgische Therapie

Bei der klassischen Trigeminusneuralgie ist die operative Behandlung indiziert, wenn entweder die medikamentöse Therapie erfolglos ist oder wenn deren Nebenwirkungen die Lebensqualität merklich beeinträchtigen.

Grundsätzlich kommen heute drei verschiedene invasive Behandlungen (⇑⇑⇑) in Betracht:
1. Perkutane Verfahren im oder am Ganglion Gasseri:
   a) temperaturgesteuerte Koagulation (Sweet 1968),
   b) Glyzerinrhizolyse (Hakanson 1981),
   c) Ballonkompression (Mullan u. Lichtor 1983).
2. Die mikrovaskuläre Dekompression des N. trigeminus im Kleinhirnbrückenwinkel (Gardner u. Miklos 1959).
3. Die radiochirurgische Behandlung mittels sog. Gamma-Knife oder Linearbeschleuniger (Leksell 1951).

Diese Operationsmethoden haben folgende Verfahren verdrängt:
- die Exhärese peripherer Trigeminusäste in Lokalanästhesie,
- die extradurale Durchtrennung von Trigeminusästen an der Basis der mittleren Schädelgrube nach Spiller und Frazier,
- die „Neurolyse" des intrakraniellen N. trigeminus nach Taarnhøj.

Perkutane Verfahren

Alle perkutanen Verfahren sind destruktive Verfahren. Bei der **Thermokoagulation** wird der N. trigeminus im Ganglion Gasseri thermisch geschädigt, bei der **Glyzerinrhizolyse** chemisch und bei der **Ballonkompression** mechanisch. Üblicherweise in intravenöser Kurznarkose wird 2–3 cm seitlich des Mundwinkels punktiert und eine spezielle Nadel freihändig unter Durchleuchtungskontrolle in das Foramen ovale geführt. Durch die Nadel wird entweder eine Radiofrequenzsonde zur temperaturgesteuerten Ausschaltung des N. trigeminus eingeführt (60–70° C für 60–70 s) oder wasserfreies Glyzerin in das Cavum Meckeli, die das Ganglion Gasseri umgebende Duratasche gespritzt (0,4 ml) oder ein 4 French Fogarty Ballonkatheter eingeführt (Füllung mit 0,75–1 ml Kontrastmittel, intraluminaler Druck ca. 1500 mm Hg).

Alle drei Verfahren sind wirksam, mit einer frühen Erfolgsrate von mehr als 90% (schmerzfrei ohne oder mit leichter Medikation) (⇑⇑⇑) (Jho u. Lunsford 1997, Skirving u. Dan 2001, Taha u. Tew 1997, Taha u. Tew 1996). Dieser Erfolg hält bei insgesamt etwa 80% der Patienten auch 10 Jahre nach Thermokoagulation oder Glyzerinrhizolyse an (⇑⇑⇑). Nach Ballonkompression ist dieser Anteil geringer (68%) (⇑⇑⇑), die Rezidivquote deshalb auch höher. Mehr als die Hälfte der Patienten hat nach dem Eingriff eine Hypästhesie im Gebiet eines Astes oder mehrerer Äste des N. trigeminus, 20–40% geben unangenehme bis schmerzhafte Dysästhesien an. Eine Anaesthesia dolorosa kann nach allen drei perkutanen Verfahren auftreten, ähnlich häufig nach Thermokoagulation und Glyzerinrhizolyse (1,5 respektive 1,8%), selten nach Ballonkompression (0,1%) (⇑⇑⇑). Aseptische Meningitiden sind nach Glyzerinrhizolyse (0,6%) und Ballonkompression (5%) beschrieben.

Mikrovaskuläre Dekompression (nach Jannetta)

Dies ist ein Eingriff in der hinteren Schädelgrube über eine subokzipitale Kraniektomie. Die Operation wird in Intubationsnarkose durchgeführt. Die Patienten befinden sich in Rückenlage oder in halbsitzender Position. An der Eintrittszone des N. trigeminus in den Hirnstamm findet sich häufig ein Gefäß in Kontakt mit dem Nerv, meist die A. cerebelli superior, aber auch Venen. Ziel ist es, diesen Kontakt durch Einfügen eines kleinen Stücks alloplastischen Materials (z. B. Teflon) zu beseitigen, da in diesem Kontakt die Ursache für die Trigeminusneuralgie vermutet wird. Auch nach diesem Eingriff ist die Erfolgsrate mit 82% schmerzfreien und 16% schmerzgelinderten Patienten hoch (Erfolgsquote 98%) (⇑⇑⇑). Nach 10 Jahren ist die

Erfolgsrate nur noch 67% (53,5% schmerzfrei, 13,5% gebessert) (↑↑↑). Innerhalb eines mittleren Nachbeobachtungszeitraums von etwa 6 Jahren traten in 11% operationsbedürftige Rezidive auf. Die Erfolgsquote nach Rezidiveingriffen ist geringer als nach der ersten Operation. Sie beträgt 5 Jahre nach dem Eingriff noch 51% (45% schmerzfrei, 6% gebessert).

In einer Metaanalyse von 2747 operierten Patienten lag die perioperative Mortalität bei 0,5%, postoperative Komplikationen kamen bei 3,6–34% vor (4% in der größten Subgruppe von 1204 Patienten; Lovely u. Jannetta 1997) (↑↑↑). 3–29% hatten anschließend eine Hypästhesie im Trigeminusgebiet, und 0–19% waren auf dem ipsilateralen Ohr ertaubt.

Eine interessante Beobachtung ist, dass auch Patienten von dem Eingriff profitierten, bei denen die Operation wegen Komplikationen abgebrochen werden musste, bevor die mikrovaskuläre Dekompression erfolgt war.

Radiochirurgische Behandlung

Bei der radiochirurgischen Behandlung mittels Gamma-Knife (oder Linearbeschleuniger) wird der N. trigeminus im Bereich seiner Eintrittszone hirnstammnah stereotaktisch mit Dosen von 70–90 Gy in einer einmaligen Sitzung bestrahlt. Die Methode kann zur Therapie der klassischen und der symptomatischen Trigeminusneuralgie bei MS eingesetzt werden. Etwa 63–75% der Patienten ohne vorausgegangene andere Operation sind nach der radiochirurgischen Behandlung schmerzfrei (ohne oder mit zusätzlichen Medikamenten) (↑↑↑) (Lopez et al. 2004a, Maesawa et al. 2001, Pollock et al. 2002). Hat zuvor bereits eine andere Operation stattgefunden, dann ist die Erfolgsrate nicht nur initial geringer (etwa 65%), sondern sinkt im Gegensatz zu den noch nicht anders Operierten über die Zeit deutlich ab (Lopez et al. 2004 a, Pollock et al. 2002). Im Gegensatz zu den anderen operativen Verfahren muss mit einer sehr variablen Latenz von Tagen bis Monaten (je nach Studie im Mittel 2 Wochen bis 2 Monate) bis zum Eintritt der Wirkung gerechnet werden (Cheuk et al. 2004, Maesawa et al. 2001, Pollock et al. 2002). Die Methode ist daher nicht als Akutintervention bei Exazerbation der Schmerzattacken und Versagen der konservativen Therapie geeignet. Die Erfolgsrate ist dosisabhängig. Mit steigender Dosis nimmt die Erfolgsrate ebenso zu wie der Anteil an bleibenden postoperativen Sensibilitätsstörungen im Trigeminusgebiet (Lopez et al. 2004a, Pollock et al. 2001, Pollock et al. 2002). Deren Häufigkeit beträgt in größeren Serien zwischen 7,7% (Maesawa et al. 2001) und 37% (Pollock et al. 2002). Die nach sonstigen ablativen Verfahren selten vorkommende Anaesthesia dolorosa ist nach radiochirurgischen Operationen nicht beschrieben, wohl aber Einzelfälle mit schweren Dysästhesien und schwerem Deafferentierungsschmerz (Lopez et al. 2004a). Andere schwerwiegende Nebenwirkungen (Masseterschwäche, Keratitis, Hirnnervenausfälle, vaskuläre Komplikationen) wurden bislang nicht berichtet (Lopez et al. 2004b). Im Vergleich zu anderen ablativen Verfahren ist die radiochirurgische Behandlung diejenige mit der geringsten Erfolgsquote, aber auch der niedrigsten Komplikationsrate (Lopez et al. 2004a). Es ist ein sehr teures Verfahren. Die Kostenübernahme durch die gesetzlichen Kassen muss im Vorfeld geklärt werden. Für einen Zeitraum von bis zu 3 Jahren ist die Wirksamkeit hinreichend belegt (↑↑↑). Langzeitergebnisse, die über 5 Jahre hinausgehen, liegen im Gegensatz zu den anderen Operationsverfahren nicht vor.

Wahl des operativen Verfahrens

Bei allen Patienten mit einer Trigeminusneuralgie, bei denen eine Operation in Intubationsnarkose und in der Nähe des Hirnstamms ein zu hohes Risiko darstellt, kommt am ehesten ein perkutanes oder radiochirurgisches Verfahren in Betracht. Dabei sind die Erfahrungen mit der Thermokoagulation am längsten. Sie ist auch differenzierter steuerbar als Glyzerinrhizolyse und Ballonkompression. Allerdings ist die Wahrscheinlichkeit eines Rezidivs bei diesen Verfahren relativ hoch, nämlich für Thermokoagulation und Glyzerinrhizolyse nach 10–14 Jahren etwa 25%. Im Falle eines Rezidivs kann das perkutane Verfahren wiederholt werden. Am besten eignet sich dafür die Thermokoagulation.

In Abwesenheit eines besonderen allgemeinen Operationsrisikos kommt am ehesten eine mikrovaskuläre Dekompression des N. trigeminus im Kleinhirnbrückenwinkel in Betracht. Sie ist im Gegensatz zu den perkutanen und radiochirurgischen Verfahren kein destruktiver, sondern ein den N. trigeminus erhaltender Eingriff, hat aber ein höheres Operationsrisiko als die perkutanen und radiochirurgischen Verfahren. Der Anteil operationsbedürftiger Rezidive ist geringer als nach diesen.

Trigeminusneuralgie und Entmarkungskrankheit

Da bei diesen Patienten ein anderer pathogenetischer Mechanismus als ein neurovaskulärer Kontakt anzunehmen ist, nämlich eine Entmarkung im (Hirnstamm-)Verlauf des N. trigeminus, werden bei diesen Patienten perkutane oder radiochirurgische Verfahren angewendet, am ehesten die Thermokoagulation oder die Glyzerinrhizolyse. Diese Eingriffe können auch mehrfach ausgeführt werden; allerdings gibt es noch keine Langzeiterfahrungen mit Patienten, die zweimal radiochirurgisch behandelt wurden (Brisman 2003, Hasegawa et al. 2002, Herman et al. 2004).

Verfahren zur Konsensbildung

Korrigiert durch die Kommission Leitlinien der DGN und den Vorstand der DGN. Endgültig verabschiedet durch die Expertengruppe im Umlaufverfahren im Februar 2005.

Expertengruppe

Priv. Doz. Dr. Dr. S. Evers, Klinik und Poliklinik für Neurologie des Universitätsklinikums Münster

Prof. Dr. W. Paulus, Abteilung Klinische Neurophysiologie der Universität Göttingen

Prof. Dr. H.-P. Richter, Neurochirurgische Klinik der Universität Ulm am Bezirkskrankenhaus Günzburg

Federführend: *Priv.-Doz. Dr. S. Förderreuther, Neurologische Klinik und Poliklinik der Ludwig-Maximilians-Universität, Neurologischer Konsiliardienst, Ziemssenstr.1, 80336 München, Tel.: 089/5160 2455*
e-mail: Steffi.Foerderreuther@med.uni-muenchen.de

Literatur

Barker, F. N., P. Jannetta, D. Bissonette, M. Larkins, H. Jho (1996): The long-term outcome of microvascular decompression for trigeminal neuralgia. N. Engl. J. Med. 334, 1077–1083.

Boecher-Schwarz, H. G., K. Bruehl, G. Kessel, M. Guenthner, A. Perneczky, P. Stoeter (1998): Sensitivity and specificity of MRA in the diagnosis of neurovascular compression in patients with trigeminal neuralgia. A correlation of MRA and surgical findings. Neuroradiology 40, 88–95.

Brisman, R. (2003): Repeat gamma knife radiosurgery for trigeminal neuralgia. Stereotact. Funct. Neurosurg. 81, 43–49.

Canavero, S., V. Bonicalzi (1997): Lamotrigine control of trigeminal neuralgia: an expanded study. J. Neurol. 244, 527.

Carasso, R. L., S. Yehuda, M. Streifler (1979): Clomipramine and amitriptyline in the treatment of severe pain. Int. J. Neurosci. 9, 191–194.

Chandra, B. (1976): The use of clonazepam in the treatment of tic douloureux (a preliminary report). Proc. Aust. Assoc. Neurol. 13, 119–122.

Cheshire, W. P. (2001): Fosphenytoin: an intravenous option for the management of acute trigeminal neuralgia crisis. J. Pain Symptom Manage. 21, 506–510.

Cheshire, W. P. Jr. (2002): Defining the role for gabapentin in the treatment of trigeminal neuralgia: a retrospective study. J. Pain 3, 137–142.

Cheuk, A. V., L. S. Chin, J. H. Petit, J. M. Herman, H. B. Fang, W. F. Regine (2004): Gamma knife surgery for trigeminal neuralgia: outcome, imaging, and brainstem correlates. Int. J. Radiat. Oncol. Biol. Phys. 60, 537–541.

Cruccu, G., M. Leandri, G. D. Iannetti, A. Mascia, A. Romaniello, A. Truini, F. Galeotti, M. Manfredi (2001): Small-fiber dysfunction in trigeminal neuralgia: carbamazepine effect on laser-evoked potentials. Neurology 56, 1722–1726.

Delitala, A., A. Brunori, F. Chiappetta (2001): Microsurgical posterior fossa exploration for trigeminal neuralgia: a study on 48 cases. Minim. Invasive Neurosurg. 44, 152–156.

DMKG Study Group (2003): Misoprostol in the treatment of trigeminal neuralgia associated with multiple sclerosis. J. Neurol. 250, 542–545.

Duff, J. M., R. J. Spinner, N. M. Lindor, D. W. Dodick, J. L. Atkinson (1999): Familial trigeminal neuralgia and contralateral hemifacial spasm. Neurology 53, 216–218.

Farago, F. (1987): Trigeminal neuralgia: its treatment with two new carbamazepine analogues. Eur. Neurol. 26, 73–83.

Fromm, G. H., C. F. Terrence, A. S. Chattha (1984): Baclofen in the treatment of trigeminal neuralgia: double-blind study and long-term follow-up. Ann. Neurol. 15, 240–244.

Fromm, G. H., C. F. Terrence (1987): Comparison of L-baclofen and racemic baclofen in trigeminal neuralgia. Neurology 37, 1725–1728.

Fusco, B. M., M. Alessandri (1992): Analgesic effect of capsaicin in idiopathic trigeminal neuralgia. Anesth. Analg. 74, 375–377.

Gardner, W., M. Miklos (1959): Response of trigeminal neuralgia to „decompression" of sensory root: discussion of cause of trigeminal neuralgia. JAMA 170, 1773–1776.

Hakanson, S. (1981): Trigeminal neuralgia treated by the injection of glycerol into the trigeminal cistern. Neurosurgery 9, 638–646.

Hasegawa, T., D. Kondziolka, R. Spiro, J. C. Flickinger, L. D. Lunsford (2002): Repeat radiosurgery for refractory trigeminal neuralgia. Neurosurgery 50, 494–500, discussion 500–502.

Herman, J. M., J. H. Petit, P. Amin, Y. Kwok, P. R. Dutta, L. S. Chin (2004): Repeat gamma knife radiosurgery for refractory or recurrent trigeminal neuralgia: treatment outcomes and quality-of-life assessment. Int. J. Radiat. Oncol. Biol. Phys. 59, 112–116.

Hooge, J. P., W. K. Redekop (1995): Trigeminal neuralgia in multiple sclerosis. Neurology 45, 1294–1296.

Hutchins, L. G., H. R. Harnsberger, J. M. Jacobs, R. I. Apfelbaum (1990): Trigeminal neuralgia (tic douloureux): MR imaging assessment. Radiology 175, 837–841.

Jensen, T. S., P. Rasmussen, E. Reske-Nielsen (1982): Association of trigeminal neuralgia with multiple sclerosis: clinical and pathological features. Acta Neurol. Scand. 65, 182–189.

Jho, H., D. Lunsford (1997): Percutaneous retrogasserian glycerol rhizotomy. Neurosurg. Clin. N. Amer. 8, 63–74.

Kalis, M. M., N. A. Huff (2001): Oxcarbazepine, an antiepileptic agent. Clin. Ther. 23, 680–700, discussion 645.

Katusic, S., C. M. Beard, E. Bergstralh, L. T. Kurland (1990): Incidence and clinical features of trigeminal neuralgia, Rochester, Minnesota, 1945–1984. Ann. Neurol. 27, 89–95.

Katusic, S., D. B. Williams, C. M. Beard, E. J. Bergstralh, L. T. Kurland (1991): Epidemiology and clinical features of idiopathic trigeminal neuralgia and glossopharyngeal neuralgia: similarities and differences, Rochester, Minnesota, 1945–1984. Neuroepidemiology 10, 276–281.

Khan, O. A. (1998): Gabapentin relieves trigeminal neuralgia in multiple sclerosis patients. Neurology 51, 611–614.

Lechin, F., B. van der Dijs, M. E. Lechin, J. Amat, A. E. Lechin, A. Cabrera, F. Gomez, E. Acosta, L. Arocha, S. Villa et al. (1989): Pimozide therapy for trigeminal neuralgia. Arch. Neurol. 46: 960–963.

Leksell, L. (1951): The stereotaxic method and radiosurgery of the brain. Acta Chir. Scand. 102, 316–319.

Lindstrom, P., U. Lindblom (1987): The analgesic effect of tocainide in trigeminal neuralgia. Pain 28, 45–50.

Lopez, B. C., P. J. Hamlyn, J. M. Zakrzewska (2004a): Stereotactic radiosurgery for primary trigeminal neuralgia: state of the evidence and recommendations for future reports. J. Neurol. Neurosurg. Psychiatry 75, 1019–1024.

Lopez, B. C., P. J. Hamlyn, J. M. Zakrzewska (2004b): Systematic review of ablative neurosurgical techniques for the treatment of trigeminal neuralgia. Neurosurgery 54, 973–982, discussion 982–983.

Love, S., H. B. Coakham (2001): Trigeminal neuralgia: pathology and pathogenesis. Brain 124, 2347–2360.

Lovely, T., P. Jannetta (1997): Microvascular decompression for trigeminal neuralgia. Neurosurg. Clin. N. Amer. 8, 11–29.

Lüttmann, R. J., B. Brinkmann, T. Loddenkemper, A. Frese, F. Bethke, I. W. Husstedt, S. Evers (2000): Misoprostol in the treatment of trigeminal neuralgia in MS patients: a report of three cases. Cephalalgia 20, 382.

Lunardi, G., M. Leandri, C. Albano, S. Cultrera, M. Fracassi, V. Rubino, E. Favale (1997): Clinical effectiveness of lamotrigine and plasma levels in essential and symptomatic trigeminal neuralgia. Neurology 48, 1714–1717.

Maesawa, S., C. Salame, J. C. Flickinger, S. Pirris, D. Kondziolka, L. D. Lunsford (2001): Clinical outcomes after stereotactic radiosurgery for idiopathic trigeminal neuralgia. J. Neurosurg. 94, 14–20.

Mullan, S., T. Lichtor (1983): Percutaneous microcompression of the trigeminal ganglion for trigeminal neuralgia. J. Neurosurg. 59, 1007–1012.

Parmar, B., K. Shah, I. Gandhi (1989): Baclofen in trigeminal neuralgia – a clinical trial. Indian Dent Res. 1, 109–113.

Paulus, W., S. Evers, A. May, U. Steude, A. Wolowski, V. Pfaffenrath (2003): Therapy and prophylaxis of facial neuralgias and other forms of facial pain syndromes – revised recommendations of the German Society of Migraine and Headache. Schmerz 17, 74–91.

Peiris, J. B., G. L. Perera, S. V. Devendra, N. D. Lionel (1980): Sodium valproate in trigeminal neuralgia. Med. J. Aust. 2, 278.

Pollock, B. E., L. K. Phuong, R. L. Foote, S. L. Stafford, D. A. Gorman (2001): High-dose trigeminal neuralgia radiosurgery associated with increased risk of trigeminal nerve dysfunction. Neurosurgery 49, 58–62, discussion 62–64.

Pollock, B. E., L. K. Phuong, D. A. Gorman, R. L. Foote, S. L. Stafford (2002): Stereotactic radiosurgery for idiopathic trigeminal neuralgia. J. Neurosurg. 97, 347–353.

Reder, A. T., B. G. Arnason (1995): Trigeminal neuralgia in multiple sclerosis relieved by a prostaglandin E analogue. Neurology 45, 1097–1100.

Skirving, D., N. Dan (2001): A 20-year review of percutaneous ballon compression of the trigeminal ganglion. J. Neurosurg. 94, 913–917.

Smyth, P., G. Greenough, E. Stommel (2003): Familial trigeminal neuralgia: case reports and review of the literature. Headache 43, 910–915.

Solaro, C., M. Messmer Uccelli, A. Uccelli, M. Leandri, G. L. Mancardi (2000): Low-dose gabapentin combined with either lamotrigine or carbamazepine can be useful therapies for trigeminal neuralgia in multiple sclerosis. Eur. Neurol. 44, 45–48.

Solaro, C., G. Brichetto, M. P. Amato, E. Cocco, B. Colombo, G. D'Aleo, C. Gasperini, A. Ghezzi, V. Martinelli, C. Milanese, F. Patti, M. Trojano, E. Verdun, G. L. Mancardi (2004): The prevalence of pain in multiple sclerosis: a multicenter cross-sectional study. Neurology 63, 919–921.

Steardo, L., A. Leo, E. Marano (1984): Efficacy of baclofen in trigeminal neuralgia and some other painful conditions. A clinical trial. Eur. Neurol. 23, 51–55.

Sweet, W. (1968): Trigeminal neuralgias. Lea & Felbinger, Philadelphia, 89–106 pp.

Taha, J. M., J. M. Tew Jr. (1996): Comparison of surgical treatments for trigeminal neuralgia: reevaluation of radiofrequency rhizotomy. Neurosurgery 38, 865–871.

Taha, J., J. Tew (1997): Treatment of trigeminal neuralgia by percutaneous radiofrequency rhizotomy. Neurosurg. Clin. N. Amer. 8, 31–39.

Tremont-Lukats, I. W., C. Megeff, M. M. Backonja (2000): Anticonvulsants for neuropathic pain syndromes: mechanisms of action and place in therapy. Drugs 60, 1029–1052.

Valzania, F., A. Strafella, S. Massetti et al. (1998): Gabapentin in idiopathic trigeminal neuralgia. Neurology 50, A379.

Wiffen, P., S. Collins, H. McQuay, D. Carroll, A. Jadad, A. Moore (2000): Anticonvulsant drugs for acute and chronic pain. Cochrane Database Syst. Rev. 2000, 3.

Zakrzewska, J. M., P. N. Patsalos (1989): Oxcarbazepine: a new drug in the management of intractable trigeminal neuralgia. J. Neurol. Neurosurg. Psychiatry 52, 472–476.

Zakrzewska, J. M., Z. Chaudhry, T. J. Nurmikko, D. W. Patton, E. L. Mullens (1997): Lamotrigine (lamictal) in refractory trigeminal neuralgia: results from a double-blind placebo controlled cross-over trial. Pain 73, 223–230.

Zorman, G., C. B. Wilson (1984): Outcome following microsurgical vascular decompression or partial sensory rhizotomy in 125 cases of trigeminal neuralgia. Neurology 34, 1362–1365.

Clinical pathway – Trigeminusneuralgie (TGN)

Basisdiagnostik bei Erstdiagnose: ☐ MRT ☐ (Fakultativ) Elektrophysiologie: ☐ Blinkreflex ☐ Masseterreflex ☐ Trigeminus-SEP	○ Hinweise auf symptomatische Trigeminusneuralgie: ○ jüngeres Alter ○ Befall von V1 ○ bilateraler Befall ○ bekannte MS	☐ MS-Diagnostik (falls keine MS bekannt) ☐ Darstellung der knöchernen Schädelbasis mittels CT ☐ konsiliarische Untersuchungen: ☐ HNO-Arzt ☐ Zahnarzt ☐ Kieferchirurg/-orthopäde	☐ kausale Therapie (falls möglich)			
	○ kein Hinweis auf symptomatische Trigeminusneuralgie			☐ medikamentöse Therapie 1. Wahl: ☐ Carbamazepin ☐ Oxcarbazepin ☐ Ausdosierung bis zur Schmerzfreiheit oder bis zum Auftreten intolerabler Nebenwirkungen	☐ medikamentöse Therapie 2. Wahl (als add-on) ☐ Phenytoin ☐ Baclofen ☐ Pimozid ☐ Lamotrigin ☐ Gabapentin ☐ Topiramat ☐ Valproinsäure ☐ Misoprostol (nur bei MS) ☐ Kombinationsgabe von 2 Substanzen	○ keine ausreichende Symptomkontrolle oder intolerable Nebenwirkungen	○ klassische TGN ohne erhöhtes OP-Risiko ○ klassische TGN mit erhöhtem OP-Risiko oder ○ symptomatische TGN	☐ mikrovaskuläre Dekompression ☐ perkutane Verfahren: ☐ temperaturgesteuerte Koagulation ☐ Glyzerinrhizolys ☐ Ballonkompression oder ☐ radiochirurgische Behandlung (Gamma-Knife)

Diagnostik und Therapie neuropathischer Schmerzen

Was gibt es Neues?

- Pregabalin ist bei der postzosterischen Neuralgie und der schmerzhaften diabetischen Neuropathie wirksam und hat einen guten Effekt auf die Komorbidität Schlafstörung (⇑⇑⇑).
- Neuere Antidepressiva (duale Serotonin/Noradrenalin-Wiederaufnahme-Hemmer, SNRI, Venlafaxin, Duloxetin) sind bei der Therapie der schmerzhaften diabetischen Neuropathie wirksam (⇑⇑⇑).
- Lamotrigin ist bei der schmerzhaften diabetischen Polyneuropathie, bei der Ischialgie, bei der HIV-assoziierten Polyneuropathie, bei postischämischen zentralen Schmerzsyndromen und bei neuropathischen Schmerzen in Folge einer kompletten oder inkompletten spinalen Läsion effektiv (⇑).
- Kontrollierte Studien zu Cannabisextrakten (z. B. Tetrahydrocannabinol) zeigen eine Schmerzreduktion bei Patienten mit zentralem Schmerz bei Multipler Sklerose und einem gemischten Kollektiv chronisch-neuropathischer Schmerzpatienten (⇑). Schmerzen bei Patienten mit Plexusausriss wurden nicht reduziert (⇓⇓). Für andere neuropathische Syndrome liegen keine Daten vor (⇔). Größere Studien bei verschiedenen Patientenkollektiven mit neuropathischen Schmerzen sind erforderlich.
- Die Wirksamkeit von Lidocainpflastern als add-on-Therapie bei der postzosterischen Neuralgie und anderen fokalen Neuropathien ist nachgewiesen worden (⇑⇑⇑).

Die wichtigsten Empfehlungen auf einen Blick

- Möglichkeiten einer kurativen oder kausalen Therapie (z. B. Neurolyse bei Engpass-Syndromen, optimale Blutzuckereinstellung bei diabetischer Neuropathie) ausschöpfen (**A**).
- Das wirksame Medikament muss bei jedem einzelnen Patienten durch Erprobung unter Berücksichtigung des individuellen Beschwerdebildes sowie der Nebenwirkungen und Kontraindikationen gefunden werden (**A**).
- Jeder Patient benötigt eine individuelle Dosierung in Abhängigkeit von Wirkung und Nebenwirkungen (sorgfältige Titration) (**A**).
- Die Wirkungslosigkeit des Medikaments sollte erst nach 2-4 Wochen unter ausreichender Dosierung beurteilt werden (**B**).
- Einzeldosen und Applikationsintervalle müssen je nach Pharmakokinetik und Interaktionsprofil bemessen werden.
- Kombinationspräparate mit Koffein, Benzodiazepinen oder Muskelrelaxantien sind nicht indiziert und bergen die Gefahr von Missbrauch und Abhängigkeit (**A**).

Als realistische Therapieziele bei neuropathischen Schmerzen sind in der Regel anzustreben:
- Schmerzreduktion um > 50 %,
- Verbesserung der Schlafqualität,
- Verbesserung der Lebensqualität,
- Erhaltung der sozialen Aktivität und des sozialen Beziehungsgefüges,
- Erhaltung der Arbeitsfähigkeit.

Die Therapieziele müssen mit den Patienten eindeutig erörtert werden, um zu hoch gesteckte Ziele und damit Enttäuschungen schon im Vorfeld zu vermeiden. Mit einer medikamentösen Therapie ist eine 50–80 %ige Schmerzreduktion zu erwarten, eine Schmerzfreiheit kann fast nie erreicht werden. Bei allen medikamentösen Optionen sprechen ca. 20–40 % der Patienten nur unzureichend auf die Therapie an (< 50 % Schmerzreduktion) oder leiden an nicht tolerierbaren Nebenwirkungen (sog. non-responder).

Die pharmakologische Behandlung der ätiologisch unterschiedlichen schmerzhaften Neuropathien unterscheidet sich nicht grundsätzlich (Dworkin et al. 2003a). Als einzige Ausnahme kann die Trigeminusneuralgie gelten, die an anderer Stelle besprochen wird.

Auf der Grundlage der verfügbaren kontrollierten Studien kann eine **pharmakologische Basistherapie** neuropathischer Schmerzsyndrome empfohlen werden (Baron 2000a und b, Tölle u. Conrad 2001). Diese besteht aus
- Antidepressiva (**A**),
- Antikonvulsiva mit Wirkung auf neuronale Kalziumkanäle (**A**),
- Antikonvulsiva mit Wirkung auf neuronale Natriumkanäle (membranstabilisierende Wirkung) (**A**),
- lang wirksame Opioide (**A**),
- topische Therapien (**B**).

Nach klinischer Erfahrung kann die Kombination aus zwei oder drei Wirkstoffen sinnvoll sein (**C**). Flankiert wird diese Therapie mit den entsprechenden nichtmedikamentösen Verfahren (**C**).

Definition des Gesundheitsproblems

Neuropathische Schmerzen entstehen nach einer Schädigung schmerzleitender oder schmerzverarbeitender Systeme im peripheren oder zentralen Nervensystem. Typische Beispiele sind die postzosterische Neuralgie, Schmerzen bei Polyneuropathien, insbesondere der diabetischen Polyneuropathie, Schmerzen nach mechanischen Nervenläsionen (posttraumatische Neuropathie), Schmerzen nach Amputationen (Phantom- oder Stumpfschmerzen), komplexe regionale Schmerzsyndrome (CRPS, früher: sympathische Reflexdystrophie, Kausalgie; Baron et al. 2002) und zentrale Schmerzsyndrome, die z. B. nach ischämischen Hirninfarkten (insbesondere Thalamus oder Pons), Rückenmarksverletzungen oder bei Multipler Sklerose auftreten (**Tabelle 1**). Patienten mit neuropathischen Schmerzen beschreiben Schmerzen in Ruhe (Spontanschmerzen, z. B. ständig vorhandene, häufig brennende Schmerzen oder einschießende Schmerzattacken) und typischerweise evozierte Schmerzen (Hyperalgesie und/oder Allodynie). Als Deafferenzierungsschmerzen bezeichnet man Schmerzen, bei denen die komplette Unterbrechung großer Nervenstämme (z. B. bei Amputation) oder Bahnsysteme (z. B. komplette oder inkomplette Querschnittsläsion) zur Schmerzursache wird (Baron 1997, Baron 2000a und b, Wasner u. Baron 1998, Kramer et al. 2004).

Klassische neuropathische Schmerzsyndrome sind auch die Trigeminusneuralgie und andere Neuralgien, siehe hierzu die Leitlinie „Trigeminusneuralgie".

Besondere klinische Charakteristika bei verschiedenen neuropathischen Schmerzsyndromen

Akute Herpes-zoster-Radikuloneuritis (Gürtelrose, Gesichtsrose)

- Neurokutane Erkrankung, halbseitiger vesikopapulöser Hautausschlag innerhalb einzelner oder weniger Dermatome, hauptsächlich sind ältere Menschen betroffen.
- Inzidenz von 125/100000 pro Jahr.
- Reaktivierung latenter Varizella-Zoster-Viren in den Spinal- und Hirnnervenganglien durch unterschiedliche exogene (UV-Licht, Traumen) und endogene (Immunsuppression, Fieber, AIDS, Malignom) Reize ⇒ B-Symptomatik abfragen, Malignomausschluss betreiben.
- Jedes Dermatom kann befallen werden. Thorakale Dermatome (54%), insbesondere TH 5–10 (15%), vom N. trigeminus innervierte Hautareale (20%), insbesondere erster Ast (13%).
- Zoster ophthalmicus (Befall des 1. Trigeminusastes) geht in 25–70% mit Keratitis, Iritis, Chorioiditis oder nekrotisierender Liddermatitis einher.

Tabelle 1 Klinisch-ätiologische Einteilung neuropathischer Schmerzsyndrome (Beispiele)

Peripher	Mononeuropathien, Engpass-Syndrome
	Polyneuropathien
	Plexusläsionen
	CRPS I und II
Hirnnerven	Neuralgien (Trigeminusneuralgie)
	Neuropathien
Radikulär	Wurzelkompressionssyndrome
	Radikulitis, Ganglionitis
	postzosterische Neuralgie
Spinal	Trauma
	Syringomyelie
Zerebral	Hirninfarkte
	Tumoren
	Multiple Sklerose

Cave: Erblindungsgefahr!

- Bei 50% der Patienten, insbesondere bei thorakalem Befall, ist mehr als ein Segment betroffen.
- Bei Befall des N. facialis (Zoster oticus) entwickelt sich neben Schmerzen und Ausschlag im Gehörgang eine periphere Fazialisparese mit schlechter Prognose.
- Bei Befall motorischer Anteile der Nervenwurzeln entwickeln sich ausgeprägte Lähmungen (1–5% bei Plexus brachialis bzw. lumbosacralis).
- Komplikationen: Ausbreitung auf den ganzen Körper (Zoster generalisatus), Polyradikulitis, Myelitis, Enzephalitis, Zoster ophthalmicus mit Erblindungsgefahr, bei Immunsupprimierten Befall von Viszeralorganen möglich.

Postzosterische Neuralgie

- Persistieren der Schmerzen mindestens 3 Monate nach Abheilen der Hauteffloreszenzen.
- Über Schmerzen klagen 12–20% bei Abheilung der Hautläsionen, 9–15% nach einem Monat, 2–5% aller Altersgruppen nach einem Jahr.
- Alter 60–70 Jahre: meist lang andauernde postzosterische Neuralgie in 50–75% der Fälle.
- Prognostisch ungünstig für das Auftreten einer PZN sind das weibliche Geschlecht, Alter über 50 Jahre, kranialer/sakraler Befall, große Anzahl und hämorrhagische Effloreszenzen, initial starker/stärkster dermatomaler Schmerz (Kriterien nach Gross et al. 2003), Risikopatienten benötigen eine intensive, auch schmerztherapeutische Behandlung).
- Alle Typen neuropathischer Schmerzen sind möglich, aber die dynamische Allodynie wird besonders häufig als sehr beeinträchtigend empfunden. Typisch, oft auch in Kombination, sind brennende Dauerschmerzen und einschießende Schmerzattacken, auch nachts.
- Feste Berührung im befallenen Areal bringt oft Erleichterung.

- Schmerzverstärkung durch psychische Belastungen und Aufregung.
- Ausbreitung der Sensibilitätsstörungen, Dauerschmerzen und Allodynie in benachbarte narbenfreie Segmente, die in der Akutphase nicht sichtbar befallen waren.

Polyneuropathien

- Unterschiedliche Krankheitsbilder bezüglich Verlauf (akut-subakut-chronisch), Ätiologie (unter anderem metabolisch, entzündlich, hereditär, toxisch), betroffener Systeme (sensibel, motorisch, autonom), Verteilungstyp (distal-symmetrisch, Multiplextyp, Schwerpunkt-Neuropathie) und Schmerzhaftigkeit, siehe auch Leitlinie „Diagnostik bei Polyneuropathien".
- Der häufigste Verteilungstyp ist der distal-symmetrische mit handschuh- oder strumpfförmiger Symptomatik und abgeschwächten oder fehlenden Muskeleigenreflexen.
- Alle Typen neuropathischer Schmerzen sind möglich (siehe Diagnostik), häufig bestehen brennende oder dumpf-drückende Spontanschmerzen, einschießende elektrisierende Schmerzattacken oder schmerzhafte Missempfindungen. Mechanische Hyperalgesie und Allodynie bei Berührung sind ebenfalls möglich, aber nicht typisch. Allgemein sind Schmerzen bei Neuropathien verstärkt in Ruhe und bei Nacht zu spüren („burning feet" bei Bettwärme).
- Muskelkrämpfe
- Eine Sonderform ist die „small-fiber-Neuropathie", bei der nur oder überwiegend kleinkalibrige Nervenfasern (Aδ und C-Fasern) betroffen sind. Diese äußert sich in distal betonten Parästhesien und Brennschmerzen, dem „burning-feet"-Syndrom. Es kann auch ein sekundäres „restless-legs"-Syndrom auftreten.

Phantomschmerzen

- Schmerzen, bezogen auf eine amputierte Extremität oder einen Teil davon, die außerhalb des Körpers empfunden werden. Auch nach Verlust von z. B. Zähnen, Mamma, Zunge, Enddarm, Anus, Blase, Nase, Brust, Klitoris, Hoden und Penis beschrieben.
- Inzidenz bis zu 80% nach Amputationen, insbesondere nach Extremitätenamputationen
- In Friedenszeiten ist die Hauptursache von Amputationen eine periphere arterielle Verschlusskrankheit.
- Häufig durch Reize am Stumpf, manchmal am Gesicht oder gesamten ipsilateralen Körper triggerbar
- Durch emotionale Reize, Gähnen oder Miktion triggerbar
- Telescoping (scheinbares Schrumpfen des Phantoms, z. B. Hand wird direkt am Ellenbogen empfunden)
- Krampfartige, oft schnürende Schmerzen in der distalen Phantomextremität
- Gelegentlich spontane und schmerzhafte, real empfundene Bewegungen des Phantomgliedes

Stumpfschmerzen

- Überwiegend Nozizeptorschmerzen, die durch periphere Prozesse im Stumpf ausgelöst werden (z. B. Neurom, Druckstellen, Aneurysmata, Narben, Splitter, Entzündungen, Kallus etc.)
- Mechanische Allodynie am Stumpf, insbesondere im Narbenbereich
- Druckempfindliche Neurome

Zentrale Schmerzsyndrome

- Zentraler Schmerz ist als „Schmerz nach Läsion des zentralen Nervensystems" oder „Schmerz bei Dysfunktion des zentralen Nervensystems" definiert.
- Brennende oder stechende Spontanschmerzen und einschießende Schmerzattacken
- Positive sensible Phänomene und evozierte Schmerzen, wie Parästhesien, Dysästhesien, Allodynie, Kälte-Hyperalgesie und Hyperpathie
- Beginnt mit einer Latenz von einigen Tagen bis hin zu einem Jahr nach dem auslösenden Ereignis
- Häufig innerhalb großer Teile des Körpers lokalisiert, z. B. auf einer gesamten Körperhälfte oder im Bereich einer Extremität
- Oberflächlich, aber auch tief in der Muskulatur lokalisiert
- Schmerzverstärkung durch innere und äußere Reize/Ereignisse, wie Berührung oder aktive/passive Bewegung der betroffenen Extremitäten, viszerale Stimuli, laute Geräusche oder helles Licht und auch wechselnde Emotionen
- Entstehung immer mit einer Störung der Somatosensorik verbunden (überwiegend oder ausschließlich Störung der Schmerz- und Temperaturempfindung, Tractus spinothalamicus, ventroposterolateraler Thalamus). Isolierte Störungen im Hinterstrang- und lemniskalen System sind nie mit einem zentralen Schmerz vergesellschaftet.
- Zentrale Schmerzen kommen schätzungsweise bei 30% aller Rückenmarksverletzungen, bei 20% der Patienten mit Multipler Sklerose und bei 1,5% der Schlaganfallpatienten vor.

Diagnostik bei neuropathischen Schmerzen

Die Diagnostik bei neuropathischen Schmerzen dient der Aufklärung der zugrunde liegenden Ursache und der Charakterisierung des Schmerzsyndroms, insbesondere der Abgrenzung gegenüber anderen Schmerzformen (z. B. nozizeptiven Schmerzen, bei denen das schmerzleitende System intakt ist; Baron 2000a, b; 2005, Tölle u. Baron

2002, Baron 2004, Cruccu et al. 2004, Sommer 2003 a und b). Bezüglich der Diagnostik zur Klärung der Ätiologie werden hier nur die Erkrankungen behandelt, für die keine separaten Leitlinien vorliegen. Ansonsten wird auf die entsprechenden Leitlinien verwiesen. Die Diagnostik zur Charakterisierung des Schmerzsyndroms ist nicht von der Krankheitsursache abhängig und kann zusammenfassend behandelt werden.

Anamnese unter besonderer Berücksichtigung der Schmerzanamnese

Neben der allgemeinen und krankheitsspezifischen Anamnese sollten Informationen zu Beginn und Dauer der Schmerzen, zu den zeitlichen Charakteristika (Dauerschmerz vs. intermittierender Schmerz), zu Schmerzcharakter und Schmerzlokalisation erhoben werden. Wesentlich sind außerdem Informationen über die funktionelle Beeinträchtigung durch die Schmerzen sowie die bisherigen, vor allem erfolglosen Behandlungen. Schmerzrelevante Komorbiditäten wie Angst, Depression und Schlafstörungen dürfen nicht übersehen werden. Zur vollständigen Information gehört auch die Erfassung des Grades der Chronifizierung der Schmerzen.

Schmerzqualität

Spontanschmerzen: Viele Patienten mit **chronischen Schmerzen** der unterschiedlichen Kategorien leiden an spontan (ohne äußeren Reiz) auftretenden Schmerzen, die ständig vorhanden sind (spontane Dauerschmerzen). Bei neuropathischen Schmerzen werden häufig brennende Dauerschmerzen beschrieben. Die ebenfalls spontan auftretenden, einschießenden stechenden Schmerzattacken (neuralgiformer Schmerz) sind typisch für einige neuropathische Schmerzsyndrome (z. B. Trigeminusneuralgie, Zosterneuralgie). Bei Polyneuropathien können sich die Schmerzen allein als Druck- oder Engegefühl tief in der Extremität äußern. Kribbelparästhesien und -dysästhesien zählen zu den typischen Symptomen der Polyneuropathien. Einige Patienten beschreiben einen quälenden Juckreiz.
Evozierte Schmerzen: Vor allem bei akut sich entwickelnden Polyneuropathien, wie auch bei der postzosterischen Neuralgie, klagen die Patienten häufig über evozierte Schmerzen (Bennett 2001, Galer u. Jensen 1997, Rasmussen et al. 2004). Dieser Schmerztyp wird durch Applikation eines äußeren Reizes ausgelöst. Bei der sog. Allodynie wird durch einen an einer nicht betroffenen Körperregion sicher nichtschmerzhaften Reiz (z. B. Berührung, Warm-, Kaltreiz) Schmerz evoziert (die mechanische Allodynie ist typisch bei der postzosterischen Neuralgie, die Kälteallodynie ist häufig bei posttraumatischen Nervenläsionen und einigen Polyneuropathien). Eine Hyperalgesie liegt vor, wenn durch einen primär leicht schmerzhaften Reiz ein reizinadäquater, intensiverer Schmerz ausgelöst wird.

Neurologische Untersuchung mit besonderer Berücksichtigung der somatosensorischen Prüfung und der Schmerzanalyse

Eine vollständige neurologische Untersuchung wird empfohlen (**C**). Die neurologischen Ausfallsymptome im sensiblen, motorischen und autonomen System sollen erfasst werden. Die Untersuchung des sensiblen Systems ist von besonderer Bedeutung (**C**) und soll die Ausprägung von sensiblen Ausfällen und positiven Phänomenen feststellen.

Die zu erwartenden Ausfallsymptome bestehen in Hypästhesie, Hypalgesie, Thermhypästhesie, Pallhypästhesie, Lagesinnstörung oder entsprechender Anästhesie. Als positive sensible Phänomene können Parästhesien, Dysästhesien und spontane sowie evozierte Schmerzen auftreten (Baron 2000a, b; 2005).

Evozierte Schmerzen: Mit einfachen klinischen Testverfahren (Bedside-Tests zur Erfassung positiver und negativer sensibler Symptome, z. B. v.-Frey-Haare, Allodynie-Testung, Allodynie-Zonen-Mapping) kann man die verschiedenen Arten evozierter Schmerzen in statisch-mechanische Allodynie, dynamisch-mechanische Allodynie, Kälte-Allodynie sowie die entsprechenden Hyperalgesieklassen unterteilen.
Beispiele:
- Hitze-Allodynie: Glas mit warmem Wasser auf der Haut ist schmerzhaft.
- Dynamisch-mechanische Allodynie: Berührung mit einem Wattebausch ist schmerzhaft.
- Kälte-Allodynie: Desinfektionsspray auf der Haut ist schmerzhaft.

Erfassung der Schmerzintensität und -charakteristik

Zur Quantifizierung der Schmerzstärke und zur Analyse des Therapieverlaufs haben sich zwei Messskalen bewährt. Die visuelle Analogskala (VAS) besteht aus einer 10 cm langen, horizontalen Linie, an der nur die Endpunkte „kein Schmerz" und „maximal vorstellbarer Schmerz" beschriftet sind. Der Patient markiert mit einem senkrechten Strich die empfundene Schmerzstärke. Bei der numerischen Ratingskala (NRS) wird dem Patienten eine Zahlenreihe zur Auswahl angeboten, bei der der Wert 0 = „kein Schmerz" und der Wert 10 = „maximal vorstellbarer Schmerz" bedeutet. Um den Verlauf einer chronischen Schmerzerkrankung sowie den Therapieerfolg zu dokumentieren, hat sich die Benutzung von Schmerztagebüchern bewährt. Diese Bücher sollten neben der Schmerzintensität, Schlafverhalten und besonderen Vorkommnissen auch die Einnahme von Medikamenten dokumentieren.

Es sind mehrere Fragebögen erhältlich, um Symptome von neuropathischen Schmerzen qualitativ und quantitativ zu erfassen (Bennett 2001, Bouhassira et al. 2004, Galer u. Jensen 1997). Allerdings ist deren Validierung bisher unvollständig, insbesondere in deutscher Sprache, so dass derzeit noch unklar ist, ob sich diese Instrumente zur Unterscheidung neuropathischer Schmerzen von Schmerzen anderer Ursachen eignen. Generell wird empfohlen, eine Skala zu verwenden, die Schmerzcharakteristika, Intensität und die unangenehme Komponente der Schmerzen separat misst, sowie eine Ganzkörperzeichnung zur Erfassung der Ausbreitung der Symptome (Cruccu et al. 2004).

Labormedizinische Untersuchungen

Da im Allgemeinen keine typischen laborchemischen Veränderungen durch neuropathische Schmerzen bedingt werden oder geeignet sind, solche nachzuweisen, kann ein breites und ungezieltes Laborscreening nicht empfohlen werden. Abhängig vom vorliegenden Krankheitsbild können Laboruntersuchungen sinnvoll und richtungweisend sein, siehe Leitlinien zu den entsprechenden Krankheiten.

Apparative Diagnostik

Die sinnvolle und notwendige apparative Zusatzdiagnostik wird im Folgenden nach Krankheitsgruppen zusammengefasst:

Mononeuropathien und Polyneuropathien:
- Neurophysiologische Diagnostik bei Verdacht auf Polyneuropathie und bei Läsionen einzelner peripherer Nerven, Leitlinie „Diagnostik bei Polyneuropathien"

Cave: Die Routine-Elektrophysiologie erlaubt ausschließlich die Analyse der schnellleitenden myelinisierten motorischen und afferenten Fasern des Aα- und Aβ-Spektrums (nur 10–20% der Fasern in peripheren Nerven!). Aδ und C-Fasern (z. B. Schmerzfasern) entgehen der Routinediagnostik vollständig, so dass eine isolierte Neuropathie der dünnen Fasern mit diesen Verfahren nicht diagnostiziert werden kann!

- Der quantitative Thermotest (quantitative sensory testing, QST, psychophysisches Testverfahren zur Messung der Temperaturempfindungs- und -schmerzschwellen) ist zur Messung der Funktion von dünnen Afferenzen einsetzbar.

Abhängig von der Kooperation des Probanden ist die Lokalisationsdiagnostik nicht möglich, da die Funktion der kompletten sensiblen Bahn einschließlich ZNS gemessen wird.
- Eine „small-fiber"-Neuropathie kann bei unauffälliger Routineelekrophysiologie mittels morphometrischer Bestimmung der Hautinnervationsdichte aus einer Hautstanzbiopsie diagnostiziert werden (Kennedy 2004).

Postzosterische Neuralgie:
- Die Diagnose stützt sich auf die Anamnese mit stattgehabten Zoster-Effloreszenzen und mit den typischen Schmerzen.
- Zusätzliche apparative Untersuchungen sind nicht notwendig.
- Eine Ausnahme ist der klinische Verdacht auf eine Beteiligung des Rückenmarks, der durch die Untersuchung des Liquors und ggf. durch eine spinale Kernspintomographie mit der Suche nach kontrastmittelaufnehmenden Strukturen im Rahmen einer entzündlichen Reaktion ergänzt werden kann.

Zentrale Schmerzsyndrome:
- Eine Läsion des ZNS muss mittels neurologischer Untersuchung, bildgebender Diagnostik, Liquordiagnostik oder neurophysiologischer Methoden (z. B. SEP) nachgewiesen werden.

Cave: Somatosensorisch evozierte Potenziale (SEP) analysieren nur die Funktion der Hinterstränge und des lemniskalen Systems, die bei einigen Patienten unbeeinträchtigt sein können. Das spinothalamische System, das bei zentralen Schmerzen grundsätzlich betroffen ist, kann z. B. mit dem quantitativen Thermotest untersucht werden. Als Alternative zum Nachweis von Störungen im Tractus spino-thalamicus bleibt spezialisierten Zentren die Möglichkeit der Durchführung laserevozierter Potenziale vorbehalten.

- Ausschluss nozizeptiver (z. B. Schulterschmerzen nach zentral bedingter Hemiparese, schmerzhafte spastische Tonuserhöhung) und peripher neuropathischer Schmerzursachen (Polyneuropathie, radikuläre Schmerzen bei traumatischer Beteiligung der Nervenwurzeln bei Querschnittlähmungen)

Ziele und Anwendungsbereich

Definition der Ziele der Leitlinie

Ziel dieser Leitlinie ist eine Optimierung der Behandlung chronischer neuropathischer Schmerzsyndrome. Die Leitlinie ist evidenzbasiert und eine Fortentwicklung der Leitlinie „Postzosterische Neuralgie" der DGN 2003.

Definition des Anwendungsbereichs (Zielgruppe)

Diese Leitlinie wendet sich überwiegend an Ärzte und Psychologen, die im ambulanten oder Klinikbereich Patienten mit chronischen neuropathischen Schmerzsyndromen betreuen.

Therapie neuropathischer Schmerzsyndrome

Medikamentöse Therapie (Evidenzlevel siehe Tabelle 2)

NSAID, Paracetamol und Metamizol

Bei neuropathischen Schmerzen haben diese Substanzen bei kritischer Betrachtung der wenigen kontrollierten Studien keine Wirksamkeit gezeigt. Dessen ungeachtet machen sie jedoch ca. 40% der Verschreibungen zur Behandlung neuropathischer Schmerzen aus. Im klinischen Alltag sind diese Substanzen in der Regel wenig wirksam. Es gibt eine kontrollierte Studie bei Patienten mit postzosterischer Neuralgie mit Ibuprofen, die negative Resultate zeigte (Max et al. 1988). Im Gegensatz dazu zeigte eine kleine Studie mit 4 x 600 mg Ibuprofen pro Tag bei diabetischer Neuropathie einen Vorteil gegenüber Placebo (Cohen u. Harris 1987). Aufgrund möglicher ernster Nebenwirkungen bei Langzeitanwendung, wie gastroenterale Ulzera oder toxische Nierenschädigung, sind diese Substanzen nicht in den Therapiealgorithmen enthalten (**A**).

Antidepressiva

Trizyklische Antidepressiva (TCA)

Wirkungsweise: Seit langem ist bekannt, dass TCA neben der antidepressiven auch eine analgetische Wirkung entfalten. Diese wird durch präsynaptische Wiederaufnahmehemmung der monoaminergen Neurotransmitter Serotonin und Noradrenalin und somit einer Verstärkung von deszendierenden schmerz-hemmenden Bahnsystemen erklärt. Weiterhin blockieren TCA spannungsabhängige Natriumkanäle und haben sympathikolytische Eigenschaften. Es werden alle Schmerztypen, der brennende Spontanschmerz, einschießende Schmerzattacken sowie evozierte Schmerzen, unterdrückt.

Evidenz: Die analgetisch wirksamsten Substanzen sind die nichtselektiven Monoamin-Wiederaufnahme-Hemmer (z. B. Amitriptylin, Desipramin). TCA sind sowohl bei der schmerzhaften diabetischen Polyneuropathie, der postzosterischen Neuralgie, bei partiellen Nervenläsionen als auch zentralen Schmerzsyndromen der Placebogabe überlegen. Eine Metaanalyse zeigte keine signifikanten Unterschiede zwischen den serotonerg und noradrenerg wirksamen TCA (z. B. Amitriptylin) gegenüber den rein noradrenerg wirksamen TCA bei diabetischer Polyneuropathie (Sindrup u. Jensen 1999).

Dosierungen: Bei den Antidepressiva ist eine individuelle Titration in Abhängigkeit von Wirkung und Nebenwirkungen erforderlich. Insbesondere bei älteren Patienten sollte eine einschleichende Dosierung, beginnend mit 10 mg/d, gewählt werden, die alle vier Tage um 10–25 mg erhöht werden kann. Die wirksame und tolerierbare Dosierung liegt meist zwischen 50–100 mg/d.

Unerwünschte Wirkungen der TCA sind häufig Müdigkeit, Schlafstörungen, Vergesslichkeit, Gewichtszunahme, Mundtrockenheit, Obstipation, Schwindel, orthostatische Dysregulation, Erektionsstörungen, Miktionsbeschwerden, Brechreiz, Tremor und kardiale Nebenwirkungen. Vor der Behandlung sollte bei allen Patienten ein EKG abgeleitet werden.

Als **Kontraindikationen** für TCA gelten das Glaukom, die Pylorusstenose, die Prostatahypertrophie, Miktionsstörungen, ein gesteigertes Anfallsrisiko, Thrombose/Thrombophlebitis, kardiale Reizleitungsstörungen und Herzinsuffizienz. Wenn die eingesetzten Dosen über 100 mg/d liegen, empfehlen sich, insbesondere bei älteren Patienten, regelmäßige EKG- und Blutspiegelkontrollen.

Empfehlung: Unter Beachtung der Risikofaktoren und der Nebenwirkungen können TCA für die Behandlung von neuropathischen Schmerzen empfohlen werden (**A**).

Neue Antidepressiva

Die Wirksamkeit von selektiven Serotonin-Wiederaufnahme-Hemmern (SSRI, Fluoxetin, Citalopram) bei der schmerzhaften Polyneuropathie konnte noch nicht zweifelsfrei nachgewiesen werden (Sindrup u. Jensen 1999). Paroxetin war allerdings bei der diabetischen Neuropathie wirksam (Sindrup et al. 1990). Neuere Metaanalysen lassen Zweifel an der Wirksamkeit dieser Substanzen bei neuropathischen Schmerzen aufkommen (Collins et al. 2000) (**C**).

Bei Patienten mit diabetischer Neuropathie waren die dualen Serotonin-/Noradrenalin- Wiederaufnahme-Hemmer (SNRI) Venlafaxin (Rowbotham et al. 2004, Sindrup et al. 2003) und Duloxetin (Goldstein et al. 2005) wirksam (**B**). In einer Studie zeigte sich Bupropion (zNDRI) bei einem gemischten Kollektiv wirksam (Semenchuk et al. 2001).

Antikonvulsiva

Antikonvulsiva mit Wirkung auf Na-Kanäle (membranstabilisierende Wirkung)

Wirkungsweise: Carbamazepin, Oxcarbazepin und Lamotrigin blockieren hauptsächlich spannungsabhängige Natriumkanäle auf sensibilisierten nozizeptiven Neuronen mit ektoper Erregungsausbildung im peripheren und zentralen Nervensystem. Für Lamotrigin wird zusätzlich eine indirekte Hemmung von NMDA-Rezeptoren durch Hemmung der Freisetzung von Glutamat angenommen.

Evidenz: Carbamazepin ist wirksam bei der typischen Trigeminusneuralgie und ist dort Mittel der ersten Wahl (**A**). Bei der Behandlung der schmerzhaften diabetischen Polyneuropathie und bei zentralen Schmerzsyndromen konnten ältere Studien positive Effekte zeigen, die nicht reproduziert sind (Sindrup u. Jensen 1999) (**C**).

Oxcarbazepin stellt vor allem bei pharmakologischen Interaktionen (z. B. mit oralen Antikoagulantien), Hepatotoxizität und allergischen Reaktionen eine Alternative zu

Carbamazepin dar, birgt aber wie auch Carbamazepin vor allem bei älteren Personen, die mit Diuretika behandelt werden, die Gefahr von bedrohlichen Hyponatriämien. Kontrollierte Studien liegen zur Zeit noch nicht vor (**C**).

Lamotrigin konnte bisher als add-on-Therapie mit Carbamazepin eine Wirksamkeit bei der Trigeminusneuralgie, aber auch als Monotherapeutikum bei postischämischen zentralen Schmerzsyndromen und bei neuropathischen Schmerzen in Folge einer kompletten oder inkompletten spinalen Läsion zeigen (Finnerup et al. 2002, Vestergaard et al. 2001). Bei letzteren profitierte allerdings nur eine Untergruppe mit inkompletter spinaler Läsion und Spontan- und evozierten Schmerzen. Ebenso ist Lamotrigin wirksam bei der schmerzhaften diabetischen Polyneuropathie (Eisenberg et al. 2001), bei der Ischialgie (Eisenberg et al. 2003) und bei der HIV-assoziierten Polyneuropathie (Simpson et al. 2003) (**A**).

Carbamazepin

Startdosis: 100–200 mg, **Zieldosis**: 600–1200 mg (bei Trigeminusneuralgie unter engmaschigen Kontrollen auch bis 1800–2400 mg). **Steigerung** alle 3–5 Tage um 100–150 mg bis auf Zieldosis oder bis zum Sistieren der Schmerzen. Die Aufdosierung sollte zur Verminderung initialer Nebenwirkungen langsam und einschleichend vorgenommen werden, idealerweise über 4 Wochen. Die Substanz sollte dann möglichst in retardierter Form, verteilt auf zwei Einzeldosen, verordnet werden. **Maximaldosis**: 1400 mg/d.

Vor und unter Therapie sind regelmäßige Laborkontrollen (Blutbild, Elektrolyte, Leber- und Nierenwerte) empfohlen. Häufige Nebenwirkungen sind Benommenheit, Schwindel, Ataxie und Gedächtnisstörungen. Ebenso ist auf eine Hyponatriämie, Leberfunktionsstörungen und EKG-Veränderungen sowie Medikamenteninteraktionen zu achten.

Oxcarbazepin

Die Behandlung kann bereits mit therapeutischer Dosis begonnen werden.

Startdosis: 2 × 300 mg, **Zieldosis**: 900–1200 mg. **Steigerung** alle 7 Tage in Schritten von höchstens 600 mg bis auf Zieldosis oder bis zum Sistieren der Schmerzen.

Die Tagesgesamtdosis soll auf zwei Einzeldosen verteilt werden. **Maximaldosis**: 2400 mg. Dosisäquivalenz Carbamazepin : Oxcarbazepin = 1:1,5 (Erfahrungsregel). Spiegelbestimmungen sind nicht erforderlich. Vor und unter Therapie sind Routinelaborkontrollen, vor allem der Natriumwerte, empfohlen.

Phenytoin

Die Wirkung von Phenytoin in der Behandlung der schmerzhaften Polyneuropathie ist unklar (Chadda u. Mathur 1978, Saudek et al. 1977). Aufgrund der möglichen Nebenwirkungen (z. B. Gingivahyperplasie, Kleinhirnatrophie) sollte es als Dauertherapie zurückhaltend eingesetzt werden (**C**). Da Phenytoin parenteral gegeben werden kann, hat es einen Platz in der Akuttherapie der Trigeminusneuralgie.

Antikonvulsiva mit Wirkung auf neuronale Kalziumkanäle

Gabapentin

Wirkungsweise: Die Wirkungsweise des Gabapentin ist bislang nicht genau bekannt, eine Wirkung auf die α2-δ-Untereinheit neuronaler Kalziumkanäle wird angenommen.

Evidenz: Gabapentin ist bei der schmerzhaften Polyneuropathie und der postzosterischen Neuralgie der Placebogabe überlegen (Backonja et al. 1998, Gorson et al. 1999, Rice u. Maton 2001, Rowbotham et al. 1998, vergleiche Ries et al. 2003). In einem Kollektiv mit gemischten Neuropathien konnten insbesondere eine Verbesserung des Brennschmerzes und der Hyperalgesie nachgewiesen werden, wobei sich bei der Allodynie und den einschießenden Schmerzen ein positiver Trend ergab (Serpell 2002). Weitere kontrollierte Studien an Patienten mit Rückenmarksverletzungen, schmerzhaftem Guillain-Barré-Syndrom und Phantomschmerzen zeigten ebenfalls positive Effekte (Pandey et al. 2002, Tai et al. 2002).

Dosierung: Aufdosierung auf eine erste Erhaltungsdosis und weitere Erhöhungen können rasch erfolgen. **Startdosis**: 300 mg. **Steigerung** täglich um 300 mg bis auf 1200 mg. **Zieldosis**: 1200–2400 mg. Die Tagesgesamtdosis soll auf drei Einzeldosen verteilt werden. Bei unzureichender Wirkung sollte die Zieldosis ausgenutzt werden, da erfahrungsgemäß einige Patienten erst ab Dosen > 1200 mg/d profitieren. **Maximaldosis**: 3600 mg.

Nebenwirkungen: Bis auf anfängliche Müdigkeit und Schwindel wird die Substanz gut vertragen, und es sind keine Medikamenteninteraktionen bekannt. Insbesondere in der Aufdosierungsphase ist eine Kontrolle der Pankreasenzyme (Amylase, Lipase) sinnvoll.

Empfehlung: Gabapentin kann als wirksames und meist gut vertragenes Medikament zur Behandlung von neuropathischen Schmerzen empfohlen werden (**A**). Die Aufdosierung muss langsam erfolgen.

Pregabalin

Wirkungsweise: Pregabalin ist ein potenter Ligand an der α2-δ-Untereinheit der spannungsabhängigen Kalziumkanäle auf peripheren und zentralen nozizeptiven Neuronen und reduziert dadurch den Kalziumeinstrom in Nervenzellen. Hierdurch wird die Freisetzung von Glutamat und Substance P reduziert.

Evidenz: Pregabalin erwies sich analgetisch wirksam bei der Behandlung der postzosterischen Neuralgie und der diabetischen Neuropathie (Dworkin et al. 2003b, Frampton u. Foster 2005, Frampton u. Scott 2004, Lesser et al. 2004, Sabatowski et al. 2004, Freynhagen et al. 2005). Darüber hinaus konnte eine deutliche schlafverbessernde Wirkung in den Studien dokumentiert werden. Damit wird eine häufig bei neuropathischen Schmerzen auftretende Komorbidität erfolgreich mitbehandelt.

Dosierung: Aufdosierung kann rasch erfolgen. **Startdosis**: 150 mg. **Steigerung** nach einer Woche auf 300 mg. **Zieldosis**: 300–600 mg.

Nebenwirkungen: Bis auf anfängliche Müdigkeit und Schwindel sowie Gewichtszunahme bei einem Teil der Patienten wird die Substanz gut vertragen. Gelegentlich treten periphere Ödeme auf, die aber ebenfalls bei der Mehrzahl der Patienten im Verlauf der Behandlung nach 3–4 Wochen verschwinden. Die Ursache der Ödembildung ist unklar. Für Pregabalin sind keine Medikamenteninteraktionen bekannt.

Empfehlung: Nach Studienlage kann Pregabalin als gut wirksames Medikament für neuropathische Schmerzen bei guter Verträglichkeit eingesetzt werden (**A**). Klinische Erfahrungen an großen Patientenkollektiven fehlen noch.

Opioidanalgetika

Wirkmechanismen: Opioide wirken als Agonisten hauptsächlich am μ-Opioidrezeptor im zentralen Nervensystem. In Abhängigkeit von der intrinsischen Aktivität am Rezeptor werden niederpotente (schwache) und hochpotente (starke) Opioide unterschieden.

Evidenz: Auch neuropathische Schmerzen sind opioidsensibel und sprechen häufig gut an (Harke et al. 2001). In zwei Studien zur schmerzhaften Polyneuropathie konnte die Wirksamkeit von Tramadol (Harati et al. 1998, Sindrup et al. 1999) ebenso wie bei der postzosterischen Neuralgie nachgewiesen werden (Göbel u. Stadler 1997, Boverau et al. 2003). Oxycodon zeigte ebenfalls bei Patienten mit postzosterischer Neuralgie (Watson u. Babul 1998) und schmerzhafter diabetischer Neuropathie (Gimbel et al. 2003, Watson et al. 2003) einen positiven Effekt. In einer Dosis-Wirkung-Studie wurde die Überlegenheit einer hohen Dosis von Levorphanol gegenüber einer niedrigeren Dosis belegt (Rowbotham et al. 2003). Phantomschmerzen sprachen auf Morphin positiv an (Huse et al. 2001).

Eine vergleichende Studie konnte eine ähnliche Wirksamkeit von Opioiden und Antidepressiva bei Patienten mit einer postzosterischen Neuralgie nachweisen. Eine vermutete Korrelation des ausbleibenden therapeutischen Erfolgs bei vorherigem fehlenden Ansprechen der jeweilig anderen Substanz besteht nicht, so dass von verschiedenen unabhängigen Wirkmechanismen beider Präparate ausgegangen werden kann (Raja et al. 2002).

Therapeutisches Vorgehen: Die starken Opioide sind erst dann indiziert, wenn eine Therapieresistenz gegen kurative und medikamentöse Basistherapien im interdisziplinären Konsens gesichert ist. Sie sollten in Form von lang wirksamen Präparaten (orale retardierte Formulierungen oder transdermale Systeme) eingesetzt werden. Die wirksame Dosis muss durch Titration gefunden werden. Trotz geringer Organtoxizität werden Laborkontrollen (Leber, Niere) in längeren Zeitabständen empfohlen (Baron u. Maier 2000).

Nebenwirkungen: Sämtliche Opioide haben ein ähnliches Wirkungs- und Nebenwirkungsprofil: Obstipation, Sedierung, Müdigkeit, Schwindel, Übelkeit, Erbrechen, Schwitzen, Euphorie, Miosis, Juckreiz, Verwirrtheit, Halluzinationen, Abhängigkeit (physisch).

Die therapielimitierenden Nebenwirkungen der chronischen Opioidtherapie sind gastrointestinale Symptome, insbesondere Übelkeit, Erbrechen und Obstipation sowie zentralnervöse Symptome wie Schwindel und Sedierung. Deshalb müssen Obstipation und Übelkeit bereits prophylaktisch konsequent mit einer adäquaten Komedikation therapiert werden (Laxantien, Antiemetika). Lebensbedrohliche Komplikationen, z. B. schwere Atemdepressionen, sind bei der Behandlung chronischer Schmerzzustände nicht beschrieben. Die Auswirkung einer Langzeitopioidtherapie auf das Immun- und endokrine System ist noch nicht ausreichend untersucht (Sorgatz et al. 2002).

Toleranz und Abhängigkeit: Eine wiederholte Einnahme von Opioiden kann eine graduale Abnahme ihrer analgetischen Wirkung induzieren. Dieses Phänomen wird als Toleranzentwicklung bezeichnet. Bei initial guter Ansprechbarkeit der Schmerzen auf Opioide (keine Opioidresistenz) kann allerdings meist eine gute Analgesie bei gleich bleibender Morphindosis über einen langen Behandlungszeitraum erzielt werden. Bislang gibt es nur wenige Daten über die Entwicklung einer psychischen oder physischen Abhängigkeit.

Allgemein wird angenommen, dass unter einer strengen Kontrolle der Opioideinnahme durch den Arzt, einer Vertrauensbasis zwischen Patient und Arzt und bei der Anwendung lang wirksamer Substanzen die Risiken einer psychischen Abhängigkeit gering sind. Trotzdem ist die Indikation bei Suchtanamnese, mangelnder Compliance und inadäquater Einnahme von suchtfördernden Medikamenten mit äußerster Zurückhaltung zu stellen bzw. zuvor eine stationäre Entzugsbehandlung durchzuführen. Bei fehlender Analgesie, zunehmendem Dosisbedarf oder auf Dauer nicht tolerablen Nebenwirkungen muss die Therapie abgebrochen werden. Eine langfristige Therapiekontrolle ist auch bei Opioidrespondern erforderlich (Schmerztagebücher, Auswirkungen der Therapie auf alle Lebensbereiche dokumentieren). Wenn möglich sollte eine adjuvante psychotherapeutische Behandlung und Diagnostik durchgeführt werden. Regelmäßige Urinuntersuchungen zum Nachweis anderer suchtfördernder Substanzen können zur Sicherung der Compliance sinnvoll sein.

Aufgrund der immer entstehenden physischen Abhängigkeit muss das Absetzen von Opioidanalgetika langsam ausschleichend erfolgen.

Empfehlung: Opioide können als gut wirksames Medikament für neuropathische Schmerzen verwendet werden (**A**). Nebenwirkungen und Toleranzentwicklung limitieren die Anwendung in der Praxis (**C**).

Baclofen

Baclofen (ein GABA-B-Rezeptor-Agonist) wird hauptsächlich zur Behandlung der Spastik eingesetzt, es wird auch zur Komedikation bei neuropathischen Schmerzsyndromen verwendet, vor allem bei Trigeminusneuralgie (siehe dort). Kontrollierte Studien zu neuropathischen Schmerzen liegen nicht vor. Bei der oralen Therapie sind vor allem Sedierung und Übelkeit häufig.

Cannabinoide

Kontrollierte Studien zu Cannabisextrakten (z. B. Tetrahydrocannabinol) zeigten eine Schmerzreduktion bei Patienten mit zentralem Schmerz bei Multipler Sklerose (Svendsen et al. 2004) und einem gemischten Kollektiv chronisch-neuropathischer Schmerzpatienten (Karst et al. 2003). Allerdings wurden Schmerzen bei Patienten mit Plexusausriss nicht signifikant reduziert (Berman et al. 2004). Es sind größere Studien bei verschiedenen Patientenkollektiven mit neuropathischen Schmerzen erforderlich.

Alpha-Liponsäure

Wirkmechanismen: Radikalfänger.

Evidenz: In drei großen kontrollierten Studien wurde die Wirksamkeit von Alpha-Liponsäure auf die schmerzhafte diabetische Neuropathie untersucht. Zwei Studien wiesen einen positiven analgetischen Effekt nach i.v. Gabe von 600 mg/d nach (Ziegler et al. 1995). Dieser konnte jedoch in einer weiteren Studie unter i.v. und oraler Gabe nicht bestätigt werden (Ametov et al. 2003, Ziegler et al. 1999a, Ziegler et al. 2004, Ziegler et al. 1999b).

Empfehlung: Aufgrund des minimalen Nebenwirkungsprofils ist bei schmerzhafter diabetischer Polyneuropathie (insbesondere vom small-fiber-Typ) die vorübergehende i.v. Gabe von Alpha-Liponsäure zur Therapie der neuropathischen Schmerzen in ausgewählten Fällen gerechtfertigt (**C**). Die Substanz ist nicht erstattungsfähig.

Topische Therapieoptionen

Lokalanästhetika

Als adjuvante Therapie, insbesondere bei gut lokalisierten neuropathischen Schmerzen, kommt eine topische dermale Applikation von Lokalanästhetika in Betracht. Als Hauptindikation werden die postzosterische Neuralgie, fokale Neuropathien und der Postmastektomieschmerz betrachtet.

Wirkmechanismen: Über eine unspezifische Blockade der Natriumionenkanäle unterbinden Lokalanästhetika die Entstehung von ektopen Aktionspotenzialen. Bevorzugt bei peripheren, weniger effektiv auch bei zentralen neuropathischen Schmerzen, wirken Lokalanästhetika analgetisch, auch wenn sie systemisch verabreicht werden.

Evidenz: In mehreren Studien ist die Wirksamkeit von Lidocainpflastern als add-on-Therapie bei der postzosterischen Neuralgie und anderen fokalen Neuropathien nachgewiesen worden (Galer et al. 1999, Meier et al. 2003, Rowbotham et al. 1996). Auch Mixturen unterschiedlicher Lokalanästhetika, wie Lidocain und Prilocain (EMLA), sind als Fertigarzneimittel erhältlich.

Nebenwirkungen bei lokaler Applikation äußern sich bevorzugt in lokalen Hautreaktionen wie Erythem und sehr selten Blasenbildung. Aufgrund der geringen systemischen Resorptionsrate sind keine zentralen Nebenwirkungen und keine Interaktionen zu erwarten. Eine Toleranzentwicklung ist nicht beschrieben.

Empfehlung: Lidocainpflaster können als add-on-Therapie bei der postzosterischen Neuralgie und anderen fokalen Neuropathien benutzt werden (**A**).

Capsaicin

Capsaicin ist ein in rotem Pfeffer vorkommender Vanilloid-Rezeptor (TRP-V1)-Agonist, der nach längerfristiger Auftragung zu einem reversiblen Funktionsverlust und reversibler Degeneration nozizeptiver Afferenzen führt. Verabreicht wird die Substanz auf Salbenbasis in 0,025–0,1%iger Lösung.

Evidenz: Die lokale Applikation von Capsaicin erwies sich bei der diabetischen Polyneuropathie (Capsaicin Study Group), der postzosterischen Neuralgie (Bernstein et al. 1989) und beim Postmastektomie-Syndrom (Watson u. Evans 1992) als wirksam. Bei HIV-neuropathieassoziiertem Schmerz wurden die Symptome durch Capsaicin allerdings verstärkt (Paice et al. 2000). Capsaicin muss in der Regel 4-mal täglich für 4–6 Wochen auf das schmerzende Hautareal aufgetragen werden. Es verursacht häufig durch eine initiale Histaminfreisetzung aus Mastzellen eine ausgeprägte Vasodilatation mit Pruritus. Es kommt zu einem heftigen Hautbrennen durch die anfängliche Reizung der C-Afferenzen, welches durch die vorangehende Applikation eines Lokalanästhetikums reduziert werden kann. Erfahrungsgemäß führt das zu einer verbesserten Compliance und Akzeptanz. Die Intensität des brennenden Schmerzes wird durch die wiederholte Applikation geringer. Langzeitnebenwirkungen sind nicht bekannt.

Empfehlung: Capsaicinsalbe kann bei der diabetischen Polyneuropathie, der postzosterischen Neuralgie und beim Postmastektomie-Syndrom als add-on-Therapie angewendet werden (**B**).

Vergleichsstudien

Zwischen den einzelnen Substanzen liegen bisher keine guten Vergleichsstudien vor. Daher muss die Wirksamkeit individuell erprobt werden. Gabapentin, Pregabalin und Lamotrigin weisen dabei ein günstigeres Nebenwirkungsprofil als z. B. Carbamazepin und Phenytoin auf. Ein direkter Vergleich der Effizienz von Amitriptylin und Carbamazepin für die Behandlung von Schmerzen nach Schlaganfall (Leijon u. Boivie 1989) zeigte, dass doppelt so viele Patienten auf Amitriptylin ansprachen bei gleicher Inzidenz geringfügiger und schwerwiegender Nebenwirkungen. Venlafaxin und Imipramin waren gleich wirksam bei schmerzhafter Polyneuropathie (Sindrup et al. 2003).

Tabelle 2 Pragmatische Therapie bei neuropathischen Schmerzen, Dosisempfehlungen für Erwachsene

Arzneistoff	Evidenz	Startdosis (mg)	Wirksame Dosis (Maximaldosis mg/d)		Besonderheiten
Nichtopioide Analgetika					
NSAID (Ibuprofen, Dolormin) Paracetamol (z. B. Ben-u-ron) Metamizol (z. B. Novalgin)	PZN (⇓⇓) PNP (⇑)	-	-		gastrointestinale NW Leberschäden Agranulozytose
Antidepressiva					
TCA (5-HT, NA) Amitriptylin (z. B. Saroten) Nortriptylin (Nortrilen)	PZN (⇑⇑⇑) PNP (⇑⇑⇑) PTN (⇑) STR (⇑)	10–25	0–0–1	50–75 (150)	cave: AV-Block, Glaukom, Miktionsstörungen, Hypotension
TCA (NA) Desipramin (z. B. Petylyl) Maprotilin (z. B. Ludiomil)	PZN (⇑) PNP (⇑)	10–25	1–0–0	50–75 (150)	wie Amitriptylin
SSRI Citalopram (z. B. Cipramil) Fluoxetin (z. B. Fluctin) Paroxetin (z. B. Seroxat)	PNP (⇔)	-		-	wenig NW
SNRI Venlafaxin (z. B. Trevilor) Duloxetin (z. B. Cimbalta)	PNP (⇑⇑⇑) PNP (⇑)	37,5 60	1–0–1 0–0–1	75–150 (150) 60 (120)	NW: Übelkeit, Erbrechen
zNDRI Bupropion (z. B. Zyban)	MIX (⇑)	150	1–0–0	150 (300)	Schlaflosigkeit, epileptische Anfälle
Antiepileptika (Ca-Kanal)					
Gabapentin (z. B. Neurontin)	PZN (⇑⇑⇑) PNP (⇑⇑⇑) CRPS (⇑) PHAN (⇑) RM (⇑) MIX (⇑) HN (⇑) CANC (⇑)	300	0–0–1	1200–2400 (3600)	wenig NW, keine Interaktionen
Pregabalin (Lyrica)	PZN (⇑⇑⇑) PNP (⇑⇑⇑)	75	1–0–1	150 (600)	wenig NW, keine Interaktionen, lineare Plasmakonzentration, schneller Wirkeintritt
Antiepileptika (Na-Kanal)					
Carbamazepin (z. B. Tegretal)	PNP (⇑)	100–200	0–0–1	600–1200 (1400)	effektiv bei Trigeminusneuralgie häufige NW: Blutbildveränderungen, Leberschäden, Hyponatriämie, Medikamenteninteraktionen wegen Enzyminduktion
Lamotrigin (Lamictal)	RM (⇑) HIV (⇑) PNP (⇑) STR (⇑)	25	0–0–1	100–200 mg	gute Verträglichkeit Exantheme, extrem langsame Aufdosierung
Opioid-Analgetika					
Tramadol ret. (z. B. Tramundin)	PZN (⇑⇑⇑) PNP (⇑⇑⇑)	50–100	1–0–1	Titration (600)	Übelkeit, Hypotension
Morphin ret. (z. B. MST)	PZN (⇑) PHAN (⇑)	10–30	1–0–1	Titration (keine)	Kumulation bei Niereninsuffizienz und Alter
Oxycodon (z. B. Oxygesic)	PZN (⇑) PNP (⇑⇑⇑)	10–20	1–0–1	Titration (keine)	duale Galenik, gute Verträglichkeit
Cannabinoide					
Tetrahydrocannabinol (z. B. Dronabinol)	PA (⇓⇓) MS (⇑) MIX (⇑)	2,5	1–0–0	Titration (40)	NW: Tachykardie, Hypotension, Sedierung

Tabelle 2 (Fortsetzung) Pragmatische Therapie bei neuropathischen Schmerzen, Dosisempfehlungen für Erwachsene

Arzneistoff	Evidenz	Startdosis (mg)	Wirksame Dosis (Maximaldosis mg/d)	Besonderheiten
Topische Therapie				
Lidocainpflaster (in Deutschland nicht verfügbar, z. B. Neurodol Tissugel)	PZN (⇑⇑⇑) MIX (⇑)	5% 1 x täglich mindestens 12 Stunden Pause	bis 3 Pflaster täglich	gute Wirkung auf Allodynie, keine systemischen Nebenwirkungen, keine Interaktion
Capsaicin-Salbe (z. B. Dolenon)	PZN (⇑) PNP (⇑) PTN (⇑)	0,025–0,075% 3–4 x täglich	3–4 x täglich	anfängliches Hautbrennen

TCA = tri- bzw. tetrazyklisches Antidepressivum, SSRI = selektiver Serotonin-Wiederaufnahme-Hemmer, SNRI = Serotonin-Noradrenalin-Wiederaufnahme-Hemmer, zNDRI = zentraler Noradrenalin-Dopamin-Wiederaufnahme = Hemmer
PZN = postzosterische Neuralgie, PNP = Polyneuropathie, PTN = posttraumatische Neuralgie, CRPS = komplexes regionales Schmerzsyndrom, RM = Rückenmarkläsion, STR = Stroke, HIV = HIV-Neuropathie, PHAN = Phantomschmerz, MIX = gemischtes Kollektiv, PA = Plexusausriss, MS = Multiple Sklerose, CANC = neuropathischer Krebsschmerz

Nichtmedikamentöse Therapie

Interventionelle Verfahren

Zur akuten Therapie von Schmerzexazerbationen oder zur Überbrückung der Zeit bis zum Eintritt der Wirksamkeit einer eingeleiteten Pharmakotherapie können Blockaden, Infiltrationen oder die ganglionäre lokale Opioidanalgesie (GLOA) hilfreich sein. Sympathikusblockaden, rückenmarksnahe Opioidapplikation oder Plexusblockaden werden ebenfalls eingesetzt, kontrollierte Studien fehlen jedoch zu den meisten interventionellen Therapieformen. Da es in Einzelfällen zu lebensbedrohlichen Komplikationen kommen kann, sollten diese Verfahren dem hierin ausgebildeten Therapeuten vorbehalten sein. Empirische Evidenz existiert für die Durchführung von Sympathikusblockaden in schweren Fällen des akuten CRPS und beim akuten Herpes zoster (⇔).

Eine zusammenfassende Darstellung zur Wirksamkeit der Sympathikusblockaden beim Herpes zoster kam zum Ergebnis, dass für die Behandlung des akuten Zoster ein individuelles Ansprechen gegeben sein kann, die frühzeitige Behandlung aber keinen Einfluss auf die Entwicklung auf die PZN hat und bei Vorliegen einer PZN allenfalls kurzfristige, individuelle Verbesserungen zu erwarten sind (Wulf et al. 1991). Insgesamt gilt die Empfehlung, dass interventionelle Verfahren nach Abschätzung des Risikoprofils erst dann einzusetzen sind, wenn alle konservativen Therapiemöglichkeiten ausgenutzt sind.

Intrathekale Kortikosteroide zeigten in einer Studie bei Patienten mit postzosterischer Neuralgie sehr positive Effekte (⇑) (Kotani et al. 2000). Hier ist allerdings eine Reproduktion erforderlich, da nachfolgende Einzelfallberichte diese Ergebnisse in Frage stellten.

Transkutane elektrische Nervenstimulation (TENS)

Wirkungsweise: Die Transmission nozizeptiver Aktivität in Neuronen des Hinterhorns kann durch Stimulation von schnell leitenden Aβ-Fasern der peripheren Nerven der entsprechenden Segmente gehemmt werden (Hammes et al. 2000).

Die klinische Anwendung dieses Konzepts ist die TENS, bei welcher periphere Nerven elektrisch über Hautelektroden gereizt werden. Die elektrischen Impulse der verschiedenen batteriegespeisten Reizgeräte sind in Reizform, Amplitude, Impulsdauer und Frequenz variabel. Gereizt wird entweder direkt über dem Schmerzareal oder dem Hauptnervenstamm, der das Schmerzgebiet innerviert, so dass die reizinduzierten Parästhesien den Schmerzort abdecken. Selten ist auch eine Reizung kontralateral zum Schmerzareal effektiv. Kontrollierte Studien fehlen (⇔).

Indikation: Trotz langer Erfahrung mit TENS ist deren Erfolg im Einzelfall unvorhersehbar, weshalb eine Probereizung erforderlich ist. Eine Schmerzminderung wird von bis zu 60% aller Patienten mit verschiedenartigen Schmerzsyndromen angegeben. Es sollte allerdings vermieden werden, die Elektroden direkt in Allodyniezonen zu kleben. Bei der postherpetischen Neuralgie hilft TENS nur bei erhaltener Hautsensibilität. Auch bei zentralen Schmerzen wurden gelegentliche Effekte einer TENS mit hohen oder mit niedrigen Frequenzen beobachtet (**B**).

Neuroelektrische Stimulation des Rückenmarks (SCS = spinal cord stimulation)

Wirkungsweise: Absteigende Hemmsysteme sollen durch über den Hintersträngen des Rückenmarks implantierte Elektroden elektrisch stimuliert werden. Vor einer endgültigen Elektrodenimplantation kann eine Probestimulation erfolgen.

Therapeutischer Wert: Langzeiteffekte sind bei Schmerzsyndromen unterschiedlicher Ätiologie variabel und finden sich bei 40–60% aller Patienten, wobei die für diese Verfahren ausgewählten Patienten meist mit anderen konservativen Therapiemethoden nicht therapierbar waren und damit eine ungünstige Selektion darstellen. Indiziert sind diese Verfahren bei chronischen austherapierten Patienten mit neuropathischen Schmerzen, insbesondere der Extremitäten. Das CRPS (⇑) Kemler et al., 2000) und Postamputationsschmerzen gelten als erfolgversprechende Indikationen, die jedoch noch weiterer klinischer Untersuchung unterzogen werden müssen.

Psychologische Schmerztherapie

Chronischer Schmerz ist nur vor dem Hintergrund eines „bio-psycho-sozialen Krankheitskonzepts" zu verstehen. Die Psychotherapie spielt in einem abgestimmten Therapiekonzept aus pharmako-, physio-, ergo-, sozio- und psychotherapeutischen Behandlungsangeboten eine bedeutende Rolle. Neuropathische Schmerzen führen zu einer raschen Chronifizierung mit oft sehr langem Krankheitsverlauf. Dieser geht meist mit psychischen Begleitreaktionen in unterschiedlichem Ausmaß einher (depressive Beschwerden, vegetative Symptome, störende Sinneswahrnehmungen etc.). Eine Psychotherapie ist vielfach unumgänglich und für den Erfolg eines multimodalen Therapiekonzepts mitentscheidend, da sie meist zu einer verbesserten Compliance und Lebensqualität der Patienten beiträgt. Im Vordergrund steht, dass die Patienten lernen, aktiv mit ihrem Schmerz umzugehen (Schmerzbewältigung). Unterschiedliche Verfahren stehen zur Verfügung. Kontrollierte Studien liegen allerdings nicht vor.

Physikalische Therapie und Ergotherapie

Physikalische Therapie und Ergotherapie umfassen ein weites Feld von Möglichkeiten und gelten als notwendige Bestandteile einer interdisziplinären Versorgung neuropathischer Schmerzpatienten. Ziel ist es nicht nur Schmerzen zu lindern, sondern Fehlregulationen zu beseitigen, pathologische Bewegungsabläufe zu kompensieren und eine adäquate Funktion zu erhalten. Aus der Vielzahl der angebotenen Therapieformen muss ein Behandlungsplan individuell auf die Bedürfnisse des einzelnen Patienten abgestimmt werden. Dies setzt eine differenzierte ärztliche Verordnung mit Angaben der Leitsymptomatik und der konkreten Therapieziele voraus (siehe auch „Heilmittelkatalog der physikalischen Therapie").

Neurochirurgische Verfahren

Alle neurochirurgisch-ablativen Verfahren (Zerstörung des nozizeptiven Systems zur Schmerzausschaltung) wie DREZ-Operationen (dorsal root entry zone) oder Chordotomien (Durchtrennung des Tractus spinothalamicus) induzieren eine Degeneration von Neuronen und können damit ihrerseits mit der Zeit zu chronischen Schmerzsyndromen führen. Diese Verfahren sind nur als Ultima Ratio bei Patienten mit einer deutlich eingeschränkten Lebenserwartung gerechtfertigt.

Verfahren zur Konsensbildung

Korrigiert durch die Kommission Leitlinien der DGN und den Vorstand der DGN.

Kooperationspartner und Sponsoren

Diese Leitlinie entstand ohne Einflussnahme oder Unterstützung durch die Industrie.

Expertengruppe

Prof. Dr. R. Baron, Sektion für Neurologische Schmerzforschung und Therapie, Klinik für Neurologie, Universitätsklinikum Schleswig-Holstein, Campus Kiel (Sprecher)
Prof. Dr. C. Sommer, Neurologische Klinik der Universität Würzburg
Prof. Dr. Dr. T. R. Tölle, Neurologische Klinik, Technische Universität München
Prof. Dr. F. Birklein, Neurologische Universitätsklinik Mainz
Priv.-Doz. Dr. G. Wasner, Sektion für Neurologische Schmerzforschung und Therapie, Klinik für Neurologie, Universitätsklinikum Schleswig-Holstein, Campus Kiel
In Zusammenarbeit mit dem BMBF-Verbund „Neuropathischer Schmerz" und der Deutschen Interdisziplinären Vereinigung für Schmerztherapie (DIVS)
Federführend: Prof. Dr. med. R. Baron, Sektion für Neurologische Schmerzforschung und Therapie, Klinik für Neurologie, Universitätsklinikum Schleswig-Holstein, Campus Kiel, Schittenhelmstr. 10, 24105 Kiel, Tel.: 0431/5978504
e-mail: r.baron@neurologie.uni-kiel.de

Literatur

Ametov, A. S., A. Barinov, P. J. Dyck, R. Hermann, N. Kozlova, W. J. Litchy et al. (2003): The sensory symptoms of diabetic polyneuropathy are improved with alpha-lipoic acid: the SYDNEY trial. Diabetes Care 26, 770–776.
Backonja, M., A. Beydoun, K. R. Edwards, S. L. Schwartz, V. Fonseca, M. Hes et al. (1998): Gabapentin for the symptomatic treatment of painful neuropathy in patients with diabetes mellitus: a randomized controlled trial. JAMA 280, 1831–1836.
Baron, R. (1997): Neuropathische Schmerzen – Pathophysiologische Konzepte, Prädiktoren und neue Therapieansätze. Akt. Neurologie 24, 94–102.
Baron, R. (2000a): Neuropathischer Schmerz – der lange Weg vom Mechanismus zur Mechanismen-orientierten Therapie. Anaesthesist 49, 373–386.
Baron, R. (2000b): Peripheral neuropathic pain: from mechanisms to symptoms. Clin. J. Pain 16, S12–20.
Baron, R., C. Maier (2000): Opioids in neuropathic pain. Akt Neurologie 27, 332–339.
Baron, R., J. Schattschneider, A. Binder, D. Siebrecht, G. Wasner (2002): Relation between sympathetic vasoconstrictor activity and pain and hyperalgesia in complex regional pain syndromes: a case-control study. Lancet 359, 1655–1660.
Baron, R. (2004): Post-herpetic neuralgia case study: optimizing pain control. Eur. J. Neurol. 11 Suppl. 1, 3–11.
Baron, R. (2005): Disease mechanisms in neuropathic pain: a clinical perspective Nature. Clinical Practice Neurology, in press.

Bennett, M. (2001): The LANSS Pain Scale: the Leeds assessment of neuropathic symptoms and signs. Pain 92, 147–157.

Berman, J. S., C. Symonds, R. Birch (2004): Efficacy of two cannabis based medicinal extracts for relief of central neuropathic pain from brachial plexus avulsion: results of a randomised controlled trial. Pain 112, 299–306.

Bernstein, J. E., N. J. Korman, D. R. Bickers, M. V. Dahl, L. E. Millikan (1989): Topical capsaicin treatment of chronic postherpetic neuralgia. J. Am. Acad. Dermatol. 21, 265–270.

Bouhassira, D., N. Attal, J. Fermanian, H. Alchaar, M. Gautron, E. Masquelier et al. (2004): Development and validation of the Neuropathic Pain Symptom Inventory. Pain 108, 248–257.

Boureau, F., P. Legallicier, M. Kabir-Ahmadi (2003): Tramadol in postherpetic neuralgia: a randomized, double-blind, placebo-controlled trial. Pain 104, 323–331.

Capsaicin Study Group (1992): Effect of treatment with capsaicin on daily activities of patients with painful diabetic neuropathy. Diabetes Care 15, 159–165.

Chadda, V. S., M. S. Mathur (1978): Double blind study of the effects of diphenylhydantoin sodium on diabetic neuropathy. J. Assoc. Physicians India 26, 403–406.

Cohen, K. L., S. Harris (1987): Efficacy and safety of nonsteroidal antiinflammatory drugs in the therapy of diabetic neuropathy. Arch. Intern. Med. 147, 1442–1444.

Collins, S. L., R. A. Moore, H. J. McQuay, P. Wiffen (2000): Antidepressants and anticonvulsants for diabetic neuropathy and postherpetic neuralgia: a quantitative systematic review. J. Pain Symptom Manage. 20, 449–458.

Cruccu, G., P. Anand, N. Attal, L. Garcia-Larrea, M. Haanpaa, E. Jorum et al. (2004): EFNS guidelines on neuropathic pain assessment. Eur. J. Neurol. 11, 153–162.

Dworkin, R. H., M. Backonja, M. C. Rowbotham, R. R. Allen, C. R. Argoff, G. J. Bennett et al. (2003a): Advances in neuropathic pain: diagnosis, mechanisms, and treatment recommendations. Arch. Neurol. 60, 1524–1534.

Dworkin, R. H., A. E. Corbin, J. P. Young (2003b): Pregabalin for the treatment of postherpetic neuralgia: a randomized, placebo-controlled trial. Neurology 22, 1274–1283.

Eisenberg, E., Y. Lurie, C. Braker, D. Daoud, A. Ishay (2001): Lamotrigine reduces painful diabetic neuropathy: a randomized, controlled study. Neurology 57, 505–509.

Eisenberg, E., G. Damunni, E. Hoffer, Y. Baum, N. Krivoy (2003): Lamotrigine for intractable sciatica: correlation between dose, plasma concentration and analgesia. Eur. J. Pain 7, 485–491.

Finnerup, N. B., S. H. Sindrup, F. W. Bach, I. L. Johannesen, T. S. Jensen (2002): Lamotrigine in spinal cord injury pain: a randomized controlled trial. Pain 96, 375–383.

Frampton, J. E., L. J. Scott (2004): Pregabalin in the treatment of painful diabetic peripheral neuropathy. Drugs 64, 2813–2820.

Frampton, J. E., R. H. Foster (2005): Pregabalin in the treatment of postherpetic neuralgia. Drugs 65, 111–118.

Freynhagen, R., K. Strojek, T. Griesing, E. Whalen, M. Balkenohl (2005): Efficacy of pregabalin in neuropathic pain evaluated in a 12-week, randomized, double-blind, multicenter, placebo-controlled trial of flexible and fixed dose regimens. Pain 115, 254–263.

Galer, B. S., M. P. Jensen (1997): Development and preliminary validation of a pain measure specific to neuropathic pain: the Neuropathic Pain Scale. Neurology 48, 332–338.

Galer, B. S., M. C. Rowbotham, J. Perander, E. Friedman (1999): Topical lidocaine patch relieves postherpetic neuralgia more effectively than a vehicle topical patch: results of an enriched enrollment study. Pain 80, 533–538.

Gimbel, J. S., P. Richards, R. K. Portenoy (2003): Controlled-release oxycodone for pain in diabetic neuropathy: A randomized controlled trial. Neurology 60, 927–934.

Göbel, H., T. Stadler (1997): Treatment of post-herpes zoster pain with tramadol. Results of an open pilot study versus clomipramine with or without levomepromazine. Drugs 53 Suppl. 2, 34–39.

Goldstein, D. J., Y. Lu, M. J.-Detke, T. C. Lee, S. Iyengar (2005): Duloxetin vs. placebo in patients with painful diabetic neuropathy. Pain 116, 109–118.

Gorson, K. C., C. Schott, R. Herman, A. H. Ropper, W. M. Rand (1999): Gabapentin in the treatment of painful diabetic neuropathy: a placebo controlled, double blind, crossover trial. J. Neurol. Neurosurg. Psychiatry 66, 251–252.

Gross, G., H. Schofer, S. Wassilew, K. Friese, A. Timm, R. Guthoff et al. (2003): Herpes zoster guideline of the German Dermatology Society (DDG). J. Clin. Virol. 26, 277–289.

Hammes, M. G., M. Bäcker, T. R. Tölle, B. Conrad (2000): Pain therapy. Value of unconventional methods. MMW 142, 41–44.

Harati, Y., C. Gooch, M. Swenson, S. Edelman, D. Greene, P. Raskin et al. (1998): Double-blind randomized trial of tramadol for the treatment of the pain of diabetic neuropathy. Neurology 50, 1842–1846.

Harke, H., P. Gretenkort, H. U. Ladleif, S. Rahman, O. Harke (2001): The response of neuropathic pain and pain in complex regional pain syndrome I to carbamazepine and sustained-release morphine in patients pretreated with spinal cord stimulation: a double-blinded randomized study. Anesth. Analg. 92, 488–495.

Huse, E., W. Larbig, H. Flor, N. Birbaumer (2001): The effect of opioids on phantom limb pain and cortical reorganization. Pain 90, 47–55.

Karst, M., K. Salim, S. Burstein, I. Conrad, L. Hoy, U. Schneider (2003): Analgesic effect of the synthetic cannabinoid CT-3 on chronic neuropathic pain: a randomized controlled trial. JAMA 290, 1757–1762.

Kemler, M. A., G. A. Barendse, M. van Kleef, H. C. de Vet, C. P. Rijks, C. A. Furnee et al. (2000): Spinal cord stimulation in patients with chronic reflex sympathetic dystrophy. N. Engl. J. Med. 343, 618–624.

Kennedy, W. R. (2004): Opportunities afforded by the study of unmyelinated nerves in skin and other organs. Muscle Nerve 29, 756–767.

Kotani, N., T. Kushikata, H. Hashimoto, F. Kimura, M. Muraoka, M. Yodono et al. (2000): Intrathecal methylprednisolone for intractable postherpetic neuralgia. N. Engl. J. Med. 343, 1514–1519.

Kramer, H. H., R. Rolke, A. Bickel, F. Birklein (2004): Thermal thresholds predict painfulness of diabetic neuropathies. Diabetes. Care 27, 2386–2391.

Leijon, G., J. Boivie (1989): Central post-stroke pain – a controlled trial of amitriptyline and carbamazepine. Pain 36, 27–36.

Lesser, H., U. Sharma, L. LaMoreaux, R. M. Poole (2004): Pregabalin relieves symptoms of painful diabetic neuropathy: a randomized controlled trial. Neurology 63, 2104–2110.

Max, M. B., S. C. Schafer, M. Culnane, R. Dubner, R. H. Gracely (1988): Association of pain relief with drug side effects in postherpetic neuralgia: a single-dose study of clonidine, codeine, ibuprofen, and placebo. Clin. Pharmacol. Ther. 43, 363–371.

Meier, T., G. Wasner, M. Faust, T. Kuntzer, F. Ochsner, M. Hueppe, R. Baron (2003): Efficacy of lidocaine patch 5% in the treatment of focal peripheral neuropathic pain syndromes: a randomized, double-blind, placebo-controlled study. Pain 106, 151–158.

Paice, J. A., C. E. Ferrans, F. R. Lashley, S. Shott, V. Vizgirda, D. Pitrak (2000): Topical capsaicin in the management of HIV-associated peripheral neuropathy. J. Pain Symptom Manage. 19, 45–52.

Pandey, C. K., N. Bose, G. Garg, N. Singh, A. Baronia, A. Agarwal et al. (2002): Gabapentin for the treatment of pain in guillain-barre syndrome: a double-blinded, placebo-controlled, crossover study. Anesth. Analg. 95, 1719–1723.

Raja, S. N., J. A. Haythornthwaite, M. Pappagallo, M. R. Clark, T. G. Travison, S. Sabeen et al. (2002): Opioids versus antidepressants in postherpetic neuralgia: a randomized, placebo-controlled trial. Neurology 59, 1015–1021.

Rasmussen, P. V., S. H. Sindrup, T. S. Jensen, F. W. Bach (2004): Symptoms and signs in patients with suspected neuropathic pain. Pain 110, 461–469.

Rice, A. S., S. Maton (2001): Gabapentin in postherpetic neuralgia: a randomised, double blind, placebo controlled study. Pain 94, 215–224.

Ries, M., E. Mengel, G. Kutschke, K. S. Kim, F. Birklein, F. Krummenauer, M. Beck (2003): Use of gabapentin to reduce chronic neuropathic pain in Fabry disease. J. Inherit. Metab. Dis. 26, 413–414.

Rowbotham, M. C., P. S. Davies, C. Verkempinck, B. S. Galer (1996): Lidocaine patch: double-blind controlled study of a new treatment method for post-herpetic neuralgia. Pain 65, 39–44.

Rowbotham, M., N. Harden, B. Stacey, P. Bernstein, L. Magnus-Miller (1998): Gabapentin for the treatment of postherpetic neuralgia: a randomized controlled trial. JAMA 280, 1837–1842.

Rowbotham, M. C., L. Twilling, P. S. Davies, L. Reisner, K. Taylor, D. Mohr (2003): Oral opioid therapy for chronic peripheral and central neuropathic pain. N. Engl. J. Med. 348, 1223–1232.

Rowbotham, M. C., V. Goli, N. R. Kunz, D. Lei (2004): Venlafaxine extended release in the treatment of painful diabetic neuropathy: a double-blind, placebo-controlled study. Pain 110, 697–706.

Sabatowski, R., R. Galvez, D. A. Cherry, F. Jacquot, E. Vincent, P. Maisonobe et al. (2004): Pregabalin reduces pain and improves sleep and mood disturbances in patients with post-herpetic neuralgia: results of a randomised, placebo-controlled clinical trial. Pain 109, 26–35.

Saudek, C. D., S. Werns, M. M. Reidenberg (1977): Phenytoin in the treatment of diabetic symmetrical polyneuropathy. Clin. Pharmacol. Ther. 22, 196–199.

Semenchuk, M. R., S. Sherman, B. Davis (2001): Double-blind, randomized trial of bupropion SR for the treatment of neuropathic pain. Neurology 57, 1583–1588.

Serpell, M. G. (2002): Gabapentin in neuropathic pain syndromes: a randomised, double-blind, placebo-controlled trial. Pain 99, 557–566.

Simpson, D. M., J. C. McArthur, R. Olney, D. Clifford, Y. So, D. Ross et al. (2003): Lamotrigine for HIV-associated painful sensory neuropathies: a placebo-controlled trial. Neurology 60, 1508–1514.

Sindrup, S. H., L. F. Gram, K. Brosen, O. Eshoj, E. F. Mogensen (1990): The selective serotonin reuptake inhibitor paroxetine is effective in the treatment of diabetic neuropathy symptoms. Pain 42, 135–144.

Sindrup, S. H., T. S. Jensen (1999): Efficacy of pharmacological treatments of neuropathic pain: an update and effect related to mechanism of drug action. Pain 83, 389–400.

Sindrup, S. H., G. Andersen, C. Madsen, T. Smith, K. Brosen, T. S. Jensen (1999): Tramadol relieves pain and allodynia in polyneuropathy: a randomised, double-blind, controlled trial. Pain 83, 85–90.

Sindrup, S. H., F. W. Bach, C. Madsen, L. F. Gram, T. S. Jensen (2003): Venlafaxine versus imipramine in painful polyneuropathy: a randomized, controlled trial. Neurology 60, 1284–1289.

Sommer, C. (2003a): Painful neuropathies. Curr. Opin. Neurol. 16, 623–628.

Sommer, C. (Hrsg.; 2003b): Therapie neuropathischer Schmerzsyndrome. Unimed-Verlag, Bremen.

Sorgatz, H., G. Hege-Scheunig, A. Kopf, R. Sabatowski, M. Schäfer, C. Stein, T. R. Tölle, A. Willweber-Strumpf (2002): Konsensbildung zu Opioidlangzeitanwendung bei nicht tumorbedingten Schmerzen. Deutsches Ärzteblatt 99, A2180–2185.

Svendsen, K. B., T. S. Jensen, F. W. Bach (2004): Does the cannabinoid dronabinol reduce central pain in multiple sclerosis? Randomised double blind placebo controlled crossover trial. BMJ 329, 253–261.

Tai, Q., S. Kirshblum, B. Chen, S. Millis, M. Johnston, J. A. DeLisa (2002): Gabapentin in the treatment of neuropathic pain after spinal cord injury: a prospective, randomized, double-blind, crossover trial. J. Spinal Cord Med. 25, 100–105.

Tölle, T. R., B. Conrad (2001): Evidenz-basierte Therapie neuropathischer Schmerzen. Nervenheilkunde 20, 158–161.

Tölle, T. R., R. Baron (2002): Neuropathische Schmerzen: Auf dem Weg vom Mechanismus zur Therapie. Fortschritte der Medizin 120, 49–58.

Vestergaard, K., G. Andersen, H. Gottrup, B. T. Kristensen, T. S. Jensen (2001): Lamotrigine for central poststroke pain: a randomized controlled trial. Neurology 56, 184–190.

Wasner, G., R. Baron (1998): Zentrale Schmerzen – Klinik, Pathophysiologische Konzepte und Therapie. Akt. Neurologie 25, 269–276.

Watson, C. P., R. J. Evans (1992): The postmastectomy pain syndrome and topical capsaicin: a randomized trial. Pain 51, 375–379.

Watson, C. P., N. Babul (1998): Efficacy of oxycodone in neuropathic pain: a randomized trial in postherpetic neuralgia. Neurology 50, 1837–1841.

Watson, C. P., D. Moulin, J. Watt-Watson, A. Gordon, J. Eisenhoffer (2003): Controlled-release oxycodone relieves neuropathic pain: a randomized controlled trial in painful diabetic neuropathy. Pain 105, 71–78.

Wulf, H., C. Maier, H. A. Schele (1991): The treatment of zoster neuralgia. Anaesthesist 40, 523–529.

Ziegler, D., M. Hanefeld, K. J. Ruhnau, H. P. Meissner, M. Lobisch, K. Schutte et al. (1995): Treatment of symptomatic diabetic peripheral neuropathy with the anti-oxidant alpha-lipoic acid. A 3-week multicentre randomized controlled trial (ALADIN-Study). Diabetologia 38, 1425–1433.

Ziegler, D., M. Reljanovic, H. Mehnert, F. A. Gries (1999a): Alpha-lipoic acid in the treatment of diabetic polyneuropathy in Germany: current evidence from clinical trials. Exp. Clin. Endocrinol. Diabetes 107, 421–430.

Ziegler, D., M. Hanefeld, K. J. Ruhnau, H. Hasche, M. Lobisch, K. Schutte et al. (1999b): Treatment of symptomatic diabetic polyneuropathy with the antioxidant alpha-lipoic acid: a 7-month multicenter randomized controlled trial (ALADIN III Study). ALADIN III Study Group. Alpha-Lipoic Acid in Diabetic Neuropathy. Diabetes Care 22, 1296–1301.

Ziegler, D., H. Nowak, P. Kempler, P. Vargha, P. A. Low (2004): Treatment of symptomatic diabetic polyneuropathy with the antioxidant alpha-lipoic acid: a meta-analysis. Diabet. Med. 21, 114–121.

Erkrankung der Muskulatur und der motorischen Endplatte

Diagnostik von Myopathien

Was gibt es Neues?

- Etwa 50% aller erblichen Myopathien können bei adäquater Diagnostik mittlerweile exakt einem molekularen Defekt zugeordnet werden.
- Die Einschlusskörperchenmyositis (inclusion body myositis; IBM) ist die häufigste, erworbene Myopathie bei Erwachsenen über 50 Jahre.
- Die exakte Diagnosestellung von Myopathien ist von hoher Bedeutung für Therapie, Prognose, Vermeiden von Komplikationen und ggf. genetischer Beratung.
- Trotz der Fortschritte in der molekulargenetischen Diagnostik ist in den meisten Fällen weiterhin eine Muskelbiopsie indiziert, die an einem myopathologischen Zentrum mit allen modernen Möglichkeiten der technischen Diagnostik untersucht werden sollte.

Die wichtigsten Empfehlungen auf einen Blick

- Symmetrische, proximale Paresen ohne Sensibilitätsstörung sind starke klinische Hinweise auf das Vorliegen einer Myopathie, es gibt jedoch auch andere Verteilungsmuster (**A**).
- Muskelschmerzen ohne Paresen sprechen eher gegen das Vorliegen einer Myopathie, bei akutem Beginn ist eine entzündliche Myopathie möglich (**B**).
- Eine über Monate bestehende Erhöhung der Kreatinkinase auf mehr als das Fünffache des Normalwerts ist ein starker Hinweis auf das Vorliegen einer Myopathie, ein normaler CK-Wert schließt eine Myopathie jedoch nicht aus (**A**).
- Myopathien sind insgesamt selten; die häufigsten Myopathien im Kindesalter sind erbliche Myopathien, die häufigsten Myopathien im Erwachsenenalter sind entzündliche Myopathien (**A**).
- Die exakte Diagnostik einer Myopathie sollte immer angestrebt werden und erfordert in der Regel eine Gewebeentnahme an einem hochspezialisierten Zentrum mit entsprechender Erfahrung in der Myopathologie. In bestimmten Fällen kann eine molekulargenetische Diagnostik primär zielführend sein (z. B. OPMD, FSHD, DM1, DM2, DMD) (**A**).
- In der Regel sollten bei Patienten mit Myopathien Herz- und Lungenfunktion untersucht werden (**B**).

Vorbemerkung

Die Labormethoden zur diagnostischen Aufdeckung von Krankheiten, die den Muskel betreffen oder ihn zumindest beteiligen, reichen von einfach durchzuführenden, aber relativ unspezifischen Laboruntersuchungen bis zu arbeitsaufwendigen Verfahren, die nicht selten nur Speziallaboratorien vorbehalten bleiben. Dabei kommt nach wie vor der feingeweblichen Untersuchung eines Biopsats große Bedeutung zu. Eine genaue klinische Untersuchung und die exakte Bewertung der Symptome weist häufig die Richtung, in die der weitere diagnostische Weg zu führen hat.

Strategien zur Differenzierung angeborener und erworbener Myopathien

Wenn in der **Eigenanamnese** die Symptome **Muskelschwäche** und **Muskelatrophie** im Vordergrund stehen, bedürfen sie einer eingehenden, durch gezielte Befragung ergänzten Analyse. Vor allem bei Muskelschwäche sind genaue Angaben über

- deren Hauptlokalisation,
- den zeitlichen Verlauf ihrer Entstehung und Ausbreitung,
- ihr Ausmaß (praktische Beispiele für die konkrete Bewegungsbehinderung) und
- die besondere Verlaufscharakteristik (z. B. episodisch, schubweise oder langsam progredient)

der Grundstein für die richtige Diagnose.

Anamnese

Die zeitliche Zuordnung von **Muskelatrophien**, die dem Patienten auffallen, zur entsprechenden **Muskelschwäche** ist von vorrangiger Bedeutung. Fakultative Zusatzsymptome, obenan der **Muskelschmerz**, bedürfen einer ähnlich eingehenden anamnestischen Eingrenzung. Nur der muskelkaterähnliche, tief im Inneren der großen Extremitätenmuskeln empfundene Schmerz kann als Charakteristikum einer **Myopathie** gelten. Die viel häufigeren schmerzhaften Muskelverspannungen mit sog. Triggerpoints beim myofaszialen Schmerzsyndrom sind streng abzugrenzen von Muskelschmerzen bei Myopathien. Verlaufsbesonderheiten des Muskelschmerzes, vor allem die Frage seiner Abhängigkeit von Muskelarbeit, sind zu analysieren. Weiterhin ist nach Muskelzuckungen als Hinweis auf Faszikulationen und nach Muskelkrämpfen zu fragen.

Eine große Zahl neuromuskulärer Erkrankungen ist hereditär. Generell sollte bei der **Familienanamnese** versucht werden, von mindestens zwei Generationen in der Aszendenz detaillierte Angaben zu erhalten, wobei die Frage nach einer möglichen Konsanguinität wichtig ist. Weiterhin ist in Kenntnis der Tatsache, dass speziell autosomal dominante Erkrankungen ein sehr variantenreiches Erscheinungsbild zeigen können, nach subtilen Symptomen zu fragen; man sollte sich alte Fotografien zeigen lassen und ggf. auch von der Möglichkeit Gebrauch machen, erreichbare Familienangehörige selbst zu untersuchen. Die Einstufung eines Krankheitsbildes als sporadischen Fall einer hereditären Erkrankung kann erst nach Ausschöpfung all dieser Bemühungen erfolgen.

Leitsymptome

Hauptbefund Muskelschwäche

Die bei Muskelkrankheiten oft ganz im Vordergrund stehende Angabe der **Muskelschwäche** ist ein zunächst vieldeutiges Symptom, welches im Wesentlichen von dissoziativen Störungen auf der einen und einer sog. Allgemeinsymptomatik bei internistischen Erkrankungen auf der anderen Seite abgegrenzt werden muss. Neben weiteren Zusatzsymptomen hilft die Lokalisation der angegebenen Schwäche bei den differenzialdiagnostischen Überlegungen. Myopathien lassen in der Mehrzahl der Fälle eine Bevorzugung der proximalen Extremitätenmuskulatur, meist unter Einschluss des Rumpfes, gelegentlich auch des Gesichts erkennen. Bei Erkrankungen des peripheren Nervensystems stehen dagegen häufig distale Muskelgruppen im Vordergrund. Generell zu differenzieren ist zwischen einer dauerhaften Muskelschwäche, welche sich bei Anstrengungen meist verstärkt, und einer episodisch auftretenden Symptomatik.

Hauptbefund Muskelatrophie

Entscheidende differenzialdiagnostische Bedeutung kommt der Frage zu, ob und, wenn ja, in welchem Grad die klinisch schwachen Muskeln auch atrophisch sind. Hier muss allerdings einschränkend immer bedacht werden, dass subkutanes Fettgewebe sichtbare Atrophien kaschieren kann. Dies ist jedoch im Regelfall durch eine sorgfältige Palpation aufzudecken.

Klinische Differenzialdiagnose neuromuskulärer Systemerkrankungen

Motorisches Kardinalsymptom aller neuromuskulären Erkrankungen ist eine schlaffe, mit Muskelatrophien einhergehende **Parese**. Diese findet sich sowohl bei Schädigungen des peripheren Nervensystems als auch der Muskulatur. Ausnahmen stellen lediglich die Erkrankungen der motorischen Endplatte und der Muskelfasermembran (Myasthenie und Myotonie) dar.

Lokalisatorisch ist von Bedeutung, ob die Symptome symmetrisch oder asymmetrisch oder gar einseitig erscheinen. Bei systemischen Schädigungen sind symmetrische Ausfälle, bei lokalisierten einseitige Manifestationen zu erwarten. Systemische Erkrankungen des Muskels manifestieren sich vor allem und zunächst in proximalen Muskeln. Es gibt allerdings seltene Myopathien, bei denen von Beginn an distale Muskelgruppen mit betroffen sind oder sogar klinisch im Vordergrund stehen (sog. distale Myopathien). Bei Säuglingen ist häufig die allgemeine Muskelhypotonie das führende klinische Bild (sog. Floppy-Infant-Syndrom).

Seltenere klinische Zusatzsymptome bei bestimmten Myopathien

Besonderheiten in der Verteilung sind
- eine Beteiligung der mimischen Muskulatur (Facies myopathica), insbesondere bei der facio-scapulo-humeralen Muskeldystrophie,
- eine Beteiligung der extraokulären Muskeln (Ptosis, Einschränkung der Bulbusmotilität), vor allem bei myotonen Myopathien, mitochondrialen Myopathien,
- Beteiligungen der oropharyngealen Muskulatur, vor allem bei der seltenen okulopharyngealen Muskeldystrophie, aber auch bei Myositiden,
- Beteiligung der Nackenmuskulatur, insbesondere bei entzündlichen Muskelerkrankungen,
- Beteiligung der paraspinalen Muskulatur, vor allem bei progressiven Muskeldystrophien sowie einigen seltenen hereditären Myopathien,
- Beteiligung der Atemmuskulatur, vor allem bei den progressiven Muskeldystrophien und einigen seltenen kongenitalen Myopathien,
- Kontrakturen (kongenitale Myopathien mit Strukturbesonderheiten; Emery-Dreifuss-Muskeldystrophie).

Beteiligung anderer Organe:
- Bei der Beteiligung anderer Organe steht das **Herz** häufig im Vordergrund. Wenn viele andere Organsysteme betroffen sind, ist insbesondere an eine mitochondriale Erkrankung zu denken.
- Zentralnervöse Beteiligungen (kongenitale Muskeldystrophien, insbesondere MEB und WWS; DMD; -DM1).

Diagnostik

Labordiagnostik

Die Bestimmung der **Kreatinkinase (CK)** erlaubt einen einfachen und schnellen Überblick über das Ausmaß des Muskelfaseruntergangs, sie gibt in der Regel aber keinen eindeutigen Hinweis auf den Grund des Zelluntergangs und damit auf die zugrunde liegende Erkrankung. Als Grundregel gilt: Die CK-Erhöhung sollte mindestens einmal bestätigt werden, wobei auf körperliche Schonung vor der Kontrolluntersuchung geachtet werden muss! Im Allgemeinen gilt die Faustregel, dass eine CK über 1000 U/l (normal < 180 U/l) auf eine primär myogene Ursache hindeutet.

Die Bestimmung der **Autoantikörper** bei Myositiden hat meist nur eine Bedeutung in der Diagnostik von akuten Verlaufsformen der Dermatomyositis und von sog. Overlap-Syndromen. Es kommen dabei sowohl antinukleäre Antikörper (z. B. Anti-PMSCL) als auch antizytoplasmatische Antikörper (z. B. JO1) vor.

Die Untersuchung des Muskels unter **Belastungsbedingungen** differenziert vor allem metabolische Myopathien. Ein relativ einfacher Screening-Test ist der nichtischämische Arbeitsversuch. Beim **Myoadenylatdesaminase-Mangel** ist der fehlende **Ammoniakanstieg** richtungweisend, der Nachweis der fehlenden Enzymaktivität am Muskelschnitt wie im Muskelhomogenat ist beweisend. Ein fehlender Laktatanstieg weist auf einen Defekt im Glykogen- oder Glukosestoffwechsel hin.

Elektrophysiologische Untersuchungsmethoden

Die Elektrophysiologie sollte als Hilfsuntersuchung für die Diagnose einer Muskelerkrankung herangezogen werden, aber nie als einziger Befund zur Diagnosestellung dienen. Es sollte unbedingt darauf geachtet werden, dass bei den im Allgemeinen symmetrischen Muskelerkrankungen die Muskelbiopsie am kontralateralen Muskel durchgeführt wird, da durch die EMG-Untersuchung auch Muskelfaseruntergänge mit zellulärer Abräumreaktion ausgelöst werden können und dann falsch-positiv als Hinweis für eine Myopathie gewertet werden.

Bildgebende Untersuchungen: Myosonographie, Computertomographie und Kernspintomographie

Die **Myosonographie** ist eine wichtige Basisuntersuchung zur Überprüfung der klinisch festgestellten Beteiligung der Muskulatur sowie zur Verlaufsbeobachtung.

Die **Computertomographie** hat bei systemischen Myopathien ihren Stellenwert zugunsten der Kernspintomographie weitgehend verloren. Einsatzgebiete sind nur mehr lokale Muskelveränderungen und Muskelverkalkungen.

Die **Kernspintomographie** ist das wichtigste bildgebende Verfahren bei entzündlichen Muskelkrankheiten. Bei akuten Myositiden kann das Muskelödem dokumentiert werden. Bei chronischen Myositiden kann durch den Einsatz fettunterdrückender Untersuchungssequenzen eine für die Biopsie noch besonders geeignete Stelle festgelegt werden, bei der noch keine vollständige fettige Transformation des Muskels erfolgt ist.

Morphologische Untersuchungsmethode

Die Untersuchung der Muskelbiopsie gehört wegen der Vielfalt der heute möglichen und erforderlichen Techniken in die Hände von Spezialabors.

Für die Auswahl des **Biopsieortes** gilt als Faustregel, dass ein Extremitätenmuskel gewählt werden sollte, der im Verteilungsmuster der Erkrankung nicht allzu stark betroffen ist.

Für die **morphologische Diagnostik** bieten sich histologische, histochemische, immunhistochemische und elektronenmikroskopische Techniken an. Diese Untersuchungstechniken erfordern 3 Arten der unmittelbar postoperativen Gewebsverarbeitung, nämlich

- Tieffrieren des unfixierten Muskels in flüssigem Stickstoff für biochemische Untersuchungen,
- für Histochemie und die meisten immunhistochemischen Untersuchungen Fixation in gepuffertem Glutaraldehyd für Semidünnschnitte/Elektronenmikroskopie sowie
- Fixation in Formalin oder einem anderen Fixativ für die Routinehistologie.

Molekulargenetische Untersuchung

Wie allgemein üblich sollten an die molekulargenetischen Untersuchungen hohe ethische Anforderungen gestellt werden und die Beratung durch ein entsprechend geschultes humangenetisches Zentrum durchgeführt werden. Der Hauptstellenwert von humangenetischen Untersuchungen liegt heutzutage noch in der prognostischen Einordnung sowie der Familienberatung bei hereditären Myopathien, wird aber in Zukunft auch zunehmend wichtig für therapeutische Entscheidungen. Insbesondere bei fehlendem Hinweis auf Heredität wird das bioptische Vorgehen meist genetischen Verfahren vorausgehen müssen. Ausnahmen sind aufgrund der relativ typischen Klinik die Muskeldystrophie Duchenne, die fazioskapulohumerale Muskeldystrophie, die myotone Dystrophie 1 und 2, die Emery-Dreifuss-Muskeldystrophie sowie die okulopharyngeale Muskeldystrophie. Einsendungen zur molekulargenetischen Diagnostik mit einem differenzialdiagnostisch weit gestreuten Suchauftrag sind in der Regel unsinnig, der enge Verdacht auf das Vorliegen einer definierten Entität muss gegeben sein.

Tabelle 1 Wegweiser zur neurologisch-topischen Differenzialdiagnostik neuromuskulärer Systemerkrankungen. Die meist in Kombination, selten allein, zur richtigen klinischen Verdachtsdiagnose führenden pathologischen Symptome sind durch verschiedene Raster hervorgehoben. Normalbefunde dienen der Differenzialdiagnose

	Klinisches Beispiel	Permanente Muskelschwäche, Muskelatrophie	Reflexe	Faszikulationen	Sensibilitätsstörungen	Trophische Störungen	Besondere klinische Symptome
Vorderhorn	spinale Muskelatrophie						
Wurzel	Polyradikulitis				(hintere Wurzel)		
Plexus	neuralgische Plexusamyotrophie		(fehlend)		(nicht obligat)		
Peripherer Nerv	Polyneuropathie						
Neuromuskuläre Übertragung	Myasthenie						
Muskelfasermembran	Myotonie						myasthene Reaktion, myotone Reaktion
Muskelfaser	Myopathie Myositis		abgeschwächt				

Hilfen zur diagnostischen Zuordnung

Hilfen zur diagnostischen Zuordnung der wichtigsten Formen angeborener und erworbener Myopathien werden in den nachfolgenden Tabellen gegeben (**Tabellen 1, 2, 3**). Unter den hereditären Myopathien kommt den **progressiven Muskeldystrophien** (**Abbildung 1**) insofern eine besondere diagnostische Herausforderung zu, als die meisten dieser Krankheiten Zytoskelettdefekte sind, wobei das fehlende Genprodukt mit morphologischen Techniken (Immunhistochemie, Immunoblot) bestimmt werden muss und zusätzlich im Nachweis der genetischen Störung molekularbiologische Untersuchungsmethoden zur Verfügung stehen. Die Gruppe der **kongenitalen Myopathien** mit Strukturbesonderheiten ist eine Domäne der Muskelbiopsie, insbesondere mit speziellen Zusatztechniken; besonders wichtig ist hier die Elektronenmikroskopie. In der Gruppe der **immunogenen Myositiden** sind immunhistologische bzw. elektronenmikroskopische Zusatzuntersuchungen der Muskelbiopsie obligat. Bei den **metabolischen Myopathien**, Störungen des Glukose-, Glykogen- und Fettstoffwechsels des Muskels, stehen klinisch entweder atrophe Paresen (z.B. Morbus Pompe) oder Rhabdomyolysen (z.B. McArdle; CPTII-Mangel) im Vordergrund; histologisch zeigen sich Glykogen- und/oder Fettspeicherung. Zur Bestimmung des Defekts sind zusätzliche biochemische Untersuchungen erforderlich. Bei den **mitochondrialen Myopathien** finden sich häufig zusätzliche Symptome anderer Organsysteme (z.B. Diabetes, Taubheit, Neuropathie, Epilepsie etc.), histologisch findet sich häufig eine abnorme Mitochondrienvermehrung in einzelnen Muskelfasern (Ragged Red Fibers). Zur Bestimmung des Defekts sind zusätzliche biochemische und genetische Untersuchungen erforderlich.

Teile dieses Beitrags wurden mit freundlicher Genehmigung des Verlags entnommen aus: Jaksch, M., D. Pongratz, K.-D. Gerbitz: Das Labor-Diagnose-Buch. Herausgeber: Guder und Nolte; Elsevier 2005, in Druck.

Tabelle 2 Hereditäre und erworbene Myopathien

I	Hereditäre Myopathien: 1. Progressive Muskeldystrophien 2. Kongenitale Myopathien mit Strukturbesonderheiten (z.B. Central Core Disease) 3. Metabolische Myopathien: • mit progredienter Muskelschwäche und -atrophie (z.B. Morbus Pompe) • mit belastungsabhängigen, schmerzhaften Kontrakturen (z.B. McArdle-Syndrom) • mit rezidivierenden Rhabdomyolysen (z.B. Karnitinpalmitoyltransferasemangel)
II	Erworbene Myopathien: 1. Myositiden • erregerbedingt • immunogen 2. Toxische Myopathien 3. Endokrine Myopathien

Tabelle 3 Hilfen zur diagnostischen Zuordnung der wichtigsten Formen hereditärer und erworbener Myopathien

	Progressive Muskeldystrophie Typ Duchenne-Becker	Gliedergürteldystrophie (LGMD)	Fazioskapulohumerale Muskeldystrophie (FSHD)	Kongenitale Myopathien mit Strukturbesonderheiten	Immunogene Myositiden
Labor	CK +++	CK ++	CK +	CK (+)	CK ++ bis +++ myositisspezifische Autoantikörper (vor allem bei akuten Formen)
Bildgebung	Kernspintomographie (vor allem bei fortgeschrittenen Fällen)	Kernspintomographie (vor allem bei fortgeschrittenen Fällen)	Kernspintomographie (vor allem bei fortgeschrittenen Fällen)	Kernspintomographie (vor allem bei fortgeschrittenen Fällen)	Kernspintomographie mit STIR-Sequenz (Muskelödem)
Biopsie	Routine Enzymhistologie Immunhistologie Dystrophin **Western-Blot-Dystrophin**	Routine Enzymhistologie Immunhistologie Dystrophin 1–3 Dysferlin α-Dystroglycan Sarkoglycane (α, α, α, α) Caveolin-3 **Western-Blot** (einschließlich Calpain zur Absicherung)	nur zur Differenzialdiagnose, sofern Molekularbiologie nicht eindeutig	Routine Enzymhistologie **Elektronenmikroskopie**	Routine; Enzymhistologie; Immunhistologie; B-Zellen, CD4-Zellen, CD8-Zellen, Makrophagen, C5/B9-Komplement; MHC-Klasse 1-Antigene; **Elektronenmikroskopie (obligat bei Verdacht auf Einschlusskörpermyositis, wünschenswert bei Verdacht auf Dermatomyositis)**
Molekularbiologie	Deletionsnachweis (ca. 60%) Punktmutationen noch nicht Routine	nur ergänzend	verkürztes DNA-Fragment auf Chromosom 4 (80%)	nur ergänzend	nein

Die diagnostisch relevante Untersuchung ist hervorgehoben.

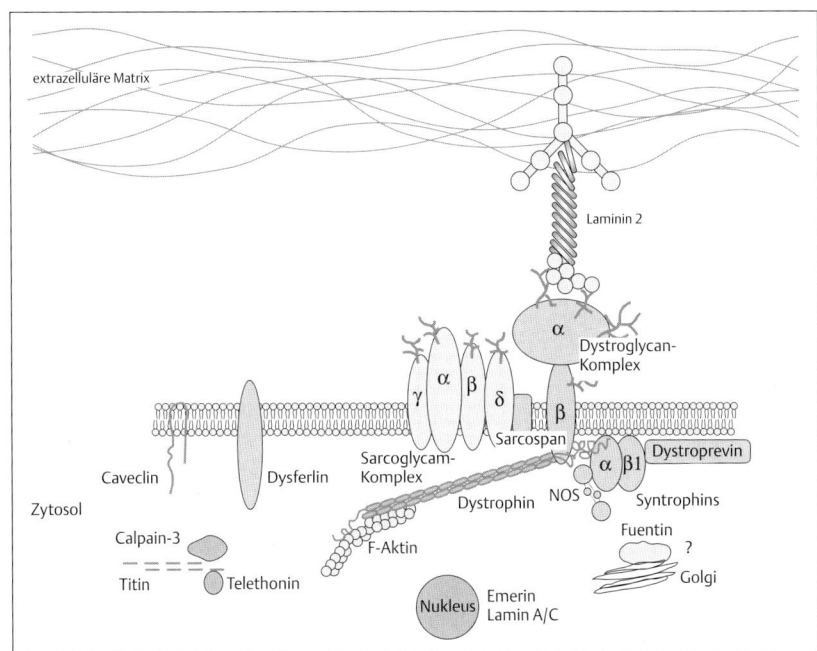

Abbildung 1 Progressive Muskeldystrophien.

Expertengruppe

Prof. Dr. med. D. Pongratz, Friedrich-Baur-Institut der Medizinischen Fakultät, Neurologische Klinik und Poliklinik, Ludwig-Maximilians-Universität München

Prof. Dr. med. H. Lochmüller, Friedrich-Baur-Institut der Medizinischen Fakultät, Neurologische Klinik und Poliklinik, Ludwig-Maximilians-Universität München

Prof. Dr. med. A. Ludolph, Neurologische Klinik, Universität Ulm

Priv.-Doz. Dr. med. R. Schröder, Neurologische Klinik, Universität Bonn

Prof. Dr. med. S. Zierz, Universitätsklinik für Neurologie, Martin-Luther-Universität Halle

Federführend: Prof. Dr. med. D. Pongratz, Ltd. Arzt des Friedrich-Baur-Instituts bei der Medizinischen Fakultät an der Neurologischen Klinik und Poliklinik der Ludwig Maximilians Universität München Ziemssenstraße 1, D–80336 München, Tel.: 0049–(0)–89-51 60–74 00, Fax: 0049–(0)–89-51 60–74 02.

e-mail: dieter.pongratz@med.uni-münchen.de

Wichtige URLs

http://www.dgm.org
http://www.md-net.org
http://www.neuro.wustl.edu/neuromuscular/

Literatur

Disorders of voluntary muscle (2001), Karpati, G., D. Hilton-Jones, R. C. Griggs (editors). Cambridge University Press, Cambridge.

Muskelerkrankungen (2003), Zierz, S., F. Jerusalem (Hrsg.), 3. Auflage 2003. Thieme, Stuttgart.

Muskelkrankheiten – Grundlagen, Diagnostik und Therapie (2004), Spuler, S., A. von Moers (Hrsg.). Schattauer, Stuttgart.

Myology (2003), Engel, A. G., C. Franzini-Armstrong C. (editors), second edition, volume 2, McGraw-Hill, Inc., Health Professions Division, USA.

Neuromuskuläre Erkrankungen – Diagnostik, interdisziplinäre Therapie und Selbsthilfe (2002), Pongratz, D., S. Zierz (Hrsg.). Deutscher Ärzte-Verlag, Köln.

Structural and molecular basis of skeletal muscle diseases (2002). Karpati, G. (editor). ISN Neuropath Press, Basel.

Crampi/Muskelkrampf

Was gibt es Neues?

Die Datenbankrecherche erbrachte keine neuen, leitlinienrelevanten Publikationen zum Kapitelthema.

Die wichtigsten Empfehlungen auf einen Blick

- Symptomatische Ursachen für Muskelkrämpfe sind auszuschließen.
- Im akuten Fall soll der verkrampfte Muskel gedehnt oder die Antagonisten angespannt werden.
- Bei nächtlichen Wadenkrämpfen sollten regelmäßige Dehnübungen der Wadenmuskeln durchgeführt werden (**B**). Magnesium ist wahrscheinlich wirksam (**A**), Chinidin ist wirksam, sollte wegen der (seltenen) schweren Nebenwirkungen aber erst in zweiter Linie eingesetzt werden (**A**).
- Bei Muskelkrämpfen in der Schwangerschaft ist Magnesium wirksam (**A**).

Definition

Der Muskelkrampf (IDC 10: R25.2 Krämpfe und Spasmen der Muskulatur; MeSH Heading: Muscle Cramp) ist eine ausgeprägte, schmerzhafte und unwillkürliche Kontraktion eines Teils oder der Gesamtheit eines Muskels oder einer umschriebenen Muskelgruppe, die mit einer tastbaren Verhärtung einhergeht. Der Muskelkrampf ist kurz dauernd (Sekunden bis Minuten) und selbstlimitierend.

Der **gewöhnliche Muskelkrampf (Ordinary Cramp)** tritt ohne erkennbare Ursache auf. Er manifestiert sich oft in Ruhe und während der Nacht und betrifft ganz überwiegend die Muskeln der Wade und des Fußgewölbes (Butler et al. 2002). Eine Verkürzung des Muskels erleichtert die Auslösung des Krampfes. Der gewöhnliche Muskelkrampf wird neurogen in den intramuskulären Anteilen der efferenten Axone ausgelöst (Layzer 1994a). Es gibt Hinweise auf eine Beteiligung afferenter/spinaler Mechanismen (Dehnungsrezeptoren in Sehnen und Muskeln; Bentley 1996, Schwellnus et al. 1997). Elektromyographisch wird der Muskelkrampf von hochfrequenten Entladungen von Aktionspotenzialen begleitet.

Symptomatische Muskelkrämpfe (Layzer 1994b, McGee 1990) treten auf bei

- körperlicher Arbeit oder sportlicher Belastung, insbesondere unter Hitzebelastung,
- Schwangerschaft,
- Hypovolämie, hypotoner Dehydratation (Hyponatriämie) und unter der Hämodialyse,
- Erkrankungen des zweiten Motoneurons (Polyneuropathien, Zustand nach Poliomyelitis, amyotrophe Lateralsklerose, traumatische Nervenläsion),
- endokrinen Erkrankungen (Hyperthyreose, Morbus Addison),
- Leberzirrhose,
- Alkohol und Medikamenten (ß-Sympathomimetika, ß-Rezeptorenblocker mit partiell agonistischer Aktivität, Kalzium-Antagonisten, Statine und Clofibrinsäurederivate, Diuretika (Dewarrat et al.1994, Zimlichman et al. 1991),
- hereditärer Herkunft (sehr selten).

Schmerzhafte Muskelkontraktionen anderer Genese müssen abgegrenzt werden:

- zentrale Störungen der Motorik (spastische Tonuserhöhung, Dystonie),
- Störungen der spinalen Inhibition (Tetanus, Strychninvergiftung, stiff-man-Syndrom),
- Störungen des motoneuronalen Membranpotenzials (Tetanie [Hypokalzämie, Hypomagnesiämie], Neuromyotonie),
- myogene Überaktivität (Kontraktur [Hypothyrose, metabolische Myopathien, Brody-Syndrom], Myotonie),
- ischämischer Muskelschmerz.

Untersuchungen

Notwendig

- Anamnese der Provokationssituation
- Familienanamnese
- Medikamentenanamnese
- Neurologischer Status mit besonderer Berücksichtigung der oben angeführten Ursachen symptomatischer Muskelkrämpfe und alternativer Ursachen schmerzhafter Muskelkontraktionen
- Blutuntersuchungen: Elektrolytwerte inklusive Magnesium, Nieren- und Leberwerte, Blutzucker, Schilddrüsenhormone, Kreatinkinase

Im Einzelfall erforderlich

Bei Hinweisen auf symptomatische Muskelkrämpfe oder alternative Ursachen schmerzhafter Muskelkontraktionen schließen sich entsprechende Untersuchungen an, z. B.
- Blutuntersuchungen: Kortisol und Aldosteron, Serumlaktat,
- elektrophysiologische Untersuchungen: Elektromyographie, Neurographie,
- Funktionsuntersuchungen: Ischämie-Arbeitstest, dopplersonographische Untersuchung der arteriellen Beindurchblutung.

Therapie

Erste physikalische Behandlungsmaßnahme im akuten Fall ist die Dehnung der verkrampften Muskulatur und/oder die Anspannung der Antagonisten der betroffenen Muskeln (⇔).

Bei nächtlichen Wadenkrämpfen können regelmäßige passive Dehnübungen versucht werden (Daniell 1979): mehrmals am Tag wiederholtes Vorbeugen des Körpers im Stand unter Erhalt des Bodenkontakts der Fersen; unter Abstützung durch die Arme gegen eine ca. 1 m entfernte Wand kann die Übung auch von Älteren durchgeführt werden (⇔). Chininsulfat oder Hydrochinin 200–400 mg zur Nacht ist wirksam (Diener et al. 2002, Jansen et al. 1997, Man-Son-Hing et al. 1998). Die Indikation muss unter Berücksichtigung der seltenen schweren Nebenwirkungen (Thrombozytopenie, disseminierte intravasale Gerinnung, hämolytisch-urämisches Syndrom; Abreu-Gerke et al. 2000, Crum u. Gable 2000) gestellt werden (⇑⇑⇑).

Alternative medikamentöse Behandlungen für gewöhnliche Muskelkrämpfe sind nur für kleine Fallzahlen oder Einzelfälle berichtet und in ihrer Effektivität nicht gesichert.

Aufgrund der seltenen, aber schwerwiegenden Nebenwirkungen des Chinin sollte zuvor ein Behandlungsversuch mit Magnesium (Mg-[Hydrogen]Aspartat, Mg-Orotat, Mg-Oxid, 1–3 x 5 mmol oral) versucht werden (Roffe et al. 2002). Strenge Indikation bei Niereninsuffizienz, Herzrhythmusstörungen und Störungen der Endplattenfunktion (⇔).

Das Risiko eines belastungsabhängigen Krampfes kann durch Dehnungsübungen vor der Belastung, Anpassung der körperlichen Leistung und des Trainings sowie Massagen nach der Belastung vermindert werden (Miles u. Clarkson 1994) (⇔).

Bei Muskelkrämpfen in der Schwangerschaft ist die Magnesiumgabe wirksam (Young u. Jewell 2002) (⇑).

Bei dialyseassoziierten Krämpfen ist die Volumensubstitution etabliert und belegt, es wird für diese Indikation auf die nephrologische Literatur verwiesen (Daugirdas et al. 2000, Jenkins u. Dreher 1975, Neal et al. 1981, Sherman et al. 1982).

Ambulant/stationär

Die zur Abklärung notwendigen diagnostischen Maßnahmen sind ganz überwiegend ambulant zu erbringen, die medikamentösen Einstellungsversuche ebenfalls.

Expertengruppe

U. Dillmann, Neurologische Universitätsklinik Homburg/Saar
R. Lindemuth, Neurologisch-psychiatrische Gemeinschaftspraxis, Siegen
H. Topka, Neurologische Klinik, Krankenhaus Bogenhausen, München
Federführend: R. Lindemuth, Neurologisch-psychiatrische Gemeinschaftspraxis, Obergraben 23, 57072 Siegen, Tel.: 0271/230460
e-mail: lindemuth@neurologie-siegen.de

Literatur

Abreu-Gerke, L., G. Goerz, A. Miller, T. Ruzicka (2000): Acral necroses after therapy with quinine sulfate for calf cramps. Hautarzt 51, 332–335.
Bentley, S. (1996): Exercise-induced muscle cramp. Proposed mechanisms and management. Sports Med. 21, 409–420.
Butler, J. V., E. C. Mulkerrin, S. T. O'Keeffe (2002): Nocturnal leg cramps in older people. Postgrad. Med. J. 78, 596–598.
Crum, N. F., P. Gable (2000): Quinine-induced hemolytic-uremic syndrome. South Med. J. 93, 726–728.
Daniell, H. W. (1979): Simple cure for nocturnal leg cramps. N. Engl. J. Med. 301, 216.
Daugirdas, J. T., P. G. Blake, T. S. Ing (2000): Handbook of dialysis, 3rd ed. Lippincott Williams & Wilkins, Philadelphia.
Dewarrat, A., T. Kuntzer, F. Regli (1994): Muscle cramps: mechanism, etiology and current treatment. Schweiz. Rundsch. Med. Prax. 83, 444–448.
Diener, H. C., U. Dethlefsen, S. Dethlefsen-Gruber, P. Verbeek (2002): Effectiveness of quinidine in treating muscle cramps: double-blind, placebo-controlled, parallel-group multicentre trail. Int. J. Clin. Pract. 56, 243–246.
Jansen, P. H., K. C. Veenhuizen, A. I. Wesseling, T. de Boo, A. L. Verbeek (1997): Randomised controlled trial of hydroquinine in muscle cramps. Lancet 349, 528–532.
Jenkins, P. G., W. H. Dreher (1975): Dialysis-induced muscle cramps: treatment with hypertonic saline and theory as to etiology. Trans. Am. Soc. Artif. Intern. Organs. 21, 479–482.
Layzer, R. B. (1994a): Muscle pain, cramps and fatigue. In: Engel, A. G., C. Franzini-Armstrong (eds.), Myology. McGraw-Hill, New York, 1754–1786.
Layzer, R. B. (1994b): The origin of muscle fasciculations and cramps. Muscle Nerve 17, 1243–1249.
Man-Son-Hing, M., G. Wells, A. Lau (1998): Quinine for nocturnal leg cramps: a meta-analysis including unpublished data. J. Gen. Intern. Med. 13, 600–606.
McGee, S. R. (1990): Muscle cramps. Arch. Intern. Med. 150, 511–518.
Miles, M. P., P. M. Clarkson (1994): Exercise-induced muscle pain, soreness, and cramps. J. Sports Med. Phys. Fitness 34, 203–216.
Neal, C. R., E. Resnikoff, A. M. Unger (1981): Treatment of dialysis-related muscle cramps with hypertonic dextrose. Arch. Intern. Med. 141, 171–173.
Roffe, C., S. Sills, P. Crome, P. Jones (2002): Randomised, cross-over, placebo controlled trail of magnesium citrate in the treatment of chronic persistent leg cramps. Med. Sci. Monit. 8, CR326–330.

Schwellnus, M. P., E. W. Derman, T. D. Noakes (1997): Aetiology of skeletal muscle 'cramps' during exercise: a novel hypothesis. J. Sports Sci. 15, 277–285.

Sherman, R. A., K. A. Goodling, R. P. Eisinger (1982): Acute therapy of hemodialysis-related muscle cramps. Am. J. Kidney Dis. 2, 287–288.

Young, G. L., D. Jewell (2002): Interventions for leg cramps in pregnancy (Cochrane Review). Cochrane Database Syst. Rev. CD000121.

Zimlichman, R., S. Krauss, E. Paran (1991): Muscle cramps induced by ß-blockers with intrinsic sympathomimetic acitivity properties: a hint of a possible mechanism. Arch. Intern. Med. 151, 1021.

Myotone Dystrophien und nichtdystrophe Myotonien

Abgesehen von Studien zur Wirkung von Kreatin-Monohydrat bei myotoner Dystrophie Typ 1 und 2 (DM1 und -DM2) und Modafinil bei DM1 liegen bisher kaum systematische Studien zur Therapie der Myotonien vor, so dass die Mehrzahl der in dieser Leitlinie aufgeführten Therapieempfehlungen nicht durch evidenzbasierte Daten gestützt werden kann.

Was gibt es Neues?

Auf dem Gebiet der Myotonien und myotonen Dystrophien sind seit mehreren Jahren die unten genannten symptomatischen Therapieformen etabliert. Bezüglich der symptomatischen Therapie der Myotonie ist erwähnenswert, dass Mexiletin derzeit in Deutschland nur noch als nichtretardiertes Präparat und Tocoinid nicht mehr zur Verfügung steht. Mexiletin ist bei allen myotonen Muskelerkrankungen einschließlich der myotonen Dystrophie Typ 1 das effektivste Medikament zur Behandlung der Myotonie (Kwiecinski et al. 1992) (⇑).

Kausale Therapieansätze sind vor allem bei den myotonen Dystrophien Gegenstand aktueller Forschung.

Die wichtigsten Empfehlungen auf einen Blick

Zur symptomatischen Therapie der Myotonien und myotonen Dystrophien gelten die folgenden Empfehlungen.

Myotone Dystrophien

- Jährliche augenärztliche Kontrolluntersuchungen zur rechtzeitigen Erfassung und Behandlung einer Katarakt (Harper et al. 2004) (**A**)
- Halbjährliche kardiologische Kontrollen zur rechtzeitigen Erfassung von Herzrhythmusstörungen bzw. (seltener) Kardiomyopathien und ggf. Prüfung der Indikation für eine Schrittmacherversorgung (Harper et al. 2004, Lazarus et al. 2002) (**A**)
- Modafinil zur Behandlung einer Hypersomnie (positiver Effekt bei DM1 durch Studien gesichert) (**A**)
- Regelmäßige Physiotherapie und ggf. Hilfsmittelversorgung (**B**)
- Behandlung eines Diabetes mellitus (Harper et al. 2004) (**A**)
- Hormonsubstitution bei Hypogonadismus (Harper et al. 2004) (**B**)
- Mexiletin nur bei stark ausgeprägter Myotonie unter Berücksichtigung der kardialen Situation (positiver Effekt durch kleinere Studie gesichert; Kwiecinski et al. 1992) (**B**)
- Genetische Beratung, insbesondere bei betroffenen jungen Frauen (**A**)

Myotonien

- Behandlung der Myotonie mit Mexiletin als Medikament der 1. Wahl und Carbamazepin als Medikament der 2. Wahl bei Chloridkanalmyotonien, Paramyotonia congenita, kaliumsensitiver Myotonie (Ricker 2003) (**A**)
- Vermeidung von kalter Umgebungstemperatur zur Prophylaxe der Myotonie und Schwäche bei Paramyotonie (**A**)
- Acetazolamid zur prophylaktischen Behandlung der Myotonie bei kaliumsensitiver Myotonie und Koupierung der Lähmungsattacke bei hyperkaliämischer Paralyse mit oder ohne Myotonie (**A**). Alternative Behandlungsmöglichkeiten in der Lähmungsattacke: Kohlenhydratzufuhr und leichte körperliche Betätigung (**A**), Kalzium-Glukonat i.v. (**B**), Thiazid-Diuertika (**B**), Inhalation eines α-Mimetikums (Metaproterenol, Albuterol oder Salbutamol; Ricker 2003) (**A**)
- Vermeidung einer Hyperkaliämie bei hyperkaliämischer periodischer Paralyse und bei kaliumsensitiver Myotonie (Ricker 2003) (**A**)
- Fakultativ genetische Beratung, vor allem bei autosomal-dominant vererbter Chloridkanalmyotonie (Thomsen), Paramyotonie und Myotonia permanens (**A**)

Myotone Dystrophien

Myotone Dystrophie Typ 1 (DM1/Curschmann-Steinert-Erkrankung)

Allgemeines

Es handelt sich um die häufigste Muskeldystrophie des Erwachsenenalters in Europa (Prävalenz ca. 5,5/100000). Die myotone Dystrophie Typ 1 (DM1) ist eine autosomal-dominant vererbte multisystemische Erkrankung, deren Hauptsymptome eine distal betonte Muskelschwäche, Myotonie und Katarakt sind.

Diagnostik

Obligat

- CK, Transaminasen, einschließlich der GGT, Blutzucker, HBA1C, Schilddrüsenparameter
- EMG-Untersuchung: myotone Entladungsserien, myopathietypische EMG-Veränderungen
- Augenärztliche Untersuchung auf (myotone) Katarakt
- Molekulargenetische Untersuchung auf das Vorliegen einer CTG-Repeat-Expansion auf Chromosom 19q133
- EKG zur Erfassung von Störungen der Erregungsüberleitung und -ausbreitung (ggf. Indikation für die prophylaktische Versorgung mit einem Herzschrittmacher)

Fakultativ

- Echokardiographie z. A. einer Kardiomyopathie (selten, 1–2%)
- Bei klinisch-manifestem Hypogonadismus Bestimmung der Hormonwerte als Grundlage für eine mögliche Substitution
- Durchführung eines Computertomogramms oder eines Kernspintomogramms der Muskulatur zur Statuserhebung, z. B. im Rahmen von Gutachten
- Durchführung eines Kernspintomogramms des Gehirns mit der Frage nach einer zerebralen Beteiligung
- Bestimmung der Immunglobuline im Serum als ergänzender serologischer Parameter (bei ca. 50% der Patienten Erniedrigung von IgG und/oder IgM)

Ätiologie

CTG-Repeat-Expansion auf Chromosom 19q133 am nicht-translatierten 3'-Ende des Gens für die Dystrophia myotonica Proteinkinase (DMPK).

Pathophysiologie

Ribonukleäre Einschlüsse von Repeattranskripten und RNS-bindenden Proteinen führen zu aberrantem Spleißen der prä-Boten-RNS und damit zur Synthese gewebsspezifischer dysfunktioneller Spleißvarianten (Schoser 2005).

Klinische Symptomatik

Es handelt sich um eine multisystemische Erkrankung mit muskulären und extramuskulären Symptomen, deren Ausprägung vor allem von der Länge der CTG-Repeat-Expansion abhängt. Bei kurzer Repeat-Expansion ist die klinische Symptomatik meist nur mild ausgeprägt. Je länger die Repeat-Expansion ist, umso schwerer sind in der Regel das klinische Bild und insbesondere auch der Grad der mentalen Beeinträchtigung.

Muskuläre Symptome

- Myotonie, vor allem im Bereich der Hände und Beine
- Muskelschwäche und Muskelatrophie
- Beginn der Muskelschwäche distal und im Bereich der Kopfbeuger, Beteiligung der fazialen Muskulatur mit Facies myopathica
- Später auch proximale Extremitätenmuskeln betroffen

Extramuskuläre Symptome

- Katarakt in der hinteren Linsenkapsel, „myotone" Katarakt oder „Christbaumschmuckkatarakt"; polychro-

matische Einschlüsse nur innerhalb eines bestimmten Zeitfensters
- Primärer Hypogonadismus: überwiegend Männer betroffen
- Stirnglatze (vor allem bei Männern)
- Diabetes mellitus (Insulinresistenz)
- Kognitive Einschränkungen: Dissimulationsneigung, fortschreitende kognitive Einschränkungen bei Repeat-Expansionen über 1000 Repeats
- Veränderung der Persönlichkeit mit Vernachlässigungstendenzen und sozialem Rückzug
- Tagesmüdigkeit mit und ohne Schlaf-Apnoe-Syndrom

Kongenitale Form

Schwere, oft schon vor der Geburt symptomatische Sonderform der DM1, die postpartal unter anderem durch ein „floppy-infant"-Syndrom, Trinkschwäche, einen zeltförmig offen stehenden Mund, einen hohen Gaumen und psychomotorische Entwicklungsretardierung gekennzeichnet ist. Diese schwerste Form der DM1 tritt fast ausschließlich bei Vererbung durch symptomatische Mütter, sehr selten auch bei Vererbung durch betroffene Väter auf. Genetisch liegen Repeat-Expansionen > 1000 Repeats zugrunde.

Therapie

- Die Muskelschwäche sollte regelmäßig und lebenslang physiotherapeutisch behandelt werden, wenngleich eine Verbesserung der Kraft in einer Studie nicht belegt werden konnte: es trat aber auch keine Verschlechterung ein (Lindeman et al. 1995) (⇔).
- Kreatin-Monohydrat hat keinen eindeutig positiven Effekt auf die Muskelschwäche (Walter et al. 2002, Tarnopolsky et al. 2004) (⇓⇓).
- Eine Behandlung der myotonen Relaxationsstörung mit Mexiletin ist wegen möglicher Blockierungen des kardialen Reizleitungssystems nur unter Gewährleistung von regelmäßigen EKG- und Spiegelkontrollen eingeschränkt indiziert (Harper et al. 2004) (⇔). Mexiletin ist das effektivste Medikament zur Behandlung der Myotonie (Kwiecinski et al. 1992) (⇑).
- Eine diabetische Stoffwechsellage und Schilddrüsenfunktionsstörungen sollten entsprechend den üblichen Kautelen behandelt werden (Harper et al. 2004) (⇑).
- Bei manifesten Erregungsausbreitungs- oder -überleitungsstörungen ist die Versorgung mit einem Herzschrittmacher prophylaktisch in die Wege zu leiten (Harper et al. 2004, Lazarus et al. 2002) (⇑).
- Bei Hypersomnie, die sich vor allen Dingen in fortgeschritteneren Stadien entwickeln kann, wurde die Wirksamkeit von Modafinil (200–400 mg täglich) in einer offenen Studie nahe gelegt (Damian et al. 2001) (⇑).

Operative Verfahren

Kataraktoperation und Implantation eines Herzschrittmachers bei entsprechender Indikation

Risiken/Komplikationen operativer Verfahren

- Kataraktoperation: Infektionen am Auge
- Herzschrittmacherimplantation: lokale Infektionen und Blutungen, Dislokation und deren Folgen

Weiterbehandlung

Kontinuierliche Physiotherapie, Hilfsmittelversorgung in den fortgeschrittenen Stadien, regelmäßige EKG-Kontrollen, ggf. Schrittmacherkontrollen, Kontrollen der Blutzucker- und Schilddrüsenwerte.

Myotone Dystrophie Typ 2 (DM2/PROMM)

Allgemeines

Bei der myotonen Dystrophie Typ 2 (DM2) handelt es sich wie bei der myotonen Dystrophie Typ 1 um eine multisystemische Erkrankung, deren Hauptmanifestationen eine proximale Muskelschwäche, Myotonie und Katarakt sind. Aufgrund der proximalen Muskelschwäche wurde das Krankheitsbild zunächst als proximale myotone Myopathie (PROMM) bezeichnet (Ricker et al. 1994).

Ätiologie

CCTG-Repeat-Expansion auf Chromosom 3q213 im 1. Intron des Zinkfingerprotein-9-(ZNF9)-Gens. Die Repeatlänge korreliert nicht mit der Schwere des Krankheitsbildes.

Pathophysiologie

Ribonukleäre Einschlüsse von Repeattranskripten und RNS-bindenden Proteinen führen zu aberrantem Spleißen von prä-Boten-RNS und damit zur Synthese gewebsspezifischer dysfunktioneller Spleißvarianten (Schoser 2005).

Klinische Symptomatik

Es handelt sich um eine multisystemische Erkrankung mit muskulären und extramuskulären Manifestationen. Der Krankheitsverlauf ist in der Regel milder als bei der DM1. Eine kongenitale Form wurde bisher nicht beschrieben.

Muskuläre Symptome

- Oft nur gering ausgeprägte myotone Symptomatik, vor allem im Bereich der Hände und Beine
- Proximale Muskelschwäche und Muskelatrophie
- Beginn meist im Bereich der Hüftbeuger und -strecker und Kopfbeuger
- Gelegentlich auch distale Extremitätenmuskeln betroffen
- Selten Ausprägung einer myopathischen Fazies wie bei der DM1
- Myalgien

Extramuskuläre Symptome

- Katarakt der hinteren Linsenkapsel, häufig nur unspezifische Trübungen, aber auch sog. „myotone" Katarakt oder „Christbaumschmuckkatarakt" mit polychromatischen Einschlüssen
- Primärer Hypogonadismus (vor allem bei Männern)
- Stirnglatze: viel seltener als bei der DM1
- Diabetes mellitus (vermutlich Insulinresistenz)
- Kognitive Einschränkungen: mentale und kognitive Einschränkungen sind bei PROMM/DM2 selten (ca. 1%)
- Kongenitale Form nicht bekannt.

Diagnostik/Therapie

Wie bei der myotonen Dystrophie Typ 1 (Harper et al. 2004), wobei eine wesentliche therapiebedürftige Myotonie oder Hypersomnie bei der myotonen Dystrophie Typ 2 nur selten vorkommen. Bei der myotonen Dystrophie sind hingegen ausgeprägte körperliche Erschöpfungszustände typisch. Die Myalgien sind oft therapierefraktär. Bei einigen Patienten hat eine Behandlung mit Gabapentin bis zu 4 x 400 mg, Diclofenac 2 x 50 mg oder auch Kreatin 4 g/d einen positiven Effekt auf die Schmerzsymptomatik. In einer kontrollierten Studie konnte keine signifikante Verbesserung der Muskelkraft unter Einnahme von Kreatin-Monohydrat, wohl aber bei einzelnen Patienten eine Besserung der Schmerzen nachgewiesen werden (Schneider-Gold et al. 2003) (⇓⇓).

Nichtdystrophe Myotonien

Erkrankungen des muskulären Chlorid- oder Natriumkanals, die mit einer Über- oder Untererregbarkeit der muskulären Zellmembranen einhergehen. Übererregbarkeit führt zu einer Relaxationsstörung, Untererregbarkeit zu einer Störung der Muskelkontraktion mit einer Muskelschwäche. Die zugrunde liegenden Störungen sind Punktmutationen oder Deletionen in den Genen der muskulären Chlorid- oder Natriumkanäle. Die Funktionsstörung betrifft ausschließlich die Skelettmuskulatur. Die nichtdystrophen Myotonien sind klinisch durch eine Störung der Erschlaffung des Muskels (Myotonie) oder der Muskelkontraktion mit daraus resultierender transienter Schwäche gekennzeichnet. Eine permanente Muskelschwäche tritt nur selten bei autosomal rezessiv vererbten Chloridkanalmyotonien im Verlauf auf (Lehmann-Horn et al. 2004).

Chloridkanalmyotonien

Allgemeines

Die Chloridkanalmyotonien gehen klinisch vor allem mit einer Störung der Erschlaffung des Muskels (Myotonie) oder im Fall der Becker-Myotonie auch mit einer passageren Störung der Muskelkontraktion mit daraus resultierender transienter Schwäche einher. Charakteristisch für die Chloridkanalmyotonien ist das Warm-up-Phänomen, d. h. die Besserung der Steifigkeit durch wiederholte Bewegungen (Lehmann-Horn et al. 2004).

Ätiologie

Punktmutationen oder Deletionen im muskulären Chloridkanal-1-Gen (ClCN1) auf Chromosom 7q (Rüdel u. Lehmann-Horn 1998, Lehmann-Horn et al. 2004).

Pathophysiologie

Bei den Chloridkanalmyotonien ist die Aktivität der Chloridkanäle vermindert und dadurch die Leitfähigkeit reduziert.

Myotonia congenita Thomsen

Allgemeines

Der Myotonia congenita Thomsen liegen autosomal-dominant vererbte Punktmutationen (12 bekannte Missense-Mutationen) in verschiedenen Exonen des ClCN1-Gens zugrunde. (Rüdel u. Lehmann-Horn 1998). Die Patienten wirken häufig athletisch. Frauen sind meist etwas leichter betroffen als Männer. Die Störung besteht wahrscheinlich von Geburt an, Manifestation meist im Kleinkindalter. Die Prävalenz liegt bei ca. 1:400000.

Klinische Symptomatik

- Kontrakturen der Wadenmuskulatur mit Spitzfußneigung
- Häufiges Hinfallen und ungeschicktes Greifen im Kleinkindalter
- Athletischer Körperbau mit überdurchschnittlicher Kraft bei leichter Myotonie
- Kraftentfaltung bei starker Myotonie oft verhältnismäßig gering
- Akute Verstärkung der Myotonie bis hin zum Sturz bei heftigem Erschrecken oder sehr plötzlichen Bewegungen
- Verstärkung der myotonen Symptomatik z. B. bei Hypothyreose oder Schwangerschaft

- Abnahme der myotonen Symptomatik mit zunehmender Anzahl der Bewegungen („Warm-up-Phänomen")
- Untersuchung: Faustschlussmyotonie, Perkussionsmyotonie der Zungen- oder Extremitätenmuskulatur, Lid-lag.

Myotonia congenita Becker

Allgemeines

Der Myotonia congenita Becker (Becker 1977) liegen autosomal-rezessiv vererbte Nonsense-Mutationen zugrunde, die zu einem gestörten Spleißen oder zu einem vorzeitigen Abbruch des Ablesevorgangs führen, oder auch Missense-Mutationen im Chloridkanalgen. Bisher wurden über 30 Nonsense- oder Missense-Mutationen identifiziert (Rüdel u. Lehmann-Horn 1998, Lehmann-Horn et al. 2004).

Klinische Symptomatik
- Prävalenz ca. 1:25000
- Erstmanifestation im 10.-14., seltener auch erst um das 30. Lebensjahr
- Myotone Symptomatik meist etwas ausgeprägter als bei Myotonia congenita Thomsen
- Myotonie in den Armmuskeln häufig stärker ausgeprägt als in den Beinmuskeln
- Gelegentlich Achillessehnenkontrakturen mit Zehengang
- Fakultativ Kontrakturen im Bereich der Ellbogen- und Schultergelenke
- Selten im Verlauf auch Paresen, vor allem der Armmuskeln
- Hals-, Schulter- und Armmuskeln in der Regel eher schmächtig ausgeprägt
- Bein- und Glutealmuskulatur eher hypertroph
- Disproportionierte Figur
- Lordose der Wirbelsäule
- Untersuchung: Perkussionsmyotonie an Zunge und Extremitäten, Lid-lag, transiente Parese mit sukzessiver Abnahme der Kraft bei wiederholten Muskelkontraktionen (in der Regel bei der 2. und 3. Kontraktion am ausgeprägtesten) und Erholung der Kraft nach 20–60 Sekunden

Diagnostik der Chloridkanalmyotonien

Obligat

- Bestimmung der CK und der Transaminasen. Die CK ist in der Regel nicht mehr als um das 2fache erhöht
- EMG-Untersuchung zum Nachweis myotoner Entladungsserien

Fakultativ

Molekulargenetische Diagnostik

Indikation zur Therapie

Im Alltag beeinträchtigende myotone Symptomatik oder beruflich/sozial erwünschte Symptomfreiheit

Therapie

- **1. Wahl**: Mexiletin (Mexitil mite 2–3 x 200 mg/d), kardiologische Voruntersuchung und Kontrollen, Serumspiegelbestimmungen und ggf. Ausschleichen über 2 Wochen werden empfohlen. An Nebenwirkungen können epileptische Anfälle, Sehstörungen und Atemstörungen auftreten (Kwiecinski et al. 1992) (⇑) (Ricker 2003) (**A**).

Cave: Kardiale Reizleitungsstörungen!

- **2. Wahl**: Carbamazepin (Tegretal ret. bis zu 3 x 200 mg) oder Phenytoin (Phenhydan 3 x 100 mg/d; Ricker 2003) (**B**).

Cave: Blutbildveränderungen bei Carbamazepin und kardiale Reizleitungsstörungen bei Phenytoin

Weiterbehandlung

Keine Behandlung bis auf die symptomatische Behandlung mit z. B. Mexiletin.

Risiken/Komplikationen

Fenoterol (Partusisten) zur Wehenhemmung in der Schwangerschaft und Succinylcholin bei Narkosen sind kontraindiziert, da beide Substanzen die myotone Symptomatik massiv verstärken können. Insbesondere kann es durch Succinyl in der Einleitungsphase zu einer erheblichen Verkrampfung der Kiefermuskulatur kommen, so dass eine Intubation unmöglich wird.

Natriumkanalmyotonien

Durch autosomal-dominante Mutationen im muskulären Natriumkanalgen kommt es zu einer gestörten Inaktivierung der Natriumkanäle, wobei zwei Varianten unterschieden werden können:
- eine unvollständige Inaktivierung mit inkomplettem Schluss eines bestimmten Prozentsatzes der Kanäle am Ende der Depolarisationsphase (kaliumsensitive Myotonie, hyperkaliämische periodische Paralyse) und
- eine Verlangsamung der Inaktivierung (Paramyotonia congenita).

Es kommt zu einem vermehrten Natriumeinstrom in die Muskelzelle. Eine Myotonie ist wahrscheinlich darauf zurückzuführen, dass der Natriumeinstrom nur leicht vermehrt ist, wie bei der kaliumsensitiven Myotonie. Eine Lähmung entsteht dann, wenn der Natriumeinstrom so sehr vermehrt ist, dass das Membranpotenzial auf Werte depolarisiert, bei denen die Muskelzellen unerregbar werden (hyperkaliämische periodische Paralyse). Aufgrund des Pathomechanismus kann es zu überlappenden Phänotypen kommen, z. B. einer Paramyotonie in Kombination mit hyperkaliämischer periodischer Lähmung (Rüdel u. Lehmann-Horn 1998, Lehmann-Horn et al. 2004).

Paramyotonia congenita (Eulenburg)

Allgemeines

In Wärme oft nur geringe oder keine Symptome, bei Abkühlung und bei Muskelarbeit in Kälte zunehmende Myotonie und nachfolgende, mehrere Stunden anhaltende Schwäche.

Diagnostik

Obligat

- EMG-Untersuchung mit Kühlung der Extremität
- Bestimmung der CK und der Transaminasen. Die CK ist in der Regel nicht mehr als um das 2fache erhöht.

Fakultativ

Molekulargenetische Diagnostik

Ätiologie und Pathopysiologie

Punktmutationen im SCN4A-Gen auf Chromosom 17q23 (Rüdel u. Lehmann-Horn 1998). Es kommt zu einer starken Verlangsamung der Inaktivierung des Natriumkanals mit Zunahme des Natriumeinstroms bei Kälte und repetitiven Bewegungen.

Klinische Symptomatik

- Symptomatik besteht von Geburt an und bleibt im Laufe des Lebens konstant
- In einigen Familien ab der Adoleszenz hyperkaliämische periodische Lähmungen
- Prädilektion der Myotonie: Augenmuskeln, Gesicht, Hals, obere Extremitäten (vor allem distal) und untere Extremitäten
- Paradoxe Myotonie: Zunahme der Myotonie durch repetitive Bewegungen, Verschlechterung der bewegungsinduzierten Myotonie durch Kälte
- Bei Kälte wird das Gesicht der Patienten maskenhaft steif und es kommt zu einer zunehmenden Bewegungsbehinderung mit schmerzloser Beugestellung der Finger
- Schwäche nach ausdauernder körperlicher Tätigkeit und Kälteexposition
- Rückbildung der Schwäche über Stunden
- Bei Hypothermie i. R. von Narkosen oder Baden im kalten Wasser kann sich eine generalisierte Schwäche entwickeln, wobei es aufgrund des vor Abkühlung relativ gut geschützten Diaphragmas nur extrem selten zu einer Einschränkung der Funktion der Atemmuskulatur kommt.
- Untersuchung: Lid-lag, aber nur selten Faustschlussmyotonie, Perkussionsmyotonie oder auffälliger Treppentest. Bei mehrfachem forcierten Augenschluss zunehmende Verlangsamung der Lidöffnung (paradoxe Myotonie), vor allem wenn vorher ein kaltes Tuch aufgelegt wurde.

Indikation zur Therapie

Im Alltag beeinträchtigende myotone Symptomatik und kälteinduzierte Lähmungsattacken, beruflich/sozial erwünschte Symptomfreiheit.

Therapie

- **1. Wahl**: Mexiletin, meist nur prophylaktisch 2 Tage vor einer bestimmten Situation einzunehmen oder auch kontinuierlich in Form von 2–3 x 200 mg Mexitil mite. Kardiologische Voruntersuchung und Kontrollen empfohlen (Kwiecinski et al. 1992) (⇑) (Ricker 2003) (**A**).
- Wärme (**A**)!
- Eine Therapie, die die Rückbildung der Schwäche beschleunigt, ist nicht bekannt.
- **2. Wahl**: Carbamazepin (Tegretal bis zu 3 x 200 mg ret.; Ricker 2003) (**B**)

Cave: Nebenwirkungen s.o.

Hyperkaliämische Paralyse mit und ohne Myotonie oder Paramyotonie

Diagnostik

Wie bei der Paramyotonie.

Klinische Symptomatik

- Manifestation oft schon im Kleinkind- oder Schulalter, gelegentlich auch erst im jungen Erwachsenenalter
- Vereinzelte Attacken bis hin zu nahezu wöchentlichen schweren Attacken mit spontaner Rückbildung
- Häufig leichte fluktuierende Schwäche im Intervall
- Myotone Symptomatik in der Regel mild, kann sich aber zu Beginn einer Attacke verstärken
- Dauer der Attacken: 2–4 Stunden bis hin zu 1–2 Tagen
- Langsame Rückbildung
- Schwächeattacken in Ruhephasen in Kombination mit fehlender Kohlenhydrataufnahme am Vormittag oder in der 2. Nachthälfte
- Zu Beginn einer Attacke leichte Parästhesien an den Extremitäten und faszikulationsartige Zuckungen als Ausdruck einer hyperkaliämisch bedingten Übererregbarkeit peripherer Nerven
- Schlucken und Sprechen sind in der Attacke möglich
- Atemvolumen kann lebensbedrohlich eingeschränkt sein
- Nur bei einer bestimmten Mutation (T704M) fortschreitende Myopathie mit Muskelatrophie und permanenter Schwäche
- Untersuchung: Lid-lag, gelegentliches Hängenbleiben der Augen bei forciertem Blickwechsel, Steife der Halsmuskulatur und der Beine bei raschen Bewegungen

Therapie

In der Attacke

- Koupierung einer Schwächeattacke durch leichte körperliche Betätigung oder Kohlenhydratzufuhr (2 g Glukose/kg KG) bei einigen Patienten möglich (**B**).
- Im Anfall Thiaziddiuretika (25–50 mg) zur Senkung des Kaliumspiegels (**A**), Acetazolamid (Diamox 2 x 500 mg) (**A**), oder auch Inhalation eines α-Mimetikums (**A**) (Aktivierung der Na/K-Pumpe) 3 Hübe 1,3 mg Metaprotenerol, nach 15 Minuten wiederholbar, 2 Hübe 0,18 mg Albuterol oder 2 Hübe 0,1 mg Salbutamol (Ricker 2003).
- Kalziumglukonat 0,5–2 g i.v. bei einigen, aber nicht allen Patienten wirksam (**B**).

Prophylaktische Therapie

- **1. Wahl**: Diamox 2–4 x 250 mg je nach Verträglichkeit. Ein permanent niedrig-normaler bis leicht erniedrigter K-Spiegel im Serum ist das erwünschte Therapieziel, dem nicht mit Kalinor gegengesteuert werden darf (**A**).

Cave: Gabe von Kalium i.v. oder oral kontraindiziert.

- **2. Wahl**: Hydrochlorothiazid 25 mg jeden 2. Tag bis 75 mg täglich unter Kontrolle des Kaliumspiegels i.S. (Kaliumspiegel sollte 3,3 mm ol/l nicht unterschreiten, Natriumwert sollte über 135 mm ol/l liegen) (**B**).
- Bei hyperkaliämischer periodischer Lähmung im Rahmen einer Paramyotonie hat sich Mexiletin zur Prophylaxe der kälteinduzierten Lähmungsattacken bewährt (Ricker 2003) (**A**), fakultativ kann zusätzlich Diamox oder Hydrochlorothiazid dazugegeben werden (Ricker 2003) (**B**). Es muss jedoch beachtet werden, dass bei einer Senkung des Kaliumspiegels, z. B. durch kontinuierliche Einnahme eines Thiaziddiuretikums, die myotone Symptomatik zunehmen kann.
- **Narkose**: Vermeidung einer Hypothermie und Hypoglykämie, Vermeidung depolarisierender Muskelrelaxanzien wie Succinylcholin (Ricker 2003) (**A**).

Kaliumsensitive Myotonien (Potassium aggravated myotonia/PAM)

Im Gegensatz zur Paramyotonia congenita und zur hyperkaliämischen periodischen Paralyse keine Muskelschwäche und kaum Kälteempfindlichkeit. Im Unterschied zu den Chloridkanalmyotonien jedoch Verstärkung der Myotonie durch die Gabe von Kalium. Es kommen verschiedene Ausprägungsgrade vor.

Myotonia fluctuans

Klinische Symptomatik

- Kälteempfindlichkeit nur gering ausgeprägt oder nicht vorhanden
- Myotone Steife nach oder während anhaltender Muskelarbeit in Wärme, z. B. bei anstrengenden Tätigkeiten mit den Händen
- Keine Schwäche

Therapie

1. Wahl: Mexiletin: Mexitil mite 2–3 x 200 mg, NW s.o. bzw. Diamox (s. u.)

Azetazolamidempfindliche Myotonie

Sonderform der Myotonia fluctuans mit gutem Ansprechen auf Azetazolamid (Diamox) 2–4 x 500 mg

Myotonia permanens

Ausgeprägteste Form der Myotonie überhaupt. Die Patienten können durch eine schwere myotone Verkrampfung der Thoraxmuskeln ateminsuffizient werden.

Klinik

- Ständig vorhandene, in der Ausprägung etwas fluktuierende Muskelsteife
- Beteiligung der Atemmuskulatur möglich
- Selten schon bei Neugeborenen und Säuglingen
- Bei Schreck und plötzlichen Bewegungen Auslösung von Atemproblemen infolge Verkrampfungen des Zwerchfells möglich

Diagnostik

Obligat

- EMG-Untersuchung
- Myotone Entladungsserien bei normaler Temperatur
- In 15° C kaltem Wasser für 15 Minuten zunehmende myotone Steife, reichlich fibrillationsähnliche Spontanaktivität wie bei Paramyotonie
- Bestimmung der CK und der Transaminasen. Die CK ist in der Regel nicht mehr als um das 2Fache erhöht.
- Kaliumbelastungstest (nur unter intensivmedizinischer Überwachung durchzuführen)

Fakultativ

Gegebenenfalls molekulargenetische Diagnostik zum Mutationsnachweis

Indikation zur Therapie

Im Alltag subjektiv beeinträchtigende myotone Symptomatik, beruflich/sozial erwünschte Symptomfreiheit, Atemnotattacken.

Therapie

- **1. Wahl**: Regelmäßige Einnahme von Mexiletin (Mexitil mite 2–3 x 200 mg) (**A**), NW s.o. (Ricker 2003)
- **2. Wahl**: Carbamazepin (Tegretal ret. bis zu 3 x 200 mg), NW s.o. (**B**)
- **Narkose**: Vermeidung einer Hypothermie, Vermeidung von Hypoglykämien und Kaliumgaben i.v., Vermeidung depolarisierender Muskelrelaxanzien, insbesondere Succinylcholin (**A**)

Vorgehen bei intensivpflichtigen Patienten mit myotonen Muskelerkrankungen

Bei der myotonen Dystrophie Typ 1 kann eine zentral bedingte Hypoventilation in Kombination mit einer Schwäche der Atemmuskulatur eine Pneumonie begünstigen und zur Beatmungspflichtigkeit führen, pulmonale Infektionen sind eine der Haupttodesursachen bei myotoner Dystrophie Typ 1 (Harper et al. 2004). Vor allem bei der myotonen Dystrophie Typ 1, seltener auch bei der myotonen Dystrophie Typ 2 ist im Rahmen einer intensivmedizinischen Behandlung aufgrund einer schwerwiegenden Zweiterkrankung und nach Operationen prinzipiell eine verlängerte Nachbeatmungszeit einzukalkulieren, insbesondere in fortgeschrittenen Stadien. Um die Entwöhnung vom Respirator zu unterstützen, sollten Elektrolytverschiebungen und pulmonale Infekte möglichst zügig behandelt werden. Grundsätzlich sollten bei allen Myotonien eine Hypothermie, Elektrolytentgleisungen und die Verabreichung depolarisierender Muskelrelaxantien vermieden werden. Beatmete Patienten mit einer myotonen Muskelerkrankung sollten wie oben ausgeführt je nach Art der Erkrankung konsequent behandelt werden. Ein erhöhtes Risiko für die Entwicklung einer malignen Hyperthermie sollte im Rahmen der Anästhesie bei allen myotonen Muskelerkrankungen berücksichtigt werden. Narkosen mit Propofol sind zu bevorzugen (Rosenbaum u. Miller 2002).

Adressen für weitere Informationen und für humangenetische Diagnostik

Internetadressen mit Informationen zu den myotonen Dystrophien und Myotonien

Deutsche Gesellschaft für Muskelkranke e.V. Freiburg
   www.dgm.org/
Myotonic Dystrophy, International Webpage, Frankreich
www.umd.necker.fr/myotonic'dystrophy.html
The Muscular Dystrophy Campaign, Großbritannien
www.muscular-dystrophy.org/
Muscular Dystrophy Association, USA
www.mdausa.org/
Neuromuscular Disease Center, USA
www.neuro.wustl.edu/neuromuscular/
GeneClinics, USA
www.geneclinics.org/
National Center for Biotechnology Information, USA
www.ncbi.nlm.nih.gov/disease/Myotonic.html
Mendelian Inheritance in Man Catalogue, USA
www.ncbi.nlm.nih.gov/entrez/
National Library of Medicine, PubMed, USA
www.ncbi.nlm.nih.gov/entrez/
www.channelopathies.com

Humangenetische Diagnostik für myotone Dystrophien (DM1 und DM2)

Humangenetisches Institut der Universität Lübeck
Humangenetisches Institut der Universität Magdeburg
Humangenetisches Institut der Universität Würzburg

Humangenetische Diagnostik für Myotonien und myotone Dystrophien

Prof. F. Lehmann-Horn, Leiter der Abteilung für angewandte Physiologie, Albert-Einstein-Allee 11, Universitätsklinik Ulm, 89081 Ulm, Tel.: 0731/5023250, Fax: 0731/5023260

Natriumkanal-(SCN4A)-Mutationen (PC, PAM, HyperPP)
Chloridkanal (CLCN1)-Mutationen (Thomsen, Becker)
CTG Repeatexpansion auf Chromosom 19q (DM1)
CCTG Repeatexpansion auf Chromosom 3q (DM2)

Darüber hinaus genetische Diagnostik für:
Schwartz-Jampel-Syndrom (Perlecan)
Hypokaliämische periodische Paralyse (Kalziumkanal [CACNA1S]- und Natriumkanal [SCN4A]-Mutationen)
Andersen-Syndrom (Kaliumkanal [KCN2]-Mutationen)

Expertengruppe

C. Schneider-Gold, Abteilung Neurologie, Georg-August-Universität Göttingen

H.-M. Meinck, Neurologische Klinik der Universität Heidelberg
F. Lehmann-Horn, Abteilung für Angewandte Physiologie der Universität Ulm
Federführend: PD Dr. C. Schneider-Gold, Abteilung Neurologie der Georg-August-Universität Göttingen, Robert-Koch-Str. 40, 37077 Göttingen, Tel.: 0551/39–6603
e-mail: c.schneider-gold@med.uni-goettingen.de

Literatur

Becker, P. E. (1977): Myotonia and syndromes associated with myotonia. Thieme, Stuttgart.
Damian, M. S., A. Gerlach, F. Schmidt, E. Lehmann, H. Reichmann (2001): Modafinil for excessive daytime sleepiness in myotonic dystrophy. Neurology 56, 794–796.
Griggs, R. C., J. R. Mendell, R. G. Miller (1995): Evaluation and treatment of myopathies. F. A. Davis, Philadelphia.
Harper, P. (2001): Myotonic Dystrophy. W. B. Saunders, London.
Harper, P., D. G. Monckton (2004): Myotonic dystrophy. In: Myology, Engel, A. G., C. Franzini-Armstrong (Hrsg.). Mc Graw-Hill, New York, 3. Auflage.
Harper, P. S., B. van Engelen, B. Eymard, D. E. Wilcox (Hrsg.; 2004): Myotonic dystrophy: present management, future therapy. Oxford University Press, Oxford.
Kwiecinski, H., B. Ryniewicz, A. Ostrzycki (1992): Treatment of myotonia with anti arrhythmic drugs. Acta Neurol. Scand. 86, 371–375.
Lazarus, A., J. Varin, D. Babuty, F. Anselme, J. Coste, D. Duboc (2002): Long-term follow-up of arrhythmias in patients with myotonic dystrophy treated by pacing. J. Am. Coll. Cardiol. 40, 1645–1652.
Lehmann-Horn, F., R. Rüdel, K. Jurkat-Rott (2004): Nondystrophic myotonias and periodic paralysis. In: Myology, Engel, A. G., C. Franzini-Armstrong (Hrsg.). Mc Graw-Hill, New York, 3. Auflage.
Lindeman, E., P. Leffers, F. Spaans, J. Drukker, J. Reulen, M. Kerckhoffs, A. Koke (1995): Strength training in patients with myotonic dystrophy and hereditary motor and sensory neuropathy: a randomized clinical trial. Arch. Phys. Med. Rehabil. 76, 612–620.
Liquori, C. L., K. Ricker, M. L. Moseley et al. (2001): Myotonic dystrophy type 2 caused by a CCTG expansion in intron 1 of ZNF9. Science 293, 864–867.
Ranum, L. P. W., P. F. Rasmussen, K. A. Benzow, K. D. Koop, J. W. Day (1998): Genetic mapping of a second myotonic dystrophy locus (DM2). Nature Genet. 19, 196–198.
Ricker, K., M. C. Koch, F. Lehmann-Horn, D. Pongratz, M. Otto, R. Heine, R. T. Moxley[3rd] (1994) Proximal myotonic myopathy: a new dominant disorder with amyotonia muscle weakness, and cataracts. Neurology 44:1448–1452.
Ricker, K. (2003): Muscle ion channel myotonia. In: Neurological Disorders. Course and treatment. Brandt, L., R. Caplan, J. Dichgans, H. C. Diener, C. Kennard (eds.). Elsevier Science, USA.
Rosenbaum, H. K., J. D. Miller (2002): Malignant hyperthermia and myotonic disorders. Anesthesiol. Clin. North America 20, 623–664.
Rüdel, R., F. Lehmann-Horn (1998): Muscle ion channel diseases: non-dystrophic myotonias, periodic paralyses and malignant hyperthermia. In: Neuromuscular disorders. Clinical and molecula genetics. Emery, A. E. H. (Hrsg.). Wiley and Sons, Canada.
Schneider-Gold, C., M. Beck, C. Wessig, A. George, H. Kele, K. Reiners, K. V. Toyka (2003): Creatine monohydrate in DM2/PROMM. A double blind placebo-controlled clinical study. Neurology 60, 500–502.
Schoser B. GH. (2005): Myotone Dystrophien – Aktueller Stand der molekularen Pathogenese. Akt Neurol 32:324–330.
Tarnopolsky, M., D. Mahoney, T. Thompson, H. Naylor, T. J. Doherty (2004): Creatine monohydrate supplementation does not increase muscle strength, lean body mass or phosphocreatine in patients with myotonic dystrophy type 1. Muscle Nerve 29, 51–58.
Walter, M. C., P. Reilich, H. Lochmüller, R. Kohnen, B. Schlotter, H. Hautmann, E. Dunkl, D. Pongratz, W. Müller-Felber (2002): Creatine monohydrate in myotonic dystrophy: a double-blind, placebo-controlled clinical study. J. Neurol. 249, 1717–1722.

Myalgie, insbesondere Polymyalgia rheumatica (arteriitica)

Was gibt es Neues?

In der Standardtherapie hat sich seit der 2. Auflage keine Änderung ergeben.

Die wichtigsten Empfehlungen auf einen Blick

- Obligate Therapie der Polymyalgia rheumatica sind Glukokortikoide, wobei ohne assoziierte Symptome einer Arteriitis cranialis in der Regel initial 30 mg/d Prednison-Äquivalent ausreichend sind, die nach 4 Wochen zunächst auf 20 mg/d abgesenkt werden können (**A**).
- Sofern Verdachtsmomente auf eine assoziierte Arteriitis cranialis vorliegen, muss die Dosis erhöht werden. Sofern Verdachtsmomente auf eine Mitbeteiligung der Arteria centralis retinae gegeben sind, ist eine Stoßtherapie mit Glukokortikoiden erforderlich (**A**).
- Eine weitere Reduktion der Steroiddosis erfolgt erst bei Beschwerdefreiheit, wobei eine niedrig dosierte Erhaltungstherapie zur Verhütung von Rezidiven über mindestens ein Jahr aufrechterhalten werden muss (**A**).
- Die zusätzliche Verordnung von Methotrexat (10–20 mg/Woche) ist erforderlich, wenn die alleinige Steroidtherapie keine ausreichende Aktivitätskontrolle erreicht (**B**).
- Für die Wirksamkeit einer zusätzlichen Azathioprintherapie gibt es derzeit keine gesicherten Studienergebnisse (**C**).

Definition

Die Polymyalgia rheumatica (arteriitica) ist ein ätiologisch unklares Krankheitsbild überwiegend älterer Menschen, dem pathogenetisch eine Riesenzellarteriitis im Aortenbogen bzw. in den proximalen Extremitätenarterien zugrunde liegt. In 40–50% der Fälle liegt Koinzidenz mit einer Arteriitis cranialis vor.

Das klinische Bild wird bestimmt durch Schmerzen, Steifigkeit und Bewegungseinschränkung muskulären Ursprungs im Bereich des Nackens und bilateral im Schulter- und/oder Beckengürtelbereich, meist verbunden mit beeinträchtigtem Allgemeinzustand, Gewichtsverlust, subfebrilen Temperaturen und dem Nachweis von Entzündungsparametern. Dramatisches Ansprechen auf Glukokortikoide ist typisch.

Klinische Diagnosekriterien

Bisher existieren keine international anerkannten klinischen Diagnosekriterien. Aus einer in England durchgeführten multizentrischen Studie (Bird et al. 1979) wurde eine Rangfolge von 7 Diagnosekriterien abgeleitet, aus der sich im Vergleich mit myalgischen Krankheitsbildern die höchste Sensibilität und Spezifität für die Polymyalgia rheumatica ergab:

1. bilateraler Muskelschmerz und/oder beidseitige Steifigkeit,
2. akuter Krankheitsbeginn in weniger als 2 Wochen,
3. anfängliche Blutkörperchensenkungsbeschleunigung von über 40 mm in der 1. Stunde,
4. Morgensteifigkeit von mehr als 1 Stunde,
5. Alter über 60 Jahre,
6. Depression und/oder Gewichtsverlust,
7. bilaterale Druckschmerzempfindlichkeit der Oberarme.

Der Muskelschmerz ist der beste Diskriminator gegenüber anderen Differenzialdiagnosen. Eine wahrscheinliche Polymyalgia rheumatica wird angenommen, wenn 3 Kriterien positiv sind oder 1 Kriterium zusammen mit einer Temporalarteriitis auftritt.

Technische Diagnostik

Gelenkveränderungen

Flüchtige, meist oligoartikuläre Synovialitiden (z.B. der Hand-, Knie- und Sternoklavikulargelenke) können bei 15–50% der Patienten auftreten und zwingen zum Ausschluss der Altersform einer rheumatoiden Arthritis.

Kopfschmerzen bzw. Augensymptome sind als Hinweis auf eine assoziierte Temporalarteriitis zu werten.

Labormedizin

Spezifische Veränderungen fehlen. Typisch sind jedoch ausgeprägte akute Phase-Veränderungen (Erhöhung von C-reaktivem Protein = CRP, α_1- und α_2-Globulinen sowie Blutsenkungsgeschwindigkeit). Der sensitivste Laborparameter ist das C-reaktive Protein (CRP). Es gibt jedoch sehr seltene Fälle von Polymyalgia rheumatica ohne CRP-Erhöhung. Charakteristischerweise sind die Muskelenzyme einschließlich der CK im Serum normal, sonst Differenzialdiagnose.

Elektromyographie

Typischerweise findet sich ein Normalbefund, was ein wichtiges Unterscheidungsmerkmal zur Polymyositis darstellt. Sofern **kein** Normalbefund registriert wird, ist weitere Diagnostik erforderlich (CK, Kernspintomographie, ggf. Muskelbiopsie).

Histologie

Die Muskelbiopsie fällt bei der Polymyalgia rheumatica normal aus und sollte deshalb nicht durchgeführt werden. Bei einer Biopsie der A. temporalis findet sich in bis zu 80% der Fälle eine Riesenzellarteriitis. Ein negatives bioptisches Ergebnis schließt aber die Polymyalgia rheumatica nicht aus (segmentaler multilokulärer Gefäßbefall). Die Gefäßbiopsie ist zwingend, wenn die klinischen Kriterien nicht eindeutig positiv ausfallen.

Häufige Differenzialdiagnosen

Die Fibromyalgie ist die häufigste Differenzialdiagnose und vergleichbar bezüglich des Schmerzcharakters mit fehlenden Muskelsymptomen im Sinne von Paresen und Atrophien. Für die Fibromyalgie gelten die Klassifikationskriterien des American College of Rheumatology (1990). Die wichtigsten differenzialdiagnostischen Aspekte sind in **Tabelle 1** zusammengefasst.

Eine weitere wichtige Differenzialdiagnose zur Polymyalgia arteiitica stellt das polytope **myofasziale Schmerzsyndrom** dar.

Klinisch herausragender und diagnostisch entscheidender Untersuchungsbefund des myofaszialen Schmerzsyndroms ist der sog. **Trigger Point** mit folgenden Charakteristika:

- lokale schmerzhafte Druckempfindlichkeit, der Tastbefund eines sog. Taut Band (gestrafftes und damit verkürztes Muskelbündel),
- die sog. Twitch Response (sichtbares lokales Zucken des Muskels und der Haut bei Palpation),
- der sog. Referred Pain (fortgeleiteter Schmerz) bei Palpation eines Trigger Points,

Tabelle 1 Wichtigste differenzialdiagnostische Aspekte der Fibromyalgie und der Polymyalgia arteriitica

	Fibromyalgie	Polymyalgia arteriitica
1. Anamnese	subakut bis chronisch	akut
2. Lebensalter	mittleres Lebensalter	höheres Lebensalter
3. Tender Points	obligat	fehlend
4. Laborveränderungen	fehlend	fast obligat

- Unterscheidung des Tender Point vom Trigger Point im Rahmen der generalisierten Schmerzsymptomatik beim Fibromyalgiesyndrom: Er zeigt sich, wenngleich an definiertem Ort sehr schmerzhaft, jedoch ohne pathologische Palpationsbefunde im Sinne eines Taut Band oder Referred Pain.
- Bei der Polymyalgia arteriitica kann es zusätzlich einen Trigger Point geben. Die Bird-Kriterien werden jedoch bei einem unkomplizierten myofaszialen Schmerzsyndrom nie erfüllt.

Seltenere Differenzialdiagnosen

Seltenere Differenzialdiagnosen der Polymyalgia rheumatica sind in **Tabelle 2** zusammengefasst. Wichtige Unterscheidungskriterien sind angegeben.

Therapie

Die Polymyalgia rheumatica wird obligat mit Glukokortikoiden therapiert; ohne assoziierte Symptome einer Arteriitis cranialis sind in der Regel 30 mg/d Prednison-Äquivalent ausreichend, die nach 4 Wochen zunächst auf 20 mg/d abgesenkt werden können (⇑⇑⇑) (**A**).

Später ist eine Low-Dose-Therapie zur Verhütung von Rezidiven erforderlich. Hier reduziert man monatlich um 1 mg/d, unter der Tagesdosis von 5 mg sogar nur um ½ mg/d. Die Behandlung sollte auf jeden Fall über 1 Jahr aufrechterhalten werden, bevor ein Auslassversuch erfolgt. Voraussetzung ist längere klinische Beschwerdefreiheit sowie die Normalisierung des CRP (C-reaktives Protein).

Nicht selten sind längere Behandlungsphasen mit niedrig dosierten Kortikoiden erforderlich. Lässt sich mit der alleinigen Steroidtherapie keine ausreichende Aktivitätskontrolle der Erkrankung erreichen, muss zusätzlich Methotrexat (10–20 mg/Woche) gegeben werden (⇑). Die zusätzliche Verordnung von Methotrexat (10–20 mg/Woche) ist erforderlich, wenn die alleinige Steroidtherapie keine ausreichende Aktivitätskontrolle erreicht (**B**) oder wegen Begleiterkrankungen wie Diabetes mellitus eine rasche Dosisreduktion erforderlich ist.

Für die Wirksamkeit einer additiven Azathioprintherapie gibt es derzeit keine gesicherten Studienergebnisse.

Tabelle 2 Seltenere Differenzialdiagnosen

Erkrankung	Unterscheidungskriterien
Altersform der rheumatoiden Arthritis, Alters-RA	chronisch-symmetrische Synovialitiden
Para- oder postinfektiöse Myalgien	flüchtige Myalgien (Virusinfekte) Virustiter (z. B. Influenza, Röteln, Hepatitis) Bakterienserologie (z. B. Gruber-Widal, Lyme-Borreliose, Antistriptolysintiter, AST-Chlamydien)
Bakterielle Endokarditis	Blutkulturen, Echokardiogramm
Paraneoplastische Syndrome	Tumornachweis, Autoantikörper (z. B. Anti-Hu-Antikörper), antineuronaler Antikörper, benannt nach dem ersten Patienten, der diesen Antikörper hatte)
Polymyositis	Muskelschwäche wenig Myalgien Muskelenzyme (Kreatinkinase, Glutamatoxalattransaminasen, ALAT und ASAT) erhöht Elektromyogramm pathologisch Muskelbiopsie diagnoseweisend
Kollagenosen (SLE, Sjögren)	Autoantiköprer (z. B. ANA) positiv Komplementstatus verändert Multiorganbefall (Haut, Nieren, Lunge, Zentralnervensystem)
Systemische Vaskulitiden	Autoantikörper (z. B. antinukleäre zytoplasmatische Antikörper, ANCA) positiv Kryoglobuline, Komplementverminderung Multiorganbefall Haut-, Muskelbiopsie
Plasmozytom	Immunelektrophorese, Bence-Jones-Proteine Beckenkammbiopsie röntgenologische Skelettveränderungen
Schilddrüsenerkrankungen	Trijodthyronin (T3), Tetrajodthyronin (T4), thyreoideastimulierendes Hormon (TSH), Schilddrüsen-Antikörper

Kooperationspartner und Sponsoren

Diese Leitlinie entstand ohne Einfluss oder Unterstützung der Industrie.

Die Kosten wurden von der DGN getragen.

Expertengruppe

Deutsche Gesellschaft für Neurologie (DGN)

Prof. Dr. med. D. Pongratz, Ltd. Arzt des Friedrich-Baur-Instituts bei der Medizinischen Fakultät an der Neurologischen Klinik und Poliklinik der Universität München
Prof. Dr. med. Dipl. Psych. H. Göbel, Ärztlicher Direktor der Schmerzklinik Kiel
Prof. Dr. med. D. Heuß, Oberarzt der Neurologischen Universitätsklinik Erlangen, Zentrum für neuromuskuläre Erkrankungen

Deutsche Gesellschaft für Rheumatologie (DGRh)

Priv. Doz. Dr. med. G. Neeck, Klinikum Süd, Med. Klinik und Rheumazentrum Rostock

Deutsche Gesellschaft für Orthopädie und Orthopädische Chirurgie e.V.

Prof. Dr. med. R. Forst, Direktor der Orthopädischen Klinik mit Poliklinik der Friedrich-Alexander-Universität Erlangen-Nürnberg
Federführend: *Prof. Dr. med. D. Pongratz, Ltd. Arzt des Friedrich-Baur-Instituts bei der Medizinischen Fakultät an der Neurologischen Klinik und Poliklinik der Ludwig Maximilians Universität München, Ziemssenstraße 1, D-80336 München, Tel.: 0049-(0)-89-51 60-74 00,*
Fax: 0049-(0)-89-51 60-74 02
e-mail: dieter.pongratz@med.uni-muenchen.de

Literatur

Bird, H. A., W. Esselinckx, A. S. Dixon, A. G. Mowat, P. N. H. Wood (1979): An evaluation of criteria for polymyalgia rheumatica. Ann. Rheum. Dis. 38, 434–439.

Ferraccioli, G. F., E. Di Poi, R. Damato (2000): Steroid sparing therapeutic approaches to polymyalgia rheumatica-giant cell arteriitis. State of the art and perspectives. Clin. Exp. Rheumatol. 4, Suppl. 20, 58–60.

Gran, J. T. (1999): Current therapy of polymyalgia rheumatica. Scand. J. Rheumatol. 28, 269–272.

Wagener, P. (1995): Methotrexate therapy of polymyalgia rheumatica. Z. Rheumatol. 54, 413–416.

Myasthenia gravis

Was gibt es Neues?

- Imurek (Azathioprin) ist nach Indikationserweiterung mit BfArM-Bescheid vom 30.11.2004 endlich offiziell zur Behandlung der Myasthenia gravis zugelassen.
- Die Anwendung von Immunglobulinen bei der Myasthenia gravis und anderen neurologischen Erkrankungen wurde in einem Konsensuspapier bewertet (Stangel u. Gold 2004) und kann in begründeten Fällen „off-label" verordnet werden.

Die wichtigsten Empfehlungen auf einen Blick

- Die Cholinesterase-Inhibitoren Pyridostigmin und Neostigmin wirken an der neuromuskulären Synapse und bessern die Symptome der Myasthenie (**A**).
- Glukokortikosteroide und Azathioprin sind Mittel der ersten Wahl zur Immunsuppression (**A**). Andere Immunsuppressiva (Cyclosporin A, Mycophenolat Mofetil, Cyclophosphamid, Methotrexat, Tacrolimus) können bei Versagen oder Unverträglichkeit der Standardtherapie in dieser Reihenfolge erwogen werden (**B**). Die Immunsuppression muss meist über viele Jahre, oft lebenslang, beibehalten werden. Frauen im gebärfähigen Alter müssen ebenso wie Männer eine Kontrazeption betreiben.
- Autoantikörper lassen sich bei myasthener Krise rasch und effizient mit Hilfe der Plasmapherese oder semiselektiv mittels der Immunadsorption entfernen (**A**).
- Die myasthene Krise erfordert die rasche Aufnahme und kompetente Behandlung auf einer Intensivstation.
- Hochdosierte Immunglobuline (IVIG) sind in dieser Situation ebenfalls wirksam und verkürzen die Beatmungszeit bei myasthener Krise (**A**). Eine Erhaltungstherapie kann aufgrund fehlender Evidenz nicht generell empfohlen werden (**C**).
- Patienten im Alter zwischen 15 und 50 Jahren profitieren am deutlichsten von der Thymektomie, wenn diese früh, d. h. innerhalb von 1–2 Jahren nach Sicherung der Diagnose durchgeführt wird (**B**). Manche Experten wählen die Altersgrenzen zwischen 5 und 60 Jahren.
- Bei Kindern und Jugendlichen im Alter von 5–14 Jahren sollte die Thymektomie erst nach Versagen der medikamentösen Therapie (Cholinesterase-Inhibitoren, Steroide) in Betracht gezogen werden.
- Patienten mit einer Myasthenie ohne nachweisbare Autoantikörper gegen Azetylcholinrezeptoren, aber mit positiven Autoantikörpern gegen die muskelspezifische Tyrosinkinase, MuSK, profitieren nach der aktuellen Datenlage nicht von einer Thymektomie.
- Thymome stellen unabhängig vom Schweregrad der Myasthenie (okulär oder generalisiert) eine Operationsindikation dar (**A**). Ältere und multimorbide Patienten können palliativ strahlentherapiert werden. Die Nachbehandlung unvollständig resezierter hochmaligner Thymome erfordert ein interdisziplinäres Therapiekonzept (Strahlentherapie, Chemotherapie) (**B**).
- Patienten müssen die Möglichkeit einer Verschlechterung ihrer Myasthenie durch bestimmte neuromuskulär blockierende Medikamente kennen (**A**).

Definition des Gesundheitsproblems

Die Myasthenia gravis (MG) und die anderen myasthenen Syndrome beruhen auf einer Störung der neuromuskulären Erregungsübertragung (**Tabelle 1**). Die häufigste Form der **autoimmunen** MG wird durch Autoantikörper (Auto-Ak) gegen den nikotinischen Azetylcholinrezeptor (AChR) an der neuromuskulären Synapse hervorgerufen. Bei einer Variante, der „seronegativen" Myasthenia gravis, finden sich bei einem Teil Auto-Ak gegen die muskelspezifische Tyrosinkinase, MuSK. Bezüglich des **Lambert-Eaton-Syndroms** sei auf die Leitlinie „Paraneoplastische Syndrome" verwiesen.

Klassifikation und Epidemiologie

Das Kardinalsymptom der Myasthenia gravis ist eine abnorme Ermüdbarkeit der Muskulatur. Die Symptome sind belastungsabhängig, schmerzlos, betreffen funktionell verbundene Muskelgruppen verschiedener Körperregionen, nehmen im Tagesverlauf zu und bessern sich nach Ruhepausen. Die MG kommt in allen Altersgruppen vor und wird zunehmend häufiger im höheren Alter diagnostiziert. Die Inzidenz bewegt sich zwischen 0,25–2,0 pro 100000 Einwohner, die Prävalenz variiert zwischen 3 und über 10 pro 100000. Rund 10–14 % sind Kinder im Alter unter 16 Jahren.

Eine pragmatische Unterteilung unterscheidet die **okuläre Myasthenie**, die **generalisierte Myasthenie**

Tabelle 1 Störungen der neuromuskulären Erregungsübertragung

Ätiologie		Erkrankung/Bemerkung
Autoimmun	postsynaptisch	Myasthenia gravis pseudoparalytica (Erb-Goldflamm); 90% positive Anti-AChR-Ak*
	postsynaptisch	„seronegative" Myasthenia gravis (SNMG); 40–50% davon mit positiven Anti-MuSK-Ak**
	präsynaptisch	myasthenes Syndrom Lambert-Eaton (LES); 80–90% positive Anti-VGCC-Ak*** sehr heterogen, sehr selten
Kongenital (Auswahl)	präsynaptisch	Störung der ACh-Transmittersynthese, Vesikelverpackung oder Freisetzung
	synaptisch	Mutationen bzw. Defizit der Azetylcholinesterase an der Endplatte
	postsynaptisch	Mutationen verschiedener Untereinheiten des AChR, Rapsyn und anderer Proteine der Endplatte
Toxisch	präsynaptisch	Botulismus, Therapie mit Botulinumtoxin
	synaptisch	Vergiftungen z. B. mit **irreversiblen** Cholinesterase-Inhibitoren (Insektizide)
	prä-/post-/synaptisch	medikamenteninduzierte myasthene Syndrome (Tabelle 3)

* Anti-AChR-Ak Auto-Ak gegen **Azetylcholin-Rezeptoren (AChR)**
** Anti-Musk-Ak Auto-Ak gegen **muskelspezifische Rezeptor-Tyrosinkinase**, (MuSK)
*** Anti-VGCC-AKk Auto-Ak gegen **Kalziumkanäle** vom P/Q-Typ (**VGCC voltage-gated calcium channels**)

leichter/mittlerer/schwerer **Ausprägung** und die **paraneoplastische Myasthenie** beim Vorhandensein eines Thymoms. Die okuläre Myasthenie betrifft lediglich die äußeren Augenmuskeln einschließlich des M. levator palpebrae und äußert sich mit einer Ptose und Doppelbildern. Die Doppelbilder können transient sein, im Tagesverlauf fluktuieren und folgen keinem **neurogenen** Muster. Konjugierte Blickparesen sprechen gegen eine Myasthenie. Im Simpson-Test (prolongierter Blick nach oben über eine Minute) lassen sich latente Störungen aufdecken und bestehende Symptome verstärken. Okuläre Symptome sind oft Initialsymptome einer später generalisierten MG. Bei 10–20% der Patienten bleibt die Schwäche stets auf die Augenmuskeln beschränkt. Bei den anderen entwickelt sich meist innerhalb von zwei Jahren eine generalisierte Myasthenie. Dabei sind Patienten mit einer Beteiligung der Schlund- und Atemmuskulatur stärker gefährdet, eine kritische Verschlechterung im Sinn einer myasthenen Krise zu erleiden.

Die amerikanische Myasthenia-gravis-Gesellschaft, MGFA, hat eine Modifikation der ursprünglich von Osserman 1958 entworfenen Klassifikation der Myasthenia gravis vorgeschlagen, um Patienten mit gleichartigen klinischen Charakteristika in Kohorten zu kategorisieren. Diese Klassifikation dient nicht der Messung des klinischen Behandlungserfolgs und des aktuellen Status, sondern folgt dem maximalen klinischen Schweregrad (**Tabelle 2**).

Myasthene Krise

Die myasthene Krise ist eine lebensbedrohliche Exazerbation der MG mit respiratorischer Insuffizienz und Aspiration. Häufigste Ursachen sind Infektionen und Medikamenteneinnahmefehler wie die unkritische oder abrupte Beendigung einer Immunsuppression. Gefährdet sind insbesondere Patienten mit instabilen bulbären und respiratorischen Symptomen (Vitalkapazität < 1000 ml) und multimorbide Patienten im höheren Lebensalter. Ohne intensivmedizinische Therapie (siehe **Tabelle 8**) hat die myasthene Krise eine hohe Mortalität, die auch unter den heutigen intensivmedizinischen Verhältnissen immer noch 4–13% beträgt (Thomas et al. 1997).

Neonatale Myasthenie

Autoantikörper der IgG-Klasse passieren die Plazentaschranke, gelangen in den kindlichen Blutkreislauf und können **unabhängig** vom klinischen Zustand und Antikörperstatus der Myasthenie der Mutter eine neonatale Myasthenie hervorrufen (Häufigkeit etwa 1:12 Neugeborene myasthener Mütter). Auch beim Stillen werden Autoantikörper über die Muttermilch übertragen, weshalb vom Bruststillen abgeraten wird. Bei adäquater Akuttherapie (Pyridostigmin oral, per Nasensonde oder parenteral) ist die Prognose sehr gut. Die Symptome klingen meist innerhalb weniger Wochen ab. AChR-AK sind nach mehr als 3 Monaten nicht mehr nachweisbar. Mit einer späteren Myasthenie beim Kind muss nicht gerechnet werden. Extrem selten ist ein neonatales Syndrom, gekennzeichnet durch intrauterine Hypomobilität des Fetus, multiple Gelenkversteifungen, Todgeburt oder Abort, das als autoimmun vermittelte Variante der Arthrogryposis multiplex congenita durch Autoantikörper gegen fetale AChR hervorgerufen wird.

Tabelle 2 Klinische Klassifikation der Myasthenia gravis (MGFA-Klassifikation 2000)

Klasse I	okuläre Myasthenie, beschränkt auf äußere Augenmuskeln und ggf. den Lidschluss
Klasse II	leicht- bis mäßiggradige generalisierte Myasthenie mit Einbeziehung anderer Muskelgruppen, ggf. einschließlich der Augenmuskeln
IIa	Betonung der Extremitäten und/oder der Gliedergürtel, geringe Beteiligung oropharyngealer Muskelgruppen
IIb	besondere Beteiligung oropharyngealer und/oder der Atemmuskulatur, geringere oder gleichartige Beteiligung der Extremitäten oder rumpfnahen Muskelgruppen
Klasse III	mäßiggradige generalisierte Myasthenie
IIIa	Betonung der Extremitäten und/oder der Gliedergürtel, geringe Beteiligung oropharyngealer Muskelgruppen
IIIb	besondere Beteiligung oropharyngealer und/oder der Atemmuskulatur; geringere oder gleichartige Beteiligung der Extremitäten oder rumpfnahen Muskelgruppen
Klasse IV	schwere generalisierte Myasthenie
IVa	Betonung der Extremitäten und/oder Gliedergürtel, geringe Beteiligung oropharyngealer Muskelgruppen
IVb	besondere Beteiligung oropharyngealer und/oder der Atemmuskulatur, geringere oder gleichartige Beteiligung der Extremitäten oder rumpfnahen Muskelgruppen
Klasse V	Intubationsbedürftigkeit mit und ohne Beatmung, abgesehen von einer postoperativen Nachbehandlung; Notwendigkeit einer Nasensonde ohne Intubationsbedürftigkeit entspricht der Klasse IVb

Medikamente, die eine Myasthenia gravis verschlechtern können

Die neuromuskuläre Synapse hat bei Erkrankungen wie der Myasthenia gravis und dem Lambert-Eaton-Syndrom einen reduzierten Sicherheitsfaktor der Neurotransmission. Dies bedeutet eine geringere Toleranz gegenüber allen Medikamenten, die direkt oder indirekt die Funktion der dort befindlichen Ionenkanäle oder der Azetylcholinesterase beeinflussen. Viele Substanzklassen können mit der Neurotransmission interferieren, dabei eine Myasthenia gravis verschlechtern oder eine latente Störung demaskieren. Konsequenterweise sollte beim Beginn einer Behandlung mit neuen Medikamenten auf Veränderungen der Myasthenie geachtet werden. Die wichtigsten Substanzen und Stoffgruppen sind in **Tabelle 3** genannt. Praktische Bedeutung hat die stark erhöhte Empfindlichkeit gegenüber muskelrelaxierenden Substanzen vom Curare-Typ, Benzodiazepinen und Strukturverwandten und einigen Antibiotika (Aminoglykoside, Gyrase-Hemmer, Makrolide und Ketolide).

Im Zweifelsfall muss eine Abwägung zwischen vitalen Therapieindikationen und einer potenziellen Verschlechterung der Myasthenie erfolgen.

D-Penicillamin und Chloroquin werden als Basistherapeutika in der Rheumatologie verwendet und können selbst eine autoimmune AChR-AK-positive MG auslösen, die nach Absetzen reversibel ist (etwa 1% aller Myastheniepatienten). D-Penicillamin und Chloroquin sollen bei Myastheniepatienten nicht eingesetzt werden.

Diagnostik

Die Diagnose einer Myasthenia gravis bereitet bei typischen anamnestischen Hinweisen und klinischen Symptomen keine besonderen Schwierigkeiten. Bei ungewöhnlicher Präsentation ist stets eine umfassende Diagnostik zur Sicherung der Diagnose erforderlich.

Notwendig

- **Anamnese**: Gezieltes Fragen nach Doppelbildern, Kau-, Schluckbeschwerden, Gewichtsabnahme; abnormer Ermüdung **proximaler** Muskelgruppen unter Belastung vor allem in der zweiten Tageshälfte; transiente Verschlechterung der Symptome bei Infekten, Einnahme bestimmter Medikamente oder bei Frauen zu Zeiten der Menstruation.
- **Klinische Untersuchung**: Auffällig normaler Allgemeinbefund! Kompletter neurologischer Status vorzugsweise mit Quantifizierung der Muskelfunktionen (Myasthenie-Score); typischerweise finden sich rein motorische Störungen: Ptose (uni- oder bilateral), Doppelbilder, unter Belastung zunehmend (Simpson-Test); bulbäre Symptome (Rhinolalie; verschliffene Artikulation beim Zahlenreihensprechen; vorzeitige Ermüdbarkeit der Haltemuskulatur bei guter Motivation; eingeschränkte Vitalkapazität.

Ein umfassender quantitativer Myasthenie-Score (Besinger et al. 1983, erweitert von Jaretzki et al. 2000; **Tabelle 4**) erleichtert die klinische Dokumentation und Verlaufsbeurteilung.

- **Elektrophysiologie**: Supramaximale, repetitive Nervenstimulation des N. trapezius mit 3 Hz (Schumm u. Stöhr 1984): ein Dekrement (> 10% Flächendekrement oder Amplitudendekrement von über 12–15%) ist pathologisch; Einzelfaserelektromyographie: erhöhter Jitter und typischerweise Blockierungen; schneller, aber nicht spezifischer Test zum Nachweis einer neuromuskulären Störung.

Tabelle 3 Medikamente, die eine Myasthenie verschlechtern können

Analgetika	Flupirtin; Morphine
Antiarrhythmika	Chinidin, Ajmalin, Mexitil, Procainamid
Antibiotika	Aminoglykoside (v.a. Streptomycin, Neomycin, weniger Tobramycin); Makrolide (z. B. Erythromycin); Ketolide (Telithromycin, Ketek); Lincomycine; Polymyxine; Gyrase-Hemmer (z. B. Ciprofloxacin); Sulfonamide; Tetrazykline; Penicilline in hoher Dosierung
Antidepressiva	vom Amitriptylin-Typ
Antikonvulsiva	Benzodiazepine, Carbamazepin, Diphenylhydantoin, Ethosuccimid
Antimalariamittel	Chinin, Chloroquin und Analoge
Antirheumatika	D-Penicillamin, Chloroquin
Betablocker	Oxprenolol, Pindolol, Practolol, Propranolol, Timolol – auch bei topischer Anwendung in Augentropfen
Kalzium-Antagonisten	Verapamil, Diltiazem, Nifedipin und Verwandte
Diuretika	Azetazolamid, Benzothiadiazine, Schleifendiuretika
Glukokortikoide	Verschlechterung bei Behandlungsbeginn mit hohen Dosen
Interferone	Interferon-alpha
Lithium	Langzeitbehandlung überwachen
Lokalanästhetika	Procain (Ester-Typ); heute verwendete Substanzen vom Amid-Typ sind unproblematisch
Magnesium	hohe Dosen als Laxanzien
Muskelrelaxanzien	Curare-Derivate; wegen erhöhter Empfindlichkeit initial 10–50% der normalen Dosierung wählen. Succinylcholin sollte grundsätzlich nicht eingesetzt werden, da es nicht mit Pyridostigmin antagonisiert werden kann.
Psychopharmaka	Chlorpromazin, Promazin und Verwandte; alle Benzodiazepine und Strukturverwandte wie Zolpidem, Zopiclon

Diese Liste ist nicht vollständig.
Bei jeder Einführung eines neuen Medikaments müssen Veränderungen der Myasthenie nachgefragt werden.

Tabelle 4 Klinischer Bewertungsbogen: Myasthenie-Score, modifiziert nach Besinger u. Toyka (Besinger et al. 1983, Jaretzki et al. 2000; der Score errechnet sich aus der Summe der Punkte, dividiert durch Zahl der Testgrößen)

Test-Items	keine = 0	leicht = 1	mittel = 2	schwer = 3	Muskelschwäche Punktzahl
Armhalteversuch (90°, stehend/sitzend, dominant, Arm)	> 180 s	61–180 s	11–60 s	0–10 s	
Beinhalteversuch (45°, Rückenlage)	> 45 s	31–45 s	6–30 s	0–5 s	
Kopfhalteversuch (45°, liegend)	> 90 s	31–90 s	6–30 s	0–5 s	
Vitalkapazität (L) Frauen/Männer	> 3,0 L / > 4,0 L	> 2,0–3,0 L / > 2,5–4,0 L	> 1,2–2,0 L / > 1,5–2,5 L	< 1,2 L / < 1,5 L	
Kauen/Schlucken	normal	leichte Störungen bei festen Speisen	nur Flüssigkeiten, z.T. Regurgitation	Magensonde	
Gesichtsmuskulatur (Lidschluss)	normal kräftiger Lidschluss	leichte Schwäche beim vollständigen Lidschluss	unvollständiger Lidschluss	kein mimischer Ausdruck	
Doppelbilder (Blick zur Seite)	> 60 s	11–60 s	1–10 s	spontan	
Ptose (Blick nach oben)	> 60 s	11–60 s	1–10 s	spontane Ptose	

- **Pharmakologischer Test**: Edrophonium-/Tensilon-Test, kann mit repetitiver Nervenstimulation kombiniert werden; Nachweis einer neuromuskulären Störung, nicht spezifisch für die autoimmune Myasthenia gravis.

Für die sichere Durchführung wird folgendes Vorgehen empfohlen (schriftliche Aufklärung über Indikation und typische Nebenwirkungen):
- Test im Sitzen mit Möglichkeit zur raschen Lagerung.
- Aufziehen von 1 ml = 10 mg Edrophonium-Chlorid, verdünnt mit 9 ml physiologischer Kochsalzlösung in eine 10-ml-Spritze. Placebokontrolle (Kochsalzlösung) ist selten nötig.
- Das Antidot Atropin (0,5–1,0 mg) muss in einer 2. Spritze bereit liegen und bei ausgeprägten muskarinen Nebenwirkungen (Bradykardie, hypotone Kreislaufreaktion, Bronchospasmus) sofort verabreicht werden.
- Stabiler venöser Zugang für i.v. Gabe.
- Nach einer **Testdosis** (2 ml = 2 mg) Wirkung über die nächsten 30–60 Sekunden beobachten: Bei guter Verträglichkeit restliche Dosis fraktioniert (3 ml/5 ml Bolus) im Abstand von etwa 1 Minute applizieren und die Wirkung auf die klinischen Symptome oder die repetitive Nervenstimulation registrieren (objektivierbare Besserung von Ptose, Augenmotilität, Zahlensprechen etc. und Besserung des Dekrements). Bei positiver Reaktion Test beenden. An den Augenlidern tritt als Ausdruck des ACh-Überangebots ein vorübergehendes Faszikulieren auf.
- Bei **Kindern** werden 2–3 fraktionierte Gaben von 0,02 mg/kg KG empfohlen.
- **Kontraindikationen** für den Tensilon-Test: bradykarde Herzrhythmusstörungen, Asthma bronchiale. Nutzen und Risiko sorgsam gegeneinander abwägen. Patienten mit Neigung zu Orthostase und Bradykardie bereits vor dem Test ½-1 Ampulle Atropin i.v. verabreichen und Kreislaufparameter beobachten. Notfallkoffer und Blutdruckmessgerät müssen unmittelbar verfügbar sein.
- **Bezugsquelle** von Edrophonium-Chlorid: über eine Apotheke von Cambridge Research Laboratories, Newcastle upon Tyne, Großbritannien.

Alternative zum Tensilon-Test: Besonders bei älteren Patienten und in der ambulanten Situation hat sich der orale **Pyridostigmin-Test** mit 30–60 mg Mestinon oder Kalymin bewährt. Falls nach 45–60 Minuten eine eindeutige Besserung sichtbar wird, ist er als positiver pharmakologischer Test verwertbar. Der Patient verbleibt aus Sicherheitsgründen (s.o. bei Tensilon-Test) während der Wartezeit in der Ambulanz oder Praxis.

- **Labordiagnostik**: Routinelabor mit Standardparametern zur Einschätzung komplizierender Begleiterkrankungen (Diabetes, Nephropathie, Schilddrüsenerkrankungen).
- **Autoimmundiagnostik**:
  - Anti-AChR-AK (positiv bei ca. 50% mit okulärer MG, etwa 90% bei generalisierter MG, nahezu 100% bei paraneoplastischer Myasthenie und Thymom),
  - Autoantikörper gegen Skelettmuskulatur (positiv bei bis zu 60% aller MG-Patienten und bei ca. 80% mit einem Thymom (Toyka et al 1979),
  - Anti-Titin-AK (bei Patienten < 60 Jahren häufig assoziiert mit einem Thymom),
  - weitere Autoimmunserologie zur Frage begleitender Autoimmunopathien.
- **Bildgebung**: Thorax-CT mit Kontrastmittel zur Frage eines Thymoms; bei Kindern kann eine transthorakale Sonographie aufschlussreich sein.
Röntgenaufnahme des Thorax: zur Frage einer alten Tbc; diese könnte eine Steroidtherapie komplizieren.

Im Einzelfall erforderlich

(zur Klärung differenzialdiagnostischer Fragen)
- Bei fehlendem Nachweis von AChR-AK: erweiterte Autoimmundiagnostik; Bestimmung der Anti-MuSK-AK (muskelspezifische Tyrosinkinase MuSK; positiv bei etwa 40% mit generalisierter **seronegativer Myasthenia gravis**, SNMG). Bestimmung der Auto-AK gegen Kalziumkanäle (VGCC), positiv bei 80–90% mit **Lambert-Eaton-Syndrom**. Selten ist die Myasthenie mit einem Lambert-Eaton-Syndrom vereint mit AChR- und VGCC- Antikörpern (Toyka u. Schneider-Gold 2003).
- Thorax-MRT zur Klärung des Invasionsstatus eines **Thymoms** oder wegen fehlender Strahlenbelastung bei Frauen im gebärfähigen Alter.
- Bei rein okulären oder okulopharyngealen Symptomen: kraniales CT bzw. kraniozervikales MRT zur Frage einer Raumforderung/Läsion intrakraniell bzw. im Hirnstamm.
- FDG-PET oder PET-CT bei unklarem Mediastinaltumor oder Frage nach Thymomrezidiv.
- Liquor-Untersuchung: Ausschluss entzündlicher ZNS-Erkrankung,
EMG zur DD gegen andere Diagnosen.
- Muskelbiopsie: zur Frage einer entzündlichen Myopathie oder einer mitochondrialen Myopathie.
- Molekulargenetische Diagnostik bei Verdacht auf ein kongenitales myasthenes Syndrom.

Pathophysiologie

Autoimmunpathogenese: Ursache der autoimmunen Myasthenia gravis ist ein Verlust von Azetylcholin-Rezeptoren (AChRn) an der motorischen Endplatte durch Autoantikörper (AK). Unterschreitet die AChRn-Dichte ein kritisches Maß, kann das Endplattenpotenzial nicht mehr regelmäßig die kritische Schwelle zur Depolarisation der Muskelmembran erreichen. Die pathogene Bedeutung der Autoantikörper gegen AChR wurde durch passive Transferversuche bewiesen, nachdem Immunglobulin G von Mastheniepatienten bei Versuchstieren myasthene Symptome auslöste (Toyka et al. 1975). Autoantikörper gegen AChR lassen sich bei > 90% mit einer generalisierten Myasthenie, bei einer okulären MG dagegen nur in etwa 50% der Fälle nachweisen. Bei etwa 10% der Patienten mit einer **generalisierten** Myasthenia gravis sind keine Autoantikörper gegen AChR nachweisbar. Bei dieser „seronegativen" Myasthenie finden sich in 40–50% der Fälle Autoantikörper gegen eine muskelspezifische Rezeptor-Tyrosinkinase, MuSK. MuSK-AK interferieren mit der agrininduzierten Clusterbildung von AChR an der Endplatte (Hoch et al. 2001), wobei die Pathogenese noch nicht völlig geklärt ist. Diese MuSK-AK-positive MG weist häufiger einen bulbopharyngealen Schwerpunkt und weniger okuläre Symptome auf.

Die MG manifestiert sich bei prädisponierten Personen, die bestimmte immungenetische Merkmale tragen, oder als paraneoplastisches Syndrom bei einem Thymom. Einzelne Fälle einer MG wurden im Rahmen einer Graft-versus-Host-Disease nach Knochenmarktransplantation beobachtet.

Thymus und Myasthenie: Der Thymus weist bei der überwiegenden Mehrzahl der MG-Patienten pathologische Veränderungen auf und scheint eine zentrale Rolle bei der Initiierung der Autoimmunpathogenese zu spielen (Übersicht bei Hohlfeld u. Wekerle 1999). Bis zu 70% der Patienten zeigen im Thymus eine Thymitis (lymphofollikuläre Hyperplasie) mit Keimzentren als Ausdruck eines aktiven immunologischen Prozesses. Bei 10–15% tritt eine MG (alle Stadien) als paraneoplastisches Syndrom bei einem Thymom auf. Unter den thymomassoziierten paraneoplastischen Syndromen ist die MG mit 60% am häufigsten. Thymome sind eine heterogene Gruppe lymphoepithelialer Tumore. Die neue WHO-Klassifikation und die Assoziation mit der MG sind in **Tabelle 10** zusammengestellt. Nahezu alle Patienten mit einem MG-assoziierten Thymom haben positive AChR-AK. **Titin-AK** (MGT-30) sind bei Patienten unter 60 Jahren häufig mit einem Thymom assoziiert (Voltz et al. 1997).

Differenzialdiagnose

Die wichtigsten Differenzialdiagnosen der Myasthenia gravis sind in **Tabelle 5** zusammengestellt.

Therapie

Zum Problem des Off-Label-Use: Nur wenige Pharmaka, die in der Praxis seit vielen Jahren mit Erfolg eingesetzt werden, sind für die Therapie der MG zugelassen. Damit entsteht die Situation des **„Off-Label"-Einsatzes**, was besondere Aufmerksamkeit erfordert, aber nicht dazu führen darf, einem Patienten eine wissenschaftlich gesicherte wirksame Therapie vorzuenthalten. In der Praxis empfiehlt es sich, die Aufklärung über die Indikation und typischen Nebenwirkungen der eingesetzten Medikamente schriftlich festzuhalten. Der „Off-label"-Einsatz kann damit begründet werden, dass die MG eine schwerwiegende chronische, die Lebensqualität auf Dauer beeinträchtigende Erkrankung mit potenziell lebensbedrohlichen Exazerbationen ist, dass die hier im Folgenden genannten Therapieoptionen in wissenschaftlichen Studien in ihrer Wirksamkeit geprüft wurden, es dazu keine Therapiealternative gibt und aufgrund der Datenlage die begründete Aussicht besteht, mit den eingesetzten Präparaten einen Behandlungserfolg zu erzielen (nach Diener 2002).

Systematische Bewertungen der Therapie bei der Myasthenia gravis der Cochrane Library (http://www.cochrane.org/cochrane/revabstr/mainindex.htm) liegen vor für den Einsatz von Immunglobulinen (Gajdos, Chevret, Toyka, Cochrane Review 2002), der Plasmapherese (Gajdos, Chevret, Toyka, Cochrane Review 2002), Glukokortikosteroide (Schneider-Gold, Gajdos, Toyka, Hohlfeld, Cochrane Review 2005) und Immunsuppressiva (Hart, Satashivam, Sharshar, Cochrane Protokoll 2005).

Symptomatische Therapie

Die Behandlung mit Cholinesterase-Inhibitoren (Pyridostigmin/Mestinon, Neostigmin/Prostigmin, Ambenonium/Mytelase) stellt die wichtigste **symptomatische** Therapiemaßnahme dar (⇑⇑⇑). Die Wirksamkeit dieser Substanzen ist durch elektrophysiologische Untersuchungen belegt. Die enterale Resorption dieser Medikamente ist gering und individuell sehr variabel. Zu den Äquivalenzdosen bei oraler und parenteraler Applikation sei auf **Tabelle 6** verwiesen.

Neostigmin (Prostigmin) war die erste Substanz, die klinisch eingesetzt wurde (Walker 1934) und auch parenteral bei Schluckstörungen gegeben werden konnte. Die Mitführung einer Ampulle Prostigmin zur Notfallbehandlung wird heute von den Patienten kaum mehr praktiziert. Tabletten sind außer Handel. Manche Patienten mit pharyngealen Symptomen profitieren von einer topischen Applikation mittels Nasenspray (Sghirlanzoni et al. 1992).

Pyridostigmin-Bromid (Mestinon, Mestinon retard, Kalymin) ist heute das Medikament der Wahl für die **orale** Langzeitbehandlung. Pyridostigmin hat weniger (muskarinerge) unerwünschte Arzneimittelwirkungen (UAW) und wirkt länger als Prostigmin. Cholinerge Überdosierungserscheinungen sind bei Dosierungen unter 300 mg/d in der Regel nicht zu erwarten. Die dabei möglichen unerwünschten Arzneimittelwirkungen (UAW; **Tabelle 7**) sollen nicht mit dem Terminus der cholinergen Krise belegt werden. Unter i.v. Gabe kann es dagegen rasch zu Verschleimung, Bronchospasmus und dem Bild einer **cholinergen Krise** kommen (schwere Muskelschwäche mit cholinergen Intoxikationszeichen: abdominelle, epigastrische Krämpfe, Harndrang, Hypersalivation, Schwitzen, AV-Block, Miosis, **Tabelle 7**). Die parenterale Behandlung (kurzzeitig maximale Dosis 24 mg/d) erfordert immer eine besondere Überwachung auf einer Intensivstation.

Ambenonium-Chlorid (Mytelase) ist eine Substanz, die keine große Verbreitung gefunden hat und bei Bedarf über den Arzneimittelimport bezogen werden muss. Die

Tabelle 5 Differenzialdiagnosen zur Myasthenia gravis*

Lambert-Eaton-Syndrom	AChR-AK **negativ**, VGCC-AK **positiv (85%)**; Dekrement in der 3-Hz-Serienreizung, Inkrement (mehr als 100%) in der 30-Hz-Serienreizung, Störungen des autonomen Nervensystems, Tumorsuche u. a. nach kleinzelligem Bronchialkarzinom
Kongenitale myasthene Syndrome	sehr seltene Erkrankungen; meist autosomal-rezessiver Erbgang; < 10% der Myasthenieerkrankungen im Kindesalter AChR-AK immer negativ; molekulargenetische Diagnostik
Medikamenteninduzierte myasthene Syndrome	Medikamentenanamnese (s.a. Tabelle 3); eventuell anticholinerges Syndrom **D-Penicillamin, Chloroquin**: Myasthenie mit positiven AChR-Ak, reversibel nach Absetzen
Botulismus und Überdosierung von therapeutischem Botulinumtoxin	meist mehrere Erkrankte im Umfeld; typischerweise von vegetativer Symptomatik begleitete Doppelbilder, Ptose, Pupillenstarre, Obstipation
Polymyositis, Dermatomyositis	erhöhte Muskelenzyme, (Haut-) Muskelbiopsie, EMG
Mitochondriale Myopathie	progressive externe Ophthalmoplegie (CPEO); **symmetrische** Befunde ohne Fluktuationen Retinopathie bei Kearns-Sayre-Syndrom; Muskelbiopsie mit ragged red fibers
Okulopharyngeale Muskeldystrophie	Diplopie, Dysphagie; progredienter Verlauf; molekular-genetische Diagnostik
Motoneuronerkrankung, Bulbärparalyse	klinische und elektrophysiologische Hinweise für eine Vorderhornschädigung (Atrophie, Faszikulationen, Reflexsteigerung)
Akute Polyradikulitis mit Sonderformen	Liquorbefund mit zytoalbuminärer Dissoziation
• Guillain-Barré-Syndrom	rasch aufsteigende Paresen und Dysästhesien
• Miller-Fisher-Syndrom	akute Ataxie, Okulomotorik eingeschränkt, faziale Parese, Reflexverlust
• Hirnnerven-Neuritis	motorische und sensible Hirnnervenbeteiligung; Pupillenstörungen
Kongenitale Augenmuskelparesen	z. B. kongenitale Trochlearisparese; fixe Doppelbilder, **neurogenes Muster**
Okuläre Myositis	Bewegungsschmerz, Augenschwellung, Orbita-CT; Orbita-Sonographie
Endokrine Orbitopathie	Schilddrüsenparameter, Orbita-CT (verdickte Augenmuskeln)
Okuläre Symptome bei Multipler Sklerose	internukleäre Ophthalmoplegie; Erkrankungsschübe; pathologischer Liquor, evozierte Potenziale, MRT
Raumforderung an der Schädelbasis oder intrazerebrale Raumforderung	multiple Hirnnervenbeteiligung, eventuell Horner-Syndrom; Röntgenaufnahme des Schädels, CT/MRT
Funktionelle Paresen	starke Situationsabhängigkeit, z.T. grotesk ausgestaltete Symptome (!), leichte myasthene Symptome können überlagert werden

Tabelle 6 Azetylcholinesterase (AChE)-Inhibitoren

Substanz	Äquivalenz-Dosierung Einzeldosis			Wirkungszeitraum	
	p.o	i.v.	i.m.	Beginn	Maximum
Pyridostigmin-Bromid* (Mestinon, Kalymin)	60–90 mg	2–3 mg	2 mg	15–45 min	3–6 h
(Mestinon retard)**	90–180 mg	–	–	60 min	6–10 h
Neostigmin (Prostigmin)	15 mg Tbl. sind außer Handel	0,5 mg	1 mg	10–30 min	2–3 h
Ambenonium-Chlorid (Mytelase)	7,5–10 mg	–	–	60 min	6 8 h
Edrophonium-Chlorid	–	10 mg		60 s	1–3 min

* Faustregel zur Umstellung **initial**: 1 mg i.v. entspricht 30 mg oral. Weitere Dosierung nach klinischer Beurteilung (Score). Die Literatur nennt Verhältnisse zwischen 1:10 und 1:50. Die **orale** Tageshöchstdosis sollte im Regelfall nicht mehr als 500 mg betragen; parenterale Maximaldosis kurzzeitig (!) 20 mg/24 h.
** Wirkungszeitraum bis zu 12 Stunden; wegen individueller Resorptionsverhältnisse sehr unterschiedlich.

Tabelle 7 Toxizität und Nebenwirkungen von Cholinesterase-Inhibitoren

I. Muskarinisch*	
Glatte Muskulatur	Magenkrämpfe, Übelkeit, Erbrechen, Anorexie, Diarrhö, Miose
Vermehrte Drüsensekretion	feuchte Haut, Schwitzen, Hypersalivation, Tränenlaufen, Bronchialsekretion
II. Nikotinisch	
• Skelettmuskulatur	Faszikulationen und Spasmen, Muskelschwäche (Depolarisationsblock)
III. Zentralnervensystem**	Reizbarkeit, ängstliche Unruhe, Benommenheit, Schlaflosigkeit, Kopfschmerzen, Krampfanfälle, Koma

* Antidot für muskarinerge AChR: Atropin 0,25–0,5 mg; HWZ ca. 4 h. Nikotinische AChR werden durch Atropin nicht beeinflusst!
** Pyridostigmin und Neostigmin passieren in normaler Dosierung nicht die Blut-Hirn-Schranke.

Substanz hat weniger muskarinerge unerwünschte Arzneimittelwirkungen (UAW) als Pyridostigmin, aber häufiger zentralnervöse Nebenwirkungen. Bei Bromunverträglichkeit ist Ambenonium eine Alternative zu Pyridostigmin.

Edrophonium-Chlorid (Tensilon) wird wegen seiner kurzen Wirkungszeit nur zu diagnostischen Zwecken eingesetzt.

Immunsuppression

Der Nutzen einer Immunsuppression bei einer generalisierten Myasthenie ist allgemein akzeptiert, allerdings formal nicht für alle verwendeten Immunsuppressiva durch größere randomisierte Studien mit Klasse-1-Evidenz belegbar. Patienten mit einer zunächst rein okulären Myasthenie entwickeln unter Immunsuppression selten eine Progression zu einer generalisierten Myasthenie (Sommer et al. 1997, Kupersmith et al. 2003; Klasse-3-Evidenz). Studiengestützte Empfehlungen und prognostische Parameter zur Beendigung einer Immunsuppression existieren nicht. Nach einer mehrjährigen stabilen Remission kann ein protrahierter Auslassversuch unternommen werden. Das abrupte Absetzen der Immunsuppression in einem unzureichend stabilisierten Zustand kann zum Wiederauftreten myasthener Symptome bis zu einer myasthenen Krise führen. In vielen Fällen muss die Immunsuppression lebenslang beibehalten werden. Mit zunehmender Dauer einer Immunsuppression können schwerwiegende therapieassoziierte Begleiterkrankungen auftreten. Die Überwachung und Anpassung dieser Therapie soll in Abstimmung mit einer Spezialambulanz erfolgen. Die Kontraindikationen bei Kinderwunsch und Schwangerschaft sind zu beachten. Wenn aus zwingenden klinischen Gründen davon abweichende Einzelfallentscheidungen getroffen werden, wird empfohlen, diese Aufklärung schriftlich zu dokumentieren.

Glukokortikosteroide (GKS; Prednison, Prednisolon, z.B. Decortin, Decortin H): GKS sind die am häufigsten eingesetzten Substanzen und haben eine hohe Ansprechrate von 70–80%, oft innerhalb weniger Wochen (manchmal innerhalb 1 Woche, im Mittel innerhalb von 3 Monaten; Pascuzzi et al. 1984, Johns 1987) (⇑⇑⇑). GKS werden selten als Monotherapie, meist in Kombination mit einem weiteren Immunsuppressivum, am häufigsten mit Azathioprin gegeben, um GKS einzusparen. In der Praxis werden zwei unterschiedliche Dosierungsstrategien verfolgt:

- Langsame Eindosierung: Eingangsdosis 10–20 mg/d Prednison-Äquivalent, Steigerung um 5 mg pro Woche bis eine stabile Remission erreicht ist (Ziel 1 mg/kg KG; Seybold u. Drachman 1974). Nachteil: langsamer Wirkungseintritt.
- Beginn mit der Zieldosis 1 mg/kg KG (60–80 mg/d Prednison-Äquivalent morgens). Vorteil: rascher Wirkungseintritt; transiente, selten gravierende Verschlechterung, insbesondere bei Beteiligung bulbärer Muskelgruppen (Pascuzzi et al. 1984). Für die Erhaltungstherapie soll die minimale effektive Dosis angestrebt werden.
- Intravenöse hoch dosierte GKS-Pulstherapie: Anwendung bei schwerer Exazerbation: 500–2000 mg Methylprednisolon i.v, nachfolgend orale Erhaltungstherapie; Pulstherapie ggf. im Abstand von 5 Tagen wiederholen (Arsura et al. 1985, offene Studie Klasse-3-Evidenz; 12 von 15 Patienten besserten sich; Lindberg et al. 1998, doppelt-blinde randomisierte Studie bei mittelschwerer generalisierter MG; Besserung bei 8 von 10 behandelten Patienten). Diese Hochdosistherapie kann bei Patienten mit bulbären Symptomen zu einer rapiden, wenn auch vorübergehenden Verschlechterung der Schluckfunktion führen. Auch eine schwere Steroidmyopathie wurde beschrieben. Deshalb wird sie von vielen Experten nicht allgemein eingesetzt, außer in der Krise, gleichzeitig mit der Plasmapherese.

Nebenwirkungen einer Therapie mit GKS nehmen mit der Dauer und der kumulativen Dosis zu. Bei einer Therapiedauer von voraussichtlich länger als 6 Monaten und einer Dosis von > 7,5 mg Prednison-Äquivalent sollte jeder Patient eine Prophylaxe mit Kalzium 1000–1500 mg/d und Vitamin D 400–800 IE/d erhalten. Bei postmenopausalen Frauen sind Biphosphonate (Risedronat, Etidronat) zur Therapie der glukokortikoidinduzierten Osteoporose zugelassen. Die Datenlage zur Verhinderung von Frakturen bei Männern unter glukokortikoidinduzierter Osteoporose ist noch nicht ausreichend. Zum aktuellen Stand der Therapie der glukokortikoidinduzierten Osteoporose sei auf einen Algorithmus des Dachverbands Osteologie verwiesen <http://www.dv-osteologie.org/> Die beste Prophylaxe gegen diese NW ist die Begrenzung der Behandlungsdauer und Verzicht auf höher dosierte Langzeittherapie.

Azathioprin (Imurek, Zytrim, Azathioprin-ratiopharm u.a.): Azathioprin ist in der Myastheniebehandlung neben den GKS das am häufigsten eingesetzte Immunsuppressivum (Mertens et al. 1969, retrospektive Studie; Mantegazza et al. 1988, Bromberg et al. 1997) (⇑). Azathioprin ist seit 2004 für die Behandlung der Myasthenie zugelassen. Die Tagesdosierung beträgt initial 2–3 mg/kg KG, in der Langzeitanwendung bei stabilem Verlauf etwa 2,5 mg/kg KG mit der Möglichkeit, in langsamen Schritten auf etwa 1 mg/kg KG zu reduzieren. Wegen des langsamen Wirkungseintritts ist der Therapieerfolg nicht vor 3–6 Monaten zu erwarten. Bei etwa 80% kommt es unter Azathioprin zu einem Anstieg des mittleren korpuskulären Volumens (MCV) der Erythrozyten, was bei Respondern häufiger und stärker als bei Non-Respondern zu beobachten ist. Azathioprin hilft GKS in der Langzeittherapie einzusparen (⇑), was insbesondere bei älteren Patienten vorteilhaft ist (Slesak et al. 1998, Evoli et al. 2000). Die Kombinationstherapie ist effektiver. Es werden längere Remissionen und weniger Nebenwirkungen beobachtet (Palace et al. 1998; kontrollierte, doppelt-blinde randomisierte Studie; Klasse-1-Evidenz;). Bei 10–20% erreicht man mit Azathioprin auch in Kombination mit Glukokortikosteroiden keine befriedigende Stabilisierung, so dass andere Immunsuppressiva eingesetzt werden (Therapieeskalation). Beim abrupten Absetzen von Azathioprin kann es zum Wiederauftreten myasthener Symptome bis zur myasthenen Krise kommen (Hohlfeld et al. 1985).

Azathioprin wird über die Xanthinoxidase zu Harnsäure abgebaut oder durch die Thiopurin-S-Methyltransferase (TPMT) methyliert. Beachtet werden muss die Medikamenteninteraktion mit Allopurinol (hemmt u.a die Xanthinoxidase und damit auch den Abbau von Azathioprin): Azathioprin darf dann nur mit 25% der Standarddosierung (d. h. 0,5–0,75 mg/kg KG) eingenommen werden, um myelotoxische Nebenwirkungen zu vermeiden. Alternativ zu Allopurinol kann das Uricosuricum Benzbromaron versucht werden. Bei einer unerwartet starken Myelosuppression unter Azathioprin sollte eine Bestimmung der TPMT-Aktivität oder des TPMT-Genotyps erfolgen. Patienten mit fehlender TPMT-Aktivität (Häufigkeit 1:300) können nicht mit Azathioprin behandelt werden. Ein erhöhtes Risiko für Tumorerkrankungen scheint bei einer Behandlungsdauer von weniger als 10 Jahren nicht vorzuliegen (Confavreux et al. 1996, Fall-Kontroll-Studie bei MS-Patienten). Bei Myastheniepatienten wurden unter Azathioprin-Therapie nur selten Lymphome und fatale opportunistische Infektionen beobachtet (Hohlfeld et al. 1988, Herrlinger et al. 2000).

Ciclosporin A (CSA; Sandimmun, Sandimmun optoral): CSA wurde in einer placebokontrollierten Studie der Klasse-1-Evidenz geprüft (⇑) (Tindall et al. 1987, 1993). Gegenüber der ursprünglichen Studie (CSA-Monotherapie, Dosierung 6 mg/kg KG) setzt man heute in Kombination zur Einsparung von GKS eine geringere Dosierung ein (initial 3–4 mg/kg KG, nachfolgend 2–2,5 mg/kg KG). Die Behandlung kann durch Spiegelbestimmungen überwacht werden. Im Vergleich zu Azathioprin ist der klinische Wirkungseintritt rascher und meist innerhalb von 4–6 Wochen erkennbar. CSA hat ein breites Spektrum unerwünschter Arzneimittelwirkungen (UAW), die meist dosisabhängig sind, wobei neben opportunistischen Infektionen, Myelosuppression und gastrointestinalen Symptomen die Nephrotoxizität (Kreatinin-Clearance vor Therapiebeginn bestimmen) und arterielle Hypertonie besonders beachtet werden muss. Neurologisch bemerkenswerte UAW sind Tremor, Kopfschmerzen, erhöhte Krampfbereitschaft und die seltene reversible posteriore Leukenzephalopathie (typischer MRT-Befund).

Mycophenolat-Mofetil (MMF, CellCept): MMF ist wie Azathioprin ein Antimetabolit und hemmt über die Inosin-Monophosphat-Dehydrogenase (IMPDH) die de-novo-Purin-Synthese, die in Lymphozyten im Gegensatz zu anderen Zellen speziell von diesem Enzym abhängt. MMF hat gegenüber Azathioprin pharmakologische Vorteile: Es besteht keine Interaktion mit Allopurinol, der Metabolismus ist unabhängig von der TMPT und MMF hat eine geringere Hepatotoxizität. Wichtigste Nebenwirkungen sind Diarrhö und hämolytische Anämie. MMF ist eine Option beim Versagen von Azathioprin. Therapierefraktäre Patienten zeigten in mehreren kleinen Kohortenstudien (u. a. Ciafaloni et al. 2001; Klasse-2-Evidenz) eine klinische Besserung mit steroidsparendem Effekt (⇑). Die Zeit bis zum Wirkeintritt betrug 2 Wochen bis 4 Monate. Die Dosierung beträgt 1500–2000 mg/d und kann nach Spiegelbestimmung angepasst werden.

Cyclophosphamid ist eine alkylierende Substanz und ein Zytostatikum, das bei einer sehr schwer verlaufenden Myasthenie nach Versagen der Standardtherapie eingesetzt werden kann. Es liegen positive Erfahrungen und Studien mit verschiedenen Therapieschemata vor (⇑):
- Orale Therapie, initial 2 mg/kg KG (Perez et al. 1981, Niakan et al. 1986) (⇑).
- Cyclophosphamid-Puls-Therapie 500 mg/m^2 alle 4 Wochen bis zur Stabilisierung; Begleitmedikation Uromitexan, Cholinesterase-Inhibitoren, Steroide (prospektive randomisierte, doppelt-blinde Studie; De Feo et al. 2002; Klasse-1-Evidenz) (⇑); analog zu anderen schwer verlaufenden Autoimmunerkrankungen: 750 mg/m^2 alle 3–4 Wochen.
- Myeloablative Therapie (50 mg/kg KG an 4 Tagen) ggf. mit nachfolgender Gabe von G-CSF (Drachman et al. 2003, Gladstone et al. 2004); kleine Fallstudien, Klasse-3-Evidenz. Nur bei Therapieresistenz auch von Mehrfachtherapie.

Dokumentiert werden sollte die **kumulative Dosis** und Dauer der Therapie wegen des steigenden Risikos von Fertilitätsstörungen und Spätfolgen inklusive Malignomen (ca. 1%). Bei gegebener Indikation können in Einzelfällen analog der Therapie der Wegener-Granulomatose hohe kumulative Dosisbereiche um 50–70 g erreicht werden.

Methotrexat: Systematische Untersuchungen bei der Myasthenie liegen nicht vor. Es kann als Medikament der Reserve entsprechend dem Einsatz bei der rheumatoiden Arthritis im Dosisbereich zwischen 7,5–25 mg oral/i.v./i.m. *einmal pro Woche* verabreicht werden. Ziel der Therapie ist es, Steroide einzusparen und die Remission zu erhalten.

Weitere Therapieoptionen in Einzelfällen

Immunsuppressiva

Kleine offene Studien berichteten Behandlungserfolge mit Tacrolimus/FK 506 (Prograf, 3–5 mg/d) bei therapierefraktärer MG (Evoli et al. 2002, Konishi et al. 2005). Tacrolimus wurde in Japan entwickelt und ist dort zur Behandlung der Myasthenia gravis zugelassen.

Monoklonale Antikörper

Es existieren mehrere Einzelfallberichte über die erfolgreiche Anwendung von Rituximab (MabThera), einem monolonalen CD20-Antikörper zur Depletion von B-Lymphozyten bei Patienten mit schwerer therapierefraktärer MG (Zaja et al. 2000, Wylam et al. 2003, Garja et al. 2004; Melms et al. unveröffentlicht) in Kombination mit anderen Immunsuppressiva zur Remissionserhaltung.

Interventionstherapie

Die folgenden Maßnahmen sind indiziert bei instabiler klinischer Symptomatik, zur Abwendung einer drohenden krisenartigen Verschlechterung, in der myasthenen Krise (**Tabelle 8**) und in besonderen Situationen wie einer instabilen Myasthenie während der Schwangerschaft und in einzelnen Fällen bei therapierefraktären, schwer beeinträchtigenden und behindernden Symptomen.

Intravenöse Immunglobuline (IVIG)

IVIG werden mit 0,4 g/kg KG an 5 aufeinander folgenden Tagen verabreicht (Imbach et al 1981), alternativ 1 g/kg KG an 2 Tagen (Bain et al. 1996). IVIG sind ortsunabhängig, rasch verfügbar und ohne technischen Aufwand zu applizieren. IVIG verkürzten in der myasthenen Krise die Zeit der Beatmungspflichtigkeit und erwiesen sich dabei gleich effektiv wie die Plasmapherese (⇑) (Gajdos et al. 1997, Gajdos et al. 2002). Die klinische Ansprechrate mehrerer offener Studien beträgt zusammengenommen 80%. IVIG können neben Steroiden bei einer MG im Kindes- und Jugendalter zum Einsatz kommen, wenn Immunsuppressiva vermieden werden sollen, oder bei einer Exazerbation während der Schwangerschaft, wenn Glukokortikosteroide nicht ausreichen und eine Plasmapherese zu riskant erscheint. Einzelne Patienten mit therapierefraktären Behinderungen scheinen im Intervall von IVIG zu profitieren (Howard 1998). Nach Expertenmeinung (**C**) erscheinen IVIG bei Versagen oder unzureichender Wirkung einer Immunsuppression in Einzelfällen sinnvoll (Stangel u. Gold 2004). Eine adjuvante Erhaltungstherapie kann aufgrund fehlender Evidenz nicht empfohlen werden (⇔) (Wolfe et al. 2002).

Plasmapherese

Die Standardplasmapherese entfernt unselektiv die nichtkorpuskulären Bestandteile aus dem zirkulierenden Blut. Die Plasmapherese erfordert zwei großvolumige periphere oder besondere zentrale Venenkatheder (Shaldon). Das Verfahren ist personalintensiv und wird praktisch von nephrologischen (Plasmaseparation) oder hämatologischen Gruppen (Plasmazentrifugation) auf intensivmedizinischen Abteilungen betrieben. Die Plasmapherese wird mit Erfolg seit 1976 bei der Myasthenia gravis eingesetzt (⇑) (Pinching et al. 1976, Dau et al. 1977, Samtleben et al. 1980). Die Indikation besteht in der myasthenen Krise und bei anderen therapierefraktären Situationen zur Stabilisierung labiler Verhältnisse vor Operationen (einschließlich der Thymektomie) oder vor Beginn einer hoch dosier-

Tabelle 8 Maßnahmen zur Behandlung der myasthenen Krise (nach Toyka u. Müllges 1994)

I. Respiratorische Insuffizienz ohne Intubationspflichtigkeit	II. Intubationspflichtige Patienten
• Lagerung mit erhöhtem Oberkörper, Rachen freihalten, eventuell Güdel-Tubus • Sauerstoffmaske, Sauerstoffsättigung überwachen • i.v. Cholinesterase-Inhibitoren: initial Bolus von 1–3 mg Pyridostigmin oder 0,5 mg Neostigmin, weiter mit 0,5–1,0 mg Pyridostigmin/h oder 0,15–0,3 mg Neostigmin/h über Perfusor. • Dosisadaptation nach klinischer Beurteilung, **cave**: starke Bronchialsekretion (siehe Tabelle 7). Kritische Beurteilung bei maximaler Dosierung um 24 mg/24 h und mehr • Atropin 0,25–0,5 mg s.c., 3–6 Gaben pro Tag bei starken cholinergen Nebenwirkungen • Notfall-Labor: Elektrolyte (Hypokaliämie ggf. auf hochnormale Werte anheben) • Blutbild, Gerinnung, Nierenretentionswerte, Schilddrüsenparameter • Durchgreifende Antibiose nach Infektionsdiagnostik (Blut, Urin, Tracheasekret, Rachenabstrich), vorzugsweise Kombinationen mit Cephalosporinen der dritten Generation, Aminoglykoside soweit möglich vermeiden • Vitalkapazität regelmäßig überwachen, Thromboseprophylaxe • Plasmapherese oder Immunadsorption vorbereiten, **Kontraindikation**: Sepsis mit DIC, dann alternativ Immunglobuline 0,4 g/kg KG über 5 Tage	• Intubation, vorzugsweise transnasal, Tracheotomie bei längerer Beatmungspflichtigkeit • assistierte Beatmung nach dem CPAP-Modus und PEEP-Einstellung von etwa 3 cm WS • bevorzugt Sedativa mit kurzer Halbwertszeit verabreichen • regelmäßige Erfolgsüberwachung der therapeutischen Maßnahmen • bei überdosierten Patienten (cholinerge Krise, z. B. durch zu hohe i.v. Gabe): Medikamentenpause • Plasmapherese oder Immunadsorption vorbereiten, alternativ Immunglobuline (IVIG) • hoch dosierte immunsuppressive Therapie beginnen (z. B. Pulstherapie mit GKS oder Kombination aus Ciclosporin A und Azathioprin, eventuell auch Cyclophosphamid 750 mg/m^2)

ten Steroidtherapie bei schwerer Myasthenie. Es werden typischerweise 6–8 Behandlungen (jeden 2. Tag) durchgeführt, bis eine klinische Stabilisierung erreicht ist. Ohne begleitende Immunsuppression ist die klinische Wirkung nur vorübergehend (Newsom-Davis et al. 1978). Nach jeder Behandlung ist eine Substitution mit Humanalbumin oder Frischplasma (FFP) notwendig. Die vorübergehende Depletion von Gerinnungsfaktoren muss bei einer Antikoagulation bedacht werden. Ältere multimorbide Patienten mit Herzerkrankungen sind durch die Volumenbelastung gefährdet. Studienergebnisse zur Beeinflussung des Langzeitverlaufs einer Myasthenie durch Plasmapherese gegenüber der Immunsuppression fehlen (Gajdos et al. 2002).

Immunadsorption (IAd)

Die Immunadsorption wird heute vielfach anstelle der klassischen Plasmapherese durchgeführt und bei der Myasthenie als gleich wirksam betrachtet (Yeh u. Chiu 2000). Die logistischen und technischen Voraussetzungen entsprechen denen der Plasmapherese. Bei diesem Verfahren werden selektiv Immunglobuline der IgG-Subklassen entfernt (Tryptophan-Polyvinyl-Gelmatrix: Heininger et al. 1985, und Protein-A-Sepharose: Grob et al. 1995) (⇑). Vorteile der Immunadsorption sind die fehlende Notwendigkeit zur Substitution von Plasmaproteinen, die fehlende Störung der Gerinnungsverhältnisse und die geringeren Volumenschwankungen. Eine Thromboseprophylaxe darf nicht ausgesetzt werden.

Thymektomie

Die Thymektomie als Bestandteil des Therapiekonzepts der MG beruht auf klinischen Beobachtungen und immunpathogenetischen Argumenten. Kontrollierte Studien zur Effizienz der Thymektomie im Vergleich zur heute üblichen Immunsuppression existieren nicht. Die Thymektomie stellt daher für Patienten mit einer generalisierten Myasthenie ohne Thymom eine Therapieoption dar, die nach einer Metaanalyse eine Klasse-2-Evidenz erreicht (Gronseth u. Barohn 2000). Die Thymektomie ist stets ein elektiver Eingriff und hat bei stabilen klinischen Verhältnissen, d. h. in der Regel nach einer wirksamen Vorbehandlung mit GKS oder anderen Maßnahmen, eine sehr geringe perioperative Mortalität (< 1%). Der Erfolg einer Thymektomie tritt meist verzögert ein und ist retrospektiv oft erst nach mehreren Jahren erkennbar. Hieraus ergibt sich die weiterhin offene Frage der kausalen Bedeutung der Thymektomie.

- Patienten im Alter von 15–50 Jahren scheinen am deutlichsten von der Thymektomie zu profitieren, insbesondere wenn diese früh, innerhalb von 1–2 Jahren nach Sicherung der Diagnose, durchgeführt wird. Diese Altersgrenzen zur Thymektomie sind willkürlich und werden von manchen Experten zwischen 5–60 Jahren angesetzt.
- Bei Kindern und Jugendlichen im Alter von 5–14 Jahren mit einer AChR-AK-positiven MG sollte die Thymektomie erst nach unbefriedigendem Ansprechen auf Cholinesterase-Inhibitoren und Steroide und bei deutlicher Symptomatik nach Operationsvorbereitung durch Plasmapherese/IVIG in Betracht gezogen werden, da nachteilige Wirkungen einer sehr frühen Thymektomie auf das Immunsystem nicht auszuschließen sind.
- Bei Patienten mit einer rein okulären Myasthenie und hohen AChR-AK wird die Thymektomie von einzelnen Experten als Option betrachtet, wenn die Symptome auf die medikamentöse Therapie unzureichend ansprechen (Schumm et al. 1985, Roberts et al. 2001).
- Patienten mit einer „seronegativen" Myasthenia gravis (SNMG) ohne nachweisbare Autoantikörper gegen Azetylcholin-Rezeptoren, aber mit positiven Autoantikörpern gegen die muskelspezifische Tyrosinkinase, MuSK, scheinen nicht von einer Thymektomie zu profitieren. Thymome sind bei der SNMG ungewöhnlich (Lauriola et al. 2005, Leite et al. 2005). Angesichts der aktuellen Datenlage ist man bei einer SNMG bezüglich der Thymektomie zurückhaltend.

Thymom und Myasthenia gravis (paraneoplastische Myasthenia gravis)

Beim Nachweis eines Thymoms besteht unabhängig von der Ausprägung der MG eine Operationsindikation. Ältere und multimorbide Patienten können palliativ strahlentherapiert werden, insbesondere wenn eine geringe Tumorausbreitung und eine langsame Progredienz vorliegen. Nach der Studie von Ströbel et al. (2004) sind Tumordignität (**Tabelle 9**) und das intraoperative Tumorstaging (Masaoka et al. 1981; **Tabelle 10**) die wichtigsten Prognosemarker.

Thymome im Stadium I und II mit Klassifikation nach WHO-Typ A, AB und B1 haben ein geringes Rezidivrisiko, so dass man nach chirurgisch vollständiger Resektion (R0) abwarten kann. Thymome im Stadium II und WHO-Typ B2 und B3 sowie alle Stadien III und IV müssen auf dem Boden eines interdisziplinären Konzepts behandelt werden. Bisheriger Standard ist die Strahlentherapie. In jüngerer Zeit hat die adjuvante Chemotherapie bei lokalinvasiven Thymomen gewisse Bedeutung bekommen (Phase-II-Studien: ADOC: Doxorubicin, Vincristin, Cisplatin, Cylophosphamid; Ansprechrate bis 90%, medianes Überleben 1,3 Jahre, Fornasiero et al. 1991; PAC: Cisplatin, Doxorubicin, Cyclophosphamid; Ansprechrate 50%, medianes Überleben 3,2 Jahre; Loehrer et al. 1994; aktuelle Studiendaten bei Giaccone 2005).

Zur Technik der Thymektomie

Standardzugang ist die transsternale Thorakotomie mit Entfernung des gesamten Thymus und retrosternalen Fettgewebes. Angestrebt wird die „maximale" Thymektomie (Jaretzki et al. 1988). Minimalinvasive Eingriffe (Novellini et al. 1994, Sabbagh et al. 1995, Yim et al. 1995, Rückert et al. 1999) sind nur an wenigen Zentren gut etabliert. Die Diskussion um den Stellenwert der thorakoskopischen Thymektomie ist unter den Thoraxchirurgen noch nicht abgeschlossen, so dass dieses Verfahren bei **nichtneoplastischen** Thymusveränderungen zwar als Option, aber noch nicht als neuer Therapiestandard gelten kann. Bei einem Thymom wird aus Gründen der radikalen Tumorentfernung eine Sternotomie durchgeführt.

Ambulant/stationär

Ambulant:
Patienten mit stabiler okulärer Myasthenie
Patienten mit geringen Residualsymptomen und stabilisierter generalisierter Myasthenia gravis
Stationär:
Patienten mit instabilen, insbesondere bulbären und respiratorischen Symptomen einer generalisierten Myasthenia gravis.

Abhängig vom klinischen Schweregrad und der Möglichkeit einer kritischen Verschlechterung bei Beginn einer Therapie mit Kortikosteroiden und zur Einleitung einer Erstbehandlung mit Immunsuppressiva.

Zur präoperativen Vorbereitung und Stabilisierung respiratorischer und bulbärer Symptome mittels Plasmaseparationen, Immunadsorptionen oder IVIG-Behandlungen abhängig von der Symptomausprägung stationär, bei guter Verträglichkeit auch ambulant.

Bei drohender oder manifester myasthener Krise, progredienten generalisierten Symptomen oder instabilen respiratorischen Symptomen jeder Ausprägung Aufnahme auf einer Intensivstation mit kontinuierlichem Monitoring und zügiger Durchführung der notwendigen intensivmedizinischen Maßnahmen.

Expertengruppe

R. Gold, Institut für Multiple-Sklerose-Forschung des Bereichs Humanmedizin der Universität Göttingen und der Gemeinnützigen Hertie-Stiftung, Abt. Experimentelle und Klinische Neuroimmunologie der Universität Göttingen
R. Hohlfeld, Institut für Klinische Neuroimmunologie, Ludwig-Maximilians-Universität München
A. Melms, Zentrum für Neurologie, Abt. Allgemeine Neurologie und Hertie-Institut für klinische Hirnforschung, Universität Tübingen
B. Schalke, Klinik und Poliklinik für Neurologie der Universität Regensburg
F. Schumm, Klinik für Neurologie und Neurophysiologie, Christophsbad, Göppingen
K. V. Toyka, Neurologische Klinik, Bayerische Julius-Maximilians-Universität Würzburg
Federführend: *Prof. Dr. A. Melms, Zentrum für Neurologie, Abt. Allgemeine Neurologie und Hertie-Institut für klinische Hirnforschung, Universität Tübingen,*
e-mail: arthur.melms@uni-tuebingen.de

Tabelle 9 Vergleichende Klassifikation von Thymustumoren (nach Müller-Hermelink u. Marx 2000)

Klinisch-pathologische Klassifikation	Neue WHO-Klassifikation	Häufigkeit bei Myasthenie[1]	Histopathologische Klassifikation
Benignes Thymom[2]	A	6,7%	medulläres Thymom, Spindelzellthymom
	AB	16,7%	Thymom vom Mischtyp
Maligne Thymome, Kategorie I			organotypische Thymustumore oder -karzinome:
	B1	10,0%	• vorherrschend kortikales Thymom
	B2	36,7%	• kortikales Thymom
	B3	26,7%	• gut differenziertes Thymuskarzinom
Maligne Thymome, Kategorie II	C	3,3%	nichtorganotypische Thymustumore oder Thymuskarzinome

[1] Zahlen aus der Serie von Chen et al. 2002; N = 200
[2] Der Begriff **benignes Thymom** bezeichnet hier das **klinisch-benigne** Verhalten der Thymome von Typ A und AB, unabhängig vom Invasionsgrad. Ursprünglich wurden alle **gekapselten** Thymome unabhängig von ihrer Histologie als **benigne** bezeichnet.

Tabelle 10 Klinisches Staging von Thymomen (Masaoka et al. 1981)

Stadium I	komplett umkapselter Tumor ohne mikroskopische Kapselperforation
Stadium IIA	mikroskopische Invasion des Fettgewebes oder der mediastinalen Pleura
Stadium IIB	makroskopische Invasion in die Pleura
Stadium III	makroskopische Invasion von Nachbarorganen; (A) große Gefäße, (B) Lunge
Stadium IVA	intrathorakale Ausbreitung mit Metastasen in Pleura und/oder Perikard
Stadium IVB	Fernmetastasen nach lymphogener oder hämatogener Aussaat

Adressen von Selbsthilfeorganisationen

Deutsche Myasthenie Gesellschaft e.V., Langemarckstraße 106, 28199 Bremen, Tel. 0421/59 20 60, Fax 50 82 26, www.dmg-online.de

Deutsche Gesellschaft für Muskelkranke e.V., Im Moos 4, 79112 Freiburg i. Br., Tel. 07665/94 47-0, Fax 94 47-20, http://www.dgm.org.

Literatur

Arsura, E. L., N. G. Brunner, T. Namba, D. Grob (1985): High-dose methylprednisolone in myasthenia gravis. Arch. Neurol. 42, 1149–1153.

Bain, P. G., M. Motomura, J. Newsom-Davis, S. A. Misbah, H. M. Chapel, M. L. Lee, A. Vincent, B. Lang. (1996): Effects of intravenous immunoglobulin on muscle weakness and calciumchannel autoantibodies in the Lambert-Eaton myasthenic syndrome. Neurology 47, 678–683.

Besinger, U. A., K. V. Toyka, M. Hömberg, K. Heininger, R. Hohlfeld, A. Fateh-Moghadam (1983): Myasthenia gravis: long term correlation of binding and blocking antibodies against acetylcholine receptors with changes in disease severity. Neurology 33, 1316–1321.

Bromberg, M. B., J. J. Wald, D. A. Forshew, E. L. Feldman, J. W. Albers (1997): Randomized trial of azathioprine or prednisone for initial immunosuppressive treatment of myasthenia gravis. J. Neurol. Sci. 140, 59–62.

Chen, G., A. Marx, C. Wen-Hu, J. Yong, B. Puppe, P. Stroebel, H. K. Mueller-Hermelink (2002): New WHO histologic classification predics prognosis of thymic epithelial tumors. Cancer 95, 420–429.

Ciafaloni, E., J. M. Massey, B. Tucker-Lipscomb, D. B. Sander (2001): Mycophenolate mofetil for myasthenia gravis: an open-label pilot study. Neurology 56, 97–99.

Confavreux, C., P. Saddier, J. Grimaud, Th. Moreau, P. Adeleine, G. Aimard (1996): Risk of cancer from azathioprine therapy in multiple sclerosis: A case control study. Neurology 46, 1607–1612.

Dau, P. C., J. Lindstrom, C. K. Cassel, E. H. Denys, E. Shev, L. Spitler. (1977): Plasmapheresis and immunosuppressive drug therapy in myasthenia gravis. N. Engl. J. Med. 297, 1134–1140.

De Feo, L. G., J. Schottlender, N. A. Martelli, N. A. Molfino (2002): Use of intravenous pulses cyclophosphamide in severe generalized myasthenia gravis. Muscle Nerve 26, 31–36.

Diener, H. C. (2002): Off-label use in der Neurologie. Akt. Neurol. 29, 379–383.

Drachman, D. B., R. J. Jones, R. A. Brodsky (2003): Treatment of refractory myasthenia: „Rebooting" with high-dose Cyclophosphamide. Ann. Neurol. 53, 29–34.

Evoli, A., A. P. Batocchi, C. Minisci, C. Di Schino, P. Tonali (2000): Clinical characteristics and prognosis of myasthenia gravis in older people. J. Am. Ger. Soc. 48, 1442–1448.

Evoli, A., C. Di Chino, F. Marsili, C. Punzi (2002): Successful treatment of myasthenia gravis with tacrolimus. Muscle Nerve 25, 111–114.

Fornasiero, A., O. Danielle, C. Ghiotto, M. Piazza, L. Fiore-Donati, F. Calabro, F. Rea, M. V. Fiorentino (1991): Chemotherapy for invasive thymoma. A 13-year experience. Cancer 68, 30–33.

Gajdos, P. H., S. Chevret, B. Clair, C. Tranchant, C. Chastang (1997): Clinical trial of plasmaexchange and high-dose intravenous immunoglobulin in myasthenia gravis. Ann. Neurol. 41, 789–796.

Gajdos, P., S. Chevret, K. Toyka (2002a): Intravenous immunoglobulin for myasthenia gravis (Cochrane Review) In: The Cochrane Database of Systematic Reviews, Issue 4. Art. No. CD002277. DOI: 101002/14651858.

Gajdos, P., S. Chevret, K. Toyka (2002b): Plasma exchange for myasthenia gravis (Cochrane Review) In: The Cochrane Database of Systematic Reviews, Issue 4. Art. No. CD002275. DOI: 101002/14651858.

Gajra, A., N. Vajpayee, S. J. Grethlein (2004): Response of myasthenia gravis to rituximab in a patient with non-Hodgkin lymphoma. Am. J. Hematol. 77, 196–197.

Giaccone, G. (2005): Treatment of malignant thymoma. Curr. Opin. Oncol. 17, 140–146.

Gladstone, D. E., T. H. Brannagan, R. J. Schwartzman, A. A. Prestrud, I. Brodsky (2004): High dose cyclophosphamide for severe refractory myasthenia gravis. J. Neurol. Neurosurg. Psychiatry 75, 789–791.

Grob, D., D. Simpson, H. Mitsumoto, B. Hoch, F. Mokhtarian, A. Bender, M. Greenberg, S. Nakayama (1995): Treatment of myasthenia gravis by immunoadsorption of plasma. Neurology 45, 338–344.

Gronseth, G. S., R. J. Barohn (2000): Thymectomy for autoimmune myasthenia gravis (an evidence-based review). Neurology 55, 7–15.

Hart, I., S. Sathasivam, T. Sharshar (2005): Immunosuppressive agents for myasthenia gravis. (Protocol) The Cochrane Database of Systematic Reviews, Issue 2. Art. No. CD005224. DOI: 101002/14651858.

Heininger, K., M. Hendricks, K. V. Toyka (1985): Myasthenia gravis: A new semiselective procedure to remove acetylcholine receptor autoantibodies from plasma. Plasma Ther. 6, 771–775.

Herrlinger, U., M. Weller, J. Dichgans, A. Melms (2000): Association of primary CNS lymphoma with long term azathioprine therapy for myasthenia gravis. Ann. Neurol. 47, 682–683.

Hoch, W., J. McConville, S. Helms, J. Newsom-Davis, A. Melms, A. Vincent (2001): Auto-antibodies to the receptor tyrosine kinase MuSK in patients with myasthenia gravis without acetylcholine receptor antibodies. Nature Med. 7, 365–368.

Hohlfeld, R., K. V. Toyka, U. A. Besinger, B. Gerhold, K. Heininger (1985): Myasthenia gravis: Reactivation of clinical disease and of autoimmune factors after discontinuation of long-term azathioprine. Ann. Neurol. 17, 238–242.

Hohlfeld, R., M. Michels, K. Heininger, U. A. Besinger, K. V. Toyka (1988): Azathioprine toxicity during long-term immunosuppression of generalized myasthenia gravis. Neurology 38, 258–261.

Howard, J. F. (1998): Intravenous immunoglobulin for the treatment of acquired myasthenia gravis. Neurology 51, S30–36.

Imbach, P., S. Barandum, V. D'Apuzzo, G. Baumgartner, A. Hirt, A. Morell, E. Rossi, M. Schoni, M. Vest, H. D. Wagner (1981): High dose intravenous gammaglobulin for idiopathic thrombocytopenia purpura in childhood. Lancet I, 1228–1230.

Jaretzki, A., A. S. Penn, D. S. Younger, M. Wolff, M. R. Olarte, R. E. Lovelace (1988): Maximal thymectomy for myasthenia gravis. Results. J. Thorac. Cardiovasc. Surg. 95, 747–757.

Jaretzki, A., R. J. Barohn, R. M. Ernstoff, H. J. Kaminski, J. C. Keesey, A. S. Penn, D. B. Sanders (2000): Myasthenia gravis: Recommendations for clinical research standards. Neurology 55, 16–23.

Johns, T. R. (1987): Long term corticosteroid treatment in myasthenia gravis. Ann. NY Acad. Sci. 505, 568–586.

Konishi, T., Y. Yoshiyama, T. Takamori, T. Saida (2005): Long-term treatment of generalised myasthenia gravis with FK506 (tacrolimus). J. Neurol. Neurosurg. Psychiatry 76, 448–450.

Kupersmith, M. J., R. Latkany, P. Homel (2003): Development of generalized disease at 2 years in patients with ocular myasthenia. Arch. Neurol. 60, 243–248.

Lauriola, L., F. Ranelletti, N. Maggiano, M. Guerriero, M. Punzi, F. Marsili, E. Bartoccioni, A. Evoli (2005): Thymus canges in anti-MuSK-positive and -negative myasthenia gravis. Neurology 64, 536–538.

Leite, M. I., P. Strobel, M. Jones, K. Micklem, R. Moritz, R. Gold, E. H. Niks EH, S. Berrih-Aknin, F. Scaravilli, A. Canelhas, A. Marx, J. Newsom-Davis, N. Willcox, A. Vincent (2005): Fewer thymic changes in MuSK antibody-positive than in MuSK antibody-negative MG. Ann. Neurol. 57, 444–448.

Lindberg, C., O. Andersen, A. K. Lefvert (1998): Treatment of myasthenia gravis with methylprednisolon pulse: a double blind study. Acta Neurol. Scand. 370–373.

Loehrer, P. J., K. M. Kim, S. C. Aisner, R. Livingston, L. H. Einhorn, D. Johnson et al. (1994): Cisplatin plus doxorubicin plus cyclophosphamide in metastatic or recurrent thymoma: final results of an intergroup trial. J. Clin. Oncol. 12, 1164–1168.

Mantegazza, R., C. Antozzi, D. Peluchetti, A. Sghirlanzoni, F. Cornelio (1988): Azathioprine as a single drug or in combination with steroids in the treatment of myasthenia gravis. J. Neurol. 237, 339–344.

Masaoka, A., Y. Monden, K. Nakahara, T. Tamioka (1981): Follow-up study of thymomas with special reference to their clinical stages. Cancer 48, 2485–2492.

Melms, A., R. Gold, K. V. Toyka (unveröffentlicht).

Mertens, H. G., F. Balzereit, M. Leipert (1969): The treatment of severe myasthenia gravis with immunosuppressive agents. Eur. Neurol. 2, 321–339.

Müller-Hermelink, H. K., A. Marx (2000): Thymoma. Curr. Opin. Oncol. 12, 426–433.

Newsom-Davis, J., A. Vincent, S. G. Wilson, C. D. Ward, A. J. Pinching, C. Hawkey (1978): Plasmapheresis for myasthenia gravis. N. Engl. J. Med. 298, 456–457.

Niakan, E., Y. Harati, L. A. Rolak LA. (1986): Immunosuppressive drug therapy in myasthenia gravis. Arch Neurol. 43, 155–156.

Novellini, L., M. Longoni, L. Spinelli, M. Andretta, M. Cozzi, G. Faillace, M. Vitellaro, D. De Benedetti, G. Pezzuoli (1994): „Extended" thymectomy without sternotomy, performed by cervicotomy and thoracoscopic technique in the treatment of myasthenia gravis. Int. Surg. 79, 378–381.

Palace, J., J. Newsom-Davis, B. Lecky (1998): A randomized double-blind trial of prednisolone alone or with azathioprine in myasthenia gravis. Neurology 50, 1778–1783.

Pascuzzi, R. M., H. B. Coslett, T. R. Johns (1984): Long-term corticosteroid treatment of myasthenia gravis: report of 116 patients. Ann. Neurol. 15, 291–298.

Perez, M. C., W. L. Buot, C. Mercado-Danguilan, Z. G. Bagabaldo, L. D. Renales (1981): Stable remissions in myasthenia gravis. Neurology 31, 32–37.

Pinching, A. J., D. K. Peters (1976): Remission of myasthenia gravis following plasma exchange. Lancet ii, 1373–1376.

Roberts, P. F., F. Venuta, E. Rendina, T. De Giacomo, G. F. Coloni, D. M. Follette, D. P. Richman, J. R. Benfield (2001): Thymectomy in the treatment of ocular myasthenia gravis. J. Thorac. Cardiovasc. Surg. 122, 562–568.

Rückert, J. C., K. Gellert, J. M. Müller (1999): Operative technique for thoracoscopic thymectomy. Surg. Endosc. 13, 943–946.

Sabbagh, M. N., J. S. Garza, B. Patten (1995): Thoracoscopic thymectomy in patients with myasthenia gravis. Muscle Nerve 18, 1475–1477.

Samtleben, W., U. A. Besinger, K. V. Toyka, A. Fateh-Moghadam, G. Brehm, B. Gurland (1980): Plasma-separation in myasthenia gravis: a new method of rapid plasma exchange. Klin. Wochenschr. 58, 47–49.

Schneider-Gold, C., P. Gajdos, K. V. Toyka, R. Hohlfeld (2005): Corticosteroids for myasthenia gravis. (Review) The Cochrane Database of Systematic Reviews, Issue 2. Art. No. CD002828. DOI: 101002/14651858.

Schumm, F., M. Stöhr (1984): Accessory nerve stimulation in the assessment of myasthenia gravis. Muscle Nerve 7, 147–151.

Schumm, F., H. Wiethölter, A. Fateh-Moghadam, J. Dichgans (1985): Thymectomy in myasthenia gravis with pure motor ocular symptoms. J. Neurol. Neurosurg. Psychiatr. 48, 332–337.

Schwab, R. S. (1955): WIN-8077 in the treatment of sixty myasthenia gravis patients. A twelve-month report. Am. J. Med. 19, 734.

Seybold, M. E., D. B. Drachman (1974): Gradually increasing doses of prednisone in myasthenia gravis. N. Eng. J. Med. 290, 81–84.

Sghirlanzoni, A., D. Pareyson, C. Benvenuti, G. Cei, V. Cosi, M. Lombardi, M. Nicora, R. Ricciardi, F. Cornelio (1992): Efficacy of intranasal administration of neostigmine in myasthenic patients. J. Neurol. 239, 165–169.

Slesak, G., A. Melms, F. Gerneth, N. Sommer, R. Weissert, J. Dichgans (1998): Late-onset myasthenia gravis: follow-up of 113 patients with onset after age 60. Ann. NY Acad. Sci. 841, 777–780.

Sommer, N., B. Sigg, A. Melms, M. Weller, K. Schepelmann, V. Herzau, J. Dichgans (1997): Ocular myasthenia gravis: response to long term immunosuppressive treatment. J. Neurol. Neurosurg. Psychiatr. 62, 156–162.

Stangel, M., R. Gold (2004): Einsatz von i.v. Immunglobulinen in der Neurologie. Evidenzbasierter Konsensus. Nervenarzt 75, 801–815.

Ströbel, P., A. Bauer, B. Puppe, T. Kraushaar, A. Krein, K. Toyka, R. Gold, M. Semik, R. Kiefer, R. Nix, B. Schalke, H. K. Müller-Hermelink, A. Marx (2004): Tumor recurrence and survival in patients treated for thymomas and thymic squamous cell carcinomas: a retrospective analysis. J. Clin. Oncol. 22, 1501–1509.

Thomas, C. E., S. A. Mayer, Y. Gungor, R. Swarup, E. A. Webster, I. Chang, T. H. Brannagan, M. E. Fink, L. P. Rowland (1997): Myasthenic crisis: Clinical features, mortality, complications, and risk factors for prolonged intubation. Neurology 48, 1253–1260.

Tindall, R. S. A., J. A. Rollins, J. T. Phillips, R. G. Greenlee, L. Wells, G. Belendiuk (1987): Preliminary results of a double-blind, randomized, placebo-controlled trial of cyclosporine in myasthenia gravis. N. Engl. J. Med. 316, 719–724.

Tindall, R. S. A., J. T. Phillips, J. A. Rollins, L. Wells, K. Hall (1993): A clinical therapeutic trial of ciclosporine in myasthenia gravis. Ann. NY Acad. Sci. 681, 539–551.

Toyka, K. V., D. B. Drachman, A. Pestronk, I. Kao (1975): Myasthenia gravis: Passive transfer from man to mouse. Science 190, 397–399.

Toyka, K. V., T. Becker, A. Fateh-Moghadam, U. Besinger, G. Brehm, D. Neumeier, K. Heininger, K. L. Birnberger (1979): Die Bedeutung von Antikörpern gegen Acetylcholin-Rezeptoren für die Diagnostik der Myasthenia gravis. Klin. Wochenschr. 57, 937–942.

Toyka, K. V., W. Müllges (1994): Myasthenia gravis and Lambert-Eaton myasthenic syndrome. In: Hacke W., Hrsg. Neurocritical Care. Heidelberg: Springer, 807–815.

Toyka, K. V., C. Schneider-Gold (2003): Oculomotor signs in Lambert-Eaton myasthenic syndrome-coincidence with myasthenia gravis. Ann. Neurol. 54, 135–136.

Voltz, R., W. C. Albrich, A. Nägele, F. Schumm, M. Wick, A. Freiburg et al. (1997): Paraneoplastic myasthenia gravis: Detection of anti MGT30 (titin) antibodies predicts thymic epithelial tumor. Neurology 49, 1454–1457.

Witte, A. S., D. R. Cornblath, N. J. Schatz, R. P. Lisak (1986): Monitoring azathioprine therapy in myasthenia gravis. Neurology 36, 1533–1534.

Wolfe, G. I., R. J. Barohn, B. M. Foster, C. E. Jackson, J. T. Kissel, J. W. Day, C. A. Thornton, S. P. Nations, W. W. Bryan, A. A. Amato, M. L. Freimer, G. J. Parry, J. R. Mendell (2002): Randomized, controlled trial of intravenous immunoglobulin in myasthenia gravis. Muscle Nerve 26, 549–552.

Wylam, M. E., P. M. Anderson, N. L. Kuntz, V. Rodriguez (2003): Successful treatment of refractory myasthenia gravis using rituximab: a pediatric case report. J. Pediatr. 143, 674–677.

Yeh, J. H., H. C. Chiu (2000): Comparison between double-filtration plasmapheresis and immunoadsorption plasmapheresis in the treatment of patients with myasthenia gravis. J. Neurol. 247, 510–513.

Yim, A. P. C., R. L. C. Kay, J. K. S. Ho (1995): Video-assisted thoracoscopic thymectomy for myasthenia gravis. Chest. 108, 1440–1443.

Zaja, F., D. Russo, G. Fuga, G. Perella, M. Baccarani (2000): Rituximab for myasthenia gravis developing after bone marrow transplant. Neurology 55, 1062–1063.

Clinical pathway – Myasthenia gravis

			Diagnose-stellung	Basistherapie		Interventionstherapie

Anamnese
○ Ptosis, Doppelbilder
○ Kau-, Schluckbeschwerden
○ Abnorme Ermüdung meist proximaler Muskelgruppen im Tagesverlauf
○ Verschlechterung bei Infekten
	○ kein Nachweis von AChR-AK	□ Anti-MuSk-AK (muskelspezifische Tyrosinkinase → **seronegative** Myasthenia gravis, SNMG)
		□ Auto-AK gegen Kalziumkanalproteine (VGCC) (→ Lambert-Eaton-Syndrom)
				☐ Cholinesterase-Inhibitoren
				☐ Glukokortikosteroide
				  □ Beginn mit der Zieldosis 1 mg/kg KG
				  oder
				  □ Eingangsdosis 10–20 mg/d Prednison-Äquivalent, Steigerung um 5 mg pro Woche bis zur Remission (Zieldosis 1 mg/kg KG)
					○ Indikation für Interventionstherapie
					  o myasthene Krise
					  o instabile klinische Symptomatik
					  o instabile Myasthenie während der Schwangerschaft
					  o therapierefraktäre und schwer behindernde Symptome
						☐ Methylprednisolon oral
						und/oder
						☐ Plasmapherese oder Immunadsorption: 6–8 Behandlungen bis zur klinischen Stabilisierung (jeden 2. Tag)
						oder
						☐ IVIG: 0,4 g/kg KG an 5 aufeinander folgenden Tagen, alternativ 1 g/kg KG an 2 Tagen

Klinische Untersuchung ○ Rein motorische Symptome ○ Ptose (uni- oder bilateral, seitenwechselnd, kann fehlen!) ○ Doppelbilder (Belastungstest) ○ Bulbäre Symptome, Dysarthrie ○ Gaumensegelparese ○ Vorzeitige Ermüdbarkeit der Arm-, Bein- und Kopfhaltemuskulatur ○ Vitalkapazität ○ Myasthenie-Score zur Verlaufsbeurteilung	○ Thymom mit unklarem Invasionsstatus ○ unklarer Mediastinaltumor oder ○ Verdacht auf Thymomrezidiv ○ rein okuläre oder okulopharyngeale Symptome	□ Thorax-MRT □ FDG-PET oder □ PET-CT □ kranieles CT bzw. kraniozervikales MRT: Läsion **intrakraniell** oder im **Hirnstamm** □ Elektrophysiologie evozierte Potenziale		☐ Azathioprin initial 2,5–3 mg/kg KG, bei Langzeitanwendung 2,5 mg/kg KG und weniger **Weitere Optionen** ☐ Ciclosporin A ☐ Mycophenolat-Mofetil **Therapieeskalation möglich:** ☐ Cyclophosphamid ☐ Tacrolimus/FK 506		
Elektrophysiologie ○ Repetitive Nervenstimulation mit 3 Hz (N. accessorius und weitere Nerven) ○ Einzelfaserelektromyographie (nur bei negativen Autoantikörpertests indiziert)	○ Hinweise auf Polyradikulitis, GBS, Miller-Fisher-Syndrom ○ Hinweis auf entzündliche ZNS-Erkrankung	□ Liquordiagnostik □ Elektroneurographie evozierte Potenziale □ Liquordiagnostik				

Pharmakologischer Test
☐ Edrophonium-Test
☐ Probatorische Gabe von Pyridostigmin
	○ Verdacht auf entzündliche oder
	○ mitochondriale Myopathie
		□ CK, Laktat
		□ Muskelbiopsie
				○ Indikation für Thymektomie prüfen
				○ positive Indikatoren:
				  o Alter 15–50 Jahre
				  o Erkrankungsdauer < 2 Jahre
					○ absolute Indikation: Nachweis eines Thymoms
					○ nicht komplett resezierbare Thymome: neoadjuvante Chemotherapie (Studien)
					○ nichtoperable Thymome: palliative Strahlentherapie
					○ relative Indikation:
					  o Alter 15–50 Jahre (5–60)
					  o Erkrankungsdauer < 2 Jahre
					  o U.U. bei unzureichender medikamentöser Therapie bei rein okulärer Myasthenie und erhöhten AChR-AK	

Autoimmundiagnostik ☐ Autoantikörper gegen Azetylcholin-Rezeptoren (Anti-AChR-AK) ☐ Autoantikörper gegen Skelettmuskulatur ☐ Autoantikörper gegen Titin (MGT30) ☐ Weitere Labordiagnostik zur Frage begleitender Autoimmunerkrankungen	○ Verdacht auf ein kongenitales myasthenes Syndrom	□ molekulargenetische Diagnostik			○ bei „seronegativer" Myasthenie (SNMG) mit positiven Anti-MuSk-Antikörpern z.Zt. kein Konsens zur Thymektomie	
Bildgebung ☐ Thorax-CT mit Kontrastmittel ☐ MRT **optional** bei Frauen im gebärfähigen Alter						

Diagnostik und Therapie der Myositiden

Was gibt es Neues?

Aufgrund der Seltenheit und Heterogenität der Myositissyndrome (PM = Polymyositis; DM = Dermatomyositis; IBM = Inclusion body myositis/Einschlusskörpermyositis) sind die heute üblichen Therapieformen überwiegend empirisch oder basieren auf kleineren Therapiestudien. Mit dieser Einschränkung gibt es folgende „Neuigkeiten":

- In einer randomisierten, doppelblind/placebokontrollierten Studie mit 36 IBM-Patienten zeigte die Kombination von intravenösen Immunglobulinen (IVIG) und Kortikosteroiden keine klinische Überlegenheit gegenüber einer Behandlung mit Kortikosteroiden allein (⇓) (Dalakas et al. 2001).
- Methotrexat 5–20 mg/Woche erbrachte bei 44 IBM-Patienten in einer randomisierten, placebokontrollierten Studie keinen klinischen Vorteil gegenüber Placebo, reduzierte allerdings die CK-Aktivität (⇓) (Badrising et al. 2002).
- In einer randomisierten Pilotstudie bei 11 IBM-Patienten führte die initiale Vorbehandlung mit Anti-Thymozyten-Serum zu einem geringfügig (nicht signifikant) besseren Outcome gegenüber der Behandlung mit Methotrexat alleine (⇔) (Lindberg et al. 2003).
- IFN-beta-1a (Avonex) 60 ug/1 x/Woche i.m. zeigte in einer randomisierten, placebokontrollierten Studie mit 30 IBM-Patienten keine signifikante Besserung gegenüber Placebo (⇓) (The Muscle Study Group 2004).
- Das synthetische Testosteron-Analogon Oxandrolone führte in einer doppelblind/placebokontrollierten Crossover-Studie mit 19 IBM-Patienten bei 16 Patienten zu einer Steigerung der Muskelkraft, vor allem der oberen Extremitäten (Rutkove et al. 2002).
- In einer offenen Pilotstudie bei DM-Patienten führte der B-Zellen depletierende monoklonale anti-CD20 Antikörper Rituximab bei 6/7 Patienten zu einer deutlichen Symptommilderung (Levine 2005).

Die wichtigsten Empfehlungen auf einen Blick

(Siehe **Tabelle 2**)

- Eine kausale Therapie der dysimmunen/idiopathischen Myositiden ist bislang nicht etabliert, die heute üblichen Therapieformen sind überwiegend empirisch oder basieren auf kleineren Therapiestudien.
- Bei **DM und PM** kann eine immunsuppressive Therapie mit Kortikosteroiden hilfreich sein.
- Für die Langzeittherapie ist oft eine niedrig dosierte Kortikosteroidtherapie, z.T. in Kombination mit Azathioprin, als Rückfallprophylaxe für Zeiträume von 1–3 Jahren oder länger erforderlich.
- Bei Patienten, die auf Kortikosteroide/Azathioprin nicht ansprechen, ist ein Therapieversuch mit intravenösen Immunglobulinen gerechtfertigt.
- Stärker wirksame Immunsuppressiva kommen vor allem bei Patienten mit schwerer extramuskulärer Organmanifestation zum Einsatz.
- Die **IBM**, bei der eine degenerative Komponente mit histologischen Ähnlichkeiten zum Morbus Alzheimer diskutiert wird, verläuft meist progredient und weitgehend therapieresistent.
- Bei der sIBM können IVIG eine mögliche Stabilisierung des Krankheitsverlaufs bewirken (⇔), weshalb einige Autoren einen zunächst ca. 6-monatigen Therapieversuch mit monatlichen IVIG-Infusionen empfehlen.
- Bei Nichtansprechen kann ein zeitlich begrenzter (ca. 6-monatiger) immunsuppressiver Therapieversuch analog zur PM/DM erfolgen.
- Bei allen Therapieformen ist die regelmäßige Kontrolle von Muskelkraft und CK zur Verlaufsbeurteilung und ggf. Dosisanpassung erforderlich.

Definition des Gesundheitsproblems

Myositis ist der Oberbegriff für eine seltene, heterogene Krankheitsgruppe erworbener entzündlicher Muskelerkrankungen, die zu einer progredienten Bewegungseinschränkung sowie zu erhöhter Morbidität durch Beteiligung extramuskulärer Organe führen kann. Die Myositiden werden unterteilt in

1. Dysimmun-Myopathien/„Idiopathische" Myositiden:
- Polymyositis (PM),
- Dermatomyositis (DM),
- Einschlusskörper-Myositis (Inclusion body myositis = IBM):
  - sporadische IBM (sIBM),
  - hereditäre Einschlusskörper-Myopathie (hIBM).
2. Myositiden im Rahmen anderer Systemerkrankungen
3. Erregerbedingte Myositiden

Diese Leitlinien behandeln nur die **Dysimmun-Myopathien/„Idiopathischen" Myositiden**. Diagnostik und Therapie der anderen Formen erworbener Muskelentzündungen sind entsprechenden Lehrbüchern der Rheumatologie und Infektionserkrankungen zu entnehmen.

Schlüsselsymptom aller drei Formen ist Muskelschwäche bei erhaltener Sensibilität und erhaltenen Muskeleigenreflexen. Während diese Muskelschwäche bei der DM und PM ein proximal-symmetrisches Verteilungsmuster aufweist, sind bei der IBM auch distale Muskelgruppen, besonders Fußextensoren und Fingerflexoren, in asymmetrischer Verteilung mit betroffen (Übersichten bei Engel et al. 1994, Dalakas u. Hohlfeld 2003, Goebels u. Pongratz 2003, Amato u. Griggs 2003). Bei bis zu 50% der Patienten kommt es zu Schmerzen von Muskeln und/oder Gelenken. Im weiteren Verlauf der Erkrankung kann es bei allen drei Formen zur Beteiligung der Schluck-, Atem- und Nackenmuskulatur kommen. Bei PM und DM können zudem Herz (EKG-Veränderungen, Perikarditis, dilatative Kardiomyopathie, Herzversagen) und Lunge (interstitielle Lungenerkrankung) mit betroffen sein. Bei der DM treten charakteristische Hautveränderungen auf.

Die **Ätiologie** von PM, DM und IBM ist bislang unbekannt. Während man bei der PM von einem T-Zell-vermittelten Autoimmunprozess ausgeht, stehen bei der DM antikörpervermittelte Effektormechanismen im Vordergrund. Die Autoantigene, gegen die die Immunreaktionen gerichtet sind, sind bislang unbekannt (Übersichten bei Chevrel et al. 2002, Hohlfeld 2002b). Bei der IBM wird ein, der Alzheimer-Erkrankung ähnlicher, degenerativer Prozess mit Akkumulation pathologischer Proteinfibrillen diskutiert. Auch hier ist der Auslöser unbekannt, der – wie man heute vermutet – eine Kaskade von Amyloid-Ablagerung, oxidativem Stress, abnormer Signaltransduktion und – bei der sporadischen IBM (sIBM) wahrscheinlich sekundärer – Entzündungsreaktion auslöst (Übersichten bei Askanas u. Engel 2001, Walter et al., 2001, Hohlfeld 2002a). Für die immer wieder diskutierte virale Genese von DM, PM oder IBM ließ sich bislang kein Anhalt finden (Leff et al. 1992, Leon-Monzon u. Dalakas 1992).

In Abwesenheit von Malignität werden die 5-Jahres-Überlebensraten von Erwachsenen mit DM oder PM in der Literatur zwischen 70% und 89% beziffert (Engel et al. 1994). Eine retrospektive Studie analysierte den Verlauf von 77 Patienten mit PM und DM (Marie et al. 2002). Unter immunsuppressiver Therapie wurde bei 40% der Patienten eine Remission, bei weiteren 43% eine Verbesserung erzielt, bei 17% kam es zur Verschlechterung der klinischen Symptomatik. Die Überlebensraten waren 83% nach einem Jahr, 77% nach 5 Jahren. Unter den Todesursachen waren Malignome (47%) und pulmonale Komplikationen (35%) am häufigsten. Die Prognose paraneoplastischer Myositiden wird im Wesentlichen von der malignen Grunderkrankung bestimmt.

Diagnostik

Klinische Symptome, Messung der Kreatinkinase-Serumkonzentration (CK), Elektromyographie und Muskelbiopsie sind die Stützpfeiler der Myositis-Diagnostik. Die wichtigsten diagnostischen Kriterien sind in **Tabelle 1** zusammengefasst. Differenzialdiagnostisch zur Myositis ist an sporadische Muskeldystrophien, an toxische, infektiöse, metabolische oder endokrine Myopathien zu denken. Die CK-Aktivität erlaubt eine Abschätzung der aktuellen Muskelschädigung, da dieses Enzym bei Muskelfaserschädigung oder -untergang freigesetzt wird. Sowohl die BB- als auch die MM-Isoenzyme der CK können erhöht sein, bei floriden Myositiden bis zum 50Fachen des Normwertes. Bei Patienten mit IBM, bei Kindern mit DM und in Phasen von Inaktivität oder Remission werden jedoch häufig Normwerte gemessen. Im Rahmen der Therapie geht der Rückgang der CK-Aktivität oft der klinischen Besserung voraus.

Bei einem Teil der Patienten werden myositisassoziierte Autoantikörper im Serum gefunden, die mit bestimmten Krankheitsverläufen vergesellschaftet sein können. Die pathophysiologische Relevanz dieser Autoantikörper ist jedoch noch ungeklärt. Antikörper gegen tRNA-Synthetasen („Jo-1"-Antikörper u. a.) kennzeichnen das charakteristische „Anti-Synthetase-Syndrom" (Myositis mit weiteren Kennzeichen wie z. B. interstitielle Lungenerkrankung, „Mechanikerhände", Raynaud-Syndrom, Polyarthritis u. a.; Übersichten bei Engel et al. 1994, Dalakas u. Hohlfeld 2003, Hengstman et al. 2004).

Elektromyographie

Die Elektromyographie zeigt typischerweise pathologische Spontanaktivität in Form von Fibrillationen und positiven scharfen Wellen. Bei Willkürinnervation ist das EMG myopathisch verändert mit verkürzten, polyphasischen Potenzialen motorischer Einheiten mit niedriger Amplitude. Diese Veränderungen können auch bei anderen floriden Myopathien vorkommen. Das Ausmaß der pathologischen Spontanaktivität ist ein Indikator für die Krankheitsaktivität bei DM und PM. Gemischte, myopathisch und neurogen veränderte Potenziale können bei chronischem Verlauf Ausdruck von Muskeluntergang und Regeneration sein. Bei IBM-Patienten kommen zusätzlich Zeichen einer axonalen Neuropathie vor.

Muskelbiopsie

Bei entsprechender klinischer Symptomatik und hinweisenden Veränderungen von CK-Aktivität und EMG ist die Muskelbiopsie die wichtigste Untersuchung zum Nachweis einer Myositis und zur diagnostischen Abgrenzung anderer neuromuskulärer Veränderungen (siehe **Tabelle 1**). Wenn möglich sollte eine offene Biopsie eines klinisch mittelgradig betroffenen Muskels unter lokaler Anästhesie durchgeführt werden. Um artifizielle Infiltrate zu vermeiden, sollte der Biopsatmuskel in den 2 Wochen vor der Biopsie nicht nadelmyographisch untersucht worden sein. Zur Auswahl einer geeigneten Biopsiestelle kann in Zweifelsfällen die Durchführung eines MRT der Muskulatur sinnvoll sein. Das die Entzündung begleitende Muskelödem wird in den T2- und STIR- (short tau inversion recovery) Sequenzen als fokale oder diffus hyperintense Signalveränderung dargestellt (Reimers et al. 1994), fettiger Muskelumbau erscheint hyperintens in der T1-Wichtung.

Epidemiologie

Die Inzidenz von PM, DM und IBM zusammen beträgt etwa 1/100000 (DM>IBM>PM). Während die hIBM autosomal-rezessiv oder dominant vererbt wird, sind bei DM und PM Assoziationen mit bestimmten Haplotypen humaner Leukozyten-Antigene (HLA) beschrieben. Mehrere Untersuchungen deuten auf ein gehäuftes Auftreten bei Malignomen hin. Metaanalysen schätzen, dass das relative Malignomrisiko bei DM-Patienten etwa vierfach (Zantos et al. 1994, Hill et al. 2001), bei PM-Patienten etwa doppelt so hoch ist wie in der Normalbevölkerung. Die Myositis kann dem Nachweis der malignen Erkrankung um bis zu 5 Jahre vorausgehen, empfohlen wird daher eine sorgfältige Suche nach Malignomen. Eine Assoziation der IBM mit Malignomen konnte bislang nicht belegt werden, wohl aber bei ca. 15–20% mit Autoimmunerkrankungen (Hohlfeld 2002a).

Ziele und Anwendungsbereich

Definition der Ziele der Leitlinie

Ziel dieser Leitlinie ist eine Optimierung der Behandlung von Patienten mit Myositis. Die Leitlinie basiert auf der Leitlinie der DGN 2003 sowie auf (Goebels & Pongratz 2003).

Definition des Anwendungsbereichs (Zielgruppe)

Diese Leitlinie wendet sich an Neurologen und Nervenärzte, die im ambulanten Sektor, im Klinikbereich oder in Rehabilitationseinrichtungen Patienten mit Myositis betreuen.

Therapie

Medikamentöse Therapie

Eine kausale Therapie der dysimmunen/idiopathischen Myositiden ist bislang nicht etabliert. Bei der DM und PM, bei denen man von einer Autoimmunpathogenese ausgeht, kann eine immunsuppressive Therapie mit Kortikosteroiden hilfreich sein. Bei ausgeprägter muskulärer Symptomatik wird von manchen Autoren eine initiale Steroidhochdosistherapie empfohlen (**Tabelle 2**).

Für die Langzeittherapie ist oft eine niedrig dosierte Kortikosteroidtherapie, z.T. in Kombination mit Azathioprin, als Rückfallprophylaxe für Zeiträume von 1–3 Jahren oder länger erforderlich (Bunch 1981). Diese, z.T. bereits seit Jahrzehnten etablierten, Therapieformen sind überwiegend empirisch oder basieren auf kleineren Therapiestudien. Größere randomisierte, placebokontrollierte Therapiestudien im heutigen Sinne wurden bislang – nicht zuletzt aufgrund der Seltenheit der Erkrankung – nicht durchgeführt (⇔). Stärker wirksame Immunsuppressiva kommen vor allem bei Patienten mit schwerer extramuskulärer Organmanifestation zum Einsatz.

Während der Langzeitbehandlung mit Kortikosteroiden kann es zum erneuten Auftreten von Muskelschwäche bei normaler oder unveränderter CK-Aktivität kommen als Ausdruck einer möglichen Steroidmyopathie. Diese kann schwer von den initialen Symptomen zu unterscheiden sein und wird zusätzlich durch den Einfluss von Immobilisation und begleitender systemischer Erkrankung verstärkt. In diesen Fällen sollte eine probatorische Reduktion der Kortikoiddosis unter sorgfältiger klinischer Überwachung erwogen werden. CK-Anstieg und pathologische Spontanaktivität im EMG sprechen gegen eine Steroidmyopathie, ggf. sollte eine Rebiopsie durchgeführt werden.

Bei Patienten, die auf Kortikosteroide/Azathioprin nicht ansprechen, ist ein Therapieversuch mit intravenösen Immunglobulinen gerechtfertigt (Dalakas 2004). Ein überzeugender Effekt der IVIG-Therapie wurde bisher vor

Tabelle 1 Klinische und diagnostische Charakteristika von Myositiden

	PM	DM	IBM
Erkrankungsalter	> 18 Jahre	jedes Lebensalter, 2 Altersgipfel: 5–15 und 45–65 Jahre	> 50 Jahre
Frauen: Männer	2:1	2:1	1:3
Paresen	proximal symmetrisch	proximal symmetrisch	distal und proximal, asymmetrisch
Muskelatrophien	+	(+)	++
Muskelschmerzen	(+)	+	(+)
Kreatinkinase	bis 50fach erhöht	normal bis 50fach erhöht	normal bis 10fach erhöht
EMG	myopathisch	myopathisch	myopathisch und neurogen
Muskelbiopsie	peri- und endomysiales Infiltrat, Invasion nichtnekrotischer, MHC-I-positiver Fasern	perifaszikuläre Atrophie +/- Infiltrat perivaskulär und perifaszikulär	Infiltrat variabel, endomysial, atrophische Fasern, „rimmed vacuoles", eosinophile Einschlüsse
Immunhistologie	CD8 und T-Zellen	B-Zellen, Makrophagen CD4 und T-Zellen	CD8 und T-Zellen, ß-Amyloid, zelluläres Prionen-Protein u. a.
Elektronenmikroskopie		tubulovesikuläre Einschlüsse im Gefäßendothel	helikale Filamente, Fibrillen, autophagische Vakuolen

Tabelle 2 Pragmatische Therapie der PM und DM

Indikation	Medikament	Dosierung	Nebenwirkungen*	Labor	Studien-wertigkeit
a) Bei schwerer Ausprägung zu Beginn, dann weiter wie b)	Methylprednisolon (Urbason, Medrate)	500 mg/d i.v. über 3 Tage	Blutzuckerentgleisung, Magenulzera, erhöhte Thrombosegefahr, psychische Veränderungen	Blutzucker, Blutbild	(⇔) (C)
b) Bei mittlerer Ausprägung	Prednison (Decortin, Ultracorten) Beginn	1–2 mg/kg KG/d p.o.	zusätzlich Cushing-Syndrom, Osteoporose, Bluthochdruck, Glaukom, Katarakt, Infektionen, bei Kindern Verzögerung von Wachstum und Sexualentwicklung	Blutzucker, Blutbild	(⇔) (C)
	nach Ansprechen: (ca. 6–12 Wo.)	Reduktion um 5–10 mg Tagesdosis pro Woche			
	Erhaltungsdosis:	5–10 mg/d oder 15–20 mg jeden 2. Tag			
Begleitmaßnahmen	Magenschutzpräparat				
Bei Langzeittherapie	Knochendichtemessung, Osteoporoseprophylaxe				
c) Bei schwerer Ausprägung zusätzlich zu b)					
1. Wahl Cave:	Azathioprin (Imurek, Zytrim, Azaiprin) Keine Komedikation von Allopurinol!	zunächst 50 mg/d, über einige Wochen langsame Steigerung auf 2–3 mg/kg KG/d p.o.	KM-Suppression, Hautausschlag, gastrointestinale NW, Infektionen, Hepatotoxizität, erhöhtes Malignomrisiko, embryotoxisch	Leberwerte, Blutbild, Dosisreduktion bei Leukozyten < 3,5 G/l	(⇔) (C)
2. Wahl Bei Kindern 1.Wahl!	Immunglobuline G (zahlreiche Anbieter, zusätzliche Inhaltsstoffe beachten)	0,4 g/kg KG/d i.v. über 5 Tage, Wiederholung alle 6–8 Wochen je nach Klinik	Fieber, Kopfschmerzen, Übelkeit; selten: Anaphylaxie (besonders bei Patienten mit IgA-Mangel), erhöhtes Ischämierisiko, Nieren- und Leberfunktionsstörung, hämolytische Anämie, Unwirksamkeit von Lebendimpfstoffen (für ca. 3 Monate)	Blutbild, Elektrolyte, direkter Coombs-Test Leber- und Nierenwerte	(⇑) (B) (für DM) (⇔) (C) (für PM)
3. Wahl	Methotrexat (MTX, Methotrexat, Farmitrexat) Beginn:	7,5 mg/Woche p.o.	gastrointestinale NW, Leukopenie, Stomatitis, Lebertoxizität, Haarausfall, Osteoporose, KM-Suppression, Hyperurikämie, Exantheme, embryotoxisch Lungenfibrose	Blutbild, Leberwerte, Harnsäure, Nierenwerte	(⇔) (C)
	nach 3 Wochen je nach Klinik Steigerung:	um 2,5 mg/Woche p.o.			
	Zieldosis:	10–25 mg/Woche p.o.			
4. Wahl Cave:	Ciclosporin (Sandimmun) keine Komedikation anderer nephrotoxischer Substanzen! Beeinflussung des Serumspiegels durch zahlreiche Medikamente!	2,5–5 mg/kg KG/d p.o. in 2 Dosen je nach Plasmaspiegel und Wirkung	dosisabhängige Nephrotoxizität, Hypertrichose, Tremor, Müdigkeit, Enzephalopathie, gastrointestinale NW, erhöhtes Malignomrisiko, Hypertonie	Kreatinin, Harnstoff, K+, Mg++, Bilirubin, Leberenzyme, Ciclosporinspiegel	(⇔) (C)
d) bei schwerster Ausprägung mit extramuskulärer Organbeteiligung (z. B. interstitielle Lungenerkrankung) zusätzlich zu b) Komedikation:	Cyclophosphamid (Endoxan, Cyclostin) ggf. Antiemetikum	1–2 mg/kg KG/d p.o.	hämorrhagische Zystitis, gastrointestinale NW, Dermatitis, KM-Suppression, Leberschäden, Haarausfall, kanzerogen, embryotoxisch	Blutbild, Leberwerte, Harnsäure, Urinstatus, Kreatinin, Harnstoff	(⇔) (C)

* Weitere Nebenwirkungen/Kontraindikationen sind der „Roten Liste" bzw. den Herstellerinformationen zu entnehmen.

allem für die DM gezeigt (Dalakas et al. 1993) (⇑). Bei der juvenilen DM sind Immunglobuline aufgrund der gravierenden Nebenwirkungen der Kortikoide auf Wachstum und sexuelle Entwicklung Therapie der ersten Wahl. Auch bei therapieresistenter PM sind Behandlungserfolge mit Immunglobulinen publiziert (⇔) (Cherin et al. 2002), als primäre Therapie sind die Ergebnisse widersprüchlich (zu Wirkmechanismen, Kontraindikationen und Nebenwirkungen der IVIG-Therapie siehe Dalakas 2004). Die Therapie mit nebenwirkungsreicheren Immunsuppressiva (Fallberichte, kleinere Studien) (⇔) (für Übersichten siehe Engel et al. 1994, Dalakas u. Hohlfeld 2003, Amato u. Griggs 2003) sollte erst bei gesicherter Therapieresistenz von Kortikoiden/Azathioprin und Immunglobulinen erwogen werden (siehe **Tabelle 1**). In Frage kommt z.B. der Folsäure-Antagonist **Methotrexat**. Hier sollte mit einer Einmalgabe von 7,5 mg/Woche p.o. begonnen werden. Nach 3 Wochen kann die Dosis um 2,5 mg/Woche bis zu einer Zieldosis von 10–25 mg/Woche, je nach klinischer Symptomatik, gesteigert werden. Auch **Ciclosporin** wurde erfolgreich bei therapieresistenten Myositiden eingesetzt. Ciclosporin hemmt die T-Zell-Aktivierung und wird seit langem zur Vermeidung der Transplantatabstoßung angewendet. Die bei der Myositis verwendeten Dosierungen lagen zwischen 2,5–5 mg/kg KG/d p.o. Ciclosporin erfordert eine besonders gute Compliance des Patienten und regelmäßige Serumspiegel- und Nierenfunktionskontrollen aufgrund der variablen Resorption und der dosisabhängigen Nephrotoxizität, die meist erst ab Dosierungen von 5–6 mg/kg KG/d auftritt. Vorbestehende Nierenerkrankungen und arterielle Hypertonie erhöhen das Risiko einer Nierenschädigung durch Ciclosporin. Jüngere Fallberichte schildern auch eine erfolgreiche Behandlung therapierefraktärer Myositiden mit **Mycophenolat Mofetil** (CellCept). Diese Substanz blockiert die Purinsynthese selektiv in Lymphozyten und hemmt dadurch deren Proliferation. Mycophenolat Mofetil wurde bereits bei allogenen Transplantationen und verschiedenen Autoimmunerkrankungen erfolgreich eingesetzt. Durchfälle, abdominelle Schmerzen, Schwindel, Ödeme, Fieber und Leukopenie wurden als Nebenwirkungen berichtet (Übersicht bei Choudry et al. 2001).

Die aggressivere Behandlung mit dem sehr toxischen Alkylanz **Cyclophosphamid** kann bei Patienten mit schwerer extramuskulärer Beteiligung – z.B. einer ausgeprägten interstitiellen Lungenerkrankung – gerechtfertigt sein (Übersicht bei De Vita u. Fossaluzza 1992), wird aber aufgrund inkonstanter Wirkung und z.T. erheblicher Nebenwirkungen kontrovers bewertet (Cronin et al. 1989).

Im Unterschied dazu ist die IBM, bei der eine degenerative Komponente mit histologischen Ähnlichkeiten zum Morbus Alzheimer diskutiert wird, progredient und weitgehend therapieresistent. Neuere, z.T. widersprüchliche Studien zeigen bei der sIBM eine mögliche Stabilisierung des Krankheitsverlaufs durch IVIG (⇔), weshalb einige Autoren zunächst einen ca. 6-monatigen Therapieversuch mit monatlichen IVIG-Infusionen (2 g/kg KG, aufgeteilt auf 2–5 Tage) unter genauer klinischer Kontrolle empfehlen. Bei erfolgreichem Ansprechen Weiterführen der Therapie (Walter et al. 2001). Bei Nichtansprechen kann ein zeitlich begrenzter (ca. 6-monatiger) immunsuppressiver Therapieversuch analog zur PM/DM erfolgen.

Bei allen Therapieformen ist die regelmäßige Kontrolle von Muskelkraft und CK zur Verlaufsbeurteilung und ggf. Dosisanpassung erforderlich. Die Therapieempfehlungen im Einzelnen sind der **Tabelle 2** zu entnehmen (Übersichten bei Engel et al. 1994, Chevrel et al. 2002, Goebels u. Pongratz 2003, Amato u. Griggs 2003).

Bei paraneoplastischen Myositiden steht die Behandlung des Grundleidens im Vordergrund. Dies führt bei einem Teil der Erkrankten zur spontanen Rückbildung der muskulären Symptomatik. Kommt es nicht zu einer befriedigenden Besserung der Beschwerden, kann die Behandlung wie bei der idiopathischen PM/DM zunächst mit Kortikosteroiden erfolgen. Ist neben den Kortikosteroiden eine zusätzliche Immunsuppression erforderlich, sollte die Wahl des Zytostatikums in Abhängigkeit vom Primärtumor erfolgen.

Nichtmedikamentöse Therapie

Untersuchungen – an bislang kleinen Patientengruppen – deuten darauf hin, dass Myositispatienten von (gemäßigtem) körperlichen Training profitieren können. So zeigten DM- und PM-Patienten mit stabilisiertem Krankheitsverlauf im Vergleich zur Kontrollgruppe ohne Training eine signifikante Zunahme von Kraft und Ausdauer durch Fahrradergometer-, Step-Training oder ein zu Hause durchführbares Übungsprogramm (Wiesinger et al. 1998, Alexanderson u. Lundberg 2005). Die Autoren wiesen darauf hin, dass „konzentrische", d.h. den Muskel verkürzende Übungen ungefährlicher seien als „exzentrische", den Muskel dehnende Übungen, die zu Muskelschmerzen, CK-Erhöhungen und vermehrter Entzündungsaktivität führen können. Eingeschränkt wird die Aussagekraft der Untersuchungen durch die geringe Anzahl der Studienpatienten und die relativ kurze Beobachtungsdauer.

Unwirksame Therapien

Obwohl Kasuistiken und offene Therapiestudien positive Effekte der Plasmapherese bei inflammatorischen Myopathien beschreiben, konnte eine placebokontrollierte Studie mit 39 Patienten in 3 Therapiearmen weder bei der Plasma- noch bei der Leukapherese einen positiven Effekt nachweisen (⇓) (Miller et al. 1992).

Verfahren zur Konsensbildung

Zirkulation und Ergänzungen des Entwurfs im Rundlauf via E-Mail.

Kooperationspartner und Sponsoren

Diese Leitlinie entstand ohne Einflussnahme oder Unterstützung durch die Industrie. Die Kosten wurden von der DGN getragen.

Mögliche Interessenkonflikte: Verschiedene Mitarbeiter der Expertengruppe haben von den folgenden Firmen finanzielle Unterstützung für Forschungsprojekte oder Honorare für Vorträge und Beratungstätigkeiten erhalten: Sanofi-Aventis, Schering-AG, Novartis, Serono, Biogen-Idec, Wyeth, Teva.

Expertengruppe

Prof. Dr. med. N. Goebels, Neurologische Klinik, Universitätsspital Zürich

Prof. Dr. med. R. Gold, Institut für MS-Forschung, Universität Göttingen

Prof. Dr. med. R. Hohlfeld, Institut für Klinische Neuroimmunologie, Ludwig-Maximilians-Universität München

Prof. Dr. med. D. Pongratz, Friedrich-Baur-Institut, Ludwig-Maximilians-Universität München

Federführend: Prof. Dr. med. N. Goebels, Klinische Neuroimmunologie, Neurologische Klinik, Universitätsspital Zürich, Frauenklinikstrasse 26, 8091 Zürich, Schweiz, Tel.: 0041–44–255 55 15, Fax: 0041–44–255 97 46
e-mail: Norbert.Goebels@USZ.CH

Literatur

Alexanderson, H., I. E. Lundberg (2005): The role of exercise in the rehabilitation of idiopathic inflammatory myopathies. Curr. Opin. Rheumatol. 17, 164–171.

Amato, A. A., R. C. Griggs (2003): Treatment of inflammatory myopathies. Curr Opin Neurol 16, 569–575.

Askanas, V., W. K. Engel (2001): Inclusion body myositis: Newest concepts of pathogenesis and relation to aging and Alzheimer's disease. J. Neuropathol. Exp. Neurol. 60, 1–14.

Badrising, U. A., M. L. C. Maat-Schiemann, M. D. Ferrari et al. (2002): Comparison of weakness progression in inclusion body myositis during treatment with methotrexate or placebo. Ann. Neurol. 51, 369–372.

Bunch, T. W. (1981): Prednisone and azathioprine for polymyositis: long-term follow-up. Arthritis Rheum. 24, 45–48.

Cherin, P., S. Pelletier, A. Teixeira, P. Laforet, T. Genereau, A. Simon, T. Maisonobe, B. Eymard, S. Herson (2002): Results and long-term follow-up of intravenous immunoglobulin infusions in chronic, refractory polymyositis: an open study with thirty-five adult patients. Arthritis Rheumat. 46, 467–474.

Chevrel, G., N. Goebels, R. Hohlfeld (2002): Myositis: Diagnosis and management. Pract. Neurol. 1, 4–11.

Choudry, V., D. R. Cornblath, W. Griffin, R. O'Brien, D. B. Drachman (2001): Mycophenolate mofetil: A safe and promising immunosuppressant in neuromuscular diseases. Neurology 56, 94–96.

Cronin, M. E., F. W. Miller, J. E. Hicks, M. Dalakas, P. H. Plotz (1989): The failure of intravenous cyclophosphamide therapy in refractory idiopathic inflammatory myopathy. J. Rheumatol. 16, 1225–1228.

Dalakas, M. C., I. Illa, J. M. Dambrosia, S. A. Soueidan, D. P. Stein, C. Otero, S. T. Dinsmore, S. McCrosky (1993): A controlled trial of high-dose intravenous immune globuline infusions as treatment for dermatomyositis. N. Engl. J. Med. 329, 1993–2000.

Dalakas, M. C., B. Koffman, M. Fujii et al. (2001): A controlled study of intravenous immunoglobulin combined with prednisone in the treatment of IBM. Neurology 56, 323–327.

Dalakas, M. C., R. Hohlfeld (2003): Polymyositis and dermatomyositis. Lancet 362, 971–982.

Dalakas, M. C. (2004a): The future prospects in the classification, diagnosis and therapies of inflammatory myopathies: A view to the future from the "bench-to-bedside". J. Neurol. 251, 651–657.

Dalakas, M. C. (2004b): Intravenous immunoglobulin in autoimmune neuromuscular diseases. JAMA 291, 2367–2375.

De Vita, S., V. Fossaluzza (1992): Treatment of idiopathic inflammatory myopathies with cyclophosphamide pulses: clinical experience and review of the literature. Acta Neurol. Belg. 92, 215–227.

Engel, A. G., R. Hohlfeld, B. Q. Banker (1994): The polymyositis and dermatomyositis syndromes. In: Engel, A. G., C. Franzini-Armstrong (eds.), Myology. 2nd ed. Mc Graw Hill, New York, 1335–1383.

Goebels, N., R. Gold, R. Hohlfeld, D. Pongratz (2002): Myositiden. In: Leitlinien der Neurologie, Diener, H. C. (Hrsg.). www.dgn.org/leitl.shtml.

Goebels, N., D. Pongratz (2003): Myositiden. In: Therapie und Verlauf neurologischer Erkrankungen, Brandt, Th., J. Dichgans, H. C. Diener (Hrsg.), 4. Aufl. Kohlhammer Verlag, Stuttgart, 1284–1299.

Hengstman, G. J., B. G. van Engelen, W. J. van Venrooij (2004): Myositis specific autoantibodies: changing insights in pathophysiology and clinical associations. Curr. Opin. Rheumatol. 16, 692–699.

Hill, C. L., Y. Zhang, B. Sigurgeirsson, E. Pukkala, L. Mellemkjaer, A. Airo, S. R. Evans, D. T. Felson (2001): Frequency of specific cancer types in dermatomyositis and polymyositis: a population based study. Lancet 357, 96–100.

Hohlfeld, R. (2002a): Inclusion body myositis. In: Karpati, G. (ed.), Structural and molecular basis of skeletal muscle disease. ISN Neuropath Press, Basel, 228–230.

Hohlfeld, R. (2002b): Polymyositis and Dermatomyositis. In: Karpati, G. (ed.), Structural and molecular basis of skeletal muscle disease. ISN Neuropath Press, Basel, 221–227.

Leff, R. L., L. A. Love, F. W. Miller, S. J. Greenberg, E. A. Klein, M. C. Dalakas (1992): Viruses in idiopathic inflammatory myopathies: absence of candidate viral genomes in muscle. Lancet 339, 1192–1195.

Leon-Monzon, M., M. C. Dalakas (1992): Absence of persistent infection with enteroviruses in muscles of patients with inflammatory myopathies. Ann. Neurol. 32, 219–222.

Levine, D. L. (2005): Rituximab in the treatment of dermatomyositis. Arthritis & Rheumatism 52, 601–607.

Lindberg, C., E. Trysberg, A. Tarkoswsky et al. (2003): Anti-T-lymphocyte globulin treatment in inclusion body myositis. Neurology 61, 260–262.

Marie, I., E. Hachulla, P. Y. Hatron, M. F. Hellot, H. Levesque, B. Devulder, H. Courtois (2002): Polymyositis and dematomyositis: short term and long term outcome, and predictive factors of prognosis. J. Rheumatol. 28, 2230–2237.

Miller, F. W., S. F. Leitman, M. E. Cronin, J. E. Hickks, R. L. Leff, R. Wesley (1992): Controlled trial of plasma exchange and leukapheresis in polymyositis and dermatomyositis. N. Engl. J. Med. 326, 1380–1384.

The Muscle Study Group (2004): Randomized pilot trial of high-dose beta IFN-1a in patients with inclusion body myositis. Neurology 63, 718–720.

Reimers, C. D., H. Schedel, J. L. Fleckenstein, M. Nagele, T. N. Witt, D. E. Pongratz, T. J. Vogl (1994): Magnetic resonance imaging of skeletal muscles in idiopathic inflammatory myopathies of adults. J. Neurol. 241, 306–314.

Rutkove, S. B., R. A. Parker, R. A. Nardin et al. (2002): A pilot randomized trial of oxandrolone in inclusion body myositis. Neurology 58, 1081–1087.

Walter, M. C., H. Lochmüller, B. Schlotter, P. Reilich, W. Müller-Felber, D. Pongratz (2001): Neue Aspekte zur Pathogenese und Therapie der sporadischen Einschlusskörpermyositis (s-IBM). Nervenarzt 72, 117–121.

Wiesinger, G. F., M. Quittan, M. Graninger, A. Seeber, G. Ebenbichler, N. Sturm, K. Kerschan, J. Smolen, W. Graninger (1998): Benefit of 6 months long-term physical training in polymyositis/dermatomyositis patients. Brit. J. Rheumatol. 37, 1338–1342.

Zantos, D., Y. Zhang, D. Felson (1994): The overall and temporal association of cancer with polymyositis and dermatomyositis. J. Rheumatol. 21 (10), 1855–1859.

Clinical pathway – Myositis

○ Hinweise auf Polymyositis (PM)/Dermatomyositis (DM)
○ Muskelschwäche proximal betont, symmetrisch
○ CK bis 50fach erhöht
○ Hinweise auf Einschlusskörper-Myositis (Inclusion body myositis = IBM)
○ Muskelschwäche distal und proximal, asymmetrisch
○ CK bis 10fach erhöht
	☐ Kreatinkinase-Serumkonzentration (CK)
	☐ Elektromyographie
	☐ Muskelbiopsie
	☐ ggf. MRT der Muskulatur zur Auswahl einer geeigneten Biopsiestelle (T2- und STIR- (short tau inversion recovery) Sequenzen)
		Diagnosestellung	**Polymyositis (PM)/ Dermatomyositis (DM)**	○ mittlere Ausprägung	☐ Prednison
					  ☐ initial 1-2 mg/kg Kg/d p.o.
					  ☐ nach Ansprechen (ca. 6-12 Wochen) Reduktion um 5-10 mg Tagesdosis pro Woche
					  ☐ Erhaltungsdosis 5-10 mg/d oder 15-20 mg jeden 2. Tag
						○ Zunahme der Schwäche im Verlauf	○ Hinweise auf Steroidmyopathie:
							  ○ Schwäche proximal beinbetont
							○ Hinweise Myositis als Ursache:
							  ○ CK-Anstieg
							  ○ pathologische Spontanaktivität im EMG
								☐ probatorische Dosisreduktion
								☐ Re-Biopsie

				○ schwere Ausprägung	☐ Methylprednisolon 500 mg/d i.v. über 3 Tage ☐ 1. Wahl: Azathioprin initial 50 mg/d, über einige Wochen langsame Steigerung auf 2-3 mg/kg KG/d p.o ☐ 2. Wahl: Immunglobuline G 0,4 g/kg KG/d i.v über 5 Tage, Wiederholung alle 6-8 Wochen, je nach Klinik ☐ 3. Wahl: Methotrexat inital 7,5 mg/Woche i.v. nach 3 Wochen je nach Klinik Steigerung um 2,5 mg/Woche p.o., Zieldosis: 10-25 mg/Woche p.o. ☐ 4. Wahl: Ciclosporin 2,5-5 mg/kg/d p.o. in 2 Dosen, je nach Plasmaspiegel und Wirkung			
				○ schwerste Ausprägung (extramuskuläre Organbeteiligung)	zusätzlich zum Prednison ☐ Cyclophosphamid 1-2 mg/kg KG/d p.o.			
			Einschlusskörper-Myositis (Inclusion body myositis = IBM)	☐ Therapieversuch mit monatlichen IVIG-Infusionen (2 g/kg KG, aufgeteilt auf 2-5 Tage) über 6 Monate	○ fehlendes Ansprechen	☐ immunsuppressiver Therapieversuch analog zur PM/DM, zeitlich begrenzt (ca. 6 Monate)		

Stiff-man-Syndrom (SMS; Synonym: Stiff-person-Syndrom)

Die wichtigsten Empfehlungen auf einen Blick

- Das Stiff-man-Syndrom (SMS) ist eine komplexe Autoimmunerkrankung des ZNS und der endokrinen Drüsen mit motorischen, vegetativen, neuropsychiatrischen, endokrinologischen und orthopädischen Symptomen. Diagnostik, Therapie und Patientenbetreuung erfordern interdisziplinäres Vorgehen (**A**).
- Der Nachweis von Autoantikörpern gegen GAD im Serum ist weder beweisend noch Voraussetzung für die Diagnose (**A**).
- Bei Krankheitsdauer < 5 Jahren sollte – unabhängig vom Antikörperstatus – ein Malignom (paraneoplastisches SMS!) ausgeschlossen werden (**B**).
- Die immunmodulierende Langzeittherapie mit i.v. Immunglobulinen oder Kortikosteroiden ist wirksam, aber aufwändig bzw. nebenwirkungsträchtig. Die symptomatische Behandlung mit Benzodiazepinen ist wirksam und nebenwirkungsarm. Toleranzentwicklung ist hierbei häufig, süchtiger Fehlgebrauch selten (**B**).

Definition

Das Stiff-man-Syndrom ist klinisch charakterisiert durch massive rigide Steigerung des Muskeltonus mit schmerzhaft einschießenden Spasmen, episodische adrenerge autonome Dysregulation und agoraphobische Angststörung. Die Muskeldehnungsreflexe können gesteigert sein, weitere neurologische Symptome fehlen. Beschränkung der Hauptsymptome auf eine Gliedmaße (Stiff-limb-Syndrom, SLS) kommt als „Minusvariante" vor. Bei der „Plusvariante" des SMS (progressive Enzephalomyelitis mit Rigidität und Myoklonien, PERM) treten (u. U. nur flüchtige) neurologische Symptome (z. B. Augenbewegungsstörungen, Pyramidenbahnzeichen, Ataxie, Paresen) hinzu. Der Nachweis von Autoantikörpern gegen Glutamat-Dekarboxylase (GAD) mit intrathekaler Antikörperproduktion bei ca. 70% der Patienten und assoziierte Autoimmunerkrankungen bei ca. 50% (vor allem Typ 1 Diabetes mellitus, Autoimmunhyperthyreose) sind Argumente für eine immunologische Genese.

Klinik

Erkrankungsalter

13–81 Jahre (Mittel 45 Jahre)

Spontanverlauf und -prognose

Schleichende Progression über Monate, nachfolgend Stabilität oft über Jahrzehnte, selten auch schubförmige Verschlechterung (vor allem bei der Plusvariante PERM). Im Krankheitsverlauf können neue neurologische Symptome hinzukommen (z. B. Augenbewegungsstörungen, Pyramidenbahnzeichen, Ataxie, Paresen). Spontanheilungen sind selten.

Rigidität und Spasmen (regelmäßig)

Meist symmetrisch, bevorzugt in der Rumpf- und rumpfnahen Muskulatur der unteren Körperhälfte, gelegentlich auch in den Füßen, selten in den Armen und Händen

 Beginn in den Armen häufig beim paraneoplastischen SMS!

Rigidität und Spasmen provozierbar durch fremdreflektorische Stimulation (z. B. Berührung, Schmerz, Kältespray).

Gangstörung, paroxysmale Stürze

Bizarres, ängstlich-protektives und/oder steifbeiniges Gangmuster, welches sich bei erhöhter Anforderung (Eile, treppab gehen) verschlechtert und bei geringster Unterstützung deutlich bessert. Stürze bei erhaltenem Bewusstsein ohne Abfangreaktion mit erheblicher Verletzungsgefahr.

Skelettdeformitäten

Fixierte Hyperlordose, Ankylosen, Subluxationen, Spontanfrakturen

Angstattacken

Beim freien Gehen bzw. auf freien Flächen („task-specific phobia"), oft von Spasmen begleitet.

Gesteigerte Schreckreaktionen

Auf banale Außenreize (Telefonklingel, Berührung), Induktion von Spasmen

Reflexauffälligkeiten

Gesteigerte Eigenreflexe, Verlust der Bauchhautreflexe, lebhafter Kopfretraktionsreflex

Autonome Dysregulation

Profuses Schwitzen, Tachykardie, Mydriasis, arterielle Hypertension, Tachypnoe, oft von Spasmen begleitet.

Assoziation mit Autoimmunendokrinopathien

Typ 1 Diabetes mellitus, Autoimmunthyreoiditis, Immunhyperthyreose, B_{12}-Hypovitaminose

Fehldiagnose Konversionsneurose

Bizarre, ängstlich-protektive Gangmuster, gesteigerte Schreckreaktionen, Angst- und Spasmusattacken bei motorischer oder emotionaler Belastung

Komplikationen

Lebensbedrohliche autonome Entgleisungen, insbesondere bei Medikamentenentzug (vor allem Benzodiazepine)

Untersuchungen

Notwendig

Wiederholte körperliche Untersuchung

Gegebenenfalls unter Medikamentenkarenz, da syndromale Veränderungen im Verlauf vorkommen (SLS → SMS → PERM).

EMG

Ununterdrückbare und anhaltende Aktivität normaler motorischer Einheiten mit niedriger Frequenz (unspezifischer Befund bei verschiedenen Erkrankungen mit Rigidität). Elektrostimulation beliebiger Nerven evoziert generalisierte Spasmen mit kurzer Latenz (50–80 ms) und initial hypersynchroner Aktivität simultan in antagonistischen Muskelpaaren (myoklonischer Reflexspasmus), die in tonisch-desynchronisierte EMG-Aktivität übergeht (charakteristischer Befund).

Fehlende Ausprägung der S2-Komponente des Masseter-Hemmungsreflexes (bei ca. 30%)

Autoantikörper gegen GAD

Positiv bei 60–80% der Patienten mit SMS/SLS/PERM. Der Nachweis von GAD-Autoantikörpern im Serum ist diagnostisch hilfreich, aber weder Voraussetzung der Diagnose noch spezifisch für das SMS und seine Varianten! Diagnostisch wertvoller ist der Nachweis der intrathekalen Produktion von GAD-Antikörpern.

Sensitivster und spezifischer Nachweis der GAD-Antikörper mit RIA

Autoantikörperstatus

Antikörper gegen Thyreoperoxidase (TPO) bzw. mikrosomale Schilddrüsenantikörper (MAK), TSH-Rezeptor-Antikörper, Parietalzellantikörper

Liquor

Oligoklonale Banden oder autochthone IgG-Vermehrung bei 60%, seltener milde lymphozytäre Pleozytose. Intrathekale Produktion von GAD-Antikörpern.

Im Einzelfall erforderlich

Patienten mit GAD-Autoantikörpern

Halbjährliche internistische Diagnostik (vor allem Ausschluss eines Diabetes mellitus, einer Hyper- oder Hypothyreose und einer B_{12}-Hypovitaminose)

SMS-Patienten mit kurzer Anamnese (< 5 Jahre) und Patienten mit PERM

Malignom-Screening (vor allem Lunge, Mammae), Amphiphysin-1-Autoantikörper (paraneoplastisches SMS)

Differenzialdiagnose

Psychogene Bewegungsstörung

Fehlende Rigidität in der Untersuchungssituation, ausgeprägte Anstrengung, polymorphe Bewegungsstörung, fehlende Besserung durch geringe Unterstützung, Negierung emotionaler Beeinflussbarkeit

Primär schmerzbedingter Muskelhartspann

Ausgeprägtes Schmerzvermeidungsverhalten (kommt gelegentlich auch beim SMS vor!), fehlende fremdreflektorische Steigerung des Muskeltonus, keine Spasmen

Syndrome mit zentraler oder peripherer Übererregbarkeit

- Tetanus, Strychnin-Intoxikation (EMG: Verlust der reflektorischen Inhibition, z. B. Masseterreflex)
- Erworbene Hyperekplexie (obligater Kopfretraktionsreflex, fehlende Rigidität)
- Neuromyotonie (klinisch: Polyneuropathiesyndrom mit innervationsabhängigen Muskelkrämpfen; EMG: polymorphe pathologische Spontanaktivität; Labor: Autoantikörper gegen spannungsgesteuerte K^+-Kanäle)

Intraspinale Prozesse

Tumor, Durafistel, chronische Myelitis (klinisch: Pyramidenbahnzeichen, Sensibilitätsstörungen; motorisch und somatosensibel evozierte Potenziale; path. Liquor; MRT-Veränderungen)

Axiale Dystonie

Dystonie meist nur im Stehen, nicht im Liegen und Sitzen; klinisch und elektrophysiologisch fehlende Reflexanomalien; geringe emotionale Beeinflussbarkeit

Paraneoplastische Myelopathie

Insbesondere bei Mamma- oder SCL-Ca, Lymphom; Autoantikörper gegen Hu-, Ma-, Ri-Antigene

Paraneoplastisches SMS

Klinisch häufig mit Beteiligung der Arme. Insbesondere bei Mamma- oder Bronchial-Ca; Labor: Autoantikörper gegen GAD und/oder Amphiphysin I

Empfehlung: Tumorsuche bei Erkrankungsdauer < 5 Jahre – unabhängig vom Nachweis von GAD-Autoantikörpern

Therapie

Immunotherapie

- Intravenös Immunglobuline (i.v. IgG; 2 x 1 g/kg an zwei aufeinander folgenden Tagen pro Monat) sind nach einer kleinen kontrollierten Studie therapeutisch wirksam. Die Wirkung setzt nach der Infusion rasch ein und hält 2–3 Monate an (⇑). Nach eigener Erfahrung nachlassende Wirkung bei länger dauernder Therapie.
- Die initial hoch dosierte Langzeittherapie mit Methylprednisolon ist nach retrospektiver Auswertung eigener Daten ebenfalls wirksam (500 mg/d i.v. für 5 Tage, danach allmähliche Reduktion innerhalb von 6–8 Wochen von 100 mg/d auf eine Erhaltungsdosis von 6–10 mg jeden zweiten Tag. Bei Wirksamkeit Fortführung mit Erhaltungsdosis in Kombination mit Vitamin D und Ca^{++}-Substitution (⇑).
- Plasmapherese oder niedrig dosierte Kortikosteroide wurden Einzelfallberichten zufolge erfolgreich eingesetzt (⇔).

Empfehlung: Bei Einleitung einer immunmodulierenden Therapie sollte die Medikation zur symptomatischen Therapie zunächst strikt konstant gehalten werden, damit die Wirkung der Immunmodulation beurteilbar ist. Bei Besserung der Symptomatik kann die Dosierung der symptomatischen Therapie dem sinkenden Bedarf allmählich angepasst werden.

Symptomatische Therapie

- Physiotherapie ist oft, aber nicht immer hilfreich (⇔).
- Verhaltenstherapie gegen die Angstattacken ist meist nutzlos (⇓⇓).
- Antispastische Substanzen, vor allem Benzodiazepine (5–50 mg/d Diazepam, 1–6 mg/d Clonazepam), gelegentlich auch Baclofen (50–100 mg/d), Tizanidine (20–40 mg/d) oder Antikonvulsiva (Valproat, Gabapentin, Carbamazepin). Wegen Nebenwirkungen (Sedierung, Ataxie, Augenbewegungsstörungen, mnestische Störungen) einschleichende Dosierung. Dosisanpassung nach Wirkung und Nebenwirkungen. Toleranzentwicklung mit der Notwendigkeit der allmählichen Dosissteigerung ist häufig, süchtiger Fehlgebrauch ist auch bei hoher Dosierung selten (⇑).
- Bei drohender Gelenkschädigung (z. B. Subluxation der Sprunggelenke) können Injektionen von Botulinumtoxin vorübergehende Entlastung schaffen (⇔).
- Quengelschienen, Gipsverbände oder stabilisierende Operationen sind gegen die Skelettdeformierungen meist nutzlos (⇔).

- Intrathekale Baclofenapplikation über ein implantiertes Pumpensystem (50–1500 μg/d Lioresal i.th.) als **Ultima Ratio** (⇑).

Cave: Gravierende (u. U. letale!) Komplikationen bei Unterbrechung der Baclofenzufuhr (schwerste Entzugssyndrome)

Expertengruppe

Prof. Dr. P. Henningsen, Psychosomatische Universitätsklinik Heidelberg
Prof. Dr. T. Klockgether, Neurologische Universitätsklinik Bonn
Prof. Dr. H.-M. Meinck, Neurologische Universitätsklinik Heidelberg
Prof. Dr. W. Scherbaum, Deutsche Diabetes-Klinik Düsseldorf
Prof. Dr. H. Topka, Neurologische Klinik, Städt. Klinikum Bogenhausen, München
Prof. Dr. P. Vieregge, Neurologische Klinik, Städt. Klinikum Lemgo
Federführend: *Prof. Dr. H.-M. Meinck, Neurologische Universitätsklinik Heidelberg, Im Neuenheimerfeld 400, 69120 Heidelberg, Tel.: 06221–56 75 07, Fax: 06221–56 17 72 e-mail: hans-michael_meinck@med.uni-heidelberg.de*

Selbsthilfegruppe

Stiff-man-Syndrom Gesellschaft Deutschland e.V.
c/o Cornelia Buhl
Spechtstr. 5
65824 Schwalbach/Ts.
Tel.: 06196–848302
Fax: 06196–568521
http://www.stiff-man.de

Literatur

Bardutzky, J., V. Tronnier, S. Schwab, H. M. Meinck (2003): Intrathecal baclofen for stiff-person syndrome: Life-threatening intermittent catheter leakage. Neurology 60, 1976–1978.
Barker, R., T. Revesz, M. Thom, C. Marsden, P. Brown (1998): Review of 23 patients affected by the stiff man syndrome: clinical subdivision into stiff trunk (man) syndrome, stiff limb syndrome, and progressive encephalomyelitis with rigidity. J. Neurol. Neurosurg. Psychiatry 65, 633–640.
Dalakas, M., M. Fujii, M. Li, B. McElroy (2000): The clinical spectrum of anti-GAD antibody-positive patients with stiff-person syndrome. Neurology 55, 1531–1535.
Dalakas, M., M. Fujii, M. Li, B. Lutfi, J. Kyhos, B. McElroy (2001): High-dose intravenous immune globulin for stiff person syndrome. N. Engl. J. Med. 345, 1870–1876.
Henningsen, P., H.-M. Meinck (2003): Specific phobia is a frequent non-motor feature in stiff man syndrome. J. Neurol. Neurosurg. Psychiatry 74, 462–465.
Meinck, H.-M., P. Thompson (2002): Stiff man syndrome and related conditions. Movement Disorders 17, 853–866.

Neurotraumatologie, degenerative Erkrankungen des Myelons, der Wirbelsäule und der Bandscheiben

Spastik

Physiotherapie und medikamentöse Therapie spastischer Syndrome

Was gibt es Neues?

- In der Physiotherapie der Spastik gibt es Ansätze, die Evidenz der eingesetzten Verfahren durch kontrollierte (Cross-over) Studien zu belegen. Aus ethischen Gründen sind randomisierte, doppelblinde, placebokontrollierte Studien jedoch kaum durchführbar.
- Die Wirkung der Botulinumtoxin-Therapie zur Behandlung der fokalen und regionalen Spastik hat sich in neueren Studien als effektiv erwiesen und kann auch zur fokalen Behandlung schwerer Spastik der Hand- und Fingermuskeln, z. B. im Rahmen einer spastischen Hemiparese, eingesetzt werden.

Die wichtigsten Empfehlungen auf einen Blick

- Die Basistherapie der Spastik ist die Physiotherapie. Aufgrund fehlender evidenzbasierter Studien erfolgt die Auswahl der verschiedenen Therapieverfahren individuell.
- Spastik ist fast ausnahmslos ein irreversibles Syndrom und erfordert deshalb eine langfristige Physiotherapie. Anzustreben sind mindestens 2 x wöchentliche Behandlungen à 30–45 Minuten Dauer (**A**) mit Anleitung zum eigenen Üben. Falls eine Dauertherapie notwendig ist, sollte jeweils nach 4-monatiger Behandlung eine etwa 3-wöchige Phase mit eigener häuslicher Behandlung eingeschoben werden mit dem Ziel, in enger Abstimmung mit dem behandelnden Arzt mehr und mehr auf eigene Übungen überzugehen. In die häuslichen Übungsbehandlungen sollten nach Möglichkeit Angehörige mit einbezogen werden.
- Die orale antispastische Behandlung ist eine Ergänzungstherapie, die besonders bei schwerer Muskelspastik, z. B. bei immobilen Patienten, indiziert ist (**A**).
- Bei Patienten mit schwerer Tetra- oder Paraspastik, die mit Physiotherapie und oraler antispastischer Therapie nicht ausreichend behandelt werden können, kann eine intrathekale Baclofen-Dauertherapie mittels Pumpen erfolgen (**A**).
- Die lokale Botulinumtoxin-Therapie ist eine evidenzbasierte Behandlungsform spastischer Muskeltonuserhöhungen (**A**). Sie kann bei fokaler und regionaler Spastik, z. B. bei starker Beugespastik der Hand- und Fingermuskeln, und bei der infantilen Zerebralparese eingesetzt werden.
- Operative Verfahren spielen bei der Behandlung der Spastik im Erwachsenenalter eine untergeordnete Rolle (**C**). Sie werden in erster Linie zur Behandlung schwerer Gelenkfehlstellungen eingesetzt. Auch elektrische oder magnetische Reiztherapien werden nur selten angewandt (**C**).

Definition des Gesundheitsproblems

Spastischer Muskeltonus ist definiert als erhöhter, geschwindigkeitsabhängiger Dehnungswiderstand des nicht willkürlich vorinnervierten Skelettmuskels. In der Definition von Lance (1980) wird dieser gesteigerte Muskeltonus auf eine Übererregbarkeit des spinalen Dehnungsreflexes als eine wesentliche Komponente des „Syndroms des ersten motorischen Neurons" zurückgeführt. Der phasische Dehnungsreflex ist bei Muskeln mit spastischer Tonuserhöhung zwar fast immer gesteigert, für die Verlangsamung von Willkürbewegungen von Patienten mit Muskelspastik spielen aber weder gesteigerte Muskeleigenreflexe noch gesteigerte tonische Dehnungsreflexe eine wesentliche Rolle (Dietz et al. 1981, Dietz u. Young 2003). Diese Beobachtung ist von grundsätzlicher Bedeutung für die Therapie der Spastik. So sind Medikamente, die im Tierexperiment und beim Menschen eine Reduktion des spastischen Muskeltonus herbeiführen, nicht notwendigerweise geeignet, eine Verbesserung der funktionellen motorischen Behinderung des Patienten zu bewirken.

Spastik entsteht nicht nach isolierten Schädigungen der Pyramidenbahn. Es müssen immer andere absteigende Bahnen des sog. extrapyramidalen Systems mitgeschädigt werden, damit der typische spastische Muskeltonus entsteht. Spastik entsteht als Adaptation an die Läsion der deszendierenden motorischen Bahnen (Burke

1988). Diese plastischen Veränderungen sind vielfältig und betreffen nicht nur das zentrale Nervensystem, sondern auch die Muskulatur (Dietz et al. 1986). Die große Zahl der zellulär und subzellulär ablaufenden plastischen Prozesse ist dafür verantwortlich, dass es keinen einzelnen pathogenetischen Faktor gibt, der die Spastik bestimmt. Da sich die Therapie der Spastik bisher nicht nach pathogenetischen Prinzipien richtet, ist die Kenntnis dieser zum Teil noch hypothetischen pathogenetischen Faktoren nicht Gegenstand dieser Leitlinie, so dass diesbezüglich auf Übersichtsartikel verwiesen wird (Dietz u. Young 2003, Noth 1991).

Spastik ist ein häufiges Syndrom, da Schädigungen des kortikospinalen Traktes einschließlich der begleitenden extrapyramidalen Bahnsysteme als Ursache der Spastik bei vielen neurologischen Erkrankungen auftreten können. Häufige Erkrankungen, die mit Spastik einhergehen, sind die Multiple Sklerose, der Schlaganfall, Schädel-Hirn-Traumen, hypoxische Hirnschädigungen und Rückenmarkläsionen. Exakte epidemiologische Zahlen zu Inzidenz und Prävalenz spastischer Syndrome gibt es mit Ausnahme der traumatischen Rückenmarkschädigung nicht.

Abgrenzung von anderen Leitlinien

Die Leitlinie Spastik befasst sich nur mit der Behandlung des Syndroms Spastik, nicht mit der Behandlung der zugrunde liegenden Erkrankungen. So werden die Therapie der Querschnittlähmung, die motorische Rehabilitation nach Schlaganfall und das Stiff-person-Syndrom in eigenen Leitlinien behandelt. Da die frühkindlich erworbene Spastik (Zerebralparese) hinsichtlich Pathogenese, klinischer Ausprägung und Therapie eine Besonderheit darstellt, wird auf die entsprechende Leitlinie der Neuropädiatrie verwiesen. Auch die Detrusor-Sphinkter-Dyssynergie als Folge einer Querschnittlähmung erfordert eine spezielle Besprechung.

Anamnese

Vor der symptomatischen Therapie der Spastik muss sorgfältig nach möglichen kausalen Behandlungsmöglichkeiten gesucht werden. Die oben erwähnte große Zahl der Erkrankungen, die Spastik auslösen können, macht eine eingehende Anamnese notwendig. Da Spastik nach akuten Läsionen des ZNS in der Regel erst mit einer Latenz von Wochen bis Monaten auftritt, sind auch zurückliegende Ereignisse wie Traumata, Infekte und Operationen an der Wirbelsäule sorgfältig zu eruieren. Wichtig ist auch die Frage nach Begleitsymptomen. Häufig übersehene Folgen einer Rückenmarkschädigung sind Schmerzen, Sensibilitätsstörungen und Blasen- und Mastdarmstörungen, welche umgekehrt negative Auswirkungen auf die Ausprägung der Spastik haben können.

Klinische Untersuchung

Vor der Therapie der Spastik muss eine eingehende klinisch-neurologische Untersuchung erfolgen. Eine exakte topische Diagnostik ermöglicht häufig schon die Lokalisation der Pyramidenbahnschädigung und ist deshalb eine wichtige Voraussetzung für nachfolgende Zusatzuntersuchungen. Dabei ist zu beachten, dass bei einem inkompletten spinalen Querschnittsyndrom die Läsion häufig einige oder sogar viele Segmente oberhalb der klinisch nachweisbaren Grenze liegt. Dies gilt zum Beispiel für die zervikale Myelopathie, die häufig mit einer Paraspastik der Beine beginnt und in der Regel ohne Sensibilitätsstörungen oder motorische Ausfälle der Arme auftritt. Basierend auf den Ergebnissen der klinischen Untersuchungen müssen Zusatzuntersuchungen wie klinisch-neurophysiologische Methoden (evozierte Potenziale, transkranielle Magnetstimulation), neuroradiologische bildgebende Verfahren (Computertomographie, Kernspintomographie) und eingehende Laboruntersuchungen einschließlich Lumbalpunktion gezielt veranlasst werden. Vor der Behandlung einer langsam progredienten Para- oder Tetraspastik unklarer Ätiologie muss eine kernspintomographische Untersuchung des Rückenmarks und – bei unauffälliger Bildgebung – auch des Schädels erfolgen. Ätiologisch unklare, langsam progrediente spastische Syndrome haben gelegentlich genetische Ursachen (hereditäre spastische Spinalparalyse) und können zum Teil molekulargenetisch differenziert werden (Tallaksen et al. 2001).

Ziele und Anwendungsbereich

Spastik im Sinne dieser Leitlinie wird definiert als gesteigerter, geschwindigkeitsabhängiger Dehnungswiderstand der Skelettmuskulatur, der als Folge einer Läsion deszendierender motorischer Bahnen auftritt und in der Regel mit anderen Symptomen wie Muskelparese, Verlangsamung des Bewegungsablaufs, gesteigerten Muskeleigenreflexen und pathologischen Fremdreflexen einhergeht.

Mit dieser Leitlinie soll dem Arzt der derzeitige Wissensstand für die Diagnostik und Therapie von Patienten mit spastischen Syndromen vermittelt werden. Dadurch soll sichergestellt werden, dass Patienten mit spastischen Syndromen eine Therapie erhalten, die unter Berücksichtigung ökonomischer Gesichtspunkte zu einer Verbesserung der motorischen Funktionen, zur Erleichterung der Pflege und zur Schmerzlinderung führt. Die Leitlinie ist evidenzbasiert und eine Fortentwicklung der Leitlinic „Spastik" der DGN 2003.

Therapie

Kriterien für die Therapieauswahl und die Therapiedauer

Trotz fehlender evidenzbasierter Studienergebnisse, insbesondere zur Effizienz der verschiedenen physiotherapeutischen Behandlungsverfahren, gibt es einen breiten Konsens über den folgenden Stufenplan der Spastiktherapie (siehe auch **Abbildung 1**):
1. Physiotherapie (**A**)
2. Medikamentöse Therapie:
    a) orale antispastische Therapie (**A**)
    b) Botulinumtoxin-Therapie (**A**)
    c) intrathekale Infusionstherapie mit Baclofen (**A**)
3. Selten angewandte Therapieverfahren (**C**)

Physiotherapie (A)

Die Physiotherapie ist die Basis jeder Spastiktherapie. Diese Aussage lässt sich nicht durch prospektive randomisierte, placebokontrollierte Studien belegen, da diese aus ethischen Gründen kaum durchführbar sind. Patienten mit therapiebedürftiger Spastik kann die Physiotherapie trotzdem nicht vorenthalten werden. Erste Ergebnisse über vergleichende Untersuchungen zwischen neueren physiotherapeutischen Behandlungsmethoden, wie z. B. die **constraint-induced-movement**-Therapie nach Taub (Taub et al. 1993) und Standardverfahren wie die Bobath-Therapie liegen vor. Allerdings entsprechen auch diese Studien nicht den Kriterien der **evidence-based medicine**, da selbst die Standardphysiotherapie der Spastik in den verschiedenen Therapiezentren individuell erfolgt und Studienergebnisse einzelner Zentren nicht ohne weiteres generalisiert werden können. Außerdem handelt es sich bei den neuen Therapieverfahren eher um neurorehabilative Therapien, die nicht Gegenstand dieser Leitlinie sind.

Ziel der Physiotherapie ist das Training verbliebener motorischer Funktionen einerseits und die Vermeidung von Muskel-, Sehnen- und Gelenkkontrakturen andererseits. Während bei immobilen Patienten die Kontrakturprophylaxe im Vordergrund steht, ist die funktionserhaltende Physiotherapie bei mobilen Patienten primäres Ziel der Behandlung. Die wichtigsten, allein auf empirischer Erfahrung basierenden Behandlungsverfahren sind die Behandlungstechniken von Bobath und Vojta, die eigentlich für Kinder mit Zerebralparese entwickelt wurden. Die Behandlungsmethode nach Bobath hat sich jedoch auch für die Behandlung der Muskelspastik des Erwachsenen durchgesetzt. Der rationale Hintergrund der Bobath-Therapie ist die Hemmung von pathologischen Reflexmustern, die sich mit der Entwicklung der Spastik einstellen, wobei in erster Linie die Beugespastik an der oberen Extremität und die Streckspastik an der unteren Extremität verhindert werden sollen. Mit der Vojta-Technik sollen die noch vorhandenen zentralen Bewegungsmuster reaktiviert werden. Als dritte, relativ weit verbreitete Methode ist die propriozeptive neuromuskuläre Bahnung (PNF) zu nennen, durch die spinale Motoneurone reflektorisch aktiviert werden sollen. Diese Methode, wie auch die Myofeedback-Technik, ist jedoch im eigentlichen Sinne keine antispastische Behandlung, da sie nur indirekt zu einer Reduktion des spastischen Muskeltonus führen kann. Die Physiotherapie hat zum Ziel, die posturale Kontrolle zu verbessern, durch Kontrakturprophylaxe Druckgeschwüre zu vermeiden und die Gehfähigkeit von Patienten mit spastischen Paresen durch Einsatz von Rollatoren, Gehstützen und anderen technischen Ausrüstungen zu ermöglichen.

Da das spastische Syndrom in der Regel irreversibel ist, kann es sinnvoll sein, Physiotherapie lebenslang durchzuführen. Grundsätzlich gilt, dass bei schwerer Muskelspastik Physiotherapie mindestens 2 x pro Woche mit einer jeweiligen Behandlungsdauer von mindestens 30 Minuten (besser 45 Minuten) notwendig ist. Diese Behandlungen sollten jedoch jeweils nach etwa 4 Monaten für 3–4 Wochen unterbrochen werden. In dieser Zeit sollten selbstständige Übungsbehandlungen, eventuell unter Anleitung von Angehörigen und mit Einsatz von Geräten, durchgeführt werden, um nach Möglichkeit die Anzahl der physiotherapeutischen Behandlungen längerfristig zu reduzieren.

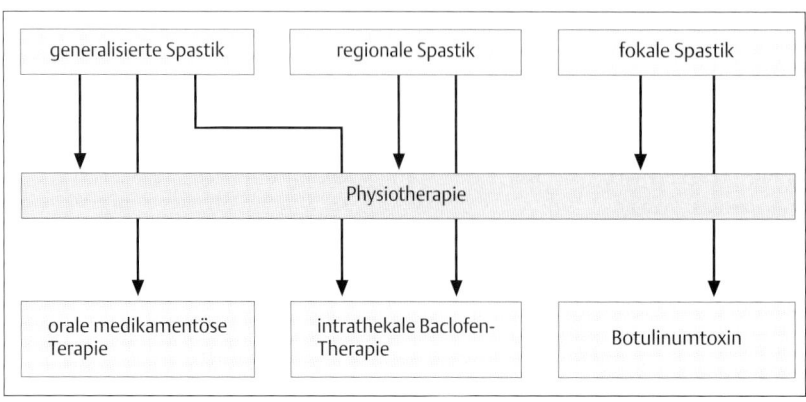

Abbildung 1 Schema der Stufentherapie der Spastik in Abhängigkeit von der klinischen Ausprägung.

Medikamentöse Therapie

Orale antispastische Therapie (A)

Die für die Behandlung der Spastik zugelassenen Medikamente haben trotz unterschiedlicher pharmakologischer Ansatzpunkte im zentralen Nervensystem im Nettoeffekt letztlich immer die gleiche Wirkung. Alle Medikamente – bis auf Dantrolen – führen zu einer unspezifischen Abnahme der Erregbarkeit von spinalen Interneuronen und damit von Alphamotoneuronen. Da es zur Zeit und wohl auch in Zukunft kein Medikament gibt, das den eigentlichen Defekt der unterbrochenen deszendierenden Erregung und Hemmung der Alphamotoneurone beheben kann, kann von diesen Medikamenten auch keine relevante funktionsverbessernde Wirkung erwartet werden. Besonders dann, wenn die Spastik mit Paresen einhergeht, ist die Wirkung dieser Medikamente durch die pharmakologische Verstärkung der Paresen limitiert. Lediglich bei Erkrankungen, bei denen der spastische Muskeltonus bei noch erhaltener aktiver Beweglichkeit extrem stark erhöht ist, wie z. B. bei der hereditären spastischen Spinalparalyse, kann eine antispastische orale Therapie auch deutliche Funktionsverbesserungen bewirken. Unproblematischer ist der Einsatz bei Patienten, die immobil sind, und bei denen ohnehin kaum noch aktive Arm- oder Beinbewegungen möglich sind. Diese Patientengruppe profitiert am meisten von der oralen antispastischen Therapie zur Vermeidung von Spasmen und zur Erleichterung der Pflege.

Zu den Medikamenten, für die eine muskelrelaxierende Wirkung in großen klinischen Studien nachgewiesen wurde, gehören Baclofen, Tizanidin, Diazepam, Tetrazepam, Memantine, Phenothiazine und Dantrolen (Übersichten in Benecke 1987, Dietz 2000, Dietz 2001, Dietz et al. 2003, Noth 1991, Young! (1994). Mittel der ersten Wahl sind Baclofen und Tizanidin aufgrund der relativ geringen Nebenwirkungen und des relativ geringen sedierenden Effekts. Bei Patienten mit schwerer Muskelspastik und Unruhezuständen eignen sich Benzodiazepine und Phenothiazine wegen der dabei erwünschten sedierenden Nebenwirkungen. Dantrolen kann eingesetzt werden, wenn eine schwere Spastik anders nicht zu beherrschen ist. Dieses Medikament sollte wegen der potenziellen Hepatotoxizität und der Verstärkung der Paresen nur unter strengster Indikationsstellung eingesetzt werden. Antispastische Wirkungen, die an kleineren Patientengruppen nachgewiesen wurden, wurden auch für Progabide, einem GABA-Antagonisten (Mondrup u. Petersen 1984), L-Dopa (Eriksson et al. 1996), Clonidin und Cannabis beobachtet. In einer größeren Population von Patienten mit Spastik konnte allerdings kein signifikanter Nutzen der Therapie mit Cannabis nachgewiesen werden (Zajicek et al. 2003). Wie oben ausgeführt wurde, sind wesentliche funktionelle Verbesserungen durch die orale Therapie mit antispastischen Medikamenten nicht zu erwarten. Dies wurde für die drei wichtigsten antispastischen Medikamente Baclofen (Corston et al. 1981), Tizanidin (Lapierre et al. 1987) und Diazepam (Bes et al. 1988) gezeigt. Auch Steigerungen der Dosierung dieser Medikamente mit entsprechend stärkerer spasmolytischer Wirkung führen zu keiner Verbesserung, sondern eher zu einer Verschlechterung des funktionellen Defizits (Bass et al. 1988, Duncan et al. 1976, Stien et al. 1987).

Als Richtschnur für die Frage, ob eine orale antispastische Therapie sinnvoll ist, kann gelten, dass nur dann eine funktionelle Verbesserung der Bewegungsstörung resultieren wird, wenn die Spastik sehr stark ausgeprägt ist bei nur geringer Beeinträchtigung der Willkürmotorik. Patienten mit Hemispastik nach Schlaganfall profitieren deshalb in den meisten Fällen nicht von einer oralen antispastischen Therapie. Die Therapie ist immer dann indiziert, wenn Patienten, z. B. bei fortgeschrittener Multipler Sklerose, kaum noch in der Lage sind, ihre Extremitäten für tägliche Verrichtungen einzusetzen. Bei diesen Patienten kann der Einsatz der antispastischen Medikamente schmerzhafte Muskelspasmen verringern und die Pflege wesentlich erleichtern.

Zur Pharmakotherapie der Spastik siehe **Tabelle 1**.

Botulinumtoxin (A)

Nach Veröffentlichung der ersten randomisierten, doppelblinden, placebokontrollierten Studie zur Behandlung der Spastik der oberen Extremität durch Injektion von Botulinumtoxin Typ A in die betroffenen Muskeln (Simpson et al. 1996) wurde dieses neue Behandlungsprinzip durch

Tabelle 1 Pharmakotherapie der Spastik

Generische Bezeichnung	Firmenname	Anfangsdosis	Maximale Dosis
Baclofen (⇑)	Lioresal, LEBIC	2 x 5 mg/d	4 x 30 mg/d absolute Höchstdosis 150 mg/d
Tizanidin (⇑)	Sirdalud	3 x 2 mg/d	36 mg/d
Diazepam (⇑)	Valium u. a.	3 x 2 mg/d	3 x 20 mg/d
Tetrazepam (⇑)	Musaril u. a.	1 x 25 mg/d	4 x 50 mg/d
Clonazepam (⇔)	Rivotril, Antelepsin	2 x 0,5 mg/d	3 x 2 mg/d
Clonidin (⇔)	Catapresan u. a.	2 x 0,075 mg/d	3 x 0,15 mg/d
Memantin (⇔)	Akatinol, Memantine	1 x 10 mg/d	3 x 20 mg/d
Dantrolen (⇔)	Dantamacrin	2 x 25 mg/d	4 x 50 mg/d

Tabelle 2 Dosisempfehlung für die Behandlung der Muskeln der oberen Extremität mit Botulinumtoxin

Muskel	Anzahl der Injektionsstellen	Dosis Botox (Units)	Dosis Dysport (Units)
M. deltoideus	2	25–50	125–250
M. pectoralis major	3–4	50–75	250–375
M. teres major	1–2	25–50	125–250
M. biceps brachii	3–4	50–100	250–500
M. brachialis	2	25–50	125–250
M. brachioradialis	2	25–50	125–250
M. flexor carpi radialis	2	25–50	125–250
M. flexor carpi ulnaris	2	25–50	125–250
M. flexor digitorum profundus	2–3	25–50	125–250
M. flexor digitorum superficialis	2–3	25–50	125–250
M. flexor pollicis longus	2	25–50	125–250
M. adductor pollicis	1	15–25	100–125
Maximale Gesamtdosis		400	1500
Empfohlene Verdünnungen		2,5–5 ml/100 Units	2,5–5 ml/500 Units

Auflistung einzelner Muskeln der oberen Extremität mit den empfohlenen Dosierungsbereichen für Botox und Dysport (je Muskel). Es empfiehlt sich, zur Injektion möglichst dünne Nadeln (z. B. 27G) zu verwenden, um einerseits die Entstehung größerer Hämatome zu vermeiden, andererseits aber auch zu verhindern, dass das Toxin durch den Stichkanal wieder aus dem Muskel entweicht und somit der Effekt der Behandlung reduziert wird.

Tabelle 3 Dosisempfehlung für die Behandlung der Muskeln der unteren Extremität mit Botulinumtoxin

Muskel	Anzahl der Injektionsstellen	Dosis Botox (Units)	Dosis Dysport (Units)
M. soleus	2	25–75	125–375
M. gastrocnemius	4 (2 je Kopf)	50–100	250–500
M. tibialis posterior	2	50–75	250–375
M. flexor digitorum longus	2	50–75	250–375
M. tibialis anterior	2	25–50	125–250
M. extensor hallucis longus	2	25–50	125–250
M. flexor hallucis longus	1	20–30	100–150
M. flexor digitorum brevis	1	20–30	100–150
Maximale Gesamtdosis		400	1500
Empfohlene Verdünnungen		2,5–5 ml/100 Units	2,5–5 ml/500 Units

Einzelne Muskeln der unteren Extremität, die an der Spitzfußbildung und spastischen Zehenfehlstellung beteiligt sein können, mit Dosierungsbereich für Botox und Dysport (je Muskel).

weitere kontrollierte Studien bestätigt (Bakheit et al. 2001, Brashear et al. 2002, Burbaud et al. 1996, Hesse et al. 1998, Hesse u. Werner 2003). In diesen Studien wurden in erster Linie die Ashworth-Skala und der Barthel-Index als Zielparameter eingesetzt, aber auch funktionelle Tests wie das Ausmaß der aktiven Hüftabduktion bei Patienten mit Adduktorenspasmus und Skalen zur Selbsteinschätzung funktioneller Verbesserung. In einer randomisierten, doppelblind durchgeführten Studie, in der die antispastische Wirkung von Botulinumtoxin Typ A mit der Phenolblockade des N. tibialis an Patienten mit spastischem Spitzfuß untersucht wurde, war die Botulinumtoxin-A-Therapie der Behandlung mit Phenolinjektionen überlegen (Kirazli et al. 1998).

Basierend auf den zitierten Arbeiten haben nationale und europäische Konsensusgruppen (Ward et al. 2003, Wissel et al. 2003) folgende Indikationen für die Behandlung der Spastik mit Botulinumtoxin empfohlen:
- Bei spastischer Spitzfuß- und Inversionsstellung, die sich durch Schienen, orale Antispastika und physikalische Maßnahmen nicht beheben lässt.
- Bei spinaler Adduktorenspastik, z. B. bei Multipler Sklerose.
- Bei der Spastik von Kindern mit kindlicher Zerebralparese zur Verbesserung des Stehens, Gehens und der Greiffunktion der Hände.
- Zur Frührehabilitation der spastischen Fehlstellung an den Beinen, um dauerhafte Kontrakturen, Schmerzen und Sekundärschäden zu vermeiden.

Allgemeinere Behandlungsziele, die sich aus der Reduktion des spastischen Muskeltonus ergeben (Wissel et al. 2003), sind:
- Reduktion von spastikbegleitenden Schmerzen,
- Erleichterung von Pflege und Hygiene,
- Verringerung des Ausmaßes von bestehenden, nicht knöchern fixierten Kontrakturen,
- Vermeidung von Kontrakturen im Sinne einer Kontrakturprophylaxe.

Für die Behandlung mit Botulinumtoxin ist zurzeit nur die Spastik der Armmuskeln zugelassen. Die off-label-behandlung der Spastik der Beinmuskeln muss besonders begründet werden, z. B. mit höheren Kosten der anderenfalls notwendigen intrathekalen Baclofentherapie. Die Dosierungsempfehlungen für die Behandlung mit Botulinumtoxin richten sich nach dem verwendeten Präparat und nach den Zielmuskeln. Sie sind für die Muskeln der oberen und unteren Extremität in **Tabelle 2** bzw. **Tabelle 3** getrennt aufgeführt (Ochs 2004).

Kontraindikationen der Behandlungsform mit Botulinumtoxin sind die Myasthenia gravis, das Lambert-Eaton-Syndrom, andere neuromuskuläre Erkrankungen, Schwangerschaft und die Einnahme von Aminoglykosiden. Indikationen, Injektionstechnik, individuelle Dosierung und gelegentlich auftretende Nebenwirkungen wie generalisierte Muskelschwäche (Bakheit et al. 1997) machen es notwendig, dass die Behandlung von erfahrenen Therapeuten durchgeführt wird.

Intrathekale Baclofen-Therapie (A)

Die Behandlung mit intrathekalem Baclofen (ITB) ist indiziert bei schwerer, chronischer Spastizität, z. B. infolge Multipler Sklerose, Schädel-Hirn-Trauma oder nach Verletzungen des Rückenmarks, die mit einer medikamentösen Standardtherapie nicht befriedigend behandelt werden kann. Die konservative (medikamentöse und krankengymnastische) Standardtherapie sollte in ausreichender Weise oder Dosierung vorher ausgeschöpft worden sein (Übersicht in Ochs 2004).

Mehrere doppelblinde, placebokontrollierte Studien zur Objektivierung des Behandlungseffekts belegen die Effektivität von ITB (Albright et al. 1991, Coffey et al. 1993, Hugenholtz et al. 1992, Loubser et al. 1991, Penn et al. 1989). Zur Indikationsprüfung wird eine intrathekale Bolusinjektion von 25–50 µg Baclofen zur Bestätigung der Wirkung und Verträglichkeit durchgeführt. In der Langzeittherapie nach Implantation einer Pumpe liegt der Tagesbedarf individuell sehr variabel zwischen 20–2000 µg/d. Die Dosisanpassung erfolgt bei elektronisch gesteuerten Pumpen telemetrisch oder bei mit Gasdruck getriebenen Systemen durch Änderung der Lösungskonzentration im Reservoir. Die Dosierungen für die Bolusprüfung und für die initiale Pumpenfüllung sind in **Tabelle 4** zusammengestellt.

Die Indikationskriterien für Baclofen intrathekal sind (gemäß Zulassung des Bundesinstituts für Arzneimittel und Medizinprodukte, BfArM):

- schwere, mit Standardtherapie nicht beherrschbare, chronische Spastizität bei Multipler Sklerose, nach Verletzungen des Rückenmarks oder zerebraler Genese,
- Therapieresistenz oder nicht tolerable Nebenwirkungen bei oraler Therapie,
- positives Ansprechen auf einen intrathekalen Probebolus von 50 µg – in Ausnahmefällen auch höhere Dosis – oder Probeinfusion mit temporärem Katheter oder Portsystem über wenige Tage,
- gesicherte Diagnose, stabile oder allenfalls langsam progrediente Grunderkrankung.

Weitere wichtige Indikationen für die ITB-Behandlung können sein: Spastik bei kindlicher Zerebralparese, ALS und die spastische Hemiparese, letztere noch im Sinne einer experimentellen Therapieindikation. In einer placebokontrollierten Studie (Meythaler et al. 2001) und einigen anderen Untersuchungen (Gwartz 2001, Meythaler et al. 1999, Taira et al. 1994) konnte eine günstige Wirkung bei Hemispastik gezeigt werden, vor allem auf die mit der Spastik assoziierten Schmerzen, in einigen Fällen auch auf Blasenentleerungsstörungen. Die mittlere ITB-Tagesdosis lag in der gleichen Größenordnung wie bei spastischen Syndromen anderer Genese. Offen bleibt die Frage nach dem funktionellen Gewinn, der sich aus der Reduktion der Spastik ergibt.

Nebenwirkungen von ITB wie Sedierung, Muskelschwäche oder Bewusstseinsstörungen (nur bei Überdosierung) sind selten, häufiger kommen peri- oder postoperative Komplikationen nach Pumpenimplantation und Katheterfehlfunktionen (im Langzeitverlauf) vor. Die Indikation zur ITB-Therapie muss wegen der Kosten, der Bindung an spezielle Therapiezentren und der damit verbundenen Risiken und möglichen Komplikationen streng gestellt werden und vor allem gegenüber der Behandlung mit Botulinumtoxin abgegrenzt werden, die in vielen Fällen durchaus auch ergänzend eingesetzt werden kann.

Tabelle 4 Darreichungsformen von Baclofen intrathekal (Lioresal Intrathekal)

Konzentration		Ampullen	Verwendung
0,05 mg/ml	50 µg/ml	1 ml	Testbolus
10 mg/20 ml	500 µg/ml	20 ml	Pumpenfüllung
10 mg/5 ml	2000 µg/ml	5 ml	Pumpenfüllung

Lioresal-Intrathekal-Lösung soll nur mit Kochsalzlösung verdünnt werden; andere Infusionslösungen können inkompatibel sein (z. B. Dextrose !).

Selten angewandte Therapieverfahren

Die früher bei schwerer Spastik durchgeführten chirurgischen Verfahren zur Unterbrechung des spinalen Reflexbogens durch Rhizotomie (Laitinen et al. 1983) oder longitudinale Myelotomie (Putty u. Shapiro 1991) sind heute obsolet, da mit der medikamentösen Behandlung nichtdestruktive Behandlungsmöglichkeiten zur Verfügung stehen und chirurgische Eingriffe häufig nur eine vorübergehende Besserung der Spastik bewirken. Das Gleiche gilt für die Infiltration von Ventralwurzeln oder motorischen Nerven mit Phenol oder Alkohol. Auch diese Behandlungsformen wurden durch die medikamentöse Therapie und insbesondere durch die Botulinumtoxin-Therapie verdrängt. Auch orthopädisch-chirurgische Eingriffe zur Behandlung von Gelenkkontrakturen durch Sehnenverlängerungen (C) werden im Erwachsenenalter nur noch vereinzelt durchgeführt. Einerseits besteht die Gefahr, dass durch den chirurgischen Eingriff die Spastik der am Gelenk ansetzenden Muskeln verstärkt wird. Andererseits können adaptive spastische Mechanismen postoperativ zu einer erneuten Verkürzung des Sehnen-Muskel-Apparates führen (O'Dwyer et al. 1996). Selbst die Effekte einer konsequenten Dehnungstherapie von spastischen Muskeln sind rückläufig, wenn die Dehnungstherapie unterbrochen wird (Harvey u. Herbert 2002). Mit der transkutanen elektrischen Stimulation können Nerven (Stefanovska et al. 1988) und Muskeln (Franek et al. 1988) und mittels epiduraler Elektroden die Hinterstränge (Pinter et al. 2000) gereizt werden (C). Bei der peripheren Reizung ist das eigentliche Ziel eine Aktivierung der Muskulatur, z. B. bei der Reizung des N. peronaeus durch Auslösung eines Flexorreflexes zur Dorsalextension des Fußes in der Schwingphase. Eine eigentliche Behandlung der Spastik erfolgt dabei nicht. Eine neue Methode zur Reduktion des spastischen Muskeltonus ist die repetitive transkranielle Magnetstimulation von Muskeln (Struppler et al. 1997) oder lumbalen Nervenwurzeln (Krause et al. 2003).

Der Effekt hält bis zu 24 Stunden an und lässt sich auch in der kontralateralen Muskulatur bei ipsilateraler Stimulation von lumbalen Nervenwurzeln nachweisen, was für einen afferenten Einfluss auf das Rückenmark spricht.

Nutzen, Nebenwirkungen und Kosten

Für die zwei ersten Säulen der Therapie, die Physiotherapie und die orale medikamentöse Therapie, stellt sich die Kosten-Nutzen-Frage nicht, da diese Behandlungen zur Basistherapie gehören und die antispastischen Medikamente preiswert sind. Bei der Botulinumtoxin-Therapie ist die einzelne Ampulle zwar teuer. Da die Wirkung der Injektion jedoch einige Monate anhält, schneidet diese Behandlung – isoliert betrachtet – nach Kostengesichtspunkten günstiger ab als die beiden oben genannten Behandlungsformen. Allerdings ersetzt die Botulinumtoxin-Therapie in der Regel nicht die Physiotherapie, so dass im Endeffekt keine Kostenersparnis resultiert. Bei der intrathekalen Baclofen-Behandlung sind die Kosten, die mit der Operation und dem Kauf der Pumpe verbunden sind, hoch. Außerdem müssen die Patienten zur Pumpenfüllung regelmäßig in 2- bis 3-monatlichen Abständen ambulant wiedervorgestellt werden. Aus den genannten Gründen soll die Indikation für eine intrathekale Baclofen-Therapie nur dann gestellt werden, wenn eine hoch dosierte, eventuell auch in Kombination durchgeführte orale antispastische Therapie keine ausreichende spasmolytische Wirkung besitzt oder nicht toleriert wird.

Expertengruppe

Für die DGN

J. Noth, Neurologische Klinik, Universitätsklinikum Aachen
V. Dietz, Paraplegikerzentrum, Universitätsklinik Balgrist, Zürich
G. Ochs, Neurologische Klinik, Klinikum Ingolstadt
Federführend: *Prof. Dr. J. Noth, Neurologische Klinik, Universitätsklinikum Aachen, Pauwelsstraße 30, 52057 Aachen, Tel.: 0241/8089600*
e-mail: jnoth@ukaachen.de

Literatur

Albright, A. L., A. Cervi, J. Singletary (1991): Intrathecal baclofen for spasticity in cerebral palsy. JAMA 265, 1418–1422.
Bakheit, A. M. O., C. D. Ward, D. L. McLellan (1997): Generalised botulism-like syndrome after intramuscular injections of totulinum toxin type A: a report of 175 cases. J. Neurol. Neurosurg. Psychiatry 62, 198.
Bakheit, A. M. O., S. Pittock, A. P. Moore et al. (2001): A randomized, double-blind, placebo-controlled study of the efficacy and safety of botulinum toxin type A in upper limb spasticity in patients with stroke. Eur. J. Neurol. 8, 559–565.
Bass, B., B. Weinshenker, G. P. Rice, J. H. Noseworthy, M. G. Cameron, W. Hader, S. Bouchard, G. C. Ebers (1988): Tizanidine versus baclofen in the treatment of spasticity in patients with multiple sclerosis. Can. J. Neurol. Sci. 15, 15–19.
Benecke, R. (1987): Spasticity/Spasms: Clinical aspects and treatment. In: Motor Disturbances I, Benecke, R., B. Conrad, C. D. Marsden (Hrsg.). Academic Press, London, 169–177.
Bes, A., M. Eyssette, E. Pierrot-Deseilligny, F. Rohmer, J. M. Warter (1988): A multi-centre, double-blind trial of tizanidine, a new antispastic agent, in spasticity associated with hemiplegia. Curr. Med. Res. Opin. 10, 709–718.
Brashear, A., M. F. Gordon, E. Elovic, V. D. Kassicieh, M. Carciniak, M. Do, C.-H. Lee, S. Jenkiuns, C. Turkel, D. Pharm (2002): Intramuscular injection of Botulinum toxin for the treatment of wrist and finger spasticity after a stroke. N. Engl. J. Med. 347, 395–400.
Burbaud, P., J. Wiart, J. L. Dubos et al. (1996): A randomised, double blind, placebo controlled trial of botulinum toxin in the treatment of spastic foot in hemiparetic patients. J. Neurol. Neurosurg. Psychiatry 61, 265–269.
Burke, D. (1988): Spasticity as an Adaptation to Pyramidal Tract Injury. Advances in Neurology, Vol. 47: Functional Recovery in Neurological Desease. Raven Press, New York, 401–423.
Coffey, R. J., D. Cahill, W. Steers, T. S. Park, J. Ordia, J. Meythaler, R. Herman, A. G. Shetter, R. Levy, R. Smith, J. Wilberger, J. D. Loeser, C. Chabal, C. Feler, J. T. Robertson, R. D. Penn, A. Clarke, K. J. Burchiel et al. (1993): Intrathecal baclofen for intractable spasticity of spinal origin: Results of a long-term multicenter study. J. Neurosurg. 78, 226–232.
Corston, R. N., F. Johnson, R. B. Godwin-Austen (1981): The assessment of drug treatment of spastic gait. J. Neurol. Neurosurg. Psychiatr. 44, 1035–1039.
Dietz, V., J. Quintern, W. Berger (1981): Elektrophysiological studies of gait in spasticity and rigidity. Evidence that altered mechanical properties of muscle contribute to hypertonia. Brain 104, 431–449.
Dietz, V., U. P. Ketelsen, W. Berger, J. Quintern (1986): Motor unit involvement in spastic paresis. Relationship between leg muscle activation and histochemistry. J. Neurol. Sci. 75, 89–103.
Dietz, V. (1990): Spastik: Therapie der gesteigerten Reflexe oder der Bewegungsstörung? Nervenarzt 61, 581–586.
Dietz, V. (2000): Spastic movement disorder (Review) Spinal Cord 38, 389–393.
Dietz, V. (2001): Syndrom der spastischen Parese. In: Klinik der Rückenmarkschädigung. Dietz, V. (Hrsg.). Kohlhammer, Stuttgart, S 207–216.
Dietz, V., R. R. Young (2003): The syndrome of spastic paresis. In: Neurological Disorders: Course and Treatment. Brandt, Th., L. R. Caplan, J. Dichgans, H. C. Diener, C. Kennard (Hrsg.). Academic Press, Amsterdam 1247–1257.
Duncan, G. W., B. T. Shahani, R. R. Young (1976): An evaluation of baclofen treatment for certain symptoms in patients with spinal cord lesions. Neurology (Minneap.) 24, 441–446.
Eriksson, J., B. Olausson, E. Jankowska (1996): Antispastic effects of L-dopa. Exp. Brain Res. 111, 296–304.
Franek, A., B. Turczynski, J. Opara (1988): Treatment of spinal spasticity by electrical stimulation. J. Biomed. Eng. 10, 266–270.
Gwartz, B. L. (2001): Intrathecal baclofen for spasticity caused by thrombotic stroke. Am. J. Phys. Med. Rehabil. 80, 383–387.
Harvey, L. A., R. D. Herbert (2002): Muscle stretching for treatment and prevention of contracture in people with spinal cord injury. Spinal Cord 40, 1–9.
Hesse, S., F. Reiter, M. Konard, M. T. Jahnke (1998): Botulinum toxin type A and short-term electrical stimulation in the treatment of upper limb flexor spasticity after stroke: a randomised, double blind, placebo-controlled trial. Clin. Rehabil. 12, 381–388.
Hesse, S., C. Werner (2003): Poststroke motor dysfunction and spasticity. CNS Drugs 17, 1093–1107.
Hugenholtz, H., R. F. Nelson, E. Dehoux, R. Bickerton (1992): Intrathecal baclofen for intractable spinal spasticity – A double-blind cross-over comparison with placebo in 6 patients. Can. J. Neurol. Sci. 19, 188–195.
Kirazli, Y., A. Y. On, B. Kismali, R. Aksit (1998): Comparison of phenol block and botulinus toxin type A in the treatment of spastic foot after stroke: a randomized, double-blind trial. Am. J. Phys. Med. Rehabil. 77, 510–515.
Krause, P., T. Edrich, A. Straube (2003): Lumbar repetitive magnetic stimulation reduces spastic tone increase of the lower limbs. Spinal Cord 42, 67–72.

Laitinen, L. V., S. Nilsson, A. R. Fugl-Meyer (1983): Selective posterior rhizotomy for treatment of spasticity. J. Neurosurg. 58, 895–899.

Lance, J. W. (1980): The control of muscle tone, reflexes and movement: Robert Wartenberg Lecture. Neurology 30, 1303–1313.

Lapierre, Y., S. Bouchard, C. Tansey, D. Gendron, W. J. Barkas, G. S. Francis (1987): Treatment of spasticity with tizanidine in multiple sclerosis. Can. J. Neurol. Sci. 14, 513–517.

Loubser, P. G., R. K. Narayan, K. J. Sandin, W. H. Donovan, K. D. Russell (1991): Continuous infusion of intrathecal baclofen: Long-term effects on spasticity in spinal cord injury. Paraplegia 29, 48–64.

Meythaler, J. M., S. Guin-Renfroe, M. N. Hadley (1999): Continuously infused intrathecal baclofen for spastic/dystonic hemiplegia: a preliminary report. Am. J. Phys. Med. Rehabil. 78, 247–254.

Meythaler, J. M., S. Guin-Renfroe, R. C. Brunner, M. N. Hadley (2001): Intrathecal baclofen for spastic hypertonia from stroke. Stroke 32, 2099–2109.

Mondrup, K., E. Petersen (1984): The effect of the GABA-agonist, progabide, on stretch and flexor reflexes and on voluntary power in spastic patients. Acta Neurol. Scand. 69, 191–199.

Noth, J. (1991): Trends in the pathophysiology and pharmacotherapy of spasticity. J. Neurol. 238, 131–139.

Ochs, G. (Hrsg.; 2004): Die Behandlung der schweren Spastizität. Thieme, Stuttgart, 1–115.

O'Dwyer, N. J., L. Ada, P. D. Neilson (1996): Spasticity and muscle contracture following stroke. Brain 119, 1737–1749.

Penn, R. D., S. M. Savoy, D. Corcos, M. Latash, G. Gottlieb, B. Parke, J. S. Kroin (1989): Intrathecal baclofen for severe spinal spasticity. N. Engl. J. Med. 320, 1517–1521.

Pinter, M. M., F. Gerstenbrand, M. R. Dimitrijevic (2000): Epidural electrical stimulation of posterior structures of the human lumbosacral cord: 3. Control of spasticity. Spinal Cord 38, 524–531.

Putty, T. K., S. A. Shapiro (1991): Efficacy of dorsal longitudinal myelotomy in treating spinal spasticity: A review of 20 cases. J. Neurosurg. 75, 397–401.

Simpson, D. M., D. N. Alexander, C. F. O'Brien, M. Tagliati, A. S. Aswad, J. M. Leon, J. Gibson, J. M. Mordaunt, E. P. Monaghow (1996): Botulinum toxin type A in the treatment of upper limb extremity spasticity: a randomised double blind, placebo-controlled trial. Neurology 46, 1306–1310.

Stefanovska, A., N. Gros, L. Vodovnik, S. Rebersek, R. Acimovic-Janezic (1988): Chronic electrical stimulation for the modification of spasticity in hemiplegic patients. Scan. J. Rehabil. Med. (Suppl.) 17, 115–121.

Stien, R., H. J. Nordal, S. I. Oftedal, M. Slettebo (1987): The treatment of spasticity in multiple sclerosis: A double-blind clinical trial of a new antispastic drug tizanidine compared with baclofen. Acta Neurol. Scand. 75, 190–194.

Struppler, A., P. Havel, P. Müller-Barna, H. W. Lorenzen (1997): A new method for rehabilitation of central palsy of arm and hand by peripheral magnetic stimulation. Neurol. Rehabil. 3, 145–158.

Taira, T., T. Tanikawa, H. Kawamura, H. Iseki, K. Takakura (1994): Spinal intrathecal baclofen suppresses central pain after a stroke. J. Neurol. Neurosurg. Psychiatr. 57, 381–382.

Tallaksen, C., A. Dürr, A. Brice (2001): Recent advances in hereditary spastic paraplegia. Current Opinion in Neurologie 14, 457–463.

Taub, E., N. E. Miller, T. A. Novack, I. E. W. Cook, W. C. Fleming, C. S. Nepomuceno, J. S. Connel, J. E. Crago (1993): Technique to improve chronic motor deficit after stroke. Arch. Phys. Med. Rehabil. 74, 347–354.

Ward, A. B., M. Aguilar, Z. De Beyl, S. Gedin, P. Kanovsky, F. Molteni, J. Wissel, A. Yakovleff (2003): Use of botulinum toxin type A in management of adult spasticity – A European consensus statement. J. Rehabil. Med. 35, 98–99.

Wissel, J., R. Benecke, F. Erbguth, F. Heinen, W. H. Jost, M. Naumann, G. Reichel (2003): Konsensus-Statement zur fokalen Behandlung der Spastizität mit Botulinumtoxin. Neurol. Rehabil. 9, 242–243.

Young, R. R. (1994): Spascity: A review. Neurology. 44 (suppl 9), 12–20.

Zajicek, J., P. Fox, H. Sanders, D. Wright, J. Vickery, A. Nunn, A. Thompson (2003): UK MS Research Group. Lancet 362, 1517–1526.

Querschnittlähmung

Was gibt es Neues?

Thromboseprophylaxe in der Akutphase

Prophylaxe 1x täglich, entweder mit Enoxaparin, nicht gewichtsadaptiert, 40 mg über 3 Monate nach Unfall und 20 mg über weitere 3 Monate oder mit Fraxiparin, gewichtsadaptiert, bis 6 Wochen nach Vollmobilisation (⇑).

Funktionelles Training in der Frührehabilitation

Zur Verbesserung der Handfunktion und zur Erlangung der Gehfähigkeit hat sich ein frühzeitiges funktionelles Training bewährt (⇑). Die Handfunktion kann in Kombination mit funktioneller elektrischer Stimulation (FES) und die Gehfähigkeit mit Hilfe des Lokomotionstrainings erlangt bzw. verbessert werden.

Schmerzbehandlung

Frühzeitiger Einsatz einer kombinierten Schmerztherapie sowohl bei muskuloskelettalen als auch neuropathischen Schmerzen zur Vermeidung eines chronischen Schmerzsyndroms (⇑).

Die wichtigsten Empfehlungen auf einen Blick

- Die akute traumatische und nichttraumatische Querschnittlähmung erfordert initial eine intensivmedizinische Überwachung, da sie zu kardiovaskulären, pulmonalen und gastrointestinalen Komplikationen führen kann (**A**).
- Bei isolierter, traumatischer Rückenmarkschädigung Anwendung des Methylprednisolon-Behandlungsschemas (NASCIS-III-Schema, Bracken et al. 1997) innerhalb 8 Stunden nach Trauma über 23 Stunden (**B**).
- Frühzeitig kontrollierte Blasendrainage (meist über suprapubische Ableitung) (**A**).
- Thromboembolieprophylaxe mit niedermolekularen Heparinen (**A**).
- Bei zervikalen und hochthorakalen Läsionen Entwicklung einer Beatmungspflichtigkeit beachten. Gestörte sympathische Innervation und verstärkter Vagotonus führen zu Bradykardie (**A**).

Cave: Herzstillstand beim Absaugen von Rachensekret

- Regelmäßige en-bloc-Drehung des Körpers (alle 2–3 Stunden) zur Vermeidung von Hautulzera durch Druck und funktionelle Lagerung der Extremitäten zur Verminderung von Kontrakturen (**A**).

Definition

Querschnittlähmungen sind Folge von Schädigungen des Rückenmarks und der Cauda equina traumatischer und nichttraumatischer Ursache (z.B. vaskulär, entzündlich, metabolisch und neoplastisch) mit akutem oder chronisch-progredientem Auftreten. Die neurologischen Ausfälle betreffen isoliert oder kombiniert motorische, sensible und vegetative Funktionen. Die Folge sind motorische (spastische Para- bzw. Tetraplegie, schlaffe Paraparese bei Kaudaläsion), sensible (spinales sensibles Niveau mit darunter gelegener Hyp- bzw. Anästhesie und Hyp- bzw. Analgesie) und vegetative (neurogene Blasen- und Mastdarmlähmung, Sexualdysfunktion, Herz-Kreislauf-Dysregulation) Funktionsstörungen. Unterhalb der Rückenmarkläsion kommt es daher zu komplexen klinischen Ausfallsyndromen.

Rückenmarksyndrome

Traumatische und nichttraumatische Rückenmarkläsionen lassen sich entsprechend der Läsionshöhe in eine Tetra- und Paraplegie einteilen, wobei letztere auch die Konus- und Kaudaläsionen umfasst. Bei traumatischer Ursache kommt es bei ca. 45% zu einer Tetraplegie, bei ca. 50% ist die Läsion inkomplett (Cavigelli u. Curt 2000). Die Einteilung der klinischen Rückenmarksyndrome erfolgt anhand der neurologischen Ausfälle, die von funktioneller und prognostischer Bedeutung sind. Am häufigsten ist das Anterior-Cord-Syndrom (traumatische Verletzung der vorderen zwei Drittel des Rückenmarks) mit vorwiegenden Ausfällen der Motorik und der Schmerz-/Temperaturwahrnehmung (die Hinterstrangbahnen sind weniger betroffen) und relativ schlechter Prognose. Das Spinalis-Anterior-Syndrom mit vaskulär bedingter Schädigung der vorderen zwei Drittel des Rückenmarks (klinisch vergleichbare Ausfälle wie das Anterior-Cord-Syndrom) weist ebenfalls eine ungünstige Prognose auf. Das Brown-Sequard-Syndrom mit spinaler Halbseitenlähmung und das Central-Cord-Syndrom (Verletzungen der zentralen Rückenmarkanteile, meist im Bereich der HWS) mit vorwiegenden Ausfällen im Bereich der Arme zeigen meist gute Erholung (Steh-/Gehfunktion).

Diagnostik

Allgemein

Bei der **akuten traumatischen Rückenmark-Konus-/-Kaudaläsion** basiert die Diagnostik auf der Anamneseerhebung (Unfallhergang, Zeitintervall seit Trauma, neurologische Defizite im Verlauf) und einer standardisierten klinisch-neurologischen Untersuchung entsprechend dem Untersuchungsprotokoll der American Spinal Injury Association (ASIA; Maynard et al. 1997) (⇑). Bildgebung, neurophysiologische Untersuchungen und labortechnische Abklärungen (besonders bei Polytraumata) ergänzen die Diagnose, um das weitere therapeutische Vorgehen zu bestimmen (**Abbildung 1**).

Bei einer nichttraumatischen Querschnittlähmung ist zusätzlich die differenzialdiagnostische Abklärung erforderlich. Es müssen neben spinalen Prozessen (**Abbildung 2**) Erkrankungen des Gehirns (z. B. Mantelkantensyndrom), periphere neurogene Erkrankungen (Plexopathien, Polyradikulitis, Polyneuritis) und neuromuskuläre Transmitterstörungen berücksichtigt werden.

Spezifisch

Klinische Untersuchungen

- Anamnese (persönliche, Fremd-, Familie; Unterscheidung akut – chronisch, traumatisch – nichttraumatisch, hereditäre – angeborene Störungen, Konversionssymptome) mit Schmerzanamnese (neurogene, pseudoradikuläre, kausalgiforme, Phantomschmerzen).
- Klinisch-neurologische Untersuchung motorischer/sensibler/vegetativer Funktionen und Reflexe (unter Berücksichtigung des spinalen Schocks mit Areflexie und schlaffem Muskeltonus).
- Atemfunktion mit Atemfrequenz, Atemstoß und -tiefe (paradoxe Atmung, Schaukelatmung, bei akuter Tetraplegie sog. „Tetraschnupfen" mit verstopfter Nase bei Verlust der sympathisch innervierten Vasokonstriktion).
- Blasendysfunktion (sakrale Reflexe, Analsphinktertonus) mit Miktionsstörungen: Urininkontinenz bei Hyperreflexie der Blase oder Urinverhalt bei Detrusorareflexie und Überlaufblase (Konus/Kaudaläsion).
- Mastdarmdysfunktion mit Defäkationsstörungen (neurogener Ileus, Obstipation, paradoxe Diarrhö, Stuhlinkontinenz).
- Sexualfunktion (psychogene/reflektorische Erektionen, Lubrifikation, postraumatischer Priapismus bei Tetraplegie).
- Sudomotorik (profuses/vermindertes Schwitzen, trockene Haut, Ulzerationen).
- Kardiovaskuläre Funktionen: Kontrolle von Blutdruck und Herzfrequenz (bradykarde Rhythmusstörungen,

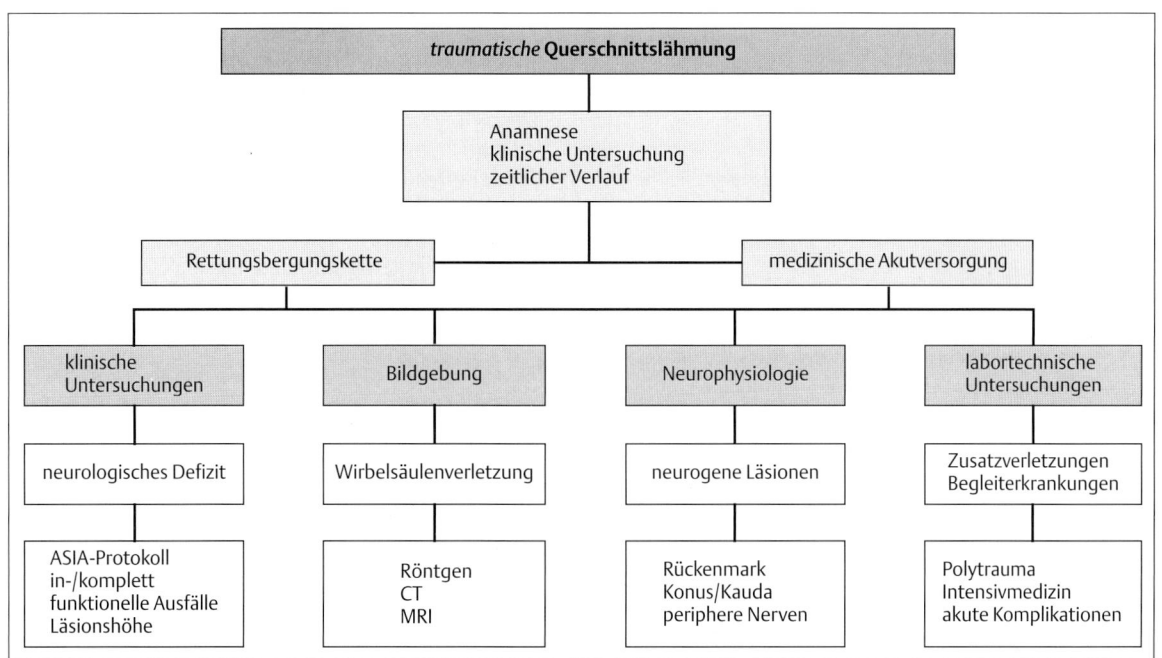

Abbildung 1 Diagnostische Abklärung einer akuten traumatischen Querschnittlähmung.

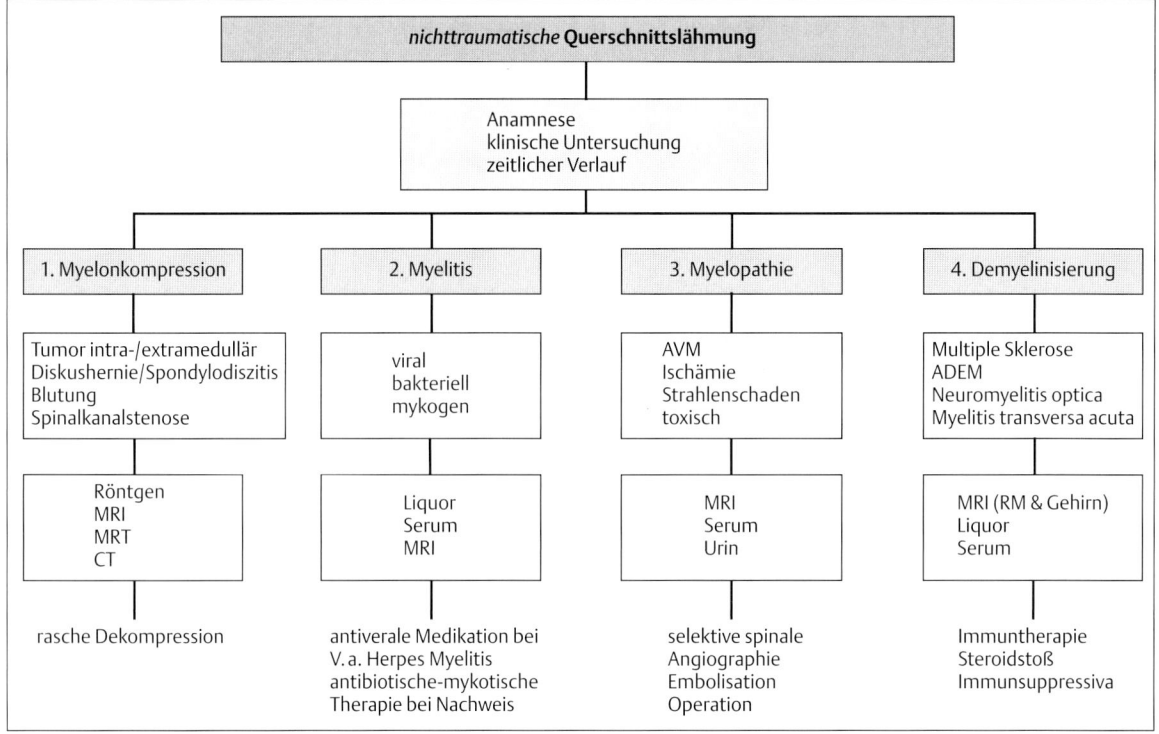

Abbildung 2 Diagnostische Abklärung einer nichttraumatischen Querschnittlähmung.
AVM = arteriovenöse Malformation
ADEM = akute demyelinisierende Enzephalomyelitis

autonome Dysreflexie mit Blutdruckanstieg und Bradykardie, a- bzw. hyposympathotone Kreislaufdysregulation).
- Durchblutung der Extremitäten (traumatische Gefäßdissektion, AVK, Ulcus cruris).
- Körpertemperatur (Hypothermie).

Apparative Untersuchungen

- Nativ-Röntgenuntersuchung der Wirbelsäule (a.-p., seitlich, Schrägaufnahme)
- Bildgebung von Rückenmark und Wirbelsäule mit MRT und/oder CT
- Myelographie bei unklaren oder lageabhängigen spinalen Kompressionssyndromen
- Klinische Neurophysiologie (Beurteilung von kortikalen/spinalen/peripheren Nervenbahnen mit Hilfe von sensomotorisch- oder motorisch evozierten Potenzialen (SSEP, MEP), Neurographie peripherer Nerven und sympathischem Hautreflex (NLG und SSR)
- Laboruntersuchungen von Liquor cerebrospinalis und Blut (Entzündungen, Infektionen, Stoffwechselstörungen, Tumorzellen)
- Neurourologische Untersuchungen (Restharnbestimmung, Uroflow, im Verlauf Urodynamik, Zystoskopie)
- Kardiovaskuläre Untersuchungen (EKG, Langzeit-EKG, Schellong-Test, Kipptisch)
- Selektive spinale Angiographie bei Verdacht auf arteriovenöse Malformation
- Tumorsuche (Sonographie Abdomen, CT, Szintigraphie, PET)
- Sonographie der Aa. vertebrales bei lateralen Wirbelkörperfrakturen der HWS zum Ausschluss einer traumatischen A.-vertebralis-Disskektion
- Sonographie und CT Abdomen bei vaskulär bedingtem Querschnitt zum Ausschluss eines Bauchaortenaneurysma
- Sonographie/CT von Thorax bzw. Abdomen bei polytraumatisierten querschnittgelähmten Patienten. Bei diesen sind innere Verletzungen wie Herz-/Lungenkontusion, Milzruptur, Pneumothorax wegen Verlust der Schmerzwahrnehmung schwierig zu diagnostizieren.

Epidemiologie

In industrialisierten Staaten liegt die jährliche Inzidenz akuter traumatischer Rückenmarkläsionen bei 10–30 Fällen pro Million Einwohner. Männer sind mit ca. 70% häufiger betroffen, das durchschnittliche Lebensalter bei Unfall liegt bei 40 Jahren (Cavigelli u. Curt 2000). Die Inzidenz nichttraumatischer Querschnittlähmungen (u. a. Tumore, spinale Durchblutungsstörungen, Myelitiden) ist nicht bekannt, jedoch steigt deren Häufigkeit deutlich an.

Therapie

Generelle Akutbehandlung

- Die akute traumatische und nichttraumatische Para- bzw. Tetraparese bzw. -plegie erfordert initial eine **intensivmedizinische Überwachung**, da sie zu ausgeprägten kardiovaskulären, pulmonalen und gastrointestinalen Komplikationen führen kann.
- Die neurologischen Ausfälle sind engmaschig zu kontrollieren (Anstieg der spinalen Läsionshöhe, Zunahme der Schwere der Ausfälle, z. B. durch Blutung).
- Bei zervikalen und hochthorakalen Läsionen (insbesondere bei begleitenden Thorax- und Lungenkontusionen) ist mit der Entwicklung einer Beatmungspflichtigkeit zu rechnen (Vitalkapazität kontrollieren).
- Bei Läsionen oberhalb Th6 besteht eine gestörte sympathische Innervation des Herzens und Überwiegen des Vagotonus mit Bradykardie.

Cave: Herzstillstand beim Absaugen, selten ist ein passagerer Herzschrittmacher notwendig.

- Bei traumatischer Para-/Tetraplegie sind weitere Wirbelsäulenverletzungen mit eventuell spinalen Läsionen auszuschließen (bis zu 10% der traumatischen Wirbelsäulenverletzungen weisen ein zweites Niveau auf).
- Eine frühzeitige kontrollierte Blasendrainage (suprapubische Ableitungen sind wegen geringerer Infektgefahr im Akutstadium zu bevorzugen) ist erforderlich (Vermeidung einer Detrusorüberdehnung und sekundärer Pyelonephritiden/Zystitiden bei Harnabflussstörungen).
- Thrombembolieprophylaxe mit niedermolekularen Heparinen (Nadroparin, Fraxiparin, gewichtsadaptiert bzw. Enoxaparin, nicht gewichtsadaptiert 1 x täglich). Für Langzeitprophylaxe ggf. orale Antikoagulation (Acenocoumarol, Sintrom gemäß Gerinnungsmessung) (⇑).
- Bei Tetraplegie sollte ein Zentralvenenkatheter gelegt werden, da üblicherweise eine Infusionstherapie über mehrere Tage benötigt wird. Ein Zugang über Armvenen sollte vermieden werden, da die Position der Arme und Hände kontinuierlich verändert werden muss.
- Regelmäßige Umlagerung und funktionell angepasste Lagerung des Körpers und der Extremitäten sind wichtig, um Kontrakturen der Gelenke und Druckulzera der Haut zu vermeiden. Eine En-bloc-Drehung des Körpers sollte alle 2–3 Stunden Tag und Nacht erfolgen.
- Frühzeitige und ausreichende Schmerzmedikation, um eine Chronifizierung des Schmerzes zu vermeiden. Wegen der gestörten Darmmotorik sollte im Frühstadium auf Opiate verzichtet werden. Zur Schmerzlinderung können Kurzinfusionen mit Metamizol verabreicht werden. Bei Wiederauftreten der Darmmobilität kann auf Mefenaminsäure oder Paracetamol umgestellt werden.
- Die Stuhlgangentleerung sollte regelmäßig, mindestens jeden 2. Tag, z. B. durch Glyzerin-Suppositorien, initiiert werden.

Spezifische Akutbehandlung

Akute traumatische Rückenmarkschädigung (Wirbelkörperfraktur, diskoligamentäre Instabilität, traumatische Diskushernie) mit Para-/Tetraparese

- Bei nachweisbarer Kompression von Rückenmark/Kauda rasche chirurgische Dekompression (derzeit kein absolutes Zeitfenster nachgewiesen).
- Bei Instabilität operative Stabilisierung oder konservative Lagerungsbehandlung (Extensionsbehandlung).
- Methylprednisolon-Behandlungsschema innerhalb 8 Stunden nach Trauma (Solu-Medrol, Methylprednisolon-Bolus 30 mg/kg i.v. über 1 Stunde, dann Erhaltungsdosis 5,4 mg/kg/h über 23 Stunden; entsprechend NASCIS-III-Schema; Bracken et al. 1997 (⇑⇑⇑) aktuell in Frage gestellt; Hulbert 2000).

Akute nichttraumatische Rückenmarkschädigung

- Bei Kompression von Rückenmark/Kauda bei Diskushernie, spinaler Blutung, Tumor, spinalen Engesyndromen rasche chirurgische Dekompression (bei Metastase und kompletter Paraplegie nur innerhalb 24 h sinnvoll).
- Bei spinaler Raumforderung mit Ödemausbildung hoch dosiert Kortison (100 mg Hydrokortison/die).
- Bei radiosensiblen Tumoren oder Metastasen umgehende Bestrahlung.
- Bei Verdacht auf Myelitis rasche Liquordiagnostik und eventuell antibiotische Behandlung einer bakteriellen Myelitis.
- Bei Verdacht auf Herpes-zoster-Myelitis rasche probatorische Gabe von Aciclovir (Zovirax 10 mg/kg KG 8-stündlich i.v. über 14 Tage).
- Bei immunologisch bedingten Myelopathien (MS, akute disseminierte Enzephalomyelitis = ADEM, Myelitis transversa) ohne Erregernachweis immunmodulatorische Medikation (500 mg [Methyl]-Prednisolon i.v. über 5 Tage).
- Bei systemischem Lupus erythematodes (SLE) immunsuppressive Therapie.
- Bei funikulärer Myelose Vitamin B_{12} (Aquo-Cytobion Amp., 1000 µg/d i.m.) und Folsäure (Folsan Amp., 15 mg/d i.m.) Substitution.
- Bei Tauchunfall hyperbare Dekompressionsbehandlung.

Komplikationen

- **Blasen- und Niereninfektionen**, bedingt durch neurogene Blasenentleerungsstörungen mit der Gefahr der Urosepsis, gehören zu den häufigsten Komplikationen. Alle Formen harnableitender Systeme (Dauerkatheter wie auch Zystofix) zeigen eine deutlich erhöhte Infek-

- tionsrate und sind die häufigste Ursache für Fieber und systemische Infektionen.
- Der **Dekubitus** ist eine häufige Komplikation. Die Therapie erfolgt zunächst konservativ mit Lagerungsschema und Dekubitusbehandlung (z. B. Nass-zu-nass-Therapie mit Ringer-Lösung). Zurückhaltende Indikationsstellung zur operativen Behandlung, um Reserven für im weiteren Verlauf eventuell dringlichere plastisch-chirurgische Verfahren (gestielte Lappenplastiken) möglichst lange zu erhalten.
- Die **autonome Dysreflexie** tritt bei (in-)kompletter Rückenmarkläsion oberhalb von Th6 auf (Schurch 2001a). Es treten anfallweise Symptome einer hypertonen Krise als Überreaktion des von seiner supraspinalen Kontrolle abgetrennten spinalen sympathischen Nervensystems auf. Der auslösende Reiz geht typischerweise von der Blase oder vom Darm aus. Die Therapie der Wahl besteht in einer Ausschaltung des auslösenden Reizes.
- Die **posttraumatische Syringomyelie** tritt mit einer Inzidenz von 4–5% in einem Zeitraum von 6 Monaten bis 34 Jahren bei sowohl kompletter als auch inkompletter Rückenmarkläsion, ober- oder unterhalb des Läsionsbereichs auf (differenzialdiagnostisch ist die Syringomyelie von der posttraumatischen Zystenbildung durch Myelomalazie zu unterscheiden). Bei neurologischer Befundverschlechterung und Zunahme von Schmerzen ist eine operative Beseitigung der Liquorpassagestörung bzw. eine Liquordrainage angezeigt (Biyani u. El Masry 1994).
- Die **heterotope Ossifikation** ist eine vorwiegend bei tetraplegischen Patienten auftretende Komplikation mit periartikulärer Knochenneubildung (die Gelenke selber sind nicht betroffen), hauptsächlich im Bereich der Hüfte (Schurch 2001b). Sie wird durch ein semiquantitatives Dreiphasenszintigramm (aktivierte Frühphase) diagnostisch gesichert. Die Therapie besteht in einer Bestrahlung des betroffenen Gewebes (2 Gy an 5 aufeinander folgenden Tagen) in Kombination mit der Gabe von Indomethacin (3 x 100 mg/d) über 3 Monate. Nach Abschluss der Knochenbildung kann deren operative Entfernung zur Verbesserung der Mobilität angezeigt sein.
- Ein **spastischer Muskeltonus** entwickelt sich bei einer spinalen Läsion nach einer Phase des spinalen Schocks, die wenige Tage bis mehrere Wochen dauern kann (Hiersemenzel et al. 2000). Eine antispastische medikamentöse Therapie sollte nur dann eingeleitet werden, wenn Tonuserhöhung und/oder einschießende Spasmen zu einer funktionellen Verschlechterung oder erheblichen Schmerzen führen (häufig bei immobilen Patienten mit zusätzlicher Behinderung der Pflege; Dietz 1998). Bei therapieresistenter Spastik hat sich (bei restriktiver Indikationsstellung) die Anlage einer Baclofenpumpe bewährt (Coffey et al. 1993) (⇑⇑). Bei fokaler Spastik (einschließlich sphincter urethrae externus; Schurch et al. 1996) eignet sich die Injektion von Botulinumtoxin (⇑).
- Schmerzhafte **Gelenkkontrakturen** gehören zu den Komplikationen, deren Auftreten schon früh verhindert werden muss (Lagerung, passives und aktiv-assistiertes Durchbewegen), da sie später kaum konservativ zu beheben sind. Das Zeitintervall zwischen Trauma und Kontrakturausbildung kann wenige Wochen bis Monate betragen und korreliert nur bedingt mit der Tonuserhöhung.

Frührehabilitative Maßnahmen

- Rehabilitative Maßnahmen müssen bereits auf der **Intensivstation** bzw. in der Frühphase der Querschnittlähmung erfolgen, um Sekundärkomplikationen zu vermeiden.
- Bei in-/kompletter Querschnittlähmung umfasst die Prävention zunächst die Vermeidung von **Fehlhaltung** und **Fehlbelastung**.
- Im **Frühstadium der in-/kompletten Querschnittlähmung** ist zur **Anpassung des Kreislaufs** (a-/hyposympathikotone Blutdruckdysregulation) eine kontrollierte Mobilisation auf Bettkante und Mobilisation im Rollstuhl erforderlich.
- Zur Erhaltung und Stärkung der verbliebenen motorischen Fähigkeiten sowie zur Vermeidung von Komplikationen wie **Kontrakturen** sind kombinierte physio-/ergotherapeutische passive und aktive Übungsbehandlungen sowie funktionelles Training angezeigt (z. B. spezielle Handlagerung zum Erreichen einer aktiven Funktionshand, eventuell in Kombination mit funktioneller elektrischer Stimulation (FES). Lokomotionstraining zur Wiedererlangung der Gehfähigkeit bei inkompletter Rückenmarkläsion (zur Übersicht siehe Dietz 2002).
- Die Behandlungspflege umfasst spezielle Maßnahmen, besonders für die Körperlagerung zur **Dekubitusprophylaxe** (Lagerungsschema, Hautkontrolle von Druckstellen, spezielle Betten/Matratzen in der Frühphase).
- Bei einer in-/kompletten Querschnittlähmung ist immer von einer **Miktions-** und **Defäkationsstörung** sowie **Sexualfunktionsstörung** auszugehen, die ein spezifisches medizinisches und pflegerisches Management erfordern (Miktionsschema mit Restharnkontrollen, Defäkationsschema mit Kontrolle der Rektumampulle; zur Behandlung der männlichen Sexualfunktionsstörung siehe Leitlinie „Diagnostik und Therapie der erektilen Dysfunktion"; zur Übersicht siehe Dietz 2001).
- Atemtherapie ist bei allen tetra- und hochparaplegischen Patienten notwendig, um pulmonalen Sekretstau (verminderter Hustenstoß) und Atelektasen (Minderbelüftung bei reduzierter Vitalkapazität) mit erhöhtem pulmonalen Infektrisiko zu vermeiden.
- Patienten mit Tetraplegie haben eine gestörte Regulation der **Körpertemperatur** bei beeinträchtigtem Schwitzen und Kältezittern und sind deswegen bei zu hoher und zu niedriger Umgebungstemperatur gefährdet.

- Verbrennungen mit heißem Wasser (beim Waschen oder durch heiße Getränke) werden von Patienten wegen der **fehlenden Schmerz-Temperatur-Wahrnehmung** zu spät bemerkt.
- Frühzeitige Anmeldung zur umfassenden Rehabilitation in ein spezialisiertes Paraplegikerzentrum.

Expertengruppe

A. Curt, Paraplegikerzentrum, Universitätsklinik Balgrist, Zürich

V. Dietz, Paraplegikerzentrum, Universitätsklinik Balgrist, Zürich

H.-M. Meinck, Neurologie, Universitätsklinik Heidelberg

S. Hesse, Neurologische Rehabilitation, Klinik Berlin

J. Gilsbach, Neurochirurgie, Universitätsklinik Aachen

Federführend: *Prof. Dr. V. Dietz, FRCP, Paraplegikerzentrum, Universitätsklinik Balgrist, Forchstraße 340, CH-8008 Zürich, Tel.: +44/3863901*

e-mail: dietz@balgrist.unizh.ch

Literatur

Biyani, A., W. S. El Masry (1994): Posttraumatic syringomyelia: A review of the literature. Paraplegia 42, 723–731.

Bracken, M. B., M. J. Shepard, T. R. Holford et al. (1997): Administration of methylprednisolone for 24 or 48 hours or tirilazad mesylate for 48 hours in the treatment of acute spinal cord injury. Results of the Third National Acute Spinal Injury Randomized Controlled Trial. National Acute Spinal Cord Study. JAMA 277,1597–1604.

Cavigelli, A., A. Curt (2000): Differentialdiagnose der akuten Rückenmarkerkrankungen. Therapeutische Umschau 57, 657–660.

Coffey, R. J., D. Cahill, W. Sters, T. S. Park, J. Ordia, J. Meythaler et al. (1993): Intrathekal baclofen for intractable spasticity of spinal origin: Results of a long-term multicenter study. J. Neurosurg. 78, 226–232.

Curt, A., V. Dietz (1999): Electrophysiological recordings in patients with spinal cord injury: Significance for predicting outcome. Spinal Cord 37, 157–165.

De Seze, J., T. Stojkovic, G. Breteau et al. (2001): Acute myelopathies. Clinical, laboratory and outcome profiles in 79 cases. Brain 124, 1509–1521.

Dietz, V. (1998): Syndrom der Spastischen Parese. In: Therapie und Verlauf neurologischer Erkrankungen. Herausgeber: Brandt, Th., J. Dichgans, Ch. Diener. Kohlhammer, Stuttgart.

Dietz, V. (Hrsg.; 2001): Klinik der Rückenmarkschädigung. Diagnose, Therapie, Rehabilitation. Kohlhammer, Stuttgart.

Dietz, V. (2002): Proprioception and locomotor disorders. Nature Rev. Neurosci. 3, 781–790.

Green, D., D. Chen, J. S. Chmiel et al. (1994): Prevention of thromboembolism in spinal cord injury: role of low molecular weight heparin. Arch. Phys. Med. Rehabil. 75, 290–292.

Hiersemenzel, L. P., A. Curt, V. Dietz (2000): From spinal shock to spasticity. Neuronal adaptation to a spinal cord injury. Neurology 54, 1574–1582.

Höllinger, P., M. Sturzenegger, J. Mathis et al. (2002): Acute disseminated encephalomyelitis in adults: A reappraisal of clinical, CSF, EEG and MRI findings. J. Neurol. 249, 320–329.

Hulbert, R. J. (2000): Methylprednisolone for acute spinal cord injury: An inappropriate standard of care. J. Neurosurg. (Spine) 93, 1–7.

Maynard, F. M., M. B. Bracken Jr, G. Creasey, J. F. Ditunno et al. (1997): International standards for neurological and functional classification of spinal cord injury. Spinal Cord 35, 266–274.

Schurch, B., D. Hauri, B. Rodic, A. Curt, M. Meyer, A. B. Rossier (1996): Botulinum-A-toxin as a treatment of detrusor sphincter dyssynergia. A prospective study in 24 spinal cord injury patients. J. Urol. 155, 1023–1029.

Schurch, B. (2001a): Autonome Dysreflexie. In: Dietz, V. (Hrsg.), Klinik der Rückenmarkschädigung. Kohlhammer, Stuttgart, 238–247.

Schurch, B. (2001b): Heterotrope Ossifikation. In: Dietz, V. (Hrsg.), Klinik der Rückenmarkschädigung. Kohlhammer, Stuttgart, 254–260.

Stüve, O., S. S. Zamvil (1999): Pathogenesis, diagnosis, and treatment of acute disseminated encephalomyelitis. Curr. Opin. Neurol. 12, 395–401.

Clinical pathway – Akute nichttraumatische Querschnittlähmung

Basisprogramm

Diagnostik:
- ☐ MRT
- ☐ Elektrophysiologie
- ☐ Restharn
- ☐ Vitamin B₁₂

Überwachung:
- ☐ Läsionshöhe
- ☐ VK
- ☐ EKG

Therapie:
- ☐ Thromboseprophylaxe
- ☐ Tetraplegie: ZVK
- ☐ Analgesie
- ☐ Unterstützung für Darmentleerung

Diagnostik	Befund	Weitere Abklärung	Therapie
○ MRT: Myelonkompression	○ Tumor (intra-/extramedullär)		☐ spezifische Therapie je nach Ursache: ☐ OP ☐ Bestrahlung
	○ Diskushernie		
	○ Blutung		☐ symptomatische Therapie
	○ Hydrokortison 100 mg/d	alle	
		○ < 24 h paraplegisch	
		○ < 24 h paraplegisch	
○ MRT: Hinweise auf Myelitis	☐ Liquordiagnostik ☐ MRT Schädel ☐ VEP ☐ ANA	○ Hinweise auf Zoster-Myelitis: ○ Herpes zoster ○ positive VZV-PCR	☐ Aciclovir 10 mg/kg alle 8 h
		○ Hinweise auf MS: ○ supraspinale Ausfälle ○ supraspinale Herde im MRT ○ pathologische VEP	☐ Methylprednisolon 500 mg/d über 5 Tage
		○ Hinweise auf Querschnittsmyelitis: ○ vorangehend Infekt/Impfung ○ polysegmentale Ausdehnung im MRT	
		○ Hinweise auf SLE	☐ immunsuppressive Therapie
		○ Hinweise auf erregerbedingte Myelitis	☐ Antibiose
○ MRT: Hinweise auf spinale Ischämie	☐ Hinweise auf Bauchaortenaneurysma	○ Bauchaortenaneurysma	☐ spezifische Therapie
	☐ Hinweise auf spinale AVM	○ spinale AVM	☐ interventionelle Therapie
	☐ Hinweise auf Dissektion	○ Dissektion A. vertebralis	☐ Antikoagulation
	☐ CT Thorax und Abdomen mit KM		
	☐ spinale Angiographie		
	☐ Dopplersonographie Aa. vertebrales		
○ MRT unauffällig	☐ Substitution Vitamin B₁₂ und Folsäure ☐ weiter in Spalte 2 Feld 2 und 3 (Abklärung wie bei Verdacht auf spinale Ischämie bzw. auf Myelitis)		

Leichtes Schädel-Hirn-Trauma

Die wichtigsten Empfehlungen auf einen Blick

- Bei leichtem SHT sind neben allgemein-körperlicher und neurologischer Untersuchung mit Glasgow Coma Scale-Klassifizierung (GCS) bildgebende Diagnostik (cCT mit Knochenfenster, ggf. Röntgen Schädel) sowie laborchemische Untersuchungen erforderlich (**A**).
- Weiterführende Diagnostik wird im Einzelfall anamnese- und symptomgeleitet erforderlich (Röntgen HWS, EEG, kraniales MRT, Neurosonologie, Neurophysiologie, HNO, Ophthalmologie) (**A**).
- Die Behandlung des akuten posttraumatischen Syndroms (Kopfschmerz, Nackenschmerz, vegetatives Syndrom) erfolgt multimodal (medikamentös, Physiotherapie, [roborierende] physikalische Therapie, Entspannungstechnik) (**B**).
- Bei leichtem SHT mit Komplikationen ist abhängig von Unfallmechanismus und Begleitschädigung fachspezifische Zusatztherapie (Unfallchirurgie, Neurochirurgie, Orthopädie) erforderlich (**A**).
- Risikopatienten sollten in der Akutphase transient stationär zum Ausschluss eventueller Traumafolgen beobachtet werden (**A**).
- Beachtet werden sollte die Vermeidung einer Chronifizierung des posttraumatischen Syndroms (10–20%) (**A**).
- Bei chronischem posttraumatischen Syndrom (> 3 Monate) kann Therapieerweiterung um schmerzpsychologische Therapie, neuropsychologisches Leistungstraining sowie Soziotherapie erfolgen (**B**).

Bezüglich forensischer Aspekte des leichten SHT wird auf die Leitlinie „Begutachtung nach gedecktem Schädel-Hirn-Trauma" (Wallesch et al. 2005) verwiesen.

Definition

Das leichte Schädel-Hirn-Trauma (Commotio cerebri, Schädel-Hirn-Trauma Grad I, SHT I, mild traumatic brain injury, MTBI) wird durch nachstehende Kriterien definiert (Alexander 1995, Keidel u. Poremba 1998, Keidel u. Diener 2001):
- kurzzeitige Bewusstlosigkeit oder qualitative oder quantitative Veränderung der Bewusstseinslage < 15 Minuten,
- Erinnerungslücke (retro-/anterograde Amnesie) < 24 Stunden,
- Fehlen neurologischer Fokalzeichen,
- kraniales CT in der Regel ohne Herdbefund,
- Score der Glasgow Coma Scale 14–15 (meist 15).

Die klinischen Charakteristika des leichten SHTs mit dem in der Regel transienten, in 10–20% chronischen, posttraumatischen Syndrom (Keidel u. Poremba 1998) sind:
- Schmerzsyndrom (Kopfschmerz, Nackenschmerz/-steife),
- vegetatives Syndrom (Übelkeit/Erbrechen, Schwindel, orthostatische Dysregulation, distale Hyperhidrose, vegetativer Tremor),
- sensorisches Syndrom (Licht-/Geräuschempfindlichkeit, Geruchs-/Geschmacksstörungen),
- „neurasthenisches" Syndrom (depressive Verstimmung, neuropsychologische Leistungseinbußen, Reizbarkeit, Schlafstörungen).

Trotz Erfüllung dieser Kriterien kann in seltenen Fällen ein höhergradiges SHT vorliegen, sollten sich in der erweiterten bildgebenden, kernspintomographischen Diagnostik zerebrale Traumafolgen, z. B. frontopolare Kontusion(en) ergeben (Keidel u. Stude 2002).

Die jährliche Inzidenz des leichten Schädel-Hirn-Traumas (SHT) liegt bei 180/100 000. 80% der in eine Klinik überwiesenen Schädel-Hirn-Traumata sind leichtgradig, 10% mittelschwer und 10% schwer (Keidel et al. 1998).

Untersuchungen

Siehe Flussdiagramm „Behandlungspfad".

Notwendig

- Neurologischer Status in der Akutphase (Ausschluss fokal-neurologischer Reiz- oder Ausfallerscheinungen; Unfallmechanismus)

> Cave: HWS-Begleitverletzung!

- Allgemein-körperliche Untersuchung (Skelett-/Weichteil-/Organverletzung)
- SHT-Klassifizierung nach der Glasgow Coma Scale (Deutsche Gesellschaft für Anästhesiologie und Intensivmedizin, Deutsche Gesellschaft für Neurochirurgie 1997, Leitlinie der Deutschen Gesellschaft für Unfallchirurgie 2002)
- Kraniales Notfallcomputertomogramm mit Knochenfenster; Ausschluss intrakranielle Traumafolge und knöcherne Verletzungsfolge des Kraniums, wenn GCS < 15, Alter > 65 Jahre, Risikogruppe (Kalotten-/Basisfraktur im Nativröntgen, Antikoagulation, Gerinnungsstörung) (⇑) Stiell et al. 2001)
- Laborchemische Untersuchungen (Gerinnungsparameter, Blutbild inklusive Thrombozyten, Hb, Hk, BZ)

Im Einzelfall (anamnese- und symptomgeleitet) erforderlich

- Nativröntgen HWS (HWS-Begleittrauma bei Kontaktverletzung des Schädels), wenn schmerzhafte Nackensteife, eingeschränkte (aktive) HWS-Mobilität, umschriebene HWS-Klopf-/Druckschmerzempfindlichkeit, Zervikobrachialgie, neurologisches Defizit (radikulär, medullär)
- Notfall-cCT bei adäquatem Unfallmechanismus, wenn mehrmaliges (≥ 2 x) Erbrechen, stattgehabter zerebraler Krampfanfall, (Alkohol/Drogen)-Intoxikation (mit eingeschränkter Untersuchbarkeit), psychopathologische Auffälligkeit (u.a. partielle Desorientiertheit, Agitiertheit und/oder neuropsychologische Auffälligkeit), neurologisches Defizit, pathologischer körperlicher Untersuchungsbefund (Liquorrhöe, Monokel-, Brillenhämatom, Hämatotympanon, Kalottenfrakturpalpation).
- Elektroenzephalographie bei Verdacht auf epileptische Anfälle und bei fluktuierender Bewusstseinsstörung (Herdbefund, Seitenhinweis, Allgemeinveränderung, anfallstypische Potenziale)
- Kraniales MRT (Kontusionsherd?, wenn CCT- und EEG+, Fokalneurologie, zerebrale Immediat-Anfälle)
- Ultraschall-/Duplexsonographie (Dissekat bei begleitender HWS-Distorsion: Horner-Syndrom, Schmerz)
- Neuropsychologische Testung (subjektives Hirnleistungsdefizit)
- HNO-Untersuchung (Vestibulometrie, Audiometrie, wenn Schwindel, Tinnitus, akustische Reiz-/Ausfallerscheinungen, DD: Commotio labyrinthi)
- Ophthalmologische Untersuchung (Fundoskopie, Akkommodationsuntersuchung, Visusbestimmung, Augeninnendruck etc., wenn Verschwommensehen, Fusionsschwäche; Orbitafraktur)
- Diagnostik-Algorithmus, wenn HWS-Distorsion (prominenter Nackenschmerz; 50% Begleit-HWS-Distorsion bei SHT; siehe Leitlinie ‚Beschleunigungstrauma der Halswirbelsäule')
- Diagnostik-Algorithmus, wenn SHT i. R. eines Polytraumas
- Laborchemische Untersuchungen i. R. der SHT-Ursachenabklärung (Alkoholspiegel, Drogenscreening, BZ)

Therapie

Akutes posttraumatisches Syndrom

Klinische Beobachtung über zumindest 24 Stunden bei Risikopatienten (siehe nachstehende Abschnitte „Leichtes SHT mit Komplikationen" und „Ambulant/stationär").

Kopfschmerz

Medikamentöse Behandlung (Richtdosis) mit Analgetika wie Paracetamol (Supp. o. Tbl.) 3 x 500 mg/d oder Metamizol-Natrium (Tbl. o. gtt) 1–4 x1–2 Tbl. à 500 mg oder 1–4 x 20–40 gtt/d; ab dem 3. Tag sind auch Acetylsalicylsäure (ASS) 1000 mg/d oder Diclofenac 3 x 50 mg/d möglich, keine frühere Gabe wegen der Möglichkeit einer verdeckten Blutung (⇑) (Keidel et al. 1998).

Nackenschmerz

- Physiotherapie (⇑) (Strebel et al. 2002): initial „hands off", Anleitung zu aktiven schmerzfreien Bewegungsübungen des Schultergürtels und des Nackens, isometrische An- und Entspannungsübungen der Schulter-Nacken-Muskulatur, Kräftigungsübungen, Haltungsaufbau
- Zusätzliche medikamentöse Therapie mit Myotonolytika (Tolperison 3 x 50 mg bis 3 x 150 mg/d oder Tetrazepam 2 x 50 mg/d (NW: Sedation!) oder Tizanidin 4 mg zur Nacht) (⇔)
- Ergänzende nichtmedikamentöse Therapie: Kälte (cold pack), Wärme (trocken: Rotlicht, feucht: Fango) (⇔)
- Immobilisation nicht oder so kurz wie möglich (⇑) (Keidel u. Ramadan 2005)

Vegetatives Syndrom

Schwindel:
- Beim gutartigen, paroxysmalen Lagerungsschwindel (häufig) Lagerungsmanöver nach Semont und/oder Anleitung zum selbstständigen Lagerungstraining (nach Brandt und Daroff; vom Sitzen rasches Abliegen zur schwindelauslösenden Seite und dann zur Gegenseite)
- Medikamentöse Behandlung mit Antivertiginosa (Dimenhydrinat 150 mg 3 x 1 Supp./d) (⇔)

Übelkeit/Brechreiz:
- Medikamentöse Behandlung mit Antiemetika (Metoclopramid 3 x 20 Tropfen/d oder 3 x 1 Supp. à 20 mg oder 3 x 1 Amp. à 2 ml i.m. oder i.v., alternativ Domperidon Susp. 3 x 1 ml/d = 3 x 10 mg) (⇔)

Orthostatische (hypotone) Dysregulation:
- Medikamentöse Behandlung mit Antihypotonika (Etilefrin 3 x 20 Tropfen/d oder Dihydroergotamin 3 x 1 ml/d = 3 x 2 mg/d); ggf. Stützstrümpfe (⇔)

Befindlichkeitsstörungen:
- Roborierende Maßnahmen (⇔)

Chronisches posttraumatisches Syndrom (> 3–6 Monate)

Es ist gekennzeichnet durch persistierende zervikozephale Schmerzen mit fakultativ begleitenden vegetativen und/oder „neurasthenisch"-depressiven Beschwerden.

Prognostisch ungünstige Faktoren für die Entstehung eines chronischen posttraumatischen Syndroms sind ernsthafte zusätzliche unfallbedingte Verletzungen, SHT in der Vorgeschichte, positive Kopfschmerzanamnese, Neigung zu depressiver Verstimmung, zu erhöhtem Angstniveau sowie zu affektiven und vegetativen Beschwerden, erhöhtes Stressniveau zum Unfallzeitpunkt, niedriger sozioökonomischer Status, sekundäre soziale Probleme und anhängige Rechtsstreitigkeiten (Keidel u. Poremba 1998, Ramadan u. Keidel 2000).

Posttraumatischer Kopfschmerz

- Medikamentöse Therapie mit Trizyklika (Amitriptylin oral bis 25-0-75 mg/d, Eindosierung in 25-mg-Schritten pro Woche; Amitriptylin-Oxid oral bis 0-0-90 mg/d) (⇔)
- Physikalische Therapie (siehe Akuttherapie)
- Physiotherapie (siehe Akuttherapie)
- Nichtmedikamentöse Therapie mit Entspannungstechniken (z. B. muskelzentrierte Relaxationstechnik nach Jacobson; EMG-Biofeedback) (⇔)

„Neurasthenisch"-depressives Syndrom

- Schmerzpsychologische Therapie und psychosomatische/psychiatrische Therapie mit Anwendung psychotherapeutischer Verfahren (u. a. Verhaltenstherapie, Stressbewältigungstraining, Gesprächstherapie zur Klärung der Belastungsfaktoren, insbesondere bei (seltener) Entwicklung eines „posttraumatic stress disorder" (PSD) oder z. B. abnormer depressiver Entwicklung) (⇔)
- Neuropsychologische Therapie mit neuropsychologischem Leistungstraining (Konzentration, Kognition, Mnestik sowie Ausdauertraining bei Hirnleistungsminderung; Pacing-Techniken, Coping (⇔)
- Soziotherapeutische Maßnahmen mit möglichst frühzeitigem Arbeitsversuch und Wiedereingliederung in das Berufsleben; nur bei körperlicher Begründbarkeit Verlängerung der Arbeitsunfähigkeit in kurzen Zeitspannen von jeweils einer Woche (⇔)

Leichtes SHT mit Komplikationen

Selten zeigt sich ein leichtes SHT mit Komplikationen, die sich apparativ-diagnostisch und bildgebend nachweisen lassen (z. B. ossäre Schädigung, Fraktur von Kalotte, Gesichtsschädel, Schädelbasis oder HWS; sonstige Mehrfachverletzungen im Rahmen eines Polytraumas; diskoligamentäre Schädigungen bei HWS-Gefügeschaden mit Instabilität bei Begleit-HWS-Distorsion mit möglicher Wurzel-, Plexus-, Myelon-Schädigung durch Zerrung, Hämatom, Diskusprolaps, Myelonkompression, zentrales Halsmarktrauma, Contusio spinalis; zentralnervöse Affektion durch intrakranielle Blutung oder Ischämie bei vaskulärer Läsion (traumatische Dissektion der A. carotis interna und/oder A. vertebralis). Eine seltene Komplikation stellt die posttraumatische transitorische globale Amnesie (TGA) dar.

Diese Begleitschädigungen sind in Ergänzung zu den neurologischen Therapiemaßnahmen, geleitet vom Unfallmechanismus nach Abklärung der Operationsbedürftigkeit, entsprechend der fachspezifischen Therapieleitlinien (Unfallchirurgie, Neurochirurgie, Orthopädie) zu behandeln (Keidel u. Poremba 1998).

Ambulant/stationär

Zum verlaufsabhängigen Ausschluss sekundärer Traumafolgen (z. B. subakutes subdurales Hämatom) kurze stationäre Akutbetreuung (mit Pupillen- und Bewusstseinslagen-Monitoring) nur erforderlich bei Risikopatienten (Alter > 65 Jahre, Verdacht auf Schädelfraktur, Antikoagulanzien oder andere Gerinnungsstörung, Thrombozytopenie, Hinweise auf schwerwiegenden oder ungeklärten Unfallmechanismus). Stationärer Aufenthalt im Rahmen der SHT-Ursachendiagnostik und -therapie (Alkoholismus, Drogenabhängigkeit, epileptischer Anfall, kardiozirkulatorische Synkope, metabolisches – hypoglykämisches – Syndrom).

Verfahren zur Konsensbildung

Konsensbildung durch die Autorengruppe. Korrigiert durch die Kommission Leitlinien der DGN und den Vorstand der DGN.

Kooperationspartner und Sponsoren

Diese Leitlinie entstand ohne Einflussnahme oder Unterstützung durch die Industrie. Die Kosten wurden von der DGN getragen.

Expertengruppe

Prof. Dr. med. Th. M. Ettlin, Reha Rheinfelden, Neurologische und Muskuloskelettale Rehabilitation
Prof. Dr. med. R. W. C. Janzen, Neurologische Klinik, Krankenhaus Nordwest, Frankfurt
Prof. Dr. med. A. Kampfl, Krankenhaus der Barmherzigen Schwestern, Ried im Innkreis/Österreich
Prof. Dr. med. Dipl.-Psych. M. Keidel, Klinik für Neurologie, Bezirkskrankenhaus Bayreuth
Prof. Dr. med. K. v. Wild, Medizinische Fakultät, Universität Münster
Federführend: Prof. Dr. med. Dipl.-Psych. M. Keidel, Klinik für Neurologie, Bezirkskrankenhaus Bayreuth, Nordring 2, 95445 Bayreuth, Tel.: 0921/2833301
e-mail: matthias.keidel@bezirkskrankenhaus-bayreuth.de

Literatur

Alexander, M. P. (1995): Mild traumatic brain injury: pathophysiology, natural history and clinical management. Neurology 45, 1253–1260.
Deutsche Gesellschaft für Anästhesiologie und Intensivmedizin, Deutsche Gesellschaft für Neurochirurgie (1997): Leitlinien zur Primärversorgung von Patienten mit Schädel-Hirn-Trauma. Notfallmedizin 10, 466ff. AWMF online.
Keidel, M., M. Poremba (1998): Schädel-Hirn-Trauma. In: Brandt, T., J. Dichgans, H. C. Diener (Hrsg.), Therapie und Verlauf neurologischer Erkrankungen, 3. Aufl. Kohlhammer, Stuttgart, 535–552.
Keidel, M., I. S. Neu, H. D. Langohr, H. Göbel (1998): Therapie des posttraumatischen Kopfschmerzes nach Schädel-Hirn-Trauma und HWS-Distorsion. Empfehlungen der Deutschen Migräne- und Kopfschmerzgesellschaft. Schmerz 12, 350–367.
Keidel, M., H. C. Diener (2001): Commotio cerebri. In: Pschyrembel Therapeutisches Wörterbuch, 2. Aufl. Walter De Gruyter, Berlin, 172–173.
Keidel, M., P. Stude (2002): Brain lesion. In: Ramachandran, V. S. (ed.), Encyclopedia of the Human Brain, Vol. 1. Academic Press/Elsevier Science, San Diego, 529–544.
Keidel, M., N. Ramadan (2005, in press): Acute posttraumatic headache. In: Olesen, J., K. M. A. Welch, P. Tfelt-Hansen (eds.), The Headaches, 3rd ed. Lippincott-Raven Publishers, Philadelphia.
Leitlinie der Deutschen Gesellschaft für Unfallchirurgie (Januar 2002): Polytrauma. AWMF online (Register Nr.012/019).
Ramadan, N., M. Keidel (2000): Chronic posttraumatic headache. In: Olesen, J., K. M. A. Welch, P. Tfelt-Hansen (eds.), The Headaches, 2nd ed. Lippincott-Raven Publishers, Philadelphia, 771–780.
Rehabilitation of persons with traumatic brain injury (1998). NIH Consensus Statement, Volume 16, Number 1, October 28,1–41.
Stiell, I. G., G. A. Wells, K. Vandemheen et al. (2001): The Canadian CT headrule for patients with minor head injury. Lancet 357, 1391–1396.
Strebel, H. M., Th. Ettlin, J. M. Annoni, M. Caravatti, S. Jan, C. Gianella, M. Keidel, U. Saner, H. Schwarz (2002): Diagnostisches und therapeutisches Vorgehen in der Akutphase nach kranio-zervikalem Beschleunigungstrauma (sog. Schleudertrauma). Empfehlungen einer schweizerischen Arbeitsgruppe. Schweiz. Med. Forum 47, 1119–1125.
Wallesch, C. W., P. Marx, M. Tegenthoff, A. Unterberg, R. Schmidt, W. Fries (2005): Leitlinie, ‚Begutachtung nach gedecktem Schädel-Hirn-Trauma'. Akt. Neurol. 32, 279–287.

Clinical pathway – Leichtes Schädel-Hirn-Trauma

Leichtes Schädel-Hirn-Trauma:
- Bewusstlosigkeit oder posttraumatischer Dämmerzustand < 15 min
- Amnestische Lücke < 24 h
- Keine fokalneurologischen Ausfälle
- GCS ≥ 14

Basisdiagnostik:
- Neurologischer Befund
- Allgemeinbefund
- GCS-Einstufung
- Gegebenenfalls Röntgen Schädel (Keine Routine-Diagnostik!)
- Labor: Gerinnung, Blutbild, Hb, Hkt, BZ

Befund	Untersuchung	Bei auffälligem Befund	Weiterführend
Risikopatienten: ○ GCS < 15 ○ Alter > 65 Jahre ○ Kalotten-/Basisfraktur im Nativröntgen ○ Antikoagulation ○ Gerinnungsstörung			
Hinweis auf schweres Schädel-Hirn-Trauma: ○ ≥ 2 × Erbrechen ○ zerebraler Krampfanfall ○ eingeschränkte Untersuchbarkeit durch Intoxikation ○ fokale Ausfälle ○ Liquorrhö ○ Monokel-/Brillenhämatom ○ Hämatotympanon ○ tastbare Fraktur	☐ Schädel-CT mit Knochenfenster ☐ EEG	○ unauffällig, aber ○ Herdbefund im EEG oder ○ fokale Zeichen oder ○ zerebraler (Erst-)Krampfanfall	☐ Schädel-MRT
Hinweis auf Dissektion: ○ begleitende HWS-Distorsion ○ Horner-Syndrom ○ Schmerz an der Halsseite/im Nacken ○ primär oder sekundär auftretende Ischämie(n)	☐ Gefäßultraschalldiagnostik		
Hinweis auf HWS-Verletzung: ○ schmerzhafte Nackensteife ○ eingeschränkte HWS-Beweglichkeit ○ Klopf-/Druckschmerz HWS ○ Zervikobrachialgie ○ radikuläres/medulläres Defizit	☐ Röntgen HWS		☐ Diagnostik-Algorithmus
Hinweis auf Beteiligung der Cochlea, des Labyrinths oder des N. VIII: ○ Schwindel ○ Tinnitus ○ Hypakusis	Schwindel Hörstörung		☐ Nystagmogramm ☐ Audiometrie
Hinweis auf Augenbeteiligung: ○ Doppelbilder ○ Verschwommensehen ○ (Verdacht auf) Orbitafraktur	sichtbare Bulbusfehlstellung keine sichtbare Bulbusfehlstellung		☐ Orbita-Dünnschicht-CT ☐ Augenkonsil
unklare Ursache des Schädel-Hirn-Traumas: ○ Alkoholspiegel ○ Drogenscreening ○ Blutzucker	weiterhin unklar		☐ Synkopenabklärung

Schweres Schädel-Hirn-Trauma

Was gibt es Neues?

- Neben der Kontrolle des Hirndrucks (ICP) ist die Sicherstellung eines adäquaten zerebralen Perfusionsdrucks (CPP) essentiell. Nach internationalen Richtlinien sollte der CPP beim erwachsenen SHT-Patienten über 60 mm Hg betragen.
- Die Applikation von Ketamin führt in Kombination mit Propofol oder einem Benzodiazepin beim kontrolliert beatmeten Patienten nicht zum ICP-Anstieg. Daher ist die Verabreichung von Ketamin nach aktueller Datenlage insbesondere beim hämodynamisch instabilen, beatmeten SHT-Patienten zulässig.
- Die Anwendung von Kortikosteroiden (Methylprednisolon) bei Patienten mit einem schweren SHT ist nach aktueller Datenlage nicht indiziert.

Die wichtigsten Empfehlungen auf einen Blick

- Patienten mit einem schweren SHT sind nach ausreichender Analgosedierung und Relaxierung zu intubieren und kontrolliert zu beatmen (**A**).
- Hypotension (systolischer Blutdruck unter 90 mm Hg) und Hypoxie (pO2 unter 60 mm Hg bzw. Sauerstoffsättigung unter 90%) müssen vermieden bzw. so rasch wie möglich therapiert werden (**A**).
- Eine optimierte CPP-„gesteuerte" Therapie ist nur nach Anlage einer ICP-Sonde möglich (**A**), dabei ist der CPP auf Werte über 60 mm Hg zu halten (**A**).
- Erweiterte Maßnahmen zur ICP-Senkung sind die kontrollierte Liquordrainage bei Vorhandensein einer ventrikulären ICP-Sonde (**B**), die Gabe von Osmotherapeutika (**A**) und die moderate Hyperventilation (pCO_2 30–35 mm Hg) (**B**).
- Behandlungsversuche bei therapierefraktärer intrakranieller Hypertension sind die forcierte Hyperventilation (pCO_2 unter 30 mm Hg) (**C**), das Einleiten einer Barbituratnarkose (**C**) und die dekompressive Kraniotomie (**C**).

Klassifikation und Epidemiologie

Ein schweres Schädelhirntrauma (SHT) liegt vor, wenn der initiale Glasgow Coma Scale (GCS) Score (Teasdale u. Jennet 1974) 8–3 beträgt bzw. die posttraumatische Bewusstlosigkeit länger als 24 Stunden anhält und/oder es zum Auftreten von Hirnstammzeichen kommt. Die Inzidenz des schweren SHT wird in Deutschland auf ca. 15–20 Patienten pro 100 000 Einwohner pro Jahr geschätzt.

Vorgehensweise und Evidenzen

Diagnostik am Unfallort

- Am Unfallort muss der neurologische Zustand des Patienten mit GCS, Opto- und Pupillomotorik sowie Atmung erhoben werden. Der unmittelbar posttraumatisch erhobene GCS definiert den Schweregrad des SHT (leichtes SHT: GCS 15–13; mittelschweres SHT: GCS 12–9; schweres SHT: GCS 8–3).
- Weiterhin ist eine allgemeine körperliche Untersuchung obligat (Ausschluss zusätzlicher Verletzungen, Hinweise für Wirbelsäulentrauma, Hinweise für penetrierendes Trauma).

Patiententransport

Patienten mit einem schweren SHT und/oder primär offenen SHT sind mit notarztbesetzten Rettungsmitteln in ein Krankenhaus mit permanentem CT-Betrieb, Intensivstation und 24-stündigem neurochirurgischen Dienst mit entsprechender Operationsbereitschaft zu transportieren.

Schockraumabklärung

Bei Aufnahme des Patienten sollten Blutbild, Gerinnungsstatus, Blutzucker, Serumelektrolyte, Leber- und Nierenfunktionsparameter, Kreatinkinase, Blutgase (arteriell), Blutalkoholspiegel, Urinstatus und Blutgruppenserologie bestimmt werden.

Eine Ganzkörper- (Schädel, Hals mit Halswirbelsäule, Thorax, Abdomen, kleines Becken) Computertomographie (CT)-Untersuchung ist obligat.

Stationäre Weiterversorgung

Patienten mit einem schweren SHT müssen zur weiterführenden Therapie auf eine adäquate Intensivstation mit Möglichkeit zur Beatmung, invasiven Messung des arteriellen und zentralvenösen (ZVD) Drucks sowie des Hirndrucks (ICP) aufgenommen werden. Verfügbarkeit eines invasiven hämodynamischen Monitoring (Pulmonalarterienkatheter, PiCCO-System) ist von Vorteil.

Im Einzelfall erforderliche Untersuchungen

- CT-Verlaufskontrollen, auch in kurzfristigem Abstand, insbesondere bei extra- oder intraduralen raumfordernden Hämatomen sowie raumfordernden Kontusionen bzw. bei Vorliegen eines Hirnödems sowie auch bei Anstieg des intrakraniellen Drucks (ICP).
- Die Magnetresonanztomographie (MRT) dient primär dem Nachweis von diffusen axonalen Verletzungen (Hammoud u. Wasserman 2002) und sollte insbesondere dann durchgeführt werden, wenn nach einem schweren SHT die initiale CT-Untersuchung keine extra- bzw. intradurale Pathologie zeigt.
- Die MR-Angiographie dient dem Nachweis von Gefäßdissektionen bzw. eines Vasospasmus.
- Die Neurosonographie ermöglicht den Nachweis von extrakraniellen Gefäßverletzungen, zudem dient die transkranielle Dopplersonographie dem Nachweis eines Vasospasmus im Rahmen einer traumatischen SAB.
- Die Elektroenzephalographie (EEG) ist für die Therapieüberwachung (Dosissteuerung) einer Barbituratnarkose essentiell. In der Postakutphase dient diese Untersuchung dem Nachweis epileptischer Anfälle.
- Evozierte Potenziale (EVP) geben Aufschluss über eine eventuelle traumatische Mitbeteiligung des Myelons und können in der Postakutphase zur Prognoseerstellung von Patienten mit einem schweren SHT eingesetzt werden.

Ziele und Anwendungsbereich

Definition der Ziele der Leitlinie

Ziel dieser Leitlinie ist eine Optimierung der neurologischen Intensivtherapie von Patienten mit einem schweren SHT. Die Leitlinie ist evidenzbasiert und eine Fortentwicklung der folgenden Leitlinien und Empfehlungen:
  Leitlinie der DGN 2003 (Diener und die Kommission Leitlinien der Deutschen Gesellschaft für Neurologie 2003),
  Guidelines for the Management of Severe Head Injury in Adults (European Brain Injury Consortium 1997),
  Management and Prognosis of Severe Traumatic Brain Injury (Brain Trauma Foundation, American Association of Neurological Surgeons, Joint Section on Neurotrauma and Critical Care, WHO Committee on Neurotraumatology 2000).

Definition des Anwendungsbereichs (Zielgruppe)

Diese Leitlinie wendet sich überwiegend an Neurologen, Neurochirurgen, Anästhesisten, Unfallchirurgen und an Ärzte, die im Rettungsdienst tätig sind.

Therapeutische Prinzipien

Patienten mit einem schweren SHT sind nach ausreichender Analgosedierung und Relaxierung zu intubieren und kontrolliert zu beatmen. Bevorzugte Sedativa (**Tabelle 1**) für die Intubation sind Etomidat (Hypnomidate) 0,2–0,3 mg/kg i.v., Propofol (Disoprivan) 1–2,5 mg/kg i.v., Midazolam (Dormicum) 0,15–0,35 mg/kg i.v. oder Ketamin (Ketanest S) 0,5–1 mg/kg i.v. (Bourgoin et al. 2003). Als Analgetika (**Tabelle 1**) werden Morphin (MSI) 5–10 mg i.v. oder Fentanyl (Fentanyl) 0,05–0,2 mg i.v. eingesetzt (Citerio u. Cormio 2003) (⇑⇑⇑). Zur Relaxierung werden kurz wirksame Muskelrelaxantien (**Tabelle 1**) wie Suxamethonium/Succinylcholin (Lysthenon) 0,5–1 mg/kg i.v., Rocuronium (Esmeron) 0,6–1 mg/kg oder Vecuronium (Norcuron) 0,08–01 mg/kg i.v. verwendet (Juul et al. 2000).

Eine Hypotension, definiert als systolischer Blutdruck unter 90 mm Hg, muss vermieden werden (Bullock et al. 2000, Maas et al. 2000) (⇑⇑⇑). Allgemein wird die schnelle Infusion von isotoner Kochsalzlösung oder von Ringer-(Lactat)-Lösung bis zu 2000 ml empfohlen. Bei Infusion

Tabelle 1 Analgosedativa, Muskelrelaxantien und Vasopressoren/Inotropika, die in der Therapie des schweren SHT zur Anwendung kommen

Substanzen (Handelsname)	Dosierungsempfehlung
Analgosedativa	
Fentanyl (Fentanyl)	Perfusor: 0,5–5 µg/kg/h
Ketamin (Ketanest S)	Perfusor: 0,5–1,5 mg/kg/h
Midazolam (Dormicum)	Perfusor: 2–15 (30) mg/h
Morphin (MSI)	Perfusor: 1–10 mg/h
Propofol (Propofol, Disoprivan)	Perfusor: 0,1–5 mg/kg/h
Sufentanil (Sufenta)	Perfusor: 0,25–2,5 µg/kg/h
Muskelrelaxantien	
Rocuronium (Esmeron)	0,6–1 mg/kg
Suxamethonium/Succinylcholin (Lysthenon)	0,5–1 mg/kg
Vecuronium (Norcuron)	0,08–0,1 mg/kg
Vasopressoren/Inotropika	
Dobutamin (Dobutrex)	2–10 µg/kg/min
Dopamin (Dopamin)	0,5–20 µg/kg/min
Epinephrin/Adrenalin (Suprarenin)	0,01–0,4 µg/kg/min
Norepinephrin/Noradrenalin (Arterenol)	0,05–0,3 µg/kg/min

großer Volumina empfiehlt sich die Applikation von isotoner Kochsalzlösung und Albumin 5% im Verhältnis 3-4:1. Nach aktueller Datenlage können auch eine hypertone Kochsalzlösung (z. B. 7,5%; Qureshi u. Suarez 2000) (⇑) bzw. kombinierte kristalloid-kolloidale Lösungen (Hyperhes) appliziert werden (York et al. 2000) (⇑). Ist trotz ausreichender Flüssigkeitsgabe kein systolischer Blutdruck über 90 mm Hg zu erzielen, sollten Vasopressoren (Dopamin, Norepinephrin, Epinephrin) und/oder Inotropika (Dobutamin; Dosierung siehe **Tabelle 1**) eingesetzt werden (Steiner et al. 2004).

Eine Hypoxie, definiert als paO_2 unter 60 mm Hg bzw. periphere Sauerstoffsättigung unter 90%, muss vermieden werden (frühzeitige Intubation; Bullock et al. 2000, Maas et al. 2000) (⇑⇑⇑). In der Akutphase sind daher engmaschige arterielle Blutgasanalysen obligat.

Hirndruckmonitoring

Indikation zur Anlage einer ICP-Sonde (Bullock et al. 2000, Maas et al. 2000) ist ein pathologisches CT mit Nachweis eines Hämatoms, einer Kontusion, eines Hirnödems bzw. komprimierter basaler Zisternen.

Die Anlage einer ICP-Sonde bei Patienten mit einem schweren SHT und unauffälligem CT ist auch dann indiziert, wenn zumindest zwei der folgenden Kriterien zutreffen:
1. uni- oder bilaterale Beuge- und/oder Strecktendenzen am Unfallort,
2. arterielle Hypotension (Definition siehe oben),
3. Lebensalter über 40 Jahre,
   da bei diesen Patienten ein vergleichbar hohes Risiko (ca. 50–60%) für einen ICP-Anstieg besteht wie für Patienten mit einem initial pathologischen CT.

Prinzipiell sollte die ICP-Sonde intraventrikulär platziert werden, da dann die Möglichkeit besteht, durch Ablassen von Liquor zumindest kurzfristig den ICP zu senken. Andere Messorte sind das Hirnparenchym, der Epidural-, Subdural- und Subarachnoidalraum (Kiefer u. Steudel 2002).

Therapie bei Hirndruckerhöhung

Ein ICP-Anstieg muss behandelt werden, falls die Hirndruckwerte länger als 5 Minuten über 20 mm Hg betragen. Primäres therapeutisches Ziel ist es, den CPP auf über 60 mm Hg zu halten (Bullock et al. 2000, Maas et al. 2000) (⇑⇑⇑). Der CPP errechnet sich aus der Differenz des arteriellen Mitteldrucks (MAP) minus dem ICP (CPP = MAP-ICP). Dies ist initial mit Volumenexpansion und/oder Gabe von Vasopressoren/Inotropika (siehe **Tabelle 1**) anzustreben. Kann mit diesen Maßnahmen kein adäquater CPP aufrechterhalten werden, kommen folgende Therapiestrategien zum Einsatz (Xiao 2002):
- Oberkörperhochlagerung um maximal 30° (⇔).
- Tiefe Analgosedierung (⇑) mit folgenden Substanzen (auch in Kombination): Midazolam, Propofol, Fentanyl, Sufentanil (siehe **Tabelle 1**). Aufgrund der zum Teil ausgeprägten hypotensiven Nebenwirkung dieser Medikamente ist auf eine ausreichende Volumensubstitution zu achten, ggf. müssen zur hämodynamischen Stabilisierung Vasopressoren/Inotropika zusätzlich appliziert werden.
- Intermittierendes oder kontinuierliches Ablassen von Liquor bei Vorhandensein einer Ventrikelsonde (⇔).
- Applikation von Osmotherapeutika (Mannitol 0,25–1 g/kg im Bolus) (⇑), wobei die Serumosmolarität 320 mosmol/l nicht übersteigen sollte (Gefahr des akuten Nierenversagens).
- Moderate Hyperventilation ($paCO_2$ 30–35 mm Hg) (⇔).

Nach Ausschöpfen dieser Maßnahmen sind bei therapierefraktärer intrakranieller Hypertension folgende Behandlungsversuche zulässig:
- Kurzfristig forcierte Hyperventilation ($paCO_2$ 25–30 mm Hg) (⇔). Besonders beachtet werden muss, dass durch die resultierende Vasokonstriktion eine zerebrale Ischämie provoziert werden kann. Diese Therapieoption sollte unter zusätzlicher Kontrolle der zerebralen Oxygenierung (z. B. durch Messung der jugularvenösen Sauerstoffsättigung SjO_2, der zerebralen arteriovenösen Sauerstoffdifferenz $AVDO_2$ bzw. des zerebralen Gewebe-pO_2) angewendet werden.
- Hochdosis-Barbiturattherapie („Barbituratnarkose") (⇔). Üblicherweise wird Thiopental (Thiopental) als Bolus mit 30 mg/kg, gefolgt von kontinuierlicher Applikation mittels Perfusor mit 3–5 mg/kg/h verabreicht. Ein EEG-Monitoring ist obligat, initial muss ein „burst suppression"-Muster erreicht werden. Als wesentliche unerwünschte Wirkungen sind Hypotension und erhöhte Sepsisgefahr anzuführen. Daher müssen Patienten, bei denen eine Barbituratnarkose eingeleitet wird, hämodynamisch stabil sein.

Chirurgische Therapie

- Eventuell operative Entlastung von Kontusionsblutungen (⇔).
- Osteoklastische (dekompressive) Kraniotomie mit Duraerweiterungsplastik (⇔). Bis dato ist unklar, zu welchem Zeitpunkt kraniotomiert werden sollte, ebenso herrscht Unklarheit über die Wertigkeit von uni- oder bilateraler Kraniotomie bzw. deren optimaler Lokalisation. Einige Studien zeigten, dass mit der dekompressiven Kraniotomie die Mortalität von Patienten mit einem schweren SHT reduziert werden kann (Albanese et al. 2003, Hutchinson u. Kirkpatrick 2004).

Therapie bei Duraverletzung (offenes SHT)

- Im Schädel-CT meist intrakranielle Lufteinschlüsse nachweisbar, Rhino- und/oder Otoliquorrhö (Nachweis von beta-trace-Protein bzw. beta-2-Transferrin in Nasen- und/oder Ohrsekret) als sicheres Zeichen.
- Infektionsrisiko beachten, daher sollte bereits bei Verdacht auf ein offenes SHT (vgl. Schädelfrakturen) eine intravenöse antibiotische Therapie mit einem „liquorgängigen" Cephalopsorin (z. B. Cefotiam bzw. Cefotaxim) begonnen werden (⇑⇑⇑).
- Das chirurgische Vorgehen (operativer Duraverschluss) richtet sich nach dem Ausmaß der Zerreißung und nach dem Fortbestehen der Liquorrhö/Liquorfistel (bei kleinen Defekten in ca. 70% der Fälle spontanes Sistieren innerhalb von 7 Tagen).

Spezielle Intensivtherapie

Insgesamt empfiehlt sich zur ICP-Therapie der in **Abbildung 1** dargestellte Behandlungsalgorithmus, der individuell auf die Bedürfnisse des entsprechenden Patienten zu adaptieren ist.

Patienten mit einem schweren SHT haben einen hohen Kalorienbedarf, ab dem 1. Intensivtag sollte eine Ernährung (dabei möglichst frühzeitig enterale Ernährung) angestrebt werden, die 20–50% über dem Grundumsatz eines gleichgewichtigen Patienten liegt (Yanagawa et al. 2000) (⇑⇑⇑).

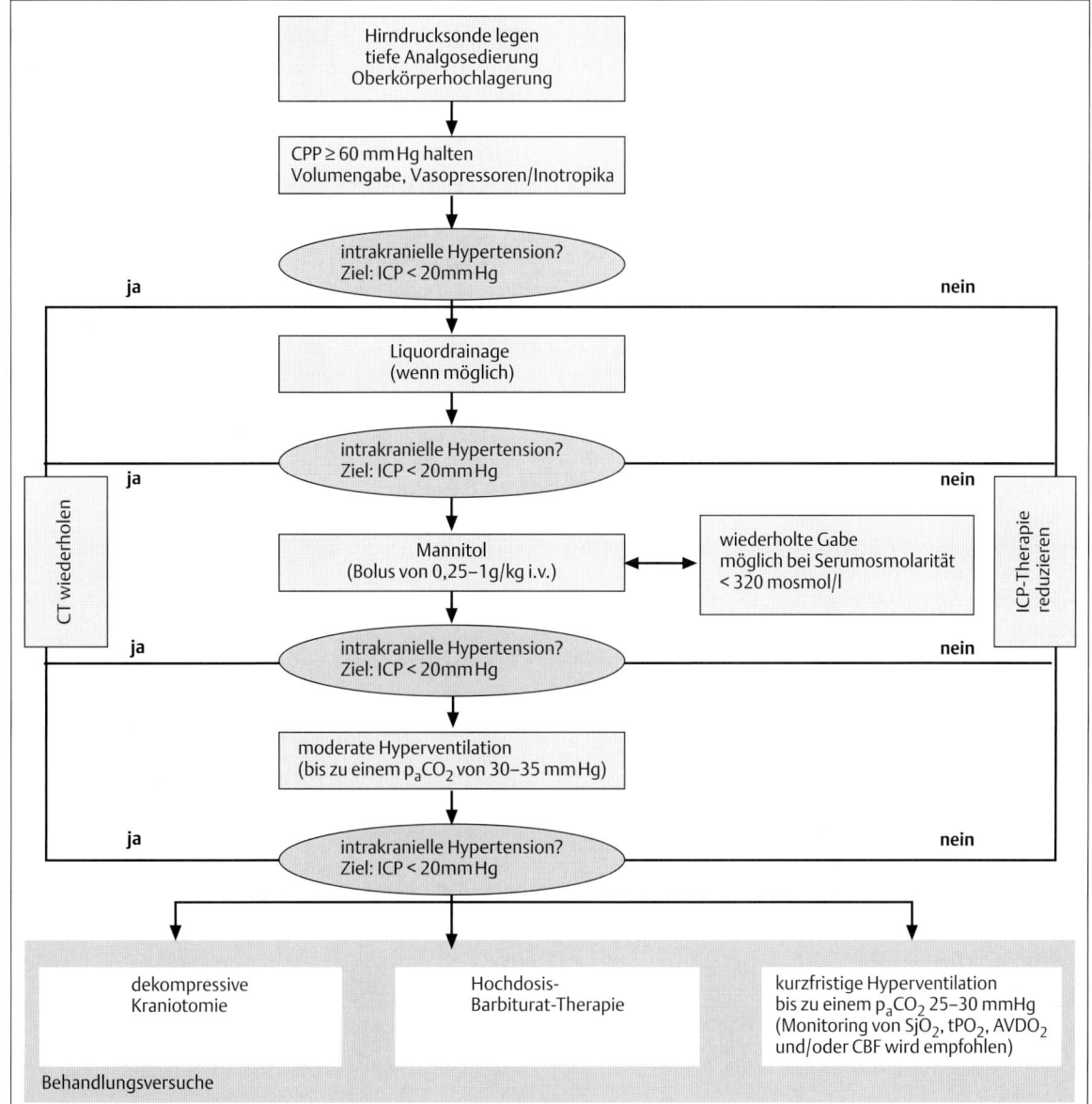

Abbildung 1 Behandlungsalgorithmus bei intrakranieller Hypertension.

Unwirksame Therapien

- Die Gabe von Kortikosteroiden ist nach aktueller Datenlage bei Patienten mit einem schweren SHT nicht indiziert (Roberts et al. 2004) (⇓⇓).
- Ebenso ist die prophylaktische Hyperventilation von Patienten mit einem schweren SHT nicht indiziert (⇓⇓).
- Eine Anfallsprophylaxe bei Patienten mit einem schweren SHT, sowohl frühe posttraumatische epileptische Anfälle (innerhalb der ersten Woche), als auch späte posttraumatische epileptische Anfälle (nach dem 7. Tag) betreffend, ist nicht indiziert (Hauser u. Pavone 2003) (⇓⇓). In diesem Zusammenhang erwähnenswert ist allerdings die antikonvulsive Eigenschaft der Sedativa Midazolam und Propofol, die zumeist in der Akutphase nach einem schweren SHT verabreicht werden.

Bezüglich der Behandlung von posttraumatischen epileptischen Anfällen in der Postakutphase bzw. Rehabilitationsphase nach einem SHT wird auf die Leitlinien „Erstmaliger epileptischer Anfall", „Epilepsie im Erwachsenenalter" und „Status epilepticus im Erwachsenenalter" verwiesen.

Verlauf und Outcome

Prinzipiell kann der Patient von der Intensivstation entlassen werden, wenn er über einen längeren Zeitraum (zumindest 24 Stunden) keine Gefahr einer Hirndrucksteigerung mehr aufweist (radiologische Verlaufskontrolle, Hirndruckwerte ≤ 20 mm Hg), keine Einschränkung der Bewusstseinslage vorliegt und der Patient hämodynamisch und respiratorisch stabil ist.

Patienten mit einem schweren SHT zeigen insgesamt ein ungünstiges Outcome: 30–40 % der Patienten versterben, 2–14 % der Patienten überleben im posttraumatischen vegetativen Zustand (Kampfl et al. 1998), 10–30 % der Patienten bleiben schwer und 17–20 % mittelgradig behindert. Lediglich 7–27 % der Patienten erholen sich gut.

Bezüglich der Behandlung posttraumatischer Kopfschmerzen in der Postakutphase wird auf die Leitlinie „Leichtes Schädel-Hirn-Trauma" verwiesen.

Kooperationspartner und Sponsoren

Diese Leitlinie entstand ohne Einflussnahme oder Unterstützung durch die Industrie.

Expertengruppe

R. Beer, Universitätsklinik für Neurologie Innsbruck, Österreich
G. Franz, Universitätsklinik für Neurologie Innsbruck, Österreich
W. F. Haupt, Klinik und Poliklinik für Neurologie Köln
A. Kampfl, Abteilung für Neurologie, Krankenhaus der Barmherzigen Schwestern Ried, Österreich
M. Keidel, Kliniken für Neurologie und Neurologische Rehabilitation, Bezirkskrankenhaus Bayreuth
H. Reichmann, Klinik und Poliklinik für Neurologie Dresden
A. Unterberg, Universitätsklinik für Neurochirurgie Heidelberg
Federführend: Prim. Univ.-Prof. Dr. A. Kampfl, Abteilung für Neurologie, Krankenhaus der Barmherzigen Schwestern, 4910 Ried, Österreich, Tel.: 0049-7752-602-84091
e-mail: andreas.kampfl@bhs.at

Abkürzungsverzeichnis

$AVDO_2$ = arteriovenöse Sauerstoffdifferenz
CPP = zerebraler Perfusionsdruck
CT = Computertomographie
EEG = Elektroenzephalographie
GCS = Glasgow Coma Scale
ICP = intrakranieller Druck („Hirndruck")
MAP = arterieller Mitteldruck
MRT = Magnetresonanztomographie
$paCO_2$ = Kohlendioxidpartialdruck
paO_2 = Sauerstoffpartialdruck
SAB = Subarachnoidalblutung
SHT = Schädel-Hirn-Trauma
SjO_2 = jugularvenöse Sauerstoffsättigung
ZVD = zentralvenöser Druck

Literatur

Albanese, J., M. Leone, J. R. Alliez, J. M. Kaya, F. Antonini, B. Alliez, C. Martin (2003): Decompressive craniectomy for severe traumatic brain injury: Evaluation of the effects at one year. Crit. Care Med. 31, 2535–2538.
Bourgoin, A., J. Albanese, N. Wereszczynski et al. (2003): Safety of sedation with ketamine in severe head injury patients: comparison with sufentanil. Crit. Care Med. 31, 711–777.
Bullock, R. M., R. M. Chesnut, G. L. Clifton et al. (2000): Guidelines for the management of severe traumatic brain injury. J. Neurotrauma 17, 448–628.
Citerio, G., M. Cormio (2003): Sedation in neurointensive care: advances in understanding and practice. Curr. Opin. Crit. Care 9, 120–126.
Deutsche Gesellschaft für Anästhesiologie und Intensivmedizin, Deutsche Gesellschaft für Neurochirurgie (1997): Leitlinien zur Primärversorgung von Patienten mit Schädel-Hirn-Trauma. Anaesth. Intensivmed. 38, 89–93.
Hammoud, D. A., B. A. Wasserman (2002): Diffuse axonal injuries: pathophysiology and imaging. Neuroimaging Clin. N. Am. 12, 205–216.
Hauser, A. W., A. Pavone (2003): Posttraumatic epilepsy. Epilepsia 44 (Suppl. 10), 1–39.
Hutchinson, P. J., P. J. Kirkpatrick (2004): Decompressive craniectomy in head injury. Curr. Opin. Crit. Care 10, 101–104.
Juul, N., G. F. Morris, S. B. Marshall, L. F. Marshall (2000): Neuromuscular blocking agents in neurointensive care. Acta Neurochir. Suppl. 76, 467–470.
Kampfl, A., E. Schmutzhard, G. Franz et al. (1998): Prediction of recovery from post-traumatic vegetative state with cerebral magnetic-resonance imaging. Lancet 351, 1763–1767.
Kampfl, A., E. Schmutzhard (2003): Schädel-Hirn-Trauma. In: Brandt, T., J. Dichgans, H. C. Diener (Hrsg), Therapie und Verlauf neuro-

logischer Erkrankungen, 4. Auflage. Kohlhammer, Stuttgart, 703–721.

Kiefer, M., W. I. Steudel (2002): Modern intracranial pressure measurement techniques. Basic principles and general practice. Unfallchirurg 105, 578–586.

Maas, A. I., M. Dearden, G. M. Teasdale et al. (1997): EBIC-guidelines for the management of severe head injury in adults – European Brain Injury Consortium. Acta Neurochir. 139, 286–294.

Maas, A. I., M. Dearden, F. Servadei, N. Stocchetti, A. Unterberg (2000): Current recommendations for neurotrauma. Curr. Opin. Crit. Care 6, 281–292.

Marion, D. W. (ed.; 1997): Traumatic brain injury. Thieme, New York.

Miller, L. P., R. L. Hayes (eds.; 2001): Head Trauma: Basic, preclinical and clinical directions. Wiley Liss, New York.

Qureshi, A. I., J. I. Suarez (2000): Use of hypertonic saline solutions in treatment of cerebral edema and intracranial hypertension. Crit. Care Med. 28, 3301–3313.

Roberts, I., D. Yates, P. Sandercock et al. (2004): Effect of intravenous corticosteroids on death within 14 days in 10008 adults with clinically significant head injury (MRC CRASH trial): randomised placebo-controlled trial. Lancet 364, 1321–1328.

Schierhout, G., I. Roberts (1997): Prophylactic anti-epileptic agents following acute brain injury. Cochrane Libr. 4, 1–9.

Steiner, L. A., A. J. Johnston, M. Czosnyka et al. (2004): Direct comparison of cerebrovascular effects of norepinephrine and dopamine in head-injured patients. Crit. Care Med. 32, 1049–1054.

Teasdale, G. M., B. Jennet (1974): Assessment of coma and impaired consciousness. A practical scale. Lancet 2, 81–84.

Xiao, F. (2002): Bench to bedside: brain edema and cerebral resuscitation: the present and future. Acad. Emerg. Med. 9, 933–946.

Yanagawa, T., F. Bunn, I. Roberts et al. (2000): Nutritional support for head-injured patients. Cochrane Database Syst. Rev. CD001530.

York, J., A. Arrillaga, R. Graham, R. Miller (2000): Fluid resuscitation of patients with multiple injuries and severe closed head injury: experience with an aggressive fluid resuscitation strategy. J. Trauma 48, 376–379.

Clinical pathway – Schweres Schädel-Hirn-Trauma

Diagnostik am Ereignisort:
☐ GCS
☐ Okulomotorik
☐ Pupillomotorik
☐ Atmung
 	
Allgemeinkörperliche Untersuchung
 	
Einteilung Schweregrad nach GCS:
☐ Leicht (13–15)
☐ Mittelschwer (9–12)
☐ Schwer (3–8)
	Diagnostik im Schockraum:
	☐ Labor: BB, Gerinnung, BZ, Elektrolyte, Leber- und Nierenwerte, CK, arterielle BGA, Blutalkohol, Urinstatus, Blutgruppenserologie
	☐ Ganzkörper-CT (Schädel, HWS, Thorax, Abdomen, Becken)
		☐ initiales CT oB
		
		☐ traumatische SAB
		
		☐ Verdacht auf Rückenmarkverletzung
		
		☐ Verdacht auf Gefäßdissektion
			☐ MRT (diffuse axonale Verletzung?)
			
			☐ transkranielle Dopplersonographie: Spasmen?
			
			☐ evozierte Potenziale
			
			☐ MR-Angiographie
				alle	○ Hinweise für ICP-Erhöhung im CT:
					  ○ Hämatom
					  ○ Kontusion
					  ○ Hirnödem
					  ○ komprimierte basale Zisternen
					○ Hinweise für ICP-Erhöhung bei unauffälligem CT:
					  ○ uni- oder bilaterale Beuge- und/oder Strecksynergismen
					  ○ arterielle Hypotension < 90 mm Hg
					  ○ Alter > 40 Jahre
					
					○ Hypotension < 90 mm Hg systolisch
						☐ ICP-Sonde
						
						○ Volumengabe bis 2.000 ml, z.B. isotone Kochsalzlösung oder Ringer-Laktat-Lösung
							☐ Basishirndrucktherapie:
							  ○ Oberkörperhochlagerung ≤ 30°
							  ○ Analgosedierung mit Midazolam, Propofol, Fentanyl, Sulfentanil (eventuell in Kombination)
							☐ Stufentherapie:
							  ○ 1. Liquordrainage (falls möglich)
							  ○ 2. Osmotherapie
							  ○ 3. moderate Hyperventilation
							  ○ vor Eskalation jeweils Kontroll-CT
							  ○ bei ICP < 20 mm Hg Deeskalation
							
							○ persistierende Hypotension < 90 mm Hg systolisch
								☐ therapierefraktäre ICP-Erhöhung
								
								Optionen:
								☐ isotone Kochsalzlösung + Albumin 5 % im Verhältnis 3–4:1
								☐ Vasopressoren:
								  ☐ Dopamin
								  ☐ Norepinephrin
								  ☐ Epinephrin
								☐ Inotropica:
								  ☐ Dobutamin
									Optionen:
									☐ kurzfristige forcierte Hyperventilation (paCO2 25–30 mm Hg)
									☐ Hochdosis-Barbiturattherapie
									☐ operative Entlastung:
									  ○ Hämatomausräumung
									  ○ osteoklastische Kraniotomie

Beschleunigungstrauma der Halswirbelsäule

(sog. HWS-Schleudertrauma oder HWS-ST, HWS-Zerrung, HWS-Distorsion[sverletzung] oder HWS-DV)

Die wichtigsten Empfehlungen auf einen Blick

- Entscheidend für die Bewertung ist zunächst eine detaillierte Anamnese des Verletzungsgeschehens unter Berücksichtigung aller verfügbaren Quellen (**A**).
- Ebenso wichtig ist eine sehr gründliche körperliche Untersuchung unter Berücksichtigung psychischer Aspekte des Verletzungserlebens (**A**).
- Daraus abgeleitet soll so früh und so definitiv wie möglich der Verletzungsschweregrad nach einem anerkannten Klassifizierungsschema festgelegt werden (**C**).
- Apparative Zusatzuntersuchungen sind streng zu indizieren und dem Einzelfall entsprechend zu selektieren, eine Über- wie Unterdiagnostik ist gleichermaßen zu vermeiden (**B**).
- Neben einer umfangreichen und angemessenen Aufklärung über Geschehen, Befund und vermutlichen Verlauf sollen den Empfehlungen entsprechende Maßnahmen zeitgerecht und konsequent ergriffen werden (**A**).
- Standard ist heute die möglichst frühzeitige aktivierende konservative Behandlung; langfristige Immobilisationen und eine übertrieben bedenkliche Haltung sind, da prognostisch ungünstig, zu vermeiden (**A**).
- Unterstützend können Analgetika, Muskelrelaxanzien, bei chronischen Verläufen auch physikalische Verfahren, Antidepressiva oder Psychotherapie eingesetzt werden (**B**).
- In den seltenen Fällen schwerer Verletzungen ist die frühzeitige Einbeziehung von Nachbardisziplinen ratsam (Orthopädie, Neurochirurgie) (**C**).
- Rechtsstreitigkeiten sollen so früh wie möglich beigelegt und eine Rückkehr in den Beruf so bald wie möglich angestrebt werden (**B**).

Vorbemerkungen

HWS-Distorsionsverletzungen (HWS-DV) nehmen insofern eine Sonderstellung ein, als sie häufiger als viele andere Verletzungen im Rahmen entschädigungspflichtiger Unfälle auftreten, typischerweise beim Pkw-Heckaufprall. Daher fließen in die Behandlung und Beurteilung nahezu regelmäßig auch versicherungstechnische, juristische und psychische Momente ein. Erhebliche nationale Unterschiede weisen auf die Bedeutung gesetzlicher Regelungen, kultureller Besonderheiten und Voreinstellungen bzw. Erwartungshaltungen hin. Die Diskussion über die Folgen derartiger Verletzungen wird nicht zuletzt deshalb bis heute z. T. sehr kontrovers geführt (Malleson 2002). Gerade für die häufigen leichteren Verletzungsgrade sind aber objektive Daten spärlich. Unter anderem deshalb wurde bereits früher eine tragfähige interdisziplinäre Konsensfindung angestrebt (Moorahrend 1993). Da HWS-DV fast immer ohne Bewusstseinsverlust oder Erinnerungslücke erlebt werden, kommt einem erlebnisreaktiven bzw. psychovegetativen Moment große Bedeutung zu. Durch einen fiktiven Heckaufprall konnte gezeigt werden, dass rund 20 % aller Involvierten zeitweise über Beschwerden klagten, obwohl eine relevante biomechanische Verletzung nicht vorlag (Castro et al. 2001). 90–95 % aller Verletzungen sind als leicht bis mäßig einzustufen (Schweregrad 0 bis II, Quebec-Task-Force-Klassifikation [QTF] modifiziert nach Spitzer et al. 1995; Keidel 2003; Schweregrad 0 bis II, modifizierte Erdmann-Klassifikation; Keidel 1998). Derzeit am angemessensten zur Beschreibung, Deutung und Behandlung entsprechender Beschwerden scheint ein mehrdimensionales biopsychosoziales Modell zu sein (Ferrari 1999, Ferrari et al. 2002, Keidel 2001, Kügelgen 1998, Scholten-Peeters et al. 2002).

Voraussetzungen

Brüske passive, aufgezwungene, typischerweise unerwartet von dorsal einwirkende Beschleunigungskraft (Heckaufprall), die ausreicht, um eine relevante Translations-, Rotations- oder Retroflexionsbewegung der HWS hervorzurufen. Wirkt die Kraft von vorne ein, kann ein ähnlicher Mechanismus angenommen werden, der über eine Anteflexionsbewegung vorwiegend die (posteriore) Nackenmuskulatur einschließlich des passiven Halteapparats betrifft. Für seitliche Beschleunigungskräfte gilt Analoges. Die biomechanische Grundannahme ist, dass bei Pkw-Unfällen eine relative Änderung der Fahrzeuggeschwindigkeit von 8 km/h oder weniger nicht hinreicht, um eine nennenswerte HWS-Verletzung zu erzeugen, auch nicht bei osteochondrotisch vorgeschädigter Wirbelsäule. Ausnahmen hiervon wären z. B. nur bei extremer Instabilität oder schwerer Vorschädigung (Knochenmetastase, Morbus Bechterew, chronische Polyarthritis) zu begründen. Vorausgegangene Schleudertraumen können die Auswirkung nachfolgender verstärken. Be- oder Entschleunigungskräfte, wie sie z. B. beim forcierten Anfahren oder starken aktiven Abbremsen (Vollbremsung) auftreten, sind grundsätzlich nicht geeignet, eine HWS-DV hervorzurufen. Korrekt eingestellte Kopfstützen mildern die Auswirkung einer sagittalen von rückwärts einwirkenden Akzeleration erheblich; Airbags und Seitenairbags verhindern oder mildern den harten Anprall des Kopfes und schränken die HWS-Exkursion mit der Folge einer Traumamilderung ein. Kommt es zum begleitenden Kopfanprall, können eine Schädelprellung, Commotio cerebri (Schädel-Hirn-Trauma I. Grades) oder – äußerstenfalls – Contusio cerebri (Schädel-Hirn-Trauma II. und III. Grades) resultieren.

Klassifikation und Klinik

Die Einteilung und Schweregradbestimmung erfolgt international zunehmend in Anlehnung an die Quebec Task Force (QTF, modifiziert nach Spitzer et al. 1995; vergleiche auch Keidel 2000, 2003; **Tabelle 1**). Ähnlich gestaffelt, aber nicht identisch ist die Einteilung in Anlehnung an Erdmann (Keidel 1998; **Tabelle 2**).

Diagnostik

Notwendig

- Genaueste Anamnese, wo immer möglich und von Bedeutung auch Fremdanamnese, Nachanamnese und Einsicht in die Protokolle des Erstuntersuchers oder -aufnehmers (Polizei, D-Arzt, erstversorgendes Krankenhaus), vorzugsweise vom Verletzungstag.
- Körperliche Untersuchung mit komplettem Neurostatus inklusive Gleichgewichtsprüfung, Psychostatus und osteomuskulärem Befund.
- Bei Verdacht auf schwerwiegendere Verletzung von HWS und/oder Kopf entsprechende Röntgenaufnahmen in zwei Ebenen, bei pathologischer HWS-Beweglichkeit auch gehaltene Aufnahmen in Flexion und Extension.
- Versuch einer Einstufung so früh wie möglich nach dem Verletzungsschweregrad (s. o.).
- Frühzeitige Einleitung angemessener therapeutischer Maßnahmen (s. u.).

Nur bei begründetem Verdacht auf Verletzung des Nervensystems:
- Ableitung von SEP (Schädigung des peripheren oder zentralen sensiblen Systems),
- magnetisch evozierte Potenziale (Schädigung des peripheren oder zentralen motorischen Systems),
- EMG (nach 2–3 Wochen; Schädigung des peripheren motorischen Systems),
- NLG, F-Welle (Abgrenzung peripherer nichtradikulärer Nervenläsionen),
- Beurteilung der Blasenfunktion (anhaltende Miktionsstörung),
- bei Hinweisen auf relevante makroskopische Weichteilverletzung MRT der HWS (spinales CT als zweite Wahl, sofern kein MRT verfügbar).

Nur in besonderen Ausnahmefällen erforderlich:
- Myelographie bzw. Myelo-CT (Verdacht auf spinale Raumforderung),
- Liquor (Verdacht auf entzündliche Erkrankungen),
- bei Dissektionsverdacht Ultraschall der großen Halsarterien (Duplexscan),
- Angiographie (Verdacht auf Gefäßdissektion oder -verschluss),
- Darstellung des Gehirns (CT, MRT) bei begründetem Verdacht auf substanzielle Verletzung, bei Dissektionsverdacht Angio-CT, MR-Angiographie inklusive konventioneller hoch auflösender transaxialer Darstellung.

Nicht empfohlen werden:
- funktionell bildgebende Verfahren (SPECT, PET, fMRT, brain mapping; Bicik et al. 1998, Radanov et al. 1999, Schnider et al. 2000),
- ENG, EEG, neurootologische Untersuchung (Poeck 2002, Schnider et al. 2000), AEP, VEP, wenn keine visuellen oder vestibulokochleären Reiz- oder Ausfallerscheinungen vorliegen.

Tabelle 1 Klinische Klassifikation von Störungen bei HWS-Beschleunigungsverletzung (Quebec Task Force [QTF]; übersetzt nach Spitzer et al. 1995)

Schweregrad	0	I	II	III	IV
Klinisches Erscheinungsbild	keine HWS-Beschwerden, keine objektivierbaren Ausfälle	nur HWS-Beschwerden in Form von Schmerzen, Steifigkeitsgefühl oder Überempfindlichkeit, keine objektivierbaren Ausfälle	HWS-Beschwerden wie unter I und muskuloskeletale Befunde (Bewegungseinschränkung, palpatorische Überempfindlichkeit)	HWS-Beschwerden wie unter I und neurologische Befunde (abgeschwächte oder aufgehobene Muskeleigenreflexe, Paresen, sensible Defizite)	HWS-Beschwerden wie unter I und HWS-Fraktur oder -dislokation

Unter HWS-Beschwerden sind solche zu verstehen, die sich auf die vordere (Hals-) oder hintere (Nacken-) zervikale Muskulatur oder den passiven Bewegungsapparat beziehen. Innerhalb aller Schweregrade wird eine Beschwerdedauer von weniger als 4 Tagen, 4–21 Tagen, 22–45 Tagen, 46–180 Tagen und mehr als 6 Monaten (chronisch) unterschieden.

Tabelle 2 Klinische und morphologische Klassifikation von Störungen bei HWS-Beschleunigungsverletzung (modifiziert nach Erdmann; nach Keidel 1998)

Kriterien	Grad 0 (kein Trauma)	Grad I (leicht)	Grad II (mittel)	Grad III (schwer)	Grad IV (tödlich)
Symptomatik	keine	Schmerzen der Halsmuskulatur und/oder HWS, die bewegungseingeschränkt sein kann, meist nach Intervall („steifer Hals")	wie I, aber meist ohne Intervall; möglich sind sekundäre Insuffizienz der Halsmuskulatur, Schmerzen im Mundboden-/Interskapularbereich, Parästhesien der Arme	wie I und II, primäre Insuffizienz der Halsmuskulatur möglich; Brachialgien, Armparesen, eventuell kurze initiale Bewusstlosigkeit	hohe Querschnittlähmung, Tod im zentralen Regulationsversagen, meist am Unfallort, Bulbärhirnsyndrom
Symptomfreies Intervall	entfällt	häufig, meist > 1 Stunde, max. 48 Stunden, typisch 12–16 Stunden	selten, meist < 1 Stunde, bis 8 Stunden möglich	fehlt meist	nicht vorhanden
Beschwerdedauer	entfällt	meist Tage bis Wochen, < 1 Monat	Wochen bis Monate	oft Monate, selten > 1 Jahr	meist Tod am Unfallort
Bettlägerigkeit	entfällt	meist nicht gegeben	häufig	sehr häufig	dauerhaft möglich
Neurostatus	normal bzw. unverändert	keine Ausfälle, eventuell Bewegungseinschränkung der HWS	keine Ausfälle, schmerzhafte Bewegungseinschränkung der HWS	sensible und/oder motorische Reiz- und Ausfallserscheinungen	Tetrasymptomatik, Schädigung vitaler Medulla-oblongata-Zentren möglich
Morphologie	keine Läsion	Distorsion, Dehnung und Zerrung des HWS-Weichteilmantels	wie I; Gelenkkapseleinrisse, Gefäßverletzungen möglich (retropharyngeales Hämatom, Muskelzerrungen)	wie II, über mehr als ein Segment, Diskusblutung oder -riss, Bandruptur, Wirbelkörperfraktur, Luxation, Nerv-, Wurzel-, Rückenmarkläsion	Markkontusion, eventuell sogar Markdurchtrennung, Schädigung der Medulla oblongata bzw. des untersten Hirnstamms, Schädelbasis- und Kopfgelenkbrüche möglich
HWS-Röntgen	unverändert	unverändert, eventuell neu aufgetretene Steilstellung	eventuell neu aufgetretene Steilstellung, kyphotischer Knick leichte Instabilität	Fraktur, Fehlstellung, Aufklappbarkeit bei Funktionsaufnahmen	Frakturen mit Dislokationen
Kollisionsgeschwindigkeit	0–8 km/h	> 8–30 km/h	> 30–80 km/h	> 50 bis > 100 km/h	> 80 km/h
Kopfbeschleunigung	< 4 g	4–15 g	16–40 g	> 20–40 g	> 40 g
Fahrzeugschaden	Beulen, Bruch von heckseitigem Glas	Karosseriestauchung, abhängig von Bauweise, oft mehrere Zentimeter	wie I, beginnende Intrusion der Fahrgastzelle	stärkere Intrusion der Fahrgastzelle	Fahrgastzelle praktisch immer deutlich verformt

Die beiden Tabellen entsprechen sich nicht exakt. Näherungsweise gilt: Erdmann 0 = QTF 0, Erdmann I = QTF I/II, Erdmann II = QTF II, Erdmann III = QTF III/IV, Erdmann IV hat keine gute QTF-Entsprechung.

Grundsätzlich sollten erkennbar überflüssige diagnostische Maßnahmen im Interesse eines günstigen Spontanverlaufs und einer möglichst geringen Belastung und Verunsicherung des Verletzten unterbleiben (Jörg u. Menger 1998).

Pathophysiologie

Zur Distorsionsverletzung der HWS kommt es dann, wenn in überraschender Weise auf die im Allgemeinen nicht isometrisch angespannte Nackenmuskulatur ein beschleunigender Impuls einwirkt, der zu einer Translation, im Endabschnitt der Bewegung auch zu einer Retroflexion der HWS, meist mit nachfolgendem weniger kräftigen Gegenschwung nach ventral erfolgt, also etwa beim rückwärtigen Sturz ins Kletterseil (Bergsteigen), einem kräftigen Tritt von hinten in den Rücken (Sport) oder einem Heckaufprall (Kraftverkehr). Die Rückwärtsbewegung des Kopfes wird aber durch adäquat positionierte Kopfstützen wesentlich gedämpft (Sturzenegger et al. 1994). Die Bewegung kann durch eine Rotation bzw. Torsion um die Körperlängsachse – etwa bei im Aufprallzeitpunkt nach rückwärts gedrehter HWS oder gedrehtem Rumpf bzw. Kopf (DiStefano 1999) – kompliziert werden. Die beschleunigenden Kräfte belasten den Halteapparat des Halses, insbesondere die Halsmuskulatur (initial die ventrale mehr als die dorsale, also z. B. die Mm. sternocleidomastoidei, weniger die Mm. splenii), den Bandapparat (Lig. longitudinale anterius mehr als posterius, Lig. flavum [QTF I/II, Erdmann I/II] und – in schweren Fällen – auch die Gelenke (Zygoapophysealgelenke, kleine Kopfgelenke einschließlich der Gelenkkapseln und Kapselbänder) und das Skelett (Halswirbelkörper, Disci intervertebrales). Knöcherne Verletzungen mit beispielsweise Vorderkantenabsprengungen, Wirbelgleiten oder gar einer wesentlichen Verengung des Sagittaldurchmessers des knöchernen Wirbelkanals sind sehr selten (QTF IV, Erdmann III/IV). Auch nervale Strukturen werden nur selten in Mitleidenschaft gezogen (QTF III/IV, Erdmann III/IV). Dazu tragen auch die immer ausgefeilteren passiven Sicherheitsvorkehrungen und Rückhaltesysteme (Sicherheitsgurte) bei (Jakobsson et al. 2000).

Nervale Läsionen

Nervale Läsionen können resultieren durch
- Einengung der Foramina intervertebralia mit temporärer oder anhaltender Beeinträchtigung der hier austretenden Nervenwurzeln (C2 bis C8), z. B. durch traumatische(n) Diskusprotrusion oder -prolaps.
- Schädigung der in den Foramina transversaria verlaufenden Aa. vertebrales und des sie umkleidenden autonomen Nervengeflechts, selten auch der Karotiden, inklusive gelegentlicher Dissektionen (Chung u. Han 2002).
- Kompression des Zervikalmarks, z. B. durch HWS-Gefügeschaden (Fraktur, Luxation, Listhesis).
- Zerrung peripherer nervaler Strukturen, etwa des Plexus brachialis oder von Einzelnerven (selten).
- Gefäß-Nervenbündel-Enge, etwa transientes Thoracic-outlet-Syndrom bei relativer Enge der Skalenuslücke (sehr selten).

Als Erklärung der meist mit einer Latenz von Stunden auftretenden und nach einem Mehrfachen dieser Zeit, über Tage bis Wochen, abklingenden muskelkaterartigen Nackenschmerzen und einer muskulären bzw. bindegewebigen „Nackensteife" wird eine petechiale Einblutung in Muskulatur und Bänder angesehen. Daten dazu sind aber spärlich, weil dieser vermutete Mechanismus zum einen in den üblichen bildgebenden Verfahren (spinales CT, MRT) nicht darzustellen ist, andererseits brauchbare pathoanatomische Befunde kaum vorliegen. Eine Verletzung der Ligg. alaria wurde nach neueren Erkenntnissen in der Vergangenheit überbewertet (Hartwig et al. 2004, Pfirrmann et al. 2000, Poeck 2002). Eine unmittelbare Beteiligung des Gehirns im Sinne eines sog. zervikozephalen Syndroms ist durch methodisch strenge Untersuchungen nicht zu stützen (Alexander 2003, Poeck 1999). Vielmehr scheinen hier Korrelate des Schmerzerlebens, -verarbeitens und -verhaltens sowie andere erlebnisreaktive Momente eine führende Rolle zu spielen (Ferrari et al. 2002, Peolsson u. Gerdle 2004, Richter et al. 2004). Eine kurzfristige Erinnerungslücke ist erst ab dem Schweregrad QTF III (Erdmann III) zu erwarten, strukturelle Schäden des Zentralnervensystems, die sich bildgebend darstellen lassen, erst beim Schweregrad QTF IV (Erdmann III/IV).

Therapie

- Fast immer konservativ, allenfalls einige Tage immobilisierend, dann aktivierend; aktive Einbeziehung des Patienten in die Therapie (Keidel et al. 1998, Schnabel et al. 2004, Seferiadis et al. 2004, Verhagen et al. 2004) (⇑).
- Anlage eines Schanz-Kragens oder anderer mechanisch ruhigstellender Vorrichtungen ist meist überflüssig (Ausnahme: Instabilität, massivster Bewegungsschmerz), kann Chronifizierung fördern (Schnabel et al. 2004) (⇑).
- Während akuter Schmerzphase keine passiv mobilisierenden Maßnahmen (Strebel et al. 2002).
- Ausreichende, aber befristete (nicht länger als 4 Wochen) Analgesie, z. B. mit nichtsteroidalen Antirheumatika (z. B. Paracetamol 1,5 g/d, ASS 1 g/d, Diclofenac 150 mg/d, Ibuprofen 600 mg/d, Naproxen 1 g/d; Keidel 2001).
- Gegebenenfalls zusätzliche, befristete (nicht länger als 2 Wochen) Gabe von Muskelrelaxanzien (z. B. Tetrazepam 100 mg/d; Keidel 2001, Jörg 2003) oder ausnahmsweise Methylprednisolon (innerhalb von 8 Stunden für wenige Tage; Rodriquez et al. 2004) (⇑).
- Gegebenenfalls Wärme, Massagen, Elektrotherapie, später aktive Bewegungs- und Lockerungsübungen.
- Im Fall neurologischer Ausfälle gezielte physiotherapeutische Beübung und engmaschige Kontrolle.
- So bald wie möglich und rasche Regulierung eventueller Rechtsstreitigkeiten (Osti et al. 2005) (⇑).
- So früh wie möglich berufliche Reintegration.
- Konsequente psychische Führung (Psychagogik) unter Hinweis auf die fast immer günstige Prognose, im Bedarfsfall engmaschige Wiedervorstellungen.
- Krankschreibungen nur kurzfristig, bei Bedarf wiederholt, basierend auf körperlichen Befunden.
- Bei schwerwiegenden Verletzungen des ZNS (Querschnittsymptomatik) neurochirurgisches Konsil.
- Bei schwerwiegenden Verletzungen des Bewegungsapparats (Fraktur, erhebliche Instabilität) orthopädisches Konsil.

- Bei komplexer und lang anhaltender Symptomatik multimodale und interdisziplinäre Therapie nach stringentem Konzept (vgl. Keidel 1998, 2001, Kügelgen 1998, Rodriquez et al. 2004), z.B. Kombination von Antidepressiva, kognitiver Verhaltenstherapie und Physiotherapie oder Koordinationsübungen (Seferiadis et al. 2004) (⇑). Entsprechende Angebote werden von Unfallversicherern, Spezialambulanzen und Schmerzkliniken gemacht.

Nicht empfohlen werden:
- chiropraktische Manöver oder Maßnahmen (Gefahr der erneuten Traumatisierung),
- langfristige Immobilisation der HWS (außer bei schwerwiegenden knöchernen Verletzungen),
- therapeutische Haltung mit inadäquater Warnung vor bleibenden Spätschäden oder frühe Stellung einer ungünstigen Prognose.

Verlauf

Eine sehr umfangreiche, systematische und langfristige kanadische Untersuchung zeigte, dass die mittlere Rückbildungszeit für alle Schweregrade bei rund einem Monat liegt. Nur 12% der Patienten sind nach 6 Monaten noch nicht bei ihrem Status quo ante angelangt. Als beschwerdeverlängernd kristallisierten sich die Faktoren weibliches Geschlecht, hohes Lebensalter, Druck- und spontane Schmerzhaftigkeit der Hals-/Nackenmuskulatur, vom Nacken in die Arme ausstrahlende Taubheit und Schmerzen sowie Kopfschmerzen heraus. In günstigen Fällen lag beispielsweise die Rückbildungsdauer bei 17, in ungünstigen bei 262 Tagen. Eine kombinierte Berücksichtigung der genannten Faktoren erlaubte eine Erkennung von Risikopatienten mit der Möglichkeit einer entsprechend frühen gezielten therapeutischen Intervention (Suissa et al. 2001) (⇑). Starke initiale Schmerzen waren auch in einer Untersuchung von Scholten-Peeters et al. (2003) ein Prädiktor für eine späte Remission (⇑). Epidemiologische, anamnestische und klinische Daten gestatten eine recht gute Verlaufsabschätzung (Keidel 2001, 2003, Radanov et al. 1996). Insbesondere begünstigen psychiatrische Vorerkrankungen, zumal depressiver Natur, eine Chronifizierung (Kivioja et al. 2004) (⇑), ähnlich wie soziodemographische und psychosoziale Faktoren des Krankheitserlebens und der Krankheitsverarbeitung von Bedeutung sind (Peolsson u. Gerdle 2004, Richter et al. 2004, Suissa 2003, Ferrari u. Shorter 2003) (⇑), etwa das Ausmaß einer Depression, die Anzahl nicht unmittelbar schmerzbezogener Beschwerden und das Erleben der Verletzung als Katastrophe (⇑). Verhalten, Erwartungen und Einstellungen sowohl des Patienten als auch des Therapeuten und eine angemessene Behandlung spielen eine wesentliche prognosebestimmende Rolle (Stranjalis et al. 2000) (⇑). Bis zu einem gewissen Grad stellen chronische Verläufe auch einen Therapieschaden dar, bedingt durch unsachgemäße Behandlung, übertriebene Befürchtungen oder unangemessene Erwartungen. Nicht zuletzt juristische Interventionen sind von erheblicher Bedeutung nicht nur für den Zeitpunkt des Verfahrensabschlusses, sondern auch für die Beschwerdedauer (Osti et al. 2004) (⇑).

Expertengruppe

Prof. Dr. med. J. Jörg, Klinikum Wuppertal, Klinik für Neurologie und klinische Neurophysiologie der Universität Witten/Herdecke
Prof. Dr. med. Dipl.-Psych. M. Keidel, Kliniken für Neurologie und Neurologische Rehabilitation, Bezirkskrankenhaus Bayreuth
Prof. Dr. med. Dipl.-Psych. Ch. J. G. Lang, Neurologische Universitätsklinik, Friedrich-Alexander-Universität Erlangen-Nürnberg
Prof. Dr. med. K. Liebig, Orthopädische Universitätsklinik im Waldkrankenhaus St. Marien, Erlangen
Prof. Dr. med. Th. Mokrusch, Hedon-Klinik Lingen
Prof. Dr. med. B. Radanov, Schmerzzentrum, Schulthess-Klinik Zürich, Schweiz
Federführend: *Prof. Dr. med. Dipl.-Psych. Ch. J. G. Lang, Neurologische Universitätsklinik, Friedrich-Alexander-Universität Erlangen-Nürnberg, Schwabachanlage 6, 91054 Erlangen, Tel.: 09131/8534339*
e-mail: christoph.lang@neuro.imed.uni-erlangen.de

Literatur

Alexander, M. P. (2003): The evidence for brain injury in whiplash injuries. Pain Res. Manage 8, 19–23.
Bicik, I., B. P. Radanov, N. Schäfer, J. Dvorak, B. Blum, B. Weber, C. Burger, G. K. von Schulthess, A. Buck (1998): PET with 18 fluorodeoxyglucose and hexamethylpropylene amine oxime SPECT in late whiplash syndrome. Neurology 51, 345–350.
Castro, W. H. M., S. J. Meyer, M. E. R. Becke, C. G. Nentwig, M. F. Hein, B. I. Ercan, S. Thomann, U. Wessels, A. E. Du Chesne (2001): No stress – no whiplash? Prevalence of „whiplash" symptoms following exposure to a placebo rerar-end collision. Int. J. Legal Med. 114, 316–322.
Chung, Y.-S., D.-H. Han (2002): Vertebrobasilar dissection: A possible role of whiplash injury in its pathogenesis. Neurol. Res. 24, 129–138.
DiStefano, G. (1999): Das sogenannte Schleudertrauma. Huber, Bern.
Ferrari, R. (1999): The Whiplash Encyclopedia. Gaithersburg, Aspen.
Ferrari, R., A. S. Russell, C. J. G. Lang (2002): Warum Patienten mit einfacher Halswirbelsäulendistorsion persistierende Beschwerden auf neurologischem Gebiet entwickeln können. Versicherungsmedizin 54, 138–214.
Ferrari, R., E. Shorter (2003): From railway spine to whiplash – the recycling of nervous irritation. Med. Sci. Monit. 9, HY27–37.
Hartwig, E., A. Kettler, M. Schultheiss, L. Kinzl, L. Claes, H. J. Wilke (2004): In vitro low-speed side collisions cause injury to the lower cervical spine but do not damage alar ligaments. Eur. Spine J. 13, 590–597.
Jakobsson, L., B. Lundell, H. Norin, I. Isaksson-Hellman (2000): WHIPS – Volvo's whiplash protection study. Accident Analysis and Prevention 32, 307–319.
Jörg, J., H. Menger (1998): Das Halswirbelsäulen- und Halsmarktrauma. Dt. Ärztebl. 95, A-1307–1314.
Jörg, J. (2003): Traumatisch bedingter Schmerz der Halswirbelsäule und Schleudertrauma. In: Egle, T. U., S.O. Hoffmann, K. A. Lehmann, W. A. Nix (Hrsg.), Handbuch chronischer Schmerz. Schattauer, Stuttgart, 527–534.

Keidel, M. (1998): Schleudertrauma der Halswirbelsäule. In: Brandt, T., H. C. Diener, J. Dichgans (Hrsg.), Therapie und Verlauf neurologischer Erkrankungen. 3. Aufl. Kohlhammer, Stuttgart, 69–84.

Keidel, M., I. Neu, H. D. Langohr, H. Göbel (1998): Therapie des posttraumatischen Kopfschmerzes nach Schädel-Hirn-Trauma und HWS-Distorsion. Schmerz 12, 352–372.

Keidel, M. (2000): Beschleunigungsverletzung der Halswirbelsäule. In: Rauschelbach, H.-H., K.-A. Jochheim, B. Widder (Hrsg.), Das neurologische Gutachten. 4. Aufl. Thieme, Stuttgart, 408–421.

Keidel, M. (2001): Neurologische Diagnostik und präventives „case management" nach HWS-Distorsion. In: Hierholzer, G., G. Kunze, D. Peters (Hrsg.), Gutachtenkolloquium 14. Springer, Berlin, 51–64.

Keidel, M. (2003): Whiplash injury. In: Brandt, T., L. R. Caplan, J. Dichgans, H. C. Diener (eds.), Neurological Disorders. Course and Treatment. 2nd ed. Academic Press, New York, 83–94.

Kivioja, J., M. Sjalin, U. Lindgren (2004): Psychiatric morbidity in patients with chronic whiplash-associated disorder. Spine 29, 1235–1239.

Kügelgen, B. (1998): Ärztlich-therapeutische Begleitung und Basistherapie beim HWS-Schleudertrauma. In: Castro, W. H. M., B. Kügelgen, E. Ludolph, F. Schröter (Hrsg.), Das „Schleudertrauma" der Halswirbelsäule. Enke, Stuttgart, 55–62.

Malleson, A. (2002): Whiplash and Other Useful Illnesses. McGill-Queen's University Press, Montreal.

Moorahrend, U. (Hrsg.; 1993): Die Beschleunigungsverletzung der Halswirbelsäule. Fischer, Stuttgart.

Osti, O. L., R. T. Gun, G. Abraham, N. L. Pratt, G. Eckerwall, H. Nakamura (2005): Potential risk factors for prolonged recovery following whiplash injury. Eur. Spine J. 14: 90–94.

Peolsson, M., B. Gerdle (2004): Coping in patients with chronic whiplash-associated disorders: a descriptive study. J. Rehabil. Med. 36, 28–35.

Pfirrmann, C. W. A., C. A. Binkert, M. Zanetti, N. Boos, J. Hodler (2000): Functional MR imaging of the cranicocervical junction. Correlation with alar ligaments and occipito-atlantoaxial joint morphology: a study in 50 asymptomatic subjects. Schweiz. Med. Wochenschr. 130, 645–651.

Poeck, K. (1999): Kognitive Störungen nach traumatischer Distorsion der Halswirbelsäule? Dt. Ärztebl. 96, B-2103–2107.

Poeck, K. (2002): Zur neurologischen Begutachtung nach „HWS-Schleudertrauma". Akt. Neurol. 29, 288–294.

Radanov, B. P., M. Sturzenegger (1996): Predicting recovery from common whiplash. Eur. Neurol. 36, 48–51.

Radanov, B. P., I. Bicik, J. Dvorak, J. Antinnes, G. K. von Schulthess, A. Buck (1999): Relation between neuropsychological and neuroimaging findings in patients with late whiplash syndrome. J. Neurol. Neurosurg. Psychiatry 66, 485–489.

Richter, M., R. Ferrari, D. Otte, H. W. Kuensebeck, M. Blauth, C. Krettek (2004): Correlation of clinical findings, collision parameters, and psychological factors in the outcome of whiplash associated disorders. J. Neurol. Neurosurg. Psychiatry 75, 758–764.

Rodriquez, A. A., K. P. Barr, S. P. Burns (2004): Whiplash: pathophysiology, diagnosis, treatment, and prognosis. Muscle Nerve 29, 768–781.

Schnabel, M., R. Ferrari, T. Vassiliou, G. Kaluza (2004): Randomised, controlled study of active mobilisation compared with collar therapy for whiplash injury. Emerg. Med. J. 21, 306–310.

Schnider, A., J.-M. Annoni, J. Dvorak, T. Ettlin, E. Gütling, G. Jenzer, B. Radanov, M. Regard, M. Sturzenegger, F. Walz (2000): Beschwerdebild nach kraniozervikalem Beschleunigungstrauma („whiplash-associated disorder"). Schweizerische Ärztezeitung 81, 2218–2220.

Scholten-Peeters, G. G., G. E. Bekkering, A. P. Verhagen, D. A. van der Windt, K. Lanser, E. J. Hendriks, R. A. Oostendorp (2002): Clinical practice guidelines for the physiotherapy of patients with whiplash-associated disorders. Spine 27, 412–422.

Scholten-Peeters, G. G., A. P. Verhagen, G. E. Bekkering, D. A. van der Windt, L. Barnsley, R. A. Oostendorp, E. J. Hendriks (2003): Prognostic factors of whiplash-associated disorders: a systematic review of prospective cohort studies. Pain 104, 303–322.

Seferiadis, A., M. Rosenfeld, R. Gunnarsson (2004): A review of treatment interventions in whiplash-associated disorders. Eur. Spine J. 13, 387–397.

Spitzer, W. O., M. L. Skovron, L. R. Salmi, J. D. Cassidy, J. Duranceau, S. Suissa, E. Zeiss (1995): Scientific Monograph of the Quebec Task Force on whiplash-associated disorders: Redefining „whiplash" and its management. Spine 20 (8 Suppl.), 1S–73S.

Stranjalis, G., K. Tsamandouraki, I. Alamanos, R. W. Evans, E. Singounas (2000): The physician survey on the postconcussion and whiplash syndromes in Greece. Headache 40, 176–178.

Strebel, H. M., T. Ettlin, J. M. Annoni, M. Caravatti, S. Jan, C. Gianella, M. Keidel, U. Saner, H. Schwarz (2002): Diagnostisches und therapeutisches Vorgehen in der Akutphase nach kranio-zervikalem Beschleunigungstrauma (sog. Schleudertrauma). Empfehlungen einer schweizerischen Arbeitsgruppe. Schweiz. Med. Forum 47, 1119–1125.

Sturzenegger, M., G. DiStefano, B. P. Radanov, A. Schnidrig (1994): Presenting symptoms and signs after whiplash injury: The influence of accident mechanisms. Neurology 44, 688–693.

Suissa, S., S. Harder, M. Veilleux (2001): The relation between initial symptoms and signs and the prognosis of whiplash. Eur. Spine J. 10, 44–49.

Suissa, S. (2003): Risk factors for poor prognosis after whiplash injury. Pain Res. Manag. 8, 69–75.

Verhagen, A. P., G. G. Scholten-Peeters, R. A. de Bie, S. M. Bierma-Zeinstra (2004): Conservative treatments for whiplash. Cochrane Database Syst. Rev. (1), CD003338.

Zervikale spondylotische Myelopathie

Klassifikation und Klinik

Die zervikale spondylotische Myelopathie (ZSM) ist die häufigste Ursache einer Halsmarkschädigung im höheren Lebensalter. Obwohl ca. 75% der über 65-Jährigen degenerative Veränderungen der Wirbelsäule aufweisen, entwickelt nur ein kleiner Teil eine ZSM. Fortschreitende degenerative Veränderungen der Halswirbelsäule (HWS) führen nahezu ausschließlich bei prädisponierendem engen zervikalen Spinalkanal mit Schwerpunkt im mittleren und unteren Abschnitt der HWS zu einer Einengung und letztlich zu einer Kompression des zervikalen Myelons oder dessen Blutgefäße.

Das klinische Bild der ZSM ist Ausdruck einer variablen Kombination radikulärer Ausfälle an den oberen Extremitäten (spondylotische Radikulopathie, eigene DGN-Leitlinie) und Symptome einer Rückenmarkschädigung (zervikale spondylotische Myelopathie) oder der Kombination von beiden (Radikulomyelopathie). Neurologisch finden sich häufig Zeichen einer Schädigung der zu den Beinen führenden Anteile der Pyramidenbahn mit spastischer Tonuserhöhung und einem breitbasigen unsicheren Gangbild, wohingegen Störungen der Blasen- und Mastdarmfunktion eher gering ausgeprägt sind und von etwa der Hälfte der Patienten beklagt werden. Als Ausdruck einer zervikalen Wurzelschädigung bestehen Atrophien und Paresen der Handmuskeln mit Störungen der Feinmotorik. Radikuläre Schmerzsyndrome finden sich bei ca. 30% der Betroffenen (**Tabelle 1**).

Für die Quantifizierung der Funktionseinbußen als Maß der Ausprägung der ZSM sowie als Basis für Verlaufsuntersuchungen wurden verschiedene Instrumente vorgeschlagen; die meisten berücksichtigen im Wesentlichen die Beeinträchtigung der Gehfähigkeit aufgrund der Markläsion. International am häufigsten verwendet wird derzeit das **Japanese Orthopaedic Association (JOA) scoring system** (**Tabelle 2**), das die motorische Funktion der oberen und unteren Extremität, die sensible Funktion von oberer und unterer Extremität und Stamm sowie die Blasenfunktion berücksichtigt (diskutiert in Yonenobu et al. 2001).

Tabelle 1 Zervikale spondylotische Myelopathie: Symptome und neurologische Befunde

Typische Symptome:
- Feinmotorikstörung, Schwäche und Gefühlsstörungen der Hände
- Schwäche der Beine, Gangunsicherheit
- Blasen-, Mastdarm-, Potenzstörung
- Schmerzen in HWS, Schulter, Arm (als Ausdruck einer zusätzlichen zervikalen Radikulopathie)

Neurologische Befunde:
- Reflexsteigerung, pathologische Fremdreflexe und Kloni der unteren Extremitäten, positives Lhermitte-Zeichen
- Paraspastik, Gangataxie
- Autonome Störungen
- Sensibilitätsstörungen, Reflexabschwächung bzw. -verlust, Paresen, Atrophien an den Armen
- Radikuläre Syndrome im Bereich der oberen Extremitäten

Seltene Symptome und Befunde:
- Dysphagie (Kompression des Ösophagus bei ausgeprägten ventralen Osteophyten)
- Vertebrobasiläre Ischämie (Kompression der A. vertebralis)
- Phrenikuslähmung (bei Kompression in Höhe HWK3/4)

Tabelle 2 Japanese Orthopaedic Association (JOA) Scoring System (17–2) bei zervikaler Myelopathie (nach der japanischen Einteilung für westliche Verhältnisse adaptiert)

Motorische Funktion
- **Finger**
  - 0 = unfähig, selbst mit Löffel und Gabel zu essen; unfähig, selbst große Knöpfe zu knöpfen
  - 1 = fähig, sich selbst mit Löffel und Gabel zu ernähren, jedoch ungeschickt
  - 2 = schreiben möglich, wenngleich sehr ungeschickt; große Knöpfe können geknöpft werden
  - 3 = schreiben etwas eingeschränkt, aber möglich; Manschettenknöpfe können geknöpft werden
  - 4 = normal
- **Schulter und Oberarm** (Beurteilung des Kraftgrads (angegeben als 1–5 von 5) des M. deltoideus oder des M. biceps brachii (der schwächere Muskel ist zu werten)
  - -2 = Kraftgrad 2 oder geringer
  - -1 = Kraftgrad 3
  - -0,5 = Kraftgrad 4
  - 0 = Kraftgrad 5
- **Untere Extremität**
  - 0 = nicht in der Lage aufzustehen und zu gehen
  - 0,5 = fähig, aufzustehen, jedoch nicht zu gehen
  - 1 = unfähig, selbst auf ebenem Untergrund ohne Gehhilfe zu gehen
  - 1,5 = fähig, ohne Unterstützung zu gehen, bei jedoch unsicherem Gangbild
  - 2 = fähig, auf ebenem Untergrund frei zu gehen; Treppensteigen nur mit Unterstützung
  - 2,5 = Treppaufgehen ohne Unterstützung; Treppabgehen nur mit Unterstützung möglich
  - 3 = rasches Gehen möglich, jedoch etwas unsicheres Gangbild
  - 4 = normal

Tabelle 2 Fortsetzung

Sensibilität
- **Obere Extremität**
  - 0 = vollständiger Verlust der Berührungs- und Schmerzempfindung
  - 0,5 = bis 50%ige Sensibilitätsminderung und/oder erhebliche Schmerzen oder Taubheit
  - 1 = bis 40%ige Sensibilitätsminderung und/oder mäßige Schmerzen oder Taubheit
  - 1,5 = Taubheitsgefühl ohne sensibles Defizit
  - 2 = normal
- **Stamm**
  - 0 = vollständiger Verlust der Berührungs- und Schmerzempfindung
  - 0,5 = bis 50%ige Sensibilitätsminderung und/oder erhebliche Schmerzen oder Taubheit
  - 1 = bis 40%ige Sensibilitätsminderung und/oder mäßige Schmerzen oder Taubheit
  - 1,5 = Taubheitsgefühl ohne sensibles Defizit
  - 2 = normal
- **Untere Extremität**
  - 0 = vollständiger Verlust der Berührungs- und Schmerzempfindung
  - 0,5 = bis 50%ige Sensibilitätsminderung und/oder erhebliche Schmerzen oder Taubheit
  - 1 = bis 40%ige Sensibilitätsminderung und/oder mäßige Schmerzen oder Taubheit
  - 1,5 = Taubheitsgefühl ohne sensibles Defizit
  - 2 = normal
- **Blasenfunktion**
  - 0 = Harnretention und/oder Inkontinenz
  - 1 = Gefühl der unvollständigen Blasenentleerung und/oder Nachtröpfeln und/oder spärlicher Urinstrahl und/oder nur teilweise erhaltene Kontinenz
  - 2 = verzögerte Blasenentleerung und/oder Pollakisurie
  - 3 = normal

Maximal erreichbare Punktzahl (Normalbefund): 17

Diagnostik

Notwendig

- Neurologischer Status
- Klinische Gradierung (empfohlen: Japanese Orthopaedic Association [JOA] score)
- MRT der HWS (ist heute Standarduntersuchung bei Verdacht auf ZSM; sagittal: Sequenzen T1, T2-Wichtung, Gd bei Verdacht auf Myelomalazie; transversal: T2, ggf. Turbo-Spinecho-Sequenz)
- EMG (zum Nachweis radikulärer Ausfälle)
- SSEP (N. medianus und N. tibialis)
- Magnetstimulation (ZML)
- Beurteilung der Blasenfunktion (Restharnsonographie)

Im Einzelfall erforderlich

- Röntgennativdiagnostik der HWS in vier Ebenen zur Beurteilung der knöchernen Verhältnisse; Funktionsaufnahmen zur Beurteilung einer mobilen Komponente
- CT der HWS, wenn knöcherne Veränderungen im Vordergrund stehen (Osteophyten, Hypertrophie der Facettengelenke; Kalzifizierung der Ligamente), ggf. knöcherne Rekonstruktion zur Ermittlung der Spinalkanalweite
- Myelographie mit anschließendem Myelo-CT (bei Diskrepanz zwischen Klinik und MRT-Bildgebung; präoperativ)
- Erweiterte elektromyographische und neurographische Untersuchung mit F-Wellen
- Basislabor mit Entzündungsparametern, Borrelienserologie
- Liquor (Abgrenzung entzündlicher Erkrankungen)
- Ganganalyse

Pathophysiologie

Die Variabilität des Erscheinungsbildes der ZSM ist Ausdruck einer komplexen und im Einzelfall unterschiedlichen Interaktion verschiedener mechanischer und vaskulärer Faktoren. Durch die Kompression von Myelon und Nervenwurzeln kommt es zur direkten Schädigung des axonalen Transports und der neuronalen Integrität. Hierdurch werden die motorischen und sensiblen Symptome sowie der Schmerz verursacht. Zu dem durch die Enge ständig bestehenden **statischen** Druck kommt eine **dynamische** Komponente, die sich bei Bewegung (insbesondere Flexion) verstärkt. Darüber hinaus scheinen auch vaskuläre Faktoren (Drosselung der arteriellen Blutzufuhr, Reduktion des venösen Abflusses durch den Druck) sowie ein Myelonödem zur Pathologie beizutragen.

Trias:
1. Kompression des Rückenmarks,
2. Kompression der Gefäße → Ischämie,
3. intramedulläres Ödem.

Die differenzialdiagnostischen Erwägungen schließen neben degenerativen Veränderungen (Spondylose) auch Traumata, Tumoren, entzündliche Erkrankungen, spinale Ischämien und neurodegenerative Erkrankungen ein (Isenmann u. Thier 2002).

Therapie

Es liegen nur wenige systematisch erhobenen Daten über den Spontanverlauf der ZSM vor (Kadanka et al. 2002). Im Einzelfall ist der Verlauf schwer vorauszusagen. So muss in Abhängigkeit von Alter, Ausprägung und Dauer der klinischen Symptomatik, der Geschwindigkeit der Progredienz neurologischer Symptome sowie der bildgebenden Diagnostik die Therapieplanung individuell erfolgen. Die entscheidende Frage ist die nach primär konservativer oder chirurgischer Therapie. Die folgenden Empfehlungen beruhen auf einer aktuellen (Oktober 2004) Auswertung der Literatur; prospektive, randomisierte Studien liegen nicht vor (Isenmann u. Thier 2002, Fouyas et al. 2002).

Ein konservativer Therapieversuch scheint aufgrund der Datenlage gerechtfertigt bei geringer Funktionsstörung (JOA > 13–14) und fehlender oder nur geringer klinischer Progredienz und höherem Lebensalter (Kadanka et al. 2002). Die konservative Therapie muss von engmaschigen klinischen Untersuchungen, die anfänglich in 6-wöchigen, später in 6-monatigen Abständen erfolgen sollten, und bildgebenden (MRI) Verlaufskontrollen nach 3–6 Monaten, bei Befundprogredienz ggf. früher, begleitet sein. Andererseits ist die Prognose eines operativen Vorgehens auch bei lange andauernder Gangunsicherheit (≥ 18 Monate), älteren Patienten (≥ 70 Jahre), Verschlechterung einer vorbestehenden Myelopathie durch ein Trauma, erheblich reduziertem Rückenmarkquerschnitt in Höhe der maximalen Kompression, bei bereits deutlichen Muskelatrophien der oberen Extremitäten sowie bei erheblich fortgeschrittener Gangstörung (JOA < 7) als kritisch einzustufen und die Operationsindikation in diesen Fällen besonders kritisch zu prüfen. In einer prospektiv angelegten Studie an Patienten ohne klinische Zeichen einer Myelonbeteiligung zeigten sich im Verlauf eine radikuläre Symptomatik mit Denervierungsaktivität sowie pathologische SSEPs als Prädiktoren für die Entstehung einer zervikalen Myelopathie (Bednarik et al. 2004).

Bei der Indikationsstellung zu chirurgischem Vorgehen ist zu berücksichtigen, dass degenerative Veränderungen der HWS häufig vorkommen und nur dann ein operatives Vorgehen indiziert ist, wenn die klinische Symptomatik eindeutig mit den bildgebenden Befunden korreliert bzw. eine gravierende elektrophysiologische Befundverschlechterung zu verzeichnen ist. Nach einer Studie von Chen und Mitarbeitern ist der postoperative Verlauf einer Myelopathie in hohem Maße von der Art der Signalveränderung im MRT abhängig. Scharf begrenzte Hyperintensitäten in der T2-gewichteten Sequenz zeigen im Vergleich zu fehlenden oder flauen, überwiegend einem Ödem entsprechenden Signalauffälligkeiten einen deutlich schlechteren postoperativen Verlauf (Chen et al. 2001, Suri et al. 2003).

Eine rasch progrediente Querschnittsymptomatik stellt eine absolute Operationsindikation mit hoher Dringlichkeit dar. Eine Operation ist mit elektiver Indikationsstellung bei Gangstörung, deutlicher Feinmotorikstörung der Hände und Blasenstörung zu erwägen; sie gilt bei JOA um etwa 8–13 bei entsprechender Bildgebung in der Regel als Therapieoption der Wahl. Ziel ist neben einer zu erhoffenden Besserung insbesondere die Stabilisierung und Verhinderung weiterer Progredienz.

Konservativ

Da Patienten, deren Bewegungsmöglichkeiten im Bereich der HWS groß sind, häufiger eine Progression ihrer Symptomatik erfahren, beschränkt sich die Therapie im Akutstadium auf eine Immobilisation des Halses durch eine Halskrawatte. Diese sollte besonders nachts und nicht länger als 2 Monate getragen werden. Die mitunter sehr positive Einschätzung dieser Maßnahme und die Zurückhaltung gegenüber der operativen Therapie gehen auf die Ergebnisse mehrerer älterer, überwiegend retrospektiver Untersuchungen zurück. Kritisch anzumerken ist jedoch, dass wissenschaftlich bisher nicht evaluiert wurde, ob Immobilisation der HWS den natürlichen Verlauf tatsächlich beeinflusst. Bedarfsweise sollten Antiphlogistika, Analgetika und ggf. Muskelrelaxanzien verabreicht werden. Physiotherapeutische und physikalische Therapiemaßnahmen sollten möglichst bald eingeleitet werden, um einen weiteren Muskelaufbau und somit eine Stabilisierung der HWS zu erzielen. Kontrolluntersuchungen sollten anfänglich engmaschig in etwa 6-wöchigem Abstand, später in 6-monatigen Intervallen durchgeführt werden. Bei Befundverschlechterung erfolgt eine Reevaluation therapeutischer Optionen (**Tabelle 3**).

Operativ

Eine große Anzahl retrospektiver Studien beschäftigt sich mit dem postoperativen Verlauf der ZSM wobei jeweils relativ kleine Patientenzahlen und meist nur unzureichende Beobachtungszeiträume zugrunde liegen. Ziel jeder operativen Intervention ist die Dekompression des Rückenmarks und ggf. der Wurzeln sowie die Vermeidung bleibender neurologischer Ausfälle. Grundsätzlich sollte die Indikation zur operativen Dekompression nicht ausschließlich anhand der Bildgebung gestellt werden. Selbst bei hochgradiger Spinalkanalstenose (Sagittaldurchmesser von ≤ 13 mm) müssen stets auch der klinische Befund

Tabelle 3 Zervikale spondylotische Radikulomyelopathie: Elemente der konservativen Therapie (antiphlogistische und analgetische Medikation zur Therapie radikulärer Schmerzen; die Myelopathie selbst ist nicht schmerzhaft) Immobilisation durch Halskrawatte (vorwiegend nachts; wenn möglich < 2 Monate)

Medikation	Zum Beispiel	Einzeldosis	Tagesdosis
Antiphlogistisch (in der Akutphase 1–4 Wochen)			
	Diclofenac	50 mg/75 mg	150 mg
	Ibuprofen	600 mg	bis 2400 mg
Analgetisch (bis 4 Wochen)			
	Paracetamol	500–1000 mg	bis 3000 mg
	Flupirtin	100 mg	bis 300 mg
	bei Bedarf niederpotente Opioide		
Muskelrelaxierend			
	Baclofen	5–25 mg	ggf. bis 75 mg
	Tizanidin	2–6 mg	bis 24 mg
	Tetrazepam	25–50 mg	bis 200 mg
Gegebenenfalls thymoleptisch			
Physiotherapie			
Haltungsübungen			
Ergonomische Gestaltung des Arbeitsplatzes			

und der individuelle Verlauf in der Therapieplanung ausreichend gewürdigt werden.

Indikationen zur operativen Dekompression:
- Rasche Progredienz der klinischen Symptomatik
- Auftreten autonomer Störungen (Blase, Mastdarm, Potenz)
- Unzureichender Erfolg durch konservative Therapie bei Progredienz der neurologischen Symptomatik
- Eindeutiger neuroradiologischer Befund und Verschlechterung der elektrophysiologischen Befunde

Da lange bestehende zervikale Stenosen auf eine operative Therapie schlecht ansprechen, sollte bei Vorliegen einer Indikation der operative Eingriff rasch erfolgen (Handa et al. 2002).

Operationstechniken

Zur operativen Behandlung der ZSM unterscheidet man nach der Wahl des Zugangs anteriore und posteriore Techniken.

Anteriorer Zugang

Die operative Dekompression eines durch umschriebene Stenosen (1 oder 2 Segmente) beeinträchtigenden Marks erfolgt vorzugsweise über einen anterioren Zugang, ggf. in Kombination mit einer Foraminotomie, es sei denn das Myelon wird vornehmlich von dorsal komprimiert (sehr selten). Weitere Indikationen für einen anterioren Zugang sind insbesondere mediane Vorfälle, Ossifikation des hinteren Längsbandes, ventrale Osteophyten; Protrusion mit beidseitiger radikulärer Symptomatik auf der gleichen Höhe; zervikale Instabilität mit der Notwendigkeit einer Fusion; erhebliche Flexionsdeformität.

Posteriorer Zugang

Zervikale Spinalkanalstenosen, die ausschließlich von dorsal verursacht werden oder sich über mehrere Segmente erstrecken, können bei fehlender kyphotischer Fehlstellung über eine Entlastung von dorsal behoben werden, wobei eine Stabilisierung zur Prophylaxe der sekundären kyphotischen Achsabknickung in der Regel erforderlich ist.

Unabhängig vom operativen Vorgehen sollte die Phase der postoperativen Immobilisierung mittels Krawatte möglichst kurz sein.

Zusammenfassung

Der Verlauf der zervikalen spondylotischen Myelopathie ist sehr variabel und im Einzelfall nicht prognostizierbar. Da bislang nur sehr wenige valide prospektive Daten über den Spontanverlauf bzw. über den Verlauf mit konservativer oder operativer Therapie vorliegen, muss sich das therapeutische Vorgehen am derzeitigen Erfahrungsstand und den Ergebnissen einer Vielzahl kleiner retrospektiver Studien mit nichtstandardisierten Bewertungsmaßstäben orientieren (Fouyas et al. 2002, Isenmann u. Thier 2002).

Verfahren zur Konsensbildung

Bearbeitet durch die Kommission Leitlinien der DGN. In Absprache mit der Deutschen Gesellschaft für Neurochirurgie.

Expertengruppe

PD. Dr. med. D. Bengel, Neurologie Ravensburg
PD Dr. med. S. Isenmann, Neurologie Tübingen
Prof. Dr. med. R. Kalff, Neurochirurgie Jena
Federführend: *PD Dr. med. D. Bengel, Oberschwabenklinik, Elisabethstr. 15, 88212 Ravensburg*
e-mail: neuro-ck@Oberschwabenklinik.de

Literatur

Alexander, J. T. (1996): Natural history and nonoperative management of cervical spondylosis. In: Menezes, A. H., V. K. H. Sonntag (eds.), Principles of Spinal Surgery. McGraw-Hill, New York, 547–557.

Amundsen, T., H. Weber, H. J. Nordal, B. Magnaes, M. Abdelnoor, F. Lilleas (2000): Lumbar spinal stenosis: Conservative or surgical management? A prospective 10-year-study. Spine 25, 1424–1436.

Bednarik, J., Z. Kadanka, L. Dusek, O. Novotny, D. Surelova, I. Urbanek, B. Prokes (2004): Presymptomatic spondylotic cervical cord compression. Spine 29, 2260–2269.

Brain, W. R., D. Northfield, M. Wilkinson (1952): The neurological manifestations of cervical spondylosis. Brain 75,187–225.

Chen, C. J., R. K. Lyu, S. T. Lee, Y. C. Wong, L. J. Wang (2001): Intramedullary high signal intensity on T2 weighted MR images in cervical spondylotic myelopathy: Prediction of prognosis with type of intensity. Radiology 221, 789–794.

Clarke, E., P. K. Robinson (1956): Cervical myelopathy: a complication of cervical spondylosis. Brain 79, 483–510.

Fouyas, I. P., P. F. Statham, P. A. Sandercock (2002): Cochrane review on the role of surgery in cervical spondylotic radiculopathy. Spine 27, 736–747.

Haberland, N., K. Ebmeier, O. Sölch, R. Kalff (2000): Die operative Therapie degenerativer Erkrankungen der Halswirbelsäule. Nervenheilkunde 19, 380–387.

Handa, Y., T. Kubota, H. Ishii, K. Sato, A. Tsuchida, Y. Arai (2002): Evaluation of prognostic factors and clinical outcome in elderly patients in whom expansive laminoplasty is performed for cervical myelopathy due to multisegmental spondylotic canal stenosis. A retrospective comparison with younger patients. J. Neurosurg. Spine 96, 173–179.

Isenmann, S., P. Thier (2002): Spinale Enge-Syndrome. In: Brandt, T., J. Dichgans, H. C. Diener (Hrsg.), Therapie und Verlauf neurologischer Erkrankungen, 4. Auflage. Kohlhammer, Stuttgart.

JOA (Japanese orthopaedic association; 1994): Scoring system (17–2) for cervical myelopathy. J. Jpn. Orthop. Assoc. 68, 490–503.

Kadanka, Z., J. Bednarik, S. Vohanka, O. Vlach, L. Stejskal, R. Chaloupka (2000): Conservative treatment versus surgery in spondylotic cervical myelopathy: a prospective randomized study. Eur. Spine J. 9, 538–544.

Kadanka, Z., M. Mares, J. Bednarik, V. Smrcka, M. Krbec, L. Stejskal, R. Chaloupka, D. Surelova, O. Novotny, I. Urbanek, L. Dusek (2002): Approaches to spondylotic cervical myelopathy: conservative versus surgical results in a 3-year follow-up study. Spine 27, 2210–2211.

LaRocca, H. (1988): Cervical spondylotic myelopathy: Natural history. Spine 13, 854–855.

Lees, F., J. W. A. Turner (1963): Natural history and prognosis of cervical spondylosis. Brit. Med. J. II, 1607–1610.

Matsumoto, M., K. Chiba, M. Ishikawa, H. Maruiwa, Y. Fujimura, Y. Toyama (2001): Relationships between outcomes of conservative treatment and magnetic resonance imaging findings in patients with mild cervical myelopathy caused by soft disc herniations. Spine 26, 1592–1598.

Nurick, S. (1972): The natural history and the results of surgical treatment of the spinal cord disorder associated with cervical spondylosis. Brain 95, 101–108.

Suri, A., R. P. Chabbra, V. S. Mehta, S. Gaikwad, R. M. Pandey (2003): Effect of intramedullary signal changes on the surgical outcome pf patients with cervical spondylotic myelopathy. Spine J. 3, 33–45.

White, A. A., M. M. Panjabi (1988): Biomechanical considerations in the surgical management of cervical spondylotic myelopathy. Spine 13, 856–860.

Yonenobu, K., T. Fuji, K. Ono, K. Okada, T. Yamamoto, N. Harada (1985): Choice of surgical treatment for multisegmental cervical spondylotic myelopathy. Spine 10, 710–716.

Yonenobu, K., K. Abumi, K. Nagata, E. Taketomi, K. Ueyama (2001): Interobserver and intraobserver reliability of the Japanese Orthopaedic Association scoring system for evaluation of cervical compression myelopathy. Spine 26, 1890–1895.

Zervikale Radikulopathie

Was gibt es Neues?

Bis heute liegen weiterhin keine gesicherten Daten bzw. vergleichenden Daten zu den verschiedenen Therapiemethoden vor, sowohl zu den konservativen als auch zu den operativen Verfahren bei kompressiven Radikulopathien.

Die wichtigsten Empfehlungen auf einen Blick

- Keine längerfristige Ruhigstellung, sondern mäßige Belastung und entspannende Physiotherapie (**C**)
- Frühzeitig und ausreichend analgetische Therapie mit NSAR (**C**) sowie muskelrelaxierenden Medikamenten (**C**)
- Operation bei progredienten Paresen oder Zeichen der langen Bahnen (**B**)
- Bei chronischen Schmerzen multimodales Behandlungskonzept mit Physiotherapie, analgetischer Therapie und Entspannungstechniken (Verhaltenstherapie, Schmerzbewältigungsprogramme; **C**)

Definition

Schmerzen im Bereich der Halswirbelsäule mit Ausstrahlung nach okzipital und in die Schulter-Arm-Region stellen ein weit verbreitetes Problem dar. Dabei wird unterschieden zwischen akut auftretenden Wurzelreiz- und/oder Wurzelausfallsyndromen und chronischen Zervikobrachialgien. Die degenerativen Veränderungen betreffen vor allem die unteren HWS-Abschnitte, vor allem HWK 5/6, HWK 6/7 und seltener HWK7/BWK1 oder HWK 4/5. Die radiologisch erhobenen Befunde in der Nativ- und Schnittbilddiagnostik (CT, MRT) korrelieren nur gering mit den klinischen Befunden.

Die Therapiemöglichkeiten der akuten und chronischen Formen unterscheiden sich insoweit, dass ein operatives Vorgehen eher bei akuten Beschwerden in Frage kommt, wohingegen bei chronischen Störungen eher ein konservatives, multidisziplinäres Vorgehen angeraten ist unter Einbeziehung pharmakologischer, physiotherapeutischer und psychosomatischer Methoden.

Diagnostik

Notwendig

- Ausführliche Anamnese: Zeitverlauf, vorausgegangene Störungen und Erkrankungen (Traumen, operative Eingriffe), Husten-, Press-, Niesschmerz, Miktionsstörungen
- Klinisch neurologische Untersuchung mit Beachtung der Form, Klopfschmerzhaftigkeit und Bewegungseinschränkung der Wirbelsäule, durch Kopfbewegungen provozierbare radikuläre Reizsymptome, Nervendehnungszeichen, Lhermitte-Zeichen, Paresen der Kennmuskeln, sensible Störungen vor allem der Algesie und Reflexabschwächungen, Inspektion der Haut auf herpetiforme Läsionen
- HWS-Nativröntgen in 2 Ebenen: als Basisdiagnostik bei Patienten mit neu aufgetretenen Beschwerden, bei denen keine weitergehende Schnittbilddiagnostik erforderlich ist, zur Erkennung von Osteodestruktionen, knöchernen Fehlbildungen und degenerativen Veränderungen
- EMG aus den Kennmuskeln unter Einbeziehung der paravertebralen Muskulatur: zum Nachweis einer subklinischen motorischen Affektion und der lokalisatorischen Zuordnung zu einem bestimmten zervikalen Segment, Differenzierung zwischen akuten und eher chronisch neurogenen Veränderungen sowie gegen neuralgische Schultermyatrophie
- Basislabor mit Entzündungsparametern (Spondylodiszitis, diabetische Radikulopathie)

Im Einzelfall erforderlich und nützlich

- Blutserologie: Borreliose, Herpes, Zoster
- Liquordiagnostik mit Serologie: Polyradikulitis bei Borreliose, Meningeosis carcinomatosa sive lymphomatosa
- MRT in sagittaler und transversaler Schichtung: Suche nach einer Wurzelkompression, Raumforderung, entzündlichen Veränderungen, bei anhaltender Symptomatik oder wenn eine Operation erwogen wird; immer

bei Verdacht auf medulläre Schädigung (zervikale Myelopathie)
- CT in Dünnschichttechnik, ggf. mit knöcherner Rekonstruktion bei unauffälligem MRT-Befund und klinisch eindeutig radikulärer Symptomatik zur Darstellung besonders knöcherner Veränderungen im Abgangsbereich der Nervenwurzel
- Zervikale Myelographie und CT-Myelographie: bei Versagen der vorgenannten Methoden trotz eindeutiger klinischer Symptomatik
- Sensible Neurographie und SSEP-Untersuchungen zur Abgrenzung einer Radikulopathie gegen eine Armplexusläsion
- Knochenszintigraphie

Pathogenese

Im Unterschied zu den lumbalen Radikulopathien sind im HWS-Bereich degenerativ-knöcherne Veränderungen (Osteochondrose, Unkovertebralgelenkarthrose, Spondylarthrose, Spondylolisthese) mit Einengung der Foramina intervertebralia häufiger für Radikulopathien verantwortlich als Bandscheibenvorfälle. Daneben sind ursächlich: lokale Raumforderungen wie Tumoren (wie Knochenmetastasen, Ependymome, Meningeome), Hämatome und entzündliche Veränderungen (Abszesse, Spondylodiszitis, Lyme-Radikulopathie). Pseudoradikuläre Syndrome bei orthopädischen Leiden, z. B. im Schultergelenk, können von zervikalen Radikulopathien abgegrenzt werden, da sie nie zu neurologischen Defiziten führen.

Symptome

Akut oder subakut auftretende einschießende Schmerzen und/oder Parästhesien im Ausbreitungsgebiet einer oder eher selten mehrerer Nervenwurzeln fehlen nur selten. Die Ausbreitung der Sensibilitätsstörungen entspricht den Dermatomen der betroffenen Nervenwurzeln, wobei die Schmerzempfindung eher als die Berührungsempfindung betroffen ist. Motorische Ausfälle mit konsekutiven Muskelatrophien betreffen die Kennmuskeln, wobei die Paresen meist inkomplett sind, da die einzelnen Kennmuskeln ihre Innervation über mehrere Nervenwurzeln erhalten. Entsprechend kommt es zu einer Abschwächung oder zu einem Ausfall der zugehörigen Kennreflexe. Bei den meisten Radikulopathien kommt es zu erheblichen Veränderungen im Bereich der Halswirbelsäule mit einer Steilstellung, einem paravertebralen muskulären Hartspann, einem lokalen Klopf- oder Druckschmerz über der Wirbelsäule sowie zu einer Zunahme der Beschwerden bei Drehung oder Neigung des Kopfes nach hinten und/oder zur betroffenen Seite. Zusätzlich können ein Husten-, Press- und Niesschmerz sowie andere Nervendehnungszeichen vorkommen, selten kommt es zu einem Lhermitte-Zeichen, d. h. einem elektrisierenden Gefühl entlang der Wirbelsäule bis in die Gesäßregion, das durch HWS-Bewegungen ausgelöst wird. Bei den seltenen polyradikulären Prozessen kommt es zu einem mehrsegmentalen Ausfall und bei medianen Bandscheibenvorfällen oder anderen raumbeschränkenden Prozessen zusätzlich zu den meist asymmetrischen peripheren Störungen an den Armen zu Zeichen langer Bahnen mit einer paraspastischen Gangstörung, Reflexsteigerung an den Beinen, verbreiterten reflexogenen Zonen, unerschöpflichen Kloni und Pyramidenbahnzeichen sowie Blasenentleerungsstörungen. Das entspricht der zervikalen Myelopathie (siehe Leitlinie „Zervikale spondylotische Myelopathie").

Bei den chronischen Veränderungen stehen meist Schmerzen paravertebral mit gelegentlicher radikulärer Ausstrahlung im Vordergrund. Objektivierbare neurologische Ausfälle zeigen in der Regel keine Progredienz. Mitunter kann dies durch elektromyographische Untersuchungen verifiziert werden.

Differenzialdiagnose

Da in der Mehrzahl der zervikalen Radikulopathien Schmerzen vorhanden sind, die sich im entsprechenden Dermatom ausbreiten, kommen selten andere Erkrankungen in Betracht.
- Neuralgische Myatrophie: akut schmerzhaftes Geschehen, wobei der Schmerz nach wenigen Tagen sistiert und sich eine Parese einstellt. Das Verteilungsmuster entspricht eher dem einer peripheren Nerven- oder Plexusläsion, Sensibilitätsstörungen sind meist nur gering ausgeprägt oder fehlen. Das paravertebrale EMG zeigt in der Regel keine pathologische Spontanaktivität.
- Plexusläsionen: besonders tumoröse Infiltrationen des unteren Armplexus (Pancoast-Tumor, Metastasen bei Mammakarzinom) ähneln Affektionen der Wurzeln C8 und Th1. Klinisch findet sich hierbei jedoch oft ein Horner-Syndrom, das bei Radikulopathien nicht vorkommt. Die sensible Neurographie des N. ulnaris und des N. cutaneus antebrachii medialis zeigt eine Abnahme der Amplitude des sensiblen Nervenaktionspotenzials nur bei Plexusaffektionen, während sie bei Wurzelschädigungen trotz eines sensiblen Defizits unauffällig sind. Oft sind auch SEP-Untersuchungen mit Ableitung der Reizantworten vom Erb-Punkt sensitiv für diese Fragestellung.
- Periphere Nervenkompressionssyndrome wie das Karpaltunnelsyndrom können mit Wurzelkompressionen verwechselt werden, da mitunter die Schmerzsymptomatik auch nach proximal ausstrahlt. Eine Differenzierung ist mit einer motorischen und sensiblen Neurographie der peripheren Nerven meist möglich.
- Pseudoradikuläre Beschwerden bei orthopädischen Erkrankungen, z. B. bei einer Periarthropathia humeroscapularis oder bei Schultertraumen. Hierbei ist der neurologische Untersuchungsbefund unauffällig, und auch die elektrophysiologischen Untersuchungen weisen keine Abweichungen von der Norm auf.

Therapie

Bis auf die akuten Bandscheibenvorfälle mit erheblichen neurologischen Defiziten ist die Therapie geprägt von einem multimodalen, ggf. interdisziplinären konservativen Vorgehen.

Konservativ

- Ruhigstellung der HWS: allenfalls für wenige Tage, kein sicherer Therapieeffekt, führt eher zu einer Symptomverlängerung, frühzeitige Mobilisation ist hilfreich (Gross et al 2004) (⇔)
- Physikalische Therapie: Rückenschule, Entspannungsübungen, Lockerungsübungen
- Lokale Wärmeanwendungen meist erfolgreicher als Kryotherapie
- Nichtsteroidale Antiphlogistika (z.B. Diclofenac 3 x 25–50 mg/d oder Indometazin 2–3 x 25 mg/d, Naproxen 2 x 500 mg, Ibuprofen bis 3 x 800 mg, auf gastrointestinale Nebenwirkungen achten) für einen begrenzten Zeitraum von 2–3 Wochen
- Bei Versagen höherpotente Analgetika (Tramadol retardiert bis 2 x 200 mg), in seltenen Fällen auch Opioide (Buprenorphin Pflaster)
- Myotonolytika (z.B. Diazepam 2 x 5–10 mg/d, Tetrazepam 50–300 mg/d) unter strenger Kontrolle und nur für einen begrenzten Zeitraum, Gefahr der Abhängigkeit; Tolperison bis 3 x 150 mg/d
- Komedikation mit tri- oder tetrazyklischen Antidepressiva (z.B. Amytriptilin 25–75 mg ret. zur Nacht; Staiger et al. 2003) (⇑)
- Radiofrequenztherapie der Facettengelenke führt nur zu einer kurzfristigen Besserung chronischer Schmerzen (Niemisto et al. 2003) (⇔)
- Bei länger anhaltenden Schmerzen ist der Versuch einer periradikulären CT-gesteuerten Steroidapplikation erfolgreich (Cyteval et al. 2004) (⇔)
- Bei chronifizierten Schmerzsyndromen multimodale Therapie unter Einbeziehung von psychotherapeutischen Verfahren, Physiotherapie und analgetischer Therapie (⇔)
- Antibiotische Behandlung bei Lyme-Borreliose, Spondylodiszitis (Therapie über ausreichend langen Zeitraum)
- Radiochemotherapie bei Meningeosis carcinomatosa (siehe entsprechende Leitlinie)

Operativ

Indikationen

- Progrediente funktionell relevante motorische Ausfälle (schlechter als KG 3/5)
- Trotz ausreichender intensiver konservativer Maßnahmen über > 4 Wochen nicht therapierbare Schmerzen

Operative Verfahren

- Offene Diskektomie in mikrochirurgischer Technik über einen anterioren Zugang
- Interkorporelle Spondylodese mit autologem Knochenspan
- Alternativ Interponate aus Knochenzement, Titan, Kunststoff
- Sequesterektomie über eine dorsale Foraminotomie
- Perkutane Nukleotomie bei nichtsequestrierten Vorfällen

Als Standardverfahren zur Beseitigung einer Nervenwurzelkompression hat die offene, mikrochirurgische Diskektomie über einen anterioren Zugang den höchsten Stellenwert. Mit dieser Operationstechnik ist es möglich, die sowohl durch einen Bandscheibenvorfall (soft disc) als auch durch eine Spondylose (hard disc) verursachte Kompression sicher und schonend zu beseitigen. Die Komplikationsrate dieser Operation ist gering, die Patienten müssen über folgende wichtige **Risiken** aufgeklärt werden:

- Nachblutung,
- Wundheilungsstörung,
- Verletzung von Gefäßen (A. carotis, A. vertebralis),
- Verletzung der Nervenwurzel und des Rückenmarks,
- Rekurrensparese.

Bei alleiniger Diskektomie kann durch die Höhenminderung des Intervertebralraums eine segmentale Instabilität induziert werden, die postoperativ zu verstärkten Nackenschmerzen führen kann. Um dies zu vermeiden, wird als zweiter operativer Schritt eine interkorporelle Spondylodese vorgenommen. Als Interponate können verschiedene Materialien eingesetzt werden. Die meisten Erfahrungen bestehen mit autologen Knochenspänen, die aus dem Beckenkamm entnommen werden. Als standardisierte Operationstechniken werden die Methoden nach **Cloward** (runder Dübel) oder nach **Smith-Robinson** (quaderförmiger Dübel) angewendet. Mit beiden Methoden kann eine stabile Fusion erreicht werden.

Als **Komplikationen der Knochenspanentnahme** muss der Patient über folgende Punkte unterrichtet werden:

- Nachblutung,
- Wundheilungsstörung,
- postoperative lokale Schmerzen, selten chronische Schmerzen,
- Meralgia paraesthetica,
- Fraktur der Spina iliaca anterior superior.

Um diese Risiken zu umgehen, können andere Materialien verwendet werden, mit denen ebenfalls eine interkorporelle Spondylodese erreicht werden kann. Folgende Materialien können eingesetzt werden:

- Knochenzement (PMMA – Polymethylmethacrylat),
- Titan-Cage,
- Carbon-Cage (PEEK – Polyetheretherketon).

Vorteile haben alle diese Interponate in einer kürzeren Operationszeit, geringeren postoperativen Morbidität und schnelleren Mobilisierung.

In seltenen Fällen kann eine Nervenwurzelkompression durch eine segmentale Instabilität verursacht werden, bei der es zu einer Spondylolisthese der beteiligten Wirbelkörper kommen kann. Bei dieser Konstellation wird eine interkorporelle Spondylodese mit einem autologen Knochenspan mit einer ventralen Plattenosteosynthese kombiniert.

Bei lateralen oder intraforaminalen Bandscheibenvorfällen kann die Nervenwurzel auch über einen dorsalen Zugang durch eine **Foraminotomie** (nach **Frykholm**) mit Sequesterektomie dekomprimiert werden. Bei spondylotisch eingeengten Neuroforamina ist diese Operationsmethode nicht so effektiv wie der anteriore Zugang.

Die Nervenwurzeldekompression mit minimalinvasiven, perkutanen, endoskopischen Verfahren ist noch nicht ausreichend standardisiert. Außerdem fehlen Langzeitergebnisse, die einen Vorteil gegenüber den offenen Methoden belegen.

Verfahren zur Konsensbildung

Leitlinie erstellt im Delphi-Verfahren. Erstellungsdatum 10.12.2004.

Expertengruppe

Für die DGN

C. Bischoff, Neurologe, München
K.-H. Reiners, Neurologische Universitätsklinik Würzburg
K. Scheglmann, Neurologische Klink, Klinikum Augsburg
Th. Tölle, Neurologische Klinik der Technischen Universität München

Für die Deutsche Gesellschaft für Neurochirurgie

H.-P. Richter, Neurochirurgische Universitätsklinik der Universität Ulm, Bezirksklinikum Günzburg
K. Seitz, Neurochirurgische Universitätsklinik der Universität Ulm, Bezirksklinikum Günzburg
Federführend: Prof. Dr. C. Bischoff, Neurologische Gemeinschaftspraxis, Burgstr. 7, 80331 München,
Tel.: 089/2422-4868
e-mail: bischoff@profbischoff.de

Literatur

Cyteval, C., E. Thomas, F. Decoux, M. P. Sarrabere, A. Cottin, R. Blotman, P. Taourel (2004): Cervical radiculopathy: open study on percutaneous, periradicular, foraminal steroid infiltration performed under CT control in patients. AJNR 25, 441–445.

Fouyas, I. P., P. F. Statham, P. A. Sandercock, C. Lynch (2001): Surgery for cervical radiculomyelopathy. Cochrane Database Syst. Rev. CD 001466.

Gross, A. R., J. L. Hoving, T. A. Haines, C. H. Goldsmith, T. Kay, P. Aker, G. Braian (2004): Cervical overview group. Spine 29, 1541–1548.

Niemisto, L., E. Kalso, A. Malmivaara, S. Seitsalo, H. Hurri (2003): Cochrane Collaboration Back Review Group. Spine 28, 1877–1888.

Staiger, T. O., B. Gaster, M. D. Sullivan, R. A. Deyo (2003): Systematic review of antidepressants in the treatment of low back pain. Spine 28, 2540–2545.

Clinical pathway – Zervikale Radikulopathie

Basisprogramm

Untersuchung:
- Inspektion: Fehlhaltung, Zoster-Effloreszenzen
- Klopfschmerz
- Bewegungseinschränkung
- Durch Kopfbewegungen provozierbare radikuläre Reizsymptome/Schmerzen
- Lhermitte-Zeichen
- Reflexabschwächungen
- Paresen der Kennmuskeln
- Oberflächensensibilität

Diagnostik:
- Röntgen HWS nativ in 2 Ebenen:
  - Destruktionen
  - Fehlbildungen
  - Degenerative Veränderungen
- EMG der Kennmuskeln und paravertebral
- Labor: Entzündungsparameter

Befund	Weitere Diagnostik	Weitere Abklärung	Therapie
Hinweise auf Radikulopathie: unauffällige sensible Neurographie bei klinisch vorhandenen Sensibilitätsstörungen oder Denervierungszeichen paravertebral	○ polyradikuläres Defizit	□ EMG aus der paravertebralen Muskulatur □ sensible Neurographie	○ **Hinweise auf Radikulitis** (Borreliose, Zoster) ○ maligne Erkrankung bekannt → Verdacht auf Meningeosis neoplastica	□ Serologie: Borreliose, Herpes zoster □ Liquordiagnostik □ Liquorzytologie — weiter siehe entsprechende Leitlinie
Hinweise auf Plexusläsion: ○ Horner-Syndrom ○ pathologische sensible Neurographie ○ keine Denervierungszeichen paravertebral			○ **Hinweise auf neuralgische Schultermyatrophie:** ○ vorübergehende Schmerzen, dann Paresen ○ Verteilungsmuster entsprechend einer Plexusläsion ○ keine oder wenig Sensibilitätsstörungen	
Hinweise auf periphere Nervenkompression			□ neurographische Abklärung	
Hinweise auf knöcherne oder bandscheibenbedingte zervikale Radikulopathie: ○ monoradikuläres Defizit ○ Schmerzausstrahlung zur HWS ○ durch Kopfbewegungen Schmerzlinderung oder provozierbare radikuläre Reizsymptome/Schmerzen		□ **konservative Therapie:** ○ Ruhigstellung allenfalls wenige Tage ○ physikalische Therapie ○ lokale Wärme ○ NSAR, eventuell Opioide ○ Myotonolytika	○ therapieresistente Schmerzen nach 4 Wochen intensiver konservativer Therapie oder ○ progrediente motorische Ausfälle schlechter als 3/5 Paresen	□ MRT in sagittaler und transversaler Schichtung im Einzelfall: ○ CT (Dünnschicht) mit Knochenfenster □ zervikale Myelographie und CT-Myelographie
			○ mediolateraler Bandscheibenvorfall oder mediolaterale knöcherne Kompression	□ offene Disketomie in mikrochirurgischer Technik über anterioren Zugang
			○ lateraler oder intraforaminaler Bandscheibenvorfall	□ Foraminotomie über dorsalen Zugang (Alternative)
Hinweise auf pseudoradikuläres Schmerzsyndrom: ○ keine Defizite ○ unauffällige Elektrophysiologie			□ konservative Therapie	

Lumbale Radikulopathie

Was gibt es Neues?

Seit der letzten Ausgabe der Leitlinien sind keine Studien zu den verschiedenen Therapiemethoden, konservativ wie operativ, erschienen. Die Angaben zur Therapie stellen somit überwiegend nur Empfehlungen dar, die zur Zeit gängiger Standard sind.

Die wichtigsten Empfehlungen auf einen Blick

- Keine Bettruhe, sondern mäßige Belastung (**B**)
- Frühzeitig und ausreichend analgetische Therapie mit NSAR (**C**) sowie muskelrelaxierenden Medikamenten (**C**)
- Operation bei progredienten Paresen oder Blasen-Mastdarm-Störungen
- Bei chronischen Schmerzen ist eine Kombination mit Physiotherapie und psychotherapeutischen Verfahren (Verhaltenstherapie, Schmerzbewältigungsprogramme) angezeigt (**C**).

Definition

Rückenschmerzen mit Ausstrahlung in die Beine stellen nach Kopfschmerzen das häufigste Problem im mittleren und höheren Lebensalter dar. Sie sind eine der häufigsten Ursachen für Arbeitsunfähigkeit, in Deutschland geschätzt auf 16 Millionen AU-Tage/Jahr (Göbel 2001). Neben akuten Prozessen, die im Fall fehlender struktureller Defekte selbstlimitierend sind, kommen auch therapeutisch schwerer angehbare chronische Beschwerden vor. Wenn Schmerzen nicht binnen 12 Wochen abklingen, droht die Gefahr einer Chronifizierung (Nelemans et al. 2000).

Pathogenese

Als Ursachen kommen im Bereich der Lendenwirbelsäule am häufigsten Bandscheibenvorfälle und knöcherne degenerative Veränderungen vor (Spondylarthrose, Spondylolisthese, Hypertrophie der Wirbelbogengelenke). Daneben finden sich Radikulopathien auch aufgrund lokaler Raumforderungen ausgehend von den Wirbeln (Tumoren, Knochenmetastasen) oder von intraspinalen Prozessen (z. B. Ependymomen, epiduralen Blutungen), aufgrund entzündlicher Veränderungen (Spondylodiszitis, Lyme-Radikulitis, Zoster, spinaler Abszess) und im Rahmen einer Meningeosis carcinomatosa sive lymphomatosa.

Ein Sonderfall ist die Claudicatio caudae equinae bei einem primär oder sekundär engen Spinalkanal mit gehstreckenabhängigen Schmerzen und sensomotorischen Ausfällen, die bei Abliegen oder Hinsetzen jedoch im Gegensatz zur vaskulären Claudicatio intermittens nicht beim aufrechten Stehenbleiben sistieren. Das Stehen mit nach vorne geneigtem Oberkörper ist ebenso schmerzfrei möglich wie Radfahren. Beim Bergaufgehen treten Schmerzen später auf als beim Bergabgehen. Jede mit einer Hyperlordosierung verbundene Haltung führt zu einer Verstärkung der Lumbalkanalstenose und damit zu einer Schmerzverstärkung, wohingegen eine LWS-Kyphosierung eine Schmerzlinderung zur Folge hat.

Beschwerden nach operativen Eingriffen im Sinne eines Postnukleotomiesyndroms sind auf Rezidive, unvollständige Operationen, Segmentinstabilitäten oder die Bildung von Narbengewebe zurückzuführen.

Differenzialdiagnostisch abzugrenzen sind sog. pseudoradikuläre Syndrome, bei denen eine radikulär anmutende Schmerzsymptomatik besteht, der neurologische Untersuchungsbefund jedoch unauffällig ist. Ursachen pseudoradikulärer Syndrome sind in der Regel orthopädische Erkrankungen (Coxarthrose, Facettensyndrom, Ileosakralgelenksyndrom, Kokzygodynie, Tendomyopathien bei Überlastungen oder Muskelzerrungen) und metabolische Plexopathien und Radikulopathien z. B. im Rahmen eines Diabetes mellitus. Davon sind lumbosakrale Plexusaffektionen abzugrenzen, vor allem die idiopathische Plexusneuritis, die allerdings seltener als im Bereich des Plexus brachialis vorkommt, und die ebenfalls selten auftretende postradiogene Plexusaffektion. Radikuläre sensomotorische Störungen kommen auch mit und ohne Schmerzen bei spinalen Durafisteln vor.

Symptome

Akut oder subakut auftretende einschießende Schmerzen oder Kribbelmissempfindungen im Ausbreitungsgebiet einer Nervenwurzel fehlen nur selten. Sensibilitätsstörungen im entsprechenden Dermatom, motorische Ausfälle der Kennmuskeln und ggf. Reflexausfälle können je nach Schweregrad hinzukommen. In der Mehrzahl der Fälle besteht ein mitunter nur einseitiger paravertebraler Hartspann, ein Klopf- oder Druckschmerz über der Wirbelsäule, ein Husten-, Press- und Niesschmerz und positive Nervendehnungszeichen (Lasegue- und umgekehrtes Lasegue-Zeichen, Zeichen nach Bragard). Bei polyradikulären Prozessen, z. B. bei medialen Bandscheibenvorfällen mit Kompression der Cauda equina, kommt es zu einem mehrsegmentalen Ausfall unter Umständen mit Reithosensensibilitätsstörungen und Blasenentleerungsstörungen.

Fehlen Nervendehnungszeichen und ist ein besonders nächtlich auftretender und wenig beeinflussbarer Schmerz nicht durch LWS-Bewegung auslösbar, so ist bei Wurzelaffektion immer an eine Radikulitis (Borrelien, Herpes zoster) zu denken.

Untersuchungen

Notwendig

- Klinisch neurologische Untersuchung mit Inspektion (Zoster-Effloreszenzen), Beachtung der Form, Klopfschmerzhaftigkeit und Bewegungseinschränkung der Wirbelsäule, Finger-Boden-Abstand, Nervendehnungszeichen, Druckschmerzhaftigkeit der Valleix-Punkte, Trendelenburg-Zeichen, Untersuchung der Kraft der Kennmuskeln, der Oberflächensensibilität (vor allem der Algesie, die aufgrund der geringeren Überlappung der Dermatome eher als die Ästhesie betroffen ist) und der Muskeleigenreflexe an den Beinen
- LWS-Nativröntgen in 2 Ebenen: bei Patienten mit neu aufgetretenen Beschwerden, bei denen keine weitergehende Schnittbilddiagnostik erforderlich ist zur Erkennung von Osteodestruktionen, knöchernen Fehlbildungen, Stufenbildung
- Basislabor mit Entzündungsparametern (Spondylodiszitis, diabetische Radikulopathie)

Im Einzelfall erforderlich

- Erweiterte Blutserologie: Borreliose, Herpes, Zoster
- Liquordiagnostik mit Serologie und ggf. Zytologie: Polyradikulitis, Borreliose, Meningeosis carcinomatosa sive lymphomatosa
- LWS-MRT: Ausschluss einer Wurzelkompression, Raumforderung, entzündliche Veränderungen, primär nur bei Paresen oder Miktionsstörungen indiziert, sonst nur bei therapieresistenter, anhaltender Symptomatik (in der Regel nach 4-wöchiger Therapieresistenz)
- Bei Verdacht auf entzündliche Prozesse ggf. zusätzliche Kontrastmittelgabe
- LWS-CT: knöcherne Veränderung im Abgangsbereich der Nervenwurzel
- Myelographie und CT-Myelographie: heute im Wesentlichen nur noch zum Nachweis funktioneller Einschränkung bei engem Spinalkanal
- Restharnbestimmung
- EMG einschließlich EMG der paravertebralen Muskulatur: zum Nachweis einer subklinischen motorischen Affektion und der lokalisatorischen Zuordnung der Beschwerden zu einem radikulären Prozess
- Sensible Neurographie: zur differenzialdiagnostischen Abklärung einer peripheren Nervenläsion, insbesondere von Plexus-lumbalis- oder Plexus-sacralis-Prozessen

Therapie

Bei Rückenschmerzen mit Hinweisen auf radikuläre Beteiligung kommt es zu Schmerzen, die eine nozizeptive und neuropathische Komponente aufweisen. Die Einordnung der verschiedenen Komponenten kann anhand klinischer Testverfahren innerhalb einer eingehenden klinisch-neurologischen Untersuchung erfolgen.

Bis auf die akuten Bandscheibenvorfälle mit erheblichen neurologischen Defiziten ist die Therapie geprägt von einem multimodalen, ggf. interdisziplinären konservativen Vorgehen. Die etablierte pharmakologische Schmerztherapie richtet sich vorwiegend gegen die nozizeptive Schmerzkomponente und berücksichtigt daher in erster Linie die klassischen nichtsteroidalen Antiphlogistika und in schwereren Fällen Opioide. Kontrollierte Studien zur Wirkung auf die neuropathische Komponente des Schmerzes liegen nicht vor.

Die Leitlinien zur Behandlung radikulärer Rückenschmerzen aus dem Bereich Orthopädie und anerkannte Lehrbücher zur Schmerztherapie weisen auf die therapeutische Wirksamkeit von epiduralen und periradikulären Applikationen von Kortikosteroiden hin. Hierzu muss jedoch berücksichtigt werden, dass kontrollierte Studien teilweise widersprüchlich sind bzw. ganz fehlen. Obwohl nur wenige randomisierte, placebokontrollierte, doppelblinde Studien vorliegen, scheint durch epidurale Steroide zumindest ein kurzfristiger Therapieerfolg erzielbar zu sein, insbesondere in Fällen, bei denen der klinische Befund mit radiologisch nachgewiesenen Bandscheibenvorfällen korreliert.

Bei Hinweisen auf neuropathische Schmerzen im Rahmen von radikulären Syndromen kommt theoretisch die Gruppe der sog. „Ko-Analgetika" als Behandlungsoption in Betracht. Für den radikulären Rückenschmerz liegen hierzu jedoch überhaupt keine systematischen, kontrollierten Untersuchungen vor. Allgemein haben sich für die Behandlung neuropathischer Schmerzen Antidepressiva (z. B. Amitriptylin bis 100 mg täglich) und Antikonvulsiva

(z. B. Pregabalin bis 600 mg täglich), aber auch niedrig- und hochpotente retardierte Opioide bewährt. Hierzu liegen insbesondere für die diabetische Polyneuropathie und die Post-Zoster-Neuralgie qualitativ hochwertige Studien in ausreichender Anzahl vor. Ob die bewährten allgemeinen Therapiealgorhythmen für die Behandlung neuropathischer Schmerzen auf den radikulären Rückenschmerz übertragbar sind, wird augenblicklich in großen klinischen Untersuchungen überprüft.

Konservativ

- Entlastung und Ruhigstellung ist für Patienten mit Lumbalgien nicht empfehlenswert, da hierfür kein sicherer Therapieeffekt nachgewiesen wurde; auch für Patienten mit radikulären Syndromen ist eher Physiotherapie und Aktivität spätestens 4 Tage nach dem akuten Ereignis angezeigt (Hilde et al. 2002, Hagen et al. 2004). Bettruhe von mehr als 4 Tagen ist nicht empfehlenswert (⇑).
- Physiotherapie: Bewegungstherapie im Wasserbad, Entspannungsübungen, Lockerungsübungen (Long et al. 2004) (⇔)
- Rückenschule sowie Kräftigung der Rücken- und Bauchmuskulatur nach Abklingen der akuten Symptomatik
- Lokale Wärmeanwendungen, ggf. Kryotherapie
- Spinale Manipulationen haben sich bisher als nicht hilfreich erwiesen (Assendelft el al. 2004) (⇓⇓), der Wert von Traktionsverfahren ist umstritten (Harte et al. 2004) (⇔).
- Analgetika: z. B. Paracetamol 2–3 x 500–1000 mg/d, für maximal 2 Wochen (⇑), Naproxen 2 x 500 mg; nichtsteroidale Antiphlogistika für einen begrenzten Zeitraum: Diclofenac 3 x 25–50 mg, Indometacin 2–3 x 25 mg/d, Ibuprofen bis 3 x 800 mg
- Bei Versagen höherpotente Analgetika (Tramadol retardiert bis 2 x 200 mg), in seltenen Fällen auch Opioide (Buprenorphinpflaster), die zunächst für einen begrenzten Zeitraum eingesetzt werden sollten.
- Trizyklische Antidepressiva bei chronischen Schmerzen: Amitriptylin ret. 25–100 mg/d als abendliche Einmalgabe (Kontraindikationen und Nebenwirkungen beachten), kein Hinweis, dass SSRI wirksam sind (Staiger et al. 2003) (⇑).
- Myotonolytika (z. B. Diazepam 2 x 5–10 mg/d, Tetrazepam 50–300 mg/d) oder Tolperison bis 3 x 150 mg/d unter Berücksichtigung der Nebenwirkungen nur für kurze Zeit (Toth u. Urtis 2004).
- Bei chronischen Schmerzen multimodales Konzept mit psychotherapeutischer Intervention (Entspannungstechniken, verhaltenstherapeutisches Management, Biofeedback), Physiotherapie und analgetischer Therapie (⇔).
- Orale Kortikoidgabe: Prednisolon 50 mg/d für 3–5 Tage, dann ggf. Ausschleichen (Reduktion um 10 mg pro Tag; Bartleson 2002) (⇔)
- Epidurale Steroidinjektionen: unterschiedliche Studien ergeben noch kein einheitliches Bild, die Methode gilt als relativ sicher (Nelemans et al. 2000, Samanta u. Samanta 2004) (⇔).
- In einzelnen therapieresistenten Fällen lokale CT-gesteuerte Wurzelblockade (periradikuläre Injektion) unter sterilen Kautelen (⇔)

Cave: Abszesse

- Nicht hilfreich sind: Akupunktur, Korsettversorgung, Biofeedback (⇓⇓)
- Antibiotische Behandlung bei Lyme-Borreliose, Spondylodiszitis (Therapie über ausreichend langen Zeitraum)
- Meningeosis carcinomatosa: siehe entsprechende Leitlinie der DGN

Operativ

Indikationen

- Kaudasyndrom mit akuter Paraparese bei Massenvorfall oder pathologischer Wirbelkörperfraktur (Notfallindikation)
- Blasen- und Mastdarmlähmungen
- Progrediente motorische Ausfälle (schlechter als KG 3/5)
- Trotz ausreichender intensiver konservativer Maßnahmen (in der Regel über 4 Wochen) nicht therapierbare Schmerzen bei gesicherter Wurzelkompression

Operative Maßnahmen

- Offene Nukleotomie in mikrochirurgischer Technik: bei mikrochirurgischer Technik bessere Ergebnisse und geringere Komplikationsrate als bei konventionellem Vorgehen: perioperative Diszitis bei 0–0,2%
- Minimalinvasive Eingriffe:
  - perkutane endoskopische Nukleotomie: bei nichtsequestrierten Vorfällen,
  - perkutane Laserdiskektomie: Langzeitergebnisse fehlen.
- Stabilisierungsoperation ggf. mit Dekompression: Wirbelkörperdestruktion, Spondylolisthesis
- Laminektomie oder Hemilaminektomie mit und ohne Stabilisierung bei Claudicatio caudae equinae (neurogener Claudicatio)
- Chemonukleolyse ist weniger effektiv (Gibson et al. 2004) (⇓)

Verfahren zur Konsensbildung

Erarbeitet im Delphi-Verfahren. Erstellungsdatum 10.12.2004

Kooperationspartner und Sponsoren

Diese Leitlinie entstand ohne Einflussnahme oder Unterstützung durch die Industrie. Die Kosten wurden von der DGN getragen.

Expertengruppe

C. Bischoff, Neurologe, München
K. Scheglmann, Neurologische Klink, Klinikum Augsburg
T. Tölle, Neurologische Klinik der Technischen Universität München
Federführend: *Prof. Dr. C. Bischoff, Neurologische Gemeinschaftspraxis, Burgstr. 7, 81739 München,*
Tel.: 089/2422-4868
e-mail: bischoff@profbischoff.de

Literatur

Assendelft, W. J., S. C. Morton, E. L. Yu, M. J. Suttorp, P. G. Shekelle (2004): Spinal manipulation therapy for low back pain. Cochrane Database Syst. Rev. CD000447.

Baron, R., A. Binder (2004): Wie neuropathisch ist die Lumboischialgie? Orthopäde 33, 568–575.

Bartleson, J. D. (2002): Evidence for and against the use of opioid analgetics for chronic non-malignant low back pain: a review. Pain Med. 3, 260–271.

Gajraj, N. M. (2004): Selective Nerve Root Blocks for Low Back Pain and Radiculopathy. Regional Anesthesia and Pain Medicine 29, 243–256.

Gibson, J. N. A., I. C. Grant, G. Waddell (2004): Surgery for lumbar disc prolepses. Cochran Database Syst. Rev. CD001350.

Göbel, H. (2001): Epidemiologie und Kosten chronischer Schmerzen. Schmerz 15, 92–98.

Hagen, K. B., G. Hilde, G. Jamvedt, M. Winnem (2004): Bed rest for acute low-back pain and sciatica. Cochran Database Syst. Rev. CD 001254.

Harte, A. A., G. D. Baxter, J. H. Gracey (2004): The efficacy of traction for back pain: a systematic review of randomized controlled trials. Arch. Phys. Med. Rehabil. 84, 1542–1553.

Hilde, G., K. B. Hagen, G. Jamvedt, M. Winnem (2002): Advice to stay active as a single treatment for low back pain and sciatics. Cochrane Database Syst. Rev. CD003632.

Long, A., R. Nelson, T. Fung (2004): Dies it matter which exercise? A randomized control trial of exercise for low back pain. Spine 29, 2593–2602.

Nelemans, P. J., R. A. de Brie, H. C. W. de Vet, F. Sturmans (2000): Injection therapy for subacute and chronic benign low back pain. Cochrane Database Syst. Rev. CD001824.

Peloso, P. M., L. Fortin, A. Beaulieu, M. Kamin, N. Rosenthal (2004): Analgesic efficacy and safety of tramadol/acetaminophen combination tablets in treatment of chronic low back pain: a multicenter, outpatient, randomized, double blind, placebo controlled trial. J. Rheumatol. 31, 2454–2463.

Samanta, A., J. Samanta (2004): Is epidural injection of steroids effective for low back pain? Br. Med. J. 328, 1509–1510.

Staiger, T. O., B. Gaster, M. D. Sullivan, R. A. Deyo (2003): Systematic review of antidepressants in the treatment of low back pain. 28, 2540–2545.

Toth, P. P., J. Urtis (2004): Commonly used muscle relaxant therapies for acute low back pain: a review of cariprodol, cyclobenzapyrin hydrocholrid and metaxalone. Clin. Ther. 26, 1355–1367.

Van Tulder, M. W., T. Touray, A. D. Furlan, S. Solway, L. M. Bouter (2003): Muscle relaxants for non-specific low back pain. Cochrane Database Syst. Rev. CD 0004252.

Clinical pathway – Lumbale Radikulopathie

Basisprogramm

Untersuchung:
- Inspektion (Zoster-Effloreszenzen Fehlhaltung)
- Klopfschmerz
- Bewegungseinschränkung
- Finger-Boden-Abstand
- Nervendehnungszeichen
- Valleix-Punkte
- Trendelenburg-Zeichen
- Kraft der Kennmuskeln
- Oberflächensensibilität

Diagnostik:
- Röntgen LWS nativ:
  - ☐ Destruktionen
  - ☐ Fehlbildung
  - ☐ Stufenbildung
- ☐ Labor: Entzündungsparameter

○ radikuläre Schmerzen und Ausfälle	○ Wurzeldehnungszeichen (Lasègue, Bragard)	○ keine Hinweise auf entzündliche/destruktive Ursachen	**Arbeitsdiagnose:** Bandscheibenvorfall knöcherne degenerative Veränderungen	○ dringliche OP-Indikation: ○ progrediente motorische Ausfälle schlechter als 3/5 Paresen ○ Cauda-Syndrom ○ Blasen- oder Mastdarmlähmung	☐ CT oder MRT der LWS ☐ Operation (notfallmäßig)
				○ keine dringliche OP-Indikation	**Basistherapie:** ☐ Bettruhe (so kurz wie möglich) ☐ lokale Wärme/Kälte ☐ Physiotherapie ☐ Analgetika/NSAR ☐ Myotonolytika	☐ Therapieresistenz nach 4 Wochen intensiver konservativer Therapie und gesicherte Wurzelkompression → ☐ CT oder MRT der LWS ☐ Operation
		○ Hinweise auf entzündliche/destruktive Ursachen: ○ lokale Raumforderungen ○ Spondylodiszitis ○ intraspinale Prozesse ○ spinaler Abszess	☐ CT oder MRT der LWS		spezifische Therapie (i.d.R. Operation)
			○ elektrophysiologische Hinweise auf Radikulopathie: ○ erhaltene sensible NAP ○ paravertebrale Denervierungszeichen	○ Hinweise auf Radikulitis (Borreliose, Zoster)	☐ Serologie; Borreliose, Herpes zoster ☐ Liquordiagnostik	☐ Spezifische Therapie
		☐ EMG ☐ sensible Neurographie		○ Meningeosis neoplastica möglich	☐ Liquorzytologie	☐ weiter: siehe Leitlinie „Meningeosis neoplastica"
	○ keine Wurzeldehnungszeichen		○ elektrophysiologische Hinweise auf Plexopathie: ○ Verminderung der sensiblen NAP ○ fehlende paravertebrale Denervierungszeichen im EMG trotz segmentaler Paresen	**mögliche Diagnosen:** Plexopathie bei ■ Diabetes mellitus ■ idiopathische Plexusneuritis ■ Strahlenschädigung ■ Trauma		☐ spezifische Therapie
		○ keine radikulären Ausfälle und keine Wurzeldehnungszeichen	**mögliche Diagnosen:** pseudoradikuläre Syndrome bei ■ Coxarthrose ■ Facettensyndrom ■ ISG-Syndrom ■ Kokzygodynie ■ Tendomyopathien			
		○ anamnestische Hinweise auf Claudicatio caudae equinae: ○ Schmerzlinderung bei Vorbeugung/Hinsetzen ○ Schmerzverstärkung bei Hyperlordosierung	☐ MRT der LWS		☐ Beratung bezüglich Operation	

Rehabilitation

Rehabilitation aphasischer Störungen nach Schlaganfall

Was gibt es Neues?

Durch eine Metaanalyse konnte der Zusammenhang zwischen Intensität und Wirksamkeit von Sprachtherapie empirisch nachgewiesen werden.

Die wichtigsten Empfehlungen auf einen Blick

- Systematische sprachliche Übungstherapie soll bereits in der frühen Phase der Spontanerholung beginnen (**B**).
- Sprachtherapie soll möglichst täglich, mindestens aber 3-mal wöchentlich stattfinden. Nachweisbar wirksam ist Sprachtherapie bei einer Intensität von 5–10 Stunden pro Woche. Sprachtherapie, die der Restitution sprachlicher und kommunikativer Funktionen dienen soll, ist bei einer Intensität von nur 2 Stunden pro Woche **unwirksam** (**B**).
- Bei aphasischen Patienten, die in der postakuten Phase intensive Sprachtherapie erhalten, kann eine adjuvante medikamentöse Therapie mit Piracetam über einen Zeitraum von etwa 6 Wochen den Verlauf günstig beeinflussen (**B**).
- Je nach den individuellen Rehabilitationszielen und der Dynamik der erreichbaren Verbesserungen sind intensive Intervallbehandlungen auch mehr als 12 Monate nach dem Schlaganfall zu empfehlen (**C**).
- In den späteren Verlaufsphasen ist es sinnvoll, Probleme des Transfers der erworbenen sprachlichen Fähigkeiten und der Anpassung an spezifische Alltagsanforderungen weiterhin therapeutisch zu unterstützen oder Beratungen bzw. ein Dialogtraining für Patienten und Angehörige anzubieten (**C**). Für solche Interventionen gilt die Maßgabe einer hohen Therapieintensität nicht.

Definition

Aphasien sind erworbene Sprachstörungen in Folge von Erkrankungen des zentralen Nervensystems. Die Störungen betreffen in der Regel – wenn auch mit unterschiedlicher Gewichtung – alle expressiven und rezeptiven sprachlichen Fähigkeiten, also Sprechen und Schreiben ebenso wie Verstehen und Lesen. Sie werden durch Läsionen der Sprachregion verursacht, die bei mehr als 90% der Menschen in der linken Großhirnhemisphäre liegt. Sprachrelevante Areale umfassen in erster Linie die perisylvische Kortexregion einschließlich der Inselrinde, vermutlich aber auch subkortikale Strukturen (Thalamus, Basalganglien) der dominanten Hemisphäre (Huber u. Ziegler 2000). Aphasische Störungen sind mit einem erheblichen Handicap im familiären und sozialen Leben verbunden und stellen ein wesentliches Hindernis für die berufliche Wiedereingliederung dar.

Klinik

Syndromeinteilung: Für die klinische Beschreibung der Symptomatik sind vereinfachende **Klassifikationsschemata** zweckmäßig. Mit dem Schema aus **Tabelle 1** ist eine Syndromzuweisung bei 80–90% der Patienten möglich (Huber et al. 1997a).

Differenzialdiagnosen: Dysarthrien; zentral bedingte Störungen der Hörwahrnehmung; Kommunikationsstörungen bei Verwirrtheitszuständen, Demenz, dysexekutivem Syndrom (**syn.**: Frontalhirnsyndrom), organischen Psychosen (vgl. Huber et al. 1997a).

Ätiologien: Rund 80% aller Aphasien sind Folge zerebraler Durchblutungsstörungen. Andere Ätiologien sind Hirntumore, Schädel-Hirn-Traumen, entzündliche Erkrankungen des Gehirns oder Hirnabbauprozesse (primär-progressive Aphasie). Intermittierende oder dauerhafte aphasische Störungen können auch bei einem Anfallsleiden auftreten (Chung et al. 2002).

Auftretenshäufigkeit, Verlauf und Prognose

Häufigkeit: Die Prävalenz zerebrovaskulär bedingter Aphasien in Deutschland wird auf ca. 70 000 geschätzt. Die jährliche Inzidenz neu auftretender und anhaltender Aphasien beträgt rund 24 000 (Huber et al. 1997a).

Spontanverlauf: In den ersten Tagen nach einem Schlaganfall sind ca. 38% aller Patienten aphasisch, mehr als die Hälfte dieser Patienten haben eine schwere Aphasie. Unter den initial aphasischen Patienten haben 44% der nach 6 Monaten noch Überlebenden keine Aphasie mehr (Pedersen et al. 1995). Bei etwa einem Drittel der Patienten mit initialer Aphasie normalisieren sich die Sprachfunktionen in den ersten vier Wochen weitgehend, danach flacht die Kurve der Spontanrückbildung zunehmend ab (Willmes u. Poeck 1984). Spätestens nach 12 Monaten kann eine weitere Besserung nicht mehr spontan erfolgen. Infarktbedingte Anfälle können wiederum zu einer Verschlechterung über mehrere Stunden bis zu zwei Wochen führen.

Prognose: Zu den wichtigsten Prädiktoren für eine Besserung der aphasischen Symptomatik zählen der anfängliche Schweregrad der Aphasie und die Größe und Lokalisation der Hirnläsion (Basso 1992). Ischämisch bedingte Läsionen im Versorgungsgebiet der linken mittleren Hirnarterie, die ein Volumen von 100 cm^3 überschreiten, gelten als sicherer Indikator für das Bestehen einer schweren Aphasie und als negativer prognostischer Faktor (Heiss et al. 1993). Das Ausmaß der funktionellen Aktivierung im Bereich der linken superior-temporalen Region zu einem frühen Zeitpunkt nach dem Infarkt scheint in besonderem Maße mit dem Rehabilitationspotenzial zu korrelieren (Karbe et al. 1995). Keiner der genannten Faktoren hat jedoch eine hinreichende Vorhersagegenauigkeit, um allein eine Entscheidung über den Abbruch oder die Weiterführung einer Therapie zu begründen.

Zusammenfassung der Empfehlungen

Diagnostik

- Der Aachener Aphasie-Test (Huber et al. 1983) liefert einen psychometrisch fundierten Nachweis des Vorliegens einer Aphasie, eine Syndromklassifikation und eine Schweregradbestimmung (**A**).
- Eine orientierende Diagnose, wenn auch ohne die erforderliche psychometrische Sicherheit, lässt sich bereits mit einfacheren Verfahren gewinnen (z. B. Koller et al. 1990) (**C**).
- Für die Optimierung der Vorgehensweise in der Therapie empfiehlt es sich, mit modellorientierten Untersuchungsverfahren (z. B. LeMo) die Defizite und die erhaltenen Fähigkeiten genauer zu analysieren (De Bleser et al. 2004) (**C**).
- Die Zielsetzungen der Rehabilitation aphasischer Patienten orientieren sich an den Ergebnissen einer eingehenden Anamnese und kommunikationsorientierter Untersuchungsverfahren (Glindemann et al. 2002) (**C**).

Therapie

- Sofern der Allgemeinzustand des Patienten und neuropsychologische Faktoren dies zulassen, soll möglichst früh nach dem Schlaganfall Sprachtherapie angeboten werden, mit dem Ziel, den Patienten zu stimulieren und Fehlanpassungen zu verhindern (**C**).
- Sprachliche Übungstherapie soll bereits in der frühen Phase der Spontanerholung beginnen (**B**).

Tabelle 1 Klassifikationsschema der Aphasien

Standard-Syndrome	Nichtstandard-Syndrome
• **Globale Aphasie** Leitsymptom: Sprachautomatismen Sprachfluss: stark eingeschränkt, oft spred. apraktisch Kommunikation: schwer gestört • **Wernicke-Aphasie** Leitsymptome: Paragrammatismus, Paraphasien, Jargon Sprachfluss: unauffällig, teilweise überschießend (Logorrhö) Kommunikation: bei Jargon schwer gestört, sonst schwer bis mittelgradig • **Broca-Aphasie** Leitsymptom: Agrammatismus Sprachfluss: eingeschränkt, oft sprechapraktisch Kommunikation: schwer bis mittelgradig gestört • **Amnestische Aphasie** Leitsymptom: Wortfindungsstörungen Sprachfluss: unauffällig, aber häufig Suchverhalten und Satzabbrüche Kommunikation: mittelgradig bis leicht gestört	• **Leitungsaphasie** Leitsymptome: herausragend gestörtes Nachsprechen mit phonematischen Paraphasien und Suchverhalten, stark reduzierte verbale Merkspanne Sprachfluss: häufig phonematisches Suchverhalten Kommunikation: mittelgradig gestört • **Transkortikale Aphasie** Leitsymptom: herausragend gutes Nachsprechen Sprachfluss: unauffällig, aber eingeschränktes Verstehen (transkortikal-sensorisch), stark eingeschränkt mit gutem Verstehen (transkortikal-motorisch), stark eingeschränkt mit schlechtem Verstehen (gemischt-transkortikal) Kommunikation: mittelgradig bis schwer gestört

- Nach klinischen Empfehlungen soll Sprachtherapie möglichst täglich, mindestens aber dreimal wöchentlich stattfinden. Sprachtherapie, die der Restitution sprachlicher und kommunikativer Funktionen dienen soll, ist bei einer Intensität von nur 2 Stunden pro Woche **unwirksam**. Nachweisbar wirksam ist Sprachtherapie bei einer Intensität von 5–10 Stunden pro Woche (Bhogal et al. 2003) (**B**).
- Bei aphasischen Patienten, die in der postakuten Phase intensive Sprachtherapie erhalten, kann eine adjuvante medikamentöse Therapie mit nootropen Substanzen über einen Zeitraum von etwa 6 Wochen den Verlauf günstig beeinflussen (Huber et al. 1997b) (**B**).
- Je nach den individuellen Rehabilitationszielen und der Dynamik der erreichbaren Verbesserungen sind intensive Intervallbehandlungen auch mehr als 12 Monate nach dem Schlaganfall zu empfehlen (**C**).
- In den späteren Verlaufsphasen kann es sinnvoll sein, Probleme des Transfers der erworbenen sprachlichen Fähigkeiten und der Anpassung an spezifische Alltagsanforderungen weiterhin therapeutisch zu unterstützen oder Beratungen bzw. ein Dialogtraining für Patienten und Angehörige anzubieten. Für solche Maßnahmen ist die im Übrigen geforderte hohe Therapieintensität nicht obligatorisch (**C**).

Grundlagen der Empfehlungen: Reorganisationsmechanismen und Wirksamkeitsstudien

Reorganisationsmechanismen

Befunde funktionell-bildgebender und elektrophysiologischer Verfahren zeigen, dass eine Reorganisation des zerebralen Substrates sprachlicher Funktionen unter Einfluss intensiver Sprachtherapie auch noch in der chronischen Phase möglich ist. Der Reorganisationsprozess beruht vermutlich auf Aktivierungen nicht betroffener Sprachareale sowie extrasylvischer Areale der dominanten Hemisphäre und auf Aktivierungen der zu den betroffenen Sprachzentren homologen Areale der nichtdominanten Hirnhälfte (Weiller et al. 1995, Mimura et al. 1998, Musso et al. 1999, Meinzer et al. 2004, Zahn et al. 2004). Die Bedeutung rechts- bzw. linkshemisphärischer Hirnareale für die Verbesserung sprachlicher Funktionen ist nicht hinreichend geklärt, möglicherweise spielt die Größe der linkshemisphärischen Läsion, die Schwere der Aphasie, das Ausmaß der erzielten Leistungsverbesserung und die Art der sprachlichen Anforderungen eine Rolle. Bei Patienten mit nichtflüssigen Aphasien wird die Beobachtung einer Aktivierung anteriorer perisylvischer Areale der rechten Hemisphäre von manchen Autoren auch als Fehladaptation an die Hirnschädigung interpretiert (Naeser et al. 2005).

Wirksamkeitsstudien

Sprachtherapie: In einer 1999 recherchierten Metaanalyse der wenigen randomisierten Kontrollgruppenstudien wurde keine Studie als verwertbar angesehen und kein eindeutiger Beleg für die Wirksamkeit von Aphasietherapie festgestellt (Greener et al. 2002b) (⇔). Jedoch konnte in einigen klinischen Gruppenstudien mit größeren Fallzahlen die Effektivität von Aphasietherapie statistisch gegenüber Spontanremission oder gegenüber unspezifischen Interventionsmaßnahmen abgesichert werden (z.B. Poeck et al. 1989, Wertz et al. 1986) (⇑). In einer multizentrischen Untersuchung von 130 Patienten, die Sprachtherapie erhalten hatten, wurden bei ca. 60% auch nach mehr als einem Jahr noch Verbesserungen der Sprachproduktion und des Sprachverstehens festgestellt (Holland et al. 1996). Auch in verschiedenen spezifischen Bereichen wie z.B. der Behandlung von Agrammatismus, Wortfindungsstörungen oder aphasischen Schreibstörungen existieren bereits methodisch fundierte Effektivitätsstudien (z.B. Springer et al. 1991) (⇑) (Springer et al. 1993) (⇑), Springer et al. 2000) (⇑) (Carlomagno et al. 2001) (⇑) (Doesborgh et al. 2004) (⇑). Positive Wirksamkeitsnachweise gibt es auch für Sprachtherapie im Gruppen-Setting (Elman u. Bernstein-Ellis 1999, Pulvermüller et al. 2001) (⇑) und für computerunterstützte Methoden der Übungsbehandlung (Aftonomos et al. 1999, Aftonomos et al. 1997) (⇑). Viele spezifische Methoden sind erst orientierend an einzelnen Patienten oder kleinen Gruppen erprobt. Therapieeffekte fanden sich dabei selbst bei Aphasien, die seit mehreren Jahren bestanden (vgl. die Übersicht in Holland et al. 1996) (⇑).

Dem stehen Studien gegenüber, die keinen signifikanten Wirksamkeitsnachweis für logopädische Aphasietherapie erbrachten (eine Übersicht findet sich in Teasell et al. 2004). In verschiedenen Metaanalysen wurden die Faktoren untersucht, die die Wirksamkeit von Sprachtherapie beeinflussen und die divergierenden Ergebnisse der verschiedenen Studien erklären (Bhogal et al. 2003, Holland et al. 1996, Robey 1998).

Ein wesentlicher Einflussfaktor ist die **Therapieintensität**. Bhogal et al. (2003) konnten nachweisen, dass diejenigen Therapiestudien, die **keinen** Wirksamkeitsnachweis erbringen konnten, ausnahmslos durch eine sehr **geringe Therapieintensität** charakterisiert waren (im Mittel 2 Stunden pro Woche über einen Zeitraum von ca. 23 Wochen), während die Studien mit positivem Wirksamkeitsnachweis eine Therapiefrequenz von durchschnittlich mehr als 8 Stunden pro Woche (5–10 h/Woche über 8–12 Wochen) aufwiesen (⇑⇑⇑). Einen Zusammenhang zwischen Therapiefrequenz und Wirksamkeit zeigten auch Basso et al. (1979). Diese Autoren erzielten die größten Behandlungseffekte, wenn häufig (mindestens 3- bis 4-mal wöchentlich) therapiert wurde. Die Ergebnisse neuerer Wirksamkeitsstudien scheinen diesen Zusammenhang zu belegen: Durch intensives Training (3 Stunden **täglich**) erzielten Meinzer et al. (2004) bei 28 Patienten mit chronischer Aphasie (> 12 Monate nach Infarkt) innerhalb von nur 10 Tagen signifikante Behandlungseffekte (⇑). Pulvermüller et al. (2001) verglichen eine Gruppe von Patienten mit chronischer Aphasie, die über einen Zeitraum von 10 Tagen intensive Sprachtherapie („constraint-induced therapy") erhalten hatten (3–3,5 h/d) mit einer zweiten Gruppe, die ebenso viele Stunden „konventioneller" Sprachtherapie, jedoch über einen längeren Zeitraum hinweg erhalten hatte, und fanden signifikant größere Effekte bei der intensiver therapierten Gruppe (⇑).

Ein zweiter empirisch untersuchter Einflussfaktor ist der Zeitpunkt, zu dem mit der Therapie begonnen wird. Nach den Ergebnissen einer Metaanalyse von 55 klinischen Studien (Robey 1998) kann mit einer bereits in der Akutphase beginnenden und hinreichend intensiven Therapie der durch Spontanremission erwartbare Effekt nahezu verdoppelt werden, während bei einem späteren Therapiebeginn nur noch geringere Zuwächse erzielt werden (⇑⇑⇑).

Pharmakologische Therapie: In einer für die **Cochrane Collaboration** durchgeführten Metaanalyse pharmakologischer Studien (recherchiert 2001) kamen Greener et al. (2002a) zu dem Schluss, dass **Piracetam** die Wirksamkeit der Übungsbehandlung aphasischer Störungen fördern kann. In einer placebokontrollierten Doppelblindstudie (Huber et al. 1997b) zeigten 24 Patienten mit chronischer Aphasie, die im Rahmen einer 6-wöchigen intensiven Übungsbehandlung Piracetam erhalten hatten (4,8 g/d), deutlichere Verbesserungen als 26 weitere Patienten, die ein vergleichbares Trainingsprogramm unter Placebo absolviert hatten (⇑). Walker-Batson et al. (2001) untersuchten die Wirksamkeit einer Gabe von 10 mg Dextro-Amphetamin 30 Minuten vor einer einstündigen Sprachübungstherapie, bei zehn Behandlungen innerhalb von fünf Wochen. In einer randomisierten Doppelblind-Kontrollgruppenstudie zeigten zwölf Patienten, die D-Amphetamin erhalten hatten, signifikant deutlichere Verbesserungen als eine Placebokontrollgruppe von 9 Patienten (⇑). Weitere Untersuchungen anderer Stoffklassen, insbesondere Studien zur Beeinflussung des Sprachflusses durch Bromocriptin, erbrachten keinen Wirksamkeitsnachweis (Gupta et al. 1995).

Transkranielle Magnetstimulation: Erste Versuche mit repetitiver TMS der zum Broca-Areal homologen Region der rechten Hemisphäre (1 Hz, 20 min täglich, 10 Sitzungen in 2 Wochen) ergaben für vier Patienten mit chronischer Aphasie (5–11 Jahre nach Infarkt) signifikante und über 8 Monate anhaltende Verbesserungen der Benennleistung (Naeser et al. 2005). Diese Ergebnisse sind wegen der geringen Fallzahl und wegen des Fehlens einer Kontrollintervention (Scheinstimulation) als vorläufig zu werten. Die Autoren empfehlen eine Anwendung des Verfahrens in Kombination mit Sprachtherapie (Martin et al. 2004).

Alternative Therapien: Die Wirksamkeit alternativer Therapiemethoden (Akupunktur, Hypnose, Entspannung) ist nicht belegt (Laures u. Shisler 2004).

Diagnostik

In der Phase bis ca. vier Wochen nach dem Schlaganfall ist eine zuverlässige Diagnose von Art und Ausmaß der Aphasie meist nicht möglich (Wallesch et al. 1992). Stattdessen kann die sprachliche Stimulierbarkeit der Patienten ermittelt werden (z. B. mit dem Aachener Aphasie-Bedside-Test [AABT]; Biniek 1993). Gegen Ende dieser Phase werden die Symptome stabil. Spätestens dann ist eine ausführlichere neurolinguistische Diagnostik notwendig.

Zur Diagnostik der Störungen sprachlicher Fähigkeiten müssen zunächst aphasische von anderen Störungen differenzialdiagnostisch abgegrenzt werden. Die Bestimmung des anfänglichen Schweregrads hat einen Hauptanteil in der Abschätzung der Prognose. Einen Anhaltspunkt dafür liefert der Token-Test (Huber et al. 1983). Differenziertere, psychometrisch abgesicherte Aussagen zum Schweregrad der Störung in den verschiedenen sprachlichen Modalitäten (Sprechen/Lesen/Schreiben/Verstehen) können durch den **Aachener Aphasie-Test (AAT)** ermittelt werden (Huber et al. 1983). Der AAT dient ferner einer zuverlässigen Erfassung der Veränderungen des Störungsbildes im Verlauf. Verkürzte Screening-Verfahren können orientierenden Aufschluss über das Vorliegen und den Schweregrad einer Aphasie ergeben, allerdings ohne die erforderliche psychometrische Absicherung (z. B. Koller et al. 1990, Kalbe et al. 2002).

In einem weiteren Schritt können durch modellorientierte Untersuchungsverfahren die dem gestörten Sprachverhalten zu Grunde liegenden Defizite und die erhaltenen Kompensationspotenziale analysiert werden (De Bleser et al. 2004). Diese Diagnostik kann dazu dienen, den Behandlungsansatz zu optimieren und spezifische Therapieeffekte zu messen.

Die Diagnostik der **psychosozialen Auswirkungen** einer Aphasie erfordert Verfahren zur Erfassung der kommunikativen Fähigkeiten und Strategien eines Patienten im Alltag und der Konsequenzen für die berufliche bzw. schulische Leistungsfähigkeit. Dazu zählen in erster Linie Verhaltensproben und ADL-Listen sowie Fragebögen zur Fremd- und Selbstbeurteilung (Glindemann et al. 2002, Bongartz 1998).

Intermittierende Verschlechterungen der aphasischen Symptomatik können als Folge infarktbedingter Anfälle auftreten. Die diagnostische Sicherung dieser Ursache ist Voraussetzung für die Einleitung einer ergänzenden antikonvulsiven Behandlung.

Ziele und Anwendungsbereich

Diese Leitlinie wendet sich in erster Linie an Ärzte in den Bereichen der Akutneurologie und der neurologischen Rehabilitation sowie an die in der Sprachtherapie tätigen Berufsgruppen.

Ziel dieser Leitlinie ist eine Optimierung der Behandlung von aphasischen Störungen nach Schlaganfall. Die Leitlinie ist evidenzbasiert und eine Weiterentwicklung der Leitlinie der DGN 2003 (Ziegler und die Kommission Leitlinien der Deutschen Gesellschaft für Neurologie 2003). Sie basiert teilweise auf den Qualitätskriterien und Standards für die Therapie von Patienten mit erworbenen Sprach- und Sprechstörungen der Gesellschaft für Aphasieforschung und -behandlung (Bauer et al. 2002).

Therapie

Infrastruktur: Die Therapie der Aphasien findet je nach klinischen und/oder psychosozialen Gegebenheiten ambulant, teilstationär oder stationär statt. Die gesetzlichen Voraussetzungen finden sich im Sozialgesetzbuch (SGB V, insbesondere § 27 und § 39). Für die Aphasiebehandlung ist eine besondere logopädische, klinisch-linguistische oder sprachheilpädagogische Berufsqualifikation erforderlich. Die Standards dieser Qualifikation werden durch die jeweiligen Fachgesellschaften überprüft und zertifiziert. (Die Fachgesellschaften sind: Deutscher Bundesverband für Logopädie = dbl, Berufsverband Klinische Linguistik = BKL, Deutscher Bundesverband der akademischen Sprachtherapeuten = dbs, Deutscher Bundesverband Klinischer Sprechwissenschaftler = DBKS.)

Da zentrale Störungen der Sprachverarbeitung meist zusammen mit anderen neuropsychologischen und neurologischen Störungen auftreten (z. B. Apraxie, Hemiparese, zerebrale Sehstörungen, Störungen von Gedächtnis und Aufmerksamkeit, Störungen exekutiver Funktionen), sind Diagnostik und Therapieplanung im Kontext eines neuropsychologischen Gesamtkonzeptes der Rehabilitation zu sehen.

Therapieziele: Aphasietherapie zielt auf die Verbesserung sprachlicher Fähigkeiten und der Kommunikationsfähigkeit und auf die Minderung der aus der Aphasie resultierenden Beeinträchtigungen in der aktiven Teilnahme am sozialen Leben. Es müssen spezifische und individuelle Therapieziele explizit formuliert werden, die in dem jeweils zur Verfügung stehenden Behandlungszeitraum erreichbar scheinen. Das Erreichen der Therapieziele muss entweder psychometrisch quantifizierbar oder durch eine konkrete Beschreibung beobachtbarer Leistungen belegbar sein (Glindemann et al. 2004).

Verlauf und Intensität der Behandlung: In den ersten Wochen nach Eintritt einer Hirnschädigung ist intensive Sprachtherapie nötig, um die Rückbildung zu unterstützen, Automatismen und Fehlkompensationen zu hemmen, den Leidensdruck des Patienten zu mildern und Adaptationsprozesse zu steuern. Sofern der Allgemeinzustand der Patienten dies zulässt und eine hinreichende Fähigkeit zur Fokussierung der Aufmerksamkeit vorliegt, sollte – nach klinischer Erfahrung möglichst frühzeitig – eine sprachliche Aktivierung (täglich ca. 30 Minuten) erfolgen. Nach der Stabilisierung des aphasischen Störungsbildes ist die weiterhin mögliche Spontanrückbildung durch **störungsspezifisches Stimulieren** und **sprachliches Lernen** zu unterstützen. Auch nach Beendigung der Spontanrestitution lassen sich durch intensives Üben noch sprachliche Fähigkeiten zurückgewinnen.

Über Frequenz und Umfang der Übungsbehandlung während der verschiedenen Verlaufsphasen gibt es wenig gesichertes Wissen. Nach der vorliegenden empirischen Evidenz ist für strukturierte Sprachtherapie eine Intensität von 2 Wochenstunden oder weniger nicht ausreichend (Bhogal et al. 2003, Robey 1998). Nach den in den **Leitlinien der Gesellschaft für Aphasieforschung und -behandlung** ausgesprochenen Empfehlungen sollte in der Phase zwischen einem bis ca. sechs Monaten nach Insult bei lernfähigen Patienten mit schweren bis mittelgradigen Störungen die Aphasiebehandlung **ambulant** wenigstens dreimal wöchentlich je 60 Minuten lang durchgeführt werden (Bauer et al. 2002). Bei Durchführung einer **stationären Maßnahme** sollten jedem Patienten **täglich** Einzel- und Gruppentherapie angeboten werden.

Über den weiteren Behandlungsbedarf und -umfang entscheiden die individuellen Zielsetzungen und das Lernpotenzial des Patienten. Gegebenenfalls ist auch nach mehr als 12 Monaten eine Wiederholung von stationärer Behandlung mit Intensivtherapie (6–8 Wochen mit möglichst täglichen Therapiestunden) notwendig. Auch die ambulante Behandlung sollte nach Möglichkeit in Intervallen durchgeführt werden. In den späteren Verlaufsphasen können im übrigen **niedrigfrequente Therapien** in Einzelfällen sinnvoll sein, z.B. zur Aufrechterhaltung der erreichten Leistungen nach intensiven Therapiephasen und zur Unterstützung des Transfers.

Methoden und Inhalte: Je nach Art und Ausmaß der Sprachstörungen werden folgende Ansätze einer funktionsorientierten Intervention verfolgt:
- Aufbau von fehlenden rezeptiven und expressiven sprachlichen Fähigkeiten,
- Modifikation und Korrektur von unvollständigem oder abweichendem Sprach- und Sprechverhalten,
- Hemmung von Sprachautomatismen und Perseverationen,
- Stimulierung von vorhandenen, aber nicht abrufbaren Sprachfähigkeiten,
- Vermittlung von sprachersetzenden (nonverbalen) Ausdrucksmitteln (z. B. Gestik, Zeichnen, Verwendung von Bildsymbolen).

Hinzu kommen Methoden der **kommunikationsorientierten** Intervention. Die wichtigsten sind
- sprachliches Rollenspiel,
- Kommunikationstraining im Alltag,
- Dialogtraining von Patienten und Angehörigen,
- Einsatz von Hilfsmitteln und Techniken, um fehlende sprachliche Mittel zu ersetzen („alternative und augmentative Kommunikation").

Störungsspezifisches Üben erfolgt meist in Einzeltherapie. Die geübten sprachlichen Fertigkeiten werden durch Kommunikationsübungen stabilisiert, erweitert und, wenn nötig, durch sprachliche und nichtsprachliche Ersatzstrategien ergänzt. Insbesondere für Kommunikationsübungen eignet sich die Gruppentherapie zusätzlich zur Einzeltherapie.

Beratung und Angehörigenarbeit: Einem guten familiären und sozialen Rückhalt wird ein positiver Einfluss auf die Rehabilitation von Schlaganfallpatienten zugeschrieben (Herrmann et al. 1989, Hemsley u. Code 1996). Daher gehört Angehörigenarbeit in Form von Einzelgesprächen, Gruppenberatungen und Kommunikationstrainings zum Gesamtkonzept der Sprachrehabilitation (Bongartz 1998). Besondere Anforderungen an die Beratung ergeben sich auch bei der Vorbereitung und Begleitung einer Wiedereingliederung in den Beruf. Um ein Anforderungsprofil zu erstellen, können Gespräche und Hospitationen am alten oder einem neuen Arbeitsplatz notwendig sein. Die Inhalte des Anforderungsprofils müssen in die vorbereitende oder begleitende Sprachtherapie integriert werden.

Selbsthilfe: In jeder Phase der Behandlung sollten Patienten und Angehörige auf Selbsthilfegruppen und die Selbsthilfeverbände hingewiesen werden. Auch kann das weitere Üben an einem PC mit Sprachrehabilitationsprogrammen zu Hause und/oder in der Selbsthilfegruppe sinnvoll sein. In der Regel sind dazu Anleitungen und Begleitungen durch Sprachtherapeuten oder auch ehrenamtliche Helfer notwendig. In einigen Städten haben sich Aphasiezentren gebildet, die vom Selbsthilfeverband der Aphasiker getragen werden und in denen solche PC-gestützte Sprachübungen von den Patienten gemeinsam oder unter Anleitung einer Fachperson durchgeführt werden.

Verfahren zur Konsensbildung

Diese Leitlinie orientiert sich an den Qualitätskriterien und Standards für die Therapie von Patienten mit erworbenen Sprach- und Sprechstörungen, die durch eine Kommission der Arbeitsgemeinschaft für Aphasieforschung und -behandlung in der **Deutschen Gesellschaft für Neurotraumatologie und Klinische Neuropsychologie** (DGNKN) erarbeitet und von den Mitgliedern dieser Arbeitsgemeinschaft verabschiedet wurden (Bauer et al. 2002).

Bei der Überarbeitung der Qualitätskriterien wurden die Jahrgänge 1992–2005 der einschlägigen internationalen Fachzeitschriften und Metaanalysen der Cochrane Library einbezogen.

Kooperationspartner und Sponsoren

Diese Leitlinie entstand ohne Einflussnahme oder Unterstützung durch private Einrichtungen. W. Ziegler hat finanzielle Unterstützung für Forschungsprojekte ausschließlich von öffentlichen Einrichtungen der Forschungsförderung erhalten.

Expertengruppe

Prof. Dr. med. H. Ackermann, Abteilung für Neurologie der Universität Tübingen und Chefarzt der Fachkliniken Hohenurach, Bad Urach
Prof. Dr. G. Goldenberg, Chefarzt der Abteilung für Neuropsychologie, Krankenhaus München-Bogenhausen, Städtisches Klinikum München GmbH
Prof. Dr. W. Huber, Lehr- und Forschungsgebiet Neurolinguistik an der Neurologischen Klinik der RWTH Aachen
Dr. L. Springer, Leiterin der Lehranstalt für Logopädie an der RWTH Aachen
Prof. Dr. K. Willmes von Hinckeldey, Leiter des Lehr- und Forschungsgebiets Neuropsychologie an der Neurologischen Klinik der RWTH Aachen
Federführend: *Priv.-Doz. Dr. rer. nat. W. Ziegler, EKN, Abt. für Neuropsychologie, Städtisches Klinikum München GmbH., Dachauer Straße 164, 80992 München, Tel.: 089/1577474, Fax: 089/156781*
e-mail: wolfram.ziegler@extern.lrz-muenchen.de

Selbsthilfegruppen

Bundesverband Aphasie
Wenzelstraße 19
97084 Würzburg
Tel.: 0931/250130-0
Fax: 0931/250130-39
e-mail: info@aphasiker.de

Literatur

Aftonomos, L. B., R. D. Steele, R. T. Wertz (1997): Promoting recovery in chronic aphasia with an interactive technology. Archives of Physical Medicine and Rehabilitation 78, 841–846.

Aftonomos, L. B., J. S. Appelbaum, R. D. Steele (1999): Improving outcomes for persons with aphasia in advanced community-based treatment programs. Stroke 30, 1370–1379.

Basso, A., E. Capitani, L. A. Vignolo (1979): Influence of rehabilitation on language skills in aphasic patients. A controlled study. Archives of Neurology 36, 190–196.

Basso, A. (1992): Prognostic factors in aphasia. Aphasiology 6, 337–348.

Bauer, A., U. de Langen-Müller, R. Glindemann, C. Schlenck, K.-J. Schlenck, W. Huber (2002): Qualitätskriterien und Standards für die Therapie von Patienten mit erworbenen neurogenen Störungen der Sprache (Aphasie) und des Sprechens (Dysarthrie): Leitlinien 2001. Aktuelle Neurologie 29, 63–75.

Bhogal, S. K., R. Teasell, M. Speechley (2003): Intensity of aphasia therapy, impact on recovery. Stroke 34, 987–993.

Biniek, R. (1993): Akute Aphasien. Thieme, Stuttgart.

Bongartz, R. (1998): Kommunikationstherapie mit Aphasikern und Angehörigen. Grundlagen – Methoden – Materialien. Thieme, Stuttgart.

Carlomagno, S., M. Pandolfi, L. Labruna, A. Colombo, C. Razzano (2001): Recovery from moderate aphasia in the first year poststroke: effect of type of therapy. Arch. Phys. Med. Rehabil. 82, 1073–1080.

Chung, P. W., D. W. Seo, J. C. Kwon, H. Kim, D. L. Na (2002): Nonconvulsive status epilepticus presenting as a subacute progressive aphasia. Seizure 11, 449–454.

De Bleser, R., J. Cholewa, N. Stadie, S. Tabatabaie (2004): LeMo – Lexikon modellorientiert. Einzelfalldiagnostik bei Aphasie, Dyslexie und Dysgraphie. Elsevier, München.

Doesborgh, S. J. C., M. W. van de Sandt-Koenderman, D. W. Dippel, F. Van Harskamp, P. Koudstaal, E. G. Visch-Brink (2004): Effects of semantic treatment on verbal communication and linguistic processing in aphasia after stroke: a randomized controlled trial. Stroke 35, 141–146.

Elman, R. J., E. Bernstein-Ellis (1999): The efficacy of group communication treatment in adults with chronic aphasia. Journal of Speech, Language, and Hearing Research 42, 411–419.

Glindemann, R., W. Ziegler, B. Kilian (2002): Aphasie und Kommunikation. In: Goldenberg, G., J. Pössl, W. Ziegler (Eds.), Neuropsychologie im Alltag. Thieme, Stuttgart, 78–97.

Glindemann, R., J. Pössl, W. Ziegler, G. Goldenberg (2004): Erfahrungen mit individuellen Therapiezielen bei Patienten mit Aphasie. Die Sprachheilarbeit 49, 298–305.

Greener, J., P. Enderby, R. Whurr (2002a): Pharmacological treatment for aphasia following stroke (Cochrane-Review). Oxford: Update Software.

Greener, J., P. Enderby, R. Whurr (2002b): Speech and language therapy for aphasia following stroke (Cochrane-Review). Oxford: Update Software.

Gupta, S. R., A. G. Mlcoch, C. Scolaro, T. Moritz (1995): Bromocriptine treatment of nonfluent aphasia. Neurology 45, 2170–2173.

Heiss, W. D., J. Kessler, H. Karbe, G. R. Fink, G. Pawlik (1993): Cerebral glucose metabolism as a predictor of recovery from aphasia in ischemic stroke. Archives of Neurology 50, 958–964.

Hemsley, G., C. Code (1996): Interactions between recovery in aphasia, emotional and psychosocial factors in subjects with aphasia, their significant others and speech pathologists. Disabil. Rehabil. 18, 567–584.

Herrmann, M., U. Koch, H. Johannsen-Horbach, C. W. Wallesch (1989): Communicative skills in chronic and severe nonfluent aphasia. Brain and Language 37, 339–352.

Holland, A. L., D. S. Fromm, F. Deruyter, M. Stein (1996): Treatment efficacy: aphasia. Journal of Speech and Hearing Research 39, 227–236.

Huber, W., K. Poeck, D. Weniger, K. Willmes (1983): Aachener Apasie Test (AAT). Hogrefe, Göttingen.

Huber, W., K. Poeck, D. Weniger (1997a): Aphasie. In: Hartje, W., K. Poeck (Eds.), Klinische Neuropsychologie (3. ed.). Thieme, Stuttgart, 80–143.

Huber, W., K. Willmes, K. Poeck, B. Van Vleymen, W. Deberdt (1997b): Piracetam as an adjuvant to language therapy for aphasia: A randomized double-blind placebo-controlled pilot study. Archives of Physical Medicine and Rehabilitation 78, 245–250.

Huber, W., W. Ziegler (2000): Störungen von Sprache und Sprechen. In: Sturm, W., M. Herrmann, C.-W. Wallesch (Eds.), Lehrbuch der klinischen Neuropsychologie. Swets & Zeitlinger, Lisse (NL).

Kalbe, E., N. Reinhold, U. Ender, J. Kessler (2002): Aphasie-Check-Liste (ACL). Prolog, Köln.

Karbe, H., J. Kessler, K. Herholz, G. R. Fink, W.-D. Heiss (1995): Long-term prognosis of poststroke aphasia studied with positron emission tomography. Archives of Neurology 52, 186–190.

Koller, M., P. Haenny, K. Hess, D. Weniger, P. Zangger (1990): Adjusted hypervolemic hemodilution in acute ischemic stroke. Stroke 21, 1429–1434.

Laures, J. S., R. J. Shisler (2004): Complementary and alternative medical approaches to treating adult neurogenic communication disorders: a review. Disability and Rehabilitation 26, 315–325.

Martin, P. I., M. A. Naeser, H. Theoret, J. Maria-Tormos, M. Nicholas, J. Kurland et al. (2004): Transcranial magnetic stimulation as a complementary treatment for aphasia. Seminars in Speech and Language 25, 181–191.

Meinzer, M., T. Elbert, C. Wienbruch, D. Djundja, G. Barthel, B. Rockstroh (2004): Intensive language training enhances brain plasticity in chronic aphasia. BMC.Biol. 2, 20.

Mimura, M., M. Kato, Y. Sano, T. Kojima, M. A. Naeser, H. Kashima (1998): Prospective and retrospective studies of recovery in aphasia - changes in cerebral blood-flow and language functions. Brain 121, 2083–2094.

Musso, M., C. Weiller, S. Kiebel, S. P. Muller, P. Bulau, M. Rijntjes (1999): Training-induced brain plasticity in aphasia. Brain 122, 1781–1790.

Naeser, M. A., P. I. Martin, M. Nicholas, E. H. Baker, H. Seekins, M. Kobayashi et al. (2005, in press): Improved picture naming in chronic aphasia after TMS to part of right Broca's area: An open protocol study. Brain and Language.

Pedersen, P. M., H. S. Jorgensen, H. Nakayama, H. O. Raaschou, T. S. Olsen (1995): Aphasia in acute stroke: incidence, determinants, and recovery. Annals of Neurology 38, 659–666.

Poeck, K., W. Huber, K. Willmes (1989): Outcome of intensive language treatment in aphasia. Journal of Speech and Hearing Disorders 54, 471–479.

Pulvermüller, F., B. Neininger, T. Elbert, B. Mohr, B. Rockstroh, P. Koebbel et al. (2001): Constraint-induced therapy of chronic aphasia after stroke. Stroke 32, 1621–1626.

Robey, R. R. (1998): A meta-analysis of clinical outcomes in the treatment of aphasia. Journal of Speech, Language, and Hearing Research 41, 172–187.

Springer, L., R. Glindemann, W. Huber, K. Willmes (1991): How efficacious is PACE-therapy when „Language Systematic Training" is incorporated? Aphasiology 5, 391–399.

Springer, L., K. Willmes, E. Haag (1993): Training in the use of wh-questions and prepositions in dialogues: a comparison of two different approaches in aphasia therapy. Aphasiology 7, 251–270.

Springer, L., W. Huber, K.-J. Schlenck, C. Schlenck (2000): Agrammatism: deficit or compensation? Consequences for aphasia therapy. Neuropsychological Rehabilitation 10, 279–309.

Teasell, R., S. K. Bhogal, K. Salter, N. Foley, J. B. Orange, M. Speechley (2004): Evidence-based review of stroke rehabilitation. Aphasia. Canadian Stroke Network, Toronto.

Walker-Batson, D., S. Curtis, R. Natarajan, J. Ford, N. Dronkers, E. Salmeron et al. (2001): A double-blind, placebo-controlled study of the use of amphetamine in the treatment of aphasia. Stroke 32, 2093–2098.

Wallesch, C. W., T. Bak, J. Schulte-Mönting (1992): Acute aphasia – patterns and prognosis. Aphasiology 6, 373–385.

Weiller, C., C. Isensee, M. Rijntjes, W. Huber, S. Müller, D. Bier et al. (1995): Recovery from Wernicke's aphasia: a Positron Emission Tomographic study. Annals of Neurology 37, 723–732.

Wertz, R. T. et al. (1986): Comparison of clinic, home, and deferred language treatment for aphasia. Archives of Neurology 43, 653–658.

Willmes, K., K. Poeck (1984): Ergebnisse einer multizentrischen Untersuchung über die Spontanprognose von Aphasien vaskulärer Ätiologie. Der Nervenarzt 55, 62–71.

Zahn, R., E. Drews, K. Specht, S. Kemeny, W. Reith, K. Willmes et al. (2004): Recovery of semantic word processing in global aphasia: a functional MRI study. Brain Res. Cogn. Brain Res. 18, 322–336.

Motorische Rehabilitation nach Schlaganfall

Was gibt es Neues?

Spezielle Rehabilitationsverfahren für die obere Extremität und für die Gehfähigkeit
- Elektrische Stimulationen der Unterarmextensoren sind geeignet, die Dorsalextension im Handgelenk zu verbessern (⇑⇑⇑).
- Robotassistierte Rehabilitation verbessert die Funktion proximaler Armmuskeln (⇑).
- Mentales Training optimiert die Durchführung motorischer Aufgaben (⇑).
- Laufbandtraining verbessert bei gehfähigen hemiparetischen Patienten die Ganggeschwindigkeit und Ausdauer (⇑).

Die wichtigsten Empfehlungen auf einen Blick

- Der forcierte Gebrauch (Constraint-induced movement therapy) ist bei chronischen Schlaganfallpatienten die eine motorische Teilfunktion des paretischen Arms aufweisen, wirksam (**A**) und konventionellen Physiotherapieverfahren überlegen (**B**).
- Die elektrische Stimulation der Unterarmextensoren verbessert die Handgelenkextension (**A**).
- Repetitive, aufgabenspezifische aktive Übungen sind einem unspezifischen Training überlegen (**B**).
- Robotassistierte Rehabilitation ist insbesondere zur Verbesserung der Funktion proximaler Armmuskeln geeignet (**B**).
- Mentales Training kann die Durchführung motorischer Aufgaben verbessern (**C**).
- Akupunktur ist in der motorischen Rehabilitation nach Schlaganfall unwirksam (**A**).
- Die Laufbandtherapie für nicht gehfähige chronisch hemiparetische Patienten ist einer konventionellen Behandlung bezüglich der Verbesserung der Gehfähigkeit überlegen (**A**).
- Für bereits selbstständig gehfähige Patienten eignet sich das Laufbandtraining, um Ganggeschwindigkeit und Ausdauer zu steigern (**B**).

Einführung

Patienten nach Schlaganfall stellen die größte Gruppe in der neurologischen Rehabilitation. Jedes Jahr erleiden ca. 250000 Menschen einen Insult, die Prävalenz beträgt 200–300 Patienten auf 100000 Einwohner. Motorische Defizite sind die mit Abstand häufigsten Symptome und kommen bei etwa 90% der Schlaganfallpatienten vor. Wegen der in Zusammenhang mit einer Hemiparese oft entstehenden Behinderung hat die rehabilitative Behandlung eine entscheidende Bedeutung für die Betroffenen. Die motorische Rehabilitation ist dabei nicht nur isolierte Anwendung von Einzeltechniken, sondern immer eine interdisziplinäre und teamintegrierte Behandlung, die auch eine erfolgreiche Bewältigung der Krankheitsfolgen zum Ziel hat.

Biologische Grundlage der motorischen Rehabilitation ist die beachtliche neuronale Plastizität. Unter „Plastizität" versteht man die Fähigkeit des Gehirns, sich durch Umorganisation an veränderte Umgebungsbedingungen anzupassen (Nudo u. Duncan 2004, Liepert et al. 2004). Die Umorganisation ermöglicht eine vollständige oder teilweise Rückbildung von verloren gegangenen Funktionen. Neuere Behandlungstechniken sind in der Lage, die Plastizität des Gehirns positiv zu beeinflussen und den Umfang der motorischen Rückbildung zu vergrößern (Nelles 2004).

Messmethoden in der motorischen Rehabilitation

Eingebettet in die „Internationale Klassifikation der Funktionsfähigkeit, Behinderung und Gesundheit" (ICF), soll Rehabilitation die „funktionale Gesundheit" eines Menschen verbessern oder wiederherstellen. Rehabilitationsspezifische Diagnostik zielt darauf, die Folgen von Erkrankungen bzw. Symptomen zu erfassen und im Verlauf zu dokumentieren, um eine behinderungsorientierte Rehabilitationsstrategie auszuwählen und – falls erforderlich – zu modifizieren. Dabei soll der Einfluss von personenbezogenen (Alter, Geschlecht, Lebensstil, Ausbildung, Beruf etc.) und Umweltfaktoren (materielle, soziale, politische, mentale Umgebung) stets mit berücksichtigt werden. „Behinderung" kann sich demnach aus der negativen Wechselwirkung zwischen der Gesundheitsstörung und den Kontextfaktoren (Umweltfaktoren, personenbezogene Faktoren) ergeben.

Basierend auf der klinisch-neurologischen Untersuchung werden relevante, d. h. behindernde Funktionsstörungen identifiziert, die hinsichtlich ihrer Auswirkungen innerhalb der im Allgemeinen komplexen Gesamtbehinderung gewichtet werden. Anschließend wird der Grad der Störungen mit geeigneten Assessment-Skalen quantifiziert. Einige der in der Rehabilitation des Hirninfarktpatienten sinnvollen Assessment-Instrumente sind in der folgenden **Tabelle 1** genannt. Eine ausführliche Beschreibung der Skalen bietet die Monographie von H. Masur (2000). Die Skalen decken motorische und Alltagsfunktionen (Barthel-Index) ab. Der SF 36 eignet sich auf der Ebene der sozialen Integration und Teilhabe für die Ermittlung des mittel- und langfristigen Erfolgs einer Rehabilitation.

- Elementare Untersuchungsmethoden: NIH Stroke Scale
- Funktionelle Messmethoden: Rivermead Motor Assessment
- Kompetenz bei Alltagsaktivitäten: Barthel-Index
- Partizipation: SF 36

Die Auswahl geeigneter Assessment-Verfahren sollte nicht starr gehandhabt werden. Vielmehr sollte sie sich an das angestrebte Dokumentationsziel anpassen. Assessments werden zu Beginn und am Ende der Rehabilitation, aber auch zur Verlaufs- und Qualitätskontrolle eingesetzt. Gegenüber den Kostenträgern wird die rehabilitative Behandlung gleichzeitig transparenter und erleichtert Genehmigungs- und Verlängerungsanträge. Kritisch muss angemerkt werden, dass die Aussagekraft der klinischen Skalen in Bezug auf den Rehabilitationsfortschritt häufig überschätzt wird. Die inzwischen weit verbreitete Praxis einiger Kostenträger, Entscheidungen für oder gegen Rehabilitationsbehandlungen in erster Linie auf Grundlage des Barthel-Indexes zu treffen, ist bei Berücksichtigung der testtheoretischen Konstruktion und der Validität und wegen des erheblichen Deckeneffekts dieser Skala nicht angebracht. Trotzdem wird die Dokumentation der motorischen Rehabilitation mit geeigneten Skalen immer wichtiger, um die Leistungen der Rehabilitation gegenüber Kostenträgern transparent und nachvollziehbar zu machen.

Tabelle 1 Übersicht der Assessment-Verfahren

Assessment-Verfahren	Häufigkeit der Anwendung
NIH Stroke Scale bzw. frei formulierter klinischer Untersuchungsbefund (motorischer Anteil)	bei Aufnahme und Entlassung
Rivermead Motor Assessment	alle 2 Wochen
Barthel-Index	wöchentlich
SF 36	bei Aufnahme und Entlassung, katamnestisch

Rückbildung von motorischen Ausfällen nach Schlaganfall

Mehrere große Studien zeigen, dass lediglich 5% der Patienten ihre Arme und Hände wieder uneingeschränkt einsetzen konnten und dass in 20% der Fälle keinerlei Arm-/Handfunktion zurückkehrte. Hingegen werden etwa 75% der hemiparetischen Patienten – selbstständig oder mit Hilfe – gehfähig. 25% bleiben auf den Rollstuhl angewiesen oder sind bettlägerig.

Der größte Umfang der Rückbildung kann in den ersten 12 Wochen erwartet werden. Allerdings erstreckt sich die Rückbildungsphase bei mittelschweren und schweren Hemiparesen oft über mehrere Monate, in Einzelfällen auch über Jahre. Für die Rückbildung der motorischen Defizite sind eine Reihe prognostisch günstiger und ungünstiger Faktoren bekannt. Patienten mit kleinen, lakunären Infarkten, rein motorischen Ausfällen („pure motor hemiparesis"), intakter Propriozeption und guter kognitiver Funktion haben häufig gute Besserungschancen, auch wenn in der Akutphase des Schlaganfalls eine schwere Hemiparese besteht. Prognostisch ungünstig hingegen sind begleitende neurologische Ausfälle, vor allem Tiefensensibilitätsstörungen, Aphasien und Neglect. Rezidivierende depressive Episoden sind wichtige Komplikationen im Verlauf nach Schlaganfall und können die funktionelle Rückbildung negativ beeinflussen. Sie sind einer antidepressiven Therapie (siehe „Pharmakotherapie in der motorischen Rehabilitation") gut zugänglich und sollten daher frühzeitig behandelt werden.

Wirksamkeit von Rehabilitationsmethoden

Heute steht Physio- und Ergotherapeuten ein breites Spektrum von sich teilweise ergänzenden, aber auch gegensätzlichen motorischen Rehabilitationsmethoden zur Verfügung. Über viele Jahre hat sich die differenzielle Anwendung der verschiedenen physiotherapeutischen Methoden weniger nach einer konkreten neurologischen Indikationsstellung oder wissenschaftlichen „Evidenz" gerichtet als nach persönlicher Überzeugung der Therapeuten. Heute hingegen sind experimentelle Grundlagenforschung und randomisierte klinische Studien für die Entwicklung und Beurteilung von Rehabilitationsmethoden selbstverständlich. Allein zur Rehabilitation des Schlaganfalls wurden in den vergangenen 5 Jahren über 100 randomisierte kontrollierte Studien veröffentlicht.

Diese neueren Studien legen nahe, dass in der motorischen Rehabilitation innovative Behandlungstechniken mit aktivem und aufgabenorientiertem Bewegungstraining und hoher Trainingsintensität den traditionellen Behandlungen überlegen sind (van der Lee 2001). Aufgabenspezifische und zielorientierte Verfahren sind nicht nur effektiver im Hinblick auf das Behandlungsziel, die Behandlungsergebnisse bleiben länger erhalten (Feys et al. 2004). Dies gilt sowohl für die Verfahren mit repetitiven

Übungen als auch für funktionell orientierte Therapien und Verfahren, die auf verhaltenspsychologischen Erkenntnissen basieren, wie die Therapie mit erzwungenem Gebrauch. Sowohl obere als auch untere Extremitäten profitieren, auch langfristig, von diesem Vorgehen (Kwakkel et al. 2002). Dabei liegt die Überlegenheit der neuen Therapieansätze wahrscheinlich in dem problemorientierten Einsatz eines spezifischen therapeutischen Verfahrens in Verbindung mit der angepassten Therapiedichte.

Spezielle rehabilitative Methoden

Rehabilitation der oberen Extremität

Neben den etablierten Therapieverfahren wie Techniken nach Bobath und Voitja sowie PNF (propriozeptive neuromuskuläre Fazilitierung) wurden weitere physiotherapeutische Verfahren entwickelt und in Studien erprobt. Als wesentliche Erkenntnis aus den durchaus unterschiedlichen Therapieansätzen ergab sich, dass die Intensität des Trainings, die Häufigkeit der Übungswiederholungen und die Umsetzung der Trainingsleistungen in Alltagsaktivitäten entscheidenden Einfluss auf eine anhaltende Funktionsrestitution haben (z.B. Kwakkel et al.1999). Allerdings wurde ein positiver Trainingsintensitätseffekt nicht von allen Untersuchern gefunden, wobei insbesondere schwer betroffene Patienten weniger zu profitieren scheinen (Martinsson et al. 2003). In letzter Zeit ergeben sich Hinweise dafür, dass die Effektivität einer Physiotherapie weniger von der Intensität, sondern mehr von der Aufgabenspezifität bestimmt wird (Page 2003).

Die folgenden Techniken werden detaillierter besprochen:

Forcierter Gebrauch (Constraint-induced, CI)

Die Wirksamkeit dieser Therapie wurde in mehreren kontrollierten Studien nachgewiesen. Eine Überlegenheit gegenüber konventioneller Physiotherapie konnte gezeigt werden (⇑⇑⇑). Das erstmals von Wolf (et al. 1989) und Taub (et al. 1993) beschriebene Verfahren stützt sich auf tierexperimentell erworbene Kenntnisse. Durch Immobilisierung des gesunden Arms wird der regelmäßige Einsatz der paretischen Extremität nicht nur während der Therapiestunden, sondern auch bei anderen alltäglichen Verrichtungen „erzwungen". Theoretische Grundlage dieses Verfahrens ist die Annahme, dass die Patienten in den Monaten nach dem Schlaganfall die Benutzung der betroffenen Extremität „verlernen". In mehreren kontrollierten Studien (Taub et al. 1998, Wittenberg et al. 2003) sowie nicht kontrollierten Studien wurde die Wirksamkeit dieser Therapie bei Schlaganfallpatienten im chronischen Stadium nachgewiesen. Die relative Verbesserung wurde auch noch 2 Jahre nach dem Training festgestellt. Kürzlich wurde publiziert, dass diese Therapie auch bei Kindern mit Zerebralparese und einseitig betontem motorischen Defizit wirksam ist (Taub et al. 2004). Auch in der Akutphase nach Schlaganfall wurde der forcierte Gebrauch mit Erfolg eingesetzt (Dromerick et al. 2000). Allerdings gibt es tierexperimentelle Hinweise dafür, dass forcierter Gebrauch innerhalb der ersten Tage nach Schlaganfall die Hirnläsion vergrößern kann (DeBow et al. 2004). Daher ist derzeit **nicht** generell zu empfehlen, diese Therapie unmittelbar nach einem Schlaganfall einzusetzen. In den letzten Jahren wurden Therapiemodifizierungen untersucht: Sterr und Mitarbeiter (2002) verglichen die Therapie von 6 h/d mit 3 h/d und fanden für beide Gruppen Verbesserungen der Motorik, die allerdings in der 6-h/d-Gruppe stärker ausgeprägt waren. Page und Mitarbeiter (2004) verlängerten die Behandlungsphase auf 10 Wochen bei deutlich gesenkter Intensität (3 x/Woche strukturierte Therapie, Immobilisierung der gesunden Seite für 5 h/d an 5 Tagen der Woche) und fanden bessere Ergebnisse in allen motorischen Tests in der „Forced use"-Gruppe.

Repetitive Wiederholung isolierter Bewegungen

Kontrollierte Studien mit Schlaganfallpatienten in der Akutphase (Feys et al. 1998) und der Subakutphase (Bütefisch et al. 1995) zeigten, dass verschiedene Parameter der Hand-/Armfunktion und funktionelle Skalen signifikante Verbesserungen aufwiesen (⇑). Eine kürzlich publizierte Verlaufsstudie zeigte, dass die in der Akutphase erzielten Verbesserungen auch 5 Jahre später noch nachweisbar waren (Feys et al. 2004). Der Nachweis eines Umsetzens dieser Verbesserungen in das Alltagsleben wurde allerdings nicht geführt.

Robotassistierte Rehabilitation

Verschiedene Arbeitsgruppen konnten in kontrollierten Studien positive Effekte der robotassistierten Rehabilitation nachweisen (⇑⇑⇑). Dieses Verfahren wurde insbesondere zur Verbesserung der Funktion proximaler Armmuskeln entwickelt. Eine Arbeitsgruppe am Massachusetts Institute of Technology zeigte in einer Serie von Studien, dass eine programmierbare mechanische Hilfe („robotic device") einer Placebobehandlung überlegen ist, dass die Effekte noch 3 Jahre später nachweisbar sind und auch Patienten im chronischen Stadium von der Therapie profitieren (Volpe et al. 2000, Fasoli et al. 2004). Lum und Mitarbeiter (2002) fanden eine Überlegenheit des robotassistierten Trainings im Vergleich mit Bobath-Behandlung. Hesse und Mitarbeiter (2003) beschrieben eine spastikreduzierende Wirkung. Allerdings war dieser Effekt 3 Monate nach Therapieende verschwunden.

Therapeutische elektrische Stimulationen

Bei diesem Verfahren werden Muskeln durch elektrische Reize zur Kontraktion angeregt. Am häufigsten wurde eine Verbesserung der Handgelenkextension durch elektrische Reizung der Unterarmextensoren geprüft. Mehrere kontrollierte Studien wiesen einen Effekt auf funktionelle Skalen, zum Teil auch auf Alltagserleben nach. Hummelsheim und Mitarbeiter (1997) stellten lediglich einen Effekt auf Spastik, nicht jedoch auf funktionell relevante Bewegungsparameter fest. Zwei aktuelle Metaanalysen (Bolton et al. 2004, de Kroon et al. 2002), in denen 5 bzw. 6 randomisierte kontrollierte Studien berücksichtigt wurden, stellten übereinstimmend einen positiven Effekt der therapeutischen elektrischen Stimulation auf die Handgelenkextension fest (⇑⇑⇑). Bislang fehlen allerdings klare Hinweise für eine alltagsrelevante Verbesserung funktioneller Fähigkeiten.

Armfähigkeitstraining

Dieses Training für Patienten mit leicht- bis mittelgradigen Armlähmungen soll nach genauer Analyse der Defizite eine gezielte Therapie ermöglichen. Bislang existiert eine kontrollierte Studie, die eine alltagsrelevante Funktionsverbesserung auch noch ein Jahr nach dem Training nachweisen konnte (Platz et al. 2001) (⇑).

Mentales Training

Durch wiederholte Vorstellung von Bewegungsabläufen soll deren Durchführung verbessert werden. In den letzten Jahren wurden mehrere Einzelfallberichte, nichtkontrollierte und kontrollierte Studien hierzu publiziert. In allen Untersuchungen wurden Verbesserungen der Motorik nach der Therapie festgestellt. Die größte Untersuchung umfasste 46 Schlaganfallpatienten (Liu et al. 2004) und kam zu dem Schluss, dass das mentale Training sowohl Planung als auch Ausführung zuvor trainierter, aber auch neuer Aufgaben verbessert. Eine kleinere Studie (Dijkerman et al. 2004) fand eine isolierte Verbesserung der trainierten Aufgabe. Malouin und Mitarbeiter (2004) berichteten, dass das Arbeitsgedächtnis relevant für ein effektives mentales Training sei. Zusammenfassend scheint mentales Trainieren eine viel versprechende (Zusatz-) Behandlung zu sein (⇑). Dieser Eindruck muss noch in größeren kontrollierten Studien bestätigt werden.

Akupunktur

Akupunktur wurde immer wieder als zusätzliches therapeutisches Verfahren in der motorischen Rehabilitation diskutiert. Es besteht derzeit allerdings kein ausreichender Nachweis für eine Wirksamkeit von Akupunktur in der motorischen Schlaganfallrehabilitation (⇓⇓). Eine Metaanalyse von bis 1999 publizierten Studien berichtete, dass sechs Studien einen positiven Effekt gezeigt hatten, drei Studien – darunter die zwei methodisch besten – hingegen keinen Effekt nachweisen konnten (Park et al. 2001). Auch eine umfangreiche aktuelle schwedische Studie konnte keine akupunkturassoziierten Funktionsverbesserungen feststellen (Johansson et al. 2001). Zu dem gleichen negativen Ergebnis kommen eine große kontrollierte chinesische Studie (Sze et al. 2002a) sowie zwei kürzlich erstellte Metaanalysen (Rabinstein u. Shulman 2003, Sze et al. 2002b).

Eine aktuelle, detaillierte, deutschsprachige Übersicht zu evidenzbasierter Armrehabilitation wurde von Platz kürzlich veröffentlicht (2003).

Rehabilitation der unteren Extremität und Gehfähigkeit

Auch im Bereich der unteren Extremität ist ein aufgabenspezifisches repetitives Üben wirksam. Tonusinhibierende und das Gehen vorbereitende Übungen in Sitz und Stand sollten nicht länger die Therapie dominieren, das wiederholte Üben des Gehens an sich ist vorzuziehen. Die Anfang der 90er Jahre des letzten Jahrhunderts eingeführte Laufbandtherapie mit parzieller Körpergewichtsentlastung setzt diese Anforderungen um: gurtgesichert und gemäß Paresegrad entlastet kann der noch rollstuhlpflichtige Patient das Gehen wiederholt üben. Studien zeigten, dass die Laufbandtherapie nicht gehfähiger, chronisch hemiparetischer Patienten einer konventionellen Behandlung bezüglich Verbesserung der Gehfähigkeit überlegen war (Hesse et al. 1995). Für Patienten im Akutstadium zeigte sich, dass die Lokomotionstherapie einem krankengymnastischen Vorgehen mit Gehübungen in der Ebene, auch unter Einsatz von Hilfsmitteln, ebenbürtig war (Moseley et al. 2003). Für bereits selbstständig gehfähige Patienten eignet sich das Laufband mit Gurtsicherung, um die Ganggeschwindigkeit und die Ausdauer zu steigern (Pohl et al. 2002, Eich et al. 2004). Dabei wird die trainingswirksame Herzfrequenz mittels eines der kardiologischen Rehabilitation entliehenen Trainingsparadigmas ermittelt:

(HRmax-HRruhe) × 0,6 + HRruhe = trainingswirksame Herzfrequenz.

HRmax wird in einer Belastungsergometrie festgelegt.

Zur weiteren Förderung der Gangrehabilitation ist ein früherer Einsatz von Hilfsmitteln wie Stock oder Orthese im Bereich des Sprung- oder Kniegelenks entgegen der üblichen Praxis angezeigt. Ganganalytische Studien wiesen nach, dass Stöcke oder Orthesen das Gehen qualitativ nicht verschlechterten, sondern im Gegenteil die Gangsicherheit steigerten. Die funktionelle Elektrostimulation des N. peronaeus oder des M. tibialis zur Korrektur des Spitzfußes bietet sich alternativ zur Orthese an.

Pharmakotherapie in der motorischen Rehabilitation

Amphetamine

In klinischen Studien an Schlaganfallpatienten war D-Amphetamin in Bezug auf das motorische Rehabilitationsergebnis wirksam, allerdings nur dann, wenn die Einnahme nur unmittelbar vor intensiver Physiotherapie erfolgte (Crisostomo et al. 1988; Walker-Batson et al. 1995). In neueren Studien konnte die Wirksamkeit auf das motorische Rehabilitationsergebnis nicht immer nachgewiesen werden (Treig et al. 2003). Aktuell sind die Studienergebnisse nicht konsistent (⇔). Eine große multizentrische Studie läuft zur Zeit in USA.

Für die Therapie mit Amphetaminen kommt z. B. Methylphenidat (Ritalin) 20–40 mg/d, verteilt auf 2 Gaben morgens und mittags in Frage. Die wichtigsten unerwünschten Reaktionen sind tachykarde Herzrhythmusstörungen und Blutdruckerhöhungen. Die Kontrolle dieser Vitalparameter mehrmals täglich ist daher während der ersten Behandlungstage unerlässlich. Die Dauer der Behandlung richtet sich nach dem Ansprechen auf die Therapie. Sinnvoll ist die Gabe vor allem während der ersten 8–12 Wochen der Rehabilitation. Die Einnahme über einen Zeitraum von mehr als 3 Monaten wird nicht empfohlen. Unter so kontrollierter Behandlung ist eine Suchtentwicklung nicht zu befürchten. Dieser Effekt setzt, im Unterschied zu den meisten Antidepressiva, bereits nach 1–2 Tagen ein. Amphetamine unterliegen dem BTM-Gesetz.

L-Dopa

Eine Alternative zur Anwendung von Amphetaminpräparaten ist möglicherweise die Gabe von L-Dopa. In einer kleineren placebokontrollierten Doppelblindstudie an 53 Patienten erreichten Patienten, die 3 Wochen mit 100 mg L-Dopa behandelt wurden, bessere motorische Funktionen. Die Verbesserungen betrafen sowohl die Gehfähigkeit als auch die Fähigkeit für die Bewegung des paretischen Arms (Scheidtmann et al. 2001) (⇑). Noch fehlt eine größere Studie, die diese viel versprechenden Daten bestätigt. Eine allgemeine Empfehlung kann daher noch nicht ausgesprochen werden.

Antidepressiva

Die Depression ist eine wichtige und häufige Komplikation nach Schlaganfall. Trizyklische Antidepressiva, die zu einer Erhöhung der zerebralen Noradrenalinspiegel führen, sind bei Patienten mit Depression nach Schlaganfall gut wirksam. Der Einsatz von trizyklischen Antidepressiva ist wegen der nicht selten auftretenden kardialen und anticholinergen Nebenwirkungen – wie Schwindel, orthostatische Hypotension oder Synkopen – besonders bei älteren Patienten nicht immer empfehlenswert. Alternativ können Serotoninwiederaufnahme-Hemmer (SSRI) oder Monoaminooxidase (MAO)-Hemmer eingesetzt werden. Der Serotoninwiederaufnahme-Hemmer Fluoxetin in einer Dosis von 20 mg/d zeigte in einer klinischen Studie, unabhängig von seinem antidepressiven Effekt, einen fördernden Einfluss auf die Gehfähigkeit und die Selbstständigkeit bei alltäglichen Verrichtungen (Dam et al. 1996) (⇑).

Eine besondere Situation ergibt sich für marcumarisierte Patienten. Die SSRI Fluoxetin, Fluvoxamin und Paroxetin werden wie die Cumarinderivate über das Cytochrom P450 Isoenzym metabolisiert und können durch kompetitive oder direkte Hemmung des Enzyms eine Erhöhung der Plasmaspiegelkonzentration von oralen Antikoagulanzien bewirken. Auch für den MAO-Hemmer Moclobemid ist eine Verstärkung der Blutungsneigung unter Einnahme von Warfarin beschrieben (Duncan et al. 1998). Hingegen führen die SSRI Sertralin, Citalopram und Nefazadon nicht oder nur gering zu einer Zunahme der Prothrombinzeit. Diese Substanzen sollten daher bei antikoagulierten Patienten bevorzugt eingesetzt werden. Zur Behandlung der Spastik mit Botulinumtoxin siehe Leitlinie „Spastik".

Checkliste „Einleitung einer Rehabilitation für Schlaganfallpatienten"

Planung, Zielsetzung

- Die Planung der Rehabilitation beginnt auf der Stroke Unit oder im Akutkrankenhaus. Die Anmeldung zur Rehabilitation sollte so früh wie möglich erfolgen, in der Regel in den ersten Tagen nach dem Akutereignis.
- Grundsätzlich wird bei **allen** Schlaganfallpatienten die Notwendigkeit einer neurologischen Rehabilitation geprüft. Auch bei geringen Funktionsstörungen ist häufig eine Rehabilitation indiziert (z. B. bei berufstätigen Patienten). Auch ältere Patienten bedürfen in der Regel zur Sicherung der Selbsthilfefähigkeit einer rehabilitativen Anschlussbehandlung.
- Ziele der Rehabilitation sind die Restitution, Besserung oder Kompensation der neurologischen Funktionsstörung, Selbsthilfefähigkeit oder auch die soziale und berufliche Reintegration. Die Ziele müssen bei der Anmeldung zur Rehabilitation klar formuliert werden.
- Entscheidend für die Wahl der Rehabilitationsform sind die medizinischen Behandlungsnotwendigkeiten und soziale Faktoren. Fast alle Kostenträger wünschen die Angabe eines Barthel-Index.
- Bei berenteten Patienten geht die Rehabilitationsmaßnahme in der Regel zu Lasten der Krankenkasse.
- Empfehlungen zur Wahl der Reha-Klinik können und sollten ausgesprochen werden, die Entscheidung liegt aber meist beim Kostenträger.

Rehabilitationsform: stationär, teilstationär, geriatrisch oder ambulant?

Während neurologische Rehabilitationskliniken früher ganz überwiegend entfernt von städtischen Ballungszentren lagen, verfügen heute viele Städte über Rehabilitationseinrichtungen. Dadurch kann für viele Patienten das Ziel einer wohnortnahen Postakut-Behandlung einfacher realisiert werden. Hinzu kommt ein größeres Angebot an teilstationären Einrichtungen, die den Patienten ermöglichen, außerhalb der Behandlungszeiten zu Hause zu sein. Entscheidend für die Wahl der Rehabilitationsform sollten primär die medizinischen Behandlungsnotwendigkeiten und soziale Faktoren sein. Die Anmeldung für eine Rehabilitation sollte frühzeitig (während der ersten Behandlungstage) beim zuständigen Kostenträger erfolgen. Dabei sollte durchaus auch eine Empfehlung zur Wahl der Reha-Klinik ausgesprochen werden, obwohl die Entscheidung meist beim Kostenträger liegt.

Stationäre Rehabilitation

- Alle Patienten, die eine kontinuierliche medizinische Überwachung oder pflegerische Betreuung benötigen
- Patienten mit schwerer Einschränkung der Selbsthilfefähigkeit (keine oder nur sehr geringe Eigenleistung bei ADL)
- Patienten nach neurochirurgischer Operation (sofern eine teilstationäre Behandlung nicht möglich ist)
- Patienten mit Koma oder apallischem Syndrom

Teilstationäre Rehabilitation

- Grundsätzlich gilt der Grundsatz „ambulant/teilstationär vor stationär".
- Das Wohnen zu Hause muss möglich sein (Tagesklinik: Mo.-Fr. 800–1600 Uhr).
- Patienten benötigen eine multiprofessionelle, teamintegrierte Behandlung (KG, ET, Logopädie, eventuell Neuropsychologie).
- Patienten mit leichter Einschränkung der Selbsthilfefähigkeit
- Patienten mit mittelschwerer Einschränkung der Selbsthilfefähigkeit nur, wenn pflegerische Betreuung zu Hause möglich ist und Transportfähigkeit besteht (mit PKW).
- Spezielle psychopathologische und neuropsychologische Defizite (Depression, Aphasien, Apraxien, Neglect)
- Die Orientierung muss eine teilstationäre Behandlung zulassen.
- Entfernung nicht > 45 min

Geriatrische Rehabilitation

- Ältere Patienten (Alter in der Regel > 75), bei denen neben der Funktionsstörung durch den Schlaganfall auch der Verlust an Selbsthilfefähigkeit durch Komorbidität im Vordergrund steht.
- Bevorzugte Weiterbehandlung bei allen Patienten mit demenziellen Syndromen

Rein ambulante Therapie (Behandlung auf Rezept)

Entspricht nicht den Kriterien einer multiprofessionellen, teamintegrierten Rehabilitation. Daher nur bei monofunktioneller Störung ohne Beeinträchtigung der Selbstständigkeit möglich.

Expertengruppe

Priv.-Doz. Dr. S. Hesse, Klinik Berlin, Abteilung für Neurologische Rehabilitation, Arzt in der Neurologie der FU Berlin und am Universitätsklinikum Benjamin Franklin, Berlin
Prof. Dr. H. Hummelsheim, Neurologisches Rehabilitationszentrum Leipzig, Universität Leipzig
Prof. Dr. med. J. Liepert, Neurologische Klinik, Universitätsklinikum Hamburg-Eppendorf
Dr. G. Nelles, Neurologisches Zentrum, Köln

Für die Deutsche Gesellschaft für Neurologische Rehabilitation (DGNR)

Dr. W. Nickels, Neurologisches Therapiezentrum Köln
Federführend: *Priv.-Doz . Dr. G. Nelles, Haselnußhof 1, 50767 Köln, Tel.: 0221/7902161*
e-mail: <u>gereon.nelles@uni-essen.de</u>

Literatur

Bolton, D. A., J. H. Cauraugh, H. A. Hausenblas (2004): Electromyogram-triggered neuromuscular stimulation and stroke motor recovery of arm/hand functions: a meta-analysis. J. Neurol. Sci. 223, 121–127.

Bütefisch, C., H. Hummelsheim, P. Denzler, K.-H. Mauritz (1995): Repetitive training of isolated movements improves the outcome of motor rehabilitation of the centrally paretic hand. J. Neurol. Sci. 130, 59–68.

Crisostomo, E. A., P. W. Duncan, M. Propst, D. V. Dawson, J. N. Davis (1988): Evidence that amphetamine with physical therapy promotes recovery of motor function in stroke patients. Ann. Neurol. 23, 94–97.

Dam, M., P. Tonin, A. De Boni et al. (1996): Effects of fluoxetine and maprotiline on functional recovery in poststroke hemiplegic patients undergoing rehabilitation therapy. Stroke 27, 1211–1214.

DeBow, S. B., J. E. McKenna, B. Kolb, F. Colbourne (2004): Immediate constraint-induced movement therapy causes local hyperthermia that exacerbates cerebral cortical injury in rats. Can. J. Physiol. Pharmacol. 82, 231–237.

de Kroon, J. R., J. H. van der Lee, M. J. Ijzerman, G. J. Lankhorst (2002): Therapeutic electrical stimulation to improve motor control and functional abilities of the upper extremity after stroke: a systematic review. Clin. Rehabil. 16, 350–360.

van der Lee, J. H. (2001): Constraint-induced therapy for stroke: more of the same or something completely different? Curr. Opin. Neurol. 14 (6), 741–744.

Dijkerman, H. C., M. Letswaart, M. Johnston, R. S. MacWalter (2004): Does motor imagery training improve hand function in chronic stroke patients? A pilot study. Clin. Rehabil. 18, 538–549.

Dromerick, A. W., D. F. Edwards, M. Hahn (2000): Does application of constraint-induced movement therapy during acute rehabilitation reduce arm impairment after ischemic stroke? Stroke 31, 2984–2988.

Duncan, D., K. Sayal, H. McConnell, D. Taylor (1998): Antidepressant interactions with warfarin. Int. Clin. Psychopharmacol. 13, 87–94.

Eich, H.-J., H. Mach, C. Werner, S. Hesse (2004): Aerobic treadmill plus Bobath walking training improves walking in subacute stroke patients: a randomized controlled trial. Clin. Rehabil. 18, 640–651.

Fasoli, S. E., H. I. Krebs, J. Stein, W. R. Frontera, N. Hogan (2004): Robotic therapy for chronic motor impairment after stroke: Follow-up results. Arch. Phys. Med. Rehabil. 85, 1106–1111.

de Kroon, J. R., J. H. van der Lee, M. J. Ijzerman, G. J. Lankhorst (2002): Therapeutic electrical stimulation to improve motor control and functional abilities of the upper extremity after stroke: a systematic review. Clin. Rehabil. 16, 350–360.

Feys, H. M., W. J. De Weerdt, B. E. Selz et al. (1998): Effect of a therapeutic intervention for the hemiplegic upper limb in the acute phase after stroke: a single-blind, randomized, controlled multicenter trial. Stroke 29, 785–792.

Feys, H., W. De Weerdt, G. Verbeke, G. C. Steck, C. Capiau, C. Kiekens, E. Dejaeger, G. Van Hoydonck, G. Vermeersch, P. Cras (2004): Early and repetitive stimulation of the arm can substantially improve the long-term outcome after stroke: a 5-year follow-up study of a randomized trial. Stroke 35, 924–929.

Hesse, S., M. Malezic, A. Schaffrin, K. H. Mauritz (1995): Restoration of gait by combined treadmill training and multichannel electrical stimulation in non-ambulatory hemiparetic patients. Scand. J. Rehabil. Med. 27, 199–204.

Hesse, S., G. Schulte-Tigges, M. Konrad, A. Bardeleben, C. Werner (2003): Robot-assisted arm trainer for the passive and active practice of bilateral forearm and wrist movements in hemiparetic subjects. Arch. Phys. Med. Rehabil. 84, 915–920.

Hummelsheim, H., M. L. Maier-Loth, C. Eickhof (1997): The functional value of electrical muscle stimulation for the rehabilitation of the hand in stroke patients. Scand. J. Rehabil. Med. 29, 3–10.

Johansson, B., E. Haker, M. von Arbin, M. Britton, G. Langstrom, A. Terent, D. Ursing, K. Asplund (2001): Swedish Collaboration on sensory stimulation after stroke. Acupuncture and transcutaneous nerve stimulation in stroke rehabilitation: a randomized controlled trial. Stroke 32, 707–713.

Kwakkel, G., R. C. Wagenaar, J. W. Twisk, G. J. Lankhorst, J. C. Koetsier (1999): Intensity of leg and arm training after primary middle-cerebral-artery stroke: a randomised trial. Lancet 354, 191–196.

Kwakkel, G., B. J. Kollen, R. C. Wagenaar (2002): Long term effects of intensity of upper and lower limb training after stroke: a randomised trial. JNNP 72, 473–479.

Liepert, J., F. Hamzei, C. Weiller (2004): Lesion-induced and training-induced brain reorganization. Restor. Neurol. Neurosci. 22 (3–5), 269–277.

Liu, K. P., C. C. Chan, T. M. Lee, C. W. Hui-Chan (2004): Mental imagery for promoting relearning for people after stroke: a randomized controlled trial. Arch. Phys. Med. Rehabil. Sep. 85 (9), 1403–1408.

Lum, P. S., C. G. Burgar, P. C. Shor, M. Majmundar, M. Van der Loos (2002): Robot-assisted movement training compared with conventional therapy techniques for the rehabilitation of upper-limb motor function after stroke. Arch. Phys. Med. Rehabil. 83, 952–959.

Malouin, F., S. Belleville, C. L. Richards, J. Desrosiers, J. Doyon (2004): Working memory and mental practice outcomes after stroke. Arch. Phys. Med. Rehabil. 85, 177–183.

Martinsson, L., S. Eksborg, N. G. Wahlgren (2003): Intensive early physiotherapy combined with dexamphetamine treatment in severe stroke: a randomized, controlled pilot study. Cerebrovasc. Dis. 16 (4), 338–345.

Masur, H. (2000): Skalen und Scores in der Neurologie. Thieme, Stuttgart.

Moseley, A. M., A. Stark, I. D. Cameron, A. Pollock (2003): Treadmill training and body weight support for walking after stroke. Cochrane Database Syst. Rev. 3, CD002840.

Nelles, G. (2004): Cortical reorganization – effects of intensive therapy. Restor. Neurol. Neurosci. 22, 239–244.

Nudo, R. J., P. W. Duncan (2004): Recovery and rehabilitation in stroke: introduction. Stroke 35 (11, Suppl. 1), 2690.

Page, S. J. (2003): Intensity versus task-specificity after stroke: how important is intensity? Am. J. Phys. Med. Rehabil. 82, 730–732.

Page, S. J., S. Sisto, P. Levine, R. E. McGrath (2004): Efficacy of modified constraint-induced movement therapy in chronic stroke: a single-blinded randomized controlled trial. Arch. Phys. Med. Rehabil. 85, 14–18.

Park, J., V. Hopwood, A. R. White, E. Ernst (2001): Effectiveness of acupuncture for stroke: a systematic review. J. Neurol. 248, 558–563.

Platz, T., T. Winter, N. Müller, C. Pinkowski, C. Eickhof, K.-H. Mauritz (2001): Arm ability training for stroke and traumatic brain injury patients with mild arm paresis. A single-blind, randomized, controlled trial. Arch. Phys. Med. Rehab. 82, 961–968.

Platz, T. (2003): Evidenzbasierte Armrehabilitation. Nervenarzt 74, 841–849.

Pohl, M., J. Mehrholz, C. Ritschel, S. Rückriem (2002): Speed-dependent treadmill training in ambulatory stroke patients. A randomized controlled trial. Stroke 33, 553–558.

Rabinstein, A. A., L. M. Shulman (2003): Acupuncture in clinical neurology. Neurologist 9, 137–148.

Scheidtmann, K., W. Fries, F. Muller, E. Koenig (2001): Effect of levodopa in combination with physiotherapy on functional motor recovery after stroke: a prospective, randomised, double-blind study. Lancet 358, 787–790.

Sterr, A., T. Elbert, I. Berthold, S. Kolbel, B. Rockstroh, E. Taub (2002): Longer versus shorter daily constraint-induced movement therapy of chronic hemiparesis: an exploratory study. Arch. Phys. Med. Rehabil. 83, 1374–1377.

Sze, F. K., E. Wong, K. K. Or, J. Lau, J. Woo (2002a): Does acupuncture improve motor recovery after stroke? A meta-analysis of randomized controlled trials. Stroke 33, 2604–2619.

Sze, F. K., E. Wong, X. Yi, J. Woo (2002b): Does acupuncture have additional value to standard poststroke motor rehabilitation? Stroke 33, 186–194.

Taub, E., N. E. Miller, T. A. Novack, E. W. D. Cook, W. C. Fleming, C. S. Nepomuceno et al. (1993): Technique to improve chronic motor deficit after stroke. Arch. Phys. Med. Rehabil. 74, 347–354.

Taub, E., J. E. Crago, G. Uswatte (1998): Constraint-induced movement therapy: a new approach to treatment in physical rehabilitation. Rehabil. Psychol. 43, 152–170.

Taub, E., S. L. Ramey, S. DeLuca, K. Echols (2004): Efficacy of constraint-induced movement therapy for children with cerebral palsy with asymmetric motor impairment. Pediatrics 113, 305–312.

Treig, T., C. Werner, M. Sachse, S. Hesse (2003): No benefit from D-amphetamine when added to physiotherapy after stroke: a randomized, placebo-controlled study. Clin. Rehabil. Sep. 17 (6), 590–599.

Volpe, B. T., H. I. Krebs, N. Hogan, O. L. Edelstein, C. Diels, M. Aisen (2000): A novel approach to stroke rehabilitation: robot-aided sensorimotor stimulation. Neurology 54, 1938–1944.

Walker-Batson, D., P. Smith, S. Curtis, H. Unwin, R. Greenlee (1995): Amphetamine paired with physical therapy accelerates motor recovery after stroke. Further evidence. Stroke 26, 2254–2259.

Wittenberg, G. F., R. Chen, K. Ishii, K. O. Bushara, S. Eckloff, E. Croarkin, E. Taub, L. H. Gerber, M. Hallett, L. G. Cohen (2003): Constraint-induced therapy in stroke: magnetic-stimulation motor maps and cerebral activation. Neurorehabil. Neural. Repair. 17, 48–57.

Wolf, S. L., D. E. Lecraw, L. A. Barton, B. B. Jann (1989): Forced use of hemiplegic upper extremities to reverse the effect of learned nonuse among chronic stroke and head-injured patients. Exp. Neurol. 104, 125–132.

Tumoren

Gliome

Was gibt es Neues?

- Die EORTC-Studie 26981–22981/NCIC CE.3 zur begleitenden und adjuvanten Chemotherapie mit Temozolomid, zusätzlich zur Strahlentherapie als Primärtherapie des Glioblastoms, weist eine Erhöhung der medianen Überlebenszeit von 12,1 auf 14,6 Monate und der 2-Jahres-Überlebensrate von 10% auf 26% nach (Stupp et al. 2005).
- Die EORTC-Studie 26981–22981/NCIC CE.3 belegt, dass vor allem Patienten mit Glioblastomen, die eine Methylierung des O6-Methylguanin-DNA-Methyltransferase (MGMT)-Gens aufweisen, von der zusätzlichen Chemotherapie mit Temozolomid profitieren (Hegi et al. 2005).
- Die RTOG-Studie 94–02 belegt im Vergleich zu alleiniger Strahlentherapie anaplastischer oligodendroglialer Tumoren eine Verlängerung der progressionsfreien Überlebenszeit, nicht jedoch der Gesamtüberlebenszeit, wenn die PCV-Chemotherapie der Strahlentherapie direkt vorgeschaltet wird (sequenzielle Chemotherapie).
- In der RTOG-Studie 94–02 ist die mediane Überlebenszeit bei Verlust genetischen Materials auf den Chromosomen 1p und 19q deutlich höher als bei Fehlen dieses Verlusts (p < 0,001).
- Die interstitielle Chemotherapie mit BCNU-Waffeln (Gliadel) zusätzlich zur Strahlentherapie zeigt bei malignen Gliomen einen Anstieg der medianen Überlebenszeit von 11,6 auf 13,9 Monate, allerdings nur in der intention-to-treat-Gruppe, nicht für histologisch gesicherte Glioblastome, und beeinflusst das mediane progressionsfreie Überleben nicht (Westphal et al. 2003).

Die wichtigsten Empfehlungen auf einen Blick

- Früherkennung und Prävention besitzen bei Gliomen keinen relevanten Stellenwert (**B**).
- Bei hereditären Tumorsyndromen sollte eine humangenetische Beratung erfolgen und ggf. eine molekulargenetische Diagnostik empfohlen werden (**B**).
- Diagnostische Methode der Wahl bei Verdacht auf ein Gliom ist die MRT ohne und mit Kontrastmittel (**A**).
- Nur in sehr seltenen Ausnahmen sollte auf die histologische Diagnosesicherung verzichtet werden (**A**).
- Histologische Diagnosen sollten sich an der aktuellen WHO-Klassifikation orientieren (**A**).
- Molekulare Marker sollten (noch) nicht zur Entscheidung über Strahlen- und Chemotherapie herangezogen werden (**B**).
- Die Vermeidung neuer permanenter neurologischer Defizite hat bei der Operationsplanung Vorrang gegenüber der operativen Radikalität (**B**).
- Die Ganzhirnbestrahlung ist in der Therapie umschriebener Gliome obsolet (**A**).
- Bioptisch/operativ gesicherte **diffuse Astrozytome (WHO-Grad II)**, die klinisch bis auf zerebralorganische Anfälle asymptomatisch sind, werden beobachtet (wait-and-see), insbesondere bei jüngeren Patienten (< 40 Jahre) (**C**).
- Klinisch-symptomatische, radiologisch-zirkumskripte WHO-Grad-II-Astrozytome an operativ gut zugänglicher Stelle sollten mikrochirurgisch reseziert werden (**C**).
- Klinisch-symptomatische oder progrediente WHO-Grad-II-Astrozytome werden bestrahlt, wenn chirurgische Optionen mit einem hohen Risiko neurologischer Morbidität verbunden sind (**B**).
- Im Rezidiv eines WHO-Grad-II-Astrozytome sollte die Reoperation erwogen und in der Regel (falls noch nicht erfolgt) die Strahlentherapie angeschlossen werden (**B**).
- Im Rezidiv eines WHO-Grad-II-Astrozytome nach Strahlentherapie soll auf individueller Basis die Indikation zur Chemotherapie geprüft werden (**B**).
- **Oligoastrozytome des WHO-Grads II** werden analog zu den Strategien bei **Oligodendrogliomen** des WHO-Grads II behandelt (**C**).
- Da oligodendrogliale Tumoren häufig auf Strahlentherapie und Chemotherapie gut ansprechen, ist radikales chirurgisches Vorgehen in der Primärtherapie weniger indiziert als bei den diffusen, rein astrozytären Grad-II-Gliomen (**C**).
- Sollte bei oligodendroglialen Tumoren des WHO-Grads II eine über operative Maßnahmen hinausgehende Therapie indiziert sein, wird bei jüngeren Patienten der Chemotherapie (am ehesten PCV-Schema oder Temozolomid) meist der Vorzug gegeben. Alternativ und insbesondere bei älteren Patienten kann die Strahlentherapie als erste adjuvante Maßnahme erfolgen (**C**).
- Standardtherapie des **anaplastischen Astrozytoms** sind Resektion oder Biopsie, gefolgt von der Strahlentherapie der erweiterten Tumorregion (**A**).

- Chemotherapie ist beim anaplastischen Astrozytom wirksam, aber der optimale Zeitpunkt der Chemotherapie ist ungewiss (Primärtherapie oder Rezidivtherapie) (**B**).
- **Anaplastische Oligoastrozytome** des WHO-Grads III werden analog zu den Strategien bei anaplastischen Oligodendrogliomen des WHO-Grads III behandelt (**C**).
- Da oligodendrogliale Tumoren in der Regel radio- und chemosensitiv sind, ist radikales chirurgisches Vorgehen weniger indiziert als bei den rein astrozytären WHO-Grad-III-Gliomen (**C**).
- Als erster adjuvanter Therapie wird vor allem bei jüngeren Patienten zunehmend der Chemotherapie, meist nach dem PCV-Schema oder mit Temozolomid, der Vorzug gegenüber der Strahlentherapie gegeben (**C**).
- Standardtherapie des **Glioblastoms** sind Resektion oder Biopsie, gefolgt von der Strahlentherapie der erweiterten Tumorregion (**A**).
- Unter Berücksichtigung der wichtigsten prognostischen Faktoren ist die Chemotherapie mit Temozolomid (oder Nitrosoharnstoffen) als Standard in der Primärtherapie zu betrachten (**B**).
- Im Rezidiv sollte auf individueller Basis die Indikation zu Reoperation, Chemotherapie oder erneuter Strahlentherapie geprüft werden (**B**).

Definition

Die vorliegende Leitlinie zu den Gliomen des Erwachsenenalters entspricht einer Aktualisierung der entsprechenden Leitlinie der Neuroonkologischen Arbeitsgemeinschaft (NOA) in der Deutschen Krebsgesellschaft (NOA 2004). Sie befasst sich in Anlehnung an die dritte Auflage der histologischen Klassifikation der Tumoren des Zentralnervensystems der Weltgesundheitsorganisation (WHO) (Kleihues u. Cavenee 2000) mit Gliomen des WHO-Grads II (diffuse Astrozytome, fibrillär, gemistozytisch, protoplasmatisch, Oligodendrogliome, Oligoastrozytome), Gliomen des WHO-Grads III (anaplastische Astrozytome, anaplastische Oligodendrogliome, anaplastische Oligoastrozytome), Glioblastomen (WHO-Grad IV) und der Gliomatosis cerebri. Dieser Begriffsbestimmung liegt eine Beschränkung auf die wichtigsten und häufigsten Gliome des Erwachsenenalters zugrunde. Das pilozytische Astrozytom (WHO-Grad I) ist nicht Gegenstand dieser Leitlinie, da es überwiegend bei Kindern vorkommt und sich von den anderen Gliomen des Erwachsenenalters histopathologisch, molekulargenetisch und klinisch unterscheidet. Auch Hirnstammgliome sind nicht Gegenstand dieser Leitlinie.

Früherkennung und Prävention

Die Inzidenz der Gliome beträgt insgesamt etwa 5–6/100000 Einwohner pro Jahr. Einfach zu erhebende Parameter wie z.B. die Bestimmung eines gliomassoziierten Proteins im Serum stehen nicht zur Verfügung. Für den Nachweis eines Glioms sind bildgebende Verfahren wie Computertomographie (CT) oder Magnetresonanztomographie (MRT) erforderlich. Schließlich ist aus kasuistischen Beobachtungen bekannt, dass sich Glioblastome innerhalb weniger Wochen entwickeln können. Aus diesen Gründen spielt die Früherkennung bei Gliomen klinisch derzeit keine Rolle. Lediglich bei seltenen hereditären Syndromen mit Neigung zur Entwicklung von Gliomen (Li-Fraumeni-Syndrom, Turcot-Syndrom) werden bildgebende Verfahren als Screening-Methode eingesetzt. Ob die Bildgebung auch im weiteren Verlauf ohne klinische Hinweise auf einen Hirntumor wiederholt werden sollte, ist ungewiss.

Diagnostik (Algorithmus I)

Anamneseerhebung

Bei der Anamneseerhebung ist die Erfassung der ersten, durch den Tumor bedingten Symptome und deren weitere Entwicklung wichtig. Die Anamnese kann auch im Vorfeld der diagnostischen Abklärung Risikofaktoren erfassen, die für differenzialdiagnostisch in Frage kommende, nichttumoröse Raumforderungen Bedeutung haben. Je nach psychopathologischem Status des Patienten kommt der Fremdanamnese größeres Gewicht zu. Klinische Verdachtssymptome für eine intrakranielle Raumforderung sind neu auftretende fokale oder generalisierte zerebralorganische Krampfanfälle, neurologische Herdsymptome, Persönlichkeitsveränderungen und Zeichen erhöhten Hirndrucks.

Klinische Untersuchung

Die klinisch-internistische Untersuchung erfolgt unter besonderer Berücksichtigung der Differenzialdiagnose primär extrazerebraler, metastasierender Tumoren und wird bei Bedarf konsiliarisch zur Beurteilung der Operationsfähigkeit durchgeführt. Die sorgfältige neurologische Untersuchung dient der Dokumentation der durch den Tumor bereits bei Diagnosestellung verursachten Defizite. Sie ist zur Beurteilung späterer Folgen von Tumorprogression und Therapie (Operation, Strahlentherapie, Chemotherapie) von großer Bedeutung. In dieser Hinsicht ist es auch erstrebenswert, in Zukunft häufiger als derzeit üblich eine neuropsychologische Untersuchung zu veranlassen. Als ein Ergebnis der klinisch-neurologischen Untersuchung ist der Karnofsky-Index festzulegen.

Neuroradiologische Diagnostik

Bei klinischem Verdacht auf einen Hirntumor wird eine CT- oder MRT-Untersuchung ohne und mit Kontrastmittelgabe durchgeführt. Die MRT ist bei Beachtung ihrer Kontraindikationen die Methode der Wahl. Falls das zunächst angewandte bildgebende Verfahren Fragen offen lässt, deren Beantwortung für die Planung des weiteren

Procedere relevant ist, müssen weitere bildgebende Verfahren (ggf. CT, MRT, jeweils ohne und mit Kontrastmittel, nach Maßgabe des Operateurs Angiographie) angewandt werden. Die CT ist z. B. zum Nachweis von Verkalkungen geeignet. Die potenzielle Bedeutung anderer moderner bildgebender Methoden (Single photon emission computed tomography, SPECT: Positronenemissionstomographie, PET; Magnetresonanzspektroskopie, MRS; funktionelle MRT) für die klinische Routine ist Gegenstand aktueller Untersuchungen.

Liquordiagnostik

Bei der differenzialdiagnostischen Abgrenzung einer entzündlichen Erkrankung einschließlich Hirnabszess, eines primären zerebralen Lymphoms, eines zerebral metastasierenden Tumors oder eines Keimzelltumors oder zum Nachweis einer Liquoraussaat kann die Liquordiagnostik wesentliche Hinweise geben. Nur selten, im Wesentlichen bei Zeichen intrakranieller Drucksteigerung und vor allem infratentoriellen Raumforderungen, ist die Lumbalpunktion kontraindiziert.

EEG

Das EEG dient als Indikator der Krampfbereitschaft und ist bei symptomatischen Anfällen für die weitere Therapieplanung hilfreich.

Biopsie/Operation

Die Erstellung eines spezifischen neuroonkologischen Therapiekonzepts setzt eine mikroskopische morphologische Diagnostik voraus. Der operative Eingriff ist bei Gliomen meist zugleich diagnostische und therapeutische Maßnahme. Abwartendes oder palliatives Vorgehen ohne histologische Sicherung der Diagnose ist lediglich indiziert, wenn das Interventionsrisiko gegenüber dem Gewinn durch eine histologische oder zytologische Diagnose als gravierender eingeschätzt wird als das Informationsdefizit durch mangelnde morphologische Sicherung der Diagnose.

Mittels in Lokalanästhesie durchgeführter stereotaktischer Biopsie ist auch bei Patienten in weniger gutem Allgemeinzustand eine definitive morphologische Diagnose möglich, um eine Grundlage für therapeutische Entscheidungen sowie die Beratung des Patienten oder der Angehörigen herzustellen – auch im Falle einer infausten Prognose ohne weitere Interventionsmöglichkeiten. Dabei ist die Treffsicherheit der stereotaktischen Biopsie mit Entnahme konsekutiver Biopsiezylinder oder kleiner serieller Proben entlang des gesamten stereotaktischen Zieltrajektes sehr hoch, ebenso wie die diagnostische Zuverlässigkeit im Vergleich zu größeren Resektatstücken. Stereotaktische Biopsien führen bei mehr als 90% aller Patienten zu einer sicheren Diagnose. Sie sind mit Morbiditätsraten von 3–4% und Mortalitätsraten unter 1% assoziiert (Hall 1998, Sawin et al. 1998).

Wichtig für die Entscheidungsfindung zum geplanten Eingriff sind Art und Ausmaß neurologischer Defizite und die Wahrscheinlichkeit ihrer Besserung durch den Eingriff. Einschränkungen bestehen hier vor allem für offene Operationen. Empfehlungen bezüglich Indikation und Kontraindikation sind besonders schwierig, da die Erhaltung von Funktion und gesunder Struktur neben der Lage des Tumors weitgehend von der angewandten operativen Technik und der Erfahrung des Operateurs bzw. des Zentrums abhängig ist. Generell gilt, dass zusätzliche neurologische Defizite zu vermeiden sind und dass Werkzeugleistungen erhalten bleiben sollen. Der Allgemeinzustand der Patienten, vor allem Alter und Begleiterkrankungen, kann die Therapiemöglichkeiten ebenfalls begrenzen. Eine allgemeine Altersbegrenzung kann nicht angegeben werden. Diese Gesichtspunkte sollten in die Beurteilung der Operationsindikation eingehen. Schlechter Allgemeinzustand – beurteilt als Karnofsky-Index – und höheres Alter sind negative prognostische Faktoren.

Präoperative Behandlung

In der Neuroonkologie ist die präoperative Behandlung vor dem eigentlichen diagnostischen oder therapeutischen Eingriff von besonderer Bedeutung. Zur Behandlung der peritumoralen raumfordernden Hirnschwellung sowie zur Prophylaxe oder zur Reduktion des durch die operative Manipulation hervorgerufenen postoperativen Hirnödems ist die medikamentöse antiödematöse Behandlung erforderlich. Die Behandlung mit Kortikosteroiden kann in Fällen eines ausgeprägten Hirnödems durch die zusätzliche Gabe von osmotisch wirksamen Substanzen (Mannitol, Glycerol) unterstützt werden. Das Mittel der Wahl in der Akuttherapie ist Dexamethason, bei ausgeprägtem Hirndruck initial mit einer intravenösen Bolusdosis von 40 mg, danach mit 32 mg oral täglich mit darauf folgender Reduktion, mittelfristig auf 6–12 mg am Tag. Wegen der langen Halbwertszeit ist die einmalige Gabe am Morgen ausreichend. Die maximale Wirkung ist nach 2–3 Tagen zu erwarten. Wenn aufgrund der bildgebenden Befunde differenzialdiagnostisch ein primäres zerebrales Lymphom wahrscheinlich ist, sollte auf die Gabe von Kortikosteroiden verzichtet werden, weil die lympholytische Aktivität der Kortikosteroide die histopathologische Diagnostik deutlich erschwert. Hier sollten nur osmotisch aktive Substanzen eingesetzt werden.

Patienten mit Tumoren, die mit Krampfanfällen symptomatisch wurden, sollten prä- und perioperativ antikonvulsiv behandelt werden. Viele Zentren der Neurochirurgie führen diese Antikonvulsivaprophylaxe prä- und perioperativ jedoch auch bei Patienten durch, die zuvor keinen Krampfanfall erlitten haben. Diese Vorgehensweise ist nicht durch Ergebnisse kontrollierter klinischer Studien abgesichert. In der Indikation der prä- und perioperativen Anfallsprophylaxe werden bevorzugt die intravenös applizierbaren Substanzen Valproinsäure und

Phenytoin eingesetzt. Valproinsäure wird von einigen Zentren wegen vermuteter, klinisch bisher jedoch nicht gesicherter erhöhter Blutungsneigung bei operativen Eingriffen nicht eingesetzt (Anderson et al. 1997). Solche Blutungen werden aufgrund der Neigung dieser Substanz zur Auslösung von Thrombozytopenien bzw. Thrombozytopathien gefürchtet. Mit zunehmend schnellerer postoperativer Extubation entfällt jedoch der Vorteil der intravenösen Applikationsmöglichkeit, so dass auch andere Substanzen primär zum Einsatz kommen können (siehe auch Abschnitt „Antikonvulsiva", S. 671).

Pathologie

Der operative Eingriff ist bei Gliomen meist zugleich diagnostische und therapeutische Maßnahme. Auf die therapeutischen Ziele der Operation wird weiter unten eingegangen. Bei entsprechender Konstellation ist zunächst die reine Diagnosesicherung mittels stereotaktischer Serienbiopsie angezeigt. Die Diagnostik wird im Falle der stereotaktischen Gewebsentnahme als zytologisches Verfahren mittels Quetschtechnik und Supravitalfärbung während der Operation durchgeführt. Optimale Ergebnisse sind nur bei einer gemeinsamen Beurteilung der im bildgebenden Verfahren dargestellten Morphologie, der definierten Entnahmestellen und der entsprechenden Präparationen durch den Operateur und den neuropathologischen Diagnostiker zu erwarten (Ranjan et al. 1993). Ist eine intraoperative zytologische Diagnostik nicht möglich, muss durch Schnellschnittuntersuchung sichergestellt werden, dass diagnostisch verwertbares Gewebe entnommen wurde, bevor der Eingriff beendet wird.

In jedem Fall wird eine möglichst ausgiebige, repräsentative Tumorgewebeentnahme angestrebt. Das nativ oder fixiert asservierte Gewebe wird neuropathologisch, makroskopisch und histologisch beurteilt. Der makroskopischen Beurteilung kommt die Aufgabe zu, repräsentative Teile (Zentrum, Randzone, Reaktion) zu bezeichnen und der histologischen Untersuchung zugänglich zu machen. Die histologische Standarduntersuchung erfolgt in einem ersten Durchgang mit der HE-Färbung am Paraffinschnitt. Danach wird die Diagnose entsprechend den Richtlinien der WHO-Klassifikation der Tumoren des Nervensystems gestellt. Wesentlich ist neben der Artdiagnose die Zuordnung der biologischen Wertigkeit des Tumorgewebes, das **Grading**, zu den Tumorgraden WHO-Grad I-IV (Kleihues u. Cavenee 2000). Dabei werden Zell- und Kernpolymorphie, erhöhte Zelldichte, erhöhte Mitoserate, das Auftreten pathologischer Mitosen, mikrovaskuläre Proliferate sowie flächenhafte und strichförmige Tumorgewebsnekrosen als Zeichen zunehmender Anaplasie gewertet. Im Einzelfall sind neurohistologische Spezialfärbungen und insbesondere immunhistochemische Reaktionen notwendig. Folgende Spezialfärbungen sind gebräuchlich: Bindegewebsfärbungen (Elastica – van Gieson, Trichrom-Färbung nach Masson) zur Differenzialdiagnose mesodermaler versus glialer Tumoren und zum Nachweis der Bindegewebsbeteiligung bei höhergradigen Gliomen sowie Silberfaserimprägnation zur gleichen Fragestellung und zur Differenzierung zerebraler Lymphome. Die in der Neuropathologie traditionell angewandte Färbung mit Kresylviolett dient vor allem der Beurteilung des tumorumgebenden Nervengewebes. Zusätzlich zur konventionellen Lichtmikroskopie hat der immunhistochemische Nachweis zell- bzw. gewebsspezifischer Differenzierungsmarker im Einzelfall, insbesondere auch bei der Beurteilung kleiner stereotaktischer Biopsieproben, eine wichtige Bedeutung für die Differenzialdiagnostik erlangt. Häufig eingesetzte immunhistochemische Marker für supratentorielle Gliome sind das saure Gliafaserprotein (GFAP) und das Protein S100. Supratentorielle Gliome sind im Regelfall GFAP- und/oder S100-positiv und negativ für epitheliale (Zytokeratine) und lymphozytäre (CD20, CD45) Marker. Dies erlaubt die differenzialdiagnostische Abgrenzung zu Karzinommetastasen und Lymphomen. Auch maligne Melanome, Meningeome, sarkomatöse Tumoren und Keimzelltumoren können immunhistochemisch anhand spezifischer Markerexpressionsprofile von Gliomen unterschieden werden. Innerhalb der Gruppe der supratentoriellen Gliome erlaubt die Immunhistochemie jedoch keine zuverlässige Unterscheidung zwischen astrozytären, oligodendroglialen und oligoastrozytären Tumoren. Die Expression von GFAP ist in astrozytären Gliomen meist stärker ausgeprägt als in den Oligodendrogliomen. Zur Beurteilung der Proliferationsaktivität der Gliome wird häufig die Markierungsrate für das proliferationsassoziierte nukleäre Antigen Ki-67 mit Hilfe des MIB1-Antikörpers bestimmt. Diese Untersuchung kann z. B. bei der Differenzierung zwischen WHO-Grad-II- und WHO-Grad-III-Gliomen hilfreiche Zusatzinformationen liefern. Die Gradierung der Gliome besitzt große prognostische Bedeutung (**Tabelle 1**). Die revidierte WHO-Klassifikation (Kleihues u. Cavenee 2000) beeinflusst aktuelle Studienergebnisse, weil der histologische Nachweis einer Gewebsnekrose als Voraussetzung zur Diagnose eines Glioblastoms fortgefallen ist. Damit werden heute z.T. maligne astrozytäre Gliome als Glioblastom (WHO-Grad IV) diagnostiziert, die vor 2000 noch als anaplastisches Astrozytom (WHO-Grad III) klassifiziert worden wären.

In der molekularen Pathologie der Gliome steht mit der Bestimmung des Allelverlusts (**loss of heterozygosity**, LOH) auf den Chromosomenabschnitten 1p und 19q ein Marker zur Verfügung, der prognostische Information über den klinischen Verlauf bei Oligodendrogliomen gibt. In retrospektiven Analysen und in der prospektiven Analyse der RTOG-Studie 94–02 war der Verlust genetischen Materials auf 1p und 19q bei oligodendroglialen Tumoren mit hoher Wahrscheinlichkeit des Ansprechens auf Chemo- und Strahlentherapie und mit längerer Überlebenszeit assoziiert (Cairncross et al. 1998, 2004). Da das Fehlen dieser molekularen Veränderungen aber keine hohe Aussagekraft für das Nichtansprechen auf die Chemo- und Strahlentherapie besitzt, sollte ein solcher Befund nicht als Kriterium herangezogen werden, Patienten mit anaplastischen Oligodendrogliomen diese Therapie vorzuenthalten.

Tabelle 1 Überlebensraten 2 und 5 Jahre nach Diagnose eines primären Hirntumors (Davis et al. 1999)

	Häufigkeit (% der hirneigenen Hirntumoren)	Inzidenz pro 100000/Jahr	Mittleres Alter bei Diagnose	2-Jahres-Überleben (%)	5-Jahres-Überleben (%)
Diffuses Astrozytom	1,3	0,17	47	67	49
Oligodendrogliom	2,6	0,32	41	80	63
Anaplastisches Astrozytom	4,3	0,54	50	46	31
Anaplastisches Oligodendrogliom	0,6	0,07	46	61	38
Glioblastom	22,6	2,94	62	9	3

Allgemeine Hinweise zur Gliomtherapie

Operative Therapie

Während stereotaktische Eingriffe ausschließlich diagnostischen Zwecken dienen, werden offene Operationen – in Abhängigkeit vom Alter des Patienten sowie der Artdiagnose und Lokalisation des Tumors – sehr oft auch mit therapeutischer Intention durchgeführt (s. u.). Der stereotaktischen Biopsie wird bei ungünstig lokalisierten Läsionen, bei multiplen Läsionen, die Metastasen entsprechen könnten, bei Läsionen, die neuroradiologisch an ein primäres zerebrales Lymphom denken lassen, und bei älteren Patienten in schlechtem Allgemeinzustand der Vorzug gegenüber der Operation gegeben. Bei Verdacht auf ein supratentorielles Gliom und Indikation zur offenen Operation sollte möglichst eine Tumorresektion zur Reduktion der Tumormasse, Entlastung des Hirndrucks und zur Wiederherstellung einer ungestörten neurologischen Funktion erfolgen (**Tabelle 2**) (⇑) (**C**). Bei der offenen Operation und Resektion ist die Berücksichtigung eines für die Funktionserhaltung günstigen Zugangswegs besonders wichtig. Im Interesse der Funktionserhaltung sind mikrochirurgische Operationstechniken erforderlich. In funktionell wichtigen Arealen ist ein Monitoring der jeweiligen Hirnfunktion nützlich. Hier befinden sich einige Verfahren in der Phase der Validierung, z. B. intraoperative Stimulation und Registrierung des Sprachvermögens. Für die intraoperative Tumorlokalisation können Neuronavigation, Ultraschalldiagnostik und MRT nützlich sein. In einigen Zentren werden solche Methoden als Standard in der Gliomchirurgie angesehen. Die Prävention neuer neurologischer Defizite hat bei den Gliomen, die nicht kurativ resezierbar sind, höhere Priorität als die Radikalität der Operation. Wesentliche Einschränkung der operativen Therapie ist das biologische Kennzeichen der Gliome, dass die Tumorzellinfiltration im Allgemeinen deutlich über den makroskopisch erkennbaren Tumor hinausreicht und dass die Radikalität der Operation unter funktionellem Aspekt limitiert ist.

Zur Bestimmung und Dokumentation des Ergebnisses der operativen Resektion sowie zum Nachweis möglicher postoperativer Frühkomplikationen ist innerhalb der ersten 72 Stunden ein postoperatives MRT oder CT ohne und mit Kontrastmittel anzustreben. Wenn beide Verfahren gleichermaßen verfügbar sind, ist dem MRT aufgrund seiner größeren Aussagekraft der Vorzug zu geben (⇑) (**A**).

Strahlentherapie

Die meisten Gliome wachsen primär unifokal. Die lokale Kontrolle des Tumorwachstums hat deshalb besondere Relevanz. Obwohl Gliome nur eine mäßige bis geringe Strahlenempfindlichkeit besitzen, verlängert die Strahlentherapie, insbesondere bei geringer Resttumormasse, die Überlebenszeit der Patienten bei guter Lebensqualität. Indikation und Durchführung der Strahlentherapie richten sich nach der histologischen Gradierung (WHO-Klassifikation) und nach Prognoseparametern wie Alter, Karnofsky-Index und Radikalität der Operation. Neuere Methoden der fokussierten Strahlentherapie oder Radiochirurgie erlauben eine Dosiseskalation gegenüber konventioneller fraktionierter externer Strahlentherapie. Ein Überlebensvorteil bei Einsatz dieser Methoden wurde bisher nicht belegt. Die Ganzhirnbestrahlung führt bei umschriebenen Gliomen nicht zu einer Verbesserung der Ergebnisse gegenüber einer lokalen Strahlentherapie (**involved field**) und ist daher obsolet (⇓⇓) (**A**). Die Verkleinerung des Bestrahlungsvolumens erhöht die Toleranz höherer Strahlendosen, appliziert auf die Tumorregion. Die Festlegung des Zielvolumens erfolgt anhand der prä- und postoperativen Schnittbilddiagnostik. Insbesondere bei höhergradigen Gliomen ist eine Tumorzellinfiltration über die Randzonen der Signalabnormalität T2-gewichteter MRT-Bilder hinaus nachgewiesen, so dass diese das minimale Zielvolumen definieren. Die Ausdehnung der Hypodensität (Ödemzone) im CT-Bild ist im Allgemeinen geringer, so dass ein zusätzlicher Sicherheitssaum, in der Regel von 2 cm, sinnvoll ist.

Besondere Sorgfalt gilt der exakten und reproduzierbaren Lagerung des Patienten über alle Schritte der Planung und Durchführung der Behandlung (z. B. Gesichtsmasken, Bite-Block). Die Bestrahlungsplanung erfordert die Durchführung eines Bestrahlungsplanungs-CT in Behandlungsposition, die CT-gestützte Anpassung der Isodosenverteilung an das Zielvolumen und die Übertragung mittels Therapiesimulator. Eine dreidimensionale Dosisanpassung ist anzustreben. Die Dosisspezifikation erfolgt entsprechend ICRU (International Commission on Radio-

Tabelle 2 Optionen für die Primär- und Rezidivtherapie der Gliome[1]

	Primärtherapie	Rezidivtherapie
Diffuses Astrozytom WHO-Grad II	Resektion oder Biopsie und Zuwarten oder Resektion oder Biopsie und Strahlentherapie (⇑) **(C)**	Resektion und Strahlentherapie oder Chemotherapie oder Zuwarten (⇑) **(C)**
Oligodendrogliom und Oligoastrozytom WHO-Grad II	Resektion oder Biopsie und Zuwarten oder Resektion oder Biopsie und Chemotherapie oder Strahlentherapie (⇑) **(C)**	Resektion und Chemotherapie oder Strahlentherapie oder Zuwarten (⇑) **(C)**
Anaplastisches Astrozytom WHO-Grad III	Resektion oder Biopsie **und** Strahlentherapie (⇑⇑⇑) **(B)** **und/oder**[2] Chemotherapie	Resektion und Chemotherapie oder Strahlentherapie (⇑) **(C)**
Anaplastisches Oligodendrogliom und Oligoastrozytom WHO-Grad III	Resektion oder Biopsie und Chemotherapie oder Strahlentherapie[2] (⇑) **(B)** oder kombinierte Behandlung[3]	Resektion und Chemotherapie oder Strahlentherapie (⇑) **(C)**
Glioblastom WHO-Grad IV	Resektion oder Biopsie und Strahlentherapie (⇑⇑⇑) **(A)** und Chemotherapie[4] (⇑) **(B)**	Resektion und Chemotherapie oder Strahlentherapie (⇑) **(C)**

[1] siehe auch Erläuterungen im Text
[2] Fragestellung der NOA-04-Studie
[3] Fragestellung der EORTC-Studie 26951
[4] Fragestellung der EORTC-Studie 26981/22981 (Stupp et al. 2005)

logical Units) 50/62 unter Angabe der zielvolumenumschließenden Isodose und des Dosismaximums. Zur minimalen Dokumentation gehören eine Dosisverteilung in Zentralstrahlebene, die Simulationsaufnahmen, die Dokumentation der Bestrahlungsposition und die Verifikationsaufnahmen nach Ersteinstellung.

Die Strahlentoleranz des normalen Gehirngewebes hängt u. a. von der Fraktionierung ab. Bei konventioneller Fraktionierung (Einzeldosis 1,8–2 Gy) wird die TD5/5 (Toleranzdosis 5/5, Nebenwirkungsrisiko 5% innerhalb von 5 Jahren) mit 60 Gy in 6 Wochen veranschlagt. Die Toleranzdosis weiterer strahlenempfindlicher Strukturen, wie z. B. der Sehnerven und Augen sowie des Hirnstamms, sind dabei zu berücksichtigen. Eine Erhöhung der Einzeldosis, wie sie bei schlechter Prognose zur Verkürzung der Gesamtbestrahlungszeit sinnvoll sein kann, erfordert eine Reduktion der Gesamtdosis.

Chemotherapie

Die Chemotherapie besitzt in der Gliomtherapie einen geringeren Stellenwert als die Strahlentherapie. Wichtige Ausnahme sind die oligodendroglialen Tumoren, die deutlich chemosensitiver als die rein astrozytären Tumoren gleichen Malignitätsgrads sind. Die chemotherapeutische Behandlung von Gliomen setzt ein normales Blutbild, eine normale Leber- und Nierenfunktion sowie das Fehlen schwerwiegender pulmonaler und kardialer Erkrankungen voraus. Unter der Chemotherapie sind regelmäßige, in der Regel wöchentliche Blutbildkontrollen erforderlich. Vor allem nach Anwendung von Nitrosoharnstoffen (ACNU, BCNU, CCNU) kann es zu protrahierten Leuko- und Thrombopenien kommen, die je nach Behandlungsprotokoll eine Dosisreduktion oder einen Wechsel des Therapieschemas nötig machen. Insbesondere die Behandlung mit BCNU birgt das Risiko der Entwicklung von Lungenfibrosen. Die Chemotherapie maligner Gliome des WHO-Grads III/IV sollte vor allem jüngeren Patienten und Patienten mit einem Karnofsky-Index von mindestens 70 angeboten werden (**Tabelle 3**).

Tabelle 3 Chemotherapieprotokolle in der Gliombehandlung

Protokoll	Dosierung
PCV	Procarbazin 60 mg/m² p.o. D8-D21 CCNU 110 mg/m² p.o. D1 Vincristin 1,4 mg/m² i.v. D8 + D29 x (6-)8 Wochen
ACNU (Nimustin)/ VM26 (Teniposid)	ACNU 90 mg/m² i.v. D1 VM26 60 mg/m² i.v. D1-D3 x 6 Wochen
Temozolomid	Temozolomid 150–200 mg/m² p.o. x 4 Wochen

Andere Therapieformen

Neuere Ansätze der Gliomtherapie, einschließlich Migrationshemmung, Invasionshemmung, Angiogenesehemmung, Suizidgentherapie und Immuntherapie sollten nur im Rahmen einer experimentell-klinischen Prüfung zum Einsatz kommen.

Spezielle Hinweise zur Gliomtherapie

Diffuses Astrozytom WHO-Grad II (Algorithmus II)

Diese Tumoren stellen sich in den bildgebenden Verfahren (CT, MRT) als mehr oder weniger umschriebene fokale Signal- (MRT) oder Dichte- (CT) Änderung dar, meist ohne – in ca. 20% der Fälle in der MRT auch mit – Kontrastmittelaufnahme, deren zunächst diskrete Raumforderung mit der Zeit zunimmt. Ein perifokales Ödem ist selten abgrenzbar. Die Therapie der niedriggradigen diffusen Astrozytome (WHO-Grad II) ist über die letzten Jahrzehnte kontrovers diskutiert worden. Kontroverse Fragen betreffen vor allem die Radikalität des neurochirurgischen Vorgehens und den Zeitpunkt der Strahlentherapie. Große Serien einschließlich der beiden EORTC-Studien 22844 (Karim et al. 1996) und 22845 (Karim et al. 2002) haben die Hypothesen widerlegt, dass frühe neurochirurgische Eingriffe oder frühe Strahlentherapie eine maligne Progression zum anaplastischen Astrozytom oder Glioblastom begünstigen. Günstige prognostische Faktoren sind niedriges Alter (< 40 Jahre), hoher Karnofsky-Index und fehlende Kontrastmittelaufnahme (Bauman et al. 1999, Pignatti et al. 2002).

Neuroradiologisch nachgewiesene Läsionen, die mit einem diffusen Astrozytom (WHO-Grad II) vereinbar sind, sollten zumindest durch stereotaktische Biopsie histologisch abgeklärt werden. Jeder neurochirurgische Eingriff bei diesen Tumoren sollte unter der Vorgabe erfolgen, dass die Vermeidung neuer permanenter neurologischer Defizite wichtiger ist als die Radikalität des operativen Eingriffs. Sofern dies beachtet wird, kann der Versuch der weitgehenden Resektion dieser Tumoren befürwortet werden (⇑) (C). Als kurativ sollte ein solches Vorgehen aber nicht betrachtet werden. Je nach Lokalisation und Zeitintervall nach einem vorhergehenden Eingriff können auch wiederholte Resektionen eines diffusen Astrozytoms sinnvoll sein.

Retrospektive Studien weisen darauf hin, dass Patienten mit WHO-Grad-II-Astrozytomen nach inkompletter Resektion von der Strahlentherapie vermutlich hinsichtlich der lokalen Tumorkontrolle, nicht jedoch hinsichtlich des 5- und 10-Jahres-Überlebens profitieren (Bauman et al. 1999). Die EORTC-Studie 22845 hat bezüglich der Überlebenszeit keinen Vorteil der sofortigen Strahlentherapie postoperativ oder nach Sicherung der Diagnose durch stereotaktische Biopsie gegenüber einem zuwartenden Verhalten gezeigt (Karim et al. 2002). Auch in dieser Studie bestätigte sich jedoch, dass die Strahlentherapie die lokale Tumorkontrolle verbessert (⇑) (B). In Abhängigkeit vom Bestrahlungsvolumen werden Dosen zwischen 45 Gy und 54 Gy empfohlen. Aufgrund der längeren Überlebenszeiten bei den niedriggradigen Gliomen im Vergleich zu Glioblastomen muss die Toleranz des normalen Gehirngewebes bei der Dosisfraktionierung strikt beachtet werden. Da das prästrahlentherapeutische Resttumorvolumen ein prognostischer Faktor für die lokale Tumorkontrolle ist, ist der Versuch der operativen Zytoreduktion vor der Strahlentherapie sinnvoll (⇑) (C). Bei relativ umschriebenen Tumoren ohne Zeichen der Raumforderung ist bei tiefem Sitz auch die interstitielle Strahlentherapie (Brachytherapie) ein etabliertes Therapieverfahren.

Chemotherapie ist in der Primärtherapie der diffusen Astrozytome (WHO-Grad II) nicht indiziert. Im Rezidiv nach Strahlentherapie ist der Versuch einer Chemotherapie gerechtfertigt und insbesondere dann sinnvoll, wenn radiologisch Hinweise auf eine Malignisierung vorliegen. Kontrollierte Studien fehlen. Zum Einsatz kamen hier vor allem das PCV-Schema und zuletzt auch Temozolomid. Häufig ist im Rezidiv eine Reoperation sinnvoll. Wenn sich dann histologisch ein anaplastisches Gliom oder Glioblastom zeigt, wird unter Berücksichtigung der bereits erfolgten Therapie gemäß den nachfolgenden Ausführungen für diese Tumorentitäten behandelt. Die Nachsorge sollte zumindest in den ersten Jahren klinisch-neurologische Untersuchung und zerebrale Bildgebung (MRT) in 6-monatigen Abständen beinhalten.

Oligodendrogliom und Oligoastrozytom WHO-Grad II (Algorithmus II)

Diese beiden Tumorentitäten werden hier gemeinsam behandelt, weil vermutlich nicht die astrozytäre Komponente, sondern das Vorliegen eines oligodendroglialen Tumors allein im Vergleich zu den rein astrozytären Tumoren des gleichen Malignitätsgrads die bessere Prognose bedingt. Wesentliches Unterscheidungsmerkmal der oligodendroglialen Tumoren, in Abgrenzung von den Astrozytomen, ist der Nachweis von Verkalkungen in der CT bei 70–90% der Patienten. Grundsätzlich gelten für die Therapie ähnliche Überlegungen wie bei den diffusen Grad-II-Astrozytomen. Da oligodendrogliale Tumoren häufig auf Strahlentherapie und Chemotherapie gut ansprechen, ist radikales chirurgisches Vorgehen in der Primärtherapie weniger indiziert als bei den diffusen, rein astrozytären Grad-II-Gliomen. Diese theoretisch sinnvolle Strategie wird jedoch bisher dadurch eingeschränkt, dass die Diagnose eines oligodendroglialen Tumors in der Schnellschnittdiagnostik kaum gelingt, so dass der Operateur sich bei der Erstoperation im Wesentlichen auf Charakteristika der Bildgebung stützen muss. Sollte eine adjuvante (über operative Maßnahmen hinausgehende) Therapie nach den oben genannten Leitlinien indiziert sein, wird bei jüngeren Patienten der Chemotherapie (am ehesten PCV-Schema) meist der Vorzug gegeben (⇑) (C). Alternativ und insbesondere bei älteren Patienten kann die Strahlentherapie als erste adjuvante Maßnahme erfolgen (⇑) (C). Die Nachsorge sollte zumindest in den ersten Jahren klinisch-neurologische Untersuchung und zerebrale Bildgebung in 6-monatigen Abständen beinhalten.

Anaplastisches Astrozytom WHO-Grad III (Algorithmus III)

Anaplastische Astrozytome erscheinen in der CT mit inhomogener Dichte bzw. in der MRT (T2) als hyperintense raumfordernde Prozesse mit deutlicher Dichte- bzw. Signalverstärkung nach Kontrastmittelgabe. Im Gegensatz zu Grad-II-Tumoren ist meist ein perifokales Ödem vom soliden Tumor abgrenzbar. Im Angiogramm können pathologische Gefäße nachweisbar sein. Standardtherapie des anaplastischen Astrozytoms sind Biopsie oder Resektion und nachfolgend die Strahlentherapie der erweiterten Tumorregion (54–60 Gy, nach Möglichkeit 60 Gy, 1,8–2 Gy-Fraktionen; Laperriere et al. 2002) (⇑⇑) (**B**). In historischen randomisierten Studien kam es etwa zu einer Verdoppelung der medianen Überlebenszeit im Vergleich zur alleinigen Operation. Die Wirksamkeit der adjuvanten Chemotherapie begleitend und nach der Strahlentherapie, als Bestandteil der Primärtherapie, wird durch Metaanalysen nahegelegt. Danach erhöht die Chemotherapie mit Nitrosoharnstoffen in der Primärtherapie die Ein-Jahres-Überlebensrate von 58% auf 63% und die 2-Jahres-Überlebensrate von 31% auf 37% (Glioma Meta-analysis Trialists Group 2002). In der NOA-01-Studie wurde mit ACNU-basierter Kombinationschemotherapie ein medianes Überleben von fast 5 Jahren erreicht (NOA 2003). Demgegenüber ließ sich in der MRC-Studie zur (modifizierten) PCV-Chemotherapie in der Primärtherapie zusätzlich zur Strahlentherapie keine Wirksamkeit belegen (Medical Research Council Brain Tumor Working Party 2001). Gegen die Verallgemeinerung der Ergebnisse dieser Studie bestehen jedoch Bedenken. Außerhalb kontrollierter Studien wird die adjuvante Chemotherapie zusätzlich zur Strahlentherapie vor allem bei jüngeren Patienten (ca. < 40–50 Jahre) mit günstigen prognostischen Faktoren eingesetzt. Die wichtigsten günstigen prognostischen Faktoren sind junges Alter und hoher Karnofsky-Index sowie der histologische Nachweis einer oligodendroglialen Komponente (siehe Absatz „Anaplastisches Oligodendrogliom und Oligoastrozytom WHO-Grad III, S. 669). Die Optimierung der Primärtherapie anaplastischer Astrozytome ist Gegenstand der NOA-04-Studie.

Im Rezidivfall sollte zunächst die Indikation zu einer erneuten Operation geprüft werden. Für einzelne Patienten mit umschriebenen Läsionen kommt auch eine erneute, am ehesten hypofraktionierte (z. B. 4 x 5 Gy) Strahlentherapie in Frage, z. B. bei zum Primärtumor distantem Rezidiv oder bei Patienten mit Kontraindikationen für die Chemotherapie.

Für das Rezidiv nach Strahlentherapie ist die Wirksamkeit der Chemotherapie belegt. Etwa gleichwertige Regimes dürften die Nitrosoharnstoffmonotherapie, die PCV-Chemotherapie (Levin et al. 1990), die Kombination aus ACNU und Teniposid (VM26) (NOA 2003) und Temozolomid (Yung et al. 1999) sein. Eine Metaanalyse verschiedener Phase-II-Rezidivstudien ergab ein mittleres progressionsfreies Intervall von 13 Wochen und ein progressionsfreies Überleben nach 6 Monaten von 31% (Wong et al. 1999). Demgegenüber wurden mit Temozolomid ein mittleres progressionsfreies Intervall von etwa 23 Wochen und ein progressionsfreies Überleben nach 6 Monaten von 46% erzielt (Yung et al. 1999). In dieser Studie hatten 14 der 111 Patienten ein anaplastisches Oligoastrozytom.

Bei Wirksamkeit (komplette oder partielle Remission, Krankheitsstabilität) kann die Chemotherapie nach 4 Zyklen nitrosoharnstoffhaltiger Therapie bzw. 8 Zyklen Temozolomid unterbrochen werden. Manche Zentren führen diese Behandlung jedoch bis zur Progression oder zur protrahierten Myelosuppression durch.

Bei Fehlen klinischer Hinweise auf Progression oder Rezidiv werden im ersten Jahr MRT- oder CT-Kontrollen in 4-monatigen Abständen empfohlen, bei längerem Verlauf ohne Zeichen der Progression oder des Rezidivs können diese Abstände verlängert werden.

Die NOA führt zur Optimierung der Therapie der anaplastischen Gliome, einschließlich der anaplastischen Astrozytome, die NOA-04-Studie der sequenziellen Radiochemotherapie, nach dem PCV-Schema oder mit Temozolomid, durch (www.neuroonkologie.de).

Anaplastisches Oligodendrogliom und Oligoastrozytom WHO-Grad III (Algorithmus III)

Diese beiden Tumoren werden hier, wie oben für die WHO-Grad II-Tumoren ausgeführt, gemeinsam behandelt, weil vermutlich nicht die astrozytäre Komponente, sondern das Vorliegen einer oligodendroglialen Tumorkomponente allein im Vergleich zu den rein astrozytären Tumoren des gleichen Malignitätsgrads die bessere Prognose bedingt. Obwohl sich auf dem Gebiet der Oligodendrogliome molekulare Marker mit prognostischer Bedeutung abzeichnen (Cairncross et al. 1998), ist es verfrüht, Patienten mit prognostisch ungünstiger Konstellation dieser Marker eine gesichert wirksame Chemotherapie (PCV) oder die Strahlentherapie aufgrund dieses Befunds vorzuenthalten. Die Optimierung der Primärtherapie anaplastischer oligodendroglialer Tumoren ist Gegenstand der NOA-04-Studie, die Strahlentherapie und Chemotherapie in der Primärtherapie vergleicht, sowie der EORTC-Studie 26951, die alleinige Strahlentherapie mit Strahlentherapie und nachfolgender PCV-Chemotherapie vergleicht. In der RTOG-Studie 94–02, die Strahlentherapie mit intensivierter PCV-Chemotherapie, gefolgt von der Strahlentherapie, verglich, führte die zusätzliche Chemotherapie lediglich zu einer nicht signifikanten Verlängerung der progressionsfreien Überlebenszeit, hatte aber keinen Einfluss auf die Gesamtüberlebenszeit (Cairncross et al. 2004). Der Verlust genetischen Materials auf den Chromosomen 1p und 19q war insofern ein wichtiger prognostischer Faktor, als das mediane Überleben bei Verlust noch nicht erreicht war und bei Fehlen des Verlusts 2,8 Jahre betrug (p < 0,001).

Grundsätzlich gelten ähnliche Überlegungen wie bei den anaplastischen Astrozytomen des WHO-Grads III (siehe **Tabelle 2**). Da oligodendrogliale Tumoren in der Regel radio- und chemosensitiv sind, ist radikales chirurgisches Vorgehen weniger indiziert als bei den rein astrozytären WHO-Grad-III-Gliomen. Als erste adjuvante Therapie wird vor allem bei jüngeren Patienten zunehmend der Chemotherapie, meist nach dem PCV-Schema, der Vorzug gegenüber der Strahlentherapie gegeben (Streffer et al. 1999) (⇑) (**C**).

Bei Fehlen klinischer Hinweise auf Progression oder Rezidiv werden im ersten Jahr MRT- oder CT-Kontrollen in 4-monatigen Abständen empfohlen, bei längerem Verlauf ohne Zeichen der Progression oder des Rezidivs können diese Abstände verlängert werden. Die NOA führt zur Optimierung der Therapie der anaplastischen Gliome, einschließlich der anaplastischen Oligodendrogliome und Oligoastrozytome, die NOA-04-Studie der sequenziellen Radiochemotherapie durch, nach dem PCV-Schema oder mit Temozolomid (www.neuroonkologie.de).

Glioblastom WHO-Grad IV (Algorithmus IV)

Glioblastome erscheinen in den bildgebenden Verfahren (CT, MRT) in der Regel als kontrastmittelaufnehmende raumfordernde Prozesse von inhomogener Struktur als Folge regressiver Veränderungen, oft mit ausgedehntem perifokalen Ödem. Im Angiogramm findet sich eine pathologische Vaskularisierung, häufig mit früher venöser Drainage. Die Bedeutung der neurochirurgischen operativen Radikalität für die Prognose beim Glioblastom gehört zu den fortdauernden Kontroversen der chirurgischen Neuroonkologie. Adäquate Studien zum Nachweis des therapeutischen Nutzens der maximalen Zytoreduktion bei malignen Gliomen fehlen (Metcalfe u. Grant 2003). Die meisten Studien, einschließlich der NOA-01-Studie (NOA 2003), identifizieren das Ausmaß der Resektion als positiven Prädiktor für die Überlebenszeit (Hess 1999). In diesen Studien wurden jedoch nicht das Ausmaß der Resektion durch das Protokoll festgelegt oder das chirurgische Vorgehen randomisiert untersucht, sondern das Ausmaß der Resektion als unabhängige Variable erfasst. Somit wird der Vorteil der makroskopischen Komplettresektion in solchen Studien von einigen Experten durch Patientenselektion erklärt und bleibt umstritten. Demgegenüber ergaben sich für die Patientenkollektive der offenen Resektion und der stereotaktischen Biopsie bei gleicher Strategie der postoperativen Strahlentherapie an der Universität Freiburg keine signifikanten Unterschiede (Kreth et al. 1999). Die große Mehrheit innerhalb der Neurochirurgie, aber auch viele Vertreter von Strahlentherapie und Neurologie befürworten den Versuch einer makroskopischen Komplettresektion auch beim Glioblastom (Hess 1999) (⇑) (**C**). Eine einzige randomisierte Studie, die sich auf ältere Patienten mit Glioblastom bezieht (> 65 Jahre) und auch anaplastische Astrozytome einschließt, bestätigt diese Einschätzung (Vuorinen et al. 2003). In dieser kontrovers diskutierten Studie an 30 Patienten aus Finnland lag das mediane Überleben in der Resektionsgruppe bei 171 Tagen gegenüber 85 Tagen in der Biopsiegruppe (p = 0,035).

Die Strahlentherapie in Dosierungen von 54–60 Gy, nach Möglichkeit 60 Gy (1,8–2 Gy-Fraktionen) ist die Standardtherapie des Glioblastoms (Laperriere et al. 2002) (⇑⇑⇑) (**A**). Die Verlängerung der medianen Überlebenszeit durch diese Therapie beträgt etwa 6 Monate. Eine Dosiseskalation über 60 Gy hinaus brachte keinen Überlebensvorteil. Zur Verkürzung der Gesamtbehandlungszeit kann eine akzelerierte Strahlentherapie erfolgen, z. B. 30–45 Gy in 3 Gy-Fraktionen. Diese palliative Strategie kann bei älteren Patienten und bei Patienten mit schlechten prognostischen Faktoren sinnvoll sein (Brada et al. 1999).

In der Primärtherapie erhöht die Chemotherapie mit Nitrosoharnstoffen zusätzlich zur Strahlentherapie die 1-Jahres-Überlebensrate von 31 % auf 37 % und die 2-Jahres-Überlebensrate von 9 % auf 13 % (Glioma Meta-analysis Trialists Group 2002). Signifikante Unterschiede zwischen verschiedenen nitrosoharnstoffbasierten Therapien in der Primärtherapie des Glioblastoms wurden bisher nicht nachgewiesen. Die NOA-01-Studie, die für die Subgruppe der Glioblastome ein hohes medianes Überleben von über 16 Monaten erzielte, belegt nicht den Wert der Chemotherapie in der Primärtherapie, weil die beiden Kombinationen ACNU/VM26 und ACNU/Ara-C verglichen und kein alleiniger Strahlentherapiearm mitgeführt wurde (NOA 2003). Andererseits rechtfertigten die guten Ergebnisse der NOA-01-Studie den Einsatz der dort verwandten Protokolle der Chemotherapie auch außerhalb kontrollierter Studien. Die Kombinationsbehandlungen der NOA-01-Studie werden der Monotherapie mit ACNU in den meisten Zentren vorgezogen, weil die Kombination von BCNU und VM26 der alleinigen BCNU-Therapie in der der NOA-01-Studie vorausgehenden Deutsch-Österreichischen Gliomstudie (DÖG; nicht publiziert) bei Patienten mit günstigen prognostischen Faktoren überlegen war. Auf die negative MRC-Studie für das modifizierte PCV-Regime in der Primärtherapie des Glioblastoms wurde bereits hingewiesen (Medical Research Council Brain Tumor Working Party 2001).

Durch die positiven Ergebnisse der EORTC-Studie 26981/22981 (NCIC CE.3) hat sich die Evidenzlage zur Chemotherapie in der Primärtherapie des Glioblastoms geändert. In dieser Studie wurde die alleinige Strahlentherapie mit der Kombination aus Strahlentherapie und konkomitanter und adjuvanter Chemotherapie mit Temozolomid bei Patienten bis zu 70 Jahren mit Karnofsky-Index von mindestens 60 verglichen. Temozolomid verlängerte die mediane Überlebenszeit von 12,1 Monate auf 14,6 Monate und erhöhte die 2-Jahres-Überlebensrate von 10 % auf 26 % (Stupp et al. 2005). Die Wirksamkeit war nicht auf jüngere Patienten beschränkt. Die Subgruppenanalyse ergab, dass vor allem Patienten mit Glioblastomen, die eine Methylierung des O^6-Methylguanin-DNA-Methyltransferase (MGMT)-Gens aufweisen, von der zusätzlichen Chemotherapie mit Temozolomid profitieren (Hegi et al. 2005). MGMT ist ein DNA-Reparaturenzym, das die durch Temozolomid induzierten Alkylierungen repariert und dessen Expression durch die Methylierung der Promoterregion negativ reguliert wird.

Die interstitielle Chemotherapie mit BCNU (Gliadel) zusätzlich zur Strahlentherapie zeigte für die **intention-to-treat**-Population der malignen Gliome zwar einen signifikanten Effekt für den primären Endpunkt, entsprechend einem Zugewinn an medianer Überlebenszeit von 11,6 auf 13,9 Monate (Westphal et al. 2003). Da sich das progressionsfreie Überleben in den Behandlungsarmen aber nicht unterschied und der Effekt auf das Überleben nicht mehr signifikant war, wenn nur die Subgruppe der

Patienten mit Glioblastom betrachtet wurde, wird dieses Studienergebnis mit Skepsis betrachtet.

Im Rezidiv ist der Wert der Chemotherapie belegt. Eine Metaanalyse verschiedener Phase-II-Rezidivstudien ergab ein mittleres progressionsfreies Intervall von 9 Wochen und ein progressionsfreies Überleben nach 6 Monaten von 15% (Wong et al. 1999). Demgegenüber wurden mit Temozolomid ein mittleres progressionsfreies Intervall von etwa 11 Wochen und ein progressionsfreies Überleben von 21% erzielt (Yung et al. 2000). Möglicherweise lässt sich dieses Ergebnis durch Dosisintensivierung (Wick et al. 2004) oder die Kombination mit anderen Substanzen in Zukunft bessern. Ein Unterschied in der Wirksamkeit zwischen Temozolomid und einem nitrosoharnstoffhaltigen Protokoll in der Rezidivtherapie des Glioblastoms wurde bisher nicht belegt. Entsprechende Studien fehlen. Die interstitielle Chemotherapie mit BCNU (Gliadel) zeigte in einer randomisierten Studie nur einen marginalen Effekt (Brem et al. 1995) und wird deshalb nicht als Rezidivtherapie außerhalb klinischer Studien empfohlen.

Bei Wirksamkeit (komplette oder partielle Remission, Krankheitsstabilität) kann die Chemotherapie nach 4–6 Zyklen nitrosoharnstoffhaltiger Therapie, bzw. 8–12 Zyklen Temozolomid unterbrochen werden. Einzelne Zentren befürworten jedoch die Fortführung der Chemotherapie bis zur Tumorprogression, sofern keine relevante Myelosuppression auftritt. Für einzelne Patienten mit umschriebenen Läsionen kommt in der Rezidivsituation eine zweite Strahlentherapie in Frage, am ehesten in Form einer stereotaktischen hypofraktionierten Strahlentherapie (z. B. 4 x 5 Gy; Shepherd et al. 1997). Für Therapiestrategien wie Hemmung von Migration, Invasion und Angioneogenese liegen keine positiven Studien vor, so dass solche Strategien nur im Rahmen kontrollierter Studien zum Einsatz kommen sollten.

Bei Fehlen klinischer Hinweise auf Progression oder Rezidiv werden im ersten Jahr MRT- oder CT-Kontrollen in 3-monatigen Abständen empfohlen, bei längerem Verlauf ohne Zeichen der Progression oder des Rezidivs können diese Abstände verlängert werden.

Gliomatosis cerebri

Die Gliomatosis cerebri entspricht dem diffusen Wachstum neoplastischer Astrozyten in mehr als zwei Gehirnlappen und erhält in der WHO-Klassifikation den Malignitätsgrad III. In CT und MRT ähnelt der Befund einem diffus infiltrierenden niedriggradigen (II) Astrozytom (s.o.) mit fokaler Dichte- bzw. Signalzunahme nach intravenöser Kontrastmittelgabe im späteren Verlauf. Der Krankheitsverlauf variiert stark, das mediane Überleben liegt bei etwa einem Jahr. Operative Maßnahmen beschränken sich meist auf die Biopsie. Die Strahlentherapie hat vermutlich einen palliativen Effekt, muss aber große Zielvolumina mit einbeziehen, unter Umständen das gesamte Gehirn sowie betroffenen Hirnstamm und Rückenmark. Alternativ kann der Versuch der primären Chemotherapie z. B. nach dem PCV-Protokoll unternommen werden (Herrlinger et al. 2002). Vor allem jüngere, asymptomatische Patienten können zunächst beobachtet werden. Die NOA bereitet eine einarmige Studie zu diesem Krankheitsbild vor, in der primär mit CCNU und Procarbazin behandelt wird und bei Rezidiv oder Progression die Strahlentherapie erfolgt (www.neuroonkologie.de).

Supportive Therapie

Hirndruck

Bei primär erhöhtem Hirndruck mit Einklemmungsgefahr als Manifestation eines Gliomleidens sind Sofortmaßnahmen der Hirndrucktherapie angezeigt. Diese bestehen in der Gabe hoher Dosen von Kortikosteroiden und ggf. Osmotherapeutika sowie selten Intubation und Hyperventilation. Ob solche Maßnahmen bei bekannter Gliomerkrankung im Verlauf nach bereits erfolgter spezifischer Tumortherapie indiziert sind, hängt von der individuellen Konstellation und von der weiteren Verfügbarkeit sinnvoller tumorspezifischer Therapiekonzepte über die Krisenintervention hinaus ab. Das Boswelliensäuren enthaltende Präparat H15 entfaltet bei einigen Gliompatienten eine antiödematöse Wirkung, eine antitumoröse Wirkung ist jedoch nicht belegt (Streffer et al. 2001).

Thrombose

Bei Patienten mit Gliomen besteht postoperativ eine erhöhte Thromboemboliegefahr, die höher einzuschätzen ist als das postoperative Risiko bei anderen Erkrankungen (Marras et al. 2000). Wahrscheinlich liegt eine Veränderung spezifischer Gerinnungseigenschaften im Sinne eines paraneoplastischen Syndroms vor. Die Gefahr intrazerebraler Blutungen bei antikoagulierten Gliompatienten ist gering, so dass sich die Therapie tiefer Beinvenenthrombosen bei Gliompatienten nicht prinzipiell von der Therapie bei anderen Patienten unterscheidet. Vermutlich ist die Behandlung mit niedermolekularen fraktionierten Heparinen als besser steuerbare Therapie eine Alternative zur Antikoagulation mit Marcumar (Schmidt et al. 2002).

Antikonvulsiva

Der Einsatz von Antikonvulsiva nach der Biopsie oder Operation eines supratentoriellen Glioms wird national und international unterschiedlich gehandhabt, so dass hier nur grobe Direktiven skizziert werden können (Glantz et al. 2000). Tritt postoperativ kein Krampfanfall auf, so ist der Versuch des Ausschleichens der antikonvulsiven Medikation spätestens nach 3 Monaten zu empfehlen. Fortlaufende Krampfanfälle machen in der Regel eine dauerhafte Antikonvulsivatherapie erforderlich. Bei postoperativer Anfallfreiheit kann das Autofahren frühestens ein Jahr nach der Operation wieder gestattet werden (siehe auch: Begutachtungs-Leitlinien zur Kraftfahrereignung. Berichte der Bundesanstalt für Straßenwesen. Mensch und Sicherheit. Heft M 115. Bergisch-Gladbach 2000).

Die Wahl des Antikonvulsivums bei Patienten, die auch postoperativ weiter Anfälle entwickeln und deshalb einer dauerhaften Therapie bedürfen, hängt von verschiedenen Faktoren ab. Zu den klassischen konkurrierenden Pharmaka, deren Wirksamkeit etwa gleichwertig ist, zählen Carbamazepin, Valproinsäure und Phenytoin. Für die Dauertherapie bei Patienten mit längerer Lebenserwartung ist Phenytoin aufgrund des Nebenwirkungsprofils ungeeignet. Aufgrund der Enzyminduktion können Phenytoin, Carbamazepin und Barbiturate die Wirksamkeit von zahlreichen Zytostatika abschwächen, während Valproinsäure als Enzyminhibitor die Wirksamkeit und auch die Nebenwirkungen von Zytostatika eher verstärken kann. Carbamazepin hat den Nachteil, dass die intravenöse Verabreichung nicht möglich ist und dass bei rascher Aufdosierung regelmäßig Nebenwirkungen in Form von Schwindel und Übelkeit auftreten, vor allem bei älteren Patienten. Auf die kontroverse Diskussion zu erhöhter Blutungsneigung bei Valproinsäuretherapie wurde bereits hingewiesen (Absatz „Präoperative Behandlung", S. 664). Demgegenüber bieten neuere Antikonvulsiva wie Gabapentin, Lamotrigin und Topiramat, die für die Monotherapie zugelassen sind, sowie Levetiracetam Vorteile. Bei Lamotrigin ist die schleichende Eindosierung ein Nachteil. Clonazepam und andere Benzodiazepine sollten nur kurzfristig eingesetzt werden, etwa in der Aufdosierungsphase von Carbamazepin.

Kortikosteroide

Wegen der erheblichen Nebenwirkungen bei chronischer Behandlung mit Kortikosteroiden ist die Indikation zu einer Fortführung der Kortikosteroidtherapie im weiteren Verlauf immer wieder kritisch zu prüfen. Bei Beseitigung der Raumforderung und Rückbildung des Hirnödems ist ein Ausschleichen der Steroide innerhalb der ersten Wochen nach Operation anzustreben. Im Rahmen einer sich eventuell anschließenden Strahlentherapie wird die Kortikosteroidtherapie, falls nach Maßgabe der Radioonkologie erforderlich, in niedrigerer Dosierung wieder aufgenommen.

Nachsorge, psychosoziale Betreuung, Rehabilitation

Nachsorge

Die weiteren klinischen Nachkontrollen hängen vom Malignitätsgrad und von der gewählten postoperativen Therapie ab und sollten interdisziplinär festgelegt werden (s.o.).

Psychosoziale Betreuung

Die Häufigkeit psychosozialer Belastung und von Störungen, die sich nicht auf die Patienten beschränken, sondern auch nahe Angehörige regelhaft mit einbeziehen, erfordert die psychosoziale und ggf. neuropsychologische und psychiatrische Diagnostik aller Patienten bei Diagnosestellung sowie bei Veränderung im Verlauf. Bei Feststellung behandlungsbedürftiger psychischer Komorbidität ist eine qualifizierte und angemessene psychotherapeutische und ggf. medikamentöse Behandlung indiziert (Weitzner 1999). Die psychosoziale Diagnostik und Unterstützung von Patienten und Angehörigen ist ein unverzichtbarer Bestandteil der Behandlung aller Patienten.

Rehabilitation

Während und vor allem nach Abschluss der tumorspezifischen Therapie eines Glioms ist die Indikation zu einer Rehabilitation zu prüfen. Art und Ausmaß der Rehabilitationsmaßnahmen hängen nicht nur vom neurologischen Zustand, sondern auch von Alter und Lebenssituation des Patienten und dem zu erwartenden biologischen Verhalten des Tumors ab. Je nach Rehabilitationsbedürftigkeit kommt eine stationäre, teilstationäre oder ambulante Rehabilitation im Anschluss an die Primärbehandlung in Frage. Dabei stehen zunächst Rehabilitationsmaßnahmen im Vordergrund, die auf die Verbesserung der neurologischen und neuropsychologischen Defizite abzielen. Die besondere Situation des Patienten als „Hirn"- und „Tumor"-Kranker muss im Mittelpunkt der Rehabilitationsbemühungen stehen.

Palliative Maßnahmen

In fortgeschrittenen Stadien der Tumorerkrankung sind spezifische antineoplastische Maßnahmen nicht mehr angezeigt. Stattdessen ist eine kompetente palliativmedizinische Betreuung erforderlich. Grundlegend ist dabei der Einsatz von Antiemetika, Kortikosteroiden und Antikonvulsiva, ggf. erforderlich ist die Flüssigkeitssubstitution. Vor allem in der Endphase der Erkrankung, insbesondere bei zunehmendem Hirndruck, ist die Gabe von Opiaten indiziert (regelmäßig und in ausreichender Dosierung), begleitend kann auch der Einsatz von Sedativa notwendig werden. Die Linderung von Schmerzen und anderen Symptomen hat in dieser Situation Vorrang vor den möglichen Nebenwirkungen dieser Medikamente. Gleichwertig neben den Maßnahmen der Symptomkontrolle steht die intensive psychosoziale Unterstützung sowohl der Patienten als auch der pflegenden Angehörigen. Dazu gehören die Organisation der häuslichen Versorgung, die Hilfsmittelversorgung, das Einbinden palliativmedizinisch spezialisierter Ärzte, Pflegedienste und Hospizhelfer, falls erforderlich, und ggf. die Einweisung auf eine Palliativstation oder in ein stationäres Hospiz.

Verfahren zur Konsensbildung

Die Leitlinie gründet sich im Wesentlichen auf die folgende Leitlinie:

Neuro-Onkologische Arbeitsgemeinschaft (NOA) in der Deutschen Krebsgesellschaft (2004): Leitlinie Diagnostik und Therapie der Gliome des Erwachsenenalters. www.neuroonkologie.de, Zuckschwerdt, München.

Diese S2-Leitlinie wurde gemäß der „Anleitung zur Erstellung interdisziplinärer Leitlinien im Konsensusverfahren (Stufe 2)" der Deutschen Krebsgesellschaft unter Mitarbeit von Dr. I. Kopp (Clearingstelle Leitlinien der AWMF, Marburg) erarbeitet. Am 31.3.2004 wurde ein durch den Leitlinienkoordinator Prof. Dr. M. Weller erarbeiteter Entwurf von der folgenden Arbeitsgruppe diskutiert und überarbeitet:

R. Bäumer, Konferenz onkologischer Kranken- und Kinderkrankenpflege (KOK); Dr. H. Ewald, Deutsche Gesellschaft für Palliativmedizin (DGP); Dr. W. Herdering, Deutsche Hirntumorhilfe e.V.; Prof. Dr. W. J. Huk, Deutsche Röntgengesellschaft (DRG); Dr. M. Keller, Arbeitsgemeinschaft für Psychoonkologie (PSO); Prof. Dr. R. D. Kortmann, Deutsche Gesellschaft für Radioonkologie (DEGRO) und Arbeitsgemeinschaft Radiologische Onkologie (ARO); Prof. Dr. G. Reifenberger, Deutsche Gesellschaft für Neuropathologie und Neuroanatomie (DGNN), Deutsche Gesellschaft für Pathologie (DG Pathologie), Abteilung Experimentelle Krebsforschung, Abteilung Pathologie (AEK-P); Dr. M. Steingräber, Arbeitskreis Supportivmaßnahmen (ASO); Prof. Dr. J. C. Tonn, Deutsche Gesellschaft für Neurochirurgie (DGNC); PD Dr. M. Warmuth-Metz, Deutsche Gesellschaft für Neuroradiologie (DGNR); Prof. Dr. M. Weller, Leitlinien-Koordinator, Neuroonkologische Arbeitsgemeinschaft (NOA) und Deutsche Gesellschaft für Neurologie (DGN).

Das Konsensustreffen wurde von M. Abu Hani und D. Schulenberg als Vertreter der Deutschen Krebsgesellschaft begleitet.

Die Leitlinie wurde im Herbst 2004 durch die Expertengruppe der DGN aktualisiert und an die formalen Vorgaben der DGN angepasst.

Expertengruppe

Prof. Dr. med. U. Bogdahn, Neurologische Klinik der Universität Regensburg
Prof. Dr. med. U. Schlegel, Neurologische Universitätsklinik am Knappschafts Krankenhaus Bochum-Langendreer
Prof. Dr. med. M. Weller, Neurologische Klinik der Universität Tübingen (Sprecher)
PD Dr. med. W. Wick, Neurologische Klinik der Universität Tübingen
Federführend: Prof. Dr. M. Weller, Neurologische Klinik der Universität Tübingen, Hoppe-Seyler-Straße 3, 72076 Tübingen, Tel.: 07071/2987637
e-mail: michael.weller@uni-tuebingen.de

Literatur

Anderson, G. D., Y. X. Lin, C. Berge, G. A. Ojemann (1997): Absence of bleeding complications in patients undergoing cortical surgery while receiving valproate treatment. J. Neurosurg. 87, 252–256.

Bauman, G., K. Lote, D. Larson, L. Stalpers, C. Leighton, B. Fisher, W. Wara, D. Macdonald, L. Stitt, J. G. Cairncross (1999): Pretreatment factors predict overall survival for patients with low-grade glioma: a recursive partitioning analysis. Int. J. Radiat. Oncol. Biol. Phys. 45, 923–929.

Brada, M., G. Sharpe, B. Rajan, J. Britton, P. R. Wilkins, J. Guerroro, F. Hines, D. Traish, S. Ashley (1999): Modifying radical radiotherapy in high grade gliomas; shortening the treatment time through acceleration. Int. J. Radiat. Oncol. Biol. Phys. 43, 287–292.

Brem, H., S. Piantadosi, P. C. Burger, M. Walker, R. Selker, N. A. Vick, K. Black, M. Sisti, S. Brem, G. Mohr, P. Muller, R. Morawetz, S. C. Schold for the Polymer Brain Tumor Treatment Group. Placebo-controlled trial of safety and efficacy of intraoperative controlled delivery by biodegradable polymers of chemotherapy for recurrent gliomas. Lancet 345, 1008–1012.

Cairncross, J. G., K. Ueki, M. C. Zlatescu, D. K. Lisle, D. M. Finkelstein, R. R. Hammond, J. S. Silver, P. C. Stark, D. R. Macdonald, Y. Ino, D. A. Ramsay, D. N. Louis (1998): Specific genetic predictors of chemotherapeutic response and survival in patients with anaplastic oligodendrogliomas. J. Natl. Cancer Inst. 90, 1473–1479.

Cairncross, G., W. Seiferheld, E. Shaw, R. Jenkins, B. Scheithauer, D. Brachman, J. Buckner, K. Fink, L. Souhami, W. Curran (2004): An intergroup randomized controlled clinical trial (RCT) of chemotherapy plus radiation (RT) versus RT alone for pure and mixed anaplastic oligodendrogliomas: Initial report of RTOG 94-02. ASCO #1500.

Davis, F. G., B. J. McCarthy, S. Freels, V. Kupelian, M. L. Bondy (1999): The conditional probability of survival of patients with primary malignant brain tumors. Surveillance, epidemiology, and end results (SEER) data. Cancer 85, 485–491.

Glantz, M. J., B. F. Cole, P. A. Forsyth, L. D. Recht, P. Y. Wen, M. C. Chamberlain, S. A. Grossman, J. G. Cairncross (2000): Practice parameter: anticonvulsant prophylaxis in patients with newly diagnosed brain tumors. Report of the Quality Standards Subcommittee of the American Academy of Neurology. Neurology 54, 1886–1893.

Glioma Meta-analysis Trialists (GMT) Group (2002): Chemotherapy in adult high-grade glioma: a systematic review and meta-analysis of individual patient data from 12 randomised trials. Lancet 359, 1011–1018.

Hall, W. A. (1998): The safety and efficacy of stereotactic biopsy for intracranial lesions. Cancer 82, 1749–1755.

Hegi, M. E., A. C. Diserens, T. Gorlia, M. F. Hamou, N. de Tribolet, M. Weller, M. J. M. Kros, J. A. Hainfellner, W. P. Mason, L. Mariani, J. E. C. Bromberg, P. Hau, R. O. Mirimanoff, G. Cairncross, R. Janzer, R. Stupp (2005, 352, 997–1003.): MGMT gene silencing and response to temozolomide in glioblastoma. N. Engl. J. Med.

Herrlinger, U., J. Felsberg, W. Küker, A. Bornemann, L. Plasswilm, C. B. Knobbe, H. Strik, W. Wick, R. Meyermann, J. Dichgans, M. Bamberg, G. Reifenberger, M. Weller (2002): Gliomatosis cerebri. Molecular pathology and clinical course. Ann. Neurol. 52, 390–399.

Hess, K. R. (1999): Extent of resection as a prognostic variable in the treatment of gliomas. J. Neuro-Oncol. 42, 227–231.

Karim, A. B. M. F., B. Maat, R. Hatlevoll, J. Menten, E. H. J. M. Rutten, D. G. T. Thomas, F. Mascarenhas, J. C. Horiot, L. M. Parvinen, M. Van Reijn, J. J. Jager, M. G. Fabrini, M. Van Alphen, H. P. Hamers, L. Gaspar, E. Noordman, M. Pierart, M. Van Glabbeke (1996): A randomized trial on dose-response in radiation therapy of low-grade cerebral glioma: European Organization for Research and Treatment of Cancer (EORTC) study 22844. Int. J. Radiat. Oncol. Biol. Phys. 36, 549–556.

Karim, A. B., D. Afra, P. Cornu, N. Bleehan, S. Schraub, O. De Witte, F. Darcel, S. Stenning, M. Pierart, M. Van Glabbeke (2002): Randomized trial on the efficacy of radiotherapy for cerebral low-grade glioma in the adult: European Organization for Research and Treatment of Cancer Study 22845 with the Medical Research Council study BRO4: an interim analysis. Int. J. Radiat. Oncol. Biol. Phys. 52, 316–324.

Kleihues, P., W. K. Cavenee (2000): World Health Organization Classification of Tumours. Pathology & Genetics. Tumours of the Nervous System. IARC Press, Lyon.

Kreth, F. W., A. Berlis, V. Spiropoulou, M. Faist, R. Scheremet, R. Rossner, B. Volk, C. B. Ostertag (1999): The role of tumor resection in the treatment of glioblastoma multiforme in adults. Cancer 86, 2117–2123.

Laperriere, N., L. Zuraw, G. Cairncross (2002): The Cancer Care Ontario Practice Guidelines Initiative Neuro-Oncology Disease Site Group. Radiotherapy for newly diagnosed malignant glioma in adults: a systematic review. Radiother. Oncol. 64, 259–273.

Levin, V. A., P. Silver, J. Hannigan, W. M. Wara, P. H. Gutin, R. L. Davis, C. B. Wilson (1990): Superiority of post-radiotherapy adjuvant chemotherapy with CCNU, procarbazine, and vincristine (PCV) over BCNU for anaplastic gliomas: NCOG 6G61 final report. Int. J. Radiat. Oncol. Biol. Phys. 18, 321–324.

Marras, L. C., W. H. Geerts, J. R. Perry (2000): The risk of venous thromboembolism is increased throughout the course of malignant glioma. Cancer 89, 640–646.

Medical Research Council Brain Tumor Working Party (2001): Randomized trial of procarbazine, lomustine, and vincristine in the adjuvant treatment of high-grade astrocytoma: A Medical Research Council Trial. J. Clin. Oncol. 19, 509–518.

Metcalfe, S. E., R. Grant (2002): Biopsy versus resection for malignant glioma (Cochrane Review). In: The Cochrane Library, Issue 4.

Neuro-Oncology Working Group (NOA) of the German Cancer Society (2003): Neuro-Oncology Working Group (NOA)-01 trial of ACNU/VM26 versus ACNU/Ara-C chemotherapy in addition to involved-field radiotherapy in the first-line treatment of malignant glioma. J. Clin. Oncol. 21, 3276–3284.

Neuro-Onkologische Arbeitsgemeinschaft (NOA) in der Deutschen Krebsgesellschaft (2004): Leitlinie Diagnostik und Therapie der Gliome des Erwachsenenalters. www.neuroonkologie.de, Zuckschwerdt, München.

Pignatti, F., M. van den Bent, D. Curran, C. Debruyne, R. Sylvester, P. Therasse, D. Afra, P. Cornu, M. Bolla, C. Vecht, A. B. Karim; European Organization for Research and Treatment of Cancer Brain Tumor Cooperative Group; European Organization for Research and Treatment of Cancer Radiotherapy Cooperative Group (2002): Prognostic factors for survival in adult patients with cerebral low-grade glioma. J. Clin. Oncol. 20, 2076–2084.

Ranjan, A., V. Rajshekar, T. Joseph, M. J. Chandy, S. M. Chandi (1993): Nondiagnostic CT-guided stereotactic biopsies in a series of 407 cases: influence of CT morphology and operator experience. J. Neurosurg. 79, 839–844.

Sawin, P. D., P. W. Hitchon, K. A. Follett, J. C. Torner (1998): Computed imaging-assisted stereotactic brain biopsy: a risk analysis of 225 consecutive cases. Surg. Neurol. 49, 640–649.

Schmidt, F., C. Faul, J. Dichgans, M. Weller (2002): Low molecular weight heparin for deep vein thrombosis in glioma patients. J. Neurol. 249, 1409–1412.

Shepherd, S. F., R. W. Laing, V. P. Cosgrove, A. P. Warrington, F. Hines, S. E. Ashley, M. Brada (1997): Hypofractionated stereotactic radiotherapy in the management of recurrent glioma. Int. J. Radiat. Oncol. Biol. Phys. 37, 393–398.

Streffer, J., M. Schabet, M. Bamberg, E. H. Grote, R. Meyermann, K. Voigt, J. Dichgans, M. Weller (2000): A role for preirradiation PCV chemotherapy for oligodendroglial brain tumors. J. Neurol. 247, 297–302.

Streffer, J., M. Bitzer, M. Schabet, J. Dichgans, M. Weller (2001): Response of radiochemotherapy-associated cerebral edema to a phytotherapeutic agent, H15. Neurology 56, 1219–1221.

Stupp, R., W. P. Mason, M. J. van den Bent, M. Weller, B. Fisher, M. J. B. Taphoorn, K. Belanger, A. A. Brandes, J. G. Cairncross, C. Marosi, U. Bogdahn, J. Curschmann, R. C. Janzer, S. Ludwin, T. Gorlia, A. Allgeier, D. Lacombe, E. Eisenhauer, R. O. Mirimanoff on behalf of the European Organisation for Research and Treatment of Cancer (EORTC) Brain Tumor and Radiotherapy Groups and National Cancer Institute of Canada Clinical Trials Group (NCIC CTG; 2005, 352, 987–996.): Radiotherapy plus concomitant and adjuvant temozolomide for patients with newly diagnosed glioblastoma. N. Engl. J. Med.

Vuorinen, V., S. Hinkka, M. Färkkilä, J. Jääskeläinen (2003): Debulking or biopsy of malignant glioma in elderly people – a randomized study. Acta Neurochir. 145, 5–10.

Weitzner, M. A. (1999): Psychosocial and neuropsychiatric aspects of patients with primary brain tumors. Cancer Invest. 17, 285–297.

Westphal, M., D. C. Hilt, E. Bortey, P. Delavault, R. Olivares, P. Warnke, I. R. Whittle, J. Jääskeläinen, Z. Ram (2003): A phase 3 trial of local chemotherapy with biodegradable wafers (Gliadel wafers) in patients with primary malignant glioma. Neuro-Oncology 5, 79–88.

Wick, W., J. P. Steinbach, W. M. Küker, J. Dichgans, M. Bamberg, M. Weller (2004): One week on/one week off: a novel active regimen of temozolomide for recurrent glioblastoma. Neurology 62, 2113–2115.

Wong, E. T., K. R. Hess, M. J. Gleason, K. A. Jaeckle, A. P. Kyritsis, M. D. Prados, V. A. Levin, W. K. Yung (1999): Outcomes and prognostic factors in recurrent glioma patients enrolled onto phase II clinical trials. J. Clin. Oncol. 17, 2572–2578.

Yung, W. K. A., M. D. Prados, R. Yaga-Tur, S. S. Rosenfeld, M. Brada, H. S. Friedman, R. Albright, J. Olson, S. M. Chang, A. M. O'Neill, A. H. Friedman, J. Bruner, N. Yue, M. Dugan, S. Zaknoen, V. A. Levin, for the Temodal Brain Tumor Group (1999): Multicenter phase II trial of temozolomide in patients with anaplastic astrocytoma or anaplastic oligoastrocytoma at first relapse. J. Clin. Oncol. 17, 2762–2771.

Yung, W. K. A., R. E. Albright, J .Olson, R. Fredericks, K. Fink, M. D. Prados, M. Brada, A. Spence, R. J. Hohl, W. Shapiro, M. Glantz, H. Greenberg, R. G. Selker, N. A. Vick, R. Rampling, H. Friedman, P. Phillipps, J. Bruner, N. Yue, D. Osoba, S. Zaknoen, V. A. Levin (2000): A phase II study of temozolomide vs. procarbazine in patients with glioblastoma multiforme at first relapse. Br. J. Cancer 83, 588–593.

Gliome

Clinical pathway – Diagnostisches Vorgehen bei zerebralen Raumforderungen

			Biopsie oder Resektion	
Verdacht auf zerebrale Raumforderung (Klinik oder Bildgebung)	☐ Komplettierung der Bildgebung: ☐ MRT ohne und mit KM ☐ CT ohne und mit KM	○ Hinweise für Gliom		
		○ Hinweise für Ependymom: ○ zystisch ○ irreguläre KM-Aufnahme ○ Verkalkungen	☐ MRT Spinalkanal (v.a. infratentorielle Tu) ☐ Liquordiagnostik mit Zytologie	○ unergiebig oder nicht verfügbar ☐ Biopsie
		○ Hinweise für Lymphom: ○ homogene KM-Aufnahme ○ wenig Ödem	☐ Liquordiagnostik (falls durchführbar) mit Liquorzytologie und Zellmarkern (CD20)	○ unergiebig oder nicht verfügbar ☐ Biopsie → weiter: siehe Behandlungspfad „Primäre ZNS-Lymphome"
		○ Hinweise für Meningeom: ○ Lagebeziehung zu Meningen ○ KM-Aufnahme ○ Verkalkungen	☐ Resektion	
		○ Hinweise auf Abszess: ○ potenzieller Fokus bekannt ○ ringförmige KM-Aufnahme ○ multiple RF	☐ Liquordiagnostik (falls durchführbar)	☐ Biopsie
		○ Hinweise auf Metastasen: ○ bekannter Primärtumor ○ multiple Raumforderungen	☐ weiter: siehe Behandlungspfad „Hirnmetastasen"	

Clinical pathway – Gliome WHO-Grad II

Histologisch gesichertes diffuses Astrozytom WHO-Grad II / Oligodendrogliom WHO-Grad II / Oligoastrozytom WHO-Grad II			
○ **Prognosefaktoren:** ○ Karnofsky-Index ○ Kontrastmittelaufnahme ○ Histologische Diagnose	○ asymptomatisch (bis auf Anfälle)	○ Patient ≤ 40 J	☐ zuwarten
		○ Patient > 40 J	☐ zuwarten mit engmaschigeren Kontrollen, zunächst alle 3 Monate
	○ symptomatisch	○ diffuses Astrozytom	○ operabel ohne Risiko neuer neurologischer Defizite → ☐ Resektion (nichtkurativ)
			○ Operation nur mit Risiko neuer neurologischer Defizite → ☐ Strahlentherapie (45-54 Gy); umschriebene, nicht operativ zugängliche Tumoren: eventuell interstitielle Brachytherapie
		○ Oligodendrogliom oder Oligoastrozytom	☐ Chemotherapie oder Strahlentherapie

☐ Nachsorge alle 6 Monate: neurologische Untersuchung und zerebrale Bildgebung

Progression oder Rezidiv	○ maligne Progression	☐ siehe Behandlungspfad „Gliome WHO III und IV"
	○ Rezidiv	☐ Reevaluation operativer Möglichkeiten ☐ Strahlentherapie oder Chemotherapie in Abhängigkeit von der Vortherapie

Clinical pathway – Maligne Gliome WHO-Grade III und IV

Anaplastisches Astrozytom WHO-Grad III
Anaplastisches Oligodendrogliom/Oligoastrozytom WHO-Grad III

○ Prognosefaktoren:
  ○ Karnofsky-Index
  ○ Kontrastmittel-Aufnahme
  ○ Histologische Diagnose

○ Astrozytom
  ○ günstige prognostische Faktoren:
    ○ Alter < 55–60
    ○ Karnofsky-Index ≥ 70
    → ☐ OP, wenn ohne neue Defizite möglich
       ☐ Strahlentherapie (54–60 Gy), ggf. plus Chemotherapie
  ○ ungünstige prognostische Faktoren:
    ○ Alter > 60
    ○ Karnofsky-Index < 70
    → ☐ OP, wenn ohne neue Defizite möglich
       ☐ Strahlentherapie

○ Oligodendrogliom oder Oligoastrozytom
  → ☐ OP, wenn ohne neue Defizite möglich
     ☐ Strahlentherapie oder Chemotherapie

→ ☐ Nachsorge alle 4 Monate: neurologische Untersuchung und zerebrale Bildgebung

○ **Glioblastom WHO-Grad IV**
  ○ günstige prognostische Faktoren:
    ○ Alter < 65 J.
    ○ Karnofsky-Index ≥ 70
    ○ oligodendrogliale Komponente
    → ☐ OP, wenn ohne neue Defizite möglich
       ☐ Strahlentherapie (54–60 Gy) plus Chemotherapie
  ○ ungünstige prognostische Faktoren:
    ○ Karnofsky-Index < 70
    ○ keine oligodendrogliale Komponente
    → ☐ OP, wenn ohne neue Defizite möglich
       ☐ Strahlentherapie
  ○ sehr ungünstige prognostische Faktoren:
    ○ Karnofsky-Index < 50
    oder
    ○ fehlende Einwilligungsfähigkeit

→ ☐ Nachsorge alle 3 Monate: neurologische Untersuchung und zerebrale Bildgebung

○ Progression oder Rezidiv
→ ☐ Reevaluation der operativen Optionen
   ☐ Chemotherapie
   ☐ erneute Strahlentherapie
   ☐ experimentelle Therapie

→ ☐ palliative Therapie

Hirnmetastasen

Was gibt es Neues?

- Die Kombination aus Ganzhirnbestrahlung und Temozolomid erhöht die objektive Ansprechrate bei Hirnmetastasen solider Tumoren gegenüber alleiniger Ganzhirnbestrahlung von 67% auf 96%, ohne die Überlebenszeit zu verlängern (Antonadou et al. 2002).
- Ein radiochirurgischer Boost nach Ganzhirnbestrahlung verbessert gegenüber alleiniger Ganzhirnbestrahlung die mediane Überlebenszeit bei Patienten mit einzelnen, nicht resezierbaren Metastasen (Andrews et al. 2004).

Die wichtigsten Empfehlungen auf einen Blick

- Singuläre oder solitäre Hirnmetastasen solider Tumoren (mit Ausnahme kleinzelliger Bronchialkarzinome) sollten bei günstiger prognostischer Konstellation reseziert werden (↑↑↑) (**B**).
- Die Radiochirurgie ist für viele Patienten eine sinnvolle Alternative zur Operation (⇔).
- Für die meisten Patienten mit multiplen Hirnmetastasen ist die Ganzhirnbestrahlung eine wirksame palliative Therapiemaßnahme (↑↑↑) (**B**).
- Bei der Auswahl der spezifischen Therapie (Operation, Radiochirurgie, fraktionierte Strahlentherapie, Chemotherapie) müssen die wichtigsten prognostischen Faktoren (Alter, Karnofsky-Index, extrazerebrale Tumormanifestationen) berücksichtigt werden.

Definition

Mehr als 20% aller Patienten mit systemischen Malignomen entwickeln zerebrale Metastasen. Patienten mit malignem Melanom und kleinzelligem Bronchialkarzinom (45%), nichtkleinzelligem Bronchialkarzinom (30%) und Mamma- und Nierenzellkarzinom (20%) sind am häufigsten betroffen. Das Bronchialkarzinom als sehr häufiger Tumor ist für etwa 50% aller Hirnmetastasen verantwortlich, das Mammakarzinom für 15–20%, gastrointestinale Tumoren, Melanom und urogenitale Tumoren für etwa je 5–10% und unbekannte Primärtumoren für 10%.

Hirnmetastasen manifestieren sich durch
- Kopfschmerz (50%),
- Hemiparese (50%),
- organisches Psychosyndrom (30%),
- Krampfanfälle (15–20%),
- Hirnnervenparesen oder Hirndruckzeichen.

Bei der Hälfte der Patienten liegt nach klinischen und computertomographischen Kriterien nur eine Hirnmetastase vor. **Singulär** bezeichnet eine einzige Metastase im Gehirn, als **solitär** kennzeichnet man die singuläre zerebrale Metastase als einzige (nachgewiesene) Metastase im Organismus. Autoptisch liegen bei 75% der Patienten multiple Hirnmetastasen vor. Die Magnetresonanztomographie (MRT) des Schädels mit Kontrastmittel ist die wichtigste diagnostische Maßnahme. Ob die histologische Sicherung der Diagnose angestrebt wird, hängt von Gesamtsituation und Therapieplan ab (s. u.). Bei unbekanntem Primärtumor ist die histologische Sicherung der Verdachtsdiagnose in aller Regel indiziert.

Prädiktoren längeren Überlebens sind
- Fehlen extrakranieller Tumormanifestationen oder Beherrschbarkeit der Grunderkrankung,
- langes Intervall zwischen Diagnose des Primärtumors und der Hirnmetastasen,
- supratentorielle Tumorlokalisation,
- singuläre Hirnmetastase,
- hoher Karnofsky-Index,
- niedriges Alter,
- spezielle Histologien des Primärtumors (Keimzelltumor, Mammakarzinom).

Die Prognose ist mit einer medianen Überlebenszeit von 3–6 Monaten und einer 1-Jahres-Überlebensrate um 10% schlecht. Einzelne Patienten überleben 5 Jahre rezidivfrei (Übersicht: Staab u. Krauseneck 1998, Grisold et al. 2000, Weller 2003).

Untersuchungen

Notwendig

- Klinisch-neurologische Untersuchung mit besonderem Augenmerk auf Zeichen erhöhten intrakraniellen Drucks
- Sorgfältige allgemeinkörperliche Untersuchung mit Blick auf extrazerebrale Tumormanifestationen, insbesondere bei unbekanntem Primärtumor
- MRT des Gehirns mit Gadolinium (kraniale Computertomographie [CCT] nur bei Kontraindikationen für die MRT)
- Histologische Diagnosesicherung (stereotaktische Biopsie oder offene Operation), da es sich auch bei bekannter Tumorerkrankung bei singulären zerebralen Raumforderungen in bis zu 10% der Fälle nicht um Metastasen, sondern andere Läsionen (Meningeom, Gliom, Entzündung) handelt. Von dieser Empfehlung kann bei multiplen zerebralen Metastasen mit charakteristischem bildgebenden Befund und bekanntem Primärtumor abgewichen werden.

Im Einzelfall erforderlich

- Primärtumorsuche bei unbekanntem Primärtumor (Thoraxaufnahme, Mammographie, Abdomensonographie mit Darstellung der Nieren, Stuhluntersuchung, ggf. CT von Thorax, Abdomen und Becken)
- MRT der Neuroachse bei klinischen Hinweisen auf spinale Läsionen
- Liquoruntersuchung bei Verdacht auf Meningeosis neoplastica, insbesondere bei Diskrepanz zwischen Metastasenlokalisation und klinischen Befunden, sofern dies mit Blick auf Hirndruck und eventuelle spinale Metastasen vertretbar ist.
- Positronen-Emissionstomographie mit Fluorodeoyglukose (FDG-PET), falls durch CT und MRT eine Unterscheidung zwischen Rezidiv/Progression und Strahlennekrose nicht möglich ist, vor allem nach Radiochirurgie (Belohlavek et al. 2003).

Therapie

Das mediane Überleben ab Diagnose beträgt einen Monat ohne Therapie und zwei Monate bei symptomatischer Behandlung mit Steroiden. Die Strahlentherapie, meist in Form der Ganzhirnbestrahlung, führt bei etwa 70% der Patienten zu einer Verbesserung des Neurostatus und verlängert das mediane Überleben auf 3–6 Monate (⇑⇑⇑) (**B**). Das mediane Überleben verbessert sich bei Resektion singulärer Metastasen und nachfolgender Ganzhirnbestrahlung auf bis zu maximal 21 Monate (⇑⇑⇑) (**B**). Bei der Beurteilung des Therapieeffekts in Studien ist zu beachten, dass die mediane Überlebenszeit nicht nur durch die Wirksamkeit der Behandlung der Hirnmetastasen beeinflusst wird, weil mindestens 50% der Patienten nicht an den Hirnmetastasen, sondern an den Folgen der systemischen Tumorprogression versterben.

Operation

Die Operation hat einen sicheren Stellenwert in der Therapie von Hirnmetastasen. Bei symptomatischen großen Metastasen ist die palliative Wirkung der Resektion von Bedeutung. Zwei von drei randomisierten Studien kamen zu dem Schluss, dass die Resektion singulärer oder solitärer Metastasen, gefolgt von einer Ganzhirnbestrahlung, der alleinigen Ganzhirnbestrahlung bezüglich der Überlebenszeit überlegen ist (Patchell et al. 1990, Vecht et al. 1993) (⇑⇑). Eine dritte Studie belegte den Wert der Operation nicht (Mintz et al. 1996). Zahlreiche retrospektive Analysen sprechen jedoch ebenfalls für die Resektion singulärer oder solitärer Metastasen. Bei folgenden klinischen Konstellationen sollte somit die Operation in Betracht gezogen werden (**B**):

- singuläre oder solitäre Metastase,
- guter Allgemeinzustand,
- geringe neurologische Defizite,
- keine oder stabile (> 3 Monate) extrakranielle Tumormanifestationen,
- strahlenresistenter Tumor,
- unbekannter Primärtumor,
- neuroradiologisch nicht sicher als Metastase einzuordnende Läsion,
- operativ gut zugängliche Läsion,
- kein hohes Risiko schwerer neurologischer Defizite durch die Operation.

Auch bei Patienten mit zwei oder drei Metastasen kann die Operation indiziert sein, wenn die Läsionen gut zugänglich sind und andere der oben angeführten Kriterien erfüllt sind. Bei Patienten mit kleinzelligem Bronchialkarzinom oder Lymphom sollte kein Versuch der Resektion unternommen werden, weil diese Tumoren in der Regel strahlen- und chemosensitiv sind und zu disseminierter Aussaat neigen. Bei einzelnen Patienten kommt auch eine Rezidivoperation in Frage (s. u.).

Fraktionierte Strahlentherapie

Die Strahlentherapie ist die wichtigste therapeutische Maßnahme bei Hirnmetastasen. Die Strahlensensitivität der Hirnmetastasen entspricht der des Primärtumors. Da der Nachweis einer singulären Hirnmetastase die grundsätzliche Fähigkeit eines Tumors zur Metastasierung in das Gehirn belegt, müssen weitere mikroskopische Läsionen im Gehirn befürchtet werden. Mit dieser Rationale etablierte sich die Ganzhirnbestrahlung als Standardtherapie bei Patienten mit zerebralen Metastasen. Sie wird als Primärtherapie vor allem bei Patienten mit multiplen Hirnmetastasen sowie adjuvant nach der Resektion einzelner Metastasen eingesetzt (Übersicht: Grisold et al.

2000, Weller 2003). In der adjuvanten Indikation verbessert sie die lokale Tumorkontrolle im Gehirn, ohne das mediane Überleben zu beeinflussen (Patchell et al. 1998) (⇑). Die Indikation zur Strahlentherapie nach Komplettresektion singulärer und solitärer Metastasen ist jedoch umstritten (**C**), weil es auch denkbar ist, dass der Aufschub der Ganzhirnbestrahlung bis zum Rezidiv Vorteile bezüglich Überlebenszeit und therapieassoziierter Morbidität, insbesondere Neurotoxizität, erbringt.

Die Ganzhirnbestrahlung wird in Form eines **Helmfelds** durchgeführt. Das zu bestrahlende Volumen umfasst das Gehirn unter Einschluss der Lamina cribrosa, der Schädelbasis mit den basalen Zisternen sowie die Halswirbelkörper 1 und 2. Bezüglich der Dosierung und Fraktionierung werden unterschiedliche Strategien verfolgt. Höhere Dosierungen werden vor allem bei strahlenresistenten Tumoren verabreicht. Die Bestrahlung mit 30–36 Gy z. B. in 3 Gy-Einzelfraktionen bei 4 Fraktionen pro Woche ist ein verbreitetes Verfahren. Höhere Einzelfraktionen sind wegen des Risikos der Neurotoxizität nicht zu empfehlen. Falls mehrere günstige prognostische Faktoren vorliegen (s.o.), sollte die Behandlung mit 36–45 Gy (5 x 2 Gy-Fraktionen pro Woche) erfolgen, mit dem Ziel der Verlängerung der neurologischen Remissionszeit und dem Ziel, neurotoxische Spätfolgen der Strahlentherapie zu vermeiden. Ein Boost, z. B. auch mittels Radiochirurgie (s. u.), kann im Bereich inkomplett resezierter oder nach Ganzhirnbestrahlung nicht regredienter Metastasen appliziert werden. Für Patienten mit einzelnen, nicht operablen Hirnmetastasen wurde eine Verlängerung der Überlebenszeit durch radiochirurgische Boost-Behandlung im Anschluss an die Ganzhirnbestrahlung nachgewiesen (Andrews et al. 2004) (⇑). Kriterien für die primäre Strahlentherapie in Form der Ganzhirnbestrahlung sind somit:

- solitäre und singuläre Metastasen bei inoperabler Lokalisation oder allgemeiner Inoperabilität,
- multiple Hirnmetastasen,
- progrediente extrazerebrale Tumormanifestationen (wahrscheinliche Lebenserwartung > 3 Monate),
- Histologie: kleinzelliges Bronchialkarzinom, lymphohämatopoietische Neoplasien.

Bei Patienten mit kleinzelligen Bronchialkarzinomen, die auf systemische Chemotherapie ansprechen, wird eine Ganzhirnbestrahlung von 20–30 Gy in 2 Gy-Fraktionen als prophylaktische Maßnahme eingesetzt. Diese Therapie reduziert die Inzidenz späterer Hirnmetastasen, ohne das Gesamtüberleben signifikant zu beeinflussen.

Radiochirurgie

Die perkutane stereotaktische Applikation einzelner hoher Strahlendosen (Radiochirurgie) mittels Linearbeschleuniger oder **gamma knife** wird zunehmend bei der Behandlung von Hirnmetastasen eingesetzt. Sie ist eine Alternative zur neurochirurgischen Resektion und wirkt sowohl bei radiosensitiven als auch bei radioresistenten Tumoren (**B**). Die maximal tolerierten Dosen bei Einzeitbestrahlung liegen bei 24 Gy, 18 Gy und 15 Gy bei Läsionen mit einer Größe von jeweils weniger als 20 mm, 21–30 mm und 31–40 mm (Shaw et al. 2000). Die Radiochirurgie wird derzeit meist als primäre Behandlung einzelner oder multipler Läsionen mit Durchmesser bis zu 3 cm bzw. Volumen bis zu 15 ml oder als Rezidivbehandlung bei Patienten eingesetzt, die ein Rezidiv in einem zuvor bestrahlten Feld zeigen. Vorteile der Radiochirurgie im Vergleich zur offenen Operation sind kurzer Krankenhausaufenthalt und Fehlen operativer Morbidität und Mortalität. Die lokalen Kontrollraten liegen im Bereich von 73–94% (Übersicht: Weller 2003). Ein randomisierter Vergleich von Radiochirurgie plus Ganzhirnbestrahlung, verglichen mit Ganzhirnbestrahlung allein, zeigte, dass das Ansprechen auf Ganzhirnbestrahlung bei multiplen Hirnmetastasen kürzer andauerte und dass die lokale Kontrolle bei zusätzlicher Radiochirurgie besser war (Kondziolka et al. 1999). Zudem erwies sich ein radiochirurgischer Boost im Anschluss an die Ganzhirnbestrahlung bei Patienten mit einzelnen Metastasen als wirksam im Sinne der Verlängerung der Überlebenszeit (Andrews et al. 2004). Die Praxis, im Rahmen der Primärtherapie grundsätzlich eine Ganzhirnbestrahlung an die Radiochirurgie anzuschließen, wird zunehmend in Frage gestellt. Wie für die Komplettresektion zerebraler Metastasen steht auch hier die Beantwortung der Frage an, ob die Ganzhirnbestrahlung ohne Einbußen an Überlebenszeit bis zur Progression aufgeschoben werden kann. Vermutlich aufgrund von Patientenselektion fallen die Ergebnisse der Kombination aus Radiochirurgie und Ganzhirnbestrahlung etwas schlechter aus als die der chirurgischen Resektion, kombiniert mit Ganzhirnbestrahlung.

Chemotherapie

Chemotherapie spielt in der Behandlung von Hirnmetastasen eine untergeordnete Rolle, u. a. weil viele zerebral metastasierende Tumoren meist primär chemotherapieresistent sind (Nierenzellkarzinome, gastrointestinale Tumoren, maligne Melanome, nicht kleinzellige Bronchialkarzinome). Grundsätzlich werden die gleichen Protokolle eingesetzt, die auch bei der Behandlung anderer Organmetastasen des gleichen Primärtumors Anwendung finden (⇑) (**B**). Die Ansprechrate bei der Chemotherapie von Hirnmetastasen entspricht weitgehend der Ansprechrate bei anderen Organmetastasen und liegt beim Mammakarzinom bei bis zu 50%. Die kombinierte Radiochemotherapie mit Temozolomid führte zu einer deutlichen Erhöhung der Ansprechrate von 67% mit alleiniger Strahlentherapie auf 96% sowie auch zu einer Verbesserung des Neurostatus, allerdings ohne signifikanten Einfluss auf die mediane Überlebenszeit (Antonadou et al. 2002). Topotecan wird bevorzugt bei Bronchialkarzinomen eingesetzt (Wong u. Berkenblit 2004). Chemotherapie vor Strahlentherapie wird meist im Rahmen von Studien evaluiert. Außerhalb kontrollierter Studien wird Chemotherapie vor allem bei Progression nach Strahlentherapie eingesetzt (s. u.; Übersicht: Lesser 1996).

Metastasenbehandlung bei Progression oder Rezidiv nach Primärtherapie

Die Therapie zerebraler Metastasen bei Progression oder Rezidiv nach Primärtherapie wird individualisiert geplant und hängt wesentlich vom Allgemeinzustand und von der bereits erfolgten Primärtherapie ab. Randomisierte Studien fehlen. Gemäß den oben skizzierten Kriterien kann die erneute Resektion in Frage kommen, typischerweise bei metachronen solitären Metastasen radioresistenter Tumoren (Nierenzellkarzinome, gastrointestinale Tumoren). Erfolgte zuvor keine Ganzhirnbestrahlung, so sollte diese in Betracht gezogen werden, insbesondere bei multiplen Metastasen. Bei wenigen umschriebenen Läsionen kann, auch alternativ zur Operation bei einzelnen Läsionen und auch nach bereits erfolgter Ganzhirnbestrahlung, die Radiochirurgie zum Einsatz kommen. Je nach Primärtumor und bereits verabreichter lokaler und systemischer Therapie kann eine Chemotherapie durchgeführt werden, meist bei Bronchialkarzinom (Platin + Topoisomerase-II-Hemmstoff, Temozolomid, Topotecan, andere tumorspezifische Protokolle), Mammakarzinom (tumorspezifische Protokolle) und malignem Melanom (nitrosoharnstoffhaltige Protokolle, Temozolomid). Spezifische Polychemotherapieprotokolle für Hirnmetastasen (Kaba et al. 1997) haben sich nicht durchgesetzt.

Supportive Therapie

Die wichtigsten symptomatischen Behandlungsmaßnahmen zielen auf die Kontrolle des erhöhten intrakraniellen Drucks durch Kortikosteroide sowie die Kontrolle zerebralorganischer Anfälle durch Antikonvulsiva ab. Falls keine Operation geplant ist und kein ausgeprägter Hirndruck besteht, sollten Kortikosteroide zunächst in moderater Dosis (120–240 mg Hydrocortison-Äquivalent/d, entsprechend ca. 4–8 mg Dexamethason oder 25–50 mg Prednisolon; nach der Regel **so viel wie nötig, so wenig wie möglich**) eingesetzt, bei Bedarf gesteigert und bei erfolgreicher Behandlung ausschleichend wieder abgesetzt werden (Vecht et al. 1994). Die Tagesdosis von Dexamethason oder Prednisolon kann durch einmalige tägliche Gabe verabreicht werden.

Patienten mit symptomatischen zerebralorganischen Krampfanfällen sollten mit Antikonvulsiva behandelt werden, oft für die gesamte Überlebenszeit, die meist nur Monate beträgt. Bei Anfallsfreiheit über mehrere Monate und Kontrolle der Metastasen durch die Therapie kann ausschleichendes Absetzen erfolgen, sofern keine besondere Gefährdung der Patienten durch Krampfanfälle vorliegt, z. B. multiple Knochenmetastasen. Prophylaktische Antikonvulsivagabe wird befürwortet, wenn ein neurochirurgischer Eingriff geplant ist. Da Krampfanfälle bei erhöhtem intrakraniellen Druck lebensgefährlich sein können, kann die prophylaktische Behandlung mit Antikonvulsiva während der ersten Wochen der Strahlentherapie auch bei Patienten mit multiplen großen Metastasen in Betracht gezogen werden. Die generelle Behandlung aller Patienten mit Hirnmetastasen mit Antikonvulsiva wird jedoch nicht empfohlen. Phenytoin, Valproinsäure und Carbamazepin sind bezüglich der Kontrolle zerebralorganischer Anfälle bei Hirntumorpatienten vermutlich gleichwertig. Alle genannten Pharmaka, vor allem Phenytoin, haben den Nachteil von Interaktionen mit anderen Pharmaka, z. B. während der Chemotherapie. Bei Carbamazepin fehlt eine intravenöse Darreichungsform. Neuere Antikonvulsiva wie Gabapentin, Levetiracetam und Lamotrigin finden deshalb in der Behandlung symptomatischer Epilepsien bei Hirntumorpatienten zunehmend Verwendung. Präterminale Patienten können auch mit Benzodiazepinen behandelt werden, die oral, intravenös oder rektal verabreicht werden können.

Nachsorge

Klinische Untersuchung und Bildgebung (MRT, CCT), individualisiert nach Klinik oder alle 3 Monate, Überprüfung der Indikation zu Kortikosteroid- und Antikonvulsivabehandlung, nach Strahlentherapie des Zerebrums muss auf klinische Zeichen der Hypophyseninsuffizienz geachtet und ggf. eine endokrinologische Untersuchung durchgeführt werden.

Ambulant/stationär

Bis auf die operative Therapie kann die Therapie von Hirnmetastasen (Strahlentherapie, Chemotherapie) meist ambulant erfolgen, sofern nicht Gesundheitszustand und Diagnostik den stationären Krankenhausaufenthalt erfordern.

Expertengruppe

Prof. Dr. med. U. Bogdahn, Neurologische Klinik der Universität Regensburg
Prof. Dr. med. K. Herholz, Neurologische Klinik der Universität Köln
Prof. Dr. med. P. Krauseneck, Neurologische Klinik Bamberg
Prof. Dr. med. U. Schlegel, Neurologische Universitätsklinik am Knappschafts Krankenhaus Bochum-Langendreer
Prof. Dr. med. M. Weller, Neurologische Klinik der Universität Tübingen (Sprecher)
Federführend: *Prof. Dr. M. Weller, Neurologische Klinik der Universität Tübingen, Hoppe-Seyler-Straße 3, 72076 Tübingen, Tel.: 07071/2987637*
e-mail: michael.weller@uni-tuebingen.de

Literatur

Andrews, D. W., C. B. Scott, P. W. Sperduto, A. E. Flanders, L. E. Gaspar, M. C. Schell, M. Werner-Wasik, W. Demas, J. Ryu, J. P. Bahary, L. Souhami, M. Rotman, M. P. Mehta, W. J. Curran Jr. (2004): Whole brain radiation therapy with or without stereotactic radiosurgery boost for patients with one to three brain metastases: phase III results of the RTOG 9508 randomised trial. Lancet 363, 1665–1672.

Antonadou, D., M. Paraskevaidis, G. Sarris, N. Coliarakis, I. Economou, P. Karageorgis, N. Throuvalas (2002): Phase II randomized trial of temozolomide and concurrent radiotherapy in patients with brain metastases. J. Clin. Oncol. 20, 3644–3650.

Belohlavek, O., G. Simonova, I. Kantorova, J. J. Novotny, R. Liscak (2003): Brain metastases after stereotactic radiosurgery using the Leksell gamma knife: can FDG PET help to differentiate radionecrosis from tumour progression? Eur. J. Nucl. Med. 30, 96–100.

Grisold, W., P. Krauseneck, B. Müller (2000): Praktische Neuroonkologie. Springer, Wien, 446–467.

Kaba, S. E., A. P. Kyritsis, K. Hess et al. (1997): TPDC-FuHu chemotherapy for the treatment of recurrent metastatic brain tumors. J. Clin. Oncol. 15, 1063–1070.

Kondziolka, D., A. Patel, L. D. Lunsford, A. Kassam, J. C. Flickinger (1999): Stereotactic radiosurgery plus whole brain radiotherapy versus radiotherapy alone for patients with multiple brain metastases. Int. J. Radiat. Oncol. Biol. Phys. 45, 427–434.

Lesser, G. L. (1996): Chemotherapy of cerebral metastases from solid tumors. Neurosurg. Clin. North Am. 7, 527–536.

Mintz, A. H., J. Kestle, M. P. Rathbone et al. (1996): A randomized trial to assess the efficacy of surgery in addition to radiotherapy in patients with a single cerebral metastasis. Cancer 78, 1470–1476.

Patchell, R. A., P. A. Tibbs, J. W. Walsh et al. (1990): A randomized trial of surgery in the treatment of single metastases to the brain. N. Engl. J. Med. 322, 494–500.

Patchell, R. A., P. A. Tibbs, W. F. Regine et al. (1998): Postoperative radiotherapy in the treatment of single metastases to the brain. A randomized trial. J. Am. Med. Assoc. 280, 1485–1489.

Shaw, E. G., C. Scott, L. Souhami et al. (2000): Single dose radiosurgical treatment of recurrent previously irradiated primary brain tumors and brain metastases: final report of RTOG protocol 90-05. Int. J. Radiat. Oncol. Biol. Phys. 47, 291–298.

Staab, H. J., P. Krauseneck (Hrsg.; 1998): Hirnmetastasen – eine interdisziplinäre Herausforderung. Thieme, Stuttgart.

Vecht, C. J., H. Haaxma-Reiche, E. M. Noordijk et al. (1993): Treatment of single brain metastasis: radiotherapy alone or combined with neurosurgery? Ann. Neurol. 33, 583–590.

Vecht, C. J., A. Hovestadt, H. B. C. Verbiest, J. J. van Vliet, W. L. J. van Putten (1994): Dose-effect relationship of dexamethasone on Karnofsky performance in metastatic brain tumors: a randomized study of doses of 4, 8, and 16 mg per day. Neurology 44, 675–680.

Weller, M. (2003): Hirnmetastasen solider extrazerebraler Tumoren. In: Brandt, T., J. Dichgans, H. C. Diener (Hrsg.; 2003): Therapie und Verlauf neurologischer Erkrankungen. Kohlhammer, München, 829–847.

Wong, E. T., A. Berkenblit (2004): The role of topotecan in the treatment of brain metastases. Oncologist 9, 68–79.

Clinical pathway – Hirnmetastasen

Basisprogramm
- ☐ Klinische Untersuchung
  - ☐ Hirndruckzeichen
  - ☐ Extrazerebrale Tumormanifestationen
- ☐ MRT Schädel mit KM

Befunde / Konstellationen:

- ○ multiple Metastasen und
- ○ bekannter Primärtumor
  → ☐ histologische Diagnosesicherung oft verzichtbar

- ○ singuläre oder solitäre Metastase
  → ☐ histologische Diagnosesicherung (Biopsie oder offene OP)

- ○ Primärtumor unbekannt
  → ☐ Primärtumorsuche:
     - ☐ Röntgen Thorax
     - ☐ Mammographie
     - ☐ Abdomensonographie mit Darstellung der Nieren
     - ☐ Stuhluntersuchung
     - ☐ ggf. CT Thorax, Abdomen und Becken

- ○ Verdacht auf Meningeosis neoplastica oder
- ○ Diskrepanz zwischen Metastasenlokalisation und klinischen Befunden
  → ☐ Liquoruntersuchung

- ○ Hinweise auf spinale Läsionen
  → ☐ MRT der Neuroachse

→ ☐ interdisziplinäre Therapieentscheidung

Kriterien für Operation:
- ○ singuläre oder solitäre Metastase
- ○ guter Allgemeinzustand
- ○ geringe neurologische Defizite
- ○ keine oder stabile (> 3 Monate) extrakranielle Tumormanifestationen
- ○ strahlenresistenter Tumor
- ○ unbekannter Primärtumor
- ○ neuroradiologisch nicht sicher als Metastase einzuordnende Läsion
- ○ operativ gut zugängliche Läsion
- ○ kein hohes Risiko schwerer neurologischer Defizite durch die Operation

Kriterien für primäre Strahlentherapie:
- ○ solitäre und singuläre Metastasen bei inoperabler Lokalisation oder allgemeiner Inoperabilität
- ○ multiple Hirnmetastasen
- ○ progrediente extrazerebrale Tumormanifestationen (wahrscheinliche Lebenserwartung > 3 Monate)
- ○ Histologie: kleinzelliges Bronchialkarzinom, lymphohämatopoietische Neoplasien

Kriterien für Radiochirurgie:
- ○ Durchmesser max. 3 cm
- ○ Rezidiv in vorher bestrahltem Feld

Kriterien für Chemotherapie:
- ○ Chemotherapie-Sensitivität des Primärtumors
- ○ Progression nach Strahlentherapie

supportive Therapie
- ☐ Steroide
- ☐ ggf. Antikonvulsiva
- ☐ primäre prophylaktische antikonvulsive Therapie bei erhöhtem intrakraniellen Druck

Nachsorge
- ☐ MRT oder CCT alle 3 Monate oder nach Klinik
- ☐ Überprüfung Indikation zur Steroidtherapie
- ☐ Überprüfung Indikation zur Behandlung mit Antikonvulsiva
- ☐ endokrinologische Untersuchung bei Hinweis Hypophyseninsuffizienz

---

Verdacht auf Progression oder Rezidiv nach Primärtherapie

- ☐ CCT oder MRT
  - ○ Progression/Rezidiv eindeutig
  - ○ nach CT/MRT keine eindeutige Unterscheidung zwischen Rezidiv/Progression und Strahlennekrose
    → ☐ Positronen-Emissionstomographie mit Fluorodeoxyglukose (FDG-PET)

→ ☐ interdisziplinäre Therapieentscheidung

Kriterien für erneute Resektion:
- ○ solitäre Metastasen
- ○ radioresistenter Tumor (Nierenzellkarzinom, gastrointestinaler Tumor)

Kriterien für Bestrahlung:
- ○ bisher unbestrahlte Patienten
- ○ multiple Metastasen

Kriterien für Radiochirurgie:
- ○ wenige umschriebene Metastasen (auch nach erfolgter Ganzhirnbestrahlung)

Kriterien für Chemotherapie:
- ○ Bronchialkarzinom
- ○ Mammakarzinom
- ○ malignes Melanom

Meningeosis neoplastica

Was gibt es Neues?

Die Depotform für die intrathekale Applikation von Cytarabin (DepoCyt) wurde für die Behandlung der Meningeosis lymphomatosa in Deutschland zugelassen.

Die wichtigsten Empfehlungen auf einen Blick

- Vor der Einleitung einer Strahlen- oder Chemotherapie sollte der Versuch einer zytologischen oder histologischen Diagnosesicherung, in der Regel über die Liquorzytologie mit immunzytochemischer Charakterisierung, unternommen werden.
- Bei der Auswahl der spezifischen Therapie (Strahlentherapie, intrathekale Chemotherapie, systemische Chemotherapie) müssen das Ausbreitungsmuster der Tumormanifestationen sowie der Nachweis gleichzeitiger Hirnparenchymmetastasen und extrazerebraler Tumormanifestationen berücksichtigt werden.

Definition

Die Meningeosis neoplastica beschreibt die metastatische Ausbreitung von Tumorzellen im Subarachnoidalraum. Einige Patienten entwickeln vorwiegend solide leptomeningeale Metastasen, andere eine diffuse Aussaat nichtadhärenter Zellen im Subarachnoidalraum. Oft liegt eine Kombination beider Wachstumsmuster vor. Die häufigsten Primärtumoren sind Mammakarzinome, Bronchialkarzinome, maligne Melanome sowie Lymphome und Leukämien. Die Meningeosis kommt auch bei primären Hirntumoren vor, insbesondere Germinomen, Medulloblastomen und primitiven neurektodermalen Tumoren, im Verlauf auch bei Ependymomen und seltener bei malignen Gliomen. Die Häufigkeit der Meningeosis neoplastica bei malignen Erkrankungen liegt im Verlauf bei etwa 10%. Sie ist Ausdruck der systemischen Disseminierung eines Tumorleidens, tritt meist in späteren Phasen der Erkrankung auf und weist auf eine infauste Prognose hin. Bei der Hälfte der Patienten werden zusätzlich solide Hirnmetastasen nachgewiesen. Zwei Drittel der Patienten haben zudem extrazerebrale Metastasen. Klinisch stehen im Vordergrund: Übelkeit und Erbrechen, Kopf-, Nacken- und Rückenschmerzen, Zeichen des erhöhten intrakraniellen Drucks, Hirnnervenparesen und neurologische Störungen aufgrund spinaler Läsionen wie radikuläre Schmerzen, Sensibilitätsstörungen und Paresen oder Blasen- und Mastdarmstörungen. Ohne Behandlung liegt die mediane Überlebenszeit bei soliden Tumoren bei 6–8 Wochen, bei lymphohämatopoietischen Tumorerkrankungen etwas günstiger. Die Therapie, meist in Form kombinierter Chemoradiotherapie, hebt das mediane Überleben auf 2–8 Monate an. Das 1-Jahres-Überleben liegt bei 5–25%. Patienten mit Mammakarzinomen und lymphohämatopoietischen Neoplasien sprechen besser auf die Chemoradiotherapie an als Patienten mit Bronchialkarzinomen und malignen Melanomen. Zwei Drittel der Patienten, deren Meningeosis neoplastica spezifisch behandelt wird, sterben nicht an den Folgen der Meningeosis, sondern an systemischer Tumorprogression. Negative prognostische Faktoren für die Überlebenszeit sind niedriger Karnofsky-Index, Hirnnervenparesen, hohes Alter, niedrige Glukose und hohes Protein im Liquor (Balm u. Hammack 1996, Herrlinger et al. 2004).

Untersuchungen

Notwendig

- Klinisch-neurologische Untersuchung mit besonderem Augenmerk auf Zeichen erhöhten intrakraniellen Drucks, Hirnnervenparesen und fokale segmentale Defizite
- Allgemeinkörperliche Untersuchung mit Blick auf extrazerebrale Tumormanifestationen
- Magnetresonanztomographie (MRT) der Neuroachse
- Liquoruntersuchung mit Druckmessung, Zytologie, Immunzytologie und Bestimmung von Albumin oder Gesamtprotein, IgG, IgG-Index, Glukose und Lactat.

Im Einzelfall erforderlich

- Wiederholte Liquoruntersuchungen unter Zuhilfenahme spezifischer immunzytochemischer Färbungen

- Bestimmung von Tumormarkern wie α-Fetoprotein (AFP) und humanem β-Choriogonadotrophin (βhCG) im Liquor bei Verdacht auf Keimzelltumoren
- Liquorraumszintigraphie bei Verdacht auf Liquorzirkulationsstörung und geplanter intraventrikulärer Chemotherapie (in Deutschland selten praktiziert)

Therapie

Die meisten hier formulierten Empfehlungen beruhen nicht auf prospektiven randomisierten Studien, sondern auf klinischer Erfahrung und entsprechen somit Expertenmeinungen (**C**). Die Behandlung ist mit wenigen Ausnahmen palliativ. Deshalb ist die Abwägung von angestrebtem Nutzen durch die Behandlung – Lebenszeitverlängerung, Linderung neurologischer Symptome und von Schmerzen – und zu erwartender, therapieassoziierter Toxizität von besonderer Bedeutung. Die Wahl der Therapie sollte sich am Muster der durch MRT und Liquoruntersuchung nachgewiesenen leptomeningealen Tumorausbreitung (knotig solide versus diffus und nichtadhärent, d. h. vorwiegend flächenhaftes Wachstum und abgelöste Zellen und Zellverbände im Liquor) sowie am Nachweis zusätzlicher solider zerebraler und systemischer Metastasen orientieren. Häufig liegt eine Kombination knotig/solider und diffus/nichtadhärenter Tumorabsiedlung vor, die eine entsprechende Kombination der Therapiestrategien erforderlich macht (siehe Behandlungspfad).

Strahlentherapie

Die Bestrahlung des Gehirns und der zerebralen Liquorräume wird in Form eines **Helmfelds** durchgeführt. Das zu bestrahlende Volumen umfasst das Gehirn unter Einschluss der Lamina cribrosa, der Schädelbasis mit den basalen Zisternen sowie die Halswirbelkörper 1 und 2. Fokale spinale Läsionen werden mit einem kraniokaudalen Sicherheitsabstand von einer Wirbelkörperhöhe bestrahlt. Die Neuroachsenbestrahlung (Liquorraumbestrahlung) wird in der Regel nur bei Patienten mit leptomeningealer Aussaat primärer Hirntumoren eingesetzt (⇑). Auf parallele systemische Chemotherapie wird bei der Neuroachsenbestrahlung meist, auf parallele intrathekale Chemotherapie immer verzichtet. Die „Ganzhirnbestrahlung" (Helmfeldbestrahlung) wird z. B. in 3 Gy-Fraktionen bis zu einer Gesamtdosis von 30–36 Gy verabreicht. Bei Patienten mit günstigen prognostischen Faktoren können niedrigere Einzelfraktionen (2 Gy) zum Einsatz kommen. Solide spinale Läsionen werden meist in 2 Gy-Fraktionen bis zu einer Gesamtdosis von 30–36 Gy bestrahlt. Kontrollierte Studien zur Wirksamkeit der Strahlentherapie bei Meningeosis neoplastica fehlen. Bei den Studien zur intrathekalen Chemotherapie (s. u.) wurde Strahlentherapie individualisiert verabreicht und in ihrer Auswirkung auf das Therapieergebnis nicht systematisch erfasst.

Systemische Chemotherapie

Solide leptomeningeale Metastasen mit Anschluss an die Blutzirkulation sprechen nicht schlechter auf systemische Chemotherapie an als andere, extrazerebrale Metastasen. Der Wert der systemischen Chemotherapie bei der Meningeosis neoplastica wurde jedoch nur in zwei größeren Studien untersucht und nicht systematisch mit dem einer intrathekalen bzw. intraventrikulären Chemotherapie verglichen (Bokstein et al. 1998, Glantz et al. 1998). Systemische Chemotherapie gemäß den Richtlinien für den jeweiligen Primärtumor ist entsprechend dem Behandlungspfad (siehe dort) vermutlich eine sinnvolle Therapieoption. Insbesondere für Patientinnen mit Mammakarzinom wird – die Durchführung einer systemischen Chemotherapie vorausgesetzt – der Wert der intrathekalen Chemotherapie kontrovers diskutiert (Boogerd et al. 1991). Vielversprechende Ergebnisse mit systemischer Hochdosis-Methotrexat-Therapie (Glantz et al. 1998) bedürfen der unabhängigen Bestätigung. Hormonantagonistische Therapie kann bei einzelnen Patienten mit Mamma- und Prostatakarzinom auch zur Regression einer Meningeosis neoplastica führen.

Intrathekale Chemotherapie

Die intrathekale Chemotherapie sollte nach Möglichkeit über ein intraventrikuläres Reservoir und nicht über wiederholte Lumbalpunktionen erfolgen. Für die intrathekale Chemotherapie sind in Deutschland Methotrexat (MTX), Ara-C und Thiotriethylenephosphoramid (Thiotepa) zugelassen. Die Therapie sollte über ein intraventrikuläres Reservoir zweimal wöchentlich durchgeführt werden. Die Dosierungen betragen 12–15 mg für MTX, 40 mg für Ara-C und 10 mg für Thiotepa. MTX gilt als Mittel der Wahl. Zur Prävention systemischer Wirkungen von MTX wird oral Folinsäure, 15 mg, alle 6 h für 48 h, erstmals 6 h nach der MTX-Injektion, verabreicht (**Leukovorin rescue**). Alternativ kommen Ara-C, eher bei lymphohämatopoietischen Erkrankungen, und Thiotepa, eher bei soliden Tumoren, in Frage. Keines der Medikamente hat sich in einer kontrollierten Studie einem anderen der Medikamente gegenüber als überlegen erwiesen (Grossman et al. 1993). Eine Depotform von Ara-C (DepoCyt), die in kontrollierten Studien Vorteile gegenüber konventioneller Ara-C-Therapie gezeigt hat und gegenüber MTX zumindest gleichwertig war (Glantz et al. 1999a und 1999b), ist in Deutschland für die Behandlung der Meningeosis lymphomatosa zugelassen. Kombinierte intrathekale Chemotherapie ist nicht indiziert (⇓⇓) (Hitchins et al. 1987, Stewart et al. 1987).

Die Leukozytenwerte sollten vor Beginn der intrathekalen Chemotherapie über 3000/μl und die Thrombozytenwerte über 100000/μl liegen. Bei der MTX-Therapie sollte das Serumkreatinin unter 1,5 mg/dl liegen. Sind diese Bedingungen nicht erfüllt, so muss die Therapie engmaschiger überwacht werden. Die Applikation der für die intrathekale Behandlung zugelassenen Zytostatika erfolgt in der vom Hersteller gelieferten Trägerlösung unter sterilen Bedingungen, ohne Zusatz von Steroiden oder liquoranalogen Lösungen. Individuelle Dosisanpassungen, z. B. per m² Körperoberfläche, sind nicht erforderlich.

Wenn die Therapiestrategie eine Strahlentherapie des Zerebrums vorsieht, wird zunächst, in der Regel über 3 Wochen, zweimal pro Woche die intrathekale Chemotherapie verabreicht, bevor die Helmfeldbestrahlung beginnt. Die Fortführung der intrathekalen Chemotherapie während der Strahlentherapie ist mit einmaligen wöchentlichen Applikationen vertretbar, wird aber nur empfohlen, wenn bis zum Beginn der Strahlentherapie durch die bis dahin erfolgte intrathekale Chemotherapie keine Sanierung des Liquors erfolgte. Am Tag der intrathekalen Zytostatikagabe sollte mit der Strahlentherapie pausiert werden. Höherfrequente Gaben sind mit einem erhöhten Risiko für neurotoxische Nebenwirkungen verbunden. Die Fortführung der intrathekalen Chemotherapie **nach** der Strahlentherapie des Zerebrums wird individualisiert geplant.

Verlauf der intrathekalen Chemotherapie

Bei primärer intrathekaler Chemotherapie wird eine Liquorsanierung innerhalb von 2 Wochen angestrebt. Abbruch oder Umstellung sind indiziert, wenn der Liquorbefund kontinuierlich schlechter wird (steigende Zellzahl, steigendes Laktat) oder wenn eine deutliche, auf die Meningeosis neoplastica zu beziehende klinische Verschlechterung eintritt. Dann wird meist eine Helmfeldbestrahlung, ggf. kombiniert mit fokaler spinaler Bestrahlung angeschlossen. Der Abbruch der intrathekalen Chemotherapie ist sinnvoll, wenn in zwei aufeinander folgenden Liquorpunktionen zuvor nachgewiesene Tumorzellen nicht mehr nachweisbar sind. Eine Erhaltungschemotherapie wird wegen der kumulativen Toxizität in der Regel nicht empfohlen.

Die Liquorsanierung ist theoretisch der beste Parameter zur Beurteilung der Wirksamkeit intrathekaler Chemotherapie, weil klinische Befundänderungen durch viele andere Faktoren moduliert werden. Der Nachweis neoplastischer Zellen kann aber aufwändig sein und gelingt nicht immer. Deshalb sollte die intrathekale Chemotherapie gelegentlich allein nach klinischen Kriterien ausgesetzt und wieder aufgenommen werden. Unter der gleichen Vorstellung sollte eine Verschlechterung des Liquorbefunds nicht in jedem Fall zum Abbruch der Therapie führen, wenn klinisch Zeichen der Progredienz fehlen.

Im Rezidivfall sollte zunächst das Zytostatikum eingesetzt werden, das zuvor eine Liquorsanierung erzielte. Gelegentlich zeigt sich eine klinische Progredienz ohne Progredienz des Liquorbefundes. Auch diese Patienten sollten eine zweite Serie intrathekaler Chemotherapie erhalten.

Ambulante und stationäre Therapie

Bis auf die Anlage eines intraventrikulären Reservoirs kann die Therapie der Meningeosis neoplastica meist ambulant erfolgen, sofern nicht der Gesundheitszustand der Patienten sowie die Diagnostik einen stationären Krankenhausaufenthalt notwendig machen.

Supportive Therapie

Die meisten Patienten profitieren klinisch von **Steroiden** in niedrigen Dosierungen, z. B. Dexamethason, 2 x 2 mg/d, auch wenn keine Strahlentherapie erfolgt. Bei fehlendem klinischen Ansprechen auf diese Dosierungen erfolgt eine Dosissteigerung. Prophylaktische Behandlung mit **Antikonvulsiva** ist nicht indiziert, auch nicht nach Anlage eines Reservoirs für die intrathekale Chemotherapie. Nach dem ersten Krampfanfall wird jedoch eine Behandlung mit retardiertem Valproat oder Carbamazepin (2 x 300–900 mg/d) oder auch neueren Antikonvulsiva, die weniger Pharmakainteraktionen zeigen, über mindestens 3 Monate empfohlen.

Nachsorge

Bildgebung (MRT, CCT) individualisiert nach Klinik oder alle 3 Monate, Überprüfung der Indikation zu Steroid- und Antikonvulsivabehandlung, vor allem nach Strahlentherapie des Zerebrums auf Zeichen hypophysärer Insuffizienz achten (endokrinologische Kontrolluntersuchungen).

Expertengruppe

Prof. Dr. U. Bogdahn, Neurologische Klinik der Universität Regensburg
PD Dr. U. Herrlinger, Neurologische Klinik der Universität Tübingen
Prof. Dr. M. Schabet, Neurologische Klinik Ludwigsburg
Prof. Dr. U. Schlegel, Neurologische Universitätsklinik am Knappschafts Krankenhaus Bochum-Langendreer
PD Dr. M. Vogt-Schaden, Neurologische Klinik der Universität Heidelberg
Prof. Dr. M. Weller, Neurologische Klinik der Universität Tübingen (Sprecher)
Federführend: *Prof. Dr. M. Weller, Neurologische Klinik der Universität Tübingen, Hoppe-Seyler-Straße 3, 72076 Tübingen, Tel.: 07071/2987637*
email: michael.weller@uni-tuebingen.de

Literatur

Balm, M., J. Hammack (1996): Leptomeningeal carcinomatosis. Presenting features and prognostic factors. Arch. Neurol. 53, 626–632.

Bokstein, F., A. Lossos, T. Siegal (1998): Leptomeningeal metastases from solid tumors: a comparison of two prospective series treated with and without intra-cerebrospinal fluid chemotherapy. Cancer 82, 1756–1763.

Boogerd, W., A. A. M. Hart, J. J. Sande, E. Engelsman (1991): Meningeal carcinomatosis in breast cancer: prognostic factors and influence of treatment. Cancer 67, 1685–1695.

Glantz, M. J., B. F. Cole, L. Recht, W. Akerley, P. Mills, S. Saris, F. Hochberg, P. Calabresi, M. J. Egorin (1998): High-dose intravenous methotrexate for patients with nonleukemic cancer: is intrathecal chemotherapy necessary? J. Clin. Oncol. 16, 1561–1567.

Glantz, M. J., K. A. Jaeckle, M. C. Chamberlain, S. Phuphanich, L. Recht, L. J. Swinnen, B. Maria, S. LaFollette, G. B. Schumann, B. F. Cole, S. B. Howell (1999a): A randomized controlled trial comparing intrathecal sustained-release cytarabine (DepoCyt) to intrathecal methotrexate in patients with neoplastic meningitis from solid tumors. Clin. Cancer Res. 5, 3394–3402.

Glantz, M. J., K. A. Jaeckle, M. C. Chamberlain et al. (1999b): Randomized trial of a slow-release versus a standard formulation of cytarabine for the intrathecal treatment of lymphomatous meningitis. J. Clin. Oncol. 17, 3110–3116.

Grossman, S. A., D. M. Finkelstein, J. C. Ruckdeschel, D. L. Trump, T. Moynihan, D. S. Ettinger, for the Eastern Cooperative Oncology Group (1993): Randomized prospective comparison of intraventricular methotrexate and thiotepa in patients with previously untreated neoplastic meningitis. J. Clin. Oncol. 11, 561–569.

Herrlinger, U., H. Förschler, W. Küker, R. Meyermann, M. Bamberg, J. Dichgans, M. Weller (2004): Leptomeningeal metastasis: survival and prognostic factors in 155 patients. J. Neurol. Sci. 223, 167–178.

Hitchins, R. N., D. R. Bell, R. L. Woods, J. A. Levi (1987): A prospective randomized trial of single-agent versus combination chemotherapy in meningeal carcinomatosis. J. Clin. Oncol. 5, 1655–1662.

Stewart, D. J., J. A. Maroun, H. Hugenholtz, B. Benoit, A. Girard, M. Richard, N. Russell, L. Huebsch, J. Drouin (1987): Combined intraommaya methotrexate, cytosine arabinoside, hydrocortisone and thiotepa for meningeal involvement by malignancies. J. Neuro-Oncol. 5, 315–322.

Clinical pathway – Meningeosis neoplastica

Verdacht auf Meningeosis neoplastica

Basisprogramm
- ☐ Klinische Untersuchung
  - ☐ Hirndruckzeichen
  - ☐ Hirnnervenausfälle
  - ☐ Segmentale Defizite
  - ☐ Extrazerebrale Tumormanifestationen
- ☐ MRT der Neuroachse
- ☐ Liquoruntersuchung:
  - ☐ Druckmessung
  - ☐ Zytologie
  - ☐ Albumin
  - ☐ IgG, IgG-Index
  - ☐ Glukose
  - ☐ Laktat

- ○ Liquordiagnostik unergiebig
  - ☐ wiederholte Liquoruntersuchungen
  - ☐ immunzytochemische Färbungen
- ○ Verdacht auf Keimzelltumor
  - ☐ Bestimmung von AFP und β-hCG im Liquor

Diagnose Meningeosis neoplastica

		systemische Metastasen	solide Hirnmetastasen	
○ knotig-solide Tumorabsiedlung		○ nein	○ nein	☐ fokale Strahlentherapie ☐ (+ systemische Chemotherapie)
			○ ja	☐ Helmfeldbestrahlung ☐ + fokale spinale Bestrahlung ☐ (+ systemische Chemotherapie)
		○ ja	○ nein	☐ systemische Chemotherapie ☐ (+ fokale spinale Strahlentherapie)
			○ ja	☐ systemische Chemotherapie ☐ + Helmfeldbestrahlung ☐ + fokale spinale Strahlentherapie
○ diffuse/nicht adhärente Tumorabsiedlung		○ nein	○ nein	☐ intrathekale Chemotherapie
			○ ja	☐ intrathekale Chemotherapie ☐ + Helmfeldbestrahlung
		○ ja	○ nein	☐ systemische Chemotherapie ☐ (+ intrathekale Chemotherapie)
			○ ja	☐ systemische Chemotherapie ☐ + Helmfeldbestrahlung ☐ (+ intrathekale Chemotherapie)

supportive Therapie
- ☐ Dexamethason 4 mg/d

Nachsorge
- ☐ MRT oder CCT alle 3 Monate oder nach Klinik
- ☐ Überprüfung Indikation zur Steroidtherapie
- ☐ Überprüfung Indikation zur Behandlung mit Antikonvulsiva
- ☐ endokrinologische Untersuchung bei Zeichen der Hypophyseninsuffizienz

Zerebrale Lymphome

Primäre ZNS-Lymphome (PZNSL)

Was gibt es Neues?

- Mit einer methotrexatbasierten systemischen und intraventrikulären Polychemotherapie (Bonner Protokoll) wurde für Patienten unter 61 Jahren eine 5-Jahres-Überlebensrate von 75% bei niedriger Neurotoxizität erzielt (Pels et al. 2003).
- Der Wert einer Hochdosischemotherapie mit Stammzelltransplantation in der Primärtherapie bleibt ungewiss (Abrey et al. 2003).
- Bei etwa der Hälfte der Patienten ist Temozolomid allein oder in Kombination im Rezidiv oder bei primärem Therapieversagen wirksam (Enting et al. 2004, Reni et al. 2004).

Die wichtigsten Empfehlungen auf einen Blick

- Die Diagnosesicherung erfolgt in der Regel durch eine stereotaktische Biopsie; eine operative Resektion ist nicht sinnvoll (⇔) (**B**).
- Die Diagnostik muss eine augenärztliche Untersuchung inklusive Spaltlampenuntersuchung und einen HIV-Test umfassen.
- Chemotherapie allein oder Chemotherapie mit Strahlentherapie ist die Behandlung der Wahl (⇑) (**B**). Welche Therapie bei PZNSL am wirksamsten und gleichzeitig am wenigsten toxisch ist, wird in Deutschland derzeit in klinischen Studien untersucht. Daher wird der Einschluss von Patienten in Therapiestudien empfohlen.
- Können oder wollen Patienten nicht in Studien eingeschlossen werden, ist der Einschluss von systemisch appliziertem Methotrexat in einer Einzeldosis von mindestens 1,5 g/m² KOF in den Therapieplan sinnvoll (⇑) (**B**).

Definition

PZNSL sind extranodale Lymphome, die bei Diagnosestellung auf das Gehirnparenchym, die Meningen und/oder das Rückenmark beschränkt sind. In ca. 10–20% der Fälle sind initial die Augen in Form einer Glaskörper- oder Uveainfiltration betroffen. PZNSL sind in mehr als 95% der Fälle Non-Hodgkin-Lymphome vom B-Zell-Typ, die nach der WHO-Klassifikation überwiegend den hochmalignen diffusen großzelligen Lymphomen zugeordnet werden. Es besteht eine Assoziation mit einem angeborenen oder erworbenen Immundefekt. PZNSL zeigen einen Häufigkeitsanstieg sowohl bei immunkompetenten als auch bei immunsupprimierten Personen; sie machen ca. 2–5% aller primären intrakraniellen Tumoren aus mit einem Häufigkeitsgipfel im 5.-7. Lebensjahrzehnt. PZNSL treten dagegen mit 0,4–1% bei AIDS-Kranken wesentlich häufiger auf. Die mediane Überlebenszeit beträgt ohne Therapie 1–2 Monate und mit der Gabe von Kortikosteroiden allein 2–3 Monate. Klinisch zeigen mehr als 50% der Patienten Gedächtnisstörungen, Verwirrtheit und andere neuropsychologische Auffälligkeiten, seltener sind fokale neurologische Symptome, Anfälle und Hirnnervensymptome. Die Kernspintomographie ist die sensitivste Nachweismethode der in der Regel intensiv Kontrastmittel aufnehmenden, oft periventrikulär lokalisierten, unilokulären oder multilokulären Raumforderungen. Der Liquor zeigt in weniger als der Hälfte der Fälle einen pathologischen Befund, wobei ein sicherer zytopathomorphologischer oder immunzytochemischer Nachweis (mit CD20-Antikörpern) meist nicht gelingt.

Untersuchungen

Notwendig

- Klinisch-neurologische Untersuchung mit besonderem Augenmerk auf Zeichen erhöhten intrakraniellen Drucks; Palpation der peripheren Lymphknoten
- Magnetresonanztomographie des Gehirns ohne und mit Gadolinium
- Liquordiagnostik inklusive einer immunzytochemischen Färbung des Zellzentrifugats mit Markern gegen B-Zell-, T-Zell- und Pan-Lymphozyten-Oberflächenantigene. Die letztere Untersuchung ist nur bei erhöhter

Zellzahl sinnvoll. (Bei erhöhtem intrakraniellen Druck sind die Kontraindikationen der Lumbalpunktion zu beachten.)
- Augenärztliche Untersuchung inklusive Spaltlampenuntersuchung
- HIV-Test
- Grundsätzlich muss eine histologische Diagnosesicherung mittels stereotaktischer Biopsie durchgeführt werden. Vor der Stereotaxie muss die Gabe von Steroiden, wenn möglich, vermieden werden, da diese die histologische Diagnose eines Lymphoms erschwert oder verhindert (Schlegel et al. 2000). Ausnahmen sind nur zulässig, wenn mit einer Osmotherapie allein eine Hirndrucksymptomatik nicht beherrscht werden kann.

Im Einzelfall erforderlich

- Bei Nachweis einer neu aufgetretenen parenchymatösen Raumforderung im Gehirn, die histologisch als Lymphom diagnostiziert wird, ist bei Patienten ohne anamnestischen Hinweis auf ein systemisches Lymphom von einem PZNSL auszugehen. Ein Staging zum Nachweis oder Ausschluss eines systemischen Lymphoms ist dann nicht erforderlich.
- Bei primärer leptomeningealer Aussaat werden jedoch folgende Staging-Untersuchungen empfohlen:
  - CT Thorax und Abdomen,
  - Ultraschall von Lymphknotenstationen und Hoden,
  - Knochenmarkpunktion mit Zytologie und Histologie,
  - HNO-ärztliche Untersuchung.

Erst bei fehlendem Nachweis eines systemischen Lymphoms durch dieses Staging wird die Diagnose eines PZNSL gestellt.
- Bei Nachweis von Lymphomzellen im Glaskörper nach Vitrektomie i.R. eines okulären Befalls oder von Lymphomzellen im Liquorzytozentrifugat wird bei charakteristischer klinischer und bildgebender Situation die definitive Diagnose auch ohne stereotaktische Biopsie gestellt. Diese Situation ist selten.

Therapie

Typisch, aber nicht spezifisch für PZNSL ist eine Remission der zerebralen Läsionen nach Gabe von Steroiden in ca. 40% der Fälle. Diese Remissionen dauern in der Regel nur wenige Wochen oder Monate, können aber in Ausnahmen mehrere Jahre anhalten. Eine stereotaktische Biopsie ist nach Rückbildung zerebraler Läsionen unter Steroiden nicht aussichtsreich und sollte erst bei erneuter Progredienz durchgeführt werden (Schlegel et al. 2000). Die neurochirurgische Exstirpation eines zerebralen Lymphoms ist nicht indiziert.

Konventionelle Strahlentherapie

Bei ca. 80% der Patienten mit PZNSL lässt sich durch eine alleinige Strahlenbehandlung mit 40–60 Gy eine komplette Tumorremission erreichen. Die Strahlentherapie ist jedoch nicht kurativ, da Rezidive bei mehr als 90% der Patienten auftreten und in ca. 80% der Fälle lokoregional die bestrahlte Region betreffen (Nelson 1999). Die mediane Überlebenszeit nach alleiniger Strahlentherapie beträgt 12–18 Monate und ist für über 60-jährige Patienten noch kürzer. Diese Ergebnisse können weder durch eine Modifikation der Strahlentherapie (Ganzhirnbestrahlung mit lokalem „boost", Bestrahlung der gesamten Neuroachse) noch durch eine Dosiserhöhung über 50 Gy Ganzhirnbestrahlung verbessert werden. Neurotoxische Folgeschäden betreffen mindestens 10% aller Patienten. Obwohl die alleinige Strahlentherapie nicht randomisiert mit einer alleinigen Chemotherapie oder mit einer Kombination von Chemotherapie und Strahlentherapie verglichen wurde, ist sie heute nicht mehr als Therapie der ersten Wahl nach Diagnose eines PZNSL bei immunkompetenten Patienten anzusehen (⇑) (**B**).

Chemotherapie

Zahlreiche unizentrische und oligozentrische Serien belegen die Wirksamkeit einer alleinigen Chemotherapie bei PZNSL, wobei wesentliche Ergebnisse in Deutschland vorgelegt wurden, darunter die Daten der prospektiven, multizentrischen Studie zur Chemotherapie durch die NOA (NOA-03-Studie). Dabei wurde die Wirksamkeit einer systemischen Monotherapie mit Methotrexat in einer Einzeldosis von 8 g/m^2 KOF über mehrere Zyklen untersucht. Die Gesamtremissionsrate lag bei 35%. Deshalb wurde die Studie nach 37 evaluierbaren Patienten vorzeitig abgebrochen (Herrlinger et al. 2002). Die Auswertung einer anderen deutschen oligozentrischen Studie (Pilotstudie/Phase II-Studie) zur Überprüfung der Wirksamkeit einer kombinierten systemischen und intraventrikulären Polychemotherapie unter Einschluss von hoch dosiertem Methotrexat und Cytarabin ergab nach 65 evaluierbaren Patienten eine Gesamtremissionsrate von 71% (ohne Strahlentherapie) und eine mediane Überlebenszeit von 50 Monaten (Pels et al. 2003). Aus der Gesamtheit der Daten zur alleinigen Chemotherapie der PZNSL können folgende Schlussfolgerungen gezogen werden:
- Chemotherapieprotokolle, die bei hochmalignen extraneuralen Non-Hodgkin-Lymphomen wirksam sind, sind bei PZNSL ineffektiv (⇓⇓) (**A**).
- Die wirksamste Chemotherapie bei PZNSL ist die Hochdosis Methotrexat, mindestens 1,5 g/m^2 KOF pro Einzeldosis (⇑) (**B**).
- Nach den deutschen Erfahrungen (Herrlinger et al. 2002) führt Methotrexat allein jedoch nur bei ca. 35% der Patienten zu einer Remission.

- Die Kombination von Methotrexat mit Cytarabin ist wahrscheinlich wirkungsvoller als die Monotherapie mit Methotrexat (Ferreri et al. 2002) (⇔) (**C**).
- Eine Evidenz für den Nutzen einer zusätzlich zur systemischen Chemotherapie applizierten intraventrikulären Chemotherapie gibt es nicht (Ferreri et al. 2002) (⇔) (**C**).

Chemotherapie und Strahlentherapie

Um die Behandlungsergebnisse alleiniger Strahlentherapie zu verbessern, wurde in zahlreichen, teils unizentrisch, teils multizentrisch untersuchten Behandlungskonzepten eine Kombination aus Strahlentherapie und Chemotherapie durchgeführt. Die Kombination einer systemischen und intraventrikulären Methotrexat-Therapie, gefolgt von einer Ganzhirnbestrahlung unter Dexamethasongabe, mit einer anschließenden systemischen Hochdosis-Cytarabin-Therapie führte bei über 60-Jährigen praktisch ausnahmslos zu Spätneurotoxizität (Abrey et al. 1998) und wird deshalb heute nicht mehr durchgeführt. Ob andere Protokolle, die sich auf systemische Methotrexatgabe plus Ganzhirnbestrahlung beschränken und eine mediane Überlebenszeit von 30–45 Monaten erzielen, späte Neurotoxizität weitgehend vermeiden, ist ungeklärt, da systematische Untersuchungen zur Neurotoxizität fehlen. Auf jeden Fall wird eine Chemotherapie **nach** Ganzhirnbestrahlung in den neuen Protokollen vermieden. In einer multizentrischen Studie wird derzeit in Deutschland prospektiv und randomisiert bei Vollremission nach einer systemischen Methotrexatmonotherapie mit 4 g/m² KOF pro Einzeldosis (mit Dexamethason im Zyklus 1) über 6 Zyklen eine sofortige adjuvante Schädelbestrahlung mit 45 Gy (in 30 Fraktionen à 1,5 Gy) versus Schädelbestrahlung im Rezidiv verglichen (G-PCNSL-SG1-Studie). Eine weitere prospektive Studie unter Leitung der Medizinischen Klinik I der Universität Freiburg kombiniert für Patienten bis zum 65. Lebensjahr eine Chemotherapie mit Methotrexat, dann Cytarabin, gefolgt von einer myeloablativen Thiotepa- und BCNU-Gabe mit autologer Stammzell Rescue mit nachfolgender Ganzhirnbestrahlung, falls keine komplette Remission vorliegt. Die bislang mitgeteilten Ergebnisse dieser Studie sind deutlich besser als die publizierte mediane ereignisfreie Überlebenszeit von 5,6 Monaten nach myeloablativer Chemotherapie bei PZNSL in einer amerikanischen unizentrischen Serie (Abrey et al. 2003).

Praktisches Vorgehen (siehe Behandlungspfad)

Bei klinischem und radiologischem Verdacht auf ein PZNSL ist das Vorgehen weitgehend standardisiert:
- Vermeiden einer Steroidgabe, sofern möglich
- Diagnosesicherung durch stereotaktische Biopsie, nur in Ausnahmefällen durch Liquorzytologie oder Vitrektomie (s.o.)
- Danach Steroidgabe, wenn erforderlich
- Augenärztliche Untersuchung inklusive Spaltlampenuntersuchung
- HIV-Test
- Einleitung der Therapie ohne Verzögerung, da ein PZNSL sehr rasch wachsen kann
- Ein durch die Tumorerkrankung niedriger Karnofsky-Index (< 50) ist kein Grund zur Therapiezurückhaltung, wenn keine anderen Einschränkungen vorliegen.
- Da die Frage, welche Therapie bei PZNSL am wirksamsten und gleichzeitig am wenigsten toxisch ist, zur Zeit nicht beantwortet werden kann, wird in Deutschland der Einschluss von Patienten in eine der drei o.g. Therapiestudien empfohlen.
- Können oder wollen Patienten nicht in Studien eingeschlossen werden, ist der Einschluss von systemisch appliziertem Methotrexat in einer Einzeldosis von mindestens 1,5 g/m² KOF in den Therapieplan sinnvoll (⇑) (**B**).

Besondere Behandlungssituationen

HIV-Infektion

Eine verbindliche Therapieempfehlung kann nicht gegeben werden. Die Spontanprognose und die therapeutischen Erfolge sind bei PZNSL im Rahmen der HIV-Infektion schlechter als bei immunkompetenten Patienten. Bei schwer immundefizienten Patienten mit AIDS-definierenden Erkrankungen muss damit gerechnet werden, dass ein Teil bereits unter einer palliativen Strahlentherapie verstirbt. Ist noch keine oder nur eine unzureichende antiretrovirale Therapie eingeleitet, wird die Initiierung bzw. die Optimierung einer hochaktiven antiretroviralen Therapie (HAART) empfohlen (Deutsche Neuro-Aids Arbeitsgemeinschaft 2002) (⇑) (**B**); die längsten Überlebenszeiten werden mit einer Kombination aus Ganzhirnbestrahlung und HAART erzielt (Hoffmann et al. 2001). Bei HIV-positiven Patienten ohne opportunistische Infektion, in gutem klinischen Zustand und mit einer CD4-Zellzahl von > 200/mm³ ist die Kombination von Strahlentherapie und einer Chemotherapie mit Procarbazin, CCNU und Vincristin oder auch eine Hochdosis-Methotrexat-Therapie vertretbar. Nur einzelne Patienten profitieren von dieser Therapie. Bei Schwerstkranken sollte die Beschränkung auf rein palliative Maßnahmen als Therapieoption in Erwägung gezogen werden.

PZNSL über 75 Jahre

Mit Ausnahme der G-PCNSL-SG1-Studie ist ein Lebensalter über 75 Jahre ein Ausschlusskriterium für die deutschen Therapiestudien. Eine Strahlentherapie ist möglich, wird in der Regel jedoch nur wenige Monate überlebt und führt möglicherweise bei langem Überleben in dieser Patientengruppe zu relevanter Neurotoxizität. In einer prospektiven Phase-II-Studie der EORTC (für alte Patienten, mittleres Lebensalter 72 Jahre) führte eine MTX-basierte Polychemotherapie ohne Strahlentherapie zu einem medianen Überleben von 14,3 Monaten (Hoang-Xuan et al. 2003). Andere Chemotherapieprotokolle (z. B. Procarbazin, CCNU und Vincristin) oder Temozolomid allein können im Einzelfall versucht werden. Allgemeingültige Therapieempfehlungen sind derzeit nicht möglich.

Okulärer Befall

In welchem Umfang Cytarabin und Methotrexat, die bei PZNSL eingesetzt werden, zytotoxische Konzentrationen in Glaskörper und Uvea erreichen, ist ungeklärt. Die lokale Instillation von Methotrexat in den Glaskörper ist experimentell. Die Therapie der Wahl ist die Chemotherapie, analog der bei intrazerebralen PCNSL verwendeten. Ist damit keine komplette Remission zu erzielen, sieht das Therapieprotokoll ohnehin eine konsolidierende Strahlentherapie vor. Tritt im Verlauf ein isoliertes okuläres Rezidiv auf, wird die Bestrahlung der Orbita beidseitig mit einer Gesamtdosis von 30 (bis 45 Gy) in konventioneller Fraktionierung mit 1,8 Gy pro Fraktion empfohlen, wobei das Zielvolumen Glaskörper, Retina und Uvea umfasst. Zur Schonung von Linse und Schlemm-Kanal wird nach Applikation von 30 Gy die Ausblockung der vorderen Augenkammer empfohlen.

Therapie im Rezidiv

Eine verbindliche Empfehlung zur Rezidivtherapie ist nicht möglich. Sicher ist jedoch, dass Patienten insgesamt von einer Therapie im Rezidiv profitieren (Reni u. Ferreri 2001). Ein langes Zeitintervall bis zum Eintritt des Rezidivs ist prognostisch günstig. Bei ausschließlich chemotherapierten Patienten ist in der Rezidivsituation eine Ganzhirnbestrahlung mit z. B. 20 x 2 Gy oder bei jungen Patienten (< 65) mit gutem Allgemeinzustand eine myeloablative Hochdosis-Chemotherapie mit nachfolgender Transfusion autologer hämatopoetischer Stammzellen möglich (Soussain et al. 2004). Ist bereits kombiniert oder allein strahlentherapeutisch behandelt worden, ist also eine weitere Strahlentherapie nicht möglich, kann chemotherapeutisch behandelt werden: Remissionsraten von ca. 50% wurden mit einer Temozolomid-Monotherapie (Reni et al. 2004) bzw. mit Temozolomid in Kombination mit dem humanisierten Anti-CD20-Antikörper Rituximab (Enting et al. 2004) mitgeteilt. Eine Hochdosis-MTX-Therapie kommt nach einem langen rezidivfreien Intervall ebenfalls in Frage (Plotkin et al. 2004). Ist das Gehirn bereits vorbestrahlt, sollte eine andere Chemotherapie, z. B. Procarbazin, CCNU und Vincristin (PCV), einer MTX-Therapie vorgezogen werden.

Nachsorge

Kernspintomogramm, neurologische Untersuchung, Liquordiagnostik und augenärztliche Untersuchung sollen im ersten Jahr nach Abschluss der Therapie alle 4 Monate, in der Folgezeit halbjährlich durchgeführt werden. Zur Einschätzung potenzieller neurotoxischer Spätfolgen sollte die neurologische Untersuchung jeweils auch einen Minimental State Test oder besser neuropsychologische Testungen umfassen.

Expertengruppe

Prof. Dr. U. Bogdahn, Neurologische Universitätsklinik Regensburg
Priv.-Doz. Dr. med. U. Herrlinger, Neurologische Universitätsklinik Tübingen
Prof. Dr. med. Dipl. Psych. P. Krauseneck, Neurologische Abteilung des Klinikums Bamberg
Dr. med. H. Pels, Neurologische Universitätsklinik Bonn
Prof. Dr. med. M. Schabet, Neurologische Abteilung des Klinikums Ludwigsburg
Prof. Dr. med. G. Schackert, Klinik für Neurochirurgie der Universitätsklinik Dresden
Prof. Dr. med. I. G. H. Schmidt-Wolf, Medizinische Universitätsklinik I Bonn
Prof. Dr. med. M. Stuschke, Klinik für Strahlentherapie der Universitätsklinik Essen
Dr. med. M. Vogt-Schaden, Neurologische Universitätsklinik Heidelberg
Prof. Dr. med. M. Weller, Neurologische Universitätsklinik Tübingen
Federführend: *Prof. Dr. med. U. Schlegel, Neurologische Universitätsklinik am Knappschaftskrankenhaus Bochum-Langendreer*
e-mail: uwe.schlegel@kk-bochum.de

Literatur

Abrey, L. E., L. M. DeAngelis, J. Yahalom (1998): Long-term survival in primary CNS lymphoma. J. Clin. Oncol. 16, 859–863.
Abrey, L. E., C. H. Moskowitz, W. P. Mason et al. (2003): Intensive methotrexate and cytarabine followed by high-dose chemotherapy with autologous stem-cell rescue in patients with newly diagnosed primary CNS lymphoma: an intent-to-treat analysis. J. Clin. Oncol. 21, 4151–4156.
Deutsche Neuro-Aids Arbeitsgemeinschaft (DNAA; 2002): Aktuelle Diagnostik und Therapie opportunistischer Hirnerkrankungen bei AIDS. Dtsch. Med. Wochenschr. 127, 1479–1485.
Enting, R. H., A. Demopoulos, L. M. DeAngelis et al. (2004): Salvage therapy for primary CNS lymphoma with a combination of rituximab and temozolomide. Neurology 63, 901–903.
Ferreri, A. J., M. Reni, F. Pasini et al. (2002): A multicenter study of treatment of primary CNS lymphoma. Neurology 58, 1513–1520.
Herrlinger, U., M. Schabet, W. Brugger et al. (2002): German Cancer Society Neuro-Oncology Working Group NOA-03 multicenter trial of single-agent high-dose methotrexate for primary central nervous system lymphoma. Ann. Neurol.. 51, 247–252.
Hoang-Xuan, K., L. Taillandier, O. Chinot et al. (2003): Chemotherapy alone as initial treatment for primary CNS lymphoma in patients

older than 60 years: a multicenter phase II study (26952) of the European Organization for Research and Treatment of Cancer Brain Tumor Group. J. Clin. Oncol. 21, 2726–2731.

Hoffmann, C., S. Tabrizian, E. Wolf et al. (2001): Survival of AIDS patients with primary central nervous system lymphoma is dramatically improved by HAART-induced immune recovery. AIDS 15, 2119–2127.

Nelson, D. F. (1999): Radiotherapy in the treatment of primary central nervous system lymphoma (PCNSL). J. Neurooncol. 43, 241–247.

Pels, H., I. G. Schmidt-Wolf, A. Glasmacher et al. (2003): Primary central nervous system lymphoma: results of a pilot and phase II study of systemic and intraventricular chemotherapy with deferred radiotherapy. J. Clin. Oncol. 21, 4489–4495.

Plotkin, S. R., R. A. Betensky, F. H. Hochberg et al. (2004): Treatment of relapsed central nervous system lymphoma with high-dose methotrexate. Clin. Cancer Res. 10, 5643–5646.

Reni, M., A. L. Ferreri (2001): Therapeutic management of refractory or relapsed primary central nervous system lymphomas. Ann. Hematol. 80 (Suppl. 3), B113–117.

Reni, M., W. Mason, F. Zaja et al. (2004): Salvage chemotherapy with temozolomide in primary CNS lymphomas: preliminary results of a phase II trial. Eur. J. Cancer 40, 1682–1688.

Schlegel, U., I. G. H. Schmidt-Wolf, M. Deckert (2000): Primary CNS lymphoma: clinical presentation, pathological classification, molecular pathogenesis and treatment. J. Neurol. Sci. 181, 1–12.

Soussain, C., K. Hoang-Xuan, V. Levy (2004): Results of intensive chemotherapy followed by hematopoietic stem-cell rescue in 22 patients with refractory or recurrent primary CNS lymphoma or intraocular lymphoma. Bull. Cancer 91, 189–192.

Zerebrale Lymphome

1. Diagnostik

MR-tomographischer Verdacht auf ZNS-Lymphom

- ○ parenchymatöse Raumforderung ohne anamnestische Hinweise auf ein systemisches Lymphom → ☐ stereotaktische Biopsie
- ○ Nachweis von Lymphomzellen im Glaskörper nach Vitrektomie i.R. eines okulären Befalls
  oder
- ○ Nachweis von Lymphomzellen im Liquorzytozentrifugat
  - ☐ Staging:
    - ☐ CT Thorax und Abdomen
    - ☐ Ultraschall Lymphknotenstationen und Hoden
    - ☐ Knochenmarkpunktion mit Zytologie und Histologie
    - ☐ HNO-ärztliche Untersuchung
  - ○ kein systemisches Lymphom → **primäres ZNS-Lymphom (PZNSL)**
  - systemisches Lymphom: → ZNS-Befall bei systemischem Lymphom (hier nicht weiter behandelt)
- ○ primäre leptomeningeale Aussaat

Gezielte klinische Untersuchung:
- ☐ Lymphknoten
- ☐ Hirndruckzeichen

Basisdiagnostik:
- ☐ Liquordiagnostik mit immunzytochemischer Färbung des Zellzentrifugates mit Markern gegen B-Zell-, T-Zell- und Pan-Lymphozyten-Oberflächenantigene
- ☐ Augenärztliche Untersuchung inklusive Spaltlampenuntersuchung
- ☐ HIV-Test

Möglichst keine Steroide geben

2. Therapie

Primäres ZNS-Lymphom (PZNSL)

- ☐ Gabe von Steroiden
- ☐ Behandlung im Rahmen von Therapiestudien
- ☐ falls nicht möglich oder nicht erwünscht: Methotrexat systemisch (Einzeldosis ≥ 1,5 g/m² KOF)
- ☐ Nachsorge:
  - ☐ Kernspintomogramm
  - ☐ neurologische Untersuchung
  - ☐ Liquordiagnostik
  - ☐ augenärztliche Untersuchung im ersten Jahr nach Abschluss der Therapie alle 4 Monate
  - ☐ danach halbjährlich

- ○ HIV +
  - ○ bisher keine antiretrovirale Therapie → ☐ hochaktive antiretrovirale Therapie (HAART) + Ganzhirnbestrahlung
  - ○ keine opportunistischen Infektionen + guter AZ + CD4-Zellzahl > 200/mm³ → ☐ Chemotherapie (Procarbazin, CCNU und Vincristin oder Hochdosis-Methotrexat-Therapie) + fakultativ Bestrahlung
  - ○ Schwerstkranke → ☐ palliative Therapie

- ○ okulärer Befall (keine Evidenzbasis)
  - ☐ Primärtherapie wie bei PZNSL
  - ☐ Rezidivtherapie: Bestrahlung der Orbita bds. 30–45 Gy (1,8 Gy pro Fraktion), Zielvolumen Glaskörper, Retina und Uvea

- ○ Rezidiv (keine Evidenzbasis)
  - ○ bisherige Therapie: Chemotherapie
    - ○ Patienten > 65 J. oder in schlechtem AZ → ☐ Ganzhirnbestrahlung mit z.B. 20 × 2 Gy oder Temozolomid
    - ○ Patienten < 65 J. in gutem AZ → ☐ Hochdosis-Chemotherapie mit nachfolgender Transfusion autologer hämatopoetischer Stammzellen
  - ○ bisherige Therapie: Bestrahlung oder Bestrahlung + Chemotherapie → ☐ Chemotherapie, Möglichkeiten:
    - ☐ Temozolomid
    - ☐ Hochdosis-MTX-Therapie

Paraneoplastische Syndrome

Was gibt es Neues?

- Von einer europäischen Konsensusgruppe wurden neue Diagnosekriterien für „paraneoplastische neurologische Syndrome" vorgeschlagen, welche zwischen einem „definitiven" oder „möglichen" paraneoplastischen Syndrom unterscheiden (siehe „Definition") (**B**).

- Die Verwendung von Ganzkörper-FDG-PET zur Tumorsuche bei einem antikörperpositiven Patienten ist jetzt klar belegt und kann gegenüber Kostenträgern wissenschaftlich begründet werden (siehe „Rasche Tumordiagnose", S. 699) (**B**).

Definition

Das europäische Netzwerk zu paraneoplastischen neurologischen Erkrankungen (PNS Euronetwork) hat neue Diagnosekriterien aufgestellt (Graus et al. 2004). Diese führen zu zwei Ebenen der diagnostischen Sicherheit, nämlich einem **definitiven** oder einem **möglichen** paraneoplastischen Syndrom. Die für die Diagnosestellung relevanten klinischen Fragen sind:

- Liegen andere Differenzialdiagnosen vor (**Tabelle 1**)?
- Ist das neurologische Syndrom „**klassisch**" paraneoplastisch, d. h. relativ häufig mit einem Tumor assoziiert (**Tabelle 2**)?
- Liegen **gut charakterisierte** antineuronale Antikörper vor, d. h. von mindestens zwei Arbeitsgruppen bestätigten und an einer ausreichenden Anzahl von Patienten und Kontrollen getesteten Antikörperreaktivitäten (**Tabelle 3**)?
- Ist ein für dieses neurologische Syndrom **typischer Tumor** diagnostiziert (**Tabelle 3**)?
- **Wann** im Verhältnis zum Beginn des neurologischen Syndroms wurde der Tumor diagnostiziert?
- **Bessert** sich das neurologische Syndrom unter Tumortherapie?

Anhand der Antworten auf diese Fragen kann dann mittels des Flussdiagramms (**Abbildung 1**) die Ebene der diagnostischen Sicherheit bestimmt werden.

Tabelle 1 Differenzialdiagnosen paraneoplastischer Syndrome

Paraneoplastisches Syndrom	Differenzialdiagnosen
Limbische Enzephalitis	infektiös, v. a. Herpes-E.; autoimmunologisch, z. B. anti-VGKC positiv; Hirntumor; Demenz
Rhombenzephalitis	infektiöse Enzephalitis, z. B. Listerien, Toxoplasmose; basale Meningitis; Miller-Fisher-Syndrom; Myasthenia gravis, Hirntumor
Opsoklonus-/Myoklonus-Syndrom	Opsoklonus: viral, medikamentös Myoklonien: physiologisch, hereditär, sporadisch, Epilepsiesyndrome, Enzephalopathien verschiedener Ätiologie, degenerative Erkrankungen (spinozerebelläre Degenerationen u. a.)
Myelitis	infektiös; parainfektiös; MS
Subakute Kleinhirndegeneration	genetisch; infektiös (Epstein-Barr-Virus); äthyltoxisch
Retinopathie	vaskulär; Neuritis N. optici
Subakute sensible Neuropathie	CIDP; MGUS; anti-MAG-Neuropathie
Autonome Neuropathie	Diabetes mellitus; GBS; CIDP
Motoneuronerkrankungen	multifokale motorische Neuropathie; ALS
Neuromyotonie	Krampi; Myotonie
Stiff-man-/Stiff-person-Syndrom	Myotonie
Lambert-Eaton-Myasthenie-Syndrom	Myasthenia gravis
Myasthenia gravis	autoimmun; medikamenteninduziert, kongenital, LEMS
Polymyositis/Dermatomyositis	Myopathie, z. B. durch Steroide

Tabelle 2 Klassische paraneoplastische neurologische Syndrome

Syndrome des ZNS	Syndrome des PNS	Syndrome der neuromuskulären Synapse und des Muskels
• Limbische Enzephalitis • Subakute Kleinhirndegeneration • Opsoklonus-Myoklonus • Tumorassoziierte Retinopathie • Melanomassoziierte Retinopathie • Stiff-person-Syndrom	• Subakute sensorische Neuronopathie • Chronische gastrointestinale Pseudoobstruktion	• Lambert-Eaton-Myasthenie-Syndrom • Dermatomyositis

Tabelle 3 Gut charakterisierte antineuronale Antikörper

Antikörper	Anzahl der berichteten Patienten	Neurologische Syndrome	Typischerweise damit assoziierte Tumore
Anti-Hu (ANNA1)	> 600	sensorische Neuronopathie chronische gastrointestinale Pseudoobstruktion Kleinhirndegeneration limbische Enzephalitis	kleinzelliges Bronchial-Ca
Anti-Yo (PCA1)	> 200	Kleinhirndegeneration	Ovarial-Ca, Mamma-Ca
Anti-CV2 (CRMP5)	> 100	Chorea sensorische Neuronopathie chronische gastrointestinale Pseudoobstruktion Kleinhirndegeneration limbische Enzephalitis	kleinzelliges Bronchial-Ca, Thymom
Anti-Ma2 (Ma/Ta)	70*	limbische Enzephalitis Hirnstamm-Enzephalitis Kleinhirndegeneration	Seminom, Lungen-Ca
Anti-Ri (ANNA2)	61	Hirnstamm-Enzephalitis	Mamma-Ca, kleinzelliges Bronchial-Ca
Anti-Amphiphysin	20	Stiff-person-Syndrom verschiedene	Mamma-Ca kleinzelliges Bronchial-Ca

* teilweise nicht publizierte Patienten von Drs. Dalmau und Voltz

Diagnostik

Empfohlene Antikörperbestimmungen bei Verdacht auf paraneoplastische Ätiologie

Folgende antineuronale Antikörperreaktivitäten (geordnet nach Häufigkeit des Vorkommens) sollten bei klinischem Verdacht auf ein paraneoplastisches Syndrom (anatomisch geordnet) bestimmt werden und deuten im positiven Fall auf folgende Tumoren hin (nur die häufigsten Tumore angegeben):

- **Retinopathie**
  - Anti-Recoverin – Lunge
  - Anti-Hu – SCLC, Prostata-Ca, Neuroblastom
- Limbische Enzephalitis
  - Anti-Hu – SCLC, Prostata-Ca, Neuroblastom
  - Anti-Ta – Seminom
  - Anti-Ma – verschiedene
  - Anti-CV2/CRMP5 – SCLC, Thymom
  - ANNA-3 – Lunge
- Fokale Epilepsie
  - Anti-Hu – SCLC, Prostata-Ca, Neuroblastom
  - Anti-Ta – Seminom
  - Anti-Ma – verschiedene
  - Anti-CV2/CRMP5 – SCLC, Thymom
  - ANNA-3 – Lunge
- Opsoklonus-Myoklonus-Ataxie
  - Anti-Hu – SCLC, Prostata-Ca, Neuroblastom
  - Anti-Yo – Mamma-Ca, Ovarial-Ca
  - Anti-Ta – Seminom
  - Anti-Ma – verschiedene
  - Anti-Ri – Mamma-Ca, Ovarial-Ca
  - Anti-CV2/CRMP5 – SCLC, Thymom
  - ANNA-3 – Lunge
- Rhombenzephalitis
  - Anti-Hu – SCLC, Prostata-Ca, Neuroblastom
  - Anti-Ta – Seminom
  - Anti-Ma – verschiedene
  - Anti-Ri – Mamma-Ca, Ovarial-Ca
  - Anti-CV2/CRMP5 – SCLC, Thymom
  - ANNA-3 – Lunge
- Extrapyramidal motorische Syndrome
  - Anti-Hu – SCLC, Prostata-Ca, Neuroblastom
  - Anti-Ta – Seminom
  - Anti-Ma – verschiedene

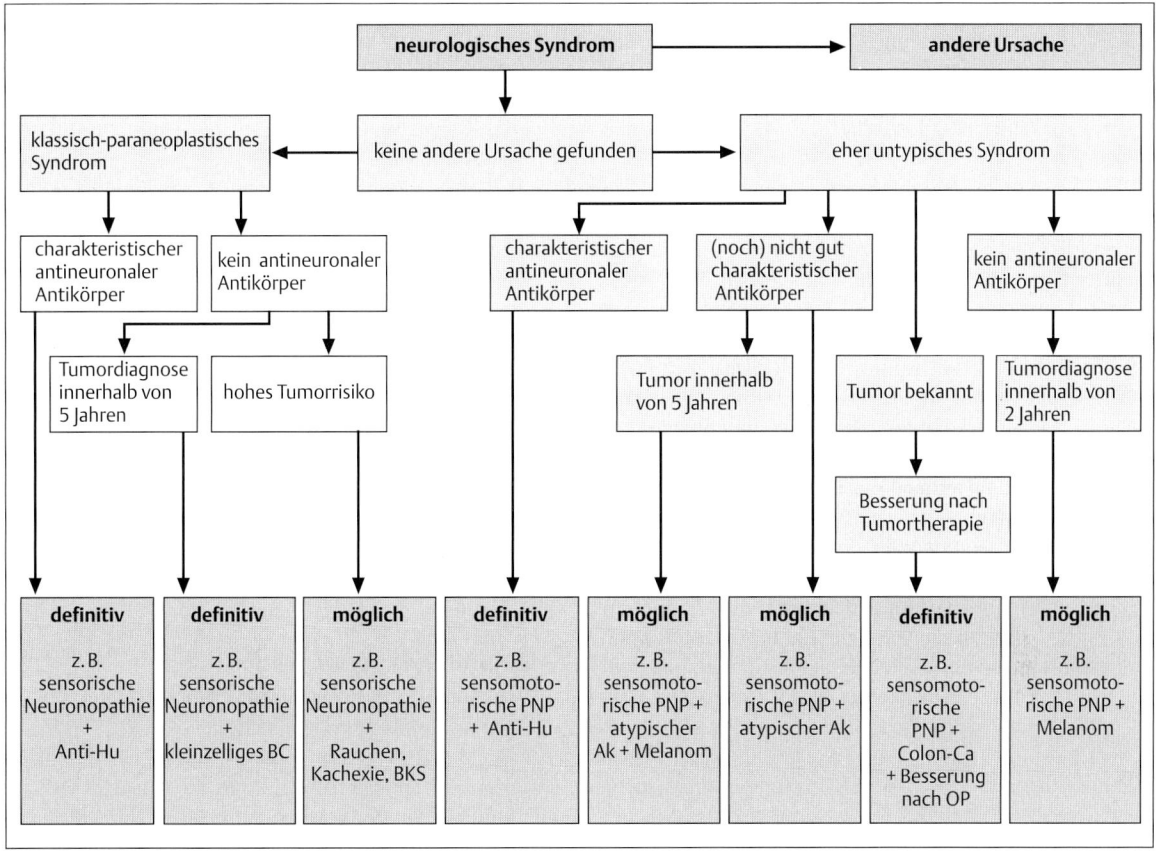

Abbildung 1 Flussdiagramm zur Diagnostik paraneoplastischer Syndrome

- Anti-CV2/CRMP5 – SCLC, Thymom
- ANNA-3 – Lunge
- Kleinhirndegeneration
  - Anti-Hu – SCLC, Prostata-Ca, Neuroblastom
  - Anti-Yo – Mamma-Ca, Ovarial-Ca
  - Anti-Ta – Seminom
  - Anti-Ma – verschiedene
  - Anti-Tr – Morbus Hodgkin
  - Anti-CV2/CRMP5 – SCLC, Thymom
  - ANNA-3 – Lunge
  - PCA-2 – Lunge
- Myelitis
  - Anti-Hu – SCLC, Prostata-Ca, Neuroblastom
- Polyneuropathie (autonom, sensibel, sensomotorisch)
  - Anti-Hu – SCLC, Prostata-Ca, Neuroblastom
  - Anti-CV2/CRMP5 – SCLC, Thymom
  - ANNA-3 – Lunge
  - Anti-Amphiphysin – SCLC
- Mononeuropathie
  - Anti-Hu – SCLC, Prostata-Ca, Neuroblastom
- Motoneuronsyndrome
  - Anti-Hu – SCLC, Prostata-Ca, Neuroblastom
- LEMS
  - Anti-Hu – SCLC, Prostata-Ca, Neuroblastom
  - Anti-Amphiphysin – SCLC
- Myasthenia gravis
  - Anti-Titin – Thymom
- Dermatomyositis
  - nicht bekannt – Ovar, Lunge, Pankreas, Magen, Kolon, Non-Hodgkin-Lymphom
- Polymyositis
  - nicht bekannt – Non-Hodgkin-Lymphom, Lunge, Blase
- Neuromyotonie
  - nicht bekannt – SCLC, Thymom, Morbus Hodgkin
- Stiff-man-Syndrom
  - Anti-Amphiphysin – Mamma-Ca

Empfehlungen zur Durchführung der Antikörpertests

In der Diagnostik antineuronaler Autoantikörper gibt es derzeit mehrere Probleme:
1. In der Literatur werden zwei Arten der Nomenklatur verwendet, einmal die ersten beiden Buchstaben des Indexpatienten (Hu für Hull, Yo für Young, Ma für Margret), alternativ entsprechend der immunhistochemischen Färbung (ANNA = antinukleäre neuronale Antikörper). **Tabelle 3** gibt beide Varianten an; wir empfehlen die Nomenklatur nach Posner (anti-Hu, Yo, Ma etc.), da sie einerseits Antigenbezogen ist und andererseits eine zusätzliche diagnostische Sicherheit durch Verwendung von zwei unabhängigen Methoden bietet.

2. Mit zunehmender Verfeinerung diagnostischer Methoden und einer wachsenden Anzahl von Patienten werden immer wieder neue antineuronale Antikörper beschrieben. Oft werden diese als Einzelfälle berichtet, ohne dass die diagnostische und klinische Relevanz bekannt ist.
3. Die Antikörper-Reaktivitäten sollten mit zwei verschiedenen Methoden bestimmt werden. So können zum Beispiel in der Immunhistochemie anti-Hu-ähnliche Bindungsmuster gefunden werden, die jedoch mit dem rekombinanten Hu-Antigen nicht reagieren und somit als „atypisch" (ohne bisher bekannte klinische Relevanz) und wahrscheinlich nicht als anti-Hu eingestuft werden können.
4. Viele der auf ihre klinische Relevanz hin gut charakterisierten Antikörperreaktivitäten sind erst seit kurzem beschrieben. Daher sind die Tests oft noch nicht kommerziell verfügbar (z. B. für Ma-1). Jedes Testergebnis sollte mit einem zweiten Test anderer Methodik bestätigt werden.
5. Eine internationale Ring-Qualitätskontrolle für die Durchführung dieser Tests, wie für andere Antikörperbestimmungen vorhanden, ist noch nicht eingeführt.
6. Die Verwendung unterschiedlicher Testsysteme erschwert die Vergleichbarkeit der Ergebnisse.

Ziel der Autoantikörperdiagnostik ist eine optimale diagnostische Spezifität und Sensitivität unter ökonomischen Gesichtspunkten. Daher sollte bei der Diagnostik antineuronaler Autoantikörper Folgendes berücksichtigt werden:

1. Jedes Serum sollte mittels Immunhistochemie sowie mit Western Blot untersucht werden. In der Immunhistochemie sollten Schnitte aus z. B. Ratten-Kleinhirn, Hirnstamm (beides mit zentralen Neuronen), Plexus myentericus (mit peripheren Neuronen, z. B. zur Differenzierung von anti-Hu und anti-Ri) und – zum Ausschluss von ANA – Leberzellen verwendet werden. Im Western Blot sollten ein Neuronenextrakt aus Kleinhirn oder die einzelnen verfügbaren rekombinanten Proteine verwendet werden. Ein Screening mittels Immunhistochemie allein wird aufgrund des teils sehr schwierig zu interpretierenden Färbeverhaltens z. B. die anti-Ma- und anti-Ta-Reaktivität übersehen, umgekehrt zeigt z. B. die anti-Tr-Reaktivität keine Bande im Routine-Western-Blot.
2. Es liegen keine Untersuchungen darüber vor, ob die fluoreszenzmikroskopische oder die lichtmikroskopische Immunhistochemie einen Vorteil in der Autoantikörperdiagnostik bringt. Die initiale Serumverdünnung sollte je nach Testverfahren zwischen 1/50 und 1/200 liegen. Der diagnostisch relevante Cut-off hängt vom verwendeten Färbeverfahren und den verwendeten Mikroskopen ab. Die zusätzliche Bestimmung der Autoantikörper im Liquor mit Bestimmung des Antikörperspezifitätsindex kann eine diagnostische Hilfe darstellen. Fast alle antikörperpositiven Patienten mit zentraler Symptomatik zeigen eine intrathekale Synthese der spezifischen Antikörper.
3. Als Bestätigungstest sollte dann – wie oben bereits erwähnt – die jeweils andere Methode verwendet werden, d. h. nach immunhistochemischem Verdacht auf z. B. anti-Hu der Western Blot mit HuD, nach Verdacht auf anti-Ma/Ta im Western Blot die Immunhistochemie. Alternativ zum Western Blot kann für HuD ein ELISA verwendet werden, für die anderen rekombinant verfügbaren Proteine ist dies bisher nicht ausreichend validiert. Bisher liegen jedoch nur das HuD-Antigen, die mit anti-Ri reagierenden Antigene NOVA-1 und -2, das mit anti-Yo reagierende cdr2-Protein, Amphiphysin, die Ma/Ta-Proteine und das CRMP5 in dieser Form vor. Daher sind für die Antikörper, für die noch kein rekombinantes Antigen zur Verfügung steht (z. B. anti-PCA-2, anti-ANNA3), derzeit Western Blots mit zerebellären Proteinextrakten anzuwenden.
4. Da es bisher keine allgemein verbindliche Standardisierung der Bestimmung dieser Antikörper und keine Ringversuche gibt, sind viele Studienergebnisse nur eingeschränkt vergleichbar.

Empfohlene Tumordiagnostik in Abhängigkeit vom wahrscheinlich zugrunde liegenden Tumor

Basierend auf einem hausinternen Konsensuspapier am Klinikum Großhadern, München (Autoren: Dr. R. Linke, Nuklearmedizin; Prof. Dr. A. Schalhorn, Medizinische Klinik III; Frau Dr. M. Schröder, Friedrich-Baur-Institut; Frau Dr. P. Stieber, Institut für Klinische Chemie und Prof. Dr. R. Voltz, Institut für Klinische Neuroimmunologie):

- SCLC
  - NSE, Pro-GRP
  - Rö Thorax/Thorax CT
  - FDG-PET
- Nicht-SCLC
  - CYFRA, CEA, SCC
  - Thorax CT
  - ggf. FDG-PET
- Prostata-Ca
  - (freies) PSA vor (!)
  - Tasten und Sono
- Neuroblastom
  - Katecholamine und Metaboliten im Urin
  - CT Thorax u. Abdomen
  - MIBG-Szintigraphie
  - Octreotid-Szintigraphie
  - ggf. FDG-PET
- Mamma-Ca
  - Tastbefund, Mammographie
  - CEA, CA15–3
  - Sono, MR
  - ggf. FDG-PET
- Ovarial-Ca
  - Befund, Sono
  - CA125, 72–4
  - CT
  - ggf. FDG-PET

- Zervix-/Uterus-Ca
  - klinischer Befund
  - CT Becken
  - ggf. FDG-PET
- Keimzell-TU Hoden
  - Tastbefund, Sono
  - αHCG, AFP
  - CT Abdomen
- Morbus Hodgkin
  - Klinik
  - CT
  - ggf. FDG-PET
- Thymom
  - Rö Thorax
  - CT Thorax
  - Octreotid-Szintigraphie
- Ungerichtete Suche
  - Frau: Mamma-Ca, SCLC
  - Mann: Hoden, Prostata, SCLC

Therapieempfehlungen

Früher klinischer Verdacht

Die Möglichkeit einer paraneoplastischen Ätiologie sollte in fast jeder neurologischen Differenzialdiagnose beachtet werden. Paraneoplastische Syndrome können fluktuieren, benigne verlaufen und psychiatrische und untypische Symptome zeigen. Insbesondere sollte in folgenden Fällen an ein paraneoplastisches Syndrom gedacht werden, wenn die Beschwerden nicht anderweitig ätiologisch zugeordnet werden können (andere DD sind sicher häufiger):
- Depression, Gedächtnisstörung: limbische Enzephalitis
- Fieber unklarer Ätiologie: limbische Enzephalitis
- Paralytischer Ileus: autonome Polyneuropathie
- Schwäche und Mundtrockenheit: Lambert-Eaton-Myasthenie-Syndrom

Rasche Diagnosestellung

Der klinische Verdacht muss möglichst rasch bestätigt werden. Die Antikörper spielen hierbei eine zentrale Rolle. Ein paraneoplastisches Syndrom kann auch ohne den Nachweis von antineuronalen Antikörpern diagnostiziert werden (siehe „Definition", S. 695).

Rasche Tumordiagnose

Bei Patienten ohne bekannten Tumor, jedoch mit einem sehr wahrscheinlichen paraneoplastischen Syndrom ist die rasche Identifizierung des zugrunde liegenden Tumors essentiell, jedoch oft schwierig (siehe „Empfohlene Tumordiagnostik in Abhängigkeit vom wahrscheinlich zugrunde liegenden Tumor", S. 698). Da die natürliche Immunantwort gegen den Tumor oft biologisch effektiv ist, können die Tumore für lange Zeit klein und klinisch inapparent bleiben. Wenn bei einem antikörperpositiven Patienten ein Tumor gefunden wird, der nicht zu dem bekannten Tumorspektrum des entsprechenden Antikörpers passt, muss an die Möglichkeit eines Zweittumors gedacht werden. Das Ganzkörper-FDG-PET ist dem CT bei der Tumorsuche bei einem antikörperpositiven Patienten eindeutig überlegen (Linke et al. 2004, Younes-Mhenni et al. 2004).

Tumorbehandlung

Alle therapeutischen Versuche müssen vor dem Hintergrund betrachtet werden, dass der natürliche Verlauf des paraneoplastischen Syndroms fluktuieren oder indolent verlaufen kann. Außerdem wurden eine spontane Besserung der neurologischen Symptome und sogar eine spontane Tumorregression beschrieben. Sensible Neuropathie oder limbische Enzephalitis reagieren eher auf eine Behandlung (Tumortherapie und/oder Immunmodulation) als z. B. die Kleinhirndegeneration. Die Behandlung der meisten Patienten mit einem paraneoplastischen Syndrom, vor allem des zentralen Nervensystems, ist jedoch schwierig und sollte rasch erfolgen. Die (⇑) onkologische Behandlung des Tumors ist die Hauptsäule der Behandlung auch der neurologischen Symptome. Diese sollte primär durch den Onkologen erfolgen.

Symptomatische Therapieoptionen des paraneoplastischen Syndroms

In Abhängigkeit vom neurologischen Syndrom steht eine Vielzahl symptomatischer Therapiemaßnahmen zur Verfügung. Eine Übersicht findet sich in **Tabelle 4**.

Immuntherapien

Die Immunmodulation oder -suppression bei Erkrankungen der Peripherie (z. B. LEMS, MG, Myositis, Neuromyotonie) erfolgt nach etablierten Kriterien wie bei nichtparaneoplastischer Ätiologie dieser Syndrome. Nur für die Verwendung von Immunsuppressiva wie Azathioprin besteht eine relative Kontraindikation.

Auch bei den Erkrankungen des ZNS erscheint eine immunmodulatorische oder immunsuppressive Behandlung aufgrund der Hinweise für eine Autoimmunpathogenese indiziert. Für das Stiff-person-Syndrom ist eine Behandlung mit ivIg indiziert (⇑). Leider zeigen die bisher verfügbaren Therapieoptionen nur wenig Effekt bei der Mehrheit der Patienten. Deutliche Erfolge bei einzelnen Patienten sind jedoch möglich. Prinzipiell gilt: Je früher die immuntherapeutischen Maßnahmen begonnen werden, desto eher haben sie Aussicht auf Erfolg. Ein Argument gegen immunsuppressive Therapie ist der mögliche negative Effekt auf das Tumorwachstum. Eine Tumorprogression unter Immuntherapie wird jedoch bei der Mehr-

Tabelle 4 Symptomatische Therapieoptionen paraneoplastischer neurologischer Erkrankungen

Lambert-Eaton-Myasthenie-Syndrom	(⇑⇑⇑) 3,4-Diaminopyridin (bis 60 mg/d), (⇔) Pyridostigmin (bis 600 mg/d)
Opsoklonus	(⇔) Clonazepam (3 x 0,5–2 mg/d), (⇔) Propranolol (3 x 40–80 mg/d)
Myoklonus	(⇔)Trihexyphenidyl (3 x 1–35 mg/d), Benzatropin (3 x 1–3 mg/d), (⇔) Valproinsäure (2 x 300 bis 3 x 1200 mg/d)
Sensible Neuropathie	(⇑) Carbamazepin (1 x 200–800 mg/d), (⇑) Amitriptylin (bis 75 mg/d)
Limbische Enzephalitis	(⇑⇑⇑) Antiepileptika (aufdosieren bis Wirkung oder Nebenwirkung) (⇑⇑⇑) Antidepressiva
Myasthenia gravis	(⇑⇑⇑) Pyridostigmin (bis 600 mg/d)
Stiff-person-Syndrom	(⇑) Diazepam (20–100 mg/d)
Neuromyotonie	(⇑) Carbamazepin oder Phenytoin (aufdosieren bis Wirkung oder Nebenwirkung)

zahl der Patienten nicht beobachtet. Eine Vielzahl von Immuntherapien ist bisher versucht worden: Steroide, Protein-A-Absorption, i.v.-Immunglobuline, Cyclophosphamid, Plasmapherese. Aufgrund des nur fraglichen Erfolgs und des Mangels an guten evidenzbasierten Daten empfehlen wir, einen Zyklus Steroidtherapie (⇔) wie bei der Multiplen Sklerose (5 x 500 mg Methylprednisolon i.v.) durchzuführen. Sollte sich hierunter eine Stabilisierung oder gar Besserung der neurologischen Symptome ergeben, kann diese Behandlung alle 6–8 Wochen wiederholt werden (⇔). Nach 1–2 Wochen, in denen der Erfolg der Steroidgabe beurteilt werden kann, würden wir im negativen Fall einen Zyklus ivIg (d. h. 2 g/kg Körpergewicht verteilt über 5 Tage) anschließen (⇔) und erneut mindestens 1–2 Wochen abwarten. Bei weiterhin negativem Erfolg kann dann im Einzelfall eine Plasmapherese (⇔) oder eine Behandlung mit Cyclophosphamid (z. B. 750 mg i.v./m² KOF alle 4 Wochen) erwogen werden (⇔). Als Erfolg ist bereits eine Stabilisierung der Progression anzusehen. Bei weiterer Erfolglosigkeit der Therapie würden wir auch keine immunologische Dauerbehandlung empfehlen.

Schlussbemerkung

Auch wenn paraneoplastische Syndrome relativ selten sind, werden sie derzeit sicher häufig übersehen. Hier hilft dem Neurologen die Bestimmung einer ständig wachsenden Zahl von antineuronalen Antikörpern, den klinischen Verdacht zu erhärten. Liegt eine derartige Reaktivität vor, so muss konsequent nach einem Tumor gesucht werden (einschließlich Ganzkörper-FDG-PET und eventuell operativem Vorgehen), da die Tumortherapie auch für die Behandlung der neurologischen Symptome essentiell ist.

Expertengruppe

Dr. F. Blaes, Klinik für Neurologie, Universität Giessen
PD Dr. S. Rauer, Klinik für Neurologie, Universität Freiburg
Prof. Dr. R. Voltz, Klinik für Palliativmedizin, Universität Köln
Prof. Dr. M. Weller, Klinik für Neurologie, Universität Tübingen
Federführend: Prof. Dr. R. Voltz, Klinik für Palliativmedizin, Klinikum der Universität zu Köln, Kerpener Str. 62, 50924 Köln, Tel.: 0221/476–3361
e-mail: raymond.voltz@uk-koeln.de

Literatur

Antoine, J. C., L. Cinotti, C. Tilikete, F. Bouhour, J. P. Camdessanche, C. Confavreux, A. Vighetto, V. Renault-Mannel, D. Michel, J. Honnorat (2000): [18F] fluorodeoxyglucose positron emission tomography in the diagnosis of cancer in patients with paraneoplastic neurological syndrome and anti-Hu antibodies. Ann. Neurol. 48:, 105–108.

Blaes, F., M. Strittmatter, S. Merkelbach, V. Jost, M. Klotz, K. Schimrigk, G. F. Hamann (1999): Intravenous immunoglobulins in the therapy of paraneoplastic neurological disorders. J. Neurol. 246, 299–303.

Darnell, R. B. (1996): Onconeural antigens and the paraneoplastic neurologic disorders: at the intersection of cancer, immunity, and the brain. Proc. Natl. Acad. Sci. U S A. 93, 4529–4536.

Darnell, R. B., J. B. Posner (2003): Paraneoplastic syndromes involving the nervous system. N. Engl. J. Med. Oct 16, 349 (16), 1543–1554.

Graus, F., F. Keime-Guibert, R. Rene, B. Benyahia, T. Ribalta, C. Ascaso, G. Escaramis, J. Y. Delattre (2001): Anti-Hu-associated paraneoplastic encephalomyelitis: analysis of 200 patients. Brain 124, 1138–1148.

Graus, F., J. Y. Delattre, J. C. Antoine, J. Dalmau, B. Giometto, W. Grisold, J. Honnorat, P. Sillevis Smitt, C. Vedeler, J. Verschuuren, A. Vincent, R. Voltz, for the Paraneoplastic Neurological Syndrome Euronetwork (2004): Recommended diagnostic criteria for paraneoplastic neurological syndromes. JNNP 75, 1135–1140.

Gultekin, S. H., M. R. Rosenfeld, R. Voltz, J. Eichen, J. B. Posner, J. Dalmau (2000): Paraneoplastic limbic encephalitis: tumor association, neurological symptoms, and immunological findings in 50 patients. Brain 123, 1481–1494.

Linke, R., M. Schröder, Th. Helmberger, R. Voltz: Antibody-positive paraneoplastic neurological syndromes: The value of CT and FDG-PET imaging for tumor diagnosis. Neurology (2004);63(2); 282–286.

Rauer, S., R. Kaiser (2001): Enzyme linked immunosorbent assay using recombinant HuD-autoantigen for serodiagnosis of paraneoplastic neurological syndromes. Acta Neurol. Scand. 103, 248–254.

Voltz, R., J. Dalmau, J. B. Posner, M. R. Rosenfeld (1998): T cell receptor analysis in anti-Hu associated paraneoplastic encephalomyelitis. Neurology 51, 1146–1150.

Voltz, R., S. H. Gultekin, M. R. Rosenfeld, E. Gerstner, J. Eichen, J. B. Posner, J. Dalmau (1999): A serological marker of paraneoplastic limbic and brainstem encephalitis in patients with testicular cancer. N. Engl. J. Med. 340, 1788–1795.

Voltz, R. (2002): Paraneoplastic neurological syndromes: An update on diagnosis, pathogenesis and therapy. The Lancet Neurology 1, 294–305.

Younes-Mhenni, S., M. F. Janier, L. Cinotti, J. C. Antoine, F. Tronc, V. Cottin, P. J. Ternamian, P. Trouillas, J. Honnorat (2004): FDG-PET improves tumour detection in patients with paraneoplastic neurological syndromes. Brain Oct, 127 (Pt 10), 2331–2338.

Clinical pathway – Paraneoplastische Syndrome

Empfohlene Antikörperbestimmung

	Anti-Hu	Anti-Ta	Anti-Ma	Anti-CV2/CRMP5	ANNA-3	Anti-Yo	Anti-Ri	Anti-Tr	Anti-Recoverin	PCA-2	Anti-Amphiphysin	Anti-Titin
Retinopathie	+								+			
Limbische Enzephalitis	+	+	+	+	+						+	
Fokale Epilepsie	+	+	+	+	+						+	
Opsoklonus-Myoklonus-Ataxie	+	+	+	+	+	+	+					
Rhombenzephalitis	+	+	+	+	+	+	+				+	
Extrapyramidale motorische Syndrome	+	+	+	+	+	+					+	
Kleinhirndegeneration	+	+	+	+	+	+		+		+	+	
Myelitis	+										+	
Polyneuropathie	+			+	+						+	
Mononeuropathie	+											
Motoneuronsyndrom	+										+	
LEMS	+										+	
Myasthenia gravis												+
Dermatomyositis*												
Polymyositis*												
Neuromyotonie*												
Stiff-man-Syndrom											+	

*spezifische paraneoplastische Ak bisher nicht bekannt

Häufige Assoziationen Ak-Tumoren

	Anti-Hu	Anti-Ta	Anti-Ma	Anti-CV2/CRMP5	ANNA-3	Anti-Yo	Anti-Ri	Anti-Tr	Anti-Recoverin	PCA-2	Anti-Amphiphysin	Anti-Titin
Lunge	+		+	+	+				+	+	+	
Prostata-Ca	+											
Neuroblastom	+											
Seminom		+										
Thymom				+								+
Mamma-Ca			+			+					+	
Ovarial-Ca			+			+	+					
Morbus Hodgkin								+				

Paraneoplastische Syndrome

Diagnostik bei Verdacht

○ SCLC	❏ NSE Pro-GRP	❏ Rö Thorax CT Torax	❏ FDG-PET
○ Nicht-SCLC	❏ CYFRA ❏ CEA ❏ SCC	❏ CT Thorax	❏ FDG-PET
○ Prostata-Ca	❏ (freies) PSA	❏ Tasten ❏ Sonographie	
○ Neuroblastom	❏ Katecholamine und Metaboliten i.U.	❏ CT Thorax ❏ CT Abdomen	❏ MIBG-Szintigraphie	❏ Octreotid-Szintigraphie	❏ FDG-PET
○ Mamma-Ca	❏ Tastbefund ❏ Mammographie	❏ CEA ❏ CA 15-3	❏ Sonographie ❏ MRT
○ Ovarial-Ca	❏ Befund ❏ Sonographie	❏ CA125 ❏ CA 72-4	❏ CT	❏ FDG-PET
○ Zervix-/Uterus-Ca	❏ klinischer Befund	❏ CT Becken	❏ FDG-PET
○ Keimzell-Tu Hoden	❏ Tastbefund ❏ Sonographie	❏ ß-HCG ❏ AFP	❏ CT Abdomen
○ Morbus Hodgkin	❏ Klinik	❏ CT	❏ FDG-PET
○ Thymom	❏ Rö Thorax	❏ CT Thorax	
○ Ungerichtete Suche - Frau	siehe Mamma-Ca, SCLC		
○ Ungerichtete Suche - Mann	siehe Hoden-Tu, Prostata-Ca, SCLC		

Verschiedenes

Normaldruckhydrozephalus

Was gibt es Neues?

- Perfusionsdefizite spielen eine zunehmende Rolle in der aktuell diskutierten Pathogenese des NPH (Owler et al. 2004). Artifiziell induzierte intrakranielle Druckerhöhung führt zu einer Perfusionsminderung an der Wasserscheide zwischen pialer und Mediagefäßversorgung (Momjian et al. 2004).
- Moderne MRT-Methoden könnten sich als bessere prognostische Parameter herauskristallisieren als konventionelle MRT-Bildgebung.
- Die verringerte Elimination von toxischen Molekülen wie Amyloid-beta peptid (Abeta) könnte im Rahmen der erschwerten Liquorresorption eine pathogenetische Rolle spielen.
- Fortschritte in der Ventiltechnologie könnten die Prognose verbessern (Meier 2004).

Die wichtigsten Empfehlungen auf einen Blick

- Bei kompletter klinischer Trias und eindeutiger Bildgebung (Hydrozephalus mit engem Windungsrelief über der Mantelkante und keiner ausgeprägten subkortikalen vaskulären Enzephalopathie) ist die Indikation zur Shunt-Implantation gegeben (**A**).
- Bei schwächerer Operationsindikation (inkompletter Trias) sollten ergänzend Langzeitliquordruckmessungen und/oder Liquorinfusionstests erfolgen (**B**).
- Aufgrund der Einfachheit sollte der „spinal tap"-Test (einmalige/wiederholte Liquorpunktion und Entnahme von 30–50 ml Liquor) auch in dieser Konstellation großzügig indiziert werden. Im positiven Fall unterstützt er die Indikation zur Shunt-Implantation, im negativen Fall ist er nicht weiter verwertbar (**B**).
- Bei Patienten mit zu hohem Operationsrisiko oder unklarer Operationsindikation sollten wiederholte therapeutische Lumbalpunktionen erfolgen (**C**).
- Grundsätzlich ist ein positiver Effekt vorwiegend auf die Gangstörung und die Urininkontinenz, weniger aber auf die Demenz zu erwarten (**B**).
- Verstellbare oder gravitationsgesteuerte Ventile sind von Vorteil (**B**).

Definition des Gesundheitsproblems

Zur Thematik des Normaldruckhydrozephalus (NPH) gibt es nur wenig evidenzbasierte Daten und keine randomisierten placebokontrollierten Studien. Notwendige Kriterien zur Diagnose eines NPH sind die typische klinische Trias aus Gangstörung, kognitiven Defiziten (nach einigen Studien bis zu 100%; De Mol 1986) und Harninkontinenz (45–90%) sowie bildgebend die Erweiterung der Hirnventrikel in der Computertomographie (CT) oder Kernspintomographie (MRT; Adams et al. 1965). Für die Diagnosestellung werden zwei der drei klinischen Kriterien verlangt (Hebb u. Cusimano 2001), wobei die Gangstörung als obligat angesehen wird (Hakim et al. 2001). Zur Abgrenzung gegenüber dem obstruktiven Hydrozephalus sind kommunizierende Liquorräume Voraussetzung. Damit handelt es sich um eine paradoxe Kombination von Ventrikelerweiterung mit (meist) normalem Liquordruck.

Unterschieden wird ein primärer oder idiopathischer (iNPH) und ein sekundärer Normaldruckhydrozephalus (sNPH). Während sich der erstere typischerweise ab der 6. Lebensdekade manifestiert, kann der sekundäre NPH in jedem Lebensalter auftreten. Erheblich erschwert wird die Diagnose durch koinzidente Erkrankungen wie Morbus Alzheimer, Binswanger-Erkrankung oder Multiinfarktdemenz bei sehr ähnlichen MRT-Veränderungen (Tullberg et al. 2002). So wurden auch bei bioptisch gesicherter Alzheimer-Erkrankung Besserungen nach Ventilimplantation beschrieben (Bech et al. 1999, Tullberg et al. 2001).

Diagnostik

Die Aussagekraft der klinischen Symptome sowie der präoperativen Tests hängt von Patientenalter, Geschwindigkeit und Progredienz, der Ätiologie und dem Gesamtzustand des Patienten ab. Kein einzelnes Symptom oder einzelner Test gilt als prädiktiv für einen iNPH. Eine Metaanalyse, die 35 unabhängige Studien zwischen 1966 und 2000 einbezogen hatte (Hebb u. Cusimano 2001), kam zu folgenden Ergebnissen:

Motorische Symptome: Die Gangstörung (bis zu 92%, nach manchen Autoren obligates Symptom) ist klinisch das häufigste Symptom des NPH. Die Phänomenologie der

Gangstörung zeigt eine große Varianz und ist abhängig vom Stadium der Erkrankung (Krauss et al. 2001). Anfangs kann nur eine leichte Unsicherheit vorliegen, welche von den Patienten gelegentlich als Schwindel bezeichnet wird. Später entwickelt sich der typische „frontale Abasie-/Astasietyp" mit Gleichgewichtsstörungen, verkürzter Schrittlänge, breitbasigem „magnetischen Gang", Start- und Schreithemmung mit Schwierigkeiten beim Umdrehen, assoziiert mit Tonuserhöhung bis hin zur spastischen Paraparese, lebhaften Eigenreflexen, teilweise mit Babinski-Zeichen, sowie enthemmtem Orbicularis-oris-Reflex und Palmomentalreflexen. Motorische Reaktionen sind verspätet und langsam. Ein „gait ignition failure" wurde bei 30% der NPH-Patienten gefunden, und ein „Freezing" bei über 50% (Giladi et al. 1997, Petzinger et al. 1994). Fehlende Gangstörung oder Entwicklung der Gangstörung nach der Demenz signalisieren eine schlechtere Prognose (oder falsche Diagnose), wobei die Demenz die niedrigste postoperative Besserungswahrscheinlichkeit aufweist. Die bevorzugte Beteiligung der Beine wird auf den ventrikelnahen Verlauf der Pyramidenbahnaxone zu den Beinen erklärt, wohingegen die Verbindungen zu Arm und Gesicht mehr lateral verlaufen (Yakovlev 1947). Eine in fortgeschrittenen Fällen bestehende Apraxie der oberen Extremitäten lässt sich z.B. durch die Unfähigkeit zeigen, ein verpacktes Bonbon auszupacken und in den Mund zu stecken.

Bei etwa der Hälfte der Patienten finden sich auch extrapyramidale Symptome wie Hypomimie, Hypokinese und Bradykinese, seltener auch Ruhetremor und Rigor (Krauss et al. 1997a).

Harninkontinenz: Die Harninkontinenz, die bei etwa 43% der Patienten zu beobachten ist (De Mol 1986), ist nicht Ausdruck der beginnenden Demenz, sondern ein motorisches Symptom. Zu dem imperativen Harndrang gesellt sich die Gangbehinderung, die ein rasches Aufsuchen der Toilette erschwert. In späteren Stadien verhindert eine Frontallappeninkontinenz das Bewusstwerden des Harndrangs. Stuhlinkontinenz findet sich nur in schweren Fällen.

Demenz: Testpsychologisch lässt sich ein kognitives Defizit fast bei jedem Patienten mit NPH nachweisen (Merten 1999). Innerhalb der behandelbaren Demenzen (Depression, medikationsinduziert, Vitamin-B_{12}-Mangel, Hypothyreose, Hirntumore) nimmt die NPH-Demenz mit etwa 10% den vierten Platz ein (Freter et al. 1998). Das – sehr variable – mentale Defizit von NPH-Patienten entspricht einer subkortikalen Demenz, wie es ansonsten bei Frontalhirndemenzen vorliegt, mit Antriebsmangel, Verlangsamung psychischer und motorischer Prozesse, affektiver Indifferenz, fehlender Störungsreflexion sowie Gedächtnis- und Aufmerksamkeitsstörungen. Es scheint, als ob die intellektuellen Fähigkeiten vorhanden sind, aber in einem schlafenden, latent vernebelten Zustand mit Verlust von Agilität, Spontaneität und Kommunikation (Hakim et al. 2001). Fragen werden nicht sofort beantwortet (akinetischer Mutismus), aber nach Insistieren verzögert und doch noch korrekt. Demgegenüber antwortet ein Alzheimerpatient schnell, aber falsch.

Axiale Computertomographie

Typischerweise findet sich eine überproportionale Seitenventrikelvergrößerung bei in der Regel fehlender kortikaler Atrophie sowie eine Ballonierung der Vorderhörner der Seitenventrikel und eine Ausrundung des Temporalhorns mit keiner oder nur geringer Hippokampusatrophie. Es finden sich periventrikuläre Hypodensitäten frontal betont, die wahrscheinlich durch transependymale Liquordiapedese und funktionelle Minderperfusion entstehen. Alle Ventrikel können betroffen sein. Fokale Erweiterungen der Liquorräume wurden beschrieben und interpretiert als atypische Liquorreservoirs (Holodny et al. 1998). Der prädiktive Wert von periventrikulären Hypodensitäten ist umstritten und wird als gering eingestuft (Hebb u. Cusimano 2001).

Kernspintomographie

Das MRT liefert zusätzlich folgende Information: Sagittale Ausdünnung des Corpus callosum mit Ausspannung in Richtung Kalotte, koronar Hippokampusgröße sowie T2-gewichtetes Ausmaß der periventrikulären Signalanhebungen. Letztere können sich nach Shunt-Implantation zurückbilden. Das Vorhandensein eines Flow void im Aquädukt und im distalen 3. Ventrikel erlaubt es nicht, die Diagnose eines NPH zu bestätigen bzw. prognostische Abschätzungen für eine Besserung nach Shunt-Operation zu geben (Krauss et al. 1997b). Mit der Phasenkontrast-Flussdarstellung ist es möglich, die Liquorströmung zu quantifizieren, ohne dass dieses bisher klinische Routine ist, und Turbulenzen im 4. Ventrikel und dorsal des 3. Ventrikels nachzuweisen (Dixon et al. 2002). Im Vordergrund steht die Anforderung an den neuroradiologischen Befund, dass Hirnatrophie nicht die Ursache für die Ventrikelerweiterung darstellt. Der Nachweis tiefer Marklagerhyperdensitäten sollte Patienten von einer Shunt-Operation nicht ausschließen (Conner et al. 1984)). Das Ausmaß der klinischen Befundbesserung korreliert jedoch im Allgemeinen negativ mit der Ausdehnung sowohl der periventrikulären als auch der tiefen Marklagerläsionen (Krauss et al. 1996a). Inwieweit moderne Verfahren wie diffusionsgewichtete Bildgebung (Corkill et al. 2003), Phasen-Kontrast-MRI (Baledent 2004), Echoplanarbildgebung zur Messung von B-Wellen (Friese 2004) und Spektroskopie (Shiino 2004) bessere prognostische Aussagen treffen können, muss weiteren Studien vorbehalten bleiben.

Diagnostische Tests

Diagnostische Unsicherheiten entstehen am häufigsten bei protrahiertem langjährigen Verlauf, wenn eine unvollständige klinische Symptomatik vorliegt, wenn die kognitive Beeinträchtigung dominiert und wenn CT und/oder MRI zusätzlich zur Ventrikelerweiterung eine ausgeprägte kortikale Atrophie oder multiple vaskuläre Läsionen zeigen. Die klassische klinische Trias des NPH erzielt einen positiven prädiktiven Vorhersagewert von 65% sowie einen negativen prädiktiven Wert von 82% (Vanneste et al. 1993). Während der spinal tap test aufgrund seiner Einfachheit Priorität genießt, kann wegen nicht ausreichender Datenlage keine verallgemeinernde Priorisierung von Liquorinfusionstests und kontinuierlicher Liquordrainage getroffen werden. Vorrangig sollte der Test eingesetzt werden, für den in der jeweiligen Klinik die größere Erfahrung vorliegt.

Diagnostische lumbale Liquorpunktion mit Druckmessung („spinal tap test")

Eine Liquorpunktion ist bei jedem Verdacht auf NPH erforderlich, um einen normalen Liquordruck sicherzustellen, eine mögliche, ursächlich zugrunde liegende Meningitis und selten einen spinalen raumfordernden Prozess mit stark erhöhten Liquorproteinwerten zu erfassen. Die im Rahmen dieses Tests vorgenommene einmalige Liquorentnahme soll einen Shunt-Effekt im Vorgriff simulieren. Der Test ist einfach durchzuführen, weit verbreitet, kontrollierte Studien dagegen rar (Hakim u. Adams 1965, Wikkelso et al. 1986). Die Besserung der klinischen Symptomatik, insbesondere der Gangstörung, relativ rasch nach lumbaler Liquorentnahme (30 bis vorzugsweise 50 ml), gilt neben der Klinik und der Bildgebung als wesentlichstes klinisches Kriterium, die allerdings nur in eindeutigen klinischen Besserungsfällen einen positiven prädiktiven Wert besitzt und im Non-responder-Fall einen NPH nicht ausschließt (Bret et al. 1990, Hebb u. Cusimano 2001, Malm et al. 1995b, Walchenbach et al. 2002). Möglicherweise kann die Responder Rate beim „spinal tap-Test durch Verwendung dickerer (z. B. 19 g) konventioneller Nadeln erhöht werden (⇔). Eine Wiederholung der Lumbalpunktion bei nicht eindeutigem Ergebnis ist sinnvoll, wobei einige Tage zwischen beiden Punktionen liegen sollten. Als Alternative kann auch eine Dauerableitung des Liquors über mehrere Tage über eine Lumbaldrainage vorgenommen werden (Chen et al. 1994, Haan u. Thomeer 1988).

Liquorinfusionstests

Liquorinfusionstests beruhen auf einer kontinuierlichen Volumenbelastung des Liquorraums mit paralleler Messung des intrakraniellen Drucks. Nach Erreichen eines plateauförmigen Fließgleichgewichts wird aus der Differenz des Ruhedrucks und des Plateaudrucks und aus der Infusionsgeschwindigkeit der Liquorabflusswiderstand berechnet (mm Hg/ml/min). Konzeptionell gibt dieser Wert direkt an, unter welchem intrakraniellen Druck wie viel Liquor pro Zeiteinheit resorbiert werden kann. Während der ursprüngliche Test (Katzman u. Hussey 1970) auf „constant flow infusion" basierte, wurden später konstante Druck- (Borgesen u. Gjerris 1982, Ekstedt 1978) und Bolusinfusionstechniken entwickelt (Marmarou et al. 1975). Obwohl die Verwendung des Rcsf einerseits gute bis exzellente Resultate ergab (Borgesen u. Gjerris 1982, Hartmann u. Alberti 1977, Lamas u. Lobato 1979, Nelson u. Goodman 1971, Tans 1979, Tans u. Poortvliet 1984, Tans u. Poortvliet 1985), verhinderten negative Berichte (Graff-Radford et al. 1989, Janny et al. 1981, Kosteljanetz et al. 1990, Malm et al. 1995a, Stein u. Langfitt 1974, Wolinsky et al. 1973) eine weite Anwendung. Verschiedene Infusionstests, sei es zur Messung der Compliance oder als lumboventrikulärer Perfusionstest, haben sich im Laufe der Zeit durchweg als nicht robust genug zum routinemäßigen Einsatz in der klinischen Diagnostik erwiesen (Hebb u. Cusimano 2001). Derzeit besteht Konsens, dass je höher die „resistance to CSF outflow"-Werte sind, um so besser ein gutes Operationsergebnis vorhergesagt werden kann. Allerdings sind die Normwerte altersabhängig (Czosnyka et al. 2001) und nur bei jüngeren Patienten können Werte von > 10 mm Hg/ml/min als pathologisch angesehen werden (Albeck et al. 1998), wobei bei älteren Patienten Werte von > 18 notwendig sind.

Kontinuierliche Liquordruckmessung

Bei der intraventrikulären Langzeitdruckmessung gilt ein hoher Anteil von sinusoidalen 0,5–2/min B-Wellen (Oszillationen des Liquordrucks) und das Auftreten von rampenförmigen B-Wellen als pathognomonisch für einen NPH (Raftopoulos et al. 1992). Die Signifikanz der auftretenden B-Wellen ist jedoch unklar, und normative Werte für eine standardisierte Auswertung der Druckkurven konnten bislang nicht etabliert werden. Polysomnographische Studien haben gezeigt, dass die Amplitude der B-Wellen in verschiedenen Schlafstadien sehr unterschiedlich und insbesondere mit dem REM-Schlaf assoziiert sind (Krauss et al. 1995). B-Wellen werden von parallelen Oszillationen der Hirndurchblutung begleitet (Droste et al. 1994) und gehen Blutdruckoszillationen um etwa 10 s voran (Droste u. Krauss 1999). Das Auftreten von B-Wellen während mehr als 50% der Registrierzeit wurde ursprünglich als Prädiktor für eine gute postoperative Besserung nach Shunt-Versorgung gewertet (Borgesen u. Gjerris 1982, Bret et al. 1990, Crockard et al. 1977, Symon u. Dorsch 1975). B-Wellen treten jedoch auch bei normalen Probanden auf (Edsbagge et al. 2004) und sog. typische B-Wellen wurden auch bei nicht hydrozephalen Personen nachgewiesen (Droste u. Krauss 1997).

Isotopenzisternographie

Seit den 60iger Jahren wurde die Isotopenzisternographie in der Diagnostik des NPH eingesetzt. Eine radioaktiv markierte Substanz wird durch Lumbalpunktion in den Liquorraum eingebracht und nach 4, 24, 48 und 96 Stunden die Verteilung intra- und extrazerebral quantifiziert. Im Normalfall findet sich das Isotop über der Konvexität und nicht innerhalb des Ventrikels, wobei sich beim NPH

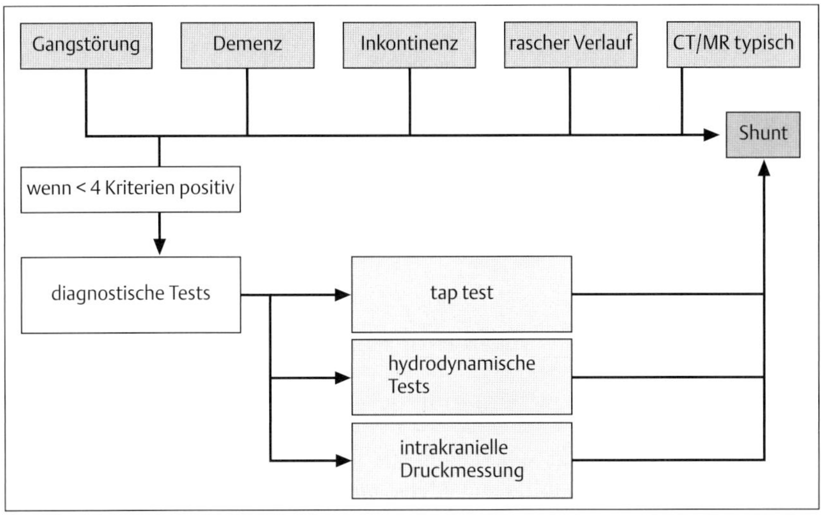

Abbildung 1 Zisternographie.

bei 41% innerhalb der ersten 24 Stunden intraventrikuläre Aktivität findet (Bergstrand et al. 1986). Der Test wird wegen des geringen prädiktiven Wertes nicht mehr durchgeführt (**Abbildung 1**).

Hämodynamische Tests

Hämodynamische Tests, sei es mit Hilfe der Single Photon Emissions Computer Tomographie (SPECT) oder der Positronenemissionstomographie (PET), erfassen zerebralen Blutfluss > 20 ml/100 g/min mit reduzierter periventrikulärer Gefäßreaktion auf Azetazolamid, ggf. im Rahmen einer arteriellen Hypertonie. Ihre prädiktive Vorhersage für eine erfolgreiche Shunt-Operation ist umstritten.

Zur Zusammenfassung der Prädiktoren siehe die **Tabellen 1–3**.

Epidemiologie

Die Inzidenz des kongenitalen Hydrozephalus wird auf 1–4/1000 Geburten geschätzt, wobei die im Erwachsenenalter erworbenen Hydrozephalus etwa 50% aller Hydrozephalusdiagnosen einnehmen. Ein sekundärer NPH kann sich nach Subarachnoidalblutungen (23%), Schädel-Hirn-Trauma (12,5%) und Meningitis (4,5%) entwickeln (Meier et al. 1999).

Infarktblutungen oder intrakranielle Massenblutungen, vaskuläre Malformationen, Epiphysentumoren oder andere Tumoren mit hohem Liquoreiweiß (z.B. Akustikusneurinom), Arnold-Chiari-Malformation, Zysten oder andere Erkrankungen, die mit der Liquorresorption in den arachnoidalen Granulomationen interferieren, tragen mit 2–4% bei (Chahlavi et al. 2001). Der Anteil von Kraniopharyngeomen, neurochirurgischen Eingriffen, Trauma, Sarkoidose oder Bestrahlung liegt bei weniger als 1%. Dabei ist der Liquoröffnungsdruck häufig leicht erhöht. 0,25% aller Krankenhauseinweisungen in den Vereinigten Staa-

Tabelle 1 Faktoren, die ein gutes chirurgisches Ergebnis vorhersagen

- Gangstörung steht im Vordergrund der Symptomatik
- Gangstörung trat vor kognitiven Defiziten auf
- Kurze Vorgeschichte der kognitiven Defizite
- Nur geringe oder moderate kognitive Defizite
- Geringe oder mäßige Läsionen des tiefen und periventrikulären Marklagers im MRI
- Wesentliche Besserung nach einer oder mehrerer diagnostischer Liquorentnahmen oder nach kontinuierlicher lumbaler Liquordrainage
- Auftreten von B-Wellen über mehr als 50% der Registrierzeit mit rampenförmigem, signifikantem Druckanstieg während der kontinuierlichen intraventrikulären Druckmessung, auch bei wachen Patienten
- Hoher Widerstand des Liquorausflusses von ca. 18 mm Hg/ml/min oder mehr (altersabhängig) während eines kontinuierlichen lumbalen Liquorinfusionstests

Tabelle 2 Faktoren unklarer Bedeutung

- Alter des Patienten
- Vermehrte Liquorpulsationen bei dynamischen MR-Untersuchungen
- Untersuchungen biochemischer Marker im Liquor
- Negativer spinal tap test
- Alle Muster der Zisternographie
- Resultate von nur in einigen Zentren durchgeführten hydrodynamischen Tests
- Resultate zerebraler Blutflussmessungen

Tabelle 3 Faktoren, die negative Operationsergebnisse vorhersagen

- Dominanz einer schweren Demenz
- Kortikale Demenz
- Demenz als erstes Zeichen
- Ausgeprägte zerebrale Atrophie
- Ausgeprägte subkortikale vaskuläre Enzephalopathie Binswanger-Typ (Ausnahmen!)

ten gehen auf die Indikation Hydrozephalus zurück. Die Häufigkeit des idiopathischen NPH bleibt unklar. Bei einer Tür-zu-Tür-Untersuchung in Starnberg Anfang der 90er Jahre des letzten Jahrhunderts fand sich eine Prävalenz von 0,4% bei über 65-jährigen Personen (Trenkwalder et al. 1995).

Pathophysiologie

Normalerweise wird der Liquor abhängig vom Liquordruck und dem venösen Druck über der Konvexität zurück resorbiert. Häufig, insbesondere beim symptomatischen NPH nach Subarachnoidalblutung oder Meningitis, wird die Initiierung auf eine Liquorresorptionsstörung zurückgeführt. Als andere mögliche Ursachen der Liquorresorptionsstörung wurden reduzierter Blutfluss und Metabolismus (Momjian et al. 2004, Waldemar et al. 1993), Ausdehnung der periventrikulären weißen Substanz (Fisher 1982), erhöhte Druckdifferenz zwischen Ventrikeldruck und Subarachnoidalraum („transmantle pressure"; Conner et al. 1984), asymptomatisch abgelaufene Meningitiden oder andere Ursachen postuliert. Nach neueren Arbeiten wird das Vorliegen eines „transmantle pressure" bei Patienten mit einem idiopathischen NPH jedoch in Frage gestellt (Stephensen et al. 2002).

Kommt es zu einem erhöhten intrakraniellen Druck, so werden vor allem die an der Konvexität gelegenen Plexus ausgepresst. Elastizitätsdifferenzen und physikalische Eigenschaften des Gehirns führen dazu, dass trotz kommunizierender innerer und äußerer Liquorräume Scherkräfte eine zähe „Auswärtsbewegung" der Gehirnmasse in Gang setzen und letztlich zu dem typischen Bild des NPH führen. Hand in Hand hiermit gehen Diffusion von Liquor durch die Ventrikelwände (Liquordiapedese) mit periventrikulärer Ödembildung, Verschlechterung der lokalen zerebralen Blutversorgung im periventrikulären Marklager und schließlich Läsion von Fasern der Corona radiata. Eine aktuelle Hypothese besagt, dass die Art der Elimination von toxischen Molekülen wie Amyloid-beta peptid (Abeta) aus dem interstitiellen Raum über die Entstehung einer Alzheimer-Erkrankung oder eines Normaldruckhydrozephalus entscheidet. Danach würde eine Verminderung der Liquorproduktion eine Alzheimer-Erkrankung begünstigen und eine Erschwerung der Liquorresorption den Normaldruckhydrozephalus (Silverberg et al. 2003). Eine andere Möglichkeit, welche bei der Entstehung des idiopathischen NPH diskutiert wird, ist die primäre Affektion des periventrikulären und des tiefen Marklagers durch eine funktionelle Minderperfusion, insbesondere etwa 1 cm periventrikulär im Bereich der Wasserscheide zwischen menigialer Gefäßperfusion und dem Mediastromgebiet (Momjian et al. 2004). Sowohl Läsionen des tiefen als auch des periventrikulären Marklagers fanden sich bei MRT-Untersuchungen bei Patienten mit idiopathischem NPH weitaus häufiger als bei altersgleichen Kontrollkollektiven (Bradley et al. 1991, Jack et al. 1987, Krauss et al. 1997c). Eine arterielle Hypertonie liegt häufig bei Patienten mit idiopathischem NPH vor und wird von einigen Gruppen als Risikofaktor angesehen (Bateman 2000, Graff-Radford u. Godersky 1987, Krauss et al. 1996b). Normalisiert man den intrakraniellen Druck, kommt es wahrscheinlich relativ rasch zu einer Änderung des Blutflusses im Marklager und später zu einer Rückbildung der Erweiterung der inneren Liquorräume (Hakim et al. 2001). Diese ist jedoch aufgrund der bereits abgelaufenen plastischen Veränderungen in der Regel nur unvollständig.

Ziele und Anwendungsbereich

Definition der Ziele der Leitlinie

Ziel dieser Leitlinie ist eine Optimierung der Diagnosekriterien und der konservativen und operativen Behandlung des Normaldruckhydrozephalus. Die Leitlinie ist evidenzbasiert und eine Fortentwicklung der Leitlinie der DGN 2003 (Diener und Kommission Leitlinien der Deutschen Gesellschaft für Neurologie, 2003). Die Leitlinien der Deutschen Gesellschaft für Neurochirurgie sind noch nicht fertig gestellt.

Definition des Anwendungsbereichs (Zielgruppe)

Diese Leitlinie wendet sich überwiegend an Ärzte, die im ambulanten oder Klinikbereich Patienten mit Normaldruckhydrozephalus betreuen.

Grundsätze der Therapie

Randomisiert kontrollierte Studien (Evidenz Klasse I oder Kriterien Typ **A**) einer Shunt-Implantation versus konservative Therapie finden sich gemäß Cochrane-Kriterien nicht (Esmonde u. Cooke 2002, Esmonde 2004), dafür eine weite Bandbreite von therapeutischem Nihilismus bis zu der Meinung, jeden Patienten mit Hydrozephalus und der oben gekennzeichneten Klinik mit einem liquorableitenden System zu versorgen und ggf. die Besserung abzuwarten.

Konservative Therapie

Die intermittierende therapeutische Liquorpunktion ist eine gute Alternative zur OP, gerade bei multimorbiden Patienten und unter Berücksichtigung der Komplikationen des operativen Eingriffs. Entscheidend ist, dass der Patient lange genug von der LP profitiert (⇔).

Operative Therapie

Das Ergebnis nach einer Shunt-Operation hängt entscheidend von der präoperativen sorgfältigen Auswahl der

Patienten ab (⇑). Laut Literaturübersicht (Hebb u. Cusimano 2001) profitierten im Mittel 59% (Bereich 24–100%) der Patienten von einem Shunt, davon 29% (10–100%) signifikant oder länger anhaltend (⇑⇑⇑). Die Shunt-Komplikationsrate betrug im Langzeitverlauf 38% (5–100%), und 22% (0–47%) benötigten zusätzliche chirurgische Eingriffe. Das Risiko eines permanenten neurologischen Defizits betrug 6% (0–35%). Die multizentrische niederländische NPH-Studie (⇑) unterschied vier verschiedene postoperative Verläufe: Etwa die Hälfte der Patienten besserte sich im ersten postoperativen Monat mit anschließend stabilem Verlauf. Ein Viertel der Patienten blieb unverändert oder verschlechterte sich. Die verbliebenen Patienten wiesen nur vorübergehende Verbesserungen oder stetig weiter zunehmende Besserungen auf (Boon et al. 1997, Boon et al. 1998a, Boon et al. 1998b, Boon et al. 1999, Boon et al. 2000).

Die am häufigsten angewandte Therapie des NPH zur Regulation der Liquorzirkulation besteht in der Implantation eines Shunt mit zwischengeschaltetem Ventil aus einem der Seitenventrikel zum rechten Vorhof (ventrikuloatrialer Shunt) oder heute häufiger in die Bauchhöhle (ventrikuloperitonealer Shunt) mit dem Ziel des Druckausgleichs zwischen Liquorräumen und Hirnparenchym (⇑⇑⇑). Bei jüngeren Patienten ist im Hinblick auf mögliche systemische Komplikationen dem ventrikuloperitonealen Shunt der Vorzug zu geben (⇑). Das therapeutische Fenster zwischen Über- und Unterdrainage ist eng. Verstellbaren Ventilen ist daher der Vorzug zu geben (⇑). Bei einzelnen Patienten ist es sinnvoll, zusätzlich hydrostatische Anti-Siphon-Devices zu verwenden, die möglicherweise die Ausbildung von Hygromen senken (Kiefer et al. 2000). In der Entwicklung sind Ventile, die verschiedene Eigenschaften kombinieren und eventuell sogar intrakraniell gemessenen Liquordruck telemetrisch monitoren.

Die Shunt-Behandlung des NPH ist ein dynamischer Prozess. Zunächst wird eine Senkung des intraventrikulären, unterhalb des im Sinus sagittalis superior vorhandenen Drucks erreicht. Das Parenchym füllt sich wieder auf und die Ventrikelgröße nimmt ab. Es besteht eine negative Korrelation zwischen Ventrikelgröße und Besserungstendenz (Meier u. Mutze 2004).

Sobald eine normale Ventrikelgröße (unter Berücksichtigung des Alters) erreicht ist, muss ein normaler Druck hergestellt werden, um die Entstehung extraaxialer Hämatome und sog. „slit ventricles" zu vermeiden.

Für die Bemessung der Druckstufe der verwendeten Ventile gibt es unterschiedliche Empfehlungen. Eine mögliche Vorgehensweise ist es, initial postoperativ den Druck auf niedrige Werte einzustellen. Eine Überdrainage wird andererseits am sichersten dadurch vermieden, dass initial eine höhere Druckstufe gewählt und danach ggf. herunterreguliert wird. Anpassungen müssen in beiden Fällen im weiteren Verlauf, abhängig von der Entwicklung der klinischen Symptomatik und der bildgebenden Diagnostik, vorgenommen werden.

Expertengruppe

Prof. Dr. M. Buchfelder, Abteilung Neurochirurgie, Universitätsklinik Göttingen

Prof. Dr. J. K. Krauss, Neurochirurgische Universitätsklinik Mannheim

Prof. Dr. A. Straube, Neurologische Universitätsklinik der Ludwig-Maximilians-Universität München

Federführend: Prof. Dr. W. Paulus, Abteilung Klinische Neurophysiologie, Universitätsklinik Göttingen, 37075 Göttingen, Tel.: 0551/396650

e-mail: wpaulus@med.uni-goettingen.de

Literatur

Adams, R. D., C. M. Fischer, S. Hakim, R. G. Ojemann, W. H. Sweet (1965): Symptomatic occult hydrocephalus with „normal" cerebrospinal fluid pressure: A treatable syndrome. N. Engl. J. Med. 273, 117–126.

Albeck, M. J., C. Skak, P. R. Nielsen, K. S. Olsen, S. E. Borgesen, F. Gjerris (1998): Age dependency of resistance to cerebrospinal fluid outflow. J. Neurosurg. 89, 275–278.

Baledent, O., C. G. Gondry-Jouet, M. E. Meyer, G. de Marco, D. Le Gars, M. C. Henry-Feugeas, I. Idy-Peretti (2004). Relationship between cerebrospinal fluid and blood dynamics in healthy volunteers and patients with communicating hydrocephalus. Invest Radiol 39 (1), 45–55.

Bateman, G. A. (2000): Vascular compliance in normal pressure hydrocephalus. AJNR Am. J. Neuroradiol. 21, 1574–1585.

Bech, R. A., G. Waldemar, F. Gjerris, L. Klinken, M. Juhler (1999): Shunting effects in patients with idiopathic normal pressure hydrocephalus; correlation with cerebral and leptomeningeal biopsy findings. Acta Neurochir. 141, 633–639.

Bergstrand, G., G. Oxenstierna, L. Flyckt, S. A. Larsson, G. Sedvall (1986): Radionuclide cisternography and computed tomography in 30 healthy volunteers. Neuroradiology 28, 154–160.

Boon, A. J., J. T. Tans, E. J. Delwel, S. M. Egeler-Peerdeman, P. W. Hanlo, H. A. Wurzer et al. (1997): Dutch normal-pressure hydrocephalus study: prediction of outcome after shunting by resistance to outflow of cerebrospinal fluid. J. Neurosurg. 87, 687–693.

Boon, A. J., J. T. Tans, E. J. Delwel, S. M. Egeler-Peerdeman, P. W. Hanlo, H. A. Wurzer et al. (1998a): Dutch Normal-Pressure Hydrocephalus Study: randomized comparison of low- and medium-pressure shunts. J. Neurosurg. 88, 490–495.

Boon, A. J., J. T. Tans, E. J. Delwel, S. M. Egeler-Peerdeman, P. W. Hanlo, J. A. Wurzer et al. (1998b): Does CSF outflow resistance predict the response to shunting in patients with normal pressure hydrocephalus? Acta Neurochir. Suppl. 71, 331–333.

Boon, A. J., J. T. Tans, E. J. Delwel, S. M. Egeler-Peerdeman, P. W. Hanlo, H. A. Wurzer et al. (1999): Dutch Normal-Pressure Hydrocephalus Study: the role of cerebrovascular disease. J. Neurosurg. 90, 221–226.

Boon, A. J., J. T. Tans, E. J. Delwel, S. M. Egeler-Peerdeman, P. W. Hanlo, H. A. Wurzer et al. (2000): The Dutch normal-pressure hydrocephalus study. How to select patients for shunting? An analysis of four diagnostic criteria. Surg. Neurol. 53, 201–207.

Borgesen, S. E., F. Gjerris (1982): The predictive value of conductance to outflow of CSF in normal pressure hydrocephalus. Brain 105, 65–86.

Bradley, W. G. Jr., A. R. Whittemore, A. S. Watanabe, S. J. Davis, L. M. Teresi, M. Homyak (1991): Association of deep white matter infarction with chronic communicating hydrocephalus: implications regarding the possible origin of normal-pressure hydrocephalus. AJNR Am. J. Neuroradiol. 12, 31–39.

Bret, P., J. Chazal, P. Janny, B. Renaud, M. Tommasi, J. J. Lemaire et al. (1990): Chronic hydrocephalus in adults. Neurochirurgie 36, 1–159.

Chahlavi, A., S. K. El-Babaa, M. G. Luciano (2001): Adult-onset hydrocephalus. Neurosurg. Clin. N. Am. 12, 753–760, ix.

Chen, I. H., C. I. Huang, H. C. Liu, K. K. Chen (1994): Effectiveness of shunting in patients with normal pressure hydrocephalus predicted by temporary, controlled-resistance, continuous lumbar drainage: a pilot study. J. Neurol. Neurosurg. Psychiatry 57, 1430–1432.

Conner, E. S., L. Foley, P. M. Black (1984): Experimental normal-pressure hydrocephalus is accompanied by increased transmantle pressure. J. Neurosurg. 61, 322–327.

Corkill, R. G., M. R. Garnett, A. M. Blamire, B. Rajagopalan, T. A. Cadoux-Hudson, P. Styles (2003): Multi-modal MRI in normal pressure hydrocephalus identifies pre-operative haemodynamic and diffusion coefficient changes in normal appearing white matter correlating with surgical outcome. Clin. Neurol. Neurosurg. 105, 193–202.

Crockard, H. A., K. Hanlon, E. E. Duda, J. F. Mullan (1977): Hydrocephalus as a cause of dementia: evaluation by computerised tomography and intracranial pressure monitoring. J. Neurol. Neurosurg. Psychiatry 40, 736–740.

Czosnyka, M., Z. H. Czosnyka, P. C. Whitfield, T. Donovan, J. D. Pickard (2001): Age dependence of cerebrospinal pressure-volume compensation in patients with hydrocephalus. J. Neurosurg. 94, 482–486.

De Mol, J. (1986): Sémiologie neuropsychologique dansi hydrocéphalie à pression normale. Arch. Swiss Neurol. Psychiatry 137, 33–45.

Dixon, G. R., J. A. Friedman, P. H. Luetmer, L. M. Quast, R. L. McClelland, R. C. Petersen et al. (2002): Use of cerebrospinal fluid flow rates measured by phase-contrast MR to predict outcome of ventriculoperitoneal shunting for idiopathic normal- pressure hydrocephalus. Mayo. Clin. Proc. 77, 509–514.

Droste, D. W., J. K. Krauss, W. Berger, E. Schuler, M. M. Brown (1994): Rhythmic oscillations with a wavelength of 0,5–2 min in transcranial Doppler recordings. Acta Neurol. Scand. 90, 99–104.

Droste, D. W., J. K. Krauss (1997): Oscillations of cerebrospinal fluid pressure in nonhydrocephalic persons. Neurol. Res. 19, 135–138.

Droste, D. W., J. K. Krauss (1999): Intracranial pressure B-waves precede corresponding arterial blood pressure oscillations in patients with suspected normal pressure hydrocephalus. Neurol. Res. 21, 627–630.

Edsbagge, M., M. Tisell, L. Jacobsson, C. Wikkelso (2004): Spinal CSF absorption in healthy individuals. Am. J. Physiol. Regul. Integr. Comp. Physiol.

Ekstedt, J. (1978): CSF hydrodynamic studies in man. I. Method of constant pressure CSF infusion. J. Neurol. Neurosurg. Psychiatry 40, 105–119.

Esmonde, T., S. Cooke (2002): Shunting for normal pressure hydrocephalus (NPH). Cochrane Database Syst. Rev., CD003157.

Esmonde, T. C. S (2004): Shunting for Normal Pressure Hydrocephalus (NPH). The Cochrane Database Syst. Rev., Art. No.: DOI: 101002/14651858. CD003157.

Fisher, C. M. (1982): Hydrocephalus as a cause of disturbances of gait in the elderly. Neurology 32, 1358–1363.

Freter, S., H. Bergman, S. Gold, H. Chertkow, A. M. Clarfield (1998): Prevalence of potentially reversible dementias and actual reversibility in a memory clinic cohort. Cmaj 159, 657–662.

Friese, S., U. Hambaber, M. Erb, U. Klose (2004): B-waves in cerebral and spinal cerebrospinal fluid pulsation measurement by magnetic resonance imaging. J Comput Assist Tomogr 28 (2), 255–262.

Giladi, N., R. Kao, S. Fahn (1997): Freezing phenomenon in patients with parkinsonian syndromes. Mov. Disord. 12, 302–305.

Graff-Radford, N. R., J. C. Godersky (1987): Idiopathic normal pressure hydrocephalus and systemic hypertension. Neurology 37, 868–871.

Graff-Radford, N. R., J. C. Godersky, M. P. Jones (1989): Variables predicting surgical outcome in symptomatic hydrocephalus in the elderly. Neurology 39, 1601–1604.

Haan, J., R. T. Thomeer (1988): Predictive value of temporary external lumbar drainage in normal pressure hydrocephalus. Neurosurgery 22, 388–391.

Hakim, S., R. D. Adams (1965): The special clinical problem of symptomatic hydrocephalus with normal cerebrospinal fluid pressure. Observations on cerebrospinal fluid hydrodynamics. J. Neurol. Sci. 2, 307–327.

Hakim, C. A., R. Hakim, S. Hakim (2001): Normal-pressure hydrocephalus. Neurosurg. Clin. N. Am. 12, 761–773, ix.

Hartmann, A., E. Alberti (1977): Differentiation of communicating hydrocephalus and presenile dementia by continuous recording of cerebrospinal fluid pressure. J. Neurol. Neurosurg. Psychiatry 40, 630–640.

Hebb, A. O., M. D. Cusimano (2001): Idiopathic normal pressure hydrocephalus: a systematic review of diagnosis and outcome. Neurosurgery 49, 1166–1184, discussion 1184–1196.

Holodny, A. I., A. E. George, M. J. de Leon, J. Golomb, A. J. Kalnin, P. R. Cooper (1998): Focal dilation and paradoxical collapse of cortical fissures and sulci in patients with normal-pressure hydrocephalus. J. Neurosurg. 89, 742–747.

Jack, C. R. Jr., B. Mokri, E. R. Laws Jr., O. W. Houser, H. L. Baker Jr., R. C. Petersen (1987): MR findings in normal-pressure hydrocephalus: significance and comparison with other forms of dementia. J. Comput. Assist. Tomogr. 11, 923–931.

Janny, P., G. Colnet, A. Veyre, J. Chazal, L. C. Barretto (1981): Normal pressure hydrocephalus. Pre- and postoperative study of 56 cases (author's transl.). Neurochirurgie 27, 89–96.

Katzman, R., F. Hussey (1970): A simple constant-infusion manometric test for measurement of CSF absorption. I. Rationale and method. Neurology 20, 534–544.

Kiefer, M., R. Eymann, V. Mascaros, M. Walter, W. I. Steudel (2000): Der Stellenwert hydrostatischer Ventile in der Therapie des chronischen Hydrocephalus. Nervenarzt 71, 975–986.

Kosteljanetz, M., A. M. Nehen, J. Kaalund (1990): Cerebrospinal fluid outflow resistance measurements in the selection of patients for shunt surgery in the normal pressure hydrocephalus syndrome. A controlled trial. Acta Neurochir. 104, 48–53.

Krauss, J. K., D. W. Droste, M. Bohus, J. P. Regel, R. Scheremet, D. Riemann et al. (1995): The relation of intracranial pressure B-waves to different sleep stages in patients with suspected normal pressure hydrocephalus. Acta Neurochir. 136, 195–203.

Krauss, J. K., D. W. Droste, W. Vach, J. P. Regel, M. Orszagh, J. J. Borremans et al. (1996a): Cerebrospinal fluid shunting in idiopathic normal-pressure hydrocephalus of the elderly: effect of periventricular and deep white matter lesions. Neurosurgery 39, 292–299, discussion 299–300.

Krauss, J. K., J. P. Regel, W. Vach, D. W. Droste, J. J. Borremans, T. Mergner (1996b): Vascular risk factors and arteriosclerotic disease in idiopathic normal-pressure hydrocephalus of the elderly. Stroke 27, 24–29.

Krauss, J. K., J. P. Regel, W. Vach, F. D. Jungling, D. W. Droste, A. K. Wakhloo (1997a): Flow void of cerebrospinal fluid in idiopathic normal pressure hydrocephalus of the elderly: can it predict outcome after shunting? Neurosurgery 40, 67–73, discussion 73–74.

Krauss, J. K., J. P. Regel, D. W. Droste, M. Orszagh, J. J. Borremans, W. Vach (1997b): Movement disorders in adult hydrocephalus. Mov. Disord. 12, 53–60.

Krauss, J. K., J. P. Regel, W. Vach, M. Orszagh, F. D. Jungling, M. Bohus et al. (1997c): White matter lesions in patients with idiopathic normal pressure hydrocephalus and in an age-matched control group: a comparative study. Neurosurgery 40, 491–495, discussion 495–496.

Krauss, J. K., M. Faist, M. Schubert, J. J. Borremans, C. H. Lucking, W. Berger (2001): Evaluation of gait in normal pressure hydrocephalus before and after shunting. Adv. Neurol. 87, 301–310.

Lamas, E., R. D. Lobato (1979): Intraventricular pressure and CSF dynamics in chronic adult hydrocephalus. Surg. Neurol. 12, 287–295.

Malm, J., B. Kristensen, M. Fagerlund, L. O. Koskinen, J. Ekstedt (1995a): Cerebrospinal fluid shunt dynamics in patients with idiopathic adult hydrocephalus syndrome. J. Neurol. Neurosurg. Psychiatry 58, 715–723.

Malm, J., B. Kristensen, T. Karlsson, M. Fagerlund, J. Elfverson, J. Ekstedt (1995b): The predictive value of cerebrospinal fluid dynamic tests in patients with the idiopathic adult hydrocephalus syndrome. Arch. Neurol. 52, 783–789.

Marmarou, A., K. Shulman, J. LaMorgese (1975): Compartmental analysis of compliance and outflow resistance of the cerebrospinal fluid system. J. Neurosurg. 43, 523–534.

Meier, U., F. S. Zeilinger, D. Kintzel (1999): Signs, symptoms and course of normal pressure hydrocephalus in comparison with cerebral atrophy. Acta Neurochir. 141, 1039–1048.

Meier, U. (2004): Gravity valves for idiopathic normal pressure hydrocephalus. A Prospective study of 60 patients. Nervenarzt 75, 577–583.

Meier, U., S. Mutze (2004): Correlation between decreased ventricular size and positive clinical outcome following shunt placement in patients with normal-pressure hydrocephalus. J. Neurosurg. 100, 1036–1040.

Merten, T. (1999): Neuropsychology of normal pressure hydrocephalus. Nervenarzt 70, 496–503.

Momjian, S., B. K. Owler, Z. Czosnyka, M. Czosnyka, A. Pena, J. D. Pickard (2004): Pattern of white matter regional cerebral blood flow and autoregulation in normal pressure hydrocephalus. Brain 127, 965–972.

Nelson, J. R., S. J. Goodman (1971): An evaluation of the cerebrospinal fluid infusion test for hydrocephalus. Neurology 21, 1037–1053.

Owler, B. K., A. Pena, S. Momjian, Z. Czosnyka, M. Czosnyka, N. G. Harris et al. (2004): Changes in cerebral blood flow during cerebrospinal fluid pressure manipulation in patients with normal pressure hydrocephalus: a methodological study. J. Cereb. Blood Flow Metab. 24, 579–587.

Petzinger, G., E. Perez, S. Fahn (1994): Motor features of normal pressure hydrocephalus. Movement Disorders 9, 126.

Raftopoulos, C., C. Chaskis, F. Delecluse, F. Cantraine, L. Bidaut, J. Brotchi (1992): Morphological quantitative analysis of intracranial pressure waves in normal pressure hydrocephalus. Neurol. Res. 14, 389–396.

Shiino, A., Y. Nishida, H. Yasuda, M. Suzuki, M. Matsuda, T. Inubushi (2004). Magnetic resonance spectroscopic determination of a neuronal and axonal marker in white matter predicts reversibility of deficits in secondary normal pressure hydrocephalus. J Neurol Neurosurg Psychiatry 75 (8), 1141–1148.

Silverberg, G.D., M. Mayo, T. Saul, E. Rubenstein, D. McGuire (2003): Alzheimer's disease, normal-pressure hydrocephalus, and senescent changes in CSF circulatory physiology: a hypothesis. Lancet Neurol. 2, 506–511.

Stein, S. C., T. W. Langfitt (1974): Normal-pressure hydrocephalus. Predicting the results of cerebrospinal fluid shunting. J. Neurosurg. 41, 463–470.

Stephensen, H., M. Tisell, C. Wikkelso (2002): There is no transmantle pressure gradient in communicating or noncommunicating hydrocephalus. Neurosurgery 50, 763–771, discussion 771–773.

Symon, L., N. W. Dorsch (1975): Use of long-term intracranial pressure measurement to assess hydrocephalic patients prior to shunt surgery. J. Neurosurg. 42, 258–273.

Tans, J. T. (1979): Differentiation of normal pressure hydrocephalus and cerebral atrophy by computed tomography and spinal infusion test. J. Neurol. 222, 109–118.

Tans, J. T., D. C. Poortvliet (1984): Comparison of ventricular steady-state infusion with bolus infusion and pressure recording for differentiating between arrested and non-arrested hydrocephalus. Acta Neurochir. 72, 15–29.

Tans, J. T., D. C. Poortvliet (1985): CSF outflow resistance and pressure-volume index determined by steady-state and bolus infusions. Clin. Neurol. Neurosurg. 87, 159–165.

Trenkwalder, C., J. Schwarz, J. Gebhard, D. Ruland, P. Trenkwalder, H. W. Hense et al. (1995): Starnberg trial on epidemiology of Parkinsonism and hypertension in the elderly. Prevalence of Parkinson's disease and related disorders assessed by a door-to-door survey of inhabitants older than 65 years. Arch. Neurol. 52, 1017–1022.

Tullberg, M., C. Jensen, S. Ekholm, C. Wikkelso (2001): Normal pressure hydrocephalus: vascular white matter changes on MR images must not exclude patients from shunt surgery. AJNR Am. J. Neuroradiol. 22, 1665–1673.

Tullberg, M., L. Hultin, S. Ekholm, J. E. Mansson, P. Fredman, C. Wikkelso (2002): White matter changes in normal pressure hydrocephalus and Binswanger disease: specificity, predictive value and correlations to axonal degeneration and demyelination. Acta Neurol. Scand. 105, 417–426.

Vanneste, J., P. Augustijn, W. F. Tan, C. Dirven (1993): Shunting normal pressure hydrocephalus: the predictive value of combined clinical and CT data. J. Neurol. Neurosurg. Psychiatry 56, 251–256.

Walchenbach, R., E. Geiger, R. T. Thomeer, J. A. Vanneste (2002): The value of temporary external lumbar CSF drainage in predicting the outcome of shunting on normal pressure hydrocephalus. J. Neurol. Neurosurg. Psychiatry 72, 503–506.

Waldemar, G., J. F. Schmidt, F. Delecluse, A. R. Andersen, F. Gjerris, O. B. Paulson (1993): High resolution SPECT with (99mTc)-d,l-HMPAO in normal pressure hydrocephalus before and after shunt operation. J. Neurol. Neurosurg. Psychiatry 56, 655–664.

Wikkelso, C., H. Andersson, C. Blomstrand, G. Lindqvist, P. Svendsen (1986): Normal pressure hydrocephalus. Predictive value of the cerebrospinal fluid tap-test. Acta Neurol. Scand. 73, 566–573.

Wolinsky, J. S., B. D. Barnes, M. T. Margolis (1973): Diagnostic tests in normal pressure hydrocephalus. Neurology 23, 706–713.

Yakovlev, P. I. (1947): Paraplegias of hydrocephalus (a clinical note and interpretation). American Journal of Mental Deficiency 51, 56–76.

Clinical pathway – Normaldruckhydrozephalus

Klinischer Verdacht auf NPH:
○ Gangstörung
○ Blasenstörung (Dranginkontinenz)
○ Demenz
 	
CT-Kriterien für NPH:
○ Ventrikelerweiterung
○ Enges Oberflächenrelief
○ Enge Oberflächenwindungsrelief
	☐ Prä-LP-Testung:
	  ☐ Ganganalyse (Schrittweite, Geschwindigkeit)
	  ☐ Wortflüssigkeit
	
	☐ diagnostische Lumbalpunktion („spinal-tap-Test"), 30–50 ml
	
	☐ Post-LP-Testung:
	  ☐ Ganganalyse (Schrittweite, Geschwindigkeit)
	  ☐ Wortflüssigkeit
		○ positive Prädiktoren für den Erfolg der Shunt-Operation
		  ○ Gangstörung im Vordergrund
		  ○ Gangstörung vor kognitiven Defiziten vorhanden
		  ○ geringe oder kurz bestehende kognitive Defizite
		  ○ geringe Läsionen des tiefen und periventrikulären Marklagers
		  ○ Besserung nach Liquorentnahme oder kontinuierlicher lumbaler Liquordrainage
		  ○ Auftreten von B-Wellen über mehr als 50 % der Registrierzeit
		  ○ hoher Liquorausflusswiderstand (≥ 18 mm Hg/ml/min) bei kontinuierlichem lumbalen Liquorinfusionstest
		
		○ negative Prädiktoren für den Erfolg der Shunt-Operation
		  ○ Demenz im Vordergrund
		  ○ kortikale Demenz
		  ○ Demenz als erstes Zeichen
		  ○ ausgeprägte zerebrale Atrophie
		  ○ ausgeprägte subkortikale vaskuläre Enzephalopathie
			○ OP nicht aussichtsreich oder
			○ Patient nicht OP-fähig oder
			○ OP nicht gewünscht
				☐ intermittierende therapeutische Liquorpunktion

			○ OP aussichtsreich	☐ interdisziplinäre Entscheidung über Shunt-Operation ☐ Shunt-Operation

			○ OP-Aussichten unklar
			  ☐ Liquorinfusionstest
			  ☐ kontinuierliche Liquordruckmessung
				☐ erneute interdisziplinäre Entscheidung über Shunt-Operation

Insomnie

Was gibt es Neues?

- Verhaltensmedizinische Maßnahmen sind auch bei Insomnien körperlicher und neurologischer Störungen Therapie der ersten Wahl.
- Das schlafstörende Potenzial von Medikamenten, elektromagnetischer und toxischer Einflüsse sollte erkannt und verringert oder beseitigt werden.
- Die sechsmonatige Gabe des Benzodiazepinrezeptor-Agonisten Eszopiclon (Zammit et al. 2004) zeigte im Vergleich zu Placebo eine anhaltende Wirkung auf den Schlaf insomnischer Patienten ohne Anzeichen eines Wirkverlusts bzw. einer Toleranzentwicklung.
- Bei langjähriger stabiler Einnahme von Benzodiazepinen und Benzodiazepinrezeptor-Agonisten ohne Dosiserhöhung kann die Medikation weiter verordnet werden
- Insomnien sind häufig Vorzeichen von Depressionen und Angststörungen.

Die wichtigsten Empfehlungen auf einen Blick

- Bei primären und sekundären Insomnien besteht Behandlungsbedürftigkeit nur dann, wenn außer dem gestörten Nachtschlaf die Tagesbefindlichkeit beeinträchtigt ist.
- Die Therapie der Insomnie richtet sich nach der zugrunde liegenden körperlichen, neurologischen oder psychiatrischen Erkrankung bzw. danach, ob es sich um eine primäre Insomnie handelt.
- Schlafinduzierende Substanzen sollten nur vorübergehend eingesetzt werden. Die Wirkung der Benzodiazepine und Benzodiazepinrezeptor-Agonisten ist gut belegt, allerdings fehlen bis auf eine Ausnahme Langzeitstudien (**A**). Die Wirkung von Antidepressiva ist als gut einzustufen (**B**), für Neuroleptika liegen keine ausreichend gut fundierten Studien vor (**C**).
- Vor medikamentösen Therapien sollten immer verhaltensmedizinische Strategien erprobt werden, ggf. in Kombination mit schlafinduzierenden Substanzen (**A**). Die verhaltensmedizinischen Maßnahmen sind auch bei sekundären Insomnien vorrangig einzusetzen.

Nicht erholsamer Schlaf

Diagnostische Schemata wie die Internationale Klassifikation der Schlafstörungen (ICSD 1990, deutsche Version: Schramm u. Riemann 1995) und das DSM-IV (1994) verwenden den Begriff „nicht erholsamer Schlaf". Die ICSD definiert Insomnie als „Beschwerde ungenügenden Schlafes oder sich nicht erholt zu fühlen nach der üblichen Schlafzeit", im DSM-IV wird neben den Beschwerden Ein- oder Durchschlafstörungen der unerholsame Schlaf genannt. Eine wissenschaftlich exakte Definition, wie viel Schlaf quantitativ notwendig ist, existiert nicht. Der Terminus „nicht erholsamer Schlaf" erlaubt eine Überwindung alter Einteilungsschemata in Insomnie versus Hypersomnie; es gibt nosologische Krankheitsentitäten, die sich sowohl in Insomnie als auch Hypersomnie oder in beidem gleichzeitig manifestieren. Nicht erholsamer Schlaf kann die Schweregrade leicht, mittelschwer und schwer haben. Die Krankheitswertigkeit ergibt sich aus seinen Konsequenzen. Der nicht erholsame Schlaf, der der **schweren** Insomnie zugrunde liegt, führt zu starken Beeinträchtigungen der sozialen und beruflichen Leistungsfähigkeit und ist mit Unruhegefühlen, Reizbarkeit, Angst, Depressivität, Erschöpfung und Müdigkeit verbunden. Der nicht erholsame Schlaf, der einer **schweren** Schläfrigkeit tagsüber (Hypersomnie) zugrunde liegt, hat als Konsequenz das Auftreten von starken Vigilanzbeeinträchtigungen bzw. Schlafepisoden, die in starkem Maß mit der sozialen oder beruflichen Leistungsfähigkeit der Betroffenen interferieren und zudem bei bestimmten Krankheitsbildern die körperliche Gesundheit nachhaltig beeinträchtigen. (Zur Übersicht Leitlinie „S2" Nicht-erholsamer Schlaf, Fischer et al. 2001 http://www.uni-duesseldorf.de/AWMF.)

Definition

Primäre Insomnien

Die **psychophysiologische Insomnie** ist eine Störung mit körperlicher Anspannung und gelernten, schlafverhindernden Assoziationen, die zu Beschwerden einer Insomnie und daran gekoppelter verminderter Leistungsfähigkeit während des Wachzustandes führt. Anzeichen für gelernte, schlafverhindernde Assoziationen sind übertriebene Anstrengung einzuschlafen, ein erhöhtes Erregungsniveau, vor allen Dingen vor dem Schlafengehen, und ein besserer Schlaf in anderer Schlafumgebung als in der üblichen.

Die **Fehlbeurteilung des Schlafzustandes** ist eine Störung, bei der Beschwerden einer Insomnie oder übermäßigen Schläfrigkeit ohne objektiven Nachweis einer Schlafstörung auftreten.

Die **idiopathische Insomnie** beginnt in der Kindheit und dauert lebenslang, wobei im Vordergrund ein lebenslanges Unvermögen steht, ausreichend zu schlafen. Es wird vermutet, dass dem eine neurologisch bedingte Störung der schlaf-wach-regulierenden Systeme zugrunde liegt.

Sekundäre Insomnien

Neurologische Erkrankungen

- Degenerative Erkrankungen (z. B. Parkinson-Syndrom, Demenz, Dystonien, Chorea Huntington, hereditäre Ataxien, Fatal familial insomnia),
- entzündliche ZNS-Erkrankungen (MS, Meningitiden, Meningoenzephalitis),
- zerebrovaskuläre Erkrankungen,
- Hirntumoren, Schädel-Hirn-Traumen,
- Epilepsien,
- Schlafstörungen (z. B. Restless-legs-Syndrom, Narkolepsie, Schichtarbeit),
- Asperger Syndrom,
- chronischer Schmerz.

Psychiatrische Erkrankungen

Jede psychiatrische Störung kann zu Schlafstörungen führen. Besonders hervorzuheben ist die enge Koppelung depressiver Erkrankungen und Angststörungen mit Insomnien.

Substanzmissbrauch/-abhängigkeit, toxische Faktoren

Medikamentös/toxisch induziert

- Alkohol
- Koffein
- Antibiotika
- Anticholinergika
- Antidepressiva (u. a. MAO-Hemmer, SSRI, Trizyklika)
- Antihistaminika
- Antihypertensiva (u. a. ACE-Hemmer, Betablocker, Clonidin, Kalzium-Antagonisten)
- Appetitzügler
- Benzodiazepine
- Kortikosteroide
- Diuretika (wenn sie zu Nykturie führen)
- Dopaminergika
- Hypnotika
- Illegale Drogen: Cannabis, Kokain, Heroin, Ecstasy
- Neuroleptika
- Nikotin
- Nootropika
- Schilddrüsenhormone
- Stimulanzien
- Zytostatika

Klassifikation

- Primär (bei Ausschluss organischer oder psychiatrischer Krankheitsursachen)
- Sekundär (bei Nachweis organischer oder psychiatrischer Krankheitsursachen)

Epidemiologie

Prävalenz: Circa 10–20% der Bevölkerung in den westlichen Industrieländern (siehe z. B. Hohagen et al. 1993, Hajak 2001).

Untersuchungen

Notwendig

- Anamnestische Erfassung der verschiedenen Symptome
- Dokumentation durch Schlaf-Fragebögen und Schlaf-Tagebücher (PSQI, ESS, Abend- und Morgenprotokolle; Buysse et al. 1989, Johns 1991, Liendl u. Hoffmann 1999)
- Diagnostische Abklärung der Grunderkrankung und komorbider, psychiatrisch-neurologischer Erkrankungen

Im Einzelfall erforderlich

Polysomnographische Untersuchung bei Patienten mit chronischen therapierefraktären Insomnien, die sowohl auf verschiedene adäquate pharmakologische als auch verhaltensmedizinische Therapieversuche nicht angesprochen haben.

Therapie

Ambulant/stationär

- Behandlungsbedürftigkeit besteht nur dann, wenn neben einer Störung des Nachtschlafs auch über eine starke Beeinträchtigung (gem. ICSD) der Tagesbefindlichkeit oder Leistungsfähigkeit geklagt wird.
- Therapie der körperlichen, neurologischen oder psychiatrischen Grunderkrankung.
- Kurzfristiger, vorübergehender Einsatz (ca. 4 Wochen) von schlafinduzierenden Substanzen je nach Grunderkrankung (Benzodiazepine, Benzodiazepinrezeptor-Agonisten, Antidepressiva, Neuroleptika; für die Benzodiazepine: Holbrook et al. 2000, Nowell et al. 1997) (⇑⇑⇑) (für die Antidepressiva: Hajak et al. 2001) (⇑) (Riemann et al. 2002) (⇑).
- Verhaltensmedizinische Strategien (Entspannungstechniken, Vermittlung der Regeln der Schlafhygiene und Schlaf-Wach-Strukturierung (Stimuluskontrolle, Schlafrestriktion, zur Erläuterung siehe http://www.dgsm.de, kognitive Techniken zur Reduktion nächtlicher Grübeleien; Murtagh u. Greenwood 1995) (⇑⇑⇑).

Expertengruppe

Prof. Dr. med. P. Clarenbach, Bielefeld
Prof. Dr. med. G. Mayer, Hephata Klinik Schwalmstadt-Treysa
Prof. Dr. med. Th. Pollmächer, Ingolstadt
Prof. Dr. rer. soc. Dipl.-Psych. D. Riemann, Freiburg
Dr. med. D. Schäfer, Bad Berleburg
Federführend: Prof. Dr. med. G. Mayer, Hephata Klinik, 34613 Schwalmstadt-Treysa, Tel.: 06691/182002
e-mail: geert.mayer@hephata.com

Literatur

American Psychiatric Association (APA; 1998): Diagnostic and statistical manual of mental disorders (fourth edition). APA, Washington DC.
DeutscheVersion: Saß, H., H. U. Wittchen, M. Zandig (eds.), Hogrefe, Göttingen.
Backhaus, J., D. Riemann (1999): Schlafstörungen. Fortschritte der Psychotherapie (Bd. 7). Hogrefe, Göttingen.
Buysse, D. J., C. F. Reynolds, T. H. Monk, S. R. Berman, D. J. Kupfer (1989): Sleep Qualitiy index: A new instrument for psychiatric practice and research. Psychiatry Research 28, 193–213.
Fischer, J., G. Mayer, J. Peter, D. Riemann, H. J. Sitter (eds.; 2002): Nicht-erholsamer Schlaf. Leitlinie „S2" der Deutschen Gesellschaft für Schlafforschung und Schlafmedizin. Blackwell Wissenschaftsverlag, Berlin.
Hajak, G. (2001): Epidemiology of severe insomnia and its consequences in Germany. European Archives of Psychiatry and Clinical Neuroscience 251, 49–56.
Hajak, G., A. Rodenbeck, U. Voderholzer et al. (2001): Doxepin in the treatment of primary insomnia: a placebo-controlled, double-blind, polysomnographic study. J. Clin. Psychiatry 62 (6), 453–463.
Hohagen, F., K. Rink, C. Käppler, E. Schramm, D. Riemann, S. Weyerer et al. (1993): Prevalence and treatment of insomnia in general practice. European Archives of Psychiatry and Clinical Neuroscience 242, 329–336.
Holbrook, A. M., R. Crowther, A. Lotter, C. Cheng, D. King (2000): Meta-analysis of benzodiazepine use in the treatment of insomnia. CMAJ 162, 225–233.
Johns, M. W. (1991): A new method for measuring daytime sleepiness: Epworth Sleepiness Scale. Sleep 14, 540–545.
Deutsche Version: Testzentrale Göttingen & Bern, 2000/2001.
Liendl, S., M. Hoffmann (1999): Compliance Probleme bei der Bearbeitung von Abend-Morgen-Protokollen – Entwicklung einer Kurzversion der Standardprotokolle der DGSM Somnologie, 973–977.
Morin, C. M., J. P. Culbert, S. M. Schwartz (1994): Nonpharmacological interventions for insomnia: A meta-analysis of treatment efficacy. American Journal of Psychiatry 151, 1172–1180.
Murtagh, D. R., K. M. Greenwood (1995): Identifying effective psychological treatments for insomnia: A meta-analysis. Journal of Consulting and Clinical Psychology 63, 79–89.
Nowell, P. D., S. Mazumdar, D. J. Buysse, M. A. Dew, C. F. Reynolds, D. J. Kupfer (1997): Benzodiazepines and zolpidem for chronic insomnia. A meta-analysis of treatment efficacy. JAMA 278, 2170–2177.
Riemann, D., U. Voderholzer, S. Cohrs, A. Rodenbeck, G. Hajak, E. Rüther et al. (2002): Trimipramine in primary insomnia: results of a polysomnographic double-blind placebo and reference-substance (lormetazepam)-controlled study. Pharmacopsychiatry 35, 165–174.
Zammit G. K., L. J. Mc Nabb, J. Caron, D. A. Amato, T. Roth: Efficacy and safety of eszopiclone across 6-weeks of treatment for primary insomnia. Curr Med Res Opin 2004; 20, 1979–1991.

Schlafbezogene Atmungsstörungen (SBAS) bei neurologischen Erkrankungen

Was gibt es Neues?

- Ober- und Unterkieferschienen („oral appliances") sind der CPAP-Therapie unterlegen. Sie sind allerdings wirksam im Vergleich zu Placebo, so dass sie als Alternative bei Patienten empfohlen werden können, die eine CPAP-Beatmung nicht tolerieren (**A**).
- Atemanaleptika wie Theophyllin sind nicht zur Therapie des obstruktiven Schlafapnoe-Syndroms (OSAS), der häufigsten Form von SBAS, geeignet.
- Beim OSAS ist eine Verbesserung der Compliance durch Anwendung von autoCPAP- oder BilevelPAP-Geräten, Befeuchtern oder Selbsttitrierung des Beatmungsdrucks durch die Patienten nicht belegt.
- Nach den BUB-Richtlinien (Richtlinien zur Bewertung medizinischer Untersuchungs- und Behandlungsmethoden) von 2004 kann die Stufe 4 der Diagnostik (Polysomnographie, zwei aufeinander folgende Nächte) von Ärzten, die die Zusatzbezeichnung „Schlafmedizin" führen, auch ambulant erbracht werden.

Die wichtigsten Empfehlungen auf einen Blick

- Bei der häufigsten Form der SBAS (OSAS) ist die Therapie der Wahl die nasale CPAP-Beatmung (> 90% Therapieerfolg) (**A**). Übliche Druckwerte liegen zwischen 6 und 14 mbar (individuelle Einstellung erforderlich).
- Bei SBAS im Zusammenhang mit neurologischen Erkrankungen finden häufig auch andere Beatmungsformen Anwendung (BilevelPAP, Sauerstoffgabe per Nasensonde) (**B**).
- Operative Maßnahmen beim OSAS (Tonsillektomie, Uvulopalatopharyngoplastik, mandibuläre und maxilläre Umstellungsosteotomie) sollten erst nach Ausschöpfen aller konservativen Therapiemaßnahmen erwogen werden (**B**).

Einführung

Die vorliegende Leitlinie wurde auf spezielle neurologische Aspekte in Diagnose und Therapie von SBAS fokussiert und in Kooperation mit der DGSM erstellt. Sofern relevante Informationen bereits in der DGSM-Leitlinie S2 „Nicht erholsamer Schlaf" vorliegen, wird auf diese verwiesen, um Redundanzen zu vermeiden.

Definition

SBAS sind über polysomnographisch aufgezeichnete Atmungsparameter definiert (nasaler/oraler Luftfluss, thorakoabdominale Exkursionen, O_2-Sättigung). Die übliche Quantifizierung erfolgt über den sog. Apnoe-Index (Apnoen pro Stunde Schlaf). Man unterscheidet obstruktive und zentrale Atmungsstörungen. Daneben können mit zusätzlichen Messparametern (z. B. Kapnographie, Ösophagusdruckmessung) weitere Formen von SBAS identifiziert werden (z. B. Störungen der Rhythmogenese, peripher-muskuläre Erschöpfung, Störung der Chemosensibilität der Atmung). Neurologische Erkrankungen können in jeder genannten Form zur Affektion der Atmung führen, häufig aggraviert im Schlaf.

Weitere Angaben siehe Leitlinie S2 „Nicht erholsamer Schlaf" der DGSM (http://www.uni-duesseldorf.de/WWW/AWMF/ll/063-001.htm).

Epidemiologie

Bei den meisten neurologischen Erkrankungen liegen zur Prävalenz von SBAS keine ausreichend großen, kontrollierten Studien vor. In der Allgemeinbevölkerung wird die Prävalenz für die häufigste Form der SBAS, das obstruktive Schlafapnoe-Syndrom (OSAS), auf mindestens 2% geschätzt (M:F = 3–10:1). Beim Schlaganfall wird die Prävalenz in der Akutphase auf 45–70% geschätzt (Bassetti u. Aldrich 1999a und b, Bassetti et al. 1996).

Pathophysiologie

Die Genese von SBAS bei neurologischen Erkrankungen ist multifaktoriell und hängt vom jeweils assoziierten Krankheitsbild ab (s. u.).

Weitere Angaben siehe Leitlinie S2 „Nicht erholsamer Schlaf" der DGSM.

Symptome

Kernsymptome sind
- Hypersomnie
- Insomnie
- Erschöpfbarkeit

Seltener sind Kopfschmerzen, Gedächtnis- und Konzentrationsstörungen (siehe auch Leitlinie S2 „Nicht erholsamer Schlaf" der DGSM).

Treten diese Symptome in Zusammenhang mit einer der nachfolgend genannten Erkrankungen auf, muss an das Vorliegen von SBAS gedacht, eine weiterführende Diagnostik durchgeführt und ggf. eine Therapie eingeleitet werden.

Neurologische Erkrankungen mit gehäuftem Auftreten von SBAS

Multisystematrophie

- OSAS bei 27% der Patienten (Maurer et al. 1999, Vetrugno et al. 2004)
- Übliche Art der Beatmung: CPAP (continuous positive airway pressure), BilevelPAP (bilevel positive airway pressure; auch wirksam als Dauertherapie gegen nächtlichen Stridor und damit assoziierten nicht erholsamen Schlaf; Iranzo et al. 2004).

Idiopathisches Parkinson-Syndrom

- Gehäuft OSAS (Greulich et al. 1998, Hardie et al. 1986, Apps et al. 1985, Ferini-Strambi et al. 1992, Schäfer 2001, Thorpy 2004)
- Übliche Art der Beatmung: CPAP. Die CPAP-Beatmung wird von ca. 20% der Patienten mit idiopathischem Parkinson-Syndrom nicht toleriert (Happe et al. 2002).

ALS

- Gehäuft OSAS, zentrale Apnoen, Erschöpfung der Atemmuskulatur (Bourke et al. 2001, Barthlen 1997)
- Hinweise auf eine Besserung kognitiver Leistungen durch Beatmung liegen vor (Newsom-Davis et al. 2001).
- Übliche Art der Beatmung: BilevelPAP

Autonome Neuropathien (v. a. diabetisch)

- OSAS (Bottini et al. 2000, Rosenow et al. 1998)
- Übliche Art der Beatmung: CPAP

Charcot-Marie-Tooth-Erkrankung

- OSAS (Dematteis et al. 2001)
- Übliche Art der Beatmung: CPAP

Poliomyelitis/Post-Polio-Syndrom

- OSAS, periphere muskuläre Erschöpfung (Dean et al. 1998, Ulfberg et al. 1997)
- Übliche Art der Beatmung: CPAP

Neuromuskuläre Erkrankungen (z. B. Myasthenia gravis)

- OSAS, periphere muskuläre Erschöpfung (Stepansky et al. 1996, Stepansky u. Zeitlhofer 2001, Quera-Salva et al. 1992, Barthlen 1997)
- Übliche Art der Beatmung: CPAP, BilevelPAP

Muskelkrankheiten (z. B. Myotone Dystrophie, Maltase-Mangel-Myopathie)

- OSAS, periphere muskuläre Erschöpfung (Barthlen 1997, Guilleminault et al. 1998)
- Übliche Art der Beatmung: BilevelPAP

Kongenitale Erkrankungen (z. B. kongenitales zentrales alveoläres Hypoventilationssyndrom = CCHS, familiäre Dysautonomie/Riley-Day-Syndrom)

- Zentrale alveoläre Hypoventilation, OSAS (Guilleminault et al. 1992, Schläfke et al. 1999)
- Übliche Art der Beatmung: maschinelle Beatmung

Bilaterale posterolaterale Läsionen der Medulla oblongata (z. B. bei Ischämie, Hämorrhagie, intrakraniellen Abszessen, Leigh-Syndrom)

- Erworbene zentrale alveoläre Hypoventilation (Cummiskey et al. 1987)
- Übliche Art der Beatmung: CPAP, BilevelPAP

Enzephalitis

- OSAS, zentrale Apnoen (White et al. 1983)
- Übliche Art der Beatmung: je nach Schweregrad bis zur Intubation

Multiple Sklerose

- In späten Phasen kann es bei muskulärer Insuffizienz zu alveolärer Hypoventilation kommen.
- Übliche Art der Beatmung: BilevelPAP, bei Hypoxämie < 85% Sauerstoffgabe

Schlaganfall

- Sehr hohe Prävalenz einer SBAS (insbesondere OSAS) bei supratentoriellen, hemisphärischen ischämischen Läsionen in der Akutphase (Bassetti u. Aldrich 1999a und b, Bassetti et al. 1996, Wessendorf et al. 2001)
- Häufig Spontanremissionen innerhalb von 6 Monaten, jedoch weiterhin hohe Prävalenz postakut (Schäfer et al. 2001)
- Zentrale Apnoen vor allem bei Hirnstammläsionen (Sonderform: Cheyne-Stokes-Atmung)
- Hinweise auf SBAS als unabhängiger zerebrovaskulärer Risikofaktor liegen vor (Partinen 1995, Shahar et al. 2001)
- Übliche Art der Beatmung: CPAP

Epilepsie

- OSAS und/oder Nebenwirkung der antikonvulsiven Medikation (Oliveira et al. 2000, Weatherwax et al. 2003). Anfallsreduktion bis 50% unter CPAP in einer kleinen, prospektiv untersuchten Serie von Patienten beschrieben (Malow et al. 2003)
- Übliche Art der Beatmung: CPAP

Schlafstörungen: Restless-legs-Syndrom (RLS), Narkolepsie

- Assoziiertes OSAS (Aldrich 1992, Becker et al. 1993, Mayer et al. 2002)
- Übliche Art der Beatmung: CPAP

Druckeinstellungen der CPAP- bzw. BilevelPAP-Beatmungstherapie müssen individuell jedem Patienten und Krankheitsbild angepasst werden. Übliche Druckwerte liegen zwischen 6 und 14 mbar.

Untersuchungen

Stufendiagnostik gem. BUB 1–4

1 = Anamnese
2 = internistisch/pulmonologisch
3 = Polygraphie
4 = Polysomnographie (zwei aufeinander folgende Nächte)
Weitere Angaben siehe Leitlinie S2 „Nicht erholsamer Schlaf" der DGSM.

Ambulant

Stufe 1–3 nach BUB

Stationär

Stufe 4 nach BUB
(Stufe 4 kann nach den überarbeiteten BUB-Richtlinien vom 15. Juni 2004 von Ärzten, die die Zusatzbezeichnung „Schlafmedizin" führen, auch ambulant erbracht werden.)

Therapie

Bei der häufigsten Form der SBAS (OSAS) ist die Therapie der Wahl die nasale CPAP (> 90% Therapieerfolg = Reduktion der Apnoen und Besserung der Hypersomnie) (⇑⇑⇑) (**A**) Übersicht bei White et al. 2002. Bei SBAS im Zusammenhang mit neurologischen Erkrankungen finden häufig auch andere Beatmungsformen Anwendung (⇑) (**A**) siehe Liste oben).

Atemanaleptika (z. B. Theophyllin) sind in der Therapie des OSAS nicht wirksam (⇓⇓) (Smith et al. 2002).

Ober- und Unterkieferschienen („oral appliances") sind der nasalen CPAP-Therapie beim OSAS deutlich unterlegen (⇑⇑⇑). Sie sind allerdings wirksam im Vergleich zu Placebo (Reduktion des Apnoe-Hypopnoe-Index, Besserung der Hypersomnie) (⇑⇑⇑), so dass sie als Alternative bei Patienten in Betracht kommen, die eine CPAP-Therapie nicht tolerieren (**A**) (Lim et al. 2004).

Operative Maßnahmen beim OSAS (Tonsillektomie, Uvulopalatopharyngoplastik, mandibuläre und maxilläre Umstellungsosteotomie) sollten erst nach Ausschöpfen aller konservativen Therapiemaßnahmen erwogen werden (⇔).

Die Einleitung und individuelle Einstellung einer Beatmungstherapie bei SBAS muss unter polysomnographischer Kontrolle im Schlaflabor erfolgen. Der therapeutische Erfolg der Einstellung ist durch mindestens eine Kontrolluntersuchung innerhalb des ersten Behandlungsjahres zu gewährleisten. Gemäß BUB-Richtlinien soll diese Kontrolle 6 Monate nach Einleitung der Therapie mittels Polygraphie (Stufe 3) erfolgen. Eine erneute Polysomnographie (Stufe 4) ist nur bei schwerwiegenden Therapieproblemen erforderlich.

Eine Verbesserung der Compliance durch Anwendung von autoCPAP- oder BilevelPAP-Geräten, Befeuchtern oder Selbsttitrierung des Beatmungsdrucks durch die Patienten ist nicht belegt (Haniffa et al. 2004).

Expertengruppe

Prof. Dr. C. Bassetti, Universitätsklinik Zürich, Abt. für Neurologie
PD Dr. C. Gerloff, Universitätsklinik Tübingen, Abteilung für Neurologie

Prof. Dr. G. Mayer, Neurologische Klinik Hephata, Treysa-Schwalmstadt
Dr. D. Schäfer, Odebornklinik Bad Berleburg
Federführend: *PD Dr. C. Gerloff, Universitätsklinik Tübingen, Abteilung für Neurologie, Hoppe-Seyler-Str. 3, 72076 Tübingen, Tel.: +49 7071 2982141*
e-mail: christian.gerloff@uni-tuebingen.de

Leitlinie S2 „Nicht erholsamer Schlaf" der DGSM: http://www.uni-duesseldorf.de/WWW/AWMF/ll/063-001.htm.

Literatur

Aldrich, M. S. (1992): Narcolepsy. 42 (Suppl. 6), 34–43.

Apps, M. C., P. C. Sheaff, D. A. Ingram, C. Kennard, D. W. Empey (1985): Respiration and sleep in Parkinson's disease. J. Neurol. Neurosurg. Psychiatry 48, 1240–1245.

Barthlen, G. M. (1997): Nocturnal respiratory failure as an indication of noninvasive ventilation in the patient with neuromuscular disease. Respiration 64, 35–38.

Bassetti, C., M. S. Aldrich, R. D. Chervin, D. Quint (1996): Sleep apnea in patients with transient ischemic attack and stroke: a prospective study of 59 patients. Neurology 47, 1167–1173.

Bassetti, C., M. Aldrich (1999a): Night time versus daytime transient ischaemic attack and ischaemic stroke: a prospective study of 110 patients. J. Neurol. Neurosurg. Psychiatry 67, 463–467.

Bassetti, C., M. S. Aldrich (1999b): Sleep apnea in acute cerebrovascular diseases: final report on 128 patients. Sleep 22, 217–223.

Becker, P. M., A. O. Jamieson, W. D. Brown (1993): Dopaminergic agents in restless legs syndrome and periodic limb movements of sleep: response and complications of extended treatment in 49 cases. Sleep 16, 713–716.

Bottini, P., L. Scionti, F. Santeusanio, G. Casucci, C. Tantucci (2000): Impairment of the respiratory system in diabetic autonomic neuropathy. Diabetes Nutr. Metab. 13, 165–172.

Bourke, S. C., P. J. Shaw, G. J. Gibson (2001): Respiratory function vs sleep-disordered breathing as predictors of QOL in ALS. Neurology 57, 2040–2044.

Cummiskey, J., C. Guilleminault, R. Davis, K. Duncan, J. Golden (1987): Automatic respiratory failure: sleep studies and Leigh's disease (case report). Neurology 37, 1876–1878.

Dean, A. C., B. A. Graham, M. Dalakas, S. Sato (1998): Sleep apnea in patients with postpolio syndrome. Ann. Neurol. 43, 661–664.

Dematteis, M., J. L. Pepin, M. Jeanmart, C. Deschaux, A. Labarre-Vila, P. Levy (2001): Charcot-Marie-Tooth disease and sleep apnoea syndrome: a family study. Lancet 357, 267–272.

Ferini-Strambi, L., M. Franceschi, P. Pinto, M. Zucconi, S. Smirne (1992): Respiration and heart rate variability during sleep in untreated Parkinson patients. Gerontology 38, 92–98.

Greulich, W., D. Schäfer, W. M. Georg, M. E. Schläfke (1998): Schlafverhalten bei Patienten mit Morbus Parkinson. Somnologie 2, 163–171.

Guilleminault, C., R. Stoohs, M. A. Quera-Salva (1992): Sleep-related obstructive and nonobstructive apneas and neurologic disorders. Neurology 42, 53–60.

Guilleminault, C., P. Philip, A. Robinson (1998): Sleep and neuromuscular disease: bilevel positive airway pressure by nasal mask as a treatment for sleep disordered breathing in patients with neuromuscular disease. J. Neurol. Neurosurg. Psychiatry 65, 225–232.

Haniffa, M., T. Lasserson, I. Smith (2004): Interventions to improve compliance with continuous positive airway pressure for obstructive sleep apnoea. Cochrane Database Syst. Rev. CD003531.

Happe, S., P. Luedemann, K. Berger (2002): FAQT study investigators. The association between disease severity and sleep-related problems in patients with Parkinson's disease. Neuropsychobiology 46, 90–96.

Hardie, R. J., J. Efthimiou, G. M. Stern (1986): Respiration and sleep in Parkinson's disease. J. Neurol. Neurosurg. Psychiatry 49, 1326.

Iranzo, A., J. Santamaria, E. Tolosa (2000): Continuous positive air pressure eliminates nocturnal stridor in multiple system atrophy. Barcelona Multiple System Atrophy Study Group. Lancet 356, 1329–1330.

Iranzo, A., J. Santamaria, E. Tolosa, I. Vilaseca, F. Valldeoriola, M. J. Marti, E. Munoz (2004): Long-term effect of CPAP in the treatment of nocturnal stridor in multiple system atrophy. Neurology 63, 930–932.

Lim, J., T. Lasserson, J. Fleetham, J. Wright (2004): Oral appliances for obstructive sleep apnoea. Cochrane Database Syst. Rev. CD004435.

Malow, B., K. J. Watherwax, R. D. Chervin, T. F. Hoban, M. L. Marzec, L. A. Binns (2003): Identification and treatment of obstructive sleep apnea in adults and children with epilepsy: a prospective pilot study. Sleep Med. 4, 509–515.

Maurer, J. T., C. Juncker, A. Baker-Schreyer, K. Hormann (1999): Sleep apnea syndromes in multiple system atrophy. Hno. 47, 117–121.

Mayer, G., H. Peter, T. Ploch, J. Leinweber, J. Peter (2002): Komorbidität bei Narkolepsiepatienten. Dtsch. Med. Wochenschr. 127, 1942–1946.

Newsom-Davis, I. C., R. A. Lyall, P. N. Leigh, J. Moxham, L. H. Goldstein (2001): The effect of non-invasive positive pressure ventilation (NIPPV) on cognitive function in amyotrophic lateral sclerosis (ALS): a prospective study. J. Neurol. Neurosurg. Psychiatry 71, 482–487.

Oliveira, A. J., M. Zamagni, P. Dolso, M. A. Bassetti, G. L. Gigli (2000): Respiratory disorders during sleep in patients with epilepsy: effect of ventilatory therapy on EEG interictal epileptiform discharges. Clin. Neurophysiol. 111 Suppl. 2, S141–145.

Partinen, M. (1995): Ischaemic stroke, snoring and obstructive sleep apnoea. J. Sleep Res. 4, 156–159.

Quera-Salva, M. A., C. Guilleminault, S. Chevret, G. Troche, C. Fromageot, C. Crowe McCann et al. (1992): Breathing disorders during sleep in myasthenia gravis. Ann. Neurol. 31, 86–92.

Rosenow, F., V. McCarthy, A. C. Caruso (1998): Sleep apnoea in endocrine diseases. J. Sleep Res. 7, 3–11.

Schäfer, D. (2001): Sleep Related Breathing Disorders in Parkinsonism: Frequency, Nature, and Therapeutical Approaches. Somnologie 5, 103–114.

Schäfer, D., F. Gopon, M. Sidiropoulou, M. E. Schläfke, W. Greulich (2001): Polygraphic screening after ischemic stroke: a consecutive study on 258 patients. Somnologie 5, 135–140.

Schafer, H., U. Koehler, S. Ewig, E. Hasper, S. Tasci, B. Luderitz (1999): Obstructive sleep apnea as a risk marker in coronary artery disease. Cardiology 92, 79–84.

Schläfke, M. E., C. Schäfer, T. Schäfer (1999): Ondine's Curse Syndrome as congenital central hypoventilation syndrome (CCHS). Somnologie 3, 128–133.

Shahar, E., C. W. Whitney, S. Redline (2001): Sleep-disordered breathing and cardiovascular disease: cross-sectional results of the Sleep Heart Health Study. Am. J. Respir. Crit. Care Med. 163, 19–25.

Smith, I., T. Lasserson, J. Wright (2002): Drug treatments for obstructive sleep apnoea. Cochrane Database Syst. Rev. CD003002.

Stepansky, R., G. Weber, J. Zeitlhofer (1996): Sleep apnea in myasthenia gravis. Wien. Med. Wochenschr. 146, 209–210.

Stepansky, R., J. Zeitlhofer (2001): Myasthenia gravis and sleep. Wien. Klin. Wochenschr. 113, 285–287.

Thorpy, M. J. (2004): Sleep disorders in Parkinson's disease. Clin. Cornerstone 6 Suppl. 1A, S7–15.

Ulfberg, J., R. Jonsson, G. Ekeroth (1997): Sleep apnea syndrome among poliomyelitis survivors. Neurology 49, 1189–1190.

Vetrugno, R., F. Provini, P. Cortelli, G. Plazzi, E. M. Lotti, G. Pierangeli, C. Canali, P. Montagna (2004): Sleep disorders in multiple system atrophy: a correlative video-polysomnographic study. Sleep Med. 5, 21–30.

Weatherwax, K. J., X. Lin, M. L. Marzec, B. A. Malow (2003): Obstructive sleep apnea in epilepsy patients: the Sleep Apnea scale of the Sleep Disorders Questionnaire (SA-SDQ) is a useful screening instrument for obstructive sleep apnea in a disease-specific population. Sleep Med. 4, 517–521.

Wessendorf, T. C., Y. M. Wang, A. T. Hilmann, U. Sorgenfrei, N. Konietzko, H. Teschler (2001): Treatment of obstructive sleep apnoea with nasal continuous positive airway pressure in stroke. Eur. Respir. J. 18 (4), 623–629.

White, D. P., F. Miller, R. W. Erickson (1983): Sleep apnea and nocturnal hypoventilation after western equine encephalitis. Am. Rev. Respir. Dis. 127, 132–133.

White, J., C. Cates, J. Wright (2002): Continuous positive airways pressure for obstructive sleep apnoea. Cochrane Database Syst. Rev. CD001106.

Schwindel

(außer Neuritis vestibularis und benignen, peripheren, paroxysmalen Lagerungsschwindel)

Was gibt es Neues?

- Bei Patienten mit bilateralem Vestibularisausfall kommt es zu signifikanten Störungen des räumlichen Gedächtnisses und der Navigation.
- Der Kaliumkanalblocker 4-Aminopyridin ist prophylaktisch wirksam bei der episodischen Ataxie Typ II und unterdrückt Nystagmus und Oszillopsien beim Downbeat- und Upbeat-Syndrom.
- Die vestibuläre Migräne ist das Chamäleon episodischer Schwindelformen und häufiger, als früher angenommen.

Die wichtigsten Empfehlungen auf einen Blick

- Zur Vermeidung ototoxischer Labyrinthschädigungen sollten Aminoglykoside nur unter strenger Indikation (Listerien- oder Pseudomonasinfektion des ZNS) und täglicher Kontrolle der Spitzen- und Tal-Plasmaspiegel eingesetzt werden (**A**).
- Bei Verdacht auf eine Vestibularisparoxysmie mit kurzen, Sekunden bis wenige Minuten dauernden Schwindelattacken mit oder ohne Ohrsymptome, häufig durch bestimmte Kopfpositionen ausgelöst oder moduliert, sollte ein Therapieversuch mit Carbamazepin vorgenommen werden (**B**).
- Zur Behandlung des Morbus Menière konnten positive Effekte in Bezug auf die Attackenfrequenz nur für Betahistin und Diuretika nachgewiesen werden (**A**), während die zunehmend empfohlene Gabe von Steroiden in ihrer Wirksamkeit bislang durch Studien (noch) nicht gesichert ist (**B**).
- Bei medikamentös therapieresistenten häufigen Menière-Attacken oder vestibulären drop attacks kann die intratympanale Instillation ototoxischer Antibiotika (unter strenger Indikation durch den Spezialisten) sehr wirksam sein. Es werden heute Einzelinstillationen unter Beobachtung des Verlaufs empfohlen (**B**).
- Bei Patienten mit dem häufigen somatoformen phobischen Schwankschwindel kann durch die Kombination von eingehender Diagnostik, psychoedukativer Therapie, Desensibilisierung durch Eigenexposition und regelmäßigen Sport sowie bei Persistenz der Beschwerden Pharmakagabe (mit oder ohne begleitende Verhaltenstherapie) in mehr als 70% der Fälle Beschwerdefreiheit oder eine deutliche Besserung der Beschwerden erzielt werden (**B**).

Ziele

Es werden wichtige vestibuläre Syndrome mit dem Leitsymptom Schwindel behandelt, die klinisch-diagnostisch voneinander abgrenzbar sind, deren Pathomechanismus weitgehend bekannt ist und die wirkungsvoll behandelt werden können. Als häufigste nichtvestibuläre, somatoforme Schwindelform wird auch der phobische Schwankschwindel dargestellt.

- Benigner peripherer paroxysmaler Lagerungsschwindel (ohne Therapie)
- Bilaterale Vestibulopathie
- Vestibularisparoxysmie
- Morbus Menière
- Basilarismigräne/vestibuläre Migräne (ohne Therapie)
- Zervikogener Schwindel
- Somatoformer Schwindel
- Phobischer Schwankschwindel

Epidemiologie

Schwindel ist nach Kopfschmerz das zweithäufigste Leitsymptom, nicht nur in der Neurologie. Wie eine Befragung von über 30000 Personen zeigte, liegt die Prävalenz von Schwindel in Abhängigkeit vom Alter zwischen 17% und 32% und bei den Hochbetagten über 80 Jahren bis zu 39% (Davis u. Moorjani 2003).

Bilaterale Vestibulopathie

Klinik

Leitsymptome der bilateralen Vestibulopathie sind
- Oszillopsien mit Unscharfsehen bei Kopfbewegungen oder beim Gehen,
- Gangunsicherheit, vor allem in Dunkelheit oder auf unebenem Grund,
- Störung von Raumgedächtnis und Navigation.

Die Patienten klagen darüber, dass sie beim Gehen oder Laufen Scheinbewegungen der Umwelt empfinden, Straßenschilder nicht mehr lesen oder Gesichter entgegenkommender Menschen nicht mehr sicher erkennen können. Vor allem bei sequenzieller oder „idiopathischer" bilateraler Vestibulopathie berichten die Patienten in der Anfangsphase auch über Minuten bis Tage anhaltenden (episodischen) Dreh- oder Schwankschwindel.

Die Leitsymptome der bilateralen Vestibulopathie lassen sich durch den Ausfall vestibulookulärer, vestibulospinaler und vestibulohippokampaler Funktionen erklären.

Oszillopsien und Unscharfsehen: Bei raschen Kopfbewegungen kann der vestibulookuläre Reflex das Blickziel nicht auf der Fovea halten, es kommt zu einer unwillkürlichen retinalen Bildwanderung, die als Scheinbewegung erlebt wird und die die Sehschärfe reduziert. Bei langsamen Kopfbewegungen hingegen kann das willkürliche Augenfolgesystem den Blick im Raum ausreichend sicher stabilisieren, ohne dass Scheinbewegungen und Unscharfsehen auftreten.

Stand- und Gangunsicherheit, verstärkt im Dunkeln und auf unebenem Grund: Die defekte vestibulospinale Haltungsregulation kann wegen der redundanten sensomotorischen Haltungsregulation im Hellen durch das visuelle System weitgehend substituiert werden. Auch das somatosensorische System trägt vor allem über die Muskelspindelafferenzen und Mechanorezeptoren der Haut zur Gleichgewichtserhaltung bei. Wird der Beitrag des visuellen Systems (im Dunkeln oder durch Sehstörungen) vermindert, so verstärkt sich die Gangunsicherheit bis zur Fallneigung. Dies wird weiter verstärkt, wenn die Patienten im Dunkeln über einen unebenen oder federnden Grund gehen. Eine sensible beinbetonte Polyneuropathie vermindert ebenfalls den somatosensorischen Beitrag zur Standregulation bei bilateraler Vestibulopathie.

Raumgedächtnis und Navigation: Tierexperimentell sind mehrere polysynaptische Verbindungen zwischen den Vestibulariskernen und dem Hippokampus bekannt (Smith 1997). Bei Patienten mit bilateraler Durchtrennung der Vestibularisnerven wurden eine Atrophie des Hippokampus sowie signifikante Störungen des räumlichen Lernens und der Navigation nachgewiesen, während die übrigen Gedächtnisleistungen unbeeinträchtigt waren (Brandt et al. 2005).

Epidemiologie

Der bilaterale vestibuläre Funktionsausfall ist eine häufig nicht diagnostizierte Erkrankung der Labyrinthe und/oder der Vestibularisnerven unterschiedlicher Ätiologie (Rinne et al. 1995, Vibert et al. 1995) und kann sich ohne Geschlechtspräferenz in jedem Lebensalter manifestieren (zur relativen Häufigkeit siehe **Tabelle 1**, zur Ätiologie siehe **Tabelle 2**).

Im Verlauf der bilateralen Vestibulopathie können beide Labyrinthe und/oder Vestibularisnerven gleichzeitig oder sequenziell betroffen sein, akut oder langsam progredient, komplett oder inkomplett, mit oder ohne Seitendifferenz. Die bilaterale Vestibulopathie kann mit oder ohne begleitende Hörstörungen verlaufen. Die Langzeitprognose ist schlecht untersucht. Erholung der vestibulären Funktion und der Hörstörung ist möglich bei postmeningitischen Fällen, die durch eine seröse, nicht eitrige Labyrinthitis verursacht sind (Rinne et al. 1995). Eine partielle Erholung ist bei mehr als 50% der Patienten mit simultaner oder sequenzieller idiopathischer bilateraler Vestibulopathie beschrieben (Vibert et al. 1995).

Untersuchungen

Notwendig

Die Diagnose wird durch die Funktionsprüfung des vestibulookulären Reflexes gesichert. Als einfacher klinischer Test hat sich der rasche passive Kopfdrehtest durch den Untersucher nach Halmagyi u. Curthoys (1988) bewährt.

Tabelle 1 Relative Häufigkeiten von Syndromen in einer neurologischen Spezialambulanz für Schwindel (n = 4790 Patienten; 1989–2003)

Benigner peripherer paroxysmaler Lagerungsschwindel	18,3%
Phobischer Schwankschwindel (PSS)	15,9%
Zentraler vestibulärer Schwindel	13,5%
Vestibuläre Migräne	9,6%
Neuritis vestibularis	7,9%
Morbus Menière	7,8%
Bilaterale Vestibulopathie	3,6%
Psychogen (ohne PSS)	3,6%
Vestibularisparoxysmie	2,9%
Perilymphfistel	0,4%
Unklarer Schwindel	4,2%
Andere	12,3%
Summe	100,0%

Tabelle 2 Ursachen einer bilateralen Vestibulopathie (nach Brandt 1999)

Idiopathisch (20–30%)	
Ototoxisch	Gentamicin und andere Antibiotika Zytostatika Schleifendiuretika Aspirin
Zerebelläre Degeneration	spinozerebelläre Degeneration Multisystematrophien
Meningitis oder Labyrinthitis	z. B. Streptokokken, Neisserien, Mycobacterium tuberculosis, AIDS-assoziierte Infektionen
Tumoren	Neurofibromatose Typ II (bilaterale Vestibularisschwannome) Non-Hodgkin-Lymphom Meningeosis carcinomatosa Tumorinfiltration der Schädelbasis
Autoimmunerkrankungen	Cogan-Syndrom Neurosarkoidose Morbus Behcet zerebrale Vaskulitis systemischer Lupus erythematodes Polychondritis, rheumatoide Arthritis Polyarteriitis nodosa Wegener-Granulomatose Riesenzellarteriitis primäres Antiphospholipidsyndrom
Neuropathien	Vitamin-B_{12}-Mangel Vitamin-B_6-Mangel hereditäre, sensorische und autonome Neuropathien (insbesondere HSMN IV)
Bilaterale sequenzielle Neuritis vestibularis	
Bilateraler Morbus Menière	
Kongenitale Fehlbildungen	Usher-Syndrom und andere seltene erbliche Erkrankungen
Selten oder Einzelfallbeschreibungen	beidseitige Felsenbeinfraktur Morbus Paget Makroglobulinämie vertebrobasiläre Dolichoektasie

Hier zeigen sich bei rascher horizontaler Kopfdrehung nach rechts und nach links Refixationssakkaden als Ausdruck des defekten vestibulookulären Reflexes. Darüber hinaus finden sich im Bereich der Okulomotorik keine Auffälligkeiten.

Zur Dokumentation und quantitativen Untersuchung – vor allem von Seitendifferenzen – dient die Elektro- oder Videookulographie mit kalorischer Prüfung der Bogengangfunktion.

Die Gleichgewichtstestung ist bei offenen Augen weitgehend normal, bei geschlossenen Augen zeigt sich ein vermehrtes Körperschwanken im Romberg-Standversuch, deutlicher während des Tandemstands und beim Fuß-vor-Fuß-Gehen (Seiltänzergang). Bei den letzten beiden Untersuchungen besteht Fallgefahr.

Asymmetrien der Vestibularisfunktion sind beim Geradeausgehen mit geschlossenen Augen zu erkennen. Die Richtung der Gangabweichung zeigt dabei in der Regel die stärker betroffene Seite an (ipsiversive Gangabweichung und Fallneigung).

Apparativ (wünschenswert)

- Zur Dokumentation und quantitativen Untersuchung – vor allem von Seitendifferenzen – dient die Elektro- oder Videookulographie mit kalorischer Prüfung der Bogengangfunktion.
- Die „Klick evozierten vestibulären myogenen Potenziale" des M. sternocleidomastoideus prüfen die Sakkulus-Funktion.
- Da häufig eine Kombination mit Hörstörungen vorliegt, sind audiologische Untersuchungen und akustisch evozierte Potenziale indiziert.

Im Einzelfall erforderlich

Ursachen der bilateralen Vestibulopathie umfassen Autoimmunerkrankungen, zerebelläre Degenerationen, ototoxische Substanzen, Meningitis, Tumoren, Neuropathien, bilateralen Morbus Menière, kongenitale Fehlbildungen und familiäre Vestibulopathien (siehe **Tabelle 2**). In 20–30% der Fälle bleibt die Ursache unentdeckt: „idiopathische bilaterale Vestibulopathie". Die im Einzelfall notwendigen Zusatzuntersuchungen richten sich nach den in **Tabelle 2** aufgeführten Grundkrankheiten. Bevor die Diagnose „idiopathische bilaterale Vestibulopathie" gestellt wird, ist die Bestimmung von Autoantikörpern gegen Innenohrstrukturen sinnvoll (Arbusow et al. 1998), zumal eine immunsuppressive Therapie in Einzelfällen wirksam sein kann (Schüler et al. 2003).

Therapie

Die Behandlung der verschiedenen Formen der bilateralen Vestibulopathie verfolgt drei Ziele (Brandt 1999):
1. Prävention des progredienten Vestibularisausfalls,
2. Erholung der vestibulären Funktion,
3. Förderung der zentralen Kompensation (oder Substitution) des vestibulären Funktionsausfalls durch physikalische Therapie.

Die **Prävention** ist am wichtigsten für die Gruppe der Patienten mit ototoxischer Labyrinthschädigung, vor allem durch Aminoglykoside, die nur unter strenger Indikation (z. B. gesicherte Listerien- oder Pseudomonasinfektion des ZNS) und als tägliche Einmaldosis eingesetzt werden sollten. Es empfiehlt sich die tägliche Kontrolle der Spitzen- und Tal-Plasmaspiegel. Patienten mit Nierenversagen, hohem Alter oder einer familiären ototoxischen Suszeptibilität sind besonders gefährdet. Ototoxische Antibiotika sollten nicht mit anderen ototoxischen Substanzen, wie z. B. Schleifendiuretika, kombiniert werden, da dies zu einer Potenzierung der Innenohrschädigung führen kann. Während der Behandlung sind sorgfältige Verlaufskontrollen der Hör- und Vestibularisfunktion notwendig. Dies kann den Arzt allerdings nicht in Sicherheit wiegen, da die ototoxischen Effekte meist über Tage oder Wochen verzögert auftreten (Magnusson et al. 1991).

Die **Erholung der vestibulären Funktion** ist bei den wahrscheinlich zu selten diagnostizierten autoimmunologisch bedingten Formen in Einzelfällen möglich. Auch ohne Vorliegen kontrollierter prospektiver Studien macht theoretisch eine Immunbehandlung dann Sinn, wenn sich klinisch Zeichen einer systemischen Autoimmunerkrankung zeigen oder wenn Antikörper gegen Innenohrstrukturen gefunden werden (Übersicht in Brandt 1999, Schüler et al. 2003) (⇔). Zunächst können Kortikosteroide (z. B. Prednisolon 80 mg/d, in absteigender Dosierung über ca. 3–4 Wochen) versucht werden; beim Cogan-Syndrom können bei mangelhaftem Ansprechen zusätzlich vorübergehend Azathioprin oder Cyclophosphamid gegeben werden (Orsoni et al. 2002) (⇔). Darüber hinaus ist die Behandlung der Grunderkrankung wichtig und in Einzelfällen erfolgreich.

Die **physikalische Therapie** mit Gang- und Gleichgewichtstraining wird von den Patienten gern angenommen und erleichtert die Anpassung an den Funktionsausfall durch Förderung der visuellen und somatosensorischen Substitution. Einschränkend muss erwähnt werden, dass es jedoch langfristig im Vergleich von trainierten zu nichttrainierten Patienten nicht zu einer signifikanten Besserung der Balanceleistungen kommt, obwohl sich die Patienten subjektiv sicherer fühlen (Herdman 2000; ⇑). Für den Patienten ist es wichtig, über die Art, den Mechanismus und den Verlauf der Erkrankung sorgfältig aufgeklärt zu werden. Allein die Aufklärung führt häufig zu einer Erleichterung der subjektiven Beschwerden.

Literatur

Arbusow, V., M. Strupp, M. Dieterich, W. Stöcker, A. Naumann, P. Schulz, T. Brandt (1998): Serum antibodies against membranous labyrinth in patients with „idiopathic" bilateral vestibulopathy. J. Neurol. 245, 132–136.
Brandt, T. (1999): Vertigo; its multisensory syndromes. 2nd ed. Springer, London.
Brandt, T., F. Schautzer, D. A. Hamilton, R. Brüning, H. I. Markowitsch, R. Kalla, C. Darlington, P. Smith, M. Strupp (2005): Vestibular loss causes hippocampal atrophy and impaired spatial memory in humans Brain (in press).
Davis, A., P. Moorjani (2003): The epidemiology of hearing and balance disorders. Textbook of Audiological Medicine. Luxon, M. L., I. M. Furmann, A. Martini, D. Stephens (eds.). Martin Dunitz, London, 89–99.
Halmagyi, G. M., I. S. Curthoys (1988): A clinical sign of canal paresis. Arch. Neurol. 45, 737–739.
Herdman, S. J. (2000): Vestibular rehabilitation. 2nd ed. FA Davis, Philadelphia.
Magnusson, M., H. Enbom, I. Pyykko (1991): Postural compensation of congenital or early acquired vestibular loss in hearing disabled children. Acta Otolaryngol. (Stockh.) Suppl. 481, 433–435.
Orsoni, J. G., L. Zavota, I. Pellistri, F. Piazza, L. Cimino (2002): Cogan syndrome. Cornea 21, 356–359.
Rinne, T., A. M. Bronstein, P. Rudge, M. A. Gresty, L. M. Luxon (1995): Bilateral loss of vestibular function. Acta Otolaryngol. (Stockh.) Suppl. 520, 247–250.
Schüler, O., M. Strupp, V. Arbusow, T. Brandt (2003): A case of possible autoimmune bilateral vestibulopathy treated with steroids. J. Neurol. Neurosurg. Psychiatry 74, 8.
Smith, P. F. (1997): Vestibular-hippocampal interactions. Hippocampus 7, 465–471.
Vibert, D., P. Liard, R. Häusler (1995): Bilateral idiopathic loss of peripheral vestibular function with normal hearing. Acta Otolaryngol. (Stockh.) 115, 611–615.

Vestibularisparoxysmie

Klinik

Die Vestibularisparoxysmie ist durch folgende fünf Merkmale charakterisiert (Brandt u. Dieterich 1994):
- Kurze, Sekunden bis Minuten dauernde Attacken eines Dreh- oder Schwankschwindels mit Stand- und Gangunsicherheit,
- Auslösbarkeit der Attacken durch bestimmte Kopfpositionen oder Beeinflussung der Attacke durch Änderung der Kopfposition,
- einseitige Hörminderung oder Tinnitus während der Attacken oder permanent,
- im Verlauf vermehrt messbare vestibuläre und/oder kochleäre Defizite in der Attacke und mit geringerer Ausprägung auch im Intervall bei neurophysiologischen Funktionstests (Audiogramm, AEP, kalorische Testung, subjektive visuelle Vertikale),
- Besserung oder Abklingen der Attacken durch Carbamazepin (bereits in niedriger Dosis).

Wie bei der Trigeminusneuralgie, der Glossopharyngeusneuralgie, dem Hemispasmus facialis oder der Obliquus-superior-Myokymie wird eine hirnstammnahe Gefäßkompression des 8. Hirnnervs als Ursache dieser kurzen, Sekunden dauernden Schwindelepisoden angenommen (Jannetta 1975, Jannetta et al. 1984, Møller et al. 1986, Møller 1988, Brandt u. Dieterich 1994, Straube et al. 1994, Yousry et al. 2002). Meist scheint es sich um eine Schlinge der A. cerebelli inferior anterior (AICA) zu handeln. Neben der Elongation und vermehrten Schlängelung kann die Nervkompression auch durch eine Gefäßmalformation oder arterielle Ektasie bedingt sein (Büttner et al. 1983, Yu et al. 1982). Die Auslösung der Symptome geschieht durch direkte pulsatorische Kompression und/oder ephaptische Fehlschlüsse, d. h. pathologisch paroxysmale Reizübertragung zwischen benachbarten, teilweise demyelinisierten Axonen.

Wichtige Differenzialdiagnosen sind
- benigner peripherer paroxysmaler Lagerungsschwindel,
- Morbus Menière,
- paroxysmale Hirnstammattacken,
- vestibuläre Migräne,
- phobischer Schwankschwindel,
- kopfpositionsabhängige Okklusionssyndrome der A. vertebralis,
- zentraler Lage-/Lagerungsnystagmus

Epidemiologie

Es scheint zwei Häufigkeitsgipfel zu geben, einen mit frühem Beginn bei vertebrobasilären Gefäßanomalien und einen zweiten mit späterem Beginn zwischen dem 50. und 70. Lebensjahr bei Gefäßelongation im Alter (relative Häufigkeit siehe **Tabelle 1**). Der Verlauf ist meist chronisch.

Untersuchungen

Notwendig

Die Verdachtsdiagnose ergibt sich aus der typischen Anamnese mit dem Leitsyndrom „kurze, Sekunden bis wenige Minuten dauernde Schwindelattacken mit oder ohne Ohrsymptome, häufig durch bestimmte Kopfpositionen ausgelöst oder moduliert". Die neurologische Untersuchung zeigt bis auf eine gelegentliche Hörminderung (Audiogramm, AEPs) oder eine Vestibularisunterfunktion (ENG mit Kalorik, Klick-evozierte Potenziale) keine Auffälligkeiten. Gelegentlich können während der Untersuchung Attacken durch bestimmte Kopfpositionen oder Hyperventilation ausgelöst werden.

Zur Dokumentation eines audiovestibulären Defizits dienen:
- Elektronystagmographie/Videookulographie mit Kalorik,
- akustisch evozierte Potenziale, klick-evozierte Potenziale,
- Hörtests.

Apparativ (wünschenswert)

- Bildgebung (MRT) zum Ausschluss von Raumforderungen im Bereich des Kleinhirnbrückenwinkels, z. B. Arachnoidalzysten (Arbusow et al. 1998) oder einer Megalodolichobasilaris (Büttner et al. 1983) oder Plaques bei MS, die zu „paroxysmalen Hirnstammattacken" führen können (Osterman u. Westerberg 1975).
- MR-Angiographie und CISS-Sequenz des Kleinhirnbrückenwinkels zum Nachweis eines proximalen Gefäß-Nerv-Kontaktes.
- In Analogie zur Trigeminusneuralgie kann der Nachweis einer proximalen Gefäß-Nerv-Kompression die Verdachtsdiagnose unterstützen, aber nicht sichern, da ähnliche Befunde auch bei asymptomatischen Personen in einer Häufigkeit von 10–30 % vorkommen.

Im Einzelfall erforderlich

Felsenbeinfeinschichtung (hochauflösendes CT) zum Nachweis/Ausschluss einer Perilymphfistel

Therapie

Ein Therapieversuch mit Carbamazepin oder Oxcarbazepin niedriger Dosis mit 200–600 bzw. 300–900 mg/d ist sinnvoll und zudem diagnostisch verwertbar (Brandt u. Dieterich 1994) (⇑). Bei Unverträglichkeit stehen als Alternativen Gabapentin oder Phenytoin zur Verfügung (⇔).

Die Indikation zur operativen mikrovaskulären Dekompression sollte trotz beschriebener Teilerfolge (Møller et al. 1986) zurückhaltend gestellt werden, und zwar wegen seltener, aber schwerwiegender Komplikationen und der Unsicherheit, die symptomatische Seite sicher zu bestimmen. Sollte eine Kompression des 8. Hirnnervs vorliegen, z. B. durch Arachnoidalzyste im Kleinhirnbrückenwinkel (Arbusow et al. 1998), ist eine Operation anzustreben.

Literatur

Arbusow, V., M. Strupp, M. Dieterich, T. Brandt (1998): Alternating episodes of vestibular nerve excitation and failure. Neurology 51, 1480–1483.

Brandt, T., M. Dieterich (1994): Vestibular paroxysmia: Vascular compression of the 8th nerve? Lancet 343, 798.

Büttner, U., M. Stöhr, E. Koletzki (1983): Brainstem auditory-evoked potential abnormalities in vascular malformation of the posterior fossa. J. Neurol. 229, 247–254.

Jannetta, P. J. (1975): Neurovascular cross-compression in patients with hyperactive dysfunction symptoms of the eighth cranial nerve. Surg. Forum 26, 467–468.

Jannetta, P. J., M. B. Møller, A. R. Møller (1984): Disabling positional vertigo. N. Engl. J. Med. 310, 1700–1705.

Møller, M. B., A. R. Møller, P. J. Jannetta, L. Sekhar (1986): Diagnosis and surgical treatment of disabling positional vertigo. J. Neurosurgery 64, 21–28.

Møller, M. B. (1988): Controversy in Meniere's disease: Results of microvascular decompression of the eighth nerve. Am. J. Otol. 9, 60–63.

Osterman, P. O., C. E. Westerberg (1975): Paroxysmal attacks in multiple sclerosis. Brain 98, 189–202.

Straube, A., U. Büttner, T. Brandt (1994): Recurrent attacks with skew deviation, torsional nystagmus, and contraction of the left frontalis muscle. Neurology 44, 177–178.

Yousry, I., M. Dieterich, T. P. Naidich, U. D. Schmid, T. A. Yousry (2002): Superior oblique myokymia: Magnetic resonance imaging support for the neurovascular compression hypothesis. Ann. Neurol. 51, 361–368.

Yu, Y., I. Moseley, P. Pullicino, W. McDonald (1982): The clinical picture of ectasia of the intracerebral arteries. J. Neurol. Neurosurg. Psychiatry 45, 29–36.

Morbus Menière

Klinik

Die Menière-Attacke ist außer durch die **klassische Trias**
- Drehschwindel
- Tinnitus
- Hörminderung

auch häufig durch einseitiges Ohrdruckgefühl gekennzeichnet. Die einzelnen Attacken treten meist ohne Prodromi oder erkennbare Auslöser auf, ohne tageszeitliche Bindung, auch aus dem Schlaf heraus, wobei in etwa einem Drittel der Fälle die Verstärkung eines vorher bestehenden Ohrgeräusches, subjektiven Ohrdrucks und einer Hörminderung wie eine Aura den dann abrupt einsetzenden Drehschwindel ankündigt. Während der Attacke sieht man bei der klinischen Untersuchung einen horizontal rotierenden Nystagmus, eine gerichtete Fallneigung sowie Blässe, Schweißneigung und Erbrechen, während Bewusstseinsstörungen nicht auftreten. Die Menière-Attacke klingt in einem langsamen Decrescendo über viele Minuten bis zu mehreren Stunden langsam ab.

Am Anfang, vor allem bei monosymptomatischen Formen und beschwerdefreiem Intervall, ist die Diagnose schwierig, sind die klinischen Funktionstests wenig aufschlussreich. Später ist die fluktuierende, progrediente Hörstörung meist im Tieftonbereich ein wichtiger diagnostischer Hinweis. Die Diagnose des Morbus Menière beruht gelegentlich allein anamnestisch auf dem Verdacht und wird demnach sicher zu häufig gestellt.

Die American Academy of Otolaryngology, Head and Neck Surgery hat 1995 folgende diagnostische Kriterien formuliert:

Bewiesene Menière-Erkrankung:
Histopathologische Bestätigung des Endolymphhydrops

Sichere Menière-Erkrankung:
- Zwei oder mehr Schwindelattacken von 20 Minuten Dauer oder länger
- Nachgewiesene Hörminderung bei mindestens einer Untersuchung
- Tinnitus oder Ohrdruck im betroffenen Ohr
- Andere Ursache klinisch ausgeschlossen

Wahrscheinliche Menière-Erkrankung:
- Eine Schwindelattacke von 20 Minuten Dauer oder länger
- Nachgewiesene Hörminderung bei mindestens einer Untersuchung
- Tinnitus oder Ohrdruck im betroffenen Ohr
- Andere Ursachen klinisch ausgeschlossen

Mögliche Menière-Erkrankung:
- Schwindelattacke wie oben ohne dokumentierten Hörverlust
- Innenohrschwerhörigkeit, fluktuierend oder konstant mit Schwankschwindel, aber ohne Schwindelattacken
- Andere Ursachen klinisch ausgeschlossen

Diese Empfehlungen scheinen uns durchaus verbesserungswürdig, und zwar bezüglich der klinischen Sicherung der Diagnose Morbus Menière als auch bezüglich der differenzialdiagnostischen Abgrenzung, da die genannten Kriterien Überlappungen z. B. zur vestibulären Migräne, der Perilymphfistel und der Vestibularisparoxysmie zulassen. Die Frühdiagnose ist schwierig, da die Menière-Erkrankung nur in 20% der Fälle mit der klassischen Trias beginnt; bei 40% markiert ein plötzlicher einseitiger „Hörsturz" den Beginn, bei weiteren 40% ein Minuten bis Stunden dauernder (Dreh-)Schwindel. In der Literatur gibt es zunehmend Hinweise auf eine häufige Assoziation von Morbus Menière und vestibulärer Migräne (Radtke et al 2002).

Die Erkrankung beginnt einseitig mit sehr unregelmäßiger, zunächst zunehmender, dann wieder abfallender Frequenz der Attacken, die im weiteren Verlauf auch das andere Ohr betreffen können. Je länger man Patienten mit Morbus Menière verfolgt, desto häufiger sieht man bilaterale Erkrankungen (Morrison 1986). Im frühen Stadium bis zu 2 Jahren sind etwa 15% der Fälle bilateral, nach ein bis zwei Dekaden zeigen 30–60% eine bilaterale Erkrankung. Inzwischen ist allgemein anerkannt, dass der Verlauf insgesamt relativ benigne ist mit einer spontanen Remissionsrate (der Attacken, nicht der chronischen Hörminderung) von etwa 80% innerhalb von 5–10 Jahren (Friberg et al. 1984). Es ist wahrscheinlich, dass die spontane Remission der Menière-Attacken dann eintritt, wenn es zu einer permanenten Fistel der Trennmembran zwischen Endo- und Perilymphe kommt, was einen kontinuierlichen asymptomatischen Abfluss der überschüssigen Endolymphe erlaubt.

Anamnestisch schwer unterscheidbar von den „Drop-Attacks" der vertebrobasilären Ischämie gibt es seltene (~ 1%), im Früh- oder Spätverlauf des Morbus Menière ohne bestimmte Auslöser, Prodromi oder Bewusstseinsstörungen auftretende plötzliche Stürze: **„vestibuläre Drop-Attacks"** (Tumarkin-Otolithenkrisen; Baloh et al. 1990). Diese entstehen offenbar als Folge einer durch endolymphatische Druckschwankungen ausgelösten einseitigen Otolithenreizung mit inadäquater vestibulospinaler Haltungsreaktion.

Epidemiologie

In einer schwedischen Studie wurde eine Inzidenz von 46 auf 100 000 Einwohner errechnet, ohne Berücksichtigung rein kochleärer Formen (Stahle et al. 1978). Der bevorzugte Beginn der Erkrankung liegt zwischen der 4. und 6. Lebensdekade (Männer etwas häufiger als Frauen), selten in der Kindheit (Sadé u. Yaniv 1984). Die häufig positive Familienanamnese spricht für einen genetisch disponierenden Faktor.

Untersuchungen

Notwendig

Die typische Anamnese ist der Schlüssel zur Diagnose. Die otoneurologische und neuroophthalmologische Untersuchung zeigt im Intervall eine fluktuierende, insgesamt progrediente Hörminderung und seltener ein peripheres vestibuläres Funktionsdefizit (je nach Befall einseitig oder beidseitig).

Apparativ (wünschenswert)

- Audiometrische Untersuchungen einschließlich akustisch evozierter Potenziale
- Elektro- oder Videookulographie mit kalorischer Prüfung
- Klick-evozierte Sakkuluspotenziale

Im Einzelfall erforderlich

Die Bildgebung des Schädels kann notwendig sein mit der Frage nach einer Perilymphfistel (hochauflösendes CT), nach raumfordernden Prozessen im Kleinhirnbrückenwinkel (MRT), nach einer Vestibularisparoxysmie (MRT, CISS-Sequenz) oder nach seltenen zentralen Ursachen (MRT).

Selten können auch transiente ischämische Attacken bei der Vertebralisdissektion das „rotational vertebral artery occlusion syndrome" oder vertebrobasiläre Ischämien (vor allem im Versorgungsbereich der A. cerebelli inferior anterior) Menière-Attacken vortäuschen, weshalb hier neben der MRT des Schädels/Halses eine Doppler-Sonographie und/oder eine dynamische Subtraktionsangiographie notwendig sind.

Therapie

Attackenbehandlung

Die akute Attacke ist selbst begrenzt. Schwindel und Nausea können durch Antivertiginosa vermindert werden, wie sie auch zur Behandlung anderer akuter Labyrinthfunktionsstörungen eingesetzt werden:

Dimenhydrinat 100 mg als Suppositorien oder Infusion (1–3 × 100 mg/d) oder Benzodiazepine (⇑). Die Dauer der Anwendung kann meist auf einen Tag begrenzt werden.

Prophylaktische Therapie

Der Morbus Menière entsteht durch einen endolymphatischen Labyrinthhydrops mit periodischen Rupturen der Trennmembran zwischen Endolymph- und Perilymphraum, welche anfallsartig die Minuten bis Stunden dauernden Attacken auslösen. Ursache ist eine Resorptionsstörung im Saccus endolymphaticus durch perisakkuläre Fibrose möglicherweise als Folge einer Immunreaktion bzw. einer Obliteration des Ductus endolymphaticus mit Unterbrechung der sog. longitudinalen Endolymphzirkulation. Ziel der prophylaktischen Behandlung ist es, den Endolymphhydrops zu vermindern.

Literaturübersichten über eine große Zahl von Therapiestudien kommen übereinstimmend zu dem Ergebnis, dass positive Effekte in Bezug auf die Attackenfrequenz nur für Betahistin und Diuretika nachgewiesen wurden (Claes u. Van de Heyning 1997, James u. Thorp 2001) (⇑).

Bei wiederholten Drehschwindelattacken, eventuell mit fluktuierender Innenohrschwerhörigkeit, Tinnitus und/oder Ohrdruck sind deshalb indiziert:

- Betahistin (z. B. Aequamen oder Vasomotal), 3 × 2 Tbl./d à 12–24 mg über 4–12 Monate mit Dosisreduktion je nach Verlauf,
- zusätzlich zum Betahistin Therapieversuch mit Hydrochlorothiazid plus Triamteren (z. B. Dytide H ½ -1 Tbl. morgens).

Die von HNO-Kollegen zunehmend empfohlene Gabe von Steroiden ist bislang durch Studien nicht belegt, aufgrund der möglichen Immunpathogenese aber rational begründbar (Hamann u. Arnold 1999) (⇔).

Selten ergibt sich bei medikamentös therapieresistenten häufigen Menière-Attacken mit oder ohne Innenohrschwerhörigkeit die Indikation für eine intratympanale Instillation ototoxischer Antibiotika (1–2 ml mit einer Konzentration von 20–40 mg/ml Gentamicin) in ein-, besser mehrwöchentlichem Abstand.

Früher wurden die Instillationen täglich vorgenommen, bis Magnusson und Padoan (1991) nachwiesen, dass die ototoxischen Effekte von Gentamicin verzögert auftreten können, weshalb heute allgemein Einzelinstillationen in mehrwöchigem Abstand empfohlen werden. Ein Konsensus zur Dosis und den Applikationsabständen ist bislang nicht erzielt worden (Blakley 2000, Stokroos u. Kingma 2004).

Seit die früher allerorten übliche Sakkotomie, zunächst als Dekompressionsoperation gedacht, schließlich als Placeboeingriff erkannt wurde (Thomson et al. 1981) und heute obsolet ist, kommen nur noch deutlich weniger als 1–3 % der Patienten für operative Maßnahmen in Betracht.

Behandlung vestibulärer Drop-Attacks

Rezidivierende vestibuläre Drop-Attacks sind für die Patienten im Alltag außerordentlich beeinträchtigend und wegen der hohen Verletzungsrate gefährlich. Je nach klinischer Einschätzung der Schwere der Störung wird hier – falls die hoch dosierte Behandlung mit Betahistin zu keiner Besserung führt – erfolgreich die intratympanale Gentamicin-Behandlung (Ödkvist u. Bergenius 1988) eingesetzt. Voraussetzung dieser Behandlung ist, dass das ursächliche Ohr ausreichend sicher (z. B. mit Klick-evozierten vestibulären myogenen Potenzialen als Sakkulustest) identifiziert werden kann.

Literatur

American Acadamy of Otolaryngology, Head and Neck Surgery (1995): Committee on Hearing and Equilibrium guidelines for diagnosis and evaluation of therapy in Menière's disease. Otolaryngol. Head Neck Surg. 113, 181–185.

Baloh, R. W., K. Jacobson, T. Winder (1990): Drop attacks with Meniere's syndrome. Ann. Neurol. 28, 384–387.

Blakley, B. W. (2000): Update on intratympanic gentamicin for Menière's disease. Laryngoscope 110, 236–240.

Claes, J., P. H. Van de Heyning (1997): Medical Treatment of Menière's disease: a review of literature. Acta Otolaryngol. (Stockh.) Suppl. 526, 37–42.

Friberg, U., J. Stahle, A. Svedberg (1984): The natural course of Meniere's disease. Acta Otolaryngol. (Stockh.) Suppl. 406, 72–77.

Hamann, K. F., W. Arnold (1999): Menière's disease. In: Vestibular dysfunction and its therapy. Büttner, U. (ed.). Adv. Otolaryngol. 55, 137–168.

James, A., M. Thorp (2002): Menière's disease. Clin. Evid. 7, 458–465.

Magnusson, M., S. Padoan (1991): Delayed onset of ototoxic effects of gentamicin in treatment of Meniere's disease. Rationale for extremely low dose therapy. Acta Otolaryngol. (Stockh.) 111, 671–676.

Morrison, A. W. (1986): Predictive test for Menière's disease. Am. J. Otol. 7, 5–10.

Ödkvist, L. M., J. Bergenius (1988): Drop attacks in Meniere's disease. Acta Otolaryngol. (Stock.) Suppl. 455, 82–85.

Radtke, A., T. Lempert, M. A. Gresty, G. B. Brookes, A. M. Bronstein, H. Neuhauser (2002): Migraine and Menière's disease: Is there a link? Neurology 59, 1700–1704.

Sadé, J., E. Yaniv (1984): Meniere's disease in infants. Acta Otolaryngol. (Stockh.) 97, 33–37.

Stahle, J., C. Stahle, I. K. Arenberg (1978): Incidence of Meniere's disease. Arch. Otolaryngol. 104, 99–102.

Stokroos, R., H. Kingma (2004): Selective vestibular ablation by intratympanic gentamicin in patients with unilateral active Menière's disease: A prospective, double-blind, placebo-controlled, randomized clinical trial. Acta Otolaryngol. (Stockh.) 124, 172–175.

Thomson, J., P. Bretlau, M. Tos, N. J. Johnson (1981): Placebo effect in surgery for Menière's disease. Arch. Otolaryngol. 107, 271–277.

Basilarismigräne/vestibuläre Migräne

Klinik

Die Diagnose episodischer Schwindelattacken bei Migräne ist einfach, wenn wiederholt reversible Attacken mit unterschiedlicher Kombination von Schwindel, Sehstörungen, Stand- und Gangataxie, Hirnstammausfällen sowie meist okzipital betontem Kopfschmerz bei familiärer Migränebelastung auftreten (Basilarismigräne).

Die Diagnose einer vestibulären Migräne wird schwieriger, wenn

- die Schwindelattacken ohne Kopfschmerz auftreten (30%; Dieterich u. Brandt 1999),
- monosymptomatische audiovestibuläre Attacken überwiegen (70%; Dieterich u. Brandt 1999),
- die Dauer der Schwindelattacken entweder nur Sekunden/Minuten oder viele Stunden beträgt (Cutrer u. Baloh 1992, Dieterich u. Brandt 1999, Neuhauser et al. 2001).

Im Gegensatz zu anderen Migräneformen zeigen mehr als 60% der Patienten mit vestibulärer Migräne im attackenfreien Intervall zentrale Okulomotorikstörungen in Form einer sakkadierten Blickfolge, Blickrichtungsnystagmus, Spontannystagmus oder Lagerungsnystagmus (Dieterich u. Brandt 1999). Während der Migräneattacke sind die Patienten allgemein besonders empfindlich gegenüber Bewegung (Bewegungskrankheit; Cutrer u. Baloh 1992), was – vergleichbar der Phono- und Photophobie in der Migräneattacke – auf eine neuronale sensorische Übererregbarkeit, hier der Innenohrrezeptoren, zurückgeführt werden kann.

Die Differenzialdiagnose ist gegenüber dem Morbus Menière, transient-ischämischen Attacken oder der Vestibularisparoxysmie gelegentlich so schwierig, dass in vielen Fällen die Diagnose erst ex juvantibus gestellt werden kann. Die seltene episodische Ataxie Typ II ist ebenfalls durch episodische Schwindelattacken mit Okulomotorikstörungen im Intervall gekennzeichnet (Griggs u. Nutt 1995). Bei letzterer ist neben Azetazolamid der Kaliumkanalblocker 4-Aminopyridin wirksam zur Prophylaxe der Attacken (Strupp et al. 2004).

Epidemiologie

Ursprünglich wurde die Basilarismigräne von Bickerstaff (1961) als typische Erkrankung der Adoleszenz mit deutlichem Überwiegen des weiblichen Geschlechts beschrieben. Dies kann so nicht aufrechterhalten werden. Retrospektive Studien zeigen, dass sich die Basilarismigräne bzw. vestibuläre Migräne über das gesamte Lebensalter manifestieren kann, am häufigsten zwischen der 3. und 5. Dekade (Dieterich u. Brandt 1999, Neuhauser et al. 2001). Schade, dass die klinisch so wichtige, jedoch von vielen Neurologen noch nicht diagnostizierte „vestibuläre Migräne" oder der „migränöse Schwindel" noch nicht in die detaillierte offizielle Kopfschmerz-Klassifikation der International Headache Society aufgenommen wurden (Neuhauser u. Lempert 2004, Brandt 2004)

Untersuchungen

Neuroophthalmologische und neurootologische Untersuchung (inklusive Okulographie mit Kalorik, AEPs), darüber hinaus siehe Leitlinie „Migräne".

Therapie

Siehe Leitlinie „Migräne".

Literatur

Bickerstaff, E. R. (1961): Basilar artery migraine. Lancet I, 15–17.
Brandt, T. (2004): A chameleon among the episodic vertigo syndromes: "migraneous vertigo" or "vestibular migraine". Cephalalgia 24, 81–82.
Cutrer, F. M., R. W. Baloh (1992): Migraine-associated dizziness. Headache 32, 300–304.
Dieterich, M., Th. Brandt (1999): Episodic vertigo related to migraine (90 cases): vestibular migraine? J. Neurol. 246, 883–892.
Griggs, R. C., J. G. Nutt (1995): Episodic ataxias as channalopathies. Ann. Neurol. 37, 285–287.
Neuhauser, H., M. Leopold, M. von Brevern, G. Arnold, T. Lempert (2001): The interrelations of migraine, vertigo and migrainous vertigo. Neurology 56, 436–441.
Neuhauser, H., T. Lempert (2004): Vertigo and dizziness related to migraine: a diagnostic challenge. Cephalalgia 24, 83–91.
Strupp, M., R. Kalla, M. Dichgans, T. Freilinger, S. Glasauer, T. Brandt (2004): Treatment of episodic ataxia type 2 with the potassium channel blocker 4-aminopyridine. Neurology 62, 1623–1625.

Zervikogener Schwindel

Auch Somatosensoren aus Muskeln, Gelenken und Haut können Eigenbewegungsempfindungen und Nystagmus auslösen. Sensibilitätsstörungen durch Polyneuropathie oder Hinterstrangerkrankungen werden für die Raumorientierung und Haltungsregulation tagsüber befriedigend visuell substituiert, führen aber typischerweise zu Schwankschwindel in Dunkelheit oder unter schlechten Sehbedingungen. Es gibt also auch einen somatosensorischen Schwindel.

Das klinische Bild eines nur durch Störung der Halsafferenzen ausgelösten **zervikogenen Schwindels** ist weiterhin umstritten, obwohl der wichtige Beitrag dieser Rezeptoren für Raumorientierung, Haltungsregulation und Kopf-Rumpf-Koordination bekannt ist.

Die Schwierigkeit der klinischen Beurteilung ergibt sich
- aus mangelhaften pathophysiologischen Kenntnissen über Funktion und multimodale Interaktion der Sinnesmeldungen von Halsafferenzen sowie
- aus der bestehenden Begriffskonfusion bezüglich des sog. zervikalen Schwindels (Brandt u. Bronstein 2001).

Die neuronalen Verbindungen der Halsrezeptoren mit dem zentralen vestibulären System – der zervikookuläre Reflex und die Halsreflexe auf die Körperhaltung – sind experimentell untersucht, jedoch klinisch bislang ohne Relevanz. Beim Menschen ruft eine einseitige Anästhesie des tiefen posterolateralen Nackenbereichs (z. B. C_2-Blockaden bei zervikogenem Kopfschmerz) eine vorübergehende Ataxie mit ipsiversiver Gangabweichung und Vorbeizeigen ohne Spontannystagmus hervor (Dieterich et al. 1993). Es ist schwierig, diese Befunde auf den Patienten mit Nacken-Hinterkopf-Schmerz, Schwankschwindel und Gangunsicherheit zu übertragen, weil die Diagnose derzeit nicht gesichert werden kann. Der vorgeschlagene Halsdrehtest mit Untersuchung des statischen zervikookulären Reflexes oder der Romberg-Stand unter Kopfreklination sind unspezifisch und unzureichend standardisiert (de Jong u. Bles 1986). Entsprechend vorsichtig müssen optimistische und nach der vorliegenden Literatur unkontrollierbare Berichte über die Häufigkeit des zervikogenen Schwindels und die phantastischen Erfolge durch chiropraktische Manualtherapie bewertet werden.

 Cave: Vertebralisdissektion!

Die meist kontrovers geführte Debatte über Realität und Fiktion eines zervikogenen Schwindels ist ein „Glaubenskrieg" ohne die entsprechende praktische Bedeutung. Da das Zervikalsyndrom der Patienten ohnehin medikamentös und physikalisch behandelt wird, ist die hypothetische neurophysiologische Erklärung – nach Ausschluss anderer Schwindelursachen – eher von theoretischer Bedeutung.

Literatur

Brandt, T., A. M. Bronstein (2001): Cervical vertigo. J. Neurol. Neurosurg. Psychiatry 71, 8–12.
De Jong, I. M. B. V., W. Bles (1986): Cervical dizziness and ataxia. In: Bles, W., T. Brandt (eds.), Disorders of Posture and Gait. Elsevier, Amsterdam, 185–206.
Dieterich, M., W. Pöllmann, V. Pfaffenrath (1993): Cervicogenic headache: Electronystagmography, perception of verticality and posturography in patients before and after C2-blockade. Cephalalgia 13, 285–288.

Somatoformer Schwindel

Der somatoforme Schwindel macht einen großen Anteil der komplexen Schwindelsyndrome aus. Im Krankheitsverlauf zeigen Patienten mit komplexen somatoformen Schwindelerkrankungen auch nach mehreren Jahren in etwa 70% der Fälle noch Schwindelsymptome und eine stärkere Beeinträchtigung ihrer beruflichen und Alltagsaktivitäten als Patienten mit organischen Schwindelerkrankungen (Eckardt-Henn et al. 2003, Yardley 2000, Furmann u. Jacob 1997, Jacob et al. 2004). Die häufigsten zugrunde liegenden psychischen Störungsbilder sind Angst- und phobische Störungen, depressive Störungen sowie dissoziative und somatoforme (ICD10:F45) Störungen.

Der somatoforme Schwindel tritt zunächst scheinbar ohne psychopathologische Symptomatik auf und führt die Patienten in der Regel zuerst zu einem HNO-Arzt, Neurologen oder Internisten. Die Patienten schildern häufiger Schwank- oder diffusen Schwindel (Benommenheit, Leeregefühl im Kopf, Unsicherheit beim Gehen, Gefühl zu kippen), aber auch Drehschwindel mit vegetativen Begleitsymptomen und Brechreiz wird beschrieben. Je nach zugrunde liegender psychischer Erkrankung (s. o.) sind weitere Symptome vorhanden wie Antriebs- und Konzentrationsstörungen, Leistungsabfall, subjektiv empfundene Einschränkungen der Berufs- und Alltagsaktivitäten, vegetative Symptome, die die Schwindelsymptome begleiten (Herzrasen, Übelkeit, Schweißausbrüche, Luftnot, Erstickungsangst, Appetitmangel und Gewichtsverlust), Störungen von Affekt- und Stimmungslage, Schlafstörungen und Angstsymptome. Typischerweise werden all diese Symptome aber von den Patienten als **reaktive**, d. h. durch den Schwindel ausgelöste und bedingte Symptome erlebt und geschildert. Konflikt- und Belastungssituationen, die als Auslöser der Schwindelerkrankung fungieren können, werden selten spontan berichtet und sind den Patienten meist zunächst nicht bewusst. Das erschwert die Diagnose.

Die **Behandlung** richtet sich nach dem klinischen Bild. Es sollte eine Psychotherapie eingeleitet werden. Hier sind sowohl psychodynamische Verfahren als auch verhaltenstherapeutische Verfahren wirksam; die Indikation richtet sich nach dem klinischen Befund und der zugrunde liegenden Konflikt- oder Belastungssituation. Bei kurzer Dauer und leichter Ausprägung kann eine fokussierte ambulante Therapie bereits sehr erfolgreich sein. Je nach zugrunde liegender Konfliktsituation ist ein längerfristiges (z. B. tiefenpsychologisch fundiertes oder psychoanalytisches) Verfahren zu wählen; bei starker Ausprägung und hohem Leidensdruck sollte anfänglich eine Kombinationstherapie mit einem Psychopharmakon durchgeführt werden. Mittel der Wahl sind Präparate aus der Gruppe der Serotoninwiederaufnahme-Hemmer (z. B. Sertralin), in den ersten Tagen in Kombination mit einem Anxiolytikum (z. B. Lorazepam).

Im Folgenden wird eine wichtige Form des somatoformen Schwindels besprochen, der phobische Schwankschwindel.

Phobischer Schwankschwindel

Klinik

Leitsymptome und Charakteristika des phobischen Schwankschwindels sind (Brandt u. Dieterich 1986, Brandt 1996):

- Die Patienten klagen über Schwankschwindel und subjektive Stand-/Gangunsicherheit ohne eine für den Beobachter sichtbare Stand-/Gangunsicherheit.
- Der Schwindel wird beschrieben als eine Benommenheit mit fluktuierender Unsicherheit von Stand und Gang, attackenartiger Fallangst ohne reale Stürze, zum Teil auch als unwillkürliche, kurz dauernde Körperschwankung.
- Die Attacken treten oft in typischen Situationen auf, die auch als externe Auslöser anderer phobischer Syndrome bekannt sind (Brücken, Auto fahren, leere Räume, große Menschenansammlungen im Kaufhaus oder Restaurant).
- Im Verlauf entsteht eine Generalisierung der Beschwerden mit zunehmendem Vermeidensverhalten gegenüber auslösenden Reizen. Während oder kurz nach diesen Attacken werden (meist erst auf Befragen) Angst und vegetative Missempfindungen angegeben, wobei die meisten Patienten auch über Schwindelattacken ohne Angst berichten.
- Auf Nachfrage berichten viele Patienten, dass sich die Beschwerden nach leichtem Alkoholgenuss bessern.
- Am Beginn der Erkrankung steht häufig eine organische vestibuläre Erkrankung (z. B. abgelaufene Neuritis vestibularis oder benigner peripherer paroxysmaler Lagerungsschwindel; Huppert et al. 1995) oder besondere psychosoziale Belastungssituationen (Kapfhammer et al. 1997).
- Patienten mit phobischem Schwankschwindel weisen häufig zwanghafte und perfektionistische Persönlichkeitszüge und eine reaktiv-depressive Symptomatik auf.

Charakteristisch ist die Kombination eines Schwankschwindels mit subjektiver Stand- und Gangunsicherheit bei Patienten mit normalem neurologischen Befund, unauffälligen Gleichgewichtstests und zwanghafter Persönlichkeitsstruktur. Die monosymptomatische subjektive Störung des Gleichgewichts ist an das Stehen oder Gehen gebunden, zeigt attackenartige Verschlechterung, die beim selben Patienten mit oder ohne erkennbare Auslöser auftritt, mit oder ohne begleitende Angst. Bei manchen Patienten lässt das Fehlen erkennbarer Auslöser oder Schwindel ohne Begleitangst sowohl diese selbst als auch den behandelnden Arzt an der Diagnose einer somatoformen Störung zweifeln.

Die illusionäre Wahrnehmungsstörung des Schwankschwindels und der Standunsicherheit haben wir durch die Hypothese zu erklären versucht, dass es bei diesen Patienten durch die ängstliche Kontrolle des Gleichgewichts zu einer Störung des Raumkonstanzmechanismus mit teilweiser Entkoppelung der Efferenzkopie für aktive Kopf- und Köperbewegungen kommt (von Holst u. Mittelstaedt 1950).

Die Differenzialdiagnose des phobischen Schwankschwindels umfasst psychiatrisch-psychogene Syndrome sowie vestibuläre und nichtvestibuläre organische Syndrome.

Zu den wichtigsten psychiatrischen/somatoformen Syndromen gehören:
- Panikerkrankung mit oder ohne Agoraphobie nach DSM-IV,
- „Space Phobia" (Marks 1981),
- „Visual Vertigo" (Guerraz et al. 2001, Bronstein 2004),
- „Mal-de-débarquement-Syndrom" (Murphy 1993),
- Depression nach DSM-IV.

Zu den wichtigsten organischen Syndromen gehören:
- primärer orthostatischer Tremor mit pathognomonischem Frequenzgipfel der Körperschwankungen von 14–16 Hz im EMG und der Posturographie (Yarrow et al. 2001, Sharott et al. 2003),
- bilaterale Vestibulopathie,
- Vestibularisparoxysmie,
- Perilymphfistel,
- vestibuläre Migräne,
- episodische Ataxie Typ I/II,
- neurodegenerative Erkrankungen (spinozerebelläre Ataxien, Multisystematrophien),
- zentrale vestibuläre Syndrome,
- orthostatische Dysregulation.

Epidemiologie

Die häufigste somatoforme Schwindelform und die zweithäufigste Ursache für Schwindel in einer neurologischen Spezialambulanz ist der phobische Schwankschwindel (siehe **Tabelle 1**). Er kann sich beim Erwachsenen in jedem Alter manifestieren, am häufigsten in der 3. bis 5. Dekade und stellt hier die häufigste Schwindelform dar (Strupp et al. 2003). Die Betroffenen suchen praktisch nie zuerst den Psychiater auf, sondern den „Spezialarzt" ihres Symptoms, zumal sie sich organisch krank fühlen (Brandt 1996, Pollak et al. 2003). Da der phobische Schwankschwindel jedoch noch nicht zum diagnostischen Repertoire der meisten Neurologen und HNO-Ärzte gehört, ist die Dauer der Erkrankung bis zur Diagnosestellung lang (im Mittel 3 Jahre bei 154 Patienten mit phobischem Schwankschwindel; Huppert et al. 1995), und diese erfolgt häufig erst nach vielen unterschiedlichen Arztbesuchen, überflüssigen apparativen Untersuchungen und der fälschlichen Einordnung z. B. als „zervikogener Schwindel", „vertebrobasiläre Ischämien" und Ähnlichem mit entsprechenden erfolglosen Therapieversuchen.

Eine psychiatrische Verlaufsstudie bestätigte, dass der phobische Schwankschwindel eine eigene Entität darstellt, die von der Panikerkrankung mit oder ohne Agoraphobie abgegrenzt werden kann (Kapfhammer et al. 1997).

Untersuchungen

Notwendig

Die Diagnose stützt sich auf die typische Anamnese, die oben beschriebenen Persönlichkeitsmerkmale und einen normalen neurologischen Untersuchungsbefund.

Im Einzelfall erforderlich

Zur Sicherung der Diagnose und zum Ausschluss organischer Ursachen sind folgende Zusatzuntersuchungen durchzuführen:
- Untersuchungen des vestibulären Systems mit Elektronystagmographie/Videookulographie einschließlich Kalorik,
- ophthalmologische/otoneurologische Untersuchung,
- Posturographie,
- AEP, „Klick-evozierte vestibuläre myogene Potenziale",
- Bildgebung (CT und/oder MRT),
- Doppler-Sonographie/Duplexsonographie.

Bei genauer posturograpischer Analyse zeigen die Patienten im normalen Stand eine erhöhte Schwankaktivität durch Ko-Kontraktion der Fußbeuger und -strecker, offenbar als Ausdruck einer unnötigen ängstlichen Standstrategie, die Gesunde nur bei realer Fallgefahr anwenden. Bei schwierigen Balanceaufgaben, wie Fuß-vor-Fuß-Stand (Tandemstand) mit geschlossenen Augen, unterscheiden sich die posturographischen Daten der Patienten jedoch nicht von denen Gesunder, d. h. je schwieriger die Anforderungen an die Balance werden, desto „gesünder" sind die Balanceleistungen der Patienten mit phobischem Schwankschwindel (Querner et al. 2000). Die Patienten sind empfindlich gegenüber propriozeptiven Störreizen (Holmberg et al. 2003) und visueller Bewegungsreizung (Querner et al. 2002).

Therapie

Die Behandlung der Patienten beruht auf drei bzw. vier Maßnahmen:
- eingehende Diagnostik
- „psychoedukative Therapie"
- Desensibilisierung durch Eigenexposition und regelmäßigen Sport sowie
- bei Persistenz der Beschwerden Verhaltenstherapie mit oder ohne begleitende Pharmakagabe (Brandt 1996).

Der wichtigste erste „therapeutische Schritt" besteht darin, den Patienten durch sorgfältige Untersuchung und

Erklärung des psychogenen Mechanismus („verstärkte Selbstbeobachtung" vor dem Hintergrund der entsprechenden Primärpersönlichkeit) von der Angst zu entlasten, an einer organischen Krankheit zu leiden. Dann sollte eine Desensibilisierung durch Eigenexposition erfolgen, d. h. die Patienten sollten die für sie Schwindel auslösenden Situationen nicht meiden, sondern suchen. Gleichzeitig hat sich regelmäßiger leichter Sport als hilfreich erwiesen, um den Betroffenen wieder Vertrauen zum eigenen Gleichgewicht zu geben. Führen die Aufklärung und Eigendesensibilisierung nach Wochen bis Monaten zu keiner ausreichenden Besserung, so sollte eine Verhaltenstherapie mit oder ohne Pharmakotherapie, z. B. mit einem selektiven Serotoninwiederaufnahme-Hemmer (z. B. Paroxetin, 20–40 mg/d) oder antriebssteigerndem tri-/tetrazyklischen Antidepressivum über 3–6 Monate eingeleitet werden (⇔). Bei seltenen, situationsgebundenen Attacken kann man bei einzelnen Patienten auch Tranquilizer geben, wobei aber die Gefahr einer Abhängigkeit besteht.

Wie eine katamnestische Untersuchung (5–15 Jahre nach Erstdiagnose) bei 106 Patienten zeigte, waren nach diesem therapeutischen Vorgehen im Verlauf 75 % der Patienten beschwerdefrei oder deutlich gebessert (Huppert et al. 2005). Bei dieser katamnestischen Untersuchung fand sich retrospektiv kein Anhalt für eine Fehldiagnose.

Die Bereitschaft der meist unter hohem Leidensdruck stehenden Patienten, den psychogenen Mechanismus zu verstehen und durch Desensibilisierung zu überwinden, ist eine positive Erfahrung sowohl für den behandelnden Arzt als auch für den Patienten.

Literatur

Brandt, T., M. Dieterich (1986): Phobischer Attacken-Schwankschwindel, ein neues Syndrom. Münch. Med. Wochenschr. 128:, 247–250.

Brandt, T. (1996): Phobic postural vertigo. Neurology 46, 1515–1519.

Bronstein, A. M. (2004): Vision and vertigo. Some visual aspects of vestibular disorders. J. Neurol. 251, 381–387.

Eckhardt-Henn, A., P. Breuer, C. Thomalske, S. O. Hoffmann, H. C. Hopf (2003): Anxiety disorders and other psychiatric subgroups in patients complaining of dizziness. J. Anxiety Disord. 431, 1–20.

Furman, J. M., R. G. Jacob (1997): Psychiatric dizziness. Neurology 48, 1161–1166.

Guerraz, M., P. Bertholon, L. Pollak, P. Rudge, M. A. Gresty, A. M. Bronstein, L. Yardley (2001): Visual vertigo: symptom assessment, spatial orientation and postural control. Brain 124, 1646–1656.

Holmberg, J., M. Karlberg, P.-A. Fransson, M. Magnusson (2003): Phobic postural vertigo: body sway during vibratory proprioceptive stimulation. NeuroReport 14, 1007–1011.

Holst, E. von, H. Mittelstaedt (1950): Das Reafferenzierungsprinzip (Wechselwirkungen zwischen Zentralnervensystem und Peripherie). Naturwissenschaften 37, 461–476.

Huppert, D., T. Kunihiro, T. Brandt (1995): Phobic postural vertigo (154 patients): its association with vestibular disorders. J. Audiol. Med. 4, 97–103.

Huppert, D., M. Strupp, N. Rettinger, J. Hecht, T. Brandt (2005): Phobic postural vertigo: a long-term follow-up (5 to 15 years) of 106 patients. J. Neurol. 252, 564–569.

Jacob, R. G., T. Brandt, I. M. Furman (2004): Psychiatric aspects of dizziness and imbalance. In: Clinical Disorders of Balance, Posture and Gait. Bronstein, A. M., T. Brandt, M. H. Wollacott, J. G. Nutt (eds.) Arnold, London, 245–285.

Kapfhammer, H. P., C. Mayer, U. Hock, D. Huppert, M. Dieterich, T. Brandt (1997): Course of illness in phobic postural vertigo. Acta Neurol. Scand. 95, 23–28.

Marks, J. M. (1981): Space „phobia": a pseudo-agoraphobic syndrome. J. Neurol. Neurosurg. Psych. 48, 729–735.

Murphy, T. P. (1993): Mal de debarquement syndrome: a forgotten entity? Otolaryngol. Head Neck Surg. 109, 10–13.

Pollak, L., C. Klein, R. Stryjer, M. Kushnir, J. Teitler, S. Fletcher (2003): Phobic postural vertigo: A new proposed entity. IMAJ 5, 720–723.

Querner, V., S. Krafczyk, M. Dieterich, T. Brandt (2000): Patients with somatoform phobic postural vertigo: the more difficult the balance task, the better the balance performance. Neurosci. Lett. 285, 21–24.

Querner, V., S. Krafczyk, M. Dieterich, T. Brandt (2002): Phobic postural vertigo. Body sway during visually induced roll vection. Exp. Brain Res. 143, 269–275.

Sharott, A., J. Marsden, P. Brown (2003): Primary orthostatic tremor is an exaggeration of a physiological response to instability. Mov. Disord. 18, 195–199.

Strupp, M., M. Glaser, C. Karch, N. Rettinger, M. Dieterich, T. Brandt (2003): Phobischer Schwankschwindel: die häufigste Schwindelform im mittleren Lebensalter. Nervenarzt 74, 911–914.

Yardley, L. (2000): overview of psychological effects of chronic dizziness and balance disorders. Otolaryngol. Clin. North Am. 33, 603–616.

Yardley, L., M. S. Redfern (2001): Psychological factors influencing recovery from balance disorders. J. Anxiety Disord. 15, 107–119.

Yarrow, K., P. Brown, M. A. Gresty, A. M. Bronstein (2001): Force platform recordings in the diagnosis of primary orthostatic tremor. Gait & Posture 13, 27–34.

Expertengruppe

Für die DGN

Prof. Dr. med. Dr. h. c. T. Brandt FRCP, Neurologische Klinik, Ludwig-Maximilians Universität, München

Prof. Dr. med. M. Dieterich, Neurologische Klinik, Johannes Gutenberg-Universität Mainz

Prof. Dr. med. M. Strupp, Neurologische Klinik, Ludwig-Maximilians Universität, München

Für die Deutsche Gesellschaft für HNO-Heilkunde

Prof. Dr. .med. K.-F. Hamann, HNO-Klinik, Klinikum rechts der Isar, Technische Universität München

Für die Psychosomatische Medizin

Prof. Dr. med. A. Eckhardt-Henn, Klinik für Internistische Psychosomatik, Bürgerspital Stuttgart
Federführend: *Prof. Dr. med. Dr. h. c. T. Brandt FRCP, Neurologische Klinik, Ludwig-Maximilians Universität, Marchioninistr. 15, 81377 München, Tel.: 089/7095-2571, Fax: 089/7095-8883*
e-mail: thomas.brandt@med.uni-muenchen.de

Lagerungsschwindel

Was gibt es Neues?

- Der BPPV befällt häufiger das rechte Labyrinth (von Brevern et al. 2004).
- Die Rezidivrate des BPPV ist höher als bislang angenommen: Innerhalb eines Jahres erleiden nach erfolgreicher Behandlung 40%, innerhalb von 10 Jahren 50% der Patienten mindestens ein Rezidiv, die Hälfte dieser Patienten innerhalb von 10 Jahren 4 oder mehr Rezidive (Brandt et al. 2005).
- Die Wirksamkeit der Lagerungsmanöver nach Epley (1992) und Semont (et al. 1988) zur Behandlung des BPPV des posterioren Bogengangs ist durch kontrollierte Studien inzwischen gut belegt.
- Die Empfehlung, nach erfolgreicher Behandlung 48 Stunden zur Vermeidung eines Frührezidivs aufrecht zu bleiben, ist obsolet.
- Epley- und Semont-Manöver sind auch in der Selbstbehandlung erfolgreich.

Die wichtigsten Empfehlungen auf einen Blick

- Behandlungsverfahren der ersten Wahl für den BPPV des posterioren Bogengangs sind die Lagerungsmanöver nach Epley (1992) und Semont (et al. 1988) (**A**).
- Patienten können ergänzend eine Selbstbehandlung mit einem modifizierten Epley- oder Semont-Manöver (**B**) oder Lagerungsübungen nach Brandt und Daroff (1980) (**C**) durchführen. Patienten, die mit dem Manöver nach Epley oder Semont keine eindeutige Besserung oder Beschwerdefreiheit erreichen, sollten auf Fehler beim Durchführen der Befreiungsmanöver überprüft werden.
- Eine operative Okklusion des betroffenen Bogengangs ist ebenfalls wirksam (**B**), aber nur in sehr seltenen Fällen bei einer anhaltenden „Therapieresistenz" gerechtfertigt.
- Die Kanalolithiasis des horizontalen Bogengangs lässt sich im Liegen durch eine schrittweise Drehung um 90° um die Körperlängsachse zur gesunden Seite behandeln, gefolgt von mehrstündigem Liegen auf dem nicht betroffenen Ohr (**B**).
- Medikamentöse Therapien allein, Manipulationen an der HWS, autogenes Training und Akupunktur sind unwirksam.

Einführung

Der BPPV ist charakterisiert durch kurze Drehschwindelattacken mit Oszillopsien, mit oder ohne Übelkeit, die durch Änderungen der Kopfposition gegenüber der Schwerkraft ausgelöst werden (Hinlegen/Aufrichten und Herumdrehen im Bett, Bücken, Kopfreklination). Nach heutigem Verständnis liegen meist größere, frei bewegliche Konglomerate abgesprengter Otolithenpartikel innerhalb eines Bogengangs zugrunde, die Kanalolithiasis genannt werden (Brandt u. Steddin 1993; Einzelheiten siehe Leitlinie „Schwindel"). Die Therapie zielt darauf ab, den betroffenen Bogengang durch spezifische Kopfrotationen in der Ebene des betroffenen Bogengangs von den Otolithenpartikeln zu befreien (Brandt et al. 1994). Unbehandelt persistiert der BPPV bei etwa 30% der Patienten, bei weiteren 30–40% kommt es innerhalb von Monaten oder Jahren zu Rezidiven bei einem jährlichen Rezidivrisiko von ca. 15%.

Klinik

Der BPPV ist definiert als ein episodischer lagerungsabhängiger Schwindel mit rezidivierenden, durch Kopflagerungswechsel gegenüber der Schwerkraft auslösbaren, kurz dauernden Drehschwindelattacken mit oder ohne Übelkeit und Oszillopsien, ohne zentrale Hirnstammzeichen. Wiederholte Lagewechsel führen zu einer vorübergehenden Abschwächung der Attacken.
Typische Auslöser sind:
- Hinlegen oder Aufrichten im Bett,
- Herumdrehen im Bett mit Lagerung auf das betroffene Ohr,
- Bücken,
- Kopfreklination.

Diagnostik

Apparative Diagnostik

Die apparative Diagnostik mit Elektronystagmographie (inklusive Kalorik) sollte durch MRT und Doppler in Einzelfällen ergänzt werden, wenn eine infratentorielle Läsion bei Verdacht auf zentralen Lageschwindel/Nystagmus in Betracht kommt, ungewöhnliche Auslöser oder ein untypischer Lagerungsnystagmus auffallen. Der zentrale Lageschwindel/Nystagmus kann z. B. auf eine Vertebralisdissektion oder ein Okklusionssyndrom der A. vertebralis durch Kopfrotation hinweisen.

Nicht erforderliche Diagnostik

Radiologische Diagnostik der HWS.

Epidemiologie

Der BPPV kann in jeder Altersdekade von der Kindheit an auftreten, ist aber zumindest für die idiopathische Form eine typische Alterserkrankung mit einem Maximum in der 6.-7. Lebensdekade. Etwa ein Drittel aller über 70-Jährigen hat ihn schon mindestens einmal erlebt.

Er ist in einer Spezialambulanz für Schwindel mit ca. 18–20 % das häufigste Schwindelsyndrom. Mehr als 90 % aller Fälle sind degenerativ oder idiopathisch (Frauen: Männer = 2:1), während die symptomatischen Fälle (F:M = 1:1) am häufigsten auf ein Schädeltrauma (17 %) oder eine Neuritis vestibularis (15 %) zurückzuführen sind (Baloh et al. 1987, Karlberg et al. 2000). Auftreten oft auch nach längerer Bettruhe durch andere Erkrankungen oder nach Operationen. Wie eine Literaturübersicht ergab, ist das rechte Labyrinth häufiger betroffen, wahrscheinlich weil die Mehrzahl der Menschen länger auf der rechten Körperseite liegend schläft (von Brevern et al. 2004).

Circa 10 % der spontanen und 20 % der traumatischen Fälle sind bilateral, meist asymmetrisch.

Meist spontanes Abklingen innerhalb weniger Wochen oder Monate, weshalb der BPPV benigne genannt wird; teilweise jedoch Persistenz über mehrere Jahre (bei ca. 30 % der unbehandelten Fälle).

Bei 40–50 % der erfolgreich behandelten Fälle folgen ein oder mehrere Rezidive innerhalb von Monaten oder Jahren (Huppert et al. 2005); bei traumatischen Fällen ist die Rezidivrate höher als bei idiopathischen (Gordon et al. 2004).

Pathomechanismus

Nach dem histologisch nachgewiesenen Cupulolithiasismodell von Schuknecht (1969) lagern sich traumatisch oder spontan degenerativ abgelöste, anorganische, spezifisch schwere Partikel des Utrikulusotolithen der Kupula in der darunter liegenden Ampulle des hinteren Bogengangs an. Mittlerweile ist allgemein akzeptiert, dass die Teilchen meist nicht an der Kupula anhaften, sondern frei im Bogengang beweglich sind und ein das Lumen annähernd ausfüllendes Konglomerat – einen Pfropf – bilden. Bei diesem Pathomechanismus, Kanalolithiasis genannt (Epley 1992, Brandt u. Steddin 1993, Brandt et. al. 1994), übt der Pfropf bei der Lagerung einen Sog aus. Der Pfropf kann durch rasche Kopflagerung zur Gegenseite aus dem Bogengang herausbewegt werden. Dieses Modell zum Pathomechanismus des BPPV erklärt alle typischen Eigenschaften wie Latenz, Dauer, Richtung und Richtungsumkehr des Nystagmus, Ermüdbarkeit und Mechanismus des Befreiungsmanövers (**Abbildung 1**).

Bei typischer Anamnese und Untersuchungsbefund mit rotierendem Crescendo-Decrescendo-Nystagmus in den Lagerungsproben lässt sich die Diagnose ohne weitere apparative Diagnostik stellen.

Untersuchungen

Diagnostische Lagerungsproben zu beiden Seiten mit 45° zur Gegenseite gedrehtem Kopf und in Kopfhängelage mit Beurteilung des Lagerungsnystagmus: Ausgehend von der sitzenden Position wird die Lagerung auf einer Liege (oder einem Bett) so durchgeführt, dass der Kopf auf dem seitlichen Hinterhaupt zu liegen kommt, was die ebenenspezifische bilaterale Reizung der hinteren Bogengänge gewährleistet. Beide Seitlagerungen werden nacheinander durchgeführt, wobei der Lagerungsschwindel und -nystagmus die betroffene Seite anzeigt.

BPPV des horizontalen Bogengangs (hBPPV)

Die Schlagrichtung des Nystagmus ist entsprechend der Reizung des horizontalen Bogengangs linear-horizontal zum unten liegenden Ohr (McClure 1985, Baloh et al. 1993).

- Durch wiederholte Lagerungsmanöver kommt es kaum oder nicht zur Ermüdbarkeit des Lagerungsnystagmus.
- Die Dauer der Attacke und des Nystagmus ist wegen des sog. zentralen Geschwindigkeitsspeichers des horizontalen Bogengangs länger und der Lagerungsnystagmus zeigt häufig eine Richtungsumkehr während der Attacke entsprechend dem postrotatorischen Nystagmus I und II.

Auch der typische horizontale BPPV kann durch Kanalolithiasis erklärt werden (Strupp et al. 1995), obwohl gelegentlich durch Lagemanöver ein Wechsel des Mechanismus von Kanalolithiasis zu Cupulolithiasis beobachtet wird (Steddin u. Brandt 1996). Im Liegen (Rückenlage) kann bei der Cupulolithiasis durch eine Kopfdrehung von 10–20° um die Längsachse der „Nullpunkt" des Lage-

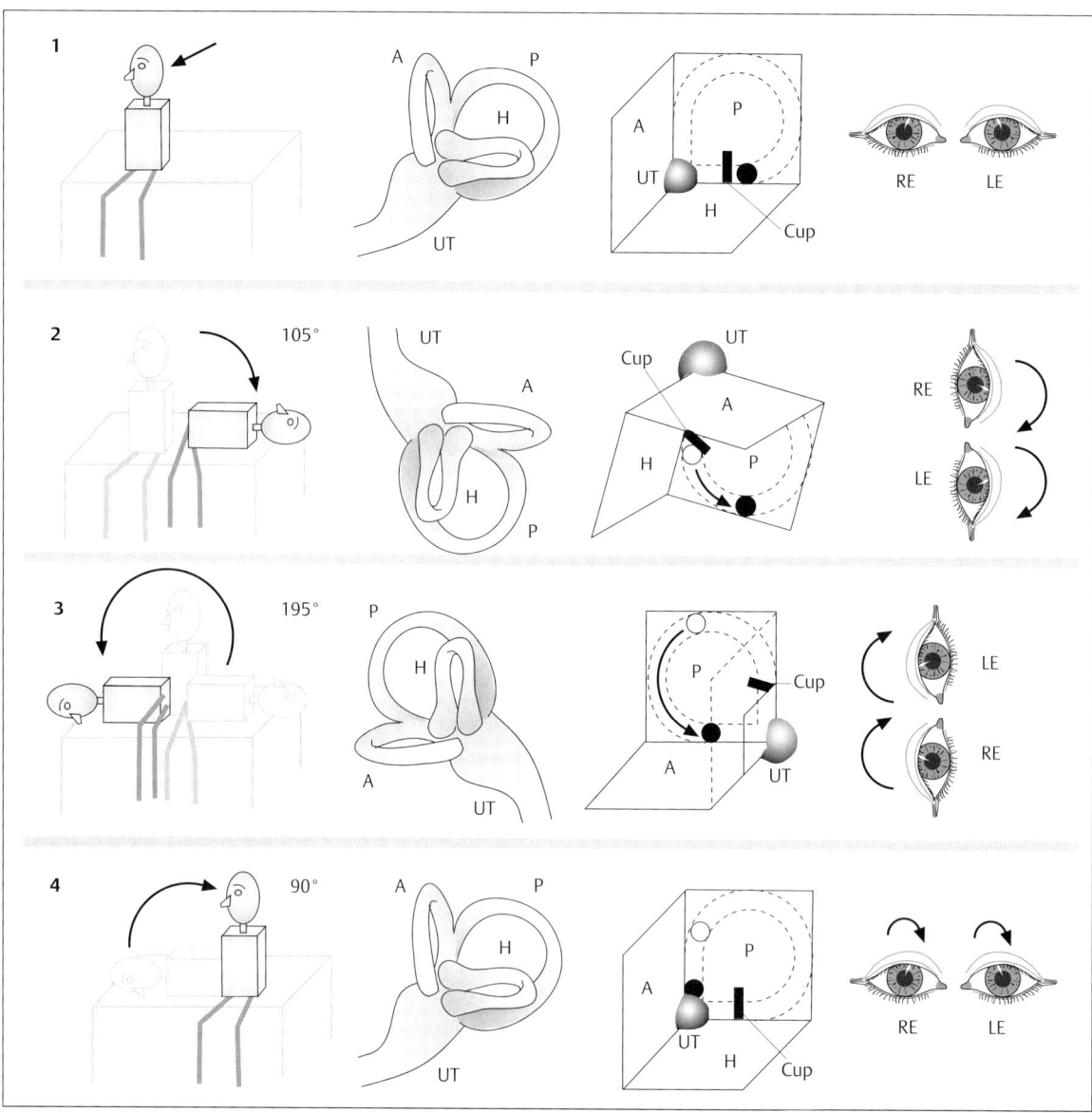

Abbildung 1 Schematische Darstellung des therapeutischen Lagerungsmanövers nach Semont (et al. 1988) und Brandt und Steddin (1993) bei einem Patienten mit linksseitigem, benignem, paroxysmalem Lagerungsschwindel (BPPV).
In sitzender Ausgangsposition wird der Kopf um 45° zum nicht betroffenen („gesunden") Ohr gedreht. Die Teilchen befinden sich am Boden des posterioren Bogengangs (1).
Lagerung des Patienten nach links, d. h. zum betroffenen Ohr unter Beibehaltung der Kopfposition: Dies löst eine Bewegung der Teilchen im Bogengang entsprechend der Schwerkraft aus und führt zu einem rotierenden, erschöpflichen Nystagmus zum unten liegenden Ohr. Diese Position sollte der Patient ca. 1 Minute einnehmen (2).
Der Patient wird unter Beibehaltung der Kopfdrehung in raschem Schwung zum nicht betroffenen Ohr gekippt, wobei nun die Nase nach unten zeigt. Jetzt bewegen sich die Teilchen zum Ausgang des Bogengangs, diese Position soll mindestens 3 Minuten beibehalten werden (3).
Der Patient richtet sich langsam auf, die Teilchen gelangen in den Utrikulusraum, wo sie keinen Drehschwindel mehr auslösen können (4; Brandt et al. 1994).
Abkürzungen:
A, P, H = anteriorer, posteriorer und horizontaler Bogengang
Cup = Kupula
UT = Utrikulus
RE = rechtes Auge
LE = linkes Auge

nystagmus bestimmt werden, da die Kupula des ipsilateralen horizontalen Kanals dann parallel zur Schwerkraft ausgerichtet ist (Bisdorff u. Debatisse 2001). So kann man auch die betroffene Seite beim hBPPV bestimmen.

Es ist anzunehmen, dass der horizontale BPPV dauerhaft nur dann auftritt, wenn eine umschriebene Enge des Bogengangs vorliegt und die stabil zusammengeklumpten Teilchen aufgrund ihrer Größe den sich in ampullofugaler Richtung verjüngenden Bogengang nicht verlassen. Andrenfalls wäre davon auszugehen, dass die Teilchen zwangsläufig bei zufällig (im Bett) ausgeführten Drehbewegungen um die Körperlängsachse den Bogengang spontan verlassen würden. Die auffällige Eigenschaft des horizontalen BPPV, nicht zu ermüden, stimmt mit dieser Annahme ebenso überein wie die Erfahrung, dass der horizontale BPPV schlecht durch Einzellagemanöver zu therapieren ist.

Physikalische Befreiungsmanöver zur Behandlung der Kanalolithiasis des posterioren Bogengangs

Epley-Manöver

Das Befreiungsmanöver nach Epley erfolgt durch Kopf- und Rumpfrotation des liegenden Patienten in leichter Kopfhängelage (Epley 1992; **Abbildung 1**). Seine Wirksamkeit ist inzwischen durch 10 kontrollierte Studien belegt (⇑⇑⇑) (Angeli et al. 2003, Asawavichianginda et al. 2000, Chang et al. 2004, Froehling et al. 2000, Lynn et al. 1995, Sherman u. Massoud 2001, Simhadri et al. 2003, Steenerson u. Cronin 1996, Yimtae et al. 2003). In der einzigen negativen kontrollierten Studie wurde das Manöver in abgewandelter Form mit unzureichender Kopfrotation durchgeführt (Blakley 1994). Eine Metaanalyse ergab, dass behandelte Patienten beim ersten Follow-up 4,6-mal häufiger beschwerdefrei waren als unbehandelte Patienten (⇑⇑⇑) (Woodworth et al. 2004). Nach der ersten Lagerung werden etwa 40–60% der Patienten beschwerdefrei.

Zur erfolgreichen Anwendung des Epley-Manövers sind folgende Details zu beachten:
- Der Übergang von einer Position in die nächste wird zügig, aber nicht abrupt durchgeführt.
- Patienten mit eingeschränkter Nackenbeweglichkeit werden entweder auf einer Liege mit abgesenktem Kopfteil oder alternativ mit dem Befreiungsmanöver nach Semont behandelt.
- Bei ausgeprägter Angst oder Übelkeit empfiehlt sich eine Prämedikation mit Benzodiazepinen oder Dimenhydrinat für die Zeit der Übungen.
- Zwei bis drei Durchgänge während einer Behandlungssitzung erhöhen die Erfolgsrate (⇑) (Gordon u. Gadoth 2004).
- Die von Epley ursprünglich vorgeschlagene Vibration am Mastoid während des Manövers erhöht die Erfolgsrate nicht (⇓⇓) (Hain et al. 2000, Macias et al. 2004).
- Die Empfehlung, nach erfolgreicher Behandlung 48 Stunden aufrecht zu bleiben, um ein Frührezidiv zu verhindern, hat sich als unnötig erwiesen (⇓⇓) (Nuti et al. 2000, Marciano u. Marcelli 2002). Das gilt in gleicher Weise auch für das Semont-Manöver (⇓⇓) (Massoud u. Ireland 1996).

Als Begleiteffekt kann vorübergehend Übelkeit auftreten, vor allem bei wiederholter Lagerung während einer Sitzung (Vorbeugung mit z. B. 100 mg Dimenhydrinat). Bei etwa 20–40% der erfolgreich behandelten Patienten kommt es für 1–3 Tage zu einem Benommenheitsschwindel mit Gangunsicherheit (am ehesten Otolithenschwindel) durch die partielle Reposition der Otokonien zum Utrikulus. Gelegentlich wird ein Lagerungsschwindel des hinteren vertikalen Bogengangs durch die Behandlung in die horizontale oder anteriore Bogengangvariante überführt (Herdman u. Tusa 1996).

Semont-Manöver

Das ältere von Semont noch vor Kenntnis des Kanalolithiasismechanismus entwickelte Befreiungsmanöver beinhaltet ebenfalls eine initiale Rotation des Kopfes in die Ebene des posterioren Bogengangs (Semont et al. 1988). Die Wirksamkeit ist etwas weniger gut dokumentiert als die des Epley-Manövers, da nur eine randomisierte Studie gegenüber Unbehandelten vorliegt. Nach ein- oder mehrmaliger Behandlung wurden damit 94% der Patienten gegenüber nur 36% der Kontrollen im gleichen Zeitraum beschwerdefrei (⇑) (Salvinelli et al. 2004). Zahlreiche andere Studien belegen jedoch die Gleichwertigkeit beider Manöver. Die Erfolgsraten des Semont-Manövers lagen in retrospektiven Fallserien bei 50–70% nach einmaliger und bei über 90% nach mehrmaliger Behandlung (Coppo et al. 1996, Levrat et al. 2003, Semont et al. 1988, Serafini et al.1996). Im Direktvergleich der beiden Verfahren fanden sich ebenfalls keine Unterschiede (⇑) (Cohen u. Jerabek 1999, Herdman u. Tusa 1996, Massoud u. Ireland 1996, Soto Varela et al. 2001). Die Entscheidung, welches Manöver eingesetzt wird, sollte davon abhängen, mit welchem Verfahren der Behandelnde besser vertraut ist und ob individuelle Kontraindikationen vorliegen: Sehr adipöse Patienten sind leichter nach Epley zu behandeln, während für Patienten mit Schulter-Nacken-Problemen das Semont-Manöver oder das Brandt-Steddin-Manöver geeigneter sind. Die Begleiteffekte (Übelkeit, Gangunsicherheit) entsprechen denen des Epley-Manövers.

Selbstbehandlung

Die Manöver nach Epley und Semont können auch erfolgreich in der Selbstbehandlung eingesetzt werden (⇑) (Radtke et al. 2004). Die Behandlung wird jeweils dreimal morgens und mittags bis zur Beschwerdefreiheit durchgeführt. Erforderlich ist eine gründliche Anleitung durch Demonstration und Bildmaterial. Die Erfolgsraten

(50–90% nach einer Woche = 21 Behandlungen) sind jedoch nicht so hoch wie bei ärztlich durchgeführten Manövern, so dass die Selbstbehandlung eher komplementär eingesetzt werden sollte, z. B. für Restbeschwerden nach ärztlicher Behandlung oder bei häufigen Rezidiven.

Patienten, die mit diesen Manövern nicht zurechtkommen, können die als erste wirksame physikalische Therapie des BPPV beschriebenen einfacheren Brandt-Daroff-Übungen durchführen (Brandt u. Daroff 1980), brauchen damit in der Regel aber länger, bis sie beschwerdefrei werden (Radtke et al. 1999).

Rezidive nach erfolgreichem Befreiungsmanöver

Nach erfolgreicher konservativer Behandlung ist mit einer jährlichen Rezidivrate von 5–15% zu rechnen (Nunez et al. 2000, Sakaida et al. 2003). Die Rate liegt höher beim posttraumatischen Lagerungsschwindel (Gordon et al. 2004) und bei sekundären Formen infolge einer Labyrintherkrankung (Del Rio u. Arriaga 2004). Die Therapie erfolgt wiederum durch ein für den betroffenen Bogengang geeignetes Befreiungsmanöver (siehe **Abbildung 1**).

Operative Therapie

Die Notwendigkeit einer operativen Therapie besteht selten bei trotz korrekter Befreiungsmanöver therapierefraktären Fällen, was in unserem Kollektiv von mehr als 2000 BPPV-Patienten nur einmal der Fall war. Es kann dann eine operative Durchtrennung des hinteren Bogengangnervs notwendig sein. Die selektive Neurektomie (Gacek u. Gacek 2002) ist schwierig und mit dem Risiko einer Hörstörung verbunden. Sie wurde durch den operativen Verschluss (Plugging) des hinteren Bogengangs ersetzt (Agrawal u. Parnes 2001) (⇔), was ein sicherer und effektiver Eingriff ist, der jedoch nach unserer Einschätzung in einigen Zentren zu häufig – d.h. vor Ausschöpfen der einfachen, wirkungsvollen physikalischen Therapie – durchgeführt wird.

Lagerungsschwindel des horizontalen Bogengangs (hBPPV)

Die Kanalolithiasis des horizontalen Bogengangs – typischerweise symptomatisch beim Umdrehen im Bett oder horizontalen Kopfdrehungen – lässt sich ebenfalls durch physikalische Befreiungsmanöver heilen. Die Schlagrichtung des Lagerungsnystagmus ist entsprechend der Reizung des horizontalen Bogengangs linear-horizontal zum unten liegenden Ohr. Zum Einsatz kommen Rotationen um die Körperlängsachse im Liegen entsprechend einem modifizierten Epley-Manöver. Dabei wird der Patient z. B. aus der Rückenlage in drei Schritten von je 90° um die Körperlängsachse zum nicht betroffenen Ohr gedreht und bleibt 30 Sekunden in jeder Position liegen (⇑) (Lempert u. Tiel-Wilck 1996). Eine wirkungsvolle Alternative stellt die Seitlagerung auf das nicht betroffene Ohr für 12 Stunden dar (⇑) (Vannucchi et al. 1997). Eine Vergleichsstudie zeigte Erfolgsraten von 70% für beide Verfahren nach einmaliger Anwendung gegenüber 30% bei unbehandelten Kontrollen (⇑) (Nuti et al. 1998). Die Kombination aus beidem, nämlich dem modifizierten Epley-Manöver mit nachfolgender Seitlagerung, ist bei etwa 90% der Patienten erfolgreich (⇑) (Casani et al. 2002). Auch serielle Seitwärtslagerungen nach Brandt und Daroff (1980) führen beim hBPPV zum Erfolg (Herdman et al. 1993) (⇑).

Zur Behandlung der Kupulolithiasis liegen nur Fallberichte vor (Steddin u. Brandt 1996). Aus pathophysiologischen Gründen scheint es erfolgversprechend, die Kupulolithiasis zunächst in eine Kanalolithiasis umzuwandeln, etwa durch rasche Seitlagerungen nach Brandt und Daroff (1980), rasches Kopfschütteln oder Kopfperkussion, und dann die oben genannten Manöver anzuwenden (⇔).

Expertengruppe

Für die DGN

Prof. Dr. Dr. h.c. T. Brandt FRCP, Neurologische Klinik, Ludwig-Maximilians- Universität München
Prof. Dr. med. M. Dieterich, Neurologische Klinik, Johannes-Gutenberg Universität Mainz
Prof. Dr. med. T. Lempert, Neurologische Abteilung, Schlosspark-Klinik Berlin
Prof. Dr. med. M. Strupp, Neurologische Klinik, Ludwig-Maximilians-Universität München

Für die deutsche Gesellschaft für HNO-Heilkunde

Prof. Dr. med. K.-F. Hamann, HNO-Klinik, Klinikum rechts der Isar, Technische Universität München
Federführend: Prof. Dr. med. M. Dieterich, Neurologische Klinik, Johannes-Gutenberg Universität Mainz, Langenbeckstrasse 1, 55131 Mainz; Tel: 06131/172510, Fax: 06131/175697
e-mail: dieterich@neurologie.klinik.uni-mainz.de

Literatur

Agrawal, S.K., L. S. Parnes (2001): Human experience with canal plugging. Ann. NY Acad. Sci. 942, 300–305.
Angeli, S.I., R. Hawley, O. Gomez (2003): Systematic approach to benign paroxysmal positional vertigo in the elderly. Otolaryngol. Head Neck Surg. 128, 719–725.
Asawavichianginda, S., P. Isipradit, K. Snidvongs et al. (2000): Canalith repositioning for benign paroxysmal positional vertigo: a randomized, controlled trial. Ear Nose Throat J. 79, 732–737.
Baloh, R. W., V. Honrubia, K. Jacobson (1987): Benign positional vertigo. Neurology 37, 371–378.

Baloh, R. W., K. Jacobson, V. Honrubia (1993): Horizontal semicircular canal variant of benign positional vertigo. Neurology 43, 2542–2549.

Bisdorff, A. R., D. Debatisse (2001): Localizing signs in positional vertigo due to lateral canal cupulolithiasis. Neurology 57, 1085–1088.

Blakley, B. W. (1994): A randomized, controlled assessment of the canalith repositioning maneuver. Otolaryngol. Head Neck Surg. 110, 391–396.

Brandt, T., D. Huppert, J. Hecht, C. Karch, M. Strupp: Benign paroxysmal positioning vertigo: A long-term follow-up (6 to 17 years) of 125 patients. Acta Otolaryngol. (Stockh.) 2005, in press.

Brandt, T., R. B. Daroff (1980): Physical therapy for benign paroxysmal positional vertigo. Arch. Otolaryngol. 106, 484–485.

Brandt, T., S. Steddin (1993): Current view of the mechanism of benign paroxysmal positioning vertigo: cupulolithiasis or canalolithiasis? J. Vestib. Res. 3, 373–382.

Brandt, T., S. Steddin, R. B. Daroff (1994): Therapy for benign paroxysmal positioning vertigo revisited. Neurology 44, 796–800.

von Brevern, M., T. Seelig, H. Neuhauser, T. Lempert (2004): Benign paroxysmal positional vertigo predominantly affects the right labyrinth. J. Neurol. Neurosurg. Psychiatary 75, 1487–1488.

Casani, A. P., G. Vannucci, B. Fattori et al. (2002): The treatment of horizontal canal positional vertigo: our experience in 66 cases. Laryngoscope 112, 172–178.

Chang, A. K., G. Schoeman, M. Hill (2004): A randomized clinical trial to assess the efficacy of the Epley maneuver in the treatment of acute benign positional vertigo. Acad. Emerg. Med. 11, 918–924.

Cohen, H. S., J. Jerabek (1999): Efficacy of treatments for posterior canal benign paroxysmal positional vertigo. Laryngoscope 109, 584–590.

Coppo, G. F., S. Singarelli, P. Fracchia (1996): Benign paroxysmal positional vertigo: follow-up of 165 cases treated by Semont's liberating maneuver. Acta Otorhinolaryngol. Ital. 16, 508–512.

Del Rio, M., M. A. Arriaga (2004): Benign positional vertigo: prognostic factors. Otolaryngol. Head Neck Surg. 130, 426–429.

Epley, J. M. (1992): The canalith repositioning procedure: For treatment of benign paroxysmal positional vertigo. Otolaryngol. Head Neck Surg. 10, 299–304.

Froehling, D. A., J. M. Bowen, D. N. Mohr et al. (2000): The canalith repositioning procedure for the treatment of benign paroxysmal positional vertigo: a randomized controlled trial. Mayo Clin. Proc. 75, 695–700.

Gacek, R. R., M. R. Gacek (2002): Results of singular neurectomy in the posterior ampullary recess. ORL J. Otorhinolaryngol. Relat. Spec. 64, 397–402.

Gordon, C. R., N. Gadoth (2004): Repeated vs single physical maneuver in benign paroxysmal positional vertigo. Acta Neurol. Scand. 110, 166–169.

Gordon, C. R., R. Levite, V. Joffe, N. Gadoth (2004): Is posttraumatic benign paroxysmal positional vertigo different from the idiopathic form? Arch. Neurol. 61, 1590–1593.

Hain, T. C., J. O. Helminski, I. L. Reis et al. (2000): Vibration does not improve results of the canalith repositioning procedure. Arch. Otolaryngol. Head Neck Surg. 126, 617–622.

Herdman, S. J., R. J. Tusa, D. S. Zee, L. R. Proctor, D. E. Mattox (1993): Single treatment approaches to benign paroxysmal positional vertigo. Arch. Otolaryngol. Head Neck Surg. 119, 450–454.

Herdman, S. J., R. J. Tusa (1996): Complications of the canalith repositioning procedure. Arch. Otolaryngol. Head Neck Surg. 122, 281–286.

Karlberg, M., L. Hall, N. Quickert, J. Hinson, G. M. Halmagyi (2000): What inner ear diseases cause benign paroxysmal positional vertigo. Acta Otolaryngol. (Stockh.) 120, 380–385.

Lempert, T., K. Tiel-Wilck (1996): A positional maneuver for treatment of horizontal-canal benign positional vertigo. Laryngoscope 106, 476–478.

Levrat, E., G. van Melle, P. Monnier et al. (2003): Efficacy of the Semont maneuver in benign paroxysmal positional vertigo. Arch. Otolaryngol. Head Neck Surg. 129, 629–633.

Lynn, S., A. Pool, D. Rose et al. (1995): Randomized trial of the canalith repositioning procedure. Otolaryngol. Head Neck Surg. 113, 712–720.

Macias, J. D., A. Ellensohn, S. Massingale, R. Gerkin (2004): Vibration with the canalith repositioning maneuver: a prospective randomised study to determine efficacy. Laryngoscope 114, 1011–1014.

Marciano, E., V. Marcelli (2002): Postural restrictions in labyrintholithiasis. Eur. Arch. Otorhinolaryngol. 259, 262–265.

Massoud, E. A., D. J. Ireland (1996): Post-treatment instructions in the nonsurgical management of benign paroxysmal positional vertigo. J. Otolaryngol. 25, 121–125.

McClure, J. A. (1985): Horizontal canal BPV. J. Otolaryngol. 14, 30–35.

Nunez, R. A., S. P. Cass, J. M. Furman (2000): Short- and long-term outcomes of canalith repositioning for benign paroxysmal positional vertigo. Otolaryngol. Head Neck Surg. 122, 647–652.

Nuti, D., G. Agus, M. T. Barbieri et al. (1998): The management of horizontal-canal paroxysmal positional vertigo. Acta Otolaryngol. 118, 455–460.

Nuti, D., C. Nati, D. Passali (2000): Treatment of benign paroxysmal positional vertigo: no need for postmaneuver restrictions. Otolaryngol. Head Neck Surg. 122, 440–444.

Radtke, A., H. Neuhauser, M. von Brevern, T. Lempert (1999): A modified Epley's procedure for self-treatment of benign paroxysmal positional vertigo. Neurology 53, 1358–1360.

Radtke, A., M. von Brevern, K. Tiel-Wilck et al. (2004): Self-treatment of benign paroxysmal positional vertigo: Semont maneuver vs Epley procedure. Neurology 63, 150–152.

Sakaida, M., K. Takeuchi, H. Ishinaga, M. Adachi, Y. Majima (2003): Long-term outcome of benign paroxysmal positional vertigo. Neurology 60, 1532–1534.

Salvinelli, F., M. Trivelli, M. Casale (2004): Treatment of benign positional vertigo in the elderly: a randomized trial. Laryngoscope 114, 827–831.

Schuknecht, H. F. (1969): Cupulolithiasis. Arch. Otolaryngol. 90, 765–778.

Semont, A., G. Freyss, E. Vitte (1988): Curing the BPPV with a liberatory maneuver. Adv. Otorhinolaryngol. 42, 290–293.

Serafini, G., A. M. Palmieri, C. Simoncelli (1996): Benign paroxysmal positional vertigo of posterior semicircular canal: results in 160 cases treated with Semont's maneuver. Ann. Otol. Rhinol. Laryngol. 105, 770–775.

Sherman, D., E. A. Massoud (2001): Treatment outcomes of benign paroxysmal positional vertigo. J. Otolaryngol. 30, 295–299.

Simhadri, S., N. Panda, M. Raghunathan (2003): Efficacy of particle repositioning maneuver in BPPV: a prospective study. Am. J. Otolaryngol. 24, 355–360.

Soto Varala, A., J. Bartual Magro, S. Santos Perez et al. (2001): Benign paroxysmal vertigo: a comparative prospective study of the efficacy of Brandt and Daroff exercises, Semont and Epley maneuver. Rev. Laryngol. Otol. Rhinol. 122, 179–183.

Steddin, S., Th. Brandt (1996): Horizontal canal benign paroxysmal positioning vertigo (h-BPPV): transition of canalolithiasis to cupulolithiasis. Ann. Neurol. 40, 918–922.

Steenerson, R. L., G. W. Cronin (1996): Comparison of the canalith repositioning procedure and vestibular habituation training in forty patients with benign paroxysmal positional vertigo. Otolaryngol. Head Neck Surg. 114, 61–64.

Strupp, M., T. Brandt, S. Steddin (1995): Horizontal canal benign paroxysmal positioning vertigo: Reversible ipsilateral caloric hypoexcitability caused by canalolithiasis? Neurology 45, 2072–2076.

Vannucchi, P., B. Giannoni, P. Pagnini (1997): Treatment of horizontal semicircular canal benign paroxysmal positional vertigo. J. Vestib. Res. 7, 1–6.

Woodworth, B. A., M. B. Gillespie, P. R. Lambert (2004): The canalith repositioning procedure for benign positional vertigo: a meta-analysis. Laryngoscope 114, 1143–1146.

Yimtae, K., S. Srirompotong, S. Srirompotong, P. Sae-Seaw (2003): A randomized trial of the canalith repositioning procedure. Laryngoscope 113, 828–832.

Diagnostik und Therapie der erektilen Dysfunktion

Was gibt es Neues?

Grundlagen und Diagnostik

- Die Rolle des Sympathikus wurde bisher unterschätzt.
- Durch die Einführung der 5-Phosphodiesterase-Hemmer wird immer häufiger vor der Diagnostik ein Therapieversuch durchgeführt.
- Invasive diagnostische Maßnahmen werden nur noch selten durchgeführt.
- Elektrophysiologische Untersuchungen spielen nach wie vor eine geringe Rolle.
- Das EMG des Corpus cavernosum hat sich nicht durchgesetzt und ist verzichtbar (⇔).

Therapie

- Die 5-Phosphodiesterase-Hemmer dominieren die Therapie (**A**).
- Die drei zugelassenen 5-Phosphodiesterase-Hemmer haben vergleichbare Wirkungen und unerwünschte Wirkungen (**A**).
- Apomorphin hat sich in der Therapie der erektilen Dysfunktion nicht durchgesetzt (**B**).

Die wichtigsten Empfehlungen auf einen Blick

Diagnostik

- In den meisten Fällen ist eine interdisziplinäre Zusammenarbeit erforderlich.
- Bei der Frage nach einer neurogenen Ursache einer erektilen Dysfunktion sind Anamnese und klinischer Befund in den meisten Fällen ausreichend (**A**).
- Das EMG des M. sphincter ani externus kann als Screening-Methode bei der Frage nach einer neurogenen erektilen Dysfunktion angesehen werden (**A**).
- Die Neurographie und die SSEP des N. pudendus und penile sympathische Hautantwort werden nur bei gezielten Fragestellungen oder auffälligen Befunden eingesetzt (**B**).
- Das EMG des Corpus cavernosum ist obsolet (⇔).
- Bildgebende Verfahren werden gezielt auf Grund der klinischen Befunde angefordert (**B**).

Therapie

- Die 5-Phosphodiesterase-Hemmer (in alphabetischer Reihenfolge) Sildeanfil, Tadalafil und Vardenafil sind Therapie der Wahl (**A**).
- Andere Therapieoptionen werden eher selten eingesetzt und sind spezialisierten Ärzten vorbehalten (**B**).
- Apomorphin und Yohimbin spielen keine relevante Rolle in der Therapie (**C**).

Grundlagen

Die erektile Dysfunktion ist definiert als die fortwährende Unfähigkeit, eine penile Erektion, die für einen befriedigenden Geschlechtsverkehr ausreicht, zu erreichen oder aufrecht zu erhalten (NIH Consensus Conference 1993), d. h. es ist die ständige Unfähigkeit, eine Erektion zu erzielen, die ausreicht, den Geschlechtsverkehr auszuüben. Diese Störung sollte für mindestens 6 Monate bestehen. Eine Erektionsstörung kann Lebensqualität und Wohlbefinden für den Betroffenen sowie den Lebenspartner deutlich vermindern.

Bedeutung der erektilen Dysfunktion in der Neurologie

Aufgabe der neurologischen bzw. nervenärztlichen Diagnostik ist die Identifikation neurogener und/oder psychogener Ursachen der erektilen Dysfunktion (**Tabelle 1**). Dies zur Diagnostik und Differenzialdiagnostik nach Zuweisung durch den Urologen, aber auch, weil eine erektile Dysfunktion bei vielen neurologischen Erkrankungen als Früh- oder Spätsyndrom auftritt und eine häufige unerwünschte Wirkung von Medikamenten der neurologischen Therapie ist.

Häufigkeit

In Deutschland berichteten 96% der befragten Männer in der Altersgruppe von 30–39 Jahren und 71,3% in der Altersgruppe von 70–80 Jahren über regelmäßige sexuelle Aktivität (Braun et al. 2000). Hinsichtlich der Prävalenz nimmt die erektile Dysfunktion von 2,3% in der 3. Lebensdekade auf 53,4% in der 7. Lebensdekade zu (Braun et al. 2000). Dies würde mehrere Millionen betroffener Bundesbürger bedeuten. In den USA (Massachusetts Male Aging Study) fand sich bei zufällig ausgewählten 40- bis 70-jährigen Männern eine Prävalenz von 52% für die Gesamtgruppe, mit der Unterteilung in eine erektile Dysfunktion geringer (17,2%), mäßiger (25,2%) oder schwerer (9,6%) Ausprägung (Feldman et al. 1994). Aus Frankreich wird eine Prävalenz von 31,6% der über 40-jährigen Männer berichtet (Guiliano et al. 2002). Ein Therapiewunsch bis zur 6. Lebensdekade besteht bei der Hälfte der Männer (Braun et al. 2000).

Diagnostik

Die wichtigsten diagnostischen Maßnahmen aus Sicht der Neurologie sind:
- Anamnese (**A**)
- Symptomerfassung mit etablierten Fragebögen (**A**)
- Neurologische Untersuchung (**A**)
- Psychiatrische/psychologische Diagnostik (**A**)
- Gefäßdiagnostik (**A**) und pharmakologische Provokationstests (**A**)
- Urologische/andrologische Diagnostik (**A**)
- Bildgebende Verfahren (**B**)
- Neurophysiologische Untersuchungen (**B**)
  - EMG der Sphinkteren
  - Neurographie
  - Evozierte Potenziale

Als Basisprogramm müssen bei den Patienten mit einer erektilen Dysfunktion eine spezifische Anamnese und eine komplette neurologische Untersuchung erfolgen. Die Anamnese umfasst auch die Sexualanamnese und sollte nicht von falscher Scham beherrscht sein. Psychologische Ursachen und Faktoren sind zu berücksichtigen (**Tabelle 2**). Die Partnerin respektive der Partner sollte, falls möglich, ebenfalls befragt werden. Wesentlich ist auch die Frage nach nächtlichen und morgendlichen Spontanerektionen. Symptomatische Ursachen wie Diabetes mellitus, arterielle Hypertonie, Gefäßerkrankungen etc. sind ebenso wie Vorerkrankungen und Operationen, auslösende Medikamente, Alkohol- und Drogengenuss und neurologische Erkrankungen (Polyneuropathie, Bandscheibenvorfälle, Morbus Parkinson, Multiple Sklerose) zu erfragen (Davis-Joseph et al. 1995). Bei der klinisch-neurologischen Untersuchung richtet sich ein besonderes Augenmerk auf weitere Störungen in der Urogenitalregion (Inkontinenz, Hämorrhoidalleiden, Abszesse, Traumata), die Sensibilitätsprüfung im Urogenitalbereich sowie den Anal- und Kremasterreflex.

Tabelle 1 Klassifikation erektiler Funktionsstörungen (nach Lizza u. Rosen 1999)

Organisch	Psychogen
1. Vaskulär	Generalisierter Typ
• Arteriell	• Fehlendes sexuelles Interesse (Libidomangel)
• Venös	
• Gemischt	1. Primärer Libidomangel
2. Neurogen	2. Altersabhängige Abnahme des sexuellen Interesses
3. Anatomisch	
4. Endokrin	• Generalisierte Behinderung
	• Chronische Störungen der Intimbeziehungen
	Situativer Typ
	• Partnerbezogen
	• Situationsbezogen
	• Konfliktbezogen

Tabelle 2 Diagnostik bei erektiler Dysfunktion (urologisch/neurologisch)

- Anamnese und klinischer Befund
- Sexualanamnese (inklusive Fragebogen, z. B. IIEF)
- Klinisch-andrologische Untersuchung
- Laboruntersuchung (vor allem Blutzucker, Lipide, Leberwerte, Kreatinin, Harnstoff, Testosteron, Prolaktin, PSA)
- SKAT-Testung (SKIT) oder PDE5-Hemmer
- Doppler- bzw. Duplex-Sonographie (peak flow > 30 cm/s, Resistance index > 0,8)
- Penile Tumeszenz*
- Invasive urologische Diagnostik*
- Arteriographie und Kavernosometrie* (sind erst bei auffälligem Duplexbefund und der Frage einer operativen Therapie indiziert)
- Psychologische/psychiatrische Diagnostik
- Neurophysiologische Diagnostik

* nur in spezialisierten Praxen oder Kliniken

Bei der körperlichen Untersuchung darf nicht die Inspektion urogenital (auch Hoden und Prostata) und anal sowie digitale und funktionelle Untersuchungen (Kneifen, Pressen) des Analkanals vergessen werden.

Aus den auffälligen Befunden ergeben sich weiterführende Untersuchungen.

Bei den Laboranalysen sind insbesondere die Sexualhormone Testosteron und Prolaktin zu berücksichtigen. Bei pathologischem Testosteronwert sollten auch andere endokrine Systeme (Schilddrüse, Nebenniere) untersucht werden, bevor eine Substitution vorgenommen wird. Folgende Laborparameter sind ebenfalls von Bedeutung: Blutzucker, Leberenzyme, Serum-Kreatinin, Blutbild (Polyglobulie bei Schlafapnoesyndrom!), Lipiddiagnostik. Wegen der Assoziation von Erektionsstörungen mit sonstigen Erkrankungen des unteren Harntrakts (Rosen et al. 2002) empfehlen wir bei Patienten, die älter als 45 Jahre sind, die zusätzliche PSA-Bestimmung sowie eine urologische Untersuchung.

Als Fragebogen wird klinisch bei erektiler Dysfunktion zunehmend der International Index of Erectile Function (IIEF: Rosen et al. 1997)) oder die Kurzform (IIEF-5: Rosen et al. 1999) eingesetzt, die sich insbesondere in Pharmakonstudien bewährt hat.

Klinisch-andrologische Untersuchung

Die klinisch-andrologische Untersuchung beinhaltet die Palpation des Penis (Indurationen bei Induratio penis plastica), die Palpation des Skrotalinhalts (Hodenatrophie, Hodentumor), den Gesamtkörperstatus (Habitus, Gynäkomastie?) und die rektal-digitale Untersuchung (benigne Prostatahyperplasie, Prostatitis, Prostatakarzinom).

Gefäßdiagnostik

Gefäßdiagnostik am Penis sowie neurologische Untersuchungsverfahren zählen zur erweiterten Diagnostik bei erektiler Dysfunktion. Gefäßuntersuchungen der penilen Gefäße sind nur in artifizieller Erektion sinnvoll. Daher bietet sich die Kombination mit dem Schwellkörperinjektionstest an, bei dem eine pharmakologisch provozierte Erektion visuell und palpatorisch klassifiziert wird (eingeteilt in die Stufen E0-E5). Mittel der ersten Wahl zur Erektionsprovokation ist Prostaglandin E1 (Caverject, Viridal), alternativ auch die Gabe von Sildenafil. Insbesondere die Farbduplexsonographie erlaubt sehr differenzierte Aussagen über die Intaktheit der penilen Arterien sowie indirekt durch Messung der diastolischen Maximalgeschwindigkeiten über die Okklusionsfunktion des Schwellkörpers. Bei Nachweis einer penilen Arteriopathie sollte eine koronare Herzkrankheit ausgeschlossen werden (Lewis u. Jordan 2002). Bei fehlendem Ansprechen auf die intrakavernöse Injektion vasoaktiver Substanzen kann, wenn auch selten erforderlich, eine Pharmakavernosometrie und Pharmakavernosographie zur besseren Beurteilung der venösen Verschlussfunktion des Schwellkörpers angeboten werden (**Tabelle 2**). Eine angiographische Untersuchung der Penisgefäße (selektive A.-pudenda-interna-Angiographie) ist nur bei Verdacht auf Gefäßmissbildung oder bei geplanten interventionellen Maßnahmen indiziert, was durch die Weiterentwicklung der Duplexsonographie auf Einzelfälle beschränkt bleibt.

Neurologische Zusatzdiagnostik

Mit den neurophysiologischen Untersuchungen sollen somatische Efferenzen und Afferenzen sowie sympathische Nervenfasern, die mit dem N. pudendus zu den Erfolgsorganen des Beckenbodens (Penis, Urethralsphinkter, Analsphinkter) verlaufen, beurteilt werden (**Tabelle 3**). Zur Überprüfung der somatischen Efferenz darf das EMG des M. sphincter ani externus mit konzentrischen Nadelelektroden als Screening-Methode angesehen werden (Bartolo et al. 1983, Jost 2004). Wie bei einem EMG anderer Muskeln auch spricht Spontanaktivität für eine akute, periphere Läsion im motorischen Schenkel des N. pudendus, während der neurogene Umbau der Muskelpotenziale (verlängert, polyphasisch, hochgespannte Muskelaktionspotenziale) für eine chronisch-neurogene Läsion des Analsphinkters spricht. Bei der Messung der PNTML (Pudendal Nerve Terminal Motor Latency) wird zur Beurteilung der somatomotorischen Bahn des N. pudendus nach digitaler Austastung des Analkanals der motorische Endast des N. pudendus stimuliert und mittels einer weiter distal gelegenen Elektrode über dem externen Analsphinkter abgeleitet (Kiff u. Swash 1984). Die Überprüfung der somatischen Afferenz durch Messung der somatosensorisch evozierten Potenziale des N. pudendus (Opsomer et al. 1986) gibt Aufschluss über die gesamte Strecke der sensiblen Bahnen von penil bis zerebral sowie über Latenzverzögerungen bei peripheren (Diabetes) und zentralnervösen Schädigungen (Multiple Sklerose). Die genannten Methoden beurteilen die schnell leitenden, dickbemarkten Nervenfasern, nicht jedoch die entscheidenden Nervenfasern, die die glatten kavernosalen Muskelzellen und damit die Füllungszustände des Schwellkörpers regulieren. Diese Fasern gehören postganglionär zu den unbemarkten C-Fasern des vegetativen Nervensystems und sind einer direkten neurophysiologischen Untersuchung nicht zugänglich. Lediglich die sympathischen sudoromotorischen Nervenfasern der Penishaut können mittels der penilen sympathischen Hautantwort (PSHA) diagnostisch erfasst werden. Zeitweise wurde große Hoffnung durch die Befunde des Corpus-cavernosum-EMG geweckt. Nach dem derzeitigen Stand liefert die Untersuchung aber keine aussagekräftige, reproduzierbare Aussage (Jost 2004).

Bei pathologischem, klinischem oder elektrophysiologischem Befund werden zur Lokalisation von Läsionen auch bildgebende Verfahren (Kernspintomographie) eingesetzt.

Bei komplett unauffälligem körperlichen Untersuchungsbefund sollte eine Kooperation mit einem erfahrenen Sexualtherapeuten gesucht werden, da das erste Ziel der Behandlung immer die Behandlung der Ursache und nicht des Symptoms sein sollte.

Psychiatrische Diagnostik

Sowohl bei normaler, als auch bei gestörter Sexualität sind stets psychische, soziale (insbesondere partnerschaftliche) und organische Faktoren miteinander verknüpft. Dies gilt auch für die erektile Dysfunktion. Diese multifaktoriellen Wechselwirkungen erfordern in den meisten Fällen eine interdisziplinäre Diagnostik und Therapie. Besonders deutlich wird dies an der engen Beziehung zwischen depressiven Störungen und erektiler Dysfunktion, die sich gegenseitig bedingen, aufrechterhalten oder verstärken können.

Tabelle 3 Zur Verfügung stehende neurophysiologische Untersuchungen

- Reflexlatenzen
- Elektroneurographie
- Elektromyographie
- Evozierte Potenziale
- Sympathische Hautantwort

Bei der Sexualanamnese können folgende Informationen auf eine Psychogenese der erektilen Dysfunktion hinweisen (Buddeberg 1996):
- plötzlicher Beginn (ohne erkennbaren organischen Auslöser),
- vorausgehende belastende Lebensereignisse,
- Fluktuationen und Situationsabhängigkeit (Partnerkontakt versus Masturbation) der Störung,
- keine körperlichen Risikofaktoren (potenzbeeinflussende Erkrankungen, Medikamente, Alkohol, Drogen),
- Alter unter 50 Jahren,
- Fortbestehen nächtlicher Spontanerektionen.

Die psychischen Ursachen einer erektilen Dysfunktion lassen sich vier Bereichen zuordnen (Hartmann 2000, Kockott 2002):
1. Innerpsychische Ängste (psychodynamische Aspekte)
2. Lerndefizite (lerntheoretische Aspekte)
3. Partnerschaftliche Probleme (interpersonelle, paardynamische Aspekte)
4. Selbstverstärkungsmechanismus der Versagensangst

Therapie der erektilen Dysfunktion

Die wichtigsten therapeutischen Maßnahmen aus Sicht der Neurologie sind:
- Behandlung der Ursache bzw. Vorbeugung, z.B. bei Diabetes (**A**),
- psychiatrisch-psychologische Therapie, falls entsprechende Genese (**A**).

Medikamentöse Therapie:
- 5-Phosphodiesterase-Hemmer (**A**),
- Apomorphin (**B**),
- Yohimbin (**C**),
- lokale Pharmakotherapie (**B**),
- lokale Hilfsmittel (**B**),
- operative Therapie (**B**).

Bevor die Therapie beginnt, sollte der Patient über die Ursachen und die therapeutischen Möglichkeiten aufgeklärt werden. Wenn möglich sollte die Partnerin respektive der Partner einbezogen werden. Die kommentarlose Verordnung einer medikamentösen Therapie ist zu vermeiden. Primäres Ziel muss die ursächliche Therapie sein. Dazu gehört auch die Veränderung des Lebensstils und der Lebensgewohnheiten (Esposito et al. 2004). Erst danach erfolgt die symptomatische Therapie. Durch die guten Erfolge der Phosphodiesterase-Hemmer wird diese Reihenfolge in den letzten Jahren bedauerlicherweise missachtet. Die spezifische Therapie bei Testosteronmangel oder bei anatomischen Auffälligkeiten und PSA-Erhöhungen wird üblicherweise nicht durch den Neurologen durchgeführt.

Bei der medikamentösen Therapie kann zwischen oraler, intraurethraler und intrakavernöser Applikation unterschieden werden. Als Ultima Ratio sind operative Methoden zu nennen, deren Erfolgsrate jedoch begrenzt ist (**Tabelle 4**). Häufig vergessen wird die nichtorganische Therapie.

Psychiatrisch-psychologische Therapie

Psychopharmakologische oder psychotherapeutische Interventionen (Einzel- und Paartherapie) richten sich nach der eruierten Grundproblematik (z.B. Antidepressiva oder kognitive Therapie von Depressionen, bei denen Libido- und Erektionsstörungen Teil eines Symptomkomplexes sein können).

Probleme wie Unwissenheit, sexuelle Fehleinstellungen oder aktuelle Paarkonflikte können häufig durch entlastende oder beratende Gespräche bzw. Vermittlung einer Aussprache des Paares erfolgreich angegangen werden (Buddeberg 1996).

Eine gezielte Therapie sollte erfahrenen Sexualtherapeuten überlassen werden.

Organische Therapie

Ist keine Kausaltherapie der erektilen Dysfunktion möglich, stellt die orale medikamentöse Behandlung den vom Patienten bevorzugten Therapieweg dar (Braun et al. 2000). Während kausale medikamentöse Therapieoptionen im Sinne des Hormonersatzes (Testosterongabe) oder der Prolaktinsuppression eher eine seltene Therapiemöglichkeit darstellen, hat die orale Pharmakotherapie der erektilen Dysfunktion in den letzten Jahren durch die Entwicklung neuer, effektiver Substanzen beeindruckende Erfolge zeigen können. Damit ist die Tabletteneinnahme zur Therapie der ersten Wahl bei erektiler Dysfunktion geworden. Man unterscheidet Medikamente mit zentralem von solchen mit peripherem Wirkmechanismus (**Tabelle 5**).

Tabelle 4 Therapie der erektilen Dysfunktion (organisch)

- Orale Pharmakotherapie (selten kausal bei Hormonstörungen, sonst symptomatisch)
- Transurethrale Pharmakotherapie (MUSE)
- Intrakavernöse Pharmakotherapie (SKAT)
- Vakuumtherapie
- Operative Therapie: Penisprothetik

Tabelle 5 Orale Pharmakotherapie der erektilen Dysfunktion

Zentraler Mechanismus:
- Yohimbin (Alpha-2-Rezeptor-Antagonist)
- Apomorphin (Dopaminrezeptor-Agonist)

Peripherer Mechanismus:
- 5-Phosphodiesterase-Hemmer
  - Sildenafil
  - Vardenafil
  - Tadalafil

Phosphodiesterase-Hemmer

Sildenafil (Viagra)

Sildenafil (25, 50, 100 mg) war der erste zugelassene Phospodiesterase-Hemmer und darf als eines der am besten untersuchten Medikamente angesehen werden (Boolell et al. 1996, Fink et al. 2002, Goldstein et al. 1998, Rampin et al. 1999). Die Wirkung setzt nach 30–60 Minuten ein (**Tabelle 5**), wobei eine sexuelle Stimulation erforderlich ist. Die Initialdosis sollte 25 oder 50 mg betragen, danach erfolgt eine Dosisanpassung. Die Erfolgsraten (**Tabelle 6**) liegen bei 56% (25 mg), 77% (50 mg) bis 84% (100 mg) bei einer Placeborate von 25% (Goldstein et al. 1998).

Vardenafil (Levitra)

Vardenafil (5, 10, 20 mg) wird als zehnfach potent zu Sildenafil angesehen (Bischoff u. Schneider 2001, Brock et al. 2002), weshalb niedriger dosiert werden kann. Üblicherweise wird mit 10 mg begonnen (Angulo et al. 2001). Der Wirkeintritt stellt sich bei sexueller Stimulation innerhalb von 30 Minuten ein. Die Erfolgsraten liegen bei 66% (5 mg), 76% (10 mg) bis 80% (20 mg) bei einer Placeborate von 30% (Porst et al. 2001).

Die klinischen Daten zeigen keine höhere Effektivität als Sildenafil (Goldstein et al. 1990, Goldstein et al. 2002, Padma-Nathan et al. 1997, Porst et al. 2003).

Tadalafil (Cialis)

Der weitere 5-Phosphodiesterase-Hemmer Tadalafil (10, 20 mg) hat eine sehr lange Halbwertszeit von 17,5 Stunden (Gresser u. Gleiter 2002), dies verlängert das Wirkfenster der Substanz auf bis zu 36 Stunden (Brock et al. 2002, Porst et al. 2002). Wegen der längeren HWZ wird diese Substanz auch in letzter Zeit bevorzugt (Derouet et al. 2004). Üblicherweise wird mit 10 mg begonnen. Der Wirkeintritt stellt sich bei sexueller Stimulation innerhalb von 30 Minuten ein (Saenez de Tejada et al. 2001). Die Erfolgsraten liegen bei 67% (10 mg) bzw. 81% (20 mg) bei einer Placeborate von 35% (Brock et al. 2002). Trotz der längeren Halbwertszeit ist die Nebenwirkungsrate der Substanz nicht höher. Wegen der höheren Selektivität für die PDE-5 wird die PDE-6 der Retina nicht mitgehemmt, daher spielt die seltene Nebenwirkung des Blausehens bei Tadalafil keine Rolle. Im Gegensatz zu Sildenafil und Vardenafil wird der Effekt nicht negativ durch fettreiche Mahlzeiten beeinflusst.

Die Nebenwirkungen der einzelnen Präparate sind vergleichbar. Dies sind vor allem Kopfschmerzen, eine Flush-Symptomatik, verstopfte Nase und Dyspepsie und bei Tadalafil zusätzlich Rückenschmerzen (Gresser u. Gleiter 2002, Brock et al. 2002, Young 1999). Wichtigste Kontraindikation aller PDE-5-Hemmer stellt die Einnahme von Nitraten und NO-Donatoren (z. B. Molsidomin) dar. Ausschlusskriterien sind: koronare Herzerkrankung, kongestive Herzinsuffizienz, niedriger Blutdruck, eine komplexe antihypertensive Therapie und Medikamente, die die HWZ der Phospodiesterase-Hemmer verlängern.

Die Elimination erfolgt vorwiegend hepatogen, daher stellt die dekompensierte Leberinsuffizienz ebenfalls eine Kontraindikation dar.

Die Grenzen der oralen Pharmakotherapie werden in einer Metaanalyse dargestellt, die bisher nur für Sildenafil, nicht für die neuen 5-Phosphodiesterase-Hemmer vorliegt (**Tabelle 7**). Insbesondere ist ersichtlich, dass die hohen Raten von publizierten Erektionsverbesserungen nicht zwangsläufig zu einem erfolgreichen, vom Patienten erwünschten, Geschlechtsverkehr führen.

Bei Versagen der oralen Pharmakotherapie können dem Patienten invasivere Therapieformen als second-line-Therapie angeboten werden.

Apomorphin und Yohimbin

Das als selektiver Dopamin-Agonist zentral wirksame Apomorphin-SL (UPRIMA, 20) wird sublingual bedarfsgerecht angewendet und entfaltet etwa nach 20 Minuten seine Wirkung (**Tabelle 5**). Es verbessert die Erektion über einen hypothalamischen Ansatz (Heaton 1995, Heaton 2000). Die Effektivität liegt bei 46,9% gegenüber 32,3% Placeboeffekt (Dula et al. 2001). Im therapeutischen Spektrum spielt die Substanz mittlerweile eine untergeordnete Rolle. Im Direktvergleich mit Sildenafil war die Substanz deutlich unterlegen (Pavone et al. 2004), 95% bevorzugten den Phospodiesterase-Hemmer (Porst et al.

Tabelle 6 Orale Pharmaka zur Therapie der erektilen Dysfunktion im Vergleich

Substanz	Wirkort	Dosis (mg)	T1/2 (h)	Wirkdauer (h)	Effektivität (%)	Nebenwirkungen	Evidenz
Yohimbin	zentral	15–30	ca. 0,6	ca. 3	ca. 30	Zittern, Erregung	(⇔)
Apomorphin	zentral	3	2–3	ca. 0,3	47	Übelkeit, Synkope	(⇑)
Sildenafil	peripher	25–100	ca. 4	ca. 4	~80	Kopfschmerz, Dyspepsie, Flush	(⇑⇑⇑)
Vardenafil	peripher	10–20	4,4–4,8	ca. 4	~80	Kopfschmerz, Dyspepsie, Flush	(⇑⇑⇑)
Tadalafil	peripher	10–20	17,5	24–36	~80	Kopfschmerz, Dyspepsie, Flush	(⇑⇑⇑)

Tabelle 7 Metaanalyse (Fink et al. 2002) der Wirksamkeit von Sildenafil bei verschiedenen Krankheitsbildern (n = 6659), einbezogen wurden nur Studien von mindestens 12 Wochen Dauer, verglichen wurden mit Placebo:
mehr als 50% erfolgreiche Geschlechtsverkehrversuche (Spalte 2)
mehr als einmal erfolgreicher Geschlechtsverkehr (GV) während der Studie (Spalte 3)
Erektionsverbesserung unter der Medikation

	GV > 50%	GV > 1-mal	Erektionsverbesserung
Gesamt	57% (vs. 21%)	83% (vs. 45%)	78% (vs. 25%)
Schwere erektile Dysfunktion	47% (vs. 11%)	74% (vs. 26%)	67% (vs. 15%)
Hypertonus	50% (vs. 16%)	75% (vs. 39%)	68% (vs. 21%)
Koronare Herzerkrankung	42% (vs. 14%)	69% (vs. 32%)	63% (vs. 20%)
Periphere arterielle Verschlusskrankheit	57% (vs. 13%)	88% (vs. 38%)	70% (vs. 14%)
Querschnitt	53% (vs. 8%)	81% (vs. 26%)	83% (vs. 12%)
Psychogen	66% (vs. 29%)	91% (vs. 61%)	87% (vs. 38%)
Radikale Prostatektomie	25% (vs. 3%)	47% (vs. 14%)	48% (vs. 10 %)
Diabetes mellitus	44% (vs. 16%)	70% (vs. 34%)	63% (vs. 19 %)

2004). Ein Einfluss auf die Libido war in placebokontrollierten Studien nicht nachweisbar. Die häufigste Nebenwirkung ist Übelkeit, bis zum Erbrechen (Dula et al. 2001). Die Dosierungen sind deutlich geringer als in der Parkinson-Therapie.

Auch Yohimbin (Yocon-Glenwood, Yohimbin-"Spiegel") als zentraler Alpha-2-Antagonist wird noch vereinzelt als Dauermedikation eingesetzt, wobei in placebokontrollierten Studien nicht immer eine statistische signifikante Überlegenheit gegenüber Placebo erreicht werden konnte.

Lokale Pharmakotherapie (MUSE, SKAT)

Die dosisabhängige lokale Anwendung von Pharmaka über die Harnröhre (Prostaglandin-E1-haltige Pellets = MUSE = medical urethral system for erection; Padma-Nathan et al. 1997)) oder durch Selbstinjektion des Patienten (SKAT = Schwellkörperautoinjektionstherapie) bleibt damit für die Patienten reserviert, bei denen die bedarfsgerechte Tabletteneinnahme unwirksam oder wegen Nebenwirkungen nicht indiziert ist. Bei ungenügender Effizienz einer oralen Pharmakotherapie kann die wenig invasive MUSE in Kombination mit 5-Phosphodiesterase-Hemmern noch einzelnen Patienten bei Versagen der Monotherapien zu einer ausreichenden Gliedsteife verhelfen. Wegen der schwierigen Handhabung wird dieses Verfahren nur selten gewählt. Für die Schwellkörperautoinjektionstherapie ist in Deutschland nur Prostaglandin E1 (Caverject, Viridal) zugelassen. Insbesondere bei intrakavernösen Schmerzen auf Prostaglandininjektion kann auch die in Deutschland nicht zugelassene Papaverin-Phentolamin-Mischung (ANDROSKAT, beziehbar über Auslandsapotheke) noch erfolgreich eingesetzt werden. Nebenwirkungen der SKAT sind prolongierte Erektionen bis zum Priapismus, Thrombosen und lokale Fibrosen am Schwellkörper. Dies kann bis zu einer bleibenden Funktionsunfähigkeit der Schwellkörper führen.

Lokale Hilfsmittel (Vakuumtherapie, lokale Elektrotherapie)

Hilfsmittel wie Vakuumpumpen (Derouet et al. 1999) oder operative Eingriffe wie die Penisprothesenimplantation ergänzen die therapeutischen Möglichkeiten, stellen aber zahlenmäßig nur für einen kleinen Teil der Patienten eine akzeptable therapeutische Alternative dar. Die Art der Anwendung beschränkt die Akzeptanz der Vakuumtherapie trotz der geringen Komplikationsrate (lokale Hauthämatome, Schmerzen) und der von der Ätiologie der erektilen Dysfunktion unabhängigen Anwendbarkeit. Beckenbodengymnastik oder die lokale Elektrotherapie (Ischiokavernosusstimulator EREC-FIT, Derouet et al. 1998)) werden zur Verbesserung der Gliedsteife eingesetzt, insbesondere bei leichten und mittleren Graden venöser Okklusionsstörungen als Monotherapie oder zur Verbesserung des Ansprechens auf eine orale Pharmakotherapie.

Chirurgische Therapie: Penisprothesenimplantation

Rekonstruktive chirurgische Verfahren wie die Arterialisation mittels Epigastrika-Bypass oder venös-resektorische Chirurgie können wegen zweifelhafter Langzeitergebnisse nur in Einzelfällen angeboten werden. Die Penisprothesenchirurgie mit Verwendung hydraulischer Systeme liefert jedoch bei strikter Indikationsstellung gute Langzeitergebnisse (Lewis u. Jordan 2002) und wird daher trotz aller neuen therapeutischen Entwicklungen weiterhin einen wichtigen Stellenwert bei der Therapie der erektilen Dysfunktion behalten. Komplikationen wie Protheseninfekt oder mechanisch-technische Probleme sowie eine Langzeitzufriedenheitsrate von 60–80% bei Patienten und Partnern (Montorsi et al. 2000) geben diesem Verfahren erst nach Ausschöpfen sonstiger weniger invasiver Therapieoptionen seine Berechtigung.

Verfahren zur Konsensbildung

Korrigiert durch die Kommission Leitlinien der DGN und den Vorstand der DGN. Endgültig verabschiedet in einer Sitzung der Autorengruppe am 23.09.05 in Wiesbaden.

Kooperationspartner und Sponsoren

Diese Leitlinie entstand ohne Einflussnahme oder Unterstützung durch die Industrie. Auftretende Kosten wurden durch die Autoren übernommen.

Expertengruppe

S. Braune, niedergelassener Neurologe, Prien/Chiemsee
H. Derouet, niedergelassener Urologe, St. Ingbert

Für die Arbeitsgemeinschaft Autonomes Nervensystem der DGN

W. H. Jost, DKD, Wiesbaden
C.-A. Haensch, Klinikum Wuppertal
M. Hilz, Universitätsklinik Erlangen
Federführend: Prof. Dr. med. W. H. Jost, Fachbereich Neurologie, Deutsche Klinik für Diagnostik, Aukammallee 33, 65191 Wiesbaden, Tel.: 0611/577430
e-mail: jost.neuro@dkd-wiesbaden.de

Literatur

Angulo, J., P. Cuevas, A. Fernandez et al. (2001): Characterization of vardenafil, a new PDE5 inhibitor for erectile dysfunction, and comparison of activity with sildenafil. Int. J. Imp. Res. 13 (S4), 64.

Bartolo, D. C. C., J. A. Jarratt, N. W. Read (1983): The use of conventional electromyography to assess external sphincter neuropathy. J. Neurol. Neurosurg. Psychiatry 46, 1115–1118.

Bischoff, E., K. Schneider (2001): A conscious-rabbit model to study vardenafil hydrochloride and other agents that influence penile erection. Int. J. Impot. Res. 13, 230–235.

Boolell, M., S. Gepi-Attee, J. C. Gingell, M. J. Allen (1996): Sildenafil, an novel effective oral therapy for male erectile dysfunction. Br. J. Urol. 78, 257–261.

Braun, M., G. Wassmer, T. Klotz, B. Reifenrath, M. Mathers, U. Engelmann (2000): Epidemiology of erectile dysfunction: results of the "Cologne male Survey". Int. J. Imp. Res. 12, 305–311.

Brock, G., H. Padma-Nathan, M. Seger (2002a): Efficacy and tolerability of vardenafil in males with erectile dysfunction following radical prostatectomy. Eur. Urol. S1, 152.

Brock, G. B., C. G. McMahon, K. K. Chen, T. Costigan, W. Shen, V. Watkins, G. Anglin, S. Whitaker (2002b): Efficacy and safety of tadalafil for the treatment of erectile dysfunction: results of integrated analyses. J. Urol. 168, 1332–1336.

Buddeberg, C. (1996): Sexualberatung. Enke, Stuttgart.

Davis-Joseph, B., L. Tiefer, A. Melman (1995): Accuracy of the initial history and physical examination to establish the etiology of erectile dysfunction. Urology 45, 498–502.

Derouet, H., W. Nolden, W. H. Jost, J. Osterhage, R. Eckert, M. Ziegler (1998): Treatment of erectile dysfunction by an externous ischiocavernous muscle stimulator. Eur. Urol. 34, 355–359.

Derouet, H., D. Caspari, V. Rohde et al. (1999): Treatment of erectile dysfunction with external vacuum devices. Andrologia 31(S1), 89–94.

Derouet, H., H. M. Behre, H. Büttner, M. Manning, A. von Keitz (2004): Ergebnisse einer multizentrischen, randomisierten, doppelblinden Crossover-studie zur Untersuchung der Patientenpräferenz zwischen Tadalafil und Sildenafil. Urologe A 43 (Suppl.1), S65.

Dula, E., S. Bukofzer, R. Perdok, M. George and the Apomorphine SL Study Group (2001): Double-blind, crossover comparison of 3 mg apomorphine SL with placebo and with 4 mg apomorphine SL in male erectile dysfunction. Eur. Urol. 39, 558–563.

Esposito, K., F. Guigliano, C. Di Palo, G. Guigliano, R. Marfella, F. D'Andrea, M. D'Armiento, D. Guigliano (2004): Effect of lifestyle changes on erectile dysfunction in obese men: a randomized controlled trial. JAMA 291, 2978–2984.

Feldman, H. A., I. Goldstein, D. G. Hatzichristou, R. J. Krane, J. B. McKinlay (1994): Impotence and its medical and psychosocial correlates: results of the Massachusetts Male Aging Study. J. Urol. 151, 54–61.

Fink, H. A., R .Mac Donald, I. R. Rutks, D. B. Nelson, T. J. Wilt (2002): Sildenafil for male erectile dysfunction: a systematic review and meta-analysis. Arch. Intern. Med. 162, 1349–1360.

Goldstein, A. M. B., H. Padma-Nathan (1990): The microarchitecture of the intracavernosal smooth muscle and the cavernosal fibrous skeleton. J. Urol. 144, 1144–1146.

Goldstein, I., T. F. Lue, H. Padma-Nathan, R. C. Rosen, W. D. Steers, P. A. Wicker (1998): Oral sildenafil in the treatment of erectile dysfunction. N. Engl. J. Med. 338, 1397–1404.

Goldstein, I., J. Young, T. Segerson, M. Thibonnier (2002): Long-term efficacy and safety of vardenafil in diabetic men with erectile dysfunction. Diabetes 51 (S2), A98.

Gresser, U., C. H. Gleiter (2002): Erectile dysfunction: comparison of efficacy and side effects of the PDE-5 inhibitors sildenafil, vardenafil and tadalafil. Eur. J. Med. 7, 435–446.

Guiliano, F., M. Chevret-Measson, A. Tsatsaris, C. Reitz, M. Murino, P. Thonneau (2002): Prevalence of erectile dysfunction in France: results of an epidemiological survey of a representative sample of 1004 men. Eur. Urol. 42, 382–389.

Hartmann, U. (2000): Psychosomatische Aspekte bei Erektionsstörungen. Dt. Ärzteblatt B 97, 534–538.

Heaton, J. P. W., A. Morales, M. A. Adams, B. Johnston, R. El-Rashidy (1995): Recovery of erectile function by the oral administration of apomorphine. Urology 45, 200–206.

Heaton, J. P. W. (2000): Apomorphine: an update of clinical trials. Int. J. Impot. Res. 12 (S4), 67–73.

Jost, W. H. (Hrg.; 2004): Neurologie des Beckenbodens – Neurourologie. Uni-Med Verlag, Bremen.

Kiff, E. S., M. Swash (1984): Normal proximal and delayed distal conduction in the pudendal nerves of patients with idiopathic (neurogenic) faecal incontinence. Br. J. Surg. 71, 614–616.

Kockott, G. (2002): Diagnostik und Therapie sexueller Funktionsstörungen. In: Hartwich, P., S. Haas (Hrsg), Sexuelle Störungen und Probleme bei psychisch Kranken. Verlag Wissenschaft & Praxis, Sternenfels.

Lewis, R., G. Jordan (2002): Surgery for erectile dysfunction. In: Campbells Urology, 8th edition, Vol.2. Saunders, Philadelphia.

Lizza, E. F., R. C. Rosen (1999): Definition and classification of erectile dysfunction. Report of the nomenclature committee of the international society of impotence research. Int. J. Impotence Res. 11, 141–143.

Montorsi, F., P. Rigatti, G. Carmignani, C. Corbu, B. Campo, G. Ordesi, G. Breda, P. Silvestre, B. Giammusso, G. Morgia, A. Graziottin (2000): AMS three-piece inflatable implants for erectile dysfunction: A long-term multi-institutional study in 200 consecutive patients. Eur. Urol. 37, 50–55.

NIH (1993): NIH consensus conference: impotence. NIH Consensus development panel on impotence. JAMA 270, 83–90.

Opsomer, R. J., J. M. Guerit, F. X. Wiese (1986): Pudendal cortical somatosensory evoked potentials. J. Urol. 135, 1216–1217.

Padma-Nathan, H., W. J. Hellstrom, F. E. Kaiser, R. F. Labasky, T. F. Lue, W. E. Nolten, P. C. Norwood, C. A. Peterson, R. Shabsigh, P. Y. Tam (1997): Treatment of men with erectile dysfunction with transurethral alprostadil Medicated Urethral system for erection (MUSE) Study group. N. Engl. J. Med. 336, 1–7.

Pavone, C., F. Curto, G. Anello, V. Serretta, P. L. Almasio, M. Pavone-Macaluso (2004): Prospective, randomized, crossover comparison of sublingual apomorphine (3 mg) with oral sildenafil (50 mg) for male eretctile dysfunction. J. Urol. 172, 2347–2349.

Porst, H., R. Rosen, H. Padma-Nathan, I. Goldstein, F. Guiliano, E. Ulbrich, T. Bandel and the Vardenafil Study Group (2001): The efficacy and tolerability of vardenafil, a new oral, selective phosphodiesterase type 5 inhibitor, in patients with erectile dysfunction: the first at-home clinical trial. Int. J. Impot. Res. 13, 192–199.

Porst, H., D. Huebler, H. Padma-Nathan, L. Varense, G. Anglin, F. Giuliano (2002): Tadalafil allows men with erectile dysfunction to have sexual intercourse up to 36 hours postdose. Int. J. Imp. Res. 14 (S4), S60.

Porst, H., J. M. Young, A. C. Schmidt, J. Buvat, International Vardenafil Study Group (2003): Efficacy and tolerability of vardenafil for erectile dysfunction in patient subgroups. Urology 62, 519–523.

Porst, H., G. Jacob, S. Albrecht (2004): Sildenafil (Viagra) versus Apomorphin in der Behandlung der erektilen Dysfunktion (ED): Multizentrische, offene, randomisierte, Crossover-Studie. Urologe A 43 (Suppl. 1), S65.

Rampin, O., F. Giuliano (2001): Brain control of penile erection. World J. Urol. 19, 1–8.

Rendell, M. S., J. Rajfer, P. A. Wicker, M. D. Smith (1999): Sildenafil for treatment of erectile dysfunction in men with diabetes – a randomized controlled trial. Sildenafil diabetes study group. JAMA 281, 421–426.

Rosen, R. C., A. Riley, G. Wagner et al. (1997): The international index of erectile function (IIEF): A multidimensional scale for assessment of erectile dysfunction. Urology 49, 822–830.

Rosen, R. C., M. Leary, J. Altwein, F. Giuliano, F. Kirby, E. Meulemann, P. Puppo, R. Wood (2002): LUTS and male sexuality: Findings from the multi-national survey of the aging male (MSAM-7). Int. J. Imp. Res. 14 (S3), S25.

Saenez de Tejada, I., J. Emmick, G. Anglin, P. Fredlund, W. Pullman (2001): The effect of on demand Tadalafil (IC351) treatment of erectile dysfunction in men with diabetes. Eur. Urol. 39 (S5), 16.

Young, J. (1999): Sildenafil citrate (Viagra) in the treatment of erectile dysfunction: a 12-week, flexible-dose study to assess efficacy and safety. Int. J. Pract. 102 (suppl.), 6–7.

Neurogene Dysphagien

Die wichtigsten Empfehlungen auf einen Blick

- Neurogene Dysphagien lassen sich in einem hohen Prozentsatz durch eingehende Eigen-, Fremd- und Familienanamnese und spezielle neurologische Untersuchungsbefunde diagnostizieren. Bei ätiologisch unklarer Dysphagie sollte in differenzialdiagnostischer Hinsicht hypothesengesteuert vorgegangen werden, wobei eine Checkliste hilfreich ist, um keine Ursache zu übersehen (siehe **Tabelle 1**).
- Als Screening-Instrument für neurogene Dysphagien sollte der 50-ml-Wasser-Test verwendet werden, entweder kombiniert mit der Untersuchung der pharyngealen Sensibilität oder mit der Pulsoxymetrie (**B**).
- Unter den apparativen Diagnoseverfahren ergänzen sich Videofluoroskopie und transnasale Endoskopie des Schluckens in ihrer Aussagekraft (**A**); neben der Endoskopie sollte zumindest in der Eingangsdiagnostik auch die Videofluoroskopie durchgeführt werden, u. a. um (häufige) Dysfunktionen des oberen Ösophagussphinkters nicht zu übersehen (**A**). Bezüglich des Schlucktherapie-Monitorings sind Videofluoroskopie und Endoskopie in ihrer diagnostischen Aussagekraft wahrscheinlich gleichwertig (**B**).
- Beurteiler von Videofluoroskopiebildern sollten ausreichend lang (≥ 1/2 Jahr) an mindestens 300 Patienten unter Aufsicht eines erfahrenen Radiologen trainiert werden. Da die Schluckendoskopie nur in der Weiterbildungsordnung von Fachärzten für Phoniatrie enthalten ist, ergibt sich für andere Berufsgruppen die Notwendigkeit einer entsprechenden eigenverantwortlichen Fortbildung.
- L-Dopa, Amantadin bzw. ACE-Hemmer können im Einzelfall versuchsweise eingesetzt werden, da sie möglicherweise positiv auf die Schluckreflexauslösung bzw. protektiv gegen Aspirationspneumonien wirken; die Studienergebnisse sind aber widersprüchlich (**C**).
- Zahlreiche, mit neurogenen Dysphagien assoziierte Störungen können medikamentös sehr wirksam angegangen werden, z. B. Singultus mit einer Kombination aus Domperidon, Baclofen und einem Protonenpumpen-Hemmer (eventuell zusätzlich Gapapentin; **A**). Reflux sollte, da er eine Dysphagie verstärken kann, mit einem Protonenpumpen-Hemmer behandelt werden (**A**).
- Optimale Mundhygiene des Patienten und Händedesinfektion der Kontaktpersonen senken wahrscheinlich das Pneumonierisiko von Dysphagiepatienten (**B**).
- Bei der häufigen Öffnungsstörung des oberen Ösophagussphinkters ist eine krikopharyngeale Myotomie indiziert, wenn 1. die funktionelle Schlucktherapie erfolglos ist, 2. der (radiomanometrisch nachgewiesene) Anschluckdruck im Pharynx > 25 mm Hg beträgt und 3. eine suffiziente Hyoid-Larynx-Elevation vorliegt (**A**). Dieselben Voraussetzungen gelten für Botulinumtoxininjektionen in den oberen Ösophagussphinkter (**A**). Ballondilatationen des oberen Ösophagussphinkters können nicht generell empfohlen werden, da die Zahl der behandelten Patienten zu klein und die Studienergebnisse widersprüchlich sind (**C**).
- Bei akuten neurologischen Erkrankungen (z. B. Schlaganfall) ist bei Indikation zur Sondenernährung die nasogastrale Sonde der PEG-Sonde überlegen (**B**); bei länger dauernder Dysphagie (> 4 Wochen) ist der PEG-Sonde der Vorzug zu geben (**B**). Bei progredienten Erkrankungen (z. B. ALS) sollte eine PEG angelegt werden, bevor die forcierte Vitalkapazität < 50–60% beträgt (**A**). Bei einer forcierten Vitalkapazität < 50–60% sollte die PEG-Anlage unter nichtinvasiver Beatmung, O_2-Zufuhr und milder Sedierung durchgeführt werden oder eine perkutane radiologische Gastrostomie (PRG) erfolgen (**A**).
- Bei Notwendigkeit eines Tracheostomas mit geblockter Trachealkanüle hat sich eine zusätzliche Absaugvorrichtung oberhalb der Manschette als wirksam gegen Pneumonien erwiesen (**B**).
- Patienten mit einem Dilatationstracheostoma sollten nicht in weiterführende Rehabilitationseinrichtungen ohne entsprechend geschultes Personal, in häusliche Pflege oder in Pflegeeinrichtungen entlassen werden.
- Es existieren effektive Verfahren der funktionell orientierten Schlucktherapie (**A**). Die Wirksamkeit restituierender Verfahren wurde bisher unzureichend untersucht (**C**). Kompensatorische Verfahren (Haltungsänderungen, Schlucktechniken) sind bei bestimmten Störungsmustern sehr wirksam (**A**). Diätetische Maßnahmen wie z. B. Andicken von Flüssigkeiten sind, sofern ihr Effekt mittels Videofluoroskopie und/oder Schluckendoskopie kontrolliert wird, ebenfalls sehr effektiv (**A**).
- Zur facio-oralen Trakt-Therapie (F.O.T.T.), die auch bei nichtkooperativen bzw. bewusstseinsgestörten Patienten durchgeführt werden kann, liegen Erfahrungen, aber keine evidenzbasierten Daten zur Wirksamkeit vor (**C**).

Definition des Gesundheitsproblems

Neurogene Dysphagien sind Schluckstörungen infolge neurologischer Erkrankungen. Bei neurogener Dysphagie ist meist die orale und/oder pharyngeale (selten die ösophageale) Phase betroffen („oropharyngeale Dysphagie"). Wichtige Folgen neurogener Dysphagien, die es durch spezielle Interventionen zu vermeiden bzw. zu minimieren gilt, sind Malnutrition (Body Mass Index < 18,6 kg/m^2), Dehydratation, Penetration/Aspiration, Aspirationspneumonie, Abhängigkeit von Sondenernährung und/oder von Trachealkanülen, hohe Kosten für das Gesundheitssystem, eingeschränkte Lebensqualität und Tod.

Im Folgenden werden wichtige Begriffe erläutert. **Penetration bzw. Aspiration**: Eintritt von Material (Speichel/Flüssigkeit/Nahrung/Kontrastmittel) in den Aditus laryngis bis zum Niveau der Stimmbänder bzw. bis unter die Glottisebene (prä-, intra- oder postdeglutitiv, d. h. vor, während oder nach Triggerung des Schluckreflexes).

Aufgehobener/verzögerter Schluckreflex: Material passiert die Zungenbasis, wobei keine oder eine verzögerte pharyngeale Peristaltik ausgelöst wird.

Stumme Aspirationen (silent aspirations): Patient reagiert auf Aspirationen nicht mit Husten (meistens verursacht durch gestörte laryngeale Sensibilität).

Dysfunktion des oberen Ösophagussphinkters: Zeitliche Dyskoordination zwischen pharyngealer Peristaltik und Öffnung des Sphinkters und/oder zu geringer Anschluckdruck im Pharynx; selten primäre krikopharyngeale Tonuserhöhung; wegen der mangelnden/fehlenden „Erschlaffung" des oberen Ösophagussphinkters auch als „zervikale Achalasie" bezeichnet.

Diagnostik bei ätiologisch unklarer neurogener Dysphagie

Das diagnostische Vorgehen erfolgt hypothesengesteuert in Abhängigkeit von Anamnese, klinischen Befunden und technischen Untersuchungsergebnissen. Die Familienanamnese ist bzw. kann z. B. positiv sein bei OPMD, CADASIL, SBMA Typ Kennedy. Eigenanamnestisch ist u. a. nach folgenden Störungen/Symptomen zu fragen: häufiges Verschlucken, Kauschwäche, verminderte Nahrungs- oder Trinkmengen, veränderte Haltung beim Schlucken (z. B. Anteflexion des Kopfes), „Steckenbleiben" von Speichel/Getränken/Speisen „in der Kehle", Erstickungsanfälle bzw. Husten nach dem Essen/Trinken, unklare Fieberschübe und/oder Pneumonien (eventuell stumme Aspirationen!), unklarer Gewichtsverlust, Odynophagie (Schmerzen beim Schlucken; bei neurogenen Dysphagien selten). Bei der neurologischen Untersuchung (Hughes u. Wiles 1998) ist speziell auf das Vorliegen folgender Störungen/Symptome zu achten: bulbäre Symptomatik (Fibrillationen/Atrophie der Zunge, abgeschwächte/fehlende oropharyngeale Reflexe, Kaustörung etc.), pseudobulbäre Symptomatik (willkürliche Funktionen gestört: z. B. fehlendes/unzureichendes Anheben des Gaumensegels bei Phonation; reflektorische Abläufe normal oder „verstärkt": z. B. normaler oder gesteigerter Palatalreflex), fehlender (bei Gesunden selten) oder gesteigerter Würgreflex (auch bei Gesunden häufig), gestörte Sensibilität im oropharyngealen Bereich, Dysphonie und/oder Dysarthrie, feuchte oder gurgelige Stimmqualität nach dem Schlucken, Hypersalivation.

Neben Blut-Routineparametern (einschließlich CK und TSH) und eventuell Liquorstatus (bei entsprechendem Verdacht einschließlich Lues-/Borrelien-/HIV-Serologie) kommen bei unklarer neurogener Dysphagie zahlreiche Untersuchungen in Betracht. Natürlich wird man bei der Differenzialdiagnostik ätiologisch unklarer neurogener Dysphagien hyothesengesteuert vorgehen, d. h. oft sind Anamnese und klinische Befunde ausreichend und man benötigt keine apparativen Zusatzuntersuchungen; auch wird man z. B. bei Verdacht auf CADASIL (Familienanam-

Tabelle 1 Diagnostik bei ätiologisch unklarer neurogener Dysphagie

Untersuchung	Erkrankungen (Beispiele)
EMG (eventuell mit repetitiver Stimulation)	CIP, CIM, Myotonie, Myasthenie, LEMS
Motorische und sensible Neurographie	CIP, AIDP
MRT des Schädels	MS, Hirnstammprozess, MSA, Chiari-Missbildung
Acetylcholinrezeptoren-AK, MuSK-AK	Myasthenia gravis
Myositisspezifische Auto-AK; anti-Jo-1-AK	PM, DM, selten bei IBM; Anti-Jo-1-Syndrom
Antinukleäre AK (ANA): AK gegen dsDNA/ribosomales P; AK gegen SS-A/Ro bzw. SS-B/LA; myositisspezifische AK; Anti-Scl-70-AK, Anti-Centromer-AK; Anti-U1-Ribonukleoprotein (U1RNP)-AK	Kollagenosen: systemischer Lupus erythematodes (SLE); Sjögren-Syndrom (SS); PM/DM/(IBM); Sklerodermie; Mixed Connective Tissue Disease (MCTD)
Antineutrophile zytoplasmatische AK (ANCA): c-ANCA (Autoantigen Proteinase 3 [PR3]), p-ANCA (Autoantigen Myeloperoxidase [MPO]), Anti-Endothelial Cell Antibodies (AECA), HB$_S$AG	systemische Vaskulitiden: Wegener-Granulomatose (c-ANCA); mikroskopische Polyangiitis (p-ANCA); klassische Panarteriitis nodosa (PAN) (p-ANCA, eventuell HB$_S$Ag)
Mit paraneoplastischen Syndromen assoziierte AK	paraneoplastische Syndrome
Anti-Gangliosid-AK: Anti-GT1a-AK; Anti-GQ1b-AK	Sonderformen des GBS: Polyneuritis cranialis; Miller-Fisher-Syndrom
Hautbiopsie	CADASIL (osmiophile Einschlüsse in Arteriolen)
Muskelbiopsie	Myositis, seltene Myopathien
IBZM-SPECT	MSA, PSP
Molekulargenetische Untersuchung	CADASIL, SBMA Typ Kennedy, OPMD

nese und MRT) bei einer positiven Hautbiopsie nicht auch noch eine molekulargenetische Untersuchung durchführen. **Tabelle 1** ersetzt daher keinesfalls einen differenzialdiagnostischen Entscheidungsbaum, sondern dient lediglich als ausführliche Checkliste, um möglichst keine Ursache einer Dysphagie zu übersehen. Die Tabelle bezieht sich sowohl auf Erkrankungen, die mit einer isolierten Dysphagie einhergehen können, als auch auf solche, bei denen die Dysphagie ein Symptom unter vielen darstellt.

Screening-Instrumente

Eine Bedside-Screening-Untersuchung soll eine Dysphagie/Aspiration ausreichend sicher bestätigen bzw. ausschließen. Es wird eine Sensitivität von > 80–90% bzw. eine Spezifität von > 50% gefordert, wobei bislang kein einzelner Test diese Kriterien erfüllt. Aufgrund ihrer relativ hohen Sensitivität (bzw. Spezifität) können jedoch zwei kombinierte Tests empfohlen werden (⇑) (Doggett et al. 2002):
1. Der 50-ml-Wasser-Test (sukzessive Wasserschlucken von 5 ml; Aspirationshinweise: Verschlucken/Erstickungsanfälle, Husten oder Änderung der Stimmqualität), kombiniert mit der Untersuchung der Sensibilität im Pharynxbereich (beidseits mit Wattestäbchen; Martino et al. 2000, Kidd et al. 1993).
2. Der 50-ml-Wasser-Test, kombiniert mit der Pulsoxymetrie (pathologisch: Abfall der O_2-Sättigung > 2% nach Schlucken von 10 ml Wasser). Da alle Wasser-Tests mit dem Risiko einer Aspirationspneumonie verbunden sind, ist ihre Durchführung bei Patienten, bei denen aufgrund anderer Zeichen Aspirationen schon bekannt bzw. sehr wahrscheinlich sind, kontraindiziert.

Apparative Zusatzuntersuchungen

Die beiden wichtigsten apparativen Methoden zur Erfassung von Ursache, Art und Schweregrad einer neurogenen Dysphagie, zur Erstellung eines Therapieplans/Kontrolle der Therapieeffizienz sind die Videofluoroskopie und die Endoskopie des Schluckens. Bei der **videofluoroskopischen Untersuchung des Schluckaktes (VFSS; Videofluoroscopic Swallowing Study)** ist eine Bildwiederholungsrate von 25/s (Hannig 1995) notwendig. Bei massiver Aspirationsgefahr empfehlen wir statt Bariumsulfat das annähernd iso-osmolare (teure) Kontrastmittel Iotrolan, da damit auch bei erheblicher Aspiration keine gefährlichen pulmonalen Komplikationen auftreten (⇑) (Gmeinwieser et al. 1988). Legt man eine Untersuchungsdauer von ca. 5 Minuten pro geprüfter Konsistenz zu Grunde, so dauert eine Untersuchung mit z. B. drei Konsistenzen ca. 15 Minuten, wobei die reine Durchleuchtungszeit ca. 3–4 Minuten beträgt. Der Hauptteil der Untersuchung entfällt in der Regel auf die Durchleuchtung im seitlichen Strahlengang, mit der auch begonnen wird. Die p.-a.-Aufnahmen erfolgen in der Regel am Schluss und dauern kürzer (z. B. Abgrenzung „einseitige versus beidseitige Pharynx-

parese"). Mittels „diagnostic Barium swallow" werden u. a. Schweregrad (**Tabelle 2**), Art der Dysphagie (prä-, intra- oder postdeglutitive Penetration/Aspiration), Störungen der Funktion des oberen Ösophagussphinkters und muskuläre Schwächen/Seitendifferenzen überprüft; mittels „therapeutic Barium swallow" wird die Wirksamkeit verschiedener Konsistenzen, Applikationsarten und/ oder von Haltungsänderungen/Schlucktechniken untersucht (Ekberg u. Olsson 1997). Der den Patienten betreuende Schlucktherapeut sollte bei der Videofluoroskopie anwesend sein. Wir empfehlen, dass Beurteiler von Videofluoroskopiebildern ausreichend lang (≥ ½ Jahr) an mindestens 300 Patienten unter Aufsicht eines erfahrenen Radiologen trainiert werden.

Die **Videoendoskopie** wird meist transnasal mit dem flexiblen Endoskop (**FEES; Fiberoptic Endoscopic Evaluation of Swallowing; „Schluckendoskopie"**; Langmore et al. 1988) durchgeführt. Die Schluckendoskopie erlaubt die direkte Beobachtung vor und nach dem Schlucken, während des Schluckens selbst wird die Sicht versperrt („white out"). Die Untersuchung sollte in standardisierter Vorgehensweise erfolgen: Ruhebeobachtung; Funktionsprüfungen ohne und eventuell mit Nahrung verschiedener Bolusvolumina und -konsistenzen; Überprüfung der Effektivität erlernter Schlucktechniken. Mehrere Studien belegen eine geringe Beeinträchtigung der Patienten durch die transnasale Untersuchung sowie das seltene Auftreten von Komplikationen wie Blutungen der Nasenschleimhaut oder vasovagale Reaktionen (Aviv et al. 2000). Videoendoskopisch lassen sich neben einer Schwe-

Tabelle 2 Radiologische Schweregradeinteilung von Penetrationen/Aspirationen (Hannig 1995)

Grad	Charakteristika
0	keine Penetration oder Aspiration
I	Penetration in den Aditus und Ventriculus laryngis
II	Aspiration < 10% des Bolus bei erhaltenem Hustenreflex
III	Aspiration < 10% des Bolus bei gestörtem Hustenreflex bzw. > 10% bei erhaltenem Hustenreflex
IV	Aspiration > 10% bei gestörtem Hustenreflex

Tabelle 3 Endoskopische Schweregradeinteilung der Aspiration (Schröter-Morasch 1999)

Grad	Charakteristika
0	keine Aspiration
I	gelegentliche Aspiration bei erhaltenem Hustenreflex
II	permanente Aspiration bei erhaltenem Hustenreflex oder: gelegentliche Aspiration ohne Hustenreflex mit gutem willkürlichen Abhusten
III	permanente Aspiration ohne Hustenreflex mit gutem willkürlichen Abhusten
IV	permanente Aspiration ohne Hustenreflex, ohne willkürliches effektives Abhusten

regradeinteilung der Aspiration (**Tabelle 3**) Art und Ausmaß der Transportstörung semiquantitativ anhand der verbleibenden Residuen feststellen (Schröter-Morasch 1999).

Die Videodokumentation erlaubt eine Bild-zu-Bild-Analyse und die Beurteilung durch mehrere Untersucher/Therapeuten und ist hilfreich bei der Aufklärung von Patienten/Angehörigen/Pflegepersonal über die notwendigen Therapiemaßnahmen. Die Endoskopietechniken gehören zur HNO-Facharztausbildung. Zur Durchführung und Beurteilung der Videoendoskopie sind jedoch spezielle Kenntnisse der (Patho-)Physiologie des Schluckvorgangs sowie der therapeutischen Optionen erforderlich (bisher nur in der Weiterbildungsordnung zum Facharzt für Phoniatrie enthalten). Für andere Berufsgruppen ergibt sich daraus die Notwendigkeit einer entsprechenden eigenverantwortlichen Fortbildung.

Welche der beiden Methoden aufgrund ihrer Sensitivität und Spezifität als „Goldstandard" anzusehen ist, wird derzeit kontrovers diskutiert (Doggett et al. 2002). Wichtiger ist aber, dass die beiden Methoden nicht konkurrieren, sondern sich aufgrund jeweiliger Vor- und Nachteile ergänzen (Vorteile der Endoskopie: portabel, auch bei unkooperativen/bettlägerigen Patienten einsetzbar, Verhalten von normaler Nahrung bzw. von Speichel beurteilbar, kostengünstig, beliebig oft wiederholbar; Vorteile der Videofluoroskopie: gesamter Schluckablauf – einschließlich oberer Ösophagussphinkter, Ösophagus etc. – abbildbar, auch während des Schluckens aussagekräftig; „white out" bei der Endoskopie!). Insbesondere für die Eingangsdiagnostik einer klinisch relevanten Dysphagie empfehlen wir, eine Videofluoroskopie komplementär zur Endoskopie durchzuführen, u. a. um (häufige) Dysfunktionen des oberen Ösophagussphinkters nicht zu übersehen. Zum Therapiemonitoring eignen sich beide Methoden; so zeigten Patienten mit neurogener Dysphagie, bei denen die Diagnostik entweder mittels Schluckendoskopie oder mittels Videofluoroskopie mit nachfolgenden Ernährungs- sowie Therapieempfehlungen durchgeführt wurde, keine signifikanten Unterschiede im Hinblick auf das Auftreten von Pneumonien in einem Beobachtungszeitraum von einem Jahr (Aviv 2000).

Epidemiologie

Der Schlaganfall ist die häufigste Ursache neurogener Dysphagien. Wegen seiner großen epidemiologischen Bedeutung werden gegen neurogene Dysphagien gerichtete Interventionen in der Akutphase des Schlaganfalls in einem eigenen Abschnitt am Schluss dieses Kapitels behandelt. Die Häufigkeit neurogener Dysphagien bei neurologischen Erkrankungen im Erwachsenenalter stellt sich folgendermaßen dar (Prosiegel et al. 2003):

- **Schlaganfall**: Akutphase ca. 50%, chronische Phase ca. 25%
- **Morbus Parkinson**: ca. 50%
- **Multiple Sklerose (MS)**: ca. 30–40% (positive Korrelation mit Behinderungsgrad)
- **Progressive supranukleäre Blickparese (PSP; Steele-Richardson-Olszewski-Syndrom)**: im Verlauf sehr häufig
- **Multisystematrophien (MSA)**: im Verlauf sehr häufig
- **Schweres Schädel-Hirn-Trauma**: 50–60% in der Akutphase
- **Amyotrophe Lateralsklerose (ALS)**: im Verlauf fast immer, in ca. 25% bulbärer Beginn, dann regelhaft
- **X-chromosomal rezessive spinobulbäre Muskelatrophie (SBMA) Typ Kennedy**: im Verlauf sehr häufig
- **Akute inflammatorische demyelinisierende Polyneuropathie (AIDP)**: häufig, besonders bei den Sonderformen „Polyneuritis cranialis" und „Miller-Fisher-Syndrom" (MFS)
- **Critical-Illnesss-Polyneuropathie (CIP), Critical-Illness-Myopathie (CIM) bzw. Langzeitbeatmung/intensivstationäre (medikamentöse) Maßnahmen**: bezüglich CIP und CIM keine Angaben in der Literatur, nach eigenen Erfahrungen nicht selten; nach Langzeitbeatmung ca. 80%
- **Myasthenia gravis**: im Verlauf sehr häufig
- **Dystrophia myotonica (Curschmann-Steinert-Batten)**: ca. 70%
- **Okulopharyngeale Muskeldystrophie (OPMD)**: regelhaft
- **Polymyositis (PM), Dermatomyositis (DM), Einschlusskörpermyositis (inclusion body myositis = IBM)**: stark abweichende Zahlen, insgesamt häufig; besonders bei IBM nicht selten initiales Symptom
- **Mitochondriale Erkrankungen**: abhängig von Erkrankung; z. B. beim seltenen Kearns-Sayre-Syndrom häufig
- **Zentrale pontine Myelinolyse**: sehr häufig
- **Paraneoplastische Syndrome**: eher selten (bei paraneoplastischer Myositis, s.o., häufig)

Ziele und Anwendungsbereich

Definition der Ziele der Leitlinie

Ziel dieser Leitlinie ist eine Optimierung der Diagnostik und Therapie von erwachsenen Patienten mit neurogenen Dysphagien. Die Leitlinie ist evidenzbasiert und eine Fortentwicklung der Leitlinie 2003 der Deutschen Gesellschaft für Neurotraumatologie und Klinische Neurorehabilitation (DGNKN; Prosiegel et al. 2003).

Definition des Anwendungsbereichs (Zielgruppe)

Diese Leitlinie wendet sich überwiegend an Ärzte und Schlucktherapeuten/Sprachtherapeuten, die im ambulanten oder Klinikbereich erwachsene Patienten mit neurogenen Dysphagien betreuen.

Therapie neurogener Dysphagien

Pharmakotherapie neurogener Dysphagien und häufig assoziiert auftretender Symptome bzw. Erkrankungen

Im Vordergrund steht die Therapie der Grunderkrankung, z. B. Pyridostigmingabe und immunsuppressive Therapie bei Myasthenia gravis. Pyridostigmin kann auch bei anderen Erkrankungen eingesetzt werden und z. B. bei ALS-Patienten mit neurogener Dysphagie positive Effekte zeigen (⇔) (Prosiegel et al. 2004). Einige Studien haben einen positiven Effekt von L-Dopa auf eine gestörte Schluckreflextriggerung bzw. einen protektiven Effekt von Amantadin bezüglich Aspirationspneumonien beschrieben. ACE-Hemmer reduzieren das Pneumonierisiko ebenfalls, vermutlich durch Hemmung des Abbaus von Substanz P (Substanz P fazilitiert Husten und Schlucken). Aufgrund der derzeitigen Datenlage mit zum Teil widersprüchlichen Studienergebnissen kann der Einsatz dieser Präparate allenfalls versuchsweise bzw. im Einzelfall empfohlen werden (⇔) (Yamaya et al. 2001).

Bei Singultus hat sich eine Dreierkombination aus Protonenpumpen-Hemmer, Domperidon und Baclofen bewährt; Gabapentin kann alleine versucht oder im Sinne einer add-on-therapy zugefügt werden (⇑) (Petroianu et al. 2000). Ausgeprägte (Pseudo-)Hypersalivation spricht in der Regel gut auf 72 Stunden wirkendes transkutanes Scopolamin-Pflaster an; bei (seltener) Therapieresistenz kommen als Alternativen Botulinumtoxininjektionen in die Parotiden bzw. bei Patienten, die wiederholte Injektionen ablehnen, eine Bestrahlung der Speicheldrüsen in Frage. Bei Xerostomie können Pilocarpinhydrochlorid-Tabletten oder Cevimeline (über internationale Apotheke erhältlich) effektiv sein, sofern noch eine Restspeichelproduktion vorliegt. Der Effekt beider Präparate ist allerdings nur bei Patienten mit Sjögren-Syndrom gut untersucht (⇑⇑⇑) (Fife et al. 2002, Haddad u. Karimi 2002). Bei starker Verschleimung ist N-Azetylzystein oder Ambroxol zu empfehlen. Reflux sollte mit einem Protonenpumpen-Hemmer therapiert werden (⇑⇑⇑), u. a. auch deshalb, weil er eine Dysphagie verstärken kann (vermutlich durch Druckerhöhung im Bereich des oberen Ösophagussphinkters). Bei Dysfunktion des oberen Ösophagussphinkters ist eine Botulinumtoxininjektion (nur vom Erfahrenen) bei bestimmten Voraussetzungen (siehe „Chirurgische Verfahren") in den M. cricopharyngeus – transkutan oder (sicherer!) endoskopisch – eine Alternative zur irreversiblen krikopharyngealen Myotomie (⇑) (Alberty et al. 2000). Eine Baclofengabe kann zwar im Einzelfall versucht werden (Haaks 2000), aber nicht generell empfohlen werden, da es sich in den meisten Fällen um keine Spastik des oberen Ösophagussphinkters handelt (⇔). Schlechter Zahnstatus erhöht wahrscheinlich das Auftreten von Aspirationspneumonien. Optimale Mundhygiene des Patienten und Händedesinfektion der Kontaktpersonen scheinen das Pneumonierisiko zu senken und sind daher zu empfehlen (⇑) (Yamaya et al. 2001). Demgegenüber ist die Wertigkeit der selektiven digestiven Dekontamination (SDD) bis heute umstritten, da sich zwar die Pneumonierate, nicht aber die Letalität verringert und zudem die Selektion resistenter Keime wahrscheinlich gefördert wird (⇔) (Daschner u. Geiger 1991, Gastinne et al. 1992).

Chirurgische Verfahren

Bei Dysfunktion des oberen Ösophagussphinkters ist eine krikopharyngeale Myotomie unter folgenden Voraussetzungen indiziert:
- erfolglose funktionelle Schlucktherapie,
- (radiomanometrisch nachgewiesener) Anschluckdruck im Pharynx > 25 mm Hg,
- suffiziente Hyoid-Larynx-Elevation (⇑) (Kelly 2000).

Therapierefraktärer Reflux ist eine Kontraindikation (Carrau u. Murry 2000). Eine erfolgreiche Ballondilatation des oberen Ösophagussphinkters ist zwar (an wenigen Patienten!) beschrieben worden (Solt et al. 2001, Willert et al. 2003), doch kann dieses Verfahren (im Gegensatz zur Dilatation des glatten unteren Ösophagussphinkters) mangels Langzeiterfahrungen und wegen des Risikos von Schleimhautverletzungen derzeit nicht empfohlen werden (⇓) (Costa 2003). Nur bei schwerster, therapierefraktärer und persistierender neurogener Dysphagie mit rezidivierenden Aspirationspneumonien sind eine Laryngektomie bzw. ein laryngealer Verschluss mit tracheoösophagealer Separation zu erwägen, insbesondere wenn eine irreversible Anarthrie/Aphonie vorliegt (⇑) (Carrau u. Murry 2000). Bei einseitiger Vagusparese und Indikation zur krikopharyngealen Myotomie (z. B. bei Wallenberg-Syndrom) ist daran zu denken, die Myotomie auf der Seite des betroffenen N. vagus durchzuführen, weil sonst im Falle einer intraoperativen Vagusschädigung eine beidseitige Schädigung dieses Hirnnervs resultiert.

Sondenernährung

Patienten, die innerhalb von ca. einer Woche nicht oral ernährt werden können, sollten eine enterale Ernährungstherapie erhalten. Bei kurzfristiger oder unklarer Dauer (14 Tage bis ca. 4 Wochen) der Sondenernährung kann zunächst eine nasogastrale Sonde zur Anwendung kommen, die z. B. in der Akutphase des Schlaganfalls der PEG-Sonde hinsichtlich des Outcome sogar überlegen ist (Dennis et al. 2005) (⇑). Mögliche Komplikationen sind nasale Irritation, Sekretstauung in den Nasennebenhöhlen, Ösophagitis, Intubation der Lunge, traumatischer Pneumothorax, Aspirationspneumonie, Dislokation (Park et al. 1992). Eine nasogastrale Sonde verschlechtert einzelne Schluckfunktionen bzw. verstärkt dadurch eine Dysphagie (⇑) (Huggins et al. 1999). Bei längerfristiger Dysphagie ist frühzeitig die Indikation zur perkutanen endoskopischen Gastrostomie (PEG) zu stellen (Löser 1996). Absolute Kontraindikationen sind eine totale Obstruktion des Ösophagus, eine fehlende Diaphanoskopie, schwerwiegende Blutgerinnungsstörungen, eine Peritonitis oder akute Pankreatitis. Relative Kontraindikationen sind Aszites, Morbus Crohn, Wundheilungsstörungen sowie eine deutlich eingeschränkte Lebenserwartung. Die Mortalität liegt zwischen 0–2%, die Komplikationsrate zwischen 8–30%. Leichte Komplikationen sind der Wundschmerz (bis zu 20%) und die lokale Wundinfektion ohne systemische Infektzeichen bei 8–30%, weshalb eine präinterventionelle Antibiotikaprophylaxe mit einem Cephalosporin der 3. Generation oder einem betalaktamasegeschützten Breitspektrumpenicillin empfohlen wird.

Schwerwiegende Komplikationen (1–3%) sind Infektionen wie Aspirationspneumonie, Peritonitis, Fasziitis oder chirurgisch behandlungsbedürftige Lokalinfektionen. Als Langzeitkomplikationen können auftreten: Sondenokklusion, Perforationen mit konsekutiver Leckage aus der Sonde/dem Sondenansatz, Ekzem, Zellulitis, Bildung von Hypergranulationen, Burried-Bumper-Syndrom (Einwachsen der inneren Halteplatte in die Magenwand). Diese Langzeitkomplikationen können durch sorgfältigen Umgang mit der Sonde vermieden werden. Bereits 1–3 Stunden nach der Sondenanlage kann mit der Applikation von Flüssigkeit und Sondenernährung begonnen werden. Eine individuelle Nahrungsaufbauphase ist nur erforderlich, wenn die Patienten zuvor parenteral ernährt wurden. Besonders bei Patienten mit ALS sollte bei der Entscheidung für eine PEG letztere „nicht zu spät" angelegt werden, da bei einer forcierten Vitalkapazität < 60% die Mortalitäts- und Morbiditätsrate ansteigt (Chio et al. 1999). Nach einer anderen Studie ist dies nicht der Fall, sofern nichtinvasive Beatmung, O_2-Zufuhr und milde Sedierung durchgeführt werden (Gregory et al. 2002). Eine perkutane radiologische Gastrostomie (PRG) ist bei Patienten mit ALS und einer forcierten Vitalkapazität < 50% risikoärmer als eine konventionelle PEG und kann daher in derartigen Fällen empfohlen werden (⇑) (Chio et al. 2004). Sonden stellen die Nahrungs- und/oder Flüssigkeitszufuhr sicher, können aber Pneumonien (durch Aspiration von Speichel/Sekret/Refluat) nicht verhindern. Zu ethischen Fragen der (Indikation zur) Sondenernährung, etwa bei Demenzen, sei auf die Literatur verwiesen (Voltz et al. 2004).

Tracheostoma

Liegt trotz nichtoraler Ernährung eine relevante Aspiration von Speichel/nasopharyngealem Sekret/Refluat vor, muss (akut) die Indikation einer Intubation oder (im chronischen Fall) eine Tracheotomie erwogen werden, letztere entweder als Dilatationstracheotomie oder als plastisch angelegtes Tracheostoma (Übersicht: Schelling 2002). Muss die Kanüle über einen längeren Zeitraum beibehalten werden, sollte ein Punktionstracheostoma in ein plastisches Tracheostoma umgewandelt werden: Dilatationstracheostomata sind sehr eng, der Kanülenwechsel in der Regel daher schwierig und nur von geübtem Fachpersonal unter entsprechenden Sicherheitsmaßnahmen durchführbar. Patienten mit einem Dilatationstracheostoma sollten daher niemals in weiterführende Rehabilitationseinrichtungen ohne entsprechend geschultes Personal, in häusliche Pflege oder Pflegeeinrichtungen entlassen werden.

Über zahlreiche Mechanismen kann ein Tracheostoma eine Dysphagie verstärken. Durch die Entwicklung weicher Kanülenmaterialien und die Möglichkeit, den Manschettendruck zu kontrollieren/optimieren, konnten die Gefahren der Trachealwandschädigung reduziert werden, so dass inzwischen Patienten über viele Monate bis Jahre mit geblockter Kanüle leben können. Das sich oberhalb der Kanülenmanschette ansammelnde Material verursacht häufig entzündliche Veränderungen der Trachealschleimhaut und kann an der Manschette vorbei in die tiefen Luftwege gelangen. Als sehr vorteilhaft hat sich daher eine zusätzliche Absaugvorrichtung oberhalb der Manschette erwiesen (z.B. Tracheosoft-Evac Kanüle, Fa. Mallinckrodt); durch dieses subglottische Absaugen wird (bei beatmeten Patienten) das Pneumonierisiko reduziert (⇑) (Smulders et al. 2002). Sobald der Speichel sicher abgeschluckt wird, kann die Kanüle (beginnend mit wenigen Minuten) zunehmend länger entblockt werden. Wird die Entblockung über 24 Stunden (ohne pulmonale Komplikationen) toleriert, kann meist eine schrittweise Dekanülierung erfolgen: Geblockte Kanüle → entblockte Kanüle → Sprechkanüle → abgestöpselte Sprechkanüle → Dekanülierung.

Funktionell orientierte Schlucktherapie

Funktionell-orientierte Schlucktherapie fällt in den Zuständigkeitsbereich speziell ausgebildeter Sprachtherapeuten/Logopäden. Die Komplexität neurogener Dysphagien und ihre vielfältigen Störungsursachen erfordern eine enge Kooperation zwischen ärztlichen und verschiedenen therapeutischen Fachdisziplinen.

Plastizität schluckrelevanter ZNS-Areale

Plastische Modulationen des menschlichen Schluckkortex (insbesondere frontoparietales Operkulum und vordere Insel) sind im Spontanverlauf nach Großhirninfarkten (⇑⇑⇑) (Hamdy et al. 1998) bzw. nach elektrischer Stimulation des Pharynx (⇑⇑⇑) (Fraser et al. 2002) belegt. Der Nachweis, dass funktionell orientierte Schlucktherapie im Sinne restituierender Methoden die gebrauchs-/erfahrungsabhängige Plastizität beeinflusst, steht aus.

Therapieziele, Outcome-Erfassung

Ziel der funktionell orientierten Schlucktherapie ist es, die in der Einführung genannten Folgen neurogener Dysphagien zu minimieren. Zur Outcome-Messung sollten spezielle ADL-Skalen (**Tabelle 4**) eingesetzt werden; zusätzlich sind Surrogatparameter wie die radiologische bzw.

Tabelle 4 Outcome-Skala „Schluckbeeinträchtigung" (Prosiegel et al. 2002; bei den Schweregraden 0–3 ist orale Ernährung möglich; bei 4–6 ist – partielle – Sondenernährung nötig)

Grad	Charakteristika
0	keine Einschränkungen
1	voll-orale Ernährung mit Kompensation*, aber ohne Konsistenzeinschränkung
2	voll-orale Ernährung ohne Kompensation, aber mit Konsistenzeinschränkung
3	voll-orale Ernährung mit Kompensation und mit Konsistenzeinschränkung
4	partiell-orale Ernährung
5	partiell-orale Ernährung mit Kompensation
6	Ernährung ausschließlich über Sonde

* Haltungsänderungen bzw. Schlucktechniken

endoskopische Schweregradeinteilung (**Tabellen 2, 3**) sinnvoll; mit der Penetrations-Aspirations-Skala (PAS) von Rosenbek et al. (1996) kann der Schweregrad sowohl endoskopisch als auch radiologisch quantifiziert werden. Inzwischen ist auch ein speziell für Schluckgestörte entwickelter Lebensqualitätsfragebogen – SWAL-QOL/SWAL-CARE (McHorney et al. 2002) – verfügbar, der nach Übersetzung ins Deutsche validiert wurde (beim federführenden Autor erhältlich).

Therapieindikation und -intensität

Funktionell orientierte Schlucktherapie sollte in der postakuten Phase mindestens einmal täglich 45–60 Minuten in Einzelsitzungen durchgeführt werden (bei eingeschränkter Belastbarkeit Reduktion der Behandlungszeit, z.B. 2 x/d kurze Therapiesequenzen). Jeder Patient sollte ein individuell angepasstes Eigenübungsprogramm erhalten, das er mehrmals täglich selbstständig trainiert. Alternativ können auch eine zusätzliche Gruppentherapie durchgeführt oder die Angehörigen als Co-Therapeuten angeleitet werden. Bei positivem Behandlungsverlauf in Abhängigkeit vom individuellen Rehabilitationsziel sollte die Therapie dann mit geringerer Frequenz fortgesetzt werden. Stehen nur noch die Aufrechterhaltung der erreichten Leistungen bzw. die Überprüfung der Transferleistungen auf die Alltagssituation im Mittelpunkt, kann sich die Behandlung auf eine Stunde pro Woche reduzieren. Gegebenenfalls ist nach einer Therapiepause eine stationäre Wiederaufnahme zur erneuten Statuserhebung und intensiven Schlucktherapie sinnvoll („Intervalltherapie").

Wirksamkeit von Schlucktherapie

Der höchste methodische Standard im Sinne randomisierter doppelblinder Kontrollstudien lässt sich für die funktionell orientierte Schlucktherapie aus verschiedenen Gründen schwer realisieren. Es existieren jedoch einige nicht randomisierte Studien, die zeigten, dass es auch nach abgelaufener Spontanremission (> 6 Monate) zu signifikanten Veränderungen durch Schlucktherapie kommt bzw. dass sich > 50% der vorher sondenabhängigen Patienten wieder vollständig oral ernähren können (⇑) (Neumann et al. 1995, Prosiegel et al. 2002). Auch ein stabiler Langzeiteffekt konnte belegt werden (⇑) (Bartolome et al. 1997). Darüber hinaus gibt es gut angelegte quasi-experimentelle und systematisch beschreibende nichtexperimentelle Studien an kleinen Gruppen oder Einzelfällen, die den Effekt einzelner Maßnahmen im Hinblick auf die Schluckfunktion nachgewiesen haben (siehe Abschnitt Methoden).

Methoden der funktionell orientierten Schlucktherapie

Eine scharfe Trennung in restituierende, kompensatorische und adaptive Methoden ist aus didaktischen Gründen sinnvoll. Allerdings überlappen sich die Methoden: So findet z.B. bei der Vermittlung von Schlucktechniken (Kompensation) immer auch repetitives Üben und damit ein wichtiges Element restituierender Verfahren statt.

Restituierende (indirekte) Verfahren

Sie umfassen das Bewegungstraining von am Schlucken beteiligten Muskeln. Schluckrelevante Bewegungen werden, falls nötig, zunächst stimuliert und dann aktiv trainiert. Ziel ist es, die muskulären Voraussetzungen für (weitgehend) normales Schlucken zu schaffen. Darüber hinaus soll durch Training bestimmter Teilfunktionen das Gelingen kompensatorischer Schlucktechniken gewährleistet werden. Für einige spezielle Übungen existieren erste Wirksamkeitsnachweise (**Tabelle 5**).

Kompensatorische (direkte) Verfahren

Sie umfassen Modifikationen des Schluckvorgangs durch Haltungsänderungen und/oder Schlucktechniken. Ziel ist es, trotz bestehender Funktionseinbußen das Schlucken zu verbessern (**Tabelle 6**).

Insbesondere wegen anatomischer Unterschiede sind die kompensatorischen Maßnahmen nicht bei jedem Patienten erfolgreich. Deshalb empfehlen wir neben der sorgfältigen Indikationsstellung den Effekt mittels Videofluoroskopie und/oder Schluckendoskopie zu überprüfen.

Biofeedback-Training mittels Oberflächenelektromyogramm kommt vor allem beim Erlernen des Mendelsohn-Manövers zum Einsatz. Dabei wird die Aktivität der suprahyoidalen Muskeln aufgezeichnet. Der Wert der Biofeedback-Therapie kann derzeit noch nicht abgeschätzt werden (⇔).

Tabelle 5 Restituierende Verfahren

Art der Störung	Art des Verfahrens	Ziel	Wirksamkeit
Dysfunktion des oberen Ösophagussphinkters	Kopfhebeübungen im Liegen („head-rising-exercise", „Shaker-Manöver")	durch Kräftigungstraining der suprahyoidalen Muskulatur Verbesserung der Öffnung des oberen Ösophagussphinkters	Shaker et al. 2002, (⇑)
Gestörte Zungenbasisretraktion	„Masako-Manöver" („tongue-holding"): Zungenspitze wird während des Schluckens zwischen den Zähnen festgehalten	Verbesserung der Zungenbasisretraktion und des Abschlusses der Pharynxhinterwand mit dem Zungengrund	Fujiu u. Logemann 1996, (⇑)
Neurogene Dysphagie bei Patienten mit Morbus Parkinson	Lee-Silverman-Voice-Treatment (LSVT)	Verbesserung der Stimmparameter und (als Nebeneffekt?) der Dysphagie	Sharkawi et al. 2002, (⇑)
Verzögerte Schluckreflexauslösung	Taktil-thermale Stimulation der Gaumenbögen: Bestreichen der vorderen Gaumenbögen mit eisgekühltem Stab (eventuell zusätzlich Geschmacksreiz)	Schluckreflexauslösung	nur Kurzzeiteffekte, (⇑) (Sciortino et al. 2003); über Langzeiteffekte nichts bekannt, (⇔)
Elektrotherapeutische Maßnahmen	Elektrostimulation der pharyngealen und/oder suprahyoidalen Muskulatur	Verbesserung der Kehlkopfelevation; Vergrößerung schluckrelevanter Kortexareale	in klinischer Erprobung

Tabelle 6 Kompensatorische Verfahren

Art der Störung	Art des Verfahrens	Ziel	Wirksamkeit
Verzögerte Auslösung des Schluckreflexes und/oder reduzierte orale Boluskontrolle	Kopfneigung nach vorne („chin tuck")	Vermeidung einer prä- und/oder intradeglutitiven Aspiration	Shanahan et al. 1993, Bülow et al. 2001 (⇑)
Einseitige Pharynxparese	Kopfdrehung zur paretischen Pharynxseite	Abtransport des Bolus über die gesunde Seite, da die betroffene Rachenhälfte komprimiert wird	Logemann et al. 1989, Tsukamoto 2000 (⇑)
Kombinierte linguale und pharyngeale Hemiparese	Kopfkippung zur gesunden Seite	Bolus wird per Schwerkraft über die gekippte Seite geleitet	Logemann 1998 (⇑)
Gestörte pharyngeale Kontraktion	kräftiges Schlucken („effortful swallow")	Verbesserung der Schubkraft der Zunge und des Intrabolusdrucks und damit des Bolustransports	Bülow et al. 2001, Lazarus et al. 2002 (⇑)
Prä- oder/und intradeglutitive Aspiration (unvollständiger Glottisschluss/ungenügender Verschluss des Aditus laryngis; verzögerter Schluckreflex)	supraglottisches Schlucken (SGS): bewusstes Atemanhalten unmittelbar vor und während des Schluckens, dann kurzes Husten; super-supraglottisches Schlucken (SSGS): zusätzlich Atem fest anhalten/leicht pressen	Stimmlippenschluss und Reinigung des Kehlkopfeingangs; durch SSGS zusätzlicher Taschenfaltenschluss und Kippen der Aryknorpel mit noch besserem Schutz vor Aspirationen als durch SGS	Ohmae et al. 1996, Hirst et al. 1998 (⇑)
Dysfunktion des oberen Ösophagussphinkters (und meist assoziierte postdeglutitive Aspiration)	Mendelsohn-Manöver: vor/während des Schluckens wird die Zunge mehrere Sekunden gegen das Gaumendach gedrückt und der Kehlkopf willkürlich gehoben	zeitliche Verlängerung der Larynxelevation und Verbesserung der Öffnung des oberen Ösophagussphinkters	Bryant 1991, Kahrilas et al. 1991 (⇑)

Adaptive Verfahren

Sie umfassen die diätetische Anpassung sowie spezielle Ess- und Trinkhilfen. Bei der individuell angepassten Dysphagiekost sind die wichtigsten Kriterien Bolusgröße und Nahrungskonsistenz (flüssig, breiig, fest). Dünnflüssige Konsistenzen lassen sich schwer kontrollieren und eignen sich nicht für Patienten mit gestörter oraler Boluskontrolle, verspäteter Schluckreflexauslösung und/oder unvollständigem Stimmbandschluss; breiige Nahrung und angedickte Flüssigkeiten sind zu bevorzugen. In anderen Fällen, z. B. bei pharyngealer Parese, kann eine gute Fließfähigkeit den Bolustransport erleichtern. Aus einer Studie zur Konsistenzanpassung der Nahrung (dünnflüssig, dick, ultradick) und zur Art der Darreichungsform (Löffel, Tasse) geht hervor, dass die Videofluoroskopie-

Überprüfung dieser Kriterien in einem hohen Prozentsatz dazu verhilft, diejenige Konsistenz oder Applikationsform zu finden, mit der aspirationsfrei geschluckt werden kann (⇑⇑) (Kuhlemeier et al. 2001). Wir empfehlen deshalb die geeignete diätetische Anpassung mittels Videofluoroskopie und/oder Schluckendoskopie bzw. – falls nicht vorhanden – zumindest mittels Kehlkopfspiegeluntersuchung zu überprüfen. Spezielle Ess- und Trinkhilfen, wie rutschfeste Unterlagen, Teller mit erhöhtem Rand, Bestecke mit verstärkten Griffen usw., können bei Störungen der Arm-/Handfunktionen die Nahrungsaufnahme erleichtern. Schiebelöffel oder spezielle Saugflaschen helfen, die Nahrung auf der Hinterzunge zu platzieren und sollen den oralen Transport verbessern.

Facio-orale Trakt-Therapie (F.O.T.T., nach Kay Coombes)

F.O.T.T. ist eine insbesondere auf dem Bobath-Konzept aufbauende Therapieform, die auf die Anbahnung von Schluckfunktionen – auch bei nichtkooperativen bzw. bewusstseinsgestörten Patienten – abzielt. Es liegen auf Erfahrungen beruhende therapeutische Empfehlungen, aber keine evidenzbasierten Daten zur Wirksamkeit vor. Dies lässt nicht den Umkehrschluss zu, dass F.O.T.T. ineffizient ist; nur ist die Datenlage bislang zu spärlich, um F.O.T.T. generell zu empfehlen (⇔). Die F.O.T.T.-Prinzipien wurden in einem jüngst erschienenen Buch erstmals in deutscher Sprache zusammenfassend dargestellt (Nusser-Müller-Busch 2004).

Interventionen bei akuten neurologischen Erkrankungen am Beispiel des Schlaganfalls

Dysphagien bzw. Aspirationen treten in der Akutphase des Schlaganfalls bei ca. 50–60% bzw. 20–40% auf; über 2/3 der Aspirationen sind stumm. Von Schlaganfallpatienten mit neurogener Dysphagie versterben ca. 25%, weitere 25% erholen sich spontan innerhalb von ca. 2 Wochen, so dass ca. 1/4 aller Schlaganfallpatienten an chronischer Dysphagie leidet (Cochrane Review: Bath et al. 2002). Pneumonien treten bei ca. 10% aller Schlaganfallpatienten innerhalb eines Jahres auf bzw. bei ca. 50% der Patienten, bei denen wegen Dysphagie (-Verdachts) eine Videofluoroskopie durchgeführt wurde (Johnson et al. 1993). Das bessere Outcome von auf Stroke Units behandelten Patienten beruht auch auf Interventionen, die auf die Verhinderung von Aspirationen/Pneumonien abzielen: nasogastrale Sonde, NPO („nihil per os"), Absaugen, leichte Oberkörperhochlagerung, Refluxprophylaxe/-therapie, Temperaturmessung/Fiebersenkung (⇑) (Evans et al. 2001).

Ob in der Akutphase eine nasogastrale Sonde oder eine PEG vorteilhafter ist, wurde bis vor kurzem kontrovers diskutiert. Auf Grund der Ergebnisse des FOOD trial collaboration ist eine PEG in der Akutphase einer nasogastralen Sonde signifikant unterlegen: absolute Risikozunahme von Tod oder schwerer Behinderung nach 6 Monaten 7,8% (Dennis et al. 2005). Nach einer Cochrane-Übersicht über Interventionen gegen Dysphagien in der subakuten Schlaganfallphase scheint die PEG-Sonde der nasogastralen Sonde hinsichtlich Outcome und Ernährungsstatus überlegen zu sein (⇑) (Bath et al. 2002), weshalb wir empfehlen, dieser Sondenart bei längerfristiger Dysphagie (> 4–6 Wochen) den Vorzug zu geben.

Kooperationspartner und Sponsoren

Diese Leitlinie entstand ohne Einflussnahme oder Unterstützung durch die Industrie. Die Kosten wurden von der DGN getragen.

Mögliche Interessenkonflikte sind in einer zentralen Datei der Webpage der Deutschen Gesellschaft für Neurologie www.dgn.org abzurufen.

Expertengruppe

Für die DGN

Dr. phil. G. Bartolome, Abteilung für Neuropsychologie, Abteilung für Physikalische Medizin und Rehabilitation, Städtisches Krankenhaus München-Bogenhausen
Prof. Dr. R. Bieniek, Abteilung Neurologie, Rheinische Kliniken Bonn
Dr. M. Prosiegel, Neurologisches Krankenhaus München
Prof. Dr. D. Steube, Neurologische Klinik Bad Neustadt/Saale

Für die DGNKN

Dr. M. Prosiegel, Neurologisches Krankenhaus München

Für den BDN

Prof. Dr. W. Fries, Praxis für neurologische/neuropsychologische Rehabilitation München

Für die Deutsche Gesellschaft für Phoniatrie und Pädaudiologie (DGPP)

Dr. H. Schröter-Morasch, Abteilung für Neuropsychologie, Abteilung für Physikalische Medizin und Rehabilitation, Städtisches Krankenhaus München-Bogenhausen
Federführend: *Dr. M. Prosiegel, Neurologisches Krankenhaus München, Tristanstr. 20, 80804 München, Tel.: 089/36087130*
e-mail: mario.prosiegel@nk-m.de

Literatur

Alberty, J., M. Oelerich, K. Luwig, S. Hartmann, W. Stoll (2000): Efficacy of botulinum toxin A for treatment of upper esophageal sphincter dysfunction. Laryngoscope 110, 1151–1156.

Aviv, J. E. (2000): Prospective, randomized outcome study of endoscopy versus modified barium swallow in patients with dysphagia. Laryngoscope 110, 563–574.

Aviv, J. E., S. T. Kaplan, J. E. Thomson, J. Spitzer, B. Diamond, L. G. Close (2000): The safety of flexible endoscopic evaluation of swallowing with sensory testing (FEESST): an analysis of 500 consecutive evaluations. Dysphagia 15, 39–44.

Bartolome, G., M. Prosiegel, A. Yassouridis (1997): Long-term functional outcome in patients with neurogenic dysphagia. Neuro. Rehabil. 9, 195–204.

Bath, P. M. W., F. J. Bath, D. G. Smithard (2002): Interventions for dysphagia in acute stroke (Cochrane Review). In: The Cochrane Library, Issue 4. Oxford, Update Software.

Bryant, M. (1991): Biofeedback in the treatment of a selected dysphagic patient. Dysphagia 6, 140–144.

Bülow, M., R. Olsson, O. Ekberg (2001): Videomanometric analysis of supraglottic swallow, effortful swallow, and chin tuck in patients with pharyngeal dysfunction. Dysphagia 16, 190–195.

Carrau, R. L., T. Murry (2000): Evaluation and management of adult dysphagia and aspiration. Curr. Opin. Otolaryngol. Head Neck Surg. 8, 489–496.

Chio, A., E. Finocchiaro, P. Meineri, E. Bottacchi, D. Schiffer (1999): Safety and factors related to survival after percutaneous endoscopic gastrostomy in ALS. ALS Percutaneous Endoscopic Gastrostomy Study Group. Neurology 53, 1123–1125.

Chio, A., R. Galletti, C. Finocchiaro, D. Righi, M. A. Ruffino, A. Calvo, N. Di Vito, P. Ghiglione, A. A. Terreni, R. Mutani (2004): Percutaneous radiological gastrostomy: a safe and effective method of nutritional tube placement in advanced ALS. J. Neurol. Neurosurg. Psychiatry 75, 645–647.

Costa, M. M. (2003): Laryngopharyngeal structural analysis and its morphofunctional correlation with cricopharyngeal myotomy, botulinum toxin injection and balloon dilation. Arq. Gastroenterol. 40, 63–72.

Daschner, F., K. Geiger (1991): Selective intestinal decontamination – yes or no? Klin. Wochenschr. 69 (Suppl.), 1–5.

Dennis, M. S., S. C. Lewis, C. Warlow and the FOOD Trial Collaboration (2005): Effect of timing and method of enteral tube feeding for dysphagic stroke patients (FOOD): a multicentre randomised controlled trial. Lancet 365, 764–772.

Doggett, D. L., C. M. Turkelson, V. Coates (2002): Recent developments in diagnosis and intervention for aspiration and dysphagia in stroke and other neuromuscular disorders. Curr. Atheroscler. Rep. 4, 311–318.

Dormann, A., P. Stehle, R. Radziwill, C. Löser, C. Paul, M. Keymling, H. Lochs (2003): DGM-Leitlinie Enterale Ernährung: Grundlagen. Akt. Ernähr. Med. 28, 526–535.

Ekberg, O., R. Olsson (1997): Dynamic Radiology of Swallowing Disorders. Endoscopy 29, 439–446.

Evans, A., I. Perez, F. Harraf, A. Melbourn, J. Steadman, N. Donaldson, L. Kalra (2001): Can differences in management processes explain different outcomes between stroke unit and stroke-team care? Lancet 358, 1586–1592.

Fife, R. S., W. F. Chase, R. K. Dore, C. W. Wiesenhutter, P. B. Lockhart, E. Tindall, J. Y. Suen (2002): Cevimeline for the treatment of xerostomia in patients with Sjögren syndrome: a randomized trial. Arch. Intern. Med. 162, 1293–1300.

Fraser, C., M. Power, S. Hamdy, J. Rothwell, D. Hobday, I. Hollander, P. Tyrell, A. Hobson, S. Williams, D. Thompson (2002): Driving plasticity in human adult motor cortex is associated with improved motor function after brain injury. Neuron. 34, 831–840.

Fujiu, M., J. A. Logemann (1996): Effect of a tongue-holding maneuver on posterior wall movement during deglutition. Am. J. Speech Lang. Pathol. 5, 23–30.

Gastinne, H., M. Wolff, F. Delatour, F. Faurisson, S. Chevret (1992): A controlled trial in intensive care units of selective decontamination of the digestive tract with nonabsorbable antibiotics. The French Study Group on Selective Decontamination of the Digestive Tract. N. Engl. J. Med. 326, 594–599.

Gmeinwieser, J., W. Golder, K. Lehner, H. Bartels (1988): X-ray diagnosis of the upper gastrointestinal tract at risk for aspiration using a non-ionic iso-osmolar contrast medium. Röntgenpraxis 41, 361–366.

Gregory, S., A. Siderowf, A. L. Golaszewski, L. McCluskey (2002): Gastrostomy insertion in ALS patients with low vital capacity: respiratory support and survival. Neurology 58, 485–487.

Haaks, T. (2000): Pilotstudie zur Behandlung der schweren neurogenen Dysphagie mit Baclofen. Akt. Neurol. 27, 220–223.

Haddad, P., M. Karimi (2002): A randomized, double-blind, placebo-controlled trial of concomitant pilocarpine with head and neck irradiation for prevention of radiation-induced xerostomia. Radiother. Oncol. 64, 29.

Hamdy, S., Q. Aziz, J. C. Rothwell, M. Power, K. D. Singh, D. A. Nicholson, R. C. Tallis, D. G. Thompson (1998): Recovery of swallowing after dysphagic stroke relates to functional reorganization in the intact motor cortex. Gastroenterology 115, 1104–1112.

Hannig, C. (1995): Radiologische Funktionsdiagnostik des Pharynx und des Ösophagus. Springer, Berlin.

Hirst, L. J., A. Sama, P. M. Carding, J. A. Wilson (1998): Is a "safe swallow" really safe? Int. J. Lang. Commun. Disord. 33 (Suppl.), 279–280.

Huggins, P. S., S. K. Tuomi, C. Young (1999): Effects of nasogastric tubes on the young, normal swallowing mechanism. Dysphagia 14, 157–161.

Hughes, T. A. T., C. M. Wiles (1998): Neurogenic dysphagia: the role of the neurologist. J. Neurol. Neurosurg. Psychiatry 64, 569–572.

Johnson, E. R., S. W. McKenzie, A. Sievers (1993): Aspiration pneumonia in stroke. Arch. Phys. Med. Rehabil. 74, 973–976.

Kahrilas, P. J., J. A. Logemann, C. Krugler, E. Flanagan (1991): Volitional augmentation of upper esophageal sphincter opening during swallowing. Am. J. Physiol. 260, G450-G456.

Kelly, J. H. (2000): Management of upper esophageal sphincter disorders: indications and complications of myotomy. Am. J. Med. 108 (Suppl. 4a), 43S-46S.

Kidd, D., J. Lawson, R. Nesbitt, J. MacMahon (1993): Aspiration in acute stroke: a clinical study with videofluoroscopy. Q. J. Med. 86, 825–829.

Kuhlemeier, K. V. (1994): Epidemiology and dysphagia. Dysphagia 9, 209–217.

Kuhlemeier, K. V., J. B. Palmer, D. Rosenberg (2001): Effect of liquid bolus consistency and delivery method on aspiration and pharyngeal retention in dysphagia patients. Dysphagia 16, 119–122.

Langmore, S. E., K. Schatz, N. Olsen (1988): Fiberoptic endoscopic examination of swallowing safety: a new procedure. Dysphagia 2, 216–219.

Lazarus, C., J. A. Logemann, C. W. Song, A. W. Rademaker, P. J. Kahrilas (2002): Effects of voluntary maneuvers on tongue base function for swallowing. Folia. Phoniatr. Logop. 54, 171–176.

Löser, C. (1996): Richtlinien für die Anlage einer perkutanen endoskopischen Gastrostomie (PEG-Sonde). Akt. Ernaehr. Med. 21, 203–207.

Logemann, J. A., P. J. Kahrilas, M. Kobara, N. B. Vakil (1989): The benefit of head rotation on pharyngoesophageal dysphagia. Arch. Phys. Med. Rehabil. 70, 767–771.

Logemann, J. A. (1998): Evaluation and treatment of swallowing disorders. Austin, Texas.

Martino, R., G. Pron, N. Diamant (2000): Screening for oropharyngeal dysphagia in stroke: insufficient evidence for guidelines. Dysphagia 15, 19–30.

McHorney, C. A., J. Robbins, K. Lomax, J. C. Rosenbek, K. Chignell, A. E. Kramer, D. E. Bricker (2002): The SWAL-QOL and SWAL-CARE outcomes tool for oropharyngeal dysphagia in adults: III. Documentation of reliability and validity. Dysphagia 17, 97–114.

Neumann, S., G. Bartolome, D. Buchholz, M. Prosiegel (1995): Swallowing therapy of neurologic patients: correlation of outcome with pretreatment variables and therapeutic methods. Dysphagia 10, 1–5.

Nusser-Müller-Busch, R. (2004): Die Therapie des facio-oralen Traktes – F.O.T.T. nach Kay Coombes. Springer, Berlin.

Ohmae, Y., J. A. Logemann, D. G. Hanson, P. J. Kahrilas (1996): Effects of two breath-holding maneuvers on oropharyngeal swallow. Ann. Otol. Rhinol. Laryngol. 105, 123–131.

Park, R. H. R., M. C. Allison, J. Lang, E. Spence, A. J. Morris, B. J. Z. Danesh, R. Russel, P. R. Mills (1992): Randomized comparison of percutaneous endoscopy gastrostomy and nasogastric tube feeding in patients with persisting neurological dysphagia. Brit. Med. J. 304, 1406–1409.

Petroianu, G., G. Hein, A. Stegmeier-Petroianu, W. Bergler, R. Rufer (2000): Gabapentin „add-on therapy" for idiopathic chronic hiccup (ICH). J. Clin. Gastroenterol. 30, 321–324.

Prosiegel, M., M. Heintze, E. Wagner-Sonntag, C. Hannig, A. Wuttge-Hannig, A. Yassouridis (2002): Schluckstörungen bei neurologischen Patienten: Eine prospektive Studie zu Diagnostik, Störungsmustern, Therapie und Outcome. Nervenarzt 73, 364–370.

Prosiegel, M. (federführend; 2003): Qualitätskriterien und Standards für die Diagnostik und Therapie von Patienten mit neurologischen Schluckstörungen. Neurogene Dysphagien – Leitlinien 2003 der DGNKN. Neurol. & Rehabil. 9, 157–181.

Prosiegel, M., E. Wagner-Sonntag, G. D. Borasio (2004): Dysphagia. In: Voltz, R., J. L. Bernat, G. D. Borasio, I. Maddocks, D. Oliver, R, K. Portenoy (eds.), Palliative care in neurology. Oxford University Press, Oxford.

Rosenbek, J. C., J. A. Robbins, E. B. Roecker, J. L. Coyle, J. L. Wood (1996): A penetration-aspiration scale. Dysphagia 11, 93–98.

Schelling, A. (2002): Tracheotomie und Kanülenversorgung. In: Prosiegel, M. (Hrsg.), Praxisleitfaden Dysphagie. Hygieneplan, Bad Homburg.

Schröter-Morasch, H. (1999): Klinische Untersuchung des Oropharynx und videoendoskopische Untersuchung der Schluckfunktion. In: Bartolome, G., D. Buchholz, H. Feussner, C. Hannig, S. Neumann, M. Prosiegel, H. Schröter-Morasch, A. Wuttge-Hannig (Hrsg.), Schluckstörungen – Diagnostik und Rehabilitation. Urban & Fischer, München.

Schröter-Morasch, H., G. Bartolome, N. Troppmann, W. Ziegler (1999): Values and limitations of pharyngolaryngoscopy (transnasal, transoral) in patients with dysphagia. Folia. Phoniatr. Logop. 51, 172–182.

Sciortino, K., J. M. Liss, J. L. Case, K. G. Gerritsen, R. C. Katz (2003): Effects of mechanical, cold, gustatory, and combined stimulation to the human anterior faucial pillars. Dysphagia 18, 16–26.

Shaker, R., C. Easterling, M. Kern, T. Nitschke, B. Massey, S. Daniels, B. Grande, M. Kazandijan, K. Dikeman (2002): Rehabilitation of swallowing by exercise in tube-fed patients with pharyngeal dysphagia secondary to abnormal UES opening. Gastroenterology 122, 1314–1321.

Shanahan, T. K., J. A. Logemann, A. W. Rademaker, B. R. Pauloski, P. J. Kahrilas (1993): Chin-down posture effect on aspiration in dysphagic stroke patients. Arch. Phys. Med. Rehabil. 74, 736–739.

Sharkawi, A. E., L. Ramig, J. A. Logemann, B. R. Pauloski, A. W. Rademaker, C. H. Smith, A. Pawlas, S. Baum, C. Werner (2002): Swallowing and voice effects of Lee Silverman Voice Treatment (LSVT®): a pilot study. J. Neurol. Neurosurg. Psychiatry 72, 31–36.

Smulders, K., H. van der Hoeven, I. Weers-Pothoff, C. Vandenbroucke-Grauls (2002): A randomized clinical trial of intermittent subglottic secretion drainage in patients receiving mechanical ventilation. Chest 121, 858–862.

Solt, J., J. Bajor, M. Moizs, E. Grexa, P. O. Horvath (2001): Primary cricopharyngeal dysfunction: treatment with balloon catheter dilatation. Gastrointest. Endosc. 54, 767–771.

Tsukamoto, Y. (2000): CT study of closure of the hemipharynx with head rotation in a case of lateral medullary syndrome. Dysphagia 15, 17–18.

Voltz, R., J. L. Bernat, G. D. Borasio, I. Maddocks, D. Oliver, R. K. Portenoy (eds.), Palliative care in neurology. Oxford University Press, Oxford.

Willert, C., A. Glöckner, T. Stein, U. Hecker (2003): Ballondilatation des oberen Ösophagussphinkters bei schwerer neurogener Dysphagie nach Hirnstamminfarkt. Akt. Neurol. 30, 525–527.

Yamaya, M., M. Yanai, T. Ohrui, H. Arai, H. Sasaki (2001): Interventions to prevent pneumonia among older adults. J. Am. Geriatr. Soc. 49, 85–90.

Therapie neurogener Sprech- und Stimmstörungen (Dysarthrie/Dysarthrophonie)

Was gibt es Neues?

Die Therapie neurogener Sprech- und Stimmstörungen (Dysarthrie/Dysarthrophonie) wird erstmals in dieser Auflage der Leitlinien berücksichtigt.

Die wichtigsten Empfehlungen auf einen Blick

- Durch intensive logopädische Übungsbehandlungen lässt sich eine signifikante Verbesserung insbesondere der respiratorisch-phonatorischen Defizite des idiopathischen Parkinson-Syndroms erzielen (**A**). Die umfangreichste Datenbasis liegt bislang für das „Lee Silverman Voice Treatment" (LSVT) vor.
- Bei spasmodischer Dysphonie, einer fokalen Dystonie der Kehlkopfmuskulatur, ist insbesondere bei Vorliegen einer Hyperadduktion der Stimmlippen die laryngeale Applikation von Botulinumoxin zu empfehlen (**A**).
- Bei Einschränkung der Verständlichkeit im Gefolge einer Veluminsuffizienz nach erworbener Hirnschädigung ist unter definierten Bedingungen die Anpassung einer Gaumensegelprothese sinnvoll (**B**).

Definition der Gesundheitsstörung Dysarthrie bzw. Dysarthrophonie

Die Schallereignisse lautsprachlicher Äußerungen gehen aus einem abgestimmten Zusammenspiel von Atmung (Respiration), Stimmgebung (Phonation) und Lautbildung (Artikulation) hervor (Ziegler et al. 1998). Eine Beeinträchtigung der Sprechmotorik im Gefolge von Läsionen bzw. Erkrankungen des zentralen oder peripheren Nervensystems, aber auch der Vokaltraktmuskulatur (Myasthenia gravis, Muskeldystrophie etc.), wird als Dysarthrie oder Dysarthrophonie bezeichnet. Meist kompromittieren die entsprechenden Funktionsstörungen alle drei genannten Komponenten des Sprechens. Neben der Bildung von Sprachlauten (Konsonanten, Vokale: segmentale Ebene) sind in der Regel auch die sog. suprasegmentalen Merkmale verbaler Äußerungen wie Sprachmelodie und -rhythmus (Prosodie) alteriert. Allerdings können zentralnervöse Erkrankungen ausschließlich die Stimmgebung betreffen (neurogene Dysphonie), z. B. die spasmodische Dysphonie oder der essentielle Stimmtremor. Die spasmodische Dysphonie, eine fokale Dystonie der Kehlkopfmuskulatur, ist unter anderem durch eine raue/gepresste Stimmqualität, Stimmtremor und irregulär auftretende Unterbrechungen der Phonation charakterisiert.

Häufigkeit dysarthrischer Störungsbilder

Dysarthrien stellen die häufigsten neurogenen Kommunikationsstörungen dar (**Tabelle 1**). Gelegentlich treten Sprech- und Stimmstörungen als Initialsymptome einer neurologischen Erkrankung wie der Myasthenia gravis, der amyotrophen Lateralsklerose (ALS) oder des Morbus Parkinson in Erscheinung.

Diagnostik

Als Voraussetzungen therapeutischer Maßnahmen bei Patienten mit Dysarthrie müssen das individuelle Profil und der Schweregrad der Sprech-/Stimmstörungen ermittelt und Behandlungsbedürftigkeit und -fähigkeit festgestellt

Tabelle 1 Auftretenshäufigkeit dysarthrischer Störungsbilder

Neurologische Erkrankung	Dysarthrie-Prävalenz
Schädel-Hirn-Traumata (SHT)	30–50 % (schweres SHT)
Zerebrovaskuläre Störungen (ZVE)	15–30 % (meist transient)
Neurodegenerative Erkrankungen:	
• Morbus Parkinson	75–90 %
• Morbus Huntington	80–90 %
• Steele-Richardson-Olszewski-Syndrom	ca. 75 %
• Multisystematrophie (MSA)	bis 100 %
• Friedreich-Ataxie	100 %
Multiple Sklerose	40–50 %
Amyotrophe Lateralsklerose (ALS)	bis 100 %
Myasthenia gravis	< 10 %

Quelle: Ziegler et al. 1998

Tabelle 2 Perzeptuell-auditive Merkmale der wichtigsten Dysarthriesyndrome

Schlaffe Dysarthrie (Läsion zweites Motoneuron oder neuromuskulärer Übergang)	
Sprechatmung	verkürzte Exspirationen
Stimme	behauchte/raue Stimmqualität, verminderte Lautstärke, **erniedrigte Stimmlage**
Artikulation	reduzierte Artikulationsschärfe bei **Vorverlagerung der Zunge** und Hypernasalität („offenes Näseln")
Prosodie	verlangsamte und monotone Sprechweise
Spastische Dysarthrie (Läsion des ersten Motoneurons)	
Sprechatmung	verkürzte Exspirationen
Stimme	**gepresste**/raue **Stimmqualität**, verminderte Lautstärke
Artikulation	reduzierte Artikulationsschärfe bei **Rückverlagerung der Zunge** und Hypernasalität
Prosodie	verlangsamte und monotone Sprechweise
Rigid-hypokinetische Dysarthrie (Parkinson-Syndrom)	
Sprechatmung	verkürzte Exspirationen
Stimme	behauchte/raue Stimmqualität, verminderte Lautstärke, **erhöhte Stimmlage**
Artikulation	reduzierte Artikulationsschärfe
Prosodie	**normales oder beschleunigtes Tempo**, monotone Sprechweise
Ataktische Dysarthrie (vor allem Kleinhirnfunktionsstörungen)	
Sprechatmung	**inadäquate Atmungsmuster**, z. B. hörbare Einatmung oder inspiratorisches Sprechen
Stimme	wechselnd gepresst-behaucht-raue Stimmqualität, **Fluktuationen von Tonhöhe und Lautstärke**
Artikulation	vorwiegend reduzierte Artikulationsschärfe, teilweise aber auch „explosive" („überdeutliche") Lautbildung
Prosodie	verlangsamte und **„skandierende" Sprechweise** („silbisches Sprechen")

Modifiziert nach Ziegler et al. 1998; die wichtigsten Kriterien sind hervorgehoben.

werden (Ziegler et al. 1998). Neben der Anamnese steht die detaillierte auditive Evaluation lautsprachlicher Äußerungen im Mittelpunkt der sprachtherapeutischen Dysarthriediagnostik, um Art und Ausmaß der Funktionseinschränkungen von Artikulation, Phonation und Respiration zu erfassen. Ergänzende Informationen können aus der Beobachtung, soweit inspektorisch zugänglich, der am Sprechen beteiligten Bewegungsabläufe und der Untersuchung nichtsprachlicher Leistungen der Vokaltraktmuskulatur gewonnen werden. Unter Umständen wird eine phoniatrische Untersuchung erforderlich. Apparative Zusatzuntersuchungen spielen im Rahmen der sprachtherapeutischen Diagnostik noch keine nennenswerte Rolle.

Symptomatologie neurogener Sprech- und Stimmstörungen

Das Klassifikationssystem der Dysarthrien, auf das sich die sprachtherapeutische Diagnostik stützt, orientiert sich an pathophysiologischen Prinzipien (**Tabelle 2**).

Differenzialdiagnose

Abgegrenzt werden müssen dysarthrische Defizite von der Sprechapraxie, die als eine Beeinträchtigung höherer Komponenten der Sprechmotorikkontrolle („Planung/Programmierung") eingestuft wird, und von Artikulationsstörungen bei Missbildungen des Mund-Nasen-Rachen-Raumes, wie z. B. Gaumenspalten oder Tumoren (Ackermann 1999).

Die Anarthrie/Aphonie stellt die schwerste Ausprägung der Sprech- und Stimmstörungen bei bilateraler Schädigung des ersten oder zweiten Motoneurons dar (weitgehend vollständige Lähmung der an Artikulation bzw. Phonation beteiligten Muskelgruppen). Davon zu unterscheiden sind die psychogene Aphonie und der akinetische Mutismus, ein Störungsbild, das bei bilateralen mesenzephalen oder frontalen Funktionsstörungen beobachtet werden kann und eine schwere Antriebsstörung widerspiegeln dürfte.

Im Rahmen einer Dysarthrie können auch gelegentlich Sprechunflüssigkeiten auftreten, die vom Entwicklungsstottern abgegrenzt werden müssen. Das erworbene (neurogene) Stottern wurde zum Beispiel bei traumatischen oder ischämischen Hirnläsionen, extrapyramidalen Syndromen und Motoneuronerkrankungen beschrieben.

Neben zerebralen Durchblutungsstörungen ist bei transienten Artikulationsstörungen bzw. Attacken von „speech arrest" auch an iktale oder postiktale Phänomene zu denken.

Nach rechtshemisphärischen Läsionen wurde immer wieder eine leise und monotone Sprechweise beobachtet, die keine Beeinträchtigung der Innervation der Vokaltraktmuskulatur, sondern stimmlich-emotionaler Verhaltensmuster widerspiegeln dürfte (motorische Aprosodie).

Ziele und Anwendungsbereich

Diese Leitlinie wendet sich vorwiegend an Ärzte im Bereich der Akutneurologie oder der Neurorehabilitation, die mit der Frage nach Indikation, Planung und Einleitung sprachtherapeutischer Maßnahmen konfrontiert werden.

Grundlagen der Empfehlungen: vorliegende Wirksamkeitsstudien

Gruppenstudien zur Wirksamkeit systematischer Übungsbehandlungen bei neurogener Dysarthrie wurden bislang vor allem bei Parkinsonpatienten durchgeführt.

Die vorliegenden Cochrane-Reviews konnten drei randomisierte placebokontrollierte Studien und zwei Untersuchungen, die unterschiedliche Therapieverfahren einander gegenüberstellen, ausfindig machen (Deane et al. 2002a und b). Unter diesen Maßnahmen kam es zu einer signifikanten Verbesserung der Lautstärke, der Tonhöhenkontrolle wie auch der globalen Dysarthriemaße. Allerdings scheinen anhaltende Effekte tägliche Einzeltherapie über mehrere Wochen hinweg vorauszusetzen. Das „Lee Silverman Voice Treatment" (LSVT), ein intensives Behandlungsprogramm (4 Therapiesitzungen pro Woche 4 Wochen lang, zusätzliche Übungen zu Hause) zur Kräftigung der Phonation, hat inzwischen die breiteste Akzeptanz zur Behandlung der Parkinson-Dysarthrie gefunden.

Die **Academy of Neurologic Communication Disorders and Sciences** hat eine Arbeitsgruppe eingesetzt, um evidenzbasierte Richtlinien der Behandlung von Kommunikationsstörungen bei neurologischen Erkrankungen herauszuarbeiten. In diesem Rahmen wurden bislang drei Bereiche sprachtherapeutischer Intervention bei Dysarthrie evaluiert:
1. Behandlung velopharyngealer Dysfunktionen (Beeinträchtigung der Gaumensegelmotilität, Veluminsuffizienz),
2. pharmakologische Maßnahmen bei spasmodischer Dysphonie und
3. die Übungstherapie bei respiratorisch/phonatorischen Problemen (Frattali et al. 2003; www.ancds.org/practice.html).

Auf dieser Grundlage wurden „flowcharts for guidance in clinical decision-making" herausgearbeitet (Spencer et al. 2003).

Prinzipien der Therapie neurogener Sprech- und Stimmstörungen

Grundlagen: Die Dysarthrietherapie stützt sich auf vier Säulen: Übungsbehandlung, Anpassung von Kommunikationshilfen, medikamentöse Maßnahmen und chirurgische Eingriffe. Logopädische Maßnahmen als auch der Umgang mit Kommunikationshilfen setzen ein gewisses Maß an kognitiven Fähigkeiten und Kooperationsbereitschaft voraus. Eine verhaltensbasierte Behandlung ist deshalb bei Patienten mit demenzieller Entwicklung in der Regel nicht sinnvoll.

Übungsbehandlung: Im Vordergrund der Therapiemaßnahmen bei Dysarthrien steht die logopädische Übungsbehandlung, ergänzt unter Umständen durch prothetische Maßnahmen oder durch Biofeedback-Techniken. Im Wesentlichen lassen sich drei Zielsetzungen formulieren:
- Unterstützung der Rückbildung von Sprech- und Stimmstörungen bei Erkrankungen/Läsionen, die im Verlauf eine spontane Besserungstendenz aufweisen.
- Vermittlung von Kompensationsstrategien zur Verbesserung der Verständlichkeit oder der Sprechökonomie, wie beispielsweise die Verringerung des Sprechtempos oder die bewusstere Kontrolle der Artikulation bei Patienten mit chronischen oder progredienten Defiziten.
- Verbesserung sprechmotorischer Störungsbilder durch intensives motorisches Üben.

Kommunikationshilfen: Mehrere Kommunikationshilfen wurden bislang bei neurogenen Sprech- und Stimmstörungen eingesetzt:
- Tastbrett („pacing board") oder Sprachverzögerer („delayed auditory feedback") zur Verlangsamung des Sprechtempos,
- Applikation von „weißem Rauschen" über Kopfhörer (Lombard-Effekt) oder Einsatz elektronischer Verstärker mit dem Ziel einer Erhöhung der Sprechlautstärke,
- Gaumensegelprothesen („palatal lift") bei Einschränkung der Gaumensegelmotilität (Veluminsuffizienz),
- alternative Kommunikationssysteme wie beispielsweise portable elektronische Schreibmaschinen in Fällen aufgehobener Artikulationsfähigkeit oder unzureichender Verständlichkeit verbaler Äußerungen, zum Beispiel im Spätstadium einer amyotrophen Lateralsklerose.

Medikamentöse und chirurgische Maßnahmen: Bei einigen Erkrankungen, die mit einer Dysarthrie einhergehen können, z. B. die Myasthenia gravis oder der Morbus Parkinson, steht eine wirksame pharmakologische Behandlung der Grundkrankheit zur Verfügung. Allerdings liegen diskrepante Daten zum Einfluss dopaminerger Medikamente auf die Sprech- und Stimmstörungen bei der Parkinson-Erkrankung vor. Eine Reihe tierexperimenteller Befunde deutet darauf hin, dass sich die Effekte von Übungsbehandlungen unter Umständen durch begleitende pharmakologische Maßnahmen unterstützen und verstärken lassen. Dieses Therapieprinzip, z. B. der Einsatz von Amphetaminen, wurde vereinzelt auch bei Patienten mit posttraumatischen Artikulationsstörungen angewendet.

Unter der Annahme, dass es sich um eine fokale Dystonie handelt, wird bei der spastischen Dysphonie Botulinumtoxin eingesetzt (Injektion in den M. thyroarytaenoideus). Ein alternatives Behandlungskonzept stellt die unilaterale Resektion des N. laryngeus recurrens dar. Bei Patienten mit Veluminsuffizienz wurden sporadisch rekonstruktive Eingriffe oder andere invasive Maßnahmen, z. B. Injektion von Teflon im Bereich der Rachenhinterwand, durchgeführt, um den Abschluss der Mundhöhle bei Gaumensegelhebung zu verbessern.

Therapieempfehlungen

Schädel-Hirn-Trauma

Der Schweregrad dysarthrischer Störungen nach Schädel-Hirn-Trauma kann bis hin zur Anarthrie/Aphonie reichen. Im Rahmen der logopädischen Übungsbehandlung wird versucht, ausgehend von noch vorhandenen Leistungen systematisch wieder komplexere Fähigkeiten zu „erarbeiten". Kontrollierte Studien zur Wirksamkeit logopädischer Übungsbehandlung bei posttraumatischer Dysarthrie liegen bislang nicht vor (⇔). Im Falle respiratorisch-phonatorischer Probleme ist der Einsatz von Biofeedback-Verfahren (Kriterien in Yorkston et al. 2003) und bei Veluminsuffizienz mit konsekutiver Einschränkung der Verständlichkeit die Anpassung einer Gaumensegelprothese (⇑) zu empfehlen (Kriterien in Technical Report 1, Academy of Neurologic Communication Disorders and Sciences, 09/20/02, www.ancds.org/practice.html). Da ein ausreichender velopharyngealer Abschluss eine wesentliche Voraussetzung der Restitution sprechmotorischer Fähigkeiten darstellt, ist die Anpassung einer Gaumensegelprothese so früh wie möglich in Erwägung zu ziehen. Die vorliegenden Untersuchungen zum Einsatz von Amphetamin bei Patienten mit posttraumatischer Dysarthrie führten zu uneinheitlichen Befunden (Schönle u. Ackermann, Teilprojekt II.2, Verbund „Süd-West" des BMBF-Förderschwerpunkts „Neurotraumatologie und Neuropsychologische Rehabilitation", Schlussbericht 1998–2002) (⇔).

Zerebrovaskuläre Erkrankungen

Unilaterale Durchblutungsstörungen verursachen häufig leichte und vorübergehende Sprech- und Stimmstörungen, da die an der Lautbildung beteiligten Muskelgruppen mit Ausnahme des M. genioglossus und der vom Fazialismundast versorgten Muskulatur eine bilaterale kortikobulbäre Innervation aufweisen. Gelegentlich kann es bei rechtsseitigen Mediainfarkten zu prosodischen Veränderungen kommen mit, unter anderem, erhöhtem Sprechtempo und fehlender Tonhöhenvariabilität (motorische Aprosodie, s.o.). Die selteneren beidseitigen Läsionen des Motorkortex und/oder der entsprechenden efferenten Projektionen zu den Hirnstammkernen rufen eine spastische Dysarthrie hervor, es kommen dann dieselben Therapierichtlinien zur Anwendung wie bei posttraumatischen Dysarthrien vergleichbarer Symptomatik (⇔).

Morbus Parkinson

Im Rahmen eines Parkinsonsyndroms stehen zunächst respiratorisch-phonatorische Defizite (Stimmstörungen und prosodische Auffälligkeiten wie monotone, leise Sprechweise) im Vordergrund, und erst im weiteren Verlauf gesellen sich artikulatorische Leistungseinschränkungen hinzu. Zur Behandlung der Parkinsonstimmstörung stehen inzwischen Behandlungsverfahren wie das LSVT zur Verfügung, deren Wirksamkeit durch kontrollierte Studien belegt wurde (⇑⇑). Durch Kommunikationshilfsmittel lassen sich insbesondere eine Verlangsamung des Sprechtempos bei „speech hastening" und eine Erhöhung der Sprechlautstärke erzielen. Allerdings ist eine Akzeptanz dieser Verfahren im Alltag kaum gegeben (⇔).

Spasmodische Dysphonie

Bei dieser Form einer neurogenen Dysphonie, einer fokalen Dystonie der Kehlkopfmuskulatur, ist insbesondere bei Vorliegen einer Hyperadduktion der Stimmlippen die Injektion von Botulinumtoxin in die Stimmlippen zu empfehlen (⇑⇑⇑). Operativen Verfahren kommt keine nennenswerte Bedeutung mehr zu. Eine logopädische Übungsbehandlung wird nicht empfohlen (⇔).

Andere neurologische Erkrankungen

Zur Rehabilitation der Sprech- und Stimmstörungen bei Kleinhirnerkrankungen bzw. Ataxiesyndromen, Morbus Huntington, Multipler Sklerose und anderen neurologischen Erkrankungen lassen sich noch keine evidenzbasierten Therapieempfehlungen formulieren. Der therapeutische Zugang muss sich an den vorhandenen Einzelfallstudien orientieren und an den Prinzipien, die im Zusammenhang mit vom Profil her vergleichbaren Sprech- und Stimmstörungen anderer Ätiologie entwickelt wurden.

Kooperationspartner und Sponsoren

Diese Leitlinie entstand ohne Einflussnahme oder Unterstützung durch die Industrie, Berufsverbände oder Selbsthilfeorganisationen.

Expertengruppe

W. Ziegler, Entwicklungsgruppe Klinische Neuropsychologie, München
M. Vogel, Städtisches Krankenhaus Bogenhausen, München
H. Penner, Department of Communication Disorders, University of Newcastle upon Tyne, UK
H. Ackermann, Abteilung Allgemeine Neurologie, HIH, Universität Tübingen/Fachkliniken Hohenurach, Bad Urach
Federführend: H. Ackermann, Abteilung Allgemeine Neurologie, HIH, Universität Tübingen/Fachkliniken Hohenurach, Bad Urach, Tel.: 07125/1511161
e-mail: hermann.ackermann@uni-tuebingen.de

Beratung und Selbsthilfegruppen

Unter einer Dysarthrie, die mit eingeschränkter Verständlichkeit sprachlicher Äußerungen einhergeht, leiden auch die Angehörigen. Die Beratung der Familie gehört deshalb zum Rehabilitationskonzept bei neurogenen Sprech- und Stimmstörungen.

Selbsthilfegruppen und -verbände:
Deutsche Parkinson-Vereinigung e.V., info@parkinson-vereinigung.de

Schädel-Hirn-Patienten in Not e.V., schaedel-hirn@t-online.de

Deutsche Heredo-Ataxie-Gesellschaft e.V., dhag@ataxie.de).

Literatur

Ackermann, H. (1999): Acquired disorders of articulation: Classification and intervention. In: Fabbro, F. (ed.), Concise Encyclopedia of Language Pathology. Elsevier, Amsterdam, 261–268.

Deane, K. H. O., R. Whurr, E. D. Playford, Y. Ben-Shlomo, C. E. Clarke (2002a): Speech and language therapy for dysarthria in Parkinson's disease: a comparison of techniques. The Cochrane Library, Oxford (Update Software).

Deane, K. H. O., R. Whurr, E. D. Playford, Y. Ben-Shlomo, C. E. Clarke (2002b): Speech and language therapy versus placebo or no intervention for dysarthria in Parkinson's disease. The Cochrane Library, Oxford (Update Software).

Frattali, C., K. Bayles, P. Beeson, M. R. T. Kennedy, J. Wambaugh, K. M. Yorkston (2003): Development of evidence-based practice guidelines: Committee update. Journal of Medical Speech-Language Pathology 11, ix-xviii.

Spencer, K. A., K. M. Yorkston, J. R. Duffy (2003): Behavioral management of respiratory/phonatory dysfunction from dysarthria: A flowchart for guidance in clinical decision-making. Journal of Medical Speech-Language Pathology 11, xxxix-lxi.

Yorkston, K. M., K. A. Spencer, J. R. Duffy (2003): Behavioral management of respiratory/phonatory dysfunction from dysarthria: A systematic review of the evidence. Journal of Medical Speech-Language Pathology 11, xiii-xxxviii.

Ziegler, W., M. Vogel, B. Gröne, H. Schröter-Morasch (1998): Dysarthrie: Grundlagen, Diagnostik, Therapie. Thieme, Stuttgart.

Sachverzeichnis

A

Abetalipoproteinämie s. Ataxien, rezessive
Abgangsstenose der A. carotis interna 193
Abszess, intrakranieller 717
Agitation 185
Akinese 49
Alkoholdelir (Delirium tremens, DT) 448 ff
- exogener Reaktionstyp 448
- halluzinatorische Psychose 448
- neurovegetative Entgleisung 449
Alzheimer-Demenz s. Demenz
Amnesie nach zerebraler Angiographie 43
- transiente globale (amnestische Episode) 42 ff
Aneurysma 226 ff
- Aneurysmaausschaltung 233
- mykotisches 241
- nicht rupturiertes intrakranielles 226 ff
- - - arterielles 228
Anfall 1 ff
- epileptischer 37
- - erstmaliger 2 ff
- fokaler 9, 14 f
- generalisierter 9, 15
Angiitis des zentralen Nervensystems, isolierte, s. Vaskulitis, zerebrale
- isolierte zerebrale s. Vaskulitis, zerebrale
Angiographie, intraarterielle 217
Angst 72, 74, 156
- Angstattacken 591
Antikoagulation 194, 205 f
Antikonvulsion 671
Aphasische Störungen s. Schlaganfall
Arterien, hirnversorgende s. Dissektionen
Arteriitis cranialis (temporalis) 263 ff
Arthritis, rheumatoide (RA) s. Neuropathie
Aspirationspneumonie 184
Astrozytom s. Gliome
Ataxien 158 ff (s. a. mitochondriale Erkrankungen)
- Ataxie-Teleangiektasie (AT) 159
- dominante 161
- episodische 162
- Friedreich-Ataxie (FRDA) 158 f
- Kleinhirndegeneration, alkoholische 162 f
- - paraneoplastische (PCD) 163
- Multisystematrophie (MSA) 162
- rezessive 159 ff
- - Abetalipoproteinämie 160
- - AVED 160
- - Refsum-Krankheit 160
- - Xanthomatose, zerebrotendinöse 160 f
- spinozerebelläre 161
- sporadische degenerative 162
- X-Tremor-Ataxie-Syndrom, fragiles (FXTAS) 161
Athetose 72
Atmungsstörungen, Schlaf-bezogene (SBAS), bei neurologischen Erkrankungen 716 ff
Augenmuskel- und -nervenparese, periphere 438 ff
Autoimmunendokrinopathien 591
AVED s. Ataxien, rezessive

B

Ballismus 72
Bandscheiben, degenerative Erkrankungen 595 ff
Basilarismigräne s. Schwindel
Behçet-Syndrom s. Vaskulitis, zerebrale
Beinvenenthrombose, tiefe (TVT) 184
Beschleunigungstrauma der Halswirbelsäule 623 ff
Bewegungsstörung 88
Bewusstseinsstörungen 1 ff
Blasenfunktion 63
Blaseninfektion 607
Blickparese, progressive supranukleäre 65
Blutung, intrazerebrale (ICB) 247 ff
Botulismus 469 ff
- iatrogener 471
- Nahrungsmittelbotulismus 470
- Neugeborenenbotulismus 471
- Wundbotulismus 470

C

Charcot-Marie-Tooth-Erkrankung 717
Chloridkanalmyotonien s. Myotonien
Chorea 72 ff
- benigne hereditäre 73
- Chorea-Akanthozytose 73
- gravidarum 73
- Huntington 73
- minor 73
- symptomatische 73
Churg-Strauss-Syndrom s. Vaskulitis, zerebrale
Cluster-Kopfschmerzen s. Kopfschmerzen
Commotio cerebri 43
Crampi/Muskelkrampf 156, 552 ff
- - Muskelkrampf, gewöhnlicher 552
- - symptomatischer 552
Creutzfeldt-Jakob-Krankheit (CJK) 317 ff
- iatrogene 318
- Prionerkrankung, genetische 318
- - sporadische 317
Curschmann-Steinert-Erkrankung s. Dystrophie, myotone, Typ I

D

Degeneration, hepatolentikuläre s. Wilson, Morbus
- kortikobasale 66

Degenerative Erkrankungen 64, 72, 129 ff, 595 ff

Dekompression 425
- mikrovaskuläre 526 f

Dekompressionskraniektomie 460

Dekubitus 608
- Dekubitalgeschwüre 184

Demenz 62, 74, 130 ff, 705
- Alzheimer-Demenz (AD), Morbus Alzheimer 130 ff, 134 f
- - Atrophie, posteriore kortikale 134
- degenerative 130 ff
- Demenzerkrankung 131
- frontale 131
- frontotemporale (FTD) 130 ff, 135 ff
- kortikale 131
- Lewy-Körperchen-Demenz (LBD) 130 ff, 137 ff
- vom Lewy-Körper-Typ (DLB) 67
- neurodegenerative 144 ff
- - demenzielle Syndrome vom Alzheimer-Typ 146 f
- - - vom frontotemporalen Typ 149 f
- - Demenz bei Lewy-Körperchen-Erkrankung 150
- Störung, leichte kognitive (MCI) 131
- subkortikale 131
- vaskuläre (VD) 135, 284 ff

Depression 62, 72, 74, 156

Dermatomyositis s. Myositis

Diabetes mellitus 197 f

Dissektionen hirnversorgender Arterien 215 ff
- intraduraler Gefäße 241

Down-Syndrom 134

Druck, erhöhter intrakranieller (ICP) 185

Dysarthrie 156, 757 ff

Dysarthrophonie 757 ff

Dysautonomie (Riley-Day-Syndrom) 717

Dysphagie, neurogene 746 ff

Dysphonie, spasmodische 760

Dyspnoe 155

Dysreflexie, autonome 608

Dysregulation, autonome 591

Dystonie 76 ff
- fokale 80
- - Blepharospasmus 80
- - laryngeale (spasmodische Dysphonie) 80
- - Schreibkrampf (Graphospasmus) 80
- - zervikale (Tortikollis spasmodicus) 80
- - segmentale, multifokale und generalisierte 80
- - idiopathisch generalisierte 80
- - tardive 80

Dystrophien, myotone 555, 717
- - Typ 1 (DM1/Curschmann-Steinert-Erkrankung) 556 f
- - Typ 2 (DM2/PROMM) 557 f

E

Embolisation 245

Endplatte, motorische, Erkrankung 545 ff

Entmarkungskrankheit 527

Enzephalitis 717

Enzephalomyopathie, mitochondriale neurogastrointestinale (MNGIE) s. mitochondriale Erkrankungen, Zytopathien

Enzephalopathie, subkortikale arteriosklerotische (SAE) 135

Epikondylektomie 425

Epilepsie 718
- Erwachsenenalter 8 ff
- idiopathische 9, 14 f
- kryptogene 9 f
- - fokale 10
- Myoklonusepilepsie, progressive 15
- Reflexepilepsie 15
- Status epilepticus, Absence-Status (generalisierter nonkonvulsiver Status epilepticus) 21 ff
- - - Status einfach- oder komplex-fokaler Anfälle, konvulsiver oder nonkonvulsiver 21 ff
- - - - generalisierter tonisch-klonischer Anfälle (SGTKA) 20 ff
- - - subtiler Status epilepticus (subtle status epilepticus) 21 ff
- symptomatische 9 f
- - fokale 10

Epilepsiechirurgie 13 f

Erektile Dysfunktion 738 ff

Extrapyramidal-motorische Erkrankungen 47 ff

F

Faszikulationen 156

Fazialisparese, periphere 432 ff

Fibrosen 54

Foramen ovale, offenes (PFO) 194, 208

Friedreich-Ataxie s. Ataxien

Frühsommer-Meningoenzephalitis s. Meningoenzephalitis

G

Gangstörung 590

Gangunsicherheit 721

Gastrointestinale Funktionsstörungen 63

Gedächtnisstörungen, psychogene 44

Gefäßmalformationen s. Malformationen

Gelenkkontrakturen 608

Gesichtsrose s. Schmerzen, neuropathische

Gesichtsschmerz s. Kopfschmerzen

Glioblastom s. Gliome

Gliome 662 ff
- Astrozytom, anaplastisches 668

– – diffuses 662, 667f
– Glioblastom 663, 670
– Gliomatosis cerebri 671
– Oligoastrozytom 662, 668f
– – anaplastisches 662f
– Oligodendrogliom 668
– – anaplastisches 669
Gürtelrose s. Schmerzen, neuropathische

H

Halluzinationen, hypnagoge/hypnopompe 33f
Haltetremor s. Tremor
Hämatome, epi- und subdurale 461
Hämorrhagie 717
Harninkontinenz 705
Harnwegsinfekt (HWI) 184
Hemikranie s. Kopfschmerzen
Herpesenzephalitis 44
Herpes-simplex-Enzephalitis s. Meningoenzephalitis, virale
Herpes-zoster-Radikuloneuritis s. Schmerzen, neuropathische
Hirnabszess 352ff
Hirndruck 456ff, 671
– erhöhter intrakranieller Druck 456ff
Hirninfarkt, raumfordernder ischämischer 461
Hirninsult s. Schlaganfall, ischämischer
Hirnmetastasen 678ff
Hirnnervenläsionen 427ff
Hirnödem 185
Hirnschädigung, hypoxisch-ischämische 461
Hirnvenenthrombose s. Thrombose
HIV-1-assoziierte Erkrankungen 368ff
– geringfügige motorische Defizite (minor motor deficits/MMD) 370
– HIV-1-assoziierte Enzephalopathie 369
– HIV-1-assoziierte Myelopathie 370
– HIV-1-assoziierte Myopathie 371f
– HIV-1-assoziierte Neuropathie 371
– hoch aktive antiretrovirale Therapien (HAART) 374
– opportunistische zerebrale Infektionen 372
– primär zerebrales Lymphom 373
HIV-Infektion 691
Holmes-Tremor s. Tremor
Huntington-Erkrankung 72f
HWS-Distorsionsverletzung (HWS-DV) 623ff
Hydrozephalus 234
– Normaldruckhydrozephalus (NPH) 704ff
Hypercholesterinämie 197, 202
Hyperhomozysteinämie 198
Hyperkinese 72, 74
Hypersalivation 155
Hypertension, idiopathische intrakranielle (IIH) 509ff
Hyperthyreose 73
Hypertonie 201f
– arterielle 196
Hypotension, hypoadrenerge orthostatische 36, 38

– orthostatische 63
Hypothermie 186, 461
Hypoventilationssyndrom, kongenitales zentrales alveoläres (CCHS) 717

I

Immunadsorption (IAd) 578
Immunsuppression 575
Inkontinenz 74
Insomnie 713ff
– nicht erholsamer Schlaf 713ff
– primäre 714
– sekundäre 714
– – neurologische Erkrankungen 714
– – psychiatrische Erkrankungen 714
Insuffizienz, chronische respiratorische 155
Insult, multipler 135
– solitärer 135
Intensivmedizin 447ff
Intoxikationen 44
Ischämie 717
– zerebrale 192ff, 206
– – primäre Prävention 192ff
– – sekundäre Prävention 193ff

K

Karotisstenose 194
– asymptomatische 200
– symptomatische 207
Karpaltunnelsyndrom (KTS) 414ff
Kataplexie 32, 34
Kawasaki-Syndrom s. Vaskulitis, zerebrale
Kearns-Sayre-Syndrom (KSS) s. mitochondriale Erkrankungen, Zytopathien
Klappenfehler 199
Kleinhirndegeneration, alkoholische s. Ataxien
– paraneoplastische s. Ataxien
Kollagenosen s. Neuropathie
Konversionsneurose 591
Kopfschmerzen 475ff
– Cluster-Kopfschmerzen und trigeminoautonome Kopfschmerzen 485ff
– – Clusterkopfschmerzen, episodische und chronische 485ff
– – Hemikranie, episodische und chronische paroxysmale 487f
– – SUNCT (short-lasting uniform neuralgiform headache with conjunctival injection and tearing) 488f
– Gesichtsschmerz, anhaltender idiopathischer 480ff
– Spannungskopfschmerz 513ff
– – chronischer 513
– – Dauerkopfschmerz 519
– – episodischer 513
– – Hemicrania continua 518
– – Migräne, chronische 515

Krampfanfälle s. Epilepsie
Kraniektomie, dekompressive 185

L

Lagerungsschwindel s. Schwindel
Laktazidose s. mitochondriale Erkrankungen, Zytopathien
Lateralsklerose, amyotrophe
 (Motoneuronerkrankungen) 153ff
Leber-Optikus-Neuropathie, hereditäre, (LHON) s. mitochondriale Erkrankungen,
 Zytopathien
Leigh-Syndrom 717
Leukenzephalopathie, progressive multifokale, s. Meningoenzephalitis, virale
Liquoraufstau 461
Liquorpunktion, diagnostische 292ff
 – Lumbalpunktion 295
 – subokzipitale Punktion 295
 – Ventrikelpunktion 295
Liquorunterdrucksyndrom 490ff
Lungenembolie (LE) 184, 206
Lupus erythematodes, systemischer (SLE) s. Vaskulitis, zerebrale
Lymphome, primäre ZNS-Lymphome (PZNSL) 689ff
– zerebrale 689ff

M

McLeod-Syndrom 73
Malformationen, spinale Gefäßmalformationen 253ff
 – – – arteriovenöse Malformationen (AVMs) 253
 – – – durale arteriovenöse Fisteln 253f
 – – – Kavernome 253f
 – zerebrale arteriovenöse (zAVM) 243ff
Maltasemangel-Myopathie s. Myopathie
Massenblutung, zerebrale 461
Menière, Morbus s. Schwindel
Meningeosis neoplastica 684ff
Meningoenzephalitis, bakterielle (eitrige) 322ff
– atypische erregerbedingte 342ff
– – amerikanische Tripanosomiasis 343
– – Bartonellose 343
– – Coxiellose 343
– – Ehrlichiose 343
– – Mycoplasma-spp.-Infektionen des ZNS 343
– – nematodenbedingte eosinophile Meningitis/Meningoenzephalitis 344
– – Neurozystizerkose 344
– – Rickettsiose 343
– – Schlafkrankheit 343
– – Whipple-Erkrankung des ZNS 343
– – zerebrale Malaria 343
– – ZNS-Babesiose 344
– – ZNS-Brucellose 343
– Frühsommer-Meningoenzephalitis (FSME) 346ff
– Meningitis, bakterielle 324f
– Meningokokkenerkrankung 327
– Pneumokokkeninfektion 328
– virale 331ff
– – Epstein-Barr-Virus-Enzephalitis 336
– – Herpes-simplex-Enzephalitis (HSVE) 335
– – Meningitis 331f
– – Meningoenzephalitis 331f
– – – chronische 332
– – progressive multifokale Leukenzephalopathie (PML) 337
– – Slow-Virus-Krankheiten des ZNS 337
– – Varizellenenzephalitis 336
– – Zosterenzephalitis 336
– – Zytomegalievirus 336
Migräne 494ff
– Basilarismigräne s. Schwindel
– chronische s. Kopfschmerzen
– vestibuläre s. Schwindel
Mitochondriale Erkrankungen 165ff
– – Zytopathien, mitochondriale 166f
– – – – Enzephalomyopathie, mitochondriale 168ff
– – – – neurogastrointestinale (MNGIE) 170ff
– – – – Episoden, schlaganfallähnliche 168f
– – – – Erwachsenenalter 168ff
– – – – Kearns-Sayre-Syndrom (KSS) 168
– – – – Laktatazidose 168f
– – – – Leber-Optikus-Neuropathie, hereditäre (LHON) 169f
– – – – MELAS (mitochondriale Enzephalomyopathie, Laktazidose und schlaganfallähnliche Episoden) 169f
– – – – Mutationen, mtDNA-Mutationen 166
– – – – nukleäre 166
– – – – Myoklonusepilepsie mit Ragged Red Fasern (MERRF) 169
– – – – Neuropathie, Ataxie und Retinitis pigmentosa (NARP) 170
– – – – Ophthalmoplegie, chronisch progressive externe (CPEO) 168
Multiple Sklerose (MS) 298ff, 718
Multiple-Sleep-Latency-Test (MSLT) 32
Multisystematrophie s. Parkinson-Syndrom
Muskelatrophie s. Myopathie
Muskelkrampf s. Crampi
Muskelschwäche s. Myopathie
Muskeltonus, spastischer 608
Muskulatur, Erkrankungen 545ff
Mutationen s. mitochondriale Erkrankungen
Myalgie, Polymyalgia rheumatica (arteriitica) 565ff
Myasthenia gravis (MG) 568ff, 717
– – autoimmune 568
– – generalisierte 568
– – myasthene Krise 569
– – neonatale 569
– – okuläre 568
– – paraneoplastische 569
Myelon, degenerative Erkrankungen 595 ff
Myelopathie, zervikale spondylotische (ZSM) 629ff

Myoklonien 28ff, 72
- Myoklonusepilepsie, progressive s. Epilepsie
- – mit Ragged Red Fasern (MERRF) s. mitochondriale Erkrankungen, Zytopathien

Myopathie 546ff
- kongenitale 549
- Maltasemangel-Myopathie 717
- metabolische 549
- mitochondriale 549
- Muskelatrophie 547
- Muskeldystrophie, progressive 549, 551
- Muskelschwäche 547

Myositis 583ff
- Dermatomyositis (DM) 583ff
- immunogene 549
- Polymyositis (PM) 583ff

Myotonien, nichtdystrophe 559ff
- – Azetazolamid-empfindliche 563
- – Chloridkanalmyotonien 559f
- – – Myotonia congenita Becker 560
- – – – Thomsen 559
- – Kalium-sensitive (Potassium aggravated myotonia/PAM) 562
- – Myotonia fluctuans 563
- – – permanens 563
- – Natriumkanalmyotonien 561ff
- – – Paramyotonia congenita (Eulenburg) 561f
- – – Paralyse, hyperkaliämische, mit und ohne Myotonie oder Paramyotonie 562

N

Narkolepsie 31ff, 718
Natriumkanalmyotonien s. Myotonien
Nerven, periphere, Erkrankungen 405ff
Nervus peroneus, Läsion 420f
Neuralgie, postzosterische s. Schmerzen, neuropathische
- Trigeminusneuralgie 522ff

Neuritis 383ff
- Armplexusneuritis, idiopathische (neuralgische Schulteramyotrophie) 385
- Beinplexusneuritis, idiopathische (lumbosakrale Plexopathie) 385
- infektiöse 383
- – bakteriell, Diphtherie 386, 388
- – – Lepra 386, 388
- – – Mykoplasmeninfektion 386
- – – Neurobrucellose 386
- – viral, Epstein-Barr-Virus-Infektion 386
- – – Herpes-Zoster-Radikuloneuritis 386, 388
- – – Polyradikulitis der Cauda equina (Elsberg-Syndrom) 386
- – – Zytomegalievirusinfektion 386, 388
- Plexusneuritis 383
- Polyneuritis, chronische immunvermittelte 383
- Polyneuropathie, chronische inflammatorische demyelinisierende (CIDP) 384
- – paraproteinämische 385

- vestibularis 441ff
Neuroakanthozytose-Syndrom 73
Neuroborreliose 359ff
Neuromonitoring 37
Neuromuskuläre Systemerkrankungen 547, 714
Neuropathie, autonome 714
- bei Kollagenosen 392ff
- – rheumatoide Arthritis (RA) 395
- – Sharp-Syndrom (mixed connective tissue disease) 395
- – Sklerodermie 395
- multifokale motorische (MMN) 384
- Neuropathie, Ataxie und Retinitis pigmentosa (NARP) s. mitochondriale Erkrankungen, Zytopathien
- Ulnarisneuropathie am Ellenbogen, chronische 422ff
- vaskulitische (NP) 392ff

Neurosyphilis 376ff
- asymptomatische 376
- meningovaskuläre 376
- paralytische 377
- syphilitische Gummen 377
- tabische 377

Neurotraumatologie 595ff
Niereninfektion 607
Nikotinabusus 197
Normaldruckhydrozephalus s. Hydrozephalus

O

Oligoastrozytom s. Gliom
Oligodendrogliom s. Gliom
Ophthalmoplegie, chronisch progressive externe (CPEO) s. mitochondriale Erkrankungen, Zytopathien
Ossifikation, heterotope 608
Oszillopsie 721

P

Panarteriitis nodosa (PAN) s. Vaskulitis, zerebrale
Paralyse, hyperkaliämische s. Myotonien
Paramyotonia congenita (Eulenburg) s. Myotonien
Paraneoplastische Syndrome (PNS) 695ff
Parkinson-Syndrom (PS) 48ff, 137, 760
- idiopathisches (IPS) 49, 52, 717
- Multisystematrophie 64, 717
- systematisches (sekundäres) 49
Periodic Limb Movement Disorder (PLMD) 82ff
Peronäusparese 420f
Phantomschmerzen s. Schmerzen, neuropathische
Pneumonie 155
Poliomyelitis 717
Polyangiitis, mikroskopische s. Vaskulitis, zerebrale
Polyarteriitis nodosa s. Vaskulitis, zerebrale
Polymyalgia rheumatica s. Myalgie
Polymyositis s. Myositis

Polyneuropathien (PNP) 406 ff (s. a. Schmerzen, neuropathische)
Polysomnographie 32, 85 f
Post-Lyme-Disease-Syndrome 360 f
Post-Polio-Syndrom 717
Post-Streptokokken-Erkrankung 73
Präsynkope s. Synkopen
Prionerkrankung s. Creutzfeldt-Jakob-Krankheit
PROMM 557 f
Pseudobulbärparalyse 156
Pseudosklerose Westphal s. Wilson, Morbus
Pseudotumor-cerebri-Syndrom 509 ff
Psychiatrische Symptome 72
Psychose 72, 74
– medikamentös induzierte 61

Q

Querschnittslähmung 604 ff
– Rückenmarksyndrom 604 ff

R

Radikulopathie, lumbale 639 ff
– zervikale 634 ff
Raumgedächtnis 721
Reflexauffälligkeiten 591
Reflexepilepsie s. Epilepsie
Reflexsynkope s. Synkopen
Refsum-Krankheit s. Ataxien, rezessive
Rehabilitation 645 ff
Reinsultrisiko, hohes 204
Restless-Legs-Syndrom (RLS) 82 ff, 718
– idiopathisches 84
Retinitis pigmentosa s. mitochondriale Erkrankungen, Zytopathien
Riesenzellarteriitis s. Vaskulitis, zerebrale
Rigidität 590
Rigor 49
Rückenmarksyndrome s. Querschnittslähmung
Ruhetremor s. Tremor

S

Schädel-Hirn-Trauma (SHT) 462, 759
– leichtes 611 ff
– – akutes posttraumatisches Syndrom 612
– – chronisches posttraumatisches Syndrom 613
– – Kopfschmerz 612
– – – posttraumatischer 613
– – Nackenschmerz 612
– – neurasthenisch-depressives Syndrom 613
– – vegetatives Syndrom 612
– – – – Brechreiz, Übelkeit 613
– – – – Schwindel 612
– schweres 616 ff

Schlaflähmungen 33 f
Schlafstörungen 72, 74, 84, 88, 718
Schlaganfall 718, 754
– akuter 178 ff
– aphasische Störungen, Rehabilitation 646 ff
– ischämischer (Hirninsult) 176 ff
– motorische Rehabilitation 653 ff
– schlaganfallähnliche Episoden s. mitochondriale Erkrankungen, Zytopathien
Schluckstörungen 156
Schmerzen 88, 156
– neuropathische 531 ff
– – Herpes-zoster-Radikuloneuritis, akute (Gürtelrose, Gesichtsrose) 532
– – Phantomschmerzen 533
– – Polyneuropathien 532, 535
– – postzosterische Neuralgie 532, 535
– – Stumpfschmerzen 533
– – zentrale Schmerzsyndrome 533, 535
Schreckreaktionen, gesteigerte 591
Schwankschwindel, phobischer s. Schwindel
Schwindel 720 ff
– Basilarismigräne, vestibuläre Migräne 727 f
– Lagerungsschwindel 732 ff
– – benigner peripherer paroxysmaler (BPPV) 428 ff
– – – BPPV des horizontalen Bogengangs (hBPPV) 733 ff
– – – Lagerungsschwindel des horizontalen Bogengangs (hBPPV) 736 f
– Morbus Menière 725 ff
– somatoformer 729 f
– – phobischer Schwankschwindel 729 f
– vestibuläre Migräne s. Schwindel, Basilarismigräne
– Vestibularisparoxysmie 723 f
– Vestibulopathie, bilaterale 721 ff
– zervikogener 728
Sexualfunktion, männliche 63
Sharp-Syndrom (mixed connective tissue disease) s. Neuropathie
Sinusthrombose s. Thrombose
Sjögren-Syndrom (SS) s. Vaskulitis, zerebrale
Skelettdeformitäten 590
Sklerodermie s. Neuropathie
Slow-Virus-Krankheiten des ZNS s. Meningoenzephalitis, virale
Spannungskopfschmerz s. Kopfschmerzen
Spasmen 590
Spastik 596 ff
Sprechstörungen, neurogene 757
Standunsicherheit 721
Status epilepticus s. Epilepsie
Stenosen 194
– intrakranielle 194, 207 f
– Karotisstenose 194, 207
Stiff-Man-Syndrom (SMS; Stiff-Person-Syndrom) 590 ff
Stimmstörungen, neurogene 757
Stumpfschmerzen s. Schmerzen, neuropathische
Stürze, paroxysmale 590
Subarachnoidalblutung (SAB) 228, 231
– ohne Aneurysmanachweis 240 ff

- aneurysmatische 228
- nicht-aneurysmatische 241
- nicht-perimesenzephale 241
- perimesenzephale Blutung 240
- traumatische 242
- Vasospasmus 234f
SUNCT s. Kopfschmerzen
Synkopen, kardiogene 35
- konvulsive 36
- neurogene 35ff
- neurokardiogene 36f
- Präsynkope 35
- Reflexsynkope 36
Syringomyelie, posttraumatische 608

T

Tachykardiesyndrom, posturales (POTS) 36, 38
Tagesmüdigkeit 53f, 88
Tagesschläfrigkeit 32f
Takayasu-Arteriitis s. Vaskulitis, zerebrale
Tetanus 464ff
- generalisierter 465
- lokaler 465
- neonataler 465
- Spasmen 466f
- zephaler 465
Thromboembolie, kardiogene 206f
Thrombose 671
- Hirnvenenthrombose 256
- Hirnvenen- und Sinusthrombose (SVT) 256ff
- Sinusthrombose 256
- Venenthrombose, tiefe (TVT) 206
Thrombozytenfunktionshemmer 193, 198, 202f
Thymektomie 578f
Thymom 578
Tics 94ff
- primäre 95f
- sekundäre 95f
- Tourette-Syndrom (Gilles-de-la-Tourette-Syndrom) 94
Tremor 60, 98f
- dystoner 99, 106
- essenzieller 98
- Gaumensegeltremor 99, 113
- - essenzieller (EGT) 113
- - symptomatischer (SGT) 113
- Holmes-Tremor 98f, 112
- neuropathischer 98f
- orthostatischer 98f
- Parkinson-Tremor 98, 107ff
- - Typ I (klassischer Parkinson-Tremor) 107
- - Typ II (Ruhe- und Haltetremor) 107
- - Typ III (reiner Halte- und Aktionstremor) 107
- bei peripherer Neuropathie 116
- psychogener 117
- Ruhetremor 49, 107f
- - monosymptomatischer 107f
- Tremorsyndrome, aufgaben- und positionsspezifische Tremores 105
- - - Schreibtremor, primärer 105
- - - Stimmtremor, isolierter 105
- - essenzielle 102ff
- - - klassischer essenzieller Tremor 102f
- - - primärer orthostatischer Tremor 103f
- - medikamenten- und toxininduzierte 114f
- - physiologischer Tremor, verstärkter 98, 100f
- - Tremor-Ataxie-Syndrom, fragiles X-assoziiertes (FXTAS) 98
- - zerebelläre 98f, 110f
Trigeminusneuralgie s. Neuralgie
Tumoren 661ff

U

Ulnarisneuropathie am Ellenbogen, chronische s. Neuropathie
Unruhe 74, 185
Unscharfsehen 721

V

Vagusnervstimulator 14
Varizellenenzephalitis s. Meningoenzephalitis, virale
Vaskuläre Erkrankungen 175ff
Vaskulitis, infektiöse 395
- bei malignen Erkrankungen 395
- medikamenteninduzierte 396
- nicht-systemische (NSV) 396
- parainfektiöse 395
- primäre systemische (PSV) 393f
- zerebrale 268ff
- - Behçet-Syndrom 278
- - - Neuro-Behçet 278
- - Churg-Strauss-Syndrom (CSS) 276f, 393f
- - isolierte Angiitis des zentralen Nervensystems (IAN) 270ff
- - - zerebrale Angiitis 268
- - Kawasaki-Syndrom (KS) 393
- - Panarteriitis nodosa (PAN) 274f
- - Polyangiitis, mikroskopische (MPA) 276ff, 393f
- - Polyarteriitis nodosa (PAN) 393
- - Riesenzellarteriitis (RZA) 273f, 393
- - Sjögren-Syndrom (SS) 280f, 395
- - systemische Vaskulitiden 272f
- - systemischer Lupus erythematodes (SLE) 73, 279f, 395
- - Takayasu-Arteriitis (TA) 393
- - Vaskulopathien 281
- - Wegener-Granulomatose (WG) 276f, 393f
- - ZNS-Vaskulitiden 281
Vasospasmus s. Subarachnoidalblutung
Venenthrombose, tiefe (TVT) s. Thrombose
Verhaltensstörung 72
Vestibularisparoxismie s. Schwindel

Vestibulopathie s. Schwindel
Vorhofflimmern (AF) 192 ff, 199

W

Wegener-Granulomatose s. Vaskulitis, zerebrale
Wernicke-Korsakoff-Syndrom 139
Wilson, Morbus (hepatolentikuläre Degeneration, Pseudosklerose Westphal) 73, 121 ff
Wirbelsäule, degenerative Erkrankungen 595 ff

X

Xanthomatose, zerebrotendinöse s. Ataxien, rezessive

Z

Zerebrovaskuläre Erkrankungen 760
Zosterenzephalitis s. Meningoenzephalitis, virale
Zytomegalievirus s. Meningoenzephalitis, virale